U0302151

彩　　　图

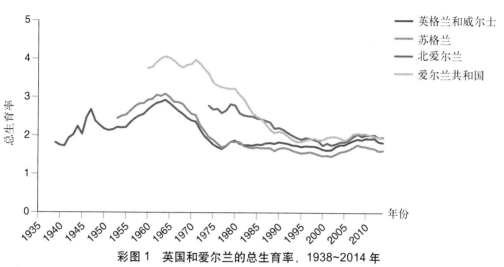

彩图 1　英国和爱尔兰的总生育率，1938~2014 年

（彩图 1 和彩图 2 引自 General Register Offices，Office for National Statistics，CSO Ireland.）

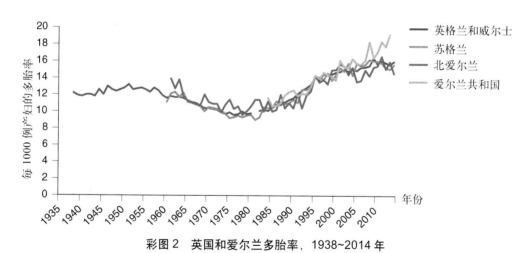

彩图 2　英国和爱尔兰多胎率，1938~2014 年

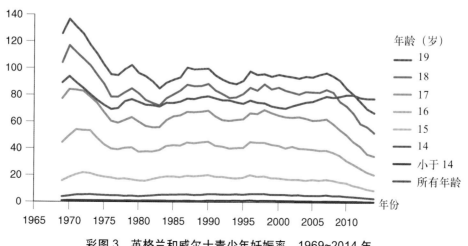

彩图 3　英格兰和威尔士青少年妊娠率，1969~2014 年

（引自 Office for National Statistics.）

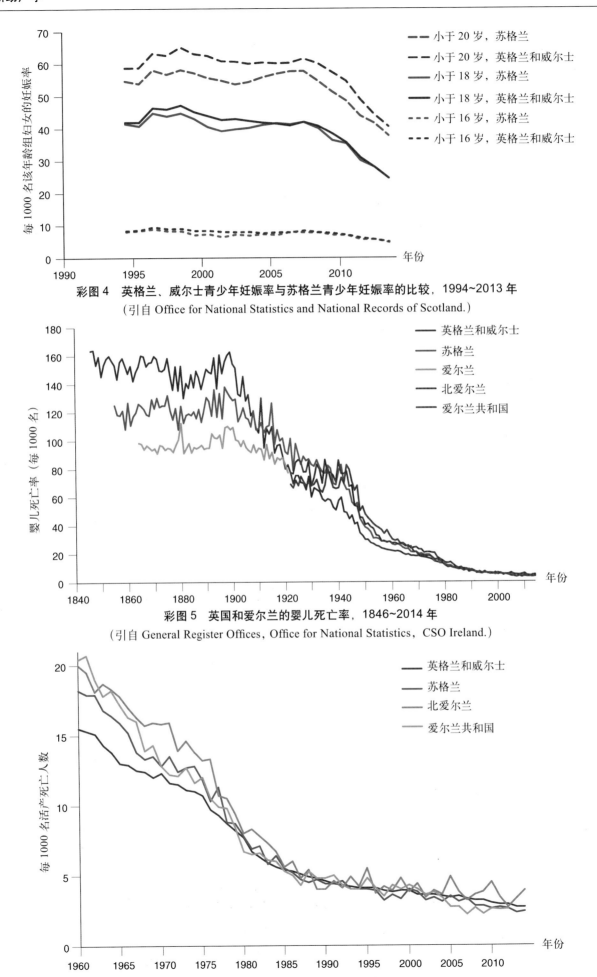

彩图 4 英格兰、威尔士青少年妊娠率与苏格兰青少年妊娠率的比较，1994~2013 年
（引自 Office for National Statistics and National Records of Scotland.）

彩图 5 英国和爱尔兰的婴儿死亡率，1846~2014 年
（引自 General Register Offices, Office for National Statistics，CSO Ireland.）

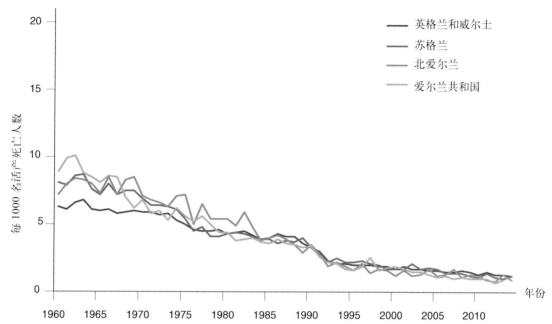

彩图 6　英国和爱尔兰 1960 ～ 2014 年的新生儿和 1 个月～ 1 年内婴儿死亡率（A）。英国和爱尔兰 1960 ～ 2014 年的 1 个月～ 1 年内婴儿死亡率（B）

（引自 General Register Offices, Office for National Statistics, CSO Ireland.）

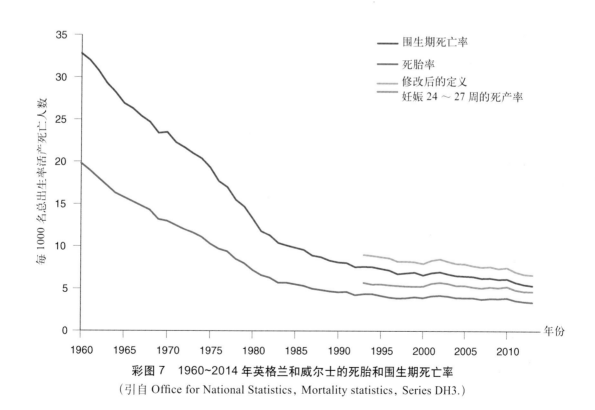

彩图 7　1960~2014 年英格兰和威尔士的死胎和围生期死亡率

（引自 Office for National Statistics, Mortality statistics, Series DH3.）

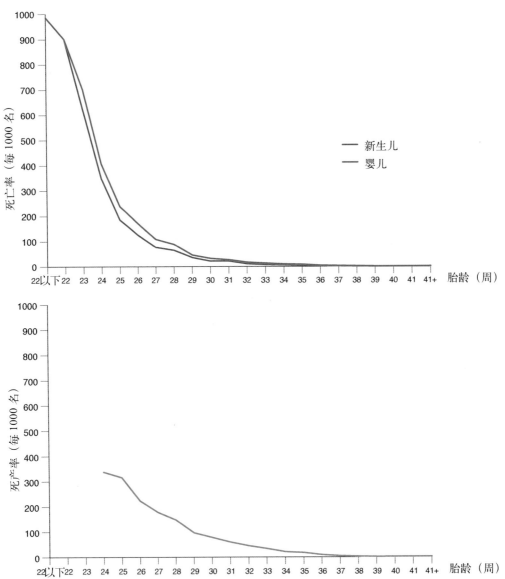

彩图 8　2013 年英格兰和威尔士按胎龄计算死胎、新生儿和婴儿的死亡率（A）；2013 年英格兰和威尔士按胎龄计算死产率（B）

（引自 Office for National Statistics.）

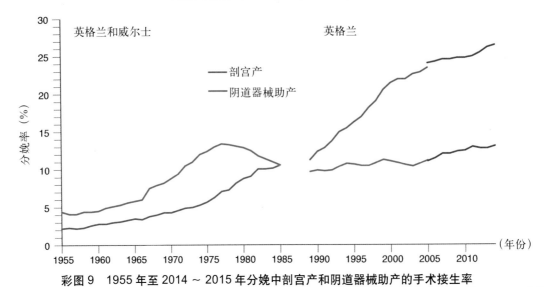

彩图 9　1955 年至 2014 ～ 2015 年分娩中剖宫产和阴道器械助产的手术接生率

（引自 Ministry of Health, Department of Health and Social Security, Welsh Office, Office of Population Censuses and Surveys, Maternity Hospital In-patient Enquiry and Health and Social Care Information Centre, Hospital Episode Statistics.）

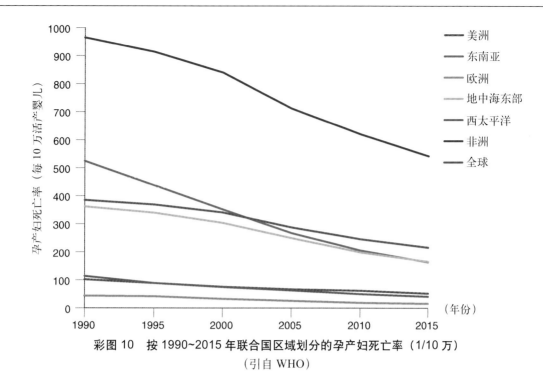

彩图 10　按 1990~2015 年联合国区域划分的孕产妇死亡率（1/10 万）
（引自 WHO）

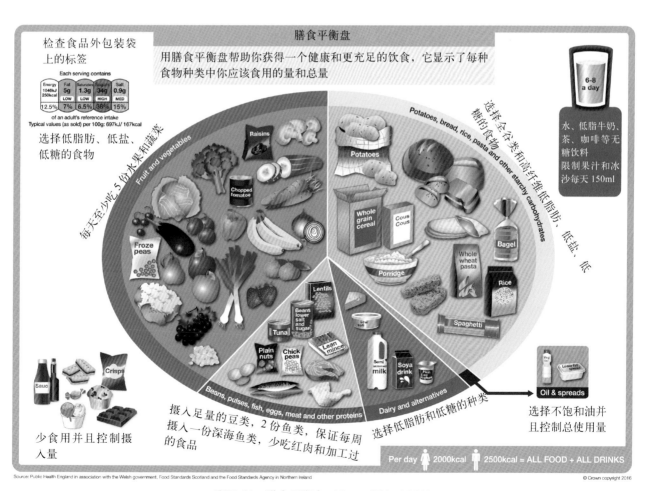

彩图 11　膳食平衡盘（Gov，UK，2016）

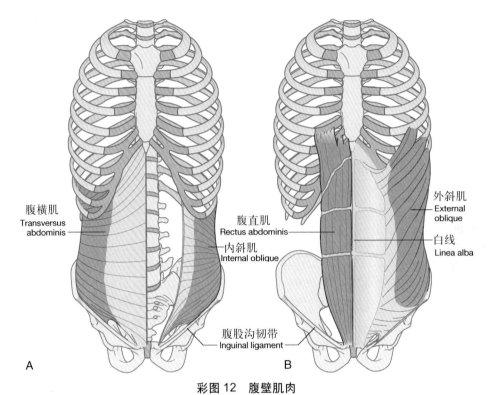

彩图 12　腹壁肌肉

A. 右腹横肌和左内斜肌；B. 右腹直肌和左外斜肌

（引自 Palastanga et al，2006）

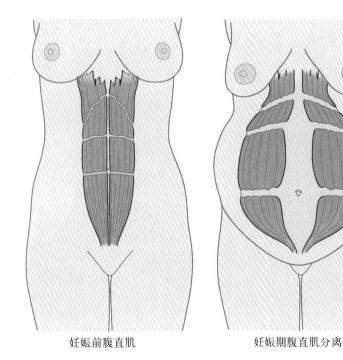
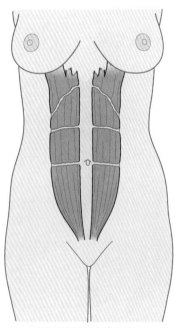

妊娠前腹直肌　　　　　　妊娠期腹直肌分离　　　　　　产后腹直肌持续分离

彩图 13　腹直肌分离

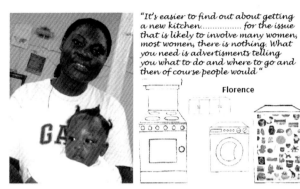

彩图 14　佛罗伦萨（《哈克尼女人的车轮：视觉日记》，经 Polyanna 项目许可转载）

图文注："找到一个新厨房要容得多……因为这个问题很可能涉及许多妇女，大多数妇女什么都没有。你需要的是广而告之，你该做什么和去哪里，那时人们当然会愿意（照着做）"

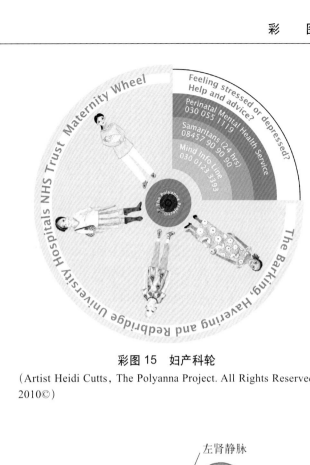

彩图 15　妇产科轮

（Artist Heidi Cutts，The Polyanna Project. All Rights Reserved 2010©）

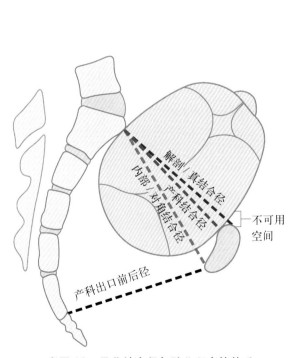

彩图 16　骨盆结合径与胎儿顺产的关系

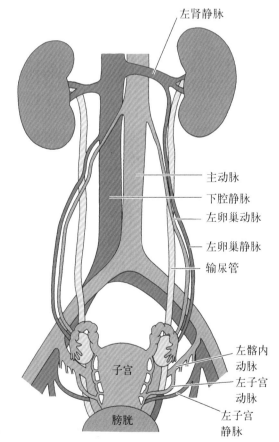

彩图 17　子宫供血情况。注意卵巢静脉终止的位置

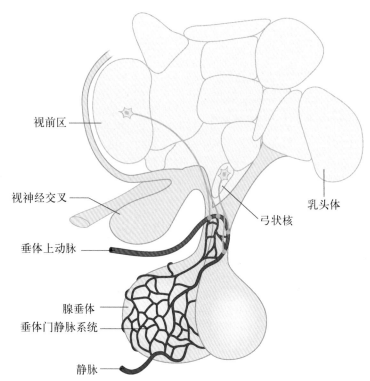

彩图 18 下丘脑 GnRH 神经元与垂体前叶靶细胞的解剖关系

（经许可引自 Strauss JF, Barbieri RL, editors: Yen & Jaffe's reproductive endocrinology, 7th ed, Philadelphia, 2014,Elsevier, Saunders, 3-26.）

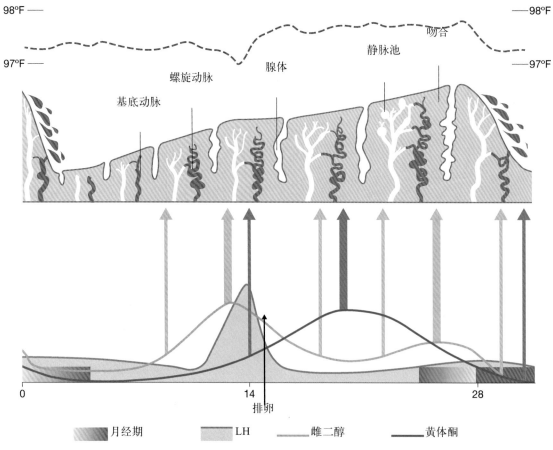

彩图 19 月经周期中人体子宫内膜的变化

下面显示的是卵巢类固醇激素的变换，上面显示的是基础体温，箭头的粗细表示作用的强度

（经许可引自 Johnson MH: Essential reproduction, 7th ed, Oxford, 2013, Blackwell Scientific.）

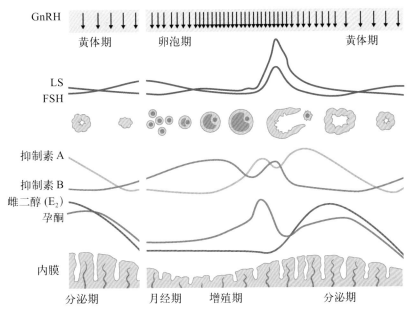

彩图 20　卵巢和月经周期的神经激素、卵泡和子宫内膜动力学，GnRH 脉冲频率随 LH/FSH、卵巢类固醇和肽激素浓度高低而变化

（彩图 20 和彩图 21 经许可引自 Strauss JF, Barbieri RL, editors: Yen & Jaffe's Reproductive Endocrinology, 7th ed, Philadelphia, 2014, Elsevier, Saunders, 3-26.）

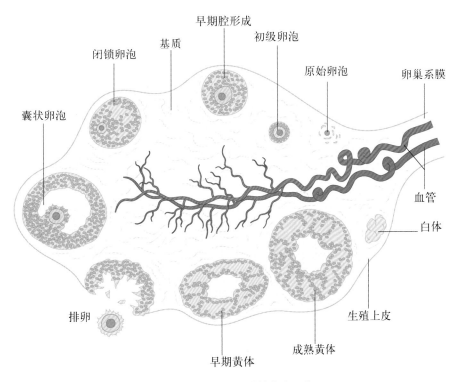

彩图 21　人类卵巢的卵泡周期

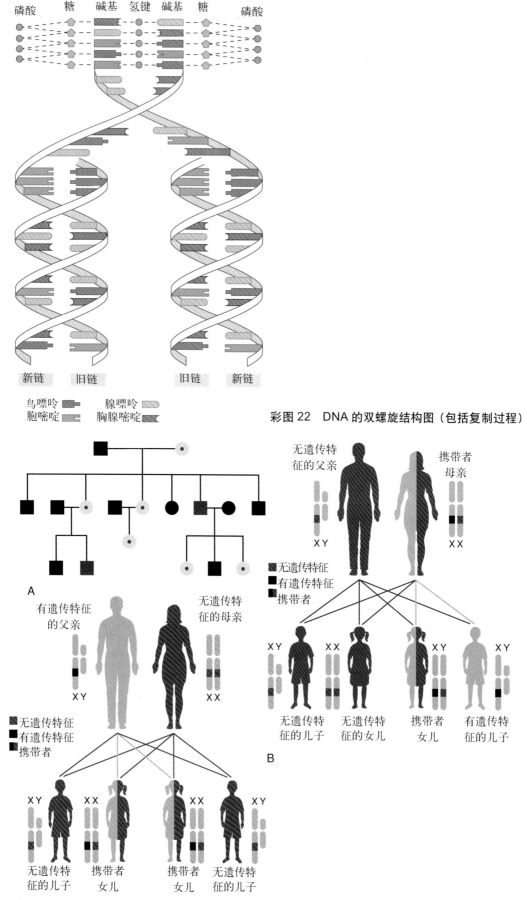

磷酸　糖　碱基　氢键　碱基　糖　磷酸

新链　旧链　旧链　新链

鸟嘌呤　腺嘌呤
胞嘧啶　胸腺嘧啶

彩图 22　DNA 的双螺旋结构图（包括复制过程）

A

无遗传特征的父亲　无遗传特征的母亲

■无遗传特征
■有遗传特征
■携带者

XY　XX

无遗传特征的儿子　携带者女儿　携带者女儿　无遗传特征的儿子

C

无遗传特征的父亲　携带者母亲

■无遗传特征
■有遗传特征
■携带者

XY　XX

XY　XX　XY　XY

无遗传特征的儿子　无遗传特征的女儿　携带者女儿　有遗传特征的儿子

B

彩图 23　X 染色体相关隐性遗传（A）；X 染色体相关隐性遗传的母亲携带者（B）；X 染色体相关隐性遗传的具有遗传特征的父亲（C）

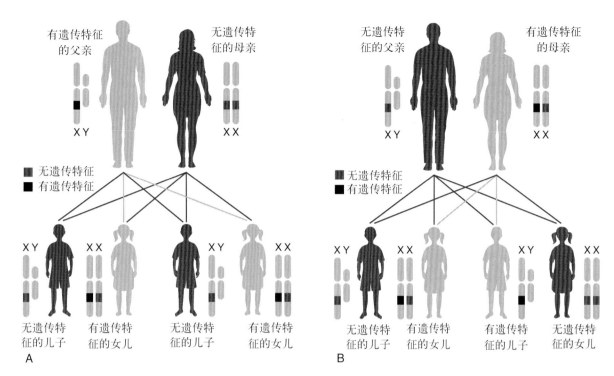

彩图 24　受 X 染色体相关的显性遗传影响的父亲（A）；受 X 染色体相关的显性遗传影响的母亲（B）

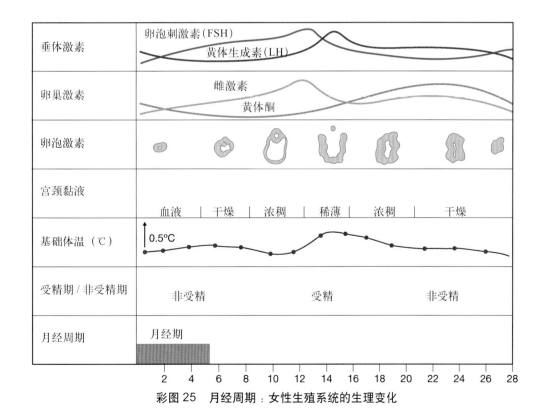

彩图 25　月经周期：女性生殖系统的生理变化

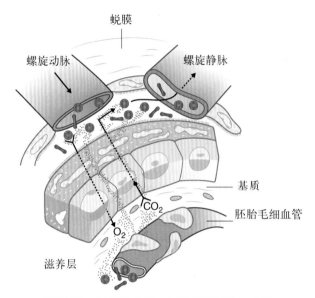

彩图 26　子宫胎盘循环及滋养层屏障示意图

(经牛津大学出版社许可引自 Jones CJP：The life and death of the embryonic yolk sac. In Jauniaux E，Barnea ER，Edwards RG，editors：Embryonic medicine and therapy，Oxford，Oxford University Press，1997.)

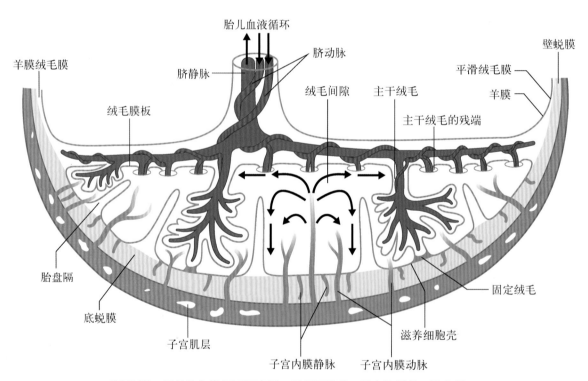

彩图 27　足月胎盘横切面示意图，显示了胎儿 - 胎盘和母体 - 胎盘循环

(引自 Moore KL, Persaud TVN: The developing human, Philadelphia, Saunders, Copyright Elsevier, 2008.)

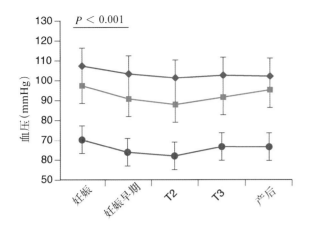

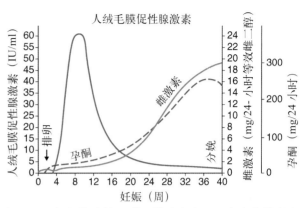

彩图 28　妊娠前至产后手臂收缩压、中心收缩压、手臂舒张压变化

T2，妊娠中期；T3，妊娠晚期。妊娠早期血压有显著变化（引自 Mahendrua AA, Everetta TR, Wilkinsonb IB, Leesa CC, McEniery CM：A longitudinal study of maternal cardiovascular function from precon-ception to the postpartum period, J Hypertens, 32：849–856, 2014.）

彩图 29　妊娠期人绒毛膜促性腺激素、孕激素和雌激素的代谢模式

（引自 Blackburn ST：Maternal fetal and neonatal physiology：a clinical perspective, 4th edn, Philadelphia, Saunders, 2013.）

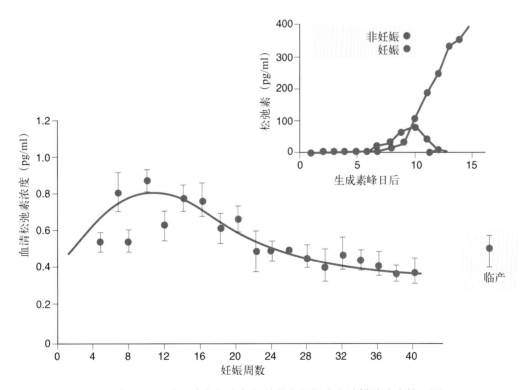

彩图 30　在没有妊娠和妊娠的排卵周期中血清松弛浓度的不同

（引自 Jaffe RB：Neuroendocrine metabolic regulation of pregnancy. In：Yen SSC, Jaffe RB, editors：Reproductive endocrinology, Philadelphia, Saunders, 775, 2009.）

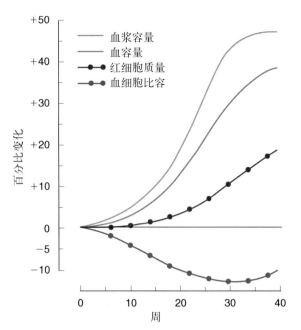

彩图 31 以妊娠前水平的百分比表示的，正常妊娠期间血浆容量、血容量、红细胞质量和血细胞比容的变化

（引自 Rosso P：Nutrition and metabolism in pregnancy, New York, 1990, Oxford University Press. By permission of Oxford University Press.）

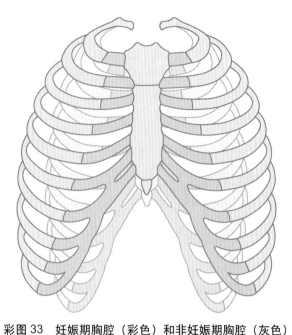

彩图 33 妊娠期胸腔（彩色）和非妊娠期胸腔（灰色）

肋下角增大，横径增大，膈肌隆起

（引自 de Swiet M：The respiratory system. In Hytten F, Chamberlain G, editors：Clinical physiology in obstetrics, Oxford, Blackwell Scientific, 83-100, 1991a.）

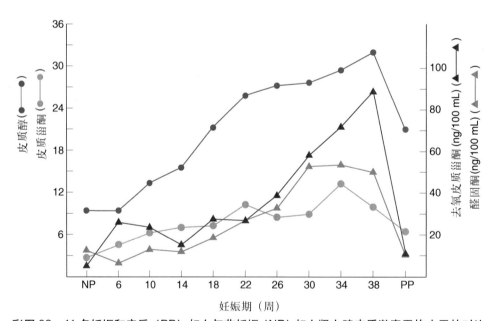

彩图 32 11 名妊娠和产后（PP）妇女与非妊娠（NP）妇女肾上腺皮质激素平均水平的对比

[引自 Wintour EM, Coghlan JP, Oddie CJ, et al：A sequential study of adrenocorticosteroid level in human pregnancy, Clin Exp Pharmacol Physiol 5（4）：399-403, 1978.]

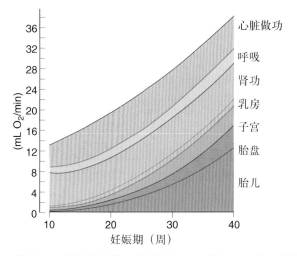

彩图 34　妊娠期间增加的耗氧量在有关器官之间的分配

（ 引 自 de Swiet M：The respiratory system. In Hytten F, Chamberlain G, editors：Clinical physiology in obstetrics, Oxford, Blackwell Scientific, 83–100, 1991a.）

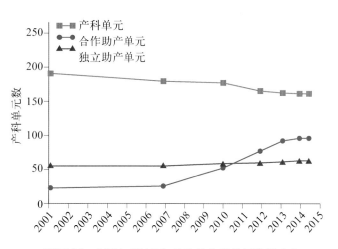

彩图 36　2001~2015 年英格兰产科单元数的变化

（引自 Miranda Dodwell, BirthChoiceUK, 2015.）

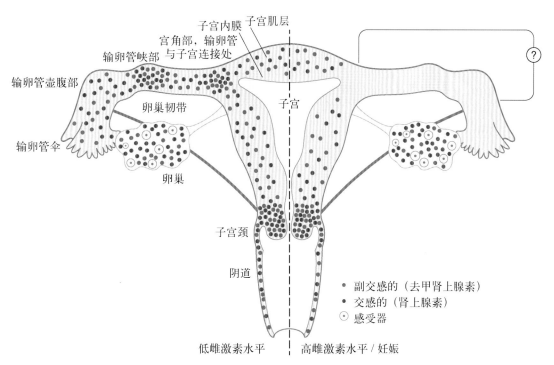

彩图 35　主要生殖道结构示意图

显示相关内腔的"一致"描述。左图是雌激素水平低的情况。右图为妊娠晚期高雌激素水平条件下神经轴突的分布

（引自 Brauer MM, Smith PG：Estrogen and female reproductive tract innervation：cellular and molecular mechanisms of autonomic neuroplasticity, Auton Neurosci 187：1–17, 2015.）

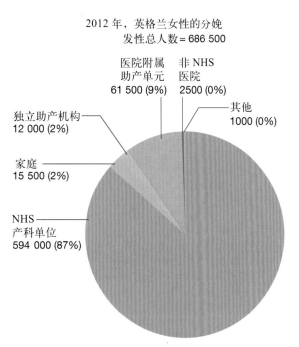

2012 年，英格兰女性的分娩
发性总人数 = 686 500

医院附属
助产单元
61 500 (9%)

非 NHS
医院
2500 (0%)

独立助产机构
12 000 (2%)

其他
1000 (0%)

家庭
15 500 (2%)

NHS
产科单位
594 000 (87%)

彩图 37　2012 年英国女性分娩的情况

[引自 Miranda Dodwell 2014, pers. comm. 18 February，数据
来源：Office for National Statistics (2013)，Comptroller and
Audit General (2013) .]

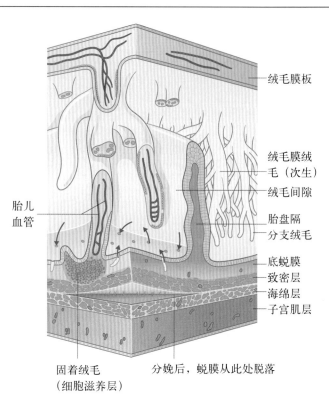

绒毛膜板

绒毛膜绒
毛（次生）

绒毛间隙

胎盘隔

分支绒毛

胎儿
血管

底蜕膜

致密层

海绵层

子宫肌层

固着绒毛
（细胞滋养层）

分娩后，蜕膜从此处脱落

**彩图 38　说明胎盘剥离的近足月胎盘、蜕膜和子宫肌层
组织图解，箭头表示子宫胎盘动脉到绒毛间隙并返回子宫
胎盘静脉的血流**

（ 引自 Blackburn ST, 2013. Maternal, fetal and neonatal
physiology, 4ed. St. Louis, Saunders Elsevier, Copyright
Elsevier, 2013.）

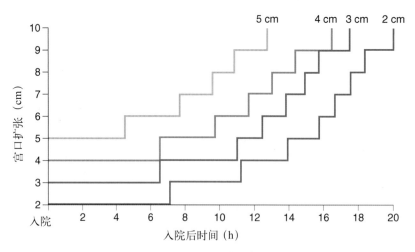

彩图 39　Zhang 阶梯状产程分图

(Zhang et al, 2010)

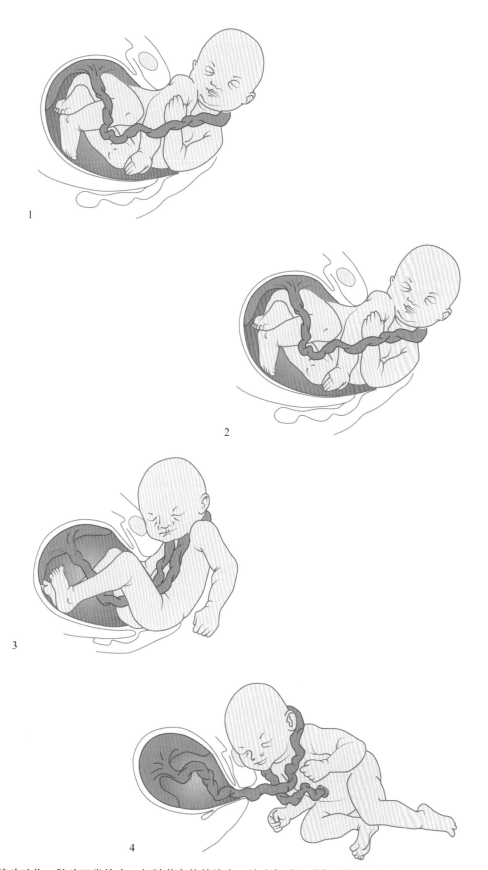

彩图40　翻筋斗动作：胎头正常娩出，但随着身体的娩出，胎头向耻骨联合处抬起，身体远离会阴部。这时脐带的张力很小，助产士可以更容易地解开缠绕的脐带，并让脐带重新灌注

（引自 Mercer J，Skovgaard R，Peareara-Eaves J，Bowman T：Nuchal cord management and nurse-midwifery practice, J Midwifery Womens Health，September/October 2005. Reproduced with permission of Elsevier.）

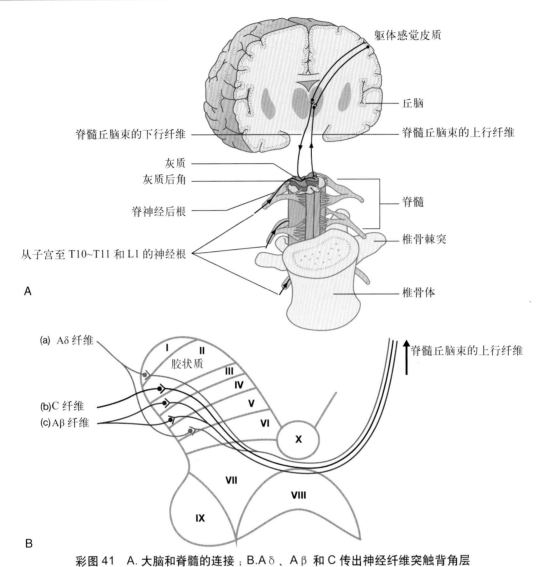

A

B

彩图 41 A. 大脑和脊髓的连接；B. Aδ、Aβ 和 C 传出神经纤维突触背角层

（彩图 41 ~ 彩图 43 引自 Yerby M, editor：Pain in childbearing, London, 2000, Baillière Tindall, Copyright Elsevier.）

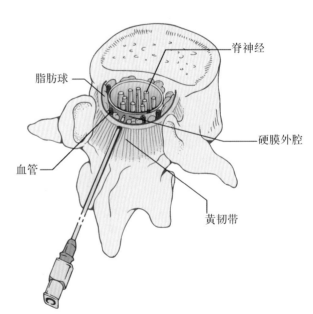

彩图 42 硬膜外诱导：硬膜外穿刺针的植入

彩图 43 硬膜外诱导：穿刺针在硬膜外腔的位置

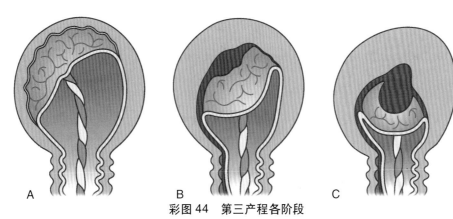

彩图44　第三产程各阶段

A.潜伏阶段：特点是胎盘附着处子宫壁薄，未附着处子宫壁厚；B.剥离阶段：胎盘附着处子宫壁逐渐增厚。这个过程可以是单相的（一种持续的削减运动），也可以是多相的（其特征是在主动剥离的各个阶段间的暂停）；C.排出阶段：子宫壁均匀增厚，促使胎盘进入子宫下段并排出

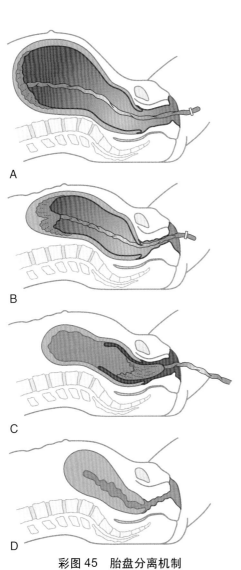

彩图45　胎盘分离机制

A.婴儿娩出前的胎盘；B.婴儿娩出后立即胎盘部分分离；C.胎盘完全分离；D.胎盘排出和子宫强烈收缩与缩复

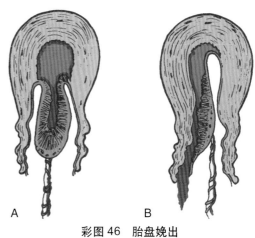

彩图46　胎盘娩出

A.胎儿面娩出式（Schultze 方法）；B.母体面娩出式（Matthews Duncan 方法）

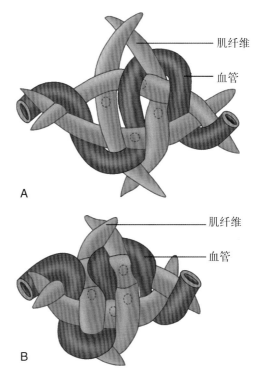

彩图47　血管如何在子宫内交错的肌纤维间流动

A.肌纤维松弛，血管未受压；B.肌纤维收缩，血管受压而止血

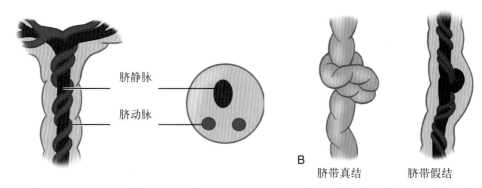

脐静脉
脐动脉

B

脐带真结   脐带假结

彩图 48　A.脐带侧面观和横断面显示一条脐静脉，被 2 条脐动脉螺旋环绕着，静脉和动脉的周围都环绕着华顿氏脐（Wharton's jelly）；B.脐带真结，脐带假结

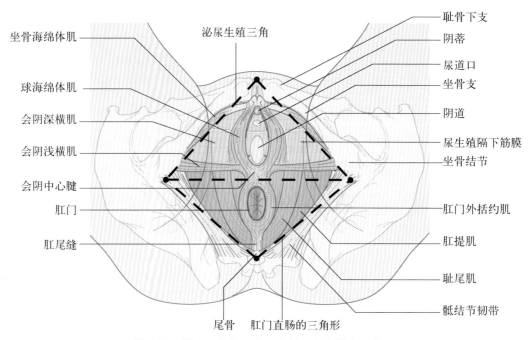

坐骨海绵体肌
球海绵体肌
会阴深横肌
会阴浅横肌
会阴中心腱
肛门
肛尾缝

泌尿生殖三角

耻骨下支
阴蒂
尿道口
坐骨支
阴道
尿生殖隔下筋膜
坐骨结节
肛门外括约肌
肛提肌
耻尾肌
骶结节韧带

尾骨　肛门直肠的三角形

彩图 49　尿殖三角和肛直三角的深部和浅表肌肉

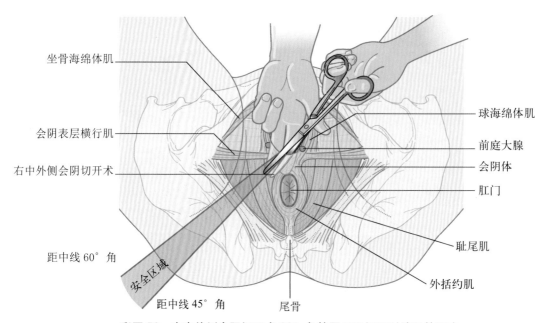

坐骨海绵体肌
会阴表层横行肌
右中外侧会阴切开术

距中线 60° 角
安全区域
距中线 45° 角　尾骨

球海绵体肌
前庭大腺
会阴体
肛门
耻尾肌
外括约肌

彩图 50　右中外侧会阴切开术 60° 角的图示及切开时涉及的肌肉

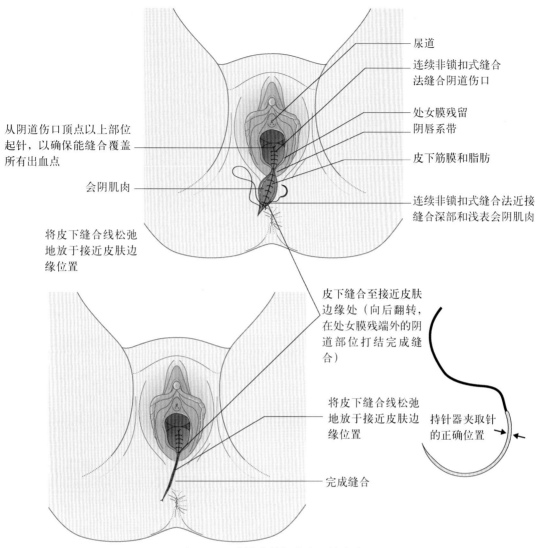

尿道

连续非锁扣式缝合
法缝合阴道伤口

处女膜残留

阴唇系带

皮下筋膜和脂肪

连续非锁扣式缝合法近接
缝合深部和浅表会阴肌肉

从阴道伤口顶点以上部位
起针，以确保能缝合覆盖
所有出血点

会阴肌肉

将皮下缝合线松弛
地放于接近皮肤边
缘位置

皮下缝合至接近皮肤
边缘处（向后翻转，
在处女膜残端外的阴
道部位打结完成缝
合）

将皮下缝合线松弛
地放于接近皮肤边
缘位置

持针器夹取针
的正确位置

完成缝合

彩图 51　连续非锁扣式会阴缝合法

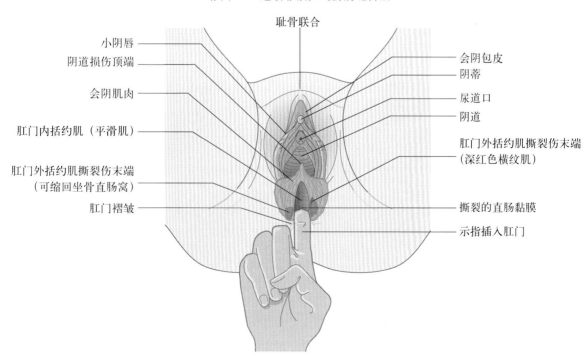

耻骨联合

小阴唇

阴道损伤顶端

会阴肌肉

肛门内括约肌（平滑肌）

肛门外括约肌撕裂伤末端
（可缩回坐骨直肠窝）

肛门褶皱

会阴包皮

阴蒂

尿道口

阴道

肛门外括约肌撕裂伤末端
（深红色横纹肌）

撕裂的直肠黏膜

示指插入肛门

彩图 52　肛门括约肌损伤

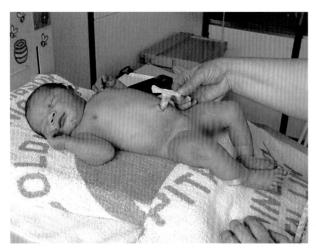

彩图 53　脐带夹和剪脐带，脐带的正确长度

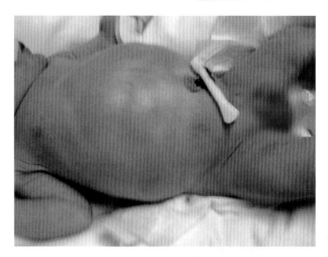

彩图 54　腹胀的新生儿腹部肠型可见

（彩图 54 和彩图 55 引自 Dr. Raoul Blumberg.）

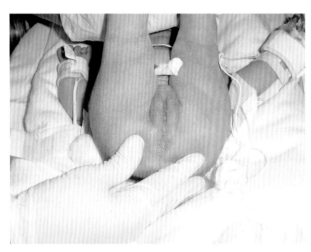

彩图 55　先天性无肛门的婴儿

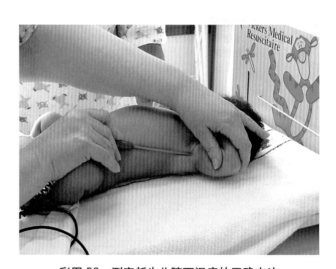

彩图 56　测定新生儿腋下温度的正确方法

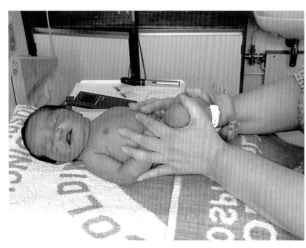

彩图 57　同时测量新生儿的四肢温度与腹部温度相比较

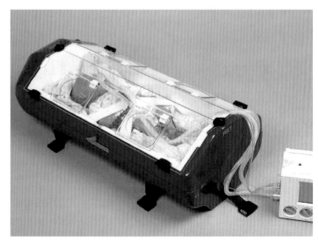

彩图 58　新生儿转运装置

（引自 Advanced Healthcare Technology, AHT.）

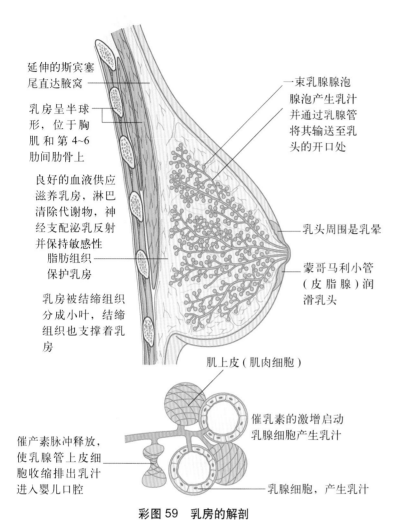

延伸的斯宾塞尾直达腋窝

乳房呈半球形，位于胸肌和第4~6肋间肋骨上

良好的血液供应滋养乳房，淋巴清除代谢物，神经支配泌乳反射并保持敏感性

脂肪组织保护乳房

乳房被结缔组织分成小叶，结缔组织也支撑着乳房

一束乳腺腺泡腺泡产生乳汁并通过乳腺管将其输送至乳头的开口处

乳头周围是乳晕

蒙哥马利小管（皮脂腺）润滑乳头

肌上皮（肌肉细胞）

催产素脉冲释放，使乳腺管上皮细胞收缩排出乳汁进入婴儿口腔

催乳素的激增启动乳腺细胞产生乳汁

乳腺细胞，产生乳汁

彩图 59　乳房的解剖

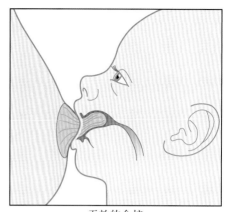

无效的含接

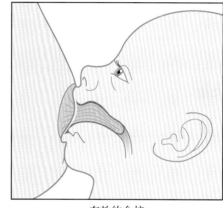

有效的含接

彩图 60　母乳喂养时体婴儿的位置与含接
（引自 Start4Life leaflet DH/Unicef Baby Friendly Initiative,2015c.）

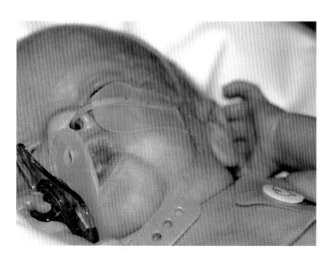

彩图 61　早产儿鼻胃管

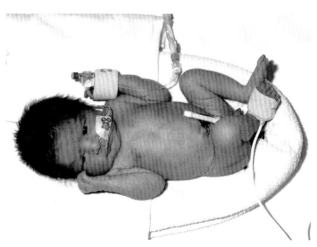

彩图 62　小于胎龄儿（SGA）

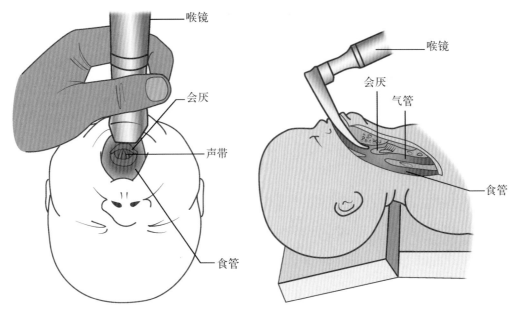

彩图 63　新生儿插管

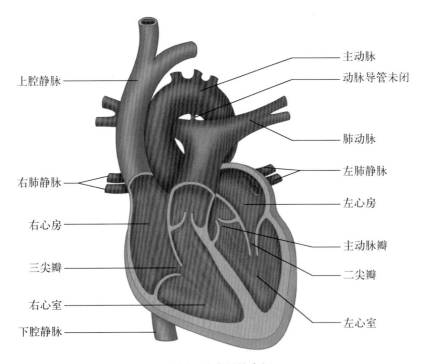

彩图 64　动脉导管未闭

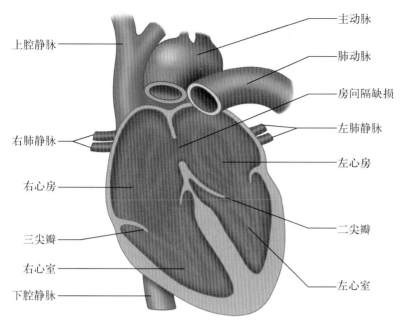

上腔静脉
主动脉
肺动脉
房间隔缺损
左肺静脉
右肺静脉
左心房
右心房
三尖瓣
二尖瓣
右心室
左心室
下腔静脉

彩图 65　房间隔缺损

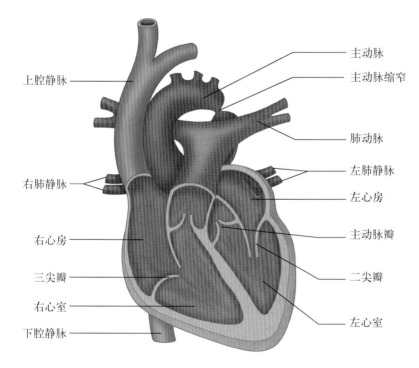

上腔静脉
主动脉
主动脉缩窄
肺动脉
右肺静脉
左肺静脉
左心房
右心房
主动脉瓣
三尖瓣
二尖瓣
右心室
左心室
下腔静脉

彩图 66　主动脉缩窄

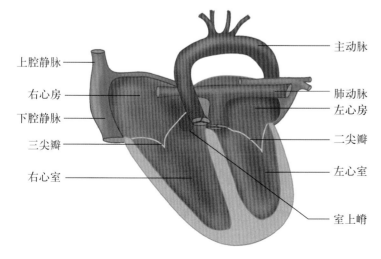

上腔静脉
主动脉
右心房
肺动脉
左心房
下腔静脉
三尖瓣
二尖瓣
右心室
左心室
室上嵴

彩图 67　大动脉转位

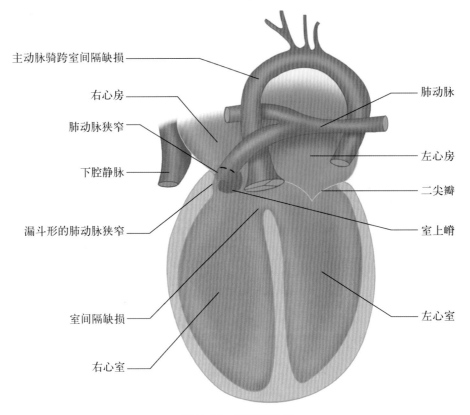

主动脉骑跨室间隔缺损

右心房

肺动脉狭窄

下腔静脉

漏斗形的肺动脉狭窄

室间隔缺损

右心室

肺动脉

左心房

二尖瓣

室上嵴

左心室

彩图 68　法洛四联症

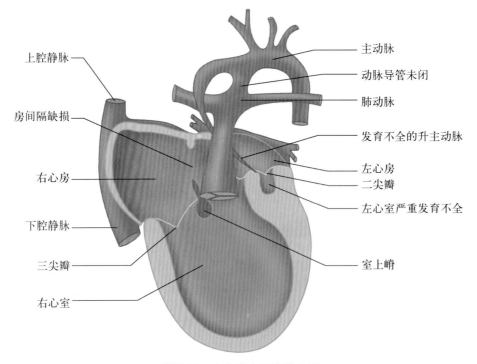

上腔静脉

房间隔缺损

右心房

下腔静脉

三尖瓣

右心室

主动脉

动脉导管未闭

肺动脉

发育不全的升主动脉

左心房

二尖瓣

左心室严重发育不全

室上嵴

彩图 69　左心发育不全综合征

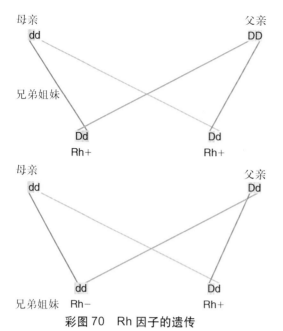

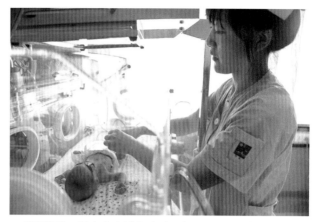

彩图 70　Rh 因子的遗传

D 代表 Rh 显性基因，而 d 代表 Rh 隐性基因。在这种情况下，Dd 基因的婴儿为 Rh 阳性，这导致 Rh 阴性的母亲会产生免疫反应

彩图 71　新生儿在进行光疗（经 Draeger 许可使用）

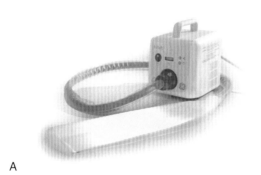

A

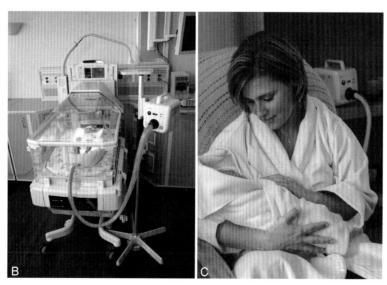

彩图 72　光疗

A. 生物光疗毯治疗中；B. 一个接受光疗的新生儿裹在生物光疗毯中；C. 一位母亲抱着她的孩子接受光疗

（引自 Courtesy of GE Healthcare Clinical Systems UK Ltd.）

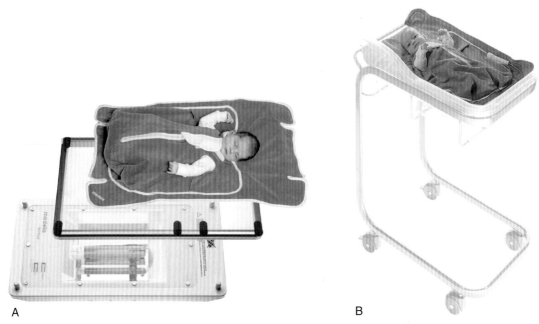

A   B

彩图 73　美德乐婴儿蓝光床
A. 光源板，透光装置和蓝光毯；B. 新生儿在光疗装置的婴儿床上
（引自 Courtesy of Medela AG.）

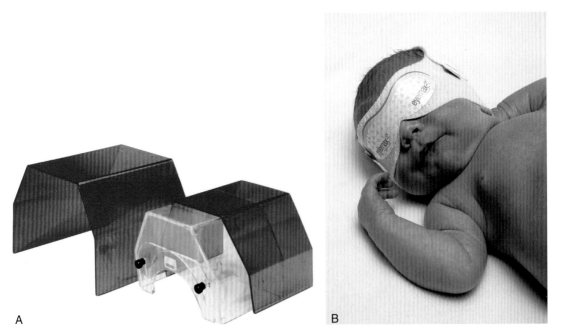

A   B

彩图 74　A.Viamed 光疗机与遮光罩；B. 眼部保护
（引自 Courtesy of Viamed Ltd.）

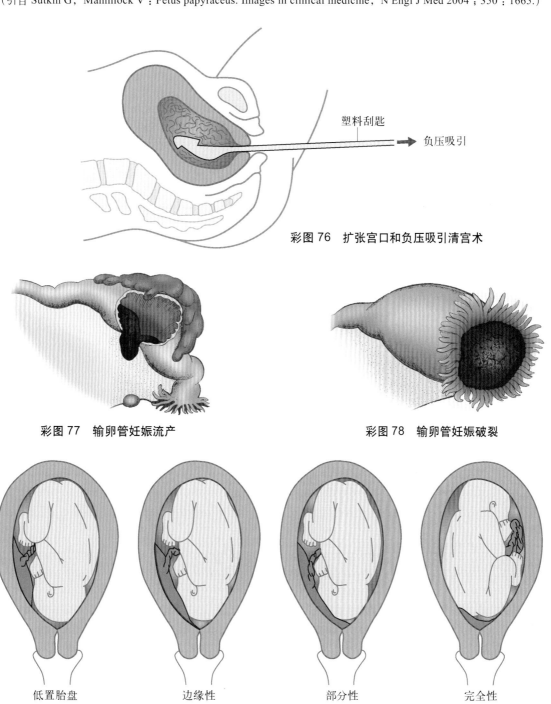

彩图 75　A.纸样死胎　B.妊娠 13 周纸样死胎的放射影像

（引自 Sutkin G，Manmlock V：Fetus papyraceus. Images in clinical medicine，N Engl J Med 2004；350：1665.）

塑料刮匙

负压吸引

彩图 76　扩张宫口和负压吸引清宫术

彩图 77　输卵管妊娠流产

彩图 78　输卵管妊娠破裂

低置胎盘

边缘性

部分性

完全性

彩图 79　前置胎盘

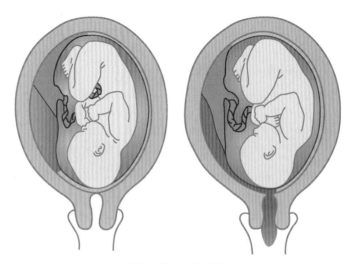

彩图 80 胎盘早剥

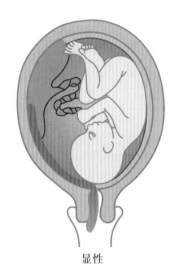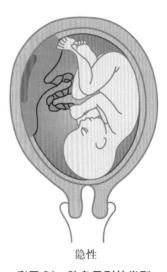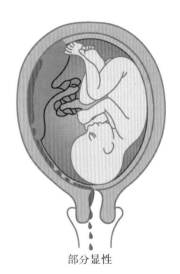

显性　　　　　　　　　隐性　　　　　　　　部分显性

彩图 81 胎盘早剥的类型

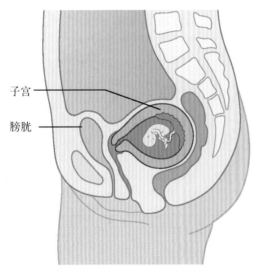

子宫

膀胱

彩图 82 增大的子宫嵌顿在盆腔内

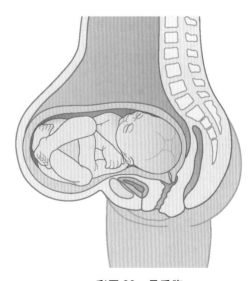

彩图 83 悬垂腹

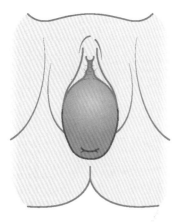

彩图 84　完全性子宫脱垂，非妊娠子宫

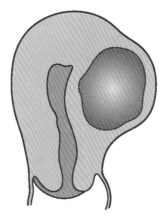

彩图 85　子宫肌瘤

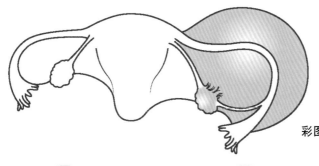

彩图 86　合并一侧卵巢囊肿的子宫

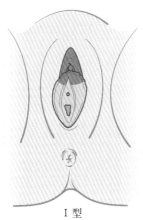

Ⅰ型

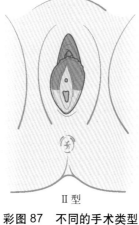

Ⅱ型

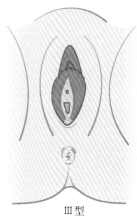

Ⅲ型

彩图 87　不同的手术类型

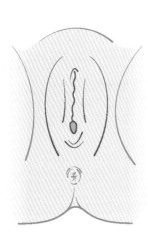
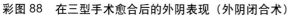

彩图 88　在三型手术愈合后的外阴表现（外阴闭合术）

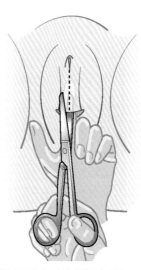

彩图 89　对于三型手术（外阴闭合术），术后行会阴前部
　　　　　的切开

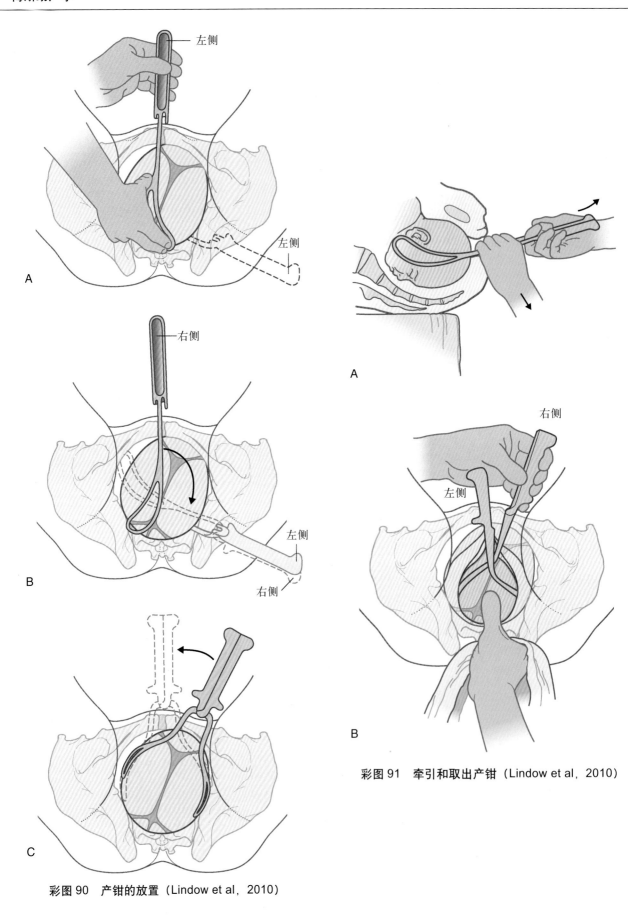

A

左侧

左侧

B

右侧

右侧

C

彩图 90　产钳的放置（Lindow et al，2010）

A

右侧

左侧

B

彩图 91　牵引和取出产钳（Lindow et al，2010）

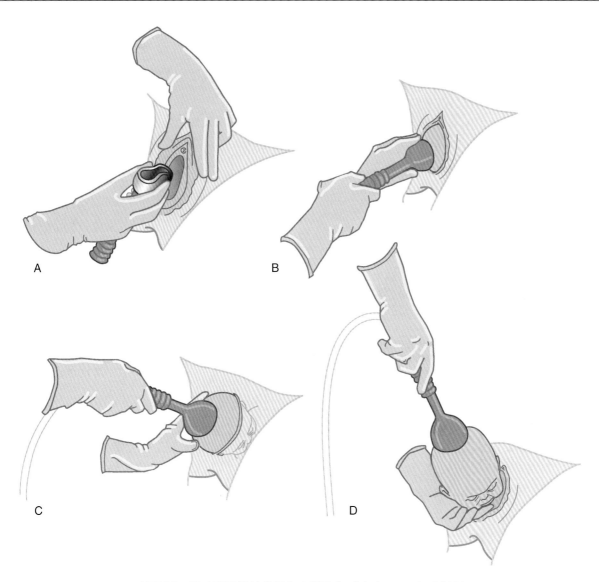

A　B　C　D

彩图 92　胎头吸引器的放置和牵引助产（Lindow et al，2010）

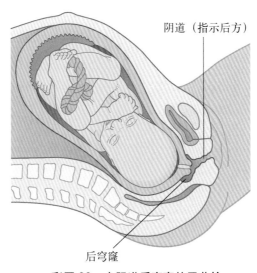

阴道（指示后方）

后穹窿

彩图 93　在阴道后穹窿放置药栓

（经许可引自 Marshall J, Raynor M, editors: Myles Textbook for Midwives, London, Churchill Livingstone, Elsevier, 2014.）

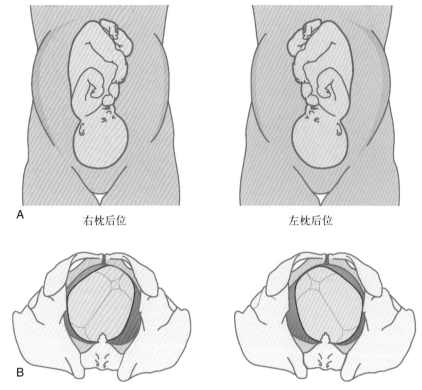

A

右枕后位　　　　　　　　　　　　　　　左枕后位

B

彩图 94　枕后位

A. 腹部检查时，胎儿前肩明显偏离中线位置，或容易触及胎儿的肢体，有时候可误诊为多胎妊娠；B. 阴道检查时，前囟门容易触及，根据其形状和大小容易作出判断（菱形，较大）

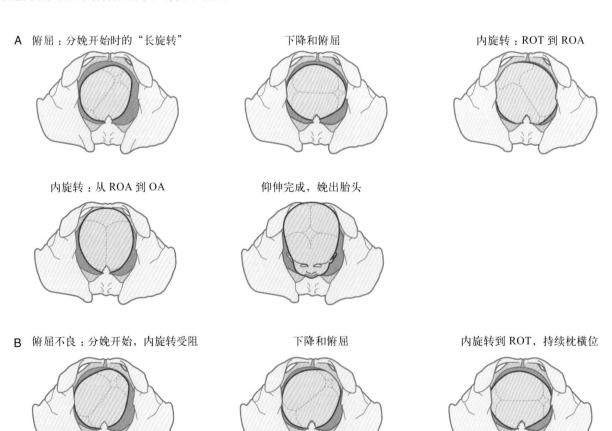

A　俯屈：分娩开始时的"长旋转"　　　　　下降和俯屈　　　　　　　内旋转：ROT 到 ROA

内旋转：从 ROA 到 OA　　　　　　仰伸完成，娩出胎头

B　俯屈不良：分娩开始，内旋转受阻　　　下降和俯屈　　　　内旋转到 ROT，持续枕横位

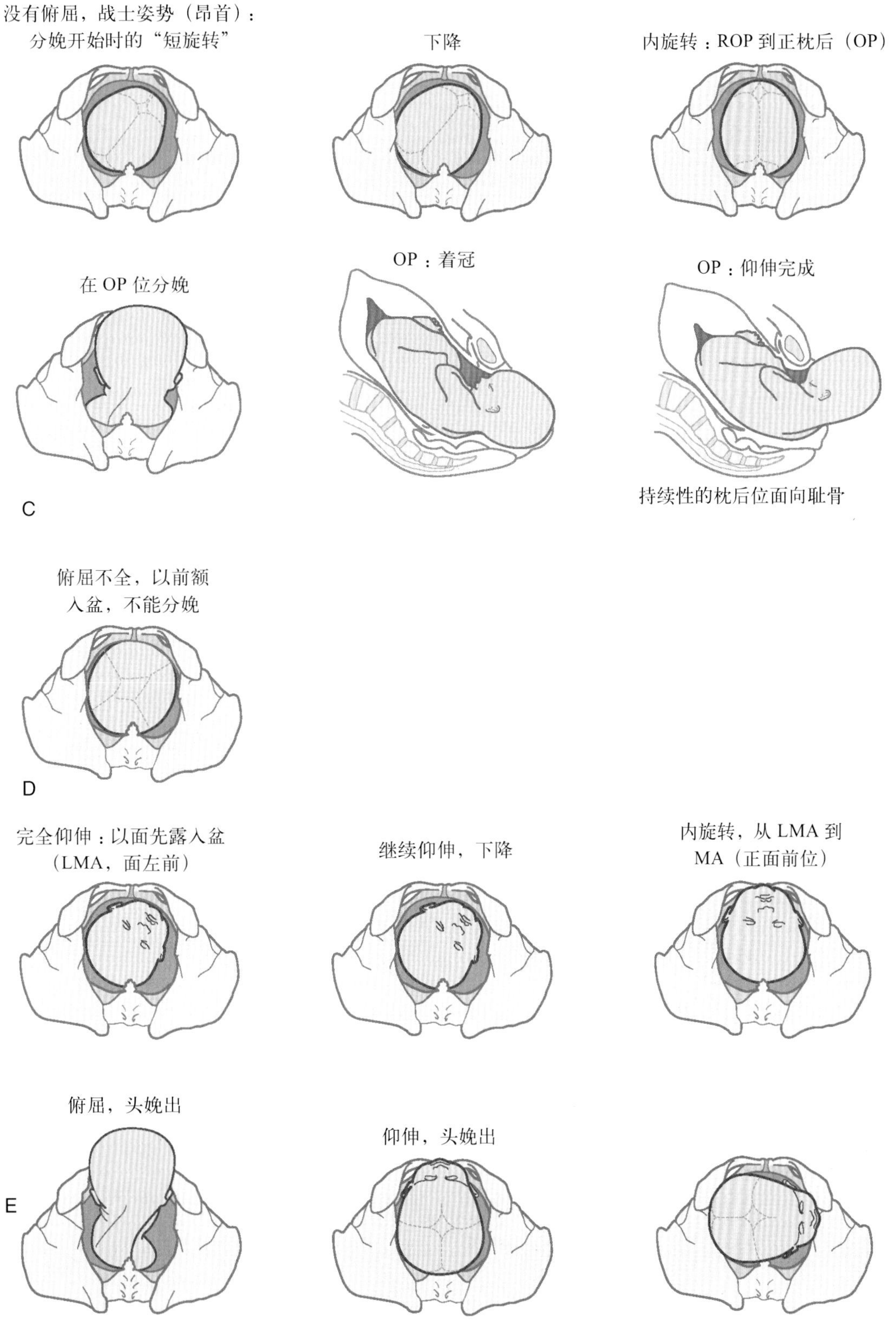

没有俯屈，战士姿势（昂首）：
分娩开始时的"短旋转"

下降

内旋转：ROP 到正枕后（OP）

在 OP 位分娩

OP：着冠

OP：仰伸完成

持续性的枕后位面向耻骨

C

俯屈不全，以前额
入盆，不能分娩

D

完全仰伸：以面先露入盆
（LMA，面左前）

继续仰伸，下降

内旋转，从 LMA 到
MA（正面前位）

俯屈，头娩出

仰伸，头娩出

E

彩图 95　枕后位可能的分娩结果，胎头以枕后位入盆

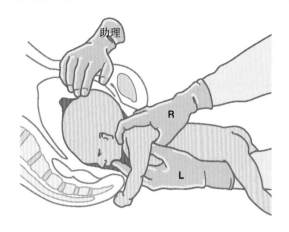

彩图 96　后出胎头助产术（Mauriceau-Smellie-Veit 手法）

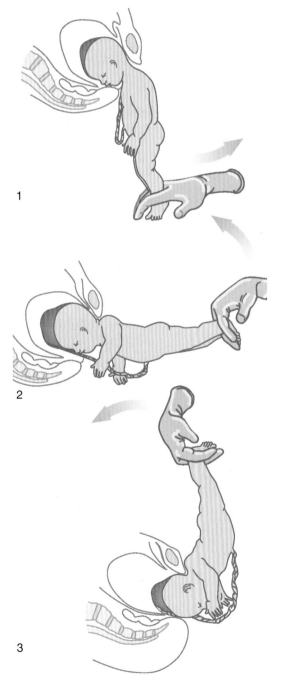

彩图 97　后出胎头助产术（Burns-Marshall 手法）

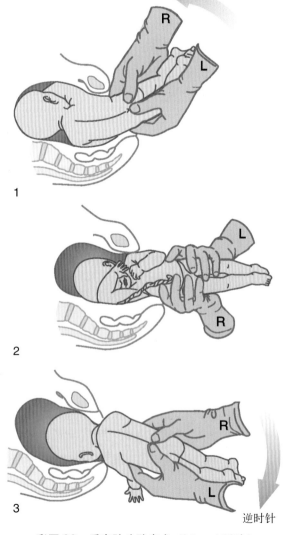

彩图 98　后出胎头助产术（Lövset 手法）

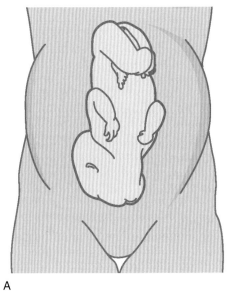

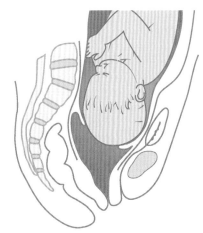

彩图 100　Band 病理缩复环

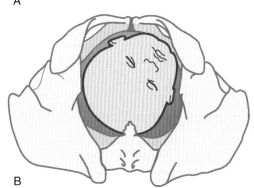

彩图 99　面先露颏前位

A. 腹部观；B. 阴道观

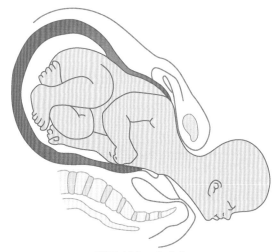

彩图 101　肩难产

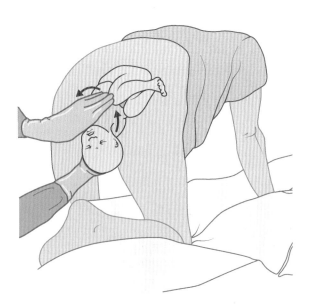

彩图 102　在四肢着床位实施 WOOD 手法

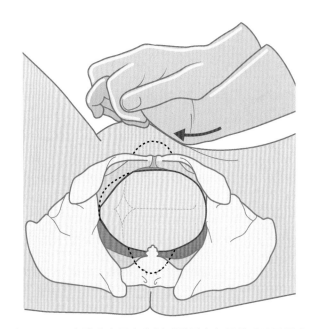

彩图 103　当胎背在母亲左侧时耻骨上加压的手法及用力方向

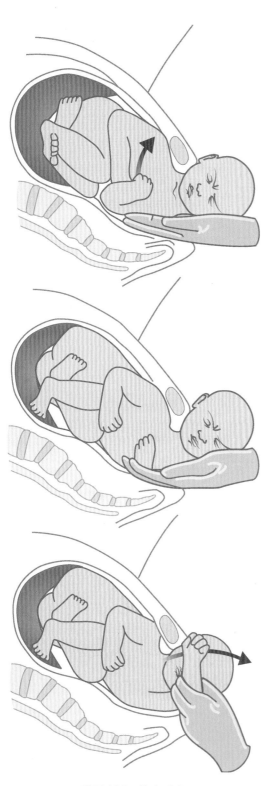

彩图 104　娩出后肩

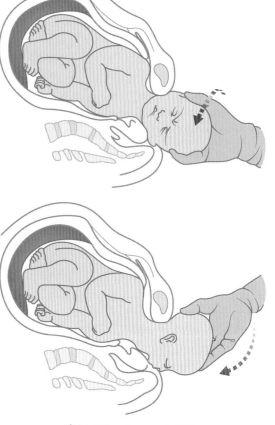

彩图 105　Zavanelli 手法

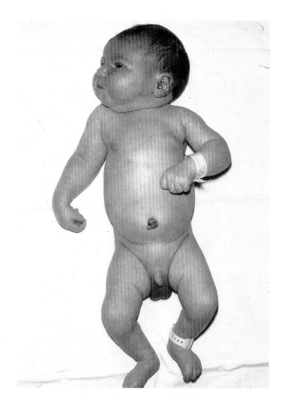

彩图 106　臂丛神经麻痹

（引自 Permezel M，Walker S，Kyprianou K. Beischer and Mackay's obstetrics，gynaecology and the newborn，4th ed，London，Elsevier，2015.）

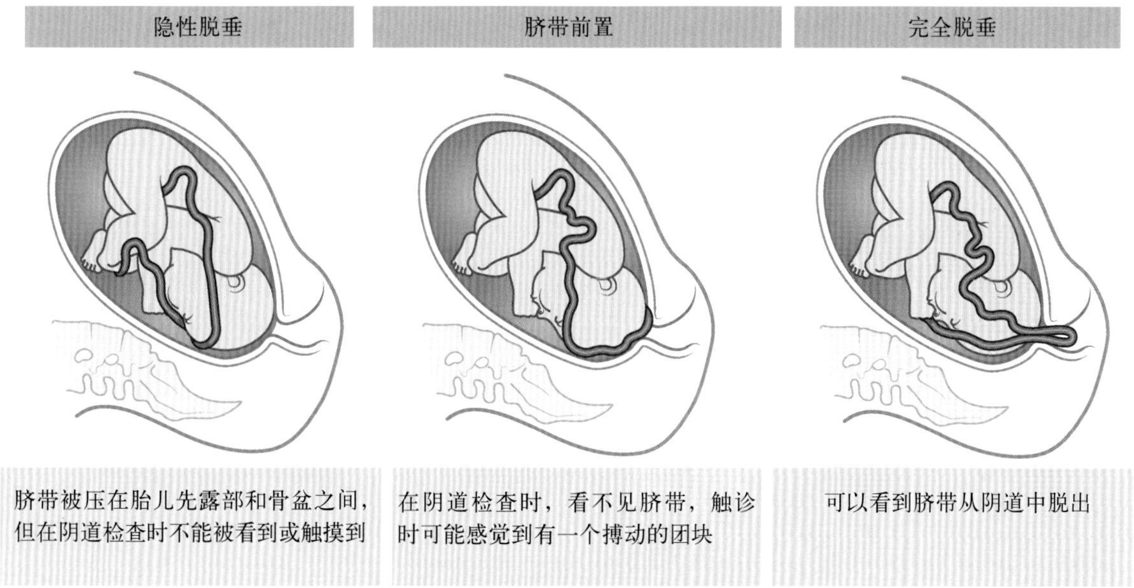

隐性脱垂	脐带前置	完全脱垂

脐带被压在胎儿先露部和骨盆之间，但在阴道检查时不能被看到或触摸到

在阴道检查时，看不见脐带，触诊时可能感觉到有一个搏动的团块

可以看到脐带从阴道中脱出

彩图 107　脐带脱垂和脐带先露的不同类型
（McKinney et al,2013）

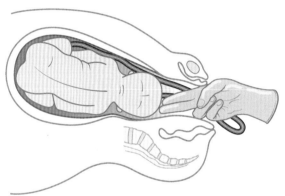

彩图 108　徒手将胎先露推出骨盆入口
（Squire,2002）

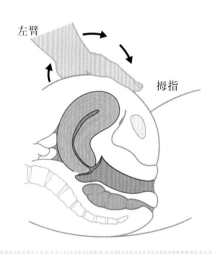

左手置于子宫（ ）上方，以顺时针方向的圆周运动进行按摩

彩图 110　按摩刺激子宫收缩。左手置于子宫上方，以顺时针方向的圆周运动进行按摩
（引自 Boyle M：Emergencies around childbirth：a handbook for midwives，Oxford，Radcliffe Publishing，2002. Reproduced with permission of Radcliffe Publishers.）

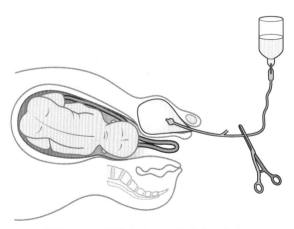

彩图 109　给膀胱注水（使胎先露上升）
（Goonwardene,2012）

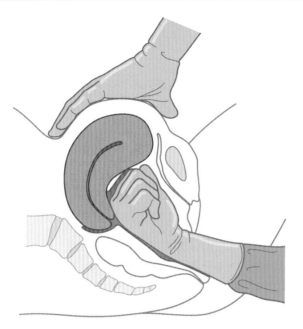

彩图 111　双手按压子宫

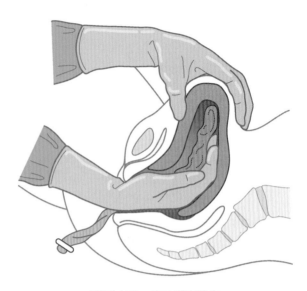

彩图 113　徒手剥离胎盘

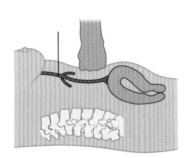

彩图 112　腹主动脉加压

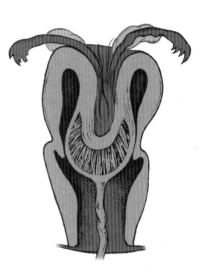

彩图 114　子宫内翻

原书第15版

梅斯助产学

Mayes' Midwifery

主　编　〔英〕苏·麦克唐纳（Sue Macdonald）

　　　　〔英〕盖尔·约翰逊（Gail Johnson）

主　译　熊永芳　张宏玉　徐鑫芬

副主译　陈改婷　张　晶　翟巾帼　董胜雯　李　静

作　序　Cathy Warwick CBE

科学出版社

北　京

图字：01-2018-6588

内 容 简 介

本书为助产领域的国际经典著作，原著由 67 位世界知名的助产专家结合多年临床经验编写而成，本版历经 80 余年的修订，全书分为 8 个部分 70 章，内容包括产前检查与准备、妊娠、分娩、胎儿、新生儿、产后等，包含国际的助产指南，内容全面，阐述系统，图文并茂。

本书适于助产士、各级妇产科医师、妇产科护士等阅读参考。

图书在版编目（CIP）数据

梅斯助产学：原书第15版 /（英）苏·麦克唐纳（Sue Macdonald），（英）盖尔·约翰逊（Gail Johnson）主编；熊永芳，张宏玉，徐鑫芬主译. —北京：科学出版社，2021.6
书名原文：Mayes' Midwifery
ISBN 978-7-03-068508-7

Ⅰ.①梅…　Ⅱ.①苏…②盖…③熊…④张…⑤徐…　Ⅲ.①助产学　Ⅳ.①R717

中国版本图书馆CIP数据核字（2021）第057648号

责任编辑：郭　颖 / 责任校对：郭瑞芝
责任印制：赵　博 / 封面设计：龙　岩

ELSEVIER

Elsevier（Singapore）Pte Ltd.
3 Killiney Road, #08-01 Winsland House I, Singapore 239519
Tel：(65) 6349-0200；Fax：(65) 6733-1817
Mayes' Midwifery, 15TH EDITION
Copyright © 2017 Elsevier Limited. All rights reserved.
Twelfth edition 1997; Thirteenth edition 2004; Fourteenth edition 2011; Fifteenth edition 2017
ISBN：978-0-7020-6211-7
This translation of Mayes' Midwifery, 15TH EDITION by Sue Macdonald and Gail Johnson was undertaken by China Science Publishing & Media Ltd.（Science Press）and is published by arrangement with Elsevier（Singapore）Pte Ltd.
Mayes' Midwifery, 15TH EDITION by Sue Macdonald and Gail Johnson 由中国科技出版传媒股份有限公司（科学出版社）进行翻译，并根据中国科技出版传媒股份有限公司（科学出版社）与爱思唯尔（新加坡）私人有限公司的协议约定出版。
《梅斯助产学》（原书第 15 版）（熊永芳　张宏玉　徐鑫芬　主译）
ISBN：978-7-03-068508-7

科 学 出 版 社 出版
北京东黄城根北街 16 号
邮政编码：100717
http://www.sciencep.com

三河市春园印刷有限公司 印刷
科学出版社发行　各地新华书店经销

*

2021 年 6 月第 一 版　　开本：889×1194　1/16
2021 年 6 月第一次印刷　　印张：54 3/4　插页：22
字数：1 580 000
定价：398.00 元
（如有印装质量问题，我社负责调换）

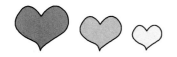

主译简介

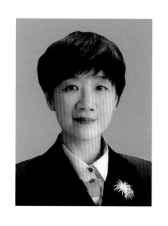

熊永芳，海南医学院教授，漳州卫生职业学院教授，湖北省妇幼保健院主任护师，国家二级心理咨询师。曾担任湖北省妇幼保健院护理部主任，从事助产临床及管理工作30余年。中国妇幼保健协会助产士分会常务副主任委员、助产适宜技术学组主任委员、导乐培训/母乳喂养等学组顾问。兼任全国护士执业资格考试专家委员会委员，中华护理学会产科护理专业委员会副主任委员、科学传播专家，中国优生科学协会常务理事，中国医疗保健国际交流促进会妇儿专业护理学组主任委员，湖北省护理学会副理事长、卫生保健专业主任委员，湖北省妇幼保健协会助产专业委员会主任委员。主编《助产临床指南荟萃》等助产专业著作十余部，《中华护理杂志》《护理学杂志》等期刊编委及审稿专家。

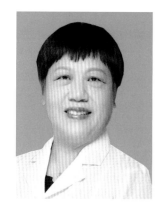

张宏玉，博士，海南医学院教授。中国妇幼保健协会助产士分会副主任委员、导乐培训学组主任委员，海南省健康教育巡讲专家。主编全国医学高等教育"十二五"规划教材和国家卫生类高职高专教材《助产学》3部，发表SCI论文6篇。主持"晚断脐、袋鼠护理、母婴同室，提高早产儿存活质量"等助产相关科研项目。

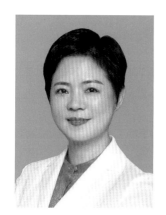

徐鑫芬，博士生导师，主任护师，浙江大学医学院附属妇产科医院海宁分院/海宁市妇幼保健院院长，从事助产临床及管理30余年。国家级母乳喂养咨询师、国家级新生儿早期基本保健培训师，浙江省医学重点学科（创新学科）围产护理学学科带头人。中国妇幼保健协会副秘书长，中国妇幼保健协会助产士分会主任委员，浙江省护理学会产科护理专业委员会主任委员，浙江省妇幼健康协会助产士专业委员会主任委员，主编《助产临床指南荟萃》等多部助产专业著作，《护理与康复》杂志副主编。主持国家自然科学基金1项、省部共建重大项目1项、省部级项目3项，主持及参与省厅课题30余项，获浙江省医药卫生科技进步二等奖1项、发明专利1项、实用型专利2项，发表SCI论文100余篇。

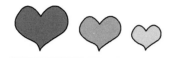

译者名单

主　译　熊永芳　张宏玉　徐鑫芬

副主译　陈改婷　张　晶　翟巾帼　董胜雯　李　静

译　者（以姓氏汉语拼音为序）

陈　燕　海南医学院	肖　红　南昌大学第一附属医院
陈改婷　邯郸市中心医院	肖琛嫦　武汉科技大学城市学院
董胜雯　天津医科大学	熊永芳　海南医学院
顾　琳　莆田学院护理学院	漳州卫生职业学院
郭洪花　海南医学院	湖北省妇幼保健院
侯　睿　北京大学护理学院	徐鑫芬　浙江大学医学院附属妇产科医
吉紫菱　海南医学院	院海宁分院/海宁市妇幼保健院
李　静　南方医科大学深圳医院	杨　欢　武汉科技大学城市学院
李　凯　桂林医学院附属医院	伊焕英　海南医学院
李璐柳　南昌大学第一附属医院	尹雪梅　天津市中心妇产科医院
林桃舅　海南医学院	余立平　武汉大学健康学院
柳韦华　山东第一医科大学	甄　薇　武汉科技大学城市学院
任钰雯　上海市育人母乳喂养促进中心	翟巾帼　南方医科大学护理学院
汤立樱　海南医学院	张　晶　杭州师范大学护理学院
汪　洁　上海市育人母乳喂养促进中心	张宏玉　海南医学院
王　彦　宁波卫生职业技术学院	张媛媛　潍坊医学院
王爱华　潍坊医学院	赵光红　武汉科技大学城市学院
魏碧蓉　福建省莆田市护理学院	朱宏锐　海南医学院
魏亚晗　得克萨斯大学达拉斯分校	

审　校

陈改婷　顾　琳　郭洪花　侯　睿　李秋玲
柳韦华　王　彦　王爱华　魏碧蓉　熊永芳
余立平　翟巾帼　张宏玉

图表编译

吉紫菱　林桃舅　伊焕英　朱宏锐

 # 致　谢

如果没有每一位作者的杰出贡献，这本书是不可能出版的，他们都是忙碌的专家和从业者，无论在书上还是网络上都付出了难以置信的努力，他们在截止日期前完成了工作，并创造性地思考如何让内容对读者来说更具生动性和与时俱进。

我们还必须真诚地感谢前几个版本的贡献者们，他们出色的工作为第15版的发展奠定了基础。他们一直关注确保当前的实践证据，如果没有这么多专家作者的投入，这一版不会达到目前的质量。之前的贡献者包括：Maria Barrell, Carol Bates, Christine A Bewley, Jane Bott, Margaret Brock, Joan Cameron, Tandy Deane-Gray, Bridgit Dimond, Kathryn Eglinton, Liz Gale, Anne-Marie Henshaw, Tina Heptinstall, Patricia Jackson, Patricia Jones, Shirley R Jones, Tara Kaufmann, Chris Kettle, Paul Lewis, Patricia Lindsay, Gaynor D MacLean, Pat McGeowan, Stephanie Meakin, Carol Paeglis, Maria Simons, Mary Sidebotham, Susan Sapseed, Lynne T Spencer, Jenni Thomas, Rosemary Towse, Nicola Wales, Theresa Walsh, Margaret Yerby。

Jean Donnison关于助产历史的章节仍然是一个开创性的文本，我们怀着极大的悲痛报告她今年早些时候去世了。

对第14版的编辑者Julia MagillCuerden表示特别感谢。

我们也要感谢我们的同事和皇家助产士学院在这本书的全程构思中给予的支持。

当然要感谢我们的朋友和家人一如既往地支持，他们尽量不占用我们的时间和精力，始终如一地支持并慷慨解囊，让我们两人都能生活在电脑、网站和堆积如山的证据包围中。

特别感谢Alison Macdonald提供的支持，特别是专家给予的建议和信息，以及感谢Paddy O'Connor的大力支持和耐心。

爱思唯尔的Alison Taylor和Veronika Watkins审阅了这个版本，并通过文本和线上平台为我们提供了指导和支持。我们真诚地感谢他们，包括Louisa Talbott和其他爱思唯尔同事们的持续支持。

最后，我们要感谢助产士和助产学生们，他们是助产行业的现在和未来，感谢他们承诺现在和将来为妇女、婴儿和他们的家庭提供最好的护理。

Sue Macdonald

Gail Johnson

（翻译　吉紫菱　张宏玉）

译 者 前 言

　　当接到科学出版社的邀请，让我们组织翻译《梅斯助产学》时，我们十分欣喜，也倍感压力。但当我们分享这个消息时，张宏玉教授兴奋得像个孩子，我们就这么应承了下来，而且迅速地组成了一个强大的翻译团队，生怕晚一刻会失去这个机会。我们的翻译团队中有的来自临床一线，有的从事助产教育，还有的在做助产管理和助产科研。总之，这是一个具有活力、令人高兴并值得期待的团队。但我们还是经历了艰难而漫长的工作，因为这本书是一本真正意义上的"大部头"。

　　《梅斯助产学》是英国助产学生和执业助产士的经典教科书，从1937年问世以来，已进行了15次再版。第15版已结合当今助产专业的现况和助产学生的需要进行了全面的更新，书中提供了大量的案例分享和反思活动，而且增加了更为广泛的网络资源和在线链接，以保持与全球助产政策、科研、证据的同步更新。

　　从全球范围来看，在欧洲文明的早期记载中，英国助产专业发展就有着辉煌的历史。从1540年第一本英语印刷的助产手册 the Byrth of Mankynde 的问世（Jonas，1540）、1564年由坎特伯雷大主教制定的最早的助产士"誓言"（Secara，2013）、1512年《规范内科医生和外科医生法》中第一次对助产士进行正式管控的法案制定、1600年左右男性助产士（man-midwife）的出现，1859年助产专业被正式认定为医学的一部分，到1902年的助产士法案的建立，当然也包括19世纪初的几十年助产士状况的弱化与衰落，以及助产士们在专业化发展道路上的不懈努力、抗争与成长，英国助产的专业化进程在全球助产士的心中，仍具有灯塔级的专业地位。

　　《梅斯助产学》共分70章，第1章至第9章，详细叙述了助产专业的漫长发展历程，包括对助产士的否定、质疑和认可，以及助产专业发展的理论框架、管理框架和法律框架。第10章至第31章，用了整整22章的篇幅讲述药理学、心理学、社会学、母体与胎儿生理学、解剖学、性与生殖健康学、营养学、遗传学、伦理学、流行病学、健康教育与健康促进等多学科与跨学科知识，有些是我国助产教材很少涉及的内容。第32章到第41章和第52章到第69章的内容与我国的助产教程基本一致，当然也有许多细节上的差异，如第68章的"哀伤与丧亲护理"，是我国教材中很少涉及的内容。难得的是自第42章到第51章，用了整整10章的篇幅书写新生儿的内容。最后一章（第70章）为助产士专业的未来，和所有专业教材的编写一样，都会给这个专业的学生和从业者一个愿景，一份期许，一份承载着专业使命的未来。

　　总体而言，这应该是我们目前见过的真正给助产士写的教材，而不是《妇产科学》的翻版。全书能让人了解到一个专业的历史，哪怕沉重、艰难，也能延绵不竭的历史。全书直到第20章才进入妊娠相关知识的讲解，而前面的内容正是我们助产士很少了解的。章节顺序和内容的安排，也与我们一直在找寻的临床思维和工作逻辑较为贴近，这一点，跳出了医学的思维框架，很好地拉近了助产士和妇女们的距离，感触较深的是全书用了大量的篇幅写助产历史相关内容，而产科疾病的篇幅则远小于我们常用的教科书，且书中的插图非常漂亮，这也是我们坚持要保留原图的原因。

　　我相信，参与本教材编译的所有成员，都与我一样对我们的助产专业充满强烈的热爱，对专业建设相对较早、较成系统的国家的助产专业发展有太多的期待，也希望寻求更多的支撑，以走好走稳自己的专业发展之路。所以，大家满怀激情和兴奋完成了本书的翻译。所谓"他山之石，可以攻玉"，希望本教材能成为国内读者的一个相对完整的参考书。其实，在我一字一句读完全书时，已有抑制不住的感动。

诚然，鉴于语言与文化的差异，加之我们都是首次组织翻译如此厚重的殿堂级教材，其意切切，其心惶惶。可能没有完美地呈现原教材的精髓，没能达到"信、达、雅"的翻译标准，但我相信，我们的读者仍能从本教材中获得全球助产士共有的理念、更新的知识和实证，还有更好的技术。感谢所有参与本书翻译、校对、审核的同仁和专家的奉献，感谢科学出版社编辑的付出，感谢所有关心、期待并给予支持的各界人士。

关于助产士的未来，在走过了令人沮丧的漫长历史和并不乐观的现实后，本教材作者仍能提出"很显然，助产服务需要具有更大的灵活性，更强的适应能力，提供开放，容易获得，诚信和安全的、有证据的和富有同理心的高质量助产服务，更加关注产妇和她的胎儿、新生儿为中心的服务模式；助产士与产妇一起，需要建立自己的角色和助产服务的愿景；每一个助产士都需要培养领导能力，为妇女发声，并确保助产教育、科研和助产实践能够满足社会的需要"，相信能引起我们的助产学生和从业者的强烈共鸣。

竭诚希望广大读者提出宝贵意见和建议，我们将视若珍宝。让我们一起，为了守护母婴健康的使命，为了推动助产专业的建设和发展，为了我们共同的事业，守成开拓，不断进取。

熊永芳　张宏玉　徐鑫芬

# 原　著　序

　　我非常高兴能为第 15 版《梅斯助产学》写序。我曾为第 14 版写序，仿佛是昨天，而事实上那已经是 7 年前了。真是时光飞逝！尽管支撑助产士实践的基本原理大致保持不变，但在整个世界范围内，助产士实践所处的政治和社会环境则在飞速变化，那些用来指导助产士临床决策的实证也同样发生着变化。这个更新版本的《梅斯助产学》是一个非常有价值的资源，将在英国及世界各地受到欢迎。

　　如今，我们生活在一个能够轻易获得知识和信息的时代。至少对大多数人而言是如此。我们所需要做的不过是开启计算机的开关而已。然而，并不是所有的助产士都能做到。从全球范围来看，仍有许多人无法或者仅能获取少量的电子信息资源。对他们来说，一本全面的、综合性的教材是至关重要的。当然，对于能够轻易获得网络资源的人来说，《梅斯助产学》也仍然有着非常重要的意义。这本书由许多作者和专家共同完成，他们提出的方法和不同主题范围，使之具有了关键的参考作用。阅读这本书，助产士能够非常广泛地了解前沿热点问题，快速地查询到最新的证据和观点；若遇到感兴趣或非常重要的内容，还能通过此书去了解或查阅更多的资料和信息。当越来越多的助产士都需要不断通过正式的再认证，以实现延续注册时，此书中的反思活动将使之受益无穷。

　　关于《梅斯助产学》，我真正看重的一点是它不仅仅是一本临床教科书。

　　分娩的社会背景对助产士的临床实践有重大的影响。卫生保健系统，诸如管理制度、政府规章及国家法律等，对助产士的助产实践都有着加强或抑制的作用。《梅斯助产学》也在探寻这方面的内容。关于这些主题的章节不仅能帮助助产士理解高质量日常临床实践的重要性，更能让他们明白这些综合环境因素可能影响着助产士角色的实现，以及让孕产妇在分娩活动中成为助产实践知情合作伙伴。

　　在前一版的序中，我曾谈到两项挑战，即经济的不确定性及需要采取的平衡措施。助产士在提供人性化照护及满足个人需求的同时，必须承担风险和不确定性。如今，这两项挑战依然存在，我当时所说的内容也仍然适用。如果助产士想要在应对这两项挑战中发挥自己的作用，就必须成为一个受过良好教育、深思熟虑且灵活的从业者，并且准备好改善其实践以确保为孕产妇提供最高质量的服务，获得最好的母婴结局，并可以高效利用有限的资源。

　　拥有如此出色的作者、专家和广泛的主题，我毫不怀疑，《梅斯助产学》将帮助助产士和助产学科达成专业目标。

Professor Cathy Warwick, CBE

（翻译：魏亚晗　审校：熊永芳）

原 著 前 言

　　能被邀请来编写第15版《梅斯助产学》，我们非常高兴，也倍感荣幸。本书自1937年问世以来，深受学生及合格的助产士的推崇，成为全国乃至全世界助产教科书的领旌之作。《梅斯助产学》最初是由一个人编写完成，逐渐成长为一本由多名作者共同编写、基于证据和研究支持的书，是对当代助产学的理论、实践和教育的呈现与思考。编写这样一本教材，是一种挑战，也是一种乐趣。为了确保所有的资源和知识的实用性，我们对本书的结构进行了精心的设计，并选择充分的证据支持，更重要的是，不仅为读者提供答案，还为他们展现了成为一个合格、称职且自信的助产从业者需要面对和思考的问题。

　　对提供更多资源的需求，在第14版的编写中就出现了，作者和编者们应对挑战，在编写中插入了一系列附加材料，包括自我评估的多项选择性测验及读者们可在网络获得的练习工具。在新版中，这些仍然有用的资源已经过审核、更新和补充，以最大限度地发挥其作用。因此，读者们将会发现有更多支持信息和扩展范围，包括新的工具、检查表和评估表，可以构成读者个人的"知识和实践工具包"，在未来的工作中发挥作用。

　　我们相信本教材为读者提供了思考如何将理论应用到实践的机会，鼓励质疑并反思他们的实践。我们也提供了一些工具以帮助助产从业者了解孕产妇的经历，帮助他们给孕产妇提供在生理和心理上更加安全且友好的服务。

　　本教材及教材上所提供的网络资源是为学生及合格的助产士们设计的。我们相信，设计一本教材，能够向学生们介绍助产学，并引领他们完成教育项目、通过资格认证，获得资格证书和更高的专业水平是至关重要的。我们还希望，能确保本书及它的相关资源能够对注册助产士有用，无论他们的实践领域是临床的、管理的，或教育的，都能为其所用。

　　本教材还提供了助产实践中一些最新的变化、国家及国际健康和产妇照护政策、以前读者的评价等，当然，本书的作者和专家们，也努力让此版更加令人兴奋并与助产士密切相关。

　　本教材再版的目的是为处于庞杂体系中的现代助产专业实践，提供充足的、基于研究和实证的知识与信息的支持。此版反映了当今助产学的本质，以及全球助产执业者的需求，无论是高科技设施的环境或者仅仅有着最低限度的辅助资源，最终，都将促进助产士的知识、信心和能力增长，并改善孕产妇、婴儿及其家庭的照护。

　　本教材以妊娠前期至产后的照护，以及新生儿照护为基本框架，引导读者理解助产学的基础。书籍本身及其网络资源继续强化生理学基础的重要性。有些章节着重于母体、胎儿和新生儿生理学；而另一些章节，如关于分娩和新生儿照护的部分，则更关注生理学知识在实践中的应用。所有的章节都充分地引用科研和证据支持。不同的研究方法和多角度观点贯穿全书，使本书成为所有对妇女健康和分娩感兴趣读者（包括学生及合格的助产士）的有趣且富有挑战性的资源。

　　上一版章节的整体设计被保留并有了进一步的发展。每一章都从学习目标开始，并且加入了一些能够帮助读者对内容的可行性进行思考，结合当地情况进行应用的反思活动，每一章的结尾都对本章最重要的部分进行了重点归纳。所有的图表都经过审核、更新和改进，加入了新的颜色以增强视觉效果。

如果你想要完成某事，就去找在这方面有丰富实践的人。这对我们这本书的编者而言也是如此。我们非常荣幸能拥有一个如此杰出的作者团队，他们都是各自领域里的专家，完美地完成了他们的写作及辅助任务，他们坚守承诺、富有热情及巨大的创造力。许多人采用了新的方法，引入新的观念和想法，让这项任务充满真实的爱和快乐。我们希望，这些付出能为读者带来一本有用、有趣且富有挑战力的著作。我们的团队不仅仅有助产士，还邀请了许多其他学科的人一同参与，包括护理、社会工作、心理学、社会政策、流行病学和药学等方面的研究者，真正是一个多学科和跨学科的原创团队。

17世纪，François de la Rochefoucauld说，生活中唯一不变的事物就是变化，这一观点也契合本书的内容及其网络资源。政策推动因素、国家和国际报告，尤其是妇女及其家庭不断变化的需要，都说明了这一点。人们的生活变得越来越复杂，因此，对产妇的照护也必须适应和发展。助产学员及合格的助产士需要获得知识、工具和资源支持他们应对这些变化，赋予他们主动性而非被动承受，使之能为孕产妇及其家庭提供高质量，基于实证，适于文化，友善且富有同情心的照护。

自上一版出版以来，出现了一系列举措和政策驱动因素，读者将会在相应的章节中看到它们的影响。例如，《柳叶刀》一项"全球助产国际系统审查"的助产系列报告（Renfrew et al., 2014, ten Hoope-Bender et al., 2014），提出以母婴为照护中心，助产士在母婴所需要的服务和资源之间发挥关键纽带作用，这将对未来母婴照护模式带来重大影响。这个系列报告收录了一个可以用于服务及课程设计的，关于规划人力发展和资源分配的质量框架。来自英格兰对产科服务的综述（Cumberledge, 2016），以及近期发表的苏格兰对产科和新生儿护理的综述和五年计划（Grant, 2017），也将对助产士的工作方式和母婴接受照护的方式产生影响。

人们不仅注重妇女及其婴儿的生理安全，还关注她们的心理健康，友善和同情对妇女及其家庭和保健专业人员自身的重要性亦正在逐步彰显（Byrom and Downe, 2015）。作为助产士，我们需要保持警醒、开放和质疑，更重要的是，我们必须聆听孕产妇及其家人的经历和观念，同时利用科研和国家报告[National Childbirth Trust（NCT）and National Federation of Women's Institutes（WI），2017; Redshaw, 2015]，以及其他机会，去与我们提供照护的孕产妇进行互动。

国际助产学及产妇照护的整体环境已经改变，这在本书的许多章节中都有所体现，尤其是第1章，如千年发展计划（Millennium Development Goal, MDG）已经被可持续发展计划（Sustainable Development Goal, SDG）所取代，强调降低产妇围生期死亡率和发病率，以及在世界范围内提高妇女儿童的健康状况的必要性。助产士们需要为他们的国际角色做好准备，读者们会发现，尽管全书是以英国的助产学和产妇服务为基点，也考虑到国际化背景的影响，并选用了来自其他国家的良好实践案例。许多信息和研究都来自世界各地。

我们全力付出，以确保这一版的《梅斯助产学》充分体现以妇女与婴儿为中心，满足学员和助产士照护妇女、婴儿及其家人的需要。

我们希望本教材能激发读者提出一些问题，展开一些讨论，并鼓励人们去探寻。我们将本书视为专业基石，帮助读者去探索本书未曾涉及的内容，去发现新的证据及随着我们知识的增长而出现的新的照护方法，铭记证据除了来自正式的科研，还应包括孕产妇和助产士们的经历。

我们希望您喜欢第15版《梅斯助产学》。如果您对本书有任何意见，我们将非常高兴听到您对本书的评论。

Sue Macdonald

Gail Johnson

2017 春　于伦敦

（翻译：魏亚晗　审校：熊永芳）

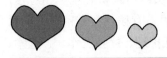

参 考 文 献

Byrom S, Downe S: *The roar behind the silence: why kindness, compassion and respect matter in maternity care*, Pinter & Martin, London, 2015.

Cumberledge B: *National Maternity Review: BETTER BIRTHS Improving outcomes of maternity services in England A Five Year Forward View for maternity care*, London and online, NHS England, 2016.

Grant J: *The Best Start A Five-Year Forward Plan for Maternity and Neonatal Care in Scotland*, Edinburgh, Scottish Government, 2017.

National Childbirth Trust (NCT) & National Federation of Women's Institutes (WI): *Support Overdue: Womens experiences of maternity services 2017*. National Childbirth Trust (NCT) and National Federation of Women's Institutes (WI), London, 2017.

Redshaw HJ: *Safely delivered: a national survey of women's experience of maternity care 2014*, Oxford and online, National Perinatal Epidemiology Unit, University of Oxford, 2015.

Renfrew MJ, Mcfadden A, Bastos MH, et al: Midwifery and quality care: findings from a new evidence-informed framework for maternal and newborn care, *Lancet* 384:1129–1145, 2014.

ten Hoope-Bender P, de Bernis L, Campbell J, et al: Improvement of maternal and newborn health through midwifery, *Lancet* 384:1226–1235, 2014.

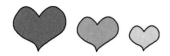

编著者名单

Belinda Ackerman MA PGDip PGCEA ADM HV RM RN
Supervisor of Midwives, Women's Services,
Guy's and St Thomas' NHS Foundation Trust, London, UK
Chapter 3 Regulation of midwives

Luisa Acosta BSc (Hons) MSc PG(HE)Dip
Senior Midwifery Lecturer/Admissions Co-ordinator,
College of Nursing, Midwifery and Healthcare, University
of West London, London, UK
*Chapter 67 Complications related to the third stage of
labour*

Andrea Aras-Payne MA PGDip BSc (Hons) RM
Senior Lecturer in Midwifery, College of Nursing Midwifery
and Healthcare, University of West London, London, UK
*Chapter 67 Complications related to the third stage
of labour*

Debbie Barber BSc (Hons) MSc PGDE PGCMU PGD
Women's Health Dip Counselling RGN NT NMP
Advanced Nurse Practitioner, Women's Health, Oxford
University Hospitals; Associate Lecturer, Oxford Brookes
University, Oxford, UK
Chapter 28 Infertility and assisted conception

Tracey Barnfather RM RN ADM PGCEA MSc SFHEA
Principal Lecturer – Lead Midwife for Education, University
of Northampton, Northampton, UK
Chapter 61 Rhythmic variations of labour

Cecelia M. Bartholomew MSc BSc (Hons) RM RN PgDip
Teaching and Learning HEA fellow
Senior Lecturer in Midwifery, University of West London,
London, UK
*Chapter 38 Supporting choices in reducing pain
and fear during labour*
Chapter 52 Nausea and vomiting in pregnancy

Sam Bassett DHC MA BSc (Hons) DipHe Mid RGN PGSHSCE
Lecturer in Midwifery and Women's Health, Florence
Nightingale Faculty of Nursing and Midwifery, King's
College London, London, UK
Chapter 59 Obstetric interventions

Joanne Bates MEd PGDE for teachers of nurses and
midwives RN RM ONC Graduate Certificate in Women's Health
Senior Lecturer, Midwifery, Child and Reproductive
Health, University of Chester, Chester, UK
Chapter 55 Sexually transmitted diseases

Kuldip Kaur Bharj OBE PhD MSc BSc (Hons) MTD DN HSM
Cert RM RN RSA Counselling
Associate Professor, School of Healthcare, The University
of Leeds, Leeds, UK
*Chapter 32 Confirming pregnancy and care of the pregnant
woman*

Debra Bick RM BA MMedSci PhD
Professor, Florence Nightingale Faculty of Nursing and
Midwifery, King's College London, London, UK
Chapter 41 Content and organization of postnatal care

Judy Bothamley MA PGCEA ADM RM RCN
Senior Lecturer Midwifery, College of Nursing, Midwifery
and Healthcare, University of West London, London, UK
Chapter 54 Hypertensive and medical disorders in pregnancy

Maureen Boyle RN RM ADM PGCEA MSc
Senior Lecturer (Midwifery), College of Nursing, Midwifery
and Health Care, University of West London, London, UK
Chapter 33 Antenatal investigations
*Chapter 54 Hypertensive and medical disorders in
pregnancy*

Gwendolen Bradshaw EdD MA PGCEA ADM RM RN
Pro-Vice-Chancellor, Learning, Teaching and Quality,
University of Bradford, Bradford, West Yorkshire, UK
Chapter 14 National Health Service policy and midwifery

Alison Brodrick RGN RM MSc Midwifery
Consultant Midwife, Sheffield Teaching Hospitals NHS
Trust, Sheffield, UK
Chapter 60 Induction of labour and prolonged pregnancy
Chapter 63 Obstructed labour and uterine rupture

Gill Brook MCSP (DSA) CSP MSc
Independent Women's Health Physiotherapy, Otley, West
Yorkshire, UK
President of the International Organization of Physical
Therapists in Women's Health
*Chapter 22 Physical preparation for childbirth and beyond,
and the role of physiotherapy*

Melanie Brook-Read MSc PgDipEd RM SRN FHEA
Senior Lecturer Midwifery, Department of Healthcare
Practice, University of Bedfordshire, Luton, UK
Chapter 20 Preconception care

Barbara Burden **RN RM ADM PGCEA MSc Social Research MBA(HEM) PhD SFHEA**
Head of School of Healthcare Practice and NMC Lead Midwife for Education/CQC Professional Advisor, University of Bedfordshire, Faculty of Health and Social Sciences, Aylesbury, UK
Chapter 15 Legal frameworks for the care of the child
Chapter 20 Preconception care
Chapter 24 Anatomy of male and female reproduction
Chapter 30 The fetal skull

Anna Byrom **BSc (Hons) Midwifery PGCert Health and Social Care Education**
Senior Midwifery Lecturer, School of Community Health, Midwifery and Sexual Health, University of Central Lancashire, Preston, UK
Chapter 34 Choice, childbearing and maternity care: the choice agenda and place of birth

Sheena Byrom **OBE Ed D honoris causa RM MA HFRCM**
Independent Midwife Consultant, Whalley, UK
Chapter 34 Choice, childbearing and maternity care: the choice agenda and place of birth

Sarah Church **PhD MSc RGN RM PGDipEd PGCert (Research Supervision)**
Associate Professor in Midwifery, School of Health and Social Care, London South Bank University and Bart's Health NHS Trust, London, UK
Chapter 61 Rhythmic variations of labour

Terri Coates **MSc RN RM ADM Dip Ed**
Freelance Midwifery Advisor
Clinical Midwife, Salisbury NHS Trust, Salisbury, UK
Chapter 62 Malpositions and malpresentations
Chapter 64 Shoulder dystocia

Glenys Connolly **MSc ANNP RSCN RGN Biomedical Science**
Derriford Hospital, Plymouth NHS Trust, Plymouth, UK
Chapter 48 Neonatal infection
Chapter 49 Congenital anomalies, neonatal surgery and pain management
Chapter 50 Metabolic and endocrine disorders

Lesley Daniels **MABSc (Hons) MTD RM**
Lecturer in Midwifery, University of Leeds, Leeds, UK
Chapter 32 Confirming pregnancy and care of the pregnant woman

Frances Day-Stirk **MHM ADM DN(Lon) RM RN FRCM (Hons)**
Former Director of LRPD Royal College of Midwives (RCM), UK
Former President ICM
Chapter 1 The global midwife

Jane Denton **CBE FRCN RGM RM**
The Multiple Births Foundation, Queen Charlotte's and Chelsea Hospital, London, UK
Chapter 57 Multiple pregnancy

Bernie Divall **PhD MA RM**
Research Fellow in Maternity Care, School of Health Sciences, University of Nottingham, Nottingham, UK
Chapter 7 Leadership and management in midwifery

Jean Donnison **BA(Oxon) PhD**
Formerly Senior Lecturer, Department of Social Policy and Administration, University of East London, London, UK
Chapter 2 A history of the midwifery profession in the United Kingdom

Lesley Dornan **PhD BSc (Hons) RN SCPHN**
Health Visitor Researcher, Maternal Fetal and Infant Research Centre, Ulster University, Jordanstown, Newtownabbey, Co Antrim, N Ireland, UK
Chapter 6 Evidence-based practice and research for practice

Soo Downe **OBE BA (Hons) MSc PhD RM**
Professor of Midwifery Studies, School of Health, University of Central Lancashire, Preston, UK
Chapter 37 Care in the second stage of labour

Jacqueline Dunkley-Bent **OBE DHC MSc PGCEA ADM RM RN**
Head of Maternity, Children and Young People for NHS England, Nursing Directorate, London, UK
Chapter 19 Health promotion and education

Francesca Entwistle **MRes PGCEA ADM RN RM**
Professional Officer – Policy and Advocacy, National Infant Feeding Network Co-ordinator (NIFN), UNICEF UK Baby Friendly Initiative, London, UK
Visiting Lecturer – Midwifery, Department of Allied Health Professionals and Midwifery, University of Hertfordshire, Hatfield, UK
Chapter 44 Infant feeding and relationship building

Anna Gaudion **BSc MA**
Researcher/Designer, The Polyanna Project, London, UK
Chapter 23 Vulnerable women

Kathryn Gutteridge **RGN RM MSc Dip Counselling and Psychotherapy**
Consultant Midwife and Clinical Lead for Normality, Maternity and Perinatal Medicine, Sandwell and West Birmingham Hospitals NHS Trust, Birmingham, UK
Chapter 69 Maternal mental health and psychological issues

Jenny Hall **EdD MSc RM ADM PGDip(HE) SFHEA**
Senior Midwifery Lecturer, Faculty of Health and Social Sciences, Bournemouth University, Bournemouth, UK
Chapter 27 Fertility and its control

Tina Harris **PhD BSc (Hons) RM ADM**
Lead Midwife for Education, Faculty Head of Research Students and Principal Lecturer, School of Nursing and Midwifery, Faculty of Health and Life Sciences, De Montfort University, Leicester, UK
Chapter 39 Care in the third stage of labour

Sima Hay **RN RM MSc PGCAP**
Senior Lecturer, Department of Midwifery, School of Allied Health, Midwifery and Social Care, Kingston and St George's Faculty of Health, Social Care and Education, London, UK
Chapter 58 Preterm labour

Simon Hettle **BSc (Hons) PhD CSci FIBMS FHEA**
Lecturer In Biomedical Sciences, School of Science and

Sport, University of the West of Scotland, Paisley, UK
Chapter 26 Genetics

Caroline Hollins Martin PhD MPhil BSc PGCE ADM RM RGN MBPsS
Professor, School of Health and Social Care, Edinburgh Napier University, Edinburgh, UK
Chapter 21 Education for parenthood

Claire Homeyard BSc (Hons) MSc
Consultant Midwife (Public Health), Barking, Havering and Redbridge University Hospitals NHS Trust, London, UK
Chapter 23 Vulnerable women

Caroline Hunter RM BA (Hons) MSc FHEA
Midwifery Tutor, Florence Nightingale Faculty of Nursing and Midwifery, King's College London, London, UK
Chapter 41 Content and organization of postnatal care

Amanda Hutcherson Dip HE Mid RM MA Midwifery Practice MA Academic Practice
Midwifery/Mentorship Lecturer, School of Health Sciences, City, University of London, London, UK
Chapter 53 Bleeding in pregnancy

Karen Jackson BSc (Hons) MPhil
Division of Midwifery, University of Nottingham, Nottingham, UK
Chapter 13 Sexuality

Karen Jewell RM MSc
Nursing Officer for Maternity and Early Years, Welsh Government, Cardiff, UK
Chapter 17 Nutrition

Gail Johnson MA DPSM PGDip Adult Education RM RN
Education Advisor at the Royal College of Midwives, London, UK
Chapter 8 An introduction to ethics and midwifery practice
Chapter 51 Stillbirth and sudden infant death syndrome
Chapter 70 Midwifery for the future ... where next?

Julie Jomeen PhD MA PGCHE RM RGN
Professor of Midwifery, Faculty of Health and Social Care, University of Hull, Hull, UK
Chapter 12 Psychological context of childbirth

Lyn Jones RMN RGN RM MSc Midwifery and Women's Health
Senior Lecturer Midwifery, Anglia Ruskin University, Cambridge, UK
Chapter 65 Presentation and prolapse of the umbilical cord

Sue Jordan MBBCh PhD
Professor of Medicines Management and Health Services Research, Department of Nursing, Swansea University, Swansea, UK
Chapter 10 Pharmacology and the midwife

Sue Macdonald MSc PGCEA ADM RM RN FETC FRCM (Hons)
Midwife Consultant, formerly Education and Research Manager and Lead Midwife for Education, Royal College of Midwives, London, UK

Chapter 2 A history of the midwifery profession in the United Kingdom
Chapter 5 The midwife as a lifelong learner
Chapter 10 Pharmacology and the midwife
Chapter 70 Midwifery for the future ... where next?

Alison Macfarlane BA DipStat CStat MFPH
Professor of Perinatal Health, Centre for Maternal and Child Health Research, School of Health Sciences, City, University of London, London, UK
Chapter 16 Epidemiology

Mary McNabb BSc (Hons) BA (Hons) MSc PGCEA ADM RN RM
Scientific Advisor, Childbirth Essentials, Banbury, Oxfordshire, UK
Chapter 25 Female reproductive physiology: timed interactions between hypothalamus, anterior pituitary and ovaries
Chapter 29 Fertilization, embryo formation and feto-placental development
Chapter 31 Maternal neurohormonal and systemic adaptations to feto-placental development
Chapter 35 Physiological changes from late pregnancy until the onset of lactation: from nesting to suckling-lactation and parental-infant attachment

Stephanie Michaelides PGCEA ADM RM RN
Programme Leader Graduate/Post Graduate Certificate In Neonatal Care, School of Health and Education, Middlesex University, London, UK
Chapter 42 Physiology, assessment and care of the newborn
Chapter 43 Thermoregulation
Chapter 47 Neonatal jaundice

Wendy O'Brien RM MSc PGCEA
Clinical Placement Facilitator, Imperial Healthcare NHS Trust, London, UK
Chapter 57 Multiple pregnancy

Irena Papadopoulos PhD MA(Ed) BA RN RM FHEA
Professor and Head, Research Centre for Transcultural Studies in Health, Mental Health, Social Work and Integrative Medicine, Middlesex University, London, UK
Chapter 11 Sociocultural and spiritual context of childbearing

Vivien Perry MA BSc (Hons) PgCert Ed RM RGN
Senior Lecturer, Department of Nursing, Midwifery and Health, Northumbria University, Newcastle, UK
Chapter 24 Anatomy of male and female reproduction

Julia Petty BSc (Hons) MSc MA PGCE FHEA RGN/RSCN
Senior Lecturer In Children's Nursing, School of Health and Social Work, University of Hertfordshire, Hatfield, UK
Chapter 45 The preterm baby and the small baby
Chapter 46 Respiratory and cardiac disorders

Michael Preston-Shoot BA (Hons) PhD PGDipSW PGDipPsychot
Professor Emeritus (Social Work), University of Bedfordshire, Luton, UK
Chapter 15 Legal frameworks for the care of the child

Jean Rankin **PhD M Medical Science PGCert LTHE BSc (Hons) RN RM RSCN**
Professor, Health, Nursing and Midwifery, University of the West of Scotland, Paisley, UK
Chapter 26 Genetics

Jessica Read **RN RM BSc (Hons) MSc**
LSA Midwifery Officer for London, NHS England, London, UK
Chapter 4 Clinical governance and the midwife

Lindsey Rose **BSc (Hons) Midwifery RM MSc Licensed Acupuncturist FHEA**
Senior Lecturer in Midwifery, Anglia Ruskin University, Cambridge, UK
Chapter 56 Abnormalities of the genital tract

Marlene Sinclair **PhD MEd PG/Dip RM RN RNT BSc (Hons)**
Professor, Maternal Fetal and Infant Research Centre, Ulster University, Jordanstown, Newtownabbey, Co Antrim, N. Ireland, UK
Chapter 6 Evidence-based practice and research for practice

Mary Steen **RGN RM DipClinHyp PGCRM PGDipHE MCGI PhD**
Professor of Midwifery, School of Nursing and Midwifery, University of South Australia, Adelaide, South Australia, Australia
Chapter 66 Maternal morbidity following childbirth

Andrew Symon **MA (Hons) PhD RM**
Mother and Infant Research Unit, University of Dundee, Dundee, UK
Chapter 9 The law and the midwife

Chapter 9 The law and the midwife

Denise Tiran **MSc RM ADM PGCEA**
Educational Director, Expectancy
Visiting Lecturer, University of Greenwich, London, UK
Chapter 18 Complementary therapies and natural remedies in pregnancy and birth: responsibilities of midwives

Cheryl Titherly **BSc Anthropology MA Anthropology and Sociology**
Improving Bereavement Care Manager, Sands, London, UK
Chapter 68 Pregnancy loss and the death of a baby: grief and bereavement care

Denis Walsh **MA PhD DPSM RM**
Associate Professor in Midwifery, School of Health Sciences, University of Nottingham, Nottingham, UK
Chapter 36 Care in the first stage of labour

Amanda Willetts **DipHE BSc (Hons) MSc PG CAP FHEA RM RN**
Senior Lecturer, Midwifery, Healthcare Practice, University of Bedfordshire, Luton, UK
Chapter 30 The fetal skull

Angie Wilson **PhD BSc (Hons) Health Studies SRN SCM ADM PGCEA MTD CPS**
Independent Midwife Teacher and Specialist Midwife-Perineal Care, Royal Surrey County Hospital, Guildford, UK
Chapter 40 The pelvic floor

目　　录

参考文献与推荐阅读

第一部分

助产专业背景

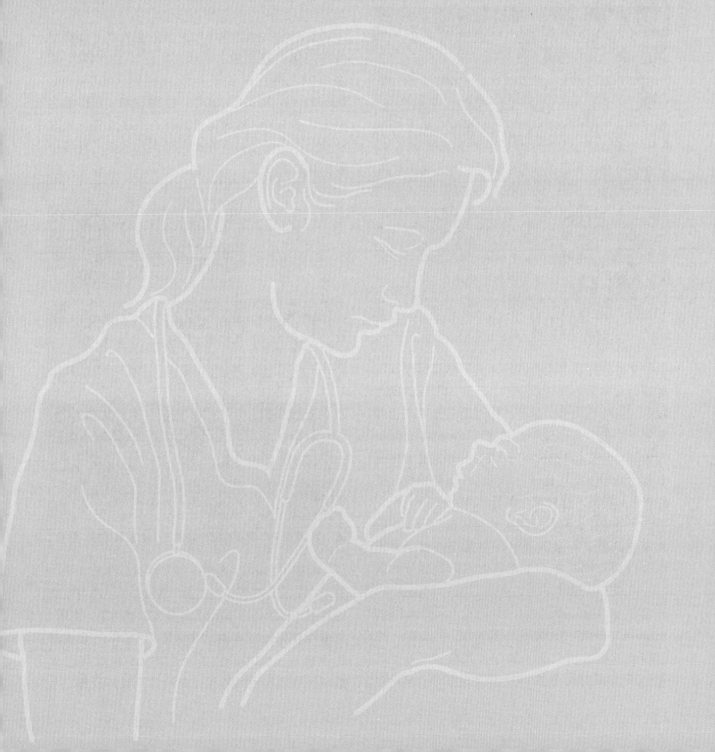

第 *1* 章

全球助产士

Frances Day-Stirk

学习目标

通过阅读本章，你将能够：

- 深入了解影响全球孕产妇和新生儿健康的关键问题。
- 理解联合国可持续发展目标（SDG）中关于妇女、儿童和青少年健康全球战略（GS2）及其他全球性任务，并反思它们对你所在实践领域的意义。
- 识别孕产妇和新生儿死亡的主要原因，解释其产生的历史原因及地域特点，探索其诱发因素。
- 了解国际机构的范围及其作用。
- 反思助产士在全球背景中的专业地位。
- 在工作领域的日常实践中应用这些知识。

一、引言

全世界的助产士都有一个共同的目标，即为育龄妇女和新生儿提供安全、优质、有效的助产服务。目前绝大部分的孕产妇及新生儿死亡仍然发生于中低收入不发达的国家（low-and middle-income country，LMIC），如果这些国家能够配备专业的助产士，有良好运作的医疗保健系统保证助产士的服务，这些死亡是可以避免的。

受全球化、移民、国家地位（低收入、中等收入或高收入）及其卫生保健系统是否能够正常运行的影响，助产士面临着不同的挑战。同样，助产士所承担的角色任务包括在性、生殖、母婴健康（sexual，reproductive，maternal and newborn health，SRMNH）等方面的作用，也因国家的实际情况不同如收入高低的不同，或者位于国家的北方或南方而有所区别（WHO，

2015a）。

助产士在促进孕产妇及新生儿生存方面所起的作用得到越来越多的认可，这一点在 2015 年之前的几年，以及千年发展目标（Millennium Development Goal，MDG）结束前期，显得尤为突出（图 1.1）。然而，目前仍有很多女性分娩时缺少助产士的支持，在充满恐惧和危险的环境中经历分娩。

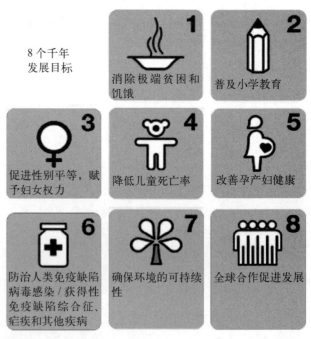

图 1.1　8 个千年发展目标（联合国千年发展目标，巴西）

如图 1.1 所示，8 个千年发展目标中有 3 个与卫生有关：降低儿童死亡率（MDG4）；改善孕产妇健康（MDG5）；防治人类免疫缺陷病毒（HIV）感染和获得性免疫缺陷综合征（AIDS）、疟疾和其他疾病（MDG6）。其中，MDG5 是取得进展最小且未能实现的目标，包括 2 个具体目标：与

1990 年相比，孕产妇死亡率降低 75%（MDG5A）；到 2015 年实现生殖健康保健全覆盖（MDG5B）。

目前，已开展了一些支持千年发展目标（WHO，2015）的行动，如联合国秘书处的"妇女、儿童健康全球战略"（Ki-moon，2010）、"每一个妇女和每一个儿童运动"（United Nations Foundation，UNF，2016），以及信息和问责制委员会（Commission on Information and Accountability，COIA，2014）发起的"妇女和儿童健康的全球报告、监督和问责"。到目前为止，全球孕产妇死亡人数从 1990 年约 532 000 人 / 年到 2013 年约 289 000 人 / 年，下降了 43%。孕产妇死亡率下降了约 44%，低于 MDG5A 的目标——孕产妇死亡率下降 75%。全球孕产妇死亡风险从 1 ∶ 73 人下降到 1 ∶ 180 人（WHO，2015）。

促进孕产妇和新生儿健康，不仅是卫生保健专业人员、卫生保健专业协会和卫生保健体系的责任，也需要其他基础设施、技术专家的参与，包括道路、运输、电信、供水和环境卫生工程方面的专家。这一目标的实现，需要所有人的共同参与，包括社会团体、社区人员的主动性及政治意愿。然而，人道主义危机和武装冲突局势，武装冲突后疾病、流行病（如埃博拉疫情）和灾害可能会导致卫生系统崩溃，进而严重阻碍了降低孕产妇和新生儿死亡率这一目标实现的进展。

二、21 世纪 30 年代助产士面临的全球性挑战

当前这个世界被认为是"前所未有的不稳定、不确定、复杂和模棱两可的"，全球年轻人的数量已达到历史最高水平（2015 年 10 ～ 24 岁人群数量为 18 亿，预计到 2030 年将达到 20 亿）。由此，WHO 于 2016 年，开启了未来 15 年的新议程（WHO，2015b）。

2015 年 9 月，在千年发展目标经验的基础上，联合国大会通过了可持续发展目标（Sustainable Development Goal，SDG），并为全球所有国家和地区制定了《2030 年可持续发展议程》（图 1.2）。

消除可预防的孕产妇和新生儿死亡

为支持"每一个妇女、每一个儿童运动"，妇女、儿童和青少年健康全球战略（Global Strategy Women's，Children's and Adolescent's Health，GS2）以有效投资和行动的新证据为基础，如"每一个新生儿：消除可预防性死亡的行动计划"（UNF，2016），提出预防一切可预防的新生儿死亡和死产，以及消除可预防性孕产妇死亡（ending preventable maternal mortality，EPMM）的愿景（WHO，2015c），所提出的全球目标与 SDG 保持密切一致（专栏 1.1）。

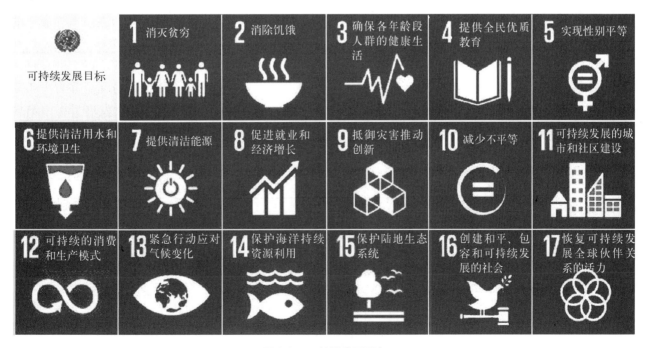

图 1.2　可持续发展目标

联合国社会发展网，http://unsdn.org/get-involved.

专栏 1.1　每个新生儿行动计划（every newborn action plan，ENAP）和消除可预防性孕产妇死亡（ending preventable maternal mortality，EPMM）

每个新生儿行动计划	消除可预防性孕产妇死亡
目的：到 2035 年，改善新生儿健康、预防死产 行动呼吁所有利益相关者采取具体的行动，改善妇女和新生儿状况，提供获得高质量的连续性助产服务的机会 策略： 1. 在分娩、新生儿出生后的第 1 天和第 1 周加强照护和投入 2. 提高对孕产妇和新生儿的照护质量 3. 保证每一位妇女和新生儿都能够获得服务，减少不平等现象 4. 充分利用父母、家庭和社区的力量 5. 对每个新生儿进行定期体检、项目跟踪和责任承担	目的：消除可预防性孕产妇死亡 目标： 1. 解决生殖、孕产妇和新生儿卫生保健可及性及照护质量不平等的问题 2. 确保生殖、孕产妇和新生儿卫生保健服务的全覆盖 3. 明确孕产妇死亡率、生殖和孕产妇疾病发病率及相关身心障碍的所有原因 4. 加强卫生保健体系，满足妇女和女童的需要及优先权 5. 确保问责制，以改善照护质量和确保公平性

消除可预防性孕产妇死亡的重点和目标是确保妇女、儿童和青少年的生存、健康和生长发育角色转变。EPMM 呼吁卫生保健系统的工作重心应从对少数女性的紧急救护，向对所有妇女的以健康为中心的照护转变。《柳叶刀》刊发的关于助产学的特别系列报告（Renfrew et al，2014）也支持该观点。促进正常生殖健康，对并发症进行一线管理，以及必要时获得紧急治疗的流程，说明母亲及其新生儿和儿童之间的健康结局有着千丝万缕的联系；它还强调了保护和支持母婴关系的重要性。这与助产专业理念、助产服务的社会模式，以及助产士的执业范围、保障母婴的平等责任相吻合。

可持续发展目标（SDG）与千年发展目标（MDG）不同之处在于，它有 17 个目标和 169 项指标，其中包括 1 个健康相关的具体目标，即确保各年龄段人群的健康生活，以及其 13 项具体指标。可持续发展目标为实现消除可预防性孕产妇死亡的孕产妇健康目标，创建了一个更广泛的、新型的、具有变革意义的议程。同时，可持续发展目标也呼吁加快进程尽早实现全球孕产妇死亡率下降及其他目标（WHO，2015b）。

可持续发展目标 3（SDG3）为确保各年龄段人群的健康生活，包括消除可预防的孕产妇、新生儿和儿童死亡，以及确保性和生殖保健服务的全覆盖；可持续发展目标 5（SDG5）为实现性别平等，为所有妇女和儿童的赋权，以上两个目标对助产专业特别重要。由此，与儿童和青少年健康（GS2）目标相结合，可持续发展目标中与健康相关的目标为助产士和助产专业的变革和机遇提供了强有力的平台（表 1.1）。

表 1.1　与 GS2 目标确保青少年生存、健康和生长发育角色转变所对应的特定的 SDG 目标

生存 （消除可预防性死亡）	发展 （实现可达到的最高健康标准）	转化 （促进转化性和可持续性转变）
将全球孕产妇死亡率降低至 70/10 万活产以下（SDG 3.1）	消除一切形式的营养不良，满足少女、孕妇和哺乳期妇女及儿童的营养需要（SDG5.2）	消除极端贫困（SDG1.1）
每个国家将新生儿死亡率至少降至每 12/1000 活产（SDG 3.2）	确保性和生殖保健服务（包括计划生育服务）及权利的普遍可及性（SDG 3.7 和 SDG5.6）	确保所有女童和男童享有免费、公平及高质量的中等教育（SDG4.1）

续表

生存 （消除可预防性死亡）	发展 （实现可达到的最高健康标准）	转化 （促进转化性和可持续性转变）
每个国家将5岁以下儿童死亡率至少降至25/1000活产（SDG3.2）	确保所有女童和男童都能获得高质量的幼儿发展教育（SDG 4.2）	消除对妇女和女童的一切有害服务实践、歧视及暴力行为（SDG5.2和SDG5.3）
消除AIDS、结核病、疟疾、被忽视的热带病及其他传染病的流行（SDG3.3）	大幅度减少与污染有关的死亡及疾病（SDG 3.9）	普遍实现公平的获得安全和负担得起饮用水及适当的环境卫生和个人卫生的可及性（SDG6.1和SDG6.2）
普遍实现性、生殖健康及生殖权利服务的可及性（SDG 3.7/5.6）；确保至少75%的计划生育使用现代避孕药的需求得到满足，将非传染性疾病导致的早产死亡率降低1/3，并促进身心健康SDG 3.6.	实现全民健康覆盖，包括金融风险保护及高质量基本服务、药物和疫苗的可及性（SDG 3.8）	加强科学研究，提升技术能力，鼓励创新（SDG8.2） 为所有人提供合法身份，包括出生登记（SDG16.9）；加强全球可持续发展的伙伴关系（SDG17.16）

反思活动 1.1

根据你的执业领域、接受照护的妇女特点和表1.1中的要素，思考以下问题：

- 孕产妇死亡率（maternal mortality ratio，MMR）是多少？
- 如何与目标中的新生儿死亡率（neonatal mortality ratio，NMR）进行比较？
- 您的服务对象中，青少年所占比例是多少？
- 有多少女性遭受过家庭暴力？
- 您的服务对象中，是否有生殖器切割（female genital mutilation，FGM）的女性？
- 在您的服务对象群体中，有消除了非传染性感染病（noncommunicable disease，NCD）的证据吗？
- 你对金融风险保护这个术语的理解是什么？

三、性别不平等和不公平

性别不平等对全球数百万的女童和妇女的身心健康造成了危害，两性的权力关系是造成性别不平等的根本原因，且是影响健康的最重要的社会决定因素之一（Sen et al，2007）。这一点在孕产妇、新生儿和儿童健康领域最为明显，性别不平等现象持续存在（UN，2013），无论是在政府部门，还是在家庭中，妇女在寻求卫生保健方面都没有决定权，而男女间不平等的社会地位是

造成该现象的主要障碍因素（Save the Children，2011）。

当我们将孕产妇死亡率进行比较时，高、中等、低收入国家之间的差距就显得尤为突出（专栏1.2）。

专栏 1.2　低、中等、高收入国家的定义

世界银行将低收入、中等收入和高收入国家划分如下：

低收入国家：2014年人均国民总收入（gross national income，GNI）为1045美元或以下的国家

中等收入国家：人均国民总收入超过1045美元，但不足12 736美元

高收入国家：人均国民总收入为12 736美元或以上的国家

中低收入国家和中上收入国家的划分单独以人均国民总收入4125美元为界限

资料来源：世界银行，2016

青少年健康问题，如早婚、性暴力、女性生殖器切割（FGM）、缺乏接受教育的机会，以及提供友好方便适用的青少年健康服务机构，都会影响孕产妇和新生儿的健康。虽然纳入千年发展目标的全球所有地区的孕产妇死亡率均大幅度下降，但2015年，发展中国家孕产妇死亡仍占全球的99%（WHO，2015b）（表1.2）。

表 1.2　按千年发展目标区域划分的孕产妇死亡原因

地区	流产	栓塞	出血	高血压	脓毒症	其他直接原因	间接原因
世界范围	193 000	78 000	661 000	343 000	261 000	235 000	672 000
	－ 7.90%	－ 3.20%	－ 27.10%	－ 14%	－ 10.70%	－ 9.60%	－ 27.50%
发达地区	1100	2000	2400	1900	690	2900	3600
发展中地区	192 000	76 000	659 000	341 000	26 000	232 000	668 000
北非	490	720	8300	3800	1300	3800	4000
撒哈拉以南非洲	125 000	27 000	321 000	209 000	134 000	119 000	375 000
东亚	420	6500	20 000	5900	1500	8000	14 000
南亚	47 000	17 000	238 000	80 000	107 000	65 000	229 000
东南亚	11 000	18 000	44 000	21 000	8100	20 000	25 000
西亚	860	2600	8900	3900	1400	4500	6700
高加索和中亚	250	590	1200	790	460	910	1200
拉丁美洲和加勒比	6900	2300	16 000	15 000	5800	10 000	13 000
大洋洲	290	610	1200	560	200	510	710

资料来源：世界卫生组织，2015b

四、孕产妇死亡率和发病率

2015 年对全球孕产妇死亡率的估算表明，撒哈拉以南非洲的孕产妇死亡率最高，约为 66%，其次是南亚（33%）。尼日利亚和印度占 2015 年全球孕产妇死亡总数的 1/3 以上，分别为 19% 和 15%。在发展中地区，孕产妇死亡最低的是大洋洲（WHO，2015a）。高收入国家孕产妇死亡率的估计终身风险为 1/3300，而低收入国家为 1/41。塞拉利昂和乍得的孕产妇死亡率终身风险估计最高，分别为 1/17 和 1/18（WHO，2015b）。WHO 估计，为实现这一全球目标，各国需要在 2016 ～ 2030 年，每年至少减少 7.5% 的孕产妇死亡率（WHO，2015b）。

（一）孕产妇死亡原因

全球 75% 的孕产妇死亡由 5 种主要原因造成：出血、高血压、感染、难产和不安全流产（Say et al，2014）。2003 ～ 2009 年，73% 的孕产妇死亡由直接的产科原因造成，27.5% 由间接原因造成（Say 等，2014）。其他死亡原因或相关因素与已有的疾病有关，如糖尿病、疟疾、HIV 感染和肥胖症（28%）（WHO，2014），以及妊娠期间与 AIDS 相关的间接原因（1.6%）（WHO，2015a）（图 1.3，图 1.4）。

发展中地区和发达地区存在许多差异和不平等，发展中地区的孕产妇死亡率约为发达地区的 20 倍。撒哈拉以南非洲的孕产妇死亡率非常高（Save the Children，2015）；大洋洲、南亚和东南亚 3 个区域的孕产妇死亡率为中等水平。其余 5 个地区孕产妇死亡率较低（WHO，2015a）。值得注意的是，各区域之间最大的差异是孕产妇死亡的终身风险估计（Save the Children，2015）（表 1.3）。

孕产妇死亡监测响应（Maternal Death Surveillance Response，MSDR）是消除可预防性孕产妇死亡率的一项全球行动，这是一个持续监测系统，用于统计每一例孕产妇死亡，并向公共卫生行动提供信息（WHO，2013）（详见参考资料和其他部分章节中世界卫生组织孕产妇死亡率情况介绍）。

在英国，孕产妇死亡率在 2009 ～ 2012 年和 2011 ～ 2013 年显著下降；尽管产科直接原因所造成的孕产妇死亡率持续下降，但间接原因所造成的孕产妇死亡率仍然很高（参见第 16 章）。直接导致孕产妇死亡的主要原因是血栓形成和血栓栓塞，间接导致孕产妇死亡的原因是心脏病。重要的是，约 25% 的孕产妇在妊娠结束后 6 周至 1 年的死亡是由精神因素造成的（Knightt et al，2015）。有关孕产妇死亡的定义可参阅《母儿健康的机密查询》（CEMACH，2007）。

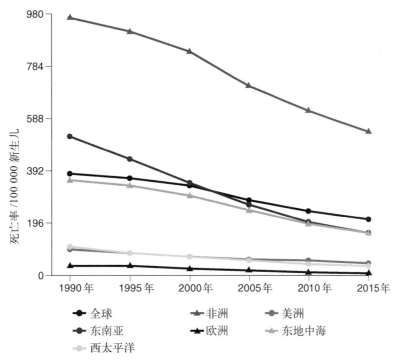

图 1.3　1990 ～ 2015 年 WHO 区域划分的全球孕产妇死亡率（WHO，2016d）

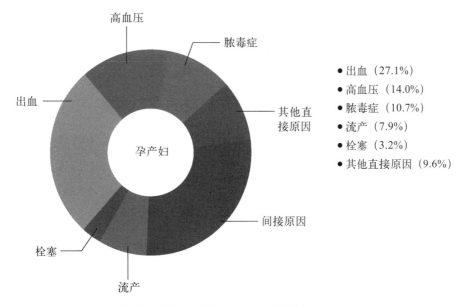

图 1.4　全球孕产妇死亡的主要原因（转载自 Say et al，2014）

表 1.3　全球孕产妇死亡终身风险

地区	孕产妇死亡率（MMR）	不确定范围		孕产妇死亡人数（例）	孕产妇死亡终身风险
		下限估计	上限估计		
世界范围	210	160	250	289 000	190
发达地区	16	12	23	2300	3700
发展中地区	230	180	320	28 500	160
北非	69	47	110	2700	500
撒哈拉以南非洲	510	380	730	17 900	38
东亚	33	21	54	6400	1800
东亚（不包括中国）	54	35	97	480	1200

续表

地区	孕产妇死亡率（MMR）	不确定范围		孕产妇死亡人数（例）	孕产妇死亡终身风险
		下限估计	上限估计		
南亚	190	130	250	69 000	200
南亚（不包括印度）	170	110	270	19 000	210
东南亚	140	98	210	16 000	310
西亚	74	50	120	3600	450
高加索和中亚	39	31	53	690	920
拉丁美洲和加勒比地区	85	66	120	9300	520
南美洲	77	59	110	7900	570
加勒比地区	190	130	310	1400	220
大洋洲	190	100	380	510	140

引自 WHO，2015b

（二）诱发因素

孕产妇死亡受多种因素影响。妇女死亡的原因被描述为"多种的和多层次的"（Abouzahr et al，1991），在视频"为什么×女士死了？"（WHO，2010b；WHO，2016a）和"死亡女人的对话"（Subha et al，2014）（专栏 1.3 和图 1.5 中的案例学习）中阐述了一些障碍因素和关键问题。这些多层面的原因包括社会因素、文化因素和政治因素、性别不平等、童婚、基于性别的暴力、避孕方法的可及性（专栏 1.4，专栏 1.5）。

专栏 1.3 案例学习

Urmilla 是一名 32 岁的移民工人，有结核（TB）病史，她有 3 个孩子，其中 1 个生在她工作的建筑工地，另外 2 个生在家里。她第 4 次妊娠期间，在初级卫生保健（PHC）中心进行了一次产前检查，该中心为她接种了破伤风疫苗，并给了她 10 片叶酸。她没有检查血红蛋白或血压（BP）。她后来出现了严重的呼吸困难，家人在 5 天内，带她去了 7 家医疗机构看病，最终放弃了治疗，带她回到家，她在家中去世。

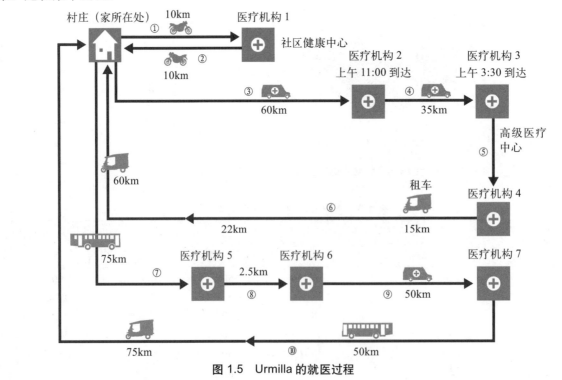

图 1.5 Urmilla 的就医过程

资料来源：Subha and Khanna，2014

专栏 1.4　孕产妇死亡的诱发因素

- 童婚：童婚率降低 10% 可使一个国家的孕产妇死亡率降低 70%，婴儿死亡率降低 3%
- 性别暴力：有 1/3 的女性经历过身体或性暴力，施暴者通常是亲密伴侣。除身体和情感上的创伤外，受虐妇女患抑郁症、酗酒、性传播疾病的比率更高
- 女性生殖器切割：在非洲和中东很多国家都普遍存在这种做法，1.33 亿女童和妇女遭受过女性生殖器切割。除创伤外，女性生殖器切割还可导致感染、不孕甚至死亡

资料来源：UN Commission on the Status of Women（CSW），2016

专栏 1.5　一些关键的事实

- 每天有 1.6 万名儿童死亡，其中大多数死于可预防或可治疗的疾病
- 全球近 2.3 亿 5 岁以下儿童（约占 1/3）未正式合法登记，他们被剥夺了姓名和国籍的权利
- 24 亿人不能获得改善卫生条件的资源，其中 9.46 亿人因缺乏其他选择，而被迫在露天排便
- 在约 3500 万 HIV 携带者中，有超过 200 万人的年龄为 10 ～ 19 岁，其中女孩占 56%
- 全球范围内，20 ～ 24 岁的女性中，约 1/3 是童养媳
- 世界上每 10 分钟就有 1 名少女死于暴力
- 在 5 岁以下的儿童死亡中，近 50% 是由营养不良造成的

资料来源：Unicef，2016

当前约 2.2 亿名女性无法获得现代避孕方法指导，但有证据表明，获得避孕方法指导可以降低至少 30% 的孕产妇死亡，并可产生更广泛的效益，例如，改善孕产妇和儿童健康和生存，促进个人、家庭、社区和国家的经济健康，促进环境可持续性发展，增强妇女权力（Fabic et al，2014）。可以说，没有计划生育就不可能实现任何可持续发展目标（Fabic et al，2014），因此，应大力提倡对生殖健康，特别是计划生育的投资（Singh et al，2009）和宣传（Family Planning，

2020；WHO，2015b）。

反思活动 1.2

思考专栏 1.3 中案例学习的要素：

- 您看到的关键因素是什么？您认为助产士怎样做才能有所改变？

（三）孕产妇发病率

发病率被描述为冰山底部，相对不易测量。每一名与妊娠相关的死亡女性中，就有 20 名或 30 名罹患急性或慢性疾病，常伴有影响其正常功能的长期性健康问题，如生理、精神或性健康、某些方面的功能（如认知、流动性、社会参与）、身体形象，以及社会和经济地位。孕产妇发病率所造成的负担与孕产妇死亡率类似，据估计，低收入、中等收入国家孕产妇发病率最高，尤其是贫困的妇女（Firoz et al，2013）。

有既往病史的孕产妇发生严重并发症的风险较高。据估算，全球每年有 1500 万～ 2000 万妇女（15%）遭受妊娠相关疾病或残疾、身心障碍的影响。这些疾病或身心障碍包括子宫脱垂、压力性尿失禁、高血压、痔、会阴撕裂、尿道感染、严重贫血、抑郁症、产科瘘和异位妊娠等，与产科事件有着直接或间接的关系（Koblinsky et al，2012）。

急危重症孕产妇发病率（SAMM）这一术语的定义有几种，包括了"危机边缘"和妊娠并发症所导致的危及生命的器官功能障碍的情况。"危机边缘"和急危重症孕产妇发病率用于指代严重的、危及生命的产科并发症。

"危机边缘"的定义是在妊娠、分娩或终止妊娠后 42 天内，孕产妇发生并发症，接近死亡，但侥幸存活下来（WHO，2011）。这些并发症包括严重的产科出血、子痫、败血症、肺栓塞、心力衰竭、疟疾、羊水栓塞、子宫破裂或异位妊娠及产科瘘。其他疾病包括贫血、不孕和抑郁症。

五、新生儿死亡率

在全球范围内，我们在降低 5 岁以下儿童死亡方面取得了重大进展，然而，在降低新生儿死亡率方面的效果并不明显（UNICEF，2015）；新生儿死亡率的下降速度较慢。每年约有 300 万新

生儿死亡，260 万新生儿是死产儿。目前，新生儿死亡占 5 岁以下年龄组所有死亡的 44%，全球 1% 的新生儿死亡发生于工业化国家，其中美国是新生儿第 1 天死亡最多的国家（United Nations Inter-agency Group for Child Mortality Estimation, UNIGME, 2015；WHO, 2015b）。新生儿死亡原因如图 1.6 所示。值得注意的是，没有母亲的新生儿（即在分娩过程中死亡的母亲的子女）死亡的可能性是有母亲新生儿的 3 ～ 10 倍。

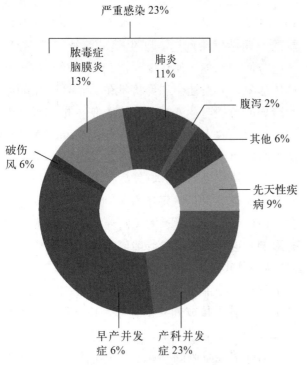

图 1.6　全球新生儿死亡原因

（资料经 Elsevier 许可引入。资料来源：The Lancet, 2000, Volume 379, No. 9832, pp 2151–2161, Li Liu, et al. Global, Regional and National Causes of Child Mortality：An Updated Systematic Analysis for 2010 with Time Trends Since 2000 .）

与孕产妇死亡一样，新生儿死亡人数最多的国家是中等收入国家，其中 2/3 发生于非洲和亚太地区的 10 个国家。这些国家排名如下：印度、尼日利亚、巴基斯坦、中国、刚果民主共和国（DRC）、埃塞俄比亚、孟加拉国、印度尼西亚、阿富汗和坦桑尼亚（Save the Children, 2013）。这些国家孕产妇和儿童死亡人数较多，助产士很少或没有助产士。

新生儿死亡占全球的 65%。① 印度 876 200 例；② 尼日利亚 254 100 例；③ 巴基斯坦 169 400 例；④ 中国 143 400 例；⑤ 刚果民主共和国 137 100 例；⑥ 埃塞俄比亚 81 700 例；⑦ 孟加拉国 79 700 例；⑧ 印尼 66 300 例；⑨ 阿富汗 51 000 例；⑩ 坦桑尼亚 48 100 例（Save the Children, 2013）。

六、与母亲角色有关的不平等现象

"呼吁全世界关注孕产妇健康，因为拯救妇女可以刺激经济、繁荣社区、巩固家庭关系。女性无偿的工作和付出相当于全球国民生产总值（GDP）的 1/3；如果 1 名女性死亡，她孩子 2 年内的死亡风险会增加 10 倍"（Arulkumaran et al, 2012）。

女性生育经历会因为其居住国的不同而有很大的区别。根据母亲指数（Save the Children, 2015）列出了与女性生育经历相关的排名前 10 位和后 10 位国家。将表 1.4a（前 10 位）和表 1.4b（后 10 位）的数据进行比较，生动地反映了影响 21 世纪妇女的主要因素（Save the Children, 2015）。妇女和婴儿死亡人数最多的国家是印度和尼日利亚，这两个国家也位列前面所述的 10 个全球孕产妇和新生儿死亡人数多的国家前 2 名（表 1.5）。

表 1.4a　最适合做母亲的 10 个国家

母亲指数排名 * 国家		孕产妇健康	儿童福利	教育状况	经济状况	政治状况
在 179 个国家中排名	国家	孕产妇死亡的终身风险（2015 年）	5 岁以下死亡率（每 10 万活产）	期望接受正规教育的年限（年）	人均国民总收入（美元）	妇女政治参与度（妇女所占席位百分比）*
1	挪威	14 900	2.8	17.5	102 610	39.6
2	芬兰	15 100	2.6	17.1	48 820	42.5
3	冰岛	11 500	2.1	19.0	46 400	41.3
4	丹麦	12 000	3.5	18.7	61 680	38.0

续表

母亲指数排名 * 国家	孕产妇健康	儿童福利	教育状况	经济状况	政治状况
在 179 个国家中排名	国家	孕产妇死亡的终身风险（2015 年）	5 岁以下死亡率（每 10 万活产）	期望接受正规教育的年限（年）	人均国民总收入（美元）	妇女政治参与度（妇女所占席位百分比）*
5	瑞典	13 600	4.2	15.8	61 760	43.6
6	荷兰	10 700	4.0	17.9	51 060	36.9
7	西班牙	15 100	4.2	17.3	29 920	38.0
8	德国	11 000	3.9	16.5	47 270	36.9
9	澳大利亚	9000	4.0	20.2	65 390	30.5
10	比利时	8700	4.4	16.3	46 290	42.4
24	英国	6900	4.6	16.2	41 680	23.5

注：据报道，这些国家熟练助产人员 > 99%
* 母亲指数排名反映了与母亲幸福相关的 5 个不同指标得出的综合得分：孕产妇健康、儿童福利、教育状况、经济状况和政治状况
资料来源：Save the Children，2015：60-64

表 1.4b　最不适合做母亲的 10 个国家

母亲指数排名 * 国家	孕产妇健康	儿童福利	教育状况	经济状况	政治状况
在 179 个国家中排名	国家	孕产妇死亡的终身风险（2015 年）	五岁以下儿童死亡率（每 10 万名活产）	期望接受正规教育的年限（年）	人均国民总收入（美元）	妇女政治参与度（妇女所占席位百分比）*
169	海地	80	72.8	7.6	8.10	3.5
	塞拉利昂	21	160.16	11.2	660	12.4
171	几内亚比绍	36	123.9	9.0	590	13.7
172	乍得	15	147.5	7.4	1030	14.9
173	科特迪瓦	29	100.00	8.9	1450	9.2
174	冈比亚	39	73.8	8.8	500	9.4
175	尼日尔	20	104.2	5.4	400	13.3
176	马里	26	122.7	8.4	670	9.5
177	中非共和国	27	139.2	7.2	320	12.5
178	刚果民主共和国	23	118.5	9.7	430	8.2

* 母亲指数排名反映了与母亲幸福相关的 5 个不同指标得出的综合得分：孕产妇健康、儿童福利、教育状况、经济状况和政治状况
资料来源：Save the Children，2015：60-64

表 1.5a　世界卫生统计 *

母亲指数排名 **（179 个国家）	国家	孕产妇死亡率（2013 年）**（每 10 万活产）	新生儿死亡率（2013 年）**（每 1000 名活产）	总生育率（女性）（‰）	15 ~ 19 岁少女妊娠次数（每 1000 名）
1	挪威	9	1.6	1.9	7
2	芬兰	4	1.3	1.9	8
3	冰岛	4	0.9	2.1	11
4	丹麦	5	2.4	1.9	5

续表

母亲指数排名** （179 个国家）	国家	孕产妇死亡率 （2013 年）** （每 10 万活产）	新生儿死亡率（2013 年）** （每 1000 名活产）	总生育率 （女性） （‰）	15 ～ 19 岁少女妊娠 次数（每 1000 名）
5	瑞典	4	1.6	1.9	6
6	荷兰	6	2.6	1.8	5
7	西班牙	4	2.6	1.5	10
8	德国	7	2.2	1.4	8
9	澳大利亚	6	2.4	1.9	15
10	比利时	6	2.3	1.9	9

* 引自 WHO，2016

** 引自 Save the Children，2015：60-64

表 1.5b　世界卫生统计 *

母亲指数排名** （179 个国家）	国家	孕产妇死亡率 （2013 年）** （每 10 万活产）	新生儿死亡率 （2013 年）** （每 1000 名活产）	总生育率 （女性） （‰）	15 ～ 19 岁少女妊娠 次数（每 1000 名）
169	海地	380	24.9	3.1	65
	塞拉利昂	1100	44.3	4.79	125
171	几内亚比绍	560	44	4.9	137
172	乍得	980	39.8	6.3	203
173	科特迪瓦	720	37.5	4.9	125
174	冈比亚	430	28.1	5.8	88
175	尼日尔	630	27.5	7.6	206
176	马里	550	40.2	6.8	172
177	中非共和国	880	43	4.4	229
178	刚果民主共和国	730	38.2	5.9	135
179	索马里	850	46.2	6.6	—

* 引自 WHO，2016

** 引自 Save the Children，2015：60-64

在冲突频发和政治脆弱的国家，妇女的生存极其危险，因为这些国家的卫生保健服务通常是无法获得、极其缺乏或根本不存在的。在许多低中收入国家，卫生保健服务的可及性、可用性、可接受性和服务质量（AAAQ）是妇女面临的关键问题，尤其是在低收入国家，卫生保健服务差距最大（WHO，2015b）。

基于人权的 AAAQ 框架（UNFPA，2014），确定了卫生保健设施的 4 个（AAAQ）要素，商品和服务是获得健康权利的基本组成部分，并被推荐为评估性、生殖、孕产妇和新生儿健康有效覆盖范围的指标（图 1.7）。这一促进健康的方法以可及性、可用性、可接受性和服务质量，参与，平等责任等关键原则为指导。

反思活动 1.3

虽然《世界助产士状况报告》（UNFPA，2014）的数据基于孕产妇和新生儿死亡率负担最高的 73 个国家，但请在这个框架内反思你所在国家的助产服务。

- 你们的服务是否具有可及性、可用性、可接受性和高质量？
- 你们的服务是否以女性为中心？
- 你们的服务是否公平、无歧视？
- 专业团队和支持环境的理念是否被理解？

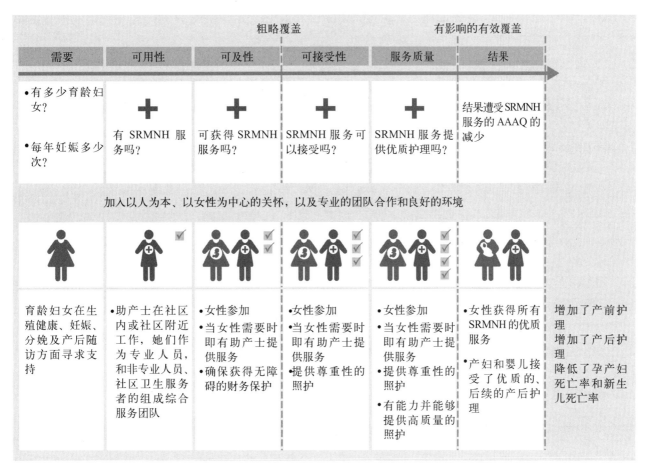

图 1.7　可及性、可用性、可接受性和服务质量（AAAQ）SRMNH、性、生殖、孕产妇和新生儿健康

经 Jim Campbell, ICS Integrare 允许使用，摘自 Campbell 等，2013[25], Colston，2011[22]

正如《柳叶刀》妇女和健康委员会（Langer et al，2015）所指出"全球女性健康的首要任务已从对孕产妇和儿童健康的狭隘关注，转变为对更为广泛的性和生殖健康这一女性生命全程框架的关注，包括妇女健康的概念"。委员会认识到，当女性拥有健康、能力，被授权，并且价值受到社会认可时，她们对家庭、社区和社会的可持续发展所作出的贡献（Langer et al，2015）。委员会提出了 4 项关键建议：重视女性、付报酬给女性、保障女性权益和对女性负责。这些也适用于助产士，她们既是照护的接受者，也是照护的提供者，占助产行业劳动力的 99%。

七、现代化和发展的影响

现代化和发展的进程与许多健康问题有着千丝万缕的联系。随着国家发展，分娩变得更安全。这是一个复杂的问题，读者可进一步研究探讨（图 1.8）。现代化的进步往往与分娩死亡的终身风险成反比。

八、产时熟练的接生人员覆盖率

"熟练的接生人员（skilled birth attendant, SBA）"一词专指经认证的卫生专业人员，包括助产士、医师或护士，受过教育和培训以达到专业熟练程度，并具有管理正常妊娠及进行诊断、处理或转诊并发症的技能（WHO，2004）。传统的接生人员（traditional birth attendant，TBA）不包括在内。然而，许多低中收入国家在引进新的人员提供孕产妇和新生儿保健服务时，并没有采用这一定义。聘用"熟练的接生人员"被认为是生殖健康的一个指标（WHO，2015b），同样，也被认为这代表了本地区有能够在妊娠、分娩和产后的连续性照护中提供服务的专业人员。目前，国际助产士联合会（International Confederation of Midwives，ICM，2013）制定了助产士能力、教育和管理的全球标准。然而卫生人力资源的发展，

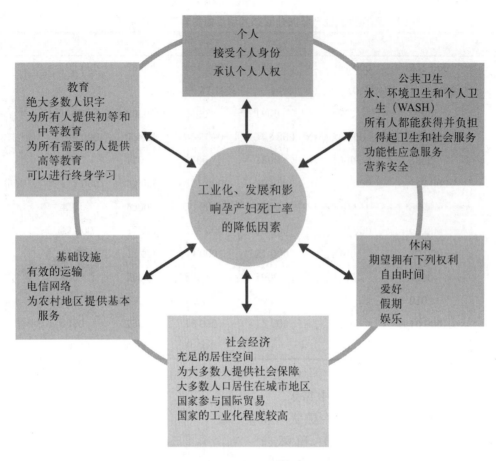

图 1.8　工业化和死亡率

尤其是"熟练的接生人员",还是面临着挑战。每年出生新生儿占全球 78% 的 73 个国家,承担着全球孕产妇和新生儿死亡率及死产的负担,而这些国家的助产士、护士和医师不足全球的 42%。

73 个国家占全球孕产妇死亡率的 96%,死产的 91%,新生儿死亡率的 93%;出生人口占全球每年总出生人口比例的 78%;助产士、护士和医师不足全球的 42%。

卫生人力资源全球战略(WHO,2016b)指出应对卫生人力资源挑战,实现全民卫生健康全覆盖、改善与可持续发展目标有关的健康结局,这为全球、区域和国家伙伴提供了基本的指南。

社会经济因素

虽然聘用熟练的接生人员(SBA)是减少孕产妇死亡率(MMR)的关键指标,但它并不是唯一的决定因素;社会经济地位和人口指标也会持续影响孕产妇在分娩期间是否能够获得专业性照护。在全球范围内,20% 的最富有女性在分娩期间获得熟练的专业人员照护的可能性,要比 20% 最贫穷的女性高 2.7 倍,对于产妇和婴儿来说,20% 最贫穷的女性在分娩期间或分娩后不久死亡的风险比 20% 最富有的家庭高出 20% ～ 50%。对于中低收入国家的妇女来说,孕产妇死亡的风险是工业化国家妇女的 300 多倍(UNICEF,2009,图 1.9)。

社会经济因素也影响妇女在妊娠期和分娩期接受或寻求照护的机会,如贫穷、距离、信息匮乏、服务不足和文化习俗等都会影响妇女寻求和接受照护的能力。"女性的社会、经济、健康和营养状况,包括 HIV 感染和贫血,伴随着贫困、不平等、妇女地位低下,以及对妇女及其需求的态度等社会因素都成了这些原因的基础"(UNICEF,2009)。

根据由熟练的健康服务人员提供的接生服务,以及产前保健的覆盖率的报道,生殖、孕产妇、新生儿、儿童和青少年健康方面的不平等现象仍然存在于中低收入国家,这些国家存在贫富差距大、受教育人群的不平衡及城乡覆盖面不均等问题(图 1.9)。城乡之间持续存在差距的两

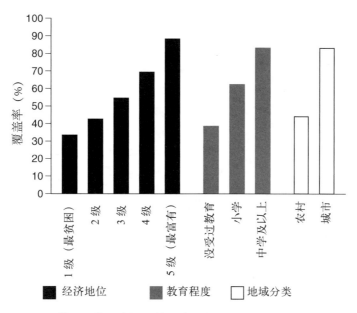

图 1.9 按不平等程度划分的熟练接生人员覆盖率（WHO，2015b）

个实例是生殖健康服务和清洁饮用水的可及性（WHO，2015d）。WHO 指出，在最富裕国家和最贫穷国家间，对"熟练的接生人员"的聘用存在 80% 的差异（WHO，2015a）。此外，2008 年非传染性感染病相关的所有死亡中，近 80% 发生于中低收入国家，这些国家的大多数早产死亡是由传染病、母体因素、围生期疾病和营养不良造成的（Partnership for Maternal，Newborn and Child Health，PMNCH，2011）。

九、国际组织

国际组织包括政府组织、政府间组织和非政府组织（non-governmental organization，NGO）。志愿者组织、公民社会组织、卫生保健专业协会全部参与了 RMNCAH，一些组织同时参加了 SRMNCAH。目前这些组织主要关注的是重新平衡过去 10 年捐助国和受援国对援助的依赖性、官方发展援助（official development assistance，

ODA）的减少，以及为支持卫生保健系统而投入的国内资金。此外，人们期望中低收入国家的经济增长将使其有能力利用国内资源承担大部分费用，当然一些国家将继续需要外部援助（Jamison et al，2013）。2015 年，一个由国家推动的金融创新伙伴关系全球融资基金（Global Financing Facility，GFF）成立（World Bank，2015），旨在支持联合国秘书处的"每个妇女、每个儿童"全球战略。

由此，读者可能会关注到，各国政府和国际非政府组织（NGO）在消除贫困和偿还债务中所承担的角色和作用。

然而，并非所有举措都由政府主导；有些是由 SRMNCAH 国际发展的主要参与者领导（表 1.6）。此外，还有包括国际期刊和团体组织等各种机构，它们都提供了丰富的资源。这些组织改善健康的计划包括减少疟疾、性传播疾病（STD）、新生儿破伤风，以及确保基本药物，如需要在较窄的温度范围内储存的疫苗，如何将其以稳定的条件送到需要这些药物的人手中，这就是所谓的"冷链"。疫苗供应链至关重要，因为它需要从制造商，到储存，再到最终用户的温度控制环境，这是许多中低收入国家面临的挑战（The Guardian Online，2013），而公私合作伙伴关系为其提供了解决方案（Berry 2013；Goodier，2015）。

表 1.6 国际组织

联合国机构（UN agencies）
　联合国人口基金会（UNFPA）
　联合国儿童基金会（UNICEF）
　世界卫生组织（WHO）
　世界银行（World Bank）
　联合国妇女署（UN Women）
　联合国艾滋病规划署（UNAIDS）

全球伙伴关系（Global partnerships）
　孕产妇、新生儿和儿童健康伙伴关系（PMNCH）
　全球卫生人力联盟（GHWA）2006～2016年，现在为全球卫生人力网络（GHWa）（利益相关者网络）

助产组织（midwifery organizations）
国际助产士联合会（International Confederation of Midwives，ICM）
欧洲助产士协会（European Midwives Association，EMA）
民间社会组织（civil society organization）（non-governmental organization，NGO）
　国际计划生育联合会（International Planned Parenthood Federation，IPPF）
　无国界医生组织（Médecins Sans Frontières/Doctors Without Borders，MSF）
　拯救儿童基金会（Save the Children）
　英国海外志愿服务社（Voluntary Service Overseas，VSO）
　"水援助组织"（Water Aid）
　国际妇女与健康联盟（Women and Health Alliance International，WAHA）
　白丝带联盟（White Ribbon Alliance，WRA）

以信仰为基础的组织（faith-based organizations）
　世界宣明会（World Vision）
　世界基督教女青年会（World YWCA）

网络（network）
　全球卫生行动（Action for Global Health）
　《卫报》专业发展网络（The Guardian Professional Development Network）
　全民健康资讯（Health Information for All，HIFA）
　健康新生儿网络（Healthy Newborn Network，HNN）
　国际母乳喂养行动联盟（World Alliance for Breastfeeding Action，WABA）

十、全球背景下助产士的地位

在 21 世纪，越来越多的人将世界描述为地球村。全球化之所以重要，是因为其影响不仅限于世界商业、贸易或政治。近几十年来，随着高速旅行、互联网和社交媒体的出现，交流、旅行和新闻传播的速度加快，全球化的步伐越来越快。全球化影响着卫生、保健和卫生系统的经济和人力资源，也影响着性、生殖、孕产妇和新生儿健康及助产士和助产。提高这种认识可能有助于我们在这场全球战役中对抗中低收入国家所面对的与分娩相关的持续的危险和死亡。许多全球行动和报道都承认了助产士在 SRMNH 的劳动力、护理质量及预防孕产妇和新生儿死亡率（ICM，2013）中的核心地位。同样，日益增多的令人信服的证据表明，助产士会创造一个不一样的结果（UNFPA，2014；The Lancet Series on Midwifery，2014）。

关于助产学的最全面研究是《柳叶刀》助产学系列研究报告（2014），它的目的是识别助产士在解决以下问题中作出的贡献，如降低可以避免的死亡率和发病率，不必要的高产科干预率，护理和护理结局不平等，以往被忽视的长期心理社会问题和成本效益问题，卫生保健服务系统内的妇女不受尊重和虐待等问题，以及广泛的卫生系统问题和对 HMICS 的回应，并回答专栏 1.6 所示的核心问题。

专栏 1.6 《柳叶刀》助产学系列研究报告

- 什么是助产士？助产士是如何工作的？
- 助产士对母亲和婴儿的生存、健康和幸福有什么影响？
- 需要什么样的卫生系统条件才能使其有效工作？
- 助产士在全球优质孕产妇和新生儿护理中的作用是什么？

资料来源：The Lancet Series on Midwifery，2014

按照国际标准，受过教育及规范管理的助产士被认为是连续性照护中的一个必要环节。她们能够为妇女和新生儿提供其所需的 87% 的基本护理（PMNCH，2012），能够满足《柳叶刀》助产学系列研究报告中定义的助产全部实践范围。该研究确定了 56 项助产护理和助产学可提高的结局指标，由受过教育、培训、监管并整合到卫生保健系统的助产士提供，再加上有效的团队合作，就会带来更积极的护理结果并节约成本（The Lancet Series on Midwifery，2014）。助产服务和计划生育、孕产妇和新生儿健康干预措施一起可以避免 83% 的孕产妇死亡、死产和新生儿死亡。

这说明在功能良好的卫生保健系统内，拥有有效的转介和转诊机制，助产服务可产生最大化的效果（Homer et al，2014）。

高质量的孕产妇和新生儿服务（A quality maternal and newborn care，QMNC）框架（Renfrew et al，2014）以妇女及其新生儿的需求为中心而制定。它可在计划、教育和监督等一系列环境中使用和检验。

反思活动 1.5

阅读《柳叶刀》关于助产系列研究报告 1，思考以下问题：

- 助产学的定义是什么？
- 改善助产护理的 56 个措施是什么？
- 这些结果对孕产妇死亡率和新生儿死亡率有什么影响？它们与您自己的实践有什么关系？

卫生专业人员的全球流动，特别是从东方到西方的流动，"是一个日益严重的现象，它影响着接收、输送和派遣国的卫生保健系统，限制了各国为妇女和儿童提供高质量照护的能力"（UNICEF 和 WHO，2015）。

一项研究发现，在经济合作与发展组织（Organisation for Economic Co-operation and Development，OECD）国家工作的 18% 的医师和 11% 的护士是在国外出生的，卫生工作者向 OECD 国家的国际移民数量正在不断增加（OECD，2007）。如其他卫生专业人员一样，助产士很可能也在其中。这导致了陷入"人才外流"相关的伦理困境。人才外流消耗了本就存在巨大健康问题、低收入国家的资源，这些资源反而弥补了较富裕的、西半球国家的相对的人力短缺，从而形成两者之间的冲突局面，这一现象又与个人改善自己职业前景、职业发展的权利和帮助家庭摆脱贫困相对立。

在国家内部，从农村移到城市，以及转业等情况。促使人们离开自己家园和将他们拉向另一个地方的因素称为推拉因素，包括经济、社会、政治、安全和环境方面的因素（表 1.7）。

虽然高技能卫生专业人才的移徙可以产生相当大的消极影响，但如果政策适当，移徙也可对当地发展产生积极影响。为解决本国卫生人员缺乏的问题，较富裕的国家努力从低收入国家征聘

卫生技术人员，现已初见成效。例如，英国制定了相关指导方针（UK Department of Health，2004）、WHO 制定了《世界卫生人员国际招聘行为守则》（WHO，2010a），以及全球卫生工作人员联盟和其他组织一起试图将"人才外流"转变"头脑增益"（Global Health Workforce Alliance，GHWA，2015）。可持续发展目标也包括与中低收入国家卫生工作者"人才流失"相关的各种目标（WHO，2015b）。但目前已证实移民并不是影响非洲卫生工作者等危机问题的唯一因素，其他五个关键性的挑战（生产力、未充分利用、分配、绩效和融资比）也被提出来（Soucat et al，2013）。因此，每个国家必须审查其征聘、留用和薪酬政策，以解决转业、南南移徙，以及向私营部门或非政府组织的移徙问题。

表 1.7　推拉因素

推动恶化的因素	有利改善因素
失业	有针对性的招聘就业机会
缺乏服务、公共卫生系统和设施落后	能够提供更好的服务
安全性差	安全的环境
犯罪率高	犯罪率低
干旱和作物歉收	肥沃的土地和粮食安全
洪水、地震	自然灾害风险低
贫困	社会更加富足
冲突、政治和宗教迫害	政治安全、稳定，生活品质高
无职业发展	有职业及教育机会
低工资、工作环境差、不稳定	更好的经济机会

反思活动 1.6

思考分娩过程中熟练的接生人员（SBA）的概念，考虑以下问题：

- 你怎样定义熟练的接生人员？
- WHO 是如何定义熟练的接生人员的？ICM 是如何定义助产士的？
- 国家和地方的哪些政策旨在确保你所在行业的每位女性都能接受熟练接生人员的服务？
- 你认为需要解决哪些问题确保本国助产士获得、坚持使用您认为对促进安全分娩至关重要的临床技能？

十一、打算出国工作的助产士需要考虑的重要问题

在世界范围内降低孕产妇死亡率（SDG3.1）和新生儿死亡率（SDG3.2）的背景下，助产士可能会发现，受这些关键问题困扰的中低收入国家对她们到该地区进行短期或长期工作的需求越来越高。有些助产士可能还会选择去其他高收入国家学习或发展个人的职业生涯。但她们在其接受教育以外的任何国家执业，都必须适应迥然不同的情况。

在高收入国家受过高等教育的助产士，如果想在中低收入国家工作，需要有相当多的经验，并熟悉相关和当前的基于证据的实践。在可行的情况下，学习一些先进的临床技术是非常有帮助的（如胎头吸引术、宫颈和阴道撕裂缝合、人工剥离胎盘术和宫内节育器放置术）。英国的法规可能会限制助产士获得其中一些技能，但关于政策和传统问题其实是可以克服的，可通过咨询产科医师和助产士导师的指导意见，让她们安排适当学习机会。热带医学和卫生方面的短期课程也可能很有用，以及同时与计划执业的国家中有临床经验的人员进行讨论，也会很有价值。一些有价值的信息和建议，可以从英国皇家助产士学院（Royal College of Midwives，RCM，2016）、英国海外志愿服务社（VSO，2016）、无国界医生组织（MSF，2016）和其他组织获得。

国家当局决定本国卫生保健的重点任务和规划。越来越多的人指出，助产士需要具备教育和管理的专长。至关重要的是，所有助产士必须具备临床胜任力，能够并愿意适应当地的需要。尊重不同的文化和宗教也非常关键，第二语言或学习一门语言的意愿可以作为一笔人生财富。作为一名移民工作者，意识到自己永远不会充分了解、理解或欣赏移民国家的诸多方面同样很重要。她们必须认识到，变革应该来自一个国家内部，外部"专家"仅能够通过文化能力（包括展示适当的知识、技能和态度）对同事提供最好的帮助。在跨文化环境中执业的助产士，需要敏锐的意识、谦逊的态度和学习的意愿。在低收入国家，她们需要能够与在非常不同情况下工作的同事感同身受，需要有耐心，并应对极其有限的资源，包括

对信息和资源的可及性较低，而这些资源在其他国家往往被认为是很容易获得的。

在中低收入国家接受过教育并打算去高收入国家工作或学习的助产士，将会发现她们能学到更先进的应用技术。这些国家可能更加强调妇女的知情选择和照护过程中的伙伴关系。她们可能会移民到一个法律意识很强的地方，也会发现医疗法律问题其实会影响助产士和医疗实践。因此，助产士需要充分了解当前的问题和普遍的需求，才可能从定向培训项目中受益。助产士必须不断地通过经过严格批判性评估的研究，来更新知识和实践，如考虑与技术和选择的自由性带来的好处和危险。当她们返回中低收入国家时，当地助产士和所有外籍人员一样，在尝试将知识和实践从一个国家引入另一个国家之前，需要根据当地情况、现有资源和国家优先事项来评估新的实践方法。

在资源匮乏国家执业的助产士，可能善于面对突发状况，有时还可以与面临不同资源限制的同事分享创新经验。在远离医疗服务地区执业的助产士，可以分享西方罕见的并发症诊疗经验。对所有助产士来说，认识到延迟转诊和干预的后果对她们的实践是有益的，如产程受阻和子宫破裂，以及败血症发生的可怕速度。如果没有适当的技能和资源，这些并发症在世界上任何地方都会导致产妇死亡。

十二、结论

与全球助产相关的问题已成为在西方工作的助产士知识体系的重要组成部分（The Lancet Series on Midwifery，2014）。在所有国家，可预防的孕产妇和新生儿死亡率随着可持续发展目标的采用而持续受到关注（表1.1）。安全必须是每一位助产士实践的核心，尽管与分娩有关的悲剧在西方没有大规模发生，但悲剧高发国家的经验为助产照护的基本原则提供了有用的经验和教训。"在这里永远不会发生"之类的断言必须在现实中找到证据。持续的安全需要成为包括英国在内的每个国家的优先事项。从历史上看，助产士在孕产妇和新生儿健康方面发挥了关键作用，今天促进孕产妇和新生儿健康仍然属于助产士的职责范围。全球范围内的助产士让她们的职业成为今天

和明天的职业，这就需要对专业问题，包括助产学课程、基本能力、实践标准、协议和政策、专业政治和实践道德进行评判性评价和不断再评估。安全是重中之重，而其他问题相对于安全而言，永远是次要的。

助产士在很大程度上解决了安全这一困境。助产士掌握着全世界育龄妇女生存而非死亡的关键钥匙（专栏 1.7）。产科和儿科的医师同行与助产士在拯救生命的变革中形成了重要的联系，他们一起为处于最迫切需要的妇女、家庭和社区带来希望。生存权是最基本的人权，世界各地的助产士需要以最精湛的技术、坚定的承诺和持久的决心迎接 2030 年议程的挑战。

"我发现，这并不是我预先设想出来的，无论何时，只要有一个由受过培训，并受人尊敬的助产士为基础构建的母婴保健体系，孕产妇死亡率就会处于最低水平。我还没有发现有任何例外。"（Loudon，1992）

专栏 1.7　为实现 2030 年将孕产妇死亡减少到 70/10 万活产的全球目标而采取的行动

- 政治意愿和承诺
- 提高产前、产时和产后的助产服务质量
- 避孕和安全流产服务
- 拥有受过教育的卫生工作者和基本药物的强大卫生保健系统
- 健康和幸福：营养、教育、水、环境卫生和个人卫生
- 责任：每一次死亡的统计和原因的记录
- 努力做到每一个人、任何地方的可及性

资料来源：世界卫生组织，2015b

要点

- 孕产妇死亡率在全球范围内差异巨大，高收入国家和中低收入国家之间存在巨大差异——因此，开展旨在终结可预防孕产妇和新生儿死亡的措施是合理的。
- 助产士在实现可持续发展目标方面具有关键作用。
- 世界范围内有 5 种导致孕产妇死亡的主要原因，它们是由多种因素促成的。WHO 估计，这些死亡大多是可以预防的。促进安全分娩包括卫生、教育、社会经济和政治问题。
- 熟练的接生人员是保证生殖、孕产妇、新生儿、儿童和青少年健康（RMNCAH）的关键指标。
- 有许多组织都将促进母婴健康放在首位。
- 熟练卫生工作者的移民严重损害许多孕产妇和新生儿死亡率仍然很高的发展中国家的关键人力资源。
- 一些西方国家在减少孕产妇死亡率方面的历史经验为世界各国提供了启示，这些地区 21 世纪的与分娩相关的风险与西方 1 个多世纪前的一样高。
- 国际上，女性受教育率高、总生育率低和城市人口比例大与孕产妇死亡率减少有关。
- 打算从事国际工作的助产士需要特别的准备，但考虑到她作为 1 名全球助产士的角色，无论她选择在哪里执业，都应该使她的个人职业得到丰富的发展。

（翻译：郭洪花　审校：张宏玉）

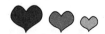

第 2 章

英国助产专业历史

Jean Donnison，Sue Macdonald

学习目标

通过阅读本章，你将能够：
- 理解社会经济因素在助产职业发展中的重要意义。
- 了解女性自身能力和社会地位对英国助产士职业的影响程度。
- 理解健康女性本能力量，除了少数个案，大多数女性都可在无干预情况下安全分娩。
- 明确严格地使用"正常"和"风险"等概念的重要性。
- 了解英国助产士的历史背景。
- 清楚地理解助产专业人员在承担正常分娩捍卫者的连续过程中，需要具备坚持、耐心、斗争和组织能力。

一、助产士的工作：一个女性领域

助产士是一项真正古老的职业。助产士照护分娩的历史印记至少可以追溯到 8000 年前，埃及生育女神 Hathor 经常会被人们用来描绘助产士的角色。《旧约》也提及了助产士，其中 Shiprah 和 Puah 智胜法老这一故事中，Tamar 的双胞胎的出生证实了助产士的足智多谋和技能高超。

直到近代早期，生育一直被认为是一个女性的领域。只有女性对这一领域有特有的了解。在任何语言中，都没有发现用于表示男性接生者的词。当这些男性接生者在 16 世纪晚期出现时，新的术语才开始创造出来。盎格鲁 - 撒克逊语中助产士的意思是"和女性在一起"，意指这一工作是在待产和分娩期间与女性在一起。其他的称呼，如古法语中"leveuse"和德语中"hebamme"，

隐含了助产士接生的功能。在后来，法语"sage-femme"（"智慧的女人"）中隐含了助产士角色更为广泛的功能。事实上，助产士通常会在生育力、女性疾病和新生儿护理等问题上提供咨询。

偶尔，在分娩过程中，当需要用工具把胎儿取出来时，可能会把男性叫来。传统上，工具的使用属于外科医师的执业范围。自 13 世纪以来，越来越多的女性被排除在内科和外科之外，这些领域基本上是男性独占的。然而，外科医师的执业范围是有限的。他可能会用钩子和刀子，把一个被认为已经死亡的胎儿粉碎去除，或者为了挽救胎儿的生命，迅速对刚刚死去的母亲进行剖宫产（caesarean section，CS）。因此，男性进入产房，通常预示着母亲或胎儿的死亡，可能两者都有。然而，在没有外科医师的地方，助产士自己也可以进行这种手术。在富裕的家庭中，有时会找一名医师（通常是受过大学教育的内科医师，他的助产知识来自经典著作，而不是实践经验）给母亲或婴儿开一些必要的药品。

（一）什么样的女性可以被称为助产士

"助产士的技能在于对母亲和产房管理的能力，这与其社会身份密切相关（Thomas，2009）。"

16 世纪以前，人们对欧洲助产士知之甚少。在后来的时代，助产士通常是已婚妇女，一般处于中年或老年阶段。大多数人在此之前已有生育经验。直到 18 世纪末，除了有些助产士是跟随做助产士的母亲去学习而获得助产经验外，生育经历还通常被认为是必不可少的。少数受过正规教育的助产士通常来自技工阶层或低阶贵族层。这些女性会投入几年时间和金钱，跟着一位资深助

产士做学徒，她们大多数在 17 世纪都出师了。这些助产士通常在城镇工作，那里经济足够繁荣，使她们觉得学徒费用投入物有所值。她们中的大多数人一开始会在穷人中执业，随着声誉提高，可能会获得更富裕的客户。由乡村贵族或绅士雇用的城镇助产士，会在胎儿出生前很久就到达，并在出生后的几天或几周内留下，且得到相应的报酬。能够给王室接产是当时最大的荣誉。1469年，Margaret Cobb，爱德华四世王后的助产士，获得了除了助产费用以外，每年 10 英磅的终身养老金。Alice Massey 也获此殊荣，她于 1503 年为 Elizabeth of York 接生。Mme Peronne 在 1630 年从法国出发去给查理一世的法国王后接生，其旅途费用被付了 300 英磅，接生费用获得 100 英磅。

然而，这些助产士只是少数。不可避免的是，其余的助产士只照顾穷人（占人口的大多数），其中许多助产士生活在与世隔绝的农村。这些女性通过自己生育和为邻居接生的经验来学习助产士的技能，凭借她们的资历或大量生孩子的经验从事这项工作（McMath，1694；Siegemundin，1690）。她们可能需要徒步到边远人家工作，结果只获得几便士或少量的实物支付。许多这样的女性必须从事这项工作，通过照顾患者和处理死者维持本就贫穷的生活。她们的后继者一直到 20 世纪初都是如此。

（二）助产学知识

16 世纪以前，大多数助产学知识，就像其他领域的知识一样，会通过口头传播，如从助产士到学徒，某些情况下，从母亲到女儿（Allotey，2011a）。一些实践是基于迷信和当时的现有证据 / 信息（Allotey，2011b）。第一本英语印刷的助产手册出现于 1540 年——The Byrth of Mankynde（Jonas，1540），该书由伍尔姆斯市的医师 Eucharius Roesslin 于 1513 年翻译成拉丁文。The Byrth of Mankynde 很大程度上取材于古代和中世纪的文献，其中出现了许多错误，表明了那个时代的医师普遍对实用助产术无知。然而，它包含了许多关于照顾劳动妇女的正确决策，以及处理异常情况的指导，包括臀位分娩、用工具处理死胎，以及对去世母亲进行剖宫产。尽管这些书籍是针对孕妇和助产士的，但只能使那些少数有文化且支付起这些费用的人受益。

（三）"在稻草上分娩"

曾经通常分娩是在家中进行的。较穷的妇女通常在公共房间的火堆前分娩，地上铺着稻草，这些稻草后来会被烧掉。一般情况下，产房是昏暗的，门窗紧闭，一堆火被点燃，一连烧好几天。采取这些预防措施是为了防止妇女患"感冒"（可能发展为致命的"产褥热"）。在更迷信的家庭中，他们担心恶毒的灵魂可能进入伤害母亲或婴儿（Gelis，1996：97；Thomas，1973：728-732）。新生儿出生后的胎盘及其附件（都被认为具有强大的魔性）也被小心翼翼地处理掉，以免被用于伤害家庭的咒语。这些观念在 20 世纪早期的欧洲偏远地区仍然流行。

为了加快分娩进程，接生者会鼓励产妇活动，在分娩的早期由 2 位健壮的妇女定时扶着产妇走路，为了保持产妇的体力，会给她服用热汤或辣味饮料。助产士和其他人一样，都相信宝宝自己具备出生的动力，她们会遵循古老的做法，润滑和拉伸女性的生殖器，扩张子宫颈以"帮助"婴儿出生。因此，"理想的"助产士除了具备适当的品质外，还应该拥有一双具有纤细手指的小手（Temkin，1956）。

第二产程的分娩女性通常在直立或半直立体位下完成（Kuntner，1988），几千年来一直如此。在富裕的家庭中，可能会使用分娩椅，但更常见的是，产妇被抱在女性的腿上。有些妇女跪着或站着，靠在一根支撑物上；有些人采取半坐半卧的姿势，在宫缩时把足顶在一个结实的物体上面，而有些人则四肢着地分娩（Blenkinsop，1863：8，10，73；Gélis，1996：21-36）。随着产程进展，产妇会本能地改变体位，就像 Byrth 所说，"对产妇来说，改变体位是便利和必要的"，她敦促助产士用点心安慰产妇,用温柔的语言鼓励她（图 2.1）。分娩后，母亲会被放到床上"躺着"——有钱的女性最多可躺 1 个月，穷的最多可躺几天。婴儿被洗净，然后用襁褓包裹起来，使其"伸直"四肢。如果情况允许，接下来将举行一场只有女性参加的庆祝活动。

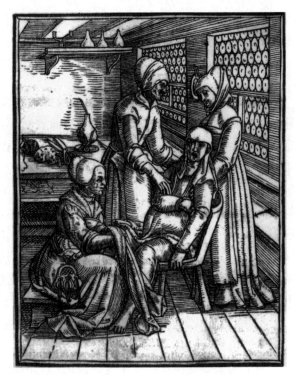

图 2.1 助产士照料坐在分娩椅上的产妇

在助产士接生时,旁边 2 位女性紧紧地搂着产妇的肩膀。助产士用的海绵,连同脐带剪和结扎线,放在后面的墙上

资料来源:Rueff,Jacobus:Ein schön lustig Trost-büchle von den Empfengknussen und Geburten der Menschen,Zurich,1554(由伦郭威康图书馆提供)

二、助产士、教会和法律

然而助产士的职责并没有随着胎儿的出生而结束。在宗教改革前,助产士还肩负着拯救婴儿灵魂的重任,她需要将虚弱的新生儿直接带到神父那里接受洗礼。如果婴儿即将死亡,助产士会亲自举行仪式,小心翼翼地使用教堂规定的语言。产妇若因难产而死,助产士就要立即进行剖宫产,婴儿若活着,立即实施洗礼。死产的婴儿不适宜进行基督徒方式的埋葬,因为他们被认为不是洁净的,助产士就要把他们平平安安地、悄悄地葬于非神圣的地方。

如果分娩成功,洗礼一般会在出生后 1 周内进行,助产士抱着婴儿,领着队伍去教堂,母亲则在"被教化"之前一直处于隔离状态。助产士在婴儿受洗后的庆祝活动中享有光荣的地位。在富裕的家庭中,家人和朋友会慷慨地给予小费(图 2.2)。产后助产士会陪产妇去她的"教化教堂"——这最初是"清教徒化"的仪式,但是在新教中只是母亲的感恩节。

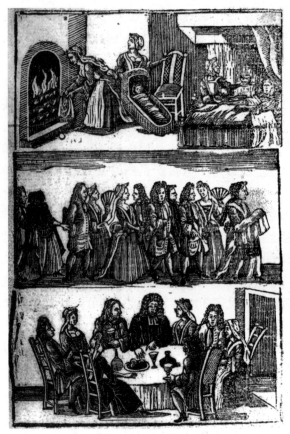

图 2.2 1724 年简·夏普的《助产士伴侣大全》的卷首画

画中助产士在胎儿出生后递给母亲一碗肉汤;后来助产士抱着婴儿,带领受洗队伍前往教堂,随后作为客人出现在受洗宴会上,她将从聚会上得到大量的小费。母亲不在现场,她一直在房间里,直到几周后去教堂(由伦敦威康图书馆提供)

助产士在法律事务中也发挥着重要作用。如果 1 名被判处死刑的妇女以妊娠为借口,希望推迟或减轻惩罚,政府就会召集助产士小组对她进行检查,但有些罪犯行刑后的解剖证明这些检查是不可靠的(Pechey,1696:55-56)。助产士还需要对被强奸的未婚妇女、被控堕胎或隐瞒不想要的新生儿出生(和可能谋杀新生儿)的妇女进行调查,或判定在结婚不到 9 个月内出生的婴儿是否早产。助产士在为未婚妇女接生时,产妇期望写上新生儿父亲的名字,以防他逃避教会对私通的惩罚和教区对新生儿的抚养责任。助产士"誓言"始于 1564 年,由坎特伯雷的大主教埃莉诺佩德制定(Secara,2013),其中包括承诺"无论贫穷还是富有的女性,助产士都要随时准备帮助",不允许替换婴儿,要保护产妇和婴儿。这一誓言的使用是由教会发起的,旨在解决非法结婚的问题,但也强调了洗礼的过程(Licence,2013)。

助产士的监管

鉴于以上宗教和法律的责任，助产士的品行和宗教正统不可避免地受到教会的关注。1481 年，约克郡埃默斯威尔的 Agnes Marshall 被"带到"主教的法庭，这不是因为她缺乏助产技能，而是因为她使用（异教徒的）"咒语""帮助"分娩。同时，由于助产士会接触死产婴儿，她们也会被怀疑用死胎敬拜魔鬼。1415 年，一位事业有成的巴黎助产士 Perette 被送上了审判台，因为她对一个自己不知道多大的小胎儿使用了巫术，结果其被禁止行医。然而，由于她技艺高超，国王下令恢复了她的行医权利。

欧洲第一套强制性的助产士执照制度很可能始于 1452 年，其在德国巴伐利亚州的雷根斯堡市制定。欧洲其他城市也逐渐效仿这一制度。申请助产士执照的人通常由医师委员会进行考核，然而，这些医师缺乏实际助产经验，他们对助产士的考核仅基于经典的教科书。一般来说，在异常情况下，助产士必须将产妇送到内科或外科医师处救治。在斯特拉斯堡，助产士不得使用钩子或锋利的工具，并被威胁，如使用这些工具将受到肉刑。许多城市指定助产士为穷人服务，以实物支付她们的报酬，并在她们年老或残疾时给予财政援助（Gélis，1988：25；Wiesener，1993：78-84）。

在英国，第一次对助产士进行正式管控的法案是基于 1512 年的《规范内科医生和外科医生法》而制定的。该法案的目的是限制不熟练的实践，并防止在医学中使用"魔法"和"巫术"。因此，它规定教会法庭准许执业者为她们的技能和宗教正统性提供证词，并依法办事。通常情况下，申请执照的助产士会向法庭提交当地牧师的证言，以及她接产的"6 名诚实的妇女"亲自证明她接生能力的证言。但是，在这一点上没有像其他欧洲国家那样进行正式的考核。

成功的申请者宣誓的誓词又长又详细，承诺"忠诚而勤奋"地帮助生育妇女，"无论贫富"都要服务，不收取超出家庭负担的费用，不泄露个人隐私。她们发誓不使用"巫术"缩短分娩时间，只在进行紧急洗礼时使用规定的词语，并按照父母意愿埋葬所有死产婴儿。她们保证不帮助堕胎，不纵容伤害婴儿，不错误地确定生父，不替换婴儿。

她们也不允许帮助任何妇女偷偷生孩子，如可能，她们要在有灯光的房间中接产，而且要有"两三个诚实的妇女"在场，这一要求显然是为了防止产妇杀死不想要的婴儿。

三、男助产士的出现

约在 16 世纪中叶，随着外科医师受新文艺复兴时期探索精神的鼓舞，他们将注意力转向分娩解剖学，助产士的地位也发生了重大变化。法国的外科医师 Ambroise Paré（1510—1590）是这一领域的代表人物，他以 1549 年出版的论文《在胎位不正的病例中使用胎足倒转术》而闻名遐迩。像 Paré 这样的男性的成功鼓励了男性接生者从先前的"罕见"实例发展到后来的"常态"。这种发展逐渐蔓延到整个欧洲。约在 1600 年，英国有了"man-midwife（男助产士）"一词，在法国有了"accoucheur"一词。

无论是男性还是女性，优秀的助产士都充分理解解剖学知识对助产学的重要性。1671 年，伦敦助产士简·夏普在 *Midwives Book* 开篇写道，她为女性在助产士那里所遭受的"许多痛苦"深感痛惜，那些助产士"没有任何解剖学技能……仅仅是为了钱财从事助产"（Sharp，1671；Allotey，2011）。与她同时代的德比郡男助产士 Willughby 对此表示赞同，他发现许多乡村助产士无法处理胎位不正。然而，Willughby 也谴责了缺乏经验的年轻外科医师和准备不足的药剂师，他们由于"致命的失误"应该被打上烙印，或者被绞死。

（一）孕产妇死亡率

由于当时普遍缺乏统计数据，无法查明孕产妇死亡率（以出生时或出生后 1 个月内死亡计算）。然而，在 1662 年，John Graunt 对伦敦死亡率的研究中，估计伦敦的孕产妇死亡率约为 15‰。排除了其他原因，真正死于"难产"的人不足 1/200（5‰）。值得注意的是，John Graunt 与其他权威机构一样，相信贫穷、勤劳的农村妇女在分娩方面做得最好。著名的 Dr Harvey 研究得更深入，他对扩张产妇外阴和宫颈的常规做法提出了质疑，他认为，妇女自然状态下分娩的结果最好，因为分娩借助自然的力量，没有外在的干预，可以不受阻碍维持分娩的进展。他的朋友 Willughby 也赞同这一观点，认为除了不正常的情况外，干涉总是有害的。

有趣的是，Willughby 还将这种干扰与妇女"感冒"（Blenkinsop，1863：6）联系起来，这很可能是指"产褥期"发热。虽然当时没有这么命名，但在分娩后产妇发生的"发热"和"瘟疫"中得到了确认。根据古代体液学说，这种情况归因于身体"体液"的不平衡（Jonas，1540：xxxiii，Sharp，1671：243-250），这可能是后来导致孕产妇死亡的主要单一原因。直到 18 世纪末，人们才公开提出，这种致命的疾病可能是经接生者的衣服或接生者未洗手传染的（Gordon，1795：98-99）。直到 20 世纪 40 年代，医学界才完全接受这种观点。

（二）助产士受到的威胁

在敦促助产士学习解剖学时，Jane Sharp 意识到，与男性相比，女性被排除在教授解剖学的大学和"学校学习"之外。这对助产士产生了不利影响。女童也被禁止进入文法学校。当时文法学校教授拉丁文，且拉丁文是受过教育的人的标志，许多医学教科书仍然使用这种语言。因此，无论助产士多么成功，领先的男性医师都享有比助产士更高的社会地位。1762 年，Draper 夫人接生了未来的乔治四世，Hunter 医师和外科医师 Caesar Hawkins 在别处等候，但 Hunter 的日记明确了他们排名的先后次序（Stark，1908）。此外，更有甚者，18 世纪伟大的执业者，如 Manningham、Ould、Hunter 和 Smellie 喜欢把功劳归于每一位男助产士，不管这个功劳是否是他们应得的。

然而，18 世纪 20 年代产钳的普及很可能加速了这一趋势。产钳可以帮助一个在过去很可能导致产妇或胎儿死亡的产妇活产分娩，并缩短停滞的分娩过程。由于习俗不鼓励助产士使用工具，这一发展进一步提高了男性和许多外科医师的地位。他们实际上取代助产士成为了全科医师，虽然当时还不名副其实。一些男助产士也认为分娩是一种手术过程，他们自己也有权使用工具，因此更适合主持分娩。实际上，对许多人来说，受过教育的男医师代表了新的启蒙时代，而助产士的队伍中包括许多无知的、文盲和迷信的女性，似乎代表着愚昧过时的历史遗迹。

助产士敏锐地意识到这对她们谋生之道的威胁，她们进行了反击，并在医学和非医学同情者的书籍和小册子中获取支持。这些助产士认为，出于羞怯的原因，许多女性不会请男性接生，她们的丈夫也不会允许这样做。许多人付不起男助产士及男助手的费用，特别是在乡下，普遍看不到男性接生者。有人认为，男助产士为了节省时间和增加费用，不得不使用不必要的工具，因此造成产妇和婴儿死亡率增加。此外，男性接生者为了让产妇害怕夸大了分娩的危险，为了让自己开展接生工作，他们让产妇认为采取非常措施实际上更有必要。此外，男性医师坚持要求助产士报告给他们来处理每一个"微不足道"的困难，从而把助产士降格为"纯粹的护士"，同时利用一切机会贬低她们的能力，把任何事故，甚至是由于他们自己的原因造成的事故，都归咎于女助产士，但这种指责是不公正的（图 2.3）。

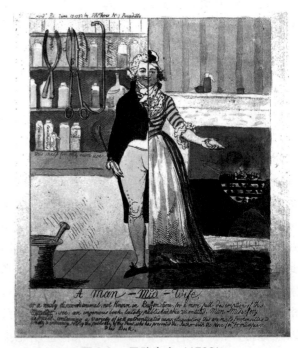

图 2.3　男助产士（1793）

在男助产士的背后是他的工具和药剂，据称他使用这些工具和药剂有着高深莫测的目的，与女助产士朴素和哺育婴儿的形象形成鲜明对比，这从女助产士手中拿着一艘喂养婴儿的巴氏船也可以看出（由伦敦威康图书馆提供）

（三）医院住院部和"户外"慈善机构

助产士事业的支持者之一是伦敦外科医师 John Douglas。1736 年，他以巴黎大医院助产士 Mme du Tetre 的职业生涯为例，驳斥了男助产士声称难产超出了女性能力的说法。John Douglas 坚持认为，如果英国助产士能获得与法国妇女同样的机会（自 1631 年以来，Hotel-Dieu 就开始培训助产士），她们也能达到同样高的标准。英国的类似医院在亨利八世解散修道院时就被废除了，John Douglas 认为医院住院部对于提升助产士的临床培训至关重要。因此，要求在英国的所有主要城市建立此类医院。第一个这样的医院是建于 1745 年的都柏林"圆形大厅"。1747 年，米德塞克斯医院设立了两个产科病房，不久后，四家（小型）产科医院在伦敦开业。随着发展，类似的机构出现在主要的省级城市。

这些医院和当时成立的其他医院一样，都是慈善机构，由富人捐款资助穷人（这里指的是"值得尊敬的"贫困已婚妇女），由非专业委员会自愿管理。对前来就诊的妇女来说，医院的出现是喜忧参半的，因为当时暴发的产褥热导致死亡率上升，迫使医院连续几周关闭。直到 19 世纪末采用了消毒方法才有效控制了产褥热（甚至在 20 世纪 30 年代也时有发生）。更安全、更便宜的是"户外"慈善机构，如伦敦皇家妇产慈善机构（成立于 1757 年）。当时这些医院为贫困妇女提供了家庭助产服务，并在必要时提供指定的医疗援助，它们所培训的助产士可能比小医院多得多。然而，在英国，无论是中央政府还是地方政府，都没有对助产士培训这一至关重要的问题采取任何行动。此时，主教颁发的执照基本上已经不存在了。虽然这种执照没有很大的技术保证，也从来没有得到适当的强制执行，但给了当时有这种执照的助产士一些地位。

（四）欧洲大陆各国间的比较

与此同时，欧洲大陆的许多国家对包括助产士培训和管理在内的、被认为符合公共利益的事务控制日益加强。许多德国城镇都有助产士学校，并由技术熟练的助产士授课。1759 年，法国国王派著名的助产士 Mme du Coudray 到全国各地为助产士和外科医师讲课，并成立了产科医院。受过良好教育的英国助产士意识到，由于缺乏官方的培训和监管，国内助产事业正在加速衰落，呼吁把欧洲式助产士管理体系引进英格兰，但是没有成功。而受欧洲大陆影响更强的苏格兰则不

同。1694 年，爱丁堡市议会建立了助产士管理制度。1726 年，议会任命 Joseph Gibson 为助产名誉教授以指导和培训助产士。1740 年，格拉斯哥内外科医学院（Glasgow Faculty of Physicians and Surgeons）为该市及周边各县建立了类似的制度，这些县与爱丁堡的制度一样，似乎在整个世纪都在运行。

（五）迈向一个全新的助产体系

到了 18 世纪中期，男性从业者摒弃了"男助产士"一词，开始接受法语中的"accoucheur"一词，因为，这一称呼表达了更高的地位。然而，他们接生的方法各不相同。有些人仍然扩张子宫颈和阴道口，在 18 世纪结束时，更无知的人仍在继续这样做（Clarke，1793：21）。有些人在分娩后立即将手伸入子宫取出胎盘，而另一些人则严厉谴责这一做法（Smellie，1752-64：238-239）。然而，当时总的发展趋势是减少干预。这种发展源于一种新的认识，那就是，分娩时，促进胎儿娩出的不是胎儿的作用力，而是子宫的肌肉运动（Smellie，1752-64：202）。Smellie（现在被认为是"英国产科之父"）从他丰富的经验中得出了一个重要的结论：在 1000 名产妇中，990 名将"在没有任何其他帮助的情况下"安全分娩（Smellie，1752-64：195-196）。

虽然在第一产程，产妇仍然被鼓励走动，但其选择分娩体位的自由正逐渐受到限制。早些时候，权威人士，无论是男性还是女性，都鼓励产妇采用最舒适的姿势分娩，以促进产妇和婴儿达到最佳结果。Smellie 强调了直立体位在促进分娩方面的优势，部分是因为重力作用，部分是因为"子宫收缩力的平衡"，他推荐"长时间的分娩"应取直立体位进行（Smellie，1752-64：202）。然而，与其他权威人士一样，Smellie 通常建议在床上分娩（半坐半卧），因为担心孕妇会"感冒"，从而患上"产褥热"（Smellie，1752-64：204）。还有一些人，如来自约克的 John Burton 医师，则倾向"平卧位"和"左侧卧位"，认为这些体位对患者最容易，对操作者最方便（Burton，1751：106-107）。的确，对于男助产士来说，与在跪到助产士矮凳上相比，让产妇坐在床边，他们把手藏在被单下面，会更轻松，也更得体（图 2.4）。

25

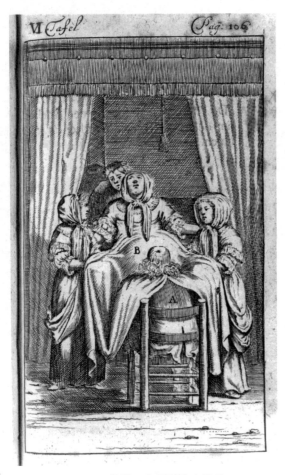

图2.4　荷兰一名男助产士接生

产妇正在床上分娩。虽然她是半直立体位，但已经失去了足部着地、完全直立的作用，她只能借助其他的作用力。当别人用力推她的足让她向下用力时她抓住了随从的肩膀。为了保护女性的羞怯，床单的一角被固定在男助产士的颈部，这样他就在床单掩饰下工作，然而这种情况有时会导致医疗错误

资料来源：Janson S：Korte en Bonding verbandeling，van de voortteelingen't Kin-derbaren，Amsterdam，1711（由伦敦威康图书馆提供）

平卧分娩体位逐渐成为"文明"实践的规范。尽管20世纪，农村地区的"床下分娩"还在继续，但人们普遍认为这种做法即便未达到不人道，也是低级的。值得注意的是，产妇转移到床上，加上她越来越多地被指定为"患者"（这个词最初只用于指患者），表明她在分娩这一重要的人生大事中，从主动角色转变为被动角色，并暗示着分娩本身的医疗化也在不断发展。

四、助产士的衰落

到19世纪初的几十年，助产士的情况进一步恶化。这在很大程度上是英国新教福音觉醒运动的结果。越来越多的人变得拘谨，以至提到分娩，甚至助产士这个词，都在上流社会成为禁忌。再加上富有的私人诊所普遍被男性占领，中产阶级越来越不愿意让女性工作，这种保守的做法意味着越来越少受过教育的女性进入助产士行业。许多想要在分娩时获得熟练接生者帮助的女性，只能被迫请来一名男助产士。助产士的支持者认为，助产士的培训（在其工作的地方）没有跟上男性的步伐。越来越多的呼声要求，为女性从业者提供更好的教育，使其达到助产学和妇科疾病领域的最高专业标准。然而，医学界的反应可想而知。他们认为女性天生就不适合从事"科学机械的工作"（助产士就是这样），而且她们永远不能熟练地或精确地使用产科器械。这些言论，再加上助产士通常都是流产操作的被指控者，一名助产士支持者评论说，"对女性道德、智商和品质的最大诽谤，是由男性助产从业者口中说出来的"。

这种对助产士的敌意，部分源于男助产士在医学界的地位普遍较低。他们的专业并没有被公认为医学的一部分。在英格兰也没有正式的资格认证，以区分接受过助产训练的男性和没有接受过助产训练的男性。因此，寻求这种资格认证的人被迫前往苏格兰或欧洲大陆。几十年来，男助产士团体曾要求英国特许医疗公司可进行资格认证，但他们一再遭到拒绝。许多重要的医学人物视分娩照护为"女性的工作"，对于男性从业人员来说有失尊严。1827年，安东尼·卡莱尔爵士（后来的英国皇家外科学院院长）谴责男助产士是一种"不光彩的职业"，其从业人员出于经济动机，试图将自然过程变成"外科手术"。直到1852年，该学院才获得了开办助产士班的执照。1888年，英国全科医学委员会（General Medical Council）才要求具备这类资格才能进入该委员会保存的医学登记册。英国全科医学委员会是医师的监管机构，成立于1859年。从那以后，助产专业在英国被正式承认为医学的一部分。

（一）孕产妇死亡率

从1839年开始，新设立的出生、婚姻和死亡登记处开始提供产妇死亡率统计数据。通过估计1841年每1000名活产中有近6名孕产妇死亡，登记处统计负责人Farr博士对此所代表的、惨重

的孕产妇生命损失表示遗憾。经过深入细致地研究欧洲大陆的助产士法规，得出以下结论：英国政府的态度和在性生殖问题上过于拘谨，使得类似的家庭分娩方式被排斥。然而，Farr 宣称，有了更好的助产士培训，每年 3000 名产妇的死亡人数可以减少 1/3。然而当时，一些没有胜任力的助产士被媒体披露，这些报道称，有些助产士曾摘除过产妇的子宫，或将胎儿的身体从头部扯下来。然而，在无知的男性医师用剪刀或刀切除子宫或部分肠道的记载中，类似的灾难也同样发生了。其中一些人（1845 年《伦敦医学公报》生动地描述为"剖腹助产士"）通常都是合格的医务人员，还有一些人是化学家，但这两种情况中的操作者都没有接受法律要求的助产士培训。

（二）助产士是否被代替了

Charles Dickens 在 *Martion Chuzzlewit*（1844 年）中描绘的，那个令人讨厌的甘太太的漫画形象，进一步加深了人们对助产士的误解。甘太太是一个可怜的寡妇，像许多人一样，几世纪以来，她靠助产服务、照顾患者和"月子"护理及埋葬死者来谋生。甘太太是一个放荡不羁、酗酒成性、肆无忌惮的人，她很快就成了人们印象中典型的助产士形象，从而产生了漫画描绘的一位助产士提着一盏灯笼和一瓶烈性酒去接生的情景（图 2.5）。

但是，尽管一些男医师和 Farr 一起主张以受人尊敬的、受过训练的妇女取代这些助产士，但一些寻求男性垄断助产士行业（20 世纪 50 年代在北美实现了这一目标）的男助产士，却在极力要求彻底废除助产士制度。Tyler Smith 于 1847 年在伦敦亨特利安医学院（Hunterian Medical School）对学生们说，"所有助产士都是一个错误，阻止他们就业应该成为每一位产科医师的目标。"他还进一步提出，由于助产学一词起源，它不应再用来描述男性接生者，而应被新的概念——产科医师所取代。在这一点上，Smith 很清楚，这个源自拉丁文的术语，即使实际上源自拉丁文中的助产士（obstetrix）一词，也有着虚荣的价值，能够进一步提升男性在女性竞争对手之上的地位。然而，直到第二次世界大战后，这种产科医师代替助产士的做法才完全实现。

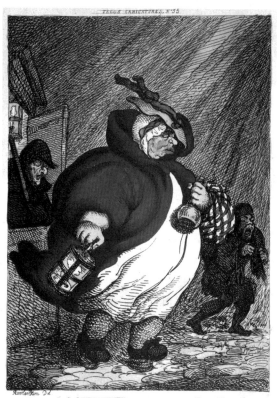

图 2.5 罗兰森（Rowlandson, 1811）的漫画
画中是一位助产士带着灯笼和一瓶酒去为一位产妇接生（由伦敦威康图书馆提供）

（三）英国皇家妇产慈善机构和产妇死亡率

Smith 家族成员是具有 98 年历史的皇家妇产慈善机构的直接继承人。然而，Smith 认为，该慈善机构聘用的助产士，不管其接受的培训有多好，都是对"产科医师"的"侮辱"，对服务对象是有害的，这些服务对象应该由"受过教育的"医师来接生。然而，该慈善机构每年由监督其工作的著名医务人员发布的统计数据一再驳斥了这些指控。这个慈善机构（以及类似的基金会）只服务于贫穷的妇女，许多妇女营养不良，生活在不健康的环境中，但其孕产妇死亡率一直低于当时英格兰和威尔士官方记录死亡率的 50%。

1870 年，产科医师 Matthews Duncan 在 *Mortality of Child bed* 一书中，对此类慈善机构进行了进一步抨击。Matthews Duncan 认为这些慈善机构的孕产妇死亡率的结果是不可能的，因为在（富人）私人诊所，经受过教育的男助产士接生死亡的孕产妇要比其高出 5 倍。他假设了一个"不可降低的最低标准"，即每 1000 名分娩女性中至少有 8 名会死亡，那意味着富人的分娩状况要比穷人更糟。

尽管这个推论显而易见，但反助产士派系还是有了答案。他们认为富裕女性死亡率较高的原因不在于医护人员，而在于她们自己的生活方式，这种生活方式使她们无法安全生育。因此，必须提高（医疗）警惕，而不是降低警惕。富裕阶层的生育逐渐被视为一种病态，这体现在 1842 年 Chavasse 给妻子的建议中。Chavasse 虽然宣称分娩是一个自然事件，但他要求"妊娠女性"每天白天休息 2 ~ 3 小时，产后女性则要保持清淡饮食，仰卧 10 ~ 14 天，以免晕倒、出血或子宫脱垂（Chavasse，1878）。

这种干扰妊娠和分娩的做法自然意味着更多的医疗照顾和更高的费用，使妇女陷入双重困境。她们不仅被认为在生理、智力和道德上都无法承担古代女性的分娩义务，而且越来越多的人认为她们分娩时需要男性的帮助。

五、助产士机构、助产士注册和孕产妇死亡率

1880 年，3 位受过良好教育的助产士，与妇女就业领域的先驱 Louisa Hubbard 一起成立了助产士援助协会（Matrons Aid Society），后来成为助产士协会，并最终成为英国皇家助产士学院（Royal College of Midwives，RCM）（图 2.6）。在创立初期，她们就认识到教育和信息对助产士的重要性，因此，为助产士开办图书馆和期刊成为她们最早的行动之一。

该协会公开宣布的目标是改进助产士实践，降低孕产妇死亡率。这是通过一项类似于其他专业立法的注册法实现的，它也希望以此恢复助产专业作为受教育女性的体面职业。同时，她们意识到全科医师可能会将注册助产士视为他们收入更高的竞争对手。因此，协会指出，助产士只会照顾那些太穷而无法支付医师费用的分娩妇女，不会侵犯医疗领域的异常分娩领域。

然而，每年孕产妇死亡（仍然是每 1000 例活产中有 5 例左右）中有多大比例是在助产士接生时发生的呢？当产科医师 Aveling 博士在 1892 年下议院特别委员会要求为助产士注册时，他曾暗示，在英格兰和威尔士每年约 3000 例孕产妇死亡中，未经培训的助产士是主要原因。因为当时还没有分娩信息的统计数据，也没有任何鉴别接生者技术的系统，所以这纯粹是猜测。事实上，英国伦敦夏洛特皇后医院（Queen Charlotte's

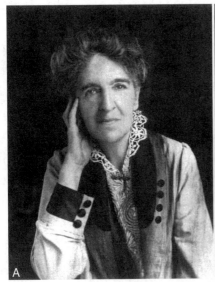
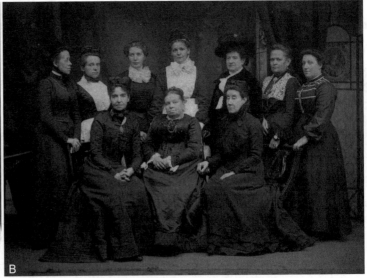

图 2.6　Rosalind Paget（1855—1948）

Paget 接受了护理和助产方面的培训，1886 年，她加入了助产士协会，并于 1887 年创办了该协会的刊物《护理笔记》。她也是英国女王护理学院的杰出人物，在中央助产士委员会担任了 20 年的代表（由英国皇家助产士学院提供）。B. 英国皇家助产士学院名誉司库 Rosalind Paget 和第一位出现在中央助产士委员会助产士名册上的助产士 Mary Stephens 的照片；还有英国皇家助产士学院秘书 Paulina Fynes-Clinton，以及其他身份不明但可能是杰出助产士的人，他们也致力于助产士的注册和教育事业（由英国皇家助产士学院提供）

Hospital）的内科医师 WC Grigg 在 1891 年得出的结论显示，由于医师不谨慎地使用产钳而导致的"伤害和灾难"，比助产士的疏忽和无知造成的"伤害和灾难"要多得多。

（一）1902 年的助产士法案

尽管欧洲大陆的助产士立法不断加强，但仍遭受国内政府"自由放任"意识形态的拒绝和干预。因此，助产士协会开始寻求友好的医疗和议会支持，以促进议员提交草案。当妇女没有投票权时，这是一项困难的任务。当时，议会中没有女性议员，关于生育的问题在上流社会也没有讨论过。20 年来，这群坚强但没有投票权的女性一直在与全男性议会的冷漠和嘲笑，以及后来全科医师及他们的专业协会和英国全科医学委员会的强烈反对作斗争。然而，最后可能由于在布尔战争志愿者中出生率下降和健康状况不佳的消息被披露后，人们对国家福利的担忧日益加剧，由此，现代英格兰首个全女性职业的国家注册制度成为法律。然而，医学对助产士注册的强烈反对意味着新注册的英国助产士的地位远远低于其他欧洲大陆国家的助产士。苏格兰和爱尔兰也分别在 1915 年和 1918 年颁布了类似的法律（不同之处在于，新入职者也必须是合格的护士）。

（二）中央助产士委员会

助产士法案建立了助产士监管机构——中央助产士委员会（Central Midwives Board，CMB），负责保存每一份"认证"助产士名册。鉴于助产士普遍贫困，这一管理机构主要依靠公共资金。此外，与医师和化学家不同，助产士不能进行自我管理。助产士法案的发起人，为了获得医疗同盟的支持，被迫承认 CMB 应该属于医疗机构。地方政府通过（可能是敌对的）卫生保健医务人员机构进行监督的额外要求意味着，国家和地方两级的助产士将由与其竞争的职业进行管理。还有一个更大的负担是，助产士作为国家规范的职业，除了职业生活之外，如果私下为妇女接生，会因为这种"不当行为"可能被从登记册上去除（以及随之而来的生计损失）。

1905 年是第一个注册年，有超过 22 308 名的助产士注册。在这些人中，只有不足 50% 的人具有相关的能力证明，其余 12 521 人因为真实合法实践而注册为助产士。同时给了未注册的妇女 5 年的宽限期，允许其继续执业。但 1910 年以后，如未真实合法而从事助产实践则视为刑事犯罪。新入职助产士入职前，须接受 3 个月的准入训练（1916 年接受非护士训练的申请人受训时间加倍至 6 个月，1926 年增至 1 年，1938 年增至 2 年）。CMB 规定助产士只能从事自然分娩（包括双胎和臀位分娩）的服务，并要求她们发现异常情况报告医师。CMB 特别强调禁止助产士处理死者（传统上这是助产士工作的重要组成部分）。CMB 也制定详细的指南指导助产士的日常工作，包括他们的衣服、设备和记录，违反规则的人要从名册上去除以示惩罚。

（三）助产士认证

尽管助产士的独立性有诸多限制，但立法也逐渐提高了助产士的地位，防止了英国这一古老的女性职业（与此形成对比的是，北美这一职业实际上当时已经出现）的消失。然而，对新入职者的医院培训和考试要求，改变了这一职业的社会构成，因为年轻的单身女性进入了这一行列。与此同时，几世纪以来一直为邻居接生的贫穷、年老、工人阶级妇女由于无法负担培训、书籍和考试费用，而不能成为注册助产士，只能担任产科护士（Leap et al, 1993：44-47）。

与以往一样，助产士去家里照料妇女的生活可能会非常艰难。在农村尤其如此，助产士通常要在任何天气下远距离徒步或骑自行车到达，可能还要经过艰难的地形。她们的收入很低（可能每次接生只能获得 30 先令至 2 英镑），服务对象通常在妊娠期间分期付款，而且一些报酬可能用物品替代。1929 年少数从事大量助产实践的助产士，每年收入超过 275 英镑。但许多助产士虽然全天工作，收入也只有 90 ~ 100 英镑。在农村从事与护理相关工作的工资也很低，如果没有其他私人途径生活将难以支撑。一些助产士工作时间可能很长，每年接生 90 ~ 100 名妇女。朴茨茅斯的一位助产士回忆说，在独立工作时，她曾有过 4 天不睡觉的经历，当时她独自一人接生了 7 名婴儿，其中一名是体重 12.5 磅（1 磅 =0.45kg）的婴儿。

家庭助产士实践似乎遵循了现代产科医师教科书中规定的指导方针。虽然 CMB 允许助产士使用温和的镇痛药（只有医师才允许使用三氯甲烷），一些助产士更喜欢使用温水沐浴和背部按摩为产妇缓解疼痛。直到 20 世纪 40 年代，可自行操作的 Minnit 吸入镇痛装置才以便携式形式出现在助产士的自行车上（图 2.7）。在分娩出现异常的情况下，助产士需要寻求医疗帮助，但如果医疗支持延误，她们将不得不自己处理紧急情况，如果医师没有经验，助产士可能会帮他上产钳（Leap et al，1993：56-58，176-178）。助产士和医师的关系各不相同，但就像早些年，一些医师试图将自己的无能归咎于助产士（Leap et al，1993：56-58）。

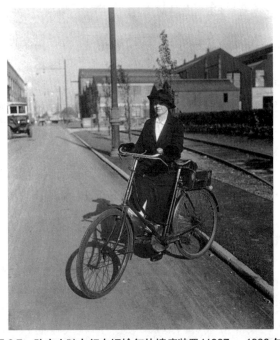

图 2.7　助产士骑自行车运输气体镇痛装置(1937～1938 年)
摘自 *National Birthday Trust Fund Papers*（由伦敦威康图书馆提供）

产后产妇必须平躺至少 1 天，且卧床休息 10～14 天，以防子宫脱垂（Leap et al，1993：143，164-171，179）。按照传统的习惯，她的饮食应清淡，至少在正常情况下是这样。然而现代助产士手册显示，这种产后恢复的方式直到 20 世纪 50 年代开始改变。

（四）孕产妇死亡率的持续问题

1902 年的法案通过后，那些不愿在分娩异常情况下寻求医疗帮助的、未经培训的助产士，逐渐被经过正式培训的助产士所取代，因此，人们预测孕产妇死亡率将会下降。然而相反的是，孕产妇死亡率保持着令人费解的稳定。更糟的是，从 1928 年开始，孕产妇死亡率大幅度上升，1930 年超过了 4‰。有趣的是，虽然许多穷人健康状况不佳，生活条件不卫生，而较富裕的人一般都有医疗服务，但是，英国卫生部的调查显示，穷人中的孕产妇死亡率低于较富裕的人群。《柳叶刀》（*The Lancet*）（Anon，1929）的一篇社论报道称，两个多世纪以来，男性医师一直受到滥用医疗器械的致命指控。甚至在当代，许多全科医师也承认，常规使用工具助产仅仅是为了节省时间，这样他们才有时间去做其他事情。新妇产科学院院长 Eardley Holland 认为，另一个因素是，尽管产科医师发出了警告，但全科医师还是越来越倾向将分娩视为一种疾病。因此，他们扩大了干预的范围，造成了灾难性后果（Holland，1935）。显而易见，慈善机构和地方机构的户外助产士为穷人提供的家庭服务，使孕产妇死亡率降低至国际官方统计的 50%，也低于医疗服务占主导地位的富裕地区。

（五）国家助产学

由于对出生率下降和孕产妇死亡率升高的担忧持续存在，英国国会于 1936 年对《助产士法案》（Midwives Act）进行了回应。它要求郡议会和郡自治议会提供满足当地需要的全程助产士服务，并对贫困妇女免费或降低费用。从那时起，大多数助产士成为带薪、穿制服、领取退休金的专业人员。她们有带薪假，享有更全面的服务，并得到正式承认，承认她们对本国女性健康的贡献（图 2.8）。许多不符合新服务标准的助产士，被政府买断了她们的助产时间，这些人被迫退休。此外，未注册的妇女不再被允许担任产科护士。该法案的通过未受到医疗媒体的负面评论，这可能是由于全科医师的财政安全得以改善的结果（很大程度上是 1911 年国民保险系统的结果），现在全科医师愿意将"廉价的助产服务"留给助产士。然而，虽然城市助产士的情况较好，但家庭助产实践仍要面对夜晚休息经常被打断，加上全天的工作。

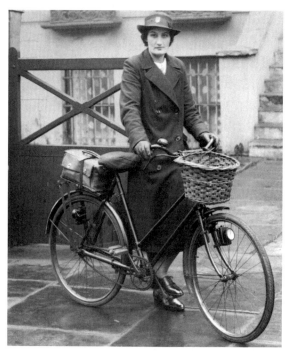

图 2.8　伦敦郡议会 1 名家庭助产士准备去接生

经 RCM/ RCOG 档案馆许可使用

六、国家卫生保健服务、孕产妇保健和助产士

1948 年，在 1945 年工党政府建立的自由和全面的国民保健制度 [英国医疗服务体系（National Health Service，NHS）] 规范下，作为新福利国家的一部分，助产士、全科医师和医院服务免费提供给所有人，无论其收入如何。专业教育也有了很大的扩展，以致最后助产士培训变成了免费的。然而，社会对她们非护士而是助产士的偏见依然存在。事实上，带领助产士协会走向胜利的中上阶层女士都是从护理行业转到助产士行业的，而弗洛伦斯·南丁格尔和其他一些人已经使护士这个身份变得"受人尊敬"。首先作为护士，她们穿着高于助产士身份的体面的外衣，建立了盛行了 80 多年的文化氛围。没有护士资格证书的助产士，被视为带有挥之不去的"甘太太"的污点，尽管许多这样的助产士比拥有护士资格证书的助产士有更多的助产经验，但助产士的晋升总是属于后者（Radford et al，1988）。此外，苏格兰和爱尔兰的注册法要求所有助产士学生都必须是合格的护士，随着时间的推移，英国的"直接入读"助产士课程受到了普遍的反对。直到 1980 年，这样的学校只剩下 1 所。然而，许多具备助产士资格的护士从未从事过助产方面的工作，而绝大多数直接攻读此专业的助产士可以直接从事这方面的工作。

（一）分娩地点

到 20 世纪 50 年代，人们渴望已久的降低孕产妇死亡率的愿望得以实现。磺胺类药物于 1936 年问世，此后 10 年又出现了抗生素。加上在分娩和产褥期对无菌和消毒的重视，这些药物实际上已经消灭了产褥期的脓毒症。但在 1930 年仍然有约 40% 的产妇死亡。到 1945 年发现，1931～1935 年的统计数字是每 1000 个活产婴儿有 4 人死亡，到 1950 年发现减少了 50%。然而，正如 McKeown（1976）在谈到其他健康问题时所指出的，这种死亡率持续下降的一个关键因素是，生活水平的普遍提高极大地减少了孕产妇佝偻病和贫血的发生（Worth，2002）。

尽管这些进步和家庭助产士不断取得良好结果，但医院分娩（更昂贵）的趋势得到官方的鼓励。产科医师认为，在所有情况下，医院分娩对产妇和婴儿更安全，但这一观点后来受到独立统计分析（Tew，1978）的挑战。到 1958 年，64% 的新生儿出生在医院，许多出生在全科医师诊所（general practitioner unit，GPU），其比以医师为主导的病房（consultant-led unit，CU）更小，也更本地化。据估计，在 1968 年英格兰和威尔士，孕产妇死亡率（现在更广泛地将其定义为每 1000 名活产和死产中因妊娠和分娩引起的死亡）低至 0.18（Department of Health and Social Security，DHSS，1975），1969 年苏格兰为 0.14（Macfarlane et al，2000）。由此人们的注意力日益转向围生期死亡率（perinatal mortality rate，PMR）。围生期死亡定义为第 1 周内死产和婴儿死亡，当时每 1000 名新生儿中有 23 名死亡，而且低收入人群（孕产妇健康较差）的比例高于较高收入人群。

1970 年，由皇家妇产科学院（Royal College of Obstetricians and Gynaecologists，RCOG） 院长 Sir John Peel 担任主席的英国卫生部妇产科咨询委员会提出了关于补救措施的建议（DHSS，1970）。这些建议基于草率而错误地计算围生期死亡率的下降和住院率增加的关系公式（不科学，因为缺乏客观的统计分析）。委员会不顾大量家庭医师和助产士的反对，提出将家庭助产服务转移到医院管理。从 1974 年起，这些服务的管理机构从当地选举的议会转移到新的非选举的、由医院主导的地区卫生当局。目前，医院分娩的比例超过了 80%，预计这一比例很快将达到 100%。委员会称，任何有关该计划实施的优点或缺点的讨论都是"学术性的"。因此，由以医师为主导的"产科团队"（包括全科医师和助产士）应就重组的"利益"（DHSS，1970）向社会进行"教育"。

显而易见，这种做法的好处是提升了产科医师的地位和职业前景，在以牺牲家庭助产和全科医师诊所利益的前提下，增加了以医师为主导的产科病房的资源投入。同样明显的是对助产士和产妇产生的弊端。助产士曾经在整个妊娠期、分娩期和产褥期成功地照顾妇女，享有独立和多样化的职责，并得到社区的承认和尊重。现在，她们被迫进入非人性化和独立的医院病房，在产科医师的指导下工作，或局限于社区产后护理。在英国国民健康保健制度下，女性选择分娩地点的权利也在消失。实际上，许多人更喜欢熟悉的家、熟悉的助产士。一些人还会选择当地的全科医师诊所，产妇对他们也比较熟悉。然而，越来越多的妇女被迫（可能还带着孩子）前往大型的中心地区医院进行费时的产前护理，并在陌生的、非人性化的环境中分娩。在许多地区，坚持家庭分娩或坚持其他非干预性照护的妇女只能私下与助产士或医师联系，费用完全自理。

（二）通往异常孕产的路径："新产科学"

1980 年，英国下议院社会服务委员会（简称委员会）进一步考虑了围生期死亡率问题。尽管目前医院分娩率达 98%，而且医疗资源优先分配给较为薄弱的地区，但较富裕地区与较贫穷地区的围生期死亡率之间的差距仍然进一步扩大。虽然委员会承认，一些用于分娩照护的流程从未经过科学评估，但它还是接受了其医学顾问的观点，即认为"专业"干预可以大幅降低围生期死亡率是"合理的"。因此，它建议进一步增加产科医师配额，以便更大范围的集中分娩，进一步限制家庭分娩。此外，该报告完全接受分娩是病理状态的观点，要求在"集中照护"条件下，其日常管理应与急性疾病相同（DHSS，1980）。

当时许多 CU 都是这样，年长的产科医师在正常分娩中的"期待式的警戒"已经被其他地区（包括爱尔兰）所遵循的、当前北美的"积极管理"原则所取代（O' Driscoll et al，1986）。在 20 世纪 50 年代后期，缩宫素，作为一种人工合成催产素，为引产提供了一种更可靠的方法。在此之前，引产一般只用于过期产和产妇子痫前期。然而，从那时起，缩宫素的使用率逐步增加，从 1958 年的 13% 上升到 1974 年的近 40%，一些医师的使用率上升到 75%。这意味着，在周末或公共假期出生的婴儿会更少。缩宫素还可以用来加速已经进展的产程，并缩短分娩时间，以符合"正常分娩"的新限制条件，这一限制条件是根据新"产程图"的算术平均数得出的，而不是基于健康体验。

然而，批评人士指出，这些医疗流程不完全是良性的，相反，导致了产科医师"干预的瀑布效应"。显然，许多人仍然带有亚里士多德关于女性身体有缺陷的古老观念（Barnes，1984：1144），因此，需要纠正。他们说服自己在异常分娩中使用的技术可用于所有孕产妇，并使其受益。因此，在看到结果之前，任何分娩都不能被视为正常。事实上，通过多种干预措施，越来越少的分娩能保持正常。缩宫素滴注和持续的电子胎儿监护的使用（具有较高的假阳性率，并与较高的剖宫产率有关）都限制了产妇活动，而几个世纪以来，产妇活动都被视为有利于分娩。而且，缩宫素所致的宫缩比自然分娩的宫缩更剧烈、更痛苦，子宫破裂的风险更大。

产程中不断进展的疼痛需要更强的疼痛缓解措施。因此，人们逐步提供新药和硬膜外镇痛。硬膜外麻醉可能会减少子宫活动，降低妇女在分娩过程中的活动能力，从而阻碍胎儿的自然旋转和下降，并抑制向下用力的冲动，从而延长分娩时间，同时产妇也有循环衰竭的危险。更多的胎位不正和产钳分娩导致了胎儿的危险和产妇会阴切开的不适，可能会给产妇带来持久的不良后遗症（Wagner，2001）。如果硬膜外处理不当，可能会导致永久性瘫痪、昏迷甚至死亡（May，1994）。会阴切开术成为常规手术，被错误地认为可以防止会阴严重撕裂和盆腔瘘。到 1980 年，英格兰和威尔士平均 52% 的病例使用会阴切开术（Tew，1995：165）。仰卧位（腿可能被抬起放于支架上）取代了分娩时的左侧卧位，成为标准的分娩体位。虽然它对女性来说更痛苦，对胎儿来说更有问题，但在一本权威的助产士手册中，它被称赞为更"舒适"，更有助于产妇向下用力（Myles，1981：309）。

此外，由于"产程进展失败"（现在通常定义为严格按照时间表常规管理产程），剖宫产越来越多，这一主要的手术率也迅速升高。仅这一事实就导致了进一步的干预——禁止或限制每一名产妇进食，使其适合在需要剖宫产时进行全身麻醉。显然，在女性需要所有身心力量时，这种令人衰弱的剥夺本身就可能导致"产程进展失败"。这种剥夺现在被英国国家健康与护理卓越研究所（National Institute for Health and Care Excellence，NICE）定为禁忌证（NICE，2014），但仍在一些英国医院实施（NICE，2007：18）。越来越多的镇痛药也对婴儿产生了影响。这些药物穿过胎盘对胎儿有抑制作用，可能导致呼吸和吮吸困难时间的延长，需要在（昂贵的）新生儿护理病房待上一段时间。

（三）助产专业的回应

尽管 Peel and Short Committees 推荐充分利用助产士的专业知识，但他们的实际建议却指向相反的方向。家庭助产士的消失和医院分娩的医疗化程度提高意味着，在 1902 年的法案中被明确排除在非正常分娩之外的助产士，现在正在失去她们作为正常分娩监护人的角色。助产士的技能被贬低了，取而代之的是干预方法。许多助产士不情愿地被要求采用这种方法，实际上这违背了她们的专业判断（Reid，2002）。此外，越来越多的、有经验的助产士被要求听从高级住院医师的安排，这一些医师只是在初级时接受过 6 个月的产科培训。此外，医院助产士的工作越来越多地划分为产前、产时或产后护理，一些助产士很少接生婴儿，也没有任何一个助产士为妊娠妇女提供妊娠到分娩的连续性服务。

对于家庭助产士来说，虽然遭受多年的低工资和不间断的夜间工作，但让产妇在自己家里成功地分娩，却给了她们极大的满足。尽管家庭助产士做了很完善的安全记录，但她们依然被谴责是不安全的，这等于否定了她们一生的工作。对

许多助产士来说，从家庭转移到医院工作这种经历是痛苦的，退休来得太早（Allison，1996：xx-x）。另一些人则认为，转移到医院可以带来更短的工作时间、更少的责任和更好的职业机会。此时，RCM 并没有极力反对助产士工作的这种转变。由于产科医师（通常是男性，有较高的教育和社会地位）轻而易举地说服了政府，RCM 作为一个古老的助产士职业的管理角色正在日益弱化，而它自己宣称的目的——"助产艺术和科学的进步"——实际上被抛弃了。1974年，RCM 废除了长期存在的家庭助产士委员会，标志着它接受了 100% 住院分娩的理念。一些助产士领袖对这些变化表示遗憾。而其他人却全心全意地支持，她们认为对技术的依赖提高了助产士的地位，而不是实际上降低了地位。她们对寻求家庭分娩工作的助产士、对想要家庭分娩或无干预分娩的医院分娩的产妇没有同情，迫使这些产妇接受现在英国医疗服务体系（NHS）的政策。

尤其引人注意的是，Margaret Myles 于 1975年、1981 年和 1987 年版的《助产士教科书》（该教科书是 1953 年以来许多助产士学校使用的标准教材）中出现了转变。到目前为止，Myles 本人就是一名助产士，她一直认为家庭是"理想"的分娩场所，分娩在绝大多数情况下都是借助大自然的力量，在无人帮助的条件下成功完成的。她警告人们警惕"爱管闲事的助产士"的危险。然而，后来的版本将旧哲学中的"期待式的警戒"斥为"消极的"，反而称赞"积极管理"的"现代概念"及其"有计划的积极方法"。现在"正常"分娩的管理包括常规干预。常规干预被认为是为了确保产妇和胎儿更大的安全，而心理物理学的疼痛管理方法被摒弃，并被药物取代。本书建议，助产士必须接受"现代观念"，努力保护"被误导"的少数产妇要求不干预分娩的依从性，并且保持"过时"的照护连续性。大力提倡医院分娩，认为助产士独自负责一名产妇会剥夺产妇由"产科团队"提供的"科学专家护理"的权利。实际上这种观点是一种倒退。助产士应该享受她们作为医疗管理"团队"（如"小产科医师"所暗示的那样）中技术合格成员的新角色，而不是将自己视为之前的运动中所认可的临床独立执业者。实际上，并

不是所有的助产士都赞同这些发展。包括激进助产士协会（ARM）在内的一些组织决定在英国医疗服务体系（NHS）内与这种发展趋势抗争；另一些人则离开了这种服务体系，以独立从业者的身份开设私人门诊，提供上门接生和分娩体位选择的服务。

（四）服务对象的抗议和"积极分娩"运动

抗议也来自生育妇女本身。她们的抱怨得到了卫生保健使用者组织的支持，这些组织构成了战后消费者运动的一部分，其中包括国家分娩信托基金（National Childbirth Trust，NCT）和改善产妇服务协会（Association for Improvements in the Maternity Service，AIMS）。AIMS 要求更多富有同理心的产妇照护，包括选择家庭分娩、无干预的护理和分娩体位，这些想法在医学界被普遍认为是被误导的中产阶级少数人的时尚。一位产科医师写道，这样的女性太过无知或自私，以至即使是为了婴儿的安全，也不愿意接受自己作为"患者"的角色。他无疑是把子宫看作了火车的引擎，抱怨这类产妇"主导了治疗"，把专业人员的作用从火车的"信号盒"降级到了"踏板"（也就是说，将专业人员从控制分娩的合法地位降级到旁观者）。此外，尽管放射学证据显示，与通常使用的仰卧位相比，第二产程蹲位使骨盆出口扩大了近 30%（Russell，1982）。但直立位分娩仍被谴责为太"原始"（过时）或太"创新"（未经测试）。此外，"专业人士"不得不接受的"奇怪的"体位，会影响到他们工作时的"安全感"。这是一个巨大变革的时代，媒体和公众对产妇护理质量产生了极大兴趣，包括在伦敦一家大型教学医院举行的关于分娩体位选择权的抗议活动。这增加了对米歇尔·奥登特所支持的生育可能性研究的兴趣（推荐直立分娩和水中分娩）（Odent，1976）；以及对 Leboyer 在电视和出版物上展示的对平静出生可能带来的影响产生兴趣（Leboyer，2011）。妇女对这些倡议感到兴奋和鼓舞，这些倡议得到越来越多的研究和证据的支持。这些研究和证据证明积极和直立位生育，以及人道生育环境的价值。助产士自己也开始对这一运动感兴趣，更多的产房和分娩单位变得人性化，助产士开始在实践中使用这些技能。

七、进一步的立法框架：1979 年的护士、助产士和健康访者法案；2001 年及以后的护理及助产制度

与此同时，1979 年政府发起的《护士、助产士和健康访视者法案》在 1983 年实施后，助产士又面临了其他的问题。这一法案取代了英格兰、威尔士、苏格兰和北爱尔兰针对这 3 种职业的不同监管机制，并形成了一个保护伞组织——英国中央委员会（United Kingdom Central Council，UKCC）。为了使助产士的特性得到认可，政府成立了一个法定的助产常设委员会，负责审议所有与助产有关的事宜。然而，由于该委员会隶属于护士占主导地位的 UKCC，就像她们在 CMB 之下一样，助产士不再是一个自我监管的职业。

护士对助产问题缺乏同理心这一点，在"2000 计划"中表现得尤为明显。"2000 计划"是英国妇产科委员会 1986 年提出的建议，将护士、助产士和健康访视者这 3 种职业的基础教育整合成一个为期 2 年的护理课程，然后是 1 年的专科教育，助产学是其中一个"专业"。因此，参加这类课程的学生的助产学教育将减少到一年的实际助产学知识。RCM 强烈反对这一观点，认为助产士的临床责任清楚地将他们与护士区分开来，削减助产士教育将使助产学降级为护理学的一个分支（RCM，1986）。此外，这一建议违反了 1980 年欧洲联盟（欧盟）的指令。该指令规定，希望在欧盟委员会国家执业的英国助产士必须接受较长时间的助产士培训，而且一般不是护士。面对这一现实，英国妇产科委员会做出了让步。

接着发生了一个有趣的转变。直接入学学习助产学课程没有被淘汰，而是范围进一步扩大，并赋予更高地位。这意味着扭转了一个世纪的趋势，并防止官方将助产学降级为产科护理。现在直接入学学习助产学课程多于学制缩短的课程（参见第 5 章）。值得注意的是，助产学课程的学位地位也超过了护理专业。

直到 2002 年，UKCC 保留了下来，并进行了一些修改。2001 年护士和助产士法案形成，并成立了护理和助产理事会（NMC），其任务是维护注册登记，制定教育和实践标准，并调查对不良实践的指控（参见第 3 章）。在这一点上，UKCC

不复存在，英国国家委员会——英格兰、威尔士、苏格兰和北爱尔兰——被废除。苏格兰国民健康保险制度、威尔士和北爱尔兰医疗检查和教育委员会（NIPEC）承担了一些由国家委员会正式承担的角色。

从助产学的角度来看，护理和助产理事会保留助产委员会，少数资深助产士在其中，负责就"任何影响助产专业"的问题向护理和助产理事会提出意见，包括专业和政策的发展，以及国家法规的预期或实际变化，包括教育、实践和监管（参见第 3 章、第 4 章）。

2015 年 9 月，在针对监管的一份由 Kirkup（2015）通报报告和一份由 NMC（Baird et al，2015）委办的报告出台后，监管从立法中分开。Kirby（2015）表示，人们对这一做法的态度褒贬不一，他们担心这可能会对妇女和婴儿的护理，以及助产士的支持产生影响。Kirby 表示，废除法定监管将会留下一个空白，将对助产士、妇女和产妇服务造成影响（参见第 3 章）。

（一）寻找新声音

1989 年 出 版 的 *Myles Textbook*（Bennett et al，1989）进一步显示了助产士更加积极进取的立场。新版本与以前的版本形成了鲜明的对比，其中包括参考文献和研究。这本书与《助产士手册》完全不同，它强调助产士有责任在可行的情况下，照顾妇女对分娩和分娩体位的选择，以及缓解疼痛的形式等。它还指出，助产士还应努力，尽可能地让这一正常但关键的生活事件为产妇、伴侣和家庭带来快乐。值得注意的是，*Myles' Midwifery*（该领域的另一本标准教科书）的相应版本也采用了类似的方法，侧重于终身学习、研究和证据。进一步值得注意的专业发展是 1986 年 MIDIRS 的创刊。这是一份助产士管理的、关于孕产妇保健的最新文献和研究的季度评论摘要。加上 1993 年 British Journal of Midwifery，Midwifery，Evidence Based Midwifery 的 问 世，为学生和合格的助产士提供了强大的由助产学主导的研究和证据基础。越来越多的研究活动也加强了专业的声音，特别是随着助产士主导的研究兴起和关注妇女和助产士有关问题的研究问题的（Baxter，2007；Devane et al，2010；Downe

et al，2001；Lavender et al，2006；Sandall et al，2015）。

（二）"选择、连续性和控制"

1991 年，在英国下院议员 Audrey Wise 的倡议下，下议院卫生委员会（下院议员 Nicholas Winterton）再次对产科服务进行了研究。Wise 希望知道，为什么她认识的年轻女性分娩会造成如此大的创伤。与以前英国卫生部指定的问询不同，该委员会并没有从分娩作为一种不可避免的危险事件，需要医疗管理的消极立场出发，而是作为一种正常的生理功能，健康的妇女通常可以在没有帮助的情况下成功地完成。第一次，助产士也被纳入此次问询顾问中，并邀请了服务使用者和服务提供者，提交书面和口头的意见。与之前该委员会的建议不同，Nicholas Winterton 更相信公正的统计分析，而不是未经证实的产科医师的断言。

此外，由于与安全相关的证据不支持 100% 产科医师为主导的医院分娩（CU）的政策，该委员会主张扩大分娩地点的选择范围（House of Commons Health Committee，HCHC，1992，xlviii）。农村或城市的全科医师诊所提供了家庭分娩和产科医师为主导的医院分娩之间的折中办法，并建议立即放弃以安全或费用为假定理由的封闭想法（HCHC，1992：lxv）。委员会以产妇对产科服务的满意程度，作为其成功的标准，谴责现行的将围生期死亡率作为评估产科服务质量的唯一标准，并主张应依据孕产妇发病率对服务质量进行审核（HCHC，1992：lxii）。

该委员会注意到，同其他医学专业一样，产科也受流行因素的影响。这导致了新的产科流程的引入只是因为它们可获得并常规使用，而没有考虑到可能对产妇产生不利后果（HCHC，1992：xlviii-xlix）。因此，妇女应该有权选择拒绝干预，包括引产、电子胎心监护、硬膜外麻醉和会阴侧切，而不像往常一样接受干预（HCHC，1992：xxiii）。妇女还应该能够对自身的分娩具有控制感，自由选择分娩体位（HCHC，1992：lxix）并由同一位助产士全程照顾。该委员会在"选择、连续性和控制"原则下总结了其助产理念。值得注意的是，委员会的结论是，为了发展更人性化的产科服务，对助产士的角色进行重新评估是必要的。委员会呼吁恢复助产士以前的临床责任，谴责目前对助产士的利用其实是"可耻的浪费金钱"（HCHC，1992：lxxxi）。

政府的回应"改变分娩"（DH，1993）接受了 Nicholas Winterton "以妇女为中心"的照护理念，提出了实施其建议的五年目标。然而，这份文件仅仅是协商性的，缺乏实施任何广泛变革所需的工具和资金。寻求家庭分娩的妇女仍然报告说，全科医师威胁要把她们从英国医疗服务体系（NHS）的名单上划掉，许多卫生当局以助产士短缺为由拒绝她们。在助产士主导的分娩中心存在的地方，尽管保持着分娩干预率低，产妇满意度高的记录，但仍处于勉强获准状态。卫生当局憎恨除了维持普通医院设施之外，还要维持这些"试验"的费用（Lee，2001）。

（三）分娩中，选择权在谁

为了应对不断变化的分娩，英国皇家妇产科学院（RCOG）对"以妇女为导向的照护"的理念做出了认可，援引了"安全"方面的考虑，这是对当前干预主义做法的一种含蓄的辩护。很明显，它还主张对胎儿的安全给予"同等关注"。胎儿是分娩事件中的"另一个重要人物"（RCOG，1993）。几世纪以来，英国法律都没有承认未出生的胎儿是"人"（现行堕胎法的基本原则）。然而在1992年，伦敦一家医院的产科医师获得了法院的强制剖宫产令，理由是一位母亲以宗教为由拒绝同意。类似的命令也随之而来，都是在没有母亲出庭的情况下下达的。直到1998年5月，上诉法院才裁定，强行侵入有能力的成年人的身体是非法的，即使是妇女的生命或胎儿的生命都有赖于此。胎儿不是与母亲分离的个体，其医疗需要不能凌驾于母亲的自决权之上。尽管有这种不利的判决，一些产科医师仍坚持着奇怪的双重思考。这使得他们将流产的胎儿（一直到足月，如果胎儿为"残疾"）视为非人，但却将可能拒绝干预的孕妇的胎儿描述为"患者"，从而不合逻辑和错误地赋予其与母亲同等或高于母亲权利之上的、完整的人的身份（Royal Society of Medicine，2002）。

除了上诉法院对产妇的法律自主权做出了明确的承认外，真正的妇女选择机会还存在疑问。要做出真正的选择，必须提供关于现有选择的充分和公正的资料（参见第34章）。然而，对医院产前资料提供情况的评估显示，在某些医院，选择是有限的。实际上，他们会通过将风险降到最低并夸大不使用产科技术的潜在危害的信息，引导产妇接受产科医师所决定的技术干预（Stapleton et al，2002）。

此外，干预实际上是作为正常分娩的一部分。2001年，在特伦特地区进行的一项研究表明，在956次"正常"或"自发"分娩（也就是说，不包括器械分娩或剖宫产）中，超过60%的分娩发生了干预。这些包括羊膜穿刺术、引产和（或）催产、会阴切开术和硬膜外麻醉。约1/3的情况下，进行了引产或催产，89%的羊膜穿刺术是在子宫颈完全扩张之前进行的（Downe，2001；Downe et al，2001）。

最近的一项研究表明，尽管可能存在支持分娩地点选择权的机构和方案，但在英国，大多数女性继续在医院分娩。这首先可能是受到执业人员假设女性需要在医院分娩的影响，另外这些执业人员缺乏反思（Houghton et al，2008）。Grigg等（2015）在新西兰进行的一项研究发现了这种选择的复杂性，并强调了女性对自己在规模较小、助产士主导的分娩中心分娩的能力有信心的重要性（参见第34章）。

（四）生孩子是"外科手术"吗

鉴于这种过多的医疗干预，2001年苏格兰专家咨询小组[2001年苏格兰生殖健康临床效果项目（SPCERH）]报告指出，苏格兰的剖宫产率（CSR）接近20%已不足为奇。而英国国家警戒审计（National Sentinel Audit）显示，英格兰、威尔士和北爱尔兰的剖宫产率甚至更高。此外，各地区和医院之间的剖宫产率存在着显著差异。就病例组合而言，这些差异是无法解释的，因为这些剖宫产百分比差异归咎于不同的剖宫产指征。这些结果清晰地表明了，目前剖宫产的使用缺乏达成共识的客观标准。令人不安的是，尽管有50%的产科医师认为现有的剖宫产率太高，但21%的人并不这么认为。此外，在私立医院，产科医师是按服务项目收费的，这种侵入性手术的费用要比阴道分娩的监管费用高得多。因此，在私立医院，剖宫产率要高得多，约超过 40%（Churchill et al，2006：54）。然而，世界卫生组织 1985 年的共识会议得出结论，如果剖宫产率超过 10%～15%，那么预期结果不会有任何的改善。荷兰和斯堪的纳维亚国家保持着这一较低的剖宫产率，并且，这些国家的孕产妇和围生期死亡率也是世界上最低的（Wagner，2000）。世界卫生组织妇女和儿童健康司前任司长瓦格纳也指出，没有任何证据表明产科医师所谓的剖宫产会降低围生期死亡率（Wagner，2000）。

虽然私立医院中影响产科医师的剖宫产决策的直接经济诱因不适用于英国医疗服务体系（NHS），但是，2004 年，英国引入的由结果决定的薪酬体系（PBR）为医院信托机构支持选择性剖宫产提供了反向激励（Baldwin et al，2007）。其他因素包括方便产科医师"日间工作"（Brown，1996；Gans et al，2007）、害怕诉讼和重复剖宫产（约占总数的 14%）（Churchill et al，2006：88），从而进一步扩大了剖宫产率。剖宫产率上升的另一个因素是，产科医师记录中 7% 左右的病例是因为产妇要求。一些要求剖宫产的女性是因为之前阴道分娩的负面经历；另一些人则被当今的文化，尤其是电视所产生的对分娩的普遍恐惧所困扰（Baxter，2007；Gould，2007）。有些产妇被劝说，剖宫产对婴儿更安全（NICE，2004；Weaver et al，2005）。2001 年警戒审计发现，有 50% 的产科医师受访者持有此观点。警戒审计还发现，产科医师可能低估了部分女性选择剖宫产，实际上是受到了医师给出的建议的影响。产科医师可能也会争辩说，他们没有时间向妇女提供关于剖宫产已知情况的充分和公正的信息（Wagner，2000），而且，正如妇女的证词所表明的，一些产科医师认为妇女不需要这些知识（Barbieri，2006）。

当然，研究表明，有较大比例的、经历过剖宫产的女性不知道为什么要做剖宫产（Baxter，2007），一些人抱怨说，她们是被逼着采取了剖宫产，其实她们不想（Weaver et al，2005）。据 AIMS 报道，几乎每天都有迫切想要避免剖宫产的女性联系 AIMS 代表（Beech，2006）。构成 2005～2006 年出生总数的 24% 左右的剖宫产率，

占据分娩开支的 40% 以上，每年花费英国医疗服务体系（NHS）20 亿英镑的成本（NHS Institute for Innovation and Improvement，2006）。

然而，这一趋势似乎正在发生转变，NICE 最近的建议强调有必要考虑为提出这一要求的女性提供剖宫产服务，并强调与女性充分讨论其选择、风险和好处的重要性，其中可能包括围生期心理健康支持（NICE，2011）。

（五）政府的观点

英国医疗服务体系（NHS）的财政负担最初是在 NICE 2004 年剖宫产指南中提到的，希望减少不断上升的剖宫产率（苏格兰也有类似的指南）。现在这一指南已经被 NICE 2011 年的指南所取代。比较了两种分娩方式对母亲和婴儿的风险，现在不鼓励使用剖宫产，因为与阴道分娩相比，剖宫产的优势不明确，而且，此阶段，母亲选择性剖宫产的理由并不充分。尽管许多产科医师认为剖宫产率过高，但也有一些人对它的增加表示欢迎。这些在 NICE 2011 年的指南（"这条法令"）发布后，立即遭到伦敦 2 名产科医师的抨击。他们援引温特顿的"分娩选择"原则，宣称剖宫产是对母亲（尤其是婴儿）来说最安全的分娩方法，并坚持"大多数"产科医师同意这一观点（Fisk et al，2004）。

然而，国际妇产科联合会（FIGO）重申了正常的阴道分娩，对于母亲和孩子，无论是短期还是长期结局上都更安全，因为非医疗原因的剖宫产在伦理上是不当的（FIGO，1999；2003；2008）。同样重要的是，在 2002 年，主要的私人健康保险公司 AXA-PPP 停止支付剖宫产费用，因为公司越来越难以区分医学上必要的剖宫产病例和个人选择的剖宫产病例（British Broadcasting Company，BBC，2002）。

FIGO 关于阴道分娩比剖宫产更安全的总体立场，得到了最近的多中心前瞻性队列研究（世界卫生组织全球调查的一部分）的支持。该研究对 97 095 名新生儿进行了调查。该研究的结论是，近年来机构层面剖宫产的增加并没有显示对母亲或婴儿带来任何明确的益处，相反，增加了母婴的发病率（Villar et al，2007）。一项进一步的研究表明，对于之前曾有过剖宫产的人来说，低风

险女性与高风险女性相比，发生孕产妇并发症或围生期死亡率更低（Kaboré et al，2015）。

其他负作用可能包括紧急子宫切除术、生育能力降低、不明原因死产率增加、医源性早产、胎儿撕裂伤、母肠穿孔和生殖道败血症（Langdana et al，2001；Robinson，2004/2005；Smith et al，1997，2003a，2003b；Wagner，2000）。事实上，两位伦敦的女妇产科医师建议，在没有医疗适应证的情况下，应该只有在确认的第二种情况下才可以进行诊断（Bewley et al，2002）。

（六）"选择、连续性和控制性"？从温特顿，到母性问题到更好的出生率

NICE 最近的一份出版物呼应了 Nicholas Winterton 的选择、连续性和控制原则，在护理健康分娩妇女及其婴儿方面提供了"最佳实践建议"（NICE，2014）。这些指南提倡控制、尊重和同情，强调妇女需要根据良好的、基于证据的信息做出选择。这包括提供关于出生地点的明确资料和选择，不论是在家中、在生育中心或医院，以及提供一对一的照顾。如果一切进展顺利，既不应提供临床干预，也不应提出建议。出生地点选择研究是调查出生地点和安全的第一个主要研究（Birthplace in England Collaborative Group，2011a）。这项研究的证据表明，生育"一般来说非常安全"，生育中心和助产士主导的分娩中心为妇女和她们的婴儿提供了一个安全和有益的选择。对于经产妇和多产妇，在家庭分娩比在医院内的分娩中心更安全，干预措施的风险和对剖宫产的需求更低。对初产妇来说，计划家庭分娩比在分娩中心或以助产士为主导的产房中分娩所带来的围生期不良事件发生风险会更高，在产时或产后转介的风险会更高（Birthplace in England Collaborative Group，2011b）。

然而，相比 2011 年英格兰和威尔士 2.4% 的家庭分娩率，2013 年小幅度下降至 2.3%，（Office for National Statistics，2014）（苏格兰为 1.38%，北爱尔兰为 0.28%）。这可能与行医者对这一家庭分娩过程缺乏经验或缺乏信心而产生了挫败感有关（Edwards，2005，2008）。此外，助产士的短缺也可能会影响是否可以家庭分娩（RCM，2015a）。另一个分娩选择是以助产士为主导的

产房，目前占总生育率的 4% ～ 5%（Dodwell，2013）。这些分娩中心的数量略有增加，虽然有些已经关闭。但是尽管它们的效果一直很好（Rowbotham et al，2006），政府对这些中心的支持被一些产科医师谴责为"吝啬"的举动，是用来取代产科医师为主导的 CU（Carlisle，2007）的"劣质"服务，并被一些媒体谴责为内在的危险（Sarler，2012）。

令人鼓舞的是，英国卫生保健委员会（Healthcare Com mission，HCC）在 2007 年初（HCC，2007；2008）对 2.6 万名产妇进行了全国性调查（随后是 2013 年），记录了产妇对自己分娩经历的看法。然而，2015 年的调查发现了需要进一步发展的领域（Care Quality Commission，CQC，2015）。许多妇女觉得自己得到了更多的支持，她们重视连续性，重视助产士的倾听。然而，一些妇女报告缺乏前后一致的资料，有一名妇女认为她们在分娩期间所关心的问题没有得到重视。这得到了 NPEU 报告（Redshaw et al，2015）的支持，该报告还强调，尽管 33% 的女性表示，她们只有一个选择，更多的女性意识到生育地点的选择。

2008 年医疗质量委员会（CQC）报告与 2015 年 CQC 报告在分娩和分娩过程中所采用的体位差异不大，很少有可供选择的体位。令人惊讶的是，在正常分娩的女性中，19% 的人使用马镫（CQC，2015），71% 的女性在分娩过程中能够自如地走动。在阴道分娩中，13% 是站立、蹲下或跪着分娩的；18% 的人坐在床上；侧卧占 5%；32% 的孕妇平躺着或者靠在枕头上，而后者是 15 年前由产科医师所倡导提出的（Steer et al，1999）。不幸的是，27% 的被调查者描述在医院分娩的过程中，当她们处于极度的焦虑不安时候没有人安慰照顾她们（Steer et al，1999），这表明尽管已经取得了一些进展，但仍然存在一些令人担忧的事件。

最近，英国医疗服务体系（NHS）首席执行官委托坎伯利奇男爵夫人（Cumberledge，2016）对英国进行了一次范围广泛的评估。职权范围是"审查英国和国际证据，并就安全有效的产科服务模式提出建议，包括以助产士为主导的分娩单位"。这是在莫雷坎比湾事件的背景下进行的，因此安全和质量是工作的基础。

在这一年的时间里，该评论征求了专业人士、公众、服务使用者和其他人的意见，并收集来自英国各地的信息和意见。这产生了一份有远见的文件和建议，以确保妇女的选择和安全，包括持续的护理。媒体的头条新闻是妇女将承担她们的医疗费用。这可能被视为一个更新的"变化的分娩"，许多信息是相似的。然而，英国医疗服务体系以"产妇转型计划"（NHS, 2016）作为回应，该计划似乎在改善分娩质量的许多方面发挥了作用，尽管目前评估这可能对妇女、婴儿和助产士及其实践产生何种影响还为时过早。

（七）生育中心/助产士主导产房的兴起

越来越多的育龄妇女有了其他选择，包括更多选择在家、助产士主导产房（midwifery-led unit，MLU）和生育中心（Redshaw et al, 2015; NICE，2014）分娩。尤其是在英格兰和威尔士，分娩中心和助产士主导产房的发展在一定程度上是由服务配置主导的。例如，服务集中在一个更大的中央医疗单位（centralized medical unit，CMU），而 MLU 则是在它旁边或一个更小的产科中心内设立的。与此同时，地方和国家媒体经常高声报道反对"降低"产妇病房的等级，认为产科医师不在场是一个主要的不利条件。这在媒体上经常被渲染为一场"战斗"，产科医师的地位被进一步巩固，而 MLU 的发展却被宣传为不公平和不安全（BBC，2013; 2015）。甚至支持 MLU和生育中心的 RCM 也对这些变化使用了类似的术语（Dabrowski，2013）。这不可避免地给人一种印象，即助产士为主导的服务在质量和安全方面是对妇女及其婴儿较少的服务，这是由当时受助产变革影响最大的人发布的。女性自身的期望和愿望也很重要。现在生孩子的女性是在一种文化中长大的，在那里，医院分娩是一种常态，而她们缺乏分娩替代方案的经验和知识，这使得生育中心、MLU 或家庭分娩似乎是一种激进的选择。

然而，随着合并，产科越来越大，越来越不人性化，有可能转向"传送带式护理"（Allotey et al，2012），这可能会使 MLU 和生育中心成为更具吸引力的选择。1.8% ～ 4% 的新生儿在 MLU和生育中心出生，并且存在显著的地区差异，西南部和威尔士的比例最高（Dodwell，2013）。正

如这些举措提供了一个更"家庭"的氛围，更好地持续照顾妇女和她们的家庭，更少的干预和更高的满意度，他们也为助产士提供更好的经验，更多的实践自主权，护理和关系的连续性（Sandall et al，2015）。然而，随着一些生育中心和 MLU的开业，其他一些则关门大吉（Beech，2012; Dodwell，2013），通常是由于经济拮据，这再次减少了女性和助产士的选择。

（八）风险、实践和研究

产科医师常说，没有分娩是正常的，直到结束，支撑这一说法的是现在普遍存在的"风险"概念。妊娠和分娩中存在的某些风险一直为人所知，其中最严重的风险通常很容易为临床专家所认识。然而，风险因素预防和量化方面的困难使得风险评分"系统"高度可疑，而它们的预测值，无论是正的，还是负的，都被证明是糟糕的（Enkin et al，2000: 49-51; Tew，1995: 110-111，256-268，330-338）。

对风险的医学关注可能会使助产士——所谓的正常分娩（无干预分娩）的监护人——受到孤立，他们的经验和专业技能也会受到损害。如今，除了家庭分娩或在独立的助产士主导的分娩中心工作外，助产士的实践通常由政府负责管理，或至少受由产科医师制订的方案的影响。这些包括可能在有限的研究和证据的基础上采用的工具和方法。其中一个例子是产程图（参见第 36 章和第 37 章），它用于绘制分娩过程中妇女和胎儿的进展情况。Lavender 等（2008）的一项调查发现，大多数人并不否认自己从主动分娩开始。进展的速度通常也没有报告，当它报告时，一些单位指定"正常"进展为宫颈扩张 0.5cm/h，其他单位为 1cm/h，还有一些单位为 2 倍。有趣的是，只有 7 个单位对多胞胎和初产妇使用不同的产程图。Cochrane 的一项研究表明使用常规的产程图（Lavender et al，2013）进行"标准的分娩管理和护理"的证据有限。然而，产程图仍然在使用，而且似乎像产程图这样的工具在系统中"根深蒂固"（Lavender et al，2008）。然而，这种情况并不新鲜。在过去，生育妇女及其婴儿受当时接受的医疗干预和处方的影响，这些干预和处方也被认为对她们的健康至关重要，同时也是基于一个

错误的前提，即大自然经常需要帮助、控制和纠正。当时出现了许多现代已经抛弃的"最佳"医疗实践，包括"预防性"妊娠放血、分娩和流产；常规清洗新生儿，用难以消化的人造食物代替"有害的"初乳；对于产后妇女，强制性的半饥饿饮食和延长卧床休息时间，后者实际上一直持续到第二次世界大战之后（Donnison，2007）。

这个例子说明了助产实践的变化，以及向更个性化、基于证据的护理转变的潜力。

越来越多的实践是在研究和证据的指导下进行的（参见第 6 章），助产士本身在主导研究中发挥了重要作用。从助产士拥有的资源较少的时期（包括获取和接受教育标准）来看，这是一个重大的成就，它可以在某种程度上平衡专业团体间的关系。

反思活动 2.1

你认为过去助产实践的哪些特点在当代会有价值？

八、助产士：现在和将来

如前所述，真正的助产士的未来（不是指那些在医疗指导下干预分娩的助产士，实际上，她们的角色是作为产科护士）与正常分娩息息相关。然而，除了在家中或 MLU 分娩外，正常分娩（定义为无引产、剖宫产、器械分娩或会阴切开术的分娩，但包括硬膜外麻醉和其他麻醉）正在成为少数，在英格兰约为 45%，苏格兰和北爱尔兰为 35%，威尔士为 48%（RCM，2015b）。

一些计划家庭分娩的妇女认为英国医疗服务体系（NHS）助产士控制太多，所以雇佣了独立自主的助产士；其他人决定自己生产（Cooper et al，2008；Walsh，2008）。最近发生的"自由分娩"（女性选择无人照看的方式分娩）案例表明，一些女性可能无法从陪产人员那里得到安慰，或者确实可能认为陪产人员会妨碍分娩体验。这种关注质量的经历也许与世界上一些地方情况不同，有些地方的妇女没有能力选择训练有素的助产士，或助产士在妊娠和分娩期间支持和照顾她们，由此带来的妊娠和分娩的发病率和死亡率都很高（WHO，2014）。此外，就像在 Willughby 的日子，一些妇女隐藏自己妊娠，悄悄地生产，丢弃孩子

以希望被陌生人发现。为了不让人怀疑大自然的持续和令人敬畏的力量，他们只需要回忆一下索菲亚·佩德罗（Sophia Pedro），她在 2000 年 3 月，在林波波河湍急的洪水包围下的一棵树上待了 4 天后，在直升机救援之前，她在那里生下了一个健康的女儿（Daniel，2008；NPR News，2000）。

近年来，政府对英国医疗服务体系产妇保健服务表现出前所未有的兴趣，为从业者发布基于证据的指导方针，并赞助用户意见的研究，后者引发了产妇问题（DH，2007）。这是在 2009 年底之前提出的，孕妇应该能将自己推荐给助产士或全科医师，这是首选；选择在家中或分娩中心而非医院分娩；并在分娩和分娩期间接受个别助产士照料。然而，英国医疗服务体系的资金分配仍然偏向于干预主义而非非干预主义的护理（O'Sullivan et al，2007），这导致了持续的助产士短缺，阻碍了在家中助产服务的提供和医院护理的连续性。如果产科审查建议得到充分实施，未来可能会有更乐观的做法（Cumberledge，2016）。

虽然许多助产士致力于他们的使命，但长时间的工作（有些可能没有报酬）和人手不足导致注册助产士不断从劳动力中流失。此外，许多人对成为真正的助产士（或"与女性在一起"）的愿望与由医疗指导和管理要求主导的匆忙的护理现实之间的鸿沟感到幻灭（Ball et al，2006；Curtis et al，2006；Kirkham，2007）。不足为奇的是，批评者认为，孕妇问题的目标不太可能在预定日期实现（ARM，2007）；最近的一份国家审计办公室（National Audit Office，NAO）报告承认，这些目标确实没有实现，NAO 也没有一个战略来衡量与既定目标（NAO，2013）之间的进展。

反思活动 2.2

在助产士和产妇护理的历史上，你认为什么是反复出现的主题？

九、结论

弱小的助产士协会的先驱们走过了一条漫长而艰难的道路。直到 1902 年，他们实现了助产士注册法案的目标。同样繁重的是，他们的继任者为助产成为一门专业而奋斗，直到 1941 年助产正

式升格为"大学",并于 1947 年授予皇家特许状,他们才取得了这一成就。然而,从那时起,医院对产妇护理的集中化和"新产科"的发展影响了正常分娩率,并影响了助产士技术本身。虽然最近政府对助产士接生的支持鼓励了 RCM 在助产士领域的"复兴"(Davis,2005),但这种复兴不会自行到来。首先,它需要 RCM 的积极和热情的领导,RCM 致力于其英国皇家宪章所述的目的,即促进"助产学的艺术和科学"。其次,它需要通过与服务对象和更广泛的妇女组织合作,与它所服务的妇女结成联盟(Savage,2007:176)。最后,如果正常分娩"运动"(现在称更好的生产计划,RCM,2015b)成功,RCM 要像维多利亚时代的创业者,必须将复杂的政治技巧和好斗的决心传给助产士后继者。

他们将得到这一代助产各个领域的助产士领袖的帮助。这些助产士声音响亮,充满激情,他们需要继续把助产士的声音提高到最高水平——无论是通过他们的研究、教育实践和管理角色,还是通过社交媒体。

不管对那些进入这个行业的人还是已经处于这个行业的人来说,积极的方面是,在英国和从事助产学的其他国家,其招募活动依然强劲。在英国,可能部分原因归功于电视剧《呼叫助产士》或纪录片《墙上的苍蝇》的成功,这些纪录片讲述了学生助产士、助产士和妇女的故事。这也像是女性和男性被一个角色所吸引,这个角色如同时间一样古老,不断变化和挑战,但却拥有特权去支持一个女性和她的家人独特的转变过程,这个过程就是从妊娠期、分娩期及产褥期过渡到新的父母角色及新生儿过渡到独立生活。

要点

在考虑助产士和助产学的历史时,我们需要认识以下几点:

- 直到最近,医学领域的许多文本都是由男性从业者撰写的,他们是一个占主导地位的竞争群体的成员,其中许多人对自己的男性优势充满信心,期待着助产士的彻底废除。
- 许多医学作家对助产士表现出明显的歧视女性的偏见,或者顶多是一种对助产士的贬低和屈尊俯就,不管助产士的技术有多高超,事实上,他们对生儿育女的态度也是如此。
- 过去的经验教训对目前的孕产妇照护组织有实际意义,对未来也有实际意义。

(翻译:郭洪花　审校:张宏玉)

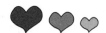

第 **3** 章

助产士的监管

Belinda Ackerman

一、引言

本章概述了助产的监管，包括助产监管的历史、英国护理和助产士理事会（NMC）助产士委员会的解散、助产士的法定监督及助产士的独立执业规则。本章强调了助产士需要每 3 年进行重新认证注册的新规则，以此来保证助产士的专业能力。

对助产士来说，熟悉监管的基本原则，了解实施的框架至关重要，从而确保为母婴提供安全及优质的助产服务。

二、关于管理助产专业的立法历史概要

如表 3.1 所示，自 1902 年的第一个助产士法案以来，世界各国已经制定了一系列规范助产和产妇护理的行为准则、修正案、法令和白皮书。

表 3.1　规范助产专业立法的历史

报告和立法	日期（年）	目　　　的
The Midwives Act（the first act）	1902	设立了一个有关助产士的法定机构——英格兰和威尔士中央助产士委员会（Central Midwives Board，CMB），制定了宪法并规定了法定权力。该法案于 1918 年、1926 年、1934 年、1936 年和 1950 年进行了修订
The Midwives Act	1951	合并以前所立的所有法案
Nurses, Midwives and Health Visitors Act	1979	出于监管的目的，助产士与其他专业团体在英国中央委员会（United Kingdom Central Council，UKCC）和另外 4 个国家级委员会（英格兰、威尔士、苏格兰和北爱尔兰）的监管下首次合并。法案建立了 3 个职业的登记项，共包含 15 个部分，包括不同的护理专业方向，其中助产士在第 10 部分。由于英国皇家助产士学院（RCM）和激进助产士协会（ARM）抗议助产士被护士监管，成立了一个独立的助产士委员会（Jowitt et al, 1997） 该法案于 1992 年修订
Nurses, Midwives and Health Visitors Act	1997	合并 1979 年和 1992 年的法案，并纳入其所有修订的法案

续表

报告和立法	日期（年）	目　　的
Health Act	1999	根据 1999 年卫生法第 62（9）条起草的现行助产士法（DH，1999）规定建立护理和助产士理事会（Nursing and Midwifery Council，NMC）的法令，它代替了 1997 年的 "Nurses，Midwives and Health Visitors Act"
Modernising Regulation in the Health Professions	2001	英国国家医疗服务体系（National Health Services，NHS）咨询文件发布了国家卫生服务计划（DH，2000），建议成立英国卫生监管理事会（UK Council of Health Regulators），以协调处理所有专业及其监管机构的投诉新的理事会将独立于国家，并通过新的理事会向议会及所有专业管理机构负责。理事会有权力修改监管框架，但是没有权力接管或干预个体是否胜任工作的案例（DH，2001）
Nursing and Midwifery Order	2001	草案提出建立护理和助产士理事会，并于 2001 年 10 月提交议会审议，根据 1999 年卫生法第 62（9）条获得批准 2001 年护理和助产士理事会法令生效，此外，根据法定文书 2002 第 253 号（DH，2002a）英国护理和助产士理事会于 2002 年 4 月 1 日开始运行护理和助产士理事会对独立的枢密院而不是国务秘书直接负责，从而消除了作为护士和助产士主要雇主的可能的偏见来源
National Health Service and Health Care Professions Act	2002	该法案成立了英国卫生监管机构（DH，2002b），即医疗保健监管卓越理事会（Council for Healthcare Regulatory Excellence，CHRE）
Trust，Assurance and Safety -The Regulation of Health Professionals in the 21st Century	2007	白皮书在对 "非医疗保健行业的监管（DH，2006a）和优秀医师与更安全的患者（DH，2006b）" 及 "希普曼调查第五次报告（HM Government，2004 年）和 Ayling、Neale 和 Kerr/Haslam 调查报告（HM Government，2007a；2007b）" 这两个规范之后，对英国卫生体系进行了重大改革。主要修改了以下几个方面： ● 理事会构建了所有专业监管机构的组织结构，使非专业人员和专业人员之间的会员资格平等 ● 独立任命专业人员 ● 刑事证明标准应用到民事证明标准 ● 提高胜任资格到实践经验的标准（医师要求每 5 年重新验证一次）并对议会所负责增加（DH，2007）
Health and Social Care Act	2008	该法案扩大医疗保健监管卓越理事会（CHRE）（2008）的权力，包括审查胜任资格和实践经验，并建立了医疗质量委员会（Care Quality Commission，CQC）（DH，2008a）
Health and Social Care Act	2012	本法令第 222 节设立了健康和社会关怀专业标准局（以前称为医疗保健监管卓越理事会） 医疗保健监管卓越理事会是负责监管规范英国医疗保健和社会护理专业人员的法定机构，它评估其表现，进行审计、审查，并向议会报告（DH，2012）
The Nursing and Midwifery（Amendment）Order	2008	该法令更新了护理和助产士理事会和实践委员会的规模和成员资格（见专栏 3.1），它于 2009 年 1 月生效（DH，2008b）
The Nursing and Midwifery（Amendment）Order	2014	该法令为了验证所持保险的目的，对助产士赔偿保险安排的披露进行了修改所有独立或非独立工作的助产士必须在提交年度 "实践意向"（"Intention to Practice"，ItP）之前购买自己的赔偿保险，并在每 3 年重新注册护理和助产士理事会之前再次确认（DH，2014）
The Nursing and Midwifery Council Rules-Order of Council No. 52	2015	该命令与胜任资格、实践经验、欺诈和赔偿保险有关，更新了之前的 2004 年法案（www.legislation.gov.uk/uksi/2015/52/schedule/made）

反思活动 3.1

查看英国卫生部网站（Gov.UK），查找目前在英国监管助产士的法规（www.legislation.gov.uk）。另请参阅护理和助产士理事会的网站（www.nmc.org.uk/about-us/our-legal-framework/our-legislation/）。

表 3.2 分别说明了从 1902 年成立到 2017 年 4 月废除期间，助产士监管法的历史。

三、为何我们需要监管

助产士接受护理和助产士理事会的监管，包括初次注册、续展注册，以及制定关于助产士的教育和实践的标准。护理和助产士理事会对助产士的监管包括从胜任资格到实践经验的整个过程，以此保证监管的质量。

表 3.2　建立和取消的主要助产士监督法、报告和声明汇总

报告和立法及声明	日期（年）	目　的
《助产士法案》	1902	设立英国中央助产士委员会（Central Midwives Board，CMB），并由医疗和非医疗从业人员对助产士进行法定监督。这项任务被委托给地方监督机构（local supervising authorities，LSAs），然后由郡议会和县自治议会控制，直到 1973 年他们进入英国国家卫生服务系统（NHS）
《助产士法案》	1936	授权 CMB 制定有关助产士医疗和非医疗监督员资格的规定
《国家健康服务系统（NHS）重组法案》	1973	提名区域卫生当局作为 LSA。对助产士监督员的职责授权由地区卫生当局提名
《法定文书（SI）No.1850》	1977	取消了"医疗主管"的角色，并从主管头衔中删除了"非医疗"一词
《2001 年护理和助产士令》	2001	规定 LSA 对助产士法定监督职能的责任（DH，2002b）
《护理和助产士理事会（NMC）——助产士规则》	2012	助产士规则和标准（NMC，2012）规定了助产士的法定监督
2013 年议会和卫生服务监察员《助产士监督和监管：变革建议》	2013	英国议会和卫生服务申诉专员（Parliamentary and Health Service Ombudsman，PHSO）报告建议"助产士监督和管理应该分开"，"护理和助产士理事会应该直接控制监管活动" 起源于对 3 个家庭产妇死亡、死产和 2 例新生儿死亡投诉的调查结果。助产士监督员未能进行有效的调查或确定不良的助产服务，并且当时没有得到 LSA 助产士监督人（LSAMO）的提示。随后，给这些家庭造成无法弥补的损失（PHSO，2013）
《NMC—声明》	2014	护理和助产士理事会宣布立即审查助产士监管 护理和助产士理事会委托国王基金会进行审查并在年底前报告（NMC，2014a）
《NMC——根西岛伊丽莎白公主医院的特别 LSA 评论》（Elizabeth Hospital in Guernsey）	2014	回顾报告，对根西岛（Guernsey）的助产士监管和临床助产实践的关注不断升级。NMC 发现 LSA"不符合助产士规则和标准"，因此助产士的监督员无法履行其职责，公众面临风险。所有监督员都被停职，LSA 职能被转移到泽西岛（Jersey）（NMC，2014b）
《NMC——对特别审查的回应》	2014	护理和助产士理事会回复确认代表正在与 LSA 和根西岛卫生和社会服务部门合作，做出改进以保护患者和公众（NMC，2014c）
《NMC——更好的监管立法：立法改革的案例》	2014	护理和助产士理事会要求改变立法改革的方式，由议会进行（NMC，2014d）
《英国的助产监管——国王基金报告》	2014	国王基金会对英国助产士监管的审查与 PHSO 的建议相呼应，即应该消除对助产士的法定监管（Baird et al，2014）

续表

报告和立法及声明	日期（年）	目　　的
《NMC——理事会会议》	2015	2015 年 1 月 28 日，护理和助产士理事会决定在其理事会会议（NMC，2015k）的议程项目中取消对助产士的法定监管
《英国 LSA 助产士（LSAMO）论坛》	2015	LSAMO 声明发誓要与利益相关方合作,为女性提供服务(LSAMO Forum UK，2015a)
《皇家助产士学院（RCM）—声明》	2015	英国皇家助产士学院建议保留监管的非规范方面以重新生效。它还建议替补应包括助产士的领导和宣传及 24 小时获取建议，确保通过临床治理程序提高助产士对产妇供应选择的关注（RCM，2015）
《莫克姆湾（Morecambe Bay）调查报告》	2015	报告受英国卫生国务秘书的委托，审查由莫克姆湾大学医院英国国家医疗服务体系基金会信托所提供的产科服务中发生的严重事件（即调查 16 名新生儿死亡和 3 名孕产妇死亡）。有人对 11 名新生儿死亡和 1 名孕产妇死亡表示关注。受害者的亲属表达了对事件的关注，同时对事件的原因及信托基金、助产士主管，以及更广泛的国家卫生服务机构（英国国家医疗服务体系，包括监管机构和其他机构表示关切。为信托基金和更广泛的英国国家医疗服务体系提出了 44 项建议，包括 LSA 未能发现问题。它建议国王基金会对助产士监管审查的结果做出紧急回应。这似乎是一项公开的建议，即接受取消助产士的法定监督并简化护理和助产士理事会的直接调查（Kirkup，2015）
《英格兰国家健康服务系统（NHSE）—回应》	2015	英格兰国家健康服务系统（NHSE）的回应是明确表示对这种悲惨事件的发生感到震惊和悲伤，并表示 NHSE 将在适当的时候实施全系统的响应（NHSE，2015a）
《卫生国务秘书——声明》	2015	2015 年 7 月，英国卫生国务卿根据莫克姆湾调查报告（Hunt，2015）宣布改善"安全" 关键点包括计划取消英国的法定监管"转向类似于其他卫生专业人员的专业监督模式"和"全面审查当前的孕产服务和由 Baroness Cumberlege 领导的全国性服务"（NHSE，2015b）
《NMC——声明》	2015	护理和助产士理事会声明（NMC，2015l），决定成立一个工作组，其中包括一些利益相关方，以讨论发展的方向。其中包括 4 个英联邦国家的主要护士、英国 LSA 代表、RCM 和皇家护理学院（RCN）
《LSA——建议》	2015	LSA 提出了在英格兰提供专业领导支持和倡导的模型，该模型已纳入工作组讨论（LSAMO Forum UK，2015b）
《英国卫生部（DH）—改变英国助产士监管制度的建议》	2016	这些建议概述了 2017 年将引入的助产士法定监督的变化 建议采用临床助产监督的总体模型取代现行的法定模式，并对在非临床环境中工作的人进行同行评审。来自英联邦 4 个国家的首席护理官员、政府助产士、LSMAO 和 RCM 官员将提出一个工作模式，以推动新的安排（DH，2016）

反思活动 3.2

规则、标准和章程之间有什么区别？转到护理和助产士理事会网站并确定其差异，并确定从业者如何使用这些差异。你可能会发现对每个定义做笔记是非常有帮助的。

（一）护理和助产士理事会的核心功能

护理和助产士理事会的主要职能是作为专业的监管者，通过以下行为保护公众。

1. 建立并保存所有护士、助产士及健康访视员的记录。

2. 为所有护士、助产士和健康访视员制定教育和实践的标准。

3. 利用相关规章制度来规范相关人员从资格胜任到实践经验的所有行为。

护理和助产士理事会有权利从登记注册记录中撤销护士、助产士及健康访视员的名字，从而取消其从事相关工作的资格。此外，护理和助产士理事会有义务通知并教育注册人，以及告知公众其工作内容。

（二）护理和助产士理事会成员

护理和助产士理事会成员由任命委员会代表枢密院任命，共 14 名成员，包括 7 名注册专业人员和 7 名非专业人员（www.legislation.gov.uk/uksi/2008/2553/pdfs/uksi_20082553_en.pdf）。

四、护理和助产士理事会如何运作

（一）法定委员会

护理和助产士理事会成立了一系列法定委员会以履行其职责和职能，如以下所述。

1. 助产士委员会（Midwifery Committee，MC）于 2009 年建立，2017 年 4 月废止。委员会在护理和助产士事会的授权下，对"任何影响助产实践的事宜"提供建议（NMC，2010a）。

2. 调查委员会（Investigating Committee，IC）调查委员会小组（图 3.1）负责审议提交给护理和助产士理事会的任何关于"不胜任"的指控。

当注册人存在健康问题时注册医师必须在场。审议是不对外公开的，调查委员会小组决定是否予以答复。如果有答复，会移交健康委员会或行为和能力委员会（DH，2002a）执行；如果注册人被认为对公众有直接威胁，调查委员会小组可立即举行临时听证会，然后可以执行以下处罚。

（1）暂停执业令——暂停注册：禁止注册人在案件调查期间开展工作，最长可以禁止 18 个月，最短为 6 个月，此后每 3 个月审查 1 次。这将被用于强奸等案件，以保护公众。

（2）临时条件执业令——推迟判决的替代方案：其中注册人需要同意接受一系列商定条件的约束。它可以根据情况被撤销、修改或替换为不

同的法令。此外，调查委员会可以授权从注册簿中"删除"以纠正错误或欺诈性条目（NMC，2008a）。

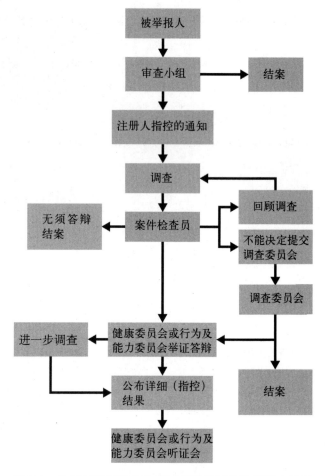

图 3.1　关于对胜任资格和实践经验不足指控的调查处理流程图

2016 年 6 月获得护理和助产士委员会（NMC）的许可

3. 健康委员会（Health Committee，HC）　健康委员会的职责是负责"调查委员会或行为和能力委员会提交的任何指控，以及书记官提交的恢复执业的申请"（DH，2002a）。

4. 行为和能力委员会（Conduct and Competence Committee，CCC）　行为和能力委员会的职责是审议调查委员会或健康委员会提交的任何指控。听证会公开举行，部分案例可以私下举行，以保护个人身份或需要保密的医学证据（NMC，2008a）。听证会小组至少由 3 人组成，并且必须包括 1 名非专业人员和 1 名与被调查的专业人员具有相同专业的人员。

（二）行为和能力委员会和健康委员会小组的制裁

行为和能力委员会和健康委员会根据所提交的案例，判定其实践的胜任是否受下列任何条款影响：

- 不端行为。
- 能力缺乏。
- 刑事犯罪。
- 身心健康。
- 实践胜任力由英国健康专业机构判定（NMC，2008a）。

所有审议决定均基于案例听证会上提供的证据。在做出最终判决之前，调查委员会小组只听取有关"被调查者"的历史信息及证据（NMC，2010b）。

与制裁有关的权力范围包括各种命令。调查委员会小组可以决定不采取进一步行动或向注册官发出以下命令之一。

1. 吊销执业令　从登记册中去除注册人的名字至少 5 年。它可以防止个人因雇佣需要的注册，或因不当行为而注册。

2. 暂停执业令　暂停执业不超过 1 年，通常适用于缺乏能力（LOC）或健康状况不佳的情况。

3. 条件执业令　暂停不超过 3 年。它通常也适用于缺乏能力（LOC）和健康状况不佳的情况。

4. 警告令　不少于 1 年，但不超过 5 年。从业人员正常工作，并在规定期限内注册登记。未来的雇主将被告知警告的存在及实施警告的原因。

审议决定一经提出，注册人可以在委员会决定后的 28 天内提出上诉。

（三）被吊销执业的从业者恢复注册

恢复执业注册的申请可以在 5 年期满之前提出，或者在已经被吊销人申请恢复注册的 12 个月内提出。恢复注册的申请是通过书记官提出的，并转交给做出吊销法令的相关委员会。若委员会认为注册人已经获得了额外的教育、培训，则支付注册费就可以恢复注册。

如果恢复执业的申请不成功，可在决定提出后的 28 天内提出申诉。如果在吊销令生效期内进行第二次或后续申请，委员会可判定其被无限期吊销（DH，2002a）。

（四）其他需求

护理和助产士理事会必须指定法律评估员、医疗评估员和注册评估员，酌情向理事会或其委员会提出建议。

（五）民事举证标准

继《英国卫生部白皮书》（DH，2007）和《健康与社会保障法案》（2008 年第 3 号令）之后，民事举证标准于 2008 年 10 月 16 日生效（DH，2008a）。

自 2008 年 11 月 3 日开始，所有护理和助产士理事会的听证会都使用了这一标准。这意味着证据是基于"合理的可能性"，而不是之前使用的"刑事举证标准"，其中事实需要被证明"超出合理的可能性"。

（六）护理和助产士理事会非法定委员会

以下非法定委员会履行护理和助产士理事会的其余角色和职能。

1. 任命委员会　负责任命、发展和评价实践小组成员，以及处理委员会和地方监管机构（LSA）审察员的非理事会成员资格申请。它确保委员会的相关学术和（或）临床专业知识，并有权建议理事会从小组中删除某位成员。

2. 审计、风险和保障委员会　确保理事会的工作公正诚信地运行，它认同内部和外部审计安排和风险管理的程序，通过监督英国质量保证框架合同，确保教育和培训的质量与标准，并对培训机构的方案进行批准。

3. 业务规划和管理委员会　就整个护理和助产士理事会中与资源管理和维护良好治理标准有关的所有事项向理事会提供建议。其负责任命理事会成员，建议修改常规或成员行为守则，并监督理事会成员的发展，表现和评价（NMC，2010c）。

4. 胜任资格和实践经验委员会　是一个独立于 3 个操作委员会的战略委员会。它向理事会提供有关注册人（以及作为潜在注册人的学生）的标准、行为、表现和道德规范相关事宜的建议。此外，就注册人的良好品质和良好健康状况的要求提出建议，并确保公众维护胜任资格和实践经验的规定（NMC，2004，2009a）。

5. 专业实践和注册委员会 就与护理和社区公共卫生护理有关的所有事项提供咨询，如教育和培训标准及实践指导（助产士标准和指南由助产士委员会制定，直到 2017 年 4 月废除为止）。

此外，它还就注册和延续注册的所有方面提供建议（NMC，2010d）。

五、护理和助产士理事会的职能

（一）职能 1：注册登记

登记册由枢密院确定与划分，目前包括 3 个部分（DH，2004）：①护士；②助产士；③社区公共卫生专业护士（卫生随访员，家庭访视）。

理事会确定需要收取的注册费用，并协调首次注册程序和延续注册。在欧盟（EU）获得执业资格的护士或助产士，只要具备英语及其类似的资格，就可以在英国执业（NMC，2016）。

（二）职能 2：制定教育和实践标准

1. 预注册助产教育 护理和助产士理事会负责制定预注册教育和培训的标准，包括健康情况和性格品质的要求。通过领导助产士教育网络（lead midwives for education，LME）确保教育项目保持高水平（NMC，2015a）。

注册护士的课程周期至少为 3 年（156 周）或 18 个月（78 周）（浓缩课程）。

护理和助产士理事会设定了学生达到注册标准所要求的能力，共涉及 4 个领域。

- 有效的助产实践。
- 专业和伦理实践。
- 培养个体助产士和其他助产人员。
- 通过评估和研究实现优质护理。

其他基本技能：包括沟通能力、妇女与助产士之间的初步咨询、协助正常分娩技能、母乳喂养的开始和持续及药物管理（NMC，2009c）。

根据 2001 年护理和助产士令第 5（2）（b）条（NMC，2008c）的规定，每个助产士学生的健康和良好道德品质的证明必须由教育机构的 LME 完成，以供登记官确认申请人能够安全有效地执业。

护理和助产士理事会已经取消了完成助产士教育项目的时间限制（NMC，2015b）。

2. 注册助产士的能力标准 护理和助产士理事会出版了一本综合小册子，其中列出了助产士预注册的公认标准（NMC，2015c）。

（三）职能 3：规范实践胜任、行为和能力

职能 3 来自护理和助产士理事会实践委员会制定的相关规则、标准和建议出版物（专栏 3.1）。在执业期间，接受当地监管机构和助产士监督员的审计和监督，直到 2017 年 4 月助产士委员会计划终止（NMC，2009d；DH，2016）。

胜任资格与实践经验委员会确保不遵守规则和标准的案例得到审核与相关调查。

专栏 3.1 护理和助产士理事会的委员会结构

4 个法定委员会：

1. 助产士委员会（于 2017 年 4 月废除）
2. 调查委员会 *
3. 健康委员会 *
4. 行为和能力委员会 *

5 个非法定委员会：

1. 任命委员会
2. 审计、风险和保障委员会
3. 业务规划和管理委员会
4. 胜任资格与实践经验委员会
5. 专业实践和注册委员会

* 调查委员会、健康委员会及行为和能力委员会由委员会成员组成，且要求成员间互不认识。

六、注册

只要助产士学生在护理和助产士理事会批准的高等教育机构（higher education institution，HEI）成功完成助产教育计划，他就有资格注册为助产士并开始执业（NMC，2016），但这需要学生主动提出注册申请，同时，需要该高等教育机构通知护理和助产士理事会该学生已成功完成所有理论和实践知识学习，并提交良好道德品质的证明。在确认注册之前，学生不能作为助产士开展实践活动。

七、延续注册

一旦注册成功，所有从业者将保留在登记册上，且每年必须向护理和助产士理事会支付注册

费。但是，每 3 年需要重新验证注册资格，以证明其是安全并有效率的执业者（NMC，2015d）（参见第 5 章）。

八、护理和助产士理事会对护士、助产士的重新验证

重新验证是护士、助产士每 3 年在注册日期结束之前需要进行一次的过程。它利用护理和助产士理事会 2015 年规章作为最新的指南，以证明注册人的执业实践。一旦注册人违背此要求，将从注册表中剔除该注册人。

重新验证的要求如下：

- 450 小时的实践（如果护士和助产士同时重新验证，则为 900 小时）。
- 35 小时的继续教育学习，包括 20 小时的参与式学习。
- 5 个与实践相关的反馈报告。
- 5 个书面反馈报告。
- 反思性讨论。
- 健康状况和道德品质的相关证明。
- 专业保险的安排。
- 确认（NMC，2015d）。

重新验证不是对胜任资格到实践经验的评估；在雇主或公众报告任何疑虑时，将继续通过护理和助产士理事会胜任资格与实践经验委员会进行审查。这是为了确保从业者了解守则并提高专业标准。

"对于担任领导者和教育者角色的助产士而言，同行审查（而不是临床监督）是必要的，而不是临床实践。这些助产士合法地执业助产，并且也在护理和助产士理事会（NHSE，2016）注册并受其监管（参见第 5 章）"。

重新验证取代了之前每 3 年 1 次的注册后教育和实践要求（NMC，2011）及助产士与助产士主管的年度会面（NMC，2015d）。

1. 持续的能力　除了每个助产士和护士必须完成的 3 年护理和助产士理事会重新验证（参见前面的讨论）之外，所有从业者必须遵守护理和助产士理事会规则（NMC，2015e）及其他护理和助产士理事会指南和标准。关于助产士的护理和助产士理事会规则、准则和指南的概要（见 www.nmc-uk.org）。

2. 守则：适用于护士和助产士（NMC，2015e）　所有在护理和助产士理事会注册登记的护士和助产士都必须坚持这些标准。从业者将被要求提供实践证据，证明他们坚持遵守这些标准后才能进行 3 年 1 次的重新验证。

其包括 4 个关键要素，如下。

（1）优先考虑公众：要求从业者尊重他人，并关注他们的身体、社会和心理需求。为保护隐私，必须在治疗前取得患者的知情同意，护理人员也必须告知患者有拒绝治疗的权利。

（2）有效实践经验：要求从业者在委派任务时守时，沟通和记录清楚，并确保问责制。此外，独立执业的助产士必须购买赔偿保险，这是护理和助产士理事会第一次将保险作为实践的要求。现在，所有以"私人"或独立身份执业的助产士（和护士）都需要提供赔偿保险。这包括设立私人产前课程的助产士，向孕妇提供在线咨询或进行私人产后检查。但是，如果通过护理和助产士理事会或代理机构雇用助产士，则由雇主负责购买赔偿保险。

（3）保证安全：要求护士／助产士在紧急情况下采取行动，如果超出从业者的能力水平，应提出疑问，保护患者免受伤害，并按要求管理或开药。

（4）促进专业和信任：要求护士／助产士诚信行事，并为他人树立榜样。从业者不接受礼物，积极配合审计和调查，并且做到任何刑事定罪呈报相关领导。

3. 提出疑虑　为护士和助产士提供指导（NMC，2015f）　该指导意见要求要及时提出疑虑以保护公众。例如：危害健康和安全的问题；有关护理服务的问题；与护理环境有关的问题，如人员问题；与同事健康有关的问题；以及与医疗设备的误用或不可用有关的问题。该指南建议联系助产士主管、导师或大学导师，以及相关的联系组织。

4. Candor 职业责任指南（NMC，2015g）　与英国全科医学委员会（GMC）共同制定的"Candor 职业责任指南"描述了护士和助产士对其所照顾的人员公开和诚实的要求，并报告其组织内的未遂事件。该指南是莫克姆湾调查（Kirkup，2015）建议的直接结果。

5.护士和助产士雇主的建议和信息（NMC，2015h）　本指南讨论了作为雇主的责任、对助产士不当行为、缺乏能力、品格不良和健康状况不佳的处理方法，以及如何调查问题并将其提交给护理和助产士理事会。

6.助产士规则和标准（NMC，2012）　于2017年4月废除的助产士规则和标准涵盖以下关键领域。

第2部分：实践要求——通知意向；当地监管机构的通知。

第3部分：义务和实践范围——实践范围；存储记录。

第4部分：监督和报告——LSA对助产士监督的责任；LSA出版程序；访问和检查；由LSA行使其职能；LSA报道。

第5部分：LSA采取的行动——由LSA吊销实践。

7.药品管理标准（NMC，2008d）　以下各节列出了26项标准：供应和管理、分配、储存和运输、给药、代表团、处置、未经许可的药物、补充和替代疗法、管理不良事件和管制药物，还提供了包含相关立法的CD光盘。

九、助产士的监管

根据护理和助产士令第60条，助产士法定监督于2017年终止。它将被助产士的临床主管或非临床助产士进行同行评议所取代，并将继续为女性提供服务（DH，2016）。

（一）助产士主管的目的

助产士主管（supervisor of midwives，SOM）为助产士提供专业的指导和支持，为母婴提供高标准的医疗服务。SOM为护理和助产士理事会内的风险管理和临床治理做出贡献，并为父母选择出生地点，以及助产护理和安全保障的问题提供支持，如家庭分娩（DH，2016；NMC，2009e；NMC，2012；NMC，2014f）。助产士有责任照顾女性，并对雇主负有义务，如果出现任何冲突，需要向她的主管寻求建议。

每个助产士都应该有一个自己选择的指定主管。监管机构有责任为护理和助产士理事会以外的所有助产士提供支持，包括私营部门、高等教育机构、监狱、独立助产士和全科医师助产士（DH，2016；NMC，2012；NMC，2015i）。主管与助产士的比例通常不应超过1∶15（NMC，2012）。

（二）助产士监管法案的历史

助产士的法定监督的目的是保护公众和维护助产士实践的安全标准（NMC，2015i）。

在对助产士进行了114年的法定监督之后，英国卫生部长于2015年7月16日宣布，政府将通过修改护理和助产士令第60条，取消对助产士的法定监管（Hunt，2015）。这有效地消除了助产士主管调查案件的权力，以便护理和助产士理事会可以直接对助产士进行所有调查，使助产士与护士保持一致。

这些变化不会影响受保护的"助产士"头衔，只有助产士或医师才能参与妇女分娩的工作（NMC，2015j）。

（三）助产士监督员的教育和培训

1978年，护理和助产士理事会为助产士监督员提供了教学课程，这些课程后来成为强制性的课程（UKCC，1986）。

1992年，英国国家委员会（ENB，1992）首次制订了一套正式的培训方案，即"助产士监督员的准备"，并且授予学历。教育计划现在由高等教育机构提供，并由护理和助产士理事会每年批准和监督。

目前英国的SOM准备和实践标准由护理和助产士理事会于2014年更新（NMC，2014e）。

英国助产士监督改革工作组正在讨论未来的助产士临床监督员教育（DH，2016）。

（四）当地监督机构的助产士

护理和助产士理事会为当地监管机构的职能制定了规则和标准（NMC，2012；NMC，2015m）。每个LSA任命一名执业助产士，称为当地监督机构助产士（LSAMO），负责执行所有助产士服务（无论是护理和助产士理事会，还是独立服务）的法定权力职能。

护理和助产士理事会为助产士的法定监督制定标准，并委托LSA完成对当地助产士实践标准的年度审核。这包括来自主管的年度意向与实践数据的接收，与服务使用者联络的证据，与高等教育机构的接触，以及对不当行为或缺乏能力的调查。

LSAMO 负责使助产士暂停执业，确保进行全面调查，并向调查 SOM 提供建议，以确定是否需要一段时间的监督实践（NMC，2012）。

向护理和助产士理事会提交年度报告，内容涉及影响其所在地区产妇服务的标准，当地活动、良好做法和趋势（NMC，2012）。

护理和助产士理事会使用风险评估方法每年审查 LSA 资料（NMC，2012）。在此基础上，决定对选定的 LSA 进行正式审查，以验证其是否符合标准，并由护理和助产士理事会任命委员会任命一个小组。

助产士规则（NMC，2012）、LSA、LSAMO 和 SOM 于 2017 年 4 月起从法定法规中剔除。

> **反思活动 3.3**
>
> 您是否了解法定监督的变化？访问相关的护理和助产士理事会英国国家网站以了解情况。

（五）助产教育

目前英格兰的助产教育由英格兰健康教育委员会（HEE）的高等教育机构管理，该机构于 2013 年接管了战略卫生局的这一职责，其他三个地区分别协调其教育计划，但与 HEE 保持联系。

HHE 最初于 2012 年成立为特殊卫生局（HEE，2012），根据 2014 年护理法（HEE，2015a）的规定，它于 2015 年 4 月 1 日成为非部门公共机构（NDPB）。

（六）英格兰健康教育委员会五个关键功能

1. 在规划和发展医疗保健和公共卫生人力方面提供国家领导。

2. 促进为适应患者和当地社区不断变化的需求的高质量教育和培训，包括提供医疗实习生招聘等关键国家职能的责任。

3. 确保卫生和公共卫生人员供应的安全，这可能意味着与合作伙伴合作，提供有针对性的招聘计划，如"重返实践（RTP）"——为护理和助产士理事会培训合格护士的运动。

4. 支持其 13 个地方教育和培训委员会（LETB），HEE 的发展和管理，以保障当地决策、当地问题和当地条件为核心。

5. 分配和核算护理和助产士理事会教育和培训资源及取得的成果（HEE，2015b）

自 2013 年以来，整个英格兰的 13 个 LETB 负责培训和教育其所在地区的临床和非临床护理和助产士理事会员工（如医师、护士、助产士、卫生随访员和物理治疗师）。

LETB 董事会由当地护理和助产士理事会服务提供商的代表组成，覆盖整个英格兰。

HEE 的职责是通过关注当前和未来医护人员的教育、培训和发展来提高患者的护理质量。由于雇主和专业人员是其理事机构的一部分，LETB 计划提高教育质量和培训成果，以满足其所在地区的患者、公众和服务提供者的需求（HEE，2015c）。

有关英国医学教育与培训机构的结构图见图 3.2。

（七）预注册助产士标准和胜任资格到实践经验

预注册助产士教育的标准由护理和助产士理事会商定并制定。现行标准于 2009 年发布（NMC，2009c）。

助产士委员会（NMC，2007）推荐了助产士课程的最低学位。其他建议如下。

- 实践与理论比例：不少于 50% 的实践和不低于 40% 的理论。
- 临床实践作为学术评分的一部分。
- 学生在培训期间拿出部分时间进行训练，为妇女提供产前、产时和产后护理。

建议在各种环境中支持分娩妇女，如家庭分娩和分娩中心（NMC，2007）。

2008 年发布了第 2 版支持学习和评估的标准（NMC，2008b）。此版本包括建议学生将获得符合额外签字标准的导师的支持和评估。签字导师现在要对实践进行最终评估，并确认已经实现了所需的实践经验（NMC，2008b）。需要在当地注册登记本上对导师和执业教师进行 3 年期审查，所有导师必须完成护理和助产士理事会批准的指导或教师准备计划（NMC，2009a；2009b）。

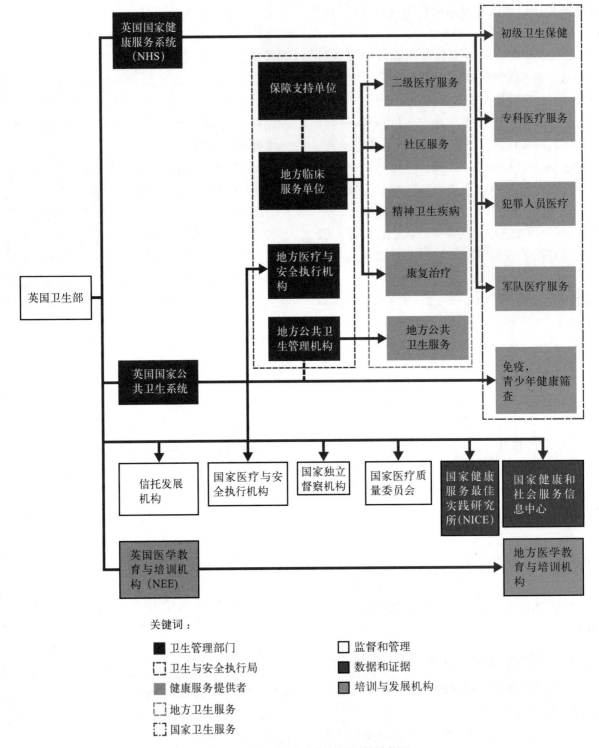

图 3.2 英国医学教育与培训机构结构图

（八）助产教育的质量保证

护理和助产士理事会批准高等教育机构开展护理和助产教育计划。因此，每个获得批准的教育机构（AEI）都会雇佣并将助产士计划的日常运作委托给主要的教育助产士（LME）。

LME 是资深经验丰富的助产士教师，负责助产士教育计划的质量、发展、传达和管理。

LME 在告知护理和助产士理事会关于学生助产士是否有能力在培训结束时担任助产士的角色方面起着关键作用（NMC，2015a）。

所有 LME 都是护理和助产士理事会在英国的战略参考小组的成员，并为护理和助产士理事会助产士委员会提供建议。

护理和助产士理事会任命"质量保证审查员或访客"访问机构,并报告所提供指示的性质和质量,包括提供的设施。护理和助产士理事会的访客接受过培训,因为他们的职责是来自该行业的助产士。访客不得成为护理和助产士理事会员工、被访问大学的员工或任何与大学有密切联系的人,如在大学做演讲。访问者必须填写一份报告,总结所获得的信息,并由护理和助产士理事会报销所产生的费用。如果护理和助产士理事会认为不符合第 15(1)条规定的标准,则可以拒绝批准或撤回对该机构的批准(NMC,2013,DH,2002b);在这种情况下,在恢复批准之前,大学无法继续教授学生专业课程。

机构必须向理事会提供有关他们为注册不同部分提供登记的所有信息。

(九)为助产学生提供资金

从 2017 年 8 月 1 日开始,新的护士、助产士和专职医疗学生将不再获得英国国家医疗服务体系奖学金。相反,他们将获得与其他学生相同的学生贷款系统(DH,2015)。英国卫生部所描述的福利如下。

- 为英国国家医疗服务体系提供更多护士、助产士和专职医疗人员。
- 为英格兰的健康学生提供更好的资助体系。
- 大学的可持续模式。

计划为健康学生提供学生生活费用贷款增加 25%。此外,以前攻读学位的学生通常无法再获得一笔贷款,但也有例外,对于健康学生可以提供英国国家医疗服务体系要求的贷款(DH,2015)。

(十)国际助产教育

全球助产士教育标准于 2010 年由国际助产士联合会(ICM)发布,然后于 2013 年进行了修订,以确定助产士的准备基准并提高全世界妇女的产科护理标准(参见第 1 章和第 5 章)。

根据 ICM,预计除助产士和助产士协会外,政府、政策制定者、英国卫生部和教育部及医疗保健系统将使用这些全球助产教育标准。共同的目标是储备好有能力的助产士,以满足人们的健康需求,特别是妇女和生育家庭的健康需求(ICM,2010)。

反思活动 3.4

访问 DH 网站 www.gov.uk 和护理和助产士理事会网站 www.nmc-org.uk,获取有关当前助产士教育规定,标准和资金的最新信息。

十、结论

助产士法立法提供了 100 多年的法定监督,并通过其质量和标准维护公众健康。提交专业不端行为的监管机构的助产士注册人数量仍然很少。这是一种成熟的、前瞻性的方法来推动助产业职化积极发展,以防止失职、不称职和不良做法对公众的伤害。

助产士在其整个历史中始终与服务的使用者密切合作,并通过与孕产妇及其家人的多学科工作继续保持标准化和安全性。

当地风险管理安排将继续以雇主为主导,而根据该命令第 60 条取消对助产士法定监督的规定后,2017 年将停止对 SOM 进行涉及助产士的严重事故的调查的法定要求。所有关于助产士实践的调查将在未来由护理和助产士理事会直接进行。

最后,2017 年取消护理和助产士理事会助产士委员会和助产士规则和标准,将使助产士和护理专业的监管几乎没有差别。助产士需要高度关注如何在未来保持"助产士"头衔及助产专业的持续发展。

要点

- 法定框架并将继续为母婴和家庭提供实践安全。
- 助产士必须了解他们实践的法定和法律框架,并了解即将发生的和后续的变化。
- 助产士应具备护理和助产士理事会规则的工作知识,以保持与标准一致。
- 助产士必须继续与孕产妇及其家人合作,以保持其实践中的质量和安全性。

(翻译:郭洪花　审校:张宏玉)

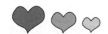

第 *4* 章

助产士临床管理

Jessica Read

学习目标

通过阅读本章，你将能够：
- 对英国现存的临床健康管理服务有一个清晰、透彻的理解与认识。
- 描述出全国卫生健康服务的框架。
- 讨论临床管理策略中能够支持安全有效分娩的产科护理的核心要素。
- 描述助产士在临床管理中的责任。

一、临床管理概述

临床管理是用一系列方法维护和改善医疗系统如英国医疗服务体系（NHS）中的服务质量。

继 1995 年布里斯托尔心脏病丑闻（Kennedy，2001）和 1998 年开始的希普曼调查（Smith，2002）之后，医疗卫生领域的临床管理被列为优先考虑事项。临床管理是提供安全有效服务的一种手段，同时考虑服务接受者的经验，为临床医师和医疗服务提供者提供支持。国家医疗服务的临床管理最初是由 Scally 和 Donaldson 在 1998 年提出的。

NHS 作为一个基本的服务框架，创造一个能够使医疗服务健康发展的有利环境，保持提供安全高效并持续改进的优质医疗服务。

2008 年，英国卫生部（DH）发表了《全民健康保险制度下一阶段审查——最终报告》，该报告描述了国家医疗服务中具有安全性和有效性的高质量服务的含义，以及如何让患者有积极正向的体验（DH，2008）。

这些特征在 2012 年的《卫生和社会保障法令》中得到了明确阐述，该法案描述了英国国务卿的责任，即提高向个人提供的卫生服务质量和确保这些服务取得的成果不断改善。该法令规定，与结果相关的服务必须证明以下 3 个方面。①服务的有效性；②服务的安全性；③患者体验的质量。（Health and Social Care Act，2012）。

二、英国医疗服务体系

英国国家卫生健康服务的成果框架是在 2010 年为英国的国家医疗服务开发的，它是卫生保健系统的核心。英国国家医疗服务成果框架承担以下职能。

1. 全面概述国家医疗服务的表现。

2. 卫生国务秘书和国家医疗服务之间的主要问责机制是否与授权相结合。

3. 通过鼓励改变文化和行为，更加关注医疗卫生服务改变的效果，提高整个国家医疗服务的质量。

国家卫生健康服务系统的成果框架每年都会更新，以确保框架能够反映医疗保健制度的实际情况；它是一个动态工具，可以用来反映医疗卫生系统面临的许多挑战。

国家卫生健康服务系统的成果框架包括 68 个指标，包含 5 个领域（见下文）；这些指标衡量的是国家级卫生保健系统的成效。该框架旨在提供一个问责和改进的切入点（DH，2014）。

领域 1：防止人们过早死亡。

领域 2：提高慢性疾病患者的生活质量。

领域 3：帮助人们从疾病中或受伤后恢复健康。

领域 4：确保人们有积极的医疗体验。

领域 5：在安全的环境中对人进行治疗和照

顾，保护他们免受可避免的伤害。

英联邦国家的临床管理框架各不相同；然而，2012 年《卫生和社会保障法令》中阐述的治理的 3 个关键方面是所有方面的基础。2010 年 5 月，苏格兰发布了《苏格兰国家医疗服务质量战略》（Scottish Government，2010），明确了三大医疗质量目标：

1. 支持向苏格兰人民提供以人为中心的医疗服务。

2. 支持向苏格兰人民提供安全的医疗服务。

3. 支持向苏格兰人民提供有效的医疗服务。

苏格兰战略概述了 12 项国家质量结果措施，与之前概述的国家卫生健康服务系统的结果框架类似。苏格兰的一个医疗质量标准包括临床管理和风险管理；本标准将用于衡量组织在实现质量结果度量目标方面的有效性。

威尔士政府制定了健康和护理标准，这些标准是围绕 7 个主题制定的，这些主题是通过与患者、临床医师和利益相关者的协商而形成的，并被确定为国民保健服务（NHS Wales，2015）的优先领域。威尔士政府已将卫生保健标准与国家卫生健康服务系统的成果框架和国家医疗服务传送框架结合起来。这七个主题共同描述了服务如何提供以人为中心的高质量、安全和可靠的医疗保健。以人为中心的医疗服务处于中心地位，辅以优质管理、领导和问责。

2010 年，北爱尔兰卫生、社会服务和公共安全部门（DHSSPSNI，2011）制定了一项 10 年战略，以保护和提高北爱尔兰医疗和社会保健的质量。该战略关注的 3 个关键要素与所有其他英联邦国家相同：安全性、有效性，以及患者与客户的关注。DHSSPSNI 还制定了一套质量标准，供监管和质量改进局（RQIA）用于评估北爱尔兰护理服务质量。该组织的作用类似于英国医疗质量委员会（CQC）。

每个医疗机构的董事会都有责任监督整个机构提供的医疗服务质量，并确保高质量的医疗服务能够产生良好的效果（National Quality Board，2011）。

以下各方面纳入组织层面的临床管理框架，并代表委员会的职责。

• 确保质量和安全的基本标准得到满足。

• 确保组织向着质量改进方向持续努力。

• 确保与患者的直接或间接接触的每位员工具有适当的资格、动机，并能够提供有效、安全的以患者为中心的护理服务。

国际医疗质量管理组织

世界卫生组织（WHO）和欧洲理事会都强调良好的医疗管理是提高医疗服务质量的关键（WHO，2015）。世界卫生组织认为，为孕产妇和家庭成员提供公平的优质综合医疗服务，是实现联合国 2015 年提出的千年发展目标（MDG），特别是千年发展目标 4（降低儿童死亡率）和千年发展目标 5（改善孕产妇健康）的必要条件。

要了解整个欧洲的医疗保健管理，重要的是要了解决策方面的复杂性，对于占主导地位的公立医院来说，必须将国家和机构层面的决策结合起来。欧洲各国的政策制定者一直致力于通过采用私营部门治理原则和战略，提高公共服务的质量和效率（Health Services Research Network，2013）。

欧洲各国的情况各不相同，如德国强调对患者个体的法律责任和从事者的职业自律；德国尚未采用像英国一样的问责制。西班牙的出生时预期寿命在全世界排名第四，主要死亡原因的死亡率在欧洲是最低的，然而，该数据在全国范围内存在显著差异（Health Services Research Network，2013）。

在东欧，医院责任从中央政府下放到地方政府，导致（在缺乏有效控制机制的情况下）该地区出现了问责真空。地方当局负责监督公立医院，但在管理方面的责任有限，特别是在对医院提供的患者护理的质量和安全负责方面。在东欧，或许因为诉讼和监管水平较低而感到欣慰，那里的医院不像北美那么严格，然而，随着公众期望的提高和国家间标准化压力的增加，对工作人员和患者安全的法律责任的增加要求更多的透明度和问责性（Shaw et al，2009）。

三、从临床不良事件中学习：人文科学

从临床不良事件中学习需要了解人为因素及人为因素科学是如何与职业行为和表现相互作用的。人为因素可以归结为以下几点。

排除所有可能影响人们及其行为的因素。在工作环境中，人为因素是环境、组织和工作因素，以及影响工作行为的个人特征。

医疗保健专业人员是人，与所有人一样，他们在个人生活和职业生涯中都会犯错。这些错误的影响通常是不存在的，或者很小，又或者仅仅会造成不方便。然而，在医疗行业，其潜在的后果可能是灾难性的。在高风险的情况下，有许多因素在临床环境中相互作用，无论是积极的，还是消极的。如果所有的消极因素都同时出现，就会增加人为失误的风险，从而导致临床事故。

James Reason 在 1990 年描述了造成事故的瑞士奶酪模型。这个模型假设在任何系统中都有多级别的防御，这些级别的防御都有一些"漏洞"，这是由糟糕的系统设计、高级管理决策及过时的指导方针、培训不足、资源有限等造成的，这些"漏洞"被称为"潜在条件"。

如果潜在条件积累到超过防御水平，就会为患者安全事故的发生创造机会，表示突破所有级别的防御（图 4.1）。

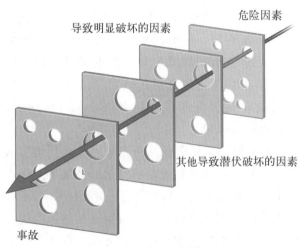

图 4.1　瑞士奶酪模型

（转载自 Human error：models and management，James Reason，BMJ 2000，获 BMJ 出版集团有限公司许可）

NMC 规范（NMC，2015b）明确了护士和助产士在确定与执业有关的任何潜在危害方面的责任。该规范规定助产士必须："知道错误存在的证据、相关知识和错误发展，其带来的影响，以及人为因素和系统故障对其的影响"（NMC，2015 b：19.2）。

四、公众调查对英联邦临床管理的影响

两项主要公众调查和一份关于国家医疗服务患者安全的国家报告强调了理解卫生保健中人为因素影响的重要性。

（一）弗朗西斯的报告

人们对斯塔福德郡中部国家医疗服务基金会信托基金会提供的死亡率和医疗服务水平提出了质疑，这导致英国卫生保健委员会（HCC）在 2009 年开展了一项调查。HCC 发表的报告是高度批评性的，导致国务卿要求进行公开调查（Francis，2010）。独立调查由 Robert Francis QC 主持，该报告于 2010 年发表。报告强调了人们的担忧和不足，这些担忧和不足不仅限于信托基金本身，还牵涉监管机构、专员及地方和国家更广泛的管理和监督体系。2010 年 6 月，一项全面的公众调查开展了，并由 Robert Francis QC 主持。该报告发表于 2013 年（Francis，2013），对问题原因进行了分析，并提出了国家医疗服务文化的问题（Thorlby et al，2014）。

弗朗西斯阐述了 5 个主题，并确定了需要采取的相应行动（表 4.1）。

2014 年，Thorlby 等发表了一份受纳菲尔德信托基金委托的名为 "The Francis Report：One Year On" 的报告。该报告的结论是，关于在满足金融和其他公司要求方面存在困难，"某种压制性反应"的存在令人担忧。这暗示了在医疗机构中，资金和医疗质量之间不可避免的紧张关系将继续存在。

（二）Berwick 报告

2013 年，在斯塔福德郡中部的事件发生之后，全国患者安全咨询小组（National Advisory Group on the Safety on Patients）邀请医疗改进研究所（Institute of Healthcare Improvement）的 Don Berwick 领导一个咨询小组，对国家医疗服务患者的安全进行评估。Don Berwick 在 2013 年 8 月发表了这份报告：*A Promise to Learn—A Commitment to Act*。

弗朗西斯确认的 5 个主题仍在 Don Berwick 报告中继续，并进一步关注以下方面。

- 归咎于国家医疗服务内部的文化——在绝大多数情况下，是系统问题和限制导致了患者的安全问题。

- 不正确的优先顺序会造成伤害——重点必须放在患者身上。

- 必须注意明确的警告信号，尤其是来自患者和护理人员的警告信号。

- "恐惧对安全和改善都是有害的"。

- 谨慎使用量化目标，不要取代更好的医疗服务这一主要目标。

- 期望并坚持透明化。

把患者服务的质量，尤其是患者的安全放在第一位。随时参与、授权，并听取患者和服务人员的意见。全心全意促进全体员工的成长和发展，包括提高能力和改善工作流程。在责任、信任和知识增长的服务中保证所有的透明度（Berwick，2013：4）。

（三）调查

2004 年 1 月至 2013 年 6 月期间，国家医疗服务基金会信托基金下的莫克姆湾大学医院的产科服务受到关注。这包括孕产妇和婴儿的死亡事件，以及信托基金和更广泛的国家医疗服务缺乏适当的应对措施。Bill Kirkup 博士被邀请主持这项公众调查，他的报告于 2015 年 3 月发表（Kirkup，2015）。

与弗朗西斯报告和 Berwick 报告不同，Kirkup 报告纯粹是关于产妇服务的。Kirkup 承认，大多数使用产科服务的孕产妇并没有生病，而是经历了妊娠期的正常生理变化，这些变化最终会形成两个健康的个体。Kirkup 坚持认为，保障产科服务的安全关键在于保持警惕，以预警任何偏离正常的情况，并在发现时采取正确、及时的行动（Kirkup，2015：183）。

公众调查发现，在莫克贝湾事件中，一种不可原谅的反复失误，即未能正确地检查不良事件，而且对受害家庭缺乏公开度和诚信，这两种情况都导致组织学习欠缺，以及失误和错误的再次发生。

Kirkup 报告提出了 44 项建议，这些建议的主题与弗朗西斯报告和 Berwick 报告的主题相关。该报告强调了在农村和偏远地区提供医疗服务的困难，这些地区很难招到人，并建议英国国家卫生健康服务系统（NHS）应审查这些地区的安全服务供应。报告还建议为报告和调查产科严重事件制订明确的标准。

表 4.1　来自弗朗西斯报告的 5 个主题

主题	解释	采取行动
基本标准	当时，质量标准的目标和标准的规定还不明确。各委员会应公布关于遵守标准的全面报告 投诉的管理必须稳健而有效，并注重分享有关投诉的详细和及时的信息	由英国卫生部制定明确标准，包括英国卫生部于 2014 年 11 月公布并由 CQC 评估的"基本标准" 标准也由护理和助产士理事会和普通医学委员会（GMC）的管理机构制定 英国 2015 年制定《助产士规则与标准》（NMC，2012） 妇产服务审查，审查工作的一部分是审查投诉管理的国家标准
公开、透明和坦诚	存在一种防御性文化，对患者、公众和外部机构缺乏开放。领导缺乏对临床领域现实的洞察力和认识	组织引用"坦诚"作为治理策略的要求。NMC 和 GMC 发表《出现问题时需开放和诚实：职业责任的坦诚》（NMC 和 GMC，2015）
护理标准	斯塔福德郡中部的护理水平不高，领导能力差，招聘和培训不足。护理人员遭到了削减	2015 年，英国国家健康和护理卓越研究所（National Institute of Health and Care Excellence, NICE）发布了员工安全水平指南（NICE，2015b）
以患者为中心的领导	各级领导素质低下问题突出，以患者护理水平降低为代价制定了错误的目标；重点是自我推销，而不是对形势和开放性的分析	NHS 领导学院成立，提供各级领导课程。从 2015 年起，CQC 在检查期间评估"良好的领导服务"
信息	没有一个系统能够根据所需的标准准确收集关于服务执行情况的实时资料	在地方和区域各级使用红色、琥珀色、绿色级别的临床仪表板；定期检查和监控

五、卫生保健管理的支柱

临床管理有许多基本方面，它们共同成为推动质量改进的催化剂（图4.2）。

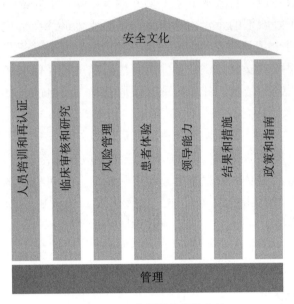

图 4-2　卫生保健管理的支柱

质量改进被认为是所有人——医疗保健专业人士、患者及其家人、研究人员、付款人、规划师和教育工作者不断努力，以做出改变，改善患者的健康状况（健康），达到更好的服务表现（护理）和更好的专业发展"（Batalden et al，2007）。

助产士在提高医疗保健质量方面发挥着重要作用，这一点贯穿下面讨论的 7 个主题。

（一）员工培训和再认证

临床管理的关键原则之一是确保组织和卫生保健专业人员在他们的专业和实践范围内保持最新的认识。每一个公众成员都应该确保他们接触到的助产士拥有正确的知识、技能和能力，能够承担这一角色（McSherry et al，1999）。各机构有责任确保其聘用的助产士获得定期的强制性培训，以保持知识更新，并能履行其在助产方面的职责。个体助产士有责任确保其符合国家助产士管理委员会的法定要求。

1902 年的《助产士法令》确立了规范助产士执业行为的法律框架，而对助产士的监督成为审查助产士执业行为的手段。在过去 10 年中，对助产士的监督一直被认为有助于确保公众免受不良行为的伤害。每位执业助产士都有指定的助产士主管（SOM），该主管每年至少与助产士会面一次，以确保助产士达到 NMC 注册后教育和实践（PREP）标准。当助产士有学习需要时，助产士主管也会为助产士提供支持，并会参与调查助产士执业受到质疑的事件。助产士主管由本地监管当局（LSA）委任，助产士主管的角色对用人单位是公正的，对 LSA 负责。

NMC 于 2016 年 4 月启动了护士和助产士续展注册，所有注册于 NMC 的护士和助产士将被要求每 3 年重新续展注册 1 次。

重新注册　所有的护士和助产士都需要一个过程要证明他们在整个职业生涯中安全有效地练习。这是一个简单的和直接的过程，将帮助护士和助产士发展为专业人员（NMC，2015a）。

根据国王基金会对助产士监管的审查（Baird et al，2015 年），NMC 做出了一项政策决定，即终止目前对助产士实施的额外监管，以及 NMC 对助产士的法定监管。其目的是用重新注册制度取代原规则对助产士的监督作用，以确保助产士达到所需的标准和规范（NMC，2015a）（参见第 3 章）。

（二）临床审核和研究

临床审核是指组织根据约定的标准对绩效进行评估，从而改进临床实践，它被视为改善临床服务的一个循环过程。审核被用来评估护理服务的有效性和质量。重点检查不良实践或潜在风险的领域，以便审查标准是否合理，以确保能够采取预防措施。临床审核和研究对于提供高质量、管理良好的服务是不可或缺的一部分，因为它们在提供循证的、安全的产科服务方面都发挥着作用。

> **案例研究**
>
> 一家妇产服务机构承认很多婴儿"会在到达预产期前出生"（BBA）的事件。该机构对这些事件进行了审核，发现其中一个原因是对分娩时来电的妇女提供咨询意见的质量。该服务建立了一个电话评估文件，使助产士要全面了解产妇的情况从而给出正确的建议。在执行了电话评估文件制度之后，机构对事件的发生进行了进一步的审核，结果发现"在到达预产期前出生"（BBA）婴儿的数目有所下降。

为了确保助产实践中的高质量服务，必须确保服务方式是以最新和最好的科学证据为基础。助产士会参与对今后调查和研究有益的临床实践领域。McSherry 和 Haddock（1999）文献中确定以下过程，说明实施循证护理的方法。

- 制定明确的临床问题，这些问题的解决将会在助产士服务方面有明显的改善。
- 从所有来源确定最相关的证据和文献。
- 批判性地评估证据。
- 实施并将相关结果纳入实践。
- 继续根据预期结果或同龄人评估效果。

已经开发出综合审核和研究系统的机构将能够保持高质量的临床服务。助产士有责任确定可从审核中获益的实践要素，以确保实施以证据为基础的实践。

反思活动 4.2

在您的医疗保健组织中，确定最近的产科服务中进行的临床审核，探讨临床审核如何改善助产服务。

（三）风险管理

医疗保健中的风险管理是一个系统的过程，可以检查所有可能出错的事情。这包括患者、助产士和其他卫生保健专业人员面临的风险及组织面临的风险。

世界各地的医疗保健提供者越来越多地被期望采取一种风险管理方法来减少对患者的伤害。在英联邦国家，这种方法的推动力来自卫生部（Department of Health）的专家报告（DH，2000）。该报告强调，机构需要从临床错误中吸取教训。2001 年，英国国家患者安全局（National Patient Safety Agency）的成立迈出了重要的一步。2015 年，英国卫生部（Department of Health）宣布了"国家改善医疗服务计划"，该机构将把患者安全纳入其战略职责。在美国、新西兰和其他国家，各种政府和非政府机构在制定标准、建立培训课程和开展有关患者安全的研究方面起了带头作用。

英国皇家妇产科学院（RCOG，2009）阐述了风险管理要解决的 4 个基本问题，如表 4.2 所示。

产科服务识别风险的方法多种多样，包括电子通知系统。风险可以通过多种途径识别，包括内部（事故报告）和外部（患者投诉）。采用国家标准、地方指南和组织规程作为基准。助产士负责发现事故并采取措施减少对妇女及其家庭的伤害（NMC，2015b：19.1）。

表 4.2　风险管理提出的基本问题

出现了什么问题	风险因素识别
出错的概率有多大？会有什么影响	风险分析与评估
我们能做什么将这种情况发生的可能性降到最低，或者在出现问题时减轻损失	风险处理；预防的成本与出错的成本之比
我们能从出错的事情中学到什么	风险控制；分享和学习

临床事件的调查是用来确定对母婴造成伤害的因素。在进行临床事件的根源分析时，必须考虑人为因素。

从临床事件中识别主题是很重要的，类似事件可以一起调查。针对卫生保健专业人员和组织的建议来自风险管理调查，重要的是在完成操作时要记录这些操作。

风险管理的一个要素是维护风险登记制度。机构将重大风险记录在风险登记册上，并定期审核，可从部门风险登记册升级为整个医疗组织的风险登记册。最终，机构的董事会负责监控组织风险登记册上的风险。

反思活动 4.3

查阅您所在机构的产妇生育风险登记册，审查已识别的风险。反思您所在机构是否适当地控制了这些风险。

（四）患者体验

患者体验是《健康与社会服务法令》（2002）中阐述的 3 个关键方面之一，这对改善结果不可或缺。最新证据表明，高度重视提供高质量患者体验的卫生保健组织发现它与改善服务结果有关（The Health Foundation，2013）。

在英联邦，有许多相关的政策文件、驱动因素、激励措施和制裁措施，使得改善患者体验成为机构关注的最重要方面，而国家医疗服务宪法是一个有益的起点。创建《国家医疗服务宪法》是为了保护 NHS，并确保它始终按照 1948 年设立的宗旨行事——为所有人提供免费的高质量的医疗服务。《国家医疗服务宪法》确立了高质量医疗的原则和价值，并规定了患者应有的权利。英国国民健康服务体系注重提供安全、有效和注重患者体验的高质量护理（DH，2012）。威尔士、苏格兰和北爱尔兰都有产妇保健措施，强调了改善孕产妇体验的重要性。卫生监督机构（CQC，威尔士卫生监督局、苏格兰健康改善局、北爱尔兰护理和助产士实践及教育理事会）在服务监督期间审查以妇女为中心的护理制度，包括审查妇女的反馈和投诉系统和应答。

重要的是，要确保妇女的反馈得到听取，并在适当的情况下采取行动，确定主题。同样重要的是，要与助产士和其他医疗专业人员分享积极的反馈。服务使用者参与生育服务的规划、管理有助于提高公开性和公众参与度。

对投诉的管理也属于患者经验的范畴，重要的是，产妇服务必须有明确的途径，以便妇女及其家庭在选择对其护理提出投诉时能够找到。应对投诉进行彻底调查，并在明确的时限内做出回应，需要采取相应的行动。自弗朗西斯报告（Francis，2013）发表以来，每位卫生专业人员的"坦诚义务"一直被强调，并要求与服务使用者有关的所有方面都保持透明和开放。NMC 守则明确规定助产士的角色是："在护理和治疗的各个方面，包括发生任何错误或伤害时，都要对所有服务用户开诚布公"（NMC，2015b）。

开诚布公包括花时间去看望一位有过艰难经历的妇女及其家人，尤其是如果助产士照顾过这家人。许多助产服务会对妇女及其家庭提供汇报，以便采取预防行动，旨在改善所有妇女的助产结果。《社会关怀法令》（2002）是这一成果的体现。最新证据表明，医疗保健组织非常重视提供这项服务。

反思活动 4.4

回想一下你曾经有过的经历，当一个女人对她接受的服务表达担忧时，你的行为是什么？现在你会怎么做？有所不同吗？参考 NMC 和 GMC 出版物 *Openness and Honesty When Things Go Wrong：The Professional Duty of Candour*（2015）。

（五）领导能力

重要的是要认识到强有力、有效的助产领导体系必须在国家临床管理框架内发挥作用。英国皇家助产士学院（RCM）和助产领导能力框架（2012）阐明了每位助产士如何在改善妇女及其家庭服务方面发挥作用。RCM 胜任力框架（基于国家医疗服务领导力学院框架）描述了助产士在治理框架下所需要提供的以下属性。

1. 助产士通过确保患者的安全来显示领导能力：评估和管理患者的风险，同时平衡经济因素和患者安全的优先级。

2. 助产士通过批判性评估显示出领导能力：分析思考以确定可以在哪些方面进行改进，单独工作或作为团队的一部分。

3. 助产士通过鼓励改进和创新展示领导能力：创造服务持续改进的氛围。

4. 助产士通过促进转型表现出领导能力：对推动医疗保健的改革进程做出贡献。

每位助产士都有责任发挥领导作用，确保妇女的健康和福祉在任何时候都得到保护，以改善她们在医疗体系中的体验（NMC，2015b）。

反思活动 4.5

您希望在您的组织中看到什么样的服务改进？描述您希望看到的变化，并清楚地说明这种变化给女性和她们家庭带来的便利。

（六）结果和措施

医疗机构衡量医疗质量的提高是非常重要的，衡量标准应该成为前面提到的治理的所有支柱的基础。卫生保健机构应确保他们内部有足够的能力进行分析、基准测试和选取表示的指标，从而使机构能够确定需要改进的和提供高质量护理的领域。

2008 年 1 月，RCOG 发布了良好实践指南《产科指示板临床表现与管理记分卡》。本指南的目的是敦促所有产科单位考虑使用产科指示板来规划和改进其产科服务。指示板作为临床表现和管理分数卡监控临床管理服务，旨在帮助提前确定患者安全问题，以便制定以妇女为中心的、高质量的、安全适当的母婴服务（RCOG，2008）。

整个英联邦产科服务部门对调整产科指示板进行了修改，以提供本地化的即时信息资源，包括临床活动、临床事件和用户意见，从而能够在未达到目标的情况下及早识别风险，并及时采取措施避免患者安全事故并提高临床护理效果。

交通灯系统通常用于指示与每个指示灯有关的风险水平。

绿灯：目标实现了。

黄灯：目标未达到。必须采取行动避免进入"红灯"区域。

红灯：目标未达到，违反了上限阈值。需要从最高一级采取紧急行动，以维持安全和保证服务质量。

产科指示板一般包括 4 个主题：临床活动（出生率）；劳动力（助产士与出生比率）；临床结果（进入强化治疗组）；风险事故、投诉及用户调查（投诉数量）。如果与预期表现有偏差，则表示应该采取行动。

助产士需要认识到在他们自己机构中使用的结果指标，并为促进妇女及其家庭的高质量护理的改进方案做出贡献。

反思活动 4.6

了解您的医疗机构的正常出生率和剖宫产率。如何衡量这些临床结果，以及应采取什么行动改善您所在机构中的这些结果？

您最近阅读的有关产科护理的循证研究是什么？它如何影响助产实践？临床管理提供了一种系统的方法来提供安全、有效和高质量的护理。

（七）政策和指南

基于证据的临床指南、政策和规程有助于消除实践中的差异，从而促进临床管理系统。世界各地的医疗体系都受循证医学的影响。循证医学实践被定义为通过临床专业知识与来自系统研究的最佳外部证据相结合而发生的实践（McSherry et al，1999）。

英国国家临床卓越研究所（NICE），现称为英国国家健康和护理卓越研究所，成立于 1999 年，旨在减少国家医疗服务治疗和护理的供求差异。2005 年，NICE 开始制定公共卫生指南，以帮助预防疾病和促进健康的生活方式。2013 年 4 月，NICE 在主要立法中成立，并成为 2012 年《健康与社会保障法》（Health and Social Care Act）规定的非政府部门公共机构。此时，NICE 负责在卫生和社会保健方面制定基于证据的指南和质量标准。

NICE 指南仅适用于英格兰，然而，NICE 已经同意向威尔士、苏格兰和北爱尔兰提供某些产品和服务。关于 NICE 指南在这些地区如何应用的决定由移交的行政部门做出（NICE，2015a）。

NICE 制定了一系列与孕产妇保健有关的指导方针，包括戒烟、孕产妇保健人员配置，产前保健、产时保健和产后保健等方面的指导（NICE，2015b）。RCOG 还提供基于证据的指南，称为"绿色最高等级指南"，是一个获得 NICE 认证的组织。

助产士必须确保他们对妇女的建议和指导是在地方和国家指导方针的基础上制定的。妇女需要掌握现代信息，以便能够在知情的情况下做出有关她们自身医疗服务的决定，助产士在这方面可发挥关键作用。

反思活动 4.7

您最近阅读的有关产妇护理的循证研究是什么，它是如何影响助产实践的？

六、结论

临床管理为提供安全、有效和高质量的护理提供了一种系统的方法。妇女的分娩为助产士提供了机会，以确保在最安全的环境下提供最高质量的护理，并结合妇女自己的喜好和护理方式选择。所有的产妇保健提供者都有责任提供一个良好的服务，其中包括高质量的临床管理系统。助产士的实践以妇女为中心、以证据为基础并经过验证，将与她的同行和多专业团队合作，对母婴及其家庭的短期和长期健康和更广泛的福祉产生积极影响。

要点
• 所有助产士应能够描述临床管理框架的关键要素，并确保它们有助于提供安全、有效、以妇女为中心的护理。 • 通过提供基于证据的助产护理，助产士需要意识到自己在重新确认和维护助产注册方面的责任。 • 助产士需要能够创新和实施策略，在财政允许的情况下改善助产服务。 • 政治意识是理解卫生保健优先事项和确保孕产妇保健在议程上处于优先地位的关键。 • 理解临床事件中人为因素相互作用的重要性将有助于对根本原因进行有效的讨论和分析。 • 助产士在研究、审核流程、培训、结果测量和基于证据的指导方针的实施方面可发挥重要作用。 • 助产士提供的服务必须对妇女的反馈及基于证据的指导方针和研究的变化做出回应。 • 必须让妇女有机会表达她们对服务的满意程度在母婴服务提供中发挥主动作用。

（翻译：郭洪花　审校：张宏玉）

第 5 章

助产士作为终身学习者

Sue Macdonald

一、引言

助产士的教育自主性是近年来英国助产士的优势之一。本章概述了助产士教育的相关历史（参见第 2 章），其中涉及影响英国注册前和注册后教育的一些政策和实践问题。要了解英国的助产教育，思考未来的发展方向，就有必要先了解一些助产的历史和相关影响因素。助产教育的历史受到政治、专业愿景和专业竞争的影响。尽管形式不同，读者可能会考虑这些驱动因素是否仍然存在。

目前学者们正在从宏观层面探讨教育和学习的意义，包括终身学习的概念、当前教育发展对助产士学生的影响、助产士和助产士课程及专业继续教育的发展。

二、助产教育：从学徒到反思实践

在 1902 年助产士法案之前，学生助产士通常向一位经验丰富的助产士学习他们的技术。但由于助产士通常没有合适的教科书和科学研究指导，各助产士之间的实践不尽相同，其可用知识的主体也很小。这与今天的助产实践形成了鲜明的对比，现在有大量的教科书、手册、期刊和政策供学生助产士和助产士使用。虽然一些资源较匮乏的国家信息获取不够普遍，它们的期刊和教科书有限，但由于互联网的普遍使用，越来越多的助产士能够获得更多的信息和研究数据（Health Education for All，HIFA，2015；Jenkins，2014）。

随着知识增长、研究和实践发展，注册前助产士接受的教育信息不能满足其注册后整个职业生涯的需求；通常，随着新研究的出现，一些实践实际上需要停止。

传统上助产士来自这种学徒教育模式（Leap et al，1993；Finnerty et al，2013）。她们通常是年龄较大的女性，有妊娠和分娩的经验，她们在日常工作中和助产士一起学习。因此，助产士的"教育"不同于学习助产士的经验，她们由于获取科学信息困难而受到限制，而男助产士（译者注：指产科医师）却可以获得这些信息（Donnison，1988；参见第 2 章）。教育和实践反映了当时的社会通常由迷信、习俗和实践引导，同时也受助产士社会地位的影响（Thomas，2009）。

经过多年的努力，助产士学院 [后来成为皇家助产士学院（RCM）] 及其令人敬畏的成员，包括 Rosalind Paget 和 Louisa Hubbard，在少数强大政治家的支持下，1902 年通过了助产士法案。

立法的主要目的（涵盖英格兰和威尔士）是帮助那些在分娩时因为太穷而无法支付医疗费用的人。助产士是最先实现专业监管的群体之一，并且已经走上标准化教育、培训和实践的道路。英国的其他地区随后也陆续获得了助产士的实践注册：苏格兰和爱尔兰分别于1915年和1918年实行该政策。1919年，护士注册运动设立了综合护理委员会，并引进了与助产士类似的护理培训和标准（参见第2章）。

1902年法案设立的中央助产士委员会（Central Midwives Board，CMB）由政府主管，负责培训助产士和进行考试，并且制订了相应的教育计划，如表5.1和图5.1所示。

表 5.1　英国助产士教育课程的开发

时间	授予机构	课程时间	考试	授予（等级）	备注
19世纪末期	伦敦产科学会	3个月	没有正式的	能力证书	学生较少对实践的影响微乎其微
1902～1915年	中央助产士委员会（CMB）	3个月	3小时笔试，由产科医师进行15分钟口头测试	证书	聚焦于分娩和产后照护
1916年	CMB	6个月（护士免除2个月）		证书	
1926年	CMB	非护士1年			
1938年	CMB	第1部分：非护士12个月（医院基础）；护士6个月 第2部分：全部6个月（地区和社区经验）	实践评估和提交一份案例	证书	助产学和产科理论，以及基于医院的实践 临床经验基于社区和当地卫生官员的一些讲座
1968年	CMB	护士1年 直接加入者2年	2次3小时笔试口头测试	证书	正常的助产学和复杂的产科和新生儿护理
1980年	CMB	已经获得护士资格者18个月 直接入学（译者注：普通高考学生）3年 学校/产科病房教育	2次3小时书面考试和面试	资格证书	正常的助产理论、产科并发症和新生儿护理+新技术（如心电图、引产技术等）及一些医师的讲座
20世纪90年代	英国护理和助产士委员会及相关国家委员会负责注册；学院/大学负责学历证书颁发	对已经获得护士资格者18个月 直接入学（译者注：普通高考学生）3年 教育基于学校	连续性评定流程的形成和评估方法的改进	高等教育文凭（DipHE）助产专业学位	更加关注精神心理学、社会学、生理学和社会政策
21世纪初	护理与助产士理事会（NMC）负责注册；大学负责学术认证（学位）	已经获得护士资格者18个月 直接入学（译者注：普通高考学生）3年 某些培训项目会有变化（如20个月对已经有护士资格者，4年对直接入学的学生）按各大学的规定	连续对学生理论和实践进行评估；在临床实践评定中应用；临床导师作为评估员助产讲座的升级改进	所有的项目都授予大学学位——理学学士学位/文学学士学位（荣誉）	大部分项目的课程为模块化形式；学分可以累积和互认；实践部分最低不少于全部项目时间的50%；更加重视临床实践；更加强调对于正常产妇的照顾所需要的知识和技能（强调正常性）

如表 5.1 所示，随着对妊娠分娩的生理和管理知识的需求增加，以及孕产妇和婴儿的需求发生变化，助产士培训课程的长度、内容和评估方式也逐渐增加。负责助产教育的监管机构也在这段时间内（参第 2 章和第 3 章）从中央助产士委员会改为英国中央护理和助产士委员会及相关国家委员会，也就是今天的护理和助产士理事会（NMC）。

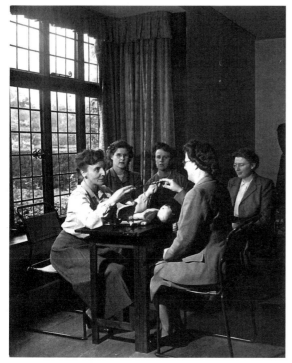

图 5.1　20 世纪 50 年代的助产教育（由皇家助产士学院提供）

到了 20 世纪 80 年代后期，专业人员越来越关注助产士教育的方向，并开始减少助产专业招生。到 1988 年，人们普遍相信从护士变成助产士可能更具成本效益，这也是一种更注重健康的助产士培训方式，但英格兰还有一所学校为非护士提供"直接入学"的机会，这些学生即使没有护士背景，也可以直接成为助产士。

根据英国国家委员会（English National Board，ENB）和英国卫生部（DH）（Radford et al，1988）资助的一项研究结果，英国卫生部支持 7 所试点学校在英国开发助产士直接入学课程，这个教育项目一般在高等教育文凭（DipHE）水平，与高等教育机构（higher education institution，HEI）水平相近。这些方案的成功之处在于，到 2011 年，转变了那些认为直接进入助产学习不能

缩短教育时间的看法，因此大多数助产士现在都是直接入学（Dunkley and Haider for the Centre for Workforce Intelligence，2011）。虽然关于是否应该保留短期护士课程仍有争议，但助产士仍然支持这一教育路线，保留护理课程由 UKCC 教育委员会（1999）推荐，目前由委员会的专员支持。

（一）进入高等教育

过去 30 年经历了巨大变化，助产士学习从最初的由当地提供助产教育，医院助产士负责人管理，由产科卫生保健预算资助，到纳入护理和助产学校，然后进入健康和（或）护理学院，最后进入大学教育，这主要是战略性卫生当局控制复杂资金链的结果。

2000 年计划（UKCC，1986）建议护理和助产教育包括 18 个月的共享核心课程和 18 个月分支课程（包括助产、儿童护理、心理健康、急症护理或学习障碍）；学生是学校编外的，提供的课程属于高等教育（higher education，HE）文凭或学位水平。尽管助产教育像护理一样转向了高等教育，但助产士绝大多数人拒绝接受这种助产教育模式，他们坚持保留直接入学途径或助产士的 18 个月课程全部贯穿在教育过程中。这种拒绝可能避免了护理中遇到的一些问题，如 Peach 报告（UKCC Commission for Education，1999）所述。

有学者认为，助产士进入高等教育学校虽然与 2000 年计划的发展相吻合，但这影响了学生的经验和临床专业知识及临床自信的发展。班级规模增大，及医院和临床区域的地理位置变化是较大的影响因素（Bower，2002）。虽然一些助产士通过与他们的护理同事密切合作来分享他们的课程内容，但许多其他助产士保留了他们的助产士身份，更愿意在直接入学和 18 个月助产士学习路径上发展共同的学习（Eraut et al，1995）。

对于学生和教师来说，高等教育会同时带来优势和劣势。高等教育环境下学生群体规模增大，学生可以进入学术环境，同时有机会与其他学生一起学习。但临床教师不得不应对大学与医院的距离，并面临临床和学术学习差距的挑战。虽然助产士教师能够与其他学科的学者合作，但他们确实要经历很长一段为教师角色做准备的时间，一些助产士可以是某一领域的专家，但可能没有

做教师的资格。

RCM 教育战略（RCM，2003）通过加强行动来纠正平衡，并使教育与临床实践更紧密地结合。一些建议，如制定国家助产士课程，特别是考虑到儿童教育的国家课程，被直接提出。其他的一些建议更具挑战性，包括学生至少有五次家庭分娩和两次分娩中心的分娩实践经验，完成至少两次顺产第三产程的实践经历，并且拥有在各种产科环境的经历。他们认为利用该策略可以帮助学生和助产士在常规和社区环境下进行临床实践。

可能有助产士寻求学术象牙塔，但也有大量的助产士被锁在"炮塔"里（RCM，2003：9）。

该策略还建议教育工作者至少将 20% 的时间花在临床实践上，临床管理者应为教育工作者寻找空间并努力减轻区域分离的负面影响。调查助产士教师角色的 MINT 项目展示了助产士教师在协助学生学习方面的"附加价值"，同时它也强调了教师在临床领域中的重要性（Fraser et al，2013）。

助产士的地区短缺和"人口老龄化"的人口统计表明，有一个人口统计的"定时炸弹"（Centre for Workforce Intelligence，CfWI，2012；RCM，2015）正在逼近所有助产士的实践领域，英国的 4 个区域无一例外。还有一个国际问题，估计全球约缺少 350 000 名助产士（Save the Children Fund，2011）。英国估计需要额外 2600 名助产士的劳动力（RCM，2015）。解决这个问题需要更好地留住助产士和更多的学生接受培训。增加学生人数的难点在于每个学生都需要足够的高质量临床经验，所有学生都必须由合格且经验丰富的助产士进行监督和指导。此外，学生需要在学术和临床环境中得到富有经验的助产士教师的指导，所以必须聘请合格的助产士来担任助产士教师这一职位。

在教学中，不同角色的发展如实践促进者、临床促进者和实践发展助产士，可能部分取代助产士教师的传统角色，但它为助产士从学生到合格的助产工作人员转变中提供了潜在的宝贵资源。助产士教师需要具备丰富的临床实践经验，并在高级助产士理论的基础上，对成人教育原则和实践加强了解。助产士和助产士教师尤其需要坚强和自信，能够在学术和临床环境中善于挑战和质疑权威，并致力于高质量的循证实践，还要具备良好的领导能力、沟通和关怀技巧（Byrom et al，2010）。如果充分参与和利用，这种知识和技能水平是一项重大投资，并使教育工作者成为产科服务的重要成员。

（二）文凭、学位和奖学金

希望进入英国助产领域的人可以选择两种教育方式：3 年直接入学课程，或适用于已取得成人护理资格的 18 个月短期课程。两者现在都能拿到学位水平。这两种教育项目需要的时间略有不同，一些大学为学生提供了额外的 2～4 个月的临床导师指导以获得专业能力。图 5.2 显示了英格兰的教育体系，尽管它与苏格兰体系略有不同，但也受到欧洲一些大学发展的影响。

助产课程围绕助产教育委员会（Commission for Education，EC）制定的核心能力和临床经验准则（EC，1983；2005）、护理和助产士理事会（NMC）熟练程度（NMC，2009a；2009b）和临床评估（NMC，2008）等制度来设计。此外，国际助产士联合会（International Confederation of Midwives，ICM）助产士核心能力全球标准（ICM，2013a；2013b）不断在为课程提供信息，这将越来越有助于为助产士提供更多的国际视角和认知（参见第 1 章）。

临床实习是该教育项目的重要组成部分，包括学生轮班（包括周末和夜班）。课程包括"自主学习时间"及各种不同的学习和教学方法，以加强学习。助产士学生往往是成年人，有时助产是她们的第二职业或第三职业，她们做助产士可能是为了养家糊口，这与传统大学生的压力不同。

媒体和专业人士经常争议从业人员（护士和助产士）是否有必要受这么高的教育，他们关心的是资格证能否让这些执业者服务得更好，因为有时理论知识丰富，而临床实践能力不足（Bower，2002；Gill，2004；Scott，2004；Willis Commission，2012）。一些研究表明，一个优秀的助产士更倾向强调技术、沟通、照护和同情心，而不是学术资格（Nicholls et al，2006；Byrom et al，2010）。Halldorsdottir 和 Karlsdottir（2011）建议从业人员需要承担专业智慧及个人和专业发展的责任。然而，随着服务需求的变化，以及女

每个级别的学位授予机构颁发的典型高等教育资格	费克 费克水平	菲盖伊斯 SCQF水平	相应的 QFEHEA 循环
博士学位（例如 PhD/DPhil，EdD，DBA，DClinPsy）	8	12	第三周期（周期结束）资格认证
硕士学位（例如 MPhil，MLitt，MRes，MA，MSc）	7	11	第二周期（周期结束）资格认证
综合硕士学位（例如，MEng，MChem，MPhys，MPharm）	7	11	第二周期（周期结束）资格认证
医学，牙科和兽医科学的主要资格（或第一学位）（例如 MB ChB，MB BS，BM BS；BDS；BVSc，BVMS）	7	11	第二周期（周期结束）资格认证
研究生文凭	7	11	第二周期（周期结束）资格认证
教育研究生证书（PGCE）/ 教育研究生文凭（PGDE）	7	11	第二周期（周期结束）资格认证
研究生证书	7	11	第二周期（周期结束）资格认证
荣誉学士学位（例如，学士 / 荣誉学士学位）	6	10	第一周期（周期结束）资格认证
学士学位	6	10	第一周期（周期结束）资格认证
英格兰、威尔士和北爱尔兰的专业教育研究生证书（PGCE）	6	9	第一周期（周期结束）资格认证
研究生文凭	6	9	第一周期（周期结束）资格认证
研究生证书	6	9	第一周期（周期结束）资格认证
基础学位（例如 FdA，FdSc）	5	NA	短周期（在第一个周期内或与第一个周期相连）资格认证
高等教育文凭（DipHE）	5	8	短周期（在第一个周期内或与第一个周期相连）资格认证
国家高等教育文凭（HND），由英格兰、威尔士和北爱尔兰的学位授予机构授予 Pearson 许可	5	NA	短周期（在第一个周期内或与第一个周期相连）资格认证
由 Pearson 授权，由英格兰、威尔士和北爱尔兰的学位授予机构颁发的高级国家证书（HNC）	4	NA	短周期（在第一个周期内或与第一个周期相连）资格认证
高等教育证书（CertHE）	4	7	短周期（在第一个周期内或与第一个周期相连）资格认证

图 5.2　英国学位颁发机构高等教育资格框架级别的典型高等教育资格示例及其在欧洲高等教育区资格框架（Framework for Qualifications of the European Higher Education Area，FQ-EHEA）中的相应周期

[改编自 Quality Assurance Agency（QAA）2014a，2014b]

性和婴儿的需求变得更加复杂，研究技能在帮助助产士管理知识、研究和证据以提供最高标准的护理方面变得越来越重要。最初的争论是关于助产研究生毕业后是否留在该专业，以及他们是否具有临床能力和自信来开展实践。研究证据表明，这种准备不会对他们的临床能力和技能产生不利影响（Bircumshaw et al，1988），他们表现出解决问题的能力，并且具有与已经毕业的同事相似的能力水平（Bartlett et al，2000；While et al，1998），他们更有可能被激励接受继续教育（continuing professional education，CPE）而不是获取资格证书（Dolphin，1983）。威利斯委员会（The Willis Commission）探讨了护理教育的未来，并提出了"创建和维持一支有能力、富有同情心的护士队伍，以提供未来的健康和社会保健服务"的必要性。该报告支持研究生教育对于未来的医疗保健需求、批判性思维、科学研究、同情心和关怀等对助产专业发展至关重要（Willis Commission，2012）。

作为研究生的成员，助产士的实践技能需要以分析和批判性思维作为基础，从而提升他们的实践技能。虽然严格的学术要求可能会使一些人放弃助产实践，但已制定的相关策略为有非传统资格的人提供额外的学术和教务支持。目前，即使有些学生已经修完以前的学位课程，但也不会降低课程要求，这也是欧盟助产士准则（the EU Midwifery directives）所规定的（EC，1983；2005）。

一旦助产士教育计划完成，那些达到学术和实践要求，并被确认为具有助产士的良好品格的助产士个人就可以申请在NMC注册。初次注册后，助产士需要每年更新注册并遵守实践要求。

在过去完成助产士课程或已完成文凭课程的从业者，如果他们需要，可以申请本科水平的高等学位，多数大学规定总共完成360学分就可获得荣誉学位，通常由每个级别的4、5、6级（以前的1、2、3级）水平中的120个学分组成（图5.3）。

RCM教育战略（2003）提出了一个连续的助产专业，从"助产预科项目"，到注册前教育和培训等不同发展路径，成为助产士顾问、助产士教育者或助产士管理者的，并始终坚持以临床实践为基础。

沿着助产士专业连续发展过程，从业者通常从不同的起点出发，具有巨大的职业和个人成长潜力，并不断践行对继续职业教育的承诺（图5.4）。

三、教育成本

助产教育的成本大致可分为两个职能：教育项目的成本，包括试运行和实施，以及教育项目中为学生注册前和注册后提供的支持。

目前所有教育项目都是由大学提供的，但是有学者认为这种情况可能会改变（McIntosh，2016）。

（一）培训教育

英国（英格兰、威尔士、北爱尔兰和苏格兰）的卫生部负责教育、培训和发展英国医疗保健人员。虽然还有其他重要的资金来源，且2012年该资金约为55亿英镑（英国大学，2012）。

每个国家都有不同的机制和管理结构确保有足够的学生数量来平衡英国劳动力。其基本原则是有一个评估卫生服务临床需求的过程，并向委托机构提供直接反馈的机制。英格兰是地方教育和培训委员会（Local Education and Training

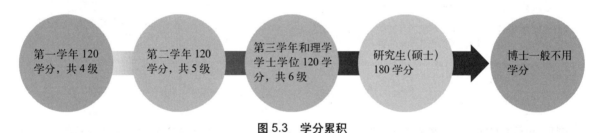

图5.3　学分累积

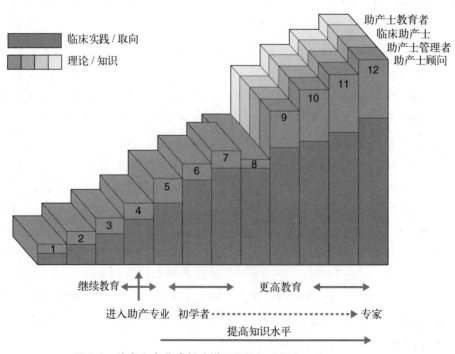

图5.4　助产士专业成长阶梯（RCM，2003：4）

Board，LETB）上报英格兰健康教育委员会（Health Education England，HEE）；苏格兰是 NHS 的教育部主管；北爱尔兰是卫生、社会服务和公共安全部（Department of Health, Social Services and Public Safety，DHSSPS）主管；威尔士是当地卫生局上报威尔士议会。然后各地对于当地的卫生保健服务达成一致，医院可以提供临床实习，大学可以提供教育项目。由此，保证学生数量与有效经验和管理相一致始终非常重要，这就需要服务提供者和教育提供者之间的有效沟通。

（二）学生支持

在 2017 年以前，学生利用助学金支持他们的学习。最近有变化，意味着攻读健康专业的学生奖学金结构将倾向主流的学术型学生（HM Treasury，2015）。一些大学还提供可以申请的困难津贴。

四、终身学习

本书对终身学习的理解：初始教育项目（注册前助产专业）是未来实践的起点，临床领域是学习和发展的地方，是继续学习的保证。这种方法鼓励助产士学习是一个动态和丰富的过程，助产士不断思考和反思他们的实践，从每一次经历（好的和坏的）中学习，完善和提高他们的知识和技能，并将这种哲学思想传授给他们的服务对象和学生。这种富有创造性和积极的方法（健康服务是一个学习型组织），能够让助产士从积极的事件和错误中学习和发展，为孕产妇、婴儿和家庭提供高质量的服务。

实际上，终身学习必须不仅仅是"口头承诺"。变化的步伐和知识的发展意味着助产士必须不断更新其知识和技能，以提供安全有效的护理。

在实践中终身学习

要保持更新的状态和满足日新月异的需求，其困难令人生畏。生活中存在着各种期刊、信息和活动，实践是繁忙的。因此，要思考如何跟上时代的步伐，并计划出实现这一目标的最实际、切实可行的方法（表 5.2）。

表 5.2　持续专业发展（CPD）计划的建议

日常	回顾您在练习中遇到的任何需要更新或查找的内容是什么 如果您有时间，请解决 如果时间不够，请将其写在 CPD 计划的笔记本中，以便将其包含在每周活动中 如果您参加了学习日 / 会议或学习活动，请尝试在当晚完成您的 CPD 计划记录，或记下以便以后完成
每周	在 1 周中分配 1 小时以反映本周： ● 是否有任何情况您不知道问题的答案或当前的研究表明某个领域的护理？ ● 检查您的 CPD 计划笔记本上是否有您注意到的任何内容 ● 是否有一集可以反映您的投资组合（请参阅反思活动 5.1）？ 检查您的期刊，旨在每周阅读一篇文章。您的投资组合是最新的吗？
每月	检查您的投资组合是否是最新的 检查是否有任何学习日会增加您的练习，并与您的经理 / 主管讨论您是否可以参加 在线选择学习模块 / 学习活动 例如，这可能是 RCM 计划电子学习菜单，或者您可以访问 YouTube 讲座 / 视频。记录您完成的活动
每年	您还应该反思这项活动，并考虑它将为您作为助产士的实践增加什么。选择一个有助于您练习的会议，并与您的同事和助产士主管讨论是否可以参加

表 5.2 中的持续专业发展（continuing professional development，CPD）计划似乎有些理想，但考虑到外部事件和活动的前期规划及平衡家庭和工作的需求，制订个人计划非常重要。当然还有"随时学习"的机会，如果有人在实践中出现新的情况或问题，那么就可以抽出时间查找问题答案并更新个人知识。这样可以实现真实情景下的实用学习，并且可以更好地记住获得的知识。

大多数学生和助产士喜欢参加研究日和会议，这可以成为学习新研究和实践发展的有效手段。但更为宝贵的是，从国家其他地区来的执业者或具有不同专业知识和经验的专家学习。同样，最重要的是记录学习，并考虑如何将其应用于实践，其中也需要与同事讨论。

五、资格和注册后：持续的专业发展

专业持续发展或教育（Continuing professional development/ education，CPD/E）是助产士角色的一个关键和持久的部分，并且自 1936 年助产士法案发布以来，其一直是助产士实践的一部分。该教育模式要求助产士定期更新以便能够继续练习。注册后教育和实践项目（Post-Registration Education and Practice，PREP）（UKCC，1990）将这些原则引入护理和健康访视专业，要求从业者每 3 年完成为期 5 天的专业履历培训，包括自我评估、发展计划和反思活动。

PREP 标准以前要求从业者在注册更新前的 3 年内完成至少 450 小时的实践和 35 小时的学习，并且持有双重资格的人员需要在护理和助产两个领域完成 900 小时的实践（NMC，2011）。这将被记录在一个专业履历中，其中记录的内容应与从业者的助产士主管分享。

（一）重新验证

在遵循 PREP 要求并保持专业履历多年后，该过程已进一步发展为重新验证（NMC，2015a）。NMC 已经规定了助产士需要维持 NMC 注册的要求，以证明从业者具备安全有效的实践能力，并在现有系统中占有一席之地。注册过程的中心是护士、助产士和健康访视者准则（NMC，2015b）及在整个助产士职业生涯中嵌入专业标准和行为愿景。助产士仍然要求保持专业履历的更新，注册时必须同时有"确认者"来一起完成，"确认者"可能是执业者的经理或另一名已经注册的助产士（规定不能是朋友）。最初的助产士主管是一个合适的"确认者"（见专栏 5.1 和专栏 5.2）。

专栏 5.1 重新验证的注册要求和支持证据清单（NMC，2015）（经 NMC 许可，2015）

以下是您必须满足的所有要求，以便完成每 3 年 1 次 NMC 重新验证。

要求	支持证据
如果重新验证为护士或助产士需要 450～900 小时实践	保持您已完成的练习时间记录，包括： ●实践日期 ●您作为助产士承担任务的时间 ●组织的名称、地址和邮政编码 ●实践范围 ●工作设置 ●对你所从事的工作的描述，以及从事这些实践时长的证据（如时间表、角色简介或工作规范）
35 小时专业继续教育（其中 20 小时必须参与）	保持准确和可验证的持续专业发展（CPD）活动记录，包括： ●CPD 方法（CPD 方法包括自学、在线学习、课程学习） ●简要描述主题及它与您的实践的关系 ●CPD 活动的日期 ●这个主题的时间和你参与时间 ●识别与 CPD 最相关的准则部分和参与 CPD 活动的证据
5 次与实践相关的反思	包括有关反馈内容的说明及您如何使用它来改进您的实践。它可以对你在准备注册更新过程中的反思账户时非常有帮助。请确保你的笔记不暴露任何个人数据
5 个书面反思报告	5 个书面反思报告可以解释您从 CPD 活动和（或）反馈或实践中的事件或经验中学到的内容，您如何改变或改进您的实践工作及这与"守则"有何关联。确保您的账户不包含任何个人数据
反思性讨论	一个反思性的讨论表格包括 NMC 注册的护士或助产士的姓名和 NMC 注册号，您与谁进行了讨论并注明讨论日期。确保讨论总结部分不包含任何个人数据
健康和品格	这些声明将作为您在线重新验证应用程序的一部分
有适当的补贴安排	提供相关证据证明您有单位提供到位的劳动补贴 确定您的劳动补贴安排是通过用人单位、专业团体的会员资格还是通过私人保险安排。如果您的补贴安排是通过专业团体或私人保险安排提供的，您需要提供专业团体或提供者的姓名
确认	包括由您的确认者签名的确认表（NMC，2015a）

资料来源：NMC，2015

注：请务必注意，本指南可能会有所变更。读者应查看 NMC 重新验证微型网站，了解任何变更或其他信息

发展个人专业"文件"（或履历）已经为记录个人学习和发展过程形成了结构化方法。重要的是要考虑如何将个人履历"形成"一项发展计划，这项计划从将个人履历看作为长期学习中资历证明的集合，转变为更加动态的工具，允许从业者记录个人活动、反思实践并考虑过去、现在和将来学习和发展。近来的一种观点认为个人履历包括个人简历（curriculum vitae，CV），有人也将个人履历视为动态的个人简历。

目前，出现了几种指导专业履历发展的出版物（NMC2008，2015a；RCM，2000；RCM 2016）。从业者可以选择使用商业化的个人履历、自行设计的履历、活页夹、计算机或平板电脑和移动电话来记录学习和经验（图 5.5）。个人履历可以使用助产士注册过程中部分重新验证的文档模板，其中一些可在 NMC 网站上获得，包括反思账户表格、反思性讨论表格和实践日志模板（NMC，2015a）。

专栏 5.2　重新验证的过程

- 完成注册前教育
- 成为助产士的资格
  - 在 NMC 注册
  - 完成初步实践意向表
  - 向领导助产士教育部提交良好品格宣言
- 每年：
  - 完成实践意向表（每年 3 月）
  - 有评价（可以把它放在个人履历中）
  - 完整的个人履历并保持更新；个人履历包括
    - 反思报告
    - 实践反馈
    - 同行评议
    - 助产士主管的年度审查
- 每 3 年（60 天内）：
  - 整理个人履历。个人履历包括：
    - 5 个反思报告
    - 与同事开展反思性讨论的报告
    - 实践反馈的 5 个证据
  - 确认您身体健康且性格良好（报告您可能遭遇的任何刑事定罪、指控或未决审判）
  - 确认补贴安排到位
  - 完成验证要求（专栏 5.1；NMC，2015a）
  - 寻求确认者并提供确认要求
  - 向 NMC 提交确认
- 重新验证信息已收到，并成功处理

在重新验证过程中存在强烈的"自我认证"意识，这需要从业者忠诚于他们的实践活动。未能提交或提交虚假资料会使从业者的注册处于危险（参见第 3 章和第 4 章）。NMC 将审查少量注册人提交的文件，以确保质量和一致性（NMC，2015a）。

（二）专业履历

作为重新验证的一部分，护士和助产士需要保留他们的实践、学习和发展活动的记录，以便重新注册。实现这一目标的实际方法是持续保持一份个人履历或文件，这也是大多数人推荐的。这是一份个人文件，不属于 NMC 或护士、助产士的用人单位（NMC，2015a）。

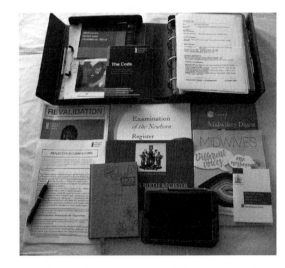

图 5.5　助产士专业履历（经皇家助产士学院和 MIDIRS 许可）

助产士注册更新活动可包括参加学习日和会议，在不同的实践领域工作或个人学习，如进行结构性阅读或撰写文献综述。重要的因素是确定活动产生的学习效果，并使其效果最大化（专栏 5.3）。"参与一些活动"也很重要，这些活动可能是与其他从业者组成讨论小组或参加研讨会，或者在同事的指导下学习新技能（NMC，2015a；RCM，2015）。

专栏 5.3　记录继续教育 / 发展

你需要记录：

- 学习活动的日期、时间和地点
- 学习的地方
- 会议中心、病房或社区、图书馆
- 回顾您当前的角色
- 学习活动
  - 你为什么选择这个特定的主题 / 活动
  - 你是怎么计划这项活动的
  - 你学习或工作了几小时
  - 简要描述学习活动（如阅读相关临床文章；参加课程；观察实践）
  - 你有不得不面对的任何失望或困难吗
  - 你认为学习最好的部分是什么
- 学习成果
  - 这次学习的关键是什么
  - 你将如何付诸实践
  - 你对未来有怎样的学习计划

如果更新活动是文献检索或阅读，为了确保工作重点并应用于个人实践，那么严谨性必不可少。这使得主动阅读至关重要。

反思活动 5.2

在你的下一个学习日完成之后，花一些时间课后思考：今天学习关键是什么？是否有任何主题的发言人对你产生影响？你学到了什么新东西吗？如果没有，为什么没有呢？

写下任何新的学习心得：可能使用专栏 5.3 中的框架，或访问 NMC 网站下载表单和模板记录你学到的至少可以引入实践的 1 项内容。

六、未来发展：学位、硕士和博士 / 先前经验学习认证 / 先前学习认证

对于希望增加自己的知识和提高技能的助产士来说，他们现在拥有比以往更多的选择。十多年以前，本科文凭是大多数从业者的最高学历，而想要获得硕士学位的助产士只能获得社会科学、心理学、护理或教育硕士学位。现在，大学提供从助产士学位或科学学士学位到硕士学位的学位课程。

越来越多的助产士正在攻读哲学博士学位

（PhD）和（或）临床博士学位（DClinPrac）。图 5.2 说明了学术等级的不同，哲学硕士（MPhil）和哲学博士（PhD）学位被认为是研究的巅峰，要求从业者学习研究的知识和技能，并将其应用于研究项目，从而产生原始知识。随着持有这些较高学位的助产士人数的增加，助产士的地位和内部信念将会增加，但重要的是，要确保所研究的知识核心应用于助产士、助产学，总而言之就是应用于孕产妇和婴儿。

基于工作的学习（work-based learning，WBL）可能包括先前学习认证（accreditation of prior learning，APL）或先前经验学习认证（accreditation of prior experiential learning，APEL）这两要素，这些可能会引导学生在临床领域、实践课程或活动中开展研究。一些基于工作的教育项目包括了课程实践部分，这部分内容或者是自我评估，或是课程教师指导，或是与有资格的同事合作。学生会得到工作手册和工作日志的指导，并且包括反思部分和证明他们进步的记录。

WBL 有时被视为一种为从业者提供学习经验的方式，而不是让他们去其他地方学习时"失去自我"。它使知识能够被应用并牢牢地锁定从业者于自己的工作场所中，且可以促进学习型组织的概念（ENB，1995）的形成。学习型组织是一个动态的组织，可以根据需要进行调整和改变，从而使工作人员能够参与到组织的各个层面（ENB，1995；Jarvis，1992；Marsick，1987；Boud et al，2005）。这种学习需要文化和心理上的转变，以确保有适当的机会开展经验式学习，也有足够的机会开展回顾和反思。

APEL 和 APL 被用作验证和增加临床实践价值的手段，并有可能鼓舞助产士。他们是入读大学或继续教育学院、正式申请临床实践和学习所需学术学分的必要手段。这种学习必须花时间准备一份记录临床活动的专业履历，包括批判性反思的证据和对将学术学位应用于临床学习和发展获得成功的"声明"。

七、计算机、在线学习和网络

计算机辅助学习的发展和互联网的发展彻底改变了学习和信息检索方式，并进一步缩短了 5 年知识的"保质期"。助产士需要习惯使用计算

机，并利用各种数据库检索信息（参见第 6 章）。诸如欧洲计算机驾驶执照（European Computer Driving Licence，ECDL）课程和项目已被用于指导学员学习计算机技能，包括文字处理和电子表格使用（Jacob，1999；欧洲计算机组织，2016）。

逐渐地，学习的模块和项目可以通过电子的形式获得（Jordan，1999；RCM，2016）。WebCT（网络课程工具）、慕课（massive online open courses，MOOC）（参见下面的讨论）都在不断发展以支持不同层面的学习，包括提供告示板、聊天室和一系列指导学习设施。研究表明，尽管这种电子化学习发展非常耗时（Wilson et al，1998），但学生喜欢这种多样性的学习，他们需要不同的技巧应对在线学习（Valaitis et al，2005）。在线学习和以互联网为工具学习的方式是不同的，有时学习者会"冲浪"到不同的地方导致学习接近混乱（Savin-Baden et al，2006），这可能会分散他们的注意力。

互联网还提供其他活动，如社交网络，包括 Facebook、Twitter 和 YouTube，它们将每个人联系在一起，使大家获得访问 PowerPoint 演示文稿和视频剪辑的许可，从而帮助理解理论知识（如生理学）。这些社交网络活动正在被整合到一些教育项目中，研究表明他们有利于业余的学习，并为学生提供一个交流和分享学习的良好平台（Smith et al，2014）。但是，学生和助产士必须了解社交媒体的局限性、风险和礼仪，并确保自己明晰网络安全、身份及其职业责任，也包括机密性（NMC，2015c）。

助产士和其他从业者可以在线获得各种有用的资源，包括：

• NHS 开展的图书馆和知识服务（NKS）（现在属于英格兰保健教育部门）（https：//hee.nhs.uk/our-work/research-learning-innovation/library-knowledge-services）：该资源涵盖临床实践、医疗保健、社会关怀和公共卫生，提供门户网站数据库和循证资源，适用于患者、公众、临床医师、管理人员和公共卫生专业人员（NHS，2010）。

• 英国国家健康和护理卓越研究所（NICE）（www.nice.org.uk）：该 NICE 网站提供广泛的质量标准、临床指南、标准和指标及证据系列。

• 苏格兰大学校际指导小组（SIGN）（www.sign.ac.uk）：该网站还提供一系列有用的资源、标准和指南。

• 健康保护局（www.gov.uk/topic/health-protection）：这是一个优秀的网络资源，具有可访问的信息、索引和说明……从乙肝到人畜共患病，该网站用户能够访问有关许多主题的更多信息。

• 国际助产士联合会（ICM）（http：//www.internationalmidwives.org）。

八、学习和发展

当学生和合格的助产士开始学习时，他们已经有了积极和消极的教育活动经验。这些经验包括死记硬背的学习、测验和考试，以及不可避免的一些失败。通常，早期的负面经历会影响人们的学习方式和自我形象。

学习风格有许多不同的模型和理论，同时，也可以使用几个问卷和测验帮助识别一个人的学习风格。Honey 和 Mumford（1992，2000）在 Kolb（2014）的工作基础上提出，每个人都属于以下 4 个主要学习群体之一：

（1）实用主义者：实用且热衷于尝试新方法。

（2）反思家：在做出判断之前更喜欢观察、思考和收集信息。

（3）理论家：喜欢以系统的方式梳理和思考信息。

（4）活动家：喜欢活跃并直接尝试学习新事物。

虽然这个观点并不新鲜，但它仍在使用，并与助产教育有关。一项研究发现，教学反思过程包括一个从表面、非个人到深层个人，然后是表面个人和接近深层个人的途径（Miller et al，1994）。

反思活动 5.3

查看有关 Honey 和 Mumford 工作的网页信息。

尝试做一个学习风格小测验，如可用的测验：http：//www.emtrain.eu/learning-styles/（由 Lifetrain 设计）。

分析答案——诚实地看看你适合哪个群体。你的学习风格是否适合你参加过的任何学习活动呢？

九、学习

学习的复杂性已被广泛探索（Bloom，1956；Boud et al，1988；Bruner，1977；Freire，1972；

Jarvis，2010；Mezirow，1981）。该领域之前的工作远比本章的回顾具有广度和深度。

目前，许多方法如行为主义、人本主义、文化环境及认知等促进激进式和解放式的学习和教育。大多数早期的人体学习实验和研究都是基于动物实验甚至鸟类。只有在进步主义教育的发展阶段，才开始对人类学习进行研究。在广泛地看待儿童和成人教育时，有证据表明许多这些不同的理论和方法之间存在着复杂的相互作用，事实上，在大多数情况下，经验和学习方式同样复杂。

一些学习理论，如条件反射，可以应用于简单学习，并且在许多情况下都与之相关。例如，个人如何了解恐惧、形成恐惧症及如何减少恐惧，如专栏 5.4 所述。

专栏 5.4　助产士的学习恐惧
分娩期间的阴道检查（vaginal examination，VE） 孕产妇很焦虑，可能是基于以前阴道检查的经历（也许是在进行涂片检查时），或者可能是对遭受虐待有更深层的恐惧。助产士也许没有意识到女人的焦虑： VE 剧烈疼痛（无条件刺激）→疼痛或恐惧（无条件反应） 建议 VE（条件刺激）+ VE 疼痛（无条件刺激）→疼痛 / 恐惧（无条件反应） 建议 VE（条件刺激）→恐惧（条件反应）

专栏 5.4 的例子说明，一两个负面的分娩经历会使孕妇产生恐惧和焦虑，孕妇在考虑到检查时，甚至看到助产士准备护理包时会产生负面情绪。Dick-Read（1986）的研究强化了这一理论，他提倡为孕产妇提供支持的人是有必要的，从而解决妇女恐惧—紧张—疼痛周期循环的问题，而这些知识应该作为助产士的支持和教育方法中的教学内容。这意味着要为孕产妇提供一个安全的环境，对她以前的经历、恐惧和焦虑能够敏感地识别，然后计划如何最好地帮助她们进行理解和学习（参见第 21 章）。

近年来，行为主义者开始提倡向学习者提供反馈，这个人可能是你自己，也可能是你正在教授的学生或孕产妇及其家庭。在行为主义实验中，表扬和批评的效果由食物或电击来代替，并请记住积极的奖励比消极的反应更有效（图 5.6）。

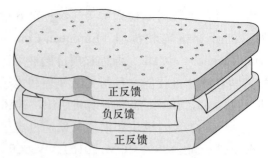

图 5.6　"Skinner 三明治"

首先提供积极的反馈："你做得很好……"，接着是负面批评："……需要以不同的方式完成，因为……"。反馈完成了，再给予另一个积极的评论："这真是一个很好的方法"。然后，这个人清楚地知道需要改进什么，也不会认为所做的一切都没有做得好而感到手足无措。

试错学习，通过这个理论的字面意思很好理解，即个人可能尝试不同的方法解决问题，然后在面对未来相同或类似的问题时依旧使用该解决方案。

认知格式塔理论则是另一种方法。格式塔意味着模式、形状或形式，描述了个人对所见和所学东西的理解，并将其纳入一个"整体"。这种解决问题的能力有助于个人获得对学习的洞察力，即"顿悟"体验。格式塔包括诸如洞察力学习、自然与培育辩论及场域理论之类的概念。

虽然个人知识方面的一些差距可能成为学习的推动力，但个人寻求理解的自然倾向需要得到支持。在教学中，这可以用来帮助学生理解正在学习的内容，如可以计划一些学习活动，只提供一些信息，以便鼓励学习者去补充这个问题并从发现学习中获得经验。格式塔为发现学习和加涅提出的螺旋课程提供了工具，在这种课程中，学习的新知识与现有信息相关联，并在此基础上进一步发展。

教育的另一个发展来自 Bloom 的学习分类。它包括教育活动的 3 个领域或类别：认知（心理技能）、情感（成长的感觉）和精神运动（实践和身体技能）。虽然这些是多年前开发的，但这些领域仍然用于设定学习目标和学术评估（表 5.3）。以前的分类法不包括精神运动领域，因此，使用实践技能的学习经验是有限的（Bloom，1956），同样在医疗保健环境中适当识别和评估实际技能和能力有一定困难，两者产生共鸣。

表 5.3　认知领域内教育目标的分类

能力	技能	使用的描述性术语
知识： ● 具体细节 ● 术语 ● 特定事实 ● 理论和结构	● 观察和回忆信息 - 事实或理论 ● 了解日期，事件，地点 ● 了解主要观点 ● 有关客观现象的奥秘	列出、定义、告知、描述、识别、显示、标记、收集、检查、制表、引用、名称、人员、时间、地点等 示例：学生将列出孕产妇骨盆和胎儿头骨的主要标志
理解： ● 理解（最低级别） ● 翻译 ● 解释 ● 外推	● 理解信息 ● 掌握意义 ● 将知识转化为新的内容 ● 解释事实、比较、对比 ● 进行排序、分组、推断原因 ● 预测后果	总结、描述、解释、对比、预测、关联、估计、区分、讨论、扩展 示例：学生将描述孕产妇骨盆和胎儿头骨的主要标志的重要性
应用	● 使用信息 ● 在新情况下使用方法、概念、理论 ● 使用所需技能或知识解决问题 ● 能够预测变化的可能影响	应用、演示、计算、完成、说明、展示、解决、检查、修改、关联、更改、分类、实验、发现 示例：学生将展示分娩机制，描述胎儿头骨与孕产妇骨盆的相互作用，并能够教导学生和女性基本原则
分析： ● 因素 ● 关系 ● 组织原则	● 看到模型 ● 组织构成 ● 识别隐藏的意义 ● 内部架构识别	分析、分离、排序、解释、连接、分类、安排、划分、比较、选择、解释、推断 示例：学生将能够讨论不同形状和大小的骨盆变化的重要性及对分娩机制和结果影响。她可能质疑这些知识的来源
组织综合，产生新的： ● 独特的沟通方式 ● 计划或提议的一系列操作 ● 一组抽象的关系	● 使用旧想法创建新想法 ● 从给定的事实推断 ● 关联来自多个领域的知识 ● 预测，得出结论	结合、整合、修改、重新排列、替代、计划、创造、设计、发明、预测、撰写、制定、准备、概括、重写 示例：学生将能够评估骨盆容量，并识别可能的分娩困难。她可能会考虑母亲体位变化和活动对骨盆容量的影响，并将研究与助产联系起来
评价 ● 使用内部和外部的证据和标准做出判断	● 比较和区分想法 ● 评估理论陈述的价值 ● 根据合理的论点做出选择 ● 验证证据的价值，认识的主观性	评估、决定、排名、评分、测试、测量、推荐、说服、选择、判断、解释、区分、支持、总结、比较、总结 例如：学生能够将她的解剖学和生理学知识与专业研究相结合，并结合她自己的实践经验，为孕产妇提供无偏见的选择，并帮助孕产妇解决问题和做出决策

改编自 Bloom，1956；Bloom et al，1964

　　在教育中广泛使用的螺旋课程是一种构建课程的方式，随着教育项目的深入，它将越来越深入地提供知识。

　　"教学是一种极好的学习方式"（Bruner，1977：88），此观点基本意思是要教一些东西，你必须完全理解它；并且此观点认为"教师不仅仅是一个沟通者，更是一个模范"（Eraut，1994：90），此观点总结了教师作为榜样的作用。这些都是助产士在日常生活中、个人学习及教育女性和学生时思考的实用概念。

　　还有其他理论，如由 Felder 和 Soloman 在 20 世纪 80 年代后期开发的学习风格指数，它是基于 Felder 和 Silverman 开发的学习风格模型。其理论基础指人们的学习偏好是持续的，如感官和直觉是两种相反的风格。

　　人本主义理论家卡尔罗杰斯和马尔科姆诺尔

斯,可能是与助产有关的最有影响力的成人教育理论家。罗杰斯建议学生自由获得知识,允许他们指导自己的学习(Rogers,1969;Rogers et al,1994)。在助产教育中主要体现在自我指导和协商计划的形式。然而很多人不能完全认同该理论的自由概念,因为对于助产来说,需要在有限的培训时间内,让学生可以学习并获得具备一些技能和能力的评价认可,从而保证实践的安全性(EC,1980;EC,2005;NMC,2008;NMC,2015a;ICM,2013a;ICM,2013b)。

诺尔斯认为成人教育需要采用与儿童不同的方法,这表明了教育学,也可称为教育科学的概念不再适用于成人。他分析了这个概念,最初认为这个概念仅适用于儿童,并提出了辅助成年人学习的艺术和科学,并诞生一个新词——成人教育学(andragogy)(Knowles,1973;Knowles,

1980;Knowles et al,2015)(表5.4)。

成人教育学被认为是教育学的极端对立面,有学者推测将它用于成人学习者是不合适的(Knowles,1973)。后来,诺尔斯提出,可以将成人教育学和教育学视为一个频谱的两个"极端",根据当时学生群体的不同需求分别应用(Knowles,1980;Knowles et al,2015)。这个理论曾由于以下原因受到批评,其假设成年人比儿童更具自我导向(Tennant,1986),其认为成年人与儿童的经验储备库不同(Jarvis,2010),且两个群体的动机和学习准备程度也不同(Tennant,1986)。

成人教育学几乎完全被助产士、护理和其他涉及成人的教育领域所采用,虽然有一些方面与现行的经济效益指导相冲突,但在减少师生接触时间和提高师生比两方面凸显优势。此外,虽然其他职业包括旅游、管理和法律在内的人文学科

表5.4 普通教育学和成人教育学的比较

普通教育学		成人教育学
定义	以说教方式教育儿童——引导	帮助成年人学习艺术和科学
学习者	• 学习者依靠教师的指导,包括内容和学习方式 • 学习者的学习由老师评估	• 学习者需要有自我引导的能力 • 学习者对自己的学习负责,但可能偶尔依赖老师的指导——这是学习者的选择 • 学习者能够自我评估/评定
学习者之前的经历	• 以前的经验是有限的 • 以前的经验没什么价值 • 老师的经历是最重要的	• 以往的经验是丰富的学习资源库 • 以前的经验可以由自己和团队使用
学习者学习的愿望	• 由社会或机构决定 • 设定课程	• 当个人感觉准备好时——"需要知道" • 可能会受生活改变的影响 • 渴望学习新的技能和知识来改变角色
学习者的学习方向	• 主题导向 • 以规定的顺序构建的主题	• 解决问题 • 需要与现实生活问题相关 • 充分发挥潜力
老师	• 老师掌握着知识 • 老师掌控着学习的内容和方式	• 老师是一个共同学习者 • 老师是学习经验的推动者,而不只是一个老师
动机	• 一般外部驱动 • 专注于成绩和成就 • 必须完成设定程序	• 不那么专注于成绩 • 更多关于专业/个人发展的信息
实际影响	有一套固定的知识需要学习,虽然随着时间和社会的变化,这个固定的集合会被改变 教学是说教的,这可能会降低在不同背景下应用学习的能力	各种教学方法 需要自我导向的机会 共同学习方法 基于问题的探究 需要回顾以往的经验(可能会妨碍进一步学习) 需要重视以前的经验

对教育理论的兴趣日益增加，但在助产领域近期几乎没有文献或研究探索教育理论。

除了哲学上的差异，成人教育学方法需要不同的教室设置，如桌子和椅子以半圆形或圆形排列、更多的体验式学习、谈判会议由学生制定议程，并且增加自我导向的规定（Leigh et al，2015）。

教师（称为推动者）使用诺尔斯的假设和程序开展课程和设计教育项目，并形成过程模型（图 5.7），其中起点是有利于学习的环境，最后要点是对已经发生的相关学习的评估及对下一步学习的识别。虽然环境因素可能会促进学习，但McIntosh 等（2013）的国家研究发现那些焦虑并寻求"有限"知识体系的学生助产士前后不一致，他们运用成人教育方法达到的能力和原来的追求不同，且在完成学业后变得非常自信。

（一）从成人教育学到反思

另一个有影响力的理论来自 Kolb（2014）的体验学习发展，包括将反思作为经验和学习之间的关键联系（图 5.8）。这也被纳入了助产教育，通过更多地使用经验学习和反思，反思实践已经成为助产士日常工作的重要组成部分（专栏 5.5）。

专栏 5.5　反思循环实践说明

通常情况下，反思循环从经验（具体层面）开始，作为个人感官有形的东西，这可能是实际事件的经历，如目睹一场正常分娩。可能这是学生第一次见证分娩，分娩中的妇女可能会像其他分娩妇女那样做出反应，因为她们都很吵，但进入临产阶段时，她们更多考虑自己的感受。

宝宝出生了，这是一种巨大的情感体验。该学生注意到婴儿看起来是粉红色的，但四肢是蓝色的。因此她开始观察并进行反思，因为她是这次经历的一部分。最终，她在自己脑海中梳理了实践经验和她以前学习过的"课堂知

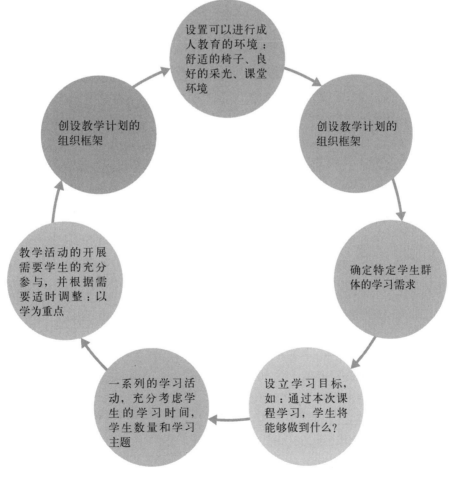

图 5.7　促进学习的过程

（改编自 Knowles，1973）

识"，并将本次经历添加到她的个人知识库中。经验的每个组成部分可以根据她的知识来单独处理。如果我们从一个方面来看，说到婴儿的颜色，她可以通过这次经历理解婴儿颜色，并且最初这种简单的接受可能只是一种暂时激活的知识。考虑到这个反思循环的下一步，她可能会期待下一个婴儿出生时是粉色的，且有蓝色的四肢。

然而，随着她变得更有经验，她开始希望更多地了解新生儿生理学，她将会感激这次分娩产生的过渡效应，从而造成视觉刺激。她也将开始了解孕产妇、助产士，甚至婴儿的个人特性。

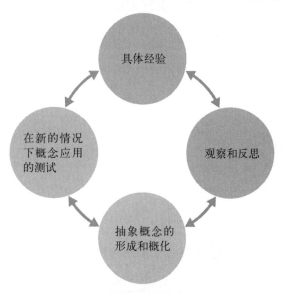

图 5.8　Lewinian 体验模型（Kolb，1984：21）

Kolb 的理论提出，每个人作为 4 个学习群体之一，每个群体都有一个匹配的学习风格，并与经验学习周期紧密相连。每个人根据他们的个性、教育准备、选择的职业或角色职能做出选择（Kolb，2014）。

Kolb 认为学习是一个动态和流动的过程，每个人的经验和结果都不同。他强调，学生不是一个空的容器一下子能装满，而是应通过一系列的学习和经验来积累，他们需要"不断学习"而不是"从头学习"。因此，教师需要做的是帮助他们个人改正或丢弃旧观念并改变他们的信仰体系。

体验式学习是发展性学习的重要工具，特别是在像助产士这样的实践专业中，体验式学习实现了学生与所学理论概念的更有效互动，因为它

鼓励人们实现在不同程度上对概念的实际感知。例如，助产教育中学生们要学习如何向孕产妇和她们的家庭告知"坏消息"。要做到这一点，学生可以在教室里练习从孕产妇和助产士的角度看待某件事的感觉，并确定哪些语言、肢体语言或策略对当事人来说是最体贴和有效的。这项工作的一个关键部分是随后的汇报和反思阶段，在此期间，所有参与者都可以展示他们的观点并共同探讨事件和策略。

这种类型的学习并不总是像看起来那么容易。只是告诉个人"做做它"而并没有提供足够的指导，这种方法可能会限制学生学习，或者让学生遭遇最坏的病例情景，处于未知和无助的境地。

助产士与学生助产士或孕产妇可以进行角色扮演。例如，在产前教育期间，最重要的就是要有一个详细的会话提纲，其中包括明确的目标、明确的角色和反思，通常在结束时做一个短暂的"冷静"练习而让参与者回到现实中来，这对于有感情的角色扮演之后让参与者回到现实很有帮助。同时，还有许多其他有趣的角色扮演，如在线角色扮演（Warland et al，2012）。

（二）反思和反思实践

反思实践者（Schon，1983）是以描述专业危机、普及反思开始的。亚里士多德讨论了的反思，后来 Dewey（1933）也讨论过。Schon 将其引入了护理、助产和社会工作领域。本书在实践中支持直觉和更加理性的解决问题方法，这提供了一种理解助产从业者的意义并增加其知识库的方法。成为一名反思性的从业者已成为许多助产士所渴望的理想（Brockbank et al，1998；Driscoll，1994）。根据 Schon 的著作中描述，执业者可以选择利用技术理性模型，逻辑地解决"从业者可以有效利用基于研究的理论和技术的高难度"问题，或者采取更直觉的方式通过跨过"情况混乱的沼泽低地"，从而解决无法用技术解决的"混乱"问题（Schon，1983：42）。Schon 提出，人们更喜欢运用创造性和整体性方法解决一些问题，在护理和助产及其他新兴职业一起出现的时代，希望发展他们的专业地位，这符合其临床实践更加女性化和缄默的特性。

当然，反思实践者面对的往往是风险因素、

临床问题和社会心理问题的复杂组合，呈现出的场景更像是"沼泽低地"，而不是"坚固的高地"，后来这种观点引起人们的注意。虽然 Schon 描述了几位教师与学生合作开展反思实践的"样本"，但是实际上都没有一个明确的工具可以帮助从业者培养技能。然而，从那时起，其他几位作家出版了指导反思的工具和框架。其中有学者对 Schon 的"行动反思"和教育家的"现场实验"的解释提出了一些疑问，这也提示实践者应该明白，可能在实际应用中出现了不同的反思机制（Comer，2016）。

尝试使用许多反思工具探索它们是否有助于理解经验，并帮助发展学习通常是有帮助的（专栏 5.6）。它促进实践者产生问题，进一步对一种经历或一个实践领域不断思考，并将其发展成学习（Atkins et al，1993；Benner，1984；Driscoll，1994；Johns，1995）。这包括关键事件分析、错误事件出现时的分析、以风险管理为目的的危机

或情况记录，或对个人有特殊共鸣的事件；它也用于研究并越来越多地用于反思实践领域以应对各种情况。许多大学使用反思性日记或反思账户来帮助学生发展他们的知识和技能（Bedwell et al，2012；Ekelin et al，2016；Collington，2009），这为发展个人反思及评估技能和信心提供了机会（Macdonald，2014）。

反思实践可以成为从业者审核日常实践的有力模型，从理论和实践的复杂消化和同化中继续学习和发展，并挑战假设（James，2009；Loughran，2012）。它还建议利用个人富有成效的反思是动态学习型组织发展的基础（Boud et al，2005）。一个有趣的工具是视频回放工具（专栏 5.7），它被描述为反思和教学的混合体；它反映了 Kolb 的周期，并专注于一些执业者所经历的"直觉"部分（Allan，2011）。此外，Power（2015）强调需要更多的二维教学方法以便将直觉融入临床决策和实践中。

专栏 5.6　反思模式

某事件或某经历发生之前

• 你准备如何应对这件事或这个经历，你是否已经准备好了应对

• 这是你最近思考的一个焦点问题吗？为什么

• 在事情发生之前你的想法是什么

• 你对这件事很担心 / 关注吗？你是如何关注的

关于事件 / 经历的描述

描述发生了什么事情（这个阶段不用分析）

• 是谁说的，或是谁做的

• 描述在哪儿发生的和怎样发生的

• 你是否感觉：

　◆ 不舒服

　◆ 很困惑

　◆ 非常沮丧

• 其他影响你处理这件事的因素有哪些（如病房或社区很繁忙，其他压力）

• 你处理这件事应用了哪些知识（它们是否来自书本、研究结果或同行的经验 / 常规做法）

分析阶段

• 你从中得到什么结果

• 你为什么会用这种方式来应对此类情况

• 这件事的结果是什么

　◆ 你本人

　◆ 妇女和婴儿

　◆ 你的同事

　◆ 你的学生

• 其他人对发生这件事的感受

　◆ 产妇和婴儿

　◆ 你的同事

　◆ 你的学生

• 这些感受你是如何知道的

　◆ 通过身体语言 / 姿势

　◆ 通过他们的描述

• 你这次对这件事的反应和以前类似的事情反应一样吗

• 在此时此刻你头脑中最主要的想法是什么

• 思考一下你处理这件事过程中所应用的知识，是基于：

　○ 培训 / 教科书

　○ 研究结果

　○ 证据

　○ 你的猜测

- 你在应用知识过程中是否出现了紧张或困难
- 你所应用的知识对这件事情是适当的吗？你意识到你所应用的知识是否与这件事有差距

"如果不是这样，会如何"——替代和选择阶段

- 你怎样用另外一种不同的方式来处理这件事
- 如果用不同的方式会对事情的发生有影响吗？如何影响
- 你在这件事情的处理中有影响力吗
- 如果下次遇到此类事情，你会做同样的处理吗
  - 如果是，为什么
  - 如果不是，为什么

行动计划

- 你从这件事中学到了什么，好的或不好的（不要忘记你个人的"Skinner 三明治"，图5.6）
- 你实践的要素或你在这件事中做了什么？你是否感觉特别并值得庆祝
- 你以后遇到此类事情时，会再用这种处理方式吗
- 你将如何跟同事们分享这件事
- 如果你不想分享，为什么？这种做法让你认识到了什么，你应该如何处理

- 你从这件事中还需要做哪些提升或需要学习哪些新知
  - 理论
  - 操作技能
  - 研究发现
- 要做这件事你个人行程时间如何安排？今天晚上？明天？或下一周
- 如果你不确定你学到了什么，你会向谁请教？为什么：
  - 上级助产导师
  - 相关老师
  - 助产咨询师
  - 医师
  - 同事

评价阶段

- 你什么时候会再次回顾这个反思过程
- 你将跟谁分享你的经历（指导老师或同事）

观点——可能的评价

- 在这个阶段，你对这件事／这个经历的观点是什么
- 你如何将这个观点融合到你的个人知识库中

专栏5.7　DEBRIEF 模型

尽可能真实地描述事件

评估将要发生什么／下一次要改变什么

尽可能排除个人情绪／信念／假设

判断和发展

根据以往的经验进行回顾和分析（模式识别）

识别经验教训

建立后续行动

反馈行动

反思并非没有问题，它需要投入大量的时间和精力，并得到支持（Macdonald，2002）。很少有人强调反思会比较困难，这意味着许多人会逃避思考表象背后的本质。重新审视实践领域的可能会让人感到不舒服，因为有些时间太长忘记了，有些则持久些。因此，反思需要带着一些"健康警告"，并理解它不可能一直这样；实际上，反思存在于任何实践领域和任何时间。

有一些证据表明，只要对个人的观点思考就会产生一些反思（Kottkamp，1990）。它被认为是一种有用的方法，可以表达助产士个人看法并与同事分享意见。重要的是，要承认反思是一项个人行为，不会反映别人的观点。

反思活动5.4

用专栏5.6中的工具来反映你实践的一个方面。

选择一个日常事件如预约面谈、产前检查或新生儿检查等。

你可能希望与同伴一起这样做，或者将其写下来，作为你专业履历的反思部分。

（三）反思你和其他人

在产科服务的其他人员将是学习者，他们将需要通过反思得到帮助，以理解他们的学习经历。学生助产士通常有临床记录和临床评估工具，有些工具要求他们对个人实践进行一些批判性反思。因此，他们将重视与熟悉术语的助产士一起工作，他们也会发现这有助于他们有机会在实践中反思

不同的经历和问题。共享反思性事件分析可能很有趣，并带来不同的观点，这可以作为学生发现助产士执业者如何将反思运用到日常实践中的例证。

也许最根本的是，孕产妇自己需要反思。要求妊娠完成大量的关于她们经历的反思叙述显然是不切实际的，虽然有些孕产妇可能会觉得这很有益，特别是那些熟悉日常日记或博客的孕产妇。然而，回顾所经历的事是一个很好的做法，某种意义上来说，她可以有时间考虑整个事件并开始质疑发生了什么，以及为什么会发生这种情况。助产士可以给孕产妇一个独特的机会来反思整个妊娠和分娩连续性过程。在孕产妇反思的过程中，重要的是要记住与所有反思一样，孕产妇必须要反思自己个人的经历。助产士对孕产妇提出一些启发性问题（专栏 5.8）并关注她作为关键角色可能会对反思有所帮助，当孕产妇有疑问时只是提供信息和解释。在这个阶段咨询技巧（即学习不能快速给出一个完整的答案）真的很有帮助。

专栏 5.8　帮助妇女反思的启发性问题

- 您生宝宝之前在这里预约时，您第一次见到助产士时感觉如何？
  - 您是否认为她考虑到您的个人需求［产前，分娩和（或）产后］？
- 你觉得分娩对你有什么影响？
  - 他们是你想的那样吗？
  - 给您提供的服务有什么遗漏吗？
  - 你对这次分娩的个人感觉如何？
- 您是否觉得自己有足够的信息和支持成为母亲（产后）？

关于视频回放的问题可能需要更多的技术支持，将它运用在"常规"反思中并不罕见，因为它可以识别可能需要额外咨询支持和（或）特殊转诊的孕产妇。同样重要的是，有时当孕产妇再次妊娠返回就诊时，如果她有任何未解决的问题，她可能需要反思她以前的经验。

十、教育的新方法

助产教育与其他跨专业教育相关联，这有助于多学科之间的合作和理解。这方面的例子包括实用产科多专业培训（PROMPT）、产科高级生命支持（ALSO）和新生儿生命支持（NLS）课程。

一些注册前课程包括跨专业的部分，其目的是努力提高学习和工作技能。同时，助产教育已经开发了几种学习方法，包括基于问题和探究的学习，这与成人学习理念是一致的，使学生能够发展更高层次的解决问题和批判技能（McCourt et al，2001；McNiven et al，2002；Savin-Baden et al，2006）。其他新的学习方法包括以下内容。

1. 探究式学习（EBL）课程　助产士讲师通常提供启发性活动，然后学生以小组形式开展问题讨论和学习课程。然后教师监督进度，以确保实现该计划的学习成果。评估表明，学生喜欢这种方法，它可以让学生与同龄人建立良好的工作关系，培养他们的思考和批判性思维能力。然而，一些学生报告他们需要进一步的指导以了解他们需要知道什么（Snow et al，2015）。Tully（2010）发现，一些学生在准备和展示作业方面的动力低于评价作业，这导致了一些小组内部学生的不满。她还发现，一些指导者似乎比其他人更有参与性，这也影响了学生的学习体验，表明指导者需要备课和明确他们支持的角色（Peace，2012；Tully，2010）。Peace（2012）发现学生和教师都认为 EBL 有效和可发展，也强调了指导教师在学生指导中发挥了重要的作用，但他们强烈表示 EBL 应该是学生学习的一种方式，但不是唯一的方式。

2. 现象学习　通识教育可能传播给助产士的另一个有趣的观点，由一种自我指导和基于探究的学习转变而来，它鼓励学生扩大学习范围，观察现象或情景，寻找与自身知识的差距，然后通过单独或集体研究和扩充知识，创建动态的内容（Zhukov，2015）。芬兰的学校成为这个学习方法的先驱，它被认为是在学习和教学方面具有潜在的革命性和个性化的学习过程，也实现了更动态的方法（Iyer，2015）。

3. 学术游戏　这种方法被认为是学习的一个重要方面，已被纳入某些课程，学生和助产士可以考虑如何使课程学习变得愉快，这可以包括使用测验、游戏和可能被视为"乐趣"的活动（Baid et al，2010；参见第 21 章）。

4. 创造性学习　已经调查过的工具包括使用思维导图来帮助学生更有创造性地关注他们的工作（Noonan，2013）。

5. 翻转学习／翻转课堂　这是使学习动起来

的一种方式。学生通过观看视频讲座或在家中访问播客，然后上课，通过练习和小组活动学习新内容。这可以保证教师确定学生是否了解他们的学习情况。这是在美国高中教育中开发的，该方法已经证明了可以提高学生参与度、改善评估结果和纪律（Hanadan et al，2013）。它已被应用于包括护理（Simpson et al，2015；Alexandre et al，2013）、医学、法律和图书馆员教育等其他教育领域。如果在助产学中采用，则需要规划和增加资源，因为教师需要在课堂会议之前提供一套在线资料、录像和工作表，这可能还需要重新调整，以便进行更多的互动工作。然而，这种方法可能适用于助产士教育，因为它为助产士教育提供一个机会，让学生按照自己的进度学习理论，并使用课堂课程来增强他们的学习和实践应用。

6. 网络学习（e-learning）　随着计算机越来越多地应用于其他领域，这种方法应运而生，并且已经被纳入大学预科和研究生水平的课程（Clarke，2009）。有时人们认为这是一种资源成本划算的使用方式，也是吸引更多学生的好方法；然而，开发高质量、互动性和合适的教材可能耗时且昂贵。例如，澳大利亚是一个拥有丰富远程学习历史的国家，他们已经成功的开放了一些模型，如虚拟诊所（Phillips et al，2013）。英国RCM为其协会成员提供了一个生动且不断更新的模块菜单，这些已被证明是受欢迎的且评价很好的网络资源（Macdonald et al，2011；Hunter et al，2014）。良好的网络学习原则是它应根据特定的职业和个人需求量身定制（Gould et al，2014）、具有互动性和吸引力，并且用户易于使用。

7. 慕课（MOOC）　这些课程是为大量学习者在非常大的地理区域（通常是几个国家）在线访问而设计的。这些通常侧重于学习，而不是资格或学分，并且可以提供有趣和原创的学习机会。

8. 体验式学习　通过实践学习（即临床实习）、实践技能活动、角色扮演及任何学习活动，鼓励学生或助产士从实践和个人角度仔细思考学习的内涵。诸如跟随导师处理小案例（Rawson，2011）、连续性护理（Browne et al，2014）、学生诊所（Marsh et al，2015）、虚拟产科诊所（Phillips et al，2013）和客观结构化临床评价（OSCE）（Einion，2013）的经验都可以为学生提供激发式

和参与式学习，并发展认知和实践技能的方式，因此这种学习对学生、孕产妇和她们的婴儿具有巨大的潜力。如前所述，体验式学习成功的关键在于应用、讨论和反思，同时也需要进行规划。

十一、助产士作为榜样的导师

发展学习和实践的一个重要部分是通过与他人的互动，榜样学习（Kenyon et al，2015）是人类学习身体、沟通和关怀技能的有力方式。榜样学习可以吸收服务文化（Hindley，1999），这可能是消极的，也可能是积极的学习（Kirkham，1999），服务的不同部分可能有不同的指导方法（Kroll et al，2009）。当导师没有开展循证护理实践方式或实践内容与学校学习的知识相悖时，可能会导致学生紧张（Armstrong，2010）。

作为一名从业者，重要的是要意识到学生、其他从业者、孕产妇及其家人和朋友可以以不同的方式观察和感知别人的行为、态度和行为举止。尤其是学生，尽管他们在实践中倾向以女性为中心、灵活而非规定的方法实践（Bluff，2002），但他们会观察他们的导师，并可能会模仿他们的态度。至关重要的是，从业者应与初级同事分享决策和判断的方式——演示如何在服务情景中了解妇女护理期间发生的非常复杂的过程（专栏5.9）。

专栏5.9　学生学习

助产士 X 和助产学生 A 接诊了妊娠 32 周的 Rooson。在为 Rooson 检查时，助产士认为胎儿的生长速度可能没有她想象得那么快。她向 Rooson 询问她的营养模式，包括她是否吸烟、喝酒等。根据询问结果助产士提供了适当的建议并决定在下周约 Rooson 去产前门诊。因此，助产士为她进行了预约并做了记录。

几周后，助产学生 A 在门诊工作，并且在助产士 Y 指导、监督下进行检查和"谈话"。Sim 妊娠 32 周，她的观察结果都在正常参数范围内——她的胎儿生长良好。助产学生 A 帮她预约了下周的产检时间。

助产士 Y 完全糊涂了——这当然不是这些天他们在大学里有教过的东西！她向学生提出了挑战，但实际上这对学生来说是比较尖锐的。

不去分享这个过程，会剥夺学生和实践者宝贵的学习经历。通过讨论正在进行的工作及为什么这样做的过程（几乎就像 Loughran 所描述的那样——反思"在你脚下"）可以帮助学生理解有经验的从业者所具有的思维过程，并且说明这些过程的复杂性（Loughran，1996；2000；2012）。

学生在大学环境中学习理论（和实践技能），并从他们的临床导师那里学习现实世界的实践活动。这需要学术和临床领域之间进行良好的相互沟通和密切联系，识别过时的实践，并确保学生依据证据和研究开展最佳实践。

十二、结论

助产教育是一个动态领域，通过变革，适应现在信息和知识大爆炸时代，以及支持妇女及其家庭。未来的情况可能不确定，但助产士自己需要意识到由谁来控制课程内容、设计、开展和评估课程的重要性。助产士的任何教育和准备都必须以职业为导向，并且保证助产士学生能够在快节奏、不断变化的环境中工作，同时将孕产妇和婴儿放在护理核心位置。

对于助产士来说，了解助产教育至关重要，作为学生、指导者和导师，要了解自己的学习模式并愿意回顾自己的学习历史。这有助于规划教育和发展活动，更重要的是要帮助教师分析和他们一起工作的妇女和所指导学生的相关学习和发展需求。优秀的教师应该能够计划和评估学习，这包括分析以前学过的东西（甚至是未学习过的），或者解释其他人可能对学习的假设，或者关于从妇女妊娠到分娩和作为母亲的整个经历。

实践的一个重要部分是要建立一个框架和工具，它有助于批判性地反映和评估该实践的影响效果。然而，这需要多年前提到的一些技能，包括开放思想、全心全意付出和责任感（Dewey，1933）。这确实带有健康警告，因为它真正反映了实践带来的，可能会令人不快的新挑战和观点。

本章回顾了学习、教育和发展的多方面性质。随着助产士面临新的挑战和不同的工作方式，助产士继续学习和持续发展是必不可少的。要做到这一点，肯定会使该领域在专业方面和助产士个人方面都有所受益。最重要的是，它将有利于为孕产妇、她们的婴儿和家庭及整个社会提供支持与照顾。

要点

- 了解通识教育和专业教育路径的结构，有助于学生发现医疗保健领域中的各种机会。
- 助产士应该意识到学习对他们自己、同事、学生及他们工作服务的妇女的影响。
- 对学习理论的理解有助于助产士的专业和个人发展，并能够促进他人的学习。
- 继续教育专业发展是助产士个人"工具箱"的基本组成部分，一个有效的个人履历和个人继续教育计划有助于确保系统持续更新。
- 理解和运用反思的原则，能够使助产士考虑和改进自己的实践，帮助学生发展反思技能，并为孕产妇提供一个机会反思自己妊娠和分娩经历。
- 临床领域是助产士、学生、妇女和家庭的学习环境。
- 从业人员通常在当地就可以获得各种各样的教育和发展机会。

（翻译：郭洪花　审校：张宏玉）

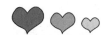

第 6 章

循证实践与实践研究

Marlene Sinclair，Lesley Dornan

一、引言

现代产科服务应提供安全有效、高质量和对服务对象有意义的临床服务（NMC，2015；Kings Fund，2008）。保证优质服务的关键因素包括了解个人病史和家族史及明智地应用最佳证据。助产实践中需要根据最佳研究证据、服务对象的个体情况和助产护理人员的专业知识综合决策。

护理和助产学科认为循证实践方法是当前医疗环境的一项关键技能。就全世界而言，从发达国家到偏远的农村地区，医疗专业人员的工作环境各不相同。无论文化或环境如何，教育和知识转化都是有效护理的关键组成部分。尽管学习方式不同，但护理与助产人员越来越意识到将证据融入"日常实践"的价值和复杂性。体验式学习是护理和助产实践的核心要素，但要求助产士具有能够识别临床问题、寻找解决问题的证据、评估证据并找到实施证据和疗效评价方法的能力，有时会比较有挑战性。从理论上讲，助产士能够通过阅读和评价循证文献获取临床实践研究证据，并实施更多循证实践（Schneider et al，2013）。值

得注意的是，尽管循证实践根植于专业实践，但Gerrish（2010）早期研究表明，护士缺乏关键的证据评估技能（也包括助产士），目前已在本科生、研究生课程设置中增加这方面的教学内容，如本教材和继续教育项目。

本章旨在探讨证据和助产研究在实践中的作用，包括本科生、硕士生和博士生通过反思自己的实践、参与挑战性活动和探索可获得的文献资源，提高个人循证实践技能。

本章包括许多优质资源和活动，这些资源将供人们深入学习和理解并获得循证知识，以满足所有学术层面的各种需求，也将帮助学生将这种循证知识应用于日常临床实践。因此，本章适合具有不同职业背景的学生和合格的助产士学习，包括临床研究、教学、管理和临床实践者。

二、定义研究与"助产"研究

研究是一项系统、严谨的调查，旨在通过科学过程的各个步骤解决关于人类关心的具体问题（LoBiondo-Wood and Haber，2014：2）。研究有许多不同类型，可以分为两种广泛的研究方法，即归纳和演绎。演绎研究通常从一个广泛的观点或理论开始，并到达一个更具体的点（即自上而下的方法），而归纳研究通常从具体的观察转向更广泛的理论，采用更具探索性的方法，有时也被称为自下而上的方法（Trochim，2006）。通过这一过程，构建了影响主题或现象的研究方式及可能选择、实施的设计和方法的范例（Parahoo，2006）。研究可以包括定量方法，如问卷调查；定性方法，如观察、案例研究和访谈；或结合两种方法的混合性研究方法。然而，研究并不是在理

想中进行的，而是受现实感兴趣主题的背景、围绕该主题的现有知识及理论与研究之间存在关系的影响（Bryman，2012）。

Bryar 和 Sinclair（2011）认为助产实践综合了多种学科的理论，包括生理学、心理学和社会学理论。"助产"研究被定义为：严谨的调查过程，旨在提供助产实践的有效性和总结实践效果的知识与经验，以及对妇女、婴儿、父母、家庭、文化和社会的影响。它包括研究助产士的教育和培训、发展和检验助产士理论、多学科小组工作、信息和通信技术的使用、产妇服务的组织和提供及影响助产士"工作生活"的就业条件等术语（Sinclair，2010a）。

在循证实践中解释证据

证据的定义有很多种，从指示一种信念或命题是否真实或有效的大量事实或信息的广义概念，到表明真理的事物的识别。医疗保健中公认的循证实践的定义如下："循证医学是将最佳研究证据与临床专业知识和患者价值观相结合"（Sackett et al，2000：1）。

循证护理最全面的定义是 Ingersoll（2000）提出的：审慎地、准确地和明智地将科研结论与其临床经验及患者个人或群体需求和偏好相结合，获取证据，作为临床护理决策依据的过程。

美国助产士 Cluett 认为，基于证据的实践是哲理和程序，它是合乎逻辑的、明智的、科学的，有一定的框架和程序，可以满足许多专业人士和学者对"确定性"的需求（Cluett，2006：52）。

这意味着将临床专业知识和实践、以人为本的价值观、期望和愿望及现有的最佳研究结果结合起来，为护理提供信息并改善护理效果。简而言之，基于证据的实践目标是在正确的时间，为正确的人，做正确的事，以确保个体化的护理质量（Cluett，2006）。

反思活动 6.1

思考关于循证实践的定义。

哪一个定义最符合你对循证实践的描述？

如果你利用搜索引擎搜索这个词，可能会导致大量的点击。

过去 20 年，循证实践的实施和影响已经显著

增长，影响了大多数医疗领域，包括助产、护理、公共卫生、口腔、心理健康及社会工作领域，甚至法律和教育等更为广泛的领域；但循证实践并非没有挑战性。基于证据的实践既有优点，也有缺点，我们更倾向于将其归类为"挑战"。循证实践的倡导者认为，这是实现最佳实践和最有效利用资源的有效方式。英国护士和助产士理事会（NMC，2015）明确表示，助产实践必须基于现有的最佳证据；但可能限制于循证资源和专业自治问题。"循证实践"是临床实践和学术界常用的词汇，它是我们所有专业实践的基础。无论利弊如何，它都要求助产士成为倡导者，以确保采用、适应（在适当的情况下）并融入日常实践以促进实施。

反思活动 6.2

循证实践对助产士、女性有哪些益处和局限性？

为什么助产士对循证实践的态度很重要？

对硕士助产士（MS）的提示：如果你想衡量一个研究项目对循证实践的态度，你会发现 Aarons 等（2012）的论文非常有用。

对博士助产士的提示：如果你想探讨有关循证实践的辩论，请阅读 Hammersley（2005）的在线论文。其他有用的参考文献包括 Sinclair（2010b）的论文。

三、护理和助产的循证实践

助产士和护士工作在临床一线，应适应不断变化的人口趋势和疾病模式，并在临床工作中应对复杂的医疗环境和获取可利用的医疗资源；为世界卫生组织（WHO）健康目标的实现，以及 2020 年（WHO，2013）卫生事业优先提供包括改善母亲和婴儿在内的人口健康和福祉的服务也至关重要。

循证实践现已被公认为护士和助产士的重要职责。护理、助产法规和监管指南强调，护士和助产士根据现有的最佳证据或最佳实践提供护理，这意味着不断更新和了解证据和实践的变化（NMC，2015）。并意识到当前的研究和实践中的变化需要一定程度的批判性分析和改进实践的愿望。但研究和实践之间仍然存在差距，许多实践者的决策信息依赖于培训和经验、来自同行的建

议和意见（Rolfe et al，2008；Whall et al，2006；Trinder，2000）。

循证实践是关于"寻求知识、理解知识、知识来源、知识形成方式及决定其是否可靠和有价值的能力"（Farley et al，2009）。然而，随着现有证据数量、快速增长的研究机构及信息量的日常挑战，需要以系统和高效的方式传授寻求信息的行为。

（一）证据如何影响循证实践

循证实践的证据来自不同的途径，包括研究结果、专家的意见和经验及医护常规，这取决于医疗环境和相关医护人员。专业实践的护理常规，受长期积累的专业知识和经验的影响，尽管有最好的证据，但实践中常规的改变是很难实现的。检验和应用循证医学实践应促使执业者客观地看待日常工作和标准化护理，使执业者不断追求最佳的循证医学护理实践。

许多因素影响证据的采纳和实施，包括助产士个人的坚定信念和态度。这些可以在与其他卫生专业人员的商讨中得到处理（Kennedy et al，2012）。助产士作为医疗团队的一员，应与临床医师、教育者和研究者组成多专业团队，探讨证据对临床问题、意见和冲突的重要性和价值，并成为应用证据实践者（Spiby et al，2006）。

> **反思活动 6.3**
>
> 思考你的日常实践。是否有证据支持你的常规产前保健措施的有效性？
>
> 反思：寻找证据支持在分娩时产妇出现一过性体温升高时，可以对产妇和新生儿使用抗生素。
>
> 提示：对说明性临床实例理论感兴趣的助产学研究者，可以批判性地回顾 Whall 等（2006）的论文。

（二）证据的类型和实施

综合研究既是一门艺术，也是一门科学。证据生成需要遵循提出临床循证问题的基本原则，系统评价并形成证据。

从不同的检索资源对某一临床问题进行循证，全面收集临床研究结果，采用严格评价文献的原则与方法，对证据进行解释、评判和综合，以促进知识转化和实践中的运用。例如，为了获得关于母乳喂养益处的最佳证据而进行文献检索得到大量的文献，包括定性研究、随机对照研究（RCT）和 Cochrane 系统评价。

然而，在广泛的研究领域中，往往有一些具有开创性的论文可供查阅，并且对于理解当前的证据具有价值。例如，关于母乳喂养的好处，原创性文献包括 LP 等（2007）、Kramer 和 Kakuma 等（2007、2012）、Horta 和 Victora 等（2013）和 Horta 等（2007）的论文，分别就母乳喂养对免疫、感染、肥胖和产妇健康影响方面进行研究。关于这些证据的综合分析已对全球和某些国家的母乳喂养政策的制定产生了重大影响，母乳喂养政策建议，在 6 个月内进行纯母乳喂养（WHO，2015 年）。证据对母乳喂养益处的影响已纳入国家和地方政策，并促使全球接受联合国儿童基金会（UNICEF）婴儿友好倡议（Baby-Friendly Initiative，BFI），并作为助产教育工作者、管理人员和临床医师临床实践的金标准（参见第 44 章）。科研证据是改变临床实践的有力工具。文献资源日益增长，2015 年更多的系统性评价证据支持母乳喂养是新生儿和儿童患中耳炎和肥胖的保护因素（Bowatte et al，2015；Chowdhury et al，2015；Horta et al，2015）。如果意识到最新科研证据对助产士和妇女价值的重要性，仍然需要助产士在现有的框架、政策和指导下对研究结果进行证据评价与综合，在循证实践中应用证据并进行疗效评价。1989 年在北爱尔兰拉甘谷医院（Lagan Valley Hospital）为支持助产研究而成立的第一作者临床水平学术俱乐部，其是一个非常有意义的活动。根据不同专业进行分组，根据产生的临床问题凭借个人经验采取多种方式解决，如对前置胎盘孕妇产前便秘的处理，对哺乳期、有痔疮或经产妇产后便秘的处理。在学术会议上，药剂师向产科医师、营养师、理疗师和助产士提供处理建议。过去没有高效的搜寻证据、评价证据的工具，但我们确信对女性做最好的决策，因此使我们多学科小组聚在一起，共同制定有效的临床决策。当前我们已经进入科技发达的时代，通过助产服务联络委员会（Midwifery Services Liaison Committees，MSLCS）以非常专业的方式与消费者合作，他们对我们的研究、政策和临床循证实践是强制性的，这种循证实践模式可以使产妇服务部门与妇女和家庭建立真正的伙伴关系。

回到助产实践中，我们知道研究支撑的改变对于达到研究的质量标准非常重要。我们需要回答下面几个简单的问题：

- 研究问题是否明确说明？
- 研究人员是否提供了文献回顾？
- 他们是否选择了严谨的设计来回答问题？
- 他们是如何选择样本的？
- 他们是否有足够大的样本使研究结果可信？
- 他们是否用临床资料验证了科研数据的分析和解释，是否提供了易于理解的统计数据？

反思活动 6.4

审视您的临床、社区及母乳喂养的个人经验（如果可行）。用数据收集的 3 个要素回答以下问题：

- 检索文献。
- 个人知识 / 经验。
- 与多专业团队的其他成员、临床研究参与者讨论。

问题：很多证据已表明母乳喂养对母亲和婴儿有好处，为什么有些母亲不采取母乳喂养呢？

行动：检索母亲选择母乳喂养相关的积极和消极科研证据。

提示： 阅读 Glasziou 和 Haynes（2005）的一篇密切相关的论文，其中构建的图表，表明了科研证据知识转化适应不断变化的临床实践（研究到实践，图 6.1）相关问题。

反思活动 6.4 的练习足以证明，科研证据本身（无论多么有力）无法改变人类的行为。人是复杂的，受知识、社会规范、生活经验、遗传、环境等因素的影响，这些因素都会影响个人目标实现的动机。Michie 等（2011）认为，仅凭证据是不够的，还需要政策导向、恰当的技能、临床情景及关键利益相关者的参与。但人类的决策使情况更加复杂。的确选择可能解放思想，但选择可能束缚行为。但有效地进行选择，必须有尽可能基于最好的证据才能做出真正明智的选择，因此科研证据必须进行系统性评价和定量合成。Michie 等（2011）发表了一篇关于行为改变的文章，展示了行为改变方式和成功结果的 3 个先决条件是能力、动力和机会。

可信证据的确定具有挑战性，许多框架可以促进不同类型的研究和证据水平的分类。从广义上讲，采用类似金字塔结构方法对证据进行分级，金字塔顶端为系统评价，依次为随机对照试验、队列研究、病例对照研究、横断面调查和专家意见（图 6.2）。证据等级只是一个分级系统，其中的层次结构反映了科研设计类型（Munro et al，2010）；提供结构化的逻辑方法来识别、分析和实

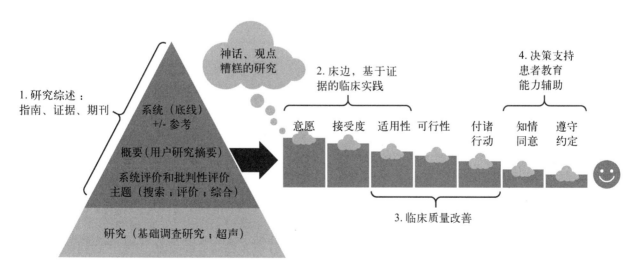

图 6.1　研究到实践的路径

（引自 Glasziou P，Haynes B. The paths from research to improved health outcomes, Evidence-Based Medicine 2005；10：4-7 http：//ebm.bmj.com/content/10/1/4.2.full.pdf+html EBM Volume 10 February 2005，with permission from BMJ Publishing Group Ltd.）

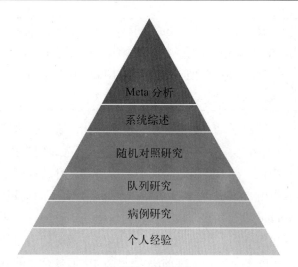

图 6.2　证据层次

（引自 Greenhalgh，T.，（2006）. How to Read a Paper：The Basics of Evidence- Based Medicine. fifth ed. Wiley and Sons，West Sussex，United Kingdom.）

施研究。实施不同类型的研究时，注意可能影响研究结果的偏倚风险尤为重要。

众所周知，各种组织提供或推荐高质量的证据标准是最好的循证检索资源，包括 Cochrane 协作网、英国国家健康和护理卓越研究所、皇家妇产科学院，这些资源的网址附在本章末尾参考文献。皇家助产士学院（RCM）图书馆隶属伦敦皇家妇产科学院（RCOG）图书馆。皇家助产士学院会员可享受检索资源，并且其还提供了大量的在线资源和支持，包括助产学期刊、CPD 机会和在线学习（RCOG，2015；RCM，2016）。这些资源包括正在进行的系统评价和实践指南，同时提供该主题优先分配权和现有证据数量的指引。

四、改进实践的过程

将证据付诸实践是一个有益的、有价值的过程，能够改善护理和实践。临床决策在助产士的日常工作中起着重要作用，但更重要的是要审查做出这些决策的过程。

> **反思活动 6.5**
>
> 关于面对临床情景选择治疗/管理时的个人临床决策。例如，如果产妇咨询您有关分娩地点的建议。
>
> • 什么可以帮助您做出关于护理/管理的临床决策，如何证明这一临床决策的合理性？
> • 您在日常实践中是否有足够的证据？

缩小研究与实践之间的差距还需要一些关键技能，这才能使最新、最好证据付诸实践。这些技能包括检索和组织文献、评判研究结果生成证据、综合证据、证据的实施与传播及疗效评价。尽管富有挑战性，但助产士在每天的临床实践中都会用到这些技能。

证据的实施，一系列步骤可帮助助产士培养系统化的过程和保持责任感，尤其是作为临床团队的小组成员改进临床实践，各个学科中这些步骤都是标准化的。这些步骤如下：

• 提出一个临床问题，使其明确并结构化。临床问题运用 PICO 框架结构化（表 6.1）。
• 检索文献获取可能的最佳证据。临床问题的 PICO 结构化格式检索文献。
• 评价证据的可信度和可靠性。
• 综合证据并实施。
• 通过反思、审视或同行评价疗效，传播证据（改编自 Fleming，1998）。

表 6.1　PICO 框架

PICO 格式		
P	患者、问题或者人群	谁是患者/群体或家庭　患者/群体或家庭有哪些特征？
I	干预	实施的主要干预措施
C	对照	治疗/管理方案中是否有对照组或比较成分
O	结果	干预的措施、效果或改进是什么

（一）提出临床问题

临床工作者起初是作为一名学生接触临床实践，检索文献资源获取证据，这是成功整合最佳证据并将其融入日常实践的基础。循证问题始终是基于患者诊疗实践的临床问题。例如，临床问题的提出是在护理罕见遗传性疾病的女性患者，或者母体用药后药物水平对母乳喂养的影响时。问题的提出与确立是循证实践的第一步，其方法是通过 PICO 框架的应用和临床问题的调查（Huang et al，2006）。包括如下问题。

1. 你希望研究的患者/人群/问题是什么？

2. 你要对干预/预后因素或暴露，实施哪些检验？

3. 你研究方案的主要对照/比较措施是什么？

4.您希望达到什么样的结果 / 衡量标准？

提出的临床问题，尽可能是具体、有效的，也是灵活的，因为循证问题基于临床患者的复杂性，需要检索大量的文献资源最终确立。必要时需要治疗团队多学科分工协作进行。表 6.2 是母乳喂养益处循证实践 PICO 框架示例。

为了检索更多文献资源，母乳喂养产妇又细化为肥胖、过敏和健康妇女。

表 6.2　母乳喂养益处系统评价的 PICO 框架

PICO 框架	
人群 / 患者 / 问题	母乳喂养产妇
干预 / 暴露	母乳喂养益处
主要对照	部分 / 非母乳喂养的产妇
主要结果 / 目标	系统评价定量合成结论论证实母乳喂养对婴儿和孕产妇健康影响的益处

引自 Dornan，2015

表 6.3 总结了 SPIDER、SPICE 和 PICO 框架之间的区别。

表 6.3　定性循证临床问题结构化的其他框架

SPIDER	SPICE	PICO
设置	样本	问题
观点	PI 现象	干预
干预	设计	对照
对照	评估	结果
评价	研究类型	

（二）检索证据

结构化临床循证问题的确立便于检索策略，检索相关文章的文献需要输入关键词，虽然并非所有关键词都可以用于检索策略，但这将有助于文献检索。关键词的界定比较困难，但是非常重要的一个步骤，因为通过关键词的检索才能获得相关的文献，是文献回顾必须用到的。理解如何有效地检索，还应选择所需的纳入标准的研究类型。文献太多，还需限制搜索时间范围（如过去10 年）。同时需要实时关注学位研究论文的收录，这些研究论文是非常重要的学术贡献，有时检索文献摘要可能被漏掉，弥补的方法是助产士在检索过程中硬性要求包括在内，如博硕士学位论文。

确立检索条件，检索相关文献资源或数据库获取科研证据。检索资源：MEDLINE、CINAHL、EMBASE 和 ProQuest 等数据库可检索到大量科研证据；如果临床循证问题包含生物医学领域之外的主题，可检索其他数据库，如 Web of Science 或 PsycINFO，以确保涵盖所有关键词。检索多个数据库能够确保检索到更多的文献资源，使科研证据更全面。当然，也需要考虑访问大学或组织数据库的权限，可利用资源的多少（有关搜索医学数据库和 PICO 框架的详细信息，请参阅参考资料一章）。

（三）评判性评价证据

证据的评价与综合是指运用系统化的过程评判科研文献的优缺点，评价证据有用性和适用性，包括评估研究设计在解决研究问题时的适当性和研究方法学特征（Young et al，2009）。

护理文献表明，高质量研究证据缺乏和研究结果的推广性是临床护理实施循证实践障碍的主要原因（Hines et al，2015）。虽然遵循的循证实践步骤已经提出，即提出并确立 PICO 临床循证问题，检索循证资源（如前所述）、阅读和评判性评价检索的文献综合证据等级（Moule et al，2013）；但这些技能需要助产士个人的经验和技能不断发展，首先根据检索条件和检索词查出所需文章的摘要，有时数据库检索到的文献尽管符合检索标准，但检出的文献和科研证据可能与所选主题无关。

检索到的所有文献根据证据等级分类，确定这些研究结果是否与循证临床问题密切相关。尽管多数系统评价是由学术机构或临床合作机构完成的，但有些系统评价综述可能是由对系统评价学术有特定兴趣的非学术团体或作者发表的。评价科研证据的基本技能是确定系统评价或研究结果的潜在偏见或缺陷，还需要考虑研究者的角色和团队因素。

评判性的评价工具使学生能够理解证据等级的分类并在实施时提供指导，还有临床实践指南数据库包括关键评估技能计划（Critical Appraisal Skills Programme，CASP）、指导方针（Public Health Resource Unit，2008）、Cochrane 指南、系统评价荟萃分析报告质量（Quality of Reporting Meta-Analyses，QUORUM）（Moher et al，1999）、评估系统评价的测量工具（Measurement

Tool to Assess Systematic Reviews，AMSTAR）框架（Shea et al，2007）。苏格兰校际指导网络（Scottish Intercollegiate Guidelines Network，SIGN）的关键评估资源也很有帮助，包括多种研究类型的文献资源。PICO 框架也可用于评判性分析研究（Schardt et al，2007）。这些资源可参考文献，专注和检索最高质量等级的科研证据有助于扩展个人研究领域的信息量。总之，对科研证据进行评判性评价时，需要注意以下几点。

- 证据的水平。
- 证据的可靠性。
- 证据的偏倚。
- 循证实践的证据应用（Melnyk et al，2010）。

评判性评价使卫生专业人员能够可靠有效地使用研究证据，旨在提高医疗专业人员确定研究结果是否不存在偏倚，评判证据是否可直接用于临床实践和患者相关的技能（Mhasker et al，2009）。证据等级金字塔是重要的参考工具和不同研究类型证据分类标准（图 6.2）。

尽管用于文献质量评估的架构很多，但没有一个框架被认为是最优越的。尤为重要的是，即使这些框架和模型进行了证据等级分类，但推荐级别仍需要临床判断，日常临床实践的循证问题层出不穷，需要科研结果日新月异。

与同事讨论研究证据的可靠性有助于澄清评价过程中的冲突或利益点，对证据等级的评价达成一致，因此在进行检索和评价证据之前，使用临床专业知识和判断来评价和综合研究结果是有价值的（Cullen，2015）。

新的临床问题的出现不断地挑战研究界，并且随着全球提出改进系统评价的要求，系统评价国际化前瞻性注册数据库（PROSPERO），被开发出来，已有具体网址（www.crd.york.ac.uk/prospero/）并正在运作。PROSPERO 是助产士研究人员了解并确保获取登记协议的重要数据库。

反思活动 6.6

从 CASP 网站下载关键评估工具，并将其应用于一系列研究论文和指南（http：//www.casp-uk.net/#!casp-tools-checklists/c18f8 http：//www.biomedcentral.com/content/supplementary/2046–4053–3-139-S8.pdf）。

练习提示：如果你是初学者或新手，作为团队的一员进入系统评价工作是很有帮助的。

（四）循证实践中应用证据

评判和综合并形成证据，接着是将证据应用到临床实践中。理解证据在日常临床实践中的作用，并允许运用证据和传播，是成功循证实践的关键前提，同时还包括证据的相关性和优先性，助产士时间、资金的缺乏，可获得的文献资源，领导支持、专业自治和复杂的临床，这些都是成功循证实践应用证据的要素（Hunter，2013）。应用证据考虑以下几个方面。

- 研究问题是否与循证实践的领域相关？
- 研究证据是否提供了新的见解或信息？
- 在临床情景中调整或应用研究证据是否可行？

理论上讲，临床实践变革和研究成果知识转化与传播是循证助产方法的组成部分。作为循证实践团队的一个学科（如前所述），助产士更有归属感，并在临床实践变革时发出更强烈的呼声。通过循证实践实现临床变革可能是复杂的，强有力的支持和团队协作是成功与失败的决定因素。

反思活动 6.7

思考如何将研究结果应用到临床实践中，你会采取哪些措施？

提示：提出临床循证问题并 PICO 框架化，搜索助产研究人员的文献资源，访问 Nielsen（2015）的文章（www.implementationscience.com/ content/pdf/s13012–015–0242–0.pdf.）。

临床调查研究是所有管理者和临床医师的一项基本技能，发现创新的解决方案是故障排除与纠正的第一步，且有助于促进循证实践长期、持续的变化（Cullen，2015）。实现真正的和持续的变革往往需要小的进步，因为进步不仅来自大的飞跃，而且来自数百个小的进步（Isaacson，2014）。

检索与临床 / 研究问题相关的实践指南是循证实践实施良好的第一步，首先检索是否有符合当前证据的实践指南。例如，循证实践实施的第一步可能是设计和（或）更新当前的临床实践指南；并进行评价指南的临床疗效。有时会在工作中造成障碍，特别是没有遵循指南进行临床决策。例如，"婴儿友好倡议"中的母乳喂养指南建议，应鼓励所有女性在婴儿出生后 1.5 小时内对其婴儿进行母乳喂养，但可能无法全球普及（UNICEF，2015）。在实施中按照指南要求可建立一种主人翁感和沟通技巧至关重要，重要的是可以实现专业自治。

循证实践指南和模型有助于提供结构化的实施方案。其中包括循证（evidence-based practice，EBP）实施指南（Cullen et al，2012）和变革实施模型（Grol et al，2013）。或者查阅文献找到更多的模型和框架。与患者安全相关的另一个重要文献资源是卫生保健研究和质量机构（Agency for Healthcare Research and Quality，AHRQ）。该组织提供了由 AHRQ 患者安全研究协调委员会、传播小组委员会开发的用于保健服务提供的患者安全研究组合。它提供的资料详细说明了从研究领域的科研证据转化床边接受治疗患者临床知识所需的 3 个主要阶段：

- 知识创造与升华。
- 扩散与传播。
- 组织应用和实施。

（五）结果评价和证据传播

循证实践的结果可以是有效且广泛的。对结果评价和证据传播需要卫生专业人员的反思、团队的同行评议，有时还需要患者和被服务者的反馈。证据传播往往通过临床实践者的互动、临床循证问题的价值和特征、从中受益的预期人群和背景来辅助，这些因素最终将决定采用证据的速度和程度（Rogers，2003；Greenhalgh et al，2004；Titler，2008）。通过结果评价，临床实践者可以识别临床实践的变化及这些变化是否有益。监测基于证据的实践对卫生保健质量的影响可以帮助临床实践者分析实施中的缺陷，并评估哪些患者将从这些变化中获益最多（Melnyk et al，2010）。

结果评价不仅包括与助产士同事合作，还包括与其他多学科团队成员和患者合作以确定实践的变化是否确实影响了患者的护理。强调证据应用和传播对变革临床实践的影响。

（六）卓越的研究框架

英国的大学每年从高等教育资助机构获得约 20 亿英镑的资金支持，用于"经济繁荣，国家福祉及证据知识转化的扩展和传播"（Research Excellence Framework，REF，2014：3）。研究评估工作的目的是评估所有英国研究文献的质量和影响，并根据卓越研究框架分配资金。助产学研究在评估 3：联合保健专业、口腔科、护理和药学中返回。要查看结果，请访问 http：//results. ref.ac.uk/Results/ByUoa/3。

2 位助产士教授被提名为委员会成员，来自 Cardiff 的 Billie Hunter 教授和来自 Ulster 的 Marlene Sinclair 教授。在下一个 REF 轮次（2021 年）中，助产研究将更加明显，搜索术语"助产研究"成为关键数据库中的 MEsh 主题词至关重要。如果助产学的证据通过增强的、开放获取的、高质量的出版物、战略的研究职位和卓越的研究成果有一个公认的不断增长的知识体系，那么将有更多的权力要求下一级 Mesh 主题词包含助产学。这将使助产士更有效地获取相关证据而应用于临床实践，以改善孕产妇保健。

五、结论

助产士需要成为循证助产实践的传播者。需要发展更精细的技能，提出可回答的临床问题，有效地检索文献资源，寻找科研设计的理论支持，评判性地评价证据，通过医疗团队协作，根据患者的愿望与需求制定临床决策并实施。

要点：

- 可以从个人经验、专业知识、研究和系统调查中收集证据。
- 助产士需要具备搜索、获取和评估研究和证据的技能，以改进实践，与同事、孕产妇及其家庭分享知识，并使决策更加有效。
- 助产士需要培养在日常实践中理解和使用科研证据的技能。
- 有效利用科研证据将有助于提高对孕产妇、婴儿和家庭的护理质量。
- 有许多有用的检索工具和策略可供临床工作者系统地、评判性地阅读和利用科研证据。

（翻译：柳韦华　审校：侯　睿）

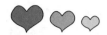

第7章

助产士的领导与管理

Bernie Divall

学习目标

通过阅读本章，你将能够：

- 了解在助产专业中培养强有力的领导力的重要性。
- 考虑当代领导理论如何强调在组织的各个层面培养领导者的价值。
- 了解领导理论是如何在整个组织发展临床领导的英国卫生服务系统（NHS）议程中发挥作用的。
- 确定在 NHS 框架下发展和实施临床领导的益处和挑战。
- 考虑临床领导议程中的管理地位，特别是在当代 NHS 方法的背景下。
- 作为一个个体和一个独特的专业团体的成员，反思你关于领导和管理的信念、理解和行动。

一、引言

本章首先介绍了领导力和管理的理论，然后将过去和现在 NHS 领导阶层的理论思考置于背景中。讨论了当代领导理论引起的主要争论，特别是关于 NHS 临床领导的争论，并解释了为什么领导和管理对助产专业特别重要。虽然主要的焦点是在英国国民健康保险制度的领导和管理，但原则上可以适用于任何卫生服务。

在这一章中，有几个关于领导、管理、职业发展和临床信誉主题进行反思的机会，通过这些主题，个体可以考虑自己在助产学中的潜在职业道路。最后包括进一步阅读一些关键资源和探讨相关问题。

二、领导力在助产学中的重要性

2007 年，英国卫生部（DH）出版了《产妇问题：选择、获取和持续的安全服务护理》，强调了在助产士作为妇女护理核心的背景下，强有力而有效的领导价值。这是一个重要的声明，文件如下：在开放和支持的文化中，组织必须有良好的领导能力，将为良好的产科服务提供基础，这可以满足孕产妇及其家人的需求和期望。组织需要考虑建立所需的投资水平并且提高领导力，这也可以提高工作满意度和鼓舞员工士气（DH，2007：24）。

英国卫生部还认识到，一些 NHS 信托机构的高级助产士缺乏代表性，可能是导致服务质量欠佳的原因（DH，2009b：32）。英国卫生部继续把发展助产士队伍的领导能力列为高度优先事项。建议助产士应获得现有的和 NHS 的新发展机遇（DH，2009b：33；Byrom et al，2011：13）。同样，《助产学 2020》、《实现期望》（DH，2010）和《苏格兰产妇保健新框架》（MSAG，2011：18）强调了及时和适当的发展对助产士选择领导和管理职业的重要性。

同样重要的是，要考虑尽管在战略层面拥有强有力的助产领导能力，但领导能力必须贯穿整个服务过程，这是至关重要的。并非所有助产士都将寻求成为服务主管或团队的领导人。但所有人都需要具备以下条件。

- 领导和管理临床护理的信心，尤其是在紧急情况下。
- 了解他们在为照顾孕产妇时提供的服务和服务过程中所扮演的角色。

- 勇于谈论服务改进。
- 了解他们在支持各级同事方面的作用。

尽管在广为人知的 Francis 报告（2013）中，助产并没有被明确认定为存在问题（2013），但在其他案例中，破坏性事件发生后，人们对助产士这一职业产生了担忧。例如，卫生保健委员会（Healthcare Commission，HCC）对诺思威克公园医院多名产妇死亡的调查发现，管理结构上的不合理及助产士和产科医师之间沟通不畅是导致孕产妇获得的服务质量低下的原因。同样，英国卫生委员会的另一项调查（这次调查是基于几例新生儿死亡及公众对伍尔弗汉普顿新十字医院的安全和护理质量的担忧），也针对领导层和管理层提出了批评：调查……在妇产科服务、团队工作和工作人员的领导和管理方面发现问题。多年来，妇幼部门和妇幼部门的各级领导似乎都很软弱和前后不一……助产主任、临床主任和部门经理之间的关系不允许有效的领导和管理（HCC，2004：6）。

最近，莫克姆湾大学医院产科服务报告（Kirkup，2015；Fielding et al，2010）和最近的关于孕产妇死亡和发病率的调查报告表明，各级领导能力的失败会带来毁灭性的后果（Warwick，2015）。最近 MBRRACE 报告强调了在为妇女提供连续性和高质量护理方面、在识别存在复杂护理问题的妇女及管理需要多专业护理的并发症的妇女的护理路径方面临床领导的必要性（Knight et al，2015）。

所有助产士的管理和领导技能在各个层面都很重要。所有助产士都需要具备良好的自我管理和组织能力，能够管理初级员工，成为有效的导师和榜样。这需要高情商、自信、团队合作能力、临床信誉和谦逊。

助产士专业人员更关注的是高级助产士的年龄（DH，2010；HCC，2008）。

根据《助产学 2020》（DH，2010），40%～45% 的从事助产工作的人在 10 年内退休；2/3 的年龄在 40 岁以上；1/4 的人年龄在 50 岁以上。HCC 也发现了类似的问题（HCC，2008），并补充说，不同产科部门的员工年龄存在很大差异，这表明一些部门没有充分关注与高级助产士退休相关的隐性问题。这些研究强调了培养下一代助

产士领导者的重要性，从而在战略层面上推进助产士声音的愿景，Warwick（2015）认为这是在所有护理中心建立助产士理想的关键。

Ralston（2005）同意，在任何以患者为中心的卫生服务的政府愿景中，必须发展和支持助产士成为未来的领导者。然而，她质疑说，几乎没有任何证据表明有领导潜力的助产士会受到鼓励，她将 NHS 描述为一个奖励一致性而非创新的组织。虽然助产士领导能力的发展被视为一项高度优先事项（DH，2009b），但 Ralston（2005）认为，挑战在于如何发展助产士，并使他们具备在临床组织和国家层面领导的技能。

反思活动 7.1

在您所在的地区，您是否意识到在妇产科服务中有任何结构化的职业发展机会？这些可能在个人层面（如在年度范围内与部门主管或助产士督导的审查）也可能在组织层面（如基于信任/医院领导力发展计划，一对一辅导或非正式学习机会）。

你认为谁应该负责培养下一代助产士领袖？

在确立了在助产学专业中培养领导力和领导者的重要性之后，重要的是在 NHS 内外的当代背景下对领导力理论进行概述。在本章的最后，我们将探讨这个背景如何影响现有和未来的助产士领导。

三、领导力：传统和当代思维

（一）理论的发展

在过去的领导理论中，关注的焦点通常是个体（Deckard，2010：209），这些个体领导者被概化为领导过程中积极的参与者，而追随者则被描绘成被动的和消极的。在这种领导力的概念化中，对于谁是领导者和谁是追随者有明确的界定，并且在正式的等级制度构建中可以看到一种相关的权力关系（Winkler，2010：5）。

领导力的 3 个关键理论在这个概念中发挥了作用。

- 特质理论源于"伟人"思想，它试图克服导致有效领导的与生俱来的特质，然而，当领导者不具备这些特征时，或者当具备这些特质的人无

法成为有效的领导者时，问题就出现了。进一步的批评涉及被识别处的性格特征的数量，个体很难展示所有这些特征。

- 领导行为理论（McGregor，1960；Blake et al，1964）试图解释与有效领导相关的行为。然而，正如特质法未能发现一组普遍的特征一样，行为法也未能发现一组普遍的领导行为。
- 应急或情境学派（Fiedler，1967；Hershey et al，1969）提出了领导者的特征和行为之间的交互作用，以及领导者所处的环境；因此，一个变量对领导力的影响将取决于其他变量。这种思维的发展使得领导力在一系列可能性的情况下被认为是不同的，并且领导者与领导者之间互动和情境影响的复杂性可以被引入。

然而，尽管考虑到了追随者的特征和相关情境问题的评价，但领导者仍留在方法的中心；领导人被任命为鉴于他们个人的领导风格，或领导者被教导在适当的情境下展示不同行为或情况被改变以最佳匹配现存的领导者。

（二）领导理论的当代思维

近年来，在领导理论中，人们进行了相当多的反思，特别是从早先关注单个领导者转向更多关注整体方法（Avolio et al，2009）。领导力现在被认为不是一套静态技能，而是一个动态的影响过程（Hartley et al，2011；Turnbull，2011）。在这种重新认识中，领导的关系和背景因素已经脱颖而出（Uhl-Bien，2006），更多地强调工人之间的相互依赖（Gronn，2002），因此考虑组织的各级领导潜力（Roebuck，2011）并承认不同类型的地方领导，如正式和非正式系统（Hartley et al，2011）。

Fitzsimmons 等（2011）提出了几个转向分布式领导模式的原因。

- 工作场所的复杂性和模糊性增加导致了分工的转变。
- 高级领导人可能不再孤军奋战或相关信息进行有效更改。
- 在后工业时代，知识工作者有不同的期望和专业知识。

新的领导概念包括批评早期思想的个人主义焦点。在这个时代，领导层的"浪漫"、英雄主义和个人魅力被认为必然是有益的组织（Hartley et al，2011）。然而，这个英雄模范最近被描述为异常发展（Gronn，2008），甚至适得其反（Grint et al，2011），考虑到不可能任何一个具有所有特征的人都被确定为有效领导。分布式领导模式被提议作为对这些个人主义弱点的回应，以及作为一种缓和顽固观点的手段（Gronn，2008），因此，认识到领导者周围环境和组织结构的重要意义。

（三）分布式领导

分布式领导被视为这样一种情况，没有单个人员执行所有组织中的基本领导任务；更确切地说，需要一组人，他们之间所有的领导任务可以集体承担。可能是几个小组共同做出重要的决策，或者领导的某些职能可能是分配给个别成员或领导职能由不同的个人在不同的时间段根据组织需要承担（Yukl，1999）。

Turnbull（2011）描述了3个中心论点与分布式领导模式相关：

1. 这种领导涉及多个参与者，正式和（或）非正式地担任领导职务，协作工作共享，通常跨越组织边界。

2. 领导的职能可以从机构的最高层面分配给"多层次的领导者"，具有新的实践和创新潜能。

3. 领导能力不仅仅是关于属性及领导者 - 追随者关系；它还涉及领导实践和组织结构。

关于分布式领导的协作关系的形成，Gronn（2002）提出了一个连续性模式，范围从最初自发的协作，通过一段时间逐步形成伙伴关系，到制度化的实践。Fletcher（2004）认为这种方法需要成为领导者的意义的范式转变，包括从需要控制的组织了解学习的价值，从作为领导者的自我感觉转变为带给别人的自我相关感。

尽管分布式领导模式被广泛接受为比个人主义、英雄模式更合适和更现实的方法，然而这并不是轻而易举就能实现的。组织需要考虑需要什么程度或级别的分布式领导（Gronn，2008），有学者建议向组织内新的实践模式过渡有挑战性。从支付不足的危险关注转变为情绪的动态领导力的替代模式，尤其是内部倾向于等级化的组织、管理方法（Fitzsimons et al，2011）。

（四）追随者的地位

早期的领导思维被指责为对追随者的意义没有足够的关注（Grint et al，2011），但随着分布式领导模式的出现，领导者的方向出现了问题（Bennis，2008：4），对追随者的兴趣有了增长。曾经的追随者可能会被考虑为一种同质的物质，他们现在已被重新定义：作为"领导的铁砧"（Grint et al，2011 年）。研究表明，追随者的特点和特征影响他们和领导者之间建立关系（Howell et al，2005）及追随者对领导者影响领导者身份建设的理解（Meindl，1995；Meindl et al，1985）。在1/4 的人中，有学者提议组织中的层次结构，追随者可能完全是过时的概念（Rost，1993）。然而，其他人则反驳说层次结构实际上是活生生的。确定考虑到追随者在任何领导建设和制定中的重要性（Grint et al，2011）。

（五）交易型和变革型领导

交易型或变革型领导的根源在于"底线"（Bolden et al，2003：15），原则上是基于完成工作和谋生的需要。在这种领导风格中，重点往往是战术问题、短期目标和硬数据，以及在已经存在的系统中运行（Covey，1992）。这是对地位权力的认可，当领导者和追随者表现良好并努力工作时，领导者和追随者之间会交换奖励（Boseman，2008）。然而，尽管这里有与成功的交易型领导相关的积极的员工态度和行为，但也有学者建议，在这种情况下，追随者的表现可能不会比预期的更好（Boseman，2008）。

在另一种观点中，Burns（1978）描述了"转变"领导力的概念，即领导者与追随者之间存在一种相互激励的关系。通过参与和激励的过程，追随者可以成为领导者，领导者可以成为"道德代理人"。Bass（1990，1985）进一步发展了这个模型，描述了变革型领导，领导者通过一系列关键的过程来改变追随者。

- 理想化行为——实现自己的理想。
- 激励动机——激励他人。
- 智力刺激——刺激他人。
- 个性化考虑——指导和发展机遇。
- 理想化的属性——尊重、信任、信仰（Bass et al，1994）。

通过这样的过程，为了更广泛的组织利益，领导者会提高对正确和重要事情的认识，提高激励成熟度并鼓励追随者超越自我利益。因此，就像在交易型领导模型中看到的那样，追随者被赋予了一种使命感，这种使命感超越了简单的以付出换取回报的交换。在变革型领导模式中，有一种广义的主动性：如果领导者支持追随者的发展，而不仅仅是绩效，那么他们也会优化组织的发展，因为高绩效员工倾向建立高绩效的组织（Bolden et al，2003：16）。

变革型领导者具有直观的吸引力，因为它体现了社会对领导力含义的普遍看法：领导者的形象是"走在前面，为他人倡导变革"（Northhouse，2015：191）。然而，这种模式也受到了一些批评，因为它似乎提倡回归个人主义的焦点和基于特质的领导力理论（Deckard，2010：209）。Bass（1990）为该模型辩护，认为尽管可能存在强调魅力特征的倾向，但对于变革型领导者来说，这些都是可以学习的。Bass 从精力、自信、决心和语言技巧等方面描述了领导力的魅力，并认为这些都是可以被教授的，而 Boseman（2008）认为魅力品质只是变革型领导者工具箱中的一个元素，需要与更多的以追随者为导向的行为一起使用。

追随者在变革型领导模式中是非常重要的。因为领导的过程结合了领导者和追随者的需求，领导力作为两者之间的一种互动而出现，而不是领导者的唯一责任（Northouse，2015：191）。此外，当变革型领导力在组织中被成功运用时，追随者会更满意、更乐观，不太可能离开组织，更有可能信任领导者，更有可能付出更大的努力，从而获得更高的绩效水平（Boseman，2008）。

反思活动 7.2

思考追随者和领导者的概念。你处于什么位置？ 你需要从你的主管 / 领导那里得到什么才能信任和追随他们？

虽然交易型和变革型领导模式有时被描述为相反的术语，变革型领导不应被视为组织中的"灵丹妙药"（Bass，1990）。有时候，交易型领导被认为是完全合适的，例如，当组织在稳定的环境中运作时，该模型可以促进领导者和追随者之间的良好关系。 环境应该决定在组织中使用哪种模

式是最有利的，并认识到这两者都有其优点和挑战（Deckard，2010：212）。在当代领导力思维中，更普遍的是重点放在适应性的、流动的领导过程上，而不是二元思维模式（Gronn，2008）。

反思活动 7.3

想想你的工作场所，你认为是强调交易型领导还是变革型领导？

你认为这两种方法可以一起使用吗？

四、国民保健体系中的领导力和管理

在国民保健体系中探索领导力是有用的，就像是任何健康服务，都需要理论思维。这可以从"领导力"这一术语开始和"管理层"有关联的概念，然后是一个更集中描述 NHS 的领导方法。本节描述了当代临床领导的重点，讨论了发展临床医师成为正式的领导角色的基本原理、好处和挑战。

（一）领导力与管理

多年来，关于领导力和管理的辩论一直在进行。主要问题似乎是领导是一个难以捉摸的概念（Bennis，1959），不同的人持有不同的看法。这种难以捉摸的结果出现了大量的反对意见和分歧（Stogdill，1974：259）。

许多人尝试区分领导和管理。例如，Kotter（1990：4-5）描述了两者之间的明显差异。

- 领导就是建立方向、调整人员、激励和鼓舞人心。
- 管理层则是计划和预算、组织工作、控制和解决问题。

同样地，与"管理者"相比，"领导者"也投入了大量的智力精力建立起"领导者"的概念和定义（如 Zaleznik，2004；Drucker，1955）。但是，也有一些学者提出，在解释词义时存在高度的"概念模糊"，一些研究发现两者之间存在大量的重叠。Mintzberg（1989），在一项针对美国首席执行官的研究中发现，领导角色是广泛管理角色的一个子集。Kotter（1990：9），尽管区分了领导和管理，但他认为领导本质是"好的"，而管理是"坏的"，这是一种固有的危险，正如交易型和变革型的领导模型在特定情况下被认为是积极的方法一

样，这同样适用于组织内的领导和管理。挑战在于在任何给定的时间应用适当的模型。

反思活动 7.4

你认为领导和管理是不同的，还是可以看成是一枚硬币的两面？

你认为这两个概念有什么重叠之处？在探讨这个问题时，想想那些你认为是领导者的人和那些你认为是管理者的人，可能会有所帮助。

（二）国民保健体系领导的过去和现在

在国民保健体系的领导中，传统上高度集中于高层管理，而不是关注组织各级领导的重要性（NHS Confederation，2009）。这种方法的治理结构建立在权威、控制、严格的绩效管理和问责原则的基础上，使得纯粹的交易型领导模式的实施几乎不可避免（Millward et al，2005）。对管理领导力的强调是与"关于等级制度的合法性和普遍性的一组很少受到质疑的假设"是相辅相成的，并导致了这样一种观点，即中、初级管理者和临床专业人员，被视为从属的追随者，而不是任何意义上的领导者。这种方法的结果是，员工倾向将组织的结构和文化当作既定的，从而在执行任务时失去了归属感（Millward et al，2005）。有学者提出这种等级制度模式，即领导人未能提供工作人员所需的酌情决定权和参与性，是改善的卫生服务议程中信息和通信技术冲突的核心部分，需要确保工作人员保持问责性，同时允许他们拥有创造性和参与性。

从更广泛的组织文献中可以看出，由于经常进行变革和组织的复杂性，在卫生服务部门可能需要交易型和变革型的领导风格（Edmonstone et al，2002；Firth-Cozens et al，2001）。员工需要一种环境和结构，在这种环境和结构中，他们既能引领变革，又能保持事物的稳定（Alimo-Metcalfe et al，2000），这种环境和结构认为，各种各样的风格和个人可能适合 NHS 内部的许多领导力需求。然而，应该注意的是很大程度上是远程管理（Millward et al，2005），在 NHS 领导层中，决策和影响发生在距离前线一段距离的地方。近期关于患者护理系统失灵的高收益报告中，这种做法受到了严厉批评（如 Francis，2013）。同时，在

最近的政策中，对临床医师领导能力的关注表明（DH，2015；DH，2008）在 NHS 纳入转型原则的要素的重要性。

（三）临床领导力的提升

虽然转型原则在鼓励临床医师成为 NHS 的领导者方面是显而易见的，但其他因素也具有重大意义，包括管理财务约束和提高患者期望的挑战（Storey et al，2013；Nicol，2012）。更多愤世嫉俗的观点可能会认为，对独特性专业价值观和文化规范的淡化是进一步的动机（Phillips et al，2013；Storey et al，2013；Doolin，2002）。然而，混合型临床领导者最适合担任翻译和调解员，将管理规范应用于临床实践（British Medical Association，BMA，2012；Doolin，2002）。

临床领导者 - 在这里被定义为临床领导者——的好处已经从患者和工作人员两方面进行了描述，对于患者来说，与更好地提供护理服务有关（Phillips et al，2013；Murphy et al，2009），对于员工来说，与更大程度的权力和改进动机有关，这与前面讨论的变革型领导原则相呼应。

反思活动 7.5

领导、主管和助产士

考虑不同级别的助产士职业，如团队负责人、病房管理者、助产士主管、助理主管的监督者和顾问助产士，你会认为这些人是领导者还是管理者？还是仅仅是助产士？

基于你对本章目前为止所论述内容进行的思考，哪些因素使你以特定的方式看待个人？

Next Stage Review（DH，2008）明确规定了 NHS 临床领导的基本原理。该报告认识到转型的实施不仅仅与激励、政策和竞争有关，在地方系统的各个层面也需要高质量的各级领导，尤其是临床医师（NHS Confederation，2009；Oliver，2006）。在组织绩效方面，临床领导的实施带来了许多好处。观察高绩效和低绩效医疗机构之间的文化差异，Mannion 等（2005）发现领导力至关重要，拥有强大的权力的临床领导者构成了这一图景的重要组成部分。Ham（2003）认为，在有效变革方面，当作为"促进者"而不是"执行者"时，完善的临床领导体系是关键，尤其是考虑到

领导者控制医疗工作的困难。Oliver（2006）认为，近年来，人们已经正式认识到护士和相关卫生专业人员在有效变革和成为组织内领导者的过程中可以发挥作用。正如 Millward 和 Bryan（2005）指出的那样，80% 的医疗服务都是由护士和助产士提供的，这使得这些职业临床领导者的发展不足为奇。

（四）临床领导者的挑战

虽然临床领导者在原则上受到广泛欢迎，但对于混合型临床管理角色的复杂性，也提出了一些挑战（图 7.1）。临床医师可能会发现，与临床工作相比，他们在正式的领导和管理角色中缺乏角色分配，压力增加，而相应的奖励或认可却很少（Osborne，2011）。进一步的挑战在于在承担领导和管理任务的同时努力保持临床作用。时间的压力和缺乏管理技能或适当的教育（Storey et al，2013）可能导致身份认同的混淆，进而工作满意度和组织承诺降低（Kippist et al，2009）。另外，完全离开临床可以导致失落感（Divall，2015；Ham et al，2010）。

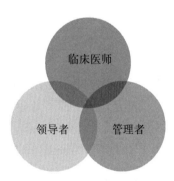

图 7.1　混合型临床领导者

就团队层面的临床领导者面临的挑战而言，在专业间和专业内的关系中都已经发现了问题，这些问题与专业团队之间及临床医师和一般管理者之间复杂的互动历史有关（Dopson et al，2006）。对临床领导者的研究发现，临床领导者在其领导和管理角色中倾向保持专业的群体认同（Divall，2015；Ham et al，2010；Iedema et al，2004；Doolin，2002）。这些混合型临床领导者看到了自己的职业身份，以敬业为本，服务至上为经营理念。然而，基于政治观点和"底线"（Hotho，2008）的同时，临床领导者往往面临自己专业团队的拒绝，因为他们被认为已经转向了"黑暗面"

（Divall，2015；Ham et al，2010）。Hoff（1999）发现随着临床医师转向管理角色，群体凝聚力下降，个人面临着冲突、不信任、愤怒和专业团体成员的抵制。

对于临床领导者来说，可信度是一个关键问题，他们离开临床实践的失落感已在与患者和同事的关系两方面中得到了描述。同时，由英国医学会（BMA）（BMA，2012）进行的一项研究发现，成功的领导者的主要促成因素是专业团队成员提供的同行支持。Doolin（2002）发现，临床—管理混合作用的验证发生在个体和群体层面，因为个体的临床领导者对其职业选择的控制程度的感知是显著的；但作为一个专业群体的成员，认同发生在其他成员对领导者混合身份的接受上。Osborne（2011）发现，对没有患者的临床领导者，人们持有高度负面看法。

与一般管理领导的关系也被认为是临床领导者挑战的一部分，可以用临床和管理焦点之间的可感知的差异来描述。在领导力方面，临床医师倾向从微观角度关注患者、客户团体和服务，而管理领导者通常关注组织的整体需求（Edmonstone，2005）。混合型临床领导者必须跨越这些不同的价值观，将它们置于健康实践和商业的交叉点（Kippist et al，2009）。Edmonstone（2005）将这一挑战与不同的领导风格联系起来。而临床领导者倾向接受"反思实践"或"专业艺术"。哲学认为，变化是渐进的，非临床领导者更倾向用"大爆炸"式的方法来改变。Edmonstone认为如果非临床领导者不认识到临床领导者对更多共享和分布的领导模式的依恋，两者之间的鸿沟有扩大的风险。

但是，也有一些建议认为，在医疗组织中，临床医师和非临床医师之间共享领导权可能会带来好处（图7.2）。例如，Ham等（2010）发现，医师能够重视与非临床领导者合作，以及Hoff（1999）发现，具有强烈职业群体认同感的临床领导者与领导者之间几乎没有分歧，因为他们被视为从事不同工作的独立群体。同样地，助产士领导者方面也是如此。Divall（2015）发现，尽管临床领导者热衷将自己与领导者区分开来，但他们也认识到，这些非临床领导者在自身技能和专业知识方面给NHS带来的价值。

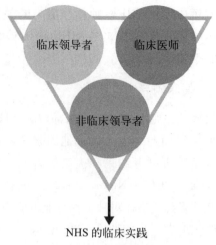

图7.2　NHS中的领导方式分布

反思活动7.6

思考那些已经到领导和管理角色的助产士，他们已经脱离临床，他们对"临床一线"的理解有问题吗？从临床医师的角度看，你认为可以做些什么来支持这些助产士目前的角色？

（五）培养临床领导者

组织面临的挑战在于实现和支持临床领导者的发展和角色的制定。如果临床领导者已脱离临床，对个体领导和他的专业团队整个组织方法都是重要的。有学者认为目前，组织过于强调临床领导角色的管理方面（Fenton，2012）。

同样，临床领导者职业的发展也受到评判。很多研究已经证实这一领域的不足；例如，就职业发展轨迹而言，发展项目的时机选择不当（Phillips et al，2013；BMA，2012；Osborne，2011），而正式发展的机会已经从临床一线转移到了领导者的教学模式，而不是临床实际情况。此外，获得发展途径变化很大（Ham et al，2010）有时不能胜任混合型临床领导者的角色（Iedema et al，2004；Hoff，1999）。NHS将这不一致的发展方式描述为"精神分裂症"（Storey et al，2013），该组织表示希望发展临床领导者职业，但随后却直接反对这一目标。Divall对此表达了同样的担忧，他指出，参加过领导力发展项目的助产士领导者认为，他们在组织结构中可以自主制定新的学习方法，或在课程以外专业获得继续发展。

（六）人才管理方法

近年来，NHS将人才管理的概念引入其领导力和职业发展议程中，这是一种对个人职业发展和组织继任规划的双重强调。人才管理的定义由特定人事与发展协会提供："有系统地吸引、识别、发展、参与 / 保留和部署这些对组织有特殊价值的具有高潜力的个体"（Chartered Institute of Personnel and Development，CIPD，2007：3）。

在诸如哪些职员应该以"人才"被管理之类的问题上，许多重要评论普遍认为，整个组织都应以"人才"被管理的方法是最佳的（Cook 和 Macauley，2009；Stockley，2005），高级和直接经理及人力资源部门职责是发展个人责任；整个组织中成功的核心人才管理方法是发展人才，每个组织所有成员必须理解是非常重要的。

在 NHS 背 景 下，*Next Stage Review*（DH，2008）是采用人才管理方法的关键驱动力。该组织对未来需求的强调已经明确指出，其中人口压力（如高级劳动力老龄化）和对多元化劳动力重要性的日益认识（NHS Employers，2009），体现在临床和分布式领导理想的兴起之中。最近 NHS 对人才管理战略的承诺标志着与过去方法完全相反，过去的方法未能系统地识别和培养人才领导（DH，2009a：4）。这种分析是临床领导者在 NHS 中对临床经验的回应（Divall，2015；Phillips et al，2013；BMA，2012；Ham et al，2010），其中非结构化的职业发展方法报道，个人担任临床领导者之前很少或没有临床经验。

反思活动 7.7

你认为自己是"人才"吗？你认为人才管理的职业发展方法是解决个人职业抱负和满足组织需要的积极方式吗？

当你考虑自己的职业规划时，应用人才管理的原则会有用吗？例如，你如何与助产部门经理或主管讨论这个问题？

五、对助产士领导的启示

正如本章开头所述，助产士的领导地位在过去几年中已经受到了极大的关注，这与 NHS 对领导能力的重视程度有所提高相呼应。很明显，临床领导力发展的方法是以变革型领导的思想为基础的。英国国民保健服务领导学院（www.leadershipacademy.nhs.uk）强调发展对组织各级

领导的重要性，并在对这些计划的描述中建议采取强有力的变革方法。

但是，如前所述，NHS 临床领导者的经验并不一定与这些变革型和分布式的领导理念相呼应，个人职业生涯发展往往相对较晚，在制定混合型临床管理者的背景下，也发现了许多挑战。

在助产学领域，关于领导力的实证研究很少。然而，最近的两项研究表明了该行业领导者面临的挑战。Byrom 和 Downe 的研究探索了临床助产士对"好"助产士和"好"领导者的认知，发现了与领导者相关的一些属性。临床医师认为，助产士领导者需要在临床和战略层面上具有知识和可信度，在与妇女和助产士打交道时也要坦诚和游刃有余。临床医师还发现了优秀领导者态度的许多方面，包括亲和力、同情心、支持和友善、激励和赋予他人权力及以身作则的能力。正如该研究的作者所说，这些特征是变革型领导的特征，而不是通常与 NHS 领导者联系在一起的交易型领导方式。这些特征也可以被视为优秀临床医师的特征。

Divall 对助产士领导者的研究中，观察了助产士专业领导力发展项目并进行了一系列叙述性访谈，发现了许多挑战。第一，作为其专业群体身份的代表，领导者同样意识到，如果他们不再担任临床角色，他们在临床同事中的信誉将受到不利影响（Divall，2015）。图 7.3 说明了在围绕他们的专业领域和机构组织的背景下，助产士向临床领导者转变所面临的挑战。第二，尽管他们参加的领导力课程很大程度上是基于变革理念，但助产士领导者在重返临床时很难将这种学习付诸实践，因为他们工作的环境很大程度上受到了交易型领导者模式的影响。

这些研究表明了临床领导者的焦点，尤其是助产士领导者。也就是说，支持临床医师转向正式领导角色的重要性。强大的助产领导能力与生活理念的支持相结合，提高妇女成就感（Newburn，2003），如果维持并加强助产士的领导能力，需要所有助产士的共同努力，这项努力包括支持并指导渴望领导的职位同事（Coggins，2005）。显然，领导力对所有助产士都很重要，就像对 NHS 的所有临床医师一样，应该在个人和专业团体层面上得到理解："如果助产士想从事助产职业，在学习课程中引入支持领导力的原则、获得职业资格的

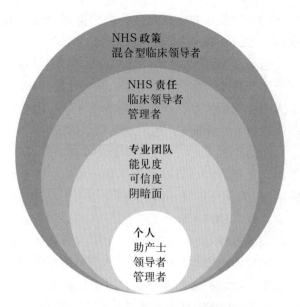

图7.3　助产士临床领导者面临的挑战

（引自 Divall, B., 2015. Negotiating competing discourses in narratives of midwifery leadership in the English NHS. Midwifery 31（1），1060–1066.）

持续发展都是至关重要的。并不是所有助产士都选择沿着职业生涯轨迹走向一个明确的领导职位，如助产主任。但每位助产士想要了解自己职业的发展，就需要掌握这些原则。对一些助产士来说，更深入地了解领导者的潜质可以帮助他们开发未来的领导潜能"（Johnson，2012）。

反思活动 7.8

思考一下你自己作为助产士或助产专业学生的角色，并参照前面的引文（Johnson，2012），你认为作为助产士领导者，潜力重要吗？你同意每位助产士在他工作的组织层级中都是一个领导者吗？

六、结论

本章介绍了与领导力理论和实践相关的关键概念和挑战。当代的分布式领导模式理论已经被纳入英国国民健康保险制度的议程，即培养临床领导者，以应对该组织面临的关键挑战。探索助产学领导的问题，最近的两项研究强调了助产学临床医师进入领导和管理角色所面临的挑战。

本章提供的反思活动旨在支持在临床实践和当代 NHS 的背景下，更广泛地考虑关于领导和管理的理论观点能力。

要点

- 助产被强调为医疗保健领域需要强有力、有效的领导。
- 在 NHS 中，面对经济和患者护理方面的挑战，临床领导者受到高度重视。
- 领导力理论已经从以领导者为中心发展到更加分布式、集体性和变革性模型，原则上，这些都反映在当前的 NHS 方法中，以发展医疗领导人。
- 在 NHS 中，从临床到领导角色的转变面临着巨大的挑战，在助产领域很常见。
- 助产士必须作为一个有凝聚力的专业团体共同工作，支持建立专业小组运营和战略领导能力。

（翻译：柳韦华　审校：侯　睿）

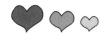

第8章

助产实践与伦理导论

Gail Johnson

学习目标

通过阅读本章，你将能够：
- 理解道德和伦理的区别。
- 学会伦理理论在产科实践中的应用。
- 熟悉伦理在助产实践中的重要性。
- 熟悉道德冲突和困境。
- 了解坚持女性在实践中拥有自主权原则的必要。
- 理解并体会自己的伦理观点。

一、引言

从资源分配到给妇女和婴儿提供一线服务，伦理和伦理理论每天都会影响助产实践和产科护理。

伦理被认为是助产士教育和实践的主要部分，渗透到所有的职业关系中。女性不再是被动的照护对象，她们希望知情同意，自己选择，而不是由专业人士做明智决定，确保自主权和控制权。尽管如此，孕妇、助产士和服务提供受专业、个人道德和伦理准则影响，这将会带来挑战和困境。理解伦理及其怎样影响个人，将使助产士更清楚地了解与其实践有关的问题，尤其是在妇女赋权方面的作用。

二、伦理概述

伦理和道德可以互换使用，但存在微妙的差异，它对个人影响是如何通过不同的方式表现的？

伦理原则是指导行为的一系列规则，它们在社会背景下受外部驱动，而道德更多被视为个人内部驱动的"指南针"，指导个人做出正确选择，避免出错。人们能够遵循伦理原则，因为应该社会遵循，但也来自内部驱动的个人信仰。尤其要认识到伦理和道德是与法律分开的，但法律可能与伦理和道德达成一致。例如，限制行车速度的法律大多数人会遵守，因为理解法律背后的理由是减少伤害，而不仅仅是避免被起诉。法律是用来保护生命的，这种理解是在伦理原则之内的，而且很可能得到个人道德信念的支持，即如果不遵守法律和伦理，可能会受到伤害。

因此，伦理学基本上是道德哲学，或者至少是道德哲学被转化为实际日常情况的媒介。在本章中，伦理是在与任何情况下的"对与错"或"应该与不应该"有关的概念中进行探讨的，然后考虑到相关的助产实践和生育服务。

在日常生活中，道德是我们行为的基础，特别是涉及其他人的行为。它通过原则和概念被翻译成我们的思想和行动，其中许多都是在幼年时学会的，如说真话。每个人的个人道德也将是由他们的生活环境、学校教育和媒体塑造，如在社区或文化中，其中许多信仰是相同的，重要的是要认识到其他观点可能不同。虽然人们会以不同的方式解释道德准则，并且倾向根据通常被社会、个人哲学或民法承认的准则去判断。助产士和其他健康专家需要理解伦理原则和他们自己的个人观点，使他们能够给予本能的护理。

有许多原则、概念和学说，如下所述。但是，因为伦理是个复杂的区域，不可能涵盖每个细节原则，因此建议在本章末尾进一步阅读。
- 有利。
- 无伤害。
- 保密。

- 问责制。
- 公平。
- 自治。
- 家长主义。
- 同意。
- 生命价值。
- 生活质量。
- 生命的神圣。
- 胎儿的状况。
- 行为和不作为。
- 杀害或致死。
- 普通或特殊手段。
- 双重效果。
- 说实话。

（一）道德理论

在本章中有许多理论模型可以帮助描述道德理论，功利主义理论和道义论用于探索和考虑与上面所列一些问题的关系，有助于记住与理论有关的"正确和错误""好与坏"和"应该或不应该"。

（二）功利主义理论——结果主义

结果主义着眼于行动的结果，根据结果确定是非。也就是说，如果结果被认为是正确的，那么行为在道德上是正确的。这一理论起源自18世纪和19世纪初 Jeremy Bentham 和 John Stuart Mill。通常功利主义原则被描述为最大多数人的最大幸福，是一种为较多数人推广积极价值的方法，而不是少数。Beauchamp 和 Childress（2013）认为 Bentham 和 Stuart Mill 是经常被描述为享乐主义的功利主义者，因为他们认为要探索与快乐或幸福有关的效用。虽然适用于健康关照的原则并不一定与快乐或幸福有关，但它有助于使人认为快乐和幸福是可以作为衡量原则的积极价值观，而积极的价值观可以被视为有益的。

这种理论有两种形式："行为功利主义"和"规则功利主义"。第一种是更纯粹的形式，它期望每个潜在的行动都要根据其预测受益的结果被评估。第二种形式并不是直接着眼于每一行为的实际利益，而是考虑倾向确保最大利益的道德规则，并评估每一行为是否符合这些规则。

以体外受精（in vitro fertilization，IVF）为例，第二次世界大战时，其是最初在集中营研究的一种技术，可以说明这两者思想流派如何不同。行为功利主义者会认为根据预期结果采取行动：许多今天的人们受益于体外受精；因此，他们可能会相信这种有益的后果证明了这项研究使用的方法合理。然而，规则功利主义者想要的是利益，但会考虑社会是否会接受实现它的手段。很可能他们希望找到一种更可接受的方法来实现这一结果。

"运用功利原则"

在英国卫生健康服务系统（NHS）有限资源内，通常基于后果的方法适用于医疗保健。这可能意味着资金被投资于一种"标准化"的方法，以便在紧急情况下进行护理。对于大多数女性来说，这是可以接受的。但是如果有些女性需要在家护理，这也许是不可能的。尽管如此，功利原则意味着大多数人都会有一个积极的经历，相比没有选择的小群体"更快乐"。关于如何最好利用有限的资源决策往往会引发困境。在医疗保健方面，助产士可能会发现他们不能支持妇女妊娠和生育的多样化选择。

（三）康德理论——道义论

道义论，或非后果论，理论挑战实用原则。道义论，来自希腊语"deon"，意味着"责任"。道义论者相信，世界上好的东西是由履行职责者带来的。这个原则也被称为康德哲学，来自18世纪晚期出生的德国哲学家康德（Immanuel Kant）的作品。康德认为，道德是建立在理性之上的，人们拥有"在道德上激励他们的权力"（Beauchamp et al，2013：362）。康德认为，人们通过对道德正确认识的行为来表现他们的道德价值。例如，雇主向员工指出工作场所的健康危害，道德义务是报告危害以保证员工安全。如果雇主强调这一点，是为避免被告上法庭，康德认为雇主行为没有道德信用。有时，这些理论似乎相互竞争，也与功利主义竞争。康德发展了理性一元论，他认为这是人们习惯的思考方式。个人的行为应该是理性的，源于"善意"；他相信责任是为了自己的利益，被称为绝对命令。道义论的方法是以良好的道德行为为基础，而行动或不行动则取决于当时的情况是否合适；个人不需要考虑行动本身是对或错的后果。绝对命令是指行为应基于理性和道德上的可接受性行为，而不是由于恐惧或胁迫而进行。在康德理论中，"一个人必须行动起来把每个人都是终点，而不是到达终点的方式（Beauchamp et al, 2013：363）。"这意味着每个人都必须被视为个人，而不是个人利益。但是，如果一个人选择允许自己被用于另一个人的利益，如果选择是自愿的，那是可以接受的。当然这一挑战涉及对自由意志的含义及自由决策方式的不同理解。

"运用康德理论"

当患病婴儿被送入新生儿重症监护病房时，考虑基于职责的原则。婴儿显然很痛苦，看起来很痛，医疗小组予以镇痛。但有人担心在给予镇痛时，婴儿很可能进一步受损害，可能死于呼吸衰竭。根据责任原则，主要目的是通过镇痛减轻痛苦，在这种情况下，婴儿病情恶化的潜在结果不被视为行为的一部分。

（四）道德冲突

前面的例子突出了道德上的冲突，这在实践中很容易出现。父母之间、父母和专业人员之间及专业人员之间可能存在冲突。道德冲突可以被认为是在道德原则中有力的表现。例如，妇女的自主性与服务提供的相对性限制了选择，幸运的是生死攸关的情况少见。

反思活动 8.1

反思你在实践领域的服务条款。

你觉得资源得到了适当的使用吗？

最大的投资在哪里？

它是否反映了当地居民的需求？

鉴于医疗保健中可用的有限资源，女性怎样可
　以在妊娠和分娩期间获得选择？

与您组织的服务负责人谈谈如何围绕服务条款
　做出决定。

（五）道德困境

当检查原则之间的冲突明显时，说明有两种或两种以上的选择，其中没有一个在道德上是理想的，那么这就是一个两难的局面，如案例研究 8.1 中的预测。

案例研究 8.1

Amanda 在第 3 次妊娠时出现了少量的产前出
　血，但产程进展顺利。妊娠期间一切指标都
　正常。Amanda 是基督徒，不接受输血。

进一步检查，胎儿宫内窘迫，出血原因是前置
　胎盘。最后剖宫产分娩并因血红蛋白（Hb）
　8g/dl 转到新生儿重症监护室。新生儿科医师
　建议为新生儿输血。

困境如何解决？

案例研究 8.1 的情况反映出一种两难的局面，在临床实践中经常出现。产妇可能不同意自己的宝宝输血，即使它会改善宝宝的病情。

助产士需要抛开个人感情和信念，要做到这一点很重要，必须从专业角度考虑而不是家庭。

护理和助产理事会守则（NMC，2015）明确规定专业人士的职责在于产妇和新生儿。第 1 节陈述"将人视为个人并维护他们的尊严"。专栏 8.1 指出其他专业人员必须遵守的原则。

专栏 8.1　NMC 准则的内容（2015）

1.3 避免做出假设并认识到多样性和个人选择

1.5 尊重和维护人权

2.3 鼓励并赋权人们关于治疗和护理的决定

2.4 尊重接受照护者希望参与有关自己健
康、幸福和关怀的决策

2.5 尊重、支持和记录个人接受或拒绝护理
和治疗的权利

鼓励助产士以他们的专业准则为指导，即使有时面临决定和困境可能很难理解。例如，在案例研究 8.1，专业人士正在寻求产妇同意，在某些情况下，父母的决策权可能会被推翻。

传统英国法律中孩子的利益是最重要的。父母有权利和义务作为孩子代理人。但父母的同意权不是绝对的，行动必须符合孩子的最佳利益；法院最终拥有最高的控制权（Woolley，2005）。

如果考虑基于职责的理论，那就是专业人士必须采取行动为宝宝输血改善健康状况。从道义论的角度，人是最终目的而不是达到最终目的的手段。因此，婴儿需要被视为独立个体而不是隶属母亲。

相反，功利主义的方法建议决定是基于行动

的后果。例如，如果在上一个场景中给予宝宝输血，父母可能会拒绝孩子治疗。将来，父母可能会免除卫生服务，如果他们对服务缺乏信心，可能会使自己和孩子的生命处于危险之中。

反思活动 8.2

想想案例研究 8.1，并与同事或你的家人讨论。你的感觉如何？

你认为你可以忽略自己的道德指南针，为家庭提供一种非判断性的照护吗？

伦理理论和道义论的另一个挑战是直觉多元主义，据报道有些同等重要的道德规则，可能导致规则的冲突。David Ross（1877—1975）认为，人们要合理遵守七个"基本责任"的框架（European Business Ethics Network Ireland，EBEN，2011）：

1. 善意的责任，涉及保持承诺，忠诚而不是欺骗。

2. 恩惠责任，帮助他人的义务。

3. 不伤害的责任，不伤害他人，比以前的责任更严格。

4. 正义的责任，确保公平竞争。

5. 赔偿责任，有义务弥补。

6. 感恩的责任，以某种方式偿还帮助过我们的人（特殊亏欠的人，如父母），还包括忠诚度。

7. 自我提升的责任。

然而对此框架存在批评，因为没有调和责任之间的冲突，被认为是武断的（EBEN，2011）。

因为这些职责同等重要，所以他们之间可能会发生冲突。有一协助解决冲突的系统——"决疑法"；该系统允许根据情况对职责进行优先排序。

NHS 通常是功利的，而助产、医学和其他类似学科倾向走向道义论的方法。事实上，助产士最熟悉的责任——照顾的责任，似乎至少包含罗斯基本责任的前 4 项职责。这种道义论方法在 NMC 准则（NMC，2015）文本中非常明显。

当面临困境时，为帮助理解功利主义和道义论的不同关注点，反思以下情况。

反思活动 8.3

考虑一下产前检查时，一位女性拒绝唐氏综合征（Down syndrome，DS）筛查。然而，繁忙的诊所抽血者（没有征得妇女的同意）采取了血液样本进行了 DS 测试。检查结果胎儿患 DS 的风险很高。

这种情况下你会采取什么行动呢？

回答时确定与哪一伦理理论有关。

（六）照护责任

作为卫生专业人员，助产士有责任照顾可能因其行为或疏忽而受影响者，要注意到"人"直接与孕产妇和新生儿有关 [法律上讲，宫内胎儿还不是一个"人"；更多关于"人格"和"潜在的生命"在 Harris（2001）部分进一步阅读]。

照护责任包括至少前面列出道义论义务的前 4 种；照护责任失职将导致民事案件过失后果（参见第 9 章）。

（七）诚实责任

诚实责任要求专业人士对妇女及其家人开放和诚实；表明如果不能信守承诺，就不应做出承诺，讲真话是最重要的。考虑到前一个采集血液样本用于 DS 检测的例子，如果涉及的从业者隐瞒了那名女性的真实病情，他们就没履行忠诚义务，无论动机多好。

（八）有益责任

有益责任是必须执行的帮助妇女的义务。从帮助孕产妇舒适的多种方式，到孩子教育方面的照护，是一项涵盖众多活动的肯定式的积极义务。

（九）不伤害责任

不伤害责任是否定式的责任——做没有危害的事情。从表面上看，可能带来不适或痛苦的操作程序可能违反了这一原则；如果实施的意图就是想造成伤害，这种行为就是违反原则的。但如果知道她可能会感到疼痛或不适，与她达成协议得到知情同意，并最终使女性受益，就不违反这一原则。镇痛注射给药、硬膜外麻醉镇痛或导尿术都属于这类情况。这项义务虽然是否定式的，但有其积极的方面：保证安全和预防伤害，这包括评估环境因素、遵守药品管理政策和给从业人员提供教育和培训及其他相关的事宜。

（十）公平责任

公平责任要求妇女得到平等对待，没有歧视。对许多人来说，歧视这个词立即与某些概念联系在一起，如种族、肤色或种族血统。尽管有必要考虑这些概念，但认识到可能发生其他形式的歧视也很重要，如外向与内向性格妇女。相比那些需要更多解释或询问更少问题的人，通常在外向性格女性身上花更多的时间，更容易提供尽可能多的信息和选择。为了考虑公平，专业人员应致力于使所有妇女都达到相同目标。将需要更多的时间在不善于表达的内向女性者。通常被称为一个"公平竞争的环境"，是指需要以不同的方式对待人们以获得相同结果（图 8.1）。

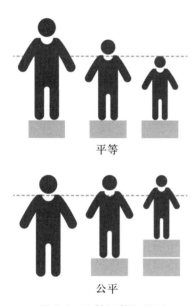

平等

公平

图 8.1　比较平等和公平

三、原则

如果确保实践者"使用统一用语"，了解潜在道德原则是非常重要的。在简短的章节中，不可能考虑每个主要原则。然而，一个基本道德原则是自治，因为理解和遵守这一原则会自动引导专业人员理解和遵守许多其他原则。

自治

自治涉及自我导向、自我管理和自我控制自己的行为。可以说它不可能完全自主，因为通常社会强加某些规则，对个人行为进行判断；此外

专业人士要求遵守规则。在大部分生活领域，至少在民主社会，都有广泛的可接受性，给予个人不同程度的选择自由。对个人期望是他们的行动和决定应该是理性的，即基于合理的推理。不管这些决定是否符合其他人的观点，如助产士和医师，都应该被接受。

让女性对自己的照护做出理性的决定，必须根据个人的要求水平获得足够信息。很多因素需要被考虑，如环境和使用的语言，避免使用行业术语和缩写。需要做出决定的情况可能会有所不同，如是否有时间考虑或是否面临相当紧急的情况。鉴于这些信息，专业人士评估女性对其的理解也很重要。当助产士照顾脆弱和（或）弱势妇女时，这些因素尤为重要。

确定女性基于她认为合理的内容做出明智的决定后，即自主决定，卫生专业人员无权否决该决定（Mental Capacity Act，2005；Griffith，2014）。这一原则与知情同意是密不可分的：如果妇女是自主的，没经她事先同意，就不应该对她做任何事，如果做，就是对该人实施侵害（参见第 9 章）。如果征求她同意，那么她被认为是自主的。因此，不应出现这样的情况：由于她拒绝同意某个程序，专业人员就试图反对她。可能有两组人被认为不是自主的，因此无法做到同意。一组为先前章节提到过，包括儿童，但不再限定年龄；它取决于儿童的具体情况和理性程度（Children Acts，1989；Chilaren Acts，2004）。另一组包括因残疾或严重精神疾病而导致精神上无行为能力的人。这两组将寻求代理人同意。还有暂时性精神上不健全的可能性，如在意识不清或药物影响或极度恐惧的情况下，这在分娩时有可能出现，为了妇女的最佳利益，专业人员将在必要时采取行动，除非有确凿的证据表示产妇会拒绝这种行动，如基督徒会携带一张拒绝输入血液制品的卡片。

2005 年"Mental Capacity Act"适用于所有医疗专业人员。从助产士角度，把 20 世纪 80 年代和 20 世纪 90 年代民法中某些"强制剖宫产"案件决定纳入了《基本法》（法令）。在法律和民法中规定，如果一个妇女是自主的，给予了充分的知情同意下做出的决定，即便是为了胎儿的原因，也不允许给予任何强迫的照顾或治疗。只有精神科医师诊断出精神上无能力，才可以否决她

的决定；即便在上述情况下，也只能实施对产妇本身健康有最大利益的治疗，而不是为她的胎儿或应家庭要求而进行治疗。

这个原则也适用于 16 岁以下的年轻女性，除非拒绝治疗可能会导致女方死亡。重要的是，所有助产士都要熟悉这一法案，尤其是以下的简短章节，最后一部分将涵盖"生前遗嘱"和出生计划。

- 原则。
- 缺乏能力的人。
- 无法做出决定。
- 最佳利益。
- 与关照或治疗有关的行为。
- 行为：限制。
- 提前拒绝治疗的决定：一般。
- 预先决定的有效性和适用性。
- 预先决定的效果。

如果考虑女性自主权，就不可能违反照护责任的各个方面。不会消除冲突和困境情况，但它会使决策更直截了当，所有从业者都是遵从相同的基本规则。

运用反思练习有助于助产士分析和反思他们的行为，尤其是考虑到他们遵守自治，然后利用经验为未来的决策制订计划。

反思活动 8.4

客户自治

在轮班结束时，请考虑你的护理对象。

在每个案例中，请考虑以下事项：

- 您和她一起讨论过她关心的哪些方面？
- 您和她没有一起讨论过她关心的哪些方面？
- 您给她的信息是什么？
- 她做出了哪些决定？
- 您做出了哪些决定？
- 您接受了她的决定，或者您是否尝试过改变他们？
- 您在记录中写了什么？
- 您能够使她自主吗？
- 根据这个练习，在未来的相似的情况下您会做些什么？

妇女的自主权是一个相对较新的概念，特别是在 NHS 的早期阶段，给予了助产医学模式和一种家长式的关照方法。然而，助产士的自主权

并不新颖。助产士使用"自主从业者"这个词已经很多年，特别是在试图解释护士和助产士之间的区别时。然而不幸的是，这种自主性在实践中并不总是很明显，特别是在医院环境中。助产士常声称受到预期工作指导方针和政策的约束。自主实践的机会仍然需要考虑什么是对妇女最好的，以及助产士的实践如何在专业守则内。

反思活动 8.5

助产士自治

回想一下您对一个在当地／国家指导方针之外要求关照的妇女所给予的照护。例如，臀位初产妇请求自然分娩或有产后出血史的妇女要求妊娠晚期生理管理。

您是如何与产妇讨论照护的？

寻求了谁的支持？

您照护的产妇一直不同意您的临床决策，您有什么感想？

四、结论

本章探讨伦理和助产实践中面临的一些伦理困境，基于个人哲学理解有帮助其他哲学的必要。对伦理的理解，将有助于助产士在困难情况下做出决定，即使不直接选择遵循所概述的理论。遵守伦理原则，特别是自治，是帮助育龄妇女获得适合个体选择和控制程度的最直接途径。为探讨围绕照护条款提供产科服务中的战略挑战提供了基础：谁应该得到什么照护和在哪里得到照护？最佳使用的资源是什么，最大的益处在哪里？

要点

- 伦理对于专业助产实践至关重要。
- 有许多专业人士应该熟悉伦理原则。
- 在一些案例中无法避免道德冲突和困境；他们可能会令人不安，但必须被解决。理论和原则能够帮助解决困境。
- NHS 的专业实践需要道义和功利考虑两者兼顾。
- 照护职责具有伦理基础，不仅仅是一项法律原则。
- 妇女的自治是助产实践的重要基础，它还可以使助产士自主。

（翻译：柳韦华　审校：侯　睿）

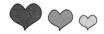

第 *9* 章

法律与助产

Andrew Symon

学习目标

通过阅读本章，你将能够：
- 了解法律相关专业用语和助产法的起源。
- 初步了解英国法律框架。
- 掌握法律是如何确定临床核心能力的。
- 理解角色认同和职责职能在临床实践中的基本作用。
- 清楚政府和健康服务者如何通过质量监管以达到减少诉讼的风险。

法律是助产士工作的基础。它建立了实践框架，制定了关于什么可以做和什么不能做的行为准则，并要求助产士对能够做或可能不能够做的事情负责。许多职业都有法律框架，但助产士在某些方面是特例的，如在监督方面该如何运作（正在审查中，请参阅本章后面的讨论）。虽然法律似乎和助产士的工作实质关联较远，但它始终存在，影响着所发生的一切；有时占据中心地位。

本章包括对法院的介绍及法律是如何制定的。它陈述了如何在英国进行诉讼，并探讨了影响助产士和提供产妇服务的关键立法。

一、导言：法院的建立和法律的制定

将法律融入专业背景中是十分重要的。但助产士在就业过程中参与法庭的可能性其实很低。然而，对法律的了解将有助于最大限度减少工作风险。因此，助产士必须了解法律制度的结构，以知晓其如何影响助产实践。

（一）法院系统

图9.1对法院系统的描述并不详尽，英格兰和威尔士也有验尸官法庭，苏格兰也有致命事故调查，除此之外，还有各种就业、移民和行政法庭来执行法律。尽管其中一些听证会采用了一种寻求达成共识的审讯方式，但大多数英国法院的审理过程是以双方对峙的基础进行的。

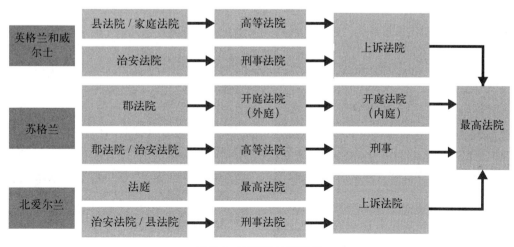

图 9.1　英国的法院系统

如果法院的判决被上诉，那么它可以进入下一个阶段。根据欧洲法律，案件可提交给欧洲法院判决，或者，人权案件（见本章后面的讨论）提交到欧洲人权法院。

（二）法律分类

刑法和民法是不同的。刑事罪行是指成文法令或普通法禁止某项活动的罪行。被指控触犯法律的人成为刑事诉讼的犯罪对象，要求起诉方在怀疑罪行成立的情况下确定有罪。如果被告不认罪，陪审团将审理案件并判定其有罪或无罪。

民事诉讼是在个人和组织之间进行的，使一方可以获得赔偿或其他补救。包括禁止另一方以特定方式行事的禁令（苏格兰的禁令）。在民事法庭上，证据成立的标准决定于能够证实事实可能性的大小。陪审团参加一些民事法律听证会，但不参加临床过失听证会。临床过失听证会由一名或多名法官主持，这取决于法院的级别。

一个事件可能导致刑事和民事诉讼。例如，未经当事人同意触摸某人可能被视为是对该人的侵犯（这是民事问题）和构成刑事攻击。在1例罕见的产科病例中，1名医师在民事法院被起诉，在刑事法院也会因同样的事件而被起诉（R v. Bateman，1925）。

另一个区别是私法和公法之间的区别：

• 私法是民法的一部分，涉及个人与他人之间或个人与组织之间的问题。

• 公法是涉及影响公众的法律，包括宪法、行政法和刑法。

有些法律可以涵盖这两个内容。例如，1989年《儿童法》有一些章节涉及私人事务；也有一些涉及公共问题，如地方当局保护儿童的责任法律。

（三）法律起源

英国承认的法律有两个主要来源。

1. 立法　议会法案、法定文书和欧洲联盟（欧盟）条例和指示。

2. 通法　由法院在特定案件中做出的裁决而形成的（见下文讨论）。

（四）立法

大多数英国法律都是在威斯敏斯特颁布的，

但在特定的领域，苏格兰议会、威尔士议论和北爱尔兰议会也可以通过立法。在立法之前，拟议的法律在成立为法律之前要经过一系列的听证会审查，通常是在委员会中进行的。

议会法案可以授予部长和其他一些人权力，使其能够制定详细的规则，称为法定文书或次级立法，补充即将颁布的法律。护士和助产士理事会（NMC）大部分权力的获取来源于这种方式。

（五）通法

法官（以及苏格兰的郡长）的裁决产生了各种各样的通法——判例法或法官制定的法律。判决先例原则意味着，在法院等级制度中，法院的裁决对下级法院具有约束力。因此，最高法院的裁决（2009年以最高法院的司法形式取代上议院）对其下属的法院具有约束力，但对自身除外。上诉法院的裁决对上诉法院本身和下级法院都有约束力。

判决先例取决于公认的法官裁决报告制度，以确保案件事实的确定性及要宣布内容。这些决定被记录在法律杂志上（如 *All England Law Reports*），并认定所涉及的各方代表、案件审理的年份及相关期刊的数量和页码。例如，引文 "Bolam v. Friern Hospital Management Committee"（1957）1 WLR 582" 意味着该案件是1957年在每周法律报告第1卷第582页上报的。Bolam一案将在本章后面讨论。当案件上诉时，每次都会列出独立审理，因此同一案件可以有几次引用——从一个下级法院到最高法院。一个建立判决先例的法律案件在被推翻之前都会被引用。

法官记录他们判决的理由，并确定同样类似的案件会以同样的方式处理，分为正式原因（称为比率决定因素：决策的原因）和间接的细节原因（附带意见：顺便提及）。虽然比率裁决对下级法院具有直接约束力，但在之后的审理中，附带意见可能更具说服力。法官可以将当前的案件与之前的案件区别开来，而不是以事实有明显不同为依据来遵循。

（六）1998年人权法

英国是《人权和基本自由欧洲公约》（1951）

的签署国。它是通过设在斯特拉斯堡的欧洲人权法院强制执行的。自 2000 年 10 月以来，根据 1998 年人权法规定，大多数与公共当局或行使公共职能有关的欧洲公约条款均可在英国法院直接执行。在医疗保健方面，以下几点特别重要。

第 2 条：生命权。

这可以应用到更广泛的领域。曾有人试图应用此法，要求对一个严重残疾的婴儿继续进行治疗，但没有成功（A National Health Service Trust v. D Lloyd，2000）。

第 3 条：不受酷刑、不人道或有辱人格处罚的权利。

在分娩中束缚女性可被视为违反第 3 条的行为（欧洲没有此类案件，但这种做法在美国并不少见）。

第 5 条：自由和安全的权利。

第 6 条：获得公正审判的权利。

一位法国医师成功地挑战了他的解雇令，理由是听证会没有公开举行（Diennet v. France，1996）。

第 8 条：尊重隐私和家庭生活及身心完整性的权利。

这被用于 Glass v. UK（2004）的案件中，关于停止维持婴儿生命的治疗的情况下。

按照 1998 人权法案，与欧洲传统法律惯例中有关人权的内容有争议的情况，要上报国会进行仲裁。国会最终决定是否改变法律条款。

反思活动 9.1

阅读并审议《人权和基本自由欧洲公约》第 3 条。在何种情况下，孕妇可声称其根据本条享有的权利是否受到侵犯。

（七）护理和助产士理事会规范、规则和其他指南

助产士及护士和健康顾问，是由一个法定制度所管理的（即受法律管辖的）。此内容在第 3 章有详细介绍。1992 年修订的《护士、助产士和健康顾问法》（1979）在对法定机构进行审查后进行了进一步的修改。最终通过了《保健法》（1999）和《卫生及社会工作专业法令》（2002）。2002 年，NMC 取代了英国中央委员会（UKCC），成为法

定机构。其职责之一是为从业人员提供指导。这包括《法则》（NMC，2015 A）（前称"职业行为法则"）和《注册助产士能力标准》（2014），这是对弗朗西斯报告的回应（见下文讨论）。助产士须遵守法则及其他指引，并须备妥所有有关的 NMC 刊物的副本。专栏 9.1 指明了助产士法规的目的，它是根据法定文书规定的。而专栏 9.2 规定了助产士的责任和执业范围。从 2017 年起，这些措施将纳入法则（NMC，2015）。

专栏 9.1　2001 年《国家管理委员会令》第 42 条

关于助产实践规则，国家管理委员会应当：

1. 决定在何种情况下和程序中可以吊销助产士执业资格。

2. 要求助产士将其执业意向通知给其拟执业地区的当地监管机构。

3. 要求注册助产士按照规则参加培训课程。

专栏 9.2　第 5 条规则：实践范围

执业助产士负责向妇女提供服务或咨询，或在分娩期间照顾婴儿，必须按照理事会制定和审查的标准行事。

标准 2：你必须确保在助产实践中是以妇女和孩子为中心的。

标准 3：除非在紧急情况下，你不能提供任何未经训练的照顾或治疗。

标准 4：在紧急情况下，或如果在分娩期间妇女或婴儿明显超出常态，这超出了你目前的工作范围，你必须呼叫具有必要的技能和经验的健康和社会保健专业人员帮助你提供服务。

资料来源：NMC，2012：7

（八）监督

第 3 章对监督做了深入介绍，在本章对其法律背景进行简单介绍，助产士是目前仅有的具有法定监督制度的卫生专业人员。助产士督导员由当地监督机构委任，肩负积极促进高水平的助产士工作，以及保护公众的明确的法定责任。

然而，在 Kirkup 报告（2015）指出临床缺陷后，这种情况正在审查中。议会和卫生服务监察员（Parliamentary and Health Service Ombudsman，PHSO）指出了公众保护系统的缺陷，建议将助产

监督和管理程序分开。要纠正这些缺陷不是在某家医院做一些具体事情就能实现的，这类在医院进行的改变行为已经被认为是失败的，需要立法从根本上解决问题（目前处于计划的早期阶段）。随着时间的推移，助产士监督将不再是法定框架的一部分，而是雇主的责任。监督在专业支持、发展和领导方面将继续发挥作用，但不在同一监管立法之下。预计该进程将于 2017 年春季完成；从 2017 年 4 月起，助产士规则和标准（NMC，2012）将被淘汰。

二、诉讼

诉讼是指一个人或组织起诉另一个人或组织。在医疗保健领域，诉讼的焦点多是临床和非临床过失。由于索赔的处理方式，很难对英国此类诉讼进行衡量。大多数法律索赔必须在 3 年内提出（或在个人意识到他们可能有理由提出索赔的 3 年内提出），但对于"婴儿"索赔，这一规则实际上并不适用。在出生后 25 年内，可以提出索赔，但许多时候已经超过这一限制。许多年前出生的婴儿可能在许多年后才会成为索赔的对象。有些索赔要求需要多年才能解决（原因有很多），因此很难确定临床索赔的"成功率"。

NHS 诉讼在英格兰由 NHS 诉讼管理局（NHSLA）处理，在苏格兰由临床过失和其他风险赔偿体制处理，在威尔士由威尔士风险池处理（参见本章后面关于 NHS 赔偿计划的部分）。

索赔的范围从极其严重到微不足道都有，但所有这些索赔都必须进行调查，以确定它们是否有任何价值，并确定它们是否应该妥协或辩护。2006 年 NHS 赔偿法案，建立了一种不需上民事法庭以获得补偿的另一种途径，并未阻止这一趋势：NHSLA（2015）指出 2014/2015 年它收到了超过 11 000 个新的临床过失索赔，表明新的索赔数量持续较高。索赔的潜在成本可能歪曲事实："产科"在 11 457 项新的 NHSLA 索赔中占 10%，但占其潜在成本的 41%。 与出生伤害有关的费用很高，通常是由于患有广泛神经系统损伤和其他损伤的儿童可能需要终生服务。NHSLA 表示，它在 2014 年支付了超过 11 亿英镑（其中 1/3 用于律师），预计支付金额将大幅增加。许多不同的因素说明了索赔的成本；关于如何生成索赔的详细信息，

可以在 NHSLA 年度评论中找到（可在网站"www.nhsl.org"查阅）。

三、过失（疏忽）

（一）过失概述

过失是最常见的民事诉讼，是指索赔人对被告提出造成人身伤害、死亡、损坏或财产损失的诉讼。诉讼是对峙性的，一方对另一方提出挑战。考虑到版面受限，下面的讨论将会被删减。这一问题和其他医学法律问题在几本好的教科书中有相当深入的论述，如 Jackson（2010）、Mason 和 Laurie（2013）、Dimond（2013）和 Herrying（2014）。

英格兰和苏格兰的法律系统是不同的（至少在苏格兰案件提交至最高法院之前是如此），在术语上也有不同之处：法律在英格兰被称为"侵权法"，在苏格兰被称为"不法行为法"。被告被称为"辩护人"，原告被称为"索赔者"。每次使用某一术语时，都不得不重复这一点，因此，请接受本章其余部分使用英文术语。

赔偿建立在损失已经发生的前提下，索赔人须表明以下内容：

1. 被告对被害人负有服务责任。
2. 被告违反了这项责任。
3. 失职造成合理的可预见的损害。
4. 索赔者受到法律承认的可赔偿的损害。

索赔人很少能够声称事情本身就说明了问题（在法律上称为"既成事实"）：除了发生的疏忽行为之外，对伤害没有其他解释。被告随后被要求解释事件如何能够不构成他的疏忽。

（二）照护责任

法律指出如果一个人能够合理地预见他的行为和疏忽可能对另一个人造成一定程度上的可预见的损害，就有服务的责任。这个"好邻居"原则的法律先例的设立起始于一起涉及一家咖啡馆老板和一名顾客的具有里程碑意义的案件：你必须采取合理的服务去避免你能够合理预见可能会伤害你的邻居的行为或纰漏。那在法律上谁是我的邻居呢？答案似乎是那些受到我的行为直接影响的很密切的人。我理应去思考，当我在指挥我的大脑去做出行动或纰漏时会有哪些问题"（Donoghue v, Stevenson，1932）。

在医疗保健中，很明显，从业者和被服务者之间存在着服务的责任。例如，如果孕妇到诊所或病房寻求产科服务，那么服务责任就假定存在。当不存医患关系的情况下，通常的法律原则是没有责任履行"好心人"的行为。一些人认为，应该是有道德义务的，这确实是在 2002 年版本的《国家管理委员会守则》中存在，但这并未被纳入 2008 年和 2015 年的修订守则中。

实际上，服务责任问题很少有疑问。如果助产士在就业过程中向孕妇或产妇提供服务，那么该助产士就有责任服务她。婴儿一旦出生，助产士也应承担这一服务责任。

（三）失职

第一步是确定发生了什么。潜在的索赔人可以寻求法律咨询，然后要求查阅有关的临床记录。根据 1998 年《资料保护法》（本章后面将讨论），患者有权获取自身信息。明确、全面的记录将是确定发生什么的一个重要因素。可能需要事实证人提供有关事件的陈述。在确定所发生的情况之后，必须确定这是否符合必要的服务标准。律师可指示专家证人根据这些不同的记录提出报告。本报告应考虑到服务标准。如果过失不能直接确认，就会发生正式的辩论过程，随之会对指称的事实和（或）法律责任提出异议。

几乎所有这一过程都是在法院之外进行的。只有在无法决定是一种或另一种方式的情况下，才能进入法庭阶段。

（四）确定照护标准

在英国，专业人员所需的服务标准是由"Bolam 测试"决定的。在 Bolam 测试中，法院规定了以下原则，以确定应遵循的服务标准："医师如果是按照由特定精通此类技术的医务人员组织所公同认可的实践方式行事，即不犯有过失罪"（Bolam v.Friern HMC，1957）。

后来，上议院对一名产科医师在产钳接生方面的疏忽采用了 Bolam 测试："当你遇到涉及使用某种特殊技能或能力的情况时，就需要测试是否存在疏忽，是普通技术人员为了拥有特定技能实践的标准，如果一名外科医师在任何方面（临床判断或其他方面）未能达到这一标准，他就疏忽了，应该受

到这样的审判"（Whitehouse v.Jordan，1981）。

在这种情况下，上议院认为错误的决定可能是过失，也可能不是过失：这取决于具体情况。

在苏格兰，这种测试略有不同；在 Hunter v. Hanley 一案中，法官说："确定医师过失的真正标准是，他是否被证明在常规工作职责中不具有作为 1 名医师应具有的普通技能"（Hunter v. Hanley，1995）。

虽然医疗过失的两种定义并不相同，而且有些学者认为在苏格兰建立过失的检测要困难得多，但总体来说，这两项判决被认为是以同样的方式处理临床过失问题。问题不是一名助产专家会做什么？而是，一个普通称职的助产士会做些什么呢？在确定了所发生的情况（见先前的讨论）之后，专家证人针对这是否违反了服务标准提供证据。"民事诉讼规则"规定：

专家有责任在他们的专长范围内帮助法院处理问题。该责任优先于专家接受指导或收取报酬的任何其他责任。

这些专家应该是受尊敬的专业人士，他们可以就什么是合格的服务提出建议。他们不应就其专业领域以外的领域发表意见；因此，可以期望助产士专家就助产士提供的服务发表意见，而不是就产科医师所做的事发表意见。律师会考虑这项证据，然后与另一方磋商，看看是否应撤销申诉，是否可以在庭外和解，或必须进行正式的法庭审讯。

尽管专家证据通常受到极大的尊重，但法官可以评判专家。在 Sardar v. NHS 委托委员会，法官指出，助产士专家对记录保存标准进行"挑剔"（有关事件发生在 24 年前）。他还将产科专家的证据形容为"啰嗦的"和"让人吃惊的"的证据（Symon，2014）。

很少有索赔最终会诉诸法庭，几乎所有的诉讼都是以某种方式在较早阶段得到解决。在英国，陪审团不用于临床过失索赔。听证会（在下级法院）由 1 名法官主持。上诉案件由法官组成的小组审理。

反思活动 9.2

考虑一下当伤害发生或几乎发生在妇女或婴儿身上时，你意识到的任何事件。由于这一损害，可能会造成哪些潜在的听证，为了确定罪 / 有罪 / 赔偿责任，必须出示什么证据？

在民事诉讼中，根据现有证据，法官将决定是否违反了服务标准。使用在指认的过失发生时的标准，而不是专家或法官审议的标准。这是很重要的，因为许多情况下诉讼需要几年才能提出，在这段时间内，标准可能已经改变了。所参考的文献资料和工作准则（如地方或国家的准则）只在指认过失发生时适用，以确定是否遵守了合理的服务标准。

专家们当然会有不同意见。代表原告的专家可以说被告或其员工违反了服务标准，而被告的专家则可以说被告遵循合理的服务标准。在出现这种分歧时，上议院规定了以下原则："如果有大量专业意见认为这个决策是错的，还有大量同样有能力的专业意见，支持决策在这种情况下是合理的，这是不足以建立原告的过失（即申请人）的"（Maynard v. W. Midland Regional Health Authority，1985）。

每一方都可以合法地声称自己的立场是合理的，这就留下了一个挑战，即如何在合理的索赔和合理的反诉之间做出决定。上议院在玻利维亚诉城市和哈克尼卫生局案中考虑了这一问题："法院必须确信，所依赖的意见能够证明这种意见有一个逻辑基础。…法官…需要满足的是，在形成他们的观点时，专家们…在这件事上得出了合理的结论"（Bolitho V，City and Hackney Health Authority，1997）。

结果是，Bolam 测试已经被修正：任何一方使用的医学推理都必须有一个非医疗人员能够理解的逻辑。专家们必须意识到，困惑的拥有技术专长的非医疗人员是没有帮助的。《民事法院诉讼规则》规定了专家和评估人的职责，其中包括将专家证据限制在为解决诉讼而合理需要的范围内的义务。

（五）哪些标准适用？

由英国国家健康护理研究所（National Institute for Health and Care Excellence，NICE）、英国护理质量委员会（Care Quality Commission，CQC）、英国国家服务框架（National Service Frameworks，NSF）等制定的国家草案逐渐增多，英国皇家学院（RCOG/RCM/RCA/RCPCH，2008）和苏格兰学院指南网络（Scottish Inter-collegiate Guidelines Network，SIGE）在实践中的地方差异有所减少。由于这些标准必须以证据为基础，因此可能会越来越多地依赖这些标准来证明一个有能力的执业医师会做什么或知道什么。事实上，因为这些标准是可以在网上获得的，患者可以利用它们来证明在他们得到的服务中没有提供足够的服务。因此，为了保持最新的水平，医师应关注相关的临床研究进展。

2008 年，四所皇家学院的助产士、妇产科医师、麻醉师及儿科医师表明，他们共同的目标是提供有效和可接受的临床服务，并编制了一份独立的、全面的文件，包含 30 项产科服务标准 [可在皇家妇产科学会（Royal College of Obstetricians and Gynaecologists，RCOG）网站 www.rcog.org. uk 查阅]。

虽然指南可以用来判定医疗过失，但它们没有法律效力。如果情况需要，从业者可以偏离指南；指南不会包含可能出现的每一种情况。如果在个案的特定情况下，助产士认为某一流程或准则不适当，她们应做好详尽的决定记录。实践必须具备与代表正当从业者标准的指南相违背的正当理由。

在多学科团队中，有效的沟通至关重要。然而，尽管 NHS 雇主的代理责任适用于在其规定工作范围内的工作人员，但上诉法院在 Wilsher 案中指出，法院不承认该团队代理责任的概念。每名执业医师必须确保其符合认可的执业标准。某一专业人士不应接受另一专业人士的指导，他们知道这会违反其专业所需的标准。

这些标准应该提供详细的证据说明应当发生的所有情况。确立被告所提供服务的义务，但违反了这一义务之后，原告必须当即证明，不符合标准的服务造成了实际及可预见的损害。

（六）因果关系

原告必须证明：①事实上的因果关系；②所发生的损害类型是合理且可预见的；③没有打破因果关系链的介入原因。

（七）事实上的因果关系

照护职责和伤害之间可能会有违背，但两者之间没有联系。在 1968 年 Barnett 和 Chelsea

HMC 一案中，一名严重呕吐的患者，工作人员未能尽到照护职责。有人认为这违反了医师的照护义务，但这一申诉失败了。因为事实证明，该男子患有砷中毒，即使提供了合理的照护，他也会死亡。医师的失职和该男子的死亡之间没有因果关系。

原告必须证明这一因果关系。在 1988 年 Wilsher 和 Essex AHA 一案中，原告未能证明过量的氧气导致了婴儿的晶体后纤维组织增生。过量的氧气只是 5 个可能的原因之一，上议院决定就因果关系问题举行一次新的听证会。

在 2007 年 Khalid v. Barnet 和 Chase Farm Hospitals NHS Trust 的婴儿脑部受损的案例中，助产士因未能提前 1 小时给专科住院医师打电话而被认为是失职的。法院认为，这一失职导致剖宫产手术的延迟。这构成了事实因果关系。

"合理可预见的伤害"

潜在的伤害可能不在被告的考虑范围之内，因此即使存在失职和伤害，被告也不承担责任。这是因为过失行为可能引发一系列"连锁反应"。法院已经表明，被告的责任应该有一定的限制。换言之，要取得赔偿，失职和伤害之间必须存在逻辑联系，不应该有任何介入因素来打破因果关系链条。例如，1 名社区助产士可能会安排将 1 名产妇转移到产科医院，因为她担心胎儿会受到严重的损害。然而，由于道路事故，该名妇女受了伤，结果婴儿死产。虽然胎儿可能受到分娩事件的影响，也无法存活，但道路事故将被视为打破因果关系链的介入因素。

（八）伤害

原告（或原告代表）必须证明他遭受了伤害，如此法院才能够知晓赔偿对象。公认的主要伤害领域是人身伤害、死亡和财产损失或财物损失。法院还表明，存在明确医疗状况（如创伤后应激综合征 / 紊乱）的精神打击，可以在严格的赔偿责任范围内给予赔偿。

（九）代理和个人责任

由于 NHS 雇主通常要为其雇员的行为承担间接责任，雇员不太可能会被起诉。为了确定代理责任，原告必须证明雇员在其执业过程中疏忽或犯了某一错误。雇主也有可能因未能提供服务而被直接起诉（Bull v. Devon AHA，1993）。

独立从业者必须为其行为承担个人和专业责任（有关独立助产士专业弥偿保险的长期交易证明），但他们也可能在执业过程中承担间接责任。雇主对独立订约人（即根据服务合同为其工作的自营职业者）的行为不负责任，除非雇主在选任或指导独立订约人方面有过错。

雇主可以质疑这些行动是否是在雇用过程中发生的。例如，助产士可能接受了额外的治疗培训。如果她在工作期间没有得到雇主的明示或暗示同意而私自使用新技巧从而造成伤害，雇主可能以其雇员在执业过程中没有遵守行为准则为由拒绝承担代理责任。

（十）对学生和无资质助理的责任：监督和授权

事实上，同样的原则可以被应用于开展专业活动相关的任务委派和监督上。助产士只有在有充分理由确保受托方有能力和足够经验安全开展这一活动的情况下才能委派任务。助产士还必须对其密切监督，以确保委派任务能够合理、安全地进行。如果 1 名初级工作人员、学生或助理造成伤害，则不能辩称该伤害是由于该人没有能力或经验去合理、安全地完成这项任务（Wilsher v. Essex AHA，1986 年）。某些助产士的职责，如分娩时的服务，永远不能委派给其他人。助产士要对委托给他人的行为负责（NMC，2015a）。要做到这一点，助产士必须：

• 只能委派属于他人权限范围内的任务和职责，并确保被授权人充分理解你的指示。

• 确保你委派给每个人的任务都得到充分的监督和支持，以确保他们实施安全及人文的服务。

• 授权给他人的所有任务结局都符合所要求的标准（NMC，2015a：10）。

（十一）诉讼抗辩

被指控有过失行为的执业人员可能会有以下几种抗辩理由：

• 对指控提出异议。

• 否认所有确定的过失要素。

• 辩称存在共同过失。

- 主张免除责任。
- 辩称索赔已失时效。
- 辩称存在自愿承担风险的情况。

(十二) 指控提出异议

许多案件的处理完全取决于可以确定的事实。临床记录应提供当时事件的准确说明，但这可能受到任何一方的质疑，证人可以包括妇女、伴侣、其他家庭成员或来访者，或各种工作人员。回忆的难度越大，事件的准确性与随后回忆之间的差距就越大。这在与生育有关的索赔中尤为明显，可能需要数年才能提出并进入正式诉讼的阶段。但工作人员可能因为调动、辞职、退休或死亡，或其他原因无法联系。在这种情况下，临床记录提供的准确性和详细程度往往是决定因素。

(十三) 否认所有确定的过失要素

如果被告能够证明缺乏任何必要的要素（照护义务、违背照护义务、由此产生的因果关系和可给予赔偿的损害），索赔就会失败。

(十四) 共同过失

如果原告对已经发生的伤害负有部分责任，那么赔偿可能会因原告的过失而相应减少。考虑到原告的身心健康和年龄，法院在确定这一比例时采用了1945年的法律改革（共同过失）法。在极端情况下，如果提出100%的共同过失索赔，这种索赔可能是一场完整的抗辩。

助产士存在共同过失的例子可能是，尽管对胎儿的健康有密切关联，1名分娩妇女仍拒绝助产士或医师进行任何检查或听诊。如果婴儿死亡或有严重损伤，妇女很难声称没有对胎儿健康进行密切观察是工作人员的过错。

(十五) 主张免除责任

在法律上，人们可以免除因过失造成的伤害责任，但1977年《不公平合同条款法》意味着，这种免除只适用于财产的损失或损害。

因合同或通知而造成人身损害或死亡的过失，被告不能免除责任。因此，助产士不能同意妇女在不要求助产士（或助产士的雇主）对任何过失负责的情况下，向她提供水池供她在水中分娩。

(十六) 时间限制

1980年的《时效法》对此做出了规定。人身伤害或死亡的诉讼通常应在发生后3年内提起，或是对伤害进行必要了解之日起3年内提起，或从被告的作为或不作为所产生的事实之日3年内提起。专栏9.3详细说明了对伤害需要的"知识"细节。

专栏9.3 伤害的知识
知识，定义时间限制的目的是，一个人必须知道如下事实 • 所涉及的伤害非常严重 • 伤害可全部或部分归因于被指控构成疏忽、滋扰或违反责任的作为或不作为 • 被告的身份

3年的限制适用于产科诉讼案中的母亲，但若涉及孩子，需等到其满18岁时，在公平公正的前提下，法官可以延长时效期限。

这些时间限制规定了必须保留医疗记录的期限。英国卫生部规定了最低保留期限：应保留最后一次活产后的产科记录25年，其他记录在治疗结束后（或不久后死亡）保留8年。一位在婴儿时在Bristol医院接受心脏手术后发生脑部受损的妇女，在手术后20多年，得到了7位数字的赔偿（这些事件见于2001年肯尼迪报告）(Rose，2008)。

(十七) 自愿承担风险

为自愿承担风险的诉讼抗辩不太可能在专业的过失诉讼中取得成功，因为专业人员在其失职造成了伤害的情况下，将不能免责。雇主也要对雇员的健康和安全负责。如果雇主不履行这一义务，就不能辩称雇员接受了职业风险。

(十八) 赔偿

赔偿被理解为"量"（字面意思是"多少"）。关于伤害赔偿的一般规则是，应赔偿原告所说的他所遭受的损失。原告应尽可能恢复到如果没有过失行为他本来会处于的情况。如前所述，与生育有关的赔偿在临床过失赔偿的总费用中所占比例很高。

有两种损害。"特殊损害"赔偿是指过失行为发生之日至和解期间的实际财务损失。这些损失包括收入损失、购买特殊设备或改造家庭及医疗和服务费用。"一般损害"赔偿由因疼痛和丧失生活条件而遭受的痛苦赔偿（减少生活享受）和未来的财务损失（如收入损失和未来费用）构成。

在某些过失案件中，被告可能接受赔偿责任，但双方可能就赔偿数额存在分歧；或就理论赔偿数额达成协议，但责任可能存在争议。

四、民法的发展

过去 20 年来，人们对民事法律制度，特别是对临床过失诉讼的运作密切关注，因此对其进行了审查和改革。Woolf 勋爵 1996 年的《民事诉讼规则报告》（Civil Procedure Rules，CPR）建议法院在案件管理中发挥积极作用，包括控制专家证据的使用。主要目的是确保该系统以合理的成本正常运作。

价值较低的索赔要求将被"快速跟踪"，控制法庭时间和专家参与（法庭时间非常昂贵）。对于超过某一潜在价值的案件，法院将拥有很大的权力来确定专家证据的范围和规定专家的参与方式。"预防犯罪议定书"将鼓励双方合作，共同解决索赔要求。

根据 2006 年《国民保健服务矫正法》制定了国家保健服务补救计划，其目的是，通过对索赔采取更积极主动的办法，加快解决争端的进程。这包括解释、酌情道歉和提供赔偿。它还旨在编写报告，以便从错误中吸取教训，并使国民健康服务体系摆脱其"指责文化"。尽管做出了这些努力，但如前所述，正式诉讼的发生率并没有下降。

"无过错赔偿"在 20 世纪 90 年代被认为是解决"诉讼危机"的一种可能的方案，这将消除证明医师违反了谨慎义务的必要性。此类方案还存在于其他地方，包括新西兰和北欧国家（Bismark et al，2006；Hellbach et al，2007）。威尔士补救计划已考虑引入无过失赔偿，并建议苏格兰政府也考虑这一点（Symon，2011）。到目前为止，仍然在使用基于现有的过错制度。

按条件收费

通过"法律援助"制度提供的资金正在从人身伤害诉讼中逐步取消。目前已施行的是一种有条件的收费制度，根据这项制度，索赔人可以与

1 名律师协商，在"不赢 - 不收费"的基础上付款。然而，不成功的申索人将不得不支付被告的费用；可以安排保险，以支付在与律师达成的协议中不包括的费用和其他费用。如果同意，根据有条件的费用协议，胜诉方律师可以要求向败诉方索赔增加的费用。NHS 诉讼管理局（NHS Litigation Authority，NHSLA）报告称，2014 年，其 11 亿英镑的赔款中，有 1/3 流向了律师，其中大部分支付给了索赔人的律师。

五、NHS 赔偿计划

1995 年，英国成立了 NHS 诉讼管理局（NHSLA），以管理 NHS 的诉讼；它通过临床疏忽信托计划（Clinical Negligence Scheme for Trusts，CNST）来处理 NHS 诉讼。在苏格兰和威尔士也有类似的计划。这些计划有助于解决患者与国民健康服务体系之间的纠纷和索赔问题，他们的目标是不让法庭提起诉讼，以降低成本。它们使成员能够分担因疏忽行为而去赔偿的风险。

NHSLA 运营着一家全国性的临床评估服务机构，以帮助解决英国医师、牙医和药剂师的专业实践问题。

由于已知与生育有关的索赔有关的风险，该计划旨在通过要求其成员遵守其一般风险管理标准和生育临床风险管理标准来降低风险，这些标准每年更新一次，分为 3 个级别：

一级：信托基金必须表明，它有必要的临床风险管理政策和程序，以提供安全的孕产服务。

二级：信托基金必须证明各项政策和程序正在得到执行。

三级：该信托机构必须表明，风险管理流程在整个产科服务中都在发挥作用，并在发现缺陷的地方提供和实施行动计划。

产妇服务各不相同；一个小型独立单位与教学医院内的市中心单元有很大不同。然而，同样重要的 NHSLA 风险管理标准也适用于以下方面。

• 服务组织：有一份具有适当的领导力的风险管理战略，确保充足的工作人员，记录妥善保存，对投诉和申诉进行调查，工作人员得到充分的教育和培训。

• 临床服务：充分覆盖普通和高危方面，包括引产、分娩服务的各个方面、剖宫产、重病妇女

的服务和剖宫产后的顺产。

- 高危情况：包括（但不限于）已存在糖尿病、重度子痫前期、多胎妊娠、肥胖、手术阴道分娩、肩难产和产后出血。
- 交流：涉及临床预约、信息提供、筛查、临床风险评估、服务移交和救护车转移。
- 产后和新生儿服务：这包括胎儿异常检测、新生儿立即服务、新生儿检查、新生儿入院和膀胱服务。

这些领域是根据风险评估的持续发展进行审查的，信托公司必须证明它们正在积极处理这些问题。有一个明确的财政激励来达到更高的水平：达到的水平越高，他们对中央基金的捐款折扣就越大。

NHSLA 监督国家卫生服务标准，并负责实施计划，让卫生服务机构在履行职责时因损失、损害或伤害而向第三方承担责任。这包括雇员就与工作有关的意外而提出的申索，以及访客就 NHS 处所发生的意外而提出的申索。

六、知情同意

在开始任何治疗或身体检查或为患者提供个人服务之前，必须征得有效的同意。良好法律和道德实践的这一基本原则体现了个人决定自己身体状况的权利。不尊重这一原则的卫生专业人员可能会受到患者的民事诉讼、其专业机构的诉讼甚至刑事起诉。同意是一个持续的过程，而不是"一次性"。精神上有能力的患者可以在任何时候，甚至在手术过程中撤回同意。

虽然关注的重点往往是在具体处理之前签署同意书，但法律对书面同意和口头同意没有绝对区分；重要的是，同意是有效的。也可能意味着同意：孕妇爬上产前诊所的检查沙发，露出腹部，可能不会说她同意接受检查，但她是在暗示这一点。

然而，程序具有风险，如果在是否给予同意方面存在争议，则最好获得书面同意，因为这样法院才能更容易判断。当然，在稍后阶段撤回同意也是可以质疑的，因此这可能不是确定性的证据。

有关治疗同意的法律有两个截然不同的方面：一是患者的实际同意，这是对非法侵入他人行为的辩护；二是执业者在取得同意前向患者提供信息的义务。未经同意可能导致患者起诉他人非法

侵入。未能提供足够的相关信息可能导致疏忽行为。这两项不同的法律行为将分别审议。

（一）侵权人

侵犯他人的行为可以是刑事行为，在这种情况下被称为攻击，或者是民事过错，被称为殴打。虽然"殴打"听起来像是已经造成了严重的伤害，但这里的情况并非如此。在未经他人同意的情况下，仅仅触碰某人就可被视为殴打。本项下的民事诉讼不必证明造成了人身伤害。在没有有效同意的情况下给予治疗是对患者的侮辱，可以给予赔偿："这侵犯了患者做出知情选择的权利"（Jackson，2010：174），而不是身体或情感上的伤害。

这与因疏忽而提起的诉讼形成了对比，在这一行动中，受害者必须证明损害是由于违反注意义务而造成的。关于 "Re B：adult-refusal of medical treatment"（2002）案中涉及一名瘫痪并拒绝接受维持生命的治疗的妇女；法院维护了她拒绝治疗的基本权利（听证会是在她的床边举行的），她因工作人员在进行服务时对她进行的人身攻击而获得名义损害赔偿。

反思活动 9.3

想想你所从事的与你照顾的女性有关的活动，并注意你在多大程度上获得了书面、口头或非语言上的同意。你是否需要考虑改变你的做法，使需征得同意的问题更清晰？

（二）防御侵权人的行动

防御侵权人的主要行动是精神上有能力的人表示同意。此外，法律上还有另外两项抗辩：

1. 法定授权，例如，根据 1983 年《精神健康法》（经 2007 年《精神健康法》修订）。

2. 根据 2005 年《精神及行为能力法》（或苏格兰 2000 年《成年无行为能力人法案》）的规定，实施该行为是为了保护无行为能力的人的最大利益（见下文讨论）。

（三）同意和疏忽

服务责任的一部分要求专业人员告知患者任何与治疗相关的重大伤害的危险。如果风险没有得到适当解释，然后发生损害，那么患者就可以

因为专业人员疏忽而提起诉讼，声称如果她知道这种可能性，就不会同意接受治疗。为了诉讼成功，她必须表明：

- 提供具体信息是谨慎的义务。
- 被告没有提供这一信息，因此，这样做违反了本应提供的合理的照料标准。
- 由于未能告知，造成患者同意接受治疗。
- 患者随后受到伤害。

需要提供多少信息？可以问一个理性或谨慎的患者，他希望得到关于治疗或治疗的潜在风险的什么信息，但是在某些特定的情况下，一个人可能希望知道更多或更少的信息。多年来的主要案例是 Sidaway 诉贝特莱姆皇家医院院长案（1985年），在该案中上议院指出，专业人员应根据 Bolam 测试向患者提供信息。换句话说，"在这种情况下，一位理性的专业人士会说什么？"这样做的重点是提供信息，而不是评估接收信息的人理解了什么。

最近的一件案子具有挑战性，有人说甚至是推翻了 Sidaway 的裁决，即 Bolam 测试用来评估医师提供的信息是否充分（Montgomery v. Lanarkshire HB，2015）。在蒙哥马利，一名妇女争辩说，应该有人警告她有肩难产的可能性（Symon，2015）。最高法院指出，在英国和整个欧洲，越来越多的判例法 [基于 1998 年的《人权法案》（Human Rights Act）和《人权和基本自由欧洲公约》（European Convention on Human Rights）] 强调患者有权随时了解情况。底线是医师必须向患者 / 服务使用者提供有关风险和潜在利益的重要信息，而他们是否同意建议的行动方案则由他们决定。专业人士决定应该告诉患者什么的时代已过去了，特别是因为现代技术为服务用户提供了许多其他获取信息的途径。

（四）同意要素

要使治疗有效，必须由知情人（患者，或在相关情况下对患者负有父母责任的人）自愿给予，并有能力同意所涉及的干预。

（五）自愿

对患者家庭成员或卫生保健人员，必须在没有压力或被合作伙伴不正当影响自由状态下自愿

同意。

（六）知情同意

一些人认为，"知情同意"是一个同义词：如果不知情，就不是同意（Mason et al，2013）。然而，强调同意的有效性必须有一个显著的理解程度，这是有价值的。广义地说，这包括程序的性质和目的及可能的风险。

为确保患者了解有关资料，提供书面的详细说明（如在传单上）有相当大的好处。如果就所提供的资料有任何争议，这也会有所帮助，但这当然取决于该人是否能够阅读和理解资料。

（七）能力

有一种假设（如果有证据可以反驳这种假设）是，一个人年满 16 岁，就具备了给予同意的必要心理能力。根据 2005 年《精神行为能力法》（见下文讨论），这一立场得到了重申。

对于 16 岁以下的孩子，如果表现出"弗雷泽的能力"，他们可以同意。这一理论源于 Gillick 的案例，在这个案例中，一位母亲试图阻止她十几岁的女儿在没有父母的知情和同意的情况下接受避孕建议或治疗。该案件已上诉至上议院，弗雷泽勋爵对卫生专业人员采取的方法的描述被称为"弗雷泽能力"。从本质上说，这意味着这个孩子，虽然不到 16 岁，但有足够的理解和智力，使她能够充分理解拟议的干预所涉及的内容。因此，对治疗的同意是有效的。在实践中，专业人员可能会寻求未成年人的父母或监护人的参与，但如果未成年人已经表现出这种同意的能力，这并不是绝对的要求。在苏格兰，这一办法也在 1991 年的《法律能力时代（苏格兰）法》中得到批准。

（八）2005 年《精神行为能力法》

2005 年的《精神行为能力法》规定了英格兰和威尔士的精神能力的定义。在苏格兰，则适用 2000 年的《无行为能力成年人法》。

首先，必须确定一个人是否有精神或大脑功能上的损害或干扰。其次，如果是这样，这种损害或干扰是否导致无法做出专门的决定。如果妇女无法做出以下行为，那她则无法为自己做出决定：

1. 了解与决策相关的信息。
2. 保留这些信息。

3. 作为决策过程的一部分，使用或权衡这些信息。

4. 传达她的决定（无论是通过交谈、使用手语或通过任何其他方式）。

精神疾病的存在并不自动意味着一个人不能为了他的最大利益而有效地拒绝治疗。在 REC 案（1994）中，布罗德莫精神病院的一例被诊断为偏执型精神分裂症的患者拒绝了能挽救生命的腿部截肢。这一项禁令禁止任何医师在未经他同意的情况下进行截肢手术。2005 年的《精神行为能力法》重新承认了成年患者拒绝治疗的权利。

在确定患者缺乏同意的能力的情况下，如果符合该人的最佳利益并根据该专业的合理标准，则可根据本法进行治疗。在"Great Western Hospitals v. AA"（2014）一案中，1 名有药物滥用、酒精滥用和情感双相障碍病史的"困惑和迷失"女性（AA）未经明确同意接受了剖宫产。精神病医师的意见是，她是精神病患者，法官的结论是，她当时"无法理解她治疗的任何方面"。

在授予医院继续进行的法律权力时，规定任何防止 AA 潜逃的治疗或限制都必须以"最低限度的必要的合理的力度"进行，并"采取一切合理步骤，尽量减少 AA 的痛苦，维护她最大的尊严"。

在紧急情况下，也允许在未经明确同意的情况下给予治疗。例如，如果 1 名妇女在家中因产后出血而非常害怕，在休克状态下被送进医院，她可以合法地接受检查，并接受任何必要的抢救程序，即使在那个阶段她无法同意这样做。如果时间允许，该法案要求采取措施确定该妇女的最佳利益，并且在没有照顾者的情况下，可以就这一问题进行咨询，任命 1 名独立的心理能力倡导者，并考虑采取严肃的治疗方法。如果患者确实意识清楚，这种为患者最大利益行事的辩护就不适用。例如，如果一个意识清楚有能力的妇女拒绝血液或血液制品，如果她的病情变得危急，就不能给她这些血液或血液制品来挽救她的生命。

《心理能力法》使意识清楚有行为能力的人能够事先做出决定，根据该决定，当他们缺乏能力时，他们可以在未来某一时间拒绝治疗。如果事先拒绝接受挽救生命的治疗，则必须满足具体的法律规定，包括由提出者签署并由证人签署的书面声明，明确表示正在拒绝采取一项挽救生命的措施。

（九）拒绝同意

Re Mb（1997）这一具有里程碑意义的案例为拒绝治疗的考虑奠定了基准，其中上议院认为："一个有能力决定的妇女，可出于宗教原因，出于非理性或理性的原因，或毫无理由地选择不接受医疗干预，即使结果可能是她所生孩子死亡或严重残疾，或她自己的死亡。在这种情况下，法院没有管辖权宣布医疗干预是合法的，而且客观地思考一下，影响她自己的最大利益的问题并没有出现。"

一名有针头恐惧症的妇女拒绝在剖宫产前放置静脉导管，但如果没有静脉导管，手术就无法进行。

对所有下级法院都有约束力的上议院决定的效力不容怀疑："不"等于"否定"。然而，之所以达到这一阶段，是因为在一些情况下，1 名妇女拒绝接受治疗的行为被忽视了。在 Re 案（1992）中，一家法院授权一家医院对一名基于宗教理由提出反对的妇女进行剖宫产手术。在这种情况下，胎儿已经分娩 2 天了，胎儿横躺着，肘部脱垂——显然是难产。在这种情况下，尊重自主的道德义务可能会受到挑战。

这类产科病例，特别是妊娠后期的产科病例，具有特殊性。医师不仅可能争辩说，某种治疗方法最符合妇女的利益（如果她知道），而且有时还会提出这样的主张，即胎儿的利益也必须加以考虑。然而，尽管这一主张在情感上吸引了许多人，但在英国法律中并不成立：胎儿不是法人，因此在出生之前没有法律权利。因此，不能说剖宫产是"为了孩子的利益"。

主张剖宫产应该符合母亲自身的利益，如果认为若不进行手术，妇女可能会死亡，这在理论上是合理的。然而，巴特勒 - 斯洛斯女士的论点很明确：只要女性意识清楚有能力，无论临床后果如何，拒绝治疗是绝对可行的。

对于试图推翻这一拒绝的人来说，显而易见的办法是试图确定该妇女意识不清楚没有能力。在圣乔治的国民健康保险信托基金诉讼（1998）中，一位患有子痫前期的妇女被告知她需要紧急入院卧床休息和引产。如果没有这种治疗，她本人和未出生的孩子的健康和生命都处于真正的危险之中。她完全理解潜在的风险，但拒绝了这个建议，因为她想要自然分娩。

照顾她的人根据 1983 年《精神健康法》第 2 条安排对她进行评估，她被正式送入精神病院。从那里，她被再次违背意愿，被转移到产科病房。鉴于她仍然坚决拒绝接受治疗，医院信托基金提出了剖宫产的申请，但没有派代表出席听证会。法官裁定剖宫产可以继续进行，而不必拒绝同意。手术进行了，随后她被送回精神病院；2 天后，根据《精神健康法》对她的拘留结束。

这名妇女随后要求对她的拘留、高等法院的判决和剖宫产进行司法审查。上诉法院认为，她的精神障碍的性质或程度并不足以使她被拘留在医院接受评估。此外，1983 年的《精神健康法》不能仅仅因为一个人的思维过程不寻常、怪诞或不理性而违反她的意愿拘留他。只有在同意的能力被削弱的情况下，根据《精神障碍法》被拘留的妇女才能被迫接受与她的精神状况无关的医疗程序。她转到产科是非法的；此外，高等法院法官不应该在没有代表出席听证会的情况下发表声明。

（十）如果有人想离开医院怎么办?

同意的原则是，同意的人也可以在任何时候撤回同意；因此，如果有人违反临床意见而离开医院，除非他们缺乏做出有效决定的能力，否则他们可以自由离开医院。如果他们缺乏这种能力，2005 年的《意思能力法》已经得到修正，纳入了剥夺自由的保障措施（Griffith，2014）。

显然，获得患者的签名，证明自行出院或拒绝接受治疗、违反了临床建议是有好处的。如果患者拒绝签署与临床建议相反的出院表格，必须接受这种拒绝。明智的做法是，确保另一名专业人士是这方面的证人，并让这两名专业人士仔细记录。

七、关于妊娠、出生和儿童的法律

（一）经修订的 1967 年《堕胎法》

专栏 9.4 展示 1967 年《堕胎法》的规定，包括有 2 名注册医师的要求，在以下紧急情况不适用：当一位注册医师基于诚信的意见认为，为挽救孕妇生命或者防止其身心健康受到严重永久性伤害，需要立即终止妊娠。

这项法案不适用于北爱尔兰。

专栏 9.4

第 1（1）在以下情况下，若 2 名注册医师基于诚信同意后，由 1 名注册医师终止妊娠，则他不承担有关堕胎的罪行

（a）妊娠未超过第 24 周，继续妊娠可能比终止妊娠更有可能伤害孕妇或其家庭现有子女的身心健康

（b）以防止对孕妇的身心健康造成严重的永久性伤害，有必要终止妊娠

（c）继续妊娠将给孕妇生命带来的危险比终止妊娠更大

（d）如果该儿童有很大的风险会在出生后身体存在严重残疾或精神异常

第 1（2）条在决定继续妊娠是否会涉及本条第（1）款（a）或（b）段所述的健康损害风险时，可考虑该妇女的实际或合理可预见的环境

（二）出生和死胎登记：24 周以下

法律要求每一个胎儿出生都要登记。这包括妊娠 24 周后发生的死产。24 周前流产不需要登记，但是尸体必须得到尊重地处理，同时考虑到父母的意愿和感情。在活产后死亡（不论妊娠与否）的情况下，必须同时登记出生和死亡。如果婴儿出生时是活的，但存活的时间很短，那么即使妊娠少于 24 周，也必须进行出生登记。如果婴儿随后死亡，则必须登记死亡。

（三）1990 年、1992 年和 2008 年《人类受精和胚胎学法》

1990 年、1992 年和 2008 年《人类受精和胚胎学法》为不孕症治疗和胚胎生长及植入提供了法律框架。例如，根据 2008 年法案，所有人类胚胎的体外创造和使用都要受到监管。在提供生育治疗时，诊所必须考虑"儿童的福利"，而不必再考虑孩子"对父亲的需要"。人类受精和胚胎学管理局负责发放许可证，并发布执业守则，并负有确保法律得到遵守的一般责任。

(四) 刑法和出生服务

助产士如违反健康及安全法或道路交通法例等刑事法律, 其工作可能会受到刑事诉讼。如果她在职业实践中表现出严重的鲁莽或疏忽, 那么她将面临刑事诉讼。例如, 1 名麻醉师因在剧院杀死 1 名患者而被判有罪, 他的鲁莽行为已构成过失杀人的刑事罪行 (R v. Adomako, 1995)。2 名初级医师亦被裁定 "严重过失杀人" 罪名成立, 原因是他们未能辨认 1 名曾接受常规手术的患者患有严重疾病 ((R v Misra)。

1997 年《护士、助产士和保健访客法》第 16 条规定, 除注册助产士或注册医师 (或其中 1 名医师的学生) 外, 在分娩期间照料妇女属于刑事犯罪, 但在紧急情况下或作为医师或助产士接受专业培训者除外。2001 年《服务和助产令》第 45 条重新颁布了这一规定。

(五) 1989 年和 2004 年《儿童法》

1989 年《儿童法》和 1995 年《儿童 (苏格兰) 法》建立了儿童保护和照料框架, 并确立了指导儿童照料决策的明确原则。这一立法在第 15 章中有考虑。

(六) 2008 年《保健和社会保健法》

2008 年《保健和社会保健法》, 确定成立了医疗服务质量监管委员会 (Care Quality Commission, CQC), 它是一个独立的医疗服务质量监控机构, 对英国所有的成人和社会医疗服务负责, 对所有的 NHS 信托机构、独立的医院、全科医师和家庭照顾者、牙医、急诊服务提供质量监控和评估。

(七) 2010 年《公共服务改革 (苏格兰) 法》

2010 年的《公共服务改革 (苏格兰) 法》于 2011 年确立了苏格兰医疗保健改善方案 (Healthcare Improvement Scotland, HIS)。作为 NHS 的一部分, 他的成员包括卫生保健环境监察局、苏格兰卫生委员会 (涉及公众参与)、苏格兰校际指导网络、苏格兰药品协会 (NICE 在英格兰和威尔士具有同等作用) 和苏格兰患者安全方案。

八、健康与安全法

1974 年的工作场所健康和安全法及许多最近的法定文书作为补充, 规定了工作场所的健康和安全管理及人工处理、防护服和医疗废物处理有关的具体职责。工作场所应有可获得的健康和安全政策, 概述雇主和雇员各自的权利和义务。每个雇主都必须合理地照顾其雇员的身心健康和安全。雇员也有责任合理地照顾自己和周围人 (无论是同事还是访客) 的健康和安全。某些雇员可被指定为健康和安全代表。

每个雇主都有责任对工作场所的危险和危害进行风险评估。这包括在《有害健康物质管制规例》(2002) 下对有害物质的人工处理和评估。必须报告涉及受伤的事件。涉及医疗器械的不良事件报告给药品和保健产品监管机构 (MHRA)。必须对 MHRA 发出的所有警告有所行动。

九、记录保存的法律方面

助产士有明确的责任, 确保按照第 6 条的规定妥善保管她们的文件 (NMC, 2012)。此外, 如果他们离开岗位, 他们的记录员的调动也有具体的职责。助产士标准规定, 按照英国卫生部的指示, 与母亲或婴儿有关的服务记录必须妥善保存 25 年。个体职业助产士必须确保妇女能够查阅她们的记录; 如果必须将记录转交当地监督机构, 他们必须通知该妇女。1998 年的《数据保护法》(Data Protection Act) 涵盖了计算机记录和手工记录, 其职责在刑法下是可强制执行的。它要求那些处理个人记录的人注册他们的存储和使用这些记录。根据该法案, 服务用户可以访问他们的临床病例记录。有一些指定例外规则, 如人们认为很可能会对申请人或其他人造成身心严重伤害, 或会被信息披露识别身份的第三方 (没有对患者有健康专业照顾) 要求不被识别。

十、药物

英国国家药品管理委员会编写了关于药品管理的全面指南 (NMC, 2007)。此外, 助产士在处方药物方面拥有法定权力 (NMC, 2006)。规则还说明了进一步的指示: "你必须只供应和管理那些你接受过关于使用、剂量和给药方法的培训, 且对你免税的药物", 以及《守则》第 18 条 (NMC, 2015a)。关于药品的具体法律和规则请参阅第 10 章。

十一、投诉

2009 年引入了一个涵盖健康和社会关怀的新投诉系统。投诉程序分为两个阶段：如能在则尽量在地方一级解决投诉，如果无法解决，则由卫生服务监察员独立审查。NMC 和综合医学委员会（NMC，2015b）联合出版了《执业出错时的公开和诚实：职业责任的坦诚》一书再次支持了投诉程序。本文件附录 2 指出了将在英国颁布的坦诚执业的法定义务（英格兰、苏格兰、威尔士和北爱尔兰将有不同的适用规定）。

疏忽的建议

为确定提出意见时造成的疏忽的责任，索偿人必须证明她依赖该意见，并因此遭受了合理且可预见的损失或损害。例如，如果雇主因依赖该参考而受到损害，为学生或同事提供参考的人可能需要对新雇主承担责任（Hedley Byrne v. Heller and Partners，1963）。提供参考意见的人也可能试图证明该参考文件是在不谨慎的情况下提出的，并且由于潜在的雇主依赖于该意见对他造成伤害（Spring v. Guardian Assurance，1994）。因此，应注意确保根据现有事实准确撰写参考意见。

十二、法定职责

英格兰卫生部长和各权力下放的政府的法定职责是提供全面的服务，以满足所有合理需求。这些职责又被委托给各个 NHS 组织。英格兰的临床委托小组（CCG）取代了初级保健信托基金和特殊保健机构。《英国国民保健制度宪法》规定了 NHS 的目标，包括相关人员（患者及员工和健康组织）的权利和责任。此外，还定义了获得高质量医疗保健的权利和详细的补救权利。

威尔士大会监督 NHS 威尔士 7 个当地卫生委员会和 3 个 NHS 信托基金的管理。苏格兰 NHS 监督 15 个地方健康委员会和几个特殊的健康委员会（苏格兰医疗改革组织、苏格兰急救中心等）。北爱尔兰行政卫生部门负责管理该省的卫生和社会保健（参见第 14 章）。

十三、质量职责

虽然有若干个法定机构负责监督服务和推广良好做法，但这些机构的存在不足以防止出现一些非常糟糕的服务个案。

服务质量委员会（CQC）是英国卫生部的一部分，可以检查英格兰和威尔士整个国家卫生服务体系的卫生系统，苏格兰与之相当的机构是服务监察局。威尔士的保健和社会服务监察局也让履行了类似的职能；在北爱尔兰，同等独立的卫生和社会服务监管机构是监管和质量改进管理局（RQIA）。

尽管有这些组织和程序，但最近的几次调查凸显国民保健制度，尤其是产妇保健方面的重大缺陷。

2002 ～ 2005 年在伦敦诺斯威克公园医院分娩的 10 名妇女死亡后，医疗保健委员会（2006年）的一份报告指出，有 9 例妇女的案例中存在服务和治疗方面的缺陷。2 年后，医疗保健委员会（2008）报告指出，对个别医院的几次审查使其得出结论，许多产科服务问题不仅仅源于贫穷的从业者或组织，而是存在系统性问题。报告提出，英格兰的医师、助产士和基本医疗设施短缺，产妇和新生儿服务存在重大问题。

国王基金会 2008 年发表了一项独立调查，指出"安全团队"（"合适的工作人员在正确的时间出现在正确的地点"）是提高产科服务安全的关键。改进清单——共同的目标，良好的沟通，有效的领导，充足的人员配置，似乎涵盖了显而易见的方面，然而问题并没有因此消失。

2015 年，莫尔库普报告莫克姆湾（Morecambe Bay）的严重失误事件，发现产科病房功能失调。从产科单位本身到负责管理和监测的信托基金部门，几乎每一级都有不足之处。临床服务工作人员和其他工作人员关系差，技能和知识不足，助产士被指责"不惜一切代价"追求正常分娩。这些问题与 3 名孕产妇死亡和 16 名婴儿死亡有关。CQC 参与了对莫克姆湾服务工作的初步评估，但它自己也因未能根据自己的建议采取行动而受到批评。审查的结果导致将 NMC 的监管和法定监管职能分开（见前面的监管部分和第 3 章）。

不仅仅是产妇保健存在问题。弗朗西斯报告（Francis，2013）提出了涵盖斯塔福德郡中部基金会信托基金的重大失误。报告指出，虽然信托基金对这些失败负有责任，但所发生的情况也有监管不力的责任，监管部门和监督制度本应确保患者服务的质量和安全（Francis，2013：9）。这是一种组织上的失败：尽管个体实践者会犯错，但他们工作环境的文化会导致系统性错误倾向。该报告批评了该基金会对批评缺乏开放性，对患者缺乏考虑，缺乏防御性，只是简单地接受了不良标准，过于注重内部，倾向保密。一个关键的建议是强调责任坦诚：当员工看到事情失败时，她们有义务大声说出来（Griffi，2015）。

如果系统健全且员工训练有素，富有动力，那么几乎所有这些不良服务都应该是可以避免的。那么，如何鼓励提高个体从业者的标准呢？这又回到了法律如何调查是否违反了服务标准的问题。NMC 为了响应弗朗西斯报告，制定了注册助产士能力标准（NMC，2014），以证明它正在引导执业人员的思想安全和良好的沟通。

临床管理与质量责任

英国卫生国务秘书有权编写和公布与提供国民保健服务有关的标准声明，这些标准必须由 NHS 组织执行，并受 CQC（Health and Social Care Act，2008 s.45）。不履行这项法定职责，可能会造成董事会被免职，或其首席执行官和董事长被解雇。

成立于 1999 年的英国国家卫生和护理卓越研究所（NICE）负责对药物和其他治疗进行调查，并根据其研究结果就此类治疗的临床效果和成本效益向卫生部提出建议。

参见专栏 9.5 中的一些产妇服务指南。

NICE 指南应记录其建议的证据基础水平，如果存在疏忽指控，它们可能在确定适当的服务标准方面提供信息（参见前面关于疏忽的部分）。

由于 NICE 提倡一定的服务和服务标准，如果从业人员意识到其单位提供的服务和服务标准低于国家推荐的标准，他们也可以使用 NICE 提出的指导方针和建议以争取额外的资源。

专栏 9.5　NICE 产妇服务指南
产前服务（CB62）（2008）
妊娠高血压（CG107）（2010）
妊娠与复杂社会因素（CB110）（2010）
剖宫产（CG132）（2011）
多胎妊娠（CG129）（2011）
产前和产后精神卫生（CG192）（2014）
这些及其他有关助产服务的指南，可在 NICE 网站查阅（www.nice.org.uk）

十四、未来的改变

改善产科服务是当代医疗保健的一部分。实际上，它们已经持续存在了几十年。进行评审，编写报告并设定目标。这些年来的重要报告包括改变分娩情况（Department of Health，1993）、紧急孕产服务专家组（GEAMS；Scottish Executive，2003）、产妇事务（Department of Health，2007）、英格兰产妇服务（National Audit office，2013）、苏格兰产妇服务更新框架（Scottish Government，2011）和威尔士政府孕产战略（Welsh Government，2013）。苏格兰政府目前对产妇服务的审查将于 2016 年进行报告。现在，人们认识到，国家的健康未来从健康的妊娠开始，这种意识将成为政策制定的基础。目标始终是确保确定最佳实践，并在可能的情况下共享最佳实践。人们充分认识到，需要提出建议以建立健全的证据基础。助产士和合格医师有义务了解这种报告所发生的变化。

十五、与助产士有关的其他法律问题

根据 1976 年先天性残疾（民事责任）法，有与助产士有关的其他问题，如保管财产、疫苗损害和残疾儿童的权利。

十六、结论

本章涵盖了对助产执业相当重要的大部分法律。这是一个非常复杂和动态的领域。目前对人权的强调、诉讼的增多及必须有健全的专业实践的要求，都表明助产士了解其执业法律框架的重要性。正如其职权范围内的所有其他领域一样，助产士必须保持最新状态。此外，从许多关于产科服务的报告中可以清楚地看出，还存在个体和系统性的不足。本章概述的一些课程可能看起来令人生畏，而且如何在未来几年塑造产科服务这是一个悬而未决的问题。然而，只有通过保持更新，并且至关重要的是，只有通过持续服务才能确保他的做法是最佳的。

要点
助产士必须了解法律、法规和规章是如何制定的了解规范实践和保健的规则和法律可以帮助从业人员制定战略和方法，以改善服务和防止可能导致诉讼的情况助产士必须紧跟法律的发展良好的沟通和知情同意原则是为患者及其亲属提供优质服务和经验的关键。

致谢

作者对布里吉德·迪蒙德教授的重要贡献表示感谢，他是本书上一版同章节的作者，其观点也是本章的基础。

（翻译：翟巾帼　审校：侯　睿）

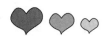

第 *10* 章

药理学与助产

Sue Jordan，Sue Macdonald

很少有女性在妊娠期、分娩期和产褥期中没有过接受药物治疗。大型药物监测随访数据库及服务使用者认为，在理想情况下，所有药物的管理与检测都应是基于充足、高效和代表性样本的随机对照实验的结果（Jordan，2008；Jordan et al，2013）。但实际上，这一"黄金标准"在任何学科中都很少能实现。而在助产工作中，在调查处方药的不良反应时，它又有伦理上和实践上的困难（Jordan，2010）。因此，给药可能就是基于生物学理论而进行的观察、病例报告，甚至是"习惯和实践"。

一、妊娠期和分娩期的治疗

不是所有的治疗手段都是有效的，并且患者需要被监测是否对药物无反应，特别是在使用了抗高血压药、抗凝血剂、止吐药或镇痛药的情况下。

有时，潜在的生理问题会恶化，以往有效的治疗方案会变得无用。例如，在分娩时可能会需要更多的镇痛药。有时，药物反应也可能会导致治疗失败。例如，一名高血压患者自己服用布洛芬或其他非甾体抗炎药（NSAID）。治疗的临床反应表现出相当大的个体差异，这通常是不可以预测的，而且可能发生特异反应。例如，一些女性对缩宫素过度敏感，因此需要从非常低的剂量开始注射。

不良反应

药物的不良反应是指患者或研究对象对任意剂量的药物产生的任何不良和非预期反应（International Conference on Harmonisation，1996）。不良反应可被大致分为以下几种。
- 剂量相关性和可预测的。
- 无剂量相关性且不可预测的。
- 继代影响。

1. 剂量依赖性不良反应　剂量依赖通常是药物的主要不良反应。因为这些通常是重要且有预测性的，它们可以被监测到。例如，没有足够的监测时，抗凝血剂会引起出血，胰岛素会引起低血糖。

许多药物有多种作用，可能会引发不同的不良反应。例如，缩宫素作用于子宫上的缩宫素受体，但它也作用于肾素中的抗利尿激素（ADH）受体，这可能导致水分潴留和体液过多。

2. 不依赖剂量的不良反应：超敏反应　一些特别严重的不良事件是不可预测的，如特殊反应、过敏反应或超敏反应，这些不良反应可能会发生在任意时刻用任意剂量的任何药物时。常见的源头有抗生素（特别是静脉注射）、激素制剂、右旋糖酐、肝素、疫苗、血液制品、铁注射液和局部麻醉剂。这些不良事件和药物的已知生理作用并不一定相关，而是当药物触发了这些易感人群的免疫系统时，它们才被激活。包括过敏反应、药疹、骨髓功能障碍和器官损伤。

轻微的过敏反应通常是皮疹。一旦出现这种情况，特别是如果伴有瘙痒，患者很可能已致敏，且更有可能在下一次接触时发生过敏反应。当药物具有相似的化学结构时，会发生交叉过敏。例如，高达 10% 的对青霉素过敏的人也会对头孢菌素过敏。

3. 跨代不良反应　妊娠，分娩，哺乳或者发育中的婴儿可能会被影响。

二、妊娠期药物

目前还没有针对人类妊娠致畸性的药物进行随机对照临床试验；大多依据来自观察性研究、偶然碰见的病例报告和动物实验。因此，还没有药物被证明是"安全"的。

1998 ～ 2013 年，威尔士约有 5.2% 的出生婴儿和 4.5% 的存活婴儿与先天性异常有关（Congenital Anomaly Register and Information Service for Wales，CARIS，2014）。约 2/3 的先天性异常的致病原因是未知的，并且 2% ～ 3% 是由处方药导致的（Niebyl，2008）。父母中任何一方在备孕或妊娠期间无论何时服用药物产品，都应保证已报告过该药物与先天性异常无关（ICH，1996）。

目前已知的会造成胎儿畸形的药物相对较少，然而只有成千上万名妇女使用了多年且没有证据表明有危害的药物才能被认定为"一般认为是安全的"。关于药物导致胎儿先天性异常的发病率各不相同，没有一种致畸药物对全部妊娠的所有胎儿都表现出有害作用：使用华法林导致胎儿先天性异常的概率可达 30%；使用丙戊酸钠可达 16%（Aronson，2006）。处方药和先天性异常之间的某些关联仍存在争议。例如，尽管英国超过 5% 的女性在妊娠初期服用了选择性 5- 羟色胺再摄取抑制剂（selective serotonin reuptake inhibitor，SSRI）（Charlton et al，2014），但只有近期的数据表明，先天性异常不太可能导致母亲抑郁（Jordan et al，2016）。此外，处方药也可能影响胎儿生长、出生体重、早产、分娩、新生儿健康 [如 SSRIs（Jeffries et al，2011）] 和儿童发育 [如丙戊酸（Bromley et al，2014）]。

胎儿的易损性通常是分阶段考虑的。

- 胚胎植入前（0 ～ 14 天）：可能导致死亡或完全无伤害（译者注：全或无效应）。

- 细胞分裂和植入（14 ～ 17 天）：有可能发生自然流产，可能是由于接触了某些物质，如细胞毒性物质。

- 器官分化（18 ～ 55 天）：致畸原接触的关键时期，此后，中枢神经系统、内耳和上腭继续发育。

- 妊娠后期：在整个妊娠过程中，器官的功能（而非结构），可能会受到几种药物的损害，包括乙醇、可卡因、胰岛素、呋塞米和抗甲状腺药物。在妊娠期接触丙戊酸（剂量 > 800mg）和认知能力下降有关，但人们也认识到，丙戊酸有时是控制癫痫发作的唯一方法（Bromley et al，2014）。

妊娠期和哺乳期间的给药是基于对潜在危害和益处的评估。如果已知服药会导致类似异常的持续状态，或者先天性异常的发生率高于人群的 4% ～ 5%，那么开处方需要受到限制。胎儿危害的风险取决于以下几个因素及药物的化学成分。

- 妊娠的阶段。

- 摄入的药量或剂量。

- 剂量的次数（如单一剂量可能比重复服用的危害小）。

- 母亲和胎儿接触的其他病原体。

- 母亲的营养状况。

- 母亲和胎儿的基因组成。

流行病学家把先天性异常（尤其是唇裂、腭裂和先天性心脏畸形）和妊娠早期与母亲严重压力有关的不良生活事件联系起来（Hansen et al，2000），并且研究还将死胎与高度的心理压力联系起来（Wisborg et al，2008），这是一些很复杂的研究。

（一）分娩中的药物

分娩期间服用的药物可能有长期影响。抗生素可能会改变新生儿结肠中的微生物，进而影响免疫系统的调节，导致过敏（Jordan et al，2008；Francinio，2014），也可以降低剖宫产后感染的风险（Smaill et al Grivell，2014）。此外，分娩时服用的药物可能会降低母乳喂养的机会（详情请参阅关于阿片类的讨论）。

125

（二）妊娠和哺乳期药理学

任何药物的作用和不良反应都取决于药物及其与机体的相互作用，以及药物在组织中的浓度，这些都受到药物的给药、吸收、分布和代谢方式的影响。给药后，药物被吸收并分布到其作用部位，然后从体内代谢出去；如果代谢受损，则会有药物在妇女或胎儿（新生儿）体内积累并有毒性作用的风险。

母乳喂养的婴儿 大多数药物会进入母乳中，但浓度通常很小，不会造成伤害。可以给新生儿服用的药物通常适合哺乳期的母亲，如对乙酰氨基酚。但对于氟西汀、锂或氯氮平等少数药物，有过婴儿出现严重不良反应的报道（Merlob et al，2015）。

三、药物给药方法与吸收

通过吸收使药物进一步分布。药物到达目的地的程度除了取决于其生物利用度（Wilkinson，2001：5），还取决于药物的配方和给药途径。药物的配方是指其物理和化学成分，包括有效成分和目前存在的其他化学品、辅料或"包装化学品"。辅料有以下特征。

- 稳定活性成分或调节其释放。
- 被列出的产品信息。
- 可能会造成不良反应。例如，钠可以引起体液潴留，糖可以引起龋齿。
- 不同品牌药物的药效可能有所不同。例如，抗癫痫药物、情绪稳定剂或抗精神病药物的品牌，在没有药剂师或咨询师的建议下，不应视为可互换的。

1. 给药的方式

（1）口服

■ 最方便的给药途径。

■ 胃中存在食物、抗酸剂或大量泻药时可影响药物吸收长达 2 小时，如阿莫西林、甲状腺素、铁剂。

■ 有时与食物一起服用药物有利于缓冲吸收，如硝苯地平、铁剂。

■ 药物的分子从胃或小肠进入肝脏，在进入体循环之前在肝脏进行代谢和解毒。这在一定程度上减少和延迟了吸收，但并非总是可预测的。

（2）静脉注射

■ 当需要快速、可靠和完全吸收时使用。

（3）肌内注射

■ 迅速将药物输送到血液中。

■ 出血或休克可延迟吸收和产生不良反应。

（4）皮下注射

■ 吸收慢。

（5）舌下或口腔含化给药

■ 不经过肝脏。

■ 作用迅速，不总是可预测的。

■ 可于紧急情况下使用，包括反复发作的癫痫或低血糖。

（6）直肠途径

■ 考虑文化因素和操作的困难。

■ 适用于短期给药，当其他给药途径不可用时。

■ 泻药、止吐药、镇痛药和溃疡性结肠炎的治疗有时采用这种方法。

■ 药物从直肠的上 2/3 被吸收进入肝脏。

■ 那些从较低区域吸收的物质进入普通的循环 - 吸收程度是不可预测的。

（7）局部应用

■ 例如，直接应用于皮肤、眼睛或耳朵。

■ 能减少但不会消除其对系统的影响，可能发生同样的药物不良反应。

（8）鞘内（脊髓）硬膜外给药

■ 增加药物到达中枢神经系统的比例。

■ 鞘内给药后，药物在循环前扩散至硬膜外空间（Eltzschig et al，2003）。相当大的数量被吸收到硬膜外静脉丛，并传递到体循环、大脑和胎儿。

■ 在硬膜内，头痛、瘙痒和胎儿心动过缓（Collis et al，2008）和导管拔除问题（Arkoosh et al，2008）可能比硬膜外镇痛更常见。

■ 技术问题：包括不能屈曲脊椎导管扭曲、意外脱管、硬脊膜穿刺、需要再穿刺（Paech，1998）。

■ 并发症：包括穿刺部位压痛达 7 天、硬脑膜穿刺带来的头痛、血管内注射、感染、硬膜外血肿、脓肿形成、意外全脊椎麻醉（Schrock et al，2012）。每 100 万妇女中约有 4 人患有持续性神经并发症（Ruppen et al，2006）。

2. 治疗范围 每种药物在血浆和组织中的药

物浓度都有一个治疗范围：超过这个范围，更可能会出现毒性作用；低于这个范围，药物就不太可能达到预期的效果。对于某些药物，其作用范围较窄，治疗浓度接近出现副作用的浓度。例如，抗癫痫药、华法林、胰岛素、阿片类药物。对其他药物来说，大多数人的治疗范围很广，治疗剂量和中毒剂量之间存在较大的"安全区"。例如，在没有癫痫的人群中，青霉素和叶酸即使过量使用也是相对安全的。

对于治疗范围较窄的药物，计算剂量给药间隔是为了防止 2 倍以上的血浆浓度波动。如果没有严格遵守剂量间隔，很可能会出现治疗失败和药物毒性作用。例如，如果这些药物需要每天给药 2 次，则应间隔 12 小时给药（Wilkinson，2001）。如果一天必须给药 4 次，也就是每 6 小时一次，这可能会干扰睡眠。

（一）药物的分布

药物在体内的运动受药物性质（脂溶性和结合性）、循环、其他器官状态、妊娠期、哺乳期和婴儿期的影响。高脂溶性药物可迅速进入大脑、胎儿和母乳中。例如，二乙酰吗啡和芬太尼的分布速度比吗啡快——这在紧急剖宫产中是有利的。

1. 妊娠　大多数药物都是脂溶性的，在妊娠期间会不同程度地穿过胎盘，但并非所有药物都是有害的。

2. 分娩　这时，胎盘无法阻碍药物通过，而胎儿的血脑屏障发育不全。紧张、分娩和缺氧时渗透率可能进一步增加。分娩时使用的药物可能会进入胎儿，并可能在新生儿中引起不良反应，如阿片类药物、局部麻醉剂或镁剂可引起呼吸抑制。

3. 泌乳　大多数药物会进入母乳（尽管浓度通常太小而不会造成伤害）。在哺乳过程中，随着婴儿年龄的增长及使用吸乳器，不同的女性体内的药物含量会有所不同。相对剂量占婴儿体重的比例取决于使用的药物（如锂的剂量高达产妇剂量的 80%），以及婴儿肝脏和肾脏的成熟度（Merlob et al，2015）。

4. 新生儿　新生儿体内水分含量相对较高，脂肪含量较低，所以任何脂溶性药物都分布在小体积内。因此，即使考虑到体重，新生儿，特别是早产儿接受的药物剂量也与成人不同。

（二）代谢或清除药物

代谢途径因药物不同而有差异，但大多数为
- 在肝脏中代谢的。
- 在肾脏中排泄的。

一些药物（如镁、锂）还没有发生作用就被代谢了，而其他药物则被广泛代谢。一些代谢物很活跃，如卡马西平和阿片类药物的代谢物，而另一些代谢物可能引起不良反应，如去甲苯胺（去甲哌替啶）。尽管胆汁也是一个重要的排泄途径，如雌激素和糖皮质激素，但大多数药物还是通过肾脏排出。

1. 药物代谢　虽然胃肠道和中枢神经系统含有负责某些药物代谢的酶，但大多数代谢发生在肝脏。代谢是对外来物质进行处理和排毒的过程。影响代谢的因素如下所示。

- 基因组成 / 家族性倾向。
- 药物相互作用：药物、食物或草药制品可提高或降低某种药物的代谢和消除速率。
- 妊娠期：某些药物（如拉莫三嗪、SSRI）在妊娠早期的代谢增加，使其在正常剂量下无效。服用拉莫三嗪的妇女需要尽早得到专家的建议，以降低治疗失败和癫痫发作的风险（CMACE，2011）。

2. 药物排泄　大多数药物依靠肾脏进行排泄。肾小球滤过率（GFR）通常被认为是衡量肾脏在健康和疾病中清除药物能力的最佳整体指标。它是每分钟流入肾单位的血流容积，即肾脏所有功能肾单位每分钟所形成的血流容积之和。这代表约 20% 的血浆流经肾脏。在正常妊娠中，循环容积增加约 8L，肾血流量和肾小球滤过率在妊娠中期上升 30% ～ 50%，至足月时下降。这就增加了某些药物的代谢（Loebstein et al，1997）。因此，可能需要增加正在进行的治疗方案的剂量，特别是抗癫痫药物和低分子量肝素。到妊娠第 4 周，GFR 上升了 20%；因此，在女性意识到自己妊娠之前，可能就出现了药物的代谢增加和药物效应降低的情况（Perrone et al，1992）。如果 GFR 下降，大多数药物的代谢就会受到损害，导致积累甚至毒性。如果 GFR 低于正常值（如子痫前期发生的情况），大多数药物的剂量会减少或间隔时间延长。在重病妇女中，迅速改变 GFR 可能使硫酸镁的给药复杂化。胎儿的肾脏缓慢地将药物排除到羊膜外，通过口腔摄入会进一步减少代谢。新生儿的 GFR 仅为成人的 30% ～ 40%。因此，一些药物，如镁剂，可能在母体给药后积累。这些新生儿在分娩后 48 小时内应观察到肌肉无力的迹象，包括呼吸抑制。一些药物，如锂剂，可能在母乳喂养过程中积累。

3. 药效学　大多数药物的作用是药物分子和受体分子（细胞受体，离子通道和酶）之间的物理化学相互作用的结果。这些化学反应可能会改变细胞的功能，进而改变组织、器官和系统的行为。

激动剂会与受体结合并改变其功能。例如，用于哮喘或安宫的沙丁胺醇是 β_2 受体激动剂，而哌替啶是阿片类激动剂。激动剂通常会增强与它们结合的受体的正常功能。例如，哌替啶可刺激阿片类受体，加强了镇痛、镇静，加重了便秘。同样地，β 受体激动剂模仿交感神经系统的一些功能，如增加心率、扩张细支气管和放松子宫。

拮抗剂将与受体结合，阻断受体并阻止激动剂到达其作用位点。例如，纳洛酮（Narcan）可阻断阿片类受体，逆转哌替啶、芬太尼或吗啡的作用，降低呼吸抑制和镇静，但易引起再次疼痛。类似的，β 受体阻滞剂（普萘洛尔、阿替洛尔、拉贝洛尔）可阻断交感神经系统的活动，减慢和稳定心率，诱导支气管收缩；由于呼吸道狭窄的危险，哮喘患者禁用以上药品。

大多数药物作用于一种以上的细胞，因此对人体有多种作用。例如，尼古丁作用于中枢神经系统以"镇定神经"，作用于血管以提高血压，作用于呼吸上皮细胞以引起刺激。其他药物相对特殊；例如，青霉素几乎只作用于细菌细胞壁。药物作用于相同或类似受体时，离子通道或酶具有相似的作用或不良反应；如果它们得到共同管理，它们的作用就会得到增强。例如，同时服用两种或两种以上的镇静药会引起呼吸抑制。

这些细胞的受体不断地被它们的蛋白质合成机制更新。当药物在一段时间内使用时，细胞或其受体可能会发生变化：细胞表面可用受体的数量可能会因药物的存在而发生变化。

（1）耐药或脱敏：激动剂的持续存在可能会减少相关受体的数量。这种受体脱敏或下调被认为是导致持续使用阿片类药物、缩宫素或 β_2 受体激动剂（支气管扩张剂）后反应丧失的原因。例如，长期服用缩宫素可能使子宫肌肉失去反应，导致分娩后子宫不收缩，增加产后出血的风险。在这种情况下，子宫将不会对缩宫素和其他药物（如前列腺素、麦角新碱）产生反应，从而增加子宫出血的风险（Robinson et al, 2003）。

（2）过敏性：相反，拮抗剂或阻断药物的持续存在可能增加受体的数量。因此，如果一个拮抗剂突然停止，组织可能会过度敏感。例如，突然停用受体阻滞剂会使心肌对应激反应过度，从而增加心脏病发作的风险。

四、分娩中的药物

（一）镇痛药

- 吸入性全身麻醉。
- 阿片类药物。
- 局部麻醉剂（见本章网站参考资料）。

许多妇女在生产过程中要求服药缓解疼痛，但所有的镇痛药都有其优点和缺点。

吸入性麻醉：含氧一氧化二氮（安桃乐）　人们对一氧化二氮一百多年的广泛使用已经确立了它的相对安全性（de Vasconcellos et al, 2013）。然而，行政管理部门需要对其进行密切监督。没有证据表明安桃乐会影响分娩或哺乳的进展。有其他的更有效的镇痛方法，但与更多的不良反应相关，包括短期和长期的影响。吸入镇痛是通过使用麻醉气体实现的，如亚麻醉浓度的一氧化二氮。有效镇痛需要 50% 的一氧化二氮浓度。如果用空气而不是氧气给药，就会发生缺氧。一氧化二氮现在作为安桃乐给药，使用含 50% 一氧化二氮和 50% 氧气的管道供应或预混合气瓶作为均质气体（BOC, 2011）。一氧化二氮迅速从肺部进入循环系统和大脑。一氧化二氮的镇痛作用在给药后 25 ～ 35 秒出现，吸入停止后持续约 60 秒。因此，建议女性在宫缩开始时吸入，而不是等疼痛达到顶峰时再使用。

吸入剂是脂溶性的，可穿过胎盘进入脂肪组

织。胎儿体内的一氧化二氮浓度在给药后 3 分钟内达到母体值的 80%。和所有麻醉气体一样，它在分娩后通过肺部迅速排出。这比其他依赖于未成熟肝脏和肾脏的镇痛药更有优势。在母亲和新生儿中，安桃乐的影响可能在 2 ～ 3 分钟后就会逐渐消失，尽管从低血流量组织中，如脂肪，排出需要更长的时间（Kennedy et al, 1996）。

当吸入安桃乐时，妊娠女性可能会通过过度呼吸来尽可能地实现镇痛，这可能会导致呼出过多的二氧化碳，降低血液中的浓度，并导致以下情况。

- 胎盘附着处血管收缩和胎儿缺氧。
- 母体子宫收缩期间通气不足，导致胎儿缺氧。
- 脑血管收缩，引起头晕。
- 碱中毒，可引起抽搐。

因此，在安桃乐的给药过程中必须严密监测女性的呼吸。

（1）作用及不良反应：麻醉气体逐渐抑制脑干网状激活系统，产生麻醉的四个阶段或深度如下。

①镇痛。

②精神错乱。

③手术麻醉。

④髓质重要中心的抑制。

给药的目的是达到镇痛——过量给药可能会导致第二阶段的麻醉，其特点是眩晕、头晕、恶心或"笑"。虽然一氧化二氮单独使用时明显不足以产生手术麻醉效果，但也可能出现镇静或错乱。新生儿的呼吸可能受到抑制。长期接触一氧化二氮会使维生素 B_{12} 失去活性，可能影响再次妊娠，并且医务人员的接触情况也需要被监测。

（2）相互作用：阿片类药物或其他镇静药的呼吸抑制作用可能与一氧化二氮的作用混合后得到增强，造成产妇短暂缺氧（Clyburn et al, 1993）。

（3）注意事项：如果有异常情况，那么一氧化二氮则为禁忌，不能使用，如患有中耳闭塞或鼻窦感染的妇女（BOC, 2011）。一氧化二氮也可能扩散到因硬膜外或鞘内镇痛所形成的气泡中，阻碍局部麻醉的传播（Sweetman et al, 2007）。且一氧化二氮不应给意识已经受损的妇女使用。

为了避免燃烧所带来的风险，安桃乐不应接触油类、油性面霜、乙醇凝胶或烟雾。且为了减少交叉感染的风险，包括丙肝患者在内，都应在患者的空气净化系统放置适当的微生物过滤器；有必要时提供干净的口罩和吹嘴，但是这些可能还不是足够的。

（二）阿片类药物

阿片类药物是指作用于人体阿片类受体的所有制剂。阿片类受体通常对体内内啡肽和脑啡肽做出反应，影响人体的自然情绪变化。吗啡 ®、海洛因 ®、哌替啶 ®、美他齐诺 ®、可待因 ®、丁丙诺啡 ®（Temgesic®）、喷他佐辛 ®（Fortral®）、芬太尼 ® 及其衍生物，以及吗啡拮抗剂如洛酮等都是阿片类药物。

阿片类药物用于分娩、术前、术中、术后和重症监护，可以镇痛、镇静和减轻焦虑。可肌内、静脉、硬膜外、鞘内、口服、经皮或经颊部给药。

阿片类药物能迅速通过血脑屏障、胎盘并影响初乳。而更亲脂的化合物，如二乙酰吗啡、芬太尼和芬太尼衍生物，则分解更迅速、更完全。由于胎儿和新生儿肝脏酶的不成熟，他们排出阿片类药物的速度比成年人慢。阿片类药物的浓度在胎儿中总是比在女性中高，这与给药剂量成比例。这种延迟清除会在中枢神经系统积聚，这足以产生细微的行为变化，如摄食反射抑制（Jordan et al, 2005）。

在给母亲注射一次肌内剂量的哌替啶后，胎儿在 2 ～ 3 小时后达到了最大药物浓度；因此，新生儿呼吸抑制最有可能发生在此时出生的婴儿中。如果在给药后 1 小时内分娩，那么几乎没有药物转移到胎儿身上。在给药 6 小时后分娩，大部分哌替啶将会回到母体内，然而活性代谢物哌替啶还是会留在新生儿组织中，并在几天后逐渐排泄。在此期间，新生儿的行为会不很理想（易怒及难以喂养）（Crowell et al, 1994）。

哌替啶进入了母乳，将会影响早期的喂养，造成困难。

1. 硬膜外和髓鞘内给药　硬膜外给药需要注射到硬脑膜和骨髓之间的狭窄空间的脂肪中。髓鞘内给药需要用一根非常细的针穿过硬脑膜，将药物置于脑脊液（CSF）中。

阿片类药物和局部麻醉剂可以硬膜外或髓鞘内给药，也可以作为脊髓 - 硬膜外联合镇痛（CSE）

给药。这些是缓解疼痛最有效的方法。硬膜外或CSE 镇痛通常使用布比卡因和芬太尼来获得维持剂量，在紧急情况下可用海洛因（NCC，2004）。

硬膜外给药后，药物通过硬膜扩散，作用于脊髓中的受体。在分娩时，当母亲自发地用力时，吸收会增加，这时通常需要避免"加满"注射。

2. 阿片类药物的作用　阿片类药物与阿片类受体结合可引起神经细胞或平滑肌细胞的变化，通常抑制其活性和神经递质释放。阿片类受体分为好几个种类，每一类都有选择性地起作用。

一般来说，阿片类药物（内源性的和药理学的）会抑制靶组织的活性，具有镇静作用。它们可抑制下丘脑，降低自主神经系统的活动水平，一定程度上是因为减少了由去甲肾上腺素所引起的应激反应。有时，镇静、精神超脱或欣快感是其主要的影响，并且妇女可能能够在忍受疼痛的同时感知到。

阿片类药物可调节内分泌、胃肠道、自主和免疫系统，并可能触发组胺释放。它们还直接作用于化学感受器触发区，激活呕吐中枢，并与大脑中和"反馈"有关的多巴胺相互作用。

3. 不良反应　阿片类药物会导致嗜睡、精神模糊，有时还会产生欣快感。它们会抑制母亲和新生儿脑干的重要中枢。高剂量和静脉给药可加强镇静作用。硬膜外注射 100μg 以上芬太尼或骨髓鞘内注射超过 10μg 的芬太尼或同等剂量可使婴儿镇静并抑制呼吸（Carvalho，2008），特别是在出生前 1～4 小时给药。

（1）呼吸抑制剂：阿片类药物能够直接作用于呼吸中枢来抑制呼吸。它们会降低呼吸中枢对二氧化碳的敏感性，从而抑制正常的呼吸动力，因而无法加强呼吸来满足分娩中的高代谢需求。其也会影响呼吸的速率、深度和规律，从而减少肺泡通气和氧合。如果产妇很镇静而且睡着，那么这种效果就会加强。如果血液循环良好，呼吸抑制在肌内注射后 90 分钟内达到最大强度。在给予正常剂量的骨髓鞘内或硬膜外阿片类药物后，产妇可能在 30 分钟后发生呼吸抑制、呼吸暂停和镇静，有时也会延迟至 16 小时。

分娩时呼吸抑制可能导致以下情况。

• 在母亲和胎儿体内发生二氧化碳潴留和呼吸性酸中毒。

• 母亲和胎儿缺氧，导致胎儿心率减慢。

• 哌替啶和代谢物的积累增加导致胎儿酸中毒。

在新生儿中，胎儿头皮电极测量显示，肌内注射 50mg 哌替啶后经皮血氧张力测定，结果在 7 分钟后会降至基线值的 37%，但会在 15 分钟内恢复（Clyburn et al，1993）。中枢神经系统的抑制会降低新生儿的反应，降低机体应对缺氧和分娩所需的呼吸反射（Wagner，1993）。严重的新生儿呼吸抑制有时需要用纳洛酮来抢救。

（2）心动过缓：阿片类药物通过直接影响延髓的心血管中心来降低心率，减少交感神经系统的活动，避免焦虑。在分娩过程中，这会导致血压下降和胎盘灌注减少。随之而来的胎儿心率降低和胎心的基线变异性下降，其原因被解释为胎儿窘迫，从而引发医疗干预。

通过任何途径给予阿片类药物镇痛后导致一些胎儿心动过缓（＜100 次 / 分）是正常的，因为缩宫素的短暂释放会导致子宫短暂的强直性收缩（Eberle et al，1996）。但超过 3 分钟的心动过缓可能是代谢压力的一种表现（Arkoosh，1991），需要引起关注 [国家妇幼健康合作中心（NCC），2014]。

（3）低血压：阿片类药物作用于心血管中心、血管和交感神经系统，使血压下降，当人站立或准备站起来时尤其明显，这在一定程度上是压力感受性反射抑制的结果。如果母亲采用仰卧位，胎儿压迫母体的主动脉和下腔静脉可能会加重低血压。当在硬膜外或硬膜内给药时，可能在给药后 30 分钟内发生低血压。这可能同时伴有严重的胎儿心动过缓（Richardson，2000）。

（4）温度调节：阿片类药物影响体温调节。新生儿需要额外的照顾来保持温暖。

（5）母乳喂养：在分娩过程中使用的阿片类药物会转移到胎儿体内，会损害协调和哺乳（Jordan et al，2005）。在分娩中接受高剂量镇痛药的妇女可能需要在最初 1～3 天获得其他的帮助，以支持和进行母乳喂养（Jordan，2006）。

（6）产程延长：最初短暂的强直性子宫收缩（Eberle et al，1996）被由缩宫素释放减少导致的子宫平滑肌收缩性降低所取代（Carter，2003）。阿片类药物可以降低子宫对缩宫素的反应及后脑垂体释放的缩宫素的量（Thompson et al，1994），从而减少子宫收缩（Carter，2003）。

（7）尿潴留和排尿困难：阿片类药物抑制膀胱平滑肌和排尿反射——膀胱充盈可能在分娩时和产后抑制子宫收缩。

（8）胃肠道的影响：阿片类药物抑制肠道的不断蠕动，同时增加节段性和非推进性收缩，特别是在胃幽门区、十二指肠的第一部分和结肠。胃内容物淤积可引起恶心、呕吐、食管反流或吸入性肺炎（BMA et al，2015）。阿片类药物常会导致分娩后便秘、肠胃分泌物减少、口干。胆道痉挛所导致腹部右侧疼痛和胃肠道梗阻是少见的不良反应。

（9）瘙痒：传递疼痛信号的周围神经抑制和组胺的释放可能会导致脸红、瘙痒、荨麻疹和出汗，尤其是在骨髓鞘内给药后（Simmons et al，2007；Kumar et al，2013）。

4. 其他潜在的问题
- 肌肉阵挛。
- 肌肉僵硬。
- 体液失衡。
- 免疫反应抑制。
- 支气管痉挛。
- 幻觉。

5. 警告和禁忌证
- 颅内压增高（脑卒中、脑损伤）：阿片类药物可引起颅内压增高和模糊的生命体征 / 瞳孔反射。
- 呼吸储备减少，包括肥胖和驼背；二氧化碳分压增高者禁用。
- 妊娠（长期使用）和哺乳。
- 已知的阿片类药物过敏或依赖。
- 肾功能不全。
- 新生儿和早产儿需要的剂量应相对较低——芬太尼可能引起黄疸。

可能恶化的情况
- 哮喘。
- 惊厥性疾病（特别是使用曲马朵、哌替啶时）。
- 胆绞痛、胰腺炎。
- 有麻痹性肠梗阻的可能。
- 已经存在的低血压，如由出血引起的低血压。

- 甲状腺功能减退症或艾迪生病。
- 急性酒精中毒。
- 肝衰竭。
- 嗜铬细胞瘤。
- 重症肌无力。

6. 相互作用　乙醇、抗组胺剂、巴比妥酸盐、麻醉剂（一氧化二氮）、苯二氮䓬类药物、甲氧氯普胺、抗精神病药、三环类抗抑郁药和其他非阿片类镇静药可加剧低血压、镇静和呼吸抑制。蛋白酶抑制剂、西咪替丁和雷尼替丁偶尔可能也具有这种效果。SSRI 可能引起高血压。

如果在任何单胺氧化酶抑制剂（MAOI；包括吗氯贝胺，可能还有利奈唑胺）、司来吉兰或雷沙吉兰（治疗帕金森病）施用后的 2 周内使用哌替啶或芬太尼，可能有中枢神经系统毒性。

肌肉阵挛更可能与氯丙嗪、氟哌啶醇、阿米替林和一些非甾体抗炎药（但不是双氯芬酸）的联合使用有关。

联合使用透明质酸、赛嗪克利或相关药物（见抗呕吐药）会加剧口腔干燥，因此需要口腔护理。

（三）子宫收缩剂

子宫收缩剂或者缩宫剂被用于引产和分娩、预防和治疗产后出血、控制不完全流产所引起的出血。在英国使用的子宫收缩剂有以下几种。
- 前列腺素。
- 缩宫素。
- 麦角新碱。
- 一些缩宫素和麦角新碱的混合物。

1. 前列腺素　前列腺素是一种"局部激素"，用于刺激子宫收缩。
- 地诺前列酮（PGE$_2$），用于宫颈启动和引产，经阴道给药。
- 卡前列素（15-methyl-PGF$_{2a}$，合成衍生物），用于产后出血，通过深层肌内注射。

作用及不良反应：前列腺素作用于不同的前列腺素受体，影响许多系统，有时会引起副作用，包括低血压、支气管痉挛、发热、疼痛敏感、感染、青光眼、震颤和多尿。高血压可使前列腺素的给药变得复杂。

阴道给药后最重要的不良反应是子宫过度刺

激。子宫收缩可能变得异常和过度强烈，从而引起疼痛，危害胎儿，甚至导致子宫或宫颈撕裂。有过剖宫产或子宫手术史的孕产妇禁止采用此方法（BMA et al，2015）。低剂量的地诺前列素凝胶制剂能降低风险（NCC，2008）。

2. 缩宫素　缩宫素（syntocinon）被用来复制自然荷尔蒙的结构和作用。这些作用如下所示。

• 在足月时通过直接作用于平滑肌和增加前列腺素的产生使子宫收缩。

• 脐血管收缩。

• 肌上皮细胞收缩（乳汁释放反射）。

• 压力感应的衰减（Slattery et al，2008）。

• 血压突然升高或降低（尤其是舒张压）。

• 水潴留。

高剂量的缩宫素可以缩短分娩的时长（Blanch et al，1998；Sadler et al，2000），但也会增加子宫过度刺激和相关的对婴儿有不利影响的风险（NCC，2014）。如果女性体重指数高或婴儿重，则更有可能引产失败而需要紧急剖宫产（McEwan，2007）。

缩宫素用于以下情况。

• 分娩前引产。

• 通过静脉输注对产程延长进行引产或刺激，以缩短第一产程（NCC，2014）。

• 预防产后出血，可采用以下方法。

■ 肌内注射根据建议单独注射［妇幼咨询中心（Centre for Maternal and Child Enquiries，CMACE），2011；NCC，2014］或联合注射麦角新碱——作为 Syntometrine。

■ 高危妇女或剖宫产后缓慢静脉注射或静脉输液（CEMACH，2005）。

• 缓慢静脉注射或输注治疗产后出血。

• 引产失败、不可避免或未成功的堕胎（BMA et al，2015）。

• 缩宫素在静脉注射后 1～4 分钟起作用；一般子宫收缩增强会马上开始，并在开始静脉输注后 15～60 分钟稳定，停药后持续 20 分钟。而缩宫素会被肝脏、脾脏、卵巢和胎盘中的酶清除。半衰期的估计范围为 1～20 分钟；药理学的数据显示值为 15 分钟（Gonser，1995）。

（1）不良反应

① 子宫过度刺激：当使用缩宫素时，平滑肌收缩的频率和力度会增加，加剧分娩疼痛，更甚于前列腺素（NCC，2008）。报告显示，缩宫素引起的宫缩比自然分娩更痛苦。使用缩宫素分娩有子宫过度刺激的内在风险：因为一些人对缩宫素过敏，无论剂量有多低，静脉给药总是会有强直性或痉挛性子宫收缩的风险。

在子宫收缩的过程中，血管受到挤压，阻碍氧气输送到子宫、胎盘和胎儿。正常情况下，在放松的过程中会恢复氧合，阻止乳酸的积累。然而，如果子宫过度刺激和放松时间过短，会发生胎儿缺氧和酸中毒。子宫强直或痉挛可使子宫血流量减少到能让胎儿窒息的程度。

② 体液潴留：缩宫素，尤其是大剂量的缩宫素，模拟了抗利尿激素的作用，如果不仔细监测，它可能会产生危险的体液潴留。任何潴留下来的水可通过渗透作用从血浆进入组织液，然后进入细胞，可引起细胞膨胀。这会引起混乱和定向障碍，发展为伴有或不伴有水肿的抽搐、颈静脉压升高和肺水肿，从而损害呼吸和氧合。同时注入大量的无电解质液体或低渗液体，如 5% 葡萄糖是很危险的（BMA et al，2015）。在报道的水中毒病例中，输液量超过 3.5L 就有危险性（Sweetman et al，2007）。

③ 血压变化：结合其抗利尿的作用，缩宫素可引起血管收缩和高血压，尤其是子痫前期妇女。相反，大量的缩宫素可能会导致血管扩张和血压突然大幅度下降，而血管舒张会导致出血。

④ 产后出血：长期给药，尤其是大剂量给药，可能使子宫肌肉疲劳并降低其敏感度，使其无法收缩和对缩宫素产生反应，增加产后出血的风险。观察性研究已将引产与产后出血发生率增加联系起来（Magann et al，2005）。

缩宫素的其他不良反应还包括恶心、过敏，可能还会降低母乳喂养的机会（Jordan et al，2009；Out et al，1988；Rajan 1994；Wiklund et al，2009）。

⑤ 母乳喂养：鉴于在敏感的分娩过渡期可能破坏微妙的体内平衡，外源性缩宫素对母乳喂养成功的影响需要进一步研究（Jordan et al，2009）。

（2）注意事项和禁忌

① 以下情况下禁止使用缩宫素

- 子宫已经在剧烈收缩（和）或分娩进展良好（Knight et al，2014）。
- 胎儿窘迫。
- 不建议顺产时使用（如分娩时出现机械障碍和子宫破裂风险）。
- 缩宫素引起的宫缩乏力。
- 严重心血管疾病或子痫前期有弥散性血管内凝血的风险（BMA et al，2015）。

②注意事项

- 缩宫素不应单独用于引产（NCC，2008）。
- 对体液平衡和血压的潜在破坏使得缩宫素不适用于子痫前期、有心血管疾病或 35 岁以上的女性（BMA et al，2015）。
- "子宫饥饿"：肌肉收缩需要葡萄糖和氧气。如果由于饥饿或血液供应不足（极有可能在长时间分娩中出现），这两种物质都不能给收缩的肌肉提供能量，那么缩宫素的反应就会不足，剂量增加也会无效（Clayworth，2000）。

（3）相互作用

- 前列腺素，雌激素：如果使用一种以上的促进子宫收缩的药物，子宫过度刺激的可能性更大。使用前列腺素和缩宫素诱导需要间隔 6 小时（BMA et al，2015）。
- 血管收缩剂，如麻黄碱或肾上腺素用于尾部阻滞，可引起高血压（BMA et al，2015）。
- 诱发心律失常（长 Q-T 间期综合征）（Novartis，2015）。
- 如果在相同的静脉给药装置中注射，血液、血浆或甲亚硫酸钠会使缩宫素失活（诺华制药，2015）。

3. 麦角新碱　在处理急性产后或流产后出血时单独使用麦角新碱仍然很重要。缩宫素合成胺（包括麦角新碱 500μg+ 5 单位缩宫素）在第三产程的积极管理中被广泛使用。给药时注意以下几点。

- 在缩宫素的立即作用后，接着是麦角新碱引起的略有延迟并更持久的收缩。
- 麦角新碱作用于子宫肌层的内部区域，而缩宫素和前列腺素作用于子宫肌层的外部区域（de Groot et al，1998）。

静脉给药 1 分钟内起效，肌肉给药 3 ～ 7 分钟内起效，作用时间为 3 ～ 8 小时，通过肾脏排泄。

（1）作用及不良反应：对 α_1 受体和血清素受体的作用是麦角新碱引起子宫和肠道收缩的基础。

①子宫收缩：麦角新碱对子宫有快速的刺激作用，特别是在胎儿足月时。如子宫在宫缩之间无法放松，就会有危险，在所有胎儿分娩前都不能使用麦角新碱。胎盘碎片滞留可能是报道所称的产后第 6 周出血问题增加的原因（Begley，1990）。

②呕吐和腹泻：麦角新碱有类多巴胺的作用，而合成胺比单纯的缩宫素更容易引起恶心或呕吐（McDonald et al，2004；Westhoff et al，2013）。轻度或中度腹泻可能是由胃肠道收缩能力增强所致。

③血管收缩：麦角新碱作用于小动脉和静脉的 α_1（去甲肾上腺素能）受体，导致血管收缩和静脉收缩。提高了总外周阻力，并可能导致以下情况。

- 手足冰冷。
- 高血压。
- 产后惊厥。
- 反射性心动过缓和心排血量降低。
- 中央静脉压升高。
- 脑血管收缩，突然剧烈头痛、耳鸣、头晕、出汗、神志不清、视网膜脱离、脑血管意外或癫痫发作。
- 冠状动脉痉挛、胸痛或心悸。
- 手指麻木、感觉异常、疼痛、无力，甚至坏疽。

④母乳喂养：麦角生物碱作用于多巴胺受体，抑制催乳素的产生。这类药物中，有一种药物溴隐亭被用来治疗乳漏，偶尔也用来抑制产后泌乳（Jordan et al，2009）。

（2）警告和禁忌证：麦角新碱的血管收缩特性使它不适合患有先天性的肺、心脏或血管疾病的妇女（包括子痫前期、子痫、高血压、偏头痛和雷诺现象）或多胎妊娠的妇女。如果出现脓毒症、肾衰竭或肝衰竭，患者对麦角新碱的敏感度会增加。在第一产程和第二产程禁用麦角新碱（BMA et al，2015）。

（四）第三产程药物

由于这些药物的副作用不同，目前的指南（NCC，2014）表示缩宫素是预防产后出血的首选药物，只有在发现使用缩宫素无效或高危情况下才应使用麦角新碱。缩宫素目前未获得肌内注射许可（BMA et al，2015），可能无法进行静脉注射。因此，第三产程的常规治疗常采用肌内注射复合麦角新碱（麦角胺 500μg，缩宫素 5 单位）。使用这种方法必须谨慎，排除那些不能接受麦角新碱治疗的妇女，如子痫前期患者（Abalos，2009）或选择生理性第三产程管理方法的女性。

（五）缓解症状的药物

缓解症状的药物包括以下种类。

• 止吐药。
▪ 抗组胺药。
▪ 多巴胺（D_2）受体拮抗剂/阻滞剂。
• 胃酸控制。
• 泻药。
• 镇痛药。
▪ 非甾体抗炎药（NSAID）。
• 肝素钠。
• 叶酸。
• 维生素 K。

有关这些内容的详细信息，请参阅本章的网站参考资料。

长期服用处方药的女性通常需要专业护理。患有癫痫或糖尿病及较少见的慢性疾病的妇女在妊娠前需要咨询意见，可能还需要改变药物治疗。网站资料中列出了一些相关的英国指南。

（六）药物预防

助产士还应该尽可能地提供有关健康饮食和锻炼的建议来强调健康和幸福，因为这样可以减少对含铁及一些维生素和矿物质的药物的需求。

对于非纯母乳喂养的妇女来说，讨论妊娠间隔期和产后 3 周内是否需要避孕也很重要。可从英国国家健康与护理卓越研究所（NICE，2014）获得英国指南。

五、法律方面

管理药品使用的主要法规是 1968 年颁布的《药品法》，该法控制药品的销售和供应。药物在英国上市之前必须获得英国卫生大臣颁发的销售权。具有生产许可证的药品一般可分为处方药、药品专用型和普通销售型三种。管制药物是处方药，1971 年《滥用药物法》进一步对其进行了管制。在健康方面，《2001 年药物滥用条例》根据滥用的风险将受管制药物分为五类（Griffith et al，2008）。英国最近的立法包括《人类药物条例》（2012）和《人类药物（修订）条例》（2014），两者都旨在简化立法。

注册助产士在其专业执业过程中，可自行供应及给予在《助产士法》批准（一般称"常备令"）的药物法例中的指定药物。他们不需要医师的处方或患者特定指示（PSD）（NMC，2010；NMC，2011a；NMC，2011b）就可以这样做。助产士可能开出的药物包括抗 D（Rho）免疫球蛋白、麦角新碱、哌替啶、利多卡因和吗啡。

一些助产士接受了进一步的教育和培训，成为处方助产士，并被允许为其职权范围内的疾病患者开药，但管制药品除外。然而，这些必须在他们的实践范围、专业知识和能力水平内进行（NMC，2006）。

很重要的是，助产士必须了解他们在药物管理方面的法定义务，并熟悉有关药物和药物的立法。在给药时，助产士必须了解所使用药物的储存、使用、剂量、效果和给药方法（NMC，2012）。这包括对任何辅助用具的正确使用和适当维护的考虑。如果要求助产士给药或使用新用具给药，必须在医生的指导下进行（NMC，2012 和 2010a）。

NMC 标准得到英国护士和助产士理事会（NMC）通知的支持，这些通知详细说明了变化或澄清了做法。例如，患者指令要求的对药物的补给和管理可以交给助产士学员。但是，学生必须了解有关药物的法律构架（NMC，2009）也很重要，因此后来的公告修订了指南，以便助产士学生可以在合格的正规助产士（NMC，2011a）监督下管理药物（受管制药物除外）。

（一）助产士管制药物

这份用来管理助产士和管制药物的法案说明了注册助产士可"在其专业执业所需的范围内，自行拥有二乙酰吗啡、吗啡、哌替啶及喷他佐辛"（NMC，2010b）。这些药物的提供可借助产士主管签署的《助产士供应令》或其他正规的医疗人员（经当地监督当局书面授权的医师）的授权。助产士的主管或其他适当的医疗人员在签署供应令之前应遵守当地商业程序的要求（即所要求的金额是适当的等）。助产士开处方应按照 NMC 设定的规则进行（2006，2010b 和 2012）。

一旦在社区工作的助产士或独立执业助产士能够获得药物，助产士就要为此负责。应当妥善保管；如不再需要，应退还到药房或按规定销毁（NMC，2006；NMC，2010b）。如果助产士需要在家中存放药品，应将药品置于安全、上锁的容器中。如有需要，应由聘用机构提供（NMC，2010b；NMC，2015）。

（二）安全用药原则

助产士需要确保药物已经按照当地政策正确地开好并记录在药物单上。药物应由两名有资格的人员进行完整的检查，检查内容如下。

- 对核对无误的患者给予以下检查
  - 正确的剂量。
  - 正确的药物。
  - 正确的给药方法。
  - 在合适的时间和日期。
- 还要检查有效期（如果包装上有的话）。

如果是第一次给药，助产士需要确定妇女是否对药物过敏，这也很重要。这要求助产士熟悉他所使用的药物，了解正常剂量、给药途径、相互作用和不良反应。同样重要的是，如果剂量很复杂，助产士应能够计算出正确的剂量。助产士还需要与产妇进行核对，以确保正确的人得到了正确的药物，并确保其了解药物的需求。如果给新生儿用药，在计算和检查剂量时要特别注意，这一点非常重要，应由两个人参与核对过程。给药后，助产士必须清晰地记录给药情况，并监测妇女和婴儿是否有不良反应。如果由于某种原因没有给药，应该清晰地记录下原因。此外，任何不良反应都必须进行报告和记录（NMC，2015）。

六、结论

药物管理有时会难以抉择。这些问题可以通过进一步研究与妊娠、分娩和产褥期有关的生理变化而得到改善，这些生理变化可能导致治疗失败或药物不良反应的发生，包括容易被忽视的事件，如母乳喂养失败。

要点

- 妊娠和分娩期间服用的所有药物可能影响孕妇、胎儿或新生儿。
- 助产士需要确保孕妇了解这些潜在的影响，并向健康专家报告任何可能出现的不良反应。
- 助产士必须对药物、药物间的相互作用和可能的不良反应有全面的认识。
- 助产士必须遵守安全储存、处方，以及用药的法律、实践指南和程序。
- 药剂师和药品信息部门应提供有效的资源。

致谢

感谢 Palgrave Macmillan 授权我可从 Jordan S, *Pharmacology for Midwives 2e*，2010 版中进行改编。

（翻译：翟巾帼　审校：侯　睿）

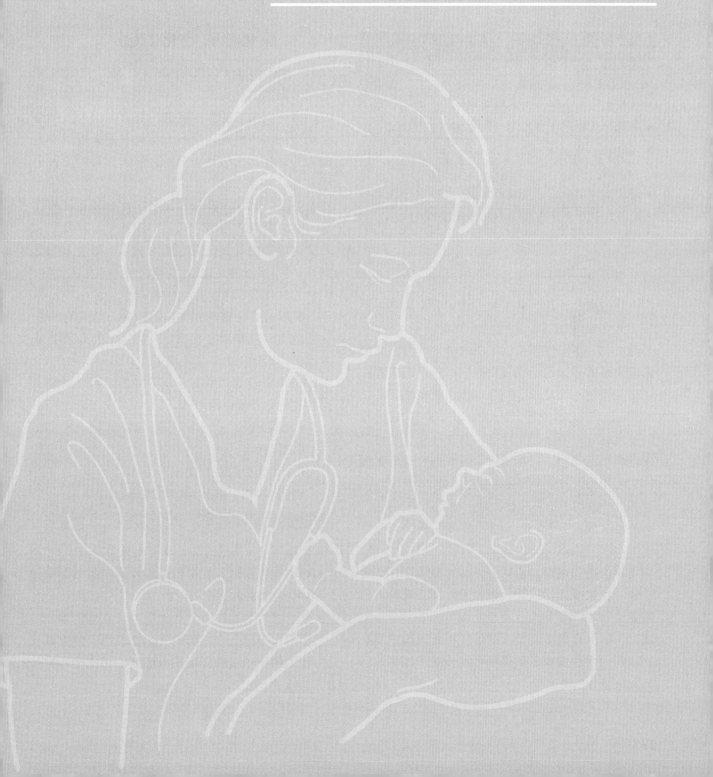

第二部分

分娩的背景

第11章

分娩的社会文化与精神环境

Irena Papadopoulos

通过阅读本章，你将能够：
- 解释文化能力的含义和重要性。
- 将文化能力的原理应用于助产实践。
- 评估助产士与女性及其家人建立积极信任关系的方式。
- 讨论精神环境在分娩期间所起的作用。
- 反思宗教信仰和习俗是如何影响实践的。

一、引言

妊娠和分娩虽然是生物进程的普遍事件，但它们也与特定的社会文化因素有关。不同时期、不同文化、不同性别及不同专业群体的存在都会造成语言的多样性，以及对妊娠、分娩、生育和父亲身份的不同理解。当今，了解这些社会文化的因素显得尤为重要。Vertovec（2007）认为我们生活在一个超多元化社会，其复杂程度超过了以前的任何时代。在本章中，这些内容是读者理解文化和民族的重要部分。在过去的20年里，全球的人口流动和迁移日益频繁，由此产生了新的、日益复杂的社会形态，其特点是变量的动态相互作用，如原国籍、民族、语言、宗教、地域性特征、文化价值观和习惯、新的独特的社交网络、法律地位、公共服务需求等。超多元化社会现象不可避免地给医疗服务人员及专业人员带来了新的挑战，包括生育服务，尤其是助产服务。其中最具挑战的两项是健康不平等和护理质量，这两者均与文化能力有关。

二、文化能力，文化与民族

Papadopoulos（2006）将文化能力定义为考虑到人们的文化信仰、行为和需求，以提供有效的、富有同情心的医疗保健的能力。因为人类是文明物种，所以应该为所有有需求的人提供文化能力的关怀。文化是一个社会群体共有的一种生活方式，包括信仰、价值观、观念、语言、沟通，以及习俗、艺术、音乐、服装、食物和礼仪等规范。文化影响着生活方式、个人身份，以及个人与文化群体内外其他人之间的关系。每个人都受到其出生、成长的文化，以及与之相关文化的影响，但个人也可以不同程度地影响文化。

民族与文化密切相关，但这是一个具有争议性的观点。民族和文化都是人类生活和经历的基本因素。希腊历史学家希罗多德（公元前480年）在定义希腊族裔时给出了以下特征要素，奠定了民族的研究和辩论的基础。
- 相同血统。
- 共同语言。
- 共同宗教和宗教仪式。
- 相同习俗（维基百科，2016）。

- 您如何定义自己的文化及民族身份？
- 您的文化或者民族身份是否受到过挑战？请举例说明您的感受。
- 作为在读的助产士专业学生或者在职的助产士，在护理一个与您的文化截然不同的女性和她的孩子（在医院或家中）时，您会有什么感受？

- 思考生活在多元文化、多民族社会中的利弊及挑战。
- 如果你没有生活在多元文化、多民族社会中，请选择一个日期（过去或未来），然后选择三份在线报刊（包括全国性和地方性的报刊），并从中查找与文化或民族相关的报道，请思考这些报道是如何评价其中的利弊和挑战的？

三、助产士与文化能力

英国护士和助产士理事会（NMC，2015）要求助产士尊重个体的个性并维护产妇的尊严。要实现这一目标，助产士必须善待、尊重和同情孕产妇；充分认识到个体之间的差异；尊重和维护孕产妇的权益；倾听孕产妇的意见并做出回应；鼓励并赋予孕产妇关于治疗的发言权；尊重、支持并记录每位孕产妇接受或拒绝治疗的权利；并且能够意识到孕产妇的心理状况或其困境，要以同情的、礼貌的态度与其交流。

国际助产士联合会（ICM，2013）在其政策文件"助产士基础实践的重要能力"中列出了助产士为母婴及其家庭提供优质护理所需的七项关键能力。该文件强调，助产士要对孕产妇的文化背景有敏感性，并通过与妇女的医疗保健提供者建立合作，克服伤害妇婴安全、藐视人权的文化习俗，以实现优质的医疗服务。

世界卫生组织（2014 年）在"助产士教育者的核心能力"的报告中强调：助产士教育者必须根据该文件中建议的 8 个领域和 19 个能力开展教学，否则无法达到教学质量的要求。特别值得注意的是第 7 个领域（沟通、领导和宣传）中的第 15 个能力，它要求助产教育者在课程设计和开发、教学、助产实践中体现文化能力。报告中的研究证据表明，助产教育者必须了解文化多样性、个体性和人权，必须了解权力关系、民族主义和性别歧视的影响。在技能方面，助产教育者必须具备识别和描述多元文化、性别和经历对教学质量和学习效果的影响，提供与文化相适应的医疗服务，鼓励表达和交流多元文化的观点，尊重和保护人权，并反对人权侵犯。此外，助产士教育者在临床实践中及倡导变革时，应该表现出文化敏感性，并对自己在维护人权时的作为或者不作为负责。

（一）文化能力模型

在明确文化能力的含义并且确定其在助产教育、实践和研究中的必要性之后，可以建立一个简单的框架图来关联文化能力与国家和国际政策的相关文件（如前文提到的文件）中所包含的声明和主张。Papadopoulos、Tilki 和 Taylor 的文化能力模型（通常称为 PTT 模型；Papadopoulos et al，1998）最初是在 1994 年为护理专业建立的（Papadopoulos，2006），随后，因其简单性和相关性，该模型对其他健康学科也产生吸引力并具有实用性。同样，模型的框架和基础价值也适用于助产专业。该模型（图 11.1）包含以下 4 个关键的组成结构。

1. 文化意识。
2. 文化知识。
3. 文化敏感性。
4. 文化能力。

建议至少要对其中的几个子结构进行研究，并应用于相应的专业实践。PTT 模型以社会公正、人权、平等、人文关怀和跨文化伦理的价值观为基础。

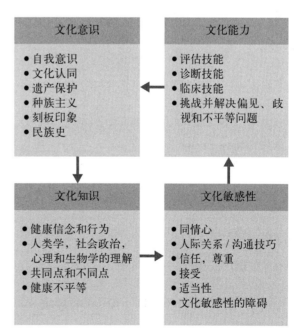

图 11.1 Papadopoulos、Tilki 和 Taylor 关于文化能力的发展模式（PTT 模型）

（二）文化意识

文化意识是人们对自己的文化背景和文化认同的认识程度，它有助于个人了解文化遗产的重要性，并使人们认识到种族优越主义的危险性，文化意识是发展文化能力的第一步。

（三）文化知识

文化知识源于许多学科，如人类学、社会学、心理学、生物学、助产学、医学和艺术学，并且可以通过多种方式获得，如通过与来自不同文化和民族的人接触，可以获得关于这些人的健康信念和行为方面的知识，并进一步了解他们所面对的问题。例如，通过社会学研究，我们可以理解权欲，如职业权力和控制欲，或者将个人立场与结构不平等联系起来。

（四）文化敏感性

文化敏感性意味着对患者的同情心，是实现个性化对待患者的重要步骤。实现文化敏感性的一个重要因素是专业人士如何看待他们的服务对象，必须以合作伙伴的关系来对待患者，否则无法实现护理工作的文化敏感性，而助产士与其他医疗工作者可能会以一种压制性的方式行使权力。合作伙伴关系涉及信任、尊重、支持和交流。

（五）文化能力

前文已对文化能力做过定义，但有必要指出文化能力既是一个过程，也是一个目标，它由在个人生活及其职业生活中获得的知识技能综合而成，并会持续累积。文化能力的实现需要综合先前获得的意识、知识和敏感性，并将其应用于评估患者需求、诊断及其他护理技能。这一阶段最重要的是具有认识到并且能够挑战种族主义或其他形式的歧视的能力。

反思活动 11.2

你的文化认同是什么？它对你有什么意义？

（六）PTT 模型的应用：Amal 的故事

为演示 PTT 模型的应用，下面我们做一个案例分析，探索其中的关键问题，并说明如何在实践中应用该模型。

应用 PTT 模型，反思案例 11.1。

案例研究 11.1　Amal 的故事

Amal 是一位 19 岁的索马里穆斯林妇女，已被收入分娩病房。她身边的另一位索马里妇女，据称是 Amal 的朋友。

Amal 基本上不懂英语，在 6 个月前刚抵达英国，她的朋友告诉助产士，Amal 是一个难民，她在这个国家没有亲人，独自居住在政府提供的简易住所，因为她不敢去看医师，所以之前没有接受过任何产检。

助产士检查了 Amal 的生命体征，然后行腹部检查来确定胎儿的状况，发现胎儿头部已经固定，胎心及其他指标都正常。Amal 有持续 30～60 秒的宫缩。助产士通过她的朋友向 Amal 解释需要进行阴道检查，以确定子宫颈扩张的程度，Amal 表现出紧张和犹豫，但还是同意了。然后助产士发现 Amal 遭受过女性生殖器切割术，因此需要接受外阴松解扩张手术（deinfibulated）来帮助她分娩。助产士通过 Amal 的朋友和她交流，Amal 表示理解外阴松解扩张手术的必要性，但她要求在分娩之后再次进行外阴闭合手术（reinfibulated）。

这是助产士第一次面对女性生殖器切割的患者，为了确保遵循正确的处理方案，于是咨询了一位高级助产士，所得到的意见是不可以再行外阴闭合手术。Amal 知道后表现得很悲伤，并且开始哭泣。这时，Amal 的朋友告诉助产士和 Amal，她需要离开医院去学校接自己的孩子。

助产士估计 Amal 会在 2 小时后分娩，鼓励 Amal 自我吸入一氧化二氮（笑气），然而效果不大，Amal 仍然感到焦虑和害怕。3 小时后，助产士用产钳接生了一名健康的女婴。

1. 文化意识：文化认同的影响和相关性　首先，请考虑你的性别、民族和宗教背景，从而思考自己的文化认同，你很可能会得出这些因素对于定义你的文化身份非常重要的结论。然后，想一下你所遵循的文化习俗或宗教仪式，你会认为这些是体现人之根本的重要行为吗。文化认同对大多数人来说很重要，同一文化群体的成员之间会有一种默契，文化认同能够为具有相同生命观和生活观的人提供归属感，以及提供分享经验的机会。目前，越来越多的人可能同时属于多个文化群体，这种情况有利有弊。

Amal 可能会以类似于你的方式回答反思活动 11.2 的问题。对 Amal 的护理，许多方面需要考虑她的文化认同，可能包括她对饮食的特殊要求，她和孩子需遵循的宗教仪式，以及特别的文化服装。有研究指出，女性在接受医疗服务的时候，她们的文化习俗可能会被忽视（Parker et al, 2014）。下面我们将以女性生殖器切割的文化背景为例做一些探讨。

助产士可能想知道为什么 Amal 会以女性生殖器切割（FGM）的文化习俗感到自豪，这种习俗现在被认为是由其家族和文化所强制的一种残忍且不可接受的传统。因此，在评判 Amal 和她的文化之前，重要的是要试着了解她和她的处境（参见第 56 章）。

2. 文化知识　关于切割女性生殖器官的做法，必须提出的第一个问题是，是否足够了解 Amal 的文化信仰，这种信仰是否支持女性生殖器切割的做法？

反思活动 11.3

反思一下你对女性生殖器切割的了解，你是否有信心对遭受女性生殖器切割的患者提供医护服务？

（访问以下网站了解更多信息：https://plan-uk.org/about/our-work/fgm）

关于女性生殖器切割的各个方面都有大量相关在线信息。

在"ActionAid"网站，有关于遭受女性生殖器切割的青少年女性及生殖器切割对其生活影响的真实故事，还包括一些关于难民和寻求庇护的内容（参见反思活动 11.4）。

反思活动 11.4

阅读 ActionAid 网站上的一些案例分析（https://www.actionaid.org.uk/blog/voices/2015/07/01/the-stories-behind-the-fgmstatistics）。你对这些女子的言论感到惊讶吗？

我们需要透过现象看出本质，以同情心对患者及其文化背景做出正确的判断，而不能纵容这种错误的传统做法。重要的是要考虑女性在这些文化中的角色，以及女性长辈是否认为女性生殖器切割是一种善意的行为，或者是一种被迫的义务。

3. 亚里士多德的中庸之道和睿智的同情心　古希腊哲学家亚里士多德（公元前 384 年—公元前 322 年）的"中庸之道"是寻求一种做出公正且明智的判断的方法，他认为这是两个极端（过剩和不足）之间的黄金分割点（图 11.2）。

睿智的同情心是一种具备文化能力的同情心，是人的一种品质，能理解他人的痛苦，并乐于提供帮助，充分考虑患者和医护人员双方的文化背景和当前状况，选取符合文化背景且合理的医疗手段（Papadopoulos，2011）。

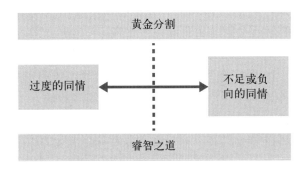

图 11.2　亚里士多德的"黄金分割"

在过度的同情与不足、负向的同情之间找到"黄金分割"点，是睿智之道

4. 文化敏感性：发展医患关系　Amal 是一位紧张而孤独的寻求庇护的年轻女性，有效的沟通能够获得她的信任、建立良好的医患关系。

反思活动 11.5

助产士应该如何更好地与 Amal 沟通交流？

我们知道 Amal 懂的英语很少，作为寻求庇护者，她对生活在一个新的国家感到害怕和困惑，尤其是处在分娩病房的陌生环境中。在考虑交流困难之前，有必要了解国际公约如何界定"寻求庇护者"及英国在这方面的医疗保健法规。

（1）寻求庇护者和助产士：根据《日内瓦公约》（United Nations，1951）或《欧洲人权公约》（European Court of Human Rights，2010）第 3 条的规定，寻求庇护者是指逃离其祖国，在英国边境管理局的办公地点申请庇护，以及正在等待移民申请结果的人，而取得庇护申请结果可能需要等待数月甚至数年。虽然寻求庇护者可以免费接

受初级医疗保健和二级医疗保健（Joels，2008），但他们通常并不了解这个信息，或者很难获取这些医疗服务（Mcleish，2002）。像 Amal 这样的寻求庇护者可能有诸多健康需求，如心理健康需求——其中许多人可能经历过暴力、强奸和酷刑，以及因早期营养不良等导致的身体健康需求（Kelley et al，2006）。妊娠的原因可能是在原籍国被强奸（Dunkley-Bent，2006），或者是在等待庇护期间发生的自愿或被迫的性行为。下议院卫生特别委员会（2003）得出结论，寻求庇护者在妊娠期间无法获得所需医疗服务的原因可能有以下几种：她们在英国的未来充满不确定性；与家人和朋友的隔离使她们孤立无援；缺乏英文语言能力，她们会因此变得脆弱，包括母亲及孩子，这种情况会持续至获得英国庇护许可的那一刻。

助产士可能想知道 Amal 是否为强奸的受害者，以及她是否担心申请庇护的结果，她将如何抚养她的孩子等。当 Amal 躺在分娩房的病床上，在感到痛苦和恐惧的时候，也许同样的问题也会在她脑海中闪现。然而得到这些问题答案的关键是跨文化交流。

（2）跨文化交流和助产士：跨文化交流是不同文化和社会群体之间的交流，它涉及对语言和其他因素的理解，如文化信仰、价值观、习俗、社会经济和宗教背景，以及非语言行为。声调、语速和发音都是有效沟通的关键要素。身体接触、身体距离、手势或眼神交流的使用也是如此，这在不同的文化中有很大的差异。大多数医护人员没有多种语言交流的能力，因此在一些发达国家经常需要使用专业口译员。

除了尊重他人之外，跨文化交流还包括无偏见和积极的倾听、解读和总结。文化问题是一个复杂的问题，它会影响医疗服务的提供及医疗团队的协同工作。Leininger（1978）列出跨文化交流的三个可行的策略。

- 文化保持：指对特定文化的健康实践的认知，尽管它可能有益或者有害。在提供医疗服务时，需要注意尊重和考虑患者个人的传统习俗。
- 文化协商：医护人员和患者（包括患者家属）之间的协商沟通，以达到相互理解和决策的一致性。
- 文化变更：对于有害健康的行为习惯，交流

的目标是改变这些不良习惯。

就 Amal 而言，助产士显然需要尽快聘请专业口译员，否则可能导致误解，以至于无法与 Amal 建立可信任的医患关系。

在分娩期间，助产士会给 Amal 一系列指令，这将有助于分娩的顺利进展。对于 Amal，因为她之前没有与助产士接触过，尤其需要理解这些指令的意思。助产士与 Amal 的交流需要翻译人员的帮助，否则助产士将无法正确地应对或提供适当的医疗服务。在 Amal 分娩之后，助产士需要找时间询问一些关于婴儿的父亲和 Amal 社会环境的敏感问题，包括出院后的妇幼医疗服务。

（七）文化能力：挑战

助产士应该思考如何为 Amal 提供具有文化能力的护理，应该了解是否有专业机构/临床操作可能会排斥或歧视 Amal，并且需要思考如何处理此类做法或政策。在这种情况下，助产士应该充满智慧和勇气，因为这是她的职责，对此漠不关心则意味着低要求、麻木不仁和不妥当的助产护理。

反思活动 11.6

你需要了解哪些要点来帮助 Amal 保持她的文化认同吗？

因为 Amal 很重视自己的文化认同，助产士意识到 Amal 希望遵守与女性生殖器切割有关的文化习俗。请思考如何制订医疗方案来满足 Amal 的需求。

制订助产护理的要点摘要

- 助产士需要了解女性生殖器切割对 Amal 的影响，特别是在知道不允许锁阴手术之后，这会对她的分娩过程产生影响。
- 助产士给 Amal 解释不能再次做锁阴手术的原因，以及在产后可以提供的帮助，并表达对 Amal 的同情。
- 在知道交流对于 Amal 的安全和接受帮助至关重要后，助产士申请了专业口译员服务。如果这一服务不能按时就位，则会给 Amal 和助产士带来压力。
- 在 Amal 和她的新生儿安全地转入产后病房之后，助产士需要请求并获得专业口译员的及时帮助。

• 在向产后护理团队交接工作时，提供详细而准确的护理记录，以表明 Amal 是一名寻求庇护者，以及其不懂英语和独居的状况。在她出院之前，需要安排好相关的帮助和服务。

可以得出的结论是，一旦制订和明确了这些关键要点，即使是初次护理女性生殖器切割的待产患者，助产士也可以运用智慧和表现出文化同情心。在医疗计划中采用这些关键点将会帮助医疗团队提供高标准的、具备文化适配性和敏感性的护理服务。

Amal 的例子说明了助产士和产妇之间的文化背景差异可能导致的一些社会文化问题。现实生活中的复杂情况难以完整描述，就 Amal 而言，她会接触助产士和其他医护人员。因为她在接受助产服务之前没有接受过任何医疗服务，所以在很多问题上没有相关信息，如生理或心理健康的需求、离开祖国的原因、在移民过程中遭受的创伤，以及她对孩子的看法，特别是她的年龄和宗教信仰等。

四、家庭和性别

虽然性别不同导致的男女在解剖学、生理学上的差异是属于生物性质的，但性别可以被描述为男女在社会中约定的社会文化地位。女性气质和男性气概的相关概念同样构建于社会，并受到文化的极大影响。与所有社会结构一样，这些期望因文化、时间而异。性别与性相关但不同，性是生物驱动的社会结构。尽管两性之间存在差异，其中生育能力是关键，但这些差异却被用作长久存在的性别不平等的正当理由，这种不平等正受到女权主义思想的挑战（Squire，2009）。

性别在社会中的默认角色的演变反映了女性生活和家庭生活的变化，尽管如此，但仍然存在性别不平等，在职业发展、收入方面的体现最为显著（Wild，2016）。有证据表明，在一些国家，通过解决这些不平等问题及缩小男女性别间的差距，可以在经济和健康方面取得显著的效益（世界经济论坛，2014）。

不太明显的性别不平等体现在家务活分工、子女抚养等方面，尤其是在一些男性为主导的文化中。在很多发达国家，产假、灵活工作时间等政策的制定促使男性分担更多的抚养子女及承担家务活的责任。

尽管一些父母试图在抚养孩子方面避免传统的性别差异，但社会的影响却是普遍存在的，这反映在媒体对不同性别儿童玩具的描述及对不同性别儿童所用的语言风格上。通过羊膜穿刺鉴别胎儿性别之后，孕妇会对胎儿的活动情况加以刻板的性别描述方式，Rothman（1994）称此为"胚胎儿子与胚胎女儿"。男性胎儿的活动更多地被描述为"强壮"和"有力"，女性胎儿则被描述为"活泼"。因为外表和行为皆与性别有关，婴儿在出生后会继续被加以性别的刻板描述。

家庭生活及家庭结构正在发生变化，尽管这些变化不被一些传统文化和宗教接受。家庭的定义通常是指在一起生活的父母和子女。实际上更加复杂，可能包括同性伴侣（男性或女性）；因分居、离婚、死亡等原因而失去伴侣的单身父母（通常是女性）；以及传统的父母加子女的核心家庭（子女可能跟父母两方或者一方有血缘关系，也可能是被收养或者寄养）；还有可能是通过父母两方拥有继兄弟姐妹的"混合"或"重组"的大家庭。"单亲"这个词经常被媒体，主要是街头小报以贬义的方式使用，容易让人联想到年轻母亲的形象。此外，人们通常把单亲家庭跟青少年反社会行为挂钩，但是，单亲家庭与贫困、抱负、工作机会之间的联系却常被忽视。

助产士必须意识到每个人的家庭生活和家庭结构是不同的。助产士自身的家庭成长环境会影响到他（她）们对家庭结构及功能的态度和观念，这些态度和观念对每个人都同样重要。这方面的一个例子是女同性恋：女同性恋者的需求不同于异性恋的女性，但两者在妊娠、分娩和产后期间会有相同的需求。女同性恋的压力主要来自他人的看法和态度（Brogan，1997），助产士应该提供无偏见的医疗服务，减轻女同性恋产妇的压力（Spidsberg et al，2012）。

虽然家庭通常意味着幸福和安全，但实际情况却是并非每个人都如此。例如，30% 的针对女性的虐待开始于妊娠期间或者在这一期间加剧（参见第 23 章）。助产士可能会认为，已婚孕妇、与配偶或父母一起居住的孕妇会得到"关爱"，然而某些情况并非如此，配偶可能对妊娠和即将到来的孩子感到矛盾或无法接受，因而并不会对孕妇加以关爱。独居的单身母亲反而可能会得到亲友的良好帮助。

助产士需要尽早了解孕妇的家庭情况，并且判断该孕妇是否需要额外的帮助或者是否需要转介到其他机构。这通常是在与患者的初次面谈时讨论的问题（参见第 32 章），但在某些特殊情况下，如 Amal，这一信息的掌握会推迟到孕妇的妊娠末期或分娩期间。

五、宗教信仰与精神信仰

助产士需要增强对男女生活的社会文化背景的认知，同时也需要理解女性的宗教和精神需求（Davies，2007；Hall et al，2004；Pembroke，2008）。Baldacchino（2010）认为宗教信仰通常与精神信仰有关，Evans 和 Mitchell（2014）认为历史上的精神关怀和宗教关怀是等同的，然而，精神信仰和宗教信仰的概念不尽相同。

McSherry（2006）的研究结果提出了 8 种精神信仰的类别。

- 有神论者：信仰上帝或其他神性。
- 宗教信仰：信仰上帝并参与某些宗教活动。
- 口头信仰：表达出精神信仰。
- 文化和社会政治的意识形态：基于文化和社会政治取向的精神信仰和行为。
- 现象学：基于生活经验的一种精神信仰。
- 存在主义：精神信仰作为探索生命意义和目的的一种方式。
- 生活质量：隐含在精神信仰的定义中。
- 神秘主义：涉及超自然、人际之间、死亡之后的世界之间的一种关系。

宗教通常指的是一个有着共同信仰和崇拜仪式的体系，并且都信奉神或上帝的存在。

反思活动 11.7

宗教信仰和精神信仰是否与文化相关？是如何相关的呢？

Crowther 和 Hall（2015）认为分娩经历对于其涉及的每一方都具有特殊的、独特的和精神方面的意义，虽然分娩对人的关系和精神信仰都有着深刻意义，然而精神信仰却没有被当作当前分娩话题的重点。

Jesse 等（2007）在著作中将宗教信仰和精神

信仰两个词等同互换使用，并且指出精神信仰是一些妊娠妇女的重要精神力量。他们对美国中西部低收入黑种人妇女和白种人妇女做了关于精神信仰的相关性和含义的调查，约 50% 的受访者表示精神信仰对她们的妊娠有重要的积极影响，这些妇女描述了她们如何被信仰所引导、支持和保护；信仰给予她们力量和信心；信仰帮助她们做出艰难的选择，使她们能够与上帝沟通。

Pembroke 和 Pembroke（2008：324）探讨了助产护理的精神信仰，认为精神信仰的核心是"忠诚和真实的应对能力"。他们认为助产士的存在可以让患者感到安心，不仅可为患者提供实质的医疗服务，还能给予患者情感上的支持。

McHugh（2003）认为，大型妇产科医院的环境不利于取得好的"精神层面的感受"，与之相反，得益于其整体化的环境和文化，家庭或小型生育中心则比较容易获得包括对分娩的精神层面的认知。虽然医院的物理环境不利于产生"精神感受"，但助产士可以在紧张的分娩过程中与患者建立有意义的支持的关系，从而营造适当的情感环境。

1. 困难和挑战　如上所述，精神层面的护理是助产护理的一个重要组成部分，然而，还需要克服很多困难才能使其成为现实。首先，助产士需要了解或具备途径获取与各种宗教相关的文化习俗的知识，针对类似于 Amal 的人，医疗人员应该采取以下行动来满足其宗教和精神需求：提供祷告设施；确保她获得清真食品；根据她的要求，联系当地的穆斯林神职人员；考虑其他的文化和宗教习俗。精神层面的需求，无论是否与宗教相关，并不是通过宗教习俗和仪式就可以完全满足的。Crowther 和 Hall（2015）提出以下建议。

- 为助产士和其他医护人员提供相关培训。
- 营造一种团体文化氛围，启动并鼓励关于医患双方精神需求的思考与讨论。
- 认真评估和回应患者的精神需求，摒弃"选择题"的做法。
- 开展进一步研究，以加深对精神信仰在妊娠分娩期的意义、神秘作用和影响的理解。

助产士应该询问患者个人对宗教仪式的态度。

2. 偏见　助产士要克服个人偏见，确保以平等和尊重的态度对待所有的产妇及同事，这包括为患者及其家庭或者同事向偏见和威胁安全的事件发起挑战（Dietsch et al，2010）。

六、结论

对许多助产士和其他医疗工作者而言，所处的多元文化社会要求他们提供与患者文化习俗相符的医疗服务。在 21 世纪，人类是生物、心理、社会文化和精神元素的复合体，因此，所提供的医疗服务应该是全面整体的，这样才能满足患者各个方面的需求。

助产护理的重点已经由原来的生物生理方面发生转变，新的重点是逐步理解患者多个要素的相互关联，并且找到解决这些问题的可行方法。这里面需要学习和探索的东西还很多，希望本章

能激发读者去开始他们的探索之旅，以实现符合人性、精神和文化认同的助产临床实践。

要点
父母身份是受社会约定和控制的，养育子女所意味的责任也会因社会、文化、道德、政治和经济方面的影响而发生变化。 • 文化能力是一个复杂的概念，助产士在确保满足患者及其家庭的需求方面发挥着关键作用。 • 助产士必须认识到不同社会群体的规范和价值观，并采取灵活的护理方案，以提供个性化的助产服务。

（翻译：赵光红　审校：郭洪花）

第 *12* 章

分娩的心理环境

Julie Jomeen

学习目标

通过阅读本章，你将能够：

- 理解女性从妊娠、分娩到初为人母的心理调适过程。
- 认识正常和异常心理调节的重要性。
- 理解沟通的复杂性，以及沟通对助产实践的影响。
- 认识到了解女性的心理感受有利于开展助产实践。

一、引言

心理健康对于个体的功能及适应能力十分重要。对孕妇来说，心理健康的重要性在从理念上到真正成为母亲所需的转变和调整中就显得更加明显。了解女性从妊娠期、分娩到产后的心理感受，有助于助产士理解女性复杂的心理经历，并使其充分考虑女性的情感需要。

需要注意的是，女性生活在一定的社会文化背景下，生活环境中对自己的看法会影响其成为母亲的体验。此外，助产士的工作也是在一定的文化背景下进行的，不同的助产士因为个人经历的不同，个人信仰也会有所差异，这可能会导致在助产过程中产生紧张的情绪。助产士如何与产妇进行沟通和互动会产生重大并且持久的影响。助产士会将自身携带的社会文化及心理因素带至产妇环境，助产士树立这些因素对产妇会产生影响的意识，并提高对这些因素的敏感性，形成一种真正以产妇为中心的、不加评判的助产方法，是助产士当下面临的一项重大挑战。

心理健康评估是助产士的一项重要工作。助产士是提高女性围生期体验的关键因素，对女性

的情绪健康至关重要。在英国，心理因素对分娩和围生期精神疾病（PMI）的影响日益突出。2004 年，英国《母婴健康》（*Maternal and Child Health*）杂志进行了一项秘密调查（CEMACH，2004），首次将 PMI 列为孕产妇死亡的最主要的原因之一，这在随后的研究报告中仍然是一项重要的发现（CEMACH，2007，2011）。心理健康的评估对全球的医护人员都有重要意义（Darvill et al, 2014）。

妊娠、分娩和产后阶段被认为是女性生理和心理的过渡时期（Darvill et al, 2010）。生理上的变化，如体形的改变、恶心和疲劳，是显而易见的，但心理上的变化可能并不容易察觉。对大多数女性来说，产褥期是对重大生活事件进行正常心理调整的过程，但有少数女性在这个适应过程会出现病理变化（Raynor et al, 2010）。因此，需要助产士具备区分围生期的正常心理调整、情绪波动和可能导致心理健康问题的异常反应的能力，避免对产妇过度医疗和潜在误解的发生。

二、围生期心理调整

（一）产前心理环境

妊娠是人生的重大转折，对女性的生理、心理和社会生活都产生重大影响。成为母亲的过程通常要求女性应对身体的变化、生活重心的转移、重新关注伴侣关系、重新评估生活环境，以及进行未来预测（Martin et al, 2010）。女性通过调整目标、行为和责任，这一转变的过程将会产生一种新的自我概念（Barba et al, 1995）。妊娠期间发生的各种各样的变化都可能使女性的心理和社

会资源变得紧张（Hamilton et al，2008）。

角色转换至母亲及进行相关的调整在心理上会面临重大的挑战。Shaho（2010）的研究表明：一些生理症状，以及不确定、怀疑、后悔、恐惧和焦虑的情绪会困扰女性，尤其是在妊娠期的前3个月，这些情绪及妊娠相关的预期兴奋感缺失可能会引起孕妇的担忧（Modh et al，2011），因此，助产士需要具备敏锐的察觉力，并以支持的态度和方式去告知这些女性，出现负性情绪是正常的，并不是病态。

1. 发展产妇认同感　妊娠是成为一个母亲的开始，这个错综复杂的过程中需要女性反思和审视现有的价值观、社会关系和身份（Hilfinger Messias et al，2007），其中涉及对身体、情感、社会和精神方面的审视（Modh et al，2011），由此产生的一个为子女幸福负责的母亲身份至关重要（Nakamura，2009）。但是，它也可能需要女性放弃自我的个性和抱负。已有研究证实，在工作和生活中的多重角色的管理会影响女性的身份认同，在妊娠期间，孕妇要适应来自社会和家庭的期待，在兼顾工作和家庭的同时，还要调整自己对待工作和家庭的态度，以及它们的优先次序（Hilfinger Messias et al，2007）。

孕妇的角色转变具有个体性，且不同的女性适应能力也不同（Lawson et al，2006）。文化信仰、生活理念、社交圈子、健康状况、社会经济地位及自我期望（Shaho，2010）等因素可促进或抑制女性的适应能力，并对女性的心理健康产生积极或消极的影响。助产士的作用就是认识和理解这一过程，并对这些女性提供支持和帮助。

生活环境极大地影响妊娠过程。健康状况（TyerViola et al，2014）、家庭暴力（Engnes et al，2012）、流产经历（Côté-Arsenault et al，2006；Côté-Arsenault，2007）、辅助受孕（Lin et al，2013）、妊娠时间不恰当[非计划和（或）意外妊娠]（Beck，2001），以及年龄，无论是年轻（Spear，2001）还是高龄（Yang et al，2007），都会影响女性的妊娠过程，并对女性及其家庭的心理健康构成更大的风险。评估女性的个人背景可以帮助助产士大致确定出易受影响女性的特征；这些资料可供在评估围生期女性的需求时参考。

2. 身体形象　妊娠期的体重、饮食会发生

明显变化，这些可能会影响女性的健康水平和幸福感。体形的改变、身体灵活性的降低及其他变化，如妊娠纹等，会导致自我认知的改变（Chang et al，2010）。孕妇对上述变化的适应各不相同（Birtwell et al，2015）。对妊娠期身体形象改变的体验也不同（Johnson et al.2004），例如，某些女性对妊娠期表现出更高的身体形象满意度（Smith et al，2011），可能是因为暂停了对完美身材的追求（Johnson et al，2004），当妊娠期的体态变得越来越明显时，通常会表现出欣慰（Nash，2012）。

女性在对自身身体形象的关注与对婴儿健康状况的关注之间具有矛盾心理，女性表示希望在这方面得到周围人的理解和支持，尤其是伴侣和同龄人（Chang et al，2010）。作为助产士，需要意识到女性妊娠期间对身体形象的不满可能与心理压力增大和丧失自信有关。

3. 人际关系和社会支持　妊娠期有助于夫妻间关系的进一步升华，随着女性在配偶关系中所扮演的角色和期望的重新调整，伴侣关系正在经历内部的转变（Hilfinger messiah et al，2007），在这个具有挑战性、动态性和复杂性的过程中，沟通方式会发生改变，家庭责任也会重新分配（Hilfinger Messias et al，2007）。对于大多数夫妻来讲，妊娠期间的关系可得到改善（Schneider，2002）。然而，当夫妻关系已经脆弱的时候，这种变化也可能会导致关系的破裂，可能会导致家庭虐待的发生甚至加剧，而助产士需要识别这些迹象是否发生（Raynor et al，2010）。

在女性社交圈中，建立、维持和（或）重组个人关系是妊娠期的一项重要工作（Hilfinger Messias et al，2007），可能是初次妊娠时最重要的工作。妊娠通常使女性感觉与他人的联系更加紧密，特别是与自己的母亲，因为母亲是一个重要的支持来源（Shaho，2010；Modh et al，2011），也可以提供一个良好的模范，并从中重温积极的童年经历。然而，对一些女性来说，可能涉及面对父母错误的教育方式，而觉得痛苦和具有挑战（Raynor et al，2010）。

因为人生经历的阶段性，妊娠期也可能是一段与曾经被认为是亲密关系的人疏离的时期（Birtwell et al，2015），这在一定程度上挑战女性的社会认同感，造成社会交往的对象减少。社会

孤立和社会支持不足一直被认为是 PMI 的重要危险因素（Johnson et al, 2012）。

4. 对胎儿的责任 孕妇将保护胎儿作为一项不可推卸的责任，因此，胎儿的健康会成为焦虑的来源（Shaho, 2010）。保护胎儿需要有良好的习惯，并停止一切可能造成潜在伤害的活动（Hilfinger Messias et al, 2007；Birtwell et al, 2015）。女性在妊娠期被要求做很多决定，这可以测试她们的控制感并产生焦虑，如 Lucy 的案例。公众期望孕妇的选择能安全又负责，一旦做出被公众认为的"错误"选择时会遭到反对和指责，并给女性造成负面的心理后果（Jomeen, 2010）。助产士的作用是帮助孕妇在做决定前权衡利弊，并给予公平的护理服务。

注重妇女在选择和决策方面的权利，目的是让女性获得参与感（参见第 34 章）。这在一定程度上是一种妊娠和分娩期间对护理的消极看法可能对心理健康产生不利影响的认识。当自己的选择被实现时，女性会产生高水平的满意度（Kirkham, 2010），但助产士必须意识到，由于临床环境的变化导致女性的选择无法实现时，也会产生负面影响（Jomeen, 2010），因此，与女性进行开放的沟通并形成伙伴关系非常重要。

5. 身体健康和维持 身体功能在妊娠期间会有所下降。例如，超过 70% 的孕妇有恶心和呕吐的经历，28% 的报告中，上述症状严重影响了生活方式，导致日常活动的改变，包括家庭、社会和工作活动（Attard et al, 2002）。研究显示，妊娠反应和妊娠导致的疲劳感会损害孕妇的健康（Magee et al, 2002），影响女性身体正常功能的发挥。即使没有妊娠期并发症等不良情况的发生，女性在妊娠期也会有一些细微的变化，这些变化会降低生活质量。越来越多的证据表明，生活质量在女性的妊娠期及产后的心理健康方面发挥着重要作用。

6. 当前或既往精神疾病 与一生中的其他时期相比，女性在妊娠期间更容易发生 PMI。与普通人群相比，分娩后因严重精神疾病（SMI）而住院的风险明显增加。SMI 好发于产后，而非产前，然而，某些 SMI，如严重的抑郁症、精神分裂症和双相情感障碍，特别是在停止用药的情况下，在妊娠期间复发的风险会增加（精神卫生联合委员会小组，2012；参见第 69 章）。

（二）产前环境小结

妊娠预示着社交、身体和情绪的巨大变化。由于妊娠的众多要求和各种变化的协商，不可避免会造成情绪的波动，除了一般的矛盾心理外，女性的情绪还会在高潮和低谷之间徘徊。

反思活动 12.1

访问网站并阅读案例 12.2。你能找出莎拉妊娠过程中可能存在的心理问题吗？如果你在莎拉产前检查去看她，你会如何帮助她应对这些情况？

助产士需具备识别并应对女性妊娠后生理、社会和个人调整等方面变化的能力（Raynor et al, 2010）。产前抑郁和焦虑、低自尊，以及与儿童护理有关的压力是产后抑郁（PND）和养育压力的最强预测因子（Beck, 2001；Misri et al, 2010）。女性在妊娠初期形成的情感体验会对整个围生期产生潜在影响（Alderdice et al, 2013）。助产士必须能够辨别正常心理适应与可能导致心理疾病的异常心理适应之间的差异（见第 69 章）。

（三）分娩和出生

妊娠分娩可以对女性的心理健康产生积极或消极的影响，从而改变女人的一生。Raynor（2006）列举了一些对分娩的规范性情绪反应（专栏 12.1）。

专栏 12.1	常见分娩反应	
兴奋	焦虑	疼痛恐惧
期待	未知感恐惧	分娩恐惧
解脱	技术恐惧	
控制感	失去身体功能控制的恐惧	

资料来源：Raynor, 2006.

当女性的愿望和赋权的潜力得到尊重时，分娩可以是一段给女性留下积极记忆的经历。对女性来说，甚至对已分娩过的女性来说，分娩都是未知的，因为每一种体验都是独一无二的，在分娩前后和分娩期间，女性必须驾驭和管理身体和情感上的过度感觉和反应。有负面生育经历的女性往往感受到被侵犯、脆弱、孤立、欺骗、恐惧、无尊严及不被尊重（Mercer et al, 2012）。

1. 控制感 积极的心理结果和生育经历会让

女性有控制感。Redshaw 和他的同事们（2007）确定了培养生育控制感的四个重要因素：服务人员的连续性、分娩过程中的一对一护理、有人陪伴及参与决策。尽管这些因素是"黄金标准"，但其中的一些因素在产妇保健的模式中难以实现。女性的生育控制感与其对治疗的看法及被"关心"和"照顾"的感觉相关（Jomeen，2010；Green et al，2003）。有效的沟通者和护理者是助产士的中心角色。当女性感到知情并参与决策时，可在所有生育环境和背景中促进其控制感，自我选择都满足时会产生积极的心理结果，然而，自我选择未全部满足时也不一定会导致消极的心理后果。专业人士的态度和沟通方式会显著影响女性的生育控制感（Salter，2009），并影响女性做出明智的自我选择的能力（Eliasson et al，2008）。由于临床情况千变万化，关于分娩环境之外的一些自我选择可能难以实现，在这种情况下，任何决策都应该根据女性当时的认知水平和情绪状态进行讨论和协商（Jomeen，2010；Jefford et al，2015）。

相反，失去控制感也是心理学研究的一个重要领域。低水平的自我控制感被证明与分娩后的创伤后应激症状相关（Czarnocka et al，2000）和PND（Lemola et al，2007）。

2. 创伤性分娩　创伤性的分娩体验是母亲罹患心理疾病的重要原因之一。其发病率尚不明确，在英国，多达 30% 的女性将分娩视为创伤性事件，许多人因此在分娩后经历某种形式的焦虑、抑郁或创伤后应激障碍（PTSD）（Ayers，2014）。此外，一些女性可能经历过亚临床痛苦，但并未发展成创伤后心理障碍（Elmir et al，2010）。

"创伤性分娩"这个术语现在用来形容分娩经历，无论是身体损伤或其他干预的实施，都可能是创伤性的。Beck（2004）对分娩创伤的定义重点关注于分娩女性的心理体验而非身体体验，如专栏 12.2 所示。

专栏 12.2　创伤性分娩的定义

躯体：在分娩过程中发生的，对母亲或婴儿实际造成或可能造成严重伤害或死亡的事件。

心理：分娩过程中，女性所产生的强烈的恐惧、无助、失控感（Beck，2004：28）

有证据表明，女性将分娩视为创伤性事件的一个重要原因是护理人员（包括助产士）的过度作为或不作为，分娩护理被认为缺乏人性、尊重和关心（Elmir et al，2010）。有过痛苦的分娩经历的女性表示，护理人员（包括助产士）不听她们的意见、不能提供清楚的信息和清晰的解释、无视她们在分娩期间的恐惧、不尊重她们选择不进行检查和干预的做法（McKenzie-McHarg et al，2014）。选择权、信息的获取、参与决策可避免女性体验创伤性分娩（Goodall et al，2009；参见第 38 章）。因此，助产士需要了解分娩对女性可能造成创伤（Elmir et al，2010），认识到自身可以在降低分娩性创伤发生的风险及识别心理性分娩创伤的迹象方面发挥的作用（Beck，2004）。

最新的观点认为，心理性分娩创伤也可能发生于分娩时在场的人身上，尤其是配偶（Ayers et al，2007），但是这一观点尚未得到证实。有证据表明，目睹创伤性分娩的工作人员发生 PTSD 症状的风险增加（Sheen et al，2014），这意味着助产士需要树立积极的认识，并分清遭受创伤性分娩的女性与自身职业及个人资源之间的界限。

创伤性分娩除了会造成短期和长期的心理创伤外，还可能影响女性未来的生育决策，尤其是是否再次分娩和是否需要助产士提供支持。尽管越来越多的人了解了创伤性分娩的经验，但在创伤性分娩事件发生之后和再次分娩之前，几乎没有专业的支持服务可以帮助女性缓解创伤（Thomson et al，2010）。分娩恐惧既是创伤后应激症状（PTSS）的危险因素（Otley，2012），也是创伤后应激症状的后果（Elmir et al，2010）。PTSS 是指创伤事件后出现的症状，但与《精神疾病诊断与统计手册》（American Psychiatric Association，2017）的 PTSD 诊断标准有所不同。美国心理学会对经历一场痛苦的分娩后的妇女情况的调查还没有结果。非专业的产后讨论能够给女性提供一次机会去评估妊娠和分娩的过程、向专业人员咨询并且发表观点 [Hational Institute for Health and Care Excellence（NICE），2014]，许多女性认为产后讨论有助于处理消极的生育经历，但产后讨论在预防 PTSD 或 PND 方面的作用尚不明确（Mckenzie-McHarg et al，2014）。

3. 分娩恐惧 由于创伤性分娩或负面分娩经历而产生的分娩恐惧发生在再次妊娠的女性中，称为继发性分娩恐惧（tokophobia）。实际上，分娩恐惧在首次妊娠的女性中更为普遍，分娩恐惧与对婴儿健康状况的担忧有关，也与对未知事物的焦虑有关，是一种被感知到的自我控制力的缺失和能否安全分娩的焦虑。分娩恐惧可能会导致女性对积极结局和生育能力的低期望（Fenwick et al，2013）。初产妇可能会受到新闻媒体对分娩是极其痛苦的这一描述的影响，增加对分娩的恐惧感和无助感（Talbot，2012）。

这在一定程度上导致更多女性的选择性剖宫产（ECS）。助产士的任务是识别分娩恐惧并采取积极的策略和行为，提高自我效能，以支持女性考虑顺产，但也支持女性的自我选择。Goodin 和 Griffiths（2012）强调，当女性存在严重的分娩恐惧时，拒绝 ECS 可能会导致 PTSD 的发生。因此，对于选择顺产但恐惧分娩的女性，助产士的支持对积极的心理体验也至关重要（参见第 38 章）。

4. 生育模式 许多女性能够顺利分娩，但有相当大的一部分女性接受如剖宫产或器械分娩等干预。与 ECS 相关的问题前面章节已经讨论过，在某些情况下可能具有心理保护作用，然而，与经阴道自然分娩的女性相比，经剖宫产或器械分娩的女性表现出更高的母性悲伤、不满和焦虑，这影响女性的自我效能感、自尊和自信（Raynor et al，2010）。在助产士提倡经阴道自然分娩作为理想分娩方式的同时，不应偏执地将剖宫产归为失败的分娩方式。语言的选择在讨论辅助分娩的原因时至关重要（Jomeen，2010），应避免女性产生消极的自我概念。分娩不如预期顺利时，助产士也负有一定的责任，也需要一定的支持，而获得支持的机制对于巩固助产士的持续职业信心及与女性进行积极沟通都具有重要意义。

高危孕妇，如多次妊娠或有医疗风险的女性，在心理上更加脆弱，更有可能需要在分娩期间采取技术干预。技术干预的前提是确保安全分娩，然而，管理高危孕妇的医疗方法往往未考虑到女性在心理社会支持方面的需要。助产士的任务是考虑技术干预分娩对女性心理的影响，并通过提供信息和良好的沟通来提高产妇的自我控制感，因为即使在看似作用受限的情况下，也能直接影响焦虑的程度，并将负性情绪最小化。

5. 分娩小结 分娩和生育对女性社会心理层面的影响对女性转换为母亲的角色具有显著意义。助产士必须考虑女性在此期间可能会遇到的情绪反应，以及这些情绪反应可能对女性心理健康和幸福的影响。护理人员意识到女性心理上的脆弱，可帮助女性在分娩过程中增加自我控制感的机会，可产生积极的心理影响。

（四）产后环境

作为围生期后续部分，前面章节已经谈到许多可能影响女性产后心理健康的因素，尤其是女性在产前对即将成为母亲的适应，以及分娩中发生的事件。

1. 身体恢复 产后的前 6～8 周是产妇身体恢复的一段重要时间，同时也是女性重新回归社会并进行情绪调整的一段时间，女性的情绪状态往往变化迅速且难以预测。因为希望成为一名应对良好的称职母亲，不可避免地会产生焦虑，若没有焦虑，则会更令人担忧。在这个时间段，许多因素会影响女性的心理健康；这个时间段，女性的情绪常可以反映出婴儿的需要和婴儿哭、吃、睡的节律模式。

睡眠不足是影响情绪的主要因素之一，因为睡眠不足会影响人的正常功能，包括认知功能和运动能力，但对睡眠不足影响最大的却是情绪。建立规律的睡眠模式对恢复正常的日常功能和活动非常重要，但对一些女性来说，这需要几个月甚至几年的时间。随着身体的逐渐恢复，大多数女性的心理健康状况将在 6 个月内稳步改善（Spiteri et al，2013）。助产士可以给予女性安慰，但也应鼓励女性承认分娩后的恢复不是即刻的。记住分娩是一项艰苦的体力活动是很重要的，女性在分娩后很快就出院回家，并常期望分娩后的一切都应该和分娩前一样。助产士需要解释活动应该慢慢恢复，要尽可能多地休息。此外，鼓励女性向家人和朋友寻求实际的支持，特别是在产后早期，同时需要向女性强调，不能像分娩前一样完成一些活动并不是一种失败。若没有这些建议和支持，盲目追求过快恢复到正常状态会加大女性的压力，会影响其成为好母亲的感觉，也会增加其疲惫感，导致心理脆弱。

其他可导致痛苦的因素，包括母乳喂养困难（Taylor et al，2010），特别是当遭受如乳腺炎或乳头疼痛时。助产士可以通过提供与喂养有关的实际支持来促进产妇心理健康，再次强调母乳喂养困难是正常的而不是失败的，从而建立女性对其养育技能的信心（Marshall et al，2007）。

2. 早期忧郁和产后抑郁症　女性在产后4～5 天发生忧郁的情况很常见，这种情绪波动和情绪低落是暂时的，一般不会超过 1 个月。产后抑郁症（PND）则可以发生在产后 1 年内的任何时间，其对女性的恢复和母亲角色转变有重大影响。据估计，在非临床人群中，多达 70% 的女性在分娩后的几天内经历了一些负面情绪反应，尽管产后抑郁症的发病率为 10%～15%。超过 50% 的母亲经历过某种形式的心理困难，被称为"产后忧郁"（Royal College of Psychiatry，2015 年）。

Oakley（2013）研究发现，40%～50% 的被贴上产后抑郁症标签的女性，实际上只是对疲惫、睡眠不足、住院经历，以及初为人母所产生的可以调节的心理反应。助产士需要仔细区分暂时的心理困难和产后抑郁症，这有助于进行合理的评估和临床决策，同时可以帮助女性确定早期忧郁是正常的。

反思活动 12.2

思考专栏 12.3 中产后忧郁和产后抑郁症的症状，找出有哪些是重叠的症状，如何区分二者？考虑一下如果你担心可能是产后抑郁症，你会采取什么行动？

---

3. 已改变的现实　虽然在产前阶段已经开始进行许多调整，包括确定母亲的角色身份，重新谈判夫妻关系、朋友关系和家庭关系，但直到产后阶段才标志着现实改变的开始。并非所有的女性都会在产后立即体会到对孩子强烈的爱，这可能会让女性认为自己是个糟糕的母亲。助产士可以鼓励女性表达这些想法，并帮助这些女性形成正常的看法，减轻焦虑感。

一些女性在分娩后早期可能会表现为淡漠，这可能与分娩经历有关，也可能仅仅是初为人母的手足无措感（Jomeen，2010），也可能是哺乳孩子不如妊娠时想象得那么浪漫而美好。这种状态通常是短暂的，几天之内就可以调整，一旦这

专栏 12.3　产后早期忧郁（baby blues）和产后抑郁症（postnatal depression）的症状

产后早期忧郁	产后抑郁症
产后 4～5 天出现短暂的情绪低落高峰，通常在 4 周后消失	可发生在产后早期或晚期的任何时候
女性可能会经历以下状况	女性可能会经历以下状况
<ul><li>疲乏</li><li>感觉情绪化，易哭泣</li><li>情绪摇摆不定</li><li>精神差</li><li>焦虑</li><li>健忘、思维混乱</li><li>困惑</li><li>头痛</li><li>失眠、易怒</li><li>情绪波动</li></ul>	<ul><li>无法体验快乐</li><li>抑郁情绪</li><li>兴趣丧失</li><li>食欲显著增加或减少</li><li>失眠或嗜睡</li><li>躁动或行动迟缓</li><li>疲乏或乏力</li><li>无用感或内疚</li><li>注意力降低</li><li>反复出现自杀念头</li></ul>
通常不需要干预	需要一定程度的干预（Jomeen et al，2014）

种情况持续时间久，助产士就需要更详细地了解女性的感受，并进行全面心理评估。有学者认为，女性有时会对母亲的角色感到失望通常是由于缺乏支持，而不是母亲角色本身造成的（Raynor et al，2010）。

在分娩后的最初几周内，家庭成员也需要调整他们的生活方式并协调他们之间的关系，同时，个人层面的关系也会发生变化。由于需求的竞争，家庭成员角色之间会出现冲突，角色之间的定义模糊。友谊可能会遭到考验，会逐渐疏远现有的朋友，尤其是那些没有孩子的朋友。一些友谊也会得到加强，可以与其他新父母建立关系，但在有限的时间从事过多其他活动可能会让一些女性感到社会孤立（Raynor et al，2010）。现有的家庭角色需要调整，曾经的父母成为祖父母，曾经的孩子必须适应宝宝的到来，这些都可能增加女性的情感负担。

此外，男性也正在经历向父亲角色的过渡。男性的生活方式和非父亲身份都受男性自身及其父亲的经历的影响，帮助其在新的家庭结构中完成角色转换。男性也会被他人评判是否是一个好父亲，健康的父子关系如母子关系一样对孩子的良好发展有重要意义（Sethna et al，2015）。助产士应该鼓励男性伴侣积极参与，男性可以成为强大的心理支持来源，积极参与可以进一步巩固这种支持，这有助于其妻儿的心理健康。

4.当宝宝患病或死亡　流产、胎死宫内、死产或新生儿死亡会阻碍人们实现为人父母的愿望，这对女性及其伴侣来说是一种极其痛苦的经历，而此时女性的心理状态也极其复杂。助产士需要熟悉各种各样的悲伤反应，识别这部分女性在处理悲伤反应时的局限性，为其提供倾诉的机会，帮助其度过悲伤阶段（参见第51章和第68章）。

当婴儿在出生后被送入新生儿重症监护病房（NICU）时，产妇及其伴侣也会发生悲伤反应。因为事情没有像预期的好结果一样发展，这会产生一种失去的感觉，出现分离创伤。在产后早期，助产士要加强与婴儿的定期接触，明确护理计划，定期给予解释，这对于帮助父母理解正在发生的事情至关重要。有证据表明，早产儿父母的焦虑

和抑郁程度比健康足月儿父母更高（Lefkowitz et al，2010）。婴儿进入重症监护室会给家庭带来多方面的压力，如家庭常规生活的中断、对其他孩子的担忧、因住院而产生的疲劳，经济负担增加及收入的损失（Howland，2007）。良好的支持、帮助父母了解发生了什么、为什么会发生，以及相关诊断是缓解焦虑的关键因素（Jomeen et al，2012）。

5.评估女性心理健康状态　个别女性的情绪状态起伏很大，从轻微短暂的经历（如早期产后忧郁）到严重的精神疾病（如产褥期精神病），这些情况都有。助产士可能会接触存在心理健康障碍的孕妇，以及在妊娠后出现精神疾病的孕妇。在助产实践中，评估的目的是识别有心理健康障碍的女性，以及评估女性未来发生"苦恼"/抑郁、焦虑的风险。在英国，NICE的产前和产后心理健康指南（NICE，2014）为所有给围生期女性提供医疗保健的专业人员，提供了一个用于评估女性心理健康状况的明确的范围（参见第69章）。

了解女性妊娠、分娩和成为母亲的心理情况有助于助产士识别可能存在危险的女性。女性心理健康评估是心理社会评估的一部分，目的是根据女性的生活环境和生活背景，提供一个整体的、综合的、以妇女为中心的评估方法。标准化的筛查工具，如 NICE（2014）所确定的工具，结合对女性生活状况的讨论，使筛查更容易被接受，以及筛查结果被公布（Brealey et al，2010）。识别心理社会风险因素可以帮助卫生保健专业人员勾画出女性脆弱性的概况，借助这些概况，可以帮助评估女性在整个围生期的需求，并为有需要的女性提供适当且及时的帮助。过去几十年来的研究已确定了一些心理社会风险因素（专栏12.4）。

反思活动 12.3

下次进行孕妇产前病史收集时，反思你是否获取了该女性在心理社会健康方面的全面且详细的病史资料。您是否使用了 NICE（2014）推荐的问题？你是否使用前面描述的清单来评估该女性心理社会背景？

专栏 12.4　PMI 的社会心理危险因素

既往精神疾病史

严重精神疾病家族史

社会弱势、社交孤立

贫穷

少数民族

寻求庇护者、难民

很晚才来医院注册的或从未进行妊娠期检查者

家庭暴力和虐待，性虐待，创伤或童年虐待

物质滥用

儿童保护机构备案者

雇佣状态

身体疾病

生活事件

缺乏支持 / 社交网络 / 高质量的个人关系

女性对妊娠的态度，包括否认妊娠

女性对妊娠的经历 / 自身、胎儿或宝宝的问题处理经历

母子关系

照顾其他儿童、年轻人或其他成年人的责任

资料来源：CEMACH，2004；CEMACH，2007；CEMACH，2011；NICE，2014

助产士应该知道女性所需的专业人士在何地，并知道应该在何时为其介绍。不同地区，获得专业服务的机会也不同（Jomeen et al，2014）。少数地区会有明确的服务路径、提供特殊产前心理健康服务、拥有产前心理健康助产士。在某些地区，转诊全科医师可能是唯一可行的途径。重要的是，助产士要知道女性可能发生精神健康危险的时间阶段，判断其所需的护理服务是否超出了助产士的业务范围，并知道如何转诊。

反思活动 12.4

请思考，如果你认为该女性有严重的心理社会危险因素，或者存在围生期精神疾病危险，你是否知道应该转诊去哪里？应该如何转诊？

三、助产士与女性的关系

了解女性在成为母亲的过程中所面临的心理

环境、挑战和资源是助产士的一项重要工作。只有通过有效沟通，才能触及女性生活的心理社会的敏感方面。有效的沟通使女性愿意分享焦虑、恐惧，甚至是痛苦或不能揭露的事件等，还能帮助女性处理情感，正确地表达自己。支持女性分享问题和感受是至关重要的，这样才能提供适当的照顾。

大多数女性回顾她们的经历，并顺利地过渡到母亲的角色，成功地处理母性情感。助产士如何处理情绪会对女性产生重大影响。人们普遍认为，女性和其伴侣及家庭成员之间的良好沟通是使女性感到被重视和增进幸福感的关键（Raynor et al，2010）。然而，不断有证据表明，女性不满领域之一是与助产士间的沟通（Jomeen，2010；Jomeen et al，2013）。

对一些女性来说，她们与助产士之间的关系至关重要。由于一些女性缺乏家庭依靠或朋友支持而存在社交孤立，积极的人际关系具有心理治疗价值。与助产士建立良好的关系，使女性感到稳定，减少其焦虑或恐惧经历，使其树立应对变化的信心，获得积极的妊娠和分娩经历。

发展或建立一种关系需要三个组成部分。

- 信任。
- 尊重。
- 沟通。

（一）信任

信任的第一方面是需要建立在共同的价值观上，不一定非得是共同的观点，但助产士必须尊重女性的价值观和优先事项（Kirkham，2010）。当女性在与助产士的关系中感到安全时，其会感到被认可和重视，从而有可能发展成积极的关系。倡导与信任是相辅相成的，这意味着助产士需要相信女性妊娠、分娩和决策的能力，这样女性才会相信自己的能力。如果助产士一已独断，在不告知全部信息的情况下，通过口头或者非口头的沟通将自己的观点强加给产妇，会侵犯女性的选择权和决策权，会对女性的心理健康产生影响（Jomeen，2010）。

信任的第二方面是如果助产士有信心为女性及其伴侣提供护理，那么他们也会对助产士有信心。女性会有安全感，从而准备好讲述她的个人故事，这也就会形成以女性为中心的护理方法。

信任的第三方面是同情。助产士在高压力环境下工作，同时需要保持同情心。要求助产士对出现的临床情况做出正确的情绪反应，这具有挑战性（Deery et al，2006；Deery，2007）。助产士会通过自己的策略，如"保持超然"来应对这些压力。虽然这能帮助助产士应对压力，但它不可避免地造成了与产妇之间的界限和距离。当助产士隐藏自己的情绪时，女性会觉得她们漠不关心，认为没有理由向助产士吐露心声，并通过隐藏自己的情绪来应对（Deery et al，2007）。

（二）尊重

尊重是所有会谈或干预的基础（Egan，2007）。尊重是一种将女性视为独一无二的个体并维护其尊严的方式。助产士需要表达出自己的业务熟练、有能力并且有信心完成好助产护理服务，并且不会造成任何伤害。助产士需要向女性传达的信息是，女性将成为自己从妊娠到分娩整个过程的健康倡导者，但是，这并不意味着助产士应该助长女性有风险的要求或行为。助长危险的助产士往往认为自己是健康倡导者，她们未能与女性合作，并放弃自己的职业责任（Jefford et al，2015）。助产士的任务是在有证据的基础上识别出风险，并允许女性在知情的情况下做出决定。尊重女性，这有时要求助产士暂停个人判断，确保其在提供护理时将她们视为真正的伴侣。

（三）沟通

沟通，通过最简单的形式，即一个人对另一个人说话，另一个人听到并理解其所说的话，并对说话人做出反应（图 12.1）。当然，这并未考虑人类交互的复杂环境（专栏 12.5）。从本质上讲，沟通可以分为两类：言语性沟通和非言语性沟通。

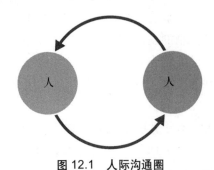

图 12.1　人际沟通圈

专栏 12.5　沟通的特征	
语言性沟通	**非语言性沟通**
通过语言表达思想、情感和想法	通过其他方式表达思想、情感和想法
影响因素	面部表情
内容	触摸
语调	手势
	沉默
	姿势
	空间距离

1. 第一印象　关系开始于第一印象。第一印象的建立通常是通过非语言沟通实现的，可能是消极的，也可能是积极的，但这些第一印象往往非常重要，并且具有持久性。一旦第一印象形成，人们会寻找证据来加强和固化第一印象，因此，尽管第一印象（非语言或语言）可以纠正，但这需要双方进行大量的情感工作，有时也无法纠正（Raynor et al，2010）

反思活动 12.5

请思考：作为一名助产士，下次你走进房间时，你应该如何呈现自己，如何进行非语言交流，以及该女性可能会如何回应你。同时，请思考她的非语言信息，如她的肢体语言告诉了你什么？（图 12.2）

2. 建立和（或）维持女性和助产士之间的关系　建立关系并不容易。有时不可能建立起情感关系，在这些情况下，助产士需要确保专业工作关系的建立，通过这种关系来提供高质量的护理。助产士之所以被认为是"恶劣"的，并不是因为助产士未能向女性提供身体方面的护理，而是因为助产士的态度、工作属性和关系缺乏（Bharj et al，2010）。良好的沟通是女性评估助产士素质的基础，女性描述的沟通能力差与助产士表现出的行为和特征是一致的（Jomeen et al，2012；见专栏 12.6）。

专栏 12.6　女性对优秀、遭糕助产士的看法	
优秀助产士	**糟糕助产士**
优秀助产士的品质包括友好、善良、微笑、关心、平易近人、不武断、有时间、有礼貌、提供支持和友谊，沟通能力强（Nicholls et al，2006）	糟糕助产士的特点是没有提供帮助、麻木不仁、唐突、古怪、缺乏倾听和关心（Nicholls et al，2006）
优秀助产士会建立融洽的关系，具有社会性（Bharj et al，2010）	糟糕助产士是缺乏尊重的、麻木不仁的，不能积极响应女性支持需要的，让女性感觉权利被剥夺（Jomeen et al，2012）

身体
她的姿势是直立的、放松的，还是蜷缩的、紧张的？她的行动受限吗？她做了什么手势？

眼睛
她是坦然地看着你，还是垂头丧气地看着你？她的眼睛是在盯着看，还是在转来转去？

脸
她看起来是焦虑不安，咬着嘴唇，皱着眉头，还是微笑？

声音
她说话语速是快还是慢？音调高低？是安静和（或）喃喃自语？是否努力寻找合适的词语？

个人空间
她需要很多私人空间吗？在谈话中你能和她身体接触吗？

身体（状态）
她看起来准备好了吗？她能够自己照顾自己吗？她看起来健康吗？她是烦躁不安还是呼吸急促？瞳孔放大还是缩小？

图 12.2　解读女性的肢体语言

3. 有效沟通的关键因素　倾听在任何关系中都是最基本的（Kirkham，2010），然而倾听是一项很难培养的技能，因为它需要时间（Raynor et al，2010）。倾听不仅仅是让别人说话，它也涉及反思、释义，以及移情、温暖和真诚的表达（定义见表 12.1）。

表 12.1　积极倾听包括的内容

反应	助产士听完女性的话后，会重复一两句以鼓励她讲的话，就像一个回声（Egan，2007）
释义	助产士听完女性的谈话后，用她自己的语言重述，表明她已经吸收了相关信息。这有助于女性感觉被理解，并有助于纠正助产士的误解
提问	提问可以是闭合的、开放的、指令式的多个问题。太多封闭式提问会让女性感到脆弱
移情	指助产士能走进女性的内心世界，并以此方式与之交流的能力
真诚	助产士以自己真实的状态与女性一起工作（Egan，2007）
无条件的积极关怀	将女性看作是独一无二的个体，其贡献有效且具有价值
举止	紧密关注所有领域，包括身体上、心理上、情感上和精神上——体现"与某人在一起"而不是"对某人做某事"，当语言变得多余时，这种支持在社会心理学上尤其有价值（Raynor et al，2010）

图 12.3 举例说明了一些影响助产士和女性倾听的因素。助产士需要把注意力集中在女性要说的话上。当女性不会说通用语时，使用口译人员可能对有效沟通构成挑战（参见第 23 章），助产士需要借用现有的其他支持机制，以便进行有效的沟通。

（四）总结

助产士与产妇间的良好关系是女性成功分娩的核心因素之一，对助产士也有重要意义。沟通不畅会导致不良结果，因此，助产士检查自身沟通的好坏对于实现良好护理至关重要。技能审核

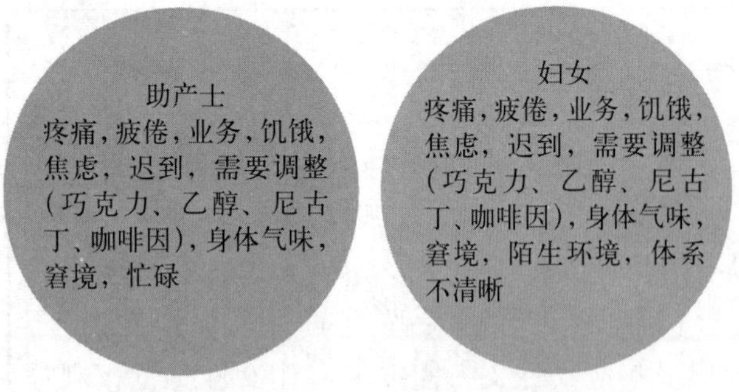

助产士
疼痛，疲倦，业务，饥饿，焦虑，迟到，需要调整（巧克力、乙醇、尼古丁、咖啡因），身体气味，窘境，忙碌

妇女
疼痛，疲倦，业务，饥饿，焦虑，迟到，需要调整（巧克力、乙醇、尼古丁、咖啡因），身体气味，窘境，陌生环境，体系不清晰

图 12.3　影响助产士与妇女倾听的因素

和检查表将帮助助产士确定优势项目和需要改进的地方。基于情感上的需求，良好的关系需要建立在信任、相互理解和同理心的基础上，一旦实现，对双方都将产生巨大的良好回报。

四、结论

女性在围生期时，身体和社会方面均会发生巨大变化，出现情绪状态波动，产生消极和积极的情绪反应，她们需要做出巨大的努力以适应这一变化。作为助产士，必须能够判断女性的正常与异常情绪的表现，意识到女性的反应具有个体性。助产士受人尊敬，同时也肩负着重大的责任，帮助围生期女性调整情绪，识别可导致心理痛苦的触发因素，并能够及时进行干预。

要点

- 助产士需要认识到，女性的心理状况将影响其妊娠、分娩和产褥期的历程。
- 在这一过程中，通过提供敏感且全面的助产护理，使女性获得支持感，应视女性的心理社会需求为整个助产护理的基础。
- 助产士需要不断反思沟通方式，并提高沟通技巧，使其能够有效地确定女性的心理社会需求。
- 助产士需要能够识别整个围生期女性正常心理适应和异常心理之间的区别。
- 助产士需要意识到自身的行为将影响女性的体验和决策。

（翻译：杨　欢　甄　薇　审校：郭洪花）

第13章

性

Karen Jackson

学习目标

通过阅读本章，你将能够：

- 理解"性"的基本定义。
- 概述在妊娠分娩期间及产后期间性和性行为的心理意义、社会意义和生理意义。
- 描述妊娠和分娩对遭受性虐待幸存者、女性生殖器官切割者和女同性恋者的影响。
- 列出一些可能影响哺乳期妇女的性行为因素。

反思活动 13.1

在阅读本章时，请思考"性"这个字和它的含义。试着写下一个简单的定义或者与性相关的词汇。

这个任务容易吗？如果不容易，那么为什么你认为"性"难以被定义呢？

一、性

当代的性健康文献中经常出现"性"这个字眼，但文本中却常缺乏对它的清晰定义。这个词本身直到现代才出现，众多学者并没有对这个初现于现代的字眼做一个通俗的定义。这很可能是因为"性"的定义从根本上是动态的。"性"有不同的文化含义，其含义也在不同历史期间发生变化，而且每个人对性的感受和认知也会随其生活经验而改变。当他们获得更多的生活经验时，他们关于性的价值观会改变。

世界卫生组织（WHO，2006：5）对"性"做以下定义：贯穿于人类终生的一个核心方面，包括性行为、性别认同与角色、性取向、性欲、性快感、性亲密和生殖。性可以通过思想、幻想、欲望、信仰、态度、价值观、行为、实践、角色和交往等来体验和表达。性虽然可以包括以上所有这些方面，但并非每一个方面总被体验或表达。性受到很多因素的交叉影响，包括生理、心理、社会、经济、政治、文化、法律、历史、宗教和精神等因素。通过这一定义就可以看出，性不仅指单纯的性行为，而是涵盖人类生活的各个方面（Pratt，2000）。英国皇家护理学院（RCN，2000）指出，性是"个人的自我概念，由其个性决定，通过异性恋、同性恋、双性恋或变性的方式来表达"。这种定义反映了西方文化对性的"政治上正确"的观点。

性这个字通常用来表示性行为或者区分"生物性别"——即男性或女性。性别（gender）则是指社会和文化上定义的性别特征，即男性气质和女性气质。

二、妊娠期性生活

对于妊娠期性生活的观点，有各种谬论、误解和陈旧的观念。因为缺乏实际证据来证实任何一方的立场，所以传统的英国产前保健没有对妊娠期性生活提供明确的建议。

许多夫妻对妊娠期间的性生活很有顾虑。他们担心性生活会引起流产、诱导早产或损害胎儿。有些男性表示害怕会导致胎膜早破（Kitzinger，1985）。其实这些担心是多余的，因为事实并非如此。

根据大多数的可靠研究结果，其压倒性结论是绝大多数女性在妊娠期间的性生活是安全的，并且不会增加并发症的可能性（Kontoyannis et al，2012）。有部分研究表明，男上式性交体位（Ekwo et al，1993）及某些特定阴道微生物感染，如阴道毛滴虫（*Trichomonas vaginalis*）（Read et al，1993），可能跟早产有关联。当然这一领域需要有更多的研究才能下确定结论。英国 NICE（2014）的产前保健指南指出，医疗从业人员可以告知健康的孕妇进行性生活不会有不良后果。

反思活动 13.2

一位刚刚确认妊娠 8 周的女性咨询妊娠期性生活。您同意以下哪项表述？

- 大多数情况下，夫妻在整个妊娠期进行性生活都是安全的。
- 性生活应仅限于妊娠期中期（第 14 ～ 26 周）。
- 所有形式的性行为在整个妊娠期都是安全的。
- 妊娠期间的性生活有特定的临床禁忌。
- 性生活在妊娠期间会逐渐减少。
- 有些女性在妊娠期间会感觉更加容易"性满足"。

　　妊娠期性生活有一些绝对或相对的禁忌。切忌在口交时对阴道内强力吹气，因为这可能导致致命的空气栓塞（Aston，2005）。将异物插入阴道可能会对体内组织造成损害并引起感染（Walton，1994）。胎盘早剥、阴道出血、早产史和胎膜早破通常是需要避免妊娠期性生活的临床原因（Aston，2005）。

　　虽然在整个妊娠期间伴侣都可以享受性生活，但有些因素可能会影响性生活。身体体型的变化、疲劳、乳房的变化、背痛和尿频是影响孕妇性生活的一些因素（Aston，2005）。有些理论对性和妊娠给出了非常消极的看法。Kitzinger（Kitzinger，1985；Kitzinger，2012）承认，有些女性在妊娠期间对自己的身体有一种错觉；她们过度担心自己体重的增加，认为自己的身体在其伴侣眼里变得丑陋。而事实上，她们的伴侣往往会迷恋孕妇，而且认为孕妇的身体变化是令人兴奋和美丽的。

　　相反，一些女性在妊娠期间对自己体型变化有正面积极的看法。她们感觉非常有吸引力和女人味。妊娠的身体形象被视为是女性气质的终极体现，是发育和生育能力的最强大的象征。

　　妊娠期间，生理激素发生变化，意味着雌激素和孕激素共同作用，引起明显的盆腔血管充血，这是由血管扩张和静脉淤滞所致。这样的结果可能会增强性交的快感，包括达到性高潮（Aston，2005）。对于一些女性来说，这可能是她们首次体验到性高潮（Walton，1994）。然而，对于其他女性来说，血管充血则可能导致女性在性交过程中感到不适（Aston，2005）。

　　人们通常认为性生活频率会随着妊娠期进展而呈线性减少，但对于一些女性来说，性活动可能会在妊娠中期更加频繁。这可能是因为妊娠引发的激素紊乱正在消退，而女性的幸福感在增强。然而，人们也充分意识到，妊娠后期的性生活频率通常会降低（Frohlich et al，1990），这很可能与腹部过度凸起所致的性交不适和困难有关。这期间不宜采用传统的男上式性交体位（传教士体位），而应该尝试其他的一些体位，如侧卧式（汤勺姿势）或者女上体位（坐姿或跪姿）。其他一些非插入的方式，如自我或相互手淫、口交、爱抚、按摩，或者接吻拥抱也可以被考虑采用（Walton，1994）。

　　有理论认为，性交可能是一种替代性的诱导分娩的方法，其理论是精子富含前列腺素，从而刺激子宫颈的成熟。然而，到目前为止，该理论还缺乏实际验证，尚需要更多的研究（Kavanagh et al，2001；Schaffir，2006；NHS Choices，2015）。

　　总体而言，保持畅通的沟通渠道是保持亲密的性关系或非性关系最重要的方面。

三、性与分娩

　　分娩通常是焦虑、不适和疼痛的代名词。在传统观念里，分娩和"性"体验是完全无关的。这一领域的相关文献却指出，对于一些女性及她们的伴侣来说，分娩过程可能是一场非常愉快的性体验。女性在宫缩时发出的呻吟、分娩涉及的器官，以及分娩过程中的巨大能量和力量都与性有着紧密的关系（Aston，2005；Gaskin，2002；Kitzinger，1985；Kitzinger，2012；Williams，1996）。Kitzinger（Kitzinger，1985：210）如此描述分娩："一个女人经历过的最强烈的性快感，如同性高潮一样，甚至比性高潮更刺激。"Gaskin（2002）在其著作 *Spiritual Midwifery* 中引用了一些关于分娩时的性体验。一位女士和她的丈夫分享了她的分娩经验，"我感觉不到宫缩的阵痛，但我知道宫缩正在发生，因为我的宫颈口正在张开。我们俩只是一直在亲热和相互爱抚。我们仿佛到达了曾经忘却的胜地……经历了分娩，我感受到他强烈的爱。这种感觉就如重新结婚一般"（Gaskin，2002：53）。Rabuzzi 引用了其他夫妻的浪漫分娩经验（Rabuzzi，1994）。一位在家分娩的女性的丈夫说："分娩不是一件令人痛苦的事情，反而可以非常愉快。这跟我们之前所了解的完全不同。"在分娩开始的一刻，可以看到婴儿头部逐渐出现，妻子的呻吟如同性高潮一样美妙。他最后提到，"这个体验跟传统说法中的痛苦和烦恼相去甚远"（Rabuzzi，1994：120）。

如果分娩可以是如此性感和愉快的，那么它在普遍观念中被视为负面经验的原因可能是文化或大环境方面的因素。一些人认为，当前的科学和技术手段已经剥夺了妇女在生育过程中的主导权，而将其转交予通常由男性主持的医院机构（Cosslett，1994；Williams，1996）。在医院机构，所有一切都有严格控制，医学模式的最高目标是"安全"，为之不惜任何代价。相反，自然分娩的对话重点是女性的权力，这在家庭分娩过程中比较明显（Cosslett，1994；Williams，1996）。助产士认为"安全"和"愉快"在分娩过程是可以兼顾的。

刺激乳头会促进催产素的分泌，因此孕妇或其伴侣可以试验这个方法，作为一种自然的诱导分娩方式。注意这个方法针对高风险女性的安全性还没有被验证（Kavanagh et al，2005）。而且要进行这个尝试，必须要有隐私的保障。

四、需要特殊护理的女性

有些妇女群体可能在妊娠和分娩之后需要特殊的护理和关注。以下章节会讨论相关内容。

反思活动 13.3

以下女性代表了您在临床实践中可能帮助的女性。

- Anne，一名性虐待幸存者。
- Lydia，妊娠的女同性恋者。
- Saadah，年幼时遭受女性生殖器切割。
- Katie，一位衣原体感染的女性。
- Bernie，一位母乳喂养的女性。

她们性生活会有哪些需要注意的地方？注意不要对某些个体有刻板印象；其实所有女性都可能有这些类似的问题。上一份名单中的 Anne 必须要面对受虐遭遇的记忆；Lydia 需要面对同性恋歧视甚至是同性恋仇恨；Saadah 会对生育分娩有恐惧感；Katie 可能会承受指责并且被视为滥交者；Bernie 可能会在新生儿母亲与性伴侣两个角色之间纠结。

（一）性虐待幸存者

在英国，记录表明 24% 的儿童曾经遭受性虐待（Radford et al，2011）。欧洲委员会（2014）指出，根据目前的调查数据，约 1/5 的儿童曾遭受过某种形式的性虐待。女性受性虐待的发生率高于男性。在 NSPCC 最近的一份出版物中（Jutte et al，2014），整个英国去年有关儿童性虐待案件的报道明显增加。他们断言，这可能是媒体高调报道性虐待案件的结果。很明显，鉴于儿童性虐待的普遍存在，虽然曾遭受性虐待的女性不一定会将受虐经历告诉她们的医护人员，但助产士很可能会在临床实践中碰到性虐待幸存者。

妊娠和分娩的过程可能引发她们对受虐经历的回忆，甚至是那些被淡忘或抑制的痛苦遭遇（Gutteridge，2009）。体型改变、身体接触及无助的感觉可能触发幸存者对过往受虐经历的回忆。Rhodes 和 Hutchinson（1994）根据一项定性研究发现了性虐受害女性可能会有如下表现。

- 对身体隐私部位检查的极度焦虑。
- 有控制欲。
- 刻意的漠不关心。
- 言行不羁，毫无顾忌地讲情色笑话。

当然，以上表现不仅限于性虐待幸存者，只是性虐待幸存者的这些行为更为明显和极端。

在 Garratt（2008）的一项研究中，决策权对性虐待幸存者至关重要。因此，在整个过程中确保她们知情，保证她们是决策过程的核心，并取得她们对所有操作程序的许可是必须要做到的（专栏 13.1）。

专栏 13.1　对性虐待幸存者的实践要点

对性虐待幸存者需要考虑以下一些实践要点。

- 使用有效和细致的沟通技巧，保障她们的知情权。

> - 确保她们充分参与决策，在完全知情的条件下做出决定。
> - 尊重隐私和尊严。医护人员要经她们同意才能进入产房。
> - 考虑分娩地点的选择——家庭分娩、妇产医院或助产士经营的产房都可能是合适的选择。无论分娩地点如何选择，都必须支持女性的决策权。
> - 注意分娩过程中使用的语言，避免所用语言触发她们对受虐经历的回忆。
> - 她们的身体活动不能被医疗设备限制。这可以避免由束缚感导致的后果。
> - 如果需要连续监测，使用遥测设备将有助于她们的活动。
> - 清楚地解释所有程序，不要使用专业医学术语。
> - 考虑阴道检查是否必要。如果认为是必要的，请与她们协商最好的方式（见下文）。但是，如果她在充分知情的情况下仍然拒绝这个检查，那么必须尊重她的意愿。
> - 告诉她们，任何时候她都可以要求停止操作。这样可以赋予她们权力，对操作进程有完全的掌控力。
> - 在整个检查过程中保持交流，做生殖器检查时的过度沉默可能引起她们对受虐遭遇的回忆。
> - 建议她们在检查过程中将手放在助产士的手臂上。这样她们在觉得不妥或不适的时候，可以及时推开助产士的手，以中止操作。

资料来源：Garratt，2008；Marriott，2012。

值得注意的是，所有以下角色，包括丈夫、伴侣、伙伴、助产士、姐妹和母亲，都会把自己的经验和顾虑带进这个产房环境，其中有可能包括性虐待经历。

（二）女同性恋的医护需求

女同性恋伴侣通过自然或人工受孕的方式实现成为父母的愿望变得越来越普遍。这些同性伴侣通常会来到妇产医疗机构接受妊娠和分娩的医疗服务，获得照顾和支持，所以医护人员必须要认识到这个群体的需求。许多从事女同性恋研究

的作家和研究人员在探讨女同性恋问题时发现，女同性恋者对分娩过程中会遇到各种各样经历，有积极的，也有消极的（Dahl et al，2013）。女同性恋者在很大程度上是被忽视的一个群体，因此很少会被女性健康论题谈及（Wilton，1996）。

同性伴侣的权利受到法律保护（《伦敦平等法案》）；法律不容许任何人因性取向而受到歧视。英国护士和助产士理事会（NMC，2015）还指出护士和助产士不得以任何理由歧视。 英国的《民事伴侣法》（2004）和《婚姻（同性伴侣）法》（2013年）规定同性伴侣享有与异性伴侣相同的权利。

助产士用很多方式来保证女同性恋者的妊娠和分娩经历是正面和积极的。助产士可以通过了解女同性恋行为，避免使用歧视同性恋的言辞，提供合适的建议，通过客观的判断方式和拒绝传统社会的刻板印象来达到这一目标（Dahl et al，2013）。

（三）男性伴侣参与分娩

在过去的历史上，分娩被认为是女性专属的事情，男性不能参与或者见证其子女的出生过程。这个情况至今仍出现在很多发展中国家。在人们有高收入的西方社会中，男性被排除在分娩室之外的文化理念已经转变为鼓励男性积极参与孩子的出生过程。目前尚不清楚父亲的陪伴对分娩过程或之后的夫妻关系有何影响。然而，一些研究显示，女性的陪伴如产房陪伴师会对分娩有多种积极效果 [Kennell et al，1991；Royal College of Midwives（RCM）et al，2016]。

关于男性伴侣在分娩过程中的陪伴，有一个可能的后果极少被讨论，也就是对随后的性生活可能产生的不利影响。一些研究人员发现，男性功能障碍在某些情况下可能是分娩的后遗症，如男性伴侣在目睹分娩过程的创伤之后会失去对其妻子/伴侣的性兴奋（Hanson et al，2009）。

关于男性是否参与分娩过程的决定，助产士有责任让夫妻双方清楚这个决定的重要性和艰巨性。应该鼓励他们双方最好提前就这个问题做好沟通，明确个中利弊，以做出明智的选择。

五、产后的性生活

与妊娠期间的性生活一样，产后的性生活也

有种种社会和文化禁忌。其中最主要的担心似乎是导致感染和创伤。但实际上，只要性生活是体贴和温柔的，就没有任何依据证明这些并发症的可能性（Walton，1994；BPAS，2014）。因此，当女性准备恢复性生活时，最好是由她自己主导日程。在过去，似乎有一条不成文的规定，女性在产后应该完全禁止性生活，直到产后 6 周复检时，由她的家庭医生给出"完全通过"的鉴定之后恢复性生活。一般认为在这个时间段之后，女性的性会完全恢复正常。然而，现实却恰好相反。该领域的一些研究表明，分娩会导致性方面的高发病率，而且这一问题没有得到医疗专业人员的对症解决方法（Abdool et al，2009；McDonald et al，2015）。

在与性和分娩相关的方面，助产士和女性患者需要重要关注一些问题。在产后不久就需要与妇女讨论避孕问题；其中一个原因是女性可以在分娩后很快恢复排卵。另外，对再次妊娠的担忧会降低女性的性欲（BPAS，2014）。

产后性欲降低是常见的正常生理现象。但如果性欲降低严重或持续时间很长，则表明夫妻关系可能有潜在问题，或者可能是产后抑郁症的症状。在这种情况下，需要其他专业人士提供咨询和治疗。

但是，在大多数情况下，产后的性问题直接跟妊娠、分娩及婴儿相关。所以，参与分娩的助产士和其他医护人员应该为有类似问题的父母提供第一线的咨询、指导和支持。一些更常见的导致性关系破裂的原因可能与负面的身体形象及女性对"母亲与爱人"双重角色的混淆有关。

六、母乳喂养与性生活

关于母乳喂养（参见第 44 章）对性需求和性生活的影响，相关文献往往令读者困惑，并且经常有文献相互冲突。例如，有些研究发现母乳喂养会促进性需求（Masters et al，1966），但是其他人提出有负面影响（Alder et al，1983）；还有一些文献声称母乳喂养和性需求毫不相干（Reamy et al，1987）。

最近的一篇综述文献进一步支持了母乳喂养降低妇女性需求的论点（Abdool et al，2009）。根据这些相互矛盾的事例可以下两个定论：首先，针

对这一论题需要进一步可靠的综合研究；其次，目前对这一论题尚无定论。因此，母乳喂养对女性性需求的影响可以是前文所述的任一种状况，对每位女性必须有针对性地提供护理、建议和咨询。

母乳喂养期间的性生活相关问题

如前所述，Abdool 等（Abdool，2009）发现在产后初期，特别是在哺乳期间，许多女性体验到性欲明显减弱，甚至完全失去对性的需求。以下是母乳喂养影响性生活的几个可能原因。

- 婴儿满足了母亲对亲密关系的需求。
- 在母乳喂养期间，女性会对性欲望感到内疚，认为这与哺乳相互冲突。
- 高催乳素水平和低雌激素水平可能会影响性欲。
- 白天和晚上定期喂食引起的疲劳可能会降低性欲。
- 伴侣对宝宝的嫉妒感可能会影响性欲。
- 性生活时可能发生乳汁自行喷出，引发顾虑。

女性在哺乳的时候，如果因婴儿吸吮乳头引起性兴奋，通常会感到困惑和内疚。她可能会觉得自己身体异常或变态（Bartlett，2005）。其实，母乳喂养和性交能带来快感并不足为奇：这些本属生物之本能，后来进化为人类生存繁衍的一个重要保障（Bartlett，2005）。女性应该放心，母乳喂养原本就是一份愉悦的体验，可以尽情享受。

对于性交时乳汁自行喷出的顾虑，可以试图在性交之前给婴儿哺乳或挤压乳房排乳，从而减轻或避免乳汁在性交时意外喷出。有些夫妇将喷乳视为他们性生活的一个性游戏（Van Wert，1996）；如果双方都对喷乳充满兴趣，那就更没有任何生理原因来避免喷乳的发生。

雌激素水平低会导致阴道干燥，尤其是哺乳期的母亲，可以适当使用润滑剂来解决这个问题（如果需要与安全套一起使用，则注意要使用水性的润滑剂）。这个可以在进行避孕咨询时一并讨论。

七、更年期

更年期是女性的一个重大变化时期。女性的生育能力下降，尽管她还有可能继续受精妊娠。生育激素，特别是雌激素和黄体酮（孕酮）的减少可能会导致身体变化，也可能影响女性的性欲。

有些人认为这是一个解放自我的时期，而另一些人则会感到失去生育的机会。

专栏 13.2　更多相关资源

青春期和少女妊娠

有关详细信息，请参阅本章网页资源、第 19 章、第 23 章和第 32 章。

女性生殖器官切割（FGM）

有关详细信息，请参阅第 56 章。

性传播感染（STI）

有关详细信息，请参阅第 55 章。

会阴护理

有关详细信息，请参阅第 40 章。

八、结论

女性的性生活不会因为处在妊娠、分娩或产后康复期间而暂停。在性方面，"正常性生活"的参数定义是广泛和多样的，对每个女性又是独特的。由于性与分娩不可分割的关系，性也应该是助产士在提供护理及咨询时的一项重要内容。助产士应该具备为女性提供适当建议、支持、教育和咨询的知识和技能，其中包括认识到自己知识的局限性并在必要时向其他卫生专业人员进行咨询。对于大多数女性来说，助产士提供的专业及精心的医护服务可以满足所有需求。

要点

- 妊娠期间的性行为对大多数女性来说是安全的。
- 某些女性的分娩可以是一种非常满足的、生动的或者性感的体验。
- 性生活应该是所有孕妇、产妇和产后妇女都应当考虑的问题，但有些妇女需要特别照顾和关注：包括性虐待幸存者、女同性恋者、遭受生殖器官切割的妇女、母乳喂养的母亲。
- 产后恢复性生活的日程表应由女性来调节，也就是说，应该在她感觉准备好了的时候开始。
- 有关更多资源，请参见专栏 13.2。

（翻译：肖琛嫦　审校：郭洪花）

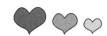

第 *14* 章

助产士与英国卫生保健政策

Gwendolen Bradshaw

学习目标

通过阅读本章，你将能够：

- 了解卫生政策的含义。
- 论述卫生政策的制定。
- 深入了解助产士在复杂的卫生服务系统中的角色。
- 阐明政策对不断发展的英国医疗服务体系（NHS）中从业者、产妇、婴儿和家庭的影响。

一、引言

在英国，所有女性都享有免费医疗，包括妇幼保健。大多数助产士受雇于英国 NHS，要么直接聘用，要么通过一对一系统（www.onetoonemidwives.org）等模式聘用。那些在 NHS 工作的人接受教育和继续专业教育，以确保助产服务是合格的、高质量的和最新的。

因此，助产士了解 NHS 的结构、运作和影响，以及他们个人和集体如何能对服务的开发和提供做出贡献，这些是很有用的。

本章探讨助产士在英国实践中的政策框架。但是，保健服务的政治背景和提供产妇服务的原则可适用于任何国家。

二、政策背景

我们在讨论什么？

英国 NHS 在英国人的生活中是非常重要的。它是在 1942 年由一个委员会（经济学家 William Beveridge 担任主席）提出创建的。Beveridge 认为 20 世纪的英国存在五种"巨大的罪恶"，即肮脏、无知、贫困、懒惰和疾病。经过考察之后，Beveridge 提出了一项具有里程碑意义的建议，创建了一个前所未有的致力于满足个人需求的社会福利机构网（Beveridge，1942）。

NHS 是这个机构的一部分，其对英国人的生活产生了巨大的影响。NHS 是世界上最大的雇主之一，雇用了 140 万员工，在规模上可与中国人民军队和印度铁路匹敌。此外，NHS 为女性提供了大量就业机会，因为 NHS 的雇员中 80% 是女性。

英国有四个不同的 NHS，其中英格兰的 NHS 是最大最复杂的。所有这些项目的资金主要来自一般税收。例如，人类授精和胚胎学管理局（HFEA）是全英国独立的监管机构，负责监督配子和胚胎在生育治疗和研究中的使用。这四个系统是

- 英格兰国家卫生服务体系。
- 北爱尔兰卫生和社会保健。
- 苏格兰国家卫生服务体系。
- 威尔士国家卫生服务体系。

它们的共同之处在于其创始人 Aneurin Bevan（Foot，1999）对其公平原则的历史性创造和阐述。在临床需要时得到公平对待是英国医疗保健的一项基本质量，而 1948 年建立的 NHS 所依据的这些原则至今依然有效。这些支撑着 NHS 的所有工作，使其在国际上独一无二，并被全世界羡慕。事实上，通过国际比较，大不列颠及北爱尔兰联合王国卫生服务体系经常在世界范围内的评比中被称为最佳保健系统，这种由专家组成的评价机构认为其医疗质量和公平性优于那些在医疗保健支出上远远超过英国的其他国家（Commonwealth

Fund，2014；Campbell et al，2014)。

其备受尊敬的核心原则包括：

- 无论住在何处，普遍获得一贯高水平的保健。
- 交付时免费的服务。
- 涵盖从出生到死亡的所有健康需求的全面服务。
- 在不依赖支付能力的情况下根据临床需要进行选择(Enthoven，1991)。

三、英国医疗服务体系的结构

NHS 的结构是动态变化的，在 2013 年进行了重大重组。需要注意的是，威尔士、苏格兰和北爱尔兰的 NHS 被下放，与英格兰的 NHS (NHS England，2014)相比，其运作方式略有不同。

反思活动 14.1

你了解 NHS 的结构吗？参见网址 http：//www.nhs.uk/NHSEngland/thenhs/about/Pages/nhsstructure. aspx 和 http：//www.gov.scot/Topics/Health/About/Structure in Scotland，了解英格兰和苏格兰的 NHS 结构的整体情况。你会发现阅读《NHS 的替代指南》是有用的。
http：//www.kingsfund.org.uk/projects/nhs-65/alternativeguide-new-nhs-england (Kings Fund，2015a)

出发点

学习本章节要求助产士对保健服务有基本的了解，在此基础上进一步提高读者评估和分析英国保健服务内部运作的能力。以下是对卫生政策制定和执行过程中权力关系研究结果的简要的全面介绍。它将传达从历史上对公共卫生的关注演变而来的实质和决策过程(Ham，2009；参见第 2 章)。该分析应用了一系列知识领域，借鉴了关于医学、哲学、流行病学、经济学、组织理论与行为的各种文献。决策者为重要的卫生难题制定了有说服力和技术上可靠的解决方案。助产士完全理解"助产学的具体"政策，但对于那些希望了解更广泛的政策起源或其动态的人，几乎没有提供解释性指导，尽管他们获得了显著影响其日常

工作生活的显著地位。因此，这些卫生政策机制对所有人都很重要，值得在正式的教学课程中予以关注。

四、政治与政策

在日常语言中，"政治"和"政策"这两个术语经常可以互换使用，因为它们是协同的(Prabhat，2011)。然而，政治是关于在任何需要指导的被治理实体(无论是国家、NHS 还是个人卫生服务组织)中获得、维持及增加权力和控制。相反，政策是表明具体的意图。它们涉及一种审慎的立场，以及一份政治决策应如何最佳执行的蓝图。两者的目的是协同工作。

(一)什么是卫生政策？

卫生政策是多方面的。联合国 1948 年颁布的《世界人权宣言》(UDHR)申明，基本保健是所有人民的一项权利，并声明：

"人人有权享有为维持他本人和家庭的健康和福利所需的生活水准，包括食物、衣着、住房、医疗和必要的社会服务；在失业、疾病、残疾、丧偶、年老或其他不能控制的情况下缺乏生计时有权获得保障。"

这个有些理想化和抱负的定义提供了一种职业哲学和一套价值观，这是助产士和其他护理职业实践的基础。因此，卫生政策的组成部分是兼收并蓄的，广泛涉及一系列学术学科。如下对涉及的学科做简要描述。

1. 哲学　这从根本上涉及生命权，以及所有人可能期望得到的最低限度的人性化保健服务的文化、社会和经济权利(Todres et al，2007)。它还包括涉及个人健康、儿童保健、药物政策、心理健康、公共和人口福利的一系列广泛的实践活动。助产士关心的是女性在卫生系统中的权利，从隐私和尊严，到她们的性权利和生殖权利、免疫接种、母乳喂养政策，以及与产妇死亡率差异有关的政策。

2. 经济学　发达国家的卫生服务已经超出了它们的能力，无法负担所有可选择的护理和治疗，所有这些都需要管理稀缺性(Jackson，2012)。在所有需要管理一定程度配给的社会中，卫生经济学都是当务之急。卫生系统本质上是个人主义

的，是在自己的时代和背景下发展起来的，其结果往往难以比较。然而，大多数国家在广泛使用资源的三个主要意图上达成了一致。

● 公平——稀缺资源如何才能得到更公平的分配？

● 有效——是否能保证执业助产士使用那些已基于证据、被证明最佳的技术？

● 效率——如何确保资金的最大价值？这依赖于为特定过程分配财务价值，并将其成本效益与备选方案进行比较。

3. 劳动力　卫生服务在很大程度上依赖于技术和药品，但它们最重要的资产是劳动力。劳动力也占支出的 75%，因此很难进行计划和管理（Trueland，2014）。在适当的时间掌握适当的技能组合是母亲、婴儿及全世界的患者取得良好效果的基础。这提出了组织结构、金融体系和从业人员个人行为之间有趣的联系。因此，有一个成熟的领域将社会和行为科学结合起来，以更好地理解个别助产士对母亲和婴儿特定结果的成本和质量的显著贡献（Cookson et al，2014）。

4. 医学研究政策　以治疗为导向的研究是良好诊断和临床干预的一个不证自明的先决条件，而基于证据的实践将其从传统的实验室环境带到临床。在这里，助产士从自身学习经验中积累的技能将最好的研究证据整合到有效的临床决策中，同时还考虑了特定干预措施的安全性、满意度和成本效益（Sandall et al，2013；Cookson et al，2014）。

5. 国际卫生政策　许多政府将其卫生战略嵌入其总体外交政策，以促进较贫穷和脆弱国家的良好国际关系并改善其卫生状况。英国国际发展部（DFID）就是一个缩影，它有多种途径接近联合国（UN）的千年目标：消除贫困、饥饿，促进性别平等，改善孕产妇健康，降低新生儿和儿童死亡率，防治艾滋病毒和艾滋病、疟疾和其他热带疾病，并通过与发达国家合作，促进经济的可持续发展 [Department for International Development（DFID），2015；UN，2015]。

6. 政治和政策　英国的 NHS 是政治化的，而且始终是所有政党在大选期间表达的最突出的宣言承诺，各方都努力强调他们的建议比竞争对手的更有价值。

相似之处都始于选民，即每个人都投了一票。一旦选出政府，其首相或第一部长就会选出一个由其他高级部长组成的内阁，这些部长对国家的政策承担集体责任。其中最引人注目的是卫生国务秘书或卫生部长，他们被赋予管理特定国家的医疗服务体系的权力。如何做到这一点取决于各个国家的立法机构。过去 15 年里，英国的政策出现了一些明显的内部差异。英格兰追求的是大男子主义、准市场和私有化战略，其特点是自上而下的绩效管理。"国王基金"对这一点进行了简明扼要的描述（Kings Fund，2015b 和 2015c）。

在苏格兰，管理层变得更加被动，不像英格兰那样倾向不断重组；威尔士坚持自己的道路，特别强调通过公共卫生行动促进健康和预防疾病。北爱尔兰 NHS 有很大的不同，它同时提供医疗保健和社会保健（通常由其他三个国家的地方当局提供）。来自不同系统的调查结果仍然难以比较。

国际上可比较数据的范围和有效性有限。对事故和紧急情况下的等待时间或癌症生存率等绩效采取替代方法估算，在母国之间产生的结果差异可以忽略不计，且不具有结论性。需要有关于抽样人群的性质、年龄分布、人口统计学和社会经济地位的更有弹性的流行病学数据，才能得出更严格的结论（Bevan et al，2014）。

因此，尽管政界人士对人口健康的影响可能微乎其微，但其仍然影响选民的期望，是资源配置压力的来源（Blunt，2015）。

（二）谁来制定政策，如何制定政策？

卫生政策的制定是由对公共利益的关注决定的，这种关注可能从影响少数人的状况到如何最好地提供全民服务。政策需要政府运用权力来安抚选民和积极地影响健康结果。任何政府在卫生服务问题上的意识形态和哲学立场都是重要的，其在立法机构中的政治影响力对其实现自己的目标至关重要。议会占少数的政府很少能成功地颁布有风险的卫生立法。然而，各国政府在做出结论时确实考虑到各种各样的利益。因此，尽管决定关键资源分配的是政治决策，但最终决定政策执行的是它们的经济评价和对金钱的感知价值。因此，理解政策过程中的政治因素对于创新的重要性可能不亚于理解为什么特定的干预会提高临床结果或整体公共利益（Buse et al，2012）。

政界人士并不是在真空中运作的，可以看出，部长们面临着一系列压力。现将这些情况简述如下。

五、健康政策的决定因素

政策（图 14.1）存在于一个环境中，其内容虽然通常是预先确定的，但通过个人、群体和组织对政策制定过程的影响而改变。因此，政策是可调整的，但即使是最好的部长级形式，也会受到相当大范围影响的调和及操纵。政策调整的动态关系到以下压力来源。

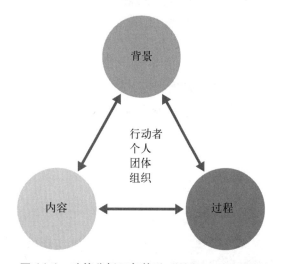

图 14-1　政策分析三角关系（Walt et al，1994）

1. 部长、公务员和"循证政策"　在英国，对政府的需求有很多来源。从历史上看，主导性的影响来自部长、公务员和医疗行业。现在的情况大不相同了，对决策过程的要求也是多种多样的。政策并不是政府直接下达的。从一开始，任何后续政策的核心思想都会受到一系列影响，这些影响导致核心思想重新形成。

卫生部长负责管理政府支出最高的部门之一。可以看出，在英国，那些成功的卫生部长获得了更高的职位，而那些不那么成功的则没有获得同样的职业待遇（BBC，2003）。因此，卫生部长有个人和事业上的动力去成为成功变革的发起人，特别是被要求制定有成功机会的循证

政策。

NHS 政策的优先次序和资金来源是由国家经济优先次序、社会的保健需要，以及通过应用可靠和有效的研究结果来决定的。利用现有的在选举中具有说服力的数据，是指近年来政客们利用这些数据来传达他们从研究中知道"什么管用"的信息。助产士也掌握了这种以证据为基础的哲学，作为宣传最佳实践的一种手段，这是一种旨在增强公众对他们的信心的副产品，但"有效的方法"不仅仅是研究结果的问题。在决定任何特定政策是否成功时，研究证据与卫生系统内政治权力的使用之间的关系始终是一个考虑因素。因此，应该对任何特定卫生政策的研究证据的真实影响做出判断（Solesbury，2001）。

人们可能对基于证据的政策的实际效力产生合理的怀疑。因此，我们需要对那些真正"基于证据"的假设和主张进行识别和平衡。

2. 特别顾问和媒体管理人员　英国政府越来越多地使用特别顾问和媒体经理，这给医疗服务政策的呈现带来沉重的压力。他们是合法雇佣的，非选举产生的政治人员，为政府的发展做出了贡献。他们提供建议，重要的是，他们与政府的公共关系职能不可分割地联系在一起，并努力有利地描绘政府政策的性质和意图。政府对媒体的管理作用不可低估。虽然特别顾问和媒体管理人员本身并不制定卫生政策，但他们塑造了卫生政策富有想象力的表达方式和使政策信息成为公众知识的优先事项。

他们还强调了首相对卫生政策特别感兴趣。近年来，首相发表关于 NHS 政策的重要声明已经成为一种常态，以作为政府对这些政策承诺的象征，而不仅仅是把这一问题留给卫生部长来处理（House of Lords，2010）。常设公务员制度是非政治性的，但其咨询意见可能被对部长原则具有强烈政治承诺的特别顾问推翻。

3. 智库　是研究公共政策的组织，他们往往是非营利性组织，他们的资金来自政府、商业组织的顾问或雇佣他们服务的竞选团体。他们可以成为卫生政策的有影响力的推动者，并受到各种政治派别政府的青睐。例如，成立于 1884 年、隶属于工党的费边社（Fabian Society），影响了最初NHS 的形成。再如，20 世纪 90 年代，亚当•斯

密研究所（Adam Smith Institute）是自由市场思想的主要来源，自那以来，自由市场思想在很大程度上影响了英国的经济政策。在 21 世纪，公共政策研究所（Institute for Public Policy Research）塑造了新工党（New Labour）的政策，以及私营部门越来越多地参与 NHS 的持久遗产。此外，经保守党政府批准设立的社会正义中心的存在是为了寻求解决贫穷及其后果的办法。

因此，智库是规模较小、资金适度的组织。他们的目的是通过分析政策困境来影响政策辩论。他们通过与工业界、银行业、媒体及最终与政界人士的合作，为自己的发现获得了政治上的认可。智库一般是作为产生真正的研究和咨询的组织而出现的。是否能够提供公正没有偏见的建议，而不是针对特定政治议程的带有倾向性的观点，是评价它们对政策影响的焦点（Stone，2006）。

4. 学术的影响　政府与学者之间的衔接，以及由此而来的政策形成，主要有两种形式。第一是学术发现对政策形成的影响。与智库不同，传统学术界在制定政策方面面临更大的困难。这在很大程度上是他们表达观点方式的一种功能，在他们的研究结果被公布之前，他们从自己的学术团体那里获得了认可。因此，与科学受众沟通的形式不一定是与政治家和决策者顺畅沟通的形式。将技术信息转化为对决策受众具有包容性和可理解性的信息需要精心设计的沟通，以向整个社会传达技术科学发现的潜在价值（O'Brien，2011）。

第二，学者们让政府用他们的假设来支持现有的政策。社会民主主义理论家 Anthony Giddens 的著作就是一个例子。英国工党（Labour Party）曾将其作为一种合法手段，消除资本主义的不公平方面，同时提供一种符合社会需要的道德社会主义形式（Giddens，1994）。因此，Anthony Giddens 的学术著作被用作 Tony Blair 领导的新工党采用的"第三条道路"的回顾性理由。

5. 不良事件　是在护理和治疗过程中意外发生的。事情可能出错的范围和原因一样广泛。这些都是错误和不幸，其中许多是与可能涉及有缺陷的知识、技能和技术监督的人类意外失算有关

的。因此，所有的 NHS 组织都有一个风险策略，使他们能够提供大量、稳定的优质医疗服务。然而，事情确实出错了，对服务用户及其家庭造成了严重和破坏性的后果，其中一些后果几乎是可以预见的（DH，2000）。因此，我们采取了一些措施来保护服务用户和客户，并确保在出现问题时进行有力的调查。从严重事件中吸取教训，确保未来事件再次发生的风险最小化（NHS England，2015）。

NHS 本身并非疏忽大意，不良事件更多的是由于系统故障，而非个人失误。然而，该服务总能从错误中吸取教训。从历史上看，它一直隐藏着一种"指责文化"，即对确实出错的事情的公开报道往往被调查人员的精力所掩盖，并集中于寻找"替罪羊"，而不是研究如何在未来防止意外事件的发生（Fast，2010）。这反过来导致了信息的缺乏，而这些信息可以有效地共享，以防止出现问题（DH，2000）。现在培养了更大的透明度，以便系统地收集关于有害或潜在有害事件的必要情报，并更广泛地传播这些情报。报告在航空工业中使用的"差点儿漏诊"的概念，也被英国 NHS 作为创造更好的患者安全的常规做法。

在政策术语中，有趣的是那些由于糟糕的地方政策、缺乏安全意识、沟通不畅、记录保存不足和资源不足而导致的组织功能障碍导致的事件（NHS Gommissioning Board，2013）。

具有里程碑意义的组织功能障碍的例子是存在的。20 世纪 90 年代的布里斯托尔心脏丑闻导致心脏手术后不必要的婴儿高死亡率，这是由系统故障导致的，最终医师和医院被要求公布更多的表现数据。英国全科医师 Harold Shipman 在 1975～1998 年成为世界上最多产的杀手之一。他被定罪后，死亡证明政策作为其罪行的直接和间接结果而受到审查和修改。1988～1995 年，Alder Hey 医院未经授权摘除儿童器官的行为促使了 2004 年的《人体组织法》（Human Tissue Act，2004）的产生。该法案对有关保留人体器官的立法进行了全面改革，并成立了人体组织管理局（The Human Tissue Authority）来监管这类事件。

请看莫克姆湾调查报告，你认为在管理和服务失败中最重要的因素是什么？

助产士特别感兴趣的是莫克姆湾调查报告（DH，2015）。这篇文章叙述了一系列事件，起因是弗内斯总医院（Furness General hospital）产科临床护理的根本失败，该医院后来成为莫克姆湾 NHS 基金会信托大学医院的一部分。这项调查发现了对母亲和婴儿不必要的伤害，包括灾难性和不必要的死亡。在很长的一段时间内，人们错过了在功能失调的联检组内防止一系列失败的机会，造成了报告所述的严重后果。

（一）高度政治化的服务

NHS 给政府带来的政治问题是不可避免的。这项服务在英国人民的想象中占有宝贵的地位，它有助于团结他们。有学者声称，它的地位甚至可以与一种宗教的地位相媲美，正是这种宝贵的地位压制了关于它的许多辩论，这才是它真正需要的（Neuberger，1999；Sikora，2008；Murray，2015）。由此可见，NHS 整体状况及政府与公众的关系是密切相关的。要想成功，政客们需要在地方和国家的 NHS 方面做好选民的本职工作。一些人会说，是政治家自己建议更多的卫生服务产生更好的健康，是政治家提高了公众的期望（Seyd，2015）。

这通常意味着 NHS 非常的政治化，以至于在任何大选中都将其列为三大议题之一。因此，人们相信政客们告诉他们的话：更好的服务产生更好的健康结果，这使得他们认为医学总是可以做一些非凡的事情。这些美好的观念有时会妨碍人们认识到，尽管有组织的医学显然对生命的长度和质量很重要，但其真正的成就可以被夸大到一定程度。显而易见的是，该服务受到客户和患者的延迟和可变结果的影响，这加剧了争议，并使其政治化（Toynbee，2015）。

这一基本政治问题是一把双刃剑：对服务的需求是无限的，永远会超过其供应。因此，NHS 因其持续的供不应求和负债的形象而政治化。其原因直接关系到其有效性。与收取用户费用的卫生系统不同，NHS 的准入是畅通无阻的，因为

它在交付时是免费的，所以对那些寻求使用它的人几乎没有什么阻碍。因此，服务无法控制需求，而且提供服务本身就很昂贵。所提供产品的广泛性意味着来自其产品供应商（包括制药行业）的持续付款压力。它使用的创新技术和新的临床进展通常比它们所取代的更昂贵。政府还通过承诺提供在当地任何地方都可轻易获得的高质量的护理和治疗标准来推动政治化，因此，长途跋涉接受专家服务并不常见，但在世界其他地方却很常见。

NHS 自诞生以来已近 70 年，但仍可证实，该服务所依据的三项政策原则，即免费获得服务、服务范围广、高质量服务，仍然生机勃勃，而且所有政府，不论其政治意识形态如何，都在大力推行（Conservative Party，2015）。为所有人提供这些服务是所有政治当局面临的不可避免的挑战。

免费服务和全面性的政策意味着必须使用可能威胁服务质量的更便宜、更低效的治疗方案。追求普遍和免费的最高质量服务也同样会对所提供的广泛服务构成威胁，威胁到向所有需要的人提供服务。这意味着一些服务，如不孕不育治疗，并不是普遍免费提供给那些希望得到它的人，导致一些人不得不私下购买。

NHS 是其自身成功的牺牲品，而且由于其高度政治化，反对任何主张的政治家总是能够利用它所察觉到的不足之处。由于 NHS 已经超出了其提供所有可用的护理和治疗的能力，因此不难将 NHS 描绘成一个长期处于危机状态的组织。反对党的政客们从中获利颇丰，以至于在政治辩论中使用 NHS（Swinford，2015）。

（二）提供国家卫生服务体系——一场政治游戏

NHS 的突出地位可能会导致它被用于政治游戏，政客们会从中要求更多，而不管它是否肯定只能分配到有限的资源（Bailey，2015）。所有政府都心照不宣地承认，实现 NHS 最可信的目标在实践中并不总是能够实现。事实上，其更为完美的愿望是任何政府所面临的资金问题的核心。人们一致认为，NHS 的任何失败或不足的根源都可以追溯到资金不足或滥用，这两个因素是政策辩

论的永久焦点。

有些人会说 NHS 是自身麻烦的制造者。它雇用的员工越多，在技术和药品上的投资就越多；它提供的医疗质量就越好，它做的工作越多，它的成本就越高。因此，大家一致认为，资助助长了这项服务的政治化，使其成为一项难以处理的项目。

1. 造成资金压力的原因 控制需求只能通过让患者等待来实现，而这已经成为一个带有政治色彩的问题，因为人们对此期望更高。然而，支出压力是显而易见的。140 万 NHS 员工消耗了 NHS 超过 75% 的收入。其储备进一步受到支出的压力，而不断增长的老年人口将在未来 30 年大幅度增加。年龄越大的人越倾向使用 NHS，这可以从他们的社会医疗费用的同比增长中得到证明（Holt，2015）。

资金方面不可避免的压力还来自昂贵的新药和技术的不断增长，以及各部门的临床医师要求获得这些药物和技术的呼声。从历史上看，如果有新药物或新设备可用，两者都可以毫不犹豫地购买。美国 NICE 对新技术和药物进行了严格的成本效益分析，目前已成为一种规范，只对那些被证明有效且物有所值的项目进行投资。对于那些可能对某些产品有效，但不足以保证对所有产品的总体许可的项目，这种被认为是定量配给的情况会无情地发生。这使得政府在政治上很脆弱，如果人们认为它拒绝给某个患者提供某种治疗，这种治疗虽然是可行的，但在经济上并不能提供很好的价值。

保健服务的持续改组及其对预算的消极影响是另一个开支来源，特别是在英国。但是这是很难衡量的，而且持续重组的效率的效果从来没有被衡量过，所以它们是否是一个好的投资是值得怀疑的（Johnstone，2014）。

2. 提高财政收入 适当资助卫生保健的需要引起了公众的想象，因为他们认为治疗性调解是取之不尽的。然而，鉴于疾病的根源还包括社会经济、行为，以及更深层地植根于现代社会更广泛的功能障碍，在临床干预方面的支出只是部分解决方案。由此推论，政府应该在健康促进、疾病预防、住房和社会服务方面投入更多。但是部长们更喜欢引人注目的高科技投资。

各国政府不断努力更好地利用现有资金。这是为了优化资源配置，以获得每磅开销的最大回报。节能和提高生产率是政策的核心，供应商每年都要从相同数量的资金中收取费用，以减少浪费和提供更多的医疗服务。在此基础上，管理人员的效率越高，他们就越难在未来变得更有效率，试图从同样的现金中挤出更好的结果（Kings Fund，2015b；Kings Fund，2015c）。然而，尽管对有效性和效率采取了不懈的努力，但如何最好地筹集更多资源的问题却一再出现。

如今，在任何有关 NHS 及其所有重组和改革的辩论中，资金都是反复出现的基础，而所有这些改革都是以提高经济效益为前提的。在产生必要的财政资源和丰富国民保健制度的经济表现方面，各国政府有以下几个选择。

（1）一般税收：一般税收为国民健康保险制度提供了主要的资金来源，而且在可预见的未来很可能会这样做，尤其是因为改变到另一种选择是未经测试和不可预测的。作为一种资金供应，它有许多值得称赞之处：募集成本低廉、可筹集到所需资金的 80% 以上（Kings Fund，2015b）。它吸引了广泛的选民群体，主要是那些应税贡献与收入成比例，而且可以说"有能力"缴纳所得税的就业人群，因此它是一种公平的收入手段。它还具有足够的适应性，可以根据国家需要改变汇率。

虽然一般税收是财政收入的主要来源，但它在政治上仍然负担沉重，这决定了操纵其作为现金来源的战略用途的可行性。人们通常不会投票赞成增加他们的一般赋税。因此，政府可以选择将其他公共支出项目的资金从其他支出部门转到 NHS，但这可能会剥夺其他领域的资源，从而在政治上不受欢迎。同样，对于任何考虑提高所得税的政府来说，这种行为都存在政治风险，而承诺避免提高所得税是所有选前宣言的承诺。

（2）指定用途的健康税：1948 年，国民保险（NI）税的目的是作为 NHS 指定用途税的一部分，但在福利制度最终对其提出要求的时候，人们并没有意识到这一点。国民保险与一般税收一样，是对在职人员的一种强制性扣除，行政上便于征收。它也是按收入比例收取，相对公平，占 NHS 资金总额的 18% 以上（Kings Fund，2015b）。

作为国民健康保险制度收入来源的一般税收

和国民保险的关键在于，从发薪日扣除的人无法控制"他们的"钱花在哪里。这引发了一个更持久的问题，即引入一种"健康税"。因为公众可能愿意为一只完全致力于医疗保健的基金支付更多的钱，所以他们是否愿意为投资于可能与个人信仰冲突的企业支付更多的所得税就不那么确定了。倡导建立受保护的"健康基金"的人士会辩称，NHS 应该拥有一种不受政府控制的专门资源，这将使其免受金融波动的影响。在 NHS 的历史上，金融波动一直阻碍着它的计划发展。但在经济衰退期间，这种想法可能会变得不可持续，因为财政部需要动用手中的每一分钱来维持国家经济的活力。

保护一项提供全民覆盖的服务需要做出强制性的贡献，这总是引起我们所知道的可靠的现有制度替代办法的问题。

（3）用户付费：与国际比较机构不同，英国的直接患者收费非常低。这可能是一个丰富的收入来源。有两个注意事项：支持付费的一方和反对付费的一方（Maynard，2012；Campbell，2014；Haldenby et al，2014）。支持收取更多费用的人认为，私下为服务付费提供了个人选择和一种偏好的表达，而这种偏好在使用常规的状态服务时通常是得不到的。那些反对付费的一方指控这会破坏福利国家的政治形象。可以肯定的是，用户收费抑制了需求，最好的例子就是英国引入了一项几乎由私人运营的眼科服务，该服务严重影响了人们对常规眼科检查的接受。日益私有化的牙科服务也导致了类似的对治疗的阻碍。用户收费是一种严重的抑制因素，因为它们取决于支付能力，而非临床必要性。但是，它们要求对有需要的人同时实行豁免政策，这就产生了关于收取何种费用是适当的第二个主要问题。如果收费太低，收取起来可能不经济。如果收费过高，可能同样会弄巧成拙，并排除那些不可避免地会被忽视的可治疗疾病。或者如果有太多的人是免税的，那么这项收费可能就不值得征收。

有关扩大收费范围的讨论经常会出现，包括全科医师的外科咨询、全科医师的家庭和"非工作时间"探视、急诊、门诊、医院交通和住院患者住宿的非临床"酒店"服务（如食物和洗衣费）

的收费。然而，扩大患者付费范围可以进一步促进私有化，并激励个人为那些可能成为意外的自付费用的东西投保。事实上，患者付费在政治上和实践上都是难以操作的，尽管具有威胁性，但它是一种控制需求的方式；如果该提议在政治上有损于各国政府对基本免费的 NHS 的承诺，各国政府就会放弃该提议。

（4）私人医疗保险：在英国，值得怀疑的是，NHS 正在为私有化做准备，这种可能性有利有弊（El-Gingihy，2015a；El-Gingihy，2015b；The Week，2015；Kings Fund，2015d）。但要做到这一点，私人保险必须接近全民保险。

从历史上看，私人保险对 NHS 的财政贡献很小，因为它的收益主要花在私人医院的治疗上。但 NHS 现在是最大的私人选择性手术提供商，为私人保险提供了大部分的活动。管理人员已经认识到，与私立医院竞争选任工作是值得的，因为它不仅提供了来自国库的资金来源，而且还提供了来自私立医院患者的收入，这些收入已成为宝贵的创收来源。

NHS 私有化的想法定期被提出。它之所以没有被采用，是因为大量人口无法投保，保险公司避开高风险的客户，尤其是那些患有慢性衰弱和顽固性疾病的客户。公司还排除了昂贵的治疗费用和与任何风险相关的疾病，如孕产妇保健。此外，那些没有能力维持保险的人将需要一个庞大的 NHS 安全网来满足他们的需求，问题是，这是否会使剩余的 NHS 成为二流服务（Kings Fund，2015d）。

提倡大规模引入私人医疗保险的人认为，其减少了 NHS 的支出，减少了对公共资金的需求，并降低了个人税负。它还声称私有化缩短了等待时间，并带来了更个性化的、消费者响应式的护理。支持者认为，私人医疗引入了保险客户的成本意识，私人保险用户不会像 NHS 的用户那样过度应用服务，而过度的服务需求会导致保费增高。

批评人士认为，私有化是不平等社会中的一种特权的标志。在这个社会中，财富购买的优先权保证了"排在队伍前面的位置"，并凌驾于临床重要性之上。他们还注意到，它的行政管理成本较高，而且它的市场特性决定了它只受理有利可图的项目。他们尤其指责它寄生在 NHS 上。私营部门在主要卫生专业的注册前培训和从 NHS 招募员工方面做得很少。同样，由于严重依赖 NHS 的顾问咨询系统，这种对 NHS 医护人员的依赖意味着私有化医疗服务的医疗质量并不比 NHS 好，这仅仅是因为私营部门依赖 NHS 闲置的顾问能力。

六、结论

NHS 影响着英国的每一个人，它的政策体现了比君主制和军队更受重视的原则（Katwala，2013）。

从 1948 年 NHS 诞生之日起，它就一直在艰难地抉择如何合理利用其稀缺资源。它仍然是一项没有先例的服务，并继续作为贫穷、疾病、肮脏、无知和懒惰"五个巨人"救济的一部分。NHS 已多次尝试改革，以更好地应对金融约束，这些改革将继续下去。政客们要求进行大刀阔斧的改革，以使金融体系变得负担得起，更好地发挥其作用，并对所有人更加公平，但他们承认，这始终需要广泛的公众支持。NHS 代表了一种公平的概念，这种概念来自它自由地做它所做的事，而不是仅仅根据消费能力来判断那些被它对待的人。任何政府都不可能在可预见的将来设计出破坏这些基本目标的政策，而且必须认识到有效政策的实施也依赖于 NHS 工作人员的友好与合作。

NHS 有一种"以目标为导向"的文化，以此来确保运营的成功。这就需要在一个等级管理控制制度内以标准化的、注重结果的程序严格划分劳动界限。然而，在管理文献中已经确立，当一线员工受到严格的监督和驱动时，分级管理不一定有效（Walton，1985；Bevan，2010）。管理过度的工作人员在压力下工作时没有适当地控制自己的专业表现，因此，其工作能力会丧失。另一种选择是，一线临床医师通过对其特定组织的预期目标拥有所有权而以最佳方式提高效率。与其让上级强加给他们变革，不如让他们领导决策者和管理层所要求的变革，从而更好地确保上级的承诺。表 14.1（Bevan，2010）简单地解释了"遵从"和"承诺"之间的区别。

表 14.1　遵从与承诺对比

遵从目标	承诺目标
规定每个人必须达到的最低绩效标准	陈述每个人都可期望的集体改进目标
使用层次结构、系统和标准程序进行协调和控制	使用层次结构、系统和标准程序进行协调和控制
通过正式的命令和控制结构交付	通过自愿的联系和团队交付
惩罚 / 制裁 / 羞辱的威胁为交付创造了动力	对共同目标的承诺为交付创造了能量
基于组织问责制（"如果我不完成这一点，我就不能达到绩效目标"）	基于关系承诺（"如果我没有做到这一点，就会让团队失望及无法完成其目标"）

从这张对比表可以看出，"遵从"强调的是严格的、管理强加的"自上而下"的绩效目标，而"承诺"则导致共享集体持有的目标和一代人的所有权（Walton，1985）。管理层在提供总体方向方面仍具有决定性的作用，但有证据表明，在对一线员工的开放和信任的环境中，激励和延伸他们的抱负，同时实现关键绩效指标（Leslie et al，2006）。因此，关键字是"承诺"，它被证明以"遵从"所要求的"软硬兼施"的方法无法实现的方式，以速度和数量实现转型变革。

因此，我们的结论是采取助产士可以采取的政策和管理措施。这使人们注意到卫生政策的不稳定和有些混乱的性质，并证实，对那些做出政策决定的人来说，没有"正确的方式"来进行决策。其他人，而不仅仅是助产士和对立政党的政客，通常能想出比政府更好的办法。

因此，助产士需要一定的知识体系来解读政策，并能说明政策的实施。这始于一个前提，即卫生政策的制定与其实施之间存在持续的冲突。政府战略制定者最关心的是如何为集体利益而行动。然而，这常给临床医师实施政策造成压力，使其在现有资源范围内满足个人客户的需求和选择。卫生服务和管理这些服务的政策是一个非常公开的问题，但同时也是一个独特和隐私的问题。因此，尽管政策旨在起到治疗作用，但对于那些不得不付诸实践的助产士专业人士来说，它也可能带来压力。这引发了助产士们对 NHS 所依据的关键原则的争论，这些原则涉及社会公正的基本内容，其支配着助产士的实践精神。

人们注意到卫生服务组织所面临的主要困境，这些困境是当前存在并长期存在的，无论哪个政府执政，它们都将继续存在。了解到所有助产士都是忙碌的人，他们最关心的是手头的临床挑战，就会产生这种意识。然而，在更广泛的政策背景下更广泛地了解助产士的位置是合格执业人员的一项关键素质。这需要在本地组织级别和更广泛的医疗环境中对政策的概念进行广泛理解和熟悉。拥有政策"诀窍"可以培养出更精明和有效的临床医师，他们有能力应对过渡和转型。"知道如何"阐明了谁和什么是组织内外变革的关键驱动力，正是"知道如何"动员了对助产士创新和服务改进的支持。

助产士很容易陷入日常临床压力的混战中，对繁忙的工作环境、工作人员的缺乏和不断的变化感到沮丧。但是，对不公平和不公正感到失望是没有绝对意义的，除非我们理解事情的"运作方式"——这就是政策的重要性。

那些成功领导助产士行业的人获得了知识能力，能够发现更大的问题，并找到可行的方法来解决这些问题，不让自己被关于他们所做事情的冲突和批评分心。具有领导能力的人必须具有对信息进行优先排序的能力，能够有效地获取利用数据，并具有对各种现有证据的价值进行区分的能力。在获得数据之后，他们在得出正式的结论之前系统地评估了不同的论点。

所有这些重要的理智过程的核心都回到助产士知道事情如何运作的重要性上来。具有组织"知识"的助产士具有一个关键的特征——政治上的精明。这种素质维持了理解卫生服务组织、更广泛的专业社区（如医药和管理），以及地方卫生经济中利益集团和权力基础的多样性复杂性的能力。政治上的精明需要对政策辩论的每一个方面都有敏锐的理解。他们需要对政策做出有效的判断，从而最终使助产服务在任何存在的地方得到更有效的领导。简而言之，政治上精明的助产士明显比不精明的助产士更有效地领导、倡导和代表母婴和家庭医疗（DH，2014）。

要点
• NHS 自成立以来，伴随着社会经历不断变化和发展的过程。   • NHS 影响着英国的每一个人，它的原则和服务受到公众的重视。   • 这是作为救助贫困、疾病、肮脏、无知和懒惰"五个巨人"的一部分开始的。   • 助产士需要了解 NHS 在组织和地方层面的结构和运作。   • 助产士应在政治上意识到自己在服务中的作用，并为组织的发展和福祉，为妇女、婴儿和家庭服务做出贡献，这一点很重要。   • 助产士需要对医疗服务的变化保持警觉，以便在服务的同时进行创新和改变。

（翻译：李　凯　王　彦　审校：李秋玲）

第 *15* 章

儿童保护的法律框架

Barbara Burden，Michael Preston-Shoot

学习目标

通过阅读本章，你将能够：

- 了解 1989 年《儿童法》的立法基础和关键原则；了解 2004 年《儿童法》；了解其他相关法律条款原则，包括 1998 年的《人权法案》。
- 了解可用于支持照顾子女的家庭的资源范围。
- 评估地方政府的作用和责任，以及为儿童及其家庭提供志愿服务的监测。
- 确定残疾儿童以及来自不同种族和文化背景的儿童的特殊需要。
- 评价助产士的作用和责任，协助各委员会承担社会服务责任，以促进及保障有需要儿童的福利。
- 理解助产士对于评估儿童及其家庭的贡献。

一、引言

儿童安全的监护及促进他们的福利是每一位健康照护者及社会照护专家的责任。强调通过多重机构的运作及信息分享结果的重要性。再次强调，政府的记录持续强调机构间及跨专业领域工作的重要性，而且整体系统必须要着重于促进儿童及年轻人的安全维护及福利（Laming，2009；HM Government，2015a；Munro，2011）。 随着高比率的儿童死亡，关于儿童福祉及安全的决策是复杂的，如 Victoria Climbié 和 Baby P 的案例，引起了对专业性决策、引导及处置的批评和焦躁的情绪 [Department of Health（DH），2003；DH，2015a；Joint Area Review，2008；Office for Standards in Education, Children`s Services and Skills（OFSTED），2010]。利用评

估确认儿童的需求，追踪取得的进展，以确保儿童需求的整体情况，则儿童的服务质量将被提升（OFSTED，2009；Statham and Aldgate，2003；Preston-Shoot，2014）。目前有关这些服务依旧存在许多限制及地方政府缺乏可利用的法律规定的限制。

本章旨在使助产士能够理解立法框架和相关政策、程序，以及有效发挥其作用所需的资源，与家长及其他专业人士合作确保儿童的福祉和安全。请参见专栏 15.1。

专栏 15.1　儿童的法律与权利

1989 年的《儿童法》规定：儿童是指小于 18 岁以下的人类。依照目前英国的法律，在出生后的那一刻起，个体才有法律的权益。同样，一个人在孩子出生前不成为父母。

这里所强调的法律规则是针对英格兰及威尔士，主要是指 1989 年的《儿童法》。在苏格兰工作的助产士必须要参考 1995 年的《苏格兰儿童法》，而在北爱尔兰工作的助产士则需要参考 1995 年的《儿童法案》。法案的条款呈现出英国境内不同地区的差异性，尽管英国境内法律及司法有差异，但涉及保护儿童的所有法律均有危急保护条款，且包含儿童父母的同意书，以及保护那些承受灾难痛苦儿童的照护措施。这些法律条文强调重视儿童的愿望，并考虑他们感受的重要性，同时，这些法律也显示儿童父母的责任及确认儿童生命的重要性。这里还隐含着信息分享、多重机构及跨专业领域合作的任务。在英国境外工作的助产士也必须要熟悉所在国家的法律并能区分国境法律条文的差异性。

在欧洲工作的助产士必须积极促进《人权和基本自由欧洲公约》所载的各项权利,这些权利已在全英国纳入国家法律框架。包括联合国的条款《儿童权利公约》(联合国 1989 年版)也为实践提供了强有力的原则,如果一个国家将这些原则纳入国家儿童保育法,就更是如此。

接下来的章节,我们将讨论助产士遇到的三种情境(请见案例 15.1)。

案例 15.1

Gill 今年 28 岁,刚刚生下一个男婴。她 6 个月大的婴儿因为没有得到足够的照顾而被迫离开母亲。Gill 文化程度低。

Gill 通知全科医师时,她已经妊娠 28 周,那时她参与了婴儿出生前的评估,Gill 能配合。Gill 起初坚持说她是在一次聚会上被强奸的,她不认识孩子的父亲。她说 1 年前她和她第一个孩子的父亲 Jack 分开了。Jack 在监狱里待了 4 个月,因为他有严重的身体伤害和暴力的行为。他 2 天前出狱了。现在,她又说 Jack 是这个孩子的父亲。她不再愿意与医院或社会组织合作,坚决要求出院。而 Jack 非常支持她这么做。儿科顾问希望孩子在医院进行观察,因为 Gill 的妊娠期保健很差,她的孩子出生时体重也很低。Gill 的健康也需要进行监测,她患有癫痫并极度肥胖。像这样的情况,请考虑助产士的作用和责任。

- 你担心什么?
- 你会向谁报告你的担忧?
- 你对孕妇的产前评估有何贡献?
- 在你的联系人中,你会寻找谁?父母?
- 你认为父母在照顾孩子的同时应如何不让孩子处于危险之中?

二、1989 年《儿童法》

1989 年《儿童法》,经相关条例及法定指南扩大后,涵盖护理层面的法律指南、儿童教养及保护措施(Braye et al,2009)。这些法案的内容包括离婚诉讼时儿童的福利及保护,儿童的需求,处于危险的儿童,残障儿童或有特殊教育需求的

儿童,以及那些须要离家生活的病童(短期或长期性),还包括住院病童,住宿学校,社会福利处安排的居住宅及寄养家庭。随后的立法对这些规则进行了修订和补充,特别是 1996 年的《家庭法》(用来保护家庭暴力的受害者),2000 年的《儿童法案》(主要的任务是关于儿童生存照护、脱离原生家庭的照护)。2002 年《儿童领养法案》(改革领养的法律并更改 1989 年《儿童法》的条文,如关于父母的责任、特别监护和倡议),2004 年的《儿童法》(提供给儿童的有效及整合工作的需求),2006 年的《儿童领养法案》(儿童与非住民双亲间的仲裁及制裁,以及改变家庭扶助规定),2008 年的《儿童及年轻人法案》(修订儿童在需要层面及紧急时刻的保护规定及改变有关儿童收容的规定)。2009 年《儿童的学习、学徒及技能学习的法案》及 2014 年《儿童与家庭法案》(更改 1989 年《儿童法》的领养规定及对于残障病童的支持,修订护理程序)。

指南及法规(guidance and regulations)是由中央政府机构制定的,这些指南及法规提供许多详细有关法律的信息,这些信息必须落实执行。1970 年的《地方政府社会服务法》的第七款指出必须遵循这些指南。其中一个指南是"共同工作于促进儿童安全"[Working together to safeguard children(HM Government,2015)],这个指南提供所有机构共同合作促进儿童福祉的蓝图(请参考图 15.1)。这些指南也明确儿童最后可以获得哪些成效,详细的细节呈现于 2004 年的《儿童法》,并要求付诸实施。助产士有一个独立且被接受的健康照护者角色,他们照顾妊娠妇女、新生儿及其家人,同时助产士是一个可以提供给新生儿所有层面的健康护理咨询的独立角色。

从业人员通常在家庭有问题时出现,并参与工作。在 2013 年,在英格兰(英国)及威尔士有 657 512 例活产婴儿,大部分是在助产机构出生。在英国,2013 ~ 2014 年,相对有 657 800 例儿童转介至儿童社会福利机构护理,其中 397 600 例按照儿童的需求而分类,其中有 142 500 例依照第 47 章需要整体保护,48 300 例儿童是符合儿童保护计划(Department for Education(DfE),2014)的。

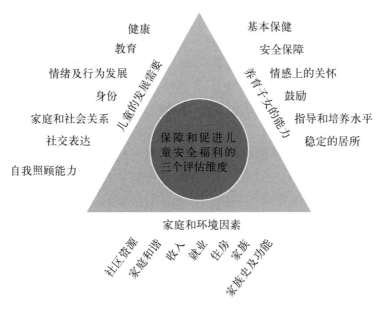

图 15-1　评估框架

（引自 HM Government 2015 Working Together to Safeguard Children：A guide to interagency working to safeguard and promote the welfare of children，London，The Stationery Office.）

1989 年《儿童法》的主要特点

1989《儿童法》是以儿童、年轻人、双亲的利益为主轴，并对这些角色给予了法定承认。包含：

- 保护及安全监测儿童的福祉是一项普遍义务。
- 儿童最好是在他们家里长大，当儿童的家庭是安全及合适于儿童成长的，地方政府有责任给孩子及其家庭提供足够的支持。
- 即使儿童与他们的家庭分离，也应让他们保持联系，除非这样做会使他们处于危险之中。
- 州政府仅只在考虑儿童的最佳利益才提供干预措施，且法律的措施也仅在最后采取。
- 专家照护者必须与父母亲构成伙伴关系，如果可能，邀请他们参与他们孩子的照护并为孩子做决策。
- 儿童及年轻人的希望及感受需要被重视（需要考虑他们的年纪及理解的程度）；当做决策时，需要考虑孩子的生活。
- 儿童的福利必须是法院判决的主要考虑。
- 在考虑提供任何服务时，必须考虑儿童的种族、信仰、文化及语言的差异性。

这个法案很清楚。每个人最重要的任务是给儿童提供安全监护及福利。其他的目标也需要强调，如与儿童的父母亲一起合作（如伙伴关系）也很重要。此外，很重要的是需要了解执行任务的准则是绝不可以违反地方政府有关儿童安全的监护及促进儿童的福祉（Braye et al，2009；Brayne et al，2015）。

三、《儿童法》的内容及结构

助产士的特别关注点是在 1989 年的地方政府法案中详细说明他们的责任是提供儿童及其家属足够的支持及保护儿童（Part V）。

（一）第 1 部分（第 1 条）：儿童福利

1989 年的《儿童法》说明，就儿童及青年人而言，儿童福利是重要的议题且在法院进行决策时是首要的考虑（S1：1）。当关于儿童的福利可能出现偏见时，法案主张避免延迟有关儿童教养的决策（S1：2）。当法院需要采取策略时，法案需要依照以下"福利清单（welfare checklist）"（S1：2）。

- 考虑儿童所想要的愿望及感受。
- 儿童的生理、情绪及教育的需求。
- 环境的任何改变对儿童最可能的影响。
- 考虑儿童的年纪、性别、背景及其他的特质。
- 任何可能会让儿童难受或可能出现危险的伤害。
- 当法院需要决策儿童的父亲或母亲及任何可能与儿童有关的人来照顾儿童时，需要符合儿

175

童的需求。

- 法院的权力范围。

当执行法案时，法院要为儿童进行特殊决策时，专家需要参与法院的决策过程。同时法案也说明：假如对于儿童而言是最好的状况，法院仅能依此进行判决。基于州政府的法则，只有个人理由及家庭生活达到必要的需求时，才提供干预措施。

为了符合《人权和基本自由欧洲公约》的第八条，将其并入英国的1998年《人权法案》。

（二）第1部分（第2条）：父母和父母责任

有关父母责任的概念详述于第2～5条。父母责任的定义：依据法律赋予孩子的父亲/母亲权力、责任去掌管所有跟孩子有关的事物[Children Act，1989：S.3（1）]。包含有权去照护及保护儿童的道德、生理及情绪上的健康。虽然这个法案并未提供特殊定义，但父母责任的范畴通常包含为儿童起名字、儿童的宗教信仰及教育的相关决策、关于儿童有关接受医疗措施及领养的同意权或否决权，甚至包含儿童的丧礼及遗体的安置方式。

谁有家长责任？ 父母责任并非自动产生。例如，当一个妇女生下一个孩子，该妇女及其丈夫即具有婴儿的父母权及责任。然而，若那位男士并未与该妇女有婚姻关系，那他就不具有自动产生的父亲责任及权力。没有结婚的父亲可以在儿童出生的证书上注明（生父），那他就拥有父亲职权及责任，或是由生母或法院提出授予他这个孩子的父亲职权。其他人也可以通过法院审判后授予亲职权，如祖父母、监护人、寄养家庭或地方政府。许多时候，亲职权可以许多人分享。只有在一种情况下，生父及生母会丧失亲权，当儿童是被领养或具有法院的儿童安置（移居）判决时，他允许被收养。假如一个未婚的生父具有亲职权，在某些特殊情况下，法院也可以移除他的亲职权。离婚的父亲或母亲依旧拥有亲职权，即使这个儿童被决定与父亲或母亲一方共同生活。亲职权及责任在代理孕母及体外授精的情况下变得很复杂。例如，妇女生下这个儿童，故是其法定上的母亲且拥有亲职权，其他人只能通过领养获得法定的父母亲权。

四、对儿童及其家庭的援助

（一）家庭性质的变化

对儿童及其家庭的支持需要考虑家庭生活变化的本质。英国已成为一个日益多元文化的社会，针对不同家庭结构和生活的方式也带来了多样性的问题。在1989年的《儿童法》中这一多样性已得到承认。首先，该法案扩大了对于丧失双亲的儿童很重要的一项规定，允许其他亲属担任咨询者及参与和儿童有关的决策。在第8条，儿童其他的亲属也可以向法院申请安排儿童的住宿及会面。其次，英国法律首次承认多样性和多元文化背景家庭且承认其需要被尊重。法律条款后来已变更承认民间伙伴关系和同性婚姻并扩大到同性夫妇收养权，如果获得生父母的同意，法律允许继父母获得亲职权力及构建特殊监护权。

反思活动 15.1

找出你们地方政府的儿童服务机构部门。该组织对于儿童的权益是如何安排的？

在你的专业领域有什么倡议可以为弱势儿童及其家庭提供帮助？

你可以仔细地审阅所在地的儿童及青少年的照护计划书。这些计划书的目标和目的是什么？

（二）贫穷及被社会排斥

关于儿童及其家庭的压力及不利的来源包括贫穷及伴随而来的社会排斥。2010年《儿童贫困法案》设立的主要目的是于2020年终止儿童的贫困。《解决儿童贫困的措施：遏制不利因素及改变家庭的生活》概述了政府解决儿童贫困的策略。2014年，150万儿童生活的家庭里并没有大人负责赚钱，贫困将会影响生活中的许多事件，包括健康、教育及未来就业问题。

（三）就业权力

妊娠妇女及其伙伴可以获得不等程度的协助，以应付贫困导致的不平等社会待遇。根据1996年《就业权利法》，妇女在妊娠期间的就业权利应当受到保护且不受歧视。这个权益包括让妊娠妇女拥有产前检查时间的假期，保护她们不会被不公平对待或解雇，产假仍可领取工资，产假后可以返回工作岗位的权益。2002 年《就业法》规定，每个有工作的父亲有权享受陪产假。2014 年《儿童及家庭法》给双亲提供产前检查的假期，也提供时间让他们可以照顾新生婴儿，且提供时间让他们可以在领养孩子的过程里会见预备领养的孩子及参与领养会议。

（四）家庭支助和儿童法

中央和地方政府制定了援助弱势儿童的战略。例如，确定开始针对一些最贫困社区中的 4 岁以下儿童及其家庭，解决其在出生前后的健康和福祉问题。目的是改善入学前儿童的健康，以加强他们的身体素质。同时这个计划也提供家庭支持，如有利于饮食营养、健康服务及早期的学习。同时也将此概念扩展至学校生活，地方政府需要确认儿童中心是否符合儿童的需求（Apprenticeships, Skills, Children and Learning Act，2009）。

1989 年《儿童法》规定，地方政府有义务针对需要帮助的儿童提供特殊服务。

地方政府的一般义务：

• 保障和促进"有需要"儿童的福利。

• 促进这些儿童的成长，为这些儿童的家庭提供适合这些儿童需要的一系列和一定程度的服务 [Children Act，1989：s.17（1）]。

在法律范围内对有需要儿童的义务的目标：旨在为最弱势群体提供服务，包括为处境危险的儿童提供支持，以避免危险及控制情境。第 17 条指出地方政府必须要为儿童及青少年提供帮助，使他们良好成长。

五、家庭援助服务

1989 年《儿童法》第 3 部分，特别是第 17 条及附表 2 概述了在需要的时候为儿童提供的服务。这些服务可由政府机构和（或）自愿的私营部门提供。服务包括家庭中心、日间托儿所、寄养、儿童保育或游戏小组，以及保姆，如家庭助理。地方政府可对这些服务收费，但领取社会福利的低收入人群或儿童税收可抵免。

（一）远离家庭的儿童

在各种情况下地方政府有责任提供儿童的住宿，包括儿童需要时，家庭里没有人可以承担父母亲的责任时。当地方政府要收容儿童时，应为他们提供合适的住宿并照顾他们。

（二）幼儿住宿

对于年幼婴儿，只有在有特殊理由显示母亲无法在其他家人的协助下照护这个婴儿时，地方政府才需要提供协助婴儿的住宿。如果允许，努力尝试让母亲与婴儿一起被安置、寄养、照护，还有少数地方提供母亲及婴儿住宿，这些地方主要是由私人机构或志愿工作者提供，其可提供照护，支持及依照母亲的特殊需求训练这些母亲，特别是有药物依赖性的母亲。

六、收养

收养是解除父母的权益，将权益转移至领养儿童的父母亲。某些情况下，助产士也会照护参与决定放弃儿童的母亲，将该儿童交给别人收养。在少数情况下，母亲在生产后会决定自己不照顾婴儿。假如遇到这种情况，助产士有社会责任参与讨论会议（法院）或由收养机构来管理这个问题。

七、残疾儿童

1989 年《儿童法》（第 17 条）承认有残疾的儿童并将其纳入帮助有需要的儿童，确保他们可以获得同样的服务。助产士首先必须协助那些一出生即被诊断为残障儿童的父母亲。助产士必须很清楚有哪些咨询信息可以协助父母亲，且需要对他们保持诚实的态度。某些时候，助产士也会针对胎儿医疗机构或特殊儿童机构提供咨询服务。很重要的原则是确保残障儿童的意愿及时被发现并尽可能满足他们的愿望。

残障儿童通常较为脆弱且在许多地方较易面临被虐待的危险。这些关乎社会的态度及需要特殊的对待，也是因为残障儿童通常较易被隔离且更为依赖，较不易对自己的生活产生控制力，也通常无法说出他们受虐的事实。联合国《儿童权利公约》（第 23 条）规定：残障儿童有权生活在可以让他们受到尊重，独立且具有活力的小区。这个确实是政府的责任，应确认残障儿童可以获得这样的协助。

生殖器切割

助产士需要了解某些希望让子女"受割礼"的家庭。女婴的阴蒂切除术可能与家庭或母亲的文化有关,假如母亲自己也曾接受这个手术,可以被接受。通常母亲会询问助产士相关信息。2003年《女性外阴割除法》的条款和2015年《严重犯罪法》认为实施这一行为是非法的。这是一种很麻烦的情境,助产士需要与主管的政府机构讨论协商且在其指导下进行。当助产士感觉女婴可能会面临危险的情境,他首要的责任是报告,同时必须启动地方政府的保护机制。

男性割礼是最常见的。犹太及伊斯兰教派的男婴通常会接受包皮环切术,即将阴茎前头包皮上的一层皮肤去除。不论是因为宗教信仰或医疗原因而让男婴接受此手术,这个手术在英国是合法及被接受的。唯一被质疑的是宗教性的非治疗性包皮环切,以及执行包皮环切术时是否提供足够的麻醉或疼痛处置措施。

八、保护儿童

家庭暴力对儿童和青少年的影响越来越受到人们的重视。在某些情况下,乙醇及药物(滥用)及精神疾病也可能对父母照顾子女的能力产生不利影响。建立妇女庇护所是为了提供服务,以承认家庭暴力的影响,使法律规则得到加强。建立妇女庇护所可提供一个安全的避风港,也为妇女及她们的孩子提供建议,这些服务可以通过撒玛利亚机构(Samaritans)、警察或社会服务机构提供。法律也延伸理解家庭暴力的影响。2002年《儿童领养法》可以让家庭暴力的受害儿童或目击家庭暴力的儿童受到照护。1996年《家庭法案》允许法院在依据1989年《儿童法》作出的临时照护令或紧急保护令中增加一个排除令,这些法案的目的是将家庭暴力者从这个家移除而非将儿童带离这个家。如果无法让家庭暴力者离开这个家庭,那么可以应用紧急保护令或临时照护令让儿童离开这个存在暴力的家庭。

跟其他儿童护理专业人员及志愿工作者一样,助产士也有责任去关注儿童虐待的可能,并在明确的情况下及时采取适当的行动。如果助产士对该家庭产生疑虑,那么他必须要报告主管并与其他儿童照护者一起讨论这个问题(专栏15.2)。

1989年《儿童法》的第47条法规指出,在具有足够合理的理由怀疑儿童被虐待时,临床组成委托小组(临床专业人员所组成的儿童虐待专责团队)或NHS信托基金组织都有义务协助政府进行调查。对于助产士的工作职责而言,当助产士与其他专业人员一起工作时,必须清楚认识自己的角色及责任,并且也要加入评估及儿童保护的跨专业领域的培训。如果可以,将依照第47条法规进行策略性调查,以便确认儿童是否正面临重大伤害的风险,同时,助产士也需要参与儿童保护会议。假如这个儿童已经被确认是需要儿童保护计划的案例,那么就必须即刻进行核心团体会议及审核会议。

专栏15.2 高级助产士的责任

所有执行助产工作的人士必须确保:

• 对于同意留下名字及电话的妈妈,安排产后一周的健康访视。

• 提供给正在关心或正处理那些可能处于危险、受虐或被疏忽孩子的助产士必要的咨询及指引。

• 针对妊娠妇女的家庭已经早期被确认有受虐的迹象,必须要适当地将这些讯息跟其他专业人员分享。

• 针对已知具有药物滥用的妊娠妇女,必须要考虑未出生的孩子及其他孩子的风险。假如一个新生婴儿具有胎儿酒精综合征的征象或麻醉性药物戒瘾症候群症状,必须将他们转介至社工服务。

• 助产士及新生儿护士必须要了解分娩后将婴儿与母亲分离可能引发婴儿之后的童年时期遭受虐待。他们的观察结果可以作为提醒其他人有关婴儿受虐可能性的证据。

• 助产士及护士在促进双亲与儿童之间很强的亲子关系及协助双亲发展好的亲职照护技巧方面有很重要的作用。这是特别重要的问题,如具有心智或生理的疾病和(或)生理或学习的障碍。

• 助产士面对小于18岁的儿童或年轻人的妊娠情况时,必须要考虑儿童是否需要保护的措施。

- 父亲或母亲的需求是否被满足，如父母亲单方有残障问题，包括学习障碍，必须要提供他们合适的支持资源。

引自 DH, 1997 : 9-10.

(一)地方儿童安全保护委员会

每个临床委托鉴定小组都需要一位资深护士，这位资深护士也应是地方上儿童安全保护委员会的资深专业人员。每个 NHS 信托基金会也必须要有一位护士或助产士，以便于领导儿童保护事宜（CWDC, 2009）。

地方儿童安全保护委员会的责任是全面管理及促使不同机构共同合作，运作儿童的保护议题。每个委员会在各个相关机构中均没有资深专业人员。他们有责任去制定政策，以确保更广泛的整合机构工作、达到儿童的安全监护及促进儿童安全，挑战地方机构的工作政策及程序，他们必须审计及挑战这些政策及执行程序。此外，他们也必须更广泛地在社区内提供培训和提高相关认知，同时也监测及评估伙伴机构的个别及整体的功效，同时也需要公布年度报告。他们同时也需要展开一系列的案例审阅，特别是某些地方出现儿童因为虐待或疏忽导致死亡案例升高的现象。

(二)重大的伤害

评估风险的重要因素是重大损害的概念。如果有合理的理由怀疑孩子正在遭受或可能遭受重大伤害，地方政府有责任进行必要的调查，促使他们能够决定是否采取任何行动来保护或促进儿童的福利（1989 年《儿童法》第 47 条）。这项调查是依据第 47 条调查法案，《儿童法》的第 31 条的（9）及（10）定义"伤害"是"健康或发展上的病态的对待或损伤"。病态的对待（虐待）包括性虐待及其他形式的病态对待，不一定就是身体上的虐待（见专栏 15.3）。至于伤害是否显著，必须要与同年纪儿童健康发展的状态做比较。鉴定的程序也需要一个整体的评估及采用法律的建议来执行。必须要以儿童为中心评估，才可以确认及了解双亲能力、儿童的家庭及环境的影响。《共同努力保护儿童》（HM Government, 2015）认为，虐待或疏忽将会导致伤害。虽然详细描述儿童虐待征象及症状的评估并不属于本章的范畴，然而

良好的记录也可以提醒助产士注意。身体的虐待包括踢打、摇动、投掷、下毒、烧伤、烫伤及窒息。

专栏 15.3　虐待和忽视的类别

虐待和忽视一般按以下类别审议
- 身体虐待
- 情感虐待
- 性虐待
- 忽视

这些通常被用来作为制订儿童保护计划的依据

助产士需要关注婴儿身上的任何一处瘀伤，特别是出现在脸上或软组织的瘀伤，瘀伤通常是击打儿童、用指尖捏打或打耳光、咬伤、烧烫伤造成的，可出现在身体的任何部位。如果当孩子受伤，父母却延迟去寻求建议帮助，或者父母之间对于实际受伤经过的解释具有显著的差异性，那么这种情况可能就是虐待。助产士也可以观察妇女是否缺乏情绪性依附关系，拒绝妊娠及拒绝有小孩、对孩子具有不合理的期望、持续性批评、对孩子不平等的对待或让孩子感到没价值或缺乏爱等现象都是情绪性虐待。未能满足儿童在食物、衣服及安全感的需求，无法保护儿童避免受伤及无法提供适当的医疗照护或治疗等基本生理及心理上的需求，是疏忽的例子。必须要担心及留意以下的状况：未能依据医学有关产前及产时照护措施的建议，母亲的心理状态，粗暴的照护及药物或酒精滥用，或有家庭暴力的现象。产后的时间是建立双亲与婴儿关系很重要的时刻。早产，不论是母亲或孩子的疾患还是其他原因都会影响他们的关系。助产士是促进良好关系的主要人员，他们必须要确认哪些因素是促进关系或哪些因素是干扰关系。虽然压力并非引发儿童虐待的主因，但绝对是诱因。家庭的压力源包括经济压力、社会隔离、家庭暴力、母亲或父亲的心理疾病，以及药物或酒精滥用。当认识到这些因素时并不一定会引发儿童被虐待或忽视，仍需要评估那些潜在或实际会影响儿童的因素，同时需要采取行动去支持儿童及其家庭，以确保儿童的安全。助产士必须与所有参与儿童照护的专家一起工作，讨论保护儿童的策略（依据第 47 条的规定）及提供临时的服务及支持。这些照护计划也需要考虑儿

童及其家庭的种族，也需要使用口译人员的协助，关于应该与家属分享哪些信息，必要时也需要邀请警察一起参与协助。

九、评估有需要的儿童及其家属

《共同努力保护儿童》（HM Government，2015）准则强调，促进儿童福利和保障儿童的需要不是单独的活动。他们的目的是将注意力集中在预防性工作上，共同产生整体性的及跨部门的关注优势与需求的评估（Hart 2010；Hodson et al，2014）。评估从转诊的角度开始，强调地方政府、国民健康服务和志愿组织在协助评估和向有需要的儿童提供服务方面的责任。评估是为了区分不同类型及不同程度的需求性，评估的工作对于是否可以成功地提高儿童服务水平非常重要。一旦任何机构认为有影响儿童福利的因素，就会启动跨专业机构的工作，而不仅仅是儿童受到严重伤害后才启动。

评估的过程必须同时考虑当前的研究，整个过程是以儿童为中心的三个领域的评估，相互作用的三个领域将影响家庭中儿童的福利及发展。这三个领域如下：

（a）儿童发展的需求。

（b）亲职能力。

（c）家庭及环境的因素（图15.1）。

如果家庭无法共同参与评估，而且尚不清楚是否符合申请紧急保护令的标准，地方政府可以先申请儿童保护评估令，如果获得法院的批准，则强制命令父母可以让儿童被评估。

鉴于他们是与新生儿及其父母密切频繁接触的人，助产士可以应用他们的技术、观察及沟通的技术进行评估。此外，他们具有了解年幼儿童发展需求的知识，助产士是针对所有三个领域进行评估及发表评论的最佳人选。助产士在其正常的文化背景下探访家庭，探望母亲、婴儿及其他家人，因此他们可以了解这些照护措施，而非仅限于新生婴儿，还包含较大的儿童、生活方式、家庭条件，是否有双亲与儿童之间或老年人的虐待事件。助产士可以识别弱势儿童，并将他们转介到社会服务部门进行评估，根据需要为评估、规划和干预做出贡献（DH，2015a；DH 2015b；Powell，2016；Watson et al，2014）。最常见的情

况是助产士与社工一起工作，关注有需要儿童出生前和出生后的危险风险。

（一）进行转诊

《共同努力保护儿童》表明：任何认为儿童正在遭受重大伤害风险的人都应将他们的问题提交给儿童的社会护理部门（HM Government，2015）。

在转诊个案前，助产士必须先与自己的主管讨论，必须与家人讨论再次取得转诊同意，除非那样反而让儿童遭遇更危险的情况。此外还需要告知医院全科医师，转诊个案时，必须要将关注的问题清楚地写出，使转诊的理由清楚明白。

（二）同意和保密

对于儿童及家庭的个人资料，必须履行保密义务，通常未经同意不得与他人分享。然而，1998年的《数据保护法》允许在有必要保护儿童的情况下披露证件信息。

信托机构有地方政策的支持。在担心儿童面临风险或遭受更大伤害的考虑下，最重要的职责是保护儿童。有关个人信息的保护可以通过信息分析中心获得有关"对于儿童安全监护服务者的建议"。依据1998年《人权法案》和《欧洲人权公约》第8条规定，为了保护私人及家庭隐私生活的信息，只要是依法进行，为了保护儿童的权益，允诺揭露其他信息。

（三）助产士在评估中的作用

依据《儿童及青少年共同评估框架：执业者指南》，明确概述了与儿童保护案件相关的早期识别、评估和干预。这份详尽而全面的文件概述了执业人员在保护儿童的多机构方法中所起的作用。该评估架构被应用于所有儿童服务和英格兰所有地区的共享评估和规划框架。整体评估架构的目标是促进、帮助早期识别儿童和青少年的额外需求，以及促进协调整体服务，以满足儿童的需求。根据地方儿童安全保护委员会（LSCB）程序，所有被认为有重大伤害风险的儿童必须直接转介给儿童社会服务部门或警察。

如果助产士预计要转介儿童，她应在48小时内使用一般评估架构进行评估，并完成书面形式报告（专栏15.4）。反之，地方政府必须要在24

小时内收到及确认转介报告。助产士也可能被其他专业人员要求评估儿童是否有需要，假如评估结果显示该儿童有特殊需要，即可依其需要提供适当的服务，以促进儿童在家庭里的福利及在适当条件下被抚养。对于已被转诊的妇女，助产士必须去联系及取得该妇女先前妊娠的信息，妊娠期间的自我照护或家庭环境及其对于妊娠的态度及信念。

专栏 15.4　共同评估框架

当需要进一步进行一般性评估时，评估程序包括执业者观察儿童的外表、行为举止或行为发生重大变化或令人担忧的特征；当执业者知道孩子出现生命中的重大事件，或者父母或照顾者或家庭内出现不良的事件；儿童、母亲/父亲或其他执业者要求进行评估。假如问题是在父母亲 [如母亲或父亲有物质（药物）滥用、家庭暴力，或父母身心有健康问题]，也需要将其纳入评估。

（HM Government, 2006:4）

在需要进行更深入探讨的情况下，评估必须在 45 天内完成（HM Government, 2015）。依据参与的程度，助产士可能被邀请提供信息、专业知识和建议，并在某些情况下进行具体评估。助产士应为有需要的儿童计划做出贡献。然而，重要的是不要等到评估结果出来后才开始提供服务。

（四）产前评估

产前评估是由地方政府来推动的，其目的是关心婴儿，避免在其出生时出现危险，或在其需要进一步的医疗协助时尽可能及时提供家庭足够支持。评估的层面必须包括为人父母的技能、为婴儿做准备、使用医疗咨询和指导，以及考虑家庭和环境（HM Government, 2015）。在某些状况下，助产士必须与社工及其他专业人员一起工作进行评估。在特殊的情况下，需要转介儿童的社会照护或生产前的评估。

可能引发转介儿童社会照顾或产前评估的具体问题如下。

• 当母亲具有学习障碍或心理障碍，可能导致她无法很好地照护她的婴儿时（请注意，残障的父母也有权获得社区评估和由成人社会护理部门提供照护服务）。

• 母亲或环境中持续使用或存在非法药物、物质或乙醇。

• 母亲与暴力伴侣或犯罪分子一起居住或频繁地与其接触（罪犯是指曾被判定犯有严重身体或性罪行的人，不论是否针对儿童）。

• 没有任何支持的年轻及脆弱的母亲。例如，这可能是仅能靠自己的女孩，需要地方政府安置或接受照护令。

• 母亲的心理健康及她的健康状况对于婴儿有影响。

• 极度的贫困或不足的住宿空间。

• 家中有儿童曾经是儿童保护计划的主角或该儿童曾被安排离开家庭（出于安全的需求）。

• 妊娠是强暴的结果。

未出生的婴儿可以成为儿童保护计划的主题，但在孩子出生之前不能采取进一步行动。

（五）产后评估

有学者主张，如果地方政府希望及早采取行动，保护新生儿不受可能不合格的父母的伤害，就不应在产前进行干预。然而，他们可以在孩子出生后立即进行干预，并根据母亲在妊娠期间的行为进行干预，并推测这会导致孩子面临重大伤害的风险（Gilmore et al, 2013）。

假如这样对孩子可能造成伤害，他们就需要受到紧急保护令的约束，并在其出生后将其从母亲身边带走。这应该是预先计划的，以便尽可能敏捷地将婴儿带离母亲身边。

（六）紧急保护令（The Emergency Protection Order，EPO）

当儿童处于安全的情况下，儿童保护计划的进行必须要获得父母的同意；然而，许多情况下可能需要紧急进行保护。1989 年的《儿童法》（第 44 条）允许在具有合理理由，主张儿童可能遭受重大伤害的情况下制定紧急保护令。

• 儿童并未被迁移至住宿的地方（没有合适的住所）。

• 儿童并未停驻于其应该被安置的住所（居无定所）。

紧急保护令的制定前提是儿童无法接受第 47

条的调查。这个法案授权可以安置儿童或让儿童可以在地方政府或国家防治虐待儿童协会的保护下接受安置，最长的安置时间是 8 天。警方也有权安置儿童于合适的住所或预防性地将他们安置于医院或安全住所（第 46 条）。

如果父母拒绝配合第 47 条法案，同时也没有足够的证据可以证明应用紧急保护令的合法性，地方政府可以申请儿童保护评估令（第 43 条）。这个法令是引导父母或照顾者必须要配合儿童的评估。对于年幼的婴儿，如果担心父母会藏匿婴儿，可以在一出生时就申请应用紧急保护令。其他的例子包括某些儿童已经遭受严重的伤害，被父亲或母亲拒绝就医或父亲／母亲威胁要从医院带走儿童。为了达到儿童的最佳利益，1996 年《家庭法》允许通过附加于紧急保护令或临时照护令的排除令，强制将犯罪者从儿童的家中带走而不是带离儿童。

（七）儿童保护会议

儿童保护会议是指与儿童或儿童家庭打交道的所有机构的代表聚集在一起，分享信息和评价信息，并在第一次会议考虑儿童或其他儿童的风险程度。经由会议开会决定该儿童是否必须要进入儿童保护计划，该议会是具有社会服务职责的理事会，或在某些地区，NSPCC，具有责任去召集会议。会议将由一位独立主席主持。助产士也会受邀参加案例会议，介绍和分享有关孩子和家庭的信息，并将成为许多出席的专业人士之一。一般而言，每一个机构都会派出一位代理主管参与会议，包括健康机构、教育和警察的代表。其他专家包括社工及其主管、地方政府的律师、儿科医师、一般的执业者、健康访视员、住房官员、警察、老师、寄养家庭照护者及其他可能有利于评估的人。儿童的双亲或照顾者会被邀请参与会议，然而如果独立的会议主席的出席会危害儿童的福利，那他们会被排除在会议之外（HM Government，2006；HM Government，2015）。有时专业人士会不愿意在父母面前说实话，因为他们担心危害与父母的关系。但是，好的做法应该是公开与父母讨论及分享儿童保护问题，以便父母有机会回应（参见反思活动 15.2）。

在儿童保护会议中进行的所有讨论都是保密

的。参与儿童保护的专业人员有责任保密，因为他们有义务为保护处于危险中的儿童做出贡献。对于助产士而言，为参加会议做好充分准备非常重要。同时也建议该助产士与自己的主管进行讨论。专栏 15.5 提供必须要考虑的事情细节。

专栏 15.5　为儿童保护会议准备的清单

谁作为卫生行业代表？

会议在哪里举行？什么时候举行？

父母会在场吗？

需要准备一份书面报告吗？

是否实事求是地提供信息？

若参加会议，是否需要写一份文字材料？

对孩子的发展需要提供哪些意见？证据是什么？

对父母的能力有何看法？证据是什么？

对家庭支持系统及资源有何看法？证据是什么？

是否将对孩子的需要作为首先要考虑的问题？

应该采取什么措施来促进孩子的福利？

有什么我能直接帮上忙的吗？

是否有其他资源／援助／协助可以提供帮助？

（八）儿童保护计划

如果儿童成为计划的对象，则必须指定一名主要工作人员。这个人可以是来自地方政府或NSPCC 的社会工作者。他们有责任确保将儿童保护计划发展成更详细的机构间的合作，确保完成核心评估，使计划生效并加以监测。

必须建立一个专业的核心团队，包括直接与儿童接触的人，这个核心团队成员将与家庭一起制订和实施儿童保护计划。核心小组成员共同负责制订、实施和监督该计划。首次小组会议应在儿童保护的首次会议后的 10 个工作日内举行。儿童保护计划应确定如何保护儿童，包括完成核心评估、短期和长期目标，以减少对儿童的风险，促进儿童的福利，明确谁将做什么和何时做，以及监督进展的方法。

如果儿童成为保护的对象，这当然并不意味着与儿童和家庭有关的所有其他工作都停止。他们也可能仍然被视为"有需要"的儿童，可以为他们提供一系列服务。

在你的地区寻找一位高级专业人员、一名助产士和一名医师。确保你在日常的工作中有这些详细信息。

在你执业范围内拿到地方儿童保护机构的信息。当你正在照护一名婴儿时，考虑一下你需要采取什么行动。

十、结论

1989 年《儿童法》及随后的立法保护了儿童的权利，提高了儿童在社会中的地位。助产士必须了解该法律的含义，并将其应用于实践中。助产士具有独特的地位，助产士在执行其专业工作时应该担任新生婴儿及其他儿童的倡导者。他们也必须始终保持详细完整的记录，因为评估和儿童保护会议可能需要这些记录（Nursing and Midwifery Council，2015）。《儿童法》不断得到修订，因此必须不断更新和访问相关网站和支持组织，以便掌握最新知识。本章开始部分的案例将通过探索辅助概念、在线材料，以及专业和法定文件，帮助您探索与助产士实践相关的儿童保育法的各个方面。在所有情况下，助产士必须与主管和其他专业人员保持联系，从而使儿童获得持续的多重机构的支持。

要点

1989 年《儿童法》的主要特点如下。

- 父母的责任：促进儿童可以在家庭里安全地被抚养，必须提供服务和支持，以确保实现此目标，同时保护危险中的儿童。
- 助产士需要了解与弱势家庭合作的背景及这些工作对他们有何影响。
- 助产士的角色是提供一个重要的及整合性的工作，依照儿童法规所设定的儿童需求，促进儿童福利，其中包括有可能承受重大伤害的儿童及那些需要保护的儿童。
- 助产士在产前和产后评估中发挥着重要作用。

（翻译：李　凯　王　彦　审校：李秋玲）

第三部分

公共卫生与分娩时的健康促进

第 *16* 章

流行病学

Alison Macfarlane

学习目标

通过阅读本章，你将能够：
- 了解如何测量人体健康水平。
- 描述英格兰、威尔士、苏格兰、北爱尔兰和爱尔兰共和国医疗数据的主要来源。
- 描述人口出生率和死亡率的定义。
- 描述与母婴保健相关的关键统计数据的变化趋势。
- 了解在社会经济背景下解读母婴保健统计信息的重要性。
- 能叙述用于国际比较的主要数据来源，以及在分析数据时要考虑的因素。

一、引言

流行病学（epidemiology）是研究特定人群中疾病、健康状况的分布及其决定因素，并研究防治疾病及促进健康的策略和措施的科学，其起源于古希腊希波克拉底对环境影响健康的探讨。19世纪末，流行病学在调查霍乱等传染病暴发方面有重大进展。从 20 世纪中期开始，它的范围扩展到慢性疾病的研究，如呼吸疾病和心血管疾病。近年来，它还被用于调查医疗手术方式的变化，如剖宫产的"流行"。其正式定义如下。

研究特定人群中与健康有关的事件、分布状态、发生过程及其影响因素，制定防治对策，以达到有效控制或预防疾病与伤害，促进和保障人类健康。

流行病学既包括使用数据来描述疾病和死亡率的趋势和变化，也包括对研究和实验的分析。

这里不予以描述。建议读者查阅流行病学教科书，以获得更多信息（Bonita et al，2006；Bailey et al，2005；Stewart，2010）。本章的目的是解释与妊娠和新生儿有关的定义，展示并分析英国和爱尔兰收集的相关数据，以讨论如何在社会和环境因素的背景下诠释这些信息并解析具体数据的变化趋势，以改善孕产妇保健服务和提升疾病预防水平。

二、出生的注册和登记

出生、死亡注册是英国法律所要求的出生和死亡信息中最全面的数据来源。英格兰和威尔士、苏格兰和爱尔兰分别于 1837 年、1855 年和 1864 年开始对出生、婚姻和死亡进行民事登记，还设立了称为总登记处的组织，负责当地出生、婚姻和死亡的登记，并利用其中的资料汇编和发表统计数据（Macfarlane et al，2000）。

近年来，这些功能已经被分散给不同机构。专栏 16.1 显示了负责民事登记的单位和公布统计数据的网站。英格兰和威尔士、苏格兰、北爱尔兰及爱尔兰共和国公布了关于出生死亡人数的详细数据，但因为马恩岛、泽西岛和根西岛皇家属地的出生和死亡数据相当有限，缺乏相关的记录而未公布。

英国法律规定父母在婴儿出生 42 天内进行出生登记，但在 20 世纪初，要求婴儿进行出生登记的时间更早。1907 年的《出生通知法》、1915 年的《出生通知（延期）法》和此后通过的立法，要求助产士或其他接生员在 36 小时进行出生登记，随后向当地卫生医务人员通报分娩情况，以便儿童卫生和健康访问服务人员对母亲和新生儿

国家或地区	负责民事登记	负责统计刊物
英格兰和威尔士	总登记办公室，现在是英国护照办公室的一部分 www.gro.gov.uk/gro/content/	国家统计局 www.ons.gov.uk/
苏格兰	苏格兰国家登记局 www.nrscotland.gov.uk/registration	苏格兰国家登记局 www.nrscotland.gov.uk/statistic-and-data
北爱尔兰	北爱尔兰总登记办公室 www.nidirect.gov.uk/contacts/contacts-az/general-register-office-northern-ireland	北爱尔兰统计和研究机构 www.nisra.gov.uk/
马恩岛	公民注册表 www.gov.im/registries/general/ civilregistry /	马恩岛政府
根西岛	根西岛王室 www.guernseyroyalcourt.gg/article/1637/Births-Marriages-and-Deaths	有关根西岛的出生统计，请致电 01481 725277 与皇家法院 Greffe 部门联系，或通过其网站向皇家法院发送电子邮件
泽西岛	www.gov.je/pages/contacts.aspx?contactId=71	www.statesassembly.gov.je/AssemblyReports/2015/R.104-2015.pdf#search=birth
爱尔兰共和国	卫生服务执行 www.hse.ie/eng/services/list/1/bdm	中央统计局 www.cso.ie

专栏 16.1　负责民事登记和统计资料公布的组织机构

的情况进行进一步访问。近年来，这一流程一直在变化，其方式在英国（英国或大不列颠一词用来描述英格兰、威尔士和苏格兰；在撰写本文时，英国由英格兰、威尔士、苏格兰和北爱尔兰组成）和爱尔兰两个组成国之间有所不同。

自 2002 年以来，在英格兰、威尔士和马恩岛，婴儿的出生通知与其分配到的国家健康服务系统（NHS）数字有关。最初的临时系统现已被另一个系统所取代，该系统将直接通知由 NHS Digital[以前称为健康与社会护理信息中心 [Health and Social Care Information Centre（HSCIC），2016] 维护的个人人口统计中心进行出生登记。

如果产科没有提供个人人口统计服务的系统，则助产士必须向相关出生登记系统发送新生儿信息。一旦出生信息传递完成，个人人口统计服务将通知信息传递给儿童卫生服务、NHS 新生儿听力筛查服务中心和国家统计局（Office for National Statistics，ONS）。当父母去进行出生登记时，当地的登记员会在他们孩子的记录中添加具体细节，这些记录就存在于整个人口统计信息中了。

苏格兰正在实施的新生儿登记方式类似于英格兰和威尔士的 NHS 登记册，将新登记出生的婴儿的信息传递到该登记册，再由不同的英国卫生部门进行相关处理。产科负责通知有关委员会的儿童卫生行政部门，当婴儿出生时，在国家儿童卫生信息系统中为婴儿创建记录。

在北爱尔兰，新登记完婴儿出生信息的父母会获得婴儿注册卡（HS123），持此卡在家庭医生处注册并获得一张婴儿医疗卡。北爱尔兰产妇系统（NIMATS）会根据母亲的住所，将生产通知和相关信息上传到儿童保健系统中，同时也会将相关信息发送给该地的全科医师和社区助产士，用于随访。

在爱尔兰，新生儿的出生通知书表格（BNF/01）由父母一方或双方填写，以确保登记的信息正确无误。若表格已交给住院母亲，母亲出院前应填妥并交还医院工作人员。工作人员将表格的第一份副本送交人事登记处，通知人事登记处该产妇已分娩。但若要办理正式的身份注册，父母一方或"合格的申请人"必须前往当地人事登记处签署出生登记。第二份副本发送给公共卫生和医学部主任。第三份发送给国家围生期报告信息系统，该系统利用这些信息汇编爱尔兰年度围生期统计数据。第四份由生产医院保存，作为生产记录。自 2014 年以来，这一过程一直由卫生信息和质量管理局（Health Information and Quality Authority）的卫生保健办公室（Healthcare

Pricing Office）负责。

有些时候，父母或其他亲属都无法登记新生儿相关信息。在这些情况下，助产士在接生时则负责相关记录的填写与报告，各国的处理措施不尽相同。详情请参阅专栏 16.1 所列相关信息。

三、定义和资料来源

世界卫生组织（WHO）规定了活产和胎儿死亡的详细定义，并就新生儿出生和死亡的标注予以制订了相关标准（WHO，2016a）。定义见专栏16.2。个别国家有自己的判定标准，在英国和爱尔兰使用的定义见专栏16.3。英格兰和威尔士于1927年7月实行死胎登记，苏格兰于1939年实行，北爱尔兰于 1961 年实行，妊娠 28 周或以上的胎儿死亡必须登记为死胎。从 1992 年 10 月 1 日起（ONS，2016a），这一限制被降至 24 周。

在爱尔兰共和国，1957 年开始将在妊娠 28 周或 28 周以上的胎儿死亡列入死胎登记的标准。之后，1995 年开始实行死胎民事强制登记，最低限额为妊娠满 24 周，出生体重 500g 的死婴。与许多其他国家不同，英国和爱尔兰没有为活产登记设定较低的胎龄限制。

（一）出生和生育率

出生率用于监测出生趋势及比较其他地理区域之间的差异（ONS，2016b），见专栏16.4。粗出生率把出生人数同总人口规模联系起来，而一般生育率则广泛地同育龄人口联系起来。

英格兰和威尔士的总体生育率趋势如图16.1所示。19 世纪中期的明显增长是因为在 1874 年将出生登记列入法律条例中，在此之前，出生登记并不是强制性的。图 16.1 显示了从 19 世纪 80 年代到 20 世纪 40 年代出生率的总体下降，在第二次世界大战之后出生率达到高峰。20 世纪 60

专栏 16.2　世界卫生组织关于活产和死胎的定义	
活产 活产是指将受孕产物完全从其母亲体内排出或取出，而不管妊娠时间长短，在分离后，其呼吸或显示任何其他生命迹象，如心脏搏动、脐带搏动或随意肌肉的确定运动，不论脐带是否被割断或胎盘是否附着，都被认为是活产。	**胎儿死亡（死胎）** 胎儿死亡是指在完全排出或从其母亲处取出受孕产物之前的死亡，与妊娠时间无关；死亡由以下事实表示，即胎儿在分离后不呼吸或显示任何其他生命迹象，如心脏搏动、脐带搏动或随意肌肉的明确运动。

资料来源：WHO，2016a.

专栏 16.3　联合王国使用的活产和死胎的定义			
	英格兰和威尔士	苏格兰	北爱尔兰
出生	出生区分活产或死胎	出生包括死产	出生区分活产或死胎
活产	活产是指出生后有生命迹象的婴儿	没有明确定义	活产是指出生后有生命迹象的婴儿
死胎	死胎是指在妊娠 24 周后由亲所生，被母亲完全排出体外，没有呼吸、也没有生命迹象的孩子	死胎是指在妊娠 24 周后由亲所生，被母亲完全排出体外，没有呼吸、也没有生命迹象的孩子	死胎是指在妊娠 24 周后由母亲所生，被母亲完全排出体外的孩子，没有呼吸、也没有其他生命迹象
需要登记注册的时间			
活产	42 天	21 天	42 天
死亡	5 天	8 天	5 天
死胎	42 天	21 天	最多一年

资料来源：Births and Deaths Registration Act，1953，Registration of Births，Deaths and Marriages（Scotland）Act，1965 and Births and Deaths Registration（Northern Ireland）Order，1976，all as amended by the Stillbirth（Definition）Act，1992.

年代的"婴儿潮"持续了很长一段时间，随后生育率下降，然后趋于平稳。21 世纪初以来，生育率一直在逐步上升，但如今这个局面即将结束。

专栏 16.4　出生率和生育率的定义

粗出生率

每 1000 人口中每年活产的数量

一般生育率（GFR）

在同一人口中，每 1000 名 15 ～ 44 岁的妇女活产的数量。测量当前生育水平。

年龄生育率（ASFR）

特定年龄组中每 1000 名妇女活产的母亲人数。用于比较不同年龄妇女或不同人群中相同年龄妇女的生育能力。

总生育率（TFR）

总生育率是指一组妇女在其整个生育期内如果经历有关日历年的特定年龄生育率的话，其所生子女的平均数量。国家总生育率是通过计算生育期内所有年龄段的单年年龄别生育率的总和得出的。

图 16.1 所示的总生育率掩盖了英格兰和威尔士各年龄组的特定年龄生育率之间的差异。25 ～ 29 岁和 30 ～ 34 岁妇女的生育率远远高于总生育率，20 岁以下女性或 40 岁以上妇女的生育率则低于总生育率。在 20 世纪的最后 25 年里，20 多岁女性的生育率下降了，而 30 多岁和 40 多岁女性的生育率上升了。自世纪之交以来，情况变得更加复杂。截至 2010 年，25 ～ 29 岁女性的

自杀率大幅度上升，20 ～ 24 岁女性的自杀率小幅度上升。自 2010 年以来，所有 35 岁以下女性的自杀率一直在下降。到 2015 年，40 岁及以上女性的生育率已经超过了 20 岁以下女性的生育率（ONS，2016c）。

总结这些趋势并在国家之间进行比较的一种方法是使用专栏 16.4 中列出的总生育率。

彩图 1 比较了英国和爱尔兰的总生育率。正如图 16.1 所示，它们都显示了 20 世纪 60 年代的"婴儿潮"，当时出生率大幅度上升，随后出生率下降并趋于平稳。自世纪之交以来，出生率上升，随后自 2010 年以来又略有下降。研究还表明，尽管爱尔兰在 20 世纪中叶的生育率都比其他地方高得多，但此后生育率却出现了大幅度的下降，目前仅略高于英格兰和威尔士、苏格兰。

讨论的所有国家都按地区和社会特点发布了详细的出生率和出生率表，并附有图标和相关信息。因为按年龄划分的出生率和人口年龄结构之间有差异，所以对一些出生率做了调整，以便采用称为标准化的程序。这些将在后面讨论死亡率的章节中进行解释。

（二）多胞胎

多胎分娩率即妊娠后分娩多个婴儿的产妇占所有产妇的比例，多胎妊娠率是怀有两个或更多个胎儿的产妇占所有产妇的比例。在 1960 年，爱尔兰共和国规定在多胎出生率计算中，只统计能顺利出生并存活的婴儿。

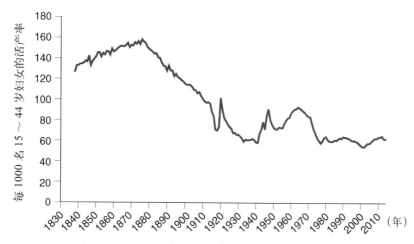

图 16.1　英格兰和威尔士总体出生率，1838 ～ 2014 年

（引自：General Register Office，OPCS，Office for National Statistics.）

英国和爱尔兰的多胞胎趋势如彩图 2 所示。直到 20 世纪 70 年代中期，多胞胎比例上升的原因还不清楚（British Medical Journal，1976），但推测某些原因可能导致了多胞胎生产率的增加。例如，其中一个因素是自 20 世纪 70 年代末使用卵巢兴奋剂，随后，20 世纪 80 年代以来又发展和增加了辅助受孕的使用。另一个主要因素是女性分娩年龄的增长。30 多岁女性的自然多胞胎比率高于年轻女性，并且随着年龄的增长而增加。此外，由于年龄较大的夫妇在受孕方面更容易出现问题，他们更有可能求助于辅助受孕技术。

英国人工授精和胚胎学管理局（HFEA）收集了有关诊所接受人工受孕的妇女的数据，并在其网站（HFEA，2016）上发布。目前英国正在实施一项将人工受孕的数据与英国国民健康保险制度（NHS）的记录联系起来的计划，但由于这些数据可能包括在英国以外地区出生的、曾在英国诊所就诊的女性，该资料是与民事登记时所记录的资料分开汇编的。因此如果夫妇前往英国以外的地方寻求辅助受孕，HFEA 将不会收集。

在 20 世纪 90 年代中期三胞胎和多胞胎出生率上升之后，HFEA 和皇家妇产科学院（RCOG）实施了限制多胚胎的政策，自 2009 年以来，HFEA 已经通过鼓励在辅助受孕中仅使用一个胚胎，以降低其多胎活产率。虽然这对辅助受孕后的多胎率有所影响（HFEA，2015），但由于辅助受孕的使用增加和分娩年龄的持续上升，人口中的多胎生育率并没有下降，可以在彩图 2 中看到。

（三）青少年妊娠率

出生率低于妊娠率，是因为其中有些妇女进行自然流产或人工流产，而终止妊娠的比例在青少年中特别高。根据 1967 年《人类受精及胚胎学法案》修订的《人工流产法》，在英格兰、威尔士或苏格兰终止妊娠的孕妇，应通知相关的首席医疗官 [Department of Health（DH），2016]。英格兰和威尔士的终止妊娠数据由相关部门卫生署（DH，2016）分析和发布，苏格兰的终止妊娠数据由苏格兰信息服务部（ISD）发布（ISD，2016）。如果一名妇女在流产后住院，将被记录在有关的医院统计数字中，但目前并没有以一致的方式汇集有关流产的数据，以产生全面的统计数据。

将出生登记的婴儿数据和堕胎的数据结合在一起，得出一个妊娠率的概念数字，这些数字以人口中每千名妇女的比率表示，并按年龄、地方当局地区和其他因素加以分析。英国国家统计局和苏格兰 ISD 的网站上有表格和图表，展示了不同地区的妊娠率及其特点之间的差异。例如，研究表明，尽管近年来贫富地区妊娠率的差距一直在缩小，但相比较而言，贫困地区的青少年妊娠率较高且终止妊娠的可能性较小。

彩图 3 显示了 1969 年以来英格兰和威尔士青少年妊娠率的趋势，并将其与各年龄段的妊娠率进行了比较。1974 年，在 NHS 的帮助下，避孕措施变得越来越普遍，而且该措施是免费的，因此在 20 世纪 70 年代初，总体妊娠率迅速下降。但自 1976～1977 年、1983 年、1986 年和 1995 年至 1996 年期间，妊娠人数反而有所增加。这是因为群众开始质疑口服避孕药的安全性，特别是青少年，减少了口服避孕药的使用。

随后，自 2007 年以来，青少年妊娠率又一次大幅度下降。随着时代进步，两性关系的教育更加普及、青年人更了解如何获得及使用避孕药，以及高等教育水平的提升都减少了青少年早孕现象。

过去，苏格兰青少年妊娠率的计算方法与英格兰和威尔士不同。目前苏格兰现在已经修订了它的方法，并重新计算了前几年的比率。英格兰和威尔士与苏格兰妊娠率的比较见彩图 4。数据表明，自 20 世纪 90 年代初以来，苏格兰和英格兰的青少年妊娠率的波动趋势大体是相似的，英格兰和威尔士的妊娠率与苏格兰比较，相对较高。

由于《堕胎法》不适用于居住在英格兰、威尔士和苏格兰以外的妇女。在北爱尔兰，根据《堕胎法》之前的法规，流产的人数很少，而且堕胎率还不断地下降。许多居住在北爱尔兰的妇女前往英格兰和威尔士堕胎，还有来自爱尔兰共和国、马恩岛、海峡群岛和其他国家的妇女，特别是马耳他和波兰的妇女，都前往英格兰和威尔士堕胎，这是因为这些国家还没有合法堕胎的法律。此外，居住在苏格兰的少数女性在英格兰和威尔士也有堕胎的现象。虽然英格兰和威尔士的年度堕胎统计报告中包括一个"非居民"堕胎数字表，但还有很多人口类别无法区分，因此是不可能得出北爱尔兰或爱尔兰共和国的确切的妊娠统计数据。

（四）妊娠的结局

根据母亲和婴儿的身体状况，以及对其护理来衡量妊娠的结果。母亲或婴儿的死亡率是最长效的衡量标准。在高收入国家，死亡是需要依照法律要求进行死亡登记的。相比较而言，在总体死亡率高得多的较贫穷国家，关于死亡的登记报告要少得多。在死亡登记时，其近亲必须出示由医生或者其他临床医师签署的死亡原因证明。死亡证明上报告的死亡原因按照国际疾病分类进行编码，并根据死亡登记时记录的年龄、性别、出生国和婚姻状况等其他资料制成表格。

母亲和胎儿的发病、不良健康状况，具体的疾病或残疾（如哮喘或脑瘫），都可以在医疗单位获得相关治疗，但这些医疗信息通常难以准确记录。因为患有相同病症的孕妇可以在医院和普通医疗机构接受治疗，导致这些治疗信息通常很分散。虽然苏格兰、威尔士和北爱尔兰在数据联系方面取得了相当大的发展，但在英格兰却很难将医院和一般业务系统的医疗信息联系在一起，原因是因为公众担心联合这些医疗数据后自己相关的隐私信息会被侵犯。

在衡量发病率时，应区别患病率（衡量人们在一段时间内的状况，如心脏和呼吸状况）和发病率（衡量人们康复或死亡的传染病等情况的发生）的概念（专栏 16.5）。

专栏 16.5　发病率和患病率

发病率

在人群中出现的疾病或其他状况

新发病率

某一特定人口中某一特定情况的新发个案数目，以比率表示（如 2008 年英格兰和威尔士居民每千宗出生的无脑儿个案数目）

患病率

受某一特定时期某一特定疾病影响的特定人口比例（如 2008 年居住在英格兰和威尔士的 5 ～ 9 岁儿童脑瘫患病率）

母亲和婴儿的身体状况测量，如母亲的血压、身高、体重和体重指数（BMI），以及婴儿的出生体重，可视为发病率的测量指标，在大多数临床信息系统中都有记录。记录这些数据的范围和完整性在国家之间和国家内部各不相同。类似的有 Apgar 评分等综合指标。

其他数据是在没有临床医师参与的情况下记录的，如自我报告的发病率，其通常被使用于采访和邮政调查、收集有关服务用户意见的数据。这些数据也用于人口普查，表示受访者的一般健康状况。另一个自我报告的数据是受访者是否有长期的健康问题或残疾，是否影响他们的日常活动。国家统计局最近开始推出并公布更广泛的国民幸福指数指标（ONS，2016d；Allin et al, 2017）。

四、死亡率

不论是国内还是在国际上，死亡率都会被用来作为衡量健康状况的粗略指标。在高收入国家，因为法律要求出示死亡证明，死亡登记是强制性的，因此死亡率是很容易计算与获得的。死亡率的计算通常是根据在死亡登记时收集的数据，按照死者的年龄、性别、居住地区和临床死亡原因进行区分，以便为人口的各亚群体得出具体的死亡率。例如，45 ～ 54 岁的妇女每 1000 人的特定年龄死亡率是用 45 ～ 54 岁的妇女死亡人数除以同一人口中 45 ～ 54 岁的妇女人数得出的。

这些数据显示，正如预期的那样，与其他年龄段相比，老年人的死亡率更高。因此，同一国家或地区之间的死亡率比较可反映人口年龄结构的差异，以及人口健康的状况和相关的保健水平。为了对死亡率进行更加直观的比较，可以将死亡率进行标准化计算，以便考虑年龄分布的差异，如计算直接标准化死亡率和间接标准化死亡率（专栏 16.6）。除了年龄标准化死亡率表，国家统计局网站还提供了交互式图表，显示地方当局年龄标准化死亡率随时间变化的趋势。

与分娩护理最相关的两类死亡率是母亲的死亡率和婴儿的死亡率，它需要使用一些不同的方法得到更详细的分析。

专栏 16.6　标准化

直接标准化法

直接标准化计算的是相关人口中每个年龄组的出生率或死亡率。

它将该比率乘以参考"标准人口"中同一年龄组的人口规模，以计算"标准人口"中的"预期死亡人数"。

然后，它将"预期死亡人数"加起来，并将总数除以"标准人口"的数量，得出直接标准化死亡率。

假设的"欧洲标准人口"（ONS，2013）通常用于此。

间接标准化法

间接标准化涉及计算标准化死亡率（SMR）。

选择"参考标准人口"并分配 SMR 为100。

对于每个年龄组，标准人口中特定年龄的比率乘以相关人口中相同年龄组的人数，以计算该年龄组的"预期死亡值"。

这些"预期值"是将被比较人口中所有年龄组加起来得到的。

该人群的实际死亡人数除以"预期人数"即可得出 SMR。

五、产妇的死亡率

与其他高收入国家一样，在英国和爱尔兰，产妇的死亡现在非常罕见。孕妇死亡定义见专栏16.7。

专栏 16.7　孕妇死亡

与妊娠有关的死亡

与妊娠有关的死亡（发生在妊娠、分娩和产褥期的死亡）是指孕妇在妊娠期间或在产褥期 42 天内死亡，而不考虑死亡原因（产科和非产科）

孕产妇死亡

孕产妇死亡是指孕妇在妊娠期间或产褥期 42 天内，不论妊娠的时间和部位，死于与妊娠或妊娠管理有关或加重的任何原因，但不是死于意外或偶然原因

直接和间接产妇死亡

产妇死亡应细分为两类。

（1）直接产科死亡：由妊娠状态（妊娠、分娩和产褥期）的产科并发症、干预措施、遗漏或不正确的治疗造成的死亡，或由这些并发症引起的一系列事件造成的死亡

（2）间接产科死亡：由于以前存在的疾病或妊娠期间发生的疾病导致的死亡，这些死亡不是由于产科直接原因造成的，而是由妊娠的生理影响而加剧的

孕妇后期死亡

孕妇后期死亡是指妇女在终止妊娠后 42 天以上但不足 1 年因直接或间接产科原因引起的死亡

产妇的死亡率表示为每 100 000 例产妇中的死亡人数（图 16.2），其不包括 1938 年以前的数据，因为在此之前的出生登记中未包含多胞胎的出生数据。图中显示的数据是仅根据那些在死亡证明中明确提到妊娠并发症并且死亡发生在围生期 42 天内的产妇人数计算得出的。

产妇死亡率的总体趋势显示出一种不同于整个成人死亡率和婴儿死亡率的现象。从图 16.2 可以看出，到 20 世纪 30 年代之前，英格兰和威尔士的孕产妇死亡率维持在较高水平，苏格兰的孕产妇死亡率呈现小幅度的上升，与此同时，成人死亡率整体呈下降趋势。自 20 世纪 30 年代中期开始，英格兰和威尔士的孕产妇死亡率迅速下降，可能是早期通过使用磺胺类药物治疗产后脓毒症产生的影响，也有可能是通过别的方法降低了产褥期脓毒症的死亡率而导致的，因为这种下降趋势在使用磺胺类药物之前就已经开始。20 世纪 30 年代后，输血的引入降低了产妇因严重出血所致的死亡，青霉素的供应和产科医疗水平的提高也是死亡率下降的原因之一。

20 世纪 20 年代的产妇高死亡率引起了公众担忧，从而引发了一系列调查，包括对个别孕产妇死亡原因的深入调查。孕妇妊娠期间的死亡，如自杀死亡，通常在死亡登记中是不提及其妊娠信息的。因此，更全面地了解孕产妇的死亡率，需要进一步收集数据，而英国是开展深入调查产妇死亡问题的前沿国家之一。

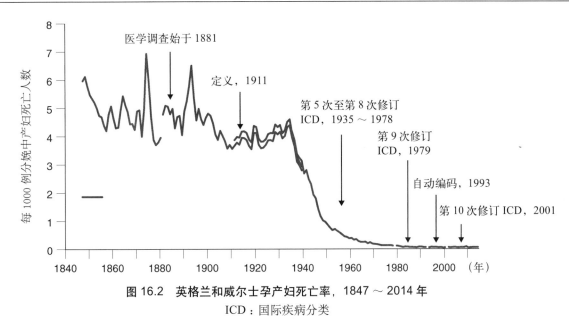

图 16.2　英格兰和威尔士孕产妇死亡率，1847～2014 年
ICD：国际疾病分类
（引自 General Register Office，OPCS and ONS mortality statistics.）

（一）有关产妇死亡情况的深入探究

有关产妇死亡的第一次深入调查是 1917 年由英国卫生大臣 Matthew Hay 在阿伯丁发起的，这随后一直影响到整个苏格兰。1919 年，Janet Campbell 在英格兰和威尔士被任命为卫生部妇幼福利部部长，她撰写了一系列关于产妇死亡率的报告，随后对英格兰和威尔士的孕产妇死亡进行了一系列深入调查。卫生署自 1928 年开始，要求本地医务人员填写相关产妇死亡记录的表格，向调查组报告产妇死亡的详情，并由临床评审小组复核有关资料。在调查报告发表后（Macfarlane，2001；Macfarlane，2004），要求当地卫生官员继续填写表格并将其发送给卫生部。该报告每年在英格兰和威尔士首席医疗官的报告中一同进行公布。随后，苏格兰和北爱尔兰也建立了类似的体系（另参见第 2 章）。

在此之后，尽管产妇死亡率大幅度下降，但在 20 世纪 50 年代初，产妇死亡率仍然很高。1952 年，英格兰和威尔士对调查各部门进行了重组，由卫生部协调和分析这些信息，并每 3 年发表一份报告。北爱尔兰于 1956 年、苏格兰于 1965 年建立了类似的调查系统，但相比较而言，北爱尔兰和苏格兰调查涉及的死亡人数较少，调查的时间更长。

1985～1987 年，英国的 4 个卫生部互相监督和协调，每 3 年出版一份综合孕妇死亡率的报告。2000～2002 年，母婴健康中心（CEMACH）将部分责任移交给了母婴咨询中心（CMACE）。CMACE 于 2011 年 3 月 31 日关闭后，由孕产妇、新生儿和婴儿临床评审组织（Maternal, Newborn and Infant Clinical Review Programme）替代。2012 年 6 月后，由母亲和婴儿：通过英国各地的审计和深入调查减少风险组织 [Mothers and Babies：Reducing Risk through Audits and Confidential Enquiries across the UK（MBRRACE-UK）] 进行相关孕妇死亡率的报告，目前该报告每年公布一次，有两个组成部分，将在下文加以说明。

（二）产妇死亡率的变化趋势

第一部分是对英国和爱尔兰孕产妇死亡率变化趋势的分析。第一份报告于 2014 年发布，将 2009～2012 年的死亡率与 2006～2008 年的死亡率进行了比较，后者已在 3 年期报告的最后一篇中进行了详细分析（Knight et al，2014）。第二份报告将此分析扩展到 2011～2013 年（Knight et al，2015）。

图 16.3 显示了 1985～1987 年英国的直接和间接产妇死亡率的变化趋势。从 3 年的数据变化可以看出，产妇总体的死亡人数也很少，因此图 16.3 所示的 95% 有效率的控制范围很广。从 20 世纪 80 年代后期到 2006～2008 年，孕产妇直接死亡率几乎保持在同一水平，在 2009～2011 年

出现下降趋势，这一趋势在随后几年继续保持。

血栓和血栓栓塞是 2009～2011 年孕产妇直接死亡的主要原因，是其他常见死亡原因的 2 倍，紧随其后的死亡原因是生殖道败血症、出血、先兆子痫和子痫、羊水栓塞。由于总体产妇死亡人数少，死亡率的变化幅度很小。

相比之下，间接孕产妇死亡率自 1985～1987 年以来有所上升，但这并不是真正意义上的上升，1993 年，国家统计局开始将死亡登记中提到的所有信息进行计算机化时，死亡的数量有了明显的增加。而在此之前，只有已存在于编码库中的死亡原因才会在计算机中记录。这种变化大大增加了间接孕产妇死亡的人数。

因为直接从死亡登记报告中无法得知确切的妊娠期间死亡的人数，所以为了进一步获得准确

数据，国家统计局在 2000～2002 年将英格兰和威尔士育龄妇女的死亡数字与出生登记的统计数字联系起来。由此调查增加了生育妇女的死亡、事故和暴力死亡人数的确定，并扩大了相关死亡原因的范围，包括妊娠期间和妊娠后的精神健康问题和家庭暴力等原因导致的死亡。苏格兰的死亡登记现在也以类似的方式进行。

2009～2011 年，造成孕产妇间接死亡的主要原因是心脏病，其次是感染（主要是流感和肺炎）；然后是神经系统疾病，包括癫痫和其他精神疾病。由于 2009 年和 2010 年的流感暴发，这 3 年期间，流感占死亡率的比重大于随后几年。

图 16.3 中不包括少数因意外死亡的妇女，她们的死亡都发生在妊娠结束后 42 天内。在产后 42 天但不足 1 年的晚期孕产妇的死亡原因调查中，

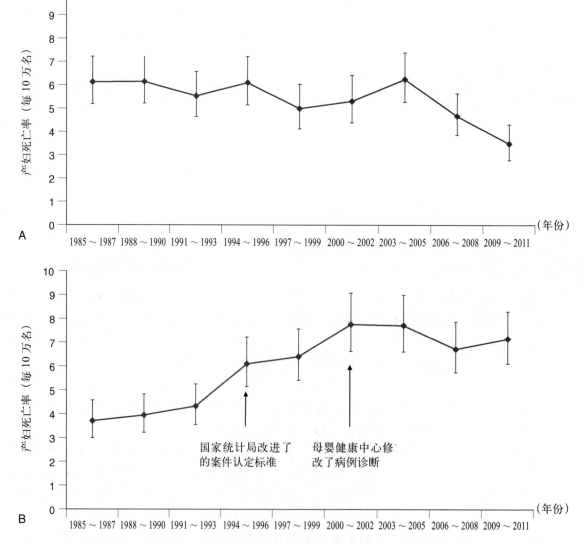

图 16.3　1985～2011 年英国孕产妇死亡率：直接原因（A）和间接原因（B）
引自 Confidential enquiries into maternal deaths.

恶性肿瘤、精神原因和心脏疾病占了很大一部分（Knight et al，2015）。

（三）对孕产妇死亡原因的回顾

第二部分是孕妇死亡调查，即对英国和爱尔兰每个孕产妇死亡情况进行详细分析。爱尔兰孕妇死亡调查委员会于 2009 年成立，发布了爱尔兰共和国死亡监测报告（2015 年爱尔兰孕产妇死亡的深入调查）。涉及的死亡人数非常少，因此调查数据与英国的死亡数据合并在一起进行公布。

调查的目的是降低未来产妇的死亡率，并制定相关的护理措施。调查机构为了进行深入研究，收集了产妇个人信息、临床诊治经过、护理措施和验尸报告，这些信息由多个学科小组进行匿名审查，确定该产妇的相关护理方面是否不合标准，以及是否有任何不规范的护理操作导致产妇死亡。

之前发表的 3 年期报告记录了孕产妇死亡的各种原因和情况。MBRRACE-UK 编制的每份年度报告都针对具体的死亡情况进行详细分析。

（四）产妇患病情况的调查

调查未将因病致死的产妇和患有相同疾病但没有死亡的妇女进行对比，因而缺乏数据说服力。如果有详细的数据，可以使用诸如队列研究或病例对照研究等技术进行比较，并得出关于如何改善护理以减少孕产妇死亡的措施。英国产科监测系统（UKOSS）于 2005 年开始汇集了多个关于产妇罕见病症的数据，尤其是那些导致孕产妇死亡的疾病。因此，它可以作为对死亡妇女进行疾病原因调查的基础。作为 2014 年（Knight et al，2014）报告的一部分，UKOSS 对严重脓毒症妇女的研究延续了这种调查方式，并报告了其他原因。关于孕产妇严重发病率的其他原因的报告详见 2016 年以后的报告（Knight et al，2015）。

六、死产和婴儿死亡率

在 19 世纪中期进行民事登记开始时，婴儿死亡率一词使用相当宽松，直到 20 世纪后期才采用了专栏 16.8 所示的概念和定义，反映了对儿童死亡看法的变化。采用目前定义所绘制的婴儿死亡率趋势图见彩图 5。

正如前面提到的，在 19 世纪中期并非所有的婴儿都是出生时就马上登记的，那些没有登记的婴儿数中包含了夭折的婴儿。因此，19 世纪中期的婴儿死亡率可能比彩图 5 所示的数据还要高。除了在 19 世纪 70 年代后期死亡率略有下降，死亡率一直上升到世纪之交。在英格兰和威尔士，出生率的增长集中在城市地区，农村地区的人口增长相对保持稳定水平（Tatham，1904）。在整个 20 世纪，婴儿死亡率在夏季因腹泻和流感的流行导致突然上升，其余时间一直呈现低水平。英格兰和威尔士的死亡率从 1900 年的 154.2‰ 降至 2000 年的 5.6‰，苏格兰和爱尔兰的死亡率也出现了大幅度的下降趋势。

专栏 16.8　死产和婴儿死亡率说明

死产率 = 死产数 ×1000/（活产数 + 死产数）

围生儿死亡率 =（死产数 + 出生后 6 天死亡数）×1000/（活产数 + 死产数）

早期新生儿死亡率 = 出生后 6 天死亡数 ×1000/ 活产数

晚期新生儿死亡率 = 出生后 7 ～ 27 天死亡数 ×1000/ 活产数

新生儿死亡率 = 出生后 0 ～ 27 天死亡数 ×1000/ 活产数

产褥期死亡率 = 出生后 11 个月死亡数 ×1000/ 活产数

婴儿死亡率 =1 周岁以下死亡数 ×1000/ 活产数

专栏 16.8 详细定义了婴儿死亡率和死产率。历年相关死亡的数据与出生的数据在专栏 16.1 所示的网站上有详细记录。虽然直到 20 世纪 30 年代，新生儿一词才被用于出生后第一个月内的婴儿，但从 1905 年起，英格兰和威尔士就将新生儿的死亡细分为新生儿早期死亡和新生儿晚期死亡。在整个 20 世纪，早期新生儿的死亡率稳步下降，晚期新生儿的死亡率一直呈现稳定趋势，除了彩图 5 所示的流感高峰（Macfarlane et al，2000）导致晚期死亡率有一个明显的增加。

彩图 6 的 A 图和 B 图比较了 1960 年以后新生儿死亡率的变化趋势。如彩图 5 所示，在 20 世纪 70 年代中期之前，英格兰和威尔士的死亡率相对于其他国家是最低的，但随后各国死亡率逐渐下降并趋于一致。在 20 世纪 70 年代末和 80 年代初，新生儿死亡率大幅度下降，而在 20 世纪 80 年代末，新生儿死亡率持续下降并保持在一个较低的水平。死亡率大幅度下降的主要原因是政府发起了"仰卧入睡"的运动，鼓励父母让婴儿平躺（Macfarlane et al, 2000），以减少婴儿猝死综合征及此类疾病的死亡人数（另参见第 51 章）。

如前所述，20 世纪后才开始登记新生儿的死亡。彩图 7 显示了英格兰和威尔士婴儿死亡的情况，并将死产和新生儿死亡数字相加计算出围生儿死亡率，计算方法如专栏 16.8 所示。

1992 年的婴儿死亡率增长是因为相关部门改变了死产和婴儿死亡率的计算方法，如专栏 16.8 所示。此后，20 世纪 90 年代末，英格兰和威尔士的死产率趋于平稳，只在 20 世纪初略有上升，但从 2011 年起又开始下降。

国家统计办公室、苏格兰国家记录、北爱尔兰统计和研究局，以及爱尔兰中央统计局每年公布的报告会按性别、死亡原因和父母年龄、社会经济状况、出生国和居住地区列出死胎率和婴儿死亡率。

与其他地区相比，英格兰和威尔士的出生和死亡人数较多，因此进行了更为详细的分析，如新生儿出生体重和胎龄等情况与死亡率的分析（专栏 16.9 和专栏 16.10）。出生太早或太小、早产或低出生体重是婴儿死亡的常见因素，死亡率如彩图 8 所示。

专栏 16.9　出生体重的定义

出生体重是出生后获得的胎儿或新生儿的第一个体重。对于活产婴儿，出生体重最好应在生命的第一个小时内测量，然后才会出现明显的产后体重减轻。虽然统计表包括 500g 出生体重分组，但不应在这些分组中记录体重。实际重量应按其测量的准确度记录。低、极低和超低出生体重的定义不构成相互排斥的类别。低于设定的限制，它们都是包容的，因此重叠（即低包括极低和超低；极低包括超低）

低出生体重：少于 2500g（≤ 2499g）

极低出生体重：少于 1500g（≤ 1499g）

超低出生体重：少于 1000g（≤ 999g）

专栏 16.10　孕龄定义

妊娠期是从最后一次正常月经周期的第一天开始计算的。孕周以完整日或完整周表示（如上一个正常月经期开始后 280 ～ 286 天发生的事件被认为是在妊娠 40 周发生的）

在以月经日期为基础进行计算时，妊娠年龄常需要仔细计算。从最后一个正常月经周期的第一天开始计算孕龄，到分娩日期，应记第一天为第 0 天，而不是第 1 天；因此，第 0 ～ 6 天对应于"完成的第 0 周"；第 7 ～ 13 天为"完成第 1 周"；而实际妊娠第 40 周是"第 39 周完成"的同义词。如果没有最后一个正常月经期的日期，孕周应以最佳临床估计为基础

为避免误解，制表应指明周和日

早产：妊娠 < 37 周（少于 259 天）的妊娠期

正常妊娠：妊娠 37 ～ < 42 周（259 ～ 293 天）

过期妊娠：妊娠 42 周或以上（294 天或以上）

（一）关于死胎和新生儿死亡原因的调查

从 20 世纪 70 年代末开始，就有人呼吁对围生期死亡的婴儿进行死因的调查。为此，在英格兰的某些地方及苏格兰和威尔士随后开展了一些活动。鉴于 1986 年英格兰和威尔士的婴儿死亡率的上升、有关部门于 1992 年设立了关于婴儿死产和死亡的调查方案组织。调查方法及其后续方案的运作方式与前面所提产妇死亡的调查类似，但由于涉及的死亡人数更多，调查集中于死胎和新生儿死亡的特殊类别。与孕产妇死亡情况的调查一样，这些调查后来成为 CEMACH 和 CMACE 的组成部分，自 2012 年 6 月以来、一直由 MBRRACE-UK 协作组织（Manktelow et al, 2015a）管理。早些时候的调查范围涉及英格兰、威尔士、北爱尔兰、马恩岛、泽西岛和根西岛，苏格兰除外，但自 2013 年以来，苏格兰也被涵盖在内。

死胎和新生儿死亡由医师负责通知，由父母向民事登记处进行相关登记。根据 WHO 的建议，妊娠 22 周和 23 周的晚期胎儿死亡也纳入死亡统计数据。这些信息用于编制新生儿死亡率的监测报告，用于深入调查死产和新生儿死亡的具体原因，该报告已于 2013 年公布。监测工作的

一个重点是为地方当局和其他领域制订新的死胎和新生儿死亡率法，并对可能增加死亡的危险因素进行及时调整。在下一节中将简要讨论其基本原理。在 MBRRACE-UK 报告（Manktelow et al, 2015a, 2015b, 2016）中描述了这些具体措施，以不断帮助那些高于英国平均水平的婴儿死亡率的国家采取相应的补救措施。

（二）死胎和婴儿死亡原因的分类

关于死胎和婴儿死亡的情况，有多种方法可以对其进行分类，但对哪一种是最规范的分类方法缺乏共识。不论是哪一种方法，都必须考虑到母亲和婴儿的情况及相关信息。病理学家 Jonathan Wigglesworth 于 1980 年提出了一种病理生理学分类方法，依赖于对尸体解剖情况进行分类。这种分类方法早期是在阿伯丁开始使用的，它将母亲和婴儿的情况分别分类，随后在 20 世纪 80 年代加以修订完善，并逐渐得到广泛使用。

在苏格兰和北爱尔兰，登记的死产和婴儿死亡的原因按照《国际疾病分类》的编码和章节进行编码。而英格兰和威尔士是根据世界卫生组织提出的围生期死亡证明来编码母亲和婴儿的状况。它们有独立的系统来编码。国家统计局（ONS）根据《国际疾病分类》对死亡疾病的不同类别进行编码，然后根据 Wigglesworth 分类法对其进行分组，建立起一个分级分类系统。2014 年，当 ONS 引入了用于编码死亡原因的新软件时，系统出现了错误，导致感染死亡人数增加（ONS, 2016e），使得死产和婴儿死亡率难以得出。

不同国家采用了不同新生儿死亡分类方法。在苏格兰，使用了前面提到的单独的产科和新生儿分类，而 CESDI/CEMACH/CMACE 使用的分类类似于 ONS 的 Wigglesworth 分类的扩展版本。这两种分类方法随后都进行了修订，扩充了更多可能导致死产的原因。MBRRACE-UK 正在使用一种新系统（CODAC）进行死亡原因编码，CODAC 利用构建的树型三级分层的死亡原因进行分类（Manktelow et al, 2015a）。

七、妊娠结局的差异

妊娠的结局、死产，新生儿和婴儿的死亡率，在国家内经常用于产妇单位之间和人口之间以及国际之间的比较，作为评判护理质量的指标。虽然这是一个重要因素，但还有其他一些因素也会影响结果的差异。

首先是各国的出生标准不同。虽然世界卫生组织提出了建议哪些出生应该被承认并包括在国家统计数据中，但是各国的立法各不相同。对于欧洲国家，出生标准根据欧洲围生期健康报告系列和 Euro-peristat（Euro-peristat, 2013）制定的标准执行。各国出生标准的不同导致新生儿出生体重方面的差异，这在很大程度上影响了按照胎龄和孕龄计算的标准，如彩图 8 所示。

同样，不同的出生标准也会影响区域内和区域间的比较。例如，英国和爱尔兰的立法并没有明确规定一个更低的登记活产的胎龄限制标准，所以在某种程度上无法界定新生儿是否为早产儿（Smith et al, 2013）。出生标准对比较整体死亡率具有重要意义。即使在标准一致的情况下，相对较小的比率，在国家级别上的比较，仍有着重要的意义。彩图 6（A 和 B）及彩图 7 显示，与英格兰和威尔士相比，其他地区的死亡率都有比较明显的波动。英格兰和威尔士人口众多，死产、新生儿和婴儿死亡人数较少，因此死亡率相对变化幅度小。还有不同的测量方法可用来进行死亡率的比较，过去，深入调查和分析使用的是漏斗图，死亡率以出生人数为分母，漏斗图用来表示差异是否为随机误差的结果。MBRRACE-UK 现在使用一种更为稳定的技术来调整随机误差（Manktelow et al, 2015a）。

除了各国出生标准的不同，根据婴儿父母社会经济地位和他们居住地区社会环境的不同，死胎和婴儿死亡率，以及早产和低出生体重的比率也会产生差异。这将在下一节中讨论。MBRRACE 在使用英国社会人口基数的基础上结合标准的统计模型来调整新生儿死亡率。考虑了母亲的年龄、婴儿的性别、是否来自多胞胎及母亲居住地区的社会经济特征等多种因素。同时也计算婴儿出生时的胎龄、记录新生儿的死亡时间（Manktelow et al, 2015a；Manktelow, 2015b）。

（一）社会经济因素的差异

妊娠结局在人口统计学和社会经济方面存在很大差异，其中许多是相互关联的，一个条件的变化很有可能导致另一个条件的变化，在流行病学中，这就是所谓的混杂因素。在针对此的调查中，可以深入探讨这些差异，但在载有大量出生数据的常规数据系统中，记录的数据项目范围十分有限。相关调查混杂因素的表格载于英格兰和威尔士、苏格兰、北爱尔兰及爱尔兰共和国的年度出版物中。

20 岁以下女性和 40 岁以上女性的生育风险和胎儿的死亡率都很高。女性生育孩子的年龄也因其社会经济环境的不同而不同，职业女性倾向于将生育推迟到 30 多岁。在这个年龄段，女性更有可能怀有多胞胎，多胞胎婴儿更有可能早产，因此死亡率总体上高于单胞胎婴儿。早产儿的体重轻、死亡率高，但矛盾的是，在某些低出生体重的新生儿中，多胞胎婴儿的死亡率低于单胎死亡率。一般来说，出生体重越低，死亡率越高，但这并不适用于男孩和女孩之间的差异。平均来说，男孩比女孩重，但出生后的死亡率更高。

（二）父母的出生地

父母的出生地在英国，而孩子出生在英国以外地区的比例在不断上升。2014 年，英格兰和威尔士 27% 的活产婴儿、苏格兰 16% 的活产婴儿和北爱尔兰 13% 的活产婴儿都来自移民者。尽管移民妇女的婴儿死产率和婴儿死亡率往往高于在英国出生的婴儿，但理论上并非如此，移民者虽最初可能定居在人口不如整体人口健康的社会贫困地区，但很有可能他们是其原籍国中最健康的人之一，这就是所谓的"健康移民"效应。但在某些情况下，如果移民者的下一代适应了英国和爱尔兰社会中的环境，其所存的优势效应就会消失。

（三）种族

20 世纪 80 年代，各个国家提供了有关移民者身体健康状况的信息，人们了解到，英国的移民者的后代正在不断增多。与此相应的是，来自非白种人群体的人数正在不断减少。这促进了 1991 年人口普查中进行种族分类方法的发展，种族的调查后来在国民保健制度和其他数据收集系统中进行相关使用。

种族是为了在体质形态上划分具有某些共同遗传特征的类别，许多人很难将自己划分为某一种族，尤其是那些英语说得不流利的人。在其他国家，婴儿在出生登记时不用特别记录种族的信息，但在英格兰和威尔士出生的婴儿例外。研究显示，将所有出生登记中记录的和发表的统计数字中的数据联系起来，新生婴儿太小，还不能报告自己的种族，大多数新生儿所登记的种族都与母亲一致。英国的四个地区都为人口普查确定了自己的种族类别。虽然它们在具体方面有或大或

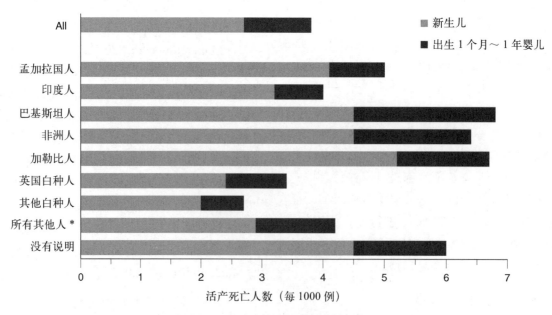

图 16.4　2013 年英格兰和威尔士的婴儿死亡率

* 中国人，其他亚洲人，其他黑种人，其他所有混合群体

（引自 Office for National Statisics.）

小的差异，但总体的组成结构类似，如图 16.4 所示。

人们普遍认为种族分类是基于"文化"不同而划分的，20 世纪 80 年代末的移民模式以肤色和地理位置的不同来划分种族的类别将更加直观。图 16.4 显示了不同种族的婴儿死亡率之间的差异。巴基斯坦婴儿死亡率比印度和孟加拉国的婴儿死亡率要高得多，因为巴基斯坦的婴儿先天性畸形率高。加勒比地区的婴儿死亡率因早产率高而处于很高水平，他们的母亲大多是来自英国的移民者。在非洲，大多数婴儿的母亲出生在英国以外的西非和中非，她们的早产率和低体重儿比例同样很高（Datta-Nemdharry et al，2012）。这种差异也使人们对把非白种人妇女归为"黑种人和少数民族"的普遍称谓产生了质疑。

（四）社会阶层

阶层是人们在社会上由于所处地位不同和社会关系不同而分成的集团。在一些国家，父母的教育水平是被用作衡量社会阶层的一种方式，英国的传统是以职业为基础进行社会阶层的划分。在 20 世纪所应用的"书记官长"的阶层划分方式，体现出明显的等级差异。21 世纪初采用的"国家社会经济分类"统计数据显示出更清晰的阶层类别（ONS，2010）。专栏 16.11 显示了 8 个"阶层"的主要类别，每个阶层都可以进行相关类别的扩展。

专栏 16.11　国家统计社会经济分类

目前在英国使用的国家社会经济分类阶层如下所示：

1. 高级管理和职业

1.1 大雇主和高级管理职位

1.2 更高专业职业

2. 较低的管理和专业职业

3. 中级职业

4. 小雇主和私营者

5. 较低的管理和技术职位

6. 半日常职业

7. 常规的职业

8. 从来没有工作和长期不工作的学生，由于其他原因无法分类的职业被添加为"未分类"

资料来源：CNS，2010。

不同社会阶层的婴儿死亡率的差异如图 16.5 所示，社会地位较低群体的婴儿死亡率较高。

（五）区域剥夺指数

剥夺指数是用来衡量个人、家庭或群体所处区域中的综合不利情况的指标。为了衡量地理区域之间的不平等程度，我们根据有关人口数据，计算了区域剥夺指数。英国和爱尔兰等国家具体区域得分的数据网站如专栏 16.12 所示。

英格兰剥夺指数计算分为 7 个领域。

1. 收入不足。

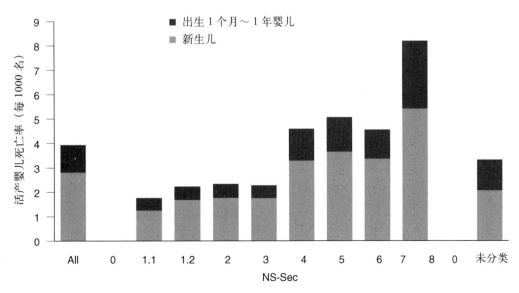

图 16.5　2013 年英格兰和威尔士出生的婴儿死亡率（按社会阶层划分）
（引自 ONS，Birth cohort infant mortality.）

2. 就业不足。

3. 健康剥夺与残疾。

4. 缺乏教育、技能和培训。

5. 犯罪。

6. 住房和服务壁垒。

7. 生活环境剥夺。

这 7 个方面的分数加在一起形成总的区域剥夺指数。其他国家的指数也是按照类似的思路构建的。

MBRRACE 使用别的方法计算剥夺指数，对于低收入家庭中的儿童，用当地由英国税务海关总署（HM Revenue and Customs）颁布的用于衡量儿童贫困的标准来进行评分。之所以选择它是因为它适用于英国下属各地区的情况。

专栏 16.12   区域剥夺指数

英国剥夺指数

www.gov.uk/government/statistics/english-indices-of-deprivation-2015

威尔士多重剥夺指数

https：//statswales.gov.wales/Catalogue/Community-Safety-and-Social-Inclusion/Welsh-Index-of-Multiple-Deprivation/WIMD-2014

苏格兰多重剥夺指数

www.gov.scot/Topics/Statistics/SIMD

北爱尔兰多重剥夺指数 www.nisra.gov.uk/deprivation/archive/updateof2005measures/nimdm_2010_report.pdf

当地低收入家庭儿童数量

www.gov.uk/government/statistics/personal-tax-credits-children-in-low-income-families-local-measure

全岛 HP 剥夺指数

http://airo.maynoothuniversity.ie/mapping-resources/airo-census-mapping/national-viewers/all-island-deprivation-index

---

八、妇女妊娠和婴儿出生时的护理

英格兰、威尔士、苏格兰和北爱尔兰分别收集了有关产妇保健的数据，由于各地方数据存在地方差异，几乎不可能汇总这些数据得出整个联合王国的统计数据。在英格兰，分娩时的护理数据包括分娩方法、NHS 医院的诊断规范和程序，

都是通过由 NHS Digital（英格兰前卫生和社会保健信息中心）运营的妇产医院的统计数据来收集的。数据按财政年度每年公布一次。彩图 9 显示，自 20 世纪 80 年代末以来英格兰剖宫产率大幅度上升，1955 ～ 1985 年，手术分娩也越来越普遍。

最近引入的产科服务数据库集为英格兰收集了更全面的数据，但在撰写本文时相关分娩数据仍然非常不完整。在威尔士，患者数据库中的孕妇数据非常不完整，需要借助国家社区儿童健康数据库中更多的信息来建立产妇与新生儿之间的联系。

苏格兰 ISD 的年度出版物《苏格兰医院的分娩》包含了一系列关于分娩和孕妇情况的数据。北爱尔兰一直没有定期发布来自其 NIMATS 系统中的分娩情况的数据，但在 2016 年，北爱尔兰公共卫生署出版了一份出版物，汇集了有关婴儿出生和儿童健康方面的信息（Northern Ireland Public Health Intelligence Unit，2016）。在爱尔兰共和国，每年的围生期统计数字现在都由卫生信息和质量管理局出版。

九、国际上的比较

世界卫生组织有一个每年出版《世界卫生统计》（WHO，2016b）的全球卫生观测站。官网上有所有涵盖的数据、图形工具和统计方法的详细信息。网站信息见专栏 16.13。

联合国儿童基金会汇编统计数据来监测儿童的健康状况，涵盖了有关分娩的数据，发布于年度报告《世界儿童状况》中。《柳叶刀》发表了一系列关于孕产妇死亡率、新生儿死亡率，生存、死胎、早产和助产等的全球报告（Renfrew et al，2015）（参见第 1 章）。

经济合作与发展组织（The Organization for Economic Cooperation and Development，OECD）汇集了其 34 个成员国的卫生保健数据，这些健康数据包括剖宫产率和儿童的接种情况，其成员国之间也存在巨大差异（OECD，2015）。欧盟汇集的卫生保健数据包括了人口、出生率和死亡率，由欧洲共同体统计局汇编和出版。

如前所述，国际上的新生儿卫生保健数据比较缺乏可比性，因为各国在立法中对新生儿出生和死亡标准定义不同、各国数据收集系统也不完

专栏 16.13　提供国际卫生统计数据的主要网站

组织	网站	所提供数据
世界卫生组织	www.who.int/gho/en/	提供世界卫生组织全球观察站数据
联合国儿童基金会	www.unicef.org/statistics/	提供人口情况变化的统计和监测的数据
联合国儿童基金会	www.unicef.org/sowc/	提供世界儿童状况的数据
联合国儿童基金会	http：//mics.unicef.org/	提供儿童多指标集群调查报告和相关可下载的数据
国土安全部	http：//dhsprogram.com	提供人口和健康调查报告及可下载数据
《柳叶刀》	www.thelancet.com/series	专题系列
经济合作与发展组织	https：//data.oecd.org/health.htm	提供合作国家内的卫生和保健数据
欧盟统计局	http：//ec.europa.eu/eurostat/web/population-demography-migration-projections	提供包括人口统计数据的多方信息
Euro-peristat	www.europeristat.com	提供欧洲围生期健康报告和文章

全统一，各国遵守相关标准的执行情况也各不相同。即使是在相对发达的国家，虽然婴儿出生和死亡证明登记相对完整，但情况也是如此。

欧洲各国间的死产率和婴儿死亡率的差异对比已经详细记录在欧洲围生期健康报告和欧洲 - 百利特合作的报告中。图 16.6 显示了 2010 年欧盟国家新生儿死亡率的比较，A 图是各国按照本国标准计算的所有活产婴儿和活产婴儿的新生儿死亡率，B 图是按照统一标准计算的妊娠 24 周后，所有活产婴儿和新生儿的死亡率（Euro-peristat，2013）。

在大多数中低收入国家，尽管情况正在改善，但出生和死亡登记数据在一定程度上是不完整的（Lancet，2015）。许多国家的数据是用调查表做部分调查和根据其他数据估算获得的本国婴儿出生率和死亡率。由美国国际开发署（USAID）资助的国家人口和健康调查（Rutstein et al，2006）及联合国儿童基金会资助的多指标群集调查（2016）是规模较大的 2 次调查，在调查中通过使用问卷对家庭成员进行访谈，收集有关生育、避孕和妇女儿童健康等主题的信息。

战略发展目标

与妊娠相关的死亡是主要死亡原因之一。减少妊娠相关的死亡率曾是千年发展目标之一，现在已成为可持续发展目标 3（United Nations n.d.）的一部分（另参见第 1 章）。国际上是通过计算每 10 万活产婴儿中产妇的死亡人数进行死亡率的比较。该数据由世界卫生组织出版（如 WHO，2015），

目前也可在儿童基金会的国际出版物中查询。

彩图 10 所示，虽然联合国的产妇死亡率总体呈现大幅度下降趋势。但是，没有任何一个国家实现了 1990 ～ 2015 年将这一比率减少 3/4 的目标，高收入国家和低收入国家之间仍然存在很大的差异（WHO，2015）。

2015 年全球出生人口比率估计为每 10 万人口中活产 216 人，远高于 2030 年设定的每 10 万活产 70 人的新目标。由于出生和死亡记录并不十分完整，需要用统计方法来估算部分产妇死亡率（Wilmoth et al，2012）。据估计，2015 年，世界上只有 1% 的孕产妇死亡发生在欧洲地区，35% 发生在美洲，还有 3% 发生在西太平洋地区，64% 的孕产妇死亡发生在非洲。

儿童死亡率的情况也与之类似（Interagency Group for Child Mortality Estimation，2015）。据估计，195 个可获得数据的国家中有 62 个国家实现了千年发展目标（MDG）4 的发展战略目标，即在 1990 ～ 2015 年将 5 岁以下儿童死亡率降低 2/3。这 62 个国家中包括 24 个低收入国家和中低收入国家。传染病和新生儿并发症是全球 5 岁以下儿童死亡的主要原因，其中许多是可以通过早期低成本的干预措施加以治疗的。到 2030 年，关于儿童存活率的可持续发展目标（SDG）是每 1000 名活产婴儿中死亡人数低于 25 人，要实现这一目标，仍需进一步降低死亡率（参见第 1 章）。

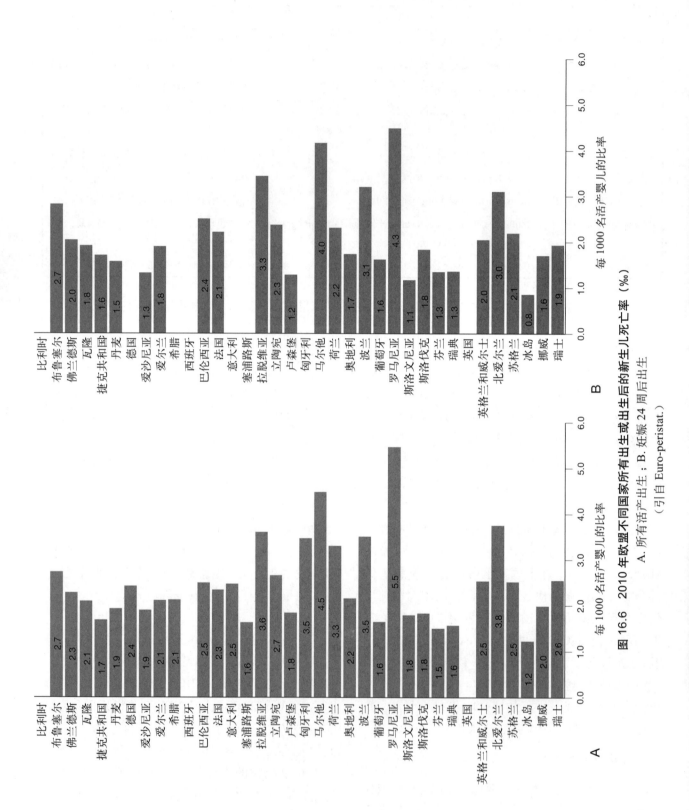

图 16.6　2010 年欧盟不同国家所有出生或出生后的新生儿死亡率（‰）

A. 所有活产出生；B. 妊娠 24 周后出生

（引自 Euro-peristat.）

十、结论

本章描述的英国和爱尔兰数据的主要网站列表见专栏 16.14，这些网站对助产士非常重要。这一章旨在指出有关出生及其结果的数据来源，由于数据和网站是不断更新的，因此助产士通过了解这些变化而获得最新的信息是很重要的。

熟悉掌握在图表中阅读数据的方法可以极大地提高理解数据的能力。阅读图上的小字体和定义以了解相关数据可以避免表面上有吸引力的图形对我们产生的误导。在社会和经济背景下，有关妊娠、分娩和产妇护理的统计信息对助产士都非常重要。

专栏 16.14　包含英国和爱尔兰数据的主要网站

组织	网站	数据
英格兰和威尔士 国家统计局	www.ons.gov.uk	英格兰和威尔士的出生和婴儿死亡率统计数据，人口普查数据与其他相关数据
卫生部	www.gov.uk/government/collections/abortion-statistics-for england-and-wales	英格兰和威尔士的流产信息
英格兰 NHS Digital，英格兰前卫生和社会保健信息中心	www.hscic.gov.uk	关于健康和保健的数据
英格兰公共健康组织	www.gov.uk/government/organisations/public-healthengland	总体人口的公共卫生数据
全国妇幼卫生情报局	www.chimat.org.uk/moving to gov.uk website	现在是英国公共卫生组织的一部分
威尔士 威尔士健康组织	www.wales.nhs.uk/statisticsanddata/sourcesofdata	由威尔士国民保健服务信息学服务委托的网站，作为提供健康和照顾的指南
StatsWales	https：//statswales.gov.wales/Catalogue/Health-and-Social-Care	威尔士官方统计数据的健康和保健数据
威尔士围生期调查组织	https：//awpsonline.uk/	由威尔士政府资助，对全国的围生期死亡率和婴儿死亡率进行持续监测
威尔士公共卫生组织	www.wales.nhs.uk/sitesplus/922/page/84657	有关妊娠和儿童情况的数据

苏格兰 苏格兰国家记录局	www.nrscotland.gov.uk/statisticsand-data	苏格兰的出生和婴儿死亡率，人口普查统计数据
ISD 苏格兰	www.isdscotland.org/Health-Topics/ Maternity-and-births/	有关产妇护理的信息，涉及健康和保健许多方面
北爱尔兰 北爱尔兰统计和研究机构	www.nisra.gov.uk/	北爱尔兰出生和婴儿死亡率统计，人口普查数据
北爱尔兰公共卫生署	www.publichealth.hscni.net/	负责 NIMATS 和儿童健康系统
联合王国 母亲和婴儿：通过全英国的审计和保密查询减少风险（MBRRACE-UK）	www.npeu.ox.ac.uk/mbrrace-uk	调查英国的孕产妇死亡、死产和婴儿死亡等情况
英国产科监测系统	www.npeu.ox.ac.uk/ukoss	产妇发病率的调查数据
健康素质改善组织	www.hqip.org.uk/nationalprogrammes/ a-z-of-clinical-outcome-review-programmes/ cmace-reports/	收集由 CMACE 和 CEMACH 发布的报告
人类受精和胚胎学管理局	www.hfea.gov.uk/	作为英国的独立监管机构，数据收集用于监督人工授精和胚胎在生育治疗和研究中的应用
爱尔兰共和国 中央统计局	www.cso.ie	爱尔兰共和国的出生率和婴儿死亡率、人口普查数据等相关数据
卫生信息和质量管理局	www.hiqa.ie/healthcare/healthinformation/ data-collections/online-catalogue/ nationalperinatal-reporting-system	负责全国围生期的报告系统
爱尔兰孕产妇死亡调查局	www.ucc.ie/en/mde/	调查爱尔兰孕产妇死亡情况

要点

- 助产士需要熟悉与新生儿有关的各种定义。
- 了解国家统计组织发表的国家和地方统计数据，包括如何汇编这些数据、在哪里可以找到这些数据及如何解释这些数据，助产士实践和全面了解产妇的情况是必不可少的。
- 统计数据在评估医疗服务的质量和范围、制定针对当地人口的服务措施方面发挥着重要作用。
- 对孕产妇和围生期死亡率的调查对于改善临床实践水平和降低母婴风险具有重要意义。通过找出临床中的不足之处，并结合研究进行系统审查。根据数据来制定适当的方案和指南，以减少产科和新生儿护理中的高危情况发生率。
- 助产士必须掌握临床统计数据的汇编，并学会使用和解释这些数据，为临床所用。他们必须了解整个统计过程，并且知道如何获取相关最新的信息。

（翻译：王爱华　审校：熊永芳）

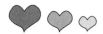

第 *17* 章

营　养

Karen Jewell

学习目标

通过阅读本章，你将能够：
- 懂得均衡膳食结构的基本原则。
- 利用营养知识为孕妇提供饮食建议。
- 领会妊娠期具体条件下营养治疗干预措施的价值。

一、营养的定义

营养是机体摄食、消化、吸收、转运、利用和排泄物质的过程。蛋白质、碳水化合物、脂肪、维生素和矿物质等营养物质是人体发育、生长、正常功能和维持生命所必需的物质，需要从各种食物来源中获取。人体营养状况受所食用食物数量和质量的影响；食物营养素的消化、吸收和利用因个体消化状况的不同而有所差异。在西方国家，吃足量的食物通常不是问题。然而，许多人没有摄取均衡营养的食物，导致营养不良和健康受损。因此，英国营养不良的原因不同于与那些因食物匮乏而导致营养不良的发展中国家。人体营养的吸收和利用受食物的质量影响，若土壤贫瘠或农作物在生长过程中使用了杀虫剂，都会影响营养的吸收。此外，在食品中添加化学防腐剂、色素和调味品，以及在肉类中添加抗生素也会对人体产生不良影响。

某些营养素的吸收障碍是医源性原因引起的，如使用某些药物。过度的摄入某些食物也会影响必需营养素的吸收，如咖啡和茶会影响食物中锌和铁的吸收。同样，乙醇、香烟或毒品的滥用或环境因素（包括铅污染），都可能导致营养不良。

每个人都有不同的营养需求，根据年龄、性别和健康状况、活动量、基因和压力水平，甚至是在女性特殊阶段（妊娠时），都需要专业的帮助去引导他们找到最合适自己的饮食方案。

二、必需营养素及功能

（一）蛋白质和氨基酸

1. 功能
- 有助于细胞、酶、激素、抗体、血红蛋白的发育。
- 缓冲，帮助调节酸碱平衡。
- 控制体液之间的渗透压。
- 作为脂蛋白、游离脂肪酸和胆红素，协助脂类运输。

2. 蛋白质食物
- 肉类、禽类、鱼类。
- 奶酪、牛奶、鸡蛋和其他乳制品。
- 豆类、豌豆和其他豆类。
- 玉米、小麦产品。
- 谷物、种子、坚果。
- 黄豆酱。

蛋白质的吸收是通过大分子分解成小分子氨基酸后运输到肝脏，在那里，氨基酸转移酶将它们转化成更有用的形式。必需氨基酸包括亮氨酸、赖氨酸、甲硫氨酸、缬氨酸、苏氨酸、异亮氨酸、苯丙氨酸和色氨酸；非必需氨基酸包括丙氨酸、谷氨酸、甘氨酸和酪氨酸。这个吸收过程需要维生素 B_6 的诱导；因此，摄入高蛋白需要增加维生素 B_6 的摄入量。孕妇血液中的色氨酸含量较高，色氨酸是一种由氨基酸转化而成的血清素，是一种镇静和抗抑郁的物质。

（二）必需脂肪酸

1.功能

• 能源、隔热。

• 脂溶性维生素是良好的健康载体，尤其是胎儿发育所需的脂溶性维生素。

◆ 维生素D：调节钙和磷酸盐，有助于保持骨骼和牙齿健康。

◆ 维生素E：通过支持细胞膜参与细胞结构。

◆ 维生素K：促进血液凝固，维持骨骼健康。

• 含ω-6必需脂肪酸。

• ω-3脂肪酸。

◆ 大脑、神经系统和视网膜的发育。

• 高水平会导致胆固醇增加和体重增加。

2.含有单一不饱和脂肪的食物

• 橄榄油、菜籽油。

• 核桃、杏仁。

• 种子，如亚麻籽、南瓜籽。

3.含有多不饱和脂肪的食物

• 向日葵、大豆、玉米、红花油。

• 牛油果。

• 花生。

4.含有长链ω-3脂肪的食物

• 三文鱼（新鲜或罐装）。

• 鲑鱼、鲭鱼。

• 金枪鱼罐头。

• 沙丁鱼。

• 动物脂肪：黄油、猪油、肉脂。

• 人造黄油和起酥油。

脂肪由三酰甘油组成，在小肠中被消化和吸收。大多数脂肪酸是人体合成的，除了亚油酸、亚麻酸和花生四烯酸必须从食物中获得。脂肪酸包含单不饱和脂肪酸和多不饱和脂肪酸。不饱和脂肪酸比饱和脂肪酸对人体的营养价值更高，多不饱和脂肪酸更容易转化为能量为人体吸收利用；然而，为了获得均衡的营养，每种脂肪酸都需要摄入。

脂肪酸的合成依赖于足够的锌、镁、硒，以及维生素B_3、维生素C和维生素E的摄入。在妊娠期间，脂肪需求略有增加，以获得额外的能量，并避免蛋白质被过度消耗。ω-3脂肪酸对发育中的胎儿的视觉和认知功能至关重要，同时对预防早产、子宫内生长迟缓、先兆子痫和产后抑郁症（Cetin et al，2008；Innis et al，2008）的发生有显著功效。

（三）碳水化合物

1.功能

• 胎儿生长的能量供应。

• 调节胃肠功能。

• 平衡正常菌群与致病菌群的生长。

2.碳水化合物食品

• 淀粉、土豆、面包、谷物、面食、米饭、芭蕉、山药。

• 自体含糖物质—水果（新鲜水果和干果）、绿色蔬菜。

• 人工添加的碳水化合物—牛奶、果汁、蜂蜜、糖、果酱、饼干、蛋糕。

碳水化合物分为糖（单糖和双糖）、淀粉和纤维（多糖）。碳水化合物是最容易消化的营养物质，能够被机体储存作为能量供应机体需要。碳水化合物在口腔中经唾液淀粉酶的作用将部分淀粉分解为麦芽糖，在小肠中分解成最简单的化合物形式——葡萄糖；多余的葡萄糖被转化为糖原并被储存在肝脏中。碳水化合物的摄入量应该约相当于所有食物摄入量的一半。人体需要增加淀粉和纤维的摄入量，减少脂肪和蛋白质的摄入。

（四）维生素和矿物质

1.维生素A

（1）功能

• 细胞的生长和修复。

• 对抗感染。

• 核糖核酸（RNA）的合成。

• 保护健康的眼睛，尤其是治疗夜盲。

• 蛋白质代谢。

• 帮助排毒过程。

• 作为抗氧化剂。

（2）含有维生素A的食物

• 肝、肾。

• 鱼油。

• 鸡蛋、乳制品。

• 杏、胡萝卜和其他黄色蔬菜。

• 西兰花、荷兰芹、绿叶蔬菜。

缺乏维生素 A 可能会导致人体贫血、失明、皮肤紊乱、蛀牙、过敏和胃肠道紊乱。维生素 D 缺乏、乙醇、咖啡、矿物油、硝酸盐和暴晒会阻碍维生素 A 吸收。建议妇女在妊娠早期服用维生素 A 补充剂（超过 700μg）或食用富含维生素 A 食品，如动物肝脏，预防因维生素 A 的缺乏而导致胎儿的出生缺陷（NICE，2008a）。

2. 维生素 B_1

（1）功能

- 细胞内乙酰胆碱的合成。
- 维持神经、心肌消化组织的健康。
- 碳水化合物的消化。

（2）含有维生素 B_1 的食物

- 全谷物。
- 坚果、种子，如向日葵。
- 啤酒酵母。
- 水果，绿色蔬菜。
- 肝、肾。
- 鱼。
- 鸡蛋、牛奶。

压力水平过高，过多的食品添加剂、乙醇、咖啡、糖的摄入，蔬菜烹饪过度和抗生素会影响维生素 B_1 的吸收。妇女在妊娠期和哺乳期的维生素 B_1 需求量增加，若缺乏维生素 B_1 可导致人体产生易怒、失眠、体重减轻、水肿、反射减弱，以及心血管、神经和胃肠道系统受损等疾病。

3. 核黄素（维生素 B_2）

（1）功能

- 脂肪、蛋白质、碳水化合物的代谢。
- 伤口愈合。
- 激素调节。
- 胎儿的生长发育。

（2）含有维生素 B_2 的食物

- 含有维生素 B_2 的食品（见前面提到的清单）。

抗生素和避孕药会影响维生素 B_2 的吸收。人体摄入不足可引起疲劳、人格障碍、贫血、消化不良和高血压等各种疾病。

4. 烟酸（维生素 B_3）

（1）功能

- 将食物转化为能量。
- 脂肪、蛋白质、碳水化合物的新陈代谢。

- 调节激素和酶的作用。
- 血管舒张。

（2）富含维生素 B_2 的食物

- 肝脏、瘦肉。
- 家禽。
- 鱼。
- 谷物。
- 酵母。
- 黄油。
- 坚果。

乙醇、压力、咖啡、高碳水化合物摄入、抗生素和抗结核类药物影响维生素 B_3 的吸收，若人体摄入不足，可引起多种皮肤病和胃肠道紊乱、头痛、记忆丧失、失眠、食欲缺乏等情况。通常，人体缺乏维生素 B_6 常伴随着缺乏维生素 B_3。

5. 吡哆嗪（维生素 B_6）

（1）功能

- 产生抗体。
- 生产红细胞。
- 酶反应。
- 神经系统的生长发育。
- 牙齿和牙龈健康。
- 糖原的释放和储存。
- 蛋白质的合成。

（2）含有维生素 B_6 的食物

- 含有其他维生素 B 的食物。
- 香蕉、葡萄柚。
- 西梅、葡萄干。

一些药物会影响维生素 B_6 的吸收，如避孕药、可的松和青霉胺。妊娠期和哺乳期对维生素 B_6 的需求量增加，若摄入不足会引起贫血、神经炎、抽搐、抑郁、皮炎和肾结石等疾病。

6. 钴胺素（维生素 B_{12}）

（1）功能

- 骨髓造血功能和红细胞生成。
- 神经系统发育，包括髓鞘形成。
- RNA 和 DNA 的生长发育。
- 调节正常血液中抗坏血酸水平。
- 碳水化合物的代谢。

（2）含有素生素 B_{12} 的食物

- 肝、肾。
- 鱼、贝类。

阿司匹林、避孕药、可待因、乙醇和一氧化二氮可拮抗维生素 B_{12} 的吸收。人体若缺乏维生素 B_{12}，会导致恶性贫血、生长不良、记忆力丧失、神经紊乱和共济失调。普通妇女在妊娠期间不需要过多补充维生素 B_{12}，但某些女性需要特别补充，如素食者、癫痫患者和绦虫患者。缺乏维生素 B_{12} 的妇女，其婴儿神经管缺损风险和某些神经系统疾病的患病率会增加（Dror et al，2008；Ray et al，2007）。

7. 叶酸

（1）功能

- 结合维生素 B_{12} 产生红细胞。
- 神经系统的维护。
- 胃肠道功能。
- 白细胞的产生。
- 胆碱和甲硫氨酸的产生。
- 胎儿的生长发育。

（2）含有维生素 B_{12} 的食物

- 绿叶蔬菜。
- 全谷物、坚果。
- 橙子。
- 西兰花。
- 金枪鱼。
- 肝、肾。

孕妇缺乏叶酸会导致新生儿易患神经管畸形疾病。叶酸缺乏的妇女会患有贫血、抑郁、神经紧张、细胞和组织紊乱、头发过早变白或脱落，甚至是胎盘早剥（Nilsen et al，2008）。如果妇女精神紧张、饮酒、服用避孕药或阿司匹林、磺胺类药物、抗惊厥药物都可能会引起维生素 B_{12} 的吸收障碍和利用障碍。

8. 维生素 C

（1）功能

- 细胞、组织、神经、牙齿和骨骼健康。
- 伤口愈合。
- 氨基酸代谢。
- 促进铁的吸收。

（2）含有维生素 C 的食物

- 所有柑橘类水果。
- 浆果。
- 瓜。
- 西红柿。

- 土豆。
- 荷兰芹。
- 绿色蔬菜（烹饪会破坏维生素 C）。
- 黑醋栗。

缺乏维生素 C 会导致感染、瘀伤、水肿、出血、贫血、消化不良、牙齿和牙龈疾病，以及坏血病。一些药物如阿司匹林、抗凝血剂、抗生素、利尿剂、可的松、避孕药和抗抑郁药会影响维生素 C 的吸收。环境污染、工业毒素、食物过度烹饪或储存不良也会影响维生素 C 的吸收。有一些研究表明，孕妇每日补充维生素 C 有利于降低尿路感染的可能性（Ochoa-Brust et al，2007；Hickling et al，2013）。

9. 维生素 D

（1）功能

- 钙的吸收。
- 骨骼和牙齿健康。
- 肾、心脏、神经系统。
- 凝血。

（2）含有维生素 D 的食物

- 鱼肝油。
- 肝。
- 啤酒酵母。
- 金枪鱼。
- 牛油果。
- 谷物。

人体获取维生素 D 的主要来源是阳光。泻药、抗酸药等药物可抑制维生素 D 的吸收；患有便秘或胃灼热的妇女需遵医嘱服用。妇女和胎儿都需要增加维生素 D 的吸收来防止骨骼畸形、佝偻病、骨质疏松症、肌肉张力降低，以及肾脏和甲状旁腺功能下降。研究表明，先兆子痫前期的妇女应增加维生素 D 的摄入量，以减少先兆子痫的发生率（Hyppönen et al，2013）。牛奶是含维生素 D、蛋白质、钙和维生素 B_2 的优质饮品，孕妇若牛奶的摄入不足，可能会增加低出生体重的婴儿出生的风险（Mannion et al，2006）且易发生低钙惊厥（Camadoo et al，2007）。NICE 关于产前保健（2008a）和孕产妇营养的指南（2008b）主张，对于缺乏阳光照射的孕妇，如长期住院的产前患者或习惯在户外遮盖皮肤的孕妇，应补充维生素 D 口服摄入量。这一建议也适用于那些母乳喂养及饮食中维生素 D 含量较低，体重指数为 30 或更高的女性（NICE CG62，2008，PH11，2008）。

10. 维生素 E

（1）功能

- 红细胞的维持。
- 维持主要的身体功能，包括生殖功能。
- 减速老化。
- 帮助身体应对压力。

（2）含有维生素 E 的食物

- 全谷物。
- 鸡蛋。
- 绿叶蔬菜，西兰花，卷心菜。
- 牛油果。
- 坚果。
- 肝、肾。
- 冷压榨植物油。

维生素 E 在光照、热、碱和铁等微量元素存在的情况下容易氧化。矿物油、避孕药、氯和甲状腺激素拮抗人体维生素 E 的吸收。妊娠期应增加维生素 E 摄入，维生素 E 是最初被称为生育酚的物质。孕妇缺乏维生素 E 可能导致自然流产、早产、死胎、贫血，以及肌肉或心血管疾病。

11. 钙

（1）功能

- 骨骼和牙齿的构造。
- 铁的利用。
- 协助凝固。
- 调节心律。

（2）含钙的食物

- 牛奶和乳制品：酸奶、蛋黄。
- 沙丁鱼和带骨三文鱼。
- 青豆。
- 骨髓。
- 豆腐、大豆。

高蛋白或高磷饮食、身体功能障碍或压力过度会拮抗钙的吸收。影响钙吸收或利用的药物有抗酸药、泻药、利尿剂和抗惊厥药。钙不足可能导致骨骼病变，如骨质疏松症或骨关节炎，以及牙齿问题、心悸、高血压、失眠或肌肉痉挛等疾病。孕妇对钙的补充有利于减少先兆子痫的发生。

12. 锌

（1）功能

- 大脑、甲状腺、肝脏、肾脏、肺、前列腺中的细胞发育。
- 骨骼生长、皮肤、毛发、身体组织修复、伤口愈合。
- 蛋白质、碳水化合物和磷的新陈代谢。
- 有助于维生素 A 的储存和释放。

（2）含有锌的食物

- 青鱼、牡蛎、鱼骨。
- 肝脏、红肉、肉骨头。
- 鸡蛋、牛奶。
- 坚果、全谷物。
- 蘑菇、绿叶蔬菜。
- 辣椒。

孕妇在妊娠期间，为了给胎儿中枢神经系统发育提供充足的营养，锌的需要量需要增加约 30%，而哺乳期妇女摄入量需增加 40%。女性通过摄取足够的富含钙、铜、维生素 A、维生素 B_6、维生素 B_{12} 和维生素 C，以及某些氨基酸的食物，可以增加锌的吸收率。茶叶、咖啡、乙醇、加工过的谷物、铁剂、避孕药，以及麸和钙中过量的植酸盐都会影响锌的吸收和利用。犹太妇女易缺乏锌，因为在无酵面包中的植物盐会抑制锌的吸收。锌可以中和镉的毒性作用，减少高血压的发生；若摄入如香烟、一些加工食品和罐头食品、速溶咖啡和明胶等含有高浓度镉的食物，则会抑制锌的吸收。出汗会导致人体锌的流失。人体在有压力的情况下和大量饮酒后，锌会在尿液中排出。

人体缺乏锌会导致生长发育和精神发育迟缓、性成熟延迟或不育（精液中含有大量的锌）。孕妇缺乏锌会加重妊娠疾病，出现妊娠纹。缺锌的女性指甲上可能有白斑，嘴里有金属味道，食欲缺乏。产妇每天摄取少于 6mg 的锌可导致低出生体重或早产儿（Mahomed et al，2007）。锌拮抗铅和镉，在死产婴儿的骨骼中，铅和镉的含量都比正常婴儿含量高；因此，若产妇在妊娠期间补充充足的锌，可减少死产。

13. 铁

（1）功能

- 血液氧合血红蛋白的加工。
- 蛋白质代谢。
- 骨生长。

- 抵抗力。

（2）含铁的食物

- 红肉、动物的肝脏。
- 沙丁油鱼、沙丁鱼、香菜、白饵、凤尾鱼。
- 鸡蛋、特别是蛋黄。
- 全麦面包、干酪、燕麦饼。
- 谷物。
- 土豆、欧芹、韭菜、菠菜。
- 干果、坚果、樱桃。
- 大豆、红芸豆、小扁豆、鹰嘴豆。

人体铁不足会导致贫血、疲劳、头痛、心悸和胃灼热一系列表现。严重缺铁性贫血需要药剂治疗补充。高锌、茶、咖啡、肠道寄生虫、抗酸剂和四环素会干扰铁的吸收。食物中铁的摄入能达到人体所需，食用足量的含有维生素 C、维生素 E、维生素 B_6、维生素 B_{12}、叶酸、钙、铜和其他微量元素利于铁的吸收。虽然在妊娠期间，一般妇女不需要特别补充铁（NICE，2008b），但对于需要补充铁的妇女，应建议同时服用含有橙汁或其他含维生素 C 的饮料帮助铁的吸收，避免过度饮用茶，否则会妨碍铁的吸收。

三、妊娠前和妊娠期营养的重要性

在妊娠期间，在母亲的饮食中必须提供足够的营养，以满足妇女和正在发育的胎儿，以及储存用于妊娠晚期和哺乳期日常需求的能量。孕妇健康的、均衡的饮食习惯是建立在饮食盘中的食物组（彩图 11）基础上的，在妊娠初期应补充叶酸和维生素 D 的摄入。

妇女在妊娠前和妊娠期间的营养状况。

- 胎儿的生长发育为其日后的健康奠定了基础。
- 妇女自身的健康在短期和长期内的变化。

（一）孕前营养

为了确保胎儿的发育，在妊娠之前，需要改变饮食和生活方式。英国对妊娠前妇女提出如下建议计划指导（NICE，2012）。

- 每日服用叶酸 400μg（如果体重指数为 30kg/m² 或更大，或有其他危险因素，应服用 5mg），妊娠后继续服用，直到妊娠 12 周。
- 不滥吃任何草药。

- 在妊娠前或妊娠期间的任何时候，维生素 A 的摄入量都不能超过 10 000IU（来自补充剂）。

2016 年关于完全停止饮酒的指导方针（DH，2016）也建议那些备孕的妇女戒酒。那些想要孩子的夫妇也被建议停止吸烟，因为吸烟（包括被动吸烟）可能减少妊娠的机会并且可能伤害胎儿。营养不良会加剧不孕（Chavarro et al，2007；chavarro，2008），饮食建议是妊娠前护理的主要组成部分（Tieu et al，2008）。

体重与生育能力有关。如果一个肥胖的妇女（体重指数 > 30kg/m²）或体重不足的妇女（体重指数 < 19kg/m²）有妊娠问题，她应该被告知达到健康体重可能会增加妊娠的机会。排卵依赖于脂肪组织（脂肪）的分布，其至少相当于女性总体重的 17%；因此患有厌食症的女性很少受孕，更有可能因维生素和矿物质不平衡而流产。肥胖可导致婴儿潜在的健康风险，包括神经管缺陷、心脏缺陷、腭裂或唇裂、肛门直肠闭锁、脑积水和肢体复位异常。肥胖的增加与不良妊娠结局的风险成比例地增加，如葡萄糖耐量受损、妊娠糖尿病、流产、死产和产妇死亡的风险增加（NICE，2012）。

同样，由于精子产量低而导致的男性不育可能与营养缺乏相关，尤其是缺乏叶酸、锌和维生素 E_1、硒等元素，而现代西方的不健康饮食加剧了这种现象（Eskenazi et al，2005；West et al，2005）。

营养性饮食富含有益的营养素，能抑制环境污染所造成的毒性影响，而尼古丁、茶、咖啡、乙醇和药物含量较低的物质（Vujkovic et al，2007）。避孕药会干扰维生素 B_6 和锌的吸收，医疗人员建议应该在妊娠前停止服用至少 3 个月。经前期综合征可能导致不孕。妇女缺乏必需脂肪酸、锌、锰和维生素 E，或者吸毒易导致流产（Bailey et al，2005；Ronnenberg et al，2007）。Konje 等（2008）代表食品标准局建议限制妊娠期间每日的咖啡因摄入量，最好保持在每天 200mg（约是每天两杯咖啡）以下。茶、巧克力、一些不含乙醇的饮料和某些药物中也含有咖啡因，过量食用这些物质会导致婴儿出生体重过低，从而增加婴儿早产的风险，导致流产。

（二）妊娠期营养

健康的饮食在任何时候都很重要，特别是在妊娠期间，妇女为自己和正在成长的胎儿提供营养。在受精的最初几周，胎儿依靠简单的从妇女的血液中扩散的氧气和营养存活。从约 12 周开始，胎盘控制着胎儿的营养和氧气供应，以及废物的排除。母体营养物质的供给需符合胎儿的需要，以促进胎儿的健康成长和发育，避免对未来生长发育产生不良影响。虽然机体有一定的调控能力以满足胎儿营养的需求，但孕妇依旧要在日常保证摄入充足的营养种类。营养之间的相互依赖性强调了饮食平衡的重要性，如微量营养素的供应可能会改变能量利用的方式。

妊娠期妇女的生理适应包括增加某些营养物质的吸收和排泄，同时增加妊娠早期营养素的摄入，以满足孕妇和胎儿在妊娠后期和哺乳期的需要。孕妇在饮食中只需要更多的一些营养素：硫胺素（维生素 B_1）、核黄素（维生素 B_2）、叶酸盐、维生素 A、维生素 C、维生素 D、钙、硒、碘和 ω-3 脂肪酸和 ω-6 脂肪酸。

妊娠前和产前营养不足可能对胎儿产生不良影响，增加围生期发病率和死亡率、低出生体重或早产儿、新生儿出生缺陷如神经管缺陷（Carmichael et al，2007；Tamura et al，2006）或母亲并发症（Bodnar et al，2006）。母亲营养不良也可能对胎儿成年后产生不利影响，增加成年期高血压和心血管疾病的患病率（Plagemann et al，2008；Woods，2007）。

在青春期妊娠可能出现胎儿营养不良，年轻的妈妈会和胎儿争夺营养。低出生体重和早产在青春期妊娠中的发病率是成年妊娠的 2 倍，新生儿死亡率几乎是成年妊娠的 3 倍（Wu et al，2004）。

（三）妊娠期营养指导

助产士对妊娠期间健康饮食的指导对整个家庭有长远的好处。助产士应该利用如膳食平衡盘（彩图 11）之类的工具来激励和鼓励孕妇改变生活方式，在妊娠期间能做到健康饮食。NIPC 建议孕妇做到以下几点（NICE PH27，2010）。

• 每餐都以淀粉类食物为主，如面包、土豆、大米、意大利面、干酪、山药和早餐麦片。

• 尽量多吃新鲜食物，每天至少要吃水果、蔬菜和沙拉。

• 选择富含蛋白质的食物：瘦肉、鸡肉、蛋和豆类。

• 多吃富含纤维素的食物：全麦面包和意大利面、糙米、全麦谷物、豆类、水果和蔬菜。

• 多吃含钙的乳制品：牛奶、奶酪和酸奶。

• 做有营养的小吃：皮塔面包、酸奶、蔬菜棒、水果。

• 尽量减少盐的摄取量：不要摄入大量盐。

• 保持活力和健康的体重。

• 多喝水，建议妊娠时每天喝 1900ml（British Diabetic Association，2013）。

• 吃早餐。

应鼓励有规律的饮食，在两餐之间补充健康的零食，以避免母体血糖水平剧烈波动。有证据表明，妊娠期母亲的营养不足影响胎儿的生长发育，如 1944～1945 年荷兰发生的饥荒（Lumey，1998）。

妇女妊娠时，细菌感染会影响胎儿健康，妇女应减少或不使用这些可能含有感染病原体的食物（NICE PH11，2008），如非巴氏灭菌的牛奶、软奶酪（如布里干酪和卡门贝干酪）、蓝纹奶酪、肉和蔬菜奶酪，以及生食或未煮熟的即食餐，其内含有单核细胞性李斯特菌（Listeria monocytogenes），生食或部分煮熟的肉或鸡蛋或蛋制品（如蛋黄酱）会引起沙门菌感染。注意烹饪方式可以预防胃肠道疾病的发生。生肉可能被单核细胞增生李斯特菌或弓形虫污染，所以孕妇应避免摄入生肉或未熟肉。

（四）妊娠期体重增加

NICE（PH27，2010）建议不要在妊娠期间节食，因为这可能损害胎儿的健康。妇女在妊娠期间体重会有增加，其中只有一部分是由于身体脂肪的增加，胎儿、胎盘、羊水，以及母体血液和羊水都会增加体重的。

许多孕妇向卫生专业人员征求关于妊娠期间适当增重的建议。然而，对于妊娠期间的体重增加幅度，英国没有具体的指南建议。美国医学研究所（2009）公布了关于妊娠期体重增加建议的修订版

（专栏17.1）；这些建议受到了一些专业人士的质疑，他们认为减肥目标太高，特别是对于超重和肥胖的妇女。而且，这些高体重的增加目标并没有解决关于产后恢复体重的困扰(Nehring et al, 2011)。此外，有学者指出指南没有区分肥胖的程度，特别是对于病态肥胖的妇女。但这些指标至少目前为妊娠期间产妇的体重增加提供了一个标准。

妊娠期的饮食、活动和妊娠因素（如患病或多胎妊娠）都会导致孕妇体重的改变。体重指数在正常范围内、有着均衡饮食的母亲能顺利产出足月健康体重的婴儿。妊娠前、妊娠期和哺乳期营养会影响新生儿的出生体重、幸福感和未来的身体素质（Uauy et al, 2008）。

肥胖在西方已经成为一个不可忽视的问题，在英国尤其是对产妇而言是一个巨大的问题（Heslehurst et al, 2007）。在美国、英国和澳大利亚，1/3 ～ 1/2 的孕妇体重超重或肥胖（Callaway et al, 2006；Centre for Maternal and Child Enquiries, 2010；American College of Obstetricians Gynecologists, 2013）。妊娠是导致妇女肥胖的一个因素（Mannan et al, 2013）。在欧洲和美国，20% ～ 40% 的妇女在妊娠期间增重超过推荐值（Thangaratinam et al, 2010）。英国的妇幼咨询中心（CMACE, 2010）开展的一项为期 3 年的全国性研究发现，4.99% 的孕妇体重指数大于或等于 35，2.01% 大于或等于 40，0.19% 的孕妇体重指数超过 50。体重指数过大的产妇死产率为 8.6‰，普通体重的产妇死产率为 3.9‰。许多女性在几次妊娠期间体重持续增加，而在妊娠期间体重增加较多的女性往往会在较长时期内保持这种体重（Linne et al, 2004）。肥胖易诱发妊娠期糖尿病（Scott-Pillai et al, 2013）、高血压（Callaway et al, 2007）、剖宫产和产后出血增加（Sebire et al, 2001）。这些母亲分娩的胎儿也容易早产、入住新生儿病房（NICU）和伴有出生缺陷（Scott-Pillai, 2013）。超重和肥胖孕妇的医疗费用与正常体重的妇女相比显著增高（Morgan et al, 2014）。妊娠期间母亲体重增加过多也容易导致儿童肥胖（Oken et al, 2007）。

那些在妊娠期间限制能量摄入的妇女也需格外谨慎。母亲强制限制能量摄入时，机体的新陈代谢会调整、将重要能量供给胎儿。向有些英国移民妇女，如来自印度的妇女提供饮食咨询建议时，要考虑到她们的宗教信仰。伊斯兰教的斋月期间，教徒必须要禁食，但是如果孕妇禁食会对胎儿构成威胁，应劝告其免除禁食。然而，现实情况是尽管禁食对健康有影响，但一些穆斯林妇女仍然选择禁食。助产士应该意识到这一点，询问其禁食计划，制订饮食计划，以确保妇女的安全。

神经性厌食症和神经性贪食症都会影响产妇和胎儿的健康，产妇的生育能力下降、流产风险上升、相关妊娠并发症、宫内发育迟缓和产后抑郁症的患病率都可能增加。助产士应警惕产妇的饮食紊乱迹象，特别是体重指数非常低的妇女、身体形象不佳的妇女和在妊娠中频繁剧烈呕吐的妇女。

> **反思活动 17.1**
>
> 描述适合妊娠期间平衡饮食，并举例说明一天的膳食和所含的营养。

四、均衡的饮食作为一种治疗措施

（一）恶心呕吐

许多妇女认为低血糖会使恶心加重，尤其是她们感到疲倦的时候。助产士可以提出一些建议，要少吃复杂碳水化合物食物，如面包、谷物或土

专栏 17.1　医学研究所（2009）妊娠期体重增加建议

妊娠前体重分类	BMI（kg/m²）	妊娠前体重增加建议总量（kg）	平均范围（千克/每周）
低体重	< 18.5	12.5 ～ 18	1（1 ～ 1.3）
正常体重	18.5 ～ 24.9	11.5 ～ 16	1（0.8 ～ 1）
超重	25 ～ 29.9	7 ～ 11.5	0.6（0.5 ～ 0.7）
肥胖	30 及以上	5 ～ 9	0.5（0.4 ～ 0.6）

豆，不要吃高糖或高盐的食物。香蕉是碳水化合物的良好来源，而且可能有助于防止缺钾。对于缺乏维生素 B₆、镁和锌的妇女来说，在妊娠期间恶心呕吐更严重，建议妇女吃富含这些物质的食物或服用高质量的补充剂，减少乳制品的摄入，同时可以增加柑橘类水果或果汁的摄入量（Tiran，2002；Tiran，2006）（参见第 52 章）。

（二）便秘

助产士可以建议妇女增加摄入高纤维食物，但更重要的是，必须要多饮水，每天至少保证 2L 水的摄入量。若有便秘，要减少饮茶，茶叶中的丹宁酸能抑制肠道蠕动，并抑制铁的吸收，这可能导致铁吸收不良，同时又会加重便秘。

孕妇应该每天吃大量的新鲜水果和蔬菜、粗粮、种子、谷物和豆类（Derbyshire et al，2006），避免食用麸皮，因为麸皮可从肠道吸收水分并使大便变硬，从而加剧了便秘。小麦和小麦产品，如面包和谷物，可能增加腹胀或腹部不适，如果妊娠之前就有腹胀问题，很有可能是患有轻度小麦不耐症。不鼓励孕妇长期使用泻药来缓解便秘，因为泻药不能根治问题，并且往往会产生其他副作用。一些便秘的妇女可能需要补充维生素 C，还有一些孕妇是因为服用医生开具的治疗贫血症的铁剂后开始便秘，应该及时反馈，通过其他方式补充铁，如从保健食品商店买到的草药液体制剂。

（三）胃灼热与消化不良

建议消化不良的女性要少食多餐，避免每餐喝酒，两餐之间要饮水，避免吃会加重病情的食物，比如辛辣或油腻的食物，还有咖啡、茶、酒、香烟，以及一些牛奶和奶制品。控制糖、甜食、小麦和面包的摄入量，避免过度使用抗酸剂，特别是含铝的抗酸剂，防止造成轻度中毒。

（四）贫血

通过鼓励妇女吃富含铁的食物，可以预防贫血或者减少贫血带来的不良影响。改善贫血状况应该多摄取新鲜的绿叶蔬菜（如卷心菜、菠菜、豆瓣菜、西芹、葱、韭菜）、发芽谷物和种子。海藻、荨麻叶和蒲公英叶也是铁的良好来源。干梅干、葡萄干、无花果和不含硫的杏子，黑醋栗、黑莓、

樱桃和罗甘莓都有利于病情。主食应该吃全麦面包、燕麦饼和玉米片，而不是吃高碳水化合物的食物。每日补充沙丁鱼、鲑鱼、鳕鱼和有机肝脏类含铁食物。麸皮、茶和咖啡会抑制食物中铁的吸收。富含维生素 C 的水果和蔬菜包括猕猴桃、橙子、蔷薇果、马铃薯、花椰菜、西兰花、甘蓝和西芹，有利于铁的吸收。如果医师给妊娠妇女开具了铁质补充剂的处方，应建议服药时喝橙汁，避免服药时喝茶或咖啡。

反思活动 17.2

回顾一下你照顾过的妊娠期妇女，并探讨如何通过有效管理她们的饮食来帮助她们减轻症状。

在一周的临床实践中记录下你所看到的妇女的饮食习惯：她们中有多少人积极寻求关于自身营养的建议？

（五）白念珠菌（鹅口疮）

白念珠菌酵母感染（参见第 55 章）在孕妇身上很常见，如果不加以治疗，可能会使孕妇分娩复杂化，发展成慢性疾病。服用抗生素的女性，尤其是那些反复感染或长期使用抗生素的妇女，更容易感染鹅口疮。某些矿物质（如锌）的缺乏会使孕妇的感染可能性加大，因此在早期可及时通过增加含有相关矿物质和维生素的食物或营养品的摄入防止感染加剧。

精致的碳水化合物和含酵母的食物利于白念珠菌的生长，因此在饮食中要控制精面粉、白糖、红糖或任何含有这些成分的食物。同样，应避免食用含有酵母的食物，如面包、奶酪、乙醇、酵母提取物、冷冻或浓缩橙汁、葡萄汁、未剥皮的水果、葡萄干、苏丹酸和 B 族维生素补充剂（除非标记为无酵母）。鼓励孕妇多食用新鲜蔬菜瓜果，尤其是含有天然抗真菌剂的食物，如大蒜、新鲜草药、香料和新鲜绿叶蔬菜。

五、结论

在妊娠期和哺乳期，充足的营养对产妇和胎儿的健康至关重要。助产士在教育指导妇女方面发挥了重要作用，间接影响了家庭营养和健康水平。本章讨论了正常妇女的营养结构需要，但没

有提到一些妇女的特殊营养需求，如糖尿病患者。助产士应该对妇女的主要饮食需求有基本的了解，能够向其提供相应的建议。对于营养状况较差的妇女，助产士应及时指导她们向专家、营养治疗师或营养学家做进一步咨询或者是通过网站进一步了解相关讯息。

> **要点**
>
> - 对妇女和胎儿来说，在妊娠前和妊娠期间都必须保证均衡营养要求。助产士在教育父母了解相关家庭营养方面起着至关重要的作用。
> - 妊娠过程中，产妇营养不良会导致疾病的产生。均衡合理的膳食可以有利于缓解疾病。
> - 助产士需了解什么是均衡护理的饮食，以便为妊娠期间的妇女提供相应的保健服务。

（翻译：王爱华　审校：熊永芳）

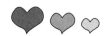

第 *18* 章

补充疗法与自然疗法在妊娠和分娩中的应用：
助产士的责任

Denise Tiran

学习目标

通过阅读本章，你将能够：
- 了解补充疗法和自然疗法在妊娠和分娩中的应用。
- 了解当女性希望自行实施自然疗法或咨询独立辅助治疗师时，助产士的工作职责。
- 知道当照顾由补充疗法的独立从业者陪伴分娩的产妇时，助产士的职责所在。
- 理解助产士希望在自己的实践中使用补充疗法的用心。

一、引言

补充和替代医学（complementary and alternative medicine，CAM）包含的所有形式的医疗保健都不属于主流（医学、助产学、理疗等）的健康保健模式，通常不包含在常规卫生服务范围之内。补充和替代医学注重"整体观"，也就是将客户视为一个整体，包括考虑他们的身体、心理和灵性状况——通常被称为"身心灵"医学。

替代医学是那些实施针灸或顺势疗法医生经常使用的术语。"补充疗法"及其策略可以作为常规医疗保健的辅助手段，而"替代疗法"则被用来代替常规的护理，尽管后一术语现在已经不太常用了。更常使用的术语是"综合医学"，这意味着这些疗法被整合到常规医疗保健中，如肿瘤学和姑息治疗的临床领域。用于孕妇、分娩或新生母亲的任何补充疗法，无论是由独立从业者提供还是由产前、产时或产后护理中的助产士提供，都应该作为标准产妇护理的补充。

然而，这个"补充疗法"的术语不仅仅是简单地加在产妇护理中：它含有几百种不同的方式，每种方式都有自己的专业知识、技能、作用机制、适应证、注意事项、禁忌证和不良反应。辅助疗法可以是手艺，如按摩、整骨疗法、脊椎推拿疗法、反射疗法或指压按摩；还可以是能量疗法，如针灸和顺势疗法；或催眠等心理疗法。"自然疗法"一词适用于非商业制药的任何物质，包括草药和香薰油，这些都是有药理作用的；以及如顺势疗法和巴赫花疗法等以能量为基础的药物；再加上中药、印度阿育吠陀和其他传统形式的的药物作为补充。而作为药用的营养补充剂和草药茶也属于这一类。

（一）补充疗法和自然疗法的使用率

在妊娠期间，孕妇需要有更多的选择，并希望在感到非常脆弱的时候仍能控制自己的身体。越来越多的妊娠女性要求获得自然方法的信息和建议，以处理她们所经历的妊娠期不适，尤其是因为她们常被警告，要避免服用药物，有时甚至是医生开具的药。一些女性妊娠前会咨询独立治疗师，妊娠后会继续使用补充疗法，或在家自行实施自然疗法；有些人可能希望由独立治疗师或会使用补充疗法的导乐或生育支持者陪同分娩。许多孕妇现在都是自我进行自然疗法，如覆盆子叶茶、紫锥花或山金车花顺势疗法，或在家使用香薰油。然而，许多女性并不了解这些用于自然疗法的药物有特定的剂量、适应证、禁忌证、预防措施和可能的不良反应，以及药物之间的相互作用，特别是具有药理作用的草药。

在西方国家，妊娠期补充疗法和自然疗法的使用率为 6% ～ 91%（Bishop et al，2011；Hall et al，2011；Babycentre，2011；Frawley et al，2014；Pallivalapila et al，2015）。而其中较低的数据可能无法反映真实情况，因为大多数研究都侧重于那些由孕妇自我实施的自然疗法，而不是女性可能咨询合格从业者而进行的补充疗法。在欧洲、北美洲和南美洲，以及澳大利亚等 23 个国家进行的一项大型研究（Kennedy et al，2013）对此进行了说明，其中草药平均使用率为 28.9%，各国之间差异很大，俄罗斯使用率最高，为 69%。

随着妊娠进展和女性准备分娩，自然疗法的使用似乎有所增加（Bishop et al，2011），但在产后却下降（Birdee et al，2014），尽管许多女性转向使用草药来辅助泌乳（Sim et al，2013），但只有约 50% 使用补充疗法或采取自然疗法的女性告知其产科护理提供者，可能是因为她们认为不重要或者认为助产士和医师会持怀疑态度或生气（Strouss et al，2014）。大多数女性通过访问互联网、电视、杂志或朋友和家人而不是咨询医疗专家来获取有关补充疗法和自然疗法的信息，（Strouss et al，2014）。

（二）在妊娠和分娩中使用补充疗法和自然疗法的风险和益处

促进女性安全地使用补充疗法，赋予她们权力并为她们提供额外的资源，这些资源不仅具有治疗效果，而且通常可以令人放松和镇静。众所周知，许多疗法，特别是按摩、芳香疗法、反射疗法和针灸，可以减少压力激素，如皮质醇，它在促进催产素分泌方面具有直接的生理优势，从而有助于提高分娩效率（Wu et al，2014；McVicar et al，2007）。鉴于许多女性几乎整个妊娠期都需要继续工作，满足现代生活的所有要求，进行补充疗法可能是少数几个她们可以有一些自己独处时间的方式之一。此外，她们可能会觉得助产士太忙而且工作过度，没有时间讨论她们可能遇到的无数忧愁和焦虑，所以她们大概也会转向使用补充疗法，以此来缓解她们的担忧。

女性也可能希望获得治疗特定疾病的补充疗法，特别是如果当她们觉得症状没有被助产士或医师正视的时候。例如，孕妇们会主动咨询整骨疗法或咨询脊椎按摩师如何治疗腰酸，或针对孕吐进行针灸治疗，而不是等待英国医疗服务体系（NHS）物理治疗师的预约，这是女性经常需要独自应对的问题，而她们的全科医师通常将其视为正常，而不考虑这些不良反应会影响女性及其家人。

在分娩期间，放松疗法，如催眠可以帮助女性保持冷静；芳香疗法、指压按摩或针灸可能有助于宫缩；芳香疗法和反射疗法可以缓解疼痛。在产褥早期，各种草药疗法可能影响会阴愈合，包括薰衣草（Sheikhan et al，2012）、山金车花（Oberbaum et al，2005）、肉桂霜（Mohammadi et al，2014）和带金盏花的芦荟（Eghdampour et al，2013）。

然而，有一种常见的误解是，这些疗法和补充是"天然的"，因此它们也比药物"安全"或至少更安全。这似乎是与自然疗法相关的特殊问题，其中最明显的就是在草药茶和香薰油的使用上，这可能是女性觉得不需要告知助产士自己使用自然疗法的原因之一。然而，自然的物质或手工技术并不是完全安全的：如果药物具有治疗作用，无论是药理学、能量学、心理学还是其他一些机制，都会有特定的使用指征，以及明显的禁忌证和预防措施。本文作者收到许多关于女性不恰当使用自然疗法的报告，这可导致孕产妇早产、宫缩过强和胎儿窘迫。助产士和其他产科专业人员也必须考虑当今社会的多种族性质：来自亚洲、非洲和中东的许多女性使用从其本国寄来的药材，而其中大部分都是英国产科护理提供者所不熟悉的。

反思活动 18.1

询问你护理的 10 位女性，她们在妊娠前或妊娠期间是否使用过任何辅助疗法或自然疗法。

二、常用于妊娠和分娩的补充疗法

（一）传统中医

针灸是基于身体能量通道的原理，其可运输身体内部能量（称为"气"）并将身体各部分连接起来。这些通道被称为经络，其在解剖学上存在

（Hong et al，2007）并且能量集中在焦点穴位所在的地方。当身体、心灵和精神都在最佳健康状态下时，气血平衡；当在失调、疾病或在妊娠的情况下，生理改变可能导致气血阻滞或气血不平衡。通过插入细针或指压针（拇指按压）来重新调节气血，恢复气血平衡。

针灸和针压法可以有效治疗生育问题（Nandi et al，2014；Zheng et al，2014）、孕吐和剖宫产后疾病（Noroozinia et al，2013；Lythgoe，2012；El-Deeb et al，2011），并缓解分娩疼痛（Mucuk et al，2014；Vixner et al，2012）。Djakovic 等（2015）提出在第一和第二产程进行针灸可能会促进第三产程胎盘更好地分离，从而减少胎盘残留和产后出血。在妊娠期间接受针灸治疗的女性通常认为针灸效果有很广泛的适用性（Soliday et al，2013）。

中医针灸疗法中的灸法是用艾叶制成的艾灸材料产生的艾热刺激体表穴位或特定部位，通过激发经气的活动来调整人体紊乱的生理生化功能。在产科最有名的是应用艾灸灸小足趾甲的基部穴位，促使胎儿臀位转为头位。有效率在 60% ～ 88%（Vas et al，2013；Manyande et al，2009），如果针和灸结合可能效果更佳（Smith et al，2014）。一些病房的助产士现在有专门的"臀位诊所"提供艾灸（Weston et al，2012；与助产士私聊）。操作方法可以教给孕妇和她的伴侣，在妊娠 34 ～ 35 周进行艾灸，每天 30 分钟，持续 5 天。

然而，令人担忧的是一些女性购买艾灸在家自行使用而没有告知她们的助产士。艾灸的禁忌证与外倒转术完全相同，还包括高血压和严重呼吸道疾病。如果该孕妇被告知不合适进行外倒转术，那她就不该做艾灸。已知艾热会升高血压，所以高血压患者应该避免艾灸；冒烟的艾条也可能引发哮喘或枯草热。虽然一些医院的产科为曾经有剖宫产瘢痕子宫的孕妇进行外倒转术，但对于这种情况，艾灸是强烈不建议使用的。执行外倒转术是在医院的受控条件下进行的，因为那里有抢救的设施，与在家进行是完全不同的。艾灸对于西方产科而言是一个相对较新的，并没有得到很好的理解且需要进一步研究的操作。

指压按摩是日本现代的一种指压形式，结合压力、保持技术及轻柔拉伸。用触摸来调整身体的内在能量，治疗和预防能量的不平衡。布里斯托尔的助产士（Ingram et al，2005）研究表明，那些被教导自我进行指压特定点的女性比那些没有使用的人更有可能自然分娩，虽然最近与该作者合作的助产士所进行的研究驳斥了这一点（Gregson et al，2015）。研究显示，指压或指压按摩技术在促进宫缩、缓解分娩疼痛和焦虑方面非常有效（Moradi et al，2014；Akbarzadeh et al，2014）。

（二）自然疗法

芳香疗法是草药疗法的一部分，是最受孕妇欢迎的疗法之一（Sibbritt et al，2014），并且越来越多地被纳入助产士实践。从植物中提取的浓缩精油含有具备各种生理和心理作用的化学成分。芳香疗法通过化学与芳香及给药方法的组合作用于大脑。最常用的给药方法是按摩，但也可以将精油加入水中，如加入浴池中（但不能直接添加到分娩池的水中）。这些精油也通过吸入吸收，化学物质通过呼吸道输送到体循环，穿过所有器官——包括通过胎盘到胎儿，并通过嗅觉系统到达边缘系统，影响情绪。重要的是，如果你能闻到香味，这些化学物质就会被吸入，从而进入循环系统。女性在家中使用蒸发器一次不应该超过 10 ～ 15 分钟，也不要整个晚上或在分娩期间使用，更不要在婴儿房使用。妊娠期不要通过胃肠道（口服）使用，以及使用阴道栓剂等。而在产房或生育中心等机构环境中使用蒸发器更是不安全和不道德的，应该避免使用。

准妈妈们在使用芳香疗法时必须非常谨慎，因为许多精油在妊娠、分娩和哺乳期间都是禁忌的。虽然没有致畸的确凿证据，但对胎儿、妊娠进展和孕产妇健康的不利影响可能性尚不确定。有些精油（特别是直接吸入时）会升高血压，有些会降低血压（Schneider，2015；Yang et al，2014；Seol et al，2013）；有些会加强某些药物的作用。例如，已知薰衣草和鼠尾草油会降低血压（Nagai et al，2014），因此不应与硬膜外麻醉联合使用。所有的精油都含有抗菌化学物质，有些是抗病毒和（或）抗真菌的，如茶树油（Chen et al，2014；Chin et al，2013；Mith et al，2014；Sienkiewicz et al，2014）。许多精油是有放松作用的，有些具有强烈的镇痛作用（Olapour et al, 2013）。

一种特别值得关注的精油是鼠尾草油，其被认为有助于子宫收缩（Burns et al, 2000a 和 2000b）；越来越多的女性购买它，以试图避免引产，将其与催产素一起使用的话后果堪忧。据报告显示，可能早在妊娠 30 周就会有女性使用它，在某些情况下会引发早产，本文作者已知的一个事件就是产时过分使用鼠尾草油可能会导致死产。长期或反复使用任何精油都可能导致不良反应，包括皮肤刺激、注意力丧失、嗜睡、头痛或恶心。

芳香疗法在 3 个月以下的婴儿中是完全禁忌的，因为婴儿皮肤过于敏感，强烈的香气还可能会干扰母婴互动（Hugill, 2015）。助产士应注意芳香疗法对自身的影响（如在驾驶或做出临床决定时，特别是在紧急情况下，或者她们也在妊娠期），以及对产妇、婴儿、产妇亲属、其他工作人员和访客的影响。

相反，现在许多助产士使用芳香疗法的效果很好，尤其是分娩时。鼠尾草油可能有助于减轻疼痛，缩短分娩时间（Kaviani et al, 2014），某些产房的助产士将鼠尾草油用于过期妊娠（Pauley et al, 2014；Weston et al, 2013）。外阴切开术后薰衣草油似乎有助于伤口愈合（Marzouk et al, 2014；Vakilian et al, 2011），尽管有效，但助产士仍然要保持谨慎，避免向女性提供不正确或不完整的信息。Burns 等（2000a 和 2000b）在牛津大学的 9 年间对 8085 名分娩女性使用精油和按摩，这是有史以来规模最大的芳香疗法研究，研究结果显示，通过应用精油，减少了镇痛和催产素的使用，产程进展和产妇满意度提高。虽然这项研究没有随机进行或被控制，但随后的一项试验（Burns et al, 2007）也表明，对照组的随机化是研究产时芳香疗法的合适研究方法。

草药涉及治疗（药用）的植物，包括精油（芳香疗法）和草药茶。草药的药理作用：不管给药方法如何，它们都会被吸收到体内，并以与药物完全相同的方式起作用。这就产生了与其他药物相互作用的潜在问题和不良反应的风险，这些风险通常与使用过量或时间过长有关。有大量的研究证据表明这与许多常用草药有关。许多草药制剂在妊娠期间是禁忌的，因为它们可能会影响胚胎发育，导致流产或影响母亲的整体健康。许多草药，包括生姜和其他中草药，具有很强的抗凝血作用，因此女性在服用具有类似作用的药物（如华法林和阿司匹林）时不宜食用（Tsai et al, 2013；Tiran, 2012）。女性在妊娠期间必须极为谨慎地使用草药，所有药物必须在选择性剖宫产前至少 2 周停止使用，主要是因为常见的抗凝作用（Nordeng et al, 2011）。任何患有疾病或产科并发症的女性都应完全避免服用草药，尤其是在服用常规药物或出现出血的情况下。如果助产士知道一名女性正在服用任何草药，必须将这些信息记录在产科记录中。

一种妊娠期常用的草药是覆盆子叶（茶或药片）。这是为妊娠约 32 周后的分娩做准备，在足月时不应作为引产手段使用，因为这可能导致子宫张力增加和胎儿窘迫（Jing Zheng et al, 2010；Tiran, 2010a）。其有效性的证据是不确定的，而且在很大程度上是不确定的，但有一些建议认为服用过多可能延长妊娠期和第一产程，而不是缩短产程（Johnson et al, 2009）。人们对孕妇是否需要吃覆盆子叶提出了疑问（Holst et al, 2009），因为她们的身体在生理上被设计成可以妊娠和分娩。不经意、不适当或过量使用覆盆子叶可能会干扰正常生理学的微妙平衡，与其他自然疗法一样，应将其视为与合成催产素等医学干预措施相同的干预措施。患有疾病（特别是高血压）或产科并发症（如产前出血或多胎妊娠）的女性不应服用覆盆子叶，以往剖宫产瘢痕子宫或有医学或产科指征而计划进行选择性剖宫产的女性也不应服用。

> **反思活动 18.2**
> 记录孕妇来咨询在妊娠期和分娩时使用覆盆子叶茶或香薰油这些问题的频率，并考虑你将如何回答这些问题。

顺势疗法涉及使用微小剂量的物质，如果以其全剂量给药，实际上反而会导致他们试图治疗的问题。顺势疗法不是通过药理学（即化学上）发挥作用的，其是一种强大的能量医学，被认为是基于量子物理学的疗法。然而，它不应该被认为是"无害的"，即使在化学上的原始物质很少。该疗法要求根据确切的症状表现单独开具，同时要考虑到个体的个性和加剧或抑制症状的因素。这意味着几位患有相同病症的女性不一定会接受同样的顺势疗法，因为每个人的病情表现可能不同。

一种流行的治疗方法是使用山金车，用于对抗瘀伤、创伤和休克（Oberbaum et al，2005；Seeley et al，2006）。但是，女性应该注意正确的剂量（通常每天 3 次 30C 片剂，连续 3 天，然后应该停止治疗）。服用太多或太长时间会引起"反效果"，其中症状似乎表明该药物的目的仅是治疗，并且可能发生严重的全身性瘀伤，作者不止一次见证过这种情况。

巴赫花疗法也是能量医学的一种形式，涉及用于治疗与疾病相关的情绪症状的液体制剂。众所周知，复原疗法由五种形式的全部 38 种疗法组成，可用于缓解压力、恐慌和神经紧张，这可能有助于处于第一产程过渡期或害怕扎针的女性。因为这些药物主要保留在白兰地中，所以任何患有酒精不耐受或肝病的人都禁用这些药物，但由于只摄取几滴，通常认为在妊娠期间使用是安全的。虽然只有有限的研究，但有些学者认为，巴赫花疗法可以通过心理生理效应缓解疼痛（Howard，2007），尽管 Ernst（2010）发现巴赫花疗法和安慰剂之间没有真正的区别。通过广告的广泛宣传，该疗法在商业街保健商店和药房可随时获得，因此女性可能在妊娠前就熟悉这些疗法了。

（三）手法疗法

按摩是触觉的应用。触觉冲动比疼痛冲动更快地到达大脑；因此，按摩对于分娩（Silva，et al，2013；Janssen et al，2012；Kimber et al，2008；McNabb et al，2006）和剖宫产术后疼痛（Abbaspoor et al，2014）很有用。已知按摩可减少皮质醇和其他应激激素的分泌，有助于放松（Stringer et al，2008；Field，2014）和降低血压（Liao et al，2014）。它也可能刺激排泄过程；顺时针轻揉腹部可以有效刺激肠蠕动，从而治疗产后便秘。

许多助产士在孕妇分娩期间自发地运用触摸和按摩，如骶骨按压和腰部按摩。可学习一些额外的技术来帮助女性，如使产妇能够忍受第一产程的最后阶段后进入过渡期而无须借助硬膜外麻醉。在助产士提供芳香疗法的产房中，那些由于医疗或产科的原因无法使用精油的产妇仍然可以

享受按摩的好处。但是，不应在有血栓形成或静脉曲张的身体部位进行按摩；如果孕妇是前置胎盘，则禁止腹部按摩。基础油可以促进按摩；葡萄籽油是最常用且被普遍接受的基础油，而甜杏仁油则与较高的早产率相关（Facchinetti et al，2012）。婴儿按摩也越来越受欢迎，并且被发现对早产儿特别有益（Diego et al，2014；Abdallah et al，2013），但应谨慎选用基础油。橄榄油含有油酸，已被发现可能会损害成人的皮肤屏障，因此建议婴儿按摩不用橄榄油（Danby et al，2013）。

整骨疗法是一种手法操作系统，旨在恢复和维持体内的平衡，特别是神经、肌肉和骨骼系统之间的平衡，以及检查和维持身体的生物力学功能。它对妊娠期腰痛的治疗特别有效，对其他问题也有用，如胃灼热或腕管综合征（Randall，2014）。类似的疗法，如脊椎按摩疗法，关注神经系统与身体机械结构的关系，注重脊柱关节和相关的肌肉及韧带。它尤其适用于妊娠期肌肉骨骼疾病，尤其是耻骨联合分离、骶髂关节疼痛（Alcantara et al，2015）及胃灼热（Petersen，2012）。它还可有效治疗婴儿的绞痛和多动障碍（Miller et al，2012，Alcantara et al，2010）。自 20 世纪 90 年代中期以来，整骨疗法和脊椎按摩疗法已合法化，不再被视为替代疗法，而是作为医学辅助专业。

反射疗法的基础是足部有代表身体其他部位的反射区；通过在足的特定区域按摩，可以治疗身体的其他远端部分。反射疗法不仅仅是足部按摩，而是一种非常强效的疗法，在妊娠期间应谨慎使用，除非从业者具有完整的病理生理学知识（Tiran，2010）。在产科护理中，反射疗法可能对产前水肿（Coban et al，2010；Mollart，2003）、背痛、孕吐和其他产前疾病有效。它可以缓解分娩疼痛，通过刺激宫缩促进产程进展，并治疗胎盘滞留；产后进行反射疗法可以促进产后恢复、改善睡眠并促进泌乳（Li et al，2011；Tiran，2010）。

遗憾的是，妊娠和分娩反射疗法的研究证据基础有限，可能是因为有很多不同类型的反射疗法，它们各有不同的规定和技术，所以即使是专业的，也存在不一致和不同意见。与助产实践结合最紧密的是由德国助产士 Hanne Marquardt 设

计的反射区治疗法（Tiran，2010b；Tiran 2009）。如果将反射疗法应用于助产护理，则必须确保所有相关人员在同一产房内实施相同的方法，以确保一致性和安全性，并进行临床审计。

催眠疗法是临床上通过深度放松进入潜意识的方法，通常比作做白日梦。它可以用来改变行为，如习惯性和成瘾行为，或减少恐惧和恐惧症。调查催眠是否会改变女性对分娩疼痛的认知并减少使用镇痛的研究结果参差不齐（Cyna et al，2013；Werner et al，2013a；Werner，2013b；Madden et al，2012）。其他影响可能包括缩短第一产程和改善婴儿的 Apgar 评分（Landolt et al，2011）。

最近，Soo Downe 教授及其同事（2015）对3 个 NHS 信托基金中的 680 名女性开展了一项关于使用自我催眠进行分娩准备的大型随机对照试验。该研究的主要目的是探讨在准备分娩时使用自我催眠的女性使用硬膜外麻醉剂的情况。然而，他们发现，对比那些参加过两次妊娠中期自我催眠训练组的女性与在家自行使用 CD 的女性，在分娩时使用硬膜外麻醉的发生率与对照组在统计学上并没有差异（27.9% vs 30.3%），在分娩疼痛或临床结果上，两者也没有真正差异。然而，在女性的预期与实际焦虑，以及对分娩和出生的恐惧方面似乎存在一些统计学上显著的主观变异，该团队建议需要进行进一步调查研究。这项名为 SHIP（妊娠自我催眠）的试验研究是英国迄今为止进行的最大的多中心随机对照研究。该研究的一个局限性是，对照组中约有 10% 的女性也报告在参加私人准备课程后使用自我催眠，因此存在一定的干扰效果。

有许多不同风格的深度放松都统称为"催眠分娩"，其中一些比其他更刻板。偶然的情况下，助产士可能正在照顾一位产妇，她正在使用一种特殊的"催眠分娩"方式，要求分娩时不得触摸、不得进行阴道检查，甚至不得对产妇说话；在一些风格中，要求助产士不要使用"收缩"或"疼痛"这两个词。此外，不幸的是，教导某些自我催眠方式的做法会给产妇带来不切实际的期望，认为产程能正常进展，有些时候如果进展不顺，会导致令人失望的分娩经历。如果助产士意识到孕妇正在参加"催眠分娩"课程或准备在分娩期间使用自我催眠，她应该尝试确定孕妇正在学习哪种风格的催眠分娩，并询问她在分娩时是否有任何特殊的需求，可以在分娩和计划分娩时加以讨论。可能还需要和产妇对分娩和生育的期望进行一些讨论。

瑜伽包括学习一系列瑜伽的姿势和体位，通常与冥想和呼吸技巧相结合，以放松和缓解症状。它鼓励灵活性，柔韧性和力量，对分娩准备有一定的价值（Babbar et al，2015；Battle et al，2015；Sharma et al，2015）。还有一些建议认为瑜伽可以改善胎儿的生长，并有助于高风险妊娠女性的子宫胎盘循环（Rakhshani et al，2015）。Bershadsky 等（2014）证明，在妊娠期间练习瑜伽的日子里，女性体内皮质醇减少，情绪改善。Kinser 和 Masho（2015）提倡有压力的青少年孕妇参加团体瑜伽课程；Newham 等（2014）发现，产前瑜伽可以减少女性分娩时的焦虑并预防抑郁症状的加重。

三、助产士对补充疗法和实践的职责

助产士将接触越来越多希望自行使用自然疗法或选择在妊娠期间咨询独立治疗师或准备分娩的女性。重要的是，要对许多不同的疗法进行基本的了解，以便向女性提供关于补充疗法和自然疗法的使用建议。例如，了解草药和顺势疗法药物之间的差异及其对女性妊娠进展的影响（参见前文）。护理和助产士委员会（NMC）药品管理标准（2010 年）强调，女性有权自行使用自然疗法，但请注意，这些疗法可能与其他药物和一些实验室检测相互作用。如果一位女性希望自我施行自然疗法，但助产士不熟悉某一特定药物的作用、适应证、禁忌证和不良反应，应与其讨论，必要时咨询受过适当培训的专业人士。可以咨询一个训练有素、经验丰富、服务过孕妇的治疗师，或者一个专门从事这一领域的助产士。

明智的做法是，助产士在一开始询问健康史时，就可以询问产妇是否使用过任何自然疗法，这与询问使用非处方药和消遣性毒品的方式相同。可能有必要具体说明并确定如香薰油、草药、顺势疗法或巴赫花疗法等药物的使用情况，因为女性们并不总认为这些是"自然疗法"，或者可能觉得助产士不需要知道。问这些具体的问题不仅给了她们讨论补充疗法的许可，而且还会提醒助产士注意可能出现的任何潜在问题，如与药物相互作用或导致现有医疗问题恶化的可能性。随着妊娠的进展，女性们可能会向助产士询问不同的补充疗法，尤其是在准备分娩时，当然，她们也可能会选择不向助产士吐露心声。助产士应该再次仔细询问这位女性关于她使用自然疗法和补充疗法的问题。助产士必须全面和准确地记录自己在这一问题上与护理对象的所有讨论。例如，记录一名女性询问使用覆盆子叶茶的情况是不够的，应该更详细地记录给予了哪些建议（如果有的话），包括何时开始服用、正确的剂量和服用频率，以及如何识别不良反应和在出现不良反应时如何做。如果助产士没有接受过有关该主题的足够教育，或觉得无法向女性提供建议，也要如实记录下来，以及关于准妈妈在何处可以获得适当信息的所有建议，如向接受过培训并能为孕妇治疗的当地替代疗法的专业人士咨询。

有时，助产士可能会照顾妊娠晚期的孕妇，这些孕妇因受到早产或胎儿窘迫的威胁而入院。如果找不到明显的原因，最好问一下这位孕妇，她是否服用过任何天然药物或草药茶，或是否使用过芳香精油，或是否接受过补充治疗师的治疗。自行使用补充疗法很受欢迎，但孕妇们往往不知道不恰当使用的风险。并且有一个常见的误解，即这些是天然物质，因此一定是安全的。

此外，随着在英国分娩的外国女性数量的增加，助产士在这些女性选择使用传统疗法时遇到的问题也随之增加，传统疗法往往深深地植根于这些外国女性的文化中。草药疗法最引发关注，因为它们有药理作用，并有可能与处方药物相互作用。有越来越多的研究证据表明，草药有好处，但同时存在风险，虽然目前还不知道许多草药的潜在致畸或流产效应。在这方面，研究几乎是不可能的，因为在伦理上不允许妊娠早期的女性参与未知物质的研究；不良反应的知识通常是从个人经历的不良反应的报告中收集而来的。在世界上的许多国家，似乎有一种普遍的做法，即女性要使用植物疗法，以准备分娩、滋养胎儿及增强子宫肌。不幸的是，通过互联网获取的正确信息和错误信息使得西方人对特定疗法的有效性及它们在妊娠和分娩中的应用太随意。这方面的一个

例子是人们普遍认为，草药疗法，即使已知可能导致流产，但也有助于分娩发动，尽管在妊娠早期生理排斥反应的子宫肌层收缩不同于发生于足月分娩的收缩。

一些孕妇希望在分娩期间自我施行自然疗法，如芳香疗法、精油、顺势疗法或巴赫花疗法。她们有权这样做，并应在可能的情况下帮助她们达成愿望，但在她们给自己进行治疗时，助产士即使不熟悉其行为，也应同时记录在该孕妇的病历和产程记录中。如果在任何时候助产士认为使用这种药物可能对产妇或胎儿健康有害，应向孕妇说明情况，并尽可能咨询相关专家，以确定安全性。如果正在分娩的女性希望使用有药理作用的草药，包括精油，则需要注意该草药可能与她可能需要的任何其他药物发生相互作用。例如，被认为有助于平滑肌收缩的鼠尾草，不应与催产药同时使用。薰衣草油会降低血压，不应与硬膜外麻醉一起使用。相反，顺势疗法药物不具有药理作用，因此不会与处方药物相互作用；但是，它们需要被正确使用，以避免使用初始剂量后产生新的症状，否则有时会混淆临床表现。一些孕妇购买了专门的"顺势疗法分娩包"，其中包括关于自我操作的简短说明，但随着分娩的进程发展，她可能无法就最合适的治疗方法做出客观的决定，毕竟分娩是一个动态的瞬息万变的临床过程。一个例子可能是孕妇采取顺势疗法帮助收缩，一旦收缩已经建立，应该停止服用这些药物，因为继续服用它们可能会扰乱分娩的正常生理节奏。

女性有时会询问助产士是否要去寻找私人补充治疗师，或许是为了通过反射疗法，芳香疗法或按摩来放松，或者治疗特殊问题，如背痛或耻骨联合疼痛。助产士必须记录有关独立治疗师的所有对话，以及孕妇咨询他们的原因。一些疗法的从业者将接受足够的培训，以便安全地护理孕妇。例如，整骨医师和脊椎按摩师，其职业与助产士一样受到严格监管，需要完成全国监管的预注册培训，其中包括生殖健康内容；针灸师和草药师也将接受3～4年的培训，通常达到学位水平，培训涵盖了妊娠和女性健康内容。然而，大多数疗法都没有受到国家监管，培训计划也不具备合适的学术水平，以帮助从业者有资格为孕妇服务。令人不安的是，一些治疗师认为在没有任何相关

的资格继续教育（通过与治疗师的个人交流得知）的情况下可以治疗孕妇。因此，助产士应该谨慎推荐特定疗法或治疗师，除非可以保证他们有资格证。应建议准妈妈们直接询问治疗师在治疗孕妇方面的培训和经验，并确保治疗师拥有针对妊娠（和分娩，如适用）的个人专业赔偿保险，并且有披露和禁止审查许可（DBS）。在补充和自然医疗委员会注册的治疗师应符合 NHS 标准，并符合教育、实践和保险的既定标准。

接近足月的孕妇要求治疗师促进分娩的发动是一个特别值得关注的当代趋势。这通常在预产期之前，而最常咨询的是反射治疗师（与孕妇和许多学科的治疗师的私人交流所得）。应该告知孕妇，治疗师试图在术前加速分娩是不合适的，任何干预措施，甚至是那些"自然"的干预措施，都可能使产妇生理学复杂化并引发医学诱导可能发生的一连串干预。另外，如果孕妇超出预产期并已遵循分娩规程的引导仍未发动分娩，也许这才是接受补充疗法的充分理由，尽管助产士和治疗师应该加强联络以确保孕妇和她宝宝的安全。治疗师不太可能与助产士或医师直接接触，但可能会要求该孕妇与助产士讨论是否可以接受治疗。助产士可能会认为孕妇要接受放松治疗是很自然的，这是可以被接受的，也可能非常有益，但应询问她想要治疗的原因。如果孕妇想要自然分娩，助产士应该考虑放松疗法是否合适。在妊娠 40 周之前，不应使用具有特定目的的触发分娩收缩的辅助疗法，尽管松弛疗法可能通过减少皮质醇和增加催产素来促进正常生理功能。任何有产科或医疗并发症的孕妇都不应接受辅助治疗以发动分娩，除非由经过适当培训的助产士在可以应对可能出现并发症的环境中进行。

四、助产士对独立从业人员的责任

有些女性选择由独立治疗师陪同，以便在分娩期间接受补充疗法。这可能是一个有从业资格的补充治疗师，或者是一个学过补充疗法的导乐，但他们可能并没有得到充分的培训或很保险地来使用补充疗法。助产士仍对孕妇的照护负责，并有责任确保照护安全且符合正常的助产护理需要。理想情况下，如果女性想在分娩期间与治疗师或导乐在一起，应鼓励她在与助产士讨论分娩计划时告知助产士。

当在照顾分娩中的女性时，助产士应在病历中和产程图上记录采取自然疗法或由治疗师/导乐进行治疗的时间。一些医院/妇产科要求独立的治疗师/导乐签署免责声明书，声明他们承认助产士仍对孕妇的护理负责，他们有独立的赔偿保险，并且在紧急情况下，他们同意停止补充疗法，并协助助产士处理。与其他情况一样，如果助产士认为补充疗法不合适，应该与准妈妈和她的治疗师/导乐讨论这个问题，并记录所有讨论的结果。

五、助产士在自己的实践中使用补充疗法

该准则（NMC，2015）要求助产士应对不断变化的社会健康需求，其中应包括广泛了解补充疗法和自然疗法的使用。助产士必须确保在可能的情况下向女性提供有关任何自然疗法证据效果的信息或建议，如果打算在自己的实践中使用补充疗法，则应接受适当的培训。助产士们必须在培训、自身能力、英国和欧盟法律、NMC 指南及其他相关政策（如健康和安全法规）的限制范围内工作。通过参加定期的助产和补充疗法专业继续教育，保持知识的更新至关重要。

许多助产士现在接受特定疗法或辅助疗法方面的培训，并负责在他们的产科内提供芳香疗法、催眠分娩、针灸或反射疗法等服务，以建立低风险的自然分娩和降低飙升的剖宫产率的产科护理服务。补充疗法被证明可以减少干预，从而降低"险些发生的"事件和成本，并提高产妇满意度（King's Fund，2009）。芳香疗法、反射疗法和按摩等可降低压力激素水平，促进催产素释放，从而改善分娩过程和分娩结果（McNabb et al，2006；Silva Gallo et al，2013；Field，2014）。最近，助产士已经探索出补充疗法可以帮助他们应对特定临床状况的方法，特别是那些给女性带来困难或影响健康服务成本的临床状况。此外，需要减少干预措施，如剖宫产、引产和硬膜外麻醉，这些不仅对母亲和婴儿构成风险，而且还占用越来越有限的资源，这引起了助产士和产科医生的极大关注（Pauley et al，2014；Dhany et al，2012；Weston et al，2012 和 2013）。

国家卫生和保健卓越研究所的观点

遗憾的是，由国家卫生和保健卓越研究所（NICE）发布的指南可能会阻碍某些产科的助产士在实践中实施补充疗法。有些产科认为这些指南意味着"政策"，并严格执行。2008 年的《健康孕妇护理指南》在 2014 年修订后主要包括以下建议："应告知孕妇，在妊娠期间很少有补充疗法可以确保安全有效。女性不应该认为这些疗法是安全的，并且应该在妊娠期间尽可能少地使用它们"。

如果孕产妇自己坚持采用补充疗法，特别是在不告知助产士和产科专业人员的情况下使用自然疗法，这是错误的也是无用的，并可能导致与处方药物相互作用的问题并影响孕妇与照顾者之间的信任关系。此外，在关于妊娠期常见症状管理的章节中，该指南错误地认为，对于孕吐，应建议使用"非药用生姜"。这个陈述有两点错误：首先，生姜作为一种治疗物质，服用姜根制成的茶肯定有药理作用；其次，对于一些女性来说，姜的不良反应存在相当大的风险，包括胃灼热。更重要的是，其有抗凝效果，这意味着生姜并不是安全的，也不是恶心和呕吐的万灵药（Tiran，2012）。此外，指南不承认使用 P6 穴位按摩腕带治疗孕吐也是补充疗法的一部分，助产士和医师要能指导女性如何准确地在相关的穴位上戴上腕带。同样，在关于背痛的部分，指南建议按摩（一种补充疗法）可能会有所帮助，但这并不总适合妊娠期间的背痛。

产时护理指南（NICE，2014）中的新建议备受关注，特别是与缓解疼痛有关的建议。建议 1.3.10 明确指出，在分娩潜伏期，护理提供者应"不建议或提供芳香疗法、瑜伽或穴位按摩缓解疼痛……（但是）如果一位女性想要使用这些技术，（助产士应该）尊重她的意愿"。

指南第 1.8 节中关于分娩发动后缓解疼痛的建议是，如果女性希望接受分娩陪伴者已学会的按摩，那么她的这种选择应该得到支持，但是"不提供针灸、穴位按压或催眠"，然而，只要她愿意，就不该阻止她使用这些技术。值得注意的是，该指南还不鼓励使用经皮神经电刺激疗法（TENS）和无菌注射水，而这是许多产科的标准护理组成部分。

但是，如果助产士们有权使用补充疗法并希望在自己的实践中使用，则没有必要成为一名完全有资质的（某种补充疗法的）执业者。必要的是能够在机构环境中使用该疗法并将治疗原则应用于产妇个体的生殖病理生理上。例如，助产士可以学习化学，了解适应证、禁忌证和预防措施、给药方法，以及那些用于分娩的芳香精油可能的不良反应，而无须成为完全有资质的芳香疗法师；然而，他们还必须能够将这些精油的使用与产房内的健康和安全问题联系起来，如不使用带有明火的香薰蒸发器将香气散发到空气中，因为存在火灾的风险，事实上，不应在产房内使用任何香薰装置，因为这对所有在场的孕妇及产房工作人员都不安全。学习艾灸技术将臀位转成头位而不成为完全有资质的中医执业者也是可以接受的，但助产士需要充分了解其作用机制、适应证、禁忌证和注意事项，对臀位倒转术具备全面的知识。

对助产士来说，"浅尝辄止"的补充疗法肯定是不可接受的，因为它们不仅危害母婴的健康，而且还危及自己的职业生涯。Stewart 等（2014）发现，约 1/3 的产科专业人员，最主要是助产士，在没有确凿的安全证据的情况下，向女性推荐补充疗法或自然疗法。此外，尽管一些专业人员接受过一种或多种疗法的培训，但许多人根据个人使用经验向女性提出不恰当的建议。不幸的是，通过促进女性使用补充疗法来充当倡导者的真正愿望导致大量助产士无意中听取同事就自然疗法提供的建议，就认为这些建议是准确的。然后他们继续向其他被照顾的女性提供这些建议，而没有经过充分的培训或对相关问题进行真正的了解。常见的例子如覆盆子叶可以帮助分娩；芳香疗法，包括薰衣草或鼠尾草精油用于分娩；顺势疗法，如山金车，用于缓解会阴切开术后疼痛。

可悲的是，在诉讼频繁的现今，助产士们有必要认清任何临床干预都是有风险的，并且应能够证明自己的行为是合理的，以防在法庭上被要求这样做。同样重要的是要认识到，补充疗法是"天然的"，但并不意味着它们就是安全的。获得知情同意和保持同期记录至关重要，就像护理的其他方面一样，助产士必须了解自己专业实践的局限性。NMC 规范了护士和助产士的实践，以保护公众的利益，但只能规范助产士在助产实践相关的领域使用补充疗法。不能将不同疗法的资格添加到个人在 NMC 注册的条目中。助产士不是独立的执业者，在受雇的情况下希望在工作单位内实施补充疗法的，也需要制定相关指南和规程，并获得批准。这些应该被明确说明在当代研究或权威参考文献的支持下，可将补充疗法的具体要素纳入助产实践的理由。指南应说明哪些助产士有资格使用该疗法，这些助产士基于已获得相关的初级知识和技能，并通过持续的专业继续教育来维持。他们还可以说明哪些助产士不应该使用这种疗法。例如，妊娠或试图妊娠的助产士在照顾分娩的女性时不应使用宫缩精油，如鼠尾草。指南还应确定哪些女性可以接受治疗及哪些女性不适合接受治疗。例如，在产房内提供反射疗法服务，可能需要从中排除有医疗或产科问题的女性。关于特定疗法使用的其他具体信息，可以包括在精确的方案中，如用于臀位的艾灸。如果助产士在辅助治疗方面接受过适当的培训并获得授权，可将其纳入实践，皇家助产士学院和皇家护理学院的个人专业赔偿保险计划将提供适当的保险赔偿。然而，除非助产士已获得有关当局的许可，在其工作中使用补充疗法，否则雇用单位的替代责任保险将无效。如果助产士选择作为独立治疗师进行实践，她必须通过补充疗法机构来准备额外的赔偿保险。

六、结论

女性越来越多地求助于补充疗法和自然疗法，以扩大在妊娠、分娩和产褥期间的治疗选择范围，从而放松身心并解决特定的生理问题。随着公众使用辅助疗法的增加，孕妇也有可能向助产士咨询使用辅助疗法或自然疗法的情况。助产士在帮助女性实现愿望方面处于不可估量的地位，但必须平衡他们对补充疗法的热情，同时助产士要认识到潜在的安全问题，并在为女性提供建议时认识到自己的专业界限。虽然所有助产士都应该对这些原则有一个基本的了解，但是在助产中使用补充疗法是一个专业的实践领域。正如一些助产士专门从事产科超声扫描、父母教育或高危妊娠护理一样，补充疗法也应被视为一个广泛的学科领域，需要深入的知识和技能。如果要求助产士

在注册时就能够实施特定的补充疗法，这是既不合适也不必要的，这应被视为注册后的专攻，但所有助产士都应对该领域有大概的认识，以便为女性提供安全、适当的服务。

要点

- 在女性来预约治疗时，询问她们在妊娠前和妊娠期间使用补充疗法和自然疗法的情况。
- 在妊娠晚期，询问孕妇有关分娩准备、补充疗法和自然疗法的使用计划，或由独立治疗师或导乐陪同的意图。
- 警惕早产和其他并发症入院的女性可能无意中使用或过度使用天然药物，如覆盆子叶茶或鼠尾草精油。
- 当女性进入分娩时，询问她们迄今为止在减轻自然疼痛或加速宫缩方面所使用的方法，以及她们在分娩期间的意愿。

希望在自己的实践中实施补充疗法的助产士必须接受充分和适当的培训，并获得其雇用机构的许可并在当地指南范围内开展工作。

反思活动 18.3

- 记录女性在分娩过程中使用补充疗法或自行使用自然疗法的所有情况。你的助产士导师是如何处理这些事件的？分娩期间是否出现任何问题，如果出现，您认为这些问题在多大程度上是由补充疗法或自然疗法引起的？

助产士将补充疗法纳入其实践的问题摘要

- 教育、培训和专业继续教育——助产专业
- 雇主的专业赔偿保险／替代责任保险
- 披露和禁止服务许可
- 确认与服务义务相关的实践因素
- 同意、保密和全面、同期的记录保存
- 宣传和理解母亲和胎儿的权利
- 与同事沟通和协作
- 按照当地临床指南、国家和国际法律开展工作
- 对助产期间提供的补充治疗服务进行评估和审计
- 尽可能采用循证实践

（翻译：顾　琳　审校：郭洪花）

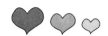

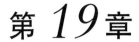 第 *19* 章

健康促进与教育

Jacqueline Dunkley-Bent

学习目标

通过阅读本章，你将能够：

• 了解助产士实践中的健康促进范围。

• 讨论在健康和医疗保健供给不平等的背景下健康促进的开展。

• 确定助产士在初级保健机构中新兴的公共卫生角色。

• 考虑将公共卫生问题纳入日常实践的方法。

• 运用健康促进原则来增进女性及其家人的健康。

一、引言

健康促进是助产士角色的一个非常重要的组成部分，它在孕前、产前、产中及产后都能促进健康的潜能。本章探讨在妊娠和分娩的背景下，了解健康的意义，如何促进健康和健康教育。此外，还将介绍通过加强助产士在健康促进中的作用，提高女性及其家庭获得健康收益的潜力，使读者了解有效开展健康促进工作的基本原则和广泛的公共卫生作用。

二、健康的意义

健康是大多数人渴望的生活状态，但其却是一个难以界定的概念，因为健康的个人意义被体现在社会结构、文化和信仰中。1946年，WHO将健康描述为一种完全的身体、精神和社会良性状态，而不仅仅是没有疾病或虚弱（WHO，1946）。这种定义将健康描述为可能无法实现的理想生存状态，特别是当理想的健康状态取决于个人对健康和疾病的理解时，则更无法实现。妊娠期间感

到恶心的女性可能会说自己感觉不舒服，但除非出现剧吐，否则恶心可能不会被认为是一种疾病，特别是在孕妇能够正常进食并保证体重正常增加的情况下。同样，社会良性完整状态是主观解释，因此难以界定。

反思活动 19.1

健康对你来说意味着什么？写下你对"健康"的个人定义。什么事情会影响你的健康状况？

健康结构受个人的态度和信仰、文化、种族、社会阶层、宗教、性别、贫困和经济地位的影响。因此，至关重要的是，在促进他人健康之前，卫生专业人员应了解自己的态度、信仰和个人健康结构。

健康应该从整体上看，并涉及与健康有关的不可分割的方面，即身体、精神、情感、社会、性和心灵。如果其中一个方面受到负面影响，则对其他方面也会产生影响。

三、健康模型

已经开发出了健康模型来试图解释为什么一些人参与健康行为而另一些人没有。健康信念模型（HBM）是社会认知文献中最常被引用的理论框架之一（Guvenc et al，2011）。该模型由Rosenstock（1966）开发，作为健康教育者的模型，用于解释为什么人们不参与健康教育计划或实践来检测或预防疾病。该模型由四个维度或"概念"组成。

• 感知易感性（对疾病）。

• 感知严重程度。

• 感知障碍。

● 感知的好处和行动的线索。

该模型通过结合个体对结构的看法来使用，这会影响他们寻求健康建议或执行所提供的健康建议（Becker et al，1977）。控制点由Rotter于1966年开发，旨在探索人们对健康和疾病的看法如何影响他们的行为。控制点是指个人对其生命中事件的主要原因的看法。该理论认为个人具有内部或外部控制点。人们控制自己命运的信念与内部控制点有关；个人所采取的行动等于后果，并试图管理和控制生命事件，包括健康和疾病（Wallston et al，1978）；还认为自己的命运是受外部力量（包括命运，天意或坏运气）控制的，与该个体具有外部控制点有关。若想了解更多，读者可以查阅参考文献。

四、减少健康方面的不平等

了解健康和疾病的社会、文化和经济背景，增加健康促进的机会，使其有意义和效果。一般来说，过早死亡受资源匮乏和贫穷的影响。在英国，生活在高贫困地区的人比生活在较富裕地区的人平均提前7年死亡。同样，在多重贫困指数较高的地区，精神疾病、乙醇、毒品和吸烟危害的发生率也较高（Fisher et al，2011）。为了了解改善健康和解决极端贫困，促进性别平等、教育和环境可持续性的全球计划，读者应熟悉千年发展目标（United Nations，2015）及近年以来可持续千年目标承诺的全球致力于在2030年前解决这些问题（Norheim et al，2015）。更多信息见参考文献和第1章。

在英国，国家卫生服务体系（NHS）成立于1948年，旨在为全体居民提供免费医疗服务，为有需要的人提供平等的医疗服务，目的是消除或大大减少健康方面的不平等。但这种改善社会最贫困人群健康状况的单一方法并未成功，这是意料之中的。

2013年，在英国，生活在社会贫困程度最高的地区的孕妇有超过50%的可能性发生死产或新生儿死亡。然而，围生期死亡率增加的高风险与黑种人或英国黑种人，以及亚洲人或英国亚洲人种族的婴儿有关，这表明围生期结局的不平等

现象在英国依然存在（Manktelow et al，2015）。在英国，孕产妇分娩死亡人数从2006～2008年的每10万名女性中有11人减少到2009～2012年每10万名女性中有10人，而与之相比，最近10年，产妇因医疗和精神病因（间接）死亡的人数并没有减少（Knight et al，2015）（参见第16章）。

如果不解决影响健康的不良因素，单靠提供卫生服务不能解决健康方面的不平等问题。即使改善了所有人的健康状况，不平等依然存在。健康不平等与更广泛的决定因素有关，包括收入、住房、教育和其他机会，必须加以解决，卫生干预措施才能显效（Office for National Statistice，2014；Marmot，2010）。

承诺改善所有人的医疗保健

在过去30年中，已经出版了大量的政策文件和指南，重点是解决健康不平等问题。以下文件对健康政策的指导及其发展提供了有益的见解。

● 黑色报告（Black et al，1982）。
● 对健康不平等的独立调查（Acheson et al，1998）。
● 拯救生命：我们健康的国家（Department of Health，1999）。
● NHS计划（Secretary of State for Health，2000）。
● 儿童、青年和产妇服务的国家服务框架：核心标准（DH，2004）。
● 产妇问题：安全服务中的护理选择，获取和连续性（DH，2007）。
● 健康不平等：进展和后续步骤（DH，2008）。
● 公平社会，健康生活（Marmot et al，2010）。
● 2012年健康与社会护理法案。
● 2013～2016年英格兰公共卫生成果框架（DH，2012）。
● NHS英格兰五年展望（NHS England，2014）。

Marmot评论（Marmot et al，2010）建议，为了减少健康不平等，需要对专栏19.1中概述的六项政策目标采取行动。

专栏 19.1　减少健康不平等的政策目标

减少健康不平等将需要对六项政策目标采取行动

- 让每个孩子都有一个最好的人生开端。
- 让所有儿童、青少年和成年人最大限度地发挥自己的能力并控制自己的生活。
- 为所有人创造公平就业和良好的工作机会。
- 确保所有人的健康生活标准。
- 创建和发展健康和可持续的场所和社区。
- 加强疾病预防的作用和效果。

资料来源：Marmot et al, 2010.

反思活动 19.2

反思中央和地方政府、国家卫生服务机构、第三方和私营部门，以及社区团体在减少健康不平等方面应发挥的作用。

五、什么是健康促进？

世界卫生组织将健康促进定义为使人们能够增强对健康的控制并加以改善的过程（WHO，1984）。赋权的过程是取得控制权的人获得成功的关键，应该成为女性和助产士之间进行对话的一部分。如果采用最合适的方法促进健康，才有可能会取得成功。

（一）健康促进方法

健康促进方法可以描述为用于实现期望目标的手段。这方面的一个例子是，与母亲讨论给她的婴儿施用维生素 K 的重要性。讨论将涉及授权母亲就维生素 K 的使用做出明智的决定。健康促进方法可能根据女性的需求而有所不同，但总是包括以客户为中心的教育方法。

Scriven（2010）确定了五种促进健康的办法。

- 医疗或预防。
- 行为改变。
- 教育。
- 以客户为中心。
- 社会变革。

实施申请见专栏 19.2。

专栏 19.2　实践中的健康促进

医疗途径

通过医疗干预寻求预防和（或）治愈疾病。

示例：助产士可以为产后没有接种疫苗的女性提供产后免疫接种和 3 个月的避孕建议，或提供铁剂为她们治疗缺铁性贫血。教育和讨论应成为这一过程的一部分，但应避免说教。

行为改变途径

主要关注的是鼓励人们改变他们的行为，包括态度的改变。

示例：饮食调整包括摄入更多的水果和蔬菜。这可能涉及通过教育、赋权和决策来提高认识。以女性为中心的护理对于这种途径的成功至关重要。理解行为改变的原则（如专栏19.3 所示）也是必不可少的。

教育途径

提供信息，量身定制，以满足客户的个性化需求。

示例：这种方法通过提供知识来提高认识，目的是验证当前的行为或改变对健康有害的行为。经常使用的教育途径包括小组作业、讨论和解决问题。教育可以包括赋予女性权力，使女性有权做出明智的选择。例如，开始盆底运动，进行会阴按摩，停止吸烟。

以患者为中心的途径

这将患者置于基于患者与专业人员之间平等合作关系的交互中心。赋权是这种途径不可或缺的一部分，鼓励个人利用个人力量获取健康。

示例：做出有关产前筛查测试的明智决定，做出关于分娩期间缓解疼痛和行为改变的决定，包括停止饮酒。这些例子也需要通过教育途径来实现。

社会变革途径

健康促进举措侧重于社会健康，如涉及政策规划和政治行动。

示例：采取政治和社区行动，禁止在封闭的公共场所和工作场所吸烟，并给食品贴上适当的标签。

健康促进模型

模型可以被描述为用于组织和整合信息的概念框架，提供一组被认为与特定问题相关的概念之间的因果关系。有几种健康促进模型可以帮助从业者进行健康促进工作。在此，将展示和探究一个模型。

图 19.1 中的健康发展模型（Bauer et al，2006）表明，健康发展是一个持续的过程，健康促进是有意图和有计划的。该模型确定了健康的三个维度：身体、心理和社会，并显示了健康促进与公共健康之间的相互关系。这些维度之间的箭头表明它们是相互依赖和相互关联的。例如，妊娠期间的锻炼对心理健康有积极影响，能够与他人进行互动和交流，从而支持社会健康。

该模型显示了健康和健康促进过程中不可或缺的健康本源学和发病机制的核心作用，说明健康发展是一个持续的过程，健康促进是一种有意图和有计划的方法，旨在维持健康发展过程中的变化。

在使用该模型时，需要注意的是，个体的健康不是孤立地创造和存在的，而是与相关社会生态环境（包括文化维度）动态持续相关的结果（Bauer et al，2006）。因此，采取的健康促进方法必须反映这一点。该模型还确定了个人的健康状况，决定了未来的健康状况，并可作为健康的预测指标；但是，有针对性的健康促进方法可以提高个人的健康潜力。例如，吸烟的母亲得到帮助后，可能在妊娠期间停止吸烟，从而提高她的生活潜力和婴儿的生活潜力。

大多数旨在确立健康和不健康的决定因素的研究都是在致病范围内进行的（Tones et al，2004）。发病机制分析了个体及其环境的危险因素如何导致健康不良。Antonovsky（1996）提出，健康促进从业者应采用一种新的观点，即"健康本源学"，该观点探讨了人类生活中的资源如何支持发展和促进健康。Bauer 等（2006）认为，在现实生活中，健康本源和发病机制是同时存在、互补和相互作用的现实生活过程。

（二）社区健康促进

产前和产后护理主要由社区提供，在提供服务的地方可以获得灵活的护理机会。位于贫困城市社区中心的儿童中心提供多机构、多学科的医疗保健服务。儿童中心的目标是通过在离家较近的地方提供健康和社会保健机会，改善儿童及其家庭的健康和福利。他们将儿童保育、健康、家庭支持和早期教育结合在一起，以改善获得服务的机会。对于助产士来说，在多机构、以家庭为中心的环境中，在儿童中心提供产科护理是司空

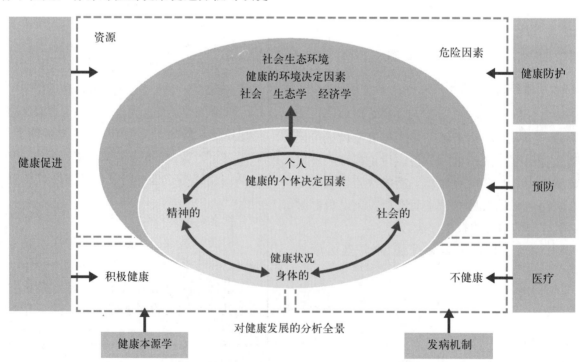

图 19.1 健康发展模型

[引自 Bauer G，Davies J and Pelikan J Health Promotion International（2006）The EUHPID Health Development Model for the classification of public health indicators Vol 21（2）pages 457-462 by permission of Oxford University Press.]

见惯的，而且这是得到医疗政策持续支持的一种护理模式（National Health Service England, 2014）。在产科服务的额外支持下，助产士有潜力在其覆盖范围最广的地区，如在超市和休闲中心开展进一步的服务。

在医院以外的环境中提供医疗保健，增加了助产士和孕妇之间建立平等伙伴关系的机会，减少了孕妇对医疗所代表的潜在主导地位和权力的距离感。

在英国，计划制定新的护理模式将垂直整合初级和急救护理系统，帮助使用产科服务的女性在接受服务的地点和时间上有更大的选择余地（NHSE, 2014）。

（三）心理健康促进

心理健康受损会对情绪和身体健康产生负面影响，并降低个人应对日常生活的能力。在产前，助产士经常与孕妇讨论心理健康问题，并建立一个既往史和目前情况的病史记录。及时的支持和转诊到适当的心理健康支持服务机构是减缓精神疾病进展的关键。心理健康专家服务和指定助产士的分配安排应与多学科护理计划和产后随访相协调。错过预约的女性必须有一套定制的医疗服务措施，使她们能够得到医疗服务。在英国，这种方法将来可能有助于降低这一领域的死亡率，2009～2012 年，有近 1/4 的女性在妊娠后 6 周至 1 年死于心理健康相关的原因（Cantwell et al, 2015），她们获得的心理健康支持程度各不相同（参见第 69 章）。

反思活动 19.3

想想你过去 2 个月在公共卫生方面的助产实践。您参与过多少次公共卫生活动？

阅读下一节也许所确定的活动数量会增加。

（四）性健康促进

解决性健康问题可能有助于女性和家庭的整体幸福，因此，助产士在这一公共卫生领域可以发挥重要作用（参见第 55 章）。

（五）妊娠期流行性感冒

应向所有妊娠早期女性提供有关流行性感冒（"流感"）疫苗的健康教育指导，并可在常规的产前预约中提供建议。流感可导致孕妇重病，主要是由于免疫系统的变化更容易引起死产、早产和低出生体重儿。如果母亲在妊娠期间接种疫苗，新生儿将获得一些保护。虽然 2012 年和 2013 年没有人死于流感（主要是因为在此期间流感水平较低），但提高妊娠期间预防季节性流感的免疫接种率仍然是公共卫生的优先事项（Knight et al, 2015）。

助产士是提供关于这一重要公共卫生问题健康教育的理想人选。在这场健康教育讨论中，分享健康收益是不可或缺的，其中包括疫苗在妊娠期间为母亲和胎儿，以及出生后的婴儿提供保护，直到婴儿 6 个月（Kharbanda et al, 2013；Nordin et al, 2014；Centre for disease cantrd and prevention, 2015）。

更多相关信息请参阅参考文献。

（六）妊娠前保健

妊娠前护理被描述为妊娠期间积极健康的"护照"。护理的目的是优化受孕的机会，确保妊娠健康地维持，并促进母婴的健康结局（参见第 20 章）。

（七）饮食和营养

助产士可以在饮食和营养方面提供有效的健康教育，这可能有助于孕妇形成长期健康的生活方式（参见第 17 章）。在讨论饮食和营养时，重要的是使用以客户为中心、由教育支持的赋权方式。行为改变也可能是促进当前和长期健康所必需的。在不断变化的医疗保健环境中，现实和知识随着新研究的出现而变化，助产士必须掌握有关饮食和营养的最新知识，因为女性及其家人自然地会向助产士寻求建议和指导。在妊娠之前和妊娠的最初 3 个月，特别是在胚胎形成期间，讨论妊娠期的健康饮食和营养需求是非常有价值的。

讨论还应包括避免食用的食物。例如，不要食用霉菌发酵成熟的软奶酪和柔软的蓝纹奶酪，它们与流产、死产和新生儿疾病有关，因为这些奶酪可能含有李斯特菌。

其他讨论项目应包括避免吃生鸡蛋等食物，因为它们可能含有沙门菌；避免吃未经高温消毒的牛奶、生肉、冷肉及肝脏。还应避免补充维生素 A，并在妊娠期间和母乳喂养期间保持足够的维生素 D 储存。咖啡因摄入量也应减少（Food Standards Agency，2015）。关于饮食和营养的更多信息可以在第 17 章和参考文献中找到。

（八）妊娠期运动

在妊娠期间，运动有许多积极健康的好处，包括保持和改善身心健康，改善心血管功能，减少多余的体重，改善耐力和姿势，以及保持良好的肌肉张力。虽然大多数人都知道锻炼和运动的好处，但助产士帮助女性在妊娠期选择明智的运动方面发挥着关键作用（参见第 22 章）。在讨论妊娠期间进行和（或）持续运动时，以客户为中心的健康促进方法将有助于实现个性化，其讨论主要关注女性的生活体验。重要的是在锻炼期间遵守安全原则并进行生理调整，助产士可以利用这些原则为女性提供建议。女性应避免剧烈运动至精疲力竭，因为这可能导致子宫血流过低，造成胎儿缺氧（De Oliveria et al，2012；Lewis，2014），还应避免紧张、急躁的运动（NICE，2010；Lewis，2014）。

正如孕产妇生理系统在应对妊娠期逐渐改变的呼吸和心脏进行调整一样，她们身体也会在妊娠期运动时进行调整，因此被认为是低风险的。应鼓励妊娠前久坐不动的女性在妊娠期间进行温和的运动（NICE，2010），如散步、游泳和水中运动。水中运动是孕妇和产后女性在水中进行的有氧运动。这种运动的好处包括体验非承重活动、静水压力、浮力和向上的推力。此外，在水中多活动可减少关节的压力，并可缓解背痛。鼓励女性在妊娠期进行锻炼可能会带来显著的长期健康和幸福感。

（九）妊娠期使用烟草

吸烟是最大的单独可预防的死亡原因，并且会降低女性在预期寿命方面的优势（Lowry et al，2013）。它是冠心病、脑卒中、慢性支气管炎、肺癌和其他癌症的主要原因，并且还与女性生育能力降低和早期绝经有关（Essex et al，2014）。在妊娠期间，吸烟与低出生体重、早产和围生期死亡有关（Kuypers et al，2015）。其他报道显示，母亲吸烟与儿童早期喘息之间存在关联（Centre for disease contrd and prevention，2015）。

在分娩时记录为吸烟的女性人数已经减少，从 2006 ～ 2007 年的 15.1% 下降到 2012 ～ 2013 年的 12.7%[Action on snoking and Healthy，（ASH），Lowry et al，2013]。

从事低技能职业的女性比从事职业工作的女性在妊娠期间吸烟的可能性高出 1 倍。在英国，年轻母亲吸烟的概率是年龄偏大母亲的 6 倍（ASH，2014）。

在家中接触香烟烟雾的儿童更容易患上中耳炎和哮喘，并且患严重呼吸道疾病的住院率更高（ASH，2014）。公共卫生政策（DH，2012）承诺致力于减少妊娠期吸烟，该政策列出了一项以减少妊娠期间吸烟女性比例的协调工作计划，

（十）烟草使用：助产士的作用

助产士在支持妊娠吸烟者戒烟方面发挥着关键作用。及时识别和推荐戒烟服务是助产士作用的重要组成部分。最近，建议除了讨论与妊娠期间戒烟有关的健康益处外，助产士还应使用一氧化碳（CO）筛查。一氧化碳测试可评估接触烟草烟雾的情况，并应作为支持女性戒烟的激励过程的一部分。当烟草被焚烧和吸入时，CO 被吸入并被吸收到血液中。呼吸 CO 可以用一个人的呼气量来测量，单位是百万分之一的呼吸。

在产前门诊预约时，助产士应确定女性的吸烟状况，如果她是吸烟者，应告知她吸烟对其未出生子女的风险及接触二手烟的影响（NICE，2013）。

在准备进行一氧化碳测试时，助产士必须询问该女性或其家中的任何人是否吸烟。还需要确定其伴侣的吸烟状况。助产士应通过讨论和使用 CO 测试来评估女性接触烟草烟雾的情况。该测试将向女性说明她吸烟的程度及她接触其他人二手烟的程度。在进行测试之前，应确定以下几点。

- 例如，女性的吸烟行为决定了她是轻度吸烟者还是不经常吸烟者。该信息将有助于解释 CO 读数。
- 最后一支烟是什么时候吸的，吸烟的次数和时间。助产士应该注意清晨的低 CO 结果，因为 CO 水平会在一夜之间下降。
- 所有吸烟或在过去 2 周内戒烟的女性都可以转诊到 NHS 戒烟服务中心。最近戒烟的女性有复

发的风险；因此，可能需要戒烟服务的支持。CO
为 3ppm 或更高的女性也应该被推荐到 NHS 戒烟
服务中心。

- 如果她们不吸烟但 CO 读数高于 10ppm，则
应告知其 CO 中毒的可能性。应建议她们致电免
费的健康与安全执行机构的气体安全咨询热线
（NICE，2013）。

助产士应鼓励吸烟女性使用当地的 NHS 戒烟
服务并为转诊提供便利。在随后的产前预约中，
如果在服务区域有监测仪，助产士应使用一氧化
碳监测仪监测吸烟状况。如果孕妇拒绝戒烟支持，
应该与其讨论尼古丁替代疗法（NRT）的风险和
益处，这可以是一些女性的选择，并在咨询后开
处方（NICE，2013）。NRT 的有效性及其对胎儿
健康的影响仍有争议（NICE，2013）。助产士应
告知该女性，如果 NRT 是首选方案，若没有心理
支持，成功戒烟的可能性仍然很低。

支持女性在妊娠期间戒烟需要采取以客户为
中心的健康促进方法，并采用教育、赋权和行为
改变原则。最终，助产士应该授权女性决定自己
的吸烟行为。因此，应该避免诸如说服、哄骗和
诽谤等方法，助产士的目的是支持而不是批判。

Prochaska 等（1993）开发了一个行为改变周
期，以帮助卫生专业人员确定客户是否愿意改变
他们的吸烟行为（专栏 19.3）。

高度依赖烟草的女性可能会因无法放弃而感
到内疚和信心不足。助产士必须鼓励和支持并准
备好向表达戒烟欲望的女性提供帮助，特别是在
她们不愿意参加戒烟咨询的情况下。通常不鼓励
减少吸烟的数量，但如果这一行动是在与助产士
接触之前采取的，则应予以赞扬。在减少吸烟的
同时，人们往往比平时更频繁地吸烟，更深地吸气，
并尽可能地吸到最后。因此，吸入的有毒化学物
质的数量可能与减少吸烟前的吸入量相同，但与
减少吸烟前的吸烟行为的性质是不同的。

结合目前在当地提供的专业支持服务知识，
助产士还可以提供健康教育传单、戒烟热线号码
和有关自助小组的信息，但不应将传单代替讨论
和个人支持，或签署其他服务和建议。

（十一）损害控制

大量证据显示二手烟与婴儿猝死综合征

（SIDS）之间存在关联（ASH，2014）。进一步
的证据表明，产后长期接触二手烟的新生儿和心
脏病之间有关联，且可增加已经受影响的人群哮
喘发作的风险（Del Ciampo et al，2014）。妊娠
的非吸烟者吸入的二手烟与孕妇绝对有核红细胞
的计数增加之间也有关联，这表明吸烟可能对胎
儿氧合作用产生微妙的负面影响（Dollberg et al，
2000）。

助产士有责任向女性及其家人提供健康信息
和教育，以减少对胎儿/婴儿的伤害，从而减少
父母的内疚感。通过与女性及其伴侣的双向沟通，
助产士应确定吸烟行为的性质并确定其改变的意
愿。如果女性准备戒烟，助产士应该推荐她寻求
专业支持。但是，如果女性不准备停止吸烟，则
应提供损害控制建议。可以通过为婴儿创造一个
无烟环境来寻求减少新生儿烟草暴露的方法，如
父母使用另一个房间，靠窗或在窗外吸烟。必须
积极鼓励父母寻求最适合他们的方法，而不是必
须使用助产士规定的方法。鼓励父母对所制订的
计划负责，并确保最终的有效性。

专栏 19.3　行为改变模型实践

旁观者

对戒烟不感兴趣，无意停止

我能做什么？

- 介绍风险因素并提供损害控制建议
- 推荐戒烟咨询

考虑者

正在考虑戒烟，可能数年一直在考虑戒烟

我能做什么？

鼓励女方

- 参加戒烟咨询服务
- 探索想要戒烟的原因；探索戒烟的障碍
- 讨论戒烟所需的准备工作——这可能涉及
移除所有烟灰缸和类似物品
- 考虑吸烟的诱因，如电话、咖啡、饭后，
并考虑替代方法
- 考虑习惯性感受的替代品，如考虑放入口
中或手中的东西可以替代香烟
- 如果经常使用吸烟作为松弛剂或融冰剂，
请考虑替代品

- 考虑可能有助于克服尼古丁渴望的方法；想想渴望最强烈的时候，并考虑可能有助于克服这个问题的方法

准备行动

准备戒烟 - 可能需要帮助和支持

我能做什么？

鼓励女方

- 参加戒烟咨询服务
- 选择在吸烟诱因较少时戒烟（如压力）
- 设置一个戒烟并能坚持的日期（制订戒烟计划，详见考虑者部分）

复吸

曾停止吸烟，但已复吸

我能做什么？

- 戒烟的尝试失败；吸烟者在每一次复吸后可能会吸取宝贵的教训，可能会增加未来成功的机会
- 鼓励女性列出所有出错的清单，想出降低复吸可能性的方法
- 鼓励她参加戒烟咨询服务

注意：策略必须由客户主导，而不是由助产士规定，助产士的作用主要是促进讨论并提供支持和指导。一氧化碳监测仪可用于任何行为改变阶段。

（十二）妊娠期饮酒

饮酒是被社会接受的行为，是西方世界社会交往的一部分（O'Keeffe et al，2015）。在过去 30 年中，女性饮酒者增加的数量超过了男性。过量饮酒可能致命，其几乎影响身体的每个器官和系统，包括肝脏、胃肠道、心血管和神经系统。饮酒通过抑制食欲和改变营养素的新陈代谢、动员和储存来影响营养吸收（O'Keeffe et al，2015）。过量或长期酗酒与多种维生素和矿物质缺乏有关，包括叶酸、维生素 B、镁和铁。有学习困难、记忆丧失和其他心理问题的婴儿与父母酗酒有关（Nykjaer et al，2014）。由于身材大小、吸收和新陈代谢的不同，女性的酒精（乙醇）耐受能力低于男性。女性体内脂肪与水的比例较高，因此，酒精在体液中变得更加浓缩，并且更容易发生如胃炎、胰腺炎、消化性溃疡和营养不良，

产生破坏性影响。

妊娠期间饮酒会致畸，因此其具有胎儿毒性（NICE，2008），妊娠期间过量饮酒与胎儿酒精综合征和胎儿酒精谱系障碍有关（参见第 49 章）。

（十三）妊娠期安全饮酒的措施

尽管进行了大量的研究，但到目前为止，还没有普遍接受的安全措施来衡量妊娠期间饮酒的情况。在美国，不建议妊娠期间或考虑妊娠的女性饮用任何数量的酒——自 1981 年以来，美国总外科医生办公室的建议一直是如此。含乙醇的产品也带有健康警告。

在英国，有一系列关于妊娠期间饮酒的建议。例如，皇家妇产科学院（RCOG）建议应避免在妊娠期间和母乳喂养期间饮酒，但在妊娠早期过后，少量饮酒可能对胎儿无害。目前的指导意见指出，女性每周不得饮用 1～2 单位以上的酒，每周不得超过 1～2 次（RCOG，2015）。

应告知女性，在妊娠期间喝醉或酗酒（定义为一次超过 5 杯标准饮料或 7.5 个英国单位）可能对未出生的婴儿有害。2016 年发布的新的英国卫生部指南明确指出，"指南制定小组建议，妊娠或计划妊娠的女性应该被告知，最安全的做法是根本不饮酒。因为还没有科学依据来设定一个饮酒不会伤害胎儿的限度"（DH，2016：4）。

（十四）产前筛查

在产前，从预约产检开始，与饮酒有关的问题应该特别明确，并且足够集中，以确定有饮酒问题的女性。在第一次产前检查时，助产士应该询问该女性是否饮酒。常见的回答包括"不""是""不是真的"或"只是为了社交"。必须进一步调查以明确含义，确保可以采取适当的健康促进方法。目前普遍存在少报的趋势，这将阻碍对高风险饮酒者的识别。重度饮酒者可能推迟预约产妇护理，需要接受强化咨询，并转诊专业机构，帮助她们减少饮酒量。强调致畸对胎儿的影响是健康教育的一部分，但助产士应警惕确保所提供的信息是经过考虑的和已告知的，而不会导致恐惧或内疚，因为这可能会妨碍女性降低饮酒水平。

记录饮酒史的一个有用方法是详细询问前 7

天的情况。如果已经饮酒，应记录饮酒的单位数量并与女性讨论。酒精使用障碍识别测试是由世界卫生组织开发的一项包含 10 个问题的测试，目的是确定一个人是否有饮酒过量的危险（Saunders et al，1993）。该测试国际通用，并且有证据支持该工具可作为酒精依赖和不太严重的酒精问题的筛查使用（Public Health England，2012）。

（十五）妊娠期用药

应建议孕妇只服用医师处方的药物。重要的是向女性解释原因，并确定她是否正在服用任何特定药物并记录这些药物。英国国家处方集（BMA et al，2015）也可在网上获得，为妊娠禁忌的药物提供了一个很好的指南（参见第 10 章和推荐阅读清单，了解有关妊娠用药和药物误用的更多信息）。

（十六）家庭暴力和虐待

家庭暴力对女性的健康构成严重威胁，可能是情感、性、身体或经济上的虐待，并可能导致凶杀（WHO，2011）。另一种形式的虐待发生在伴侣身上，表现为控制和强迫性行为，这可能导致女性生活的各个方面都受到伴侣的直接控制和影响（Home Office，2015）。每年约有 100 万女性至少经历过一次家庭暴力事件，相当于每周近 2 万名女性遭受过一次家庭暴力（DH，2013）。众所周知，在妊娠期间对女性实施的暴力行为增加（Duxbury，2014）。造成这种情况的原因很多，可能包括过度占有、嫉妒和否定女性除了作为配偶的身份外还有其他身份。施暴者可能是嫉妒女性生育孩子的能力或将胎儿视为入侵者。由于紧张的财务状况或性生活减少，他或她也可能变得暴力（Duxbury，2014）。

施暴者通常是男性伴侣或前伴侣，但家庭暴力可能发生在同性关系或其他家庭成员身上。

受虐女性和施暴者来自所有文化、教育、种族、宗教和社会经济背景。残疾女性遭受家庭暴力的可能性是非残疾女性的 2 倍，其中一部分人可能在生命中的某一时刻妊娠（DH，2014）。

女性生殖器阉割被认为是对女孩和女性的暴力行为（RCM，2010；WHO，2014），更多信息参见第 56 章。

助产士必须能够识别有遭受暴力风险的女性，并提供信息和支持，作为地方资源、支持网络和服务的渠道（专栏 19.4）。

专栏 19.4　家庭虐待：提出家庭暴力和虐待问题

要介绍暴力主题，您可以选择构建问题：

"由于家庭暴力如此普遍，我们现在都常规询问。"

直接问题可能包括：

"你和一个伤害或威胁你的人有关系吗？"

"有人伤害了你吗？"

"是不是有人伤害了你？"

以下方式有助于验证您收到的回答：

"你不是一个人"。

"对于发生在你身上的事情，你不应该受到责备。"

"你不应该被这样对待。"

有助于评估女性的安全，通过询问：

"你的伴侣在这里吗？"

"孩子们在哪儿？"

"你此刻有任何担忧吗？"

"你有安全的地方呆吗？"

现在，利用你对家庭暴力支持知识的了解，对女性的需求做出回应。

了解如何联系当地的家庭暴力机构和当地独立的家庭暴力顾问。

熟悉支持性传单、转介流程和保护程序。

确保你的存档记录符合组织定义的机密性原则。

（改编自 DH，2014.）

（十七）对女性和胎儿有风险

妊娠期间的家庭暴力和虐待与不良妊娠结局有关，包括低出生体重儿。她们有并发症未检出的风险，可能导致预后不良，因为她们可能无法参加产前保健。女性和胎儿遭受生理和心理的危险非常高，胎儿可能在妊娠期间受伤或死亡。2009～2013 年，英国有 36 名女性在妊娠期间或分娩后 1 年内被谋杀（Knight et al，2015）。没有证据表明所有这些女性都被问及有关家庭虐待的历史。

（十八）对其他家庭成员的风险

在有家庭暴力的家庭中，该家庭内的儿童可能会受到影响。他们可能目击虐待行为，或因虐待而直接或间接地受到伤害（Knight，2015）。他们所经历的恐惧及其造成的心理后果是无法估量的，可能会影响孩子的情绪发展。孩子也可能试图保护年幼的兄弟姐妹或承担主要照料者的角色。

（十九）助产士的作用

由于妊娠期间开始或加剧的家庭暴力案件数量众多，家庭虐待例行调查现在已司空见惯。人们发现，对妊娠期间的家庭暴力进行例行调查可以提高检出率，使披露家庭暴力的女性能够尽早寻求帮助（NICE，2008）。

披露家庭暴力的女性应指定一名助产士，在产前、产中和产后期间为其提供连续性的支持。

当怀疑有暴力行为时，最好的确认方法是直接提问。但是，在提出问题之前，必须对环境进行安全评估（专栏19.4）。

（二十）否认虐待

女性可能会选择否认被虐待，但是意识到可以获得帮助是有用的。然而，对于一些女性来说，妊娠为改变提供了独特的机会，因此，披露暴力行为是可能的（NICE，2014）。常规调查的常见困难包括以下几种。

- 找一个适当的时间来提问，特别是当女性没有伴侣陪伴时。
- 否认虐待和随后缺席产前保健。
- 缺乏对接受披露的助产士的监督服务。

由于预期会有一些困难，许多产科服务通过预约信告知女性，她将被要求在妊娠期间至少单独见一次助产士。在产前检查期间建立一个安全、支持和私人的环境，期间助产士提供真诚、积极的尊重、同情和诚实，以促使女性寻求帮助。家庭暴力的幸存者常常因为被伴侣虐待而感到羞愧，自尊心低，并且对披露的态度包括其行为的影响，都有一种令人心碎的感觉。很多时候，离开施虐者并不是一个有利的选择。有些女性在经济上和情感上依赖于施虐者，施虐者常常控制所有家庭安排。宗教和文化的影响往往鼓励人们留在虐待的婚姻中，在这种情况下，分居或离婚被认为是不可接受的。

助产士应该了解家庭暴力的性质，对可能暗示虐待的线索保持敏感和警觉（专栏19.5），并了解虐待对日常生活的影响。当女性和助产士不在女性的伴侣陪伴下时可能会出现以下情况。例如，向女性介绍卫生间的位置时，女性有机会透露一些可能与虐待有间接关系的事情。助产士应注意女方可能有多名可能串通的虐待者；因此，必须始终为女性留出独处时间。

直接提问虽然被认为是一种可行的方法，但并不是获取信息的唯一选择。一些助产士可能不愿承认家庭暴力，也不愿提出有关家庭暴力的问题，因为

- 害怕冒犯女性。
- 害怕披露。
- 不知道如果发生这种情况应采取什么行动。
- 觉得这是私事和信仰，而不是他们工作的一部分。
- 他们自己已经或持续受到虐待。

除了在预约资料和手持式生育记录中提供有关家庭暴力的信息外，医院或社区的每个产科医师都应该提供有关家庭暴力单位和女性援助联合会最新的详细信息，为需要的人提供安全的避难所。撒玛利亚组会，相关的和受害者支助机构都为遭受家庭暴力幸存者提供支持服务。医疗环境应设计得有助于披露家庭暴力，包括海报、传单和知识卡片，其中包含相关的帮助热线的详细信息（NICE，2014）。

专栏19.5　女性遭受家庭虐待的可能迹象
为含糊不清的症状频繁预约产检
伤害与原因解释不一致
女性试图隐藏伤害或尽量减少伤害程度
伴侣不必参加的却总是在场
女性不愿意在伴侣面前说话
自杀未遂——尤其是亚洲女性
反复流产，终止妊娠，死产或早产的病史
重复表现出抑郁、焦虑、自我伤害或身心症状
不服从治疗
经常错过预约
在愈合的不同阶段多处受伤

患者似乎受到惊吓，过度焦虑或沮丧

女性顺从或害怕在她的伴侣面前说话

伴侣咄咄逼人或占主导地位，替女性说话或拒绝离开房间。

缺席或很少来产前门诊

乳房或腹部受伤

反复发生性传播感染或尿路感染

自行提前出院

所有这些迹象都没有自动提示家庭虐待，但是应该引起怀疑，并促使你尽一切努力独自和私下会见这位女性，问她是否被虐待。即使她此时选择不透露自己的情况，她也会知道你知道这些问题，她可能会选择稍后与你联系。如果你打算向女性询问有关家庭暴力的事件，请始终遵循你的信托或卫生局的指导或建议，如专栏 19.4 所示。

（二十一）就业与健康

对于大多数女性来说，妊娠期间的工作不会对她们的健康或婴儿的健康构成威胁（NICE，2008）。对于某些人来说，可能有必要修改工作惯例，以提高安全性和舒适性。

孕妇应避免举重。由于腰椎前凸增加，久坐不动的工作人员的座位应该设有背部支撑。由于有发生静脉曲张的风险，应该避免长时间站立，并且提供休息时间。应避免在吸烟的环境里工作，因为被动吸烟有风险。

某些职业可能对胎儿和准妈妈的健康有害，包括接触有毒化学品（如铅、杀虫剂、麻醉气体和辐射）。适当的情况下，应在家中和工作场所使用防护服，并遵守安全参数和工作守则，以尽量减少暴露于致畸危害中。对于助产士来说，最重要的是确定女性的工作环境正常，识别任何潜在的危害，并在需要时提供获得进一步信息的渠道。

（二十二）旅行

助产士有责任提高对旅行和健康的认识。最基本但必不可少的信息可以降低对女性、胎儿和婴儿造成伤害的风险。产前期间的健康教育应包括适当使用汽车座椅和在妊娠期间正确使用安全带，如在子宫上方和下方正确定位安全带（NICE，2008）。

提供给孕妇的其他旅行建议可能需要包括有关航空旅行的信息，尤其是有增加静脉血栓形成风险的"长途"航班。由于有分娩发动的风险，许多航空公司不允许女性在妊娠 36 周后乘机。如果女性有早产风险，他们不应该在妊娠 32 周后乘机。

如果妊娠 28 周后需要航空旅行，一些航空公司要求提供来自助产士或医师的信，确认预计的分娩日期和预期的并发症。

了解女性可能去旅行的世界部分地区的健康风险也是有用的，并据此提出建议。苏格兰国家医疗服务体系提供了值得考虑的有用信息（NHS Scotland，2017）。

有关航空旅行和妊娠的更多信息，请访问航空旅行和妊娠网站（RCOG，2013）。

公共交通通常提供一些分配给孕妇和生育妇女的座位，以及一些倡议，如伦敦交通"车上有婴儿"的徽章，使女性能够方便地获得这些待遇。

（二十三）评价

评价是用来确定思想或方法价值的标准的过程。其目的是在指定目标和学习成果的基础上证明该方法的成功。

如果不使用适当的评价工具，挑战助产健康促进效果的潜力就会减少。评价是一个有价值的过程，用于证明被认为可以增进健康的干预措施的效果和结果。了解最合适的评价方法至关重要，不仅要强调最有效的卫生干预措施，而且要向那些影响资源分配的关键利益方展示其效果。助产士可以使用定性或定量的数据收集方法来规划评价结果（参见第 6 章）。

对于助产士来说，健康促进评价可能非常困难，特别是在评价健康干预或行为改变的长期成效时。其他领域在评价方面也存在挑战，包括提高认识和赋予权力。

反思活动 19.4

思考本章的内容和助产士的健康促进作用。整理与所述领域相关的地方和国家转介机构和支持小组的列表。当您使用更多服务时，请继续添加到此列表，并在联系人关闭其服务或新服务可用时更新列表。在您的日常实践中，这将成为一个支持女性和家庭的有用资源。

六、结论

促进健康是助产士角色的一个组成部分，为育龄人群提供了许多潜在的健康益处。了解健康和疾病的背景是促进健康的一个关键因素，如果要有效地促进健康，就必须选择适当的促进健康的办法，以实现预期的目标。助产士的执业范围为加强公共卫生作用和社区主动权提供了空间。助产士是整个妊娠期、分娩期、婴儿出生后及以后健康促进的重要资源。目前的英国政治卫生议题承认助产士对国家健康所做的宝贵贡献。对所有健康促进活动的评价将为助产士在健康收益方面的工作效果提供证据。

要点

- 健康的概念和促进健康的意义是助产士角色的基础。
- 助产士需要了解自己的态度、行为和对健康的理解，以促进他人的健康。
- 助产士应扩大他（她）对女性健康和筛查的认识，以改进健康促进方法。
- 重要的是提供切实可行的健康促进策略，并建立评价其有效性的机制。

（翻译：顾 琳 审校：郭洪花）

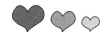

第20章

孕前保健

Melanie Brooke-Read，Barbara Burden

学习目标

通过阅读本章，你将能够：
- 理解孕前保健和筛查的关键概念。
- 应用专业判断为女性及其伴侣提供咨询，筛选和制订孕前计划。

一、引言

本章将考虑同步存在的健康和福利问题，以及在妊娠前可以识别的可减少或可逆的风险，以使助产士和其他医疗保健提供者能够帮助女性及其伴侣实现孕产妇和新生儿健康的最佳结果。

孕前保健包括在孕前为女性及其伴侣提供广泛的信息、建议、筛查和护理服务，重点是优化孕产妇和新生儿健康（Basatemur et al，2013）。重要的是，妊娠前保健应被视为来自保健提供者的持续支持，而不是一种孤立的接触，以确保准父母在受孕和器官形成时（随后的 17 ～ 56 天），当胎儿异常的可能性达到最高时，父母的健康潜力处于顶峰（Flower et al，2013）。当预先存在的健康问题出现时，孕前保健还应包括专科医生和协调护理计划（MBRRACE-UK，2014）。

最佳做法是，准父母在孕前 6 个月向受过适当培训的专业保健人员寻求健康咨询和筛查。尽管一些准父母会寻求这一点，但在现实中，很少有人意识到孕前健康评估和筛查的好处。正是那些妊娠结果出问题后，父母才寻求找出那些可以预防或减少的风险。孕前保健应将重点放在任何特定环境或情况下有可能受孕的女性和男性身上，如传统夫妻关系、同性关系或通过代孕养育子女的群体。

在发展公共卫生和以家庭为中心的护理中，助产士起的作用至关重要，他们在每一项包括孕前信息的健康促进活动中发挥作用。此外，这项护理必须包括在由其他专业保健人员提供的日常健康检查活动中，通过使用文献、在学校上课或在做生育计划或子宫颈筛查的时候进行（Tuomainen et al，2013）。通过一次见面，就提出全面的孕前建议是不可行的，也不合适。因此，专业医疗保健人员必须利用他们的临床智慧提供有针对性的风险评估、个体化筛查和必要的具体干预措施。在妊娠检测包、堕胎中心、药房和全科医生（GP）手术中心，应提供更多的孕前和促进健康的书面文献，女性在终止妊娠后或妊娠试验阴性后可以阅读并将其作为目标。

生活方式的选择、恋爱关系和生殖性健康教育已被纳入英国学校的课程，到学校访问或在学校工作的专业医疗保健人员有理想的机会，可以告知青少年有关如何计划妊娠和准备养育子女的信息。学校 / 大学公共休息室应提供支持性的健康促进文献（Hill et al，2013）。

二、孕前保健面临的挑战

从理想主义的角度来看，每一次妊娠都是经过妥善规划的，每个婴儿都是在一个最健康的环境中孕育的。现实情况是，孕前保健在各个层面（地方、国家和国际）都有很大差别，一般都是针对一小部分人口的（Knight et al，2014）。更有动力、更清晰、更有见地的人，或那些已经经历过妊娠损害的人，很可能会获得孕前的支持和建议。（Anderon et al，2010）。助产士和其他卫生专业人员应优先考虑生育年龄的女性和有可能导致妊娠不利后果的男子（如吸烟、酗酒或吸毒、饮食习惯差或已存在的感染或疾病）。

医疗保健中相互竞争的优先事项可能不会将孕前保健放在公共卫生议程的优先位置；然而，助产士和专业医疗保健人员应认识到，提供适当的、有针对性的孕前保健对妊娠和结局有直接影响。见表20.1：有针对性的孕前保健示例。

表20.1　儿童时期诊断为癫痫的女性

孕前干预	对计划妊娠的影响／效益
复查可能过时的治疗计划并将女性转介给癫痫专家	根据现有最佳证据进行护理的机会
与女性／夫妇讨论如何提高对癫痫高危状态的认识	更有可能获得服务和治疗，了解药物和癫痫对妊娠和胎儿的影响
抗癫痫药物（AED）方案研究进展	限制某些 AED 的致畸作用（如避免使用丙戊酸钠），并尽可能使用最低的有效剂量
纳入专科癫痫护士／医师	改善社会心理结果；改善治疗依从性；减少因癫痫发作而入院的人数；更好地控制发作；更频繁地进行临床审查。预防与癫痫有关的死亡（溺水）（MBRRACE，2014）

补充阅读 http：//www.nice.org.uk

http：//www.npeu.ox.ac.uk/mbrrace-uk

国家和国际上推荐的孕前咨询和护理（Harden et al, 2009 年；NICE，2012）

资料来源：NICE Epilepsy guideline CG137

孕前保健已经带来了一些显著的健康改善结果。值得注意的是，自从推荐补充叶酸以来，特别是孕前和早期胚胎发育（器官形成），以及与患有糖尿病高血糖的女性相关的胎儿先天性异常减少，神经管缺陷减少。尽管如此，挑战仍在继续，包括打破现有的产前护理障碍，使因低收入、文化、种族、年龄、智力或健康状况不佳而被边缘化的女性能够随时在必要时获得这种护理。

反思活动 20.1

谈一下你在医疗机构遇到的一位妇女的经历（除了助产士以外的其他女性）。

你将如何开始谈论孕前的健康和福利呢？

你会优先考虑说哪些信息？为什么？

三、孕前保健和干预的宗旨和目标

有效的孕前保健包括三个基本要素：风险识别、教育和行为改变、为最佳妊娠结果而采取的干预措施，稍后将在这三个重要主题下列出。值得注意的是，专业保健人员可登录 NICE 网站获取学习和教育资源，如 http：//cks.nice.org.uk/preconception-advice-and-management。

准父母的健康和幸福保证了他们在受孕时和胎儿整个器官形成期处于最佳健康状态，这是孕前保健的最终目标。

过去，人们批评以临床为主的孕前保健方法，但如今人们的态度和方法正在发生变化。Tuomainen 等（2013）建议，需要在专业医疗保健人员、组织、慈善机构和社会政策制定者之间开展更广泛、更具包容性的合作，同时发挥创新营销和社交媒体曝光的潜力，以增强女性看重的面对面、有计划的或机会多样的联系。图20.1中总结了孕前保健的主要内容。实施全方位的孕前保健方法为改善母婴健康结果提供了重要机会。显而易见，英国主要的临床影响力组织，如皇家妇产科学院（RCOG）、NICE、苏格兰校际指导网络（SIGN）、英国 MBRRACE、皇家助产士学院（RCM）和国家筛查委员会（NSC）继续将注意力集中在孕前保健中已经指出的风险上。前进的挑战是采用"生命历程视角"的方法来改善母婴结果，通过每一位助产士和医疗从业者开始在提供孕前保健的过程中对三个最重要的主题进行影响和改变。这些主题如下所示。

1. 识别风险。

2. 教育／生活方式。

3. 干预措施。

（一）识别风险

1. 孕前护理评估和生殖意识　当一位女性和（或）她的伴侣出席孕前咨询时，参与支持的专业人员应记录潜在伴侣和重要相关人完整详细的健康史，如进行遗传筛查的地点或代孕或卵子／精子捐赠的情况（Goldman et al，2014）。建立医疗保健关系，专业医疗保健人员可以教育和咨询未来的父母，这对于实现最佳健康状况，为妊娠和以后做准备至关重要。在评估过程中获得的信

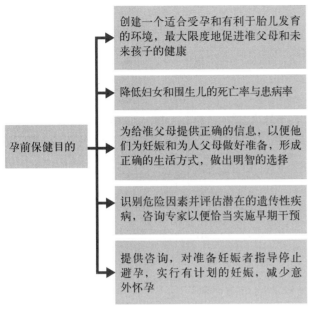

创建一个适合受孕和有利于胎儿发育的环境，最大限度地促进准父母和未来孩子的健康

降低妇女和围生儿的死亡率与患病率

为给准父母提供正确的信息，以便他们为妊娠和为人父母做好准备，形成正确的生活方式，做出明智的选择

识别危险因素并评估潜在的遗传性疾病，咨询专家以便恰当实施早期干预

提供咨询，对准备妊娠者指导停止避孕，实行有计划的妊娠，减少意外怀孕

孕前保健目的

图 20.1　孕前保健目的

息对于制订有效的护理计划至关重要，为后续的比较测试提供基线，并在必要时与其他专科医师合作。

理想情况下，这种讨论是在保密的私人环境中进行的，并且允许有足够的时间积极倾听、提供建议和进行任何必要的筛选测试。这是一个理想的机会，可以通过详细的解释进行教育，并获得知情同意，同时得到信息、文献和其他资源的进一步支持。夫妻应该有机会进行个别的私人讨论，因为他们可能有一些不愿在伴侣在场时透露的信息。

应向夫妇提供关于不继续避孕和生育意识建议的实用信息，以帮助他们规划和优化他们成功妊娠的机会。

风险评估侧重于确定可能对妊娠产生潜在不利影响的病症或已有因素，以试图评估降低并发症严重程度所需的干预措施。它应该包含详细的医学、心理和社会史，体格检查和潜在父母的健康检查。产前保健评估的整体方法将风险评估与支持性健康促进活动联系在一起，以确保保健工作的重点是为拟议的妊娠及临床诊断和测试创造一个健康的环境。女性和她的伴侣都应参与这种敏感的讨论，包括但不限于以下信息。

2. 毒素、致畸物和传染病　孕前保健包括找出女性和男性可能接触的环境毒素，并提供避免接触的建议（表 20.2）。常用农药会增加流产、早产、出生缺陷和学习障碍的风险（Sathyanarayana et al, 2012）。孕前的健康史必须包括确认与在农药环境中生活或工作相关的更高风险，即农业或其他毒素，如邻苯二甲酸盐（一种塑料）、铅（老房子中的油漆）、汞（包含在大型鱼类中，包括鲔鱼和剑鱼）和砷（在废物管理场所附近使用焚化炉暴露）。

表 20.2　毒素、致畸剂和传染病：孕前咨询、护理及进一步阅读的资源

特征	建议和信息	进一步的信息和资源
职业	与工作类型 / 工作地点相适应的咨询意见 评估男性和女性的潜在职业危害 获得工作中关于孕前和妊娠相关问题的健康和安全政策 避免涉及振动机械、有毒物质、辐射、过冷 / 过热、举重、长时间旅行的工作，与雇主讨论您担心的任何问题	http：//www.hse.gov.uk
吸烟	降低男性精子数量 双方应至少在妊娠前 4 个月停止吸烟。香烟产生一氧化碳和尼古丁，减少胎儿的氧气供应，导致胎盘螺旋小动脉血管收缩 推荐去支持小组 避免二手烟雾 / 烟雾环境	NHS 吸烟求助热线 0800169 0169 http：//www.nhs.uk/smokefree http：//www.smokefree.nhs.uk/smoking-and-pregnancy/App 获取：www.nhs.uk/app/ nhs-quit-smoking/ http：//www.quit.org.uk

特征	建议和信息	进一步的信息和资源
药物（自行购买；处方；娱乐/成瘾；替代疗法）	器官发生过程中结构异常的风险增加，如心脏和大血管、消化系统和肌肉骨骼系统 女性/伴侣不愿意披露信息 可能需要停止用药、减少摄入或以另一种危害较小的药物（即用美沙酮替代海洛因）替代 转介到专科医师（Peake et al, 2013） 治疗，包括草药治疗需要仔细监测。治疗应由注册治疗师开处方，因此，如果自己开处方，就需要护理（Hak et al, 2013）	http：//www.actionon addiction.org.uk/home.aspx http：//www.nlm.nih.gov http：//grcct.org
乙醇	乙醇穿过胎盘，在早孕时是有毒的。在妊娠后半期一旦器官充分成熟，它可以被胎儿肝脏酶代谢（Nykjaer et al, 2014） 避免暴饮，尤其是在器官形成过程中 降低精子数量、精子活力和导致精子畸形（Goldman et al, 2014），乙醇是一种睾丸毒素，有可能导致不孕症、不育症和阳痿	
感染性疾病	许多常见和较不常见的传染病可能对潜在妊娠产生不利后果。政府为医疗专业人士提供了一些优秀的政府资源，请参阅右边的网页	https：//www.gov.uk/government/uploads/system/uploads/attachment_data/file/266583/ The_Green_book_front_cover_and_contents_page_ December_2013.pdf https：//www.gov.uk/health-protection/infectious-diseases
水痘病毒（对痘-带状疱疹，VZ）	大多数患有水痘的女性终身免疫（数量高达成年人口的90%，这将在妊娠期间保护她们的婴儿）。没有统计数据显示免疫力丧失，但据说这是"非常罕见"的 检测VZ抗体；如果不存在，女性可接种水痘带状疱疹免疫球蛋白，但在接种后3个月内避免妊娠 1/3的女性感染VZ后自然流产 职业危险群体：学校教师、儿童保育工作者和托儿所护士 避免与受感染的人接触。如果发生接触而不能免疫，请避免妊娠/使用避孕措施，直到潜伏期结束	www.nhs.uk/conditions/chickenpox http：//www.nhs.uk/Conditions/Chickenpox/
巨细胞病毒（CMV）	CMV是一种存在于唾液腺中的病毒。许多成年人会感染CMV，但无症状 其通过体液传播，主要通过唾液和尿液传播。CMV可通过密切接触（即更换婴儿尿布、接吻、性活动）传播，很少是通过移植后感染的器官传播的 CMV状况对于正在或可能寻求生育治疗的夫妇来说是重要的信息，如卵子捐赠或胚胎捐赠。所有配子捐献者都应接受CMV的筛查 应大力鼓励预防或减少风险，主要是通过良好的卫生措施，包括在更换尿布和准备餐食之前洗手	http：//www.hfea.gov.uk http：//www.nhs.uk/Conditions/Cytomegalovirus/
传染性红斑（巴掌状面颊疾病或细小病毒）	避免接触已患此病的儿童（即儿童保育工作者/托儿所护士/教师） 被认为是在症状出现前1周被传染的，如果在妊娠期间感染，可能会导致胎儿水肿或宫内死亡（Nabae et al, 2014）	

续表

特征	建议和信息	进一步的信息和资源
B 群链球菌（GBS）	25% 的育龄女性阴道内有 GBS，无明显症状 如果之前已知有 GBS，未来妊娠筛查可能会提供有用的信息（虽然还不是例行公事） 建议女性在分娩时或在胎膜破裂后进行静脉抗生素预防，以减少其对婴儿的传染 GBS 与孕妇感染、晚期流产或死胎、早产和新生儿脑膜炎有关	www.gbss.org.uk
乙型肝炎	产前肝炎状况评估 在妊娠前给高危人群(有身体穿孔 / 文身的人)或高危人群(如有静脉注射毒品史的人或性工作者）接种疫苗 可以提倡肝功能测试来评估疾病的严重程度	http：//nhs.uk/conditions/hepatitis-B/
艾滋病病毒 / 艾滋病	在妊娠前稳定维持低病毒载量和高 CD4 计数可以降低胎儿 / 新生儿传播的风险。CD4 计数是一项实验室测试，它测量血液样本中 CD4T 淋巴细胞的数量。在艾滋病病毒中，它是最重要的检测免疫系统工作状况的实验室指标（高计数），也是艾滋病病毒进展的最强有力的预测因子（低计数） 持续不受保护的性行为会导致病毒载量增加 在英国，在有限的辅助受孕单位中可以获得精子清洗和人工授精。其目的是通过以下途径减少艾滋病病毒传播的风险：通过注入消洗过艾滋病病毒的精子进行受精，而不是通过无保护的性交 抗反转录病毒药物治疗，如齐多夫定或 AZT 转介和与密切联络性健康小组	http：//www.ght.org.uk http：//www.chelwest.nhs.uk/services/womens-health-services/assisted-conception-unit-acu/treatment-options/sperm-washing - sthash.OXCllrq2.dpuf http：//www.bhiva.org
李斯特菌（单核细胞增生李斯特菌）	在土壤、水和其他植被中发现的一种食物传播的病原体 可能存在于准备好的食物、肉饼、奶制品、未经巴氏杀菌的牛乳或山羊奶和软奶酪（如羊乳酪、卡门贝软乳酪、法国布里白乳酪、斯第尔顿奶酪）中。它可以在 6℃ 或以上的冰箱中生存和繁殖 疾病出现需要 8 周。建议在此期间避免受孕 在生羊羔时避免与绵羊接触，避免装卸青贮饲料 将所有食物加热至蒸汽点杀灭病原体，用抗生素治疗	http：//www.nhs.uk/Conditions/Listeriosis/
腮腺炎	从男性的角度来看，该病必须考虑到，这是因为它与不孕症相关	
风疹病毒（德国麻疹）	7 天内及在出现皮疹后 5 天内避免与感染者接触 在妊娠前确定情况——接种疫苗，但推迟到 3 个月后妊娠 妊娠早期感染时，胎儿高风险	http：//www.nhs.uk/Conditions/Rubella/Pages/Prevention.aspx
破伤风（破伤风杆菌）	在土壤、灰尘和动物肠道 / 粪便中发现的孢子 由于成功的儿童疫苗接种计划，病例在英国罕见 如果伤口损伤与土壤 / 动物粪便接触，免疫情况尚不清楚，建议接种破伤风免疫球蛋白 园艺 / 除尘过程中进行防护，之后要立即清洗	http：//www.nathnac.org/travel/factsheets/tetanusinfo.htm http：//www.nhs.uk/Conditions/Tetanus/Pages/Introduction.aspx
弓形虫病	受孕前检测呈阳性的寄生虫感染，妊娠风险最小；在土壤中发现（Kovac et al, 2015） 对健康的女性没有风险，除非她们有免疫缺陷 由于土壤污染，女性应戴上手套，小心清理猫粪盘，在园艺后及处理肉类、水果及蔬菜后，认真洗手 建议彻底烹调肉类，避免食用生的或腌制的肉类	

续表

特征	建议和信息	进一步的信息和资源
结核病（TB）	结核病是由细菌引起的。它通过空气传播且具有传染性，当患者咳嗽或打喷嚏时传播 在前往高流行地区前建议接种疫苗 如果与感染者有接触，请咨询家庭医师或专家的意见 如被诊断为结核病，则建议在妊娠前进行治疗 考虑有针对性的妊娠前咨询和护理，以提高移民群体的认识 （Public Health England，2015）	http : //www.publications.parliament.uk/pa/ld201415/ldhansrd/text/141211-gc0002.htm https : //www.gov.uk/government/news/phe-and-nhs-englandlaunch-joint-115m-strategy-towipe-out-tb-in-the-uk

---

反思活动 20.2

一对夫妇拥有大型商业性菜园并在其中工作，向大型连锁超市供应水果和蔬菜。这对夫妇的潜在危险因素是什么？

你会给出什么孕前建议？

（二）教育和生活方式

孕前健康促进和公共卫生作用是提供孕产服务的关键部分。在 2009 ～ 2012 年，有 74% 的母亲死亡；2011 ～ 2013 年有 66% 的母亲被证实有预先存在的风险或疾病；2009 ～ 2012 年有 27%，2011 ～ 2013 年有 30% 的母亲被归类为肥胖。众所周知，肥胖会导致其他妊娠并发症的不良后果（MBRRACE-UK，2014），需要提高公众的认识。

孕前保健必须包括详细的整体病史记录，以及有参与健康促进和咨询相关风险筛查测试的机会。根据个人需求和服务的可用性，如果认为有必要，可以进行以下一些测试。如 Foresight 组织将提供专家支持服务（http : //www.foresight-preconception.org.uk/）。

1. 筛检
- 体格检查，以确定任何内外科病情，包括任何医疗或手术条件，以便转诊给多学科医疗团队成员。
  - 血压测量。
  - 心脏功能。
  - 甲状腺功能。
  - 呼吸功能。
  - 检查胃肠道活动。
  - 体重和体重指数（BMI）。
  - 性健康状况，即阴道、尿道或肛门拭子。
  - 宫颈涂片。
  - 血清筛查。
  - 用于血红蛋白病（Davies，2014）。
  - 全血细胞计数。
  - 风疹状况。
  - 结核病状况。
  - 评估维生素、锌和铅含量。
  - 头发分析。
  - 营养状况。
  - 接触有毒金属情况。
  - 核型分析 / 基因组学（Dolan et al，2007）。
  - 尿蛋白、酮、葡萄糖和菌尿的尿液分析。

2. 教育信息 应该及时与女性及其伴侣讨论结果，要认识到不要一次给予过多的信息。传达的口头信息应始终配合基于证据的书面材料，以传单和患者信息表的形式提供，并建议他们浏览特定互联网资源。一旦筛选结果已知，也应考虑转介给多学科医疗团队的其他成员，以便女性及其伴侣可以获得专业服务，以降低相关的死亡率和发病率（Knight et al，2014；Knight，2015）。

除了特定的护理途径外，还必须提供更多的普通教育和建议，以确保最佳的妊娠和新生儿结局。这些包括性健康、营养和运动、膳食和维生素补充剂，以及牙科保健（Robertson et al，2015；Wyness，2014；O'Reilly et al，2013；Peake et al，2013；Williamson et al，2013）。

3. 性健康 关于安全性行为的重要讨论应尽可能有机会就进行。安全性行为讨论应包括用于预防性传播感染的方法、安全的性行为及在发现风险时提供特定干预措施的建议。干预包括但不限于人乳头瘤病毒（HPV）免疫和对性传播感染的额外筛查，如淋病、梅毒、HIV 和衣原体。

4. 营养　在受孕和妊娠期间，适当的饮食被认为是成人健康的一个关键因素，与冠心病等疾病有关（DH，2000）。妊娠期营养摄入、营养不良和次优营养与母婴健康有直接关系（Martin et al，2014）。有特殊饮食需要或营养要求的女性将被转诊或建议向营养师寻求专家意见。目的是确保女性在受孕时具有健康的 BMI、合理的饮食习惯和合适的营养储备（Cuco et al，2006）。妊娠期间的饮食可能受到晨吐、剧吐、异食癖（异常或非食物渴望）和不喜欢某些食物的影响。营养评估是很重要的，因为营养不良人群的增加及认识到肥胖者也可能营养不良。

BMI 仍然是估计营养状况的公认方法（参见第 32 章）。BMI 为 20 或更低表示个体体重不足，而体重指数 30 或以上表示肥胖。肥胖和由此导致的必需营养素的缺乏会影响器官发育和胎儿形成。应建议女性在妊娠前 BMI 达到 21～29。体重管理应该由营养师或减肥组织进行监督，一旦女性妊娠，就不建议进行无人监督的节食（Abayomi et al，2013）。消费者组织的存在是为了支持体重管理，而"苗条世界"（一个专注于鼓励改变生活方式，以改善女性、男性及其家庭未来健康益处的组织）已与皇家助产士学院联手支持女性和助产士减少分娩女性的肥胖。助产士应该花一些时间与女性讨论健康饮食，并需要意识到"正常饮食"对不同的人可能有不同的含义。例如，"膳食平衡盘"可以成为食物分类和健康饮食的有用信息来源（National Health Service Choices，2015）。

孕前保健涉及关于女性饮食习惯的讨论，尽管人们可能不愿透露信息。患有饮食失调的女性，如厌食症或暴食症，流产、出生体重过轻的婴儿、产科并发症、围生期心理健康问题和产后抑郁症的风险较高；因此，转诊给产科医师或心理医师应该优先考虑。许多女性报告说，她们在妊娠期间的暴食状况有所改善，其中 1/3 在分娩后不再出现（Easter et al，2011）。

对于患有代谢性疾病的女性，如苯丙酮尿症，应该建议其在计划妊娠时保持低苯丙氨酸的饮食。这需要由专业的营养师或医师指导。

5. 膳食补充剂　助产士和医疗保健从业人员应建议计划妊娠的女性，维生素、草药或顺势疗法产品必须由受监管的医师开处方和监督。例如，在肝脏和鱼肝油等食物中发现的高剂量维生素 A 可导致妊娠早期胎儿畸形。如果存在不确定性，女性应始终寻求指导。常见维生素、叶酸作为孕前保健的一部分，建议所有女性服用，因为它降低了新生儿出生时脊柱裂的风险。在妊娠前 2～3个月应每日服用叶酸 0.4mg，没有其他危险因素的女性一直服到妊娠后 3 个月结束。还可以建议女性增加对多叶蔬菜和全麦食品的消费。对有癫痫、酗酒、吸烟和处于哺乳期的女性，可以建议使用更高剂量的叶酸。对于这些女性，在受孕前应每天服用 4mg 叶酸，持续 2～3 个月，并持续至妊娠早期结束。

许多女性在妊娠前没有达到每日推荐摄入的 700mg 钙的要求。她们应该确保在乳制品和鱼类中摄入足够的钙。推荐那些很少晒太阳的黑皮肤女性服用维生素 D 补充剂（RCOG，2010；NICE，2008）。

建议对贫血患者进行血红蛋白评估，如果发现任何明显的原因，都应在妊娠前进行治疗。应该鼓励摄入富含铁元素的饮食，如面包、豆类、红肉和绿叶蔬菜。

关于咖啡因摄入的讨论很重要。应该告知女性，摄入咖啡因可以降低 27% 的受精卵着床率及受孕率。

6. 牙齿保健　口腔健康状况不佳和严重龋齿的女性有发生早产的风险。包括牙医在内的医疗保健专业人员应提高妊娠对良好口腔卫生需求的认识，并优先考虑她们，以确保在妊娠前完成牙科治疗。妊娠期间血容量增加会增加牙龈的血液供应，如果进行牙科手术，可能会出现过量出血。

（三）最佳妊娠结局的干预措施

当女性和她们的伴侣有已存在的健康状况时，强烈建议采取一种协调一致、多医疗专业的途径来提供孕前的咨询建议。这个团队需要包括助产士、专科医师、产科医师和在管理她们妊娠期的状况方面有经验的医师（Knight et al，2014）。患有任何疾病（包括罕见疾病）的女性需要在孕前进行鉴定和审查，以便提供适当的建议和护理（Knight et al，2014）。

内科疾病 大多数的需治疗的疾病，如果在妊娠前得到有效的管理，那么在整个胎儿器官形成、妊娠的前3个月，以及婴儿出生时，母亲和婴儿都会有良好的结局（表20.3）。

<table>
<tr><td colspan="2">反思活动 20.3</td></tr>
</table>

一名26岁的女性被诊断患有1型糖尿病（T1DM），患糖尿病控制不佳4年。1个月前她的糖化血红蛋白（HbA1c）检测结果是10%。她到全科医师那里进行宫颈涂片检查，并表示她正考虑妊娠。

您担心吗？您会提供什么样的孕前建议，以及您应该推荐什么样的护理计划？

表 20.3 内科疾病：孕前保健、咨询和进一步的资源

哮喘/呼吸的	哮喘是所有呼吸道疾病中最常见的 皇家医师学会的孕前建议（2014年）是女性继续服用哮喘药物，这种药物被认为在妊娠期间是安全的，以降低相关死亡率 妊娠可能对哮喘产生不可预测的影响（MBRRACE，2014）	http：//www.patient.co.uk/doctor/management-of-adult-asthma Royal College of Physicians（2014）．'Why asthma still kills. The National Review of Asthma Deaths（NRAD）Confidential Enquiry report'. London.
自身免疫缺陷	最常见的情况是类风湿关节炎（RA）和系统性红斑狼疮（SLE） 一些药物（甲氨蝶呤和来氟米特）是致畸的，因此对药物的前期审查是势在必行的。可能会提示谨慎使用低剂量的非甾体抗炎药 高达80%的患有RA的女性妊娠后病情有所改善 系统性红斑狼疮（SLE）是一种多系统自身免疫性疾病，是育龄妇女中最常见的一种 系统性红斑狼疮有许多风险，但病情越稳定，不良反应就越少	http：//www.nhs.uk/Conditions/Lupus/Pages/Introduction.aspx Arthvitis Research VK at： http：//www.arthritisresearchuk.org/arthritis-information/conditions/lupus.aspx
癌症	女性或她们的伴侣需要化疗或其他癌症治疗方案时，将影响精子或卵子形成，应寻求关于储存精子和卵子的建议 如果需要紧急的癌症治疗，可以建议推迟妊娠 癌症治疗后妊娠可能与更高的风险有关，因此需要专门的肿瘤学建议 一旦一名女性从癌症治疗中康复，则没有相关的妊娠前等待时间长短的明确指导方针（Grady，2006）	Anderson K，Norman RJ，Middleton P：reconception lifestyle advice for people with subfertility. Cochrane Database of Systematic Reviews，4：CD008189, 2010. 另见 Knight 等的 MBRRACE http：//www.hqip.org.uk/public/cms/253/625/19/366/Maternal%20Mortality%20report%20 2015%20final%20version.pdf?realName = qpcvxZ.pdf
心脏病	心脏病专家和新生儿专家参与的周到的妊娠计划 心脏功能的孕前评估 抗凝治疗应予以调整，因为华法林可导致胚胎异常；肝素是一种合适的替代物 遗传咨询会指出，有些心脏疾病可以遗传 如果成功妊娠，女性应为产前保健的强度做好充分准备	https：//www.bhf.org.uk 英国心脏基金会

续表

糖尿病	让专科医师，如糖尿病方面的首席助产士、专家营养师、内分泌学家或医师参与（McCorry，2012） 测定 HBA1c 48mmol/mol 或 6.5% 是糖尿病患者的指标 这项测试提供了一个有效衡量前几周或几个月的长期血糖控制的指标 HbA1c 大于 59mmol/mol 或 7.5% 更有可能导致低血糖 糖尿病控制不良增加了流产、先天性畸形和异常、早产、子痫前期、大胎龄（LGA）、剖宫产、肩难产和死产的风险（Abayomi et al，2013）	http：//www.diabetes.co.uk http：//www.nice.org.uk/guidance/ng3/resources/diabetes-in-pregnncy-management-of-diabetes-and-its-complications-from-preconception-to-the-postnatal-period-51038446021 McCorry，N. K.，Hughes，C.，Spence，D.，Holmes，V. A. and Harper，R.（2012），Pregnancy planning and diabetes：a qualitative exploration of women's attitudes toward preconception care. Journal of Midwifery & Women's Health，57：396-402.
癫痫	癫痫是最常见的发作性疾病 2009 ～ 2012 年死于分娩的 14 名癫痫女性中有 12 名是癫痫发作直接造成的 重点必须放在孕前咨询上 建议所有女性在孕前都应咨询具有癫痫方面额外专门知识的护士或助产士 如果考虑妊娠，建议尽早转介到专科服务／神经科 早期调整抗癫痫药物（AED）使用最安全但最有效的组合，以减少致畸效应导致胎儿畸形（NICE，2012） 建议每日补充叶酸，剂量由 GP 或医师指定	http：//www.nice.org.uk/guidance/cg137 英国癫痫协会： http：//www.epilepsy.org.uk 热线电话：0808 800 5050
高血压	孕前护理应包括视网膜病变和肾功能筛查 先前存在的高血压可能在妊娠期间增加，并对胎儿构成风险（Knight，2013） 风险随着高血压的严重程度而增加 患有高血压的女性在妊娠时可能会出现子痫前期的叠加症状，从而导致进一步的风险 最终目的是在使用最低限度药物的医疗建议范围内控制血压，因为已知一些药物会增加胎儿畸形、羊水过少、胎儿生长受限和罕见的胎儿死亡的风险（NICE，2010）	https：//www.nice.org.uk/guidance/cg107
多发性硬化症（MS）	关于药物的专家建议是很重要的，因为某些治疗 MS 的药物可能是致畸的 建议女性在妊娠前 3 个月停止或更换药物 MS 似乎不会增加妊娠的风险	http：//www.mssociety.org.uk/what-is-ms http：//www.nhs.uk/Conditions/Multiple-sclerosis/Pages/Introduction.aspx
苯丙酮尿症	苯丙酮尿症是一种影响苯丙氨酸代谢的单基因、常染色体隐性遗传性疾病 苯丙氨酸主要存在于乳制品和肉制品中 苯丙氨酸水平应保持在 120 ～ 360mmol/L，方法是在妊娠前和妊娠的前 3 个月里恢复低苯丙氨酸饮食，营养师的指导至关重要（Boocock et al，2013）	http：//www.nspku.org 国家苯丙酮尿症学会网站
甲状腺疾病	建议在妊娠前监测和维持正常甲状腺（平衡）状态 甲状腺功能减退（低甲状腺激素水平）可导致矮小和智力障碍，而甲状腺功能亢进症（高水平甲状腺素）可导致流产、早产、子痫前期、胎盘异常和低出生体重 建议早期在内科／内分泌专家那里进行孕前咨询（Robson et al，2013）	

四、结论

"健康的生活方式；健康的父母；健康的宝贝"。

在寻求孕前建议和护理时，女性及其伴侣普遍得到的信息是，孕前健康和幸福可以增加健康妊娠的可能性，降低孕产妇和新生儿的死亡率和发病率。知识渊博的助产士们与其他专业医疗保健人员密切合作，在这些重要的生命阶段，通过关注促进健康、预防疾病及满足人们不断变化的健康和护理需求，来提供孕前保健服务。

要点

- 孕前期是帮助潜在父母识别可能对妊娠和胎儿结局产生不利影响的因素、行为或生活方式选择的最佳时间，并帮助他们做出有利的改变。

- 胎儿早期发育的关键时期（受孕后 17～56 天）是将早期受孕的细胞团分为三个层次：外胚层、中胚层和内胚层，每层负责发育成婴儿身体结构中的不同器官。
- 助产士需要了解可能干扰胚胎或胎儿发育并导致流产或导致婴儿出生缺陷的致畸原的范围，并确保女性和家人也被告知这些。
- 需要鼓励患有既往疾病或危险因素的女性与其伴侣一起参加孕前咨询。需要确保多专业医疗团队的合作，团队应该包括在妊娠期间管理其状况有经验的助产士、专科医师、产科医师和其他医师。

（翻译：顾 琳 审校：翟巾帼）

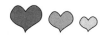

第 21 章

父母的教育

Caroline J Hollins Martin

学习目标

通过阅读本章，你将能够：

- 了解对父母进行教育的重要性，能够使女性及其伴侣制订有理论依据的个性化生育计划。
- 辩证地评价评估伴侣需求的重要性并让他们为作为生育伴侣和为人父母做好准备。
- 构建父母教育课程的内容，并理解国家教学大纲的价值。
- 辩证地理解父母教育的重要性，并评估其与服务对象满意度的关系。
- 编写一份包含多种教学方法的课程计划。

一、满足妇女的需要

在《助产 2020—预期目标》（DH，2010）中提到，助产士进行父母教育的重点是使妇女及其伴侣在妊娠、分娩和早期育儿中有一个较好的感受并做好准备。已经证明，在分娩方面，妇女重视由她们认识和信任的助产士提供个性化和协调的护理，并且希望提供给她们的选择中能够考虑到其个人需求、风险和环境（DH，2010）。为了实现这一目标，助产士应整合产妇护理的社会模式，以妇女而不是以组织为护理中心。

二、对女性赋予权力

妇女及其伴侣要有权对分娩做出选择，他们就需要接受适当的教育以支持自身的决策（Hollins Martin，2008a）。为达到这一目的，助产士应提供切实、灵活和安全的信息，使妇女有能力制订一个准确的蓝图，可以实现现实可行的愿望。

决策准备的重要性

对妇女进行决策教育是当代卫生政策的一个组成部分（DH，2007，2010）。作为一个过程决策需要进行推理和做出理性的决定，同时根据可行性来评估风险、收益和优先级。妇女的决策关乎她对个性化体验的要求，以及评估其中可能涉及的风险。虽然有些妇女接受教育是为了获取信息，从而做出明智的决策，但有些决定是以复杂的推理为基础的。做出决策所涉及的认知过程是通过复杂的系统进行的，取决于可行性，而且可能受到助产士、产科医师甚至妇女自己设置的"绊脚石"的限制（Hollins Martin et al，2006）。医院政策、等级控制和害怕挑战上级领导的权威也会影响决策。

决策准备与信息提供、赋予控制权力相关，当助产士考虑与育龄妇女分享哪些信息时，两者都很重要。如果要赋予妇女的参与决策权，就必须进行信息共享。让妇女做出适当的决策涉及以下几个方面。

- 向她提供有关为何需要做出某些决定的信息。
- 让她参与相关潜在干预的决定。
- 让她有权拒绝具体的治疗。
- 为她提供从实际可行的选项中进行选择的机会。

父母教育的另一个主要目标是提供信息，使妇女获得足够的信息，以便能有效地完成其"分娩计划"，并在表 21.1 中列出"分娩计划"可能包括的内容。

表 21.1 助产士分娩计划指南

续表

育龄妇女单位名称	地址 电话 电子邮件
询问育龄妇女的问题	讨论要点
1. 你想在哪里分娩？	可行选项 优缺点 　家庭分娩 　医院分娩 　水中分娩等
2. 你想要什么样的分娩？	自然分娩、促进分娩和诱导分娩的差异 第二产程采用不同体位分娩的利弊 第三产程活动和生理的差异 外阴切开术、器械分娩和剖宫产的目的
3. 你想要什么样的环境？	日常（如音乐、灯光、床、豆袋坐垫） 自由移动、走路、换位置 自己或医院的衣服 所需的隐私程度 谁来剪脐带 拍照地点
4. 你想在分娩期间活动吗？	在第一产程中行走的利弊 干预及其后果： 　胎儿监护（CTG） 　硬膜外麻醉 　静脉输注
5. 你想减轻疼痛吗？	内啡肽作为天然镇痛药的益处及其在天然镇痛方法中的促进作用，例如： 水 经皮神经电刺激（TENS） 活动 疼痛缓解的医学形式，例如： 阿片类药物 一氧化二氮一氧混合气 硬膜外麻醉 硬膜外麻醉与监护、静脉输注、置管及产钳的关系
6. 你想要谁做你的分娩陪伴者？	分娩陪伴者的角色 选择分娩陪伴者的重要性 为妇女选定的分娩陪伴者做准备
7. 你希望孩子和你在同一房间吗？	母乳喂养的启动 母婴互动的重要性

8. 请育龄妇女按优先顺序列出选择清单（最重要的放在第一位）
9. 解释说明当分娩保持正常时生育计划更有可能实施（可能会出现意外情况）
10. 明确分娩计划必须是全面的，在整个过程中保持礼貌和愉快的语气
11. 为妇女提供一个资料集（可以是在线的），并为她的分娩计划提供一个匹配的模板
12. 预约时间以审查分娩计划并讨论其可行性

资料来源：Holings Martin，2008a.

三、父母参加父母教育课程的原因

Newburn 等（2011）报道说，97% 的育龄妇女参加父母教育课程是因为她们希望与其他有同样情况的母亲见面交流。其他原因还包括准备母乳喂养（96%），获取循证信息（91%），获取有关疼痛缓解的信息（87%），了解诱导分娩、硬膜外麻醉、监测和辅助分娩等（86%）。超过 50% 的人表示她们想为自然分娩做准备（57%），她们希望更多地了解用于缓解分娩疼痛的非侵入性方法（Leap et al，2008；Leap et al，2010）、体位和活动形式。Newburn 等（2011）也要求女性及其生育伴侣在接受父母教育课程前后评估他们对分娩的信心，接受课程前只有 3% 对分娩有自信，而接受课程后有 50% 的人对分娩有信心（$P=0.01$）。信心增强的程度与接受课程的时间成正比。

四、教育父亲发挥生育伴侣作用的重要性

很多课程往往不关注父亲的角色，这会导致父亲产生无助和被孤立的感觉（Deave et al，2007；WHO，2007）。"父权研究所"（详见 fatherhoodinstitute.org）是一个专家小组，它将母亲和父亲视为同等身份的收入者和照顾者，因此它重视父亲在教育课堂上的出勤率。Newburn 等（2011）强调了教育父亲在生育伴侣和养育子女方面的重要性。为此，Hollins Martin（2008b）开发了一种称为"生育参与量表"（BPS）的工具（专栏 21.1），可用于以下方面。

- 确定父亲是否真的希望在孩子出生时在场。
- 确定父亲对生育参与的关注度。

• 为父亲成为生育伴侣做好个性化准备。

BPS 上的项目根据与每个陈述的一致程度，采用 5 分 Likert 评分表（调查问卷和评分栏可在章节网站资源上获得）。分数范围是 25～125 分，其中 25 分是对参与出生最消极的态度，125 分是最积极的。下面是一个例子。

已经确定的是，分娩对于父亲来说是一种情感上困难的体验（Johansson et al，2012），许多父亲希望与他们的伴侣一起参加相同的产前课程。一些来自少数民族的生育伴侣可能因宗教或文化原因而更喜欢单独的课程（Shia，2013）。助产士还需要了解服务对象的不同需求，包括未成年母亲、与代孕母亲一起生活的丈夫和女同性恋夫妇等，所有这些人都需要采用像异性恋夫妇所用的方法一样的非评判和支持的方法。

五、父母教育方案的内容

儿童的健康状态受到母亲孕期和生命最初几年各种因素的影响，所以孕期是影响婴儿未来健康的关键时期（DH，2009）。因此，我们要认识到孕产妇健康是家庭幸福的基础（Mensah et al，2010），也是儿童生长发育的重要预测指标（Waylen et al，2010）。提供父母教育可以通过产前门诊的一对一指导、面对面的小组会议、网络平台、使用 iPod、YouTuBe 剪辑或者包含分娩故事、动画、活动和游戏的视频剪辑等。这种教育的目的在于：

• 建议健康饮食和避免致畸物质。
• 帮助了解妊娠生理及其影响（如不适感、警示标志、营养、运动等）。

问题 2：我为扮演生育伴侣的角色做好了充分的准备				
非常同意	同意	既不同意也不反对	不同意	非常不同意
5	4	3	2	1
分数是为了说明目的				

专栏 21.1　生育参与量表（BPS）	
1. 我希望在孩子出生时在场	14. 我想帮助我的伴侣进行呼吸练习和放松技巧
2. 我为分娩陪伴者的角色做好了充分的准备	15. 我确信如果出现问题，一定会有技术娴熟的专业人员处理
3. 我将在分娩期间在场，原因是我想在那里	16. 我知道我可以帮助我的伴侣和助产士
4. 我不担心在分娩期间或之后变得情绪化	17. 我不希望在分娩期间在场
5. 在分娩期间在场并不会改变我作为父亲的承诺	18. 我担心的一点是，在分娩期间我将毫无用处并妨碍分娩过程
6. 我想在分娩期间提供帮助	19. 我将把支持和放松技术留给助产士
7. 我觉得我是在分娩期间和我的伴侣在一起的最佳人选	20. 男性没有必要参加分娩相关课程
8. 我将在分娩期间在场，只是因为我的伴侣希望我在场	21. 孩子出生时在场是做父亲最好的开始
9. 我只愿意在分娩期间在场，在孩子出生后离开	22. 如果我在场，我不想在分娩期间提供帮助
10. 我担心孩子出生时我会变得情绪化	23. 我很害怕我在分娩期间不能应对各种情况
11. 我只愿意在孩子出生后到场，不愿意在分娩期间在场	24. 如果我伴侣的母亲、姐妹或朋友承担生育伴侣的角色会更好
12. 一想到在孩子出生时在场，我就感到不自在	25. 如果我在分娩期间在场，那是因为我想在场
13. 我想我会成为一个好的分娩陪护	
注：要获得 10 项 BBS-R 和标记表格的副本，请联系 Caroline J. Hollins Martin 教授（电子邮件：c.hollinsmartin@napier.ac.uk）。 资料来源：Holings Martin，2008。	

● 了解分娩（如分娩准备、临产征兆、分娩发作、产程阶段等）。

● 描述分娩的场所（如设施参观）。

● 通过真实的分娩故事和在各种环境（如家庭分娩、水中分娩、助产士引导分娩、剖宫产、硬膜外麻醉等）中分娩的视频来解释说明分娩。

● 介绍保持身体舒适的技巧（如呼吸、放松、按摩、可视化、焦点、水疗、分娩和改变体位）。

● 展示分娩可能的体位和运动方法。

● 教育生育伴侣。

● 介绍缓解疼痛的技术和方法。

● 解释出生后会发生什么。

● 教导新生儿护理、安全和婴儿行为模式（如喂养、哭闹、安静、睡觉、玩耍等）。

● 讨论可能出现外情况、分娩变化和产科并发症。

● 教育产前和产后锻炼及其潜在的益处。

● 描述社区提供的服务。

● 让兄弟姐妹参与新生儿的准备工作。

● 讨论可能发生的家庭关系的变化。

● 讨论母婴依恋的过程。

● 考虑对婴儿的敏感反应（以及实用的婴儿护理方法）。

● 让个人参与到专业教学中来（如青少年、有剖宫产计划的人、单亲父母、有医学诊断的人等）。

一些父母可能会从为伴侣和自身之间的关系变化所做的准备中受益（Deave et al，2007）。关于父母在父母群体教育中需要解决的问题，见专栏21.2。新父母往往会把他们的日常生活弄得一团糟，觉得自己缺乏应对的技能（Wilkins，2006）。

专栏21.2　父母群体在教育方面需要解决的问题是什么？

● 夫妇自己和婴儿的心理、社会及情感变化

● 夫妇和婴儿之间关系的变化

● 自我认识和解决问题的能力

● 培养对婴儿的依恋和敏感反应

● 新生儿实用护理方法

● 产后问题

"儿童健康促进计划"（Child Health Promotion Programme，CHPP；DH，2008a）要求专业人士

鼓励父母专注于自己的优势，促进自我认识。促进亲子依恋包括鼓励父母双方在对婴儿的反应中表现出移情和敏感的反应，这种调适会让婴儿有被爱的感觉，并且成为反社会的个体的风险较低。这种行动考虑到后代的精神健康，这是"达齐报告"（DH，2008b）的目标之一。"全球暴力替代方案信托报告"（WAVE Trust，2005）总结了这种干预的重要性，并概述了当养育不足时可能导致大脑发育受损。

CHPP（DH，2008a）列举了若干方案，这些方案既满足了父母的需要，也满足了政府关于促进父母与后代联系的建议，包括育儿方面的第一步（Parr，1998；Parr et al，2009）。毫无疑问，这些方案之所以能够成功，最重要的决定因素是执行方案的人员的素质和技能。因此，助产士必须学习团队工作技能，了解如何促进学习而不是教学，并培养与有敏感反应的对象进行沟通的能力（Deane-Gray，2008），医务工作者的这一培训，在与新父母的合作中发挥了很大的作用（Douglas et al，2004）。对于助产士来说，制订有效且吸引人的课程计划是一项挑战，同时增加了制定因其有效性而得到了积极评价的大规模教学大纲的潜在益处。关于教育课程的内容，请参阅专栏21.3。

（一）核心课程的作用

核心课程的一个例子是"苏格兰健康改善课程"（2011），该课程公布了支持妊娠、分娩和早期育儿的专业实践核心教学大纲。该文件明确概述了课程的主要内容、理论基础、证据和目标结果。这一国家课程旨在帮助助产士提供持续的教育，尊重和反映个人的要求。除了生理和社会层面，它还包含情感维度和反思。苏格兰健康改善课程（2011）的成果如下。

1.通过以下措施改善育龄妇女及其婴儿的健康

● 改善孕产妇营养。

● 降低吸烟水平。

● 减少酒精摄入。

● 增加运动量。

● 减少早产的发生率。

● 增加健康新生儿比例。

2.通过以下方式增加正常分娩次数

● 减少干预。

专栏 21.3　推荐的教育课程内容

妊娠早期课程
- 关于知情和共同决策的解释
- 护理的选择和模式
- 预期的胎儿运动模式
- 提供的测试和发现
- 测试及其告诉您的内容
- 轻度的妊娠紊乱及如何缓解
- 可以提供给父母的社区资源
- 识别产前的生理、心理并发症

父母教育课程
- 选择婴儿护理设备
- 婴儿喂养
- 父母分工和合作
- 儿童保育选择

出生准备课程
- "正常"含义的解释
- 编写"生育计划"
- 干预措施和保持正常分娩的意义

- 镇痛（辅助和药物）
- 假设和实际风险
- 分娩期间的活动和可能体位
- 生育伴侣的角色
- 分娩并发症及如何应对
- 诱导问题
- 参观分娩环境

产后问题
- 向母亲、父亲角色的过渡
- 通过依恋理论促进人类爱的增长
- 社会支持的重要性
- 育儿方式和合作
- 产后锻炼
- 如何识别产褥期的生理、心理并发症
- 新生儿护理和喂养
- 护理哭闹的新生儿
- 避孕和重新与伴侣发生性关系
- 父母的支持和信息来源

- 降低剖宫产率。

3. 通过以下方式改善新父母及其婴儿的健康
- 提高母乳喂养率。
- 促进出生后情绪和身体迅速恢复。
- 减少围生期抑郁症的发生率（包括伴侣的抑郁症）。
- 增加父母的适应能力。
- 改善父母与婴儿的依恋关系。
- 减少关系破裂。
- 改善儿童保护。
- 建立更强大的社交网络。

父母教育需要包括以下方面的课程：向父母身份的过渡、关系问题、为新角色和责任所做的准备、父母与婴儿的关系及如何解决问题。所纳入的这些心理社会因素与服务对象满意度高度相关（McMillan et al，2009）。

目前尚不清楚产前分娩教育的好处及助产士应采取的最合适的教育方法。

准父母通常寻求知识来帮助他们做决定、培养技能、处理疼痛、学习产后护理和母乳喂养，以及提高培养育儿的能力。Gagnon 等（2007）审查了 9 项涉及 2284 名妇女的试验，发现缺乏支持产前教育有效性的高质量证据。因此，需要进一步的研究帮助妇女为出生和生育做准备的有效方法。可以肯定的是，在学科选择方面，需要采取个性化的方法来调整教育以满足个性化的需求，并以创造性的方式提供各种参与式教学策略。

（二）教育妇女以提高分娩满意度

每一位妇女都会对分娩产生期望，对这一概念的理解也各不相同（Hollins Martin and Fleming，2011；Hollins Martin et al，2012）。诸多文献中提到的出生满意度包括以下几个方面。
- 考虑到自己的舒适。
- 被倾听。
- 接受了所要求的缓解疼痛的类型。
- 在分娩期间应对良好。
- 控制感。
- 准备充分。
- 受到最小的产科伤害。
- 实现了预期的分娩方式。

文献中确定影响出生满意度的三个总体主题（Hollins Martin and Fleming，2011；Hollins

Martin et al，2012）。

1. 提供的护理质量。

2. 个人特征。

3. 分娩过程中遇到的压力。

若要查看有效和可靠的 10 项出生满意度量表（BSS）中的问题（Hollins Martin and Martin，2014），请参见专栏 21.4。

对妇女进行全面教育，使她们做好决策（Q3）、减少焦虑（Q4）、感觉控制（Q8）和减少分娩期间的痛苦（Q9）是分娩的关键（调查问卷和评分表格可在该章节的网站资源上查阅）。

专栏 21.4　有效和可靠的 10 项出生满意度量表——心理测量统计检验后修订（10 项 BSS-R）

- 提供护理的质量（问题 3、5、6、10）
- 妇女的个人特征（问题 4、8）
- 分娩期间的压力（问题 1、2、7、9）

1. 我几乎没有在分娩时受损伤
2. 我认为我的妊娠时间过长
3. 产房工作人员鼓励我决定如何促进产程进展
4. 我在分娩期间感到非常焦虑
5. 我在分娩期间得到了工作人员的大力支持
6. 在分娩期间，工作人员与我沟通良好
7. 我发现生孩子是一种痛苦的经历
8. 在我以往的分娩经历中，我感到失控
9. 在分娩期间，我一点也不苦恼
10. 产房很干净卫生

参与者根据对每个陈述的一致或不同意程度，以 5 分的 Likert 评分来回答，分数范围为 10 ～ 50 分。10 项 BSS-R 的得分为 10 分表示"出生满意度"最低，而 50 分表示满意度最高

- 非常同意
- 同意
- 既不同意也不反对
- 不同意
- 非常不同意

注：要获得 10 项 BBS-R 和标记表格的副本，请联系 Caroline J. Hollins Martin 教授（电子邮件：c.hollinsmartin@napier.ac.uk）。

资料来源：Hollins Martin 和 Martin，2014

六、有效促进父母的教育

如 "每个孩子都重要" [Department for Education and Skills（DfES），2005] 所述，有效的沟通和支持过渡是与儿童和家庭合作所需的两个专门知识领域。团队互动式育儿方案被认为是最有效的教育方法，在该方案中父母积极分享经验（Wilkins，2006）。这种小组讨论可以让父母了解其他人，有效的群体是非消极支持的强大来源，可以提高父母对自我能力的信心。

准备课程计划的技巧包括吸引父母参与的经验和他们以前的经验。提供的信息需是当代的，这可能需要进行文献检索及与同事、临床同行展开讨论，以弥补理论与实践之间的差距。同样重要的是要对课程进行反思，对小组的业绩和成就进行评估，以验证哪些方法效果良好及需要进一步发展的内容（Nolan，2002）。实践活动（如小组工作、讨论、体验活动）应该使小组保持活跃，并协助开展有意义的学习。考虑学习者的需求也很重要。马斯洛提出了一种自下而上的人类需求理论（Maslow，1943；图 21.1）。

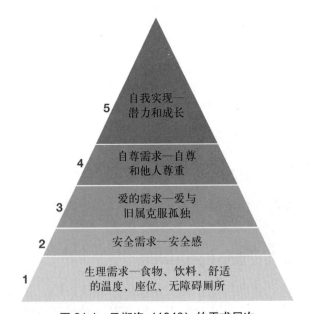

图 21.1　马斯洛（1943）的需求层次

首先，助产士必须确保在保暖、饮水、食物和避免浪费等方面满足服务对象的生理需求。一旦这些都满足了，下一个要求是让她们感到安全，以此类推，直到金字塔的顶端。当然，助产士没有责任，也不可能满足育龄妇女所有的需要，但重要的是要考虑那些会受到影响的人。

反思活动 21.1

制订课程计划

回顾到目前为止所读过的内容，并计划一次涵盖以下领域的课程：

1. 讨论环境的准备——如茶点、舒适的座椅、垫子、音乐、道具、暖气、厕所。
2. 确定与您的生育相关的主题——例如，"为分娩过程中经历的疼痛做准备"。
3. 具体说明本次课程的总体目标——例如，"指导分娩期间的疼痛"。
4. 确定在本次课程期间所要解决的学习目标，例如：
   • 讨论疼痛的生理学。
   • 解释内啡肽的作用及抑制其释放的物质。
   • 讨论现有各种天然和药物镇痛方法的优缺点。
   • 考虑产妇运动、姿势与疼痛体验之间的关系。
   • 描述肾上腺素释放和催产素抑制之间的关系，以及对分娩和未出生婴儿的潜在影响。
   • 讨论和练习放松技巧。
5. 计划各种互动教学方法，以提供明确的学习成果。
6. 让育龄妇女考虑并灵活完成其生育计划中的疼痛缓解部分。
7. 计划评估课程的方法。

为了让父母有信心地完成任务，身体和心理环境都要舒适是很重要的。在接受教育的环境中，助产士可以协助父母指导他们的学习。助产士的作用是在分娩前就团体宗旨和目标与父母进行探讨并达成一致。使用这种灵活的模式，助产士（协调人）并不作为完全控制的那一方，而是团体的共同决策者。让父母进行讨论，使他们有能力以新的父母身份做出决定。

反思活动 21.2

课程结束后的反思

在一次课程之后，主持人必须使用以下问题重新进行讨论：

• 该小组在精力、兴趣、参与、反应和回答方面表现如何？
• 用 3 个词来描述您对课程的感受。

• 这次课程有让你感到惊讶的方面吗？
• 是否有成员表达了特殊的需要、兴趣、焦虑或担忧？
• 额外的支助或策略是否会改善课程的执行情况？
• 场地是否有可以改进的地方？

根据您从自己和参与者的评价中学到的东西，调整课程计划。

七、团体应考虑的方面

在组织父母教育课程时，重要的是要考虑小组的构成和定位。生育社区由许多个人组成，包括传统家庭、重组家庭、女同性恋父母、青少年（见 beeststart nings.org），以及年轻和年长的父母等。教育需要针对性地满足个人的要求，同样重要的是，要认识到个人将发展出自己独特的吸收和理解信息的模式。这些教育策略将在家庭、学校、成人教育期间和工作场所获得。此外，体验温暖的感觉、相互尊重、相互信任、不被评判、结交朋友、了解环境和规则是开展教育课程的重要方面。每个小组成员都必须受益于小组活动，承认他们将有个人的意见、信念和答复。增强成员表达自己的能力，可以通过各种活动来实现，这些活动可包括以下方面。

• 引导他们进行自主学习。
• 鼓励他们对自己的学习负责。
• 确保所教授的内容与他们以前的经验、信仰和文化价值相一致。
• 尽可能满足他们的个人需求和愿望。

如上所述，可以实施多种教学方式以满足小组的各种需求。这些都不是相互排斥的。

（一）视觉型学习风格

以视觉为导向的个体会对图片、演示、模型、视频和文字做出反应。他们对图片、图表和视频等学习模式反应良好，更有可能阅读参考材料。

（二）听觉型学习风格

具有听觉倾向的人对口头讨论有反应，喜欢听别人的经历和故事。他们对语言教学反应良好，喜欢配乐、音乐和唱歌。

（三）动觉型学习风格

具有运动倾向的个体会对涉及他们所有感官和全身的活动做出反应，如身体运动、角色扮演、锻炼、参观和示范。

大多数人都有自己喜欢的学习方式，但他们对以上三种学习方式的反应各不相同。因此，在安排父母教育课程时，必须考虑这三方面的因素。如果要赋予育龄妇女选择教育方法的权力，助产士必须探索和讨论她们的愿望和她们对可供选择的感受。同样重要的是，提供切合实际和合理的信息，并建立一张确切的蓝图，从而形成现实的希望、恐惧和期待。举行生育计划课程可以帮助育龄妇女同化她们对分娩的抱负和愿望（专栏21.1）。由于愿望不同，建议助产士根据妇女的生育计划审查生育满意度（专栏21.1）。

（四）注意你自己的需要

助产士有自己的个人需求、情感、恐惧和焦虑。助产士有时也会感到压力、不安和挑战。这些方面有时会影响他们提供有效教育的能力。承认个人弱点是很重要的，我们可以通过识别自己的弱点，制定解决问题的策略。

（五）协助成立一个准父母教育小组

父母教育课程将有一系列的课时（如8～10节）。就这些设定课程的内容，助产士可以灵活地与小组成员达成一致。在第一节课的前期准备阶段可能包括找出小组想要学习的内容，以及他们的期望和恐惧。小组可以做一些"家庭作业"，比如访问在线学习资源。在随后的阶段，小组课程的专题需要由助产士组织并由小组成员商定。整合阶段需要包含对个人意义的反思，以及对于本次课程对未来的意义的理解。请记住应反复强调为主题留出时间，并预留思考的阶段。

反思活动 21.3

写一个自我感觉不舒服的主题，并列出如何为每一个问题找到解决方案。

关于课程，你发现特别有压力的，考虑以下几点。

- 你自己的反应行为是什么？
- 小组的反应行为是什么？
- 确定特定的压力源，并概述如何在未来的会议上处理这些压力源。

---

1. **群体活动**　鼓励小组成员共同分享想法是很有益处的。例如，请他们谈谈他们在生活中所经历的痛苦。在这次活动之后，通过提出以下问题来邀请小组成员进行讨论。

你们一起讨论时注意到了什么？

- 你们对别人的疼痛有什么反应，比如头痛？
- 如果有人在哭，你会做什么？
- 疼痛对你意味着什么？
- 是什么让疼痛更轻松或更痛苦？
- 你认为分娩对孩子来说是什么样子的？

小组的规模可能会影响活动的选择，但将小组分成更小的组，可以让父母有机会与不同的人合作。

2. **图片**　一种策略是在网上或杂志上打印一张分娩期间孕妇痛苦的照片，并请小组成员讨论他们观看这张照片的想法。在这种情况下，因为版权问题，最好有一个"库存图片"。

3. **问答游戏**　可以使用包含事实、情感和神话的问题清单或卡片，并与其他组成员共享答案。

4. **故事、情景和案例**　可以提供故事、情景和案例。例如，可以分发故事的一部分，并且要求父母讨论一些情况（例如，一起外出购物时发生早产）。一旦讨论了第一部分，就会给出故事的下一部分。这些活动可以帮助父母考虑现实的情况，测试想法，并探讨何时和是否真正需要缓解疼痛。

5. **解决问题**

- 可以提出一些现实的问题，供小部分家长解决。下面是一些主题的例子：

  ■ 你在家里临产阵痛了12小时，在到达产房后被告知只是处于产程早期，你会怎么做？

  ■ 你走进游泳池（水中分娩），发现你不喜欢它，你会怎么做？

  ■ 你妈妈在分娩时和你在一起，说这只是个开始，你应该做硬膜外麻醉，你会怎么做？

这种方法挑战和鼓励自我指导、自我评估和对可用资源的探索。

6. **"结束"课程**　夫妻们可以在课程上进行"放松"，应使他们有时间在一起讨论他们将从课程中得到什么。

八、现代教育方法

有必要承认，对于一些妇女来说，群体教育是不可接受或不适合的；这些人可能需要一对一的支持或其他创造性课程（如媒体和基于网络的方式）。目前建议助产士提供个性化教育，满足生育妇女个人选择、支持和保证的要求。提供定制的教育可以是正式的或非正式的、专业的或基于同行的、面对面的或远程的。

传统上，孕期的健康教育和支持主要集中在与助产士面对面的接触上，但现在有观点认为，更多的妇女通过互联网获取信息。因此，助产士需要将这一媒介纳入对妇女和家庭的正式和非正式教育。越来越多的证据表明，一般成人会使用社交媒体获取与健康有关的信息，而对于在孕期使用数字和社交媒体的研究较少（Lima-Periera et al，2012）。Fox（2011）发现，在互联网用户中，80% 的人在线访问了健康信息，因此在线卫生资源是健康信息的重要来源。

"2013 年产妇服务调查"[护理质量委员会（CQC），2013] 结果显示，在线教育为女性提供了更大的时间上的灵活性，因为她们不必去上课获取信息。如果建立了讨论小组，那么在助产士巡查网站上寻找信息的能力也为信息交流和同伴支持提供了机会（Redshaw et al，2010）。为了防止这种信息共享中的不准确，助产士必须保证所提供的所有信息的有效性，确保妇女理解的准确性，并根据要求详细说明信息。助产士应了解可能为妇女提供帮助的高质量网站，包括以下几类。

- 汤米慈善机构（www.tommys.org）
- 国家健康和优质护理研究所（www.nice.org.uk）
- 苏格兰校际指南网络（www.sign.ac.uk）
- 出生选择（http://www.which.co.uk/birth-choice）

"一刀切"的满足信息需求的方法不太可能对所有妇女都有效，因此父母教育应该采取多种形式。尽管如此，社交网站（SNSs）仍然是一个重要且快速发展的领域，目前有 65% 的成人在线使用社交网站，而 2005 年这一使用比例为 8%。年龄在 18 ～ 29 岁的年轻女性是最常见的用户，其参与度并未受到种族、民族、家庭收入、教育水平或地点的显著影响（Madden et al，2011）。作为回应，SNSs 是提供准确的与妊娠有关的健康信息和父母教育的重要媒介。

分娩经验评价

助产士应努力使妇女为分娩和育儿做好适当的准备，这就提高了对所提供教育进行评价的重要性，以阐明学习者是否考虑到在分娩期间的表现。采用 Hollins Martin 和 Martin（2014）开发和验证的 10 项生育满意度量表（10 项 BSS-R），可以衡量女性的分娩经历。分娩教育应包括解决问题的方法，并解释如何识别和鼓励父母利用当地社区内的支持网络（DH，2008a）。

反思活动 21.4

探索群体的生命周期

对于父母教育的促进者而言，了解一个群体的正常生命周期非常重要，因为这可能有助于理解育龄妇女或夫妻在一段时间内不断变化的动态。虽然以下理论相对陈旧，但它们是现代的群体动力学理论的基础（参见 Forsyth，2014）。可通过访问互联网阅读以下内容：

1. 布鲁斯·塔克曼（1965）的团队发展阶段模型
- 组建期
- 激荡期
- 规范期
- 执行期
- 休整期

2. Tubb（1995）的系统方法
- 定向
- 冲突
- 共识
- 结束

3. 费舍尔（1970）的决策出现理论
- 定向阶段
- 冲突阶段
- 出现阶段
- 强化阶段

当您为一个小组提供帮助时，请考虑小组成员是如何协同工作的，以及是否有任何模型特别描述了作为一个小组的组内成员的行为方式。

在教育课程中，助产士和妇女通常把重点放在妊娠的生理方面，对心理因素的关注不足（Barnes et al，2007）。因此，父母可能会感到不满意，并抱怨他们对于分娩和成为父母的情绪影响没有做好准备（Woollett et al，1997）。

课程主持者可以要求提供反馈，也可以简单地要求夫妻陈述一个单词来描述他们的课程。或者，助产士可以向他们提供评估课程满意度的评估表格。评价本次课程的目标及取得的成就，将令本次课程取得更大的收获。此外，评估环境也是很重要的，例如，参会者是否感到房间温暖宜人，座位安排是否适当，是否使用了足够和适当的资源。助产士也可以从自己的角度进行评估，方法是将小组学习与课程的计划目标相匹配。对这种情况进行分析，将使课程不断循环改进。

九、结论

本章提出了助产士提供灵活的、可调节的父母教育的一些方法。无论采用何种方法，父母教育都应该促进父母对分娩的生理、社会和心理体验及向父母身份过渡的理解。课程内容需要包括精细的领域，如关系的变化、依恋和对婴儿的敏感反应，以及分娩和实用性婴儿护理。此外，促进问题解决和决策技能的提高有利于父母管理和发展应对技能，从而促进自我认识和增强能力。助产士还必须确保父母教育方案纳入以证据为基础的知识，注重父母的需要，并以一种赋权的理念来实现，该理念将使妇女及其生育伴侣为分娩和胜任新角色做好准备。

要点

- 助产士通过提供更充分的教育，特别是满足父母的需求和促进父母与婴儿依恋关系，使父母为分娩和早期父母身份转变而做好准备。
- 政府高度重视育儿工作，这与助产士在发挥公共卫生作用方面的角色转变是一致的。
- 助产士需要发展促进学习的能力和小组管理技能，以促进小组间的互动和学习。
- 为了创造有意义的学习，助产士必须教导父母如何获取信息，通过各种来源学习并发展他们的生活技能。

（翻译：魏碧蓉　审校：翟巾帼）

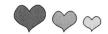

第 22 章

分娩和产后身体的准备及理疗的作用

Gill Brook

学习目标

通过阅读本章，你将能够：
- 提高有关妊娠、分娩和产后对肌肉骨骼系统影响的认识。
- 了解孕期和产后运动的益处。
- 能够在合理运动和策略上给你所护理的女性提供建议，以尽量减少其出现肌肉骨骼功能障碍。
- 解释理疗在生育过程中对妇女的作用及理疗专业的历史。
- 知道何时及如何将你所护理的女性转诊给女性健康理疗师。

一、引言

本章旨在使助产专业学生和助产士掌握必要的知识和技能，以了解运动、良好的姿势、放松技巧和针对妊娠及分娩所做的有效的身体准备，以及孕期和产后常见的肌肉骨骼功能障碍。这将使他们能够为所护理的女性提供咨询和支持，并能够识别需要转诊给其他专业人士的情况。本章笔者是一名女性健康理疗师，文中将始终提及这一角色，并在本章末尾提供更多关于该专业的信息。

二、妊娠期的运动

通常孕期是妇女接受健康教育信息的时期，其中包括引入运动，因为运动不仅在妊娠期和分娩期间有短期的好处，还能保持长期的健康收益。有证据表明，妊娠期运动对于妇女和胎儿都有好处 [（Royal College of Obstetricians and

Gynaecologists，（RCOG），2006]，前提是妊娠没有并发症和妊娠期运动不受禁止 [美国妇产科医师学会（ACOG），2015]。因此，建议鼓励妇女开始或继续进行适当的运动，以此促进健康 [英国国家健康与临床卓越研究所（NICE），2008，2010；皇家妇产科医师学会，2006]。这些健康效益包括减少疲劳、静脉曲张和外周肿胀；降低失眠、压力、焦虑和抑郁的发生率；并且妊娠期运动可缩短产程，减少分娩相关并发症（RCOG，2006）。妊娠期运动也被证明可以减少妊娠期体重的增加（Oteng-Ntim et al，2012；Thangaratiam et al，2012）。此外，NICE（2015）建议患有妊娠期糖尿病的妇女进行定期运动（如饭后步行 30 分钟）以控制血糖。然而，尚无确凿的证据表明，运动可以防止妇女出现妊娠期糖尿病（han et al，2012；Stafne et al，2012）。

Thangaratiam 等（2012）针对随机对照试验进行了一次系统审查和荟萃分析，并调查妊娠期的三种干预措施，即饮食、运动和混合方法，对产妇体重和产科结局的影响。他们得出结论，这些干预措施可以减少产妇妊娠期体重增加，改善母婴妊娠结局。与对照组相比，干预组宫内死亡、分娩创伤和高胆红素血症的风险较低，而且肩难产总风险降低了 61%。

在孕期被视为绝对或相对禁忌的（有氧）运动（ACOG，2015）与妊娠期需要医疗监督下的运动（RCOG，2006）之间似乎存在一些差异。理疗师编制的指南（注册妇女保健物理治疗师协会 Association of Chartered Physiotherapists in Women's Health（ACPWH），2013a 中提到相关禁忌证和注意事项，如表 22.1 所示。

表 22.1　妊娠期运动的绝对禁忌证和注意事项

绝对禁忌证	注意事项
严重的心血管、呼吸、肾脏或甲状腺疾病	哮喘 贫血
控制不良的 1 型糖尿病	糖尿病 1 型——如果糖尿病得到很好的控制，可以适度运动。应与糖尿病顾问、全科医师或护士讨论
伴随有或无宫内生长迟缓（IUGR）危险史的早产风险——寻求具体的医学指导	流产史 胎动减少
宫颈功能不全	
高血压或低血压——应与医师讨论	妊娠前高血压
妊娠 26 周后的前置胎盘——应与医师讨论	前置胎盘 阴道出血
足踝、手或面部突然肿胀	
急性传染病	
严重免疫疾病	
	过度肥胖
	臀先露
	极低体重 / 极低体重指数（BMI）
	大量吸烟
	甲状腺疾病
	骨盆带疼痛——寻求女性健康理疗师专家的评估
	双胎妊娠

注：改编自 ACPWH，2013a，并经允许使用

妊娠期运动的目的应该是保持或适度提高健康水平（ACPWH，2013a），而不是试图达到最高的健康水平，或为竞赛进行培训（RCOG，2006）。限于章节篇幅，不可能详细讨论不同的治疗方案，但不同女性的需求有所不同，这取决于她们是一个完全不运动者、不经常运动者、经常运动者还是妊娠前的精英运动员（ACPWH，2013a）。应建议妇女在运动中监测自己用力的程度，以确保不会过度劳累；如果在健身房运动，他们应向专业人员征求意见。通常所使用的工具是"谈话测试"和伯格运动自觉量表；在运动时，孕妇应该能够进行谈话，并感知本身的用力水平是适度的、有些困难的或困难的（ACPWH，2013a）。

妇女在运动期间应避免体温过高，因为孕妇的核心温度超过 $39.2℃$，可能会导致妊娠早期致畸（RCOG，2006）。她们可以通过在运动中饮用足量的液体或避免在非常热的条件下运动来使这种风险降到最低。妇女还必须知道何时停止运动，并寻求医疗意见，包括腹痛发作；羊水漏出；骨盆带疼痛及由此造成的行走困难；阴道出血；气短、头晕、晕厥、心悸或心动过速；持续严重头痛；小腿疼痛；胎动消失或减少（ACPWH，2013a）。

熟悉某项活动或经常锻炼者，如散步、有氧运动、游泳或舞蹈，通常可以继续运动下去。

建议那些不经常运动者等到妊娠 13 周后再开始新的运动方案，该方案应该是低压力和低身体负重的锻炼方案（ACPWH，2013a），从每周 3 次，每次持续锻炼 15 分钟开始，逐渐增加到每周 4 次，每次持续 30 分钟（RCOG，2006）。水中运动，通常被称为水上运动，可能会使人感到失重，减少关节的震动，可以减轻疼痛、增加精力和改善睡眠（Brook et al，2013）。

孕期潜水是被禁止的，因为在发生潜水减压病和气体栓塞时不能保证胎儿的安全。应当警告妇女，在 6000ft（1850m）以上的高空运动是危险的，接触可能导致跌倒的运动和活动，如骑马，可能会造成胎儿创伤（RCOG，2006；ACPWH，2013a）。最近的指南（ACOG，2015）也建议孕妇不要进行"热瑜伽"和"热普拉提"运动。

建议读者在与其所照顾的孕妇讨论娱乐活动之前，查阅适当的资源，如 ACPWH（2013a），以获取进一步的、更新的基于证据的信息。

反思活动 22.1

您所在地区的孕妇或产妇有哪些特定的锻炼小组或活动？如果可能的话，可以参加其中一项，或确认是否有其他女性参加过，并评价它们的价值。您认为这些内容是否符合你发现的基于证据的指导？将此信息记录下来以供以后参考。

（一）肌肉群

骨盆和腹壁的肌肉群由于其位置、结构和功能的特殊性而比其他肌肉群受妊娠和分娩的影响更大。对于骨盆本书的其他章节已进行描述和说

明（参见第 40 章），但了解腹部肌肉的结构和功能也是有用的（彩图 12）。

腹肌有多种作用，包括对腹部内容物的保护和支持作用。更具体地说，它们的主要功能是腰椎的弯曲（腹直肌），脊柱的侧屈和旋转（外斜肌和内斜肌）和姿势支持（腹横肌，与盆底肌、多裂肌和膈肌共同作用）。腹肌还有助于排尿和排便（Brook et al，2013）。随着妊娠期的进展，腹肌被妊娠子宫拉大，导致腹直肌变长、变宽、变薄（Coldron，2006）。此外，腹白线（中线结缔组织的一个区域）可能变得更宽和更薄（差异）甚至分离（纵裂）（彩图 13），这种情况可以持续到产后（Coldron et al，2008）。助产士在产前或产后检查时可能会注意到这种分离，应警惕其可能产生的影响，因为这可能会使某些妇女容易出现本章后面描述的腰部或骨盆带症状。目前尚无与脐疝或脐带旁疝的发病率有关的数据，也没有关于妊娠是这种缺陷发展的重要病因的说法（dabbas et al，2011）。虽然很少有关于妊娠对腹横肌影响的研究（Brook et al，2013），但它对于盆底和其他肌肉，即对腹部器官、下脊柱和骨盆带关节的支持作用是很重要的。

许多妇女的健康物理治疗师在父母教育课程、运动课，或者在对肌肉骨骼问题的个体评估中都建议女性进行盆底肌和腹部运动。助产士也可以这样做，因为这是提高女性对盆底完整性的重要性认识的理想时机。

（二）盆底肌锻炼

尿失禁在妊娠期并不罕见，最近的数据表明尿失禁的发病率为 39.1%（Solans-domènech et al，2010），然而除非是被直接询问，不然妇女一般不会说明自身有尿失禁症状。有证据表明，妊娠期间的盆底肌锻炼可以预防和治疗尿失禁（Mørkved and Bø，2014），并减少第二产程延长的可能性（Salvesen et al，2004）；还有证据表明，妊娠期间的盆底肌锻炼不会增加会阴撕裂、会阴切开术、器械分娩或紧急剖宫产的风险（Bø et al，2009）。NICE（2008）建议所有孕妇都应该进行盆底肌锻炼。在英国，特需理疗师协会和皇家助产士学会联合出版了一份基于证据的关于孕妇问题的建议书（CSP et al，2013）。

研究表明，在非妊娠女性中，用口头指导盆底肌锻炼时，有相当一部分女性不会发生最佳收缩（Bump et al，1991），尿失禁管理指南建议在肌肉锻炼前应对孕妇进行盆底肌肌力测试（NICE，2013）。如果孕妇有流产史或曾被建议在妊娠期避免性交，则应谨慎避免对孕妇进行这种检查。此外，阴道检查在许多情况下是不实际的，因为孕妇正在接受盆底肌锻炼的建议（如父母教育课程或运动课程）。此外，医护人员可能觉得自己不够专业，无法进行这样的评估，也可能超出了他们的执业范围。因此，物理治疗师、助产士和任何其他健康专业人员在教导孕妇盆底肌锻炼时给出明确的指示是很重要的。有许多不同的方法可以做到这一点，包括以下示例。

"收紧肛门口周围的肌肉（就像试图阻止自己放屁的动作），并向上和向前拉。同时，收紧阴道周围的肌肉（好像憋尿的动作）。你应该感觉到阴道里有提和挤压（CSP et al，2013）；提类似于关上门（挤）和搬到楼上（提）；就像真空吸尘器的动作（Bø 和 Mørkved，2015）"。

如果女性不确定自己是否正确地收缩了肌肉，可以用手镜看着会阴，看看它挤压的时候是否会向上提起。或者，可以尝试在排尿结束时停止排出尿液，但不能在排尿中途停止，因为这可能会干扰正常的神经活动（Bø et al，2015），并影响膀胱排空。

关于锻炼的频率和施加多少压力的建议尚无定论，但最近的一项研究表明，每天锻炼收缩 3 次，每次可达 8 ～ 12 次。此外，有压力性尿失禁的妇女在做一些活动前或活动期间应收缩盆底肌如咳嗽、打喷嚏、大笑和举重物时（Bb，2015）。一项对 23 名患有压力性尿失禁的孕妇进行的研究（Miller et al，2008）表明，她们可以通过进行这种预期收缩来减少尿液渗漏，这种收缩通常被称为"诀窍"。尿急或压力性尿失禁（在上厕所的路上漏尿）的女性可能因进行肌肉收缩而受益。

反思活动 22.2

自己尝试一系列的盆腔肌肉收缩。你怎样向别人描述这件事呢？试着把这项技能传授给一个对盆底肌一无所知的家庭成员、学生、同事或朋友。

（三）腹肌训练

很多女性都听说过盆底肌，虽然最近很多人开始关注体操、普拉提和其他注重核心稳定性的运动，有部分人开始关注腹横肌和其他所谓的"核心"腹部肌肉，但这种关注情况仍不容乐观。专业人士可能更喜欢使用"深部"或"支撑"肌肉等非专业术语。因为腹横肌位于其他肌肉和软组织的深处，很难被感觉或看到，因此，就像盆底肌肉锻炼一样，腹横肌的锻炼也需要明确的指导。一种描述如下。

"把你的手放在肚子下面的隆起处。用鼻子呼吸。当你呼气时，轻轻地在下腹部肌肉上划过。你的手从腹部移向后背。现在放松吧。"（ACPWH，2013b）

与盆底肌锻炼一样，有关运动和妊娠相关骨盆带疼痛的文献综述（Vleeming et al，2008）表明，研究人员使用了一系列运动方案，但在女性健康方面特许物理治疗师协会 [现在称为骨盆产科和妇科物理治疗（Pelvic Obstetric and Gynaecological Physio- therapy，POGP）] 表明持续收缩是可行的，收缩从持续 4 秒开始，可持续到长达 10 秒，最多重复 10 次（如果可以实现），每天重复几次（ACPWH，2013b）。

（四）腰背痛及骨盆骶痛

许多妇女在妊娠期会经历腰痛或骨盆带疼痛（有时被统称为腰痛）。腰痛通常指的是（腰椎）脊柱起源的疼痛，而骨盆带疼痛（pelvic girdle pain，PGP）起源于耻骨联合或骶髂关节（Brook et al，2013）。不同的研究人员报道的患病率存在差异，这在很大程度上是由于方法上的差异，但有证据表明，20% 的骨盆带疼痛（Vleeming et al，2008）和 50% ～ 70% 的腰痛是准确的（Brook et al，2013）。有许多因素使孕妇容易出现腰痛或骨盆带疼痛，包括疲劳、激素引起的胶原变化相关的关节活动度增加、胶原重塑对疼痛敏感结构的压力、体重增加、伴随着生长胎儿姿势和压力的变化（Barton，2004a）。常见的症状包括行走困难（步态蹒跚）；前骨盆关节或后骨盆关节的摩擦；髋关节运动受限；做家务、性交和躺在某个特定位置等活动困难；难以长时间保持一个姿势（站立、坐或躺）（POGP，2015a）。疼痛可能发生在腰背、骨盆后部或前部、

臀部和腹股沟周围的一个或多个部位。常见的触发因素包括单腿站立（如爬楼梯、穿衣）和跨坐运动（如进出浴缸，在床上翻身；POGP，2015a）。妊娠相关 PGP 治疗的循证指南建议在妊娠期进行运动、理疗，短时间使用骨盆带、针灸、适当的镇痛和产后特定的运动（Vleeming et al，2008）。也可以将一些受影响的妇女转诊给产科医师、疼痛诊所、职业治疗师或社会工作者（POGP，2015a）。妊娠期腰背部管理指南（NICE，2008）指出，医护人员应告知妇女水中运动、按摩疗法，以及团体或个人背部护理课程可能有助于缓解疼痛症状。

助产士通常是第一个与孕妇讨论 PGP 的健康专业人员，并且在排除其他可能的症状原因后，如尿道感染或其他感染、假性宫缩、分娩收缩或腰椎问题（需要转诊物理治疗），助产士需要向孕妇解释病情，建议镇痛，并提供一般性建议，如表 22.2 所示（POGP，2015a）。

虽然骨质疏松症在妊娠期很少见，最常见的是影响脊椎骨、肋骨、耻骨（Barton，2004a）和髋部，但也不仅仅局限于这些关节。骨质疏松症的病因尚不明确。背痛和腹股沟疼痛等症状可能使它很难与其他肌肉骨骼功能障碍区分开来。如果妇女受到其他危险因素的影响，例如，长期使用皮质类固醇、甲状腺问题、吸收不良（如腹腔疾病）、吸烟、饮食不良或体重偏低（Carne，2008），那么这种问题应特别注意。

表 22.2　对妊娠期骨盆带疼痛妇女的一般建议

建议	策略
在疼痛范围内保持活动	避免使疼痛更严重的活动
接受帮助，让伴侣、家人和朋友参与日常生活	如果需要的话，可以寻求其他帮助
保证休息	如果要经常站立的话（如熨烫），要注意多休息或者坐着完成
避免单腿站立	坐着穿衣服
考虑其他睡眠姿势	侧躺时，两腿之间放一个枕头以保持舒适。在床上翻身时要翻到"下面"，或者膝盖并拢翻身并挤压臀部
考虑其他爬楼梯的方法	一次只用一条腿上台阶，先用比较不痛的腿上台阶，然后另一条腿跟上

续表

建议	策略
做好每日计划	早上把所有需要的东西带到楼下，在楼上和楼下都设立更换站。手边准备好饮料（如备好保温瓶）。背包可能有助于随身携带物品，尤其是在必须使用拐杖的情况下
避免涉及使骨盆位置不对称的活动	避免盘腿坐着。避免接触、推或拉到一侧。避免弯腰和扭动抬起或抱着任何东西放在一侧（如幼儿）
考虑其他性交姿势	试着侧躺或四肢着地跪着
如果可能的话，安排当天的医院预约	产前护理和理疗相结合

（五）姿势、移动与处理

因为每位孕妇都会受到激素变化的影响，为了适应发育中的胎儿，她们的体位适应能力也会受到不同程度的影响，所有孕妇都有可能出现各种肌肉骨骼功能障碍。因此，应向每一位孕妇提供适当的建议，以尽量减少出现此类问题。虽然这种建议不如表 22.2 所示的那样具体，但它关于站姿（图 22.1A）、坐姿（图 22.1B）和躺姿（图 22.1C）；在床上、床下移动（图 22.1D）和举重（图 22.1E）（ACPWH，2013b）。

助产士可以帮助妇女理解姿势的重要性，以此说明如何进行良好的背部护理。这包括从检查床上站起来，如果妇女从躺着坐起来，就像仰卧起坐，将会对其腹部和背部造成很大的压力。应鼓励妇女先侧卧，然后向下摆动腿，同时用手臂支撑身体起来（图 22.1D）。并且建议孕妇在家里，无论是上床还是起床都可以做这个动作，都将会有很大的帮助。

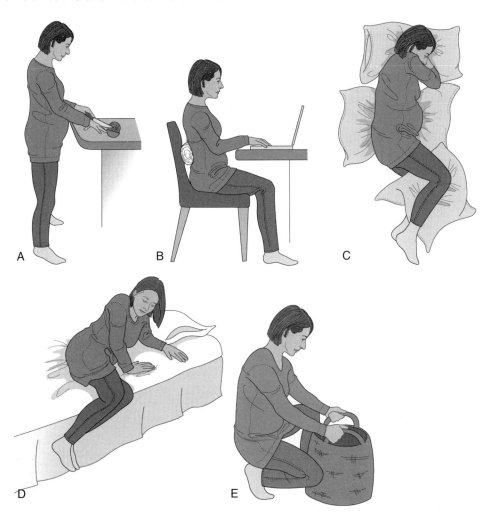

图 22.1 正确站姿（A）；正确坐姿（B）；舒适睡眠姿势（C）；如何上下床（D）；提重物的正确姿势（E）

经许可引自 Pregnant Women，FIT for Pregnancy，Association of Chartered Physiotherapists in Women's Health（ACPWH），2013b

（六）转诊理疗

如果当地有女性保健理疗服务，助产士、产科医师或全科医师应能够申请评估和治疗。在一些地方，孕妇可以自我推荐进行理疗。何时咨询、向谁咨询可能取决于当地的医疗方案、助产士的信任和经验及所提供的理疗服务（见下文关于妇女健康理疗的章节）。例如，一些理疗师可能会为孕妇提供建议或团体训练，而其他理疗师可能只接受助产士或医师建议转诊的特定肌肉-骨骼功能障碍的女性。

反思活动 22.3

你所在地区有女性保健理疗师吗？他们提供什么服务？你如何咨询他们？将此信息记录下来供以后参考。你能花点时间和他们讨论一下你们各自的工作吗？

三、放松

在妊娠期和分娩期间使用放松技巧可以追溯到 20 世纪中期。Grantly Dick-Read 将放松称为"全身肌肉张力降至最低的状态"（Dick-Read，1954），而理疗师 Helen Heardman 则倾向于"将有益于生活的精神和肌肉能量降至最低限度"（Hendman，1959）。有学者认为，分娩期间放松和提高呼吸意识可以帮助解决疼痛—焦虑—紧张的循环，起到分散注意力的作用，增加对疼痛的耐受性，并提供了一种应对疼痛的策略（Schott et al，2002）。虽然早先一篇关于分娩疼痛的补充和替代疗法的文献，包括呼吸（自主呼吸训练）、催眠和按摩（Huntley et al，2004），但没有发现

对治疗分娩有效的证据。最近有研究对放松疗法应用于分娩进行了回顾，结果发现，放松和瑜伽可能有利于减轻疼痛，可以提高疼痛缓解的满意度，降低阴道助产率（Smith et al，2011）。自我催眠也有学者研究过，尽管研究结果看起来很有希望，但研究得出的结论尚需要进行进一步研究才能确保其在临床实践中发挥作用（Madden et al，2012）。

除了在分娩中的潜在作用外，放松还被视为一种有用的"生活技能"，可用于应对生活方式的变化（Fordyce，2004）和管理一些情况，例如，照顾哭闹的婴儿或叛逆的幼儿（Schott et al，2002）。

理想情况下，从事放松技术教学的卫生专业人员应该了解并相信他们所教授的知识，而且他们应该在将这些技术引入实践之前就已经自己进行过练习（Schott et al，2002）。放松有许多不同的方法，包括米切尔的生理放松方法（POGP，2014a）。米切尔方法是基于相互放松的生理概念，即如果一组肌肉收紧，那么相反的一组将放松。压力大或紧张的人可以采取典型的姿势（如拳头紧握，双肩驼背）。米切尔的方法解决了身体不同部位的张力问题，并为每个区域提供了一套指示：

- 远离压力的环境。
- 静止。
- 注意并感受新的环境（POGP，2014a）。

在任何合适的、舒适的情况下，都可以根据专栏 22.1 的说明进行生理放松。最后，参与者应该能够用醒目的方式记住这些指示，并在需要的时候及在可能造成压力的一系列生活环境中使用该技术。

专栏 22.1 生理放松

肩膀下垂向双足方向，远离耳朵，脖子伸长。保持静止。感觉你的肩膀更低，使得双肩与耳朵间的空间更大	把头压在枕头或椅子上。当你这样做的时候，感觉你脖子上的运动。保持静止。在凹陷处感受头部的重量
肘部张开。保持你的手臂支持，然后轻轻地把它们推离你的两侧，打开肘关节。停止。通过皮肤感觉手臂和肘部的位置，以及手臂对支撑的压力	深呼吸——吸气时感觉你的腹部胀气，然后轻松地呼气。重复 2 次
手指和拇指延长而支撑。张开你的五指，让你的手腕依靠它们的支持。停止。感觉你的五指落在它们的支持上。不要让手指互相接触，否则它们会靠近，而不是它们自己原本的位置	把下巴往下拉——不要张嘴，只要在嘴里把上下齿分开，轻轻地把下巴拉下来就可以。停止。感觉你的上、下齿之间的间隙，感觉皮肤光滑，上下唇仍互相接触

将臀部向外转。感觉你的大腿和小腿向外展开。停止。感觉你的腿已经向外展了	如果舌头贴在你的上齿龈，就把舌头放下来，放在嘴中间。停止。感觉你的舌尖接触你的下齿
轻轻移动膝盖直到舒服为止。停止。感受你膝盖上的舒适感	如果你还没有闭上眼睛，就闭上眼睛。轻轻闭上眼睛，而不是紧闭双眼。停止。当眼睛在休息时，感受黑暗
把足向远离面部方向延伸，弯曲足踝朝向下，轻轻地指向你的足趾。停止。感觉你的足在踝关节处更柔软，因为所有的小腿肌肉现在都放松了	放松额头上的皮肤，从眉毛到头发，继续放松头顶和脖子后部——拓宽眉毛和发际线之间的距离，使之不起皱纹。停止。当头部的肌肉放松时，感觉前额光滑的皮肤，以及头发向后移动
把你的身体压到沙发、床或椅子的后座上，而不是座椅上。停止。感受身体对支撑物的压力	
POGP，2014a，经许可复制	

反思活动 22.4

练习专栏 22.1 中的放松技巧。当你熟悉这种技巧后，在你感到紧张或压力时，可以尝试用这种技巧缓解情绪。这将有助于你的教学和解释放松效果。这同样适用于其他放松技术的替代技术。

四、产后锻炼及建议

腹部肌肉和盆底肌是受孕期和分娩影响最大的肌群，产后锻炼的目标是帮助它们恢复到妊娠前的健康水平（ACPWH，2013c）。腹横肌和盆底肌锻炼可以在妊娠期进行（见先前的讨论），并且助产士应该提醒妇女，这些锻炼可以在不同的情况下进行，因此可以随时随地进行锻炼。

过去的产妇可能会在家里或医院休息几天甚至几周后才能恢复到"正常"活动中，而现今产妇的期望是能恢复得更快（Barton，2004b）。因此，应鼓励适当的、安全的锻炼，以帮助软组织恢复到妊娠前状态，并将肌肉骨骼问题的风险降到最低。当前指南（ACPWH，2013c）并没有给出具体的开始锻炼时间，只是建议尽快开始，但女性的选择可能受先前存在的或重新出现的肌肉骨骼功能障碍或分娩的影响。在一项针对 1193 名妇女的研究中，Thompson 等（2002）并发现，初产妇和有阴道助产的妇女会阴疼痛的发生率高于其他妇女，而做过剖宫产的妇女虚弱和肠道问题的发生率较高。

目前没有证据表明早期适当的锻炼会对妇女产后有害，因此，助产士可以鼓励妇女进行早期锻炼。不管出于什么原因，对于分娩后的几个小时或早期活动不积极的产妇，助产士可鼓励其每小时快速弯曲双足和足踝 30 秒，以促进循环（ACPWH，2013c）。尚无证据支持为避免呼吸道并发症而进行的常规胸部理疗的益处（Silva et al，2013），但这些益处可能在高危病例（如先前存在的肺部疾病或出现相关症状时）显示出来。

已有研究表明（Barton，2004b）盆腔运动的抽吸作用有助于静脉和淋巴引流，清除创伤性渗出液，从而减轻症状。此外，盆底肌锻炼是治疗持续性产后尿失禁的方法（Boyle et al，2012）。

如果一名妇女经历过死胎或新生儿死亡，那么锻炼和恢复正常体力活动可能不是优先考虑的事项。然而，书面建议仍是一种有用的资源，在合适的时候可供妇女参考（POGP，2014b）。

除非女性能很好地控制腹横肌，否则应建议女性避免剧烈的弯曲躯干的运动，特别是有明显的腹直肌分离持续存在时，如超过三个手指的宽度（Brook et al，2013）。

可以通过要求妇女仰卧（垫一个枕头或不垫枕头），双膝弯曲，足掌平放在床上来评估其腹直肌分离程度。一只手横向放在她的腹部，刚好在肚脐的上方或下方。当被检查者慢慢抬头时，在肚脐两侧的腹肌会用力鼓起而绷紧，那么就可以用手指的宽度测量两侧肌肉分开的缝隙（Barton，2004b）。

反思活动 22.5

检查已经生过孩子的朋友、家庭成员或同事的腹直肌，并和尚未生育的女性进行比较。你对自己的行为和感受有信心吗？你会向更有经验的助产士或女性健康物理治疗师寻求指导吗？

在没有医疗或外科手术并发症的情况下，尚未发现产后不久迅速恢复运动会产生不良影响，但当前的建议是应逐步恢复运动习惯（ACOG，2015），不应过早从事重体力活动（RCOG，2006；ACPWH，2013 3c）。助产士和理疗师建议的运动包括快走、在连续 7 天没出现阴道出血或出院之后游泳（ACPWH，2013 3c）。有研究表明，产后锻炼及其他干预措施可以改善产后健康（Norman et al，2010），并帮助妇女减肥（Amorim Adecboye et al，2013）。

一些产科没有对住院患者进行物理治疗或仅仅投入有限的物理治疗。在后一种情况下，理疗师可能被限制只能服务于有产后并发症的妇女，如有持续或分娩相关的肌肉骨骼功能障碍、三级或四级撕裂、产后尿潴留、尿失禁或排便失禁、腹直肌分离等产后并发症。尽管"产后护理指南"（NICE，2006）建议，产妇背部疼痛可以像一般人群那样加以管理，但欧洲关于骨盆带疼痛治疗的指南（Vleming et al，2008）建议产妇在产后进行特定的稳定练习。

五、妇女保健理疗

在英国，理疗师有着为妊娠期和产妇提供咨询和治疗的悠久历史（参见第 1 章网站资源）。POGP 促进了这些专业的高标准理疗实践，为理疗师提供了可提高其技能和专业兴趣的方法。此外，POGP 还促进了物理治疗在专业范围内的作用，促进了健康教育，并鼓励研究和跨专业合作（POGP，2015b）。在英国，女性健康物理治疗师的作用涉及很多方面，通常包括对妇女进行产前和产后护理，有时还参与父母教育课程。

临床医师可能是治疗妊娠相关肌肉骨骼功能障碍的专家（POGP，2015b）。许多临床医师可以治疗尿失禁（包括女性和男性）和其他盆底肌功能障碍，进行妇科手术。此外，其他实践领域可能包括新生儿科、骨质疏松症、更年期、乳房护理和淋巴水肿护理（Brook，2007）。

英国卫生部（DH）和国家健康服务体系（NHS）已经认识到物理治疗师在产前护理多专业小组中的作用（DH，2004；NHS，2015）。物理治疗师是肌肉骨骼评估方面的专家（Barton，2004a），目前基于处理妊娠相关骨盆带疼痛的指导（Vleming et al，2008），建议产妇在妊娠期进行锻炼；个体化治疗方案侧重于具体的稳定练习，并作为产后多因素治疗的一部分；个体化理疗；尝试手法治疗或关节动员以缓解症状；针灸；以及可能进行缓解骨盆带疼痛的试验。其中，大多数都属于妇女健康理疗师的职业范围，而且通常不属于其他在产妇服务部门工作的专业人员的职责范围。

遗憾的是，在英国各地，能够提供妇女保健理疗的单位似乎很少或尚不一致（Brook，2007）。这对于其他专业人员来说是不利的，如助产士，他们可能无法获得这种专业的服务。据报道（Brook，2007），一个一年有 6000 次分娩量的产科单位，可能仅有相当于 1～4 名全职物理治疗师提供的一系列妇女保健服务。在过去的 20 年中，他们在治疗尿失禁方面的能力有了很大的提高，但在产科方面的工作减少，这可能与缺乏该专业相关的研究有关（Mantle，2004）。

六、结论

助产士应是所有正常妊娠的健康妇女的专业主导，并担任有更复杂需求妇女的主要协调者（Midwifery，2020）。由于提倡连续性护理（NICE，2008），理想情况下，助产士具备一定的知识及能力就孕期的姿势、运动、肌肉骨骼功能障碍的处理和产后恢复正常活动提供建议。他们还必须知道当地社区还有哪些额外的服务，如女性健康物理治疗师提供的服务。妊娠期是提供关于姿势、运动和处理问题的建议的理想时期，妇女可以在产后早期及之后继续使用。

要点

- 明确正常和异常的解剖与生理，使助产士能够识别异常的情况，并提供咨询和参考。
- 妊娠期和产后适当的运动和放松技术对于妇女的短期和长期健康都有好处。
- 助产士应提供关于运动和姿势的个性化建议和参考信息。

（翻译：魏碧蓉　审校：翟中帼）

第 *23* 章

脆弱的女性

Claire Homeyard，Anna Gaudion

学习目标

通过阅读本章，你将能够：
- 了解女性和助产士之间关系的重要性，以及助产士如何帮助弱势女性。
- 了解更广泛的健康决定因素会如何影响孕妇及其婴儿。
- 体会妊娠对青少年的影响。
- 了解妊娠期间药物和酒精滥用的影响，家庭虐待的迹象和所问问题的类型。
- 认识到向妇女指明适当的服务机构和服务人员的重要性，以便获得进一步的资料和咨询意见。

一、引言

在生育事务 [Department of Health（DH），2007a] 方面，当时的英国政府已明确承诺，要解决弱势群体在获得及接受生育服务方面的不平等问题。随后，2010 年联合政府出台了文件《公平与卓越》（DH，2010a）。该文件明确指出，社会各阶层都应得到适当的支持，使她们能够获得改善生活的机会。

多项调查及报道（Marmot，2010；Manktelow et al，2015；Knight et al，2014）强调，解决政策中处于"弱势群体"的女性的复杂需求仍然是最重要的。贫困、非白种人种族和产妇年龄小于 20 岁与婴儿死亡率增加有关（Marmot，2010；DH，2010b）。家庭收入不足的母亲所生婴儿的死亡风险比那些富有的母亲所生婴儿高 5%。英国黑种人或亚裔英国人的婴儿死亡率比白种人高 50%。贫困地区和一些少数民族（主要是亚洲和非洲黑种人）的孕产妇死亡率最高（Knight et al，2014；Manktelow et al，2015）。

弱势群体缺乏对机会或信心、残疾、语言或歧视的认识而处于经济不利地位和无法表达需求，这意味着助产士尤其在评估需求和提供适当护理方面发挥着主要作用。《护理和助产士委员会（NMC）法典》规定，助产士必须"作为弱势群体的倡导者"（NMC，2015：5）。

本章概述了弱势女性的特殊需要，并就提高认识和确保最脆弱的女性和生活方式混乱的妇女得到适当孕产妇保健而提出了一些初步建议。

二、家庭暴力和虐待

家庭暴力和虐待的定义如下："16 岁或以上，不论性别或性取向，与现在或曾经是亲密伴侣或家庭成员的人士之间发生的任何控制、胁迫、威胁行为、暴力或虐待（心理、身体、性、经济或情感上的）事件或模式"（Taket，2013：1）。

家庭暴力和虐待还包括少数民族群体中更为普遍的一些问题，如强迫婚姻、女性阉割（FGM）（参见第 53 章）和"荣誉"罪行。妊娠是进行常规咨询的理想机会，因为女性一生中更有可能接受产科服务，而不是其他任何卫生服务（Bowen et al，2005）。

关键事件：
- 约 30% 的虐待妇女案件在妊娠期间开始或恶化（DH，2013）。
- 约 50% 的女性谋杀案受害者是被伴侣或前伴侣杀害的（Ministry of Justile，2014）。
- 残疾女性遭受家庭暴力和虐待的可能性是非残疾女性的 2 倍（DH，2013）。

- 在孕产妇死亡中，14% 发生在告诉卫生专业人员她们处于虐待关系中的妇女（Lewis，2007）。

- 约 75% 的家庭虐待发生在儿童身上 [Royal (ollege of Psychiatrists）（RCPsych），2012]。

- 家庭暴力对英国纳税人的成本是每年 £39 亿 [British Medical Association（BMA），2014]

- 对家庭虐待的报道不足，主要是由于害怕报复、耻辱感和与犯罪者的持续关系；因此，任何统计数据都需要谨慎解读。

家庭虐待是一个重大的公共健康问题，因为它会使婴儿和他们的母亲处于受伤甚至死亡的危险之中（Shah et al，2010；Lewis et al，2011；NICE，2014）。妇女无法获得产前护理而可能导致间接的伤害（NICE，2010，2012）。家庭暴力对女性的精神健康有长期影响，它增加了受害者焦虑、抑郁和出现身心症状的可能性（BMA，2014）。

一些专业和政府机构，包括皇家助产士学院（RCM，2006）、英国医学会（BMA，2014）、皇家妇产科医师学会（RCOG，2015）和皇家精神科医师学会（RCPsych，2012），都主张孕妇应该和训练有素的工作人员单独会见并询问家庭虐待的情况。这应该成为预约访视时的需求、风险和选择评估的一部分，在女性不是单独一个人的情况下应该再约定另一个时间（Lewis et al，2011；NICE，2014）。建议该专题的框架如下：

- "由于家庭暴力非常普遍，我们现在常规询问所有女性有关家庭暴力的问题"。

- 然后提出直接的问题，例如：
  ○ "你害怕在家吗？"
  ○ "与你交往的人伤害或威胁过你吗？"
  ○ "作为一个成人你是否曾经受过伴侣或对你重要的人感情或身体的伤害？"（DH，2005；DH，2013）

调查家庭虐待的例行程序妇女是可以接受的（Baird et al，2011），重复调查可能有助于增加公开度（Taylor et al，2011；Bacchus et al，2004）；据报道，预约访视发现家庭暴力的发生率较之前有所降低（Keeling et al，2011）。通过询问所有女性并解释这是一个常规问题，这有助于消除家庭虐待的歧视，也给了女性在当时或以后披露的

"许可"（Homeyard et al，2009）。

所有女性，无论是否披露，都应该在预订信息和手持便笺中提供信息和联系电话以获得支持和建议（Knight et al，2015）。在有伴侣或其他人在场的情况下，这个问题应该在晚些时候提出，或者找个借口让助产士单独与女性交谈。遇到不会讲英语的女性，这个问题应该通过翻译来问，而不是通过家庭朋友或亲戚。如有可能，口译员应为女性，并接受过一些有关家庭虐待的指导。

助产士的角色是让这些女性知道她是否可以向自己透露，以及何时准备好。助产士应代表该女性，而不是作为该女性的个案工作者。

一位女性自己决定该做什么是很重要的，她可以采取以下行动。

- 拨打求助电话。
- 联系警察。
- 获取法律建议。
- 寻求紧急住宿。
- 制订安全计划后，暂时回到虐待她的伴侣身边。

助产士必须对家庭虐待的可能指标保持警觉和敏感，包括：

- 预约来迟或产前护理参与度不高。
- 向服务机构重复描述。
- 抑郁、焦虑和自残。
- 不同程度的损伤，尤其是颈部、胸部、头部、腹部和生殖器部位的损伤。
- 盆腔疼痛、频繁的泌尿道感染、阴道感染和性传播疾病。
- 陪同者在会见时总是在场，并主导提问。
- 不良孕产史（如多次流产）（DH，2005）。

对此类问题和事项进行记录是必要的，但是不应该记录在简单的手持便笺中。保密性很重要，但是，在多专业工作的地方，可能需要共享信息，保密是有限度的。家庭暴力、精神疾病和药物滥用（所谓的"毒三角"）等问题是儿童受伤害风险增加的指标（DH，2013）。如果有理由怀疑儿童处于危险之中，那么保障和保护是首要的（NICE，2014），这需要向参与访谈的女性解释（表23.1）。

表 23.1　内政部指南

英国内政部指南（Taket，2013）建议使用以下助记符来帮助整体方法：
R 例行询问
A 直接提问
D 安全记录调查结果
A 评估女性的安全
R 资源——给女性提供信息，尊重她们的选择

反思活动 23.1

当一位孕妇和另外两个年幼的孩子拒绝讨论她所遭受的家庭虐待时，助产士会面临什么样的伦理困境？

三、药物滥用 [酒精和（或）药物]

在妊娠期间存在与滥用药物有关严重问题的女性在身体、心理和社会方面受到伤害的风险有充分的文件证明（DH，2007b），对婴儿也有潜在的危害。对于妊娠期间吸烟的危险，本章不作讨论（参见第 19 章）。女性在妊娠期间使用的一些非法药物包括可卡因、海洛因、大麻和苯二氮䓬类药物。多物质滥用如鸦片制剂和酒精，并不少见（Lewis，2007）。

滥用药物往往还有其他因素，如贫穷、社会排斥和无家可归（Neale，2002）。因此，使用毒品的孕妇普遍健康状况较差，其他健康相关问题的风险增加，包括血液传播的病毒，如乙型肝炎和丙型肝炎。产妇护理应该由一位指定的助产士或具有专门知识和经验的医师来协调，为滥用药物的女性提供服务（NICE，2010；Knight et al，2015 年）。更广泛的多专业团队，包括滥用药物机构、社会保健和新生儿小组也应参与。妊娠期间滥用药物会增加不良妊娠和新生儿结局的风险（DH，2007b），包括：

- 胎盘早剥（RCOG，2011）。
- 死产和新生儿死亡（Sherwood et al，2009）。
- 早产和宫内发育迟缓（Greenough et al，2005；DrugScope，2011）。
- 低出生体重和婴儿猝死综合征（Hepburn，2005）。
- 新生儿戒断综合征（Jansson et al，2012；DrugScope，2011）。

- 身体和神经损伤。
- 胎儿酒精谱系障碍（FASD）（BMA，2007）。

助产士应警惕滥用药物可能与过去或现在的虐待经历及精神或心理问题有关的情况，这些女性需要精神健康和专业戒毒服务部门大力推广服务（Knight，2015）。

（一）产前护理

药物滥用对孕产妇死亡率有很大的影响，2003 ～ 2005 年死亡的所有孕妇中有 11% 有酒精或药物问题（Lewis，2007）。这些女性经常就诊很晚，一般是贫穷的门诊患者。这可能是一系列问题的结果，包括混乱的生活方式，糟糕的服务可及性，害怕被评判和逃避社会服务（Lewis，2007）。产前护理建议使用短信等提醒系统（NICE，2010）。预订记录应包括有关所有物质使用的敏感例行查询，包括酒精、烟草和处方或非处方及合法和非法药物。对一些孕妇来说，妊娠可能是改变药物使用行为的积极刺激的因素。

应鼓励孕妇参加提供药物滥用服务的第三部门机构，或在可能的情况下参加专业的产科服务（NICE，2010）。应安排对孕妇使用药物的程度进行多专业评估，包括药物的种类、水平、频率、方式和给药方法，并考虑到目前或以前使用的药物对其未出生的孩子的任何潜在危险。

（二）产时护理

分娩时应给予常规护理，并仔细观察产妇和胎儿是否有戒断的迹象。产妇常见的症状包括不安、颤抖、出汗、腹痛、抽筋、焦虑和呕吐。此外，由于药物滥用可导致胎盘功能不全，胎儿缺氧和胎儿窘迫的风险增加（DH，2007b）。

（三）产后护理

所有的产妇和婴儿都应该被转移到产后病房，除非有医疗原因需要进入新生儿重症监护病房（NICU）。在可能的情况下，应该提倡母乳喂养，因为在英国艾滋病是唯一的母乳喂养的医疗禁忌（Balain et al，2014）。新生儿戒断综合征（脱瘾症状）发生在子宫内暴露于阿片类药物的 80% 的新生儿中（Balain et al，2014）。常见的症状包括打喷嚏、进食不良、易怒、高声哭喊和颤抖（DrugScope，2011）。

必须采取密切的后续行动和多机构支持，使产妇继续参与治疗，尤其不能将婴儿从母亲身边带走。复发是个问题，《孕产妇和儿童健康保密调查报告》（CEMACH）强调，大多数死于已知药物滥用问题的妇女在产后 42 天死亡（Lewis，2007）。助产士应警惕滥用药物的妇女产后抑郁风险的增加（Ross et al, 2009），并应提供避孕建议和服务 [Advisory Council on the Misuse of Drugs（ACMD），2011]。

（四）保护孩子

据估计，英国有 25 万～ 35 万吸毒儿童，占英格兰和威尔士 16 岁以下儿童的 2%～ 3%，苏格兰为 4%～ 6%（ACMD，2011）。助产士和药物滥用服务机构需要了解与儿童保护有关的法律和问题。如妇女尚未参与社会工作，应同意在妊娠期间与当地服务机构联络，以便对其情况做出适当评估。如果该妇女拒绝转诊，工作人员应考虑对其胎儿造成重大伤害的任何风险，这可能凌驾于妇女同意转诊的需要之上。在对虐待或忽视的严重案例进行审查之后，专业团体之间缺乏信息共享已被强调为一个反复出现的问题 [National Society for the Prevention of Cruelty to Children（NSPCC），2014]。如助产士有任何顾虑或需要支持及指导，应联络指定的护工领队或社会工作儿童及家庭事务经理，以寻求意见。

反思活动 23.2

在预约就诊时，一名当律师的妇女告诉助产士，她过去吸食大麻，但发现自己妊娠后就戒了。后来她错过了两次产前预约，当你打电话问她原因时，她说她工作非常忙。她的个性很强势，并向你保证她会参加下一个约会，结果她又没有参加。你会如何做？

四、青少年妊娠

人们认识到，成为青少年母亲会对女性的身心健康产生负面影响，限制社交和教育机会，这可能会影响其未来的经济福祉 [Public Health England（PHE）et al，2015]。与大龄母亲所生的孩子相比，青少年所生的孩子更有可能在以后的生活中拥有更差的健康状况和社会成就（Swann et al，2003），并且所生女儿更有可能成为青少年母亲（Berrington et al，2005）。

青少年妊娠会产生以下影响（PHE et al，2015）。

1. 对儿童健康的影响

- 死产风险高出 30%。
- 婴儿死亡风险高出 45%。
- 早产风险较高（首次早产为 20%，二次早产风险 90%）。
- 低出生体重风险增加 15%（参见第 45 章）。
- 母乳喂养的可能性降低 30%。
- 妊娠期间吸烟、酗酒或药物暴露。

2. 对心理和情绪健康的影响

- 更高的产后抑郁症发病率。
- 更有可能经历精神健康问题。
- 对人际关系的负面影响。
- 更容易遭受身体虐待、性虐待或家庭虐待。
- 更容易经历感情破裂。

3. 对经济福祉的影响

- 教育困难，可能会对就业前景产生负面影响。
- 更有可能来自贫困的家庭，营养不良，居住条件差，参与犯罪。
- 重复非计划妊娠。

已确定的若干关键领域来改善结果（NICE，2010）：

- 无障碍产前护理（如在儿童中心进行）。
- 对同龄群体的产前教育。
- 可访问信息（如 www.nhs.uk/start4life/signups/new）。
- 指定助产士协调并提供大部分护理。
- 通过参与一系列服务，包括健康、家庭护士伙伴关系（Family Nurse Partnership，FNP）、青年支持、教育和社会关怀，"联合工作"和有效的转诊途径。
- 让年轻父亲参与进来，并为他们指明方向（如：www.dad.info）。
- 推广避孕措施，防止第二次意外妊娠。

五、有学习障碍 / 智力障碍的父母

卫生署于 2001 年将有学习障碍的人士界定为：

- 理解新信息或复杂信息和（或）学习新技能

的能力显著下降。

- 自理能力下降，这种情况从儿童时期就已经开始，并对个人发展产生了持久的影响。

《有价值的人》（DH，2001）为理解学习障碍的人提出了一个远景，使他们从"不能做"的立场转变为"有支持就能做"的立场。文件开始的条款中规定，有学习障碍的人是首先是"人"，而不是有学习障碍的人，并认为这些人有结婚并建立家庭的权利（DH，2001）。

有学习障碍的人可能有复杂的健康需求和社会需求，而孤立、贫穷和偏见又使这些需求更加复杂。与普通人群相比，他们在健康方面存在的不平等现象更严重和更多未满足的健康需求（Gibbs et al，2008；Mencap，2004，2007，2012；Michaels，2008）。

对为智力障碍女性提供产前护理的现有经验证据进行系统性回顾发现，现有相关研究非常缺乏（Homeyard et al，2016）。然而，文献强调，有学习障碍的孕妇将面临一些问题，例如：

- 缺乏"可访问"的书面信息。
- 有限的选择。
- 专业人士的消极做法。

《2005 年残疾人法》和《2005 年精神能力法》为学习障碍患者提供了平等治疗的框架。

2007 年，皇家助产士学院（RCM，2007）和皇家护理学院（RCN，2007）都制定了护理这些妇女的指导方针。主要研究领域如下：

- 根据需要进行个性化护理。
- 工作灵活。
- 做出调整以促进以女性为中心的护理（Homeyard et al，2014）。
- 多个专业人士在卫生健康、社会保健和第三部门工作。

患有轻度学习障碍的孕妇最有可能在产科服务中"隐形"。如果这些妇女未能在妊娠早期进行产前护理，她们可能会错过重要的筛查测试及可用的医疗保健和信息（Homeyard et al，2016）。由于不良妊娠结局的风险增加（McConnell et al，2008），建议在妊娠期间提供"有针对性"的支持，以帮助改善母亲和婴儿的健康（Mitra et al，2015）。

六、黑种人、少数民族和少数民族妇女

世界各地的人口流动已经改变了妇女使用国家保健服务（NHS）进行保健的状况。在英国，来自黑种人和少数民族（black and minority ethnic et al，BME）社区的人数正在增加。2013年，1/8 的英国居民出生在国外，1/13 的人拥有非英国国籍 [Office for National Statistics（ONS），2014]。种族、贫困和孕产妇保健不良结果之间存在很强的联系（Marmot，2010；Manktelow，2015；Wolfe et al，2014）。

"如果最贫困的妇女能够得到基本的生育保健，那么 1/4 1 岁以下死亡人数就有可能避免"——（Marmot，2010：6）。

低收入群体——主要来自欧洲境内的罗马尼亚和保加利亚寻求庇护的群体，以及主要来自厄立特里亚、巴基斯坦和叙利亚的难民——也增加了对生育服务的需求（Darzi，2007，2008；ONS，2014，2015）。这些群体具有以下共同特征。

- 缺乏对英国现有产科服务的了解。
- 访问和参与度低。
- 语言和读写困难。
- 整体健康状况不佳。
- 遭遇偏见。
- 贫困。

这些流动人口来自不同的群体，可分为以下几类。

- 寻求庇护者和难民。
- "拒绝"庇护寻求者。
- 非法移民。
- 持签证进入英国的个人（出于旅游、婚姻、学习、就业或探亲等原因）。

最近抵达的寻求庇护者和没有公共资金来源的妇女可能比前来就业的人更容易受到伤害（Taylor et al，2008）。

（一）寻求庇护者和难民

背景和定义

1951 年《联合国难民公约》（United Nations High Commissioner for Refugees，UNHCR）对难民的定义如下。

"任何人，由于有充分理由担心因种族、宗教、

国籍、属于某一社会群体或政治见解而受到迫害，在他（或她）的国籍外，由于这种恐惧而无法或不愿接受该国的保护"。

避难者的定义如下。

"已离开原籍国申请在另一国家的难民地位并正在等待决定的人。"

——（UNHCR，1951）

"寻求庇护失败的人"一词用来形容那些申请庇护被拒绝、上诉失败及申请过程结束的人。

从原籍国流离失所的孕妇可能有一些共同的关键问题：

- 亲眼目睹亲人去世造成的严重损失，通常是创伤性的。
- 人身攻击、性骚扰、强奸。
- 整体健康状况不佳。
- 抑郁。
- 孤独。
- 家庭虐待。
- 巨大的家庭责任压力（Burnett et al，2001）。

尽管有一些做法良好的实例对正在寻求庇护的孕妇或初为人母的妇女提供支持[例如，利兹流浪孕产妇城市避难所（Leeds，City of Sanctuary Maternity Stream，http://maternity.cityofsanctuary.org/about），但许多寻求庇护者发现很难获得护理（Gaudion et al，2008；Harris et al，2006；Shorthall et al，2014，2008；Qureshi et al，2011]。由于在一个复杂的庇护过程中，居住时间短、相对贫困和不确定性，服务的获取变得更加困难[参见视频资源"佛罗伦萨：流亡母亲的经历"（"Florence：The Experience of Becoming a Mother in Exile）]。

来自2007年《孕产妇和儿童健康保密调查报告》（CEMACH）的证据表明，在英国为寻求庇护的妇女所提供的照顾并不总是能够满足她们的需要；例如，非洲黑种人妇女，包括寻求庇护者和新来的难民，其死亡率几乎是白种人妇女的6倍（Lewis，2007）。报道强调，这可能不仅仅反映了种族中隐含的文化因素，也反映了社会环境。值得注意的是，该报道指出，对这一组妇女来说，可能存在其他危险因素，包括整体健康状况不佳及潜在的和可能未被发现的疾病，如心脏病。

寻求庇护的青少年特别容易受到伤害，因为他们的处境——生活在贫穷之中，前途未定，而且缺乏家庭支持，缺乏固有的经验（Gaudion et al，2008）。

（二）产科保健服务的获取

无法很好地融入社区的妇女获得服务具有挑战性，这仅仅是因为"你不知道你不知道什么"的原则（Gaudion et al，2007a；Homeyard et al，2008）。公共领域中关于如何访问服务的信息很少（Gaudion et al，2007b；参见彩图14）。目前和不断变化的国家保健服务（NHS）产妇保健权利是获取产前保健的另一个潜在障碍（Shorthall et al，2014）。保健的指导方针规定，产妇保健被列为立即必要的保健。这意味着不论产妇是否有能力支付，均应提供所有产前、分娩及产后护理（DH，2015；Birthrights，2013）。

（三）语言交流

照顾主要语言为非英语的女性可能导致女性接受非最佳照顾，原因如下：

- 女性可能无法充分谈论私人问题或谈论她过去的经历。
- 当译员不具备所需语言的熟练程度时，可能无法正确传达信息。
- 翻译人员可能是家庭虐待的施暴者。

重要的是，要记住尽管女性可能具有基本的英语知识，她们能够购物或乘公共汽车，但这并不意味着她们能够充分理解与产前检查有关的问题，或了解她们过去的医疗和产科病史与她们目前妊娠的相关性。《护理和助产委员会守则》（NMC）规定，应"采取合理措施，满足人们语言交流的需要"（NMC，2015：7）。

Polyanna项目中的妇产科轮（彩图15）是一个很好的应用工具的案例，可以用来启动对话。它还"允许"女性寻求支持，以满足女性受到歧视的情况，如家庭暴力和精神健康（NICE，2010）。这些号码和网址可以用来告知和指示女性接受有关服务。

Brunel大学进行的一项寻求庇护者对产科服务的需求评估，结果报告如下。

- 口译服务通常无法获得。
- 这些女性不了解产前筛查的选择。
- 这些女性没有意识到家庭暴力方面的服务。

• 这些女性对孩子的出生感到害怕和准备不足，因为她们无法表达自己的担忧。

• 这些女性经常误解保健专业人员的肢体语言，这样的误解让她们感到害怕（Gaudion et al，2008）。

反思活动 23.3

17 岁的中国女孩周延来到你的预约诊所。她赴约迟到了 1 小时，用蹩脚的英语告诉你她在赴约的路上迷路了。她由一个只会说广东话的朋友陪着。从你的评估来看，你认为她已经妊娠 28 周了。

她反复告诉你，"一切都很好，没有问题"。你将如何满足这位女性的需求？

（四）吉普赛人、罗马人和女性旅行者

在 2011 年的人口普查中，57 680 名旅行者和吉普赛人在英格兰和威尔士注册（ONS，2014）。这可能是一个保守的数字，政府估计的数字要高得多，为 30 万（Cemlyn et al，2009）。这些人口属于最边缘化的群体，包括若干不同的族裔群体。作为一个群体，她们的寿命更短（平均预期寿命为 60 岁），健康状况更差，更不可能得到她们需要的护理（Cemlyn et al，2009）。难以获得卫生保健和获取信息有限，加之强制行动，影响了人们对卫生服务的接受和参与（Jenkins，2004；RCN，2015）。与居住在固定地区的人相比，这些产妇和婴儿的结局更差（Aspinall，2014；Parry et al，2004）。

旅行者和吉普赛妇女可能难以获得产科服务，原因如下。

• 她们可能没有在全科医师那里注册，因此无法通过该途径获得护理服务。

• 尽管许多旅行者和吉普赛妇女居住在室内，但也有很多人住在大篷车或拖车里。无论是通过自己选择还是因为她们被驱逐，她们都会在全国各地走动，经常拜访亲戚朋友。这意味着与助产士甚至服务的连续性被中断。

• 她们可能识字能力差，因此不了解有关发送给她们的预订时间和程序的信息。

• 她们以前可能在医疗服务中遇到过敌意和歧视态度。

• 旅游景点往往位于城市边缘地区，公共交通服务不佳，因此出行更加困难（Parry et al，2004；Greenfields，2009）。

在旅行者和吉普赛社区，女性结婚很早，生孩子是她们文化身份的重要组成部分。"Mochadi"是一个用来描述清洁和谦逊等文化问题的术语，非常重要。清洁的功能包括所有的活动，从清洗和准备食物到人际关系。洗手尤其重要，尤其是在拿食物之前和早上穿衣服之后。

当男性在场时，包括妊娠在内的"女性问题"不会被讨论。虽然妇女应该有权选择她们的丈夫陪伴她分娩，但应当认识到这对她们来说不是常态。分娩被"理解"为污染，因此最好远离家庭和去医院。这是一种限制污染过程影响的方法（Okley，1983）。隐私和稳重也会影响母乳喂养；女人不喜欢在公共场合甚至在丈夫或其他男人可能看到的地方"暴露"自己的乳房。一些旅行者和吉普赛女性可能不喜欢由男性健康专家来照顾。

改善对吉普赛、罗马和旅行妇女的服务，需要包括在现场或附近设计一种灵活的服务和系统，使妇女能够直接接触助产士，以便在她们搬家时助产士能够提前打电话并安排持续护理。

七、贫困和匮乏

研究表明，随着贫困的增加，婴儿死亡率也相应增加（Manktelow，2015）。在英国，有很多因素会让女性陷入贫困，包括以下几点：

• 健康状况不佳或妊娠，尤其是经济上、非法或非正规的移民。

• 移民者的家庭虐待，如果该妇女的签证是配偶，而且她没有公共资金的追索权。

• 不满 18 岁或 21 岁的举目无亲的寻求庇护儿童。

• 申请庇护被拒绝的女性（Taylor et al，2008）。

没有公共资金来源的女性尤其弱势，不仅在医疗保健方面，而且在为她们自己和她们的孩子提供社会保障的整个范围内都是如此。被称为"第四部分支持"的基本住宿、食物和洗漱用品，可能会在"寻求庇护失败者"被遣返原国籍之前提供。其他选择包括根据《1948 年国家援助法》第 21 条、《1989 年儿童法》第 17 条或《1995 年精神卫生法》第 117 条自愿返回和地方当局的支助（Taylor et al，2008）。

八、结论

由于年龄、种族、残疾、移民地位或社会状况而更易受伤害的妇女在提供生育服务方面面临的挑战并非易事。本章讨论的群体都不是同质的；每位女性都是独立的个体，可以分为多个类别。每位女性都来自不同的文化、种族、宗教、身份、家庭结构和教育背景；她们每一个人都有独特的生活经历，这些经历有助于她们理解和接受产科服务。相应地，她们的需求也各不相同。

最核心也是最重要的问题是沟通，任何助产士或其他卫生专业人员都不应在孤立中工作，信息共享至关重要。这不一定是关于专业服务，而是把女性当作个体来对待，并且能够签署专门的服务，以最大限度地提高母亲和婴儿的效益。良好的母婴保健实践有助于与妇女和家庭建立必要的早期联系，并确保各机构到位，以便它们共同努力，提供连续性和及时的服务。对于复杂的情况，咨询能够提供建议和支持的高级助产士或管理人员是很重要的。

要点

- 所有助产士必须对弱势群体的问题敏感，并仔细了解孕妇需要多专业服务的情况。
- 以女性能够理解的语言和方式进行信息共享和交流对于促进安全有效的护理至关重要。
- 弱势群体中的妇女和她们的婴儿更容易患病和死亡。
- 所有孕妇在妊娠 10 周之前都应该有一个需求、风险和选择评估（NICE，2008）。
- 助产士需要对弱势女性的个人需求保持警惕和敏感。
- 种族、贫困、残疾和孕产妇保健方面的不良结果之间有着密切的联系。
- 无法获得公共资金的女性尤其脆弱。

（翻译：魏碧蓉　审校：翟巾帼）

第四部分

胎儿发育的解剖学和生理学

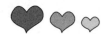

第 *24* 章

男性和女性生殖解剖学

Barbara Burden，Vivien Perry

通过阅读本章，你将能够：
- 描述男性生殖系统的结构及其对生育和受孕的意义。
- 了解女性生殖系统的解剖结构及其对助产实践的意义。
- 确定骨盆的解剖结构、相应的关节和韧带及其对助产实践的意义。
- 能考虑骨盆的大小、角度和轴，以及它们如何影响分娩和分娩结局。
- 能解释子宫在妊娠期间是如何变化的，在妊娠期、分娩和第三产程是如何运作的，以及产后的正常恢复过程。

一、概述

基于对人类生殖解剖学的理解，能使解剖学的抽象概念应用到正常的生理、功能和受孕，以及妊娠、分娩、产程、产后及相关疾病过程中去。本章为助产实践的应用提供了一个参考点，增加了对分娩过程中对生理方面的理解。将理论与实践相结合，使知识的理解在助产士的实践和健康促进中得到应用。对人体结构的进一步了解，能使学习者增强对人体是如何运作的理解，以及为何有时会偏离常规的认识。

本章节，连同支持性文献，与其他章节的链接，展示了解剖学和生理学如何应用于助产实践。

二、骨盆

人的骨盆支撑着上半身，并将其重量传递给下肢，使身体能够以直立的姿势运动。女性的骨盆是保护生殖器官、膀胱和直肠的环状骨骼。孕期的生理过程对真骨盆的组成、形状、倾斜面和内部尺寸的微妙变化都会产生影响（Reitter et al，2014）。这些变化使得女性骨骼能够支持妊娠子宫，并对分娩过程中所涉及的机制至关重要。

骨盆由 4 块骨盆骨组成（图 24.1）：
- 2 块髋骨
- 1 块骶骨
- 1 块尾骨

每块髋骨又由 3 块骨骼组成：
- 髂骨
- 坐骨
- 耻骨

（一）骨盆的关节和韧带

骨盆的关节连接耻骨前方和骶骨后方的髋骨，骶骨和尾骨（图 24.2）。这些关节是软骨，由软骨板组成。骨盆上也有供韧带攀附的连接点，韧带是连接两个结构的组织带。在正常情况下，韧带不具备拉伸能力，以防止关节内的过度活动，增强稳定性。在妊娠期间，松弛素、黄体酮和雌激素会作用于关节和韧带，使关节发生一些移位而有助于分娩。骨盆疼痛可发生于妊娠期、分娩或产后，认为与骨盆和下脊柱韧带过度拉伸有关（Rost et al，2004）。

（二）真骨盆

在生产和分娩过程中胎儿通过的真骨盆是骨盆最重要的部分。真骨盆包括真假骨盆分界平面以下的部分。

骶骨孔

骶骨有 4 对孔，内有 4 条骶神经通过

骶骨翼

骶骨翼是骶岬向两侧的延伸和第一骶椎上缘
骶骨翼延伸至两侧髂骨并与之相连
骶骨翼的前上部构成真假骨盆分界的标志

髋臼

是位于髋骨外表面的圆形杯状骨窝，和股骨头的头部相连形成髋关节
髋臼的 2/5 由髂骨构成，2/5 由坐骨构成，1/5 由耻骨构成。髋关节的畸形、疾病或损伤可导致腿部的外展程度下降
这可能引起妊娠期髋关节和背部疼痛，阴道检查和分娩时不能外展髋部，分娩时不能采取某些体位，如截石位或蹲姿

耻骨联合

位于两块耻骨前部之间的软骨关节
在妊娠的最后几个月软骨的活动度和大小都有所增加

坐骨结节

坐骨肌的增厚部分，为骶结节韧带提供附着点，这是骨盆的一部分，当坐着的时候，它承受了整个身体的重量
会阴疼痛的女性可以建议取双膝分开的坐姿，使骨盆倾斜，让结节承受身体的重量，因此可以让母亲坐在三角形的底座上，减轻会阴的压力
坐骨结节间距约为 10cm。间距越小说明骨盆出口越小
虽然这个间距很难测量，助产士可以通过在结节之间的会阴部放一个握紧的拳头来评估距离
拳头的两侧关节应该恰好与正常女性骨盆的坐骨结节相吻合

骶岬

第一骶椎凸出的上缘
骶岬和耻骨上缘中点之间的距离是真骨盆入口的前后径
该径线的减小会影响胎儿先露部下降和衔接的进程

（第五）腰椎

与第一骶椎相连
腰椎的位置会影响骨盆倾斜度

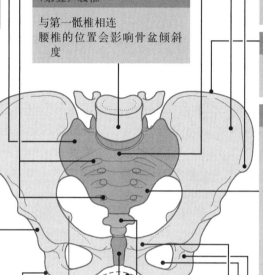

坐骨棘

耻骨弓

由耻骨降支形成的拱形结构
耻骨弓的角度对骨盆出口的大小有重要影响
最佳角度应该是 90°，这是女性骨盆的一个特性
骨盆出口减小可能导致难产、产程延长、持续性枕后位和胎儿颅骨过度形变

尾骨

与骶骨下端相连的三角形小骨，它由 4 块融合在一起的原始椎骨组成，为韧带、肛门括约肌肌纤维和盆底坐骨尾骨肌提供连接点
在分娩时，尾骨向后移动以扩大骨盆出口

髂骨

形成髋骨上部膨大的部分它构成了女性髋部的形状

髂前上棘

髂骨向前凸出的部分，可通过侧腹壁触及
左髂前上棘和右髂前上棘之间的距离并不一定表明真骨盆的容量

髂嵴

髂骨弯曲的上缘。女性称骨盆的这一部分为髋部

骶骨

位于髂骨之间，形成骨盆的后部
它由 5 块融合的椎体组成，形成楔形，有 4 组孔道，骶神经从中穿过
在女性骨盆中，骶骨的前表面是凹的，是构成圆形骨盆腔的特征，这为胎儿头部的下降提供了空间
还在引导胎儿经骨盆轴 (Carus 曲线) 通过骨盆腔的过程中发挥作用 (图 24.3)

坐骨

一种增厚的 L 形骨，连接髂骨后方和耻骨前部
内侧表面有盆底坐骨尾骨肌的连接点

闭孔

坐骨和耻骨边缘形成的三角形孔
它被闭孔膜覆盖，内有通往大腿的闭孔神经和血管通过

耻骨

形成骨盆的前部，有两条支骨
降支连接坐骨，上支在髂耻隆起处连接髂骨
是构成髋臼的 1/5
降支构成了闭孔和耻骨弓的边界，婴儿在出生时必须通过耻骨弓

A

图 24.1　女性骨盆结构

A. 骨盆前面观

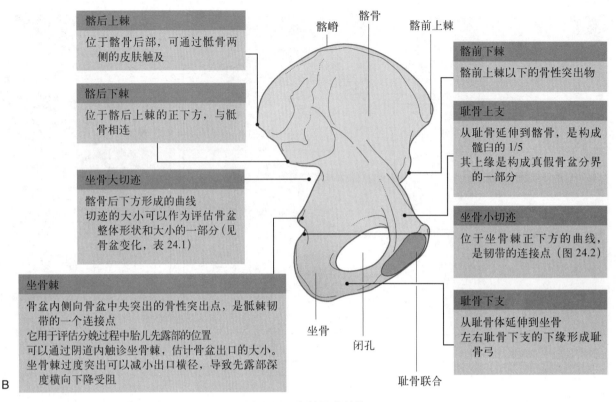

髂后上棘
位于髂骨后部，可通过髂骨两侧的皮肤触及

髂后下棘
位于髂后上棘的正下方，与骶骨相连

坐骨大切迹
髂骨后下方形成的曲线
切迹的大小可以作为评估骨盆整体形状和大小的一部分（见骨盆变化，表24.1）

坐骨棘
骨盆内侧向骨盆中央突出的骨性突出点，是骶棘韧带的一个连接点
它用于评估分娩过程中胎儿先露部的位置
可以通过阴道内触诊坐骨棘，估计骨盆出口的大小。
坐骨棘过度突出可以减小出口横径，导致先露部深度横向下降受阻

髂嵴　髂骨　髂前上棘

髂前下棘
髂前上棘以下的骨性突出物

耻骨上支
从耻骨延伸到髂骨，是构成髋臼的1/5
其上缘是构成真假骨盆分界的一部分

坐骨小切迹
位于坐骨棘正下方的曲线，是韧带的连接点（图24.2）

耻骨下支
从耻骨体延伸到坐骨
左右耻骨下支的下缘形成耻骨弓

坐骨　闭孔　耻骨联合

B

图 24.1　女性骨盆结构
B. 左侧髋骨内表面

骶髂韧带
通过骶髂关节的前面和后面
妊娠期间关节和韧带放松，骨盆可以轻微活动
过度拉伸会导致妊娠期骨盆疼痛

骶棘韧带
从骶骨和尾骨两侧延伸到坐骨棘，穿过坐骨大切迹
骶棘韧带具有保持骶骨和尾骨的位置，保持骨盆关节和韧带之间的相互作用，增加骨盆稳定性的作用
是形成真假骨盆分界的一部分

骶髂关节
在髂骨与前两个骶椎连接处可轻微活动的滑膜关节
这些关节的活动可能增大真假骨盆分界平面的直径

耻骨联合
在2块耻骨前部之间的软骨关节
在妊娠的最后几个月，软骨的活动度和大小都有所增加。它是进行耻骨联合切开术的地方，这是一种很少进行的手术，目的是在梗阻性难产时增大骨盆的直径

腰骶关节
位于第5腰椎和骶骨之间
由于妊娠期胎儿和子宫增长导致体重增加，使骶骨向后倾斜导致妊娠期该关节受到压力

骶结节韧带
从骶骨和尾骨两侧延伸到坐骨结节，穿过坐骨大、小切迹
具有保持骶骨和尾骨的位置，保持骨盆关节和韧带之间的相互作用，增加骨盆稳定性的作用
是构成骨盆出口分界的一部分

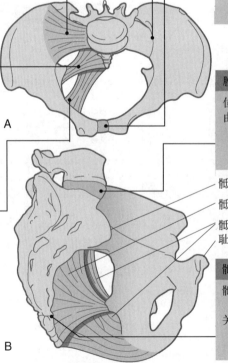

A

B

骶髂关节
骶棘韧带
骶结节韧带
耻骨联合

骶尾关节
骶骨和尾骨之间的软骨关节，可在分娩时使尾骨向后移动
关节移位会引起周围韧带的拉伸，并伴有疼痛，尤其是坐着的时候

图 24.2　骨盆韧带和关节
A. 上面观；B. 矢状切面

骨盆边缘以上的部分称为假骨盆，这部分对分娩没有影响。真骨盆分为边缘、腔和出口三个部分（图 24.3）。当先露部降至骨盆，胎儿同时与真骨盆的各个平面相作用。例如，头先露时，胎儿头部着冠，先露部就会与骨盆出口相作用。此时，胎儿的头部大部分在骨盆腔内，胎儿肩部在骨盆边缘。

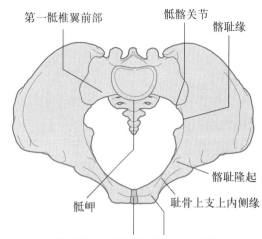

图 24.5　骨盆上面观示骨盆边缘的标志

真假骨盆分界的标志反映了先露部下降时胎儿和骨盆之间的相互作用，它们是评估先露部下降和衔接的基本组成。分界线的各组成部分十分重要，它们作为一个整体在妊娠期和分娩期间进行的进展评估中发挥作用。这是胎儿通过骨盆下降时必经的第一道关卡，助产士在腹部和阴道检查中通过其评估先露部衔接的情况（参见第 35～37 章）。

盆腔从真假骨盆分界一直延伸到骨盆的出口。在前后视图中，骨盆腔呈楔形：前面浅，后面深。在女性骨盆上方往下看，盆腔呈圆形，便于先露部的下降和旋转。盆腔边界如下：

- 骶骨弯曲
- 骶髂关节
- 骶棘韧带
- 坐骨

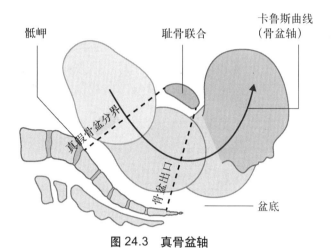

图 24.3　真骨盆轴

重要的是要认识到骨盆是三维的。骨盆边缘、骨盆腔和出口的测量是通过横截面来观察的，而骨盆结合的测量是通过矢状面来观察的。这两种测量方法有助于骨盆的评估。

（三）骨盆测量

在测量骨盆时（图 24.4），真假骨盆分界是真骨盆的入口平面，入口平面基本呈圆形，但在后方，骶岬向前突出（图 24.5）。

		前后径	斜径	横径
入口平面	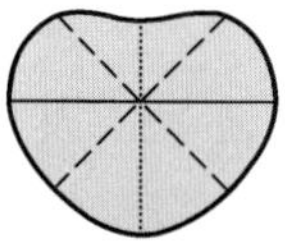	从耻骨联合上内侧缘到骶岬 11cm	从骶髂关节到髂耻隆起 12cm	两侧髂耻缘间最宽的距离 13cm
骨盆腔	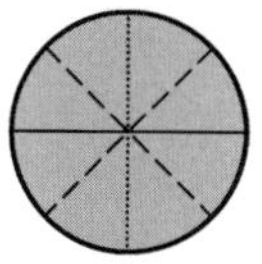	从耻骨联合内缘到骶骨弯曲 12cm	起自左右骶髂关节，至耻骨上支和耻骨下支中点 12cm	左右坐骨内侧面间距 12cm
出口平面	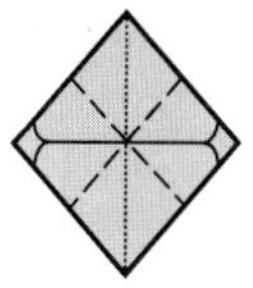	从耻骨联合下缘到骶尾骨关节 13cm	从骶棘韧带到闭孔 12cm	左右坐骨棘间距 11cm

其他测量：骶髂臼径：骶岬至髂耻隆起的距离，9cm

图 24.4　骨盆测量

- 耻骨上支
- 耻骨下支
- 耻骨体
- 耻骨联合

骨盆出口呈菱形，部分由韧带连接，可以用两种方式来描述。

- 通过解剖结构
- 按产科尺寸计算——胎儿在出生时必须通过的可用空间（彩图16）

骨盆出口的解剖学边界如下：

- 尾骨尖
- 骶结节韧带
- 坐骨结节
- 耻骨弓

骨盆出口由以下结构构成：

- 骶骨底部的内边缘（由于分娩时尾骨向外突出，从而扩大了出口）
- 骶棘韧带
- 坐骨棘
- 耻骨联合下内侧缘

骨盆出口的骨骼也是盆底和会阴肌肉的连接点（参见第40章）。盆腔和会阴的肌肉在促进先露部旋转方面起着至关重要的作用，使胎先露部可以与真骨盆相协调。

（四）骨盆径线

径线是指从骨盆的一个点到另一个点测得的距离。在助产学中，有解剖学、产科学和内部（对角）径线（彩图16）。

解剖径线

- 从耻骨联合的上外侧缘测量，测量包含了整个耻骨。
- 所测值需增加约1.25cm。
- 包括当胎儿进入骨盆时的不可用空间。

产科径线

- 测量从骶岬到耻骨联合的上内侧缘间的距离。
- 胎儿通过的更小维度。

内部或对角径线

- 以阴道内检查作为骨盆评估的一部分。
- 测量从耻骨联合内下缘到骶岬的距离。
- 衡量标准因人而异。
- 在阴道检查中识别骶岬异常（径线长度在

12～13cm，比大多数操作者的手指长）。

- 如果发现骨盆径线减小，应寻求产科会诊。

（五）角度和平面

角度和平面是应用于骨盆的数学概念。站立时，骨盆倾斜成一定角度，该位置使耻骨低于骶岬——使骨盆入口平面与水平面或地面成55°夹角。这一倾斜继续通过骨盆腔，使骨盆出口角度减小到15°。胎儿头部必须通过骨盆内由于角度变化所形成的曲线，胎头向下、向后进入真骨盆平面。当先露部到达盆底时，它以向下、向前的方向通过出口平面。骨盆形成的曲线称为骨盆轴（卡鲁斯曲线）（图24.6，图24.7）。

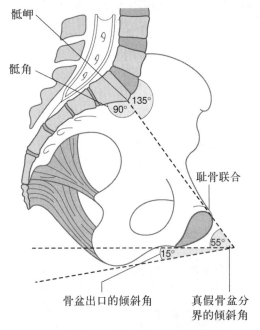

图24.6　骨盆，显示了倾斜程度

真假骨盆分界与水平面夹角，55°；骨盆出口与水平面夹角，15°；骨盆倾斜，135°；骶骨倾斜角，90°

平面一词描述的是骨盆与平面（如地面）之间的关系，注意正常女性骨骼中骨盆的倾斜。假想角度是根据特定个体的倾斜程度而产生的（图24.6，图24.7），这些角度代表了骨盆平面的角度。图24.7显示了骨盆轴（卡鲁斯曲线），这是一条假想的线，胎儿通过骨盆时沿这条线进行旋转。

在骨盆异常的情况下，骨盆平面可能会发生明显的改变，从而影响产道骨盆轴，进而影响胎儿通过骨盆的方向。当孕妇在待产和分娩期间采用其他分娩姿势时，助产士需要考虑到产道的骨盆轴（Reitter et al，2014）。

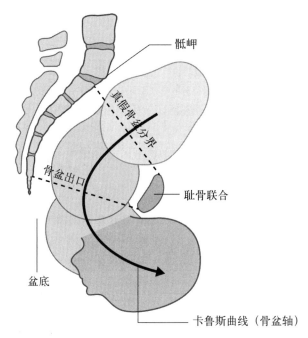

骶岬

真假骨盆分界

骨盆出口

耻骨联合

盆底

卡鲁斯曲线（骨盆轴）

图 24.7　直立位产道骨盆轴

1. 骶骨角　真假骨盆分界平面与第一骶椎前面平面之间的夹角。通常测量值为 90°。小于 90°，提示骨盆腔比骨盆分界线平面小；超过 90°，提示骨盆腔比骨盆分界线平面大。

2. 真假骨盆分界的倾斜角　产妇站立时骨盆入口平面至水平面的角度约 55°。如果大于

55°，先露部入盆衔接可能会延迟。

3. 骨盆出口的倾斜角　产妇站立时，骨盆出口上内侧缘与水平面成 15°。

耻骨下角是构成耻骨弓的两个耻骨下支之间的夹角（图 24.1）。女性骨盆的耻骨下角约为 90°，在阴道评估时耻骨弓下角顶点可容纳两个手指的宽度。

（六）骨盆的变化

虽然有四种公认的骨盆分类（Caldwell et al, 1940；表 24.1），但这些类别也可能会发生变化。Kuliukas 等（2015）目前的研究表明，并未发现骨盆形态的这四个类别，这对以往的分类提出了挑战。有些女性的骨盆可能有多种特征，比如骨盆后倾和男型骨盆。最重要的因素是真骨盆空间可使胎儿下降和通过骨盆娩出。盆腔大小和形状因人而异，不能单独作为分娩风险的指标；其他因素，如胎儿的位置和大小及分娩进程，也需要加以考虑。

其他可能影响骨盆大小和形状的因素：

• 损伤与疾病（Phillips et al, 2000）

• 膳食性缺乏——在年轻女性中，这可能会直接影响骨盆的生长和形状（Velickovic et al, 2013）。

表 24.1　骨盆分类

特征	女性型	均小骨盆	男性型	类人猿	扁平型骨盆
边缘的形状	圆形	圆形，但很小	三角形—"心形"	椭圆形（前后直径最宽）	豆形—扁平
	◯	◯	♡	♡	⬭
骨盆的深度	浅，骨盆壁垂直	浅	深，骨盆壁内收	深，直	浅，骨壁不规则
耻骨弓下角	85°～90°	90°	60°～75°（窄）	超过 90°	超过 90°
坐骨切迹	宽	宽，但小	窄	宽	窄
坐骨棘	不突出，钝	不突出	棘间直径明显狭窄	不明显，但可能有棘间直径变窄	钝，一般广泛分离，不突出
骶骨	深，弯曲	直，扁平	直，扁平，长	长而窄，可能有轻微的弯曲	宽，平，凹
出口横径	10cm	通常小于 10cm，可能具有男型骨盆特点，可使出口减小	小于 10cm	大于 10cm	大于 10cm

续表

特征	女性型	均小骨盆	男性型	类人猿	扁平型骨盆
对助产学的启示	为正常分娩的最有利的结构	微型的女性骨盆；分娩结果取决于骨盆大小和胎儿大小之间的关系	胎儿头部可尝试以枕后位衔接 可能导致深横向阻滞（参见第64章关于胎儿颅骨过度形变和头型的讨论）	拥有这种骨盆的女性身材高大，"体格健美"骨盆很大，当胎儿在分娩过程中下降时，骨盆应能容纳胎儿 可能导致持续的枕后位，导致胎儿面向耻骨分娩	胎头衔接于横径上。骨盆的这种形可能需要胎儿的头部通过一种称为头盆倾势不均的运动来越过真假骨盆分界（参见图24.8和章节网站参考资料）。这种运动是婴儿的头部先向一个方面倾斜，然后再向另一个方向倾斜，从而使胎儿颅骨的双顶径与骨盆分界衔接，从而下降。由于胎儿头部可能无法在盆腔内旋转，导致深横向阻滞
发生率	50%		20%	25%	小于5%

（七）其他骨盆类型

骨盆的任何损伤或疾病都可能显著地影响骨盆的大小，影响分娩的结果。表24.2概述了非常规的骨盆分类和特征，每一种骨盆分类都可能具有多种特征，其形状取决于损伤的程度和持续时间。助产士在产前尽早评估骨盆功能障碍的风险是非常重要的。

表24.2　非常规骨盆分类

特征	佝偻病骨盆	骨盆不对称（内格勒型）	罗伯特型骨盆	骨软化的骨盆	腰椎脱盆性骨盆
边缘的形状	豆形；前后径减小	不对称，可能缺少一个骶骨翼	入口狭窄，骨盆壁内收明显	通常严重变形	
骨盆的深度	扁平	可能是正常的		骨盆壁内收	
坐骨棘		可能有一个显著突出	可能减少坐骨棘间径		
骶骨	下端回收以增大盆腔尺寸，中间可能弯曲				
出口横径	大小增加	可能会改变	可能会改变	坐骨结节间径小于8cm	可能会改变——通常是大幅度缩小
原因	可能由儿童佝偻病导致柔软的骨因体重而变形。见于饮食和维生素D不足	骨盆一侧发育不全，常伴一侧骶髂关节融合 有时被称为内格勒骨盆。见于先天性髋关节脱位、小儿麻痹症或意外	骨盆两侧发育不良伴骶髂关节融合 罕见的盆腔极度内收	成人由于缺乏维生素D而发生的严重骨盆畸形 骨软化病不同于儿童佝偻病，因该病发生在走路和站立时的腿和骨盆向上的压力迫使骨盆两侧向内，脊柱上部身体的重量迫使骶岬向前	第5腰椎在骶骨上向前滑动，将骶岬向后推，骶骨尖向前推
对助产学的启示	可造成产科分娩。导致胎儿头部发生弯曲，胎儿以头部矢状缝横向头倾势不均入盆（图24.8）	可能降低阴道分娩的发生率	可能降低阴道分娩的发生率	在世界上骨软化症流行的地方，妇女可能在妊娠期间出现这种情况，导致以正常阴道分娩开始，随之转变为复杂性分娩	导致真结合径极度缩短

（八）骨盆评估

骨盆评估是通过评估骨盆的大小和出口来评估胎儿在分娩过程中是否能顺利通过骨盆。尽管这可以在妊娠前或妊娠期间的任何时候进行，但骨盆与胎儿颅骨的关系只能在妊娠 37 周（产前或产中）进行评估。由于其较差的预测价值（NICE，2008），不推荐在产前进行常规骨盆评估。骨盆评估不是分娩结果的决定因素，但有助于对骨盆充分全面的评估。

评估内容须包括以下方面：

- 腹部检查——评估先露部的衔接和下降
- 阴道检查——通过评估以下内容来确定骨盆的大小和形状：

  ◆ 骶岬前突（通常不能在阴道检查时触及）
  ◆ 坐骨棘突出，如果能触及，测量它们之间的距离
  ◆ 耻骨弓角度（通常在耻骨弓顶端可容纳 2 指宽）
  ◆ 坐骨结节突起（通常在会阴外水平测量时可容纳 4 个指关节宽度）

还可以包括以下方面：

- X 线 检 查（Harper et al，2013；Sibony et al，2006）
- 超声波扫描
- 计算机断层扫描和磁共振成像（Huerta-Enochian et al，2006；Chen et al，2008）

此外，还必须考虑其他因素，以便对产妇真骨盆的整体情况做出全面的评估：

- 评估产妇的步态是否正常
- 身高
- 鞋码是否小
- 之前阴道分娩是否成功
- 38 周时胎儿头部未衔接（初产妇）
- 佝偻病史
- 既往骨盆损伤
- 曾有过试产或产程延长
- 先露异常，如臀位
- 分娩时胎儿颅骨或头皮形变程度

三、女性生殖解剖学

女性生殖系统的主要功能是生产和传输卵子，为受精卵和发育中的胎儿提供养育环境。它能适应不断发育的胎儿，并在生产时娩出胎儿和胎盘，在产褥期恢复到接近孕前的状态。对女性生殖系统的研究是助产士了解妇科、妊娠、分娩及分娩对女性生殖解剖影响的基础。

女性生殖系统的结构包括内外生殖器和盆腔器官及其结构（表 24.3），特别是膀胱、尿道和直肠。此外，关于子宫的肌肉支持，血液供应、神经和淋巴管等知识需要结合盆底肌肉结构来研究（参见第 40 章）。

（一）胎儿发育

在受精后的前 6 周，男性和女性胎儿的性腺经历相同的发育过程。在女性胎儿中，卵巢从肾

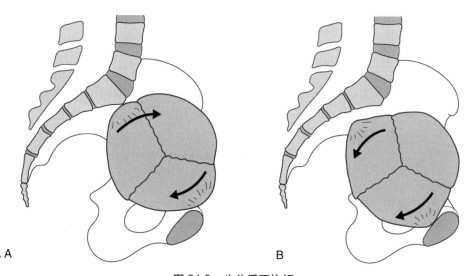

图 24.8　头盆后不均倾

脏下方的位置下降到盆腔，靠近输卵管。它们的主要功能是在青春期女性性激素的影响下产生卵子（参见第 25 章和第 31 章）。

表 24.3　阴道解剖关系

视图	阴道切面	相关结构
前视	上半部	膀胱
	下半部	尿道
后视	上 1/3	子宫直肠窝
	中 1/3	直肠
	下三 1/3	会阴体
上部视角	中心	子宫颈
	上半侧	穹窿部
		输尿管和子宫动脉
俯视	阴道口及前庭	
侧视	上部	子宫旁组织
	中部	尾骨肌肌肉
	下部	会阴肌肉
		球海绵体肌

（二）外生殖器

助产士在产妇分娩、产程中可能需要为产妇提供导尿管插入术，管理和护理阴唇和会阴撕裂、外阴切开、尿道口或阴蒂等撕裂的产妇，女性外生殖器的解剖知识（图 24.9 和专栏 24.1）为助产实践提供了理论基础。

以下任何结构都可能在分娩过程中受损，必须在分娩后进行评估：

- 大阴唇
- 小阴唇
- 阴蒂
- 前庭
- 尿道口
- 阴道口
- 前庭大腺

1. 血液供给　通过阴部动脉，回流通过相应的静脉。外生殖器的血管结构有助于愈合，但创

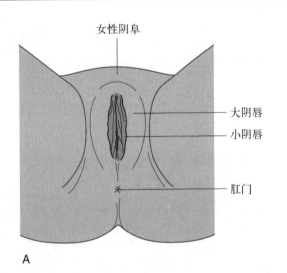

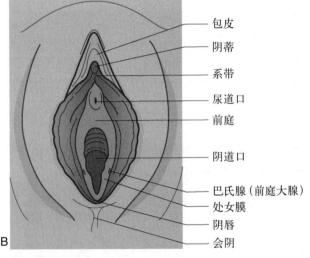

图 24.9　女性外生殖器

专栏 24.1　女性外生殖器

女性阴阜

在青春期后，在耻骨上的脂肪垫，上有皮肤和毛发覆盖

大阴唇

两层厚脂肪组织褶皱，表面被皮肤覆盖，从隆起部一直延伸到会阴内，表面含有皮脂腺

小阴唇

位于大阴唇之间的两片小而光滑的皮肤褶皱，包含汗腺和皮脂腺。小阴唇的前端包绕阴蒂，形成包皮和一个更小、更低的褶皱，称为系带。系带在后面会合，构成阴唇系带

阴蒂

高度敏感的勃起组织，长约 2.5cm。它由两个具有勃起功能的组织构成，即海绵体和阴蒂头海绵勃起组织

前庭 从阴蒂延伸到阴唇系带间的区域，包含尿道口和阴道口。包括前庭腺，即斯基恩腺（尿道旁腺）和巴氏腺（前庭大腺） **尿道口** 位于前面的阴蒂和后面的阴道口之间，有尿道外口，上接膀胱 **阴道孔或阴道口** 位于尿道后方，上接阴道，具有延展能力以适应新生儿的出生 **处女膜** 部分堵塞阴道入口的一层薄膜——使用内部卫生棉条、体育锻炼和性交很容易破裂。阴道分娩时发生进一步的破裂，导致残留的组织形成标记 - 处女膜痕	**巴氏腺** 腺体的导管出现在阴道口的两侧，在小阴唇的内表面。它们分泌黏液润滑外阴，在性兴奋时分泌增加。在阴道检查时，除非有阻塞或感染，否则不能触摸到 **阴唇系带** 作为阴唇后方连接阴道口，并作为会阴缝合时正确对齐的标志。 **会阴** 从阴唇系延伸到肛门边缘，覆盖盆腔肌肉 **包皮** 阴蒂上的一层松弛的皮肤 **系带** 维持阴蒂位置的小韧带

伤时会严重出血。

2. *神经支配* 来自阴部神经的分支。

3. *淋巴回流* 通过腹股沟腺实现。

（三）内生殖器

通过学习女性内生殖的解剖知识（图 24.10），有助于理解以下内容：

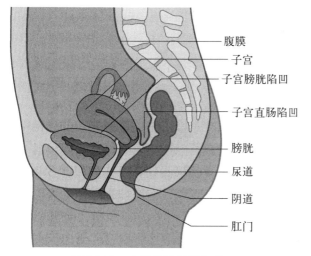

图 24.10 女性盆腔脏器矢状面

- 妊娠、分娩和产后阶段，包括妊娠期子宫的生长发育
- 子宫在分娩、产程和胎盘娩出中的作用
- 子宫肌肉结构在止血和产后出血中的作用
- 子宫复旧，解剖结构恢复到孕前状态
- 母乳喂养对子宫复旧的影响

- 生殖道感染
- 妇科情况，如：
- 感染（巴氏腺脓肿、产后感染）
- 不孕和多产
- 子宫肌瘤、异位妊娠、子宫脱垂、肿瘤、卵巢囊肿、宫颈癌筛查

（四）阴道

阴道是一条向上、向后平行于骨盆边缘的纤维肌管。在进行阴道检查和指导妇女正确插入子宫托、卫生棉条和避孕横膈膜时，必须注意阴道的角度。

阴道从外阴延伸到子宫颈；前壁长约 7.5cm，后壁长约 10cm。阴道壁呈环状皱褶排列至阴道上端变宽，子宫颈以直角伸入阴道，形成 4 个凹槽（穹窿）。前穹窿较浅，外侧穹窿较深。后穹窿最深，有助于性交时精液的汇集，增加精子游入子宫颈的机会。

阴道内没有腺体；水分是由子宫颈腺的分泌物和血管中渗出的浆液提供的。阴道分泌物呈酸性（pH4.5），对精子来说是一个不利的环境，但可被精液和宫颈黏液的碱性反应所抵消。阴道内含有乳酸菌（Döderlein's bacilli），乳酸菌作用于阴道内膜鳞状细胞中的糖原而产生乳酸，使阴道呈酸性。乳酸菌在正常情况下存在于阴道内，非

图中标注：腹膜、子宫、子宫膀胱陷凹、子宫直肠陷凹、膀胱、尿道、阴道、肛门

病理性改变。所产生的乳酸有助于消灭可能进入阴道的致病菌。在青春期前的女孩和绝经后的妇女中，阴道 pH 约为 7，为阴道感染（如白色念珠菌）的生长创造了有利的环境。

阴道壁有四层结构：

• 内层鳞状上皮呈皱褶状排列，使分娩时阴道能够扩张和伸展

• 弹性结缔组织构成的血管层

• 有外纵纤维和内圆纤维的不随意肌层

• 骨盆筋膜 - 结缔组织外层，包含血管、淋巴管和神经

分娩后，必须检查阴道壁有无损伤，并进行评估以制订护理计划。

功能：阴道能够扩张，以便在性交时使阴茎进入和分娩时促进胎儿娩出。

血液供给：是通过直肠中动脉，起源于髂内动脉的一个分支；通过相应的静脉回流。

神经支配：是通过骶神经丛的交感神经和副交感神经（位于子宫骶韧带区域子宫直肠陷凹底部），起源于骶神经的第 2、3、4 支。

淋巴引流：阴道的下 1/3 流入腹股沟腺，上 2/3 流入髂内腺。

（五）子宫

子宫是一个由肌肉构成的、具有丰富血管的盆腔器官，形状像一个倒置的梨。它的前部是膀胱，后部是直肠，正常情况下它处于前倾（向前倾于膀胱）和前屈（向前弯曲）的位置。

子宫分为子宫体、子宫颈两部分。子宫狭长的末端与阴道相衔接，子宫体上部外侧与输卵管相通（图 24.11，专栏 24.2）。

1. 结构　子宫内膜是子宫的最内层，会随着女性生殖周期的变化而不断变化。它在月经期脱落，在妊娠期间维持和增厚。子宫内膜由以下部分组成：

• 血管结缔组织，称为基质，包含管状腺体。血管组织进一步分为功能层和基底层（基底层紧邻肌层）。月经期间功能层脱落，由基底层再生。

• 覆盖基质的一层纤毛柱状上皮。

• 当基质下降到肌层水平时，被非纤毛细胞所覆盖。

子宫肌层：由平滑肌层构成，占子宫壁厚度的 7/8。在非妊娠状态下，肌纤维层没有明显的分层（图 24.12）。

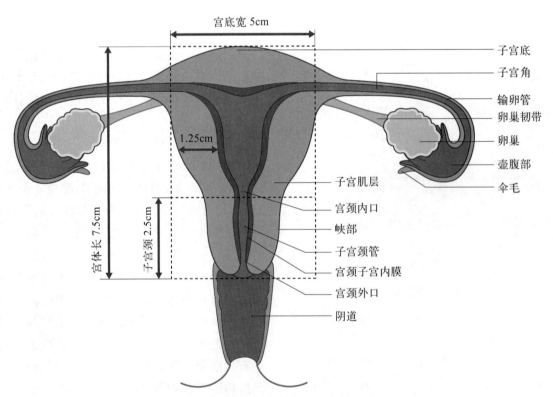

图 24.11　非妊娠子宫、输卵管和卵巢

专栏 24.2   非妊娠子宫、输卵管和卵巢

子宫体

子宫的上 2/3。宫体空腔呈三角形。由宫底、两侧宫角和峡部构成

子宫颈

子宫下 1/3。呈圆柱形，下半部分与阴道呈直角衔接

宫颈内口

位于宫颈管顶端，它的管壁在妇女妊娠初期是关闭的。在第一产程扩张和变薄，形成子宫下段的一部分

宫颈外口

位于子宫颈管底部，在孕前，宫颈管壁是紧密贴在一起的，在经产妇，部分宫颈管壁是张开的。对宫颈外口的检查是评估产程进展的一项指标

子宫颈子宫内膜

宫颈子宫内膜呈深皱褶状排列，便于精子通过宫颈管。上 2/3 由柱状上皮组成，包含分泌碱性黏液的复合纵状腺体。排卵时宫颈黏液较薄，有利于精子通过。在其他时候宫颈黏液较浓稠，形成宫颈黏液栓，有助于防止子宫感染。下 1/3 与阴道相连的部分由复层鳞状上皮构成

宫底

子宫的上部，在两侧输卵管的上方。可以触诊到

产前：

• 评估胎儿生长（妊娠周数）

• 确定胎位和胎先露

产程中：

• 评估子宫收缩

• 评估胎儿的下降

• 评估胎盘和胎膜排出后子宫的收缩能力，作为潜在内稳态的评估

产后：

• 评估子宫复旧

输卵管

两条从子宫角向外延伸并进入腹腔的管道。每条管道长约 10cm，直径随长度而变化，一般为 1cm。内表面的纤毛引导卵子进入子宫腔。感染或创伤引起的瘢痕或梗阻可导致异位妊娠和不孕。通过手术结扎输卵管可达到绝育的目的

子宫角

位于子宫体和输卵管的连接处

卵巢韧带

将卵巢悬吊在靠近输卵管边缘的位置，增加卵子进入输卵管的概率

卵巢

女性性腺，可产生成熟卵细胞。卵巢是产生雌激素、孕激素和少量雄性激素的内分泌器官

伞毛

输卵管末端的指状突起，帮助将卵子从卵巢输送到输卵管

壶腹部

输卵管远端扩张的部分，通常是卵细胞受精的地方

峡部

子宫体与子宫颈的连接处。在妊娠期间，这个部分会生长发育，形成子宫下段

子宫颈管

连接宫颈外口和内口的管道。在妊娠期间会形成一个黏液栓，当宫颈活动和扩张时黏液栓被排出

在妊娠期，子宫肌层会变得更厚，并明显区分为以下三层：

（1）内环状肌层

• 主要位于子宫角和子宫颈周围。

• 在分娩过程中协助宫颈扩张。

（2）中层斜或螺旋状肌层

• 子宫体上部最厚，通常为胎盘附着处。

• 在第三产程胎盘剥离后，其具有的强大的收缩能力可使剥离面血管自然关闭。

（3）外纵肌层

• 从子宫颈前部延伸至子宫颈后方。

• 能够伴随子宫收缩缩短产程——促进胎儿、胎盘和胎膜的下降及娩出。

子宫浆膜是覆盖在子宫和输卵管上的一层腹

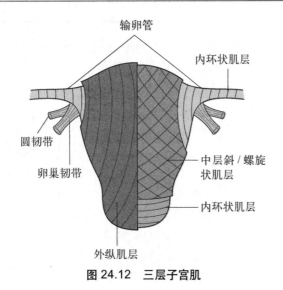

图 24.12　三层子宫肌

膜，与覆盖膀胱的腹膜相连，作为阔韧带延伸至骨盆侧壁（图 24.10）。腹膜在以下部位形成皱褶：

• 在膀胱和子宫之间——子宫膀胱陷凹。

• 在子宫和直肠之间——子宫直肠陷凹（公认的在手术或创伤中膜破裂时易受感染的部位）。

2. 子宫的功能

• 提供有利于受精卵植入的环境。

• 培育生长中的胎儿。

• 生长和扩张以适应胎儿和胎盘的生长。

• 在分娩时通过收缩、缩复和娩出胎儿、胎盘和胎膜，以及在分娩后起到止血作用。

• 复旧到接近妊娠前的状态。

子宫韧带：维持正常前倾、前屈的子宫位置。分娩，特别是产程延长、慢性便秘和腹压增高、过度负重、姿势不正确及肥胖等可能直接导致这些韧带的损伤。损伤的影响可能要到更年期后期才会显现。在更年期，雌激素水平下降会导致肌肉和韧带萎缩，功能丧失。其结果可能是子宫脱垂和相关的应激性尿失禁和排便困难（Whappls，2014）。

子宫韧带如图 24.13 所示：

• 宫颈横韧带（2）：从子宫颈外侧延伸至骨盆侧壁（过度拉伸可能导致子宫脱垂）。

• 子宫骶韧带（2）：从宫颈交叉延伸至后方的骶骨，环绕直肠，维持子宫前倾位置。

• 耻骨宫颈韧带（2）：起自子宫颈，向前延伸至耻骨，为子宫提供有限的支持。

• 圆韧带（2）：起于子宫角，经阔韧带及腹股沟管下行至大阴唇，有助于维持子宫前倾位置。

• 阔韧带：从子宫外侧边缘延伸至骨盆侧壁的双层折叠腹膜。

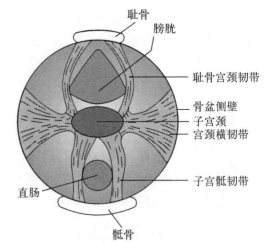

图 24.13　子宫韧带及其支撑的上视图

血液供给：子宫的血液是通过子宫和卵巢动脉供给的；回流通过相应的静脉（图 24.14，图 24.15，彩图 17）。这些结构提供了丰富的血供，能促进子宫和胎盘在妊娠期的生长，并支持胎儿的生长和发育。子宫的血管在非妊娠状态下是扭曲的，在妊娠期间，随着子宫的扩张，血管舒展。

妊娠期和分娩期及产道创伤可造成子宫供血系统的损伤。这可能导致严重的出血，增加母亲和胎儿的死亡率和发病率（Knight et al，2014）。

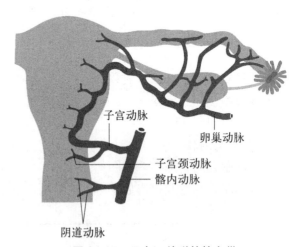

图 24.14　子宫及其附件的血供

子宫动脉和静脉：子宫动脉起自髂内动脉的一个分支，经宫颈内口进入子宫，沿着子宫外缘的螺旋路线以直角旋转，通过子宫颈和阴道的一个分支汇入卵巢动脉。子宫动脉的分支穿透子宫肌层和子宫内膜，使子宫内膜在整个月经周期内再生和增厚（参见第 25 章）。子宫静脉与动脉并行，流入相应的髂内静脉。

卵巢动脉和静脉：卵巢动脉起源于降主动脉，穿过尿道和髂内动脉，然后穿过骨盆边缘进入卵巢下方的阔韧带。卵巢动脉的分支供应输卵管并与子宫动脉相连。右卵巢静脉连接下腔静脉，左卵巢静脉连接左肾静脉。

神经支配：受交感神经和副交感神经共同支配。骨盆的交感神经系统是主动脉丛（有时称为骶前神经）的延续，它位于第 5 腰椎和骶岬的前面。它向下延伸，连接着位于子宫直肠陷凹上的腰交感神经分支。副交感神经从骶孔出来，与骶神经丛相连。然后神经进入子宫和其他盆腔脏器（Waugh et al，2013）。

淋巴引流：从盆腔器官引流淋巴的淋巴管和淋巴结与大动脉和静脉伴行，淋巴结位于髂血管和主动脉两侧。子宫上段引流至腰椎和下腹部淋巴结，下段引流至下腹部淋巴结。

（六）子宫颈

未孕女性身上触及的子宫颈，是一个与鼻尖硬度相似的结构，颈口是闭合的。在多数未孕妇女中，宫颈可能保持部分扩张。

在妊娠期间，由于充足的血液供给，子宫颈看起来呈蓝色，而在妊娠后期，随着为分娩的准备，它会变得更加柔软。

鳞状上皮连接：是指宫颈管上端的柱状上皮与宫颈外口下层鳞状上皮的交界处。子宫颈癌好发于此交界处。

四、男性生殖解剖学

男性生殖系统的功能是产生精子并在性交过程中输送给女性，以创造新的人类生命。可以这么认为，一旦受精成功，对助产士来说是否了解男性生殖系统的知识并不那么重要。但是，还需要考虑到一些问题，如妊娠期间的性交、性传播疾病的传播（参见第 55 章）、了解不孕不育的一些原因（见第 28 章）和男婴的检查（参见第 42 章）。

睾丸的功能是产生精子和睾酮。在胎儿期，睾丸位于腹腔内，随着胎儿的发育逐渐下降，通过腹股沟管进入阴囊。置于腹腔外，可以使睾丸保持低于身体的温度（2°～3°），这是精子发育的最佳温度。附睾是一种卷曲的导管，为精子从睾丸进入输精管和壶腹部提供了通道。输精管中含有一层肌肉层，在性活动中具有潜在收缩力，能在射精时将精子推入尿道。

男性生殖系统还包括一些附属腺体：精囊、前列腺和球尿道腺。这三部分支持着精子的发育，确保生殖系统含有精子存活所必需的营养和化学物质。精液是微碱性的，有助于中和阴道中的酸度，帮助精子活动。每次射精通常有 2～6ml 精液，

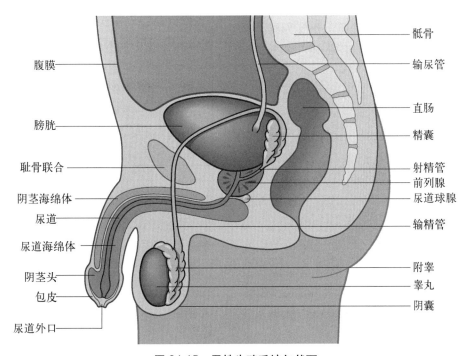

图 24.15　男性生殖系统矢状面

包括 5000 ～ 1.5 亿个精子。阴茎由勃起组织的三个区域组成，其中包括血管空间、结缔组织和不随意肌（图 24.15）。在性唤起期间，血管空间会充血勃起阴茎，为射精做准备。

胎儿发育

在胎儿中，男性睾丸位于肾脏下方的腹部，与女性相似。在遗传和激素的影响下，性腺形成独特的结构（Johnson，2013）。在妊娠第 7 ～ 8 个月，男性睾丸随精索通过左右腹股沟管下行，出生时位于婴儿的阴囊（Ellis et al，2013）（参见第 42 章）。有关男性生殖系统更多的信息，请参阅本章的参考网站。

五、对助产学的影响

人类生殖解剖学知识可以帮助助产士识别可能需要不同的护理、治疗和咨询的孕妇，使助产士能够在妊娠、分娩和产褥期计划最适当的护理，并确定胎儿和新生儿可能出现的问题。与妊娠早期接触，可查明其是否需要进一步检查或转介至产科医师进行专科护理。

在第一次产前检查（"预约"）中，必须采集孕妇的病史和家族史，确定可能由营养问题造成的潜在问题，如佝偻病、骨软化或神经性厌食症（Dimitri et al，2007；Linna et al，2014）。助产士应识别骨盆是否因外伤、手术或骨质疏松而改变了原有形状（Leggon et al，2002；Phillips et al，2000；Riehi，2014），并识别步态和姿势的正常变化、骨盆关节病变、骨盆疼痛和耻骨联合分离（Champion，2015）。

在分娩过程中，助产士可以利用对骨盆解剖学的知识来评估骨盆的形状和大小，利用产妇的病史、临床检查、腹部触诊和阴道检查信息来制订适当的分娩护理计划。基于这一点，助产士可以减少产程延长的发生率，或及早发现难产，从而显著降低发病率。

在产后阶段，助产士要评估子宫复旧，是否恢复到孕前的状态。任何偏离正常的情况都必须迅速识别并采取适当检查，其中包括出生创伤、压力性尿失禁、避孕方法、性传播疾病（参见第 55 章）和性功能障碍所造成的问题。在新生儿检查时（参见第 42 章），助产士要能确定新生儿生殖器是否正常，并对母亲进行相应的教育。

六、结论

人类生殖解剖学知识为助产士的日常实践提供了基础。这种对人类生殖解剖结构和功能的理解使助产士能够将这些概念应用于正常生理分娩和产科分娩。它使助产士执业人员能够使用一种共同的语言，与其他卫生保健专业人员讨论助产和产科实践的相关问题。它支持并加强了助产士作为健康促进者和实践者的作用，解释复杂的健康问题，并以适当的术语准确地将这些问题与孕妇及其家庭沟通。

要点

- 对生殖系统的全面了解为理解与助产实践有关的生理和病理状态提供了基础。
- 详细的解剖学知识可以用来理解骨盆影响正常分娩和异常分娩的机制。
- 解剖学知识为理解妊娠如何影响骨盆健康，以及分娩过程中病理条件和外部因素如何影响骨盆提供了基础。
- 人类生殖解剖学知识可应用于产科、妇科、泌尿生殖健康及病理学的研究，使从业者能够提供护理、治疗和建议。
- 对骨盆解剖学的了解使助产士能够评估骨盆的形状和大小，为制订分娩和分娩护理计划提供信息。

（翻译：王　彦　审校：魏碧蓉）

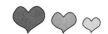

第 *25* 章

女性生殖生理学：下丘脑、垂体前叶和卵巢间的相互作用

Mary McNabb

学习目标

通过阅读本章，你将能够：

- 了解促性腺激素释放激素（GnRH）神经元在调节卵巢周期性活动中的重要作用。
- 识别相互连接的神经网络在整个卵巢周期中调节 GnRH 脉冲和激增释放的作用，以及它们对营养状况的敏感性。
- 了解 GnRH 对促性腺激素合成和脉冲释放的刺激作用，以及卵巢类固醇激素的周期性变化对垂体前叶和大脑所产生的正负反馈回路。
- 明确卵巢周期的不同阶段，卵泡的形成和发育，卵母细胞和周围体细胞在排卵前后的双向联系。

一、引言

从青春期开始，月经和卵巢周期反映了女性的营养状况、情绪健康和长期的健康状况。本章首先概述了女性的下丘脑—垂体—性腺轴（hypothalamic–pituitary–gonadal，HPG），确认了促性腺激素释放激素（gonadotrophin-releasing hormone，GnRH）神经元独特的特性，复杂的信号排列对下丘脑前部分散的 GnRH 细胞体群的影响，以及在非妊娠期的不同阶段，细胞和分子的相互作用对正中隆起（median eminence，ME）神经末梢间歇脉冲式释放的调节。本章解释了 GnRH 脉冲式释放和垂体前叶促性腺激素、促卵泡激素（follicle-stimulating hormone，

FSH）和黄体生成素（luteinizing hormone，LH）合成和脉冲式释放间的关系，描述了卵巢类固醇和肽类激素是如何通过改变浓度对促性腺激素（gonadotrophin，Gn）和集成神经网络起到正负反馈作用，从而对 GnRH 神经元起到直接和间接的相互影响。这引起了卵巢在排卵前、排卵期和排卵后的一系列活动，揭示了卵巢卵泡、优势卵泡的成熟及黄体形成和退化间的周期性相互影响。

二、下丘脑对生殖的控制

在中枢神经系统（central nervous system，CNS）中，GnRH 是一系列内外刺激和抑制生育的调节因子常见的最终介质。GnRH 神经元形成一个相对较小的群体，主要分布于视前内侧核、下丘脑前部和弓状核，它们将不典型前体投射物发送到正中隆起的离散区域。GnRH 神经元的松散分布被认为是反映了它们在生命早期的显著迁移，从发育中鼻的原始嗅觉基板穿过鼻中隔，通过嗅球，进入下丘脑喙（Forni et al, 2015）。这些神经元在青春期发育成熟后，受到神经末梢的严格控制，以可变的脉冲方式释放 GnRH 进入门静脉网状毛细血管，并在那里直接进入垂体前叶细胞并快速降解（Prevot et al, 2010）。由于 GnRH 以脉冲方式释放，在血液中的半衰期只有 $2 \sim 4$ 分钟，这使其位于垂体促性腺激素细胞表面的受体间歇性地受到刺激。GnRH 的这种刺激模式对于维持促性腺激素细胞的应答至关重要，促性腺激素细胞的应答可诱导 LH 和 FSH 长时间

的合成和脉冲释放，进而促进性腺发育、卵巢的周期性活动和类固醇激素的合成（McCartney et al，2014：8-10）。

从青春期到更年期，GnRH 神经元在排卵前的协调和适时增加，中断了负反馈调节，代之以正反馈效应促进雌二醇的持续升高，同时也引起了卵泡期结束时下丘脑中黄体酮合成的增加（Stephens et al，2015）。在这一转换过程中，每小时脉冲的基础或强直模式变得更为频繁，随之而来的是脑垂体门静脉血中 GnRH 浓度的持续升高，可持续数小时（Zhang et al，2015；Campbell et al，2010；Johnson，2013：158-159）。GnRH 释放的周期性变化得到充分的证实已有一段时间，但关于产生这些变化的相互作用及这些相互作用的神经元是如何因新陈代谢的不同而变化这一现象，仍存在许多问题（Skorupskaite et al，2014）。这些 GnRH 活动的脑部调节器根据能量存储和新陈代谢的指标有效地监控生育能力（Pinillad et al，2012）。

控制生殖的下丘脑 - 垂体结构的信号惊人的复杂。成功的生育完全依赖于 GnRH 对一系列信息的反应，尤其是对卵巢激素水平、能量平衡和生理及情感压力的反应（Pinilla et al，2012；Skorupskaited et al，2014）。根据生理和情感状态动态调节变化的神经激素系统必须与 HPG 轴相互协调，以形成适当的 GnRH 释放模式。GnRH 的同步释放受下丘脑网络的整体活动影响，包括 GnRH 神经元、其他神经肽和神经递质调节 GnRH 的脉冲式分泌，并与在卵巢类固醇和肽类激素刺激下形成的正、负反馈周期起到协同作用，激活 GnRH 脉冲式释放的激增模式（Micevych et al，2011；Stephens et al，2015）。

（一）GnRH 神经元的特异性

为了理解跨突触兴奋和抑制的相互影响，以及 GnRH 神经元上神经胶质输入信号的复杂机制，有必要从它们的功能形态学着手。神经元处理信息通常以离散的间隔进行。树突接收并整合突触输入传至细胞体，而轴突则启动并从细胞体传导峰电位到远端神经元靶位。GnRH 神经元与这种刻板印象不同，它们通常具有双极性，由两个布满了树突棘，非常长且相对无分叉的结构组成，

是兴奋性突触输入的部位。所有的 GnRH 神经元，包括那些与 ME 相邻的神经元，至少会将其中一个突起直接投射到 ME 中。突起广泛分支形成终端，这主要受类固醇敏感性和高度极化的神经胶质细胞的控制。这些胶质细胞的动态重新分布组成的 GnRH 终端与垂体门静脉系统周围毛细血管构成了可逆的神经血管连接，使 GnRH 的释放模式具有可变性（Prevot et al，2010）（图 25.1，图 25.2，彩图 18）。

对 GnRH 投射结构电学性质的研究表明，它们在不同程度上融合了轴突和树突的功能。这些离细胞体最近的树突片段具有从其他轴突终端传输动作电位的高能力，从而通过控制动作电位起始点和簇放电来介导信号整合（Piet et al，2015）。远离细胞体的部分沿其整个投射接收突触输入并将动作电位传导到 ME 中的突触末端。影像学研究表明，绝大多数 GnRH 神经元和其他 GnRH 神经元的树突形成多重的紧密同位体（Campbell et al，2010；Piet et al，2015）。这些观察结果证实，考虑到 ME 投射的分散的 GnRH 神经元群不是彼此孤立的，而是通过树突连接和相关的共享突触输入而高度互联的。虽然对于树突在引发 ME 中 GnRH 可变的脉冲式释放的相关重要性仍存在疑问，但它们似乎提供了一种内在机制，使这个分散的神经元群的 GnRH 输出能够同步（Chen et al，2014）。这些发现的重要性在于认识到了垂体和卵巢对于 GnRH 的反应能力取决于 GnRH 脉冲的振幅和频率（Johnson，2013）。

（二）GnRH 脉动的神经调控

GnRH 在生殖中的重要作用是在 40 多年前被发现的。然而，直到最近，研究人员才开始确定相互作用的传入神经群和通路，它们介导来自卵巢卵泡的激素信号、营养信号和环境因素，使 GnRH 和 LH 的脉动与整个卵巢周期内女性体重、体温和性欲的变化同步（彩图 19）。在卵巢周期中存在着两种截然不同的 GnRH 释放模式：排卵前 GnRH 激增，驱动排卵所需的 LH 激增；在卵泡和黄体阶段，基底或紧张性 GnRH 约每 60～90 分钟释放一次。目前的证据表明，视前区的神经激肽 B（kiss1）神经元与高浓度的卵

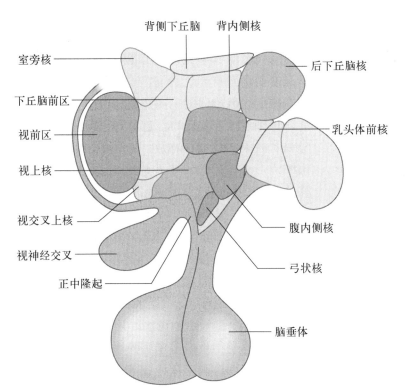

图 25.1　下丘脑的核心与下丘脑区域

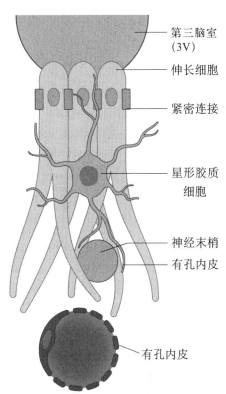

图 25.2　神经胶质细胞、伸长细胞、星形胶质细胞和神经内分泌终端在正中隆起（ME）的示意图，形成第三脑室底部的大脑结构

巢类固醇协同作用驱动了激增模式，而每小时时钟模式是由另一个 kiss1 弓状核（ARC）神经元群体与低浓度的卵巢类固醇协同驱动的（Prevot et al，2010；Cholanian et al，2015；Zhang et al，2015）。

（三）GnRH 激增释放

目前的证据表明，kiss1 神经元的这两个主要群体是至关重要的突触前神经元，它们具有独特的电特性，能够直接驱动不同模式的 GnRH 神经元兴奋。大多数 GnRH 神经元表达神经激肽 B 受体（kiss1r），而 kiss1 神经元主要通过瞬间和持续离子电流诱导 GnRH 神经元的强烈电活动（Piet et al，2015）。视前区 Kiss1 神经元直接激活 GnRH 神经元胞体及其特殊投射，并通过调节 GnRH 神经元离子通道的高频电流，发挥其最强大的刺激作用（Piet et al，2015）。视前 kiss1 神经元表达出一种阈下持久的钠电流，这种电流显著改变了它们的放电活动。它们具有非常低的激活阈值，会出现自燃，表现出多种燃烧模式，在超极化刺激后反复燃烧，并维持长时间的活化（Piet

et al，2015）。此外，它们表达雌激素受体 α，该受体是 GnRH/LH 释放的飙升机制中的关键同工受体，暴露排卵期前雌二醇浓度，增加 kiss1 信使核糖核酸的表达和增强持续钠电流会急剧上调其兴奋性（Zhang et al，2015）。目前 ME 中直接支配 GnRH 神经末梢的 kiss1 神经元的程度有待确定（Piet et al，2015）。

（四）GnRH 的每小时脉动释放

与视前区相比，ARC 的 kiss1 神经元在低频时大多处于静止或放电状态，自发电激活阈值较低。长期暴露于低水平的雌二醇会抑制其 kiss1 信使核糖核酸和蛋白水平，降低细胞体积和树突棘密度（Cholanian et al，2015）。因此，在卵巢周期的卵泡和黄体期，kiss1 减少合成和释放雌二醇，减少兴奋性突触输入的树突以减少 ARC kiss1 神经元对 GnRH 和 LH 神经元的刺激，从而带来每小时的紧张性脉冲释放模式以形成负反馈调节。

ARC kiss1 神经元直接支配 GnRH 神经元的解剖通路尚未完全确定，但有证据表明它们投射到视前区，直接支配 GnRH 神经元（Piet et al，2015）。大量互通的细胞体和具有局部分支的近端树突也终止于 ARC 内，更多的投射到若干其他的下丘脑核区（Pinilla et al，2012）。许多轴突终端投射到第三脑室室管膜层，而另一些终端投射到 ME 外区的 GnRH 终端。ARC kiss1 和 GnRH 神经元的这种解剖学排列可能为在卵巢周期中的卵泡和黄体阶段，将 HPG 轴与体温、体重和新陈代谢的周期性变化结合起来提供了一个关键机制（Mittelman-Smith et al，2012；Cholanian et al，2015）。ARC 中 kiss1 神经元的一个显著特征是，它们也含有神经激肽 B（neurokinin B，NKB）、强啡肽（dynorphin，DYN）或脑啡肽原等神经递质。它们可共同表达雌激素受体 α、NKB 受体 NK3 和 DYN 受体 KOR（Skrapits et al，2015）。这表明神经激肽 B/NKB/Dyn（kisspeptin/NKB/Dyn，KNDy）神经元通过自动突触过程连接形成网络。NKB 神经元的刺激增加了 KNDy 神经元的动作电位激发活性，这是通过长期暴露于低浓度的卵巢类固醇调节的。相比之下，DYN 降低了自发的 KNDy 神经元活动，而这一活动也受到卵巢类固醇激素长期暴露的调节。KNDy 神经元暴露于强啡肽会降低其随后在低浓度卵巢类固醇情况下对 NKB 刺激的反应性（Cholanian et al，2015）。这些数据表明，由 DYN 介导的抑制 NKB 诱导活动需要卵巢类固醇的反馈。这意味着 ARC 中的 KNDy 神经元包含一个振荡反馈回路，通过络脉相互连接，从而同步其脉冲活动的频率。综上所述，这些观察结果支持了以下假设：NKB 和 DYN 受体的协同活化，分别可以在受卵巢类固醇调节的 KNDy 神经元上产生交替刺激抑制信号的模式（Piet et al，2015）。KNDy 神经元在视前区激活 GnRH 神经元，并将轴突侧支循环输送至第三脑室室管膜层，这里是特殊细胞与 GnRH 终端及 ME 中脑垂体门静脉循环网状毛细血管相互作用的地方（Prevot et al，2010）。此外，它们密集地支配 ME 中的 GnRH 纤维，ME 中的神经激肽 B 脉冲与 GnRH 脉冲发生时间关联（Piet et al，2015）。这些发现与 ARC 中的 KNDy 神经元驱动 GnRH 和 LH 脉冲式分泌的假说一致，提示这些神经元中表达的 NKB 和 DYN 参与了 Kiss1 有节奏放电的产生过程。

三、卵巢周期

从青春期到绝经期，卵巢活动的特征是数个卵泡的循环发育和优势卵泡的选择和成熟，以准备在排卵（ovulation）时排出一个具有生育活性的卵母细胞（彩图 20）。这种排卵模式需要类固醇和肽激素的周期性释放，并作用于大多数器官系统，形成相应的周期，尤其是血流动力学、新陈代谢、体温、情绪反应、性冲动和性需求（Bobst et al，2012；Brennan et al，2009；Chapman et al，1998；Chidambaram et al，2002；Haselton et al，2007；Lobmaier et al，2015；Salonia et al，2005；Tarin et al，2002；Mittelman-Smith et al，2012）。其中一些对于测定排卵时间很有帮助，但没有哪一种比月经更为可靠。月经（menses，M）是指在黄体期结束时，子宫内膜在内分泌信号的作用下周期性地脱落，导致子宫内膜组织每月出血。因此，"月经周期"通常被用来间接推测卵巢周期。

卵巢周期有三个不同的阶段：

1. 卵泡期　为生殖系统接受精子和卵母细胞受精做好准备。

2. 排卵期　将可受精的卵母细胞推入输卵管。

3. 黄体期　为生殖系统接受和培育受精卵做好准备。

第一阶段和第三阶段约持续 14 天，而第二阶段约需要 15 分钟（Lousse et al，2008）。

女性的生殖能力需要在排卵时排出一个具有生育活性的卵母细胞来获取和维持。当卵母细胞开始生长时，卵泡细胞即转化为作为看护细胞的颗粒细胞（granulosa cell，GC）和鞘细胞（thecal cell，TC），TC 可为 GC 提供雌激素的前体雄烯二酮（Johnson，2013：140-141）。这三种不同的细胞类型共同形成相互依赖的旁分泌单元，构成卵巢的基本生殖要素。女性的生育力取决于每个周期可排出的并可被受精的这一优势卵泡（彩图 21）。从青春期到更年期，每天都有一些初级卵泡被招募进入一个正在生长的卵泡池中，继续生长形成早期卵泡。在被招募的 15 ～ 20 个卵泡中，有 1 个卵泡会显示出细胞增殖和分化增强，鞘血管扩张，腔液快速积聚，合成和分泌类固醇和肽激素的能力增强（Geva et al 2000；Gougeon，

1996；Seifer et al，2002；Tamura et al，2009；
Saller et al，2010）。

在周期中期，优势卵泡变得肉眼可见，就像卵巢表面上皮下的一个大肿块。在这个阶段，成熟的卵母细胞积累了脂质和信使核糖核酸，用于产生蛋白质和形成细胞器，包括大量线粒体。它们是三磷酸腺苷（adenosine triphosphate，ATP）的重要来源，随着成熟过程中的能量消耗和获得发育能力，ATP 的氧化代谢增加，这需要对细胞核和细胞质进行深度重组，为受精和囊胚形成做准备（Canipari，2000；Downs，2015；Gilchrist et al，2008；Van Blerkom，2009）。

（一）卵泡活动的动力学

在卵巢周期中，两个卵巢都会进行至少 2 次、连续的卵泡募集，共形成约 10 个直径在 2 ～ 5mm 的健康卵泡。如图 25.7 所示，新吸纳的卵泡离开含有初生和缓慢生长卵泡的动态卵泡池，并包含越来越多的类固醇激素和促性腺激素受体，这些受体与生长因子和神经营养肽起到协同作用（Edson et al，2009）。生长中的卵泡也含有越来越多的褪黑激素和褪黑激素受体，它们影响类固醇激素的合成，刺激生长因子和参与细胞代谢的受体的产生。褪黑素还以多种方式减少氧化应激，氧化应激对卵母细胞的发育至关重要（Tamura et al，2009 和 2012）。这些激素和其他因素与垂体促性腺激素共同调节对数生长阶段；前一波增长的卵泡群开始衰退，并经历闭锁或细胞凋亡（Baerwald et al，2003；Hirshfield 1991；Seifer et al，2002）。

（二）卵泡队列生长过程的顺序

从对数生长期开始，细胞增殖、细胞液形成和血管化在为排卵而吸收的窦状卵泡中以不同的速度进行。生长最快的卵泡具有细胞快速增殖、分化和血管化等特点；功能性 FSH 和 LH 受体上调；比队列中其余卵泡吸收更多的促性腺激素；对 FSH 的敏感性增加（Gougeon，1996；Seifer et al，2002；Zackrisson et al，2000）。

在卵泡期的第 9 天，优势卵泡中卵膜室的血管密度是发育队列中其他卵泡的 2 倍，导致 LH 向卵泡膜输送增多，FSH 向壁状颗粒细胞输送增

多（Geva et al，2000）。优势卵泡还可抑制小卵泡中 GC 的增殖和雌激素、孕激素的释放（Son et al，2011）。这选择性地抑制了中等卵泡的有丝分裂。这些相互作用增强了对所选优势卵泡发育的营养支持，而其余卵泡则发生闭锁（Edson et al，2009；Saller et al，2010）。

（三）卵母细胞生长

在最初的生长阶段，卵母细胞分泌糖蛋白，糖蛋白在卵母细胞周围凝结形成半透明的非细胞层，称为透明带，透明带在卵母细胞和生长中的 GC 层之间创建一个连接区。GC 之间及卵母细胞与 GC 之间的细胞间通信是通过缝隙连接进行的，因为没有血管穿透 TC 内层的膜固有层。这种双向网络将离子、代谢物和低分子量基质从卵丘颗粒细胞（CG）运输到卵母细胞中，使其结合成更大的分子，而卵母细胞中大量的调节因子调节激素水平和 GC 的促生长能力（图 25.3）。在卵母细胞的整个生长阶段，减数分裂的进展在二倍体或有丝分裂前期的胚泡阶段，被从周围体细胞释放的抑制因子抑制（Downs，2015）。

（四）卵泡液：卵丘 - 卵母细胞复合体的微环境

卵丘 - 卵母细胞复合体（cumulus-oocyte complex，COC）悬浮在卵泡液（follicular fluid，FF）中。这种液体中含有能量基质，如葡萄糖、甘油三酯和脂肪酸，以及激素，如胰岛素、瘦素和褪黑液素，这些激素直接调节排卵前卵母细胞的生长、成熟和发育能力（Tamura et al，2009）。FF 的营养成分在卵泡发育的连续阶段有所不同，并受到女性饮食和代谢的影响（Dunning et al，2014）。

FF 是由血浆渗出物通过滤泡上皮和滤泡分泌产物，特别是 GC。这表明血清蛋白在 300kDa 以上时存在血液滤泡屏障（Dunning et al，2014）。同时，卵母细胞或 GC 产生的大分子不能穿过颗粒膜或滤泡基底层，因此形成了潜在的渗透梯度，这可能是导致液体进入滤泡中心的原因（Rodgers et al，2010）。

FF 的组成与血浆有很大的不同：随着卵泡直径的增大，P_{O_2} 显著减少并下降，而强大的抗氧

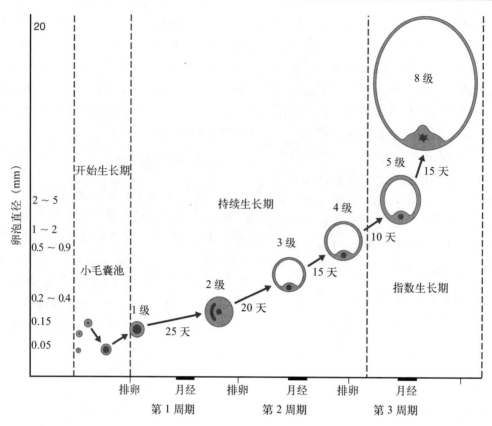

图25.3　完整的卵泡生长周期要经历3个月经周期才能完成。第1～4个阶段主要依靠垂体促性腺激素的调节,第5～8个阶段在卵泡期完成,随后进入第3个月经周期,卵泡生长的初期阶段。指数生长,选择和优势卵泡受FSH水平的上升和对FSH的敏感程度控制

化剂和自由基清除剂褪黑激素的浓度几乎是血浆浓度的3倍(Tamura et al,2012)。葡萄糖和脂质浓度低于血浆浓度,生长因子、生长抑制因子、血管生成因子、抗凝血因子及类固醇和肽激素的浓度差异很大(Antczak et al,1997;Downs,2015;Hirshfield,1991;Koga et al,2000)。类固醇结合蛋白的存在允许高浓度的雌激素,以配合类固醇激素合成能力的提高,特别是在膜间和壁颗粒间室;瘦素水平上升以应对排卵的促性腺激素水平、减数分裂和黄体化抑制因子,这表明FF参与调节卵母细胞成熟、孕激素分泌和细胞分化最终阶段的开始,在排卵后立即将优势卵泡转化为黄体(Cioffi et al,1997;Dunning et al,2014;Gougeon,1996;Hinrichs et al,1991;Zackrisson et al,2000)。

　　近年来的研究发现,血糖和膳食中饱和脂肪酸和多不饱和脂肪酸的摄入对卵母细胞成熟和卵泡发育的多种指标具有重要意义。具体来说,较高的血糖总饱和脂肪酸及较低的总多不饱和脂肪酸浓度与卵母细胞的发育能力受损密切相关(Wong et al,2015)。卵母细胞成熟是发育成熟的卵母细胞重新启动减数分裂,通过挤压极体完成一次减数分裂,然后在MⅡ处停止直至受精的阶段。卵丘细胞(cumulus cell,CS)在这一关键时期的一个重要功能是将代谢物和营养物质输送到卵母细胞,以帮助刺激生发囊泡的分解,并指导MⅡ的发育。这些能量消耗过程需要多条代谢途径和指导CS新陈代谢的卵母细胞旁分泌信号的精确协调(Dunning et al,2014;图25.4)。

　　排卵前卵泡中液体与组织质量的增长比例似乎参与了卵泡与周围基质之间的温度调节,导致排卵前卵泡温度比周围基质低2.3℃(Grinsted et al,1995)。因为在周期的这一阶段,基础体温较低,卵泡温度进一步降低,为排卵前卵泡提供了一个较冷的内部环境,类似于阴囊中的雄性生殖细胞(Bujan et al,2000)。这些调节机制共同为成熟卵母细胞的发育创造条件,使其具有受精、胚胎形成、胎儿生长和成熟的发育能力。

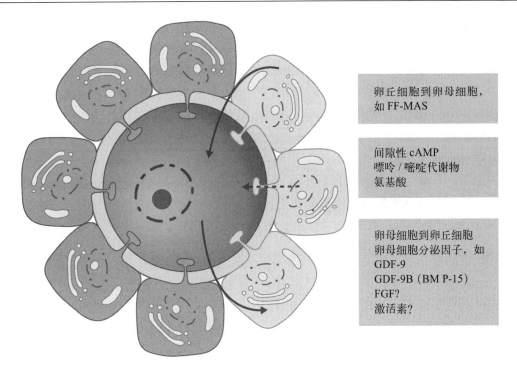

卵丘细胞到卵母细胞，如 FF-MAS

间隙性 cAMP
嘌呤 / 嘧啶代谢物
氨基酸

卵母细胞到卵丘细胞
卵母细胞分泌因子，如
GDF-9
GDF-9B (BM P-15)
FGF?
激活素?

图 25.4　卵丘细胞双向通信：卵丘细胞间的旁分泌（粗箭头）和间隙连接（虚线箭头）
传播因子包括卵泡液促减数分裂甾醇（FF-MAS）、生长分化因子 -9（GDF-9）、成纤维细胞生长因子（FGF）和激活素

（五）卵泡激素为排卵和黄体的形成所做的准备

随着优势卵泡尺寸的增大（图 25.5），雌激素和孕酮合成的增加导致与下丘脑视前区 kiss1 神经元相互作用的循环浓度平行升高（Zhang et al，2015）。LH/FSH 在排卵前 12 小时的激增与黄体酮快速上升后雌激素分泌达到峰值有关（Micevych et al，2008；Stouffer，2003）。

LH/FSH 飙升后，外膜内的成纤维细胞形成结缔组织，膜间质和壁面颗粒细胞（GC）开始从主要分泌雌激素的组织分化为以分泌孕激素为主要类固醇激素的高血管化黄体，同时孕激素和褪黑激素受体迅速增加（Stouffer，2003；Tamura et al，2009）。排卵前，壁面颗粒细胞和鞘间质细胞主要分化为分泌孕激素的鞘叶黄素和颗粒叶黄素细胞，在排卵后保留在卵巢内，并迅速扩张形成高血管化的黄体（Niswender et al，2000；Stouffer，2003）。

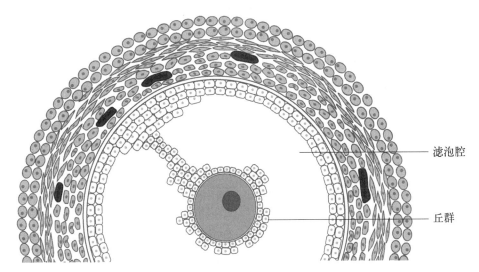

滤泡腔

丘群

图 25.5　卵泡腔膨大，卵泡腔发育完全，卵母细胞周围有一层明显的颗粒细胞

在关键的排卵前期，卵母细胞还分泌增强雌激素的分子，并通过丘状颗粒细胞抑制孕激素的分泌，丘状颗粒细胞也表达催产素受体（Behrens et al，1995；Gilchrist et al，2008；Sutton et al，2003）。催产素似乎能刺激促性腺激素（Evans et al，2003；Gonzalez-Iglesias et al，2015）。在卵巢内，催产素在刺激颗粒细胞上孕激素受体的同时，可调节孕激素的分泌，并参与排卵过程的多种调节分子，包括生长因子、整合素、前列腺素和细胞内信使（Saller et al，2010）。

（六）排卵

LH/FSH 的激增显著增加了降至基底膜的鞘状毛细血管网络的血流量和血管通透性。卵泡的大小和血管化迅速增加，伴随着前列腺素 PGE_2 和血管舒张物质，如组胺和缓激肽的局部释放。PGE_2 启动了鞘腔内胶原纤维的分解，其他分子从鞘腔内引起炎性反应。FSH 和黄体酮还能启动蛋白水解酶活性，使卵泡壁在其最薄弱的部位发生松动、膨胀和最终侵蚀（Edson et al，2009）。

（七）黄体化

排卵前黄体生成素的激增，也会在排卵后数小时内引发卵鞘和颗粒细胞的黄体化或最终分化（Stocco et al，2007）。两种细胞都合成黄体酮作为主要的类固醇激素，黄体酮可在局部发挥作用，维持黄体细胞的功能，并刺激其自身的分泌（Stocco et al，2007）。雄激素和雌二醇的合成较少（Niswender et al，2000）。

LH/FSH 高峰后 12 小时内，成熟卵母细胞被重新激活，短暂恢复减数分裂，而细胞质发生复杂的成熟变化，以支持受精和周围 CS 的扩张（Sutton-McDowall et al，2010）。FSH 受体存在于整个人类卵母细胞表面，提示 FSH 直接控制卵母细胞的成熟（Meduri et al，2002）。同时，黄体酮取代雌激素，成为膜细胞和壁颗粒细胞合成的主要类固醇激素。这种转变伴随着前列腺素分泌的增加，可以活化能够削弱和扩张卵泡壁的酶。在激素高峰过后的 36～42 小时，卵泡的顶端开始在卵巢表面隆起，在最弱的地方破裂。这使得腔液流入腹腔，将展开了的卵丘复合体带入输卵管（Edson et al，2009；图 25.5）。

排卵时，优势卵泡从卵巢表面释放出膨大的卵丘 - 卵母细胞复合体（COC）。紧接着，卵丘细胞团通过输卵管纤毛调节卵母细胞的接纳，随后在子宫腔内作为激素和代谢单位发挥作用，创造最佳条件封闭卵母细胞和透明带，经历最终成熟变化，为受精、着床和胚胎发育做准备（Talbot et al，2003）。

（八）排卵后卵泡的黄体重组

当卵丘 - 卵母细胞复合体（COC）离开卵巢时，优势卵泡的残余细胞迅速重构，包括细胞生长、增殖和最终分化，并伴随着血流和淋巴引流的迅速增加（Alexander et al，1998；Redmer et al，1996；Stocco et al，2007）。这些变化使黄体迅速膨大，成为体内最活跃、血管化程度最高的自分泌旁分泌腺，寿命约为 14 天（Stocco et al，2007）。

黄体在活跃的高峰期，即周期的黄体中期，直径可达 2cm，每天产生多达 25mg 的孕激素，尽管构成黄体的大部分细胞并非来源于黄体（Niswender et al，2000；Redmer et al，1996）。

缠绕的卵巢动脉分支被卵巢周围的应答性静脉网络所包围，使局部血流量能有效适应连续循环的封闭卵泡的动态变化（Alexander et al，1998）。

四、生殖器官的周期性变化

卵巢在排卵前、排卵中和排卵后对促性腺激素的调节作用使子宫内膜和输卵管的功能层，子宫颈黏膜分泌物；阴道组织的结构、神经密度和分泌物发生相应的周期性变化（Gipson et al，2001；Ting et al，2004）。子宫内膜的功能层经历了增生、分泌和消退的连续阶段，而乳腺上皮细胞则在整个卵巢周期中经历增生和退化（Barbieri，2014；Smith，2001）。

（一）子宫内膜周期

子宫内膜周期（图 25.6）分为三个阶段，通常为 28～30 天。

1. 增生期　月经后 9～23 天。在雌激素和局部生长因子的作用下，血管开始增生；子宫内膜变厚变软，管状腺体变长变弯。

2. 分泌期　排卵后 8 ～ 17 天。在孕激素和雌激素的作用下，子宫内膜层变厚；螺旋动脉变长，变得更加盘绕；随着分泌物的增多，子宫内膜腺体变得扭曲，直到约 25% 的子宫内膜被腺体占据。

3. 月经期　持续 4 ～ 6 天。黄体酮的撤退会引发一系列的炎症性变化，因为蜕膜基质细胞会将炎性白细胞、前列腺素和基质降解酶吸收到经前的子宫内膜中。这种强烈的炎症过程似乎对子宫内膜脱落后组织完整性的快速恢复至关重要（Evans et al，2014）。

（二）周期性的子宫内膜活动

子宫内膜功能层的周期性再生，在月经后期排卵后 8 ～ 9 天达到前蜕膜化。在卵泡期，雌激素浓度的升高刺激上皮细胞和基底细胞的强烈增殖。随后，腺细胞和基底细胞分化，子宫内膜血管细胞的持续生长和输卵管形成，这在很大程度上是由排卵后黄体酮水平的升高所调节的。在黄体期，功能层的特征是细胞形态和细胞外基质成分的变化，将其转化为旁分泌 / 自分泌腺（Lessey et al，2014：202-205）。在整个分泌期，子宫内膜明显分化为三层，有许多间隙连接：

◆ 表面紧密区，含有蜕膜基质和瘦长的非分泌腺。

◆ 中间的海绵状区域，由膨胀的腺体组成，含有大量分泌物。

◆ 基底区，有大量的蛋白质合成和分泌。

如图 25.6 所示，从分泌中期到月经结束，随着功能层与其结缔组织基质的脱落，功能层的厚度从 5 ～ 8mm 下降到 1 ～ 3mm，高度特化的小动脉减少到月经开始时长度的 1/3 左右（Bakos et al，1993；Dockery et al，1990；Rogers，1996；Smith，2000）。在月经前阶段，子宫内膜细胞释放的蛋白水解酶水平升高，其可降解细胞外基质和高效且持久的血管收缩剂，称为内皮素，作用于螺旋小动脉（Ohbuchi et al，1995）。从出血开

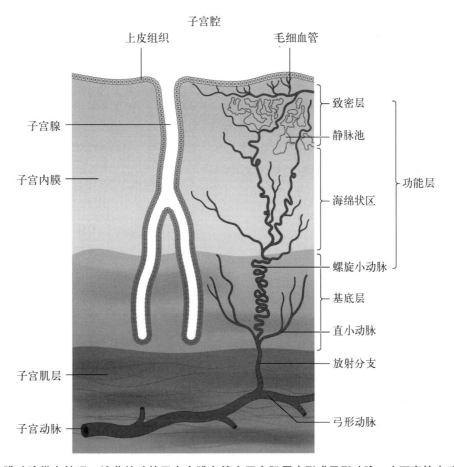

图 25.6　子宫内膜动脉供血情况。这些特殊的子宫内膜血管在子宫肌层内形成弓形动脉。小而直的小动脉供应子宫内膜的基底层。当它们向上生长进入管腔上皮下的海绵状致密组织时，它们原本由环状和纵向层结构构成的厚实的平滑肌血管壁逐渐变薄。当它们到达子宫内膜的上皮下表面时，它们的血管壁只由内皮细胞组成

始后的第 2 天开始，剩余的基质细胞通过合成血管内皮生长因子（VEGF）来应对降低的氧含量，血管内皮生长因子促进血管床的修复和剩余血管的延长，直到周期的第 5 天（Maas et al，2001）。这些血管在周期的增生期在组织重建中具有重要作用（Rogers，1996 ；Smith，2001）。

（三）增生期

在子宫内膜周期的第 5 天左右，当子宫内膜和子宫肌层雌激素受体受到来自发育中卵泡群的雌激素分泌增加的刺激时，细胞增殖便开始了。在这个阶段，雌激素刺激管腔上皮中纤毛细胞数量的增加和各种有丝分裂因子的表达，包括VEGF，它可刺激管腔上皮细胞、腺体和血管内皮细胞的显著增殖（Ferrara et al，1997）。同时，雌激素直接抑制子宫内膜血管生成，使血管通透性升高，子宫内膜血流量增加，在排卵前达到峰值（Ma et al，2001）。

基质成纤维细胞增大并显示出蛋白质合成增加的迹象，并与排卵前变得更致密和更厚的胶原微纤维有关。由胶原蛋白和纤连蛋白组成的不溶性细胞外基质主要围绕管腔上皮腺和基底膜，形成紧密的网状结构（Dockery et al，1990 ；Shiokawa et al，1996）。随着优势卵泡选择后雌激素的激增，子宫内膜厚度增加 3 ～ 5 倍，并合成了依赖雌激素的细胞内孕激素受体。在增生后期，分泌腺增大、变厚、屈曲，上皮细胞和基质细胞的增殖持续到排卵后 3 天（Lessey et al，2014 ；202-206）。

（四）分泌阶段

子宫内膜腺体细胞积累糖原、调节蛋白、糖类和脂质颗粒，排卵后 6 天左右其分泌活性最高。在预期的受精中，这些分子为着床做准备，并为受精卵提供必要的营养和调控分泌物（Budak et al，2006 ；Burton et al，2007 ；Cheon et al，2001）。同时，黄体酮刺激腺细胞和基质细胞释放人绒毛膜促性腺激素（hCG），增加两种有效的血管生成因子的表达：基质细胞中的血管生成素和基质细胞中的 VEGF，以及与微血管壁相关的中性粒细胞（Alexander et al，1998 ；Gargett et al，2001 ；Ma et al，2001）。如图 25.6 所示，上皮下

毛细血管丛在分泌中期形成复杂的血管网络，新生的小动脉比子宫内膜增厚的速度更快，呈螺旋状增长（Gargett et al，2001）。

（五）蜕膜前期

分泌期，基质细胞合成并释放越来越多的新基质蛋白及其受体的表面表达，包括层粘连蛋白、纤连蛋白和整合素，早期交联的胶原蛋白纤维被降解。这种基质重塑的过程创造了一个更松散和更容易溶解的结构；从分泌中期开始，基质细胞也表达多种参与细胞复制和止血的调节肽。基质组织进一步分化，单个细胞变大、水肿，导致子宫内膜整体增厚。

从分泌后期开始，由松弛素、孕激素、催乳素和瘦素调节的子宫内膜进一步发生变化（Budak et al，2006 ；Gubbay et al，2002 ；Haig，2008）。紧接着在小动脉周围的子宫内膜基质在合成大量激素和其他分子并被淋巴细胞浸润的过程中发生蜕膜化。在受精过程中，这些变化为新生胚胎提供了合适的营养、调节和免疫保护环境，直至妊娠 9 ～ 10 周（Alexander et al，1998 ；Gonzalez et al，2003 ；Gubbay et al，2002）。

（六）宫颈和阴道的周期性变化

在整个周期中，子宫颈和阴道发生显著变化，有助于精子的通过。在卵泡期，子宫颈的肌肉松弛，使排卵时宫颈口轻微扩张（3 ～ 4mm）。上皮细胞在周期中期开始分泌透明的、水状的和可拉伸的黏液。

在中期 LH/FSH 激增、孕酮水平升高的影响下，子宫颈变得更紧实，闭合更紧密，宫颈分泌物变得稀少、黏稠和细胞化，使精子更难进入子宫。此外，松弛素和黄体酮放松了峡部的肌肉层，这有助于胚胎向子宫腔移动（Downing et al，1993 ；Johnson 2013 ；184-185）。

阴道内层复层鳞状上皮，对雌激素和黄体酮也有反应。在卵泡期，阴道细胞增殖并开始积累糖原，糖原被正常菌群发酵成乳酸，这提供了一个弱酸的环境，充当抗感染剂。在性兴奋期间，阴道液体的酸性部分被盆腔血流量的增加所中和，改变了阴道 pH，使其更容易接受射出的精子。

（七）乳腺周期

女性乳腺在青春期经历了一系列的细胞分裂，并且经历了约 35 年的增殖和退化的周期性模式。在此期间，激素诱导的细胞增殖和细胞凋亡（程序性细胞死亡）的增加不会使腺体恢复到前一周期的起始点，而是为新小叶的累积萌发提供了条件（Barbieri，2014：236-237）。

在每个周期中，有丝分裂和细胞凋亡的增加与子宫内膜的周期呈相反的模式。乳腺上皮细胞在周期的前半段 DNA 合成和有丝分裂减少，在周期的黄体期增殖达到峰值，随后是一个较短的阶段，细胞凋亡增加（Barbieri，2014：236-237）。子宫和乳腺上皮细胞活动的对比模式反映在两个生殖器官类固醇激素受体浓度的周期性差异上。乳腺组织的雌激素受体（和子宫内膜中的受体一样）在月经周期的后半段下降；在整个周期的两个阶段，黄体酮的作用保持相对稳定（Soderqvist et al，1993）。在周期的后半期，分泌活动也可能随着乳房体积的增加而发生，因为 VEGF 的细胞外水平显著上升，刺激血管生成并增加血管通透性（Dabrosin，2003）。

五、结论

了解卵巢、子宫内膜和乳腺周期同步的复杂机制、神经激素通路及其相互作用，以及它们如何与体温、新陈代谢和情绪敏感性的周期性变化同步是非常重要的。在卵巢周期的卵泡期和黄体期，葡萄糖、胰岛素和脂质的浓度和卵泡内稳态设定点具有明显的周期相似性。体温和代谢的周期性变化反映了卵母细胞发育过程中不断变化的要求，并显著表明在 HPG 轴的各个水平上建立了复杂的连接，以确保健康卵母细胞周期性释放的最佳条件。

要点

- 月经周期是反映女性一般健康状况和营养状况的可靠标志。
- 在每个周期中，子宫协助精子从阴道到输卵管的接收、成熟和运输，子宫内层则准备接收并直接滋养囊胚。子宫内层为接收并直接滋养囊胚做好准备。
- 卵巢周期、月经周期和乳腺周期是由卵巢类固醇激素与肽激素、垂体前叶促性腺激素、卵巢类固醇激素与下丘脑直接与 GnRH 神经元相互作用的神经元网络之间正负反馈的精确时间模式驱动的。

（翻译：王　彦　审校：魏碧蓉）

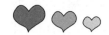

第26章

遗 传 学

Simon Hettle，Jean Rankin

一、引言

遗传学是研究个体和群体遗传与变异的学科。遗传学起源于对生殖和遗传的探知，包括对正常和异常发育的探究。例如，为什么某些疾病会在家族中遗传，而其他疾病却不会？

实际上，几乎所有孕妇都想知道她们的孩子是否处于"正常"范围内，而遗传学可以帮助回答这个问题，同时在人类生殖领域也具有重要的实用价值。例如，计算一个孩子罹患某种特殊遗传疾病的概率，这样有助于孩子的父母针对未来家庭规划做出知情选择；还有可能，在少数情况下，使用遗传学方法替换或补充有缺陷的基因，以便能够治愈基因异常所引起的疾病（基因疗法）；使用干细胞治疗遗传疾病的研究进展迅速。因此，这一领域的从业人员必须了解遗传学的基本原理及其相关应用。同时，与遗传学相关的伦理问题也是非常重要的，这一部分内容已经做了详细介绍（参见第8章）。

二、基因、染色体和DNA

基因通常被定义为遗传学的一个基本单位。基因是在染色体上被发现的，是细胞核内长的、线性排列的结构。每条染色体由一个DNA（脱氧核糖核酸）分子和许多与该DNA相关的不同蛋白质组成。许多基因以固定的方式，一个接一个排列（图26.1）。

DNA是每条染色体的主要组成部分，发挥着信息存储的作用：生物体的结构、功能、繁殖和发育所必需的全部信息都以一种稳定的编码形式所存储。

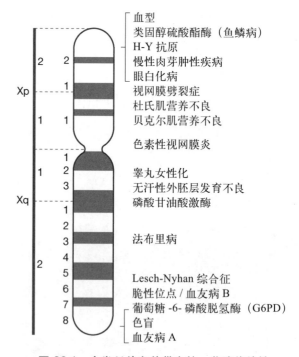

图26.1 人类X染色体带有的一些遗传特性

DNA分子是一种细长的分子，由两股相互缠绕的主链形成的双螺旋结构所构成（彩图22）。DNA像一个梯子。在梯子中，两个栏杆互相缠绕，中间由横梯连接在一起，形成两个交织的螺旋结构。在DNA分子中，栏杆由脱氧核糖和磷酸基

（磷酸糖骨架）交替构成，横梯由有机碱基组成，每个横梯含有 2 个碱基。共有 4 种不同的碱基：2 个嘌呤碱基，腺嘌呤（A）和鸟嘌呤（G）；2 个嘧啶碱基，胞嘧啶（C）和胸腺嘧啶（T）。每个横梯由 1 对碱基组成，1 个嘌呤和 1 个嘧啶。这些横梯中碱基的配对排列非常特殊：

- 腺嘌呤总是与胸腺嘧啶配对。
- 鸟嘌呤总是与胞嘧啶配对。

储存在 DNA 中的信息需要被解码，以用于制造细胞和生物体的成分（称为基因表达）。最常见的是，储存在 DNA 中的信息可用来指导蛋白质的合成。人体内有成千上万种不同的蛋白质（如肌腱中的胶原蛋白、红细胞中的血红蛋白），每种蛋白质在人体内都有其特定的作用。任何蛋白质都是由氨基酸组成的，它们以链的形式连接在一起。每种蛋白质都有其特定的氨基酸序列。氨基酸序列决定了蛋白质的结构和功能。

DNA 分子上的信息编码是通过特定的碱基的精确顺序（序列）来实现的。信息以 3 个碱基为一组（密码子）的形式存储。每个密码子代表蛋白质中的某一种氨基酸。因此，DNA 分子中的碱基序列直接决定了蛋白质中氨基酸的序列，进而决定了蛋白质的功能。（基因的另一个定义是 DNA 分子的一部分，其中包含编码特定蛋白质所需的一系列密码子。）

储存在 DNA 分子中的信息通过两个过程进行解码：转录和翻译。在转录（发生在细胞核内）过程中，部分 DNA 分子被用作模板，合成信使 RNA（mRNA）分子，然后 mRNA 进行翻译（在细胞质中的核糖体上），最终产生特定的蛋白质（图 26.2）。

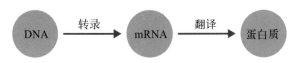

图 26.2　基因表达的过程

核糖核酸（RNA）是另一种存在于细胞中的核酸。与 DNA 不同，它是单链的，并且碱基中由尿嘧啶（U）代替了胸腺嘧啶（T）。细胞中有 3 种不同形式的 RNA，它们都参与了 DNA 的信息解码过程。这 3 种 RNA 为信使 RNA（mRNA）、核糖体 RNA（rRNA，是组成核糖体的主要成分）和转运 RNA（tRNA，作为 mRNA 与蛋白质之间的衔接分子，在翻译过程中发挥着至关重要的作用）。

反思活动 26.1

简要回顾基因表达中包含的过程。

三、人类基因组

细胞或生物体中，一套完整的单倍体的遗传物质的总和称为基因组。在一个典型的人类细胞中，DNA 存在于细胞核和线粒体（参与能量合成的亚细胞结构）中。在所有有核的人类细胞（除配子，即生殖细胞 - 卵子和精子外）的细胞核中，含有 46 条染色体。因此，人类基因组由 46 条染色体组成。这些染色体排列成 23 对（同源）。在每一对染色体中，一条来自父亲，另一条来自母亲。其中 1 对是性染色体：在女性中，这一对由 2 条 X 染色体组成；在男性中，由 1 条 X 染色体和 1 条 Y 染色体组成。其余 22 对统称常染色体。常染色体按长度编号，1 号最长，22 号最短（图 26.6）。

每条染色体携带一组特定的基因，因此每个个体携带任何一个基因的两个副本，分别来自父母一方。任何基因都有不同的形式（或等位基因）。通常一个基因有两个不同的等位基因。不同的等位基因使得个体在外观（或表型）上产生差异。例如，下巴的形状是由一个具有两个等位基因的基因控制的，一个等位基因使下巴光滑，另一个等位基因使下巴有一个中线裂口。

因此，对于具有两个等位基因的基因，个体可以拥有一个等位基因的两个副本和另一个等位基因的两个副本（排列成纯合子），或拥有每个等位基因的一个副本（排列成杂合子）。（因此，假设基因 A 具有两个等位基因 -A 和 a-，那么就可能形成组合 AA、aa 和 Aa。）显然，如果个体的一个等位基因为纯合子，它就会有与这个等位基因相关的表型。那么，杂合子的个体呢？在这种情况下，通常在表型中可观察到与一个等位基因相关的表型，而与另一个等位基因相关的表型则缺失。因此，一个等位基因（显性）被认为支配了另一个等位基因（隐性）。

人类基因组计划的其中一个成果是，现在已知人类核基因组总共包含约 19 000 个基因（Ezkurdia et al, 2014）。

四、细胞分裂

细胞分裂有两种类型：

• 有丝分裂：分裂出的两个子细胞，每个子细胞在染色体数量上与母细胞相同（人类46条；图26.3）。

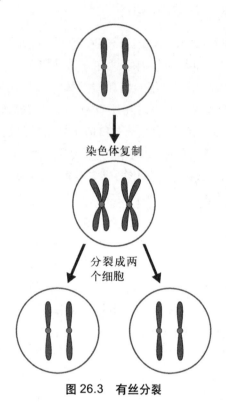

染色体复制

分裂成两个细胞

图 26.3　有丝分裂

• 减数分裂：分裂出的4个子细胞，每个子细胞只包含母细胞染色体数量的一半（人类23条；图26.4）。

有丝分裂广泛发生在产前发育过程中，目的是增加细胞数量。对于成人，有丝分裂主要发生在细胞经常丢失的组织中（如皮肤），以及组织损伤后的一些修复过程中。减数分裂仅发生在性腺分泌生殖细胞的过程中。为了不让每一子代的遗传物质数量在有性繁殖过程中翻倍，染色体数量的减少是必不可少的。要注意，在减数分裂过程中可能会发生遗传物质的重排，这是遗传变异的重要组成部分，是有性繁殖的基本特征（图26.5）。

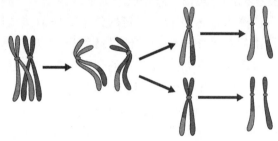

图 26.5　减数分裂中遗传物质的交叉互换

DNA的拷贝（复制）发生在有丝分裂和减数分裂过程中。这一复制过程的精确性非常重要，以免将错误引入DNA，继而可能引发编码蛋白质的结构和功能发生变化。确保复制过程精确的

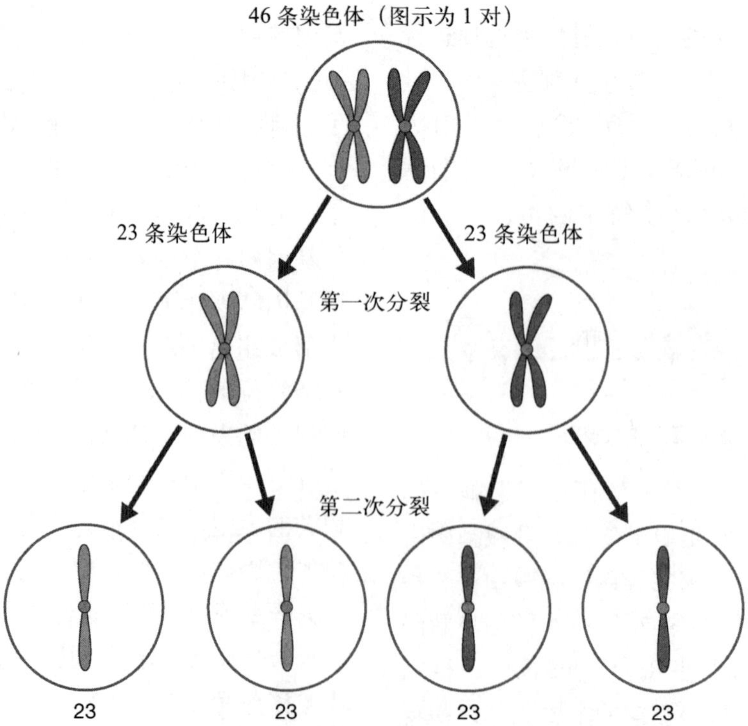

46 条染色体（图示为 1 对）

23 条染色体　　　　　　　23 条染色体

第一次分裂

第二次分裂

23　　　　　23　　　　　23　　　　　23

图 26.4　减数分裂

一个非常重要的方法就是 DNA 复制的"半保留"机制：亲代 DNA 分子分裂成两条组成链，然后每一条都被用作新链组装的模板。碱基配对的严格规则（A 总是与 T 配对，G 总是与 C 配对）确保每一个新的双链分子都是母体分子的精确副本（Hartl，2011；彩图 22）。

五、染色体分析及异常

针对染色体的研究称为细胞遗传学。当需要了解有关胚胎／胎儿的信息时，可从成人组织（如血液中的淋巴细胞）、羊水或绒毛中分离出染色体。染色体的检测过程称为染色体分型。染色体分型可为了解细胞基因组的情况，提供非常有价值的信息（图 26.6）。

如果受精后出现染色体数目异常（通常是在减数分裂过程的异常所导致）或结构发生某种改变，妊娠中可能会出现流产或胎儿异常。一般来说，非常严重的异常（如涉及全部或大部分染色体）可能会产生非常严重的影响。研究表明，大多数严重的染色体异常会影响正常发育。有严重染色体缺陷的胚胎在发育的早期就会死亡——例如，约 15% 的妊娠以自然流产终止，其中约 50% 存在染色体异常（Lockwood，2000）。

染色体异常的类型

已知的几种不同类型的染色体异常：

• 一种类型含有三组染色体的称为染色体三体型。

• 一对染色体中只有一个存在称为染色体单体型。

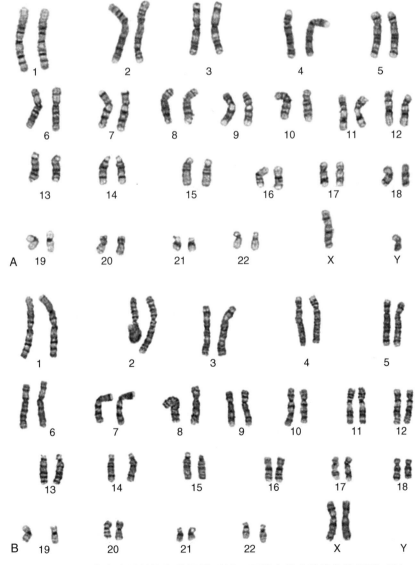

图 26.6 正常人类男性染色体组型（A）；正常人类女性染色体组型（B）

- 染色体片段的丢失所引起的结构性变化称为染色体缺失。
- 染色体片段断裂并被添加到另一条染色体时发生染色体易位。
- 如果两条染色体片段相互交换，就会发生染色体交互易位。

最常见的染色体出生异常是唐氏综合征。患有这种染色体异常的患者有 47 条染色体而不是 46 条（称为 21- 三体——21 号染色体有 3 个副本；图 26.7A）。唐氏综合征的发病率为 1.5/1000 活产，这一数字随产妇年龄增长而上升（Cummings，2006；Hartl，2011）。除了 21- 三体外，三体中只有其他两种能够存活——13- 三体和 18- 三体——即使在这些病例中，缺陷也非常多而且严重，受影响的个体在出生后存活时间通常很短（图 26.7B 和 C）。

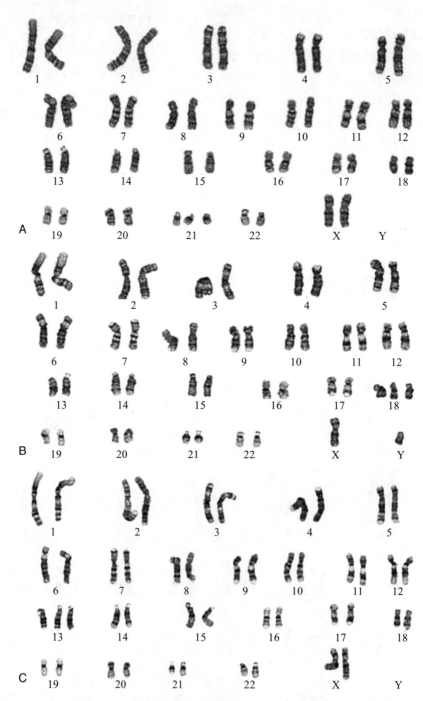

图 26.7　唐氏综合征（21- 三体）女性患者的染色体组型（A）；爱德华综合征（18- 三体）男性患者的染色体组型（B）；帕托综合征女性患者的染色体组型（13- 三体）（C）

其他常见的染色体异常发生在性染色体中，例如，1.3% 的植入胚胎可能携带一个 X 染色体而没有 Y 染色体或第二个 X 染色体（单染色体 X，特约综合征——唯一可存活的人类单体型；图 26.8）。这些胎儿极少能够存活——约每 1000 个活产女婴中有 0.4 个存活下来。出生时更

常见的其他染色体异常有 XXX（0.65/1000 女活婴）、XYY、XXY 或 XXXY（1.5/1000 男活婴，克氏综合征）（Cummings 2006；Hartl 2011；图 26.9）。然而，这些性染色体异常通常比常染色体异常产生较少的不良影响，尽管这些影响仍然是严重的。

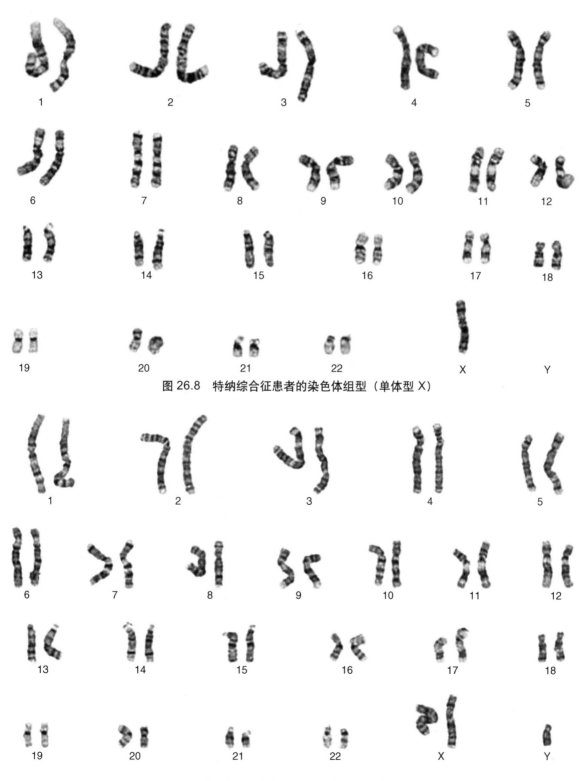

图 26.8　特纳综合征患者的染色体组型（单体型 X）

图 26.9　克氏综合征患者的染色体组型（XXY）

反思活动 26.2

- 安排孩子父母到细胞遗传学实验室观察染色体组型。
- 询问与父母沟通的过程，以及哪些信息应该告知父母。

六、遗传模式

遗传特征（包括遗传的疾病）可通过以下4种主要方式遗传给子代：

- 常染色体显性遗传。
- 常染色体隐性遗传。
- X 连锁显性遗传。
- X 连锁隐性遗传。

注意，显性和隐性的通常模式并不适用于携带在性染色体上的基因（见以下讨论）。

遗传疾病的常见类型如下：

- 酶缺乏状态（“先天性代谢缺陷”）：典型的隐性遗传疾病，由于许多代谢过程可以在酶水平降低的情况下以足够的速度进行。
- 结构蛋白缺陷（如结缔组织）：典型的显性遗传疾病，这些蛋白质水平的降低和（或）异常蛋白质分子的存在往往会引起病理改变。

（一）常染色体特征 / 疾病

大多数人类遗传疾病都是常染色体基因突变的结果。究其原因，简单地理解就是因为22对常染色体中的遗传物质比单对性染色体中的遗传物质要多得多。

纯合子基因型的人只能将一种等位基因传递给他（或她）的任一个孩子；而杂合子基因型的人（“携带者”）可将他（她）的两个等位基因中的任何一个传递给孩子。对于任何一个特定的案例，杂合子基因型的父母所传递的等位基因是随机的，进而孩子遗传任何一个等位基因的概率为1/2（50%）。因此，可出现以下情况：

- 如果双亲的相同等位基因（显性或隐性）均为纯合子基因型，那么他们所有孩子的等位基因也将不可避免地是纯合子基因型（图 26.10）。
- 如果父母一方的一个等位基因是纯合子基因型，而另一方的另一个等位基因是纯合子基因型，那么他们所有孩子的等位基因也将不可避免地是杂合子基因型（图 26.11）。
- 如果父母双方都是杂合子基因型，那么他们生出纯合隐性基因型孩子的概率为1/4（25%）；生出纯合显性基因型孩子的概率为1/4（25%）；生出杂合子基因型孩子的概率为2/4（50%）。要注意，在基因表型方面，生出显性表型子女的概率为3/4（75%），生出隐性表型子女的概率为1/4（25%）（图 26.12）。

	父亲等位基因	
母亲等位基因	A	A
A	AA	AA
A	AA	AA

图 26.10　遗传模式：纯合子基因型父母，均携带相同的等位基因

	父亲等位基因	
母亲等位基因	A	A
a	Aa	Aa
a	Aa	Aa

图 26.11　遗传模式：纯合子基因型父母，各携带一个不同的等位基因

	父亲等位基因	
母亲等位基因	A	a
A	AA	aA
a	Aa	aa

图 26.12　遗传模式：两个杂合子基因型的父母

因此，尽管常染色体显性和隐性的特征 / 疾病均可在男性和女性中发生，但显性特征往往在每一代都会出现，而隐性特征则不会。产生这种差异的原因是隐性特征仅出现在双亲的一方为杂合子基因型，另一方受遗传影响或也为杂合子基因型。如果特定的隐性等位基因非常罕见，那么发生以上情况的概率很低。在实践中，我们经常发现，若个体受罕见的隐性特征影响，他（她）的父母一般是有亲缘关系的（如堂兄妹）；因此，“近亲结合”更有可能出现两个杂合子基因型的父母。

如果父母双方本身没有遗传特征，但是他们的一个孩子有隐性特征 / 疾病，这表明他们双方一定都是杂合子基因型。那么可能有人会担心他们以后的孩子是否也会受到影响。在这种情况下，他们的任何一个孩子患隐性疾病的风险都是1/4（25%）（图 26.12）。

疾病导致的并发症因疾病种类而表现不同。有的疾病（如强直性肌营养不良）病情表现的轻重程度差别很大，而有的疾病（如亨廷顿病）早期症状不明显，直到生命的晚期才出现症状。在强直性肌营养不良患者，可以携带疾病并传给子代，而自身的症状并不明显（尽管会有一些轻微的患病表现）。在亨廷顿病患者，许多人在结婚之前并不知道自己携带该疾病的突变体等位基因。在这两种疾病，父母都可能不知道自身有疾病的基因，因此，有可能传给子代。

常染色体隐性遗传病包括苯丙酮尿症（phenylketonuria）、半乳糖血症（galactosaemia）、囊胞性纤维症；常染色体显性遗传的常见疾病包括软骨发育不全（achondroplasia）、Marfan 综合征和亨廷顿病。

（二）性染色体相关的疾病

性染色体相关的遗传病是指那些患病的基因存在于性染色体上。这比常染色体遗传病更复杂，因为这导致男性和女性的发病情况不同。

显然，X 和 Y 染色体上都有基因，因此与染色体 X 和 Y 相关的特征都是已知的。注意，携带在两条性染色体上的基因是完全不同的。Y 染色体上的基因非常少（非常小），Y 染色体的特征很少。因此，人们很少考虑 Y 染色体相关的特征，而"X 染色体相关"和"性染色体相关"这两个词经常被互换使用。

在女性体内的任一细胞中，两条 X 染色体中只有一条是活跃的；另一条是不活跃的（"巴氏小体"）。在任一细胞中哪条 X 染色体不活跃是随机分配的，并且在女性身体的各个细胞中都是不同的。

男性和女性间性染色体组具有差异性的一个非常重要的结果是，男性总是会表现出他们所携带在 X 染色体上的等位基因的特征，因为他们没有第二个 X 染色体。对于女性来说，与 X 染色体相关的特征表现与常染色体决定的特征情况非常相似：任一女性都可以是纯合子显性的、纯合子隐性的，或 X 染色体上任何基因是杂合子。因此，女性只有在纯合子隐性的情况下，才会表现出隐性的 X 染色体相关的特征。这意味着此女性的父亲必须具有这种遗传特征，而她的母亲要么是该遗传特征的"携带者"，要么同样具有这种遗传特征。因为这样的父母组合非常罕见，同样，这样的女性也非常罕见。

X 染色体相关的显性和隐性特征 / 疾病目前均以发现，其遗传模式可归纳为如下几种：

- 在 X 染色体相关的隐性遗传中，这种特征永远不会在男性和男性之间遗传（因为如果孩子是男孩，父亲必须将自己的 Y 染色体传递给他）（彩图 23A）。同样，如前所释，通常只有男性会受到这种情况的影响。因此，这种疾病最典型的特征是由正常基因表型的女性携带，主要影响她们的儿子。携带这种疾病的女性（通常）将其遗传给她 1/2 的子女。因此，她的儿子中，会有一半遗传该特征，而女儿中，会有一半成为携带者（彩图 23B）。一个有此种遗传特征的男性，只要他把 X 染色体传给子代，就会把这种疾病的等位基因遗传出去。因此，他所有的女儿都会是携带者（假设母亲是正常等位基因的纯合子基因型），而他的儿子不受影响（彩图 23C）。

- 在 X 染色体相关的显性遗传中，因为突变的等位基因由 X 染色体携带，因此，受该遗传特征影响的男性不能将其传给他的儿子，但他一定会遗传给他所有的女儿，而受该遗传特征影响的女性，她的儿子和女儿中，各有 50% 会遗传到其母亲的突变等位基因。因此，如果父亲患有该病，只有他的女儿会受到影响（彩图 24A）；而如果母亲患有该病，那么她一半的孩子（儿子和女儿机会同等）会受到影响（彩图 24B）。

众所周知，与 X 染色体相关的隐性遗传疾病有杜氏肌营养不良、红 / 绿色盲和血友病。只有少数与 X 染色体相关的显性疾病，如低磷血症性（抗维生素 D）佝偻病。

需要重点注意的是，在任何一代中，减数分裂过程中都有可能出现新的突变。在突变情况下，以上介绍的遗传模式将不再适用。

（三）多基因和多因子遗传特征

许多遗传特征 / 疾病都是受多个基因影响的，而不是一两个基因。这些遗传特征被称为多基因的（意思是"多个基因"）。由于涉及各种基因的不同等位基因之间的相互作用，遗传模式的细节往往难以精确定义（Cummings，2006）。

多基因遗传不应与几种遗传疾病所导致的相同结果混淆，如失明。导致失明的遗传因素有很多，但大多数是简单的常染色体隐性遗传或 X 染色体相关的遗传，但只有其中一种机制在起作用。

如果环境因素（如饮食）与遗传因素在个体的身体特征或疾病过程中发挥着实质的作用，这一特征或疾病的病因可以说是多因素的，例如，神经管缺陷如绝大多数的唇腭裂。事实上，大多数遗传特征（如身高）和疾病（如动脉粥样硬化——一种非常常见和严重的大动脉疾病）的成因都是多因素的，通常涉及多个基因和多种环境因素。在这种情况下，由于涉及许多不同的因素和不同的作用方式，因此很难对任何一个人的情况进行精确的风险评估。

七、遗传疾病的起源

一提到遗传性疾病，我们通常会问一个问题：为什么会存在这种疾病？其实，新的基因突变发生得非常频繁，例如，在细胞分裂过程中 DNA 复制错误，或人体暴露于诱变环境中，如各种形式的电离辐射（如 X 线、紫外线）或致突变的化学品（如烟草中复杂的有机分子）。

单个、新的基因突变可产生显性的常染色体疾病或与性染色体有关的疾病。然而，隐性疾病不能如此简单地解释。因为父母双方必须携带相同的突变基因才会引起遗传疾病。罕见的隐性疾病或许可以用自然选择的缺失来解释，而并不是说基因突变对所产生的杂合子基因型个体没有不良作用。突变一直存在，直到最终，携带相同突变的两个个体相遇，并生出一个孩子，而这个孩子继而获得这一特殊的疾病。然而，也有一些相对常见的隐性常染色体疾病（如镰状细胞贫血、囊性纤维化），我们还需要找到它们发生率高的原因。一般来说，这样高频出现的隐性常染色体疾病，被认为是"载体"（杂合子基因型个体）所特有的某些选择性优势存在的原因。在某些情况下，这种优势的本质已经确定了。例如，在镰状细胞贫血的情况下（基因的突变发生在气体运输蛋白质，即血红蛋白的一个成分），患有这种疾病的人（纯合子基因型突变体）通常会过早死亡。而与携带两个正常等位基因的两个副本的人相比，携带一

个正常等位基因和一个突变体（"镰状细胞"）等位基因的人对疟疾有较强的抵抗力。因此，在疟疾流行地区，由于杂合子基因型的人具有选择性生存优势，突变等位基因会被选择，并获得高发生率（Hartl，2011）。在其他情况下，这种选择性优势的本质仍有待进一步阐明——可能是携带者在性竞争中具有某些优势，或者携带这种等位基因的配子在某种程度上更受青睐，但目前尚未见支持这些假设的证据。

Cummings（2006）、Hartl（2011）和 Klug 等（2015）的研究，提供了迄今为止更详尽、全面的报道。此外，读者可参阅本章的网站资料，以获得更多的图表、动画和其他支持材料。

八、胚胎和胎儿的评估

随着对基因与疾病相关性的进一步了解，人类有效评估胚胎和胎儿基因组成的能力有所提高。父母和社会对正常、完美婴儿的期望比以往任何时候都要高。母婴保健提供者需要留意这一领域的发展，以便适当地为妇女及其配偶提供最新的信息。

近年来，遗传疾病的产前筛查和诊断技术有了显著提高，其优点在于可在妊娠早期检测胎儿的情况。两个术语"筛查"和"诊断"需要加以区分。"筛查"一词是由英国国家筛查委员会 [National Screening Committee of the United Kingdom（NSC），2013] 定义的，是指"识别可能具有某种疾病或状况风险的但看似健康的个体，向其提供信息，并进一步给予检查和适当的治疗，以减少他们的风险和（或）任何由疾病或状况所引发的并发症"。相反，"诊断"一词是指对疾病或状况有关的正常或异常的最终确认。按照国家标准和筛查规划（NICE，2008；NHS，2013），孕妇常规接受产前筛查。尽管筛查的各项检查通常能够揭示婴儿出现问题的可能性或风险程度，但许多病例需要接受进一步的特异性诊断检查，对胎儿畸形进行明确诊断。

九、遗传咨询／建议

处于高危风险组的妇女及其配偶，在妊娠早期或妊娠前，会面对一些具有挑战性的决定。他们往往需要获取准确、相关、最新的信息，也需要时间考虑各种可能面临的选择。这通常可通过

遗传咨询来获得，包括训练有素的专家和咨询师。助产士在这一过程中可发挥促进和支持的作用。

遗传咨询的作用是促进有效的决策，帮助人们慎重考虑个人需要思考的内外部因素，以便为她们和她们所处的情境做出正确的选择。内部因素可包括个人价值和信仰、以往的经验和对目前妊娠或以后妊娠的期望；外部因素可能与文化价值观、宗教信仰、家庭和朋友的影响、经济、教育和社会环境有关。当孕妇的配偶参与遗传咨询时，我们不能假设夫妻双方对孩子的期望有相似的看法和观念。

如果已知或怀疑有遗传疾病家族史，或以前妊娠胎儿曾出现过遗传疾病（如囊性纤维化），可进行妊娠前咨询。这项服务有助于家庭针对计划生育做出明智的决定。然而，这种妊娠前检测的方法不能绝对保证每个孩子都不会生病。首先，许多疾病，如囊性纤维化，都是由大量不同的基因突变所引起的。要对这些突变进行全面筛选不但对技术要求高，而且需要投入非常多的资源。其次，即使父母双方体细胞 DNA 没有突变，在父母一方或双方的配子形成过程中，也有可能出现新的突变。然而，即使不能将遗传疾病完全筛查出来，分子遗传学研究的临床应用已经过证实，对于有遗传病史的家庭大有帮助。

在大多数情况下，助产士在孕妇的妊娠期就会参与照护工作。为促进妇女及其配偶做出知情选择，助产士应向其提供足够的信息，解释说明妊娠期筛查的程序、风险、好处，以及准确性（包括假阳性/阴性的信息）、结果及其他可替代的检查方法。助产士还需提供其他重要的信息，包括诊断检查完成前妊娠的进展，以及测试结果要多久能出来（Chapple，2006）。

反思活动 26.3

安排学生到超声科见习，观察一例存在胎儿异常可能性的产前诊断检查方法（如羊膜穿刺术）。在讨论诊断检查和结果时，思考孕妇及其配偶所需求的信息，以及产科医师或助产士提供的信息。

以后遇到类似的情况，需要你向孕妇及其配偶告知信息时，这一见习经历，将会产生怎样的影响？

在整个妊娠期咨询过程中，给予妇女及其配偶支持的关键在于承认和尊重她们的价值观和信仰，并敏锐地运用适当的沟通和人际交往技巧。助产士可通过建立信任关系、了解妇女及其配偶的期望和恐惧来帮助妇女（及其配偶）做出自主决定。

给予妇女及其配偶有效的妊娠期咨询，有助于她们做出正确的孕期决策，包括接受可能的后果。助产士对待妊娠期咨询的所有的情况都需谨慎，因为一部分人以前或许没有考虑过胎儿异常的可能性。不幸的是，影响妊娠期有效决策的原因之一是，随着孕周增加，孕妇及其配偶没有足够的时间来做出如此重大的决定，尤其是对于没有及时进行妊娠期筛查的孕妇。

由于各种原因，如有限的家族史和疾病严重程度的差异，医务人员有时很难根据遗传、检查结果的意义和对个体的影响，为孕妇及其配偶提供明确的指导。考虑到这一点，医务人员在为孕妇及其配偶提供任何信息时，都需要明确自己的现有知识与该领域目前最新进展的差距。

一旦确定了危险因素，应向孕妇及其配偶提供该危险因素对胎儿和婴儿的潜在影响的信息，包括可供选择的治疗方法（如有），以及任何可能导致的疾病的性质和病程。尽管医学的进步极大地改变了许多疾病的治疗（如目前囊性纤维化患者的寿命和健康预期都有了很大改善），但重要的是，遗传咨询的建议要实际，既要强调目前针对该遗传疾病所取得的进展，又要强调目前临床实践存在的缺陷。通常，在这种情况下，可考虑转介给专家支持小组。

同样，医务人员与孕妇生活中其他重要的人员，一起讨论遗传筛查结果对孕妇的影响也很重要，因为检查结果可能会间接影响到孕妇对所做决定的反应和接受程度。

一旦得到咨询建议，妇女（及其配偶）需要做出决策。他们可做的选择可能包括以下内容：

- 不妊娠，选择抚养或收养。
- 使用现有的不孕症治疗手段，即选择由捐赠者进行人工授精。
- 继续妊娠，"希望一切顺利"。
- 进行产前诊断检查，可选择：
  ○ 不管结果怎样，继续妊娠。

○如果诊断结果为阳性，终止妊娠。

• 尽可能使用其他可用的替代方法（如干细胞和基因疗法）。

妇女（及其配偶）可做的选择往往比较复杂。因此，为其提供准确的知识，以促进最佳的个人决策是至关重要的。案例 26.1 和 26.2 在本章的网站上列出了可能的情况。

十、筛查风险指标

筛查风险指标 / 标志物的主要目的是提供准确的信息，以便孕妇及其配偶能够针对后续的诊断检查（以确认或排除遗传病）做出知情决策。

遗传风险的筛查指标有多种。针对个体选择筛查指标可能取决于现有信息、既往史、孕周和父母对胎儿正常的期望。产前筛查方案的制订目前已经成为产前检查的一个重要组成部分，助产士在其中发挥着重要的作用。

（一）病史采集

病史采集在孕妇（及其配偶）的照护计划的制订中发挥着关键作用。它可为助产士提供关于孕妇（及其配偶）的详细信息，也为助产士提供了与孕妇间建立良好关系的机会。尽管助产士与孕妇间建立良好关系一直都很重要，但在遗传咨询中，良好的关系会更有助于助产士帮助孕妇（及其配偶）做出进一步的决策。准确、详细的个人、家族、医疗和产科病史，对于助产士识别孕妇妊娠中暴露于遗传疾病的危险因素至关重要。病史中最好包括胎儿生物学父亲的相关信息。助产士要意识到这些信息可能无法收集到，尤其是在没有父亲的联系方式、孕妇或者其配偶为收养，或者夫妇采用了人工受孕治疗的情况下。

孕妇（及其配偶）的种族和（或）出生地域也应考虑到（如德系犹太人易患泰 - 萨克斯病，地中海、非洲或亚洲血统妇女易患血红蛋白病）。此外，孕妇（及其配偶）为近亲（有血缘关系和共同祖先的后裔）等情况也应加以检查。

记录病史后，助产士和孕妇（及其配偶）应酌情考虑是否需要进一步遗传筛查或检测。在做任何决定之前，孕妇必须意识到，进一步的筛查或检测结果，可能最终用于决定继续或终止妊娠。对一些女性来说，可能以前从没想过，这就更需

要让她们清楚地意识到这种情况；而对另一些女性来说，做出这种选择是非常重要的。一些女性可能会选择继续进行筛查，因为她们想知道具体的信息，并据此为分娩做好准备。

（二）超声波扫描

在英国，国家标准建议所有孕妇在妊娠期应定期进行 2 次超声检查（USS）（NSC，2013）。第一次超声检查最好在妊娠 10 周或 14 周之前进行。第二次超声检查在妊娠 18 ～ 20 周，用于对胎儿异常做进一步结构检查（NICE，2008）。有关超声检查的更多信息，请参见第 33 章。在英国，妊娠早期常规超声检查被用于筛查临床未知的胎儿畸形（Whitworth et al，2010）。

早期超声检查可通过测量胎儿颈后的液体量，特别是颈褶的厚度，来预测染色体异常的风险。测量结果以毫米为单位测量，计算机将其与孕妇年龄结合，计算预测风险率。妊娠期使用超声诊断的指征有多种情况，如怀疑胎儿有畸形的高风险时（NHS，2013）。

（三）生化 / 孕妇血清筛查

• 甲胎蛋白（AFP）血清筛查最佳时间是在妊娠 13 ～ 14 周（参见第 33 章）。甲胎蛋白是存在于母体血清和羊水中的胎儿蛋白。甲胎蛋白水平升高可能表明胎儿宫内死亡、多胎妊娠，或最常见的开放性神经管缺陷。低于正常可能意味着染色体异常，如唐氏综合征。

• 酶水平检查可用来检测先天代谢异常。可以测量甲胎蛋白和乙酰胆碱酯酶水平，以识别和区分神经管缺陷、无脑儿和胎儿腹壁缺陷，如胃裂和脐突出，以上情况在畸形筛查时可能会被发现。激素水平的测量可用于诊断肾上腺性征异常。

生化筛查检测方法可联合使用以确定危险因素，可结合血清甲胎蛋白、游离雌三醇和人绒毛膜促性腺激素（hCG），结合孕妇年龄和体重与胎龄的关系进行测量。

（四）整合（联合）检查

国家指南建议，各机构应在妊娠早期为所有孕妇提供联合检查，以确定胎儿患唐氏综合征的风险（NICE，2008）。这些检查的可及性正在增加，但可能尚未涵盖所有的 NHS 机构。检查包括超声

扫描胎儿的颈后透明带和检测母体血清中 β 人绒毛膜促性腺激素（β-hCG）和妊娠相关血浆蛋白 -A（PAPP-A）。联合检查是筛查唐氏综合征最有效的方法（有效率为 90%，而妊娠中期血清筛查有效率为 65%），应该在妊娠 11～13 周完成。如必要，可在妊娠 15～20 周再次进行联合检查。这种"联合检查"的好处在于，它可减少孕妇进行侵入性检查的次数。结合产妇年龄、颈后透明带扫描和血液生化检查结果（孕妇血清中游离 β-hCG 和 PAPP-A）进行计算，唐氏综合征检出率可超过 90%。

在遗传咨询过程中，助产士需向孕妇及其配偶阐明，单独的遗传筛查检测方法并不能确定胎儿是异常的。

十一、诊断性检查

需要时，可给予孕妇诊断性检查，以便对胎儿异常和遗传疾病进行确诊。诊断性检查通常具有一定的风险，因此，在决定进行此项检查前，孕妇 / 配偶应充分了解这些情况及可能的结果。风险包括危及妊娠、流产、获得假阳性或假阴性结果，以及需要面对继续妊娠还是终止妊娠的两难抉择。根据孕妇对妊娠的期望、信仰和需要，以及多种心理 - 社会影响因素，这些选择对一些孕妇来说可能比其他孕妇更加困难。

诊断性检查的目的是评估单个胚胎 / 胎儿的基因组状况。每个人的基因组都是独一无二的（同卵双胞胎除外）。为了能够识别个体的 DNA 序列，目前已有相应的技术可提供对单个 DNA 进行分析的方法。这些技术使用基因探针（DNA 的标记片段）来确定是否某一特定的 DNA 序列存在或缺失。胚胎 / 胎儿基因组分析只是该技术临床应用中的一种，除此之外，基因检测技术在法医学和亲子纠纷中也有应用。

将 DNA 从活体有细胞核的人类细胞（包括颊细胞和皮肤成纤维细胞）中分离出来很容易。DNA 探针是与人类细胞一致的相关 DNA 序列的副本，可以用作"探针"来杂交相应的样本副本。

（一）胚胎植入前的遗传学诊断

胚胎植入前的遗传学诊断（PGD）可使家族中有遗传性疾病的人避免将其遗传给子女。胚胎植入前的遗传学筛查（PGS）（也称为非整倍体 / 胚胎筛查）包括检查通过体外受精（IVF）或卵母细胞胞质内单精子注射（ICSI）产生的胚胎的基因和（或）染色体，以确定胚胎的性别（如果该疾病与性染色体相关）和其他常见的异常。染色体异常是胚胎植入失败和流产的主要原因。PGS 始终是一种实验性的干预手段，目的不是寻找特定疾病，而是识别有风险的胚胎。

用于单基因细胞分析的两种主要技术（PGS），涉及聚合酶链反应（PCR，一种增加用于分析的 DNA 数量的技术）和荧光原位杂交（FISH，一种使用荧光标记的 DNA 探针以检测单基因缺陷的技术）。通过检查筛查出所有可能的遗传缺陷是不可行的。可针对每个胚胎，只筛选那些可能发生的特定的遗传缺陷。在这些检查之后，采用不孕治疗技术，将健康的胚胎植入母体子宫。女性及其配偶在受孕前需要认真考虑这项胚胎植入前的遗传学筛查，因为它涉及对胚胎本身的体外检查。这项技术可确保胚胎没有遗传缺陷（通过特定的识别 / 筛查流程）。然而，也有许多妇女在移植了高质量的胚胎后仍未能成功受孕。一项系统性回顾分析发现，PGS 是否能够有效干预 IVF/ICSI，以提高活产率的数据不足（Twisk et al, 2006）。

（二）比较基因组杂交

少数医院目前正在使用一种称为比较基因组杂交（CGH）的方法，这种方法允许分娩中心对全部 23 条染色体进行异常筛查。这些异常可能具有生物学意义，也可能不具有生物学意义，但它们的存在会降低临床人员找到母体内适合移植的胚胎的机会。

这些干预措施引发了很多伦理争议，尤其来自那些认为人类生命神圣不可侵犯的人，包括对可能在这一操作过程中死亡或受损的胚胎数量的担忧。目前，PGD 似乎仅在严重 / 危及生命的疾病中使用，而应用该技术的工作由人类受精和胚胎学管理局（HFEA）严格监管。HFEA 是一个独立机构，负责监督配子和胚胎在生育和研究方面的使用（见 www.hfea.gov.uk）。

（三）绒毛膜绒毛取样

绒毛膜绒毛取样（CVS）用于对发育中的胚

胎的绒毛膜组织进行活检（参见第 33 章）。该操作过程需经宫颈或经腹，放置一个细小的导管 / 钳子。组织活检进行 DNA/ 细胞遗传学分析，用于染色体研究和部分生化研究。为预防对胎儿的伤害，在妊娠 11 周前不应进行 CVS 检查。

（四）羊膜穿刺术

羊膜穿刺术用于获得羊水标本。羊水中含有从胎儿表面脱落的细胞和细胞膜（参见第 33 章）。该技术可在妊娠的不同阶段使用，但常规是当孕妇年龄、家族史或遗传筛查提示高危时，在妊娠 16～18 周使用。取出的细胞首先要进行培养，以测定胎儿的核型，并进行详细的 DNA 分析（包括胎儿性别鉴定）。羊水的生化成分可用于检测非特异性的异常指标（如 AFPs），检测可疑的先天代谢缺陷中特定代谢产物的积累，或在妊娠晚期用于胎儿评估。在相对较晚的妊娠阶段进行此项检查的主要缺陷在于，培养细胞所花的时间，结果要到妊娠 20 周左右才能出来（参见第 33 章）。

Alfirevic 等（2003）对 14 项随机对照试验进行了系统性回顾，比较了经宫颈和经腹绒毛膜绒毛取样术与妊娠早、中期羊膜穿刺术的安全性和准确性。他们得出结论，妊娠中期羊膜穿刺术比经宫颈绒毛膜绒毛取样术和妊娠早期羊膜穿刺术更安全，如需早期诊断，经腹绒毛膜绒毛取样术是首选。与绒毛膜绒毛取样术相比，妊娠早期羊膜穿刺术的自然流产、死产和新生儿足内翻的发生风险似乎有所增加。与对照组相比，妊娠中期羊膜穿刺术中，死产增加了 1%（3% vs 2%），而自然流产率也有增加（2.1% vs 1.3%）。这些结果有时可能不太明确，而且羊膜穿刺术也可能造成细胞不生长或受到母体细胞污染的风险。

（五）胎镜检查

胎镜检查是通过一个精细的光学纤维望远镜观察胎儿。在此过程中，组织标本可在直视下被取出来进行分析。胎镜检查可用于皮肤病的诊断，如致死性大疱性表皮松解症。该技术也可用于治疗性干预，如 Rh 溶血病。

（六）脐带穿刺术

脐带穿刺术用于获取胎儿血液标本，以筛查染色体异常、血友病和血红蛋白病（参见第 33 章）。

使用 USS 将细针引导到脐带根部，在此处提取胎儿血液标本进行分析和（或）染色体分型。

所有的筛查和诊断性检查都存在一定的风险，包括心理和（或）身体上的。因此，在决定进行筛查或诊断性检查前，要仔细衡量其必要性。助产士的作用就是确保给予妇女及其配偶足够机会，使其能够在充分知情的前提下，做出自主决定。

十二、遗传学的应用

医学领域分子遗传技术的发展带来了许多好处。例如，通过转基因细菌合成人胰岛素来治疗糖尿病（Cummings，2006）。但必须指出，转基因技术存在一些潜在的问题，因此，与转基因相关的活动受法定机构（如转基因技术科学咨询委员会；Health and Safety Executive，2016）的密切监管。与助产学密切相关的是，使用转基因技术调控人类配子的活动在国际上是广泛禁止的，以防止对人类物种的整体遗传结构（基因库）造成直接的改变，进而带来不可预测和不可逆转的后果。最近一则众所周知的特例是，2015 年英国政府通过了一项立法，允许对胚胎的线粒体 DNA 进行调控，以防范与该 DNA 突变相关的疾病（Wellcome Trust，2015）。一般来说，唯一被允许进行基因改造的人类细胞是体细胞（也就是说，除了配子以外的所有细胞），而且对这些细胞的改造受到严格的监管。

遗传学在助产实践中最为显著的应用之一是对父母和（或）胚胎进行遗传筛查。在基因学方面的最新研究进展，可能会降低目前与遗传疾病有关的发病率和死亡率。将此研究应用于临床，强调防治并重。

分子遗传学研究在医学方面的另一个显著的潜在应用是用正常的基因替代或修复缺失或有缺陷的等位基因，称为基因治疗。这一过程涉及将遗传物质直接嵌入细胞，以改变这些细胞的功能（如让这些细胞合成正常的、功能性的蛋白质）。目前，一些疾病的治疗已经取得了成功，如腺苷脱氨酶缺乏症（Klug et al，2015）。然而，在基因治疗过程中也存在严重的不良后果，包括 1 例死亡案例（Klug et al，2015）。尽管在基因治疗方面存在技术和安全方面的问题，但基因治疗仍然是一个活跃的、有潜力的研究领域。

基因治疗的另一可能是基于干细胞的治疗，即细胞再生疗法（National Institutes of Health，2015）。这一疗法涉及的不仅仅是复杂的科学问题，还有复杂的伦理问题。

干细胞的使用开创了一系列新的治疗方法，但在安全可靠地将其应用于临床前，在科学和伦理问题上仍有许多工作要做。

媒体对基因技术及其应用进展的报道很频繁，令人不安，而且往往是戏剧性的。因此，这一状况使得父母（未来的父母）在基因技术方面可能会存在不切实际的期望，往往超出现有技术的范围。创新的方法很可能在适当的时候被证明是大有裨益的，但是在相关的复杂的科学和（或）伦理问题得到解决之前，它们仍然只是潜在的治疗选择。因此，在与父母（未来的父母）沟通时，助产士需要使其了解现有技术哪些功能可实现，哪些不能实现。

最后，因为这些基因技术都是资源密集型技术，所以还需要考虑其所涉及的资源问题。即使有了技术，我们也需要考虑其他服务，以及医疗资源分配的有限性。在这样的背景下，也许可以说，预防出生缺陷所带来的潜在经济利益，要高于为患病儿童（成人）提供有效的生活护理的成本。然而，这必须与总人口在资源分配方面的需要相平衡。

十三、结论

遗传检测技术未来的发展潜力巨大，媒体报道后，家长们经常要求获得信息，因此，助产士必须要了解新的诊断和成像技术、新兴的筛查方法和创新的干预措施。

对于助产士来说，还要了解遗传学的基础，以及当前基因工程成功背后的现实，包括风险效益比率。遗传筛查和诊断检查中存在着许多伦理的两难情境，涉及妊娠期妇女复杂的情感、社会和健康问题。助产士需要敏感地向妇女及其配偶提供最新、准确的信息，以促进和支持其做出最佳决策。

> **要点**
> - 在与婴儿有异常的父母或有遗传病史的潜在父母交谈时，助产士需要具备细胞分裂、染色体和诊断检查的相关知识。
> - 助产士需要具备丰富的遗传学和遗传模式的知识，以识别可能有风险的妇女和婴儿，选择适当的筛查方法，并在必要时给予转诊。
> - 目前对助产士在基因工程方面的知识要求不多，但为促进与女性和父母的有效沟通，对这一领域的程序和未来发展可能性的了解将变得越来越重要。

（翻译：张　晶　审校：魏碧蓉）

313

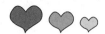

第27章

生育与生育控制

Jenny Hall（参照 Rosemary Towse 的原始版本）

学习目标

通过阅读本章，你将能够：

- 明确在为妇女提供信息和建议前，采集健康史的重要性。
- 认识到生育过程中的心理作用，对妇女及其配偶恢复性生活和使用避孕方法的影响。
- 熟悉各种避孕方法的生理学原理。
- 评估妇女及其配偶可用的各种避孕方法，包括各避孕方法的优缺点，并为其重新开始性生活提供准确的建议。
- 与妇女及其配偶讨论可寻求进一步计划生育信息和建议的机构与资源。
- 领会遗传学的意义及其在助产实践中的应用。

一、引言

"避孕"一词的意思是"防止受孕"，通常采用屏障或药物方法。然而，预防妊娠可能还包括停止性生活或终止妊娠等方法。同样，控制生育不仅涉及避孕技术，还是一个政治问题，各国政府都在调控避孕技术的可得性和可及性。妇女及其家庭的健康与对其生育的控制能力有关。因此，助产士及其他卫生保健专业人员为妇女的生殖和性健康做出了重要贡献。

在世界范围内，1/5 的妊娠以流产告终。2014年，在英格兰和威尔士，15 ～ 44 岁女性的流产率为 15.9‰，为 16 年来的最低水平。16 岁以下青少年的流产率为 2.5‰，22 岁以下青少年流产率为 28‰ [Department of Health（DH），2015]。尽管英国仍是欧洲青少年早孕率最高的国家之一，

但在 2004 ～ 2014 年，英国青少年早孕率总体下降了 1/3。英国政府目前的战略措施是通过提供适当的性教育和提高避孕的可及性，促使年轻女性的妊娠率进一步降低（DH，2013：37）。

尽管许多意外妊娠的夫妇适应良好，但对于一部分人来说，意外妊娠可能会带来创伤。向全社会提供关于避孕及其相应服务资源的信息，可提高对意外妊娠的预防。本章详细介绍了目前控制生育的方法，以及助产士在母亲避孕和性保健中的贡献。

在英国国家卫生服务体系下，生育控制咨询服务和避孕用品是免费提供的。夫妇或个人如果需要性健康咨询和用品，可在他们的全科医师（general practitioner，GP）或社区的避孕诊所处获得。在一些地区，还会为某些因某种原因无法前往诊所的特殊服务对象提供家庭服务。除了性心理咨询等更专业的领域外，许多诊所可能还会为年轻人提供"上门"服务。助产士应了解当地提供服务的机构，以便为妇女及其配偶提供适当的建议。

反思活动 27.1

结合你执业地点的服务资源，为你所照顾的人群提供相应信息。查询提供避孕服务的机构地址、工作时间，以及提供的避孕服务的类型。访问这些服务机构的网站了解相应的信息。

二、生育后性关系的恢复

分娩后，每位妇女及其配偶身体和性接触的恢复方式各不相同。对一些人来说，性接触的方式没有变，而另一些人则需要好几个月才能恢

复。适应与孩子一起生活，也会为其带来生理和情感上的挑战。分娩方式也会影响性生活恢复的时间，阴道助产、会阴切开术或剖宫产等干预手段分娩的产妇，不太可能在产后 6 周恢复性生活（McDonald and Brown，2013）。这可能与干预措施所导致的性交疼痛感增强有关（McDonald et al，2015）。女性对自身形象的担心，以及育儿所带来的疲劳感，都会对她们的性反应产生影响（Olsson et al，2005；Hipp et al，2012）。同时，文化和宗教信仰也可能影响夫妻亲密活动的恢复。

对于父亲来说，目睹分娩过程会是一种高度情绪化的体验，这种体验可能会是创伤性的（Johansson et al，2012）。然而，有证据表明，配偶会根据产妇的需要调整自己的性行为（Olsson et al，2010；MacAdam et al，2011）。目前，关于分娩对同性伴侣性行为影响的研究有限。最近的一项研究发现，女性伴侣不大可能提早恢复性行为，而更有可能从其伴侣以外的其他关系中获得支持（Van Anders et al，2013）。当婴儿与母亲建立联结时，其配偶可能会有被拒绝感；而患有产后抑郁症的产妇可能会发现她们对配偶的满意度降低了。反之，这也会增加其配偶的负罪感和挫败感。因此，助产士的角色在于了解夫妇的个人史，为新父母提供机会讨论他们关心的问题，必要时将其转介给专业咨询师。

三、生育控制的方法

（一）理想的生育控制方法

理想的生育控制方法应该是有效的、可接受的、简单的、无痛的方法，或者操作过程不依赖于使用者的记忆（专栏 27.1）。

专栏 27.1　理想的生育控制方法

- 100% 安全，无副作用
- 100% 有效
- 100% 可逆
- 易于使用
- 不妨碍性交
- 由女性使用或能让女性明显可见
- 不需要医疗人员干预
- 可预防性传播疾病

- 性行为的双方都能接受，而且也能被大多数文化接受
- 价格低廉，易于提供

基于以上理想的生育控制原则来考虑每一种方法。对每种方法给出 1 ～ 10 分的评分。还要考虑到，在具体情况下，对于每位女性（或每对夫妇）而言，其中某些标准可能会比其他更为重要

反思活动 27.2

使用上述理想的生育控制原则思考每一种生育控制方法，并为每种方法评分（1 ～ 10 分）。思考在何种情况下，对于女性（夫妇）来说某些标准可能会比其他更为重要。

（二）女性避孕

1. 生理避孕法　生理避孕法的其他术语（彩图 25）包括自然避孕法、比林斯法和排卵期测定法。对于一些人，尤其是对于有宗教信仰的人来说，这是唯一可接受的避孕方法。此避孕法需要女性了解和意识到她们的身体在月经周期中的变化，才能够有效地识别"安全期"的时机。安全期是指月经周期中受孕概率较低的时间段。排卵一般发生在下一个月经来潮前 14 天，在排卵期 5 天以前和 2 天以后都有可能受孕。在前后留出 1 天的余量，月经周期的这 10 天或 11 天内，应避免性交。

生理避孕法从理论上讲比较简单，然而，在实践中，确定排卵的准确时间需要时间和耐心。这也取决于女性月经周期的规律性。如果能够很好遵循生理避孕的方法，避孕的有效率可达 99%。如使用多种排卵期测定方法，如测量基础体温变化，生理避孕法会更有效。分娩后，每位妇女排卵的生理恢复不同，很难评估，因此，生理避孕法在分娩后的前几个月非常不可靠。为了计算出"安全期"，目前已开发了多种的方法。

（1）标准日期避孕法：标准日期避孕法（standard days method，SDM）是指，假设女性的正常月经周期为 26 ～ 32 天，把月经来潮第 8 天至第 19 天定为"易受孕期"，避免在这期间进行无保护性行为。

（2）2 天避孕法：2 天避孕法基于女性在月经周期中宫颈分泌物的变化，假设阴道分泌物出现的当天和第二天易受孕。

SDM 和 2 天避孕法都具有较传统方法、基础体温法和比林斯法简单的优点，可与测量女性的基础体温结合使用。如果体温升高 3 天可能提示受孕期已结束。欧洲较为流行的是 Sensiplan 避孕法，是将以上各种方法的整合（Frank-Herrmann et al，2007）。接受该避孕法培训的女性，避孕成功率可达 99.6%。然而，对于产妇来说，如果想要使用以上任何一种避孕方法，都必须寻求专家帮助，以确定这些方法对于产妇的适用性，并确保正确地向产妇解释这些技术，即便之前产妇已经熟悉这些方法。

（3）哺乳闭经避孕法：哺乳闭经避孕法（lactational amenorrhoea method，LAM）对产后 6 个月内纯母乳喂养的产妇（NICE，2012a）的避孕有效率约为 99.5%。需满足以下条件：

- 产妇必须全天完全母乳喂养，不使用代乳品；或
- 产妇几乎完全母乳喂养，偶尔补充其他液体；和
- 婴儿产后不足 6 个月；和
- 母亲应完全闭经，不包括产后 6 周内的阴道出血。
- 如果以上任一标准发生变化，产妇就有妊娠的可能。

（4）个人避孕检测仪：诊仪器结合了微型实验室和微型计算机的特点，旨在计算月经周期中的易受孕时间和不易受孕的时间。

检测仪通过插入仪器内的试纸来检测尿液中黄体生成素（LH）和雌激素分解产物（E-3-G）的水平。之后，检测仪会在考虑到精子存活时间的前提下，提前计算排卵的可能日期，进而显示女性可能受孕的高峰期。为了仪器能够准确计算受孕期，需向其提供足够的信息。因此，需要对女性的整个月经周期进行一系列检测。在检测期间需要使用其他方法来避孕。此种方法仅在女性月经周期在 23 ～ 35 天时才推荐使用。

因为检测仪要求妇女连续两个月经周期都必须在 23 ～ 35 天，产后立即使用该仪器的价值可能有限，因此，此方法不适用于哺乳期的女性。

如果方法使用得当，该仪器的避孕成功率约为 94%，也可能更高（Bouchard et al，2011）。此外，此检测仪在市面上还被用于辅助计划妊娠，尽管其有效性尚未得到充分研究。

（5）避孕的"APP"：随着个性化移动技术的普及，女性可以使用多种"APP"对月经周期进行追踪，其中包括一些关于生育控制和"安全期"或妊娠"高风险"建议的 APP。虽然这些 APP 确实有助于提高人们对个人受孕情况的意识，但很少有证据证实它们在帮助避孕方面的准确性。因此，使用这些 APP 时要谨慎，尤其是刚生完孩子的产妇。

2. 屏障避孕法

（1）避孕帽：避孕帽通过盖住子宫颈，机械地阻碍精子的进入。避孕帽有各种尺寸，使其能够适用于每位产妇。在英国，全科医师或性健康诊所可免费提供避孕帽。避孕帽需要定期检查是否合适，尤其是在女性分娩、体重减轻或增加之后。如果正确、谨慎地使用避孕帽，年妊娠率可低至 6%。第一年使用者中，年妊娠率为 16%（NICE，2012b）。但对于经产妇，宫颈帽的避孕效果较差。

（2）阴道隔膜 / 荷兰帽：阴道隔膜是最古老的女性避孕方法之一。和最原始的阴道隔膜相比，目前使用的阴道隔膜在设计上几乎没有什么变化。产妇在产后 6 ～ 8 周才可使用阴道隔膜，因为此时子宫和宫颈已恢复到正常大小，阴道肌肉张力恢复正常。

浅层的橡胶或硅胶隔膜的边缘有一个弹簧圈，可以将其像卫生棉条一样压缩并插入阴道。将隔膜放于阴道后穹窿后和耻骨上嵴前（图 27.1）。阴道隔膜有刻度尺寸，必须根据女性个体进行选择。

以前使用过阴道隔膜的妇女在产后可能需要更大的隔膜，并需要随着阴道肌肉张力的恢复而动态调整。阴道隔膜过大会引起不适，或产生额外的压力，出现尿道不适；而如果太小，它会移动，无法起到避孕作用。因此，一个合适的阴道隔膜是不明显的，在性交过程中不会被感知到。性交后阴道隔膜应在原处放置 6 小时，以防射精时部分精子留在阴道内，然后在方便的时候取出。当使用杀精剂时，阴道隔膜的失败率为 6% ～ 16%，取决于使用过程中的护理和使用方法的一致性（NICE，2012b）。

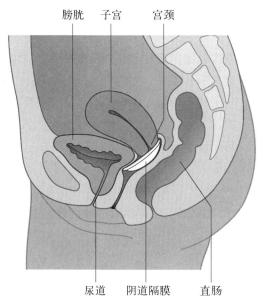

膀胱　子宫　宫颈

尿道　阴道隔膜　直肠

图 27.1　阴道隔膜放置的骨盆矢状面

（3）其他的宫颈帽：其他类型的宫颈帽要比阴道隔膜小，目前只在英国市面上销售，用硅树脂制成。这些宫颈帽依靠吸引和阴道壁的支持来维持其在宫颈上的位置。建议使用杀精剂，并且在性交后至少 6 小时内宫颈帽应保持原位，性交后 30 小时内取下（NICE，2012b）。

（4）女用避孕套：是一种薄的塑料管状避孕套，由一个宽松的聚氨酯管套和两端有弹性的塑料环组成。插入避孕套，使其与阴道的走向一致。在阴道入口，避孕套上柔软且坚韧的塑料环可覆盖男性阴茎，在性交时需要保持稳定。这种避孕套可起到避孕和预防性传播疾病的作用，如艾滋病，并可能会预防宫颈癌（NICE，2012b）。如果严格地使用女用避孕套，妊娠率为 5%，如果使用不良，妊娠率为 21%（NICE，2012b）。与宫颈帽使用方法相同，避孕套可在性交前戴上。女用避孕套含有杀精润滑剂。因为女用避孕套由聚氨酯制成的，所以不必要避免使用油性产品。

3. 激素避孕

（1）口服避孕药：全世界有数百万妇女使用口服避孕药。口服避孕药是最常用的避孕方式，尤其是在年轻人中。口服避孕药包含复方雌孕激素避孕药（复方口服避孕药，COC），或单纯孕激素避孕药（单孕激素避孕药，POP）。使用口服避孕药的主要争议在于服用避孕药者静脉血栓栓塞（VTE）的风险。未服用激素的女性静脉血栓栓塞的背景风险为每年 2‰ [Faculty of Sexual and

Reproductive Healthcare（FRSH），2014a]，而在妊娠期为 10.7‰ [Royal College of Obstetricians and Gynaecologists（RCOG），2015]。在服用 COC 的女性中，静脉血栓栓塞风险为 5‰～ 12‰，取决于药片的类型（FRSH，2014a）。助产士应建议所有服用避孕药的妇女，如果在停止服用前有任何疑虑，应寻求专业意见。

（2）复方口服避孕药：（COC）：通过抑制垂体前叶黄体生成素（LH）和促卵泡激素（FSH）的分泌，从而抑制排卵。它还可改变宫颈黏液的黏稠度，阻止精子穿透；降低输卵管的收缩能力，使精子难以通过输卵管；引起子宫内膜改变，不利于受精卵着床。后三种机制是孕激素作用的结果。

复方口服避孕药的服用时机对于防止排卵是很重要的。为了提高效率，应在月经期第 1 天开始，每天 1 片，持续 21 天，然后停药 1 周（或者，在某些情况下，使用"虚拟"药片），在此期间会出现撤退性出血。

如复方口服避孕药使用方法正确，年妊娠率为 0.3‰（NICE，2012c）。如果该妇女正在服用抗生素或出现腹泻和呕吐，COC 将无法发挥有效的避孕作用。在此期间可采取其他保护措施，如使用避孕套，并延续到此后 7 天。

COC 有许多禁忌证，有高血压、偏头痛或静脉血栓栓塞等个人或家族病史的妇女应寻求专业咨询。尽管 40 岁以上妇女使用 COC 的风险有所增加，但应根据个人需要对妇女进行评估，因为年龄因素并不包含在 COC 的使用禁忌中（FRSH，2010a）。

分娩后，未哺乳的母亲可在产后 21 天开始服用复方口服避孕药。使用 21 天，停药 7 天。如果从第 21 天开始使用，药物会立即生效。避孕药的雌激素可通过抑制催乳素减少泌乳，也可通过母乳传递给婴儿，尽管数量很少。因此，不推荐哺乳的母亲使用 COC（NICE，2012c）。

（3）单纯孕激素避孕药：是一种有效的产后避孕方法，是哺乳妇女的理想避孕药物。孕激素不会影响泌乳，母乳中少量的孕激素对婴儿来说也不是问题。产妇在产后 21 天开始服用避孕药，并连续服用（NICE，2015）。助产士应告知妇女孕激素可能会导致不规则的阴道出血，但通常几个月后可缓解，月经可能逐渐消失。在停止母乳喂养之前，母乳喂养的妇女不太可能看到阴道出血。

孕激素的作用是使宫颈黏液黏稠，在子宫颈形成一个天然的塞子，阻止精子进入子宫，同时降低输卵管的运动能力。在某些情况下，孕激素还会抑制排卵（FSRH，2009a）。

据报道，正确使用单纯孕激素避孕药的妊娠率为每 300 名妇女中有 1 人妊娠，而常规使用避孕药的妊娠率为 8%。传统的单纯孕激素避孕药必须每天在同一时间的 3 小时内服用，如果女性记忆力不好或生活方式不规律，这种方法就不适合。单纯去氧孕烯避孕药，如服用期间漏服，可在 12 小时内补服，类似于 COC。除了常规的避孕机制外，单纯去氧孕烯避孕药可能会阻止排卵，在许多情况下会导致闭经，这使它成为一种高效的避孕药。

（4）复方皮肤避孕贴：（CTP）：相当于复方口服避孕药，含有雌激素和孕激素。

避孕贴贴于清洁、干燥的皮肤上，如腹部或上臂皮肤。一个避孕贴可持续 7 天有效，之后需更换，连续贴 3 周，停药 1 周。如使用得当，年妊娠率约为 0.3%；如使用不当，年妊娠率可达 8%（NICE，2012c）。避孕贴防水，女性可正常洗澡，但有些女性发现贴片不易剥离。关于使用避孕贴所导致的静脉血栓栓塞和 CTP 风险的研究结果还不明确。目前的观点是，避孕贴所致静脉血栓栓塞的风险与复方类避孕药类似（FRSH，2014a）。

（5）复方阴道避孕环（CVR）：与 CTP 相似，复方阴道避孕环含有雌激素和孕激素。使用方法是放入阴道 3 周后取出 1 周。在取出的 1 周内，会发生撤退性出血，在 7 天末，插入一个新的避孕环。复方阴道避孕环的年妊娠率为 1%～2%。

（6）长效可逆的避孕法（LARC）：包括四种特殊的避孕方法，宫内节育器、宫内节育系统、孕激素避孕针和皮下埋植剂。这些方法效果显著，且不会对生育能力造成长期影响。此外，这几种避孕方法适用于对使用其他避孕方法依从性差的女性。NICE（2005）建议应将这些方法告知所有进行避孕咨询的妇女。

（7）宫内节育器和宫内节育系统：自圣经时代起，宫内节育器（IUC）就在世界各地使用。如今的 IUC 是一种带有铜或铜银茎的小型塑料装置，

通过一种放环器将其放置在子宫腔内。IUC 的作用机制是复杂而多因素的。它们在子宫腔内扮演无菌异物的角色，其生理作用因铜的加入而增强。铜对精子和卵子有毒性作用，能够阻止受精和减少囊胚形成（FSRH，2015a）。因为在宫腔内很难找到活的精子，因此 IUC 不太可能充当流产剂。然而，如果受精已发生，由于使用 IUC，子宫内膜发生了很大的变化，因此，受精卵也不太可能在子宫内种植（FRSH，2015a）。也有学者认为 IUC 能够抑制输卵管的收缩，从而降低卵子沿输卵管运输的速度。并且，有证据表明使用 IUC 时排卵少见。此外，使用 IUC，子宫内前列腺素的分泌也会增加，从而增加子宫的收缩，将受精卵排出体外。

当作为紧急避孕措施使用时，IUC 发挥着阻止受精卵着床的重要作用。尚无证据表明带铜 IUC 会增加异位妊娠的风险。然而，如果 IUC 避孕失败，异位妊娠的风险可能会增加（Searle，2014）。

产妇一般在分娩 4 周后才可放置 IUC（FRSH，2015a；Searle，2014），这一阶段子宫才可能完全复旧。如果 IUC 置入时间过早，可能无法保持最佳位置，更有可能被排出。一些试验表明 IUC 也可在产后立即成功放置，然而尚需进一步研究（Lopez et al，2015）。剖宫产或母乳喂养的产妇使用 IUC 一般没有任何问题（Goldstuck et al，2013）。在某些情况下，如果女性要求，可在终止妊娠时放置 IUC。

目前，IUC 有多种类型（图 27.2）。其中，GyneFIX 与其他 IUC 的构造不同，没有支架，由 6 个铜带组成，连接在一段缝合材料上。一端有一个结，固定在宫底，起到锚的作用。

因放置 IUC 会使女性月经时间和月经量增加，对于月经过多的女性，该方法可能不适用。痛经的女性可能会发现在放置 IUC 后，最初几个月痛经会加重，不过这种情况会逐渐消失。在放置 IUC 前，需要对女性进行性传播疾病筛查。如果女性有生殖道反复感染的情况，可建议她采用其他方法（FSRH，2015a）。

根据不同类型，IUC 放置的年限为 5～10 年，放置后一般不需定期检查。IUC 的避孕效果非常好，5 年妊娠率低于 2%（NICE，2005）。如妊娠

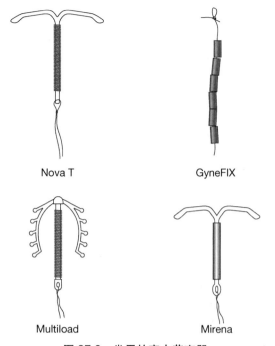

Nova T　　　　　GyneFIX

Multiload　　　　Mirena

图 27.2　常用的宫内节育器

时 IUC 还在宫内，应尽快移除，否则会增加中期流产的风险。

（8）左炔诺孕酮缓释宫内节育系统：（IUS）：系统纵杆中含有一个储存孕激素的容器，缓慢地将孕激素释放到子宫内膜上。由于 IUS 的作用多为局部，因此，排卵常继续发生。IUS 放置 1 个月后，子宫内膜厚度减少，因此，放置 IUS 的女性在最初几周阴道不规则出血后，出血会减少，闭经较为常见（Searle，2014）。孕激素还可在子宫颈形成黏液塞，保护子宫免受感染，并阻止精子的渗透。产妇可在产后 4 周内放置 IUS。除非 IUS 放置是在月经周期的前 7 天，或者妇女正在哺乳并完全遵循 LAM 标准，否则，建议女性在 IUS 置入后 7 天内，使用替代避孕措施（FSRH，2015a）。IUS 5 年妊娠率低于 1%（Searle，2014），可持续使用 5 年，取出后，女性的生育能力可迅速恢复正常。

（9）避孕针：避孕针内含孕激素，采用深部肌内注射。在英国，目前其配方是醋酸甲羟孕酮（DMPA）和去甲孕酮（NET-EN）。其他国家也在使用和研究其他复方的避孕针，但在英国未获得许可。孕激素避孕针的主要作用是抑制排卵，同时，宫颈黏液也会发生变化，并阻止精子通过（FRSH，2015b）。注射避孕针后，女性子宫内膜会发生改变，可能导致阴道不规则出血或闭经。注射去甲孕酮（NET-EN）避孕针一般不会出现闭经。目前，尚

无证据表明避孕药针对女性生育有任何有害的长期影响，但是，由于避孕针的作用机制，女性恢复生育能力的时间可能会推迟。从上次注射避孕针到受孕的平均时间为 1 年（FRSH，2015b）。该方法 2 年的妊娠率低于 0.4%，DMPA 的失败率低于 NET-EN。

避孕针可在女性月经周期的第 5 天注射，此期间无须使用其他避孕措施（NICE，2005）。DMPA（1500mg/1ml，IM）最常用，每 12 周重复注射 1 次。NET-EN 每隔 8 周给药 1 次。有一种类似的产品可通过皮下注射（104mg/0.64ml）。

避孕针对于记忆力较差的女性来说是理想的选择，通常用于不能使用 COC 的女性。如果没有其他可替代的避孕措施，18 岁以下者也可注射。然而，目前也存在一些针对避孕针的使用会影响骨质量密度的担忧（FSRH，2015b）。NET-EN（200mg，1ml，IM）不常用，仅在女性进行风疹免疫接种后使用，或在其伴侣接受输精管切除术直至确认手术成功这一期间使用（FSRH，2015b）。有证据表明，使用避孕针可减轻子宫内膜异位症的疼痛，但使用 5 年后与宫颈癌的发生有关（FRSH，2015b）。根据个体情况，在使用避孕针 2 年后可对女性进行健康评估（NICE，2005）。

DMPA 通常可在分娩 21 天后的任何时间开始使用。一些女性使用 DMPA 后，可能会出现阴道出血量增加或不规则出血（FSRH，2009b）。此外，DMPA 不影响哺乳。

（10）单一孕激素皮下埋植剂：目前，英国唯一可用的孕激素埋植剂是 Nexplanon。它是一个置于缓释载体上的含有 etonogestrel（ENG）的单棒，棒内也含有硫酸钡，使其能够通过 X 线检测（FSRH，2014b）。孕激素埋植剂大小如发夹，采用局部麻醉，使用微型手术将其插入上臂皮肤下。其作用机制为抑制排卵，防止子宫内膜增厚，增加宫颈黏液黏稠度。该方法的第一年妊娠率低于 0.1%（FRSH，2014b）。使用埋植剂的女性中，约有 50% 会出现阴道不规则出血（NICE，2015），这种情况通常会随着时间的推移而减少。约 21% 的女性会出现闭经（FSRH，2014b）。该埋植剂可从产后第 21 天开始植入，使用 3 年后需更换。一旦移除，女性的生育能力会迅速恢复。

四、紧急避孕法

女性需要紧急避孕有很多原因，可能是由于未采取保护措施的性交（未采取避孕措施、体外射精失败、强奸）、屏障避孕方法失败（安全套破裂、避孕帽移位）、忘记服用避孕药、忘记注射避孕针、IUC 脱出等。尽管月经周期的某些时段受孕的风险低，但如果女性月经不规律或月经期不确定，那么，任何时间都是不安全的。因此，在实践中，大多数出现以上情况的女性需要采取紧急避孕。目前在英国有以下两种紧急避孕的选择。

（一）口服紧急避孕药

使用最广泛的是口服孕激素避孕药，其中含有左炔诺孕酮（LNG）（孕酮的一种合成衍生物）。LNG 应在无保护性交（UPSI）后立即服用，通常在 72 小时内。LNG 的有效率为 97%～99%，无保护性交的时间越接近排卵期，失败率越高（Everett，2014）。这些药物仅对无保护性交的这个时间段有效，不能对月经周期其他时间段起到保护作用。另一种选择是口服醋酸优力司特（UPA），它可抑制或阻止排卵，是一种选择性的孕酮受体调节剂。UPA 在无保护性交发生后 120 小时（5 天）内使用。LNG 对哺乳期母亲是安全的，但建议在服用 UPA（FRSH，2012）后 36 小时内避免哺乳（FRSH，2012）。

口服紧急避孕药可从避孕诊所、性健康诊所、全科医师、NHS 的无须预约门诊，以及一些药店或急诊免费获得。

（二）紧急 IUC 避孕

带铜宫内节育器可在无保护性交发生后 120 小时内或排卵后 5 天内放置，以提供紧急避孕（NICE，2015）。它的主要机制是发挥铜对卵子和精子的毒性作用，从而阻止受精。虽然使用较少，但 IUC 是一种非常有效的紧急避孕方法，失败率小于 1%（FSRH，2012）。

五、女性绝育

输卵管结扎或在女性输卵管上使用可拆卸的夹子，以及男性输精管结扎（稍后讨论）是永久性的绝育方法。

手术前，夫妇双方必须仔细咨询，充分考虑与该手术相关的生理、心理和社会因素。大多数夫妇不会后悔做绝育手术，但必须保证其经过深思熟虑。尽管输卵管复通术的成功率很低，但调查显示，有 0.9%～26% 的女性在绝育后要求恢复生育功能（FSRH，2014c）。因此，像 IUS 这样的可靠的避孕方法的出现（与绝育一样可靠，而且可逆），为那些未来计划不完全明确的夫妇提供了另外一种选择。

除非与剖宫产同时进行，否则女性绝育术通常选择在剖宫产后 6～8 周。在这期间，如果孩子出现任何问题，夫妻可重新考虑是否采取绝育手术。女性绝育术的整体失败率为 0.5%。然而，使用夹子结扎的绝育术，10 年后失败率为 1/500～1/333（NICE，2012，2d），绝育失败可能在手术几年后发生。

六、男性避孕法

（一）体外射精法

许多夫妻在某些阶段使用体外射精。这种方法在一些有宗教信仰的人群中使用广泛。在全球选择避孕的男性中，约 2.9% 的男性使用此方法（Freundl，2010）。这种方法依赖于男性在射精前将阴茎从阴道抽出，因此对男性的控制力有要求。这种方法适用于一部分夫妇，但对有些夫妇来说，可能会影响他们的快乐，并会造成较大的挫败感和压力。这种方法也可与其他自然避孕法联合使用。

由于在阴茎从阴道抽出前，会有精液射出的风险，因此，体外射精法不是一种非常有效的避孕方法。此方法年妊娠率为 4%～27%（Freundl，2010）。如果没有其他可接受的替代避孕方案，在采取体外射精的方法时，可使用阴道杀精剂来减少受孕的风险，因为阴道杀精剂可在阴茎从阴道抽出前破坏释放到阴道内的精子。

（二）避孕套

避孕套可能是在产后最初几个月使用最为广泛的避孕工具。它的避孕成功率在 85%～98%（NICE，2012b）。作为一种屏障避孕法，它不仅可以避孕，在防止包括 HIV 在内的性传播疾病的传播方面也非常有效（Everett，2014）。出于此原因，许多夫妇除了使用其他避孕方法外，还使用避孕套。为促进安全性行为，应鼓励经常使用避孕套。然而，避孕套并不能预防局部感染，如疱疹和虱子。有证据表明，常规使用避孕套可预防人乳头瘤病毒（HPV）的感染，该病毒与宫颈癌有关（Winer et al，2006）。然而，我们需要意识到，这项研究的对象为处于性关系早期阶段的年轻妇女，对于那些有多个性伴的妇女，避孕套预防人乳头瘤病毒的效果可能不存在。

在英国，避孕套可在避孕诊所、性健康诊所、一些全科医师和青年诊所免费获得，也可在药妆店或其他零售店购买。这些地方都会提供不同尺寸、质地和香型的避孕套。

也有使用杀精剂来润滑的避孕套，但因为此种避孕套会增加艾滋病病毒传播的风险，所以不推荐使用（NICE，2012b）。大多数避孕套均由乳胶制成。如有男女对乳胶过敏，可选用由脱蛋白乳胶、聚氨酯或合成聚异戊二烯制成的避孕套。

助产士绝不能想当然地认为夫妇双方都知道正确、安全地使用避孕套的方法。必要时，助产士应做好解释说明工作。安全使用避孕套的黄金法则包括：

- 只使用带有 BSI 或 CE 合格标记的避孕套。
- 不要使用超过保质期的避孕套。
- 如果避孕套的内包装破损，不要使用。
- 每只避孕套只能用一次。
- 小心指甲或戒指会划破避孕套。
- 不要将避孕套与油性润滑剂一起使用，因为油性润滑剂会溶解乳胶，可能致避孕套破裂（这些产品包括婴儿油或沐浴油、冷霜、防晒霜、凡士林、唇膏、香薰油和按摩乳）。
- 阴道和外用制剂，如制霉菌素或其他抗真菌乳膏、阴道栓和某些雌激素乳膏可能具有与油性润滑剂相同的效果。

使用后，如避孕套损坏或精液溢出，除非同时使用了其他避孕药具，否则女性应向其全科医师、药剂师或性健康诊所咨询是否需要紧急避孕。

（三）未来的发展

目前关于男性激素避孕的方法正在研究中。现有试验主要通过使用孕激素来抑制促卵泡激素（FSH）和黄体生成素（LH）的产生，从而减少精子的生成。在使用孕激素的同时，男性需要补充睾酮以防止副作用（Chao et al，2014）。其他试验通过使用雄激素和其他药物联合诱导精子抑制（Chao et al，2014）。其目的在于不影响射精的同时，防止精子产生。关于男性激素避孕的进一步研究正在探讨如何防止精子成熟、降低精子运动能力或防止精子与卵子结合（Chao et al，2014）。在使用这些新型男性避孕方法时，除了要考虑该方法的有效性以外，还要考虑男性是否接受此类避孕方法，以及女性在此类避孕方法上是否会信赖其男性伴侣（Glasier et al，2000）。

（四）输精管结扎术

男性绝育术包括双侧精子输送管道（输精管；图 27.3）的结扎。输精管结扎术是一种比输卵管结扎术更为简单、更安全的手术，可在局部麻醉下在门诊手术。输精管结扎可阻止精子进入精囊和射精管。由于精子可能在输精管中存活一段时间，因此，在输精管结扎术后，夫妇双方应继续采取避孕措施，直到两次精液样本均显示无精子存在，至少需要 3 个月的时间。同样，在做输精管结扎术的最终决定前，需要详细咨询。男性需清楚，输精管结扎术不会对其性欲和性活动产生影响。现有证据显示，输精管切除术与睾丸癌的风险增加具有一定的因果关系（FSRH，2014c）。该绝育术的失败率为 0.5‰（FSRH，2014c）。

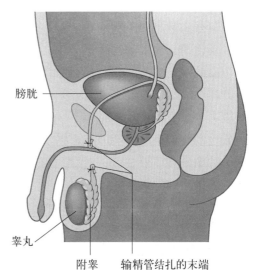

膀胱

睾丸

附睾　　输精管结扎的末端

图 27.3　输精管结扎

七、助产士在避孕指导中的角色

许多意外妊娠的女性，尽管最终会想要这个孩子，但并非所有人都能对计划外生育做出很好的适应。

避孕指导是一个专业领域，助产士在了解相关原则的同时，也需要了解其局限性，以及何时将女性转介到避孕诊所或性健康诊所。在避孕指导过程中，助产士也会通过对咨询对象的评估确定其是否需要转介到相关专家，以寻求专业的帮助和指导，如发现其有疾病或性心理问题的迹象时。

（一）需考虑的因素

与女性及其伴侣讨论生育控制时，需要考虑可能影响其避孕选择的各种因素（专栏 27.2）。通过与其就这些因素进行讨论，助产士将能够为夫妇提供更为准确的避孕指导，包括可选择的避孕方法，以及获得避孕或进一步信息的最佳场所。助产士不应想当然地认为，女性及其伴侣已对生育控制知识较为熟悉，在提供避孕指导前，需确认其避孕知识的掌握情况，若有错误观念需及时纠正。

专栏 27.2　避孕方法选择中需考虑的因素

- 年龄
- 总体健康状况
- 吸烟
- 肥胖
- 生活方式／工作
- 家人和朋友的相关经历
- 关于避孕的基本观点
- 文化或宗教信仰限制
- 以前使用后失败的避孕方法
- 配偶的观点
- 产科史（如胎次或高血压）
- 智力水平／记忆力
- 去计划生育诊所的能力或意愿
- 远期的生育计划
- 夫妻关系的稳定度
- 夫妻双方对避孕药具效力的要求
- 夫妻双方对每种避孕药的看想
- 可用的避孕药具
- 任何可能影响夫妻任何一方使用某种避孕方法的不利因素

- 婴儿喂养方法
- 月经史（如经前综合征）
- 对月经的观点
- 月经的特点（通常为"多"或"少"）
- 药物使用情况
- 性传播疾病的风险

助产士应该意识到，咨询对象之前可能没有使用过任何避孕措施。重要的是要让产后父母知道，不能想当然地认为，在没有得到避孕指导的情况下，他们还可以继续使用孕前的避孕法。

反思活动 27.3

思考一下你所经历的关于避孕指导的情境，其中在避孕方法的选择中，影响产后父母避孕决策的一些重要因素包括哪些。

（二）避孕时机

产后排卵的恢复因人而异。但有证据表明，在非母乳喂养的妇女中，排卵最早可能发生在产后第 28 天左右，月经复潮可能在第 6 周出现（FSRH，2009b）。因此，建议非母乳喂养的产妇，在产后月经复潮前采取避孕措施。按需哺乳的产妇排卵恢复的时间会延长（见上文描述的 LAM 方法）。排卵时间早晚取决于婴儿是否坚持规律的母乳喂养，包括夜间的规律喂养。如果婴儿喂养需求发生变化，以及偶尔整晚没有进行母乳喂养，催乳素的释放量会减少，进而减弱对排卵的抑制。当月经复潮发生时，说明排卵在月经复潮 14 天前已出现。因此，需要让产妇了解，激素类避孕药包装上的使用说明不包括产后避孕，产后避孕时机与月经周期无关。

如口服避孕药在产后第 21 天开始使用，那么，从使用当日起即可发挥避孕作用。如果在产后晚些时候开始使用，那么，在使用前 7 天应同时使用避孕套等其他避孕措施。产后第 21 天以后的任何性行为，均需使用一定形式的避孕措施。在终止妊娠或自然流产后，可立即开始避孕。

八、特殊群体

（一）青春期女性

年轻人的避孕需求仍是避孕工作面临的最大

挑战之一。尽管目前在英国，性行为许可年龄为 16 周岁，但据估计，约有 1/3 的年轻人在 16 周岁前已发生过性行为（FSRH 2010b）。年轻人发生无保护性交的原因是多方面的，与个人知识，对冒险、避孕和母亲身份的态度，以及社会和家庭的影响有关（Baxter et al，2011；FSRH，2010b）。

许多年轻人认为，如向全科医师咨询或去避孕诊所，会让父母知道她们的信息。因此，一些年轻人会冒着妊娠的风险，而不寻求避孕指导。女孩和男孩对于性行为和避孕的态度通常不同，女孩往往比男孩更倾向于寻求帮助。

16 岁以下的年轻人不会获得避孕药具，包括避孕套，除非她们符合 Fraser 指南中相关能力的要求。自 1985 年 Gillick 统治英国后，法律规定，16 岁以下公民，可以独立地寻求医疗建议和接受治疗，只要她们能证明自己有这样的能力（参见第 9 章）。在避孕方面，如果开具处方的专业人员能够确保 16 岁以下的年轻人了解避孕治疗或药具的潜在风险和益处，相信该年轻人可能发生了无保护性交，认为提供避孕措施符合该年轻人的最佳利益，那么他就没有违法（FSRH，2010b）。在避孕指导中，要强调家长支持的价值，并鼓励孩子与其父母讨论避孕咨询。无论咨询对象的年龄多大，所有避孕咨询均需保密。

（二）年长女性

随着 40 岁以上生育的女性越来越多，这个年龄群体的避孕成为一个重要的问题。随着年龄的增长，卵细胞的质量和数量降低，女性的生育力也随之降低（FSRH，2010a）。因此，一些不适用于生育能力旺盛阶段女性的避孕方法，对于此年龄段的女性可能会被接受。然而，年龄并不是选择避孕方法的唯一因素（FRSH，2010a），应根据女性的个人健康和社会需要做出避孕决策。只要

年龄偏大的女性不超重、不吸烟、不患有心血管疾病或偏头痛（FSRH，2010a），COC 可一直使用到绝经期。然而，我们要告知 35 岁以上的女性使用 COC 的风险要高于益处，并应预期讨论替代方案（FSRH，2010a）。针对此年龄段的女性，单纯孕激素避孕药更为适用。IUS 可防止月经过多，而月经过多在此年龄段的女性中较为常见，因此，IUS 也更为有用。同时，IUS 还可预防子宫内膜增生和子宫内膜癌（FSRH，2010a）。对于此年龄段的女性，屏障避孕法也很受欢迎。此外，也有许多此年龄段的女性要求绝育。

（三）医学疾病

某些治疗疾病的药物会干扰激素类避孕药的效果，而具体疾病的情况需要专业知识来判断，因此，任何患有慢性疾病或新近得病的女性均需就避孕咨询专家意见。因疾病而不适合生育的女性可能会要求绝育，或者使用至少一种高效的避孕方法。英国的医疗资格标准中，设有对患有疾病的女性提供避孕指导的相关指南（FSRH，2009c）。助产士应将患有疾病的夫妇转介给专业人员，确保其在决定选择任何特定避孕方法前，知道去哪里寻求帮助。

要点

- 对于有些夫妻，产后恢复性关系是很困难的。
- 有多种避孕方法，包括生理避孕法、屏障避孕法、激素避孕法和宫内避孕法。
- 避孕方法的适用性因人而异。因此，助产士的角色在于向女性及其伴侣提供避孕信息，帮助其做出知情选择。
- 考虑到年龄、生育间隔、文化、宗教信仰和健康情况，助产士需要对每位女性及其伴侣进行评估。

（翻译：张　晶　审校：魏碧蓉）

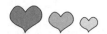

第 28 章

不孕症与辅助生殖技术

Debbie Barber

学习目标

通过阅读本章，你将能够：

- 了解女性不孕和男性不育的原因。
- 了解不孕症检查和治疗的方法，包括药物治疗及其副作用。
- 对受精和胚胎过程中生物学功能的理解并加以应用。
- 探讨不孕症对社会、生理和情绪的影响，及其对妊娠和分娩的影响。
- 审视生育问题中法律、伦理、社会经济和心理对卫生专业人员和服务对象的影响。
- 应用本章知识为女性及其家庭提供敏感的、个性化的护

一、引言

助产士会经常照护到借助辅助生殖技术妊娠的夫妻。在照护过程，助产士需要了解她们受孕的过程，因为辅助生殖技术的使用可能与孕妇及其配偶所表现出的态度和焦虑相关，也为助产士团队带来了更大的工作挑战。大多数夫妻通常在私立医院接受不孕症治疗，妊娠后回到常规的国家医疗服务体系（NHS）中接受照护，这一过渡本身可能会带来压力。本章主要介绍不孕症相关问题，以及影响患者妊娠的因素。

为了帮助患者顺利过渡到助产照护中，助产士需要与当地的生育服务机构建立联系，向患者提供支持和相关信息。加强生育护士和助产士之间的联系，可对两者所提供的照护进行有效补充。了解治疗方案及其副作用，有助于助产士对其所照护的夫妻的身体和情绪状况进行深入评估。

多胞胎在不孕症治疗和助产实践领域都是需要关注的工作内容。夫妻必须了解多胞胎妊娠的风险及所需要的护理。预防双胎和三胎妊娠是所有生育诊所的最终目标，需要对辅助生殖治疗进行适当的管理和监测。有许多护士和助产士专门从事生育方面的工作，为不孕症夫妻提供护理，并将实践范围扩展到超声波筛查、人工授精、胚胎移植的咨询（Barber，2002）。如有可能，助产士和护士将不孕症夫妻的妊娠正常化是很重要的，让他们能够感受到所期待的妊娠体验。

生殖领域技术的进步提高了公众对不孕不育的认识，以及对相关服务的需求。约 1/6 的夫妻在受孕过程中会遇到问题（Hull et al，1985；Templeton et al，1990），通过辅助生殖的方式来受孕。自 30 多年前世界上第一例"试管婴儿"诞生以来，英国已有超过 100 万名婴儿通过体外受精（in vitro fertilization，IVF）出生。研究指出，不孕不育会导致夫妻产生耻辱感、心理疾病及远期影响（Kerr et al，1999），这些因素会对夫妻关系产生影响。由于超过 95% 的不孕症治疗在私立医院进行，因此，想要接受治疗的夫妻必须要有足够的经济条件。

二、人类受精和胚胎管理

依据 1990 年的法案，英国成立了人类受精和胚胎管理局（Human Fertilisation and Embryology Authority，HFEA），其目的在于授权和监管各类实施生育治疗的诊所（包括体外

受精、捐赠卵子 / 精子 / 胚胎的程序，以及针对胚胎的研究）。所有获得执业许可的生育诊所必须有一名委派的 "负责人"，以确保其诊所执业符合法定要求。有些形式的生育治疗不受 HFEA 的监管，但仍有可能会产生与执业许可要求类似的问题，如资金、卵巢过度刺激和多胎妊娠。HFEA 每年进行一次检查，使生育诊所能够更新其执业许可。检查内容包括审查任何潜在的儿童福利、临床和实验室标准、所有领域的实践规程，以及患者及其家属的安全。

除了向工作人员和患者提供其执业守则和信息外，HFEA 还保存了关于特定捐赠者、捐赠者的治疗，以及这些治疗所生儿童的登记信息（HFEA，2009）。（有关更多信息，请参阅本章的网站参考资料。）

> **反思活动 28.1**
>
> 法规是如何影响接受不孕不育治疗的夫妻护理的提供和管理的？

三、不孕的原因

不孕的原因见表 28.1。

表 28.1　不孕的主要原因

主要原因	发生率
无排卵	26%
子宫内膜异位症	3%
输卵管损伤	13%
不明原因	30%
男性因素	30%

资料来源：Snick et al，1997.

（一）无排卵

无排卵可由家庭医师 / 全科医师（GP）诊断，并可用药物纠正，通过对抗雌激素来启动排卵，如氯米芬，多囊卵巢综合征（polycystic ovary syndrome，PCOS）的常见治疗药物。如女性出现无排卵，必须进行检查，因其可能由病理因素所引起（如高泌乳素血症），如及时纠正，可使女性免受不孕不育治疗。

催乳素水平升高会抑制正常的促排卵激素的反馈回路。如血清催乳素升高到 1000mU/L，应

再次检测，可能是应激刺激所致，也可能是催乳素分泌的垂体腺瘤或垂体大腺瘤所致，后者需经磁共振（MRI）诊断。治疗药物有溴隐亭或卡麦角碱。该药物可降低催乳素的水平，恢复正常的内分泌活动，促进排卵。

无排卵可分为原发性和继发性闭经——主要由脑垂体肿瘤、脑垂体切除、Kallmann 综合征和癌症治疗引起（专栏 28.1）。

专栏 28.1　原发性和继发性闭经

原发性	继发性
先天性异常	运动相关
高泌乳素血症	高泌乳素血症
性腺发育不全	性腺发育不全
垂体功能减退	垂体功能减退
多囊卵巢综合征	多囊卵巢综合征
卵巢功能早衰	卵巢功能早衰

资料来源：Balen et al，2014.

（二）多囊卵巢综合征

PCOS 常见于排卵障碍的女性（Kousta et al，1999）。其特点为卵巢上有 10 个以上直径为 2 ～ 8mm 的卵泡，分布于回声致密、增厚的间质周围，并在其中通过（图 28.1）。

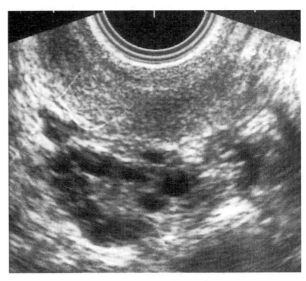

图 28.1　多囊卵巢综合征的超声影像

该病的内分泌特征为血清黄体生成素（LH）和（或）睾酮水平升高，导致痤疮、多毛（高雄激素症）、月经过少和肥胖的症状（专栏 28.2）。

专栏 28.2	多囊卵巢综合征的症状和体征
肥胖	黑棘皮病
月经失调	内分泌紊乱
闭经	胰岛素
月经过少	睾酮
高雄激素血症	雄烯二酮
痤疮	性激素结合球蛋白
多毛症	黄体生成素
早秃	催乳素

LH 分泌过多与月经不调、不孕有关。肥胖导致胰岛素分泌过多，刺激卵巢分泌雄激素，增加患 2 型糖尿病的风险（Kousta et al，2000）。无排卵也与子宫内膜增生有关，其原因是无孕激素拮抗所导致的雌激素分泌增加（Balen et al，2014）。体重指数（BMI）大于 28kg/m²、小于 20kg/m² 的女性生育能力下降。

促性腺激素释放激素（GnRH）的分泌减少，导致促性腺激素分泌不足，进而可导致多囊卵巢综合征的患者体重过度减轻。

（三）卵巢功能衰竭

卵巢功能衰竭可发生在任何年龄。如发生在青春期前，通常与染色体异常有关，如特纳综合征（45X；参见第 26 章），或因儿童恶性肿瘤放疗或化疗所引起的不孕。卵巢功能衰竭与促性腺激素升高有关，而 40 岁前停经与自身免疫功能衰竭、感染、以前的手术和癌症治疗有关，也可能与家族型脆性 X 染色体有关（Balen et al，2014）。

（四）子宫内膜异位

子宫内膜异位是指子宫内膜组织种植在子宫外，骨盆周围。在腹腔镜检查中可看到蓝 / 黑色素沉着（旧病灶）、红色血管化病灶（活动病灶）和白色非色素丘疹（刚激活）（Gould，2003）。月经逆行是子宫内膜异位症最常见的原因，免疫功能的改变也与该病有关。子宫内膜异位症会引起患者盆腔疼痛、性交困难、痛经和不孕。盆腔粘连，尤其是卵巢和输卵管周围粘连，伴有卵巢囊性病变，称为子宫内膜瘤，在子宫内膜异位症患者中常见。该病的症状与月经周期、年龄和激素治疗有关。治疗方法是使用药物干扰月经周期。一组

药物是 GnRH 的激动剂，可使垂体降调节，引起闭经；另一组药物是促性腺激素分泌抑制剂，如达那唑，它也有雄激素的作用，会引起潮热、痤疮、油性皮肤、多毛症、性欲减退、体重增加、恶心和头痛等副作用。两组药物都能引起暂时闭经（Balen et al，2014）。

（五）输卵管因素

输卵管损伤通常与盆腔炎（pelvic inflammatory disease，PID）、异位妊娠、绝育和粘连有关。性传播疾病的增加也增加了 PID 和输卵管损伤的风险。衣原体感染最常见，通常无症状，因此增加了交叉感染和治疗失败的风险（Byrd，1993）。盆腔感染后通常会出现粘连，并造成进一步的问题，包括输卵管变形和（或）堵塞，输卵管积水的进展，输卵管和卵母细胞运动受损。卵巢粘连如在盆腔侧壁，可干扰卵母细胞进入输卵管纤维膜（Dechaud et al，2000），增加异位妊娠的风险（参见第 53 章和本章网站参考资料）。

（六）原因不明性不孕症

不明原因的不孕是指在没有任何明确病因的情况下，1 年以上无法妊娠。40% ～ 65% 的此类夫妇在 3 年内可自发妊娠（Balen et al，2014）。年龄对开始生育治疗前夫妻自然受孕的时间长短有直接影响。

治疗方案最初是使用药物增强排卵，以提高妇女的生育能力。此外，还可通过将备好的精子置入子宫内来改善精子功能 [子宫内授精（IUI）]。

（七）男性不育症

在寻求治疗的夫妻中，男性不育占 30%。由于对病因学的知识了解不足，现有证据仍然不明确男性不育的原因，但在过去几十年里男性精液质量下降的问题已被提出（Shakkebaek et al，1994）。保证完整、全面的病史采集是评估男性生育能力的重要因素，应包括以下内容（Thornton，2000）：

- 评估以前的生育能力。
- 性交的频率。
- 性交困难。
- 性病史。
- 流行性腮腺炎性睾丸炎病史。

- 隐睾症史。
- 阴囊、腹股沟、前列腺或膀胱颈手术史。
- 睾丸损伤。
- 睾丸癌 - 暴露于性腺的毒性药物（如化疗 / 放疗）。
- 输精管结扎术。

不育的原因：

- 睾丸未降——最常见的先天性异常，也与精子生成异常有关。
- 促性腺功能减退——与促卵泡激素（FSH）和睾丸激素水平低有关，有时与 Kallmann 综合征有关。
- 囊性纤维化——基因突变与先天性双侧输精管（CBAVD）缺失密切相关，这是一种与双侧肾间管退化相关的缺陷。
- 睾丸衰竭（FSH 水平升高）。
- 隐睾症——睾丸癌风险增加 7 倍（Thornton，2000）。
- 逆行性射精——先天性或前列腺或膀胱颈术后。
- 抗精子抗体——任何破坏正常血睾屏障的物质都可能导致抗精子抗体的形成，包括：
  - 输精管切除术和输精管切除术的逆转。
  - 睾丸扭转。
  - 睾丸活组织检查。
  - 精索静脉曲张。
  - 生殖道炎症反应。
  - 感染（睾丸炎、前列腺炎）。
  - 先天性输精管缺失（常见于囊性纤维化患者）。

检查内容：

- 精子数量和精子分析（表 28.2）。
- 内分泌检查——血清检查。
  - FSH。
  - LH。
  - 睾酮。
  - 催乳素。
- 染色体核型分析。
- 甲状腺功能检查。
- 无精子症和少精子症者（少于 $5 \times 10^6/ml$）进行遗传分析和囊性纤维化筛查：
  - 染色体微缺失——可能导致形成的精子未达到最佳标准。
  - 染色体异常，引起精液参数未达到最佳标准，包括 Klinefelter 综合征（XXY；参见第 26 章）。
  - 唐氏综合征——可能引起男性性腺功能减退，导致精子缺乏或生育能力下降。

针对以上问题目前有多种解决方案，微操作技术，如胞质内精子注射（intracytoplasmic sperm injection，ICSI），已经帮助许多男性解决了不育问题（见章节网站参考资料）。以前通过使用类固醇减少男性的免疫反应、提高受精的方法，现在已很少使用。杀虫剂、酒精、香烟和药物滥用等环境因素会降低男性的生育能力，减少这些毒素的摄入有时可能会改善精液的参数。

表 28.2 世界卫生组织（WHO）正常精子数的标准

精液量	2ml 或更多
pH	7.2 或以上
精子数量	$\geq 20 \times 10^6/ml$（一次射精的精液中未找到精子，诊断为无精子症；当精子浓度大大降低时，诊断为少精子症）
运动能力	前向运动 50% 或以上，或快速运动 25% 或以上（射精后的 60 分钟内）（异常 = 弱精子症）
形态学	《世界卫生组织手册》1999 年版没有定义形态学的正常范围，但是体外受精（IVF）项目的数据表明，精子的形态低于 15% 的正常形态（畸形精子症），受精率下降
MAR 检验（抗精子）	有附着粒子的活动精子 < 50% 抗体
免疫耐受试验（抗精子抗体）	有附着粒子的活动精子 < 50%

资料来源：WHO，2010.

（八）女性不孕症治疗和管理

1. 诱导排卵 诱导排卵的药物有两种类型，它们是最基本的生育治疗方法：

- 枸橼酸氯米芬：一种用于治疗多囊卵巢综合征的抗雌激素。使用剂量 50 ～ 100mg 来诱导排卵。在月经周期的第 2 天到第 6 天服用，最多服用 6

个月经周期（RCOG，2014）。该药可引起宫颈黏液增厚、头痛和视觉障碍。

•促性腺激素：通常皮下注射 FSH，刺激排卵。使用促性腺激素时应密切监测，因有多胎妊娠和卵巢过度刺激综合征（OHSS）的危险。

如果在诱导排卵（ovulation induction，OI）、宫内人工授精（IUI）或体外受精（IVF）的治疗周期中刺激了太多的卵泡，就会发生卵巢过度刺激综合征。由于许多卵泡受到刺激，尤其是在多囊卵巢综合征的情况下，会引起腹水、胸腔积液和心包积液、不适、恶心、呕吐、呼吸困难、电解质失衡，并会增加脱水和深静脉血栓发生的风险。超声检查显示卵巢可增大至直径大于 5cm（图 28.2）。

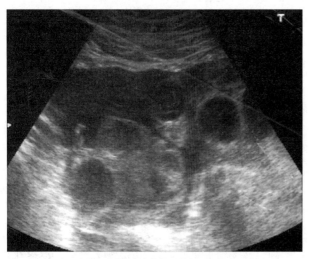

图 28.2　卵巢过度刺激综合征（OHSS）

2. 供精者精液人工授精　供精者精液人工授精（donor insemination，DI）适用于无精子症、父系遗传异常，或无力支付 IVF 和 ICSI 费用的夫妇。每个月经周期的全国成功率为 9.6%（Thornton，2000）。供精者精液人工授精在女性自然月经周期或超数排卵时进行。在排卵和授精前，通过阴道超声识别一个主要卵泡。如通过促排卵作用产生两个以上的主要卵泡时，由于存在多胎妊娠的风险，这个周期的人工授精应取消。

3. 宫内人工授精　宫内人工授精（intrauterine insemination，IUI）过程包括，人绒毛膜促性腺激素（human chorionic gonadotrophin，hCG）给药以启动排卵，监测超数排卵，以及给药 35 小时后授精。进行精液准备有多种方法，包括精子上游法和精子密度梯度分离法（请参阅本章网站参考

资料）。子宫内授精适用于精子参数略不理想、精子参数正常但原因不明的不孕症及女性年龄等因素。此方法无法提供与受精有关的潜在问题的信息，且成功率低于体外受精。

4. 配子输卵管内移植　配子输卵管内移植（gamete intrafallopian tube transfer，GIFT）已被体外受精（IVF）所取代，尽管仍有一些诊所提供该治疗方法。配子输卵管内移植过程包括超数排卵，通过腹腔镜去除卵母细胞，将备好的精子样本放入输卵管以促进受精。因此，该方法不适用于输卵管损伤的女性。同时，该方法也对卵子受精情况不明。

5. 体外受精　路易丝·布朗出生于 1978 年，是由斯特普托和爱德华兹完成的人类首例体外受精。自此之后，试管婴儿让成千上万对夫妇拥有了他们梦寐以求的孩子。该技术结合了超数排卵、经阴道超声引导的卵母细胞取出、实验室中卵母细胞与精子受精、受精和胚胎移植等操作。

关于移植到子宫内的胚胎的数量一直存在争议，但英国的许多诊所常规会移植 2 个胚胎，可达到与移植 3 个胚胎相似的妊娠率。

目前的体外受精治疗通过每日注射药物（促性腺激素）诱导卵巢中多个卵泡的发育。卵母细胞在这些卵泡内成熟，在实验室收集并受精。

未受促排卵刺激的卵巢的未成熟卵子也可以收集起来，在实验室中经 24 ~ 48 小时成熟，一旦卵子成熟，可在胚胎移植前受精。因此，卵母细胞的成熟发生在实验室而不是在体内。

6. 药物管理　治疗不孕症的药物有几种选择（表 28.3）。超数排卵通过注射 FSH 实现。FSH 是一种通过注射器进行皮下注射的纯化制剂（剂量为 50 ~ 350IU），可促进大量卵泡发育成熟（图 28.3）。为保证卵泡和卵母细胞的成熟，取卵前 37 小时要给予 hCG。

为了对超排卵进行适当的管理，并避免 LH 激增导致的过早排卵，许多医院采用 GnRH 激动剂或拮抗剂来防止排卵（皮下或鼻腔给药）。这些药物与垂体促性腺激素上的 GnRH 受体结合，可使垂体降调节。拮抗剂可立即抑制排卵，使用的时间也非常短。拮抗剂可产生一种潮红反应，导致女性出现撤退性出血。

表 28.3　不孕症的药物治疗

	短期方案	长期方案	GnRH 拮抗剂
灵活度	较不灵活	灵活，可在工作日进行	女性治疗时间短，注射次数少 不是目前受欢迎的药物治疗方案
成功率	受孕率低	受孕率高	GnRH 阻止 LH 达到峰值
开始的时机	月经周期前半程，用于储存 FSH	黄体期	月经周期前半程
GnRH 激动剂	从月经周期第 2 天开始 外源性 FSH 第 3 天开始	从月经周期第 21 天开始（吸入或注射）使用 14 天内可降低垂体的调节功能	在 GnRH 给药前几天，给予 FSH
监测	经阴道超声测量卵泡大小（应约为 18mm）后给予 hCG，然后取卵，一般使用低剂量的促性腺激素，时间周期更有利于患者	检查激素水平以确定垂体降调节 一旦女性垂体调节功能下降，就开始每日注射 FSH 以启动超数排卵 一旦有 3 个约 18mm 的卵泡，注射 hCG，35 小时后取卵	一旦女性的卵泡长到 14mm 左右，每天注射药物的同时，注射促性腺激素

注：FSH，促卵泡激素；GnRH，促性腺激素释放激素；hCG，人绒毛膜促性腺激素；LH，黄体生成素

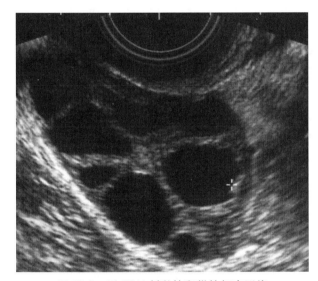

图 28.3　受 FSH 刺激的卵巢的超声影像

7. 卵母细胞的采集　卵母细胞的采集是一项阴道超声引导下的门诊手术（图 28.4）。静脉注射镇静剂可减轻女性的疼痛和焦虑，同时，伴侣可全程陪伴。通过预先设定的真空泵将卵泡轻轻吸入小试管中。需要用显微镜来鉴定卵丘 / 卵母细胞的质量。在培养基内，卵泡通常会膨胀，以促进卵母细胞的恢复。取出的卵母细胞放在培养箱中，培养皿和培养箱内都有适当的标签，并进行双人确认，以确保程序的安全。

8. 精子的准备　精子样本可在取卵前或取卵后采集，但应在分泌后 30 分钟内处理。体外受精中精子的准备与 IUI 治疗过程相同。精液样本可以冷

冻，然后解冻，以便在受精前准备。受精后，精子和卵母细胞培养一晚（图 28.5），在 16 ～ 18 小时后，评估受精情况，以及从卵母细胞中排出的极体的数量和等级。这些标准也有助于检测异常受精。如果出现两个原核——一个来自精子，另一个来自卵母细胞——这说明受精正常。有时会检测到两个以上的原核，说明受精异常，这些胚胎不能移植。

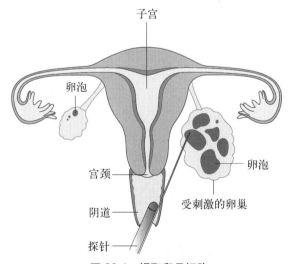

图 28.4　提取卵母细胞

图 28.4 和图 28.8 由 Janet Currie，Sister，Qxford Fertility Unit，Level 4，Women's Centre，Headington，Oxford 提供）

9. 受精　当精子与卵母细胞的透明带结合时，受精就开始了（更多信息参见第 29 章及第 29 章的网络资料）。

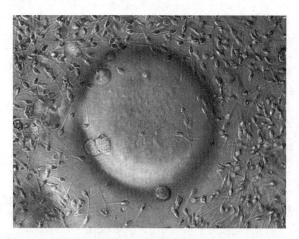

图 28.5　卵子和精子

（图 28.5 ～ 图 28.7 和图 28.9 由 Susan Pickering, Senior Lecturer, Division of Women's Health, Kings College, London 提供）

10. **胚胎分级**　严密检测胚胎的质量、潜在的植入的能力，以及孕育的能力。胚胎分级以视觉形态学标准为依据，不能排除胚胎内基因异常的可能性，因此无法保证所选择植入的胚胎是具有生命力的。胚胎植入前遗传学诊断（preimplantation genetic diagnosis, PGD）是识别潜在遗传异常的唯一方法，包括染色体、X 连锁、常染色体隐性和显性，以及线粒体异常（ESHRE PGD Consortium Steering Committee, 2000）。有关胚胎分级的更多信息，请参阅本章的网站参考资料。

11. **断裂生殖**　胚胎内断裂生殖的原因尚不清楚（图 28.6），可能与培养条件差，以及细胞凋亡所导致的卵裂球丢失有关（可能为染色体异常）。不管潜在的病理原因是什么，断裂生殖显然会减少植入（Scott, 2002）。断裂生殖过程早在 2 细胞阶段就可被识别出来，并在整个卵裂过程中继续发展。

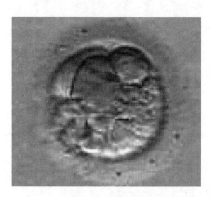

图 28.6　断裂生殖

12. **胚胎移植**　胚胎移植在卵母细胞恢复后约 48 小时进行。胚胎在这个阶段通常包含几个卵裂球，数量从 2 个到 6 个不等（图 28.7）。胚胎可培养 5 天，直到进入囊胚阶段，然后再送回子宫。但目前没有证据证明，囊胚植入比胚胎形成第 2 天植入的妊娠率更高。

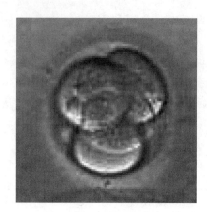

图 28.7　4 个细胞的胚胎

将内窥器插入阴道，用干拭子擦拭宫颈以除去多余的黏液。将胚胎放置在一个精细的塑料导管中，有时在超声引导下，将导管通过宫颈插入子宫内膜（图 28.8）。

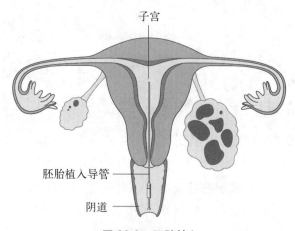

子宫

胚胎植入导管

阴道

图 28.8　胚胎植入

如果宫颈管弯曲或遇到宫颈管狭窄的情况，导管外鞘的可延展性利于通过梗阻部位。胚胎移植后，给予妇女黄体支持，以防止孕激素水平下降。因为孕激素水平下降会直接影响子宫内膜的功能，而此时正是潜在着床的关键时刻。通常使用黄体酮阴道栓，每日 2 次，一直用到胚胎移植后 14 天进行妊娠试验后。体外受精后，卵巢内有多个黄体，在接下来的几周内仍会增大，应告知女性可能会出现腹胀和不适的症状。

囊胚移植是接受体外受精治疗夫妇的另一种治疗选择。在正常的生理受精过程中，精子使输卵管中的卵母细胞受精，受精卵沿着输卵管向下移动，直到受精后第 5 天左右到达子宫内膜。由于培养基不足，囊胚的体外发育一直难以实现。随着技术的发展，改良的序贯培养基提高了囊胚的发育速度。胚胎通常在第 2 或第 3 天被替换，与体内胚胎植入无关。一些胚胎不会达到囊胚阶段，但第 2～3 天的阶段看起来完全正常。因此，有建议指出，囊胚的移植可使胚胎质量评估的时间更长，也更为详细，进而可以更好地选择胚胎，增加其移植的潜能（图 28.9）。

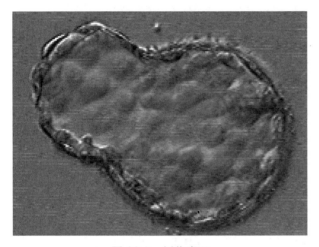

图 28.9　孵化囊胚

新技术的发展，提高了囊胚移植的成功率。移植中心开始进行单囊胚替换，以保持良好的妊娠率，同时降低多胎妊娠率。囊胚可以冷冻，以确保患者能够最大限度地利用其新的月经周期，增加成功受孕的机会。玻璃化法——一种超快速冷冻的新技术——允许胚胎在不到一秒内，冷冻至液氮温度（－196℃）（Mukaida et al，2006）。

13. 卵母细胞体外成熟技术　多囊卵巢的女性在接受生育治疗时最容易出现 OHSS，而体外成熟技术（in vitro maturation，IVM）不需要使用生育药物。目前，该技术在英国已获得许可。没有卵巢的超数排卵，就不会出现 OHSS 的危险。2007 年，第一个使用卵母细胞体外成熟技术孕育的婴儿（双胞胎）在英国出生，目前这项技术已在国际上普及。

IVM 适用于需要通过辅助技术受孕的不孕症妇女，其成功率与取出的未成熟卵母细胞的数量显著相关，可通过窦卵泡数目（antral follicle count，AFC）进行预测。如 AFC 超过 20，IVM 的受孕成功率更高。多囊卵巢综合征（PCOS）或超声证据显示多囊卵巢处于排卵状态的妇女，可能特别适宜使用 IVM（Child et al，2001）。

常规的体外受精是一个漫长的过程，首先要使用 GnRH 类似物降低垂体的调节作用，然后用促性腺激素刺激卵巢排卵。该过程非常费时，涉及的药物均有明确的副作用，同时每个周期的治疗费用为£600～1200。

体外成熟技术中唯一使用的药物是在收集卵母细胞前 35 小时注射一次 hCG。IVM 已被证实是治疗多囊卵巢不孕症的有效方法。尽管体外受精目前是治疗不孕症的金标准，但仍有 25%～50% 的接受体外受精治疗的妇女出现过 PCO 或 PCOS（Jurema et al，2006）。

对于计划生育治疗的女性，这两种治疗方案可能都适合，重要的是，她们能够获得可靠的信息，以选择最佳治疗方案。目前，尽管有比较 IVF 和 IVM 效果的病例对照研究，但尚未见将两者对比的随机对照研究（表 28.4）。

表 28.4　体外受精（IVF）与体外成熟（IVM）的比较

	IVM	IVF
治疗方案的使用情况	新的	完善的
受精率 *	77%	78%
卵裂率 *	95%	94%
OHSS 的风险	降低	高危
OHSS 发生率 *	0	12.1%
治疗周期	更短	
治疗方法	仅需注射人绒毛膜促性腺激素（hCG）	每日均需注射卵巢刺激激素
卵母细胞	收集和受精的数量少	
胚胎移植率、临床受孕率及活产率	降低，无显著差异	
受孕率	目前还不能预测	成功率高

* 数据来源于一项病例对照研究

IVM 组无 OHSS 病例出现。在 100 个标准 IVF 周期中，会出现 1 例严重的 OHSS，通常需要住院治疗。

严重的 OHSS 在超声扫描下的多囊卵巢或多囊卵巢综合征的女性中更为常见。

（九）与 IVF 相比 IVM 治疗的优势

斯堪的纳维亚关于 IVM 的研究项目中，只移植 1 ～ 2 个胚胎，报告每个周期的妊娠率为 15% ～ 25%，而对于年龄小于 36 岁的女性来说，受孕率更高一些（约 30%）。目前，全球约有 400 名婴儿通过 IVM 治疗出生。当前针对这些儿童的健康状况的调查结果令人放心，没有显示异常情况增加。然而，我们也必须承认通过 IVM 治疗出生的婴儿数量仍相对有限（Jurema et al，2006）。

影响 IVM 治疗成功的因素

影响 IVF 成功率的主要因素之一是女性的年龄，这可能也是影响 IVM 治疗的因素。

人工授精过程中收集的卵子越多，产生的胚胎就越多，移植胚胎的选择也就越多。在一次常规超声检查中所测得的静息卵泡的总数称为窦卵泡计数（AFC；参见本章网站参考资料），已被证明是 IVM 成功的一个重要预测因素。通常，未成熟的卵子是从窦卵泡中取出的，数量为窦卵泡的 1/2。然而，同 IVF 一样，IVM 治疗中也总是存在这样的风险：即使有卵泡存在，也无法取出卵子；或者那些卵泡不会成熟、受精或形成移植胚胎。

（十）冷冻保存技术

精液冷冻保存是大多数辅助生殖机构提供的一项基本服务，在下列情况时提供给患者：

- 接受 IVF 治疗。
- 被诊断为恶性疾病（在化疗和放疗前）。
- 在可能损伤骨盆的手术前。
- 输精管切除术前。
- 输精管吻合术后精液质量不佳。
- 精子数量下降。
- 精子生成障碍。
- 取卵时夫妻不在一起。
- 需要一个清洁的检查样品时。

然而，冷冻 / 解冻过程会损伤细胞，并可能降低精子的活性。

胚胎移植后，只要有足够的适宜胚胎，就可进行胚胎冷冻。胚胎可在原核或卵裂阶段（2 ～ 8 个细胞）冷冻，质量必须好（等级在 1、2 和 3，或 A、B 和 C），其中胞质分裂少于 20%，有利于胚胎在冻结 / 解冻过程后的生存（Dale et al，1997）。

研究表明，卵裂球不均匀及断裂生殖数量多，会降低胚胎的生存率。

癌症治疗可能会导致女性生育能力的暂时性或永久性丧失，因此，卵母细胞的冷冻保存为癌症治疗前的女性提供了一种生育治疗方法。不幸的是，使用冷冻卵子受孕的成功率很低，在英国，目前只有一例使用该技术成功出生的婴儿。

（十一）卵子捐赠

在英国，卵子捐赠主要由匿名捐赠者无偿提供，尽管偶尔也会有来自家人或朋友的捐赠。这种生育治疗方法可用于绝经早期、基因异常或多次体外受精失败的女性。

由于全国卵子捐献数量的短缺，英国成立了国家配子捐赠信托基金，以促进无偿捐赠。许多生育机构都有很长的等待捐赠者的名单，并且也提供替代方案，如分享卵子。如选择 IVF 的夫妇愿意将一半的卵子捐献给另一对夫妇，那么他们可获得成本较低的 IVF 治疗。这一替代方案已引起了伦理上的争论，HFEA 目前已制定出最佳实践指南，并对夫妻生育治疗的适宜性进一步审查（HFEA，2009）。任何一对捐献卵子的夫妇都必须接受详细的咨询、病史记录和检查，包括核型鉴定，血型分型，筛查甲型、乙型和丙型肝炎、艾滋病病毒和梅毒等感染，以及囊性纤维化筛查。要捐献卵子，捐献者需要经历一个完整的 IVF 周期，既费时又有风险。对于已患有疾病和有家族癌症史的人，通常不允许捐赠卵子。同时，卵子捐赠的禁忌证中还包括伴侣情况的不确定。

一些患者前往海外获取捐赠的卵子，这给英国的医疗人员带来了进一步的问题。由于其他国家没有类似 HFEA 的监管机构，对移植胚胎的数量没有限制，这情况导致了英国多胞胎的增加，也对相关的夫妻造成了严重不良后果（HFEA，2015）。由海外辅助生殖治疗引发的问题，主要在于有关辅助生殖服务的管理和提供的立法不同。

其中一个关键问题与捐赠者的匿名有关，这些匿名的捐赠者目前在英国已被从卵子库中清除。由于世界上大多数国家没有类似 HFEA 的严格立法，大量的国际卵子和精子捐赠者仍然是匿名的。海外配子供体所生的孩子将无法追踪他们的亲生父母，这是 HFEA 关注的主要问题，因为该机构负责管理英国的捐赠登记。

另一个关键的区别在于，英国重视对卵子和精子捐献的咨询和心理准备。这种服务在全球并不普及，未来的父母可能在接受生育治疗时，以及实现了生育孩子的目标后，会感到缺少准备和无助感（HFEA，2015）。

（十二）代孕

代孕是指一对夫妻委托一名女性充当自己胚胎的宿主。这一生育方法适用于没有子宫或妊娠可能是禁忌证的女性。在英国，通过付费寻找代孕母亲是违法的，但代孕母亲的花销可能会被支付。在英国法律中，不管孩子的遗传来源如何，生孩子的女性就是孩子的合法母亲。因此，遗传学意义上的父母必须申请从代孕母亲那里领养孩子，如果代孕母亲改变主意，不愿放弃孩子，那就会成为问题。

四、体外受精治疗的结局

关于 IVF 的结局，研究密切监测了使用 IVF 技术所孕育儿童的出生和发育情况。影响辅助生殖技术（assisted reproductive technology，ART）不良结局的因素包括产妇年龄、不孕不育的医疗适应证、父亲年龄和多胎妊娠。其中，卵胞质内单精子注射（ICSI）过程会带来一些问题。因为该过程可能会选用遗传异常的精子，或者在注射过程中将异物引入卵母细胞，绕过受精的自然选择过程时，可能对胚胎造成机械或生化损伤，导致其结构缺陷（Kurinczuk，2003）。对于精子参数差、需要 ICSI 的夫妇，可向其提供遗传筛查（参见章节网站资源）。

多胎多带来的问题是 ART 孕育儿童的发病和死亡的原因之一（Koivurova et al，2002）。接受 IVF 的女性，多胎妊娠的可能性是普通女性的 20 倍。约 24% 的 IVF 的分娩是多胎，这意味着 40% 的试管婴儿是双胞胎或三胞胎（One at a Time，

2009）。双胞胎和三胞胎可使脑瘫的风险增加：

- 双胞胎：每 1000 次分娩中有 13.2 名脑瘫患儿——是单胎的 8 倍。
- 三胞胎：每 1000 次分娩中有 75.9 名脑瘫患儿——比单胞胎高出 47 倍（Petterson et al，1993）。

Petterson 等（1993）指出，无论采用何种人工受孕方式，每 10 名孕妇中有 1 个是双胞胎，每 5 名孕妇中有 1 个是三胞胎。这些多胎孕妇到妊娠 20 周时，至少会经历以下情况之一：脑瘫患儿、婴儿死亡或死胎。

为了应对这种情况，目前提供给夫妇的生育治疗方案之一是多胎妊娠减胎术——这一措施在美国经常采用。数据表明，减胎术中幸存的双胞胎，患脑瘫和室周白质软化症的风险均会增加 8 倍（Geva et al，1998）。在英国，首选方案是移植更少的胚胎（2 个或 1 个），以降低多胎的发生率（Hazekamp et al，2000）（图 28.10）。

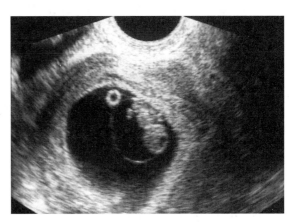

图 28.10　妊娠 8 周的超声影像

辅助生殖技术也可能给母亲的健康带来影响。在怀有双胞胎的母亲中，20% 有高血压，30% 会发展为子痫前期，她们发展为妊娠期糖尿病的风险为 12%。这些情况可能会增加孕妇妊娠期住院时间，并对家庭产生负性影响（参见第 57 章）。

五、压力和不孕

不育可能对个体的生理和心理健康产生很大影响（Hammarberg，2003；Kerr et al，1999；Pfeffer et al，1983）。IVF 的过程是具有侵入性的、耗时的，涉及一些非常私密的操作，包括阴道超声、经阴道超声提取卵母细胞、胚胎移植、药物注射，以及精子样本的提取。夫妻通常会因为不孕不育

而感到耻辱和尴尬，可能会体验到越来越多的孤立感，进而在日常生活中感到压力和焦虑。辅助生殖技术的成功率很低，因此很多夫妻经历了多次悲伤和失去胎儿，会引起抑郁。采用辅助生殖技术的夫妻所反映的情绪包括失去自尊、哀伤、威胁、内疚、婚姻问题及健康问题（Guerra et al，1998）。

IVF 治疗的费用是正在接受治疗的夫妻其压力的主要来源。英国政府发起了一项由英国国家卫生与保健优化研究所（NICE，2013）开展的生育治疗评估，该评估将为生育治疗确立国家标准，并结束目前存在的"postcode lottery"现象。根据最新的草案，尝试 3 次新鲜胚胎和 3 次冷冻胚胎，可为服务对象提供最佳的受孕机会。在英国，每 6 对夫妇中就有 1 对有生育问题，2010 ～ 2011 年，共有 61 726 个 IVF 周期治疗；80% 的治疗在私立机构进行。

反思活动 28.2

作为助产士，你如何帮助一对接受生育治疗后的夫妇获得正常的妊娠和分娩体验？

咨询是生育治疗过程不可分割的组成部分。不论夫妇处于什么阶段，生育咨询均由独立于生育治疗外的、具有执业许可的机构全程提供。通过 IVF 妊娠的母亲与正常妊娠的对照组相比，其焦虑水平更高，这与担心胎儿的生存和是否正常、分娩造成的伤害，以及出生后的母婴分离有关（McMahon et al，1997）。助产士在这些夫妇妊娠期间所提供的支持，对她们来说是至关重要的，因为这些夫妇比自然受孕者更为无助。在高强度的生育治疗后，对于夫妇来说，使妊娠正常化是非常重要的。这对为该夫妇提供初级、二级和三级照护的团队来说，可能是一个挑战。

六、结论

了解不孕不育的原因和治疗过程是非常重要的，只有这样助产士才能够了解辅助生殖技术对夫妇所带来的压力和经济负担。生育困难的夫妇必须要应对与不孕不育相关的压力、沮丧和耻辱感。辅助生殖治疗的成功率较低，而且 NHS 无法提供相关治疗。整个治疗经历可能会对夫妇双方造成伤害，也会影响夫妻关系，而且可能有许多人最终也无法成功受孕。因此，助产士了解夫妇在尝试受孕过程中的经历是非常重要的。多项研究对压力和负性心理社会情绪与生育之间的关系进行了探索（Hammarberg et al，2008；Boivin，2003）。重要的是，在生育治疗之前、期间和之后，无论是基本的排卵诱导治疗，还是高技术性的试管婴儿治疗，服务对象都应得到充分的信息和支持。现有文献已证实，试管婴儿的父母的心理和情感需求可能会增加，当他们从生育治疗机构过渡到产前、产后护理时，需要助产士提供更多的支持（Mounce，2009）。

要点

- 助产士需要了解男性和女性不孕不育的原因与所有治疗方案，包括药物治疗方案和潜在的副作用。
- 不孕症及其治疗，可对妇女及其家庭、产生重大的、长期的社会影响和身心影响。
- 英国对不孕症及其管理有严格的规定，助产士需要了解当前的法规和立法。

（翻译：张　晶　审校：魏碧蓉）

第29章

受精、胚胎形成和胎盘发育

Mary McNabb

学习目标

通过阅读本章，你将能够：

• 了解精子与卵母细胞复合体在生殖道内的运输，以及受精过程中精子与卵母细胞的相互作用。

• 认识到浸没在生殖道的液体介质中对精子、卵母细胞和受精卵形成的影响。

• 确定受精后细胞分裂的序列及胚泡、子宫内膜和卵巢之间调节附着和着床的相互信号。

• 了解子宫内膜在成功附着、着床和胎盘形成所需短暂接受期的特征。

• 了解胚胎着床前母体与受精卵之间的互动信号，以及胎儿生长发育过程中母体 - 胎盘 - 胎儿神经激素系统之间交流的同步功能模式。

一、引言

下丘脑 - 垂体 - 性腺（hypothalamic-pituitary-gonadal，HPG）轴调节女性生理、代谢和行为的周期性变化，以满足选择优势卵母细胞排卵和协调生殖系统周期性变化的需要，协调排卵后卵泡为受精做好准备，并在着床前启动母亲与受精卵之间的交互作用。

黄体生成素 / 人绒毛膜促性腺激素 / 促卵泡激素（LH/HCG/FSH）激增后，黄体激素信号诱导母体肾、心血管、呼吸、代谢、子宫和乳腺系统的广泛适应。当受精发生时，这些细胞会对来自妊娠和子宫内膜的信号做出加速反应。着床前后，受精卵与子宫内膜之间的交叉旁分泌，为附着和着床、在低氧环境下滋养层细胞的分化和发育及胚胎的形成做好准备（Colicchia et al，2014；Evans et

al，2015；Fritz et al，2014；Johnson，2013：207-212；Downs，2008；Leese et al，2008）。与此同时，受精卵和排卵后卵泡传出的信号，改变了母体大脑的敏感性，调节了卵巢、甲状腺和肾上腺轴的免疫反应及神经内分泌规律（Cole，2010；Lei et al，1993；Lukacs et al，1995）。

综上所述，这些信号延长了黄体的功能寿命；阻碍了新卵泡的发育；诱导了母体甲状腺、免疫和应激系统的适应；改变了母亲的活动、睡眠觉醒周期、食物偏好和新陈代谢，以适应生育周期（Lei et al，1994；Lancel et al，1996）。在健康、营养状况良好的妇女中，这些适应性改变在妊娠的最初 3 个月能够满足受精卵和胚胎的不同需求，并为维持胎儿胎盘发育和新生儿生长所需的迥然不同的条件做好了准备。

本章从生殖道的微环境开始，在排卵和性交后的前 7 天，精子、卵母细胞和受精卵在生殖道的微环境中经历了关键性的转变（Downs，2008）。这将导致受精发生，从而启动细胞分裂程序，形成包含两种不同细胞类型的胚泡。本章紧接着对从着床前的胚泡到子宫内膜、卵巢和母体大脑的第一个旁分泌 - 神经内分泌信号事件展开介绍（Cole 2010；Evans et al，2015；Lei et al，1994；Lukacs et al，1995）。这导致了蜕膜中胚胎外层组织的附着和着床、滋养层细胞进入子宫脉管系统的细化和移植及其他胚胎外组织在形成过程中的相互作用，构成了妊娠后 6 ～ 8 周胚胎形成的孕囊（Burton et al，2010；Burton et al，2009；Burton et al，2007；Downs，2008；Johnson，2013：228-230）。

本章将从胚胎形成过程中所发生的事件开始展开介绍至妊娠期胎儿 - 胎盘阶段、胎盘的关键性发展、胎儿胎盘循环和羊水的动态功能、甲状腺功能的神经内分泌调节和肾上腺-胎盘单元,以及胎肺的发育和成熟(DiPietro et al,2004;Ivanov et al,2009;Van Leeuwena et al,2009;Butler et al,2015)。

(一)输卵管

输卵管为排卵后的卵母细胞和精子提供了一个重要的培养基。输卵管内层和分泌物能促进卵母细胞和精子的双向传输,为卵母细胞和精子的成熟,精子的存储、获能和受精,启动受精卵连续卵裂和协助将受精卵运送至指定的子宫着床部位创造有利条件(Leese et al,2001;Shafik et al,2005)(图29.1)。

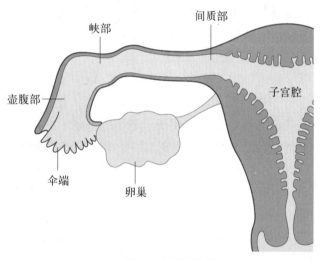

图29.1 女性生殖道

(引自 Carlson BM:Human embryology and developmental biology, St.Louis,1994,Mosby.)

在解剖学上,输卵管是子宫的一部分,输卵管的内层与宫腔相连。由纤毛上皮和分泌上皮组成的内层黏膜,在整个周期中,对垂体促性腺激素和卵巢类固醇激素的变化非常敏感(Casan et al,2000;Lei et al,1993)。中间层由平滑肌构成,包括血管、淋巴管和对类固醇敏感的肾上腺素能神经元,它们调节管腔内液体的分泌,并协调输卵管运动,使受精卵向宫腔方向运动(Dickens et al,1994;Habayeb et al,2008;Wang et al,2004;Wang et al,2006)。

在排卵前后,平滑肌通过改变卵巢周围肌肉的方向,并表现出特有的运动使输卵管漏斗部或伞部远端调整至与卵巢的方向一致,包裹住优

势卵泡(Zervomanolakis et al,2009)。伞部上其中一条伞毛稍长于其余部分,向卵巢伸出并内卷,在卵巢排卵时从腹膜腔拾起卵丘卵母细胞复合体(COC)并将其放入扩大了的喇叭状输卵管漏斗部,其内有很致密的纤毛分泌上皮细胞。受精后,受精卵进入峡部,峡部黏膜皱褶较厚,肌纤维密度最大。子宫卵巢动脉的直径从1mm增加到2mm,远端增加到1cm以上,管腔直径为1~100mm(Pauperstein et al,1979:302)。

间质部(图29.1)与宫腔相连,纤毛细胞明显增多,分泌细胞形态发生改变。子宫输卵管连接处的肌肉由四束组成。这些对激素敏感的交错螺旋纤维结构使间质部分能够强烈的收缩和松弛。调节了受精前精子的输送和储存,以及受精成功后胚胎向宫腔的移动(Evans,2002;Kaji et al,2004;Talbot et al,2003;Wildt et al,1998)。

(二)上皮内层的周期性变化

在整个卵巢周期中,输卵管黏膜经历类似于子宫内膜的周期性改变。在周期的前半段,分泌细胞和纤毛细胞在雌激素的作用下变大。在排卵前后,纤毛细胞变宽变低,分泌细胞随着液体的增多而膨胀。排卵后,分泌细胞膜上出现微小孔洞,这些孔洞联合释放出月经周期前半段所积累的分泌物(Hunter,2005)。

与另一侧输卵管相比,有优势卵泡的这一侧输卵管内纤毛运动频率更高,这是受血流增加、温度升高和卵巢类固醇激素浓度升高的调节(Zervomanolakis et al,2009)。排卵前后,伞毛上的纤毛在排卵部位高密度的同步摆动,推动卵丘卵母细胞复合体(COC)进入壶腹部。在此期间,壶腹部的纤毛也朝着峡部的方向摆动,促使它们进一步推进COC进入受精部位,将新受精卵及其周围细胞从壶腹部继续前进,并协助胚胎随后向子宫内膜移动(Hunter,2005)(图29.2)。

(三)卵丘卵母细胞复合体

排卵后,卵丘细胞团通过缝隙连接与卵母细胞保持代谢耦合。这些体细胞通过分泌抗氧化剂和生长因子,选择性地吸收腔内液体,提供适当的氨基酸,并从葡萄糖中形成丙酮酸,从而满足封闭卵母细胞的独特需要。这对于限制卵母细

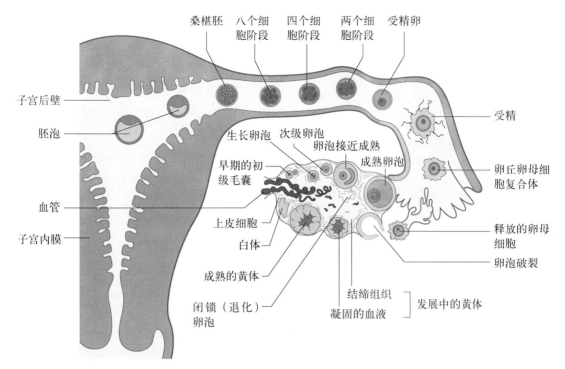

图 29.2　排卵后的卵丘卵母细胞复合体和黄体

（引自 Tucker Blackburn S：Maternal，fetal and neonatal physiology，4th edn，Maryland Heights，Elsevier，2012. Kindle version，Copyright Elsevier，2014.）

胞中过量的葡萄糖代谢至关重要，因为它对受精后的细胞分裂和成熟有负面影响（Leese et al，2008a）。在早期卵裂阶段，三磷酸腺苷（adenosine triphosphate，ATP）的生成在很大程度上是由丙酮酸，乳酸和氨基酸氧化而成，反映出新陈代谢的平稳状态，似乎限制了活性氧（reactive oxygen species，ROS）的形成，活性氧可造成细胞和分子破坏（Lapointe et al，2005；Leese et al，2008；Leese et al，2008a；Leese，2012）。卵丘细胞还通过与管腔内糖蛋白结合的机制激活精子头状体，为成功受精做准备（Gardner et al，1990；Leese et al，2001）。

卵母细胞和受精卵在输卵管内的运输是通过以下方式进行的：

- 卵母细胞和受精卵周围存在卵丘细胞。
- 纤毛向宫腔方向的扫动。
- 存在诱导平滑肌收缩的"起搏细胞"（Shafik et al，2005）。
- 雌激素诱导下加速卵丘卵母细胞在输卵管内的运动。
- 黄体生成素和孕激素诱导下使峡部 - 壶腹交界处松弛（Johnson，2013：190-191）。

- 通过连接肾上腺素能和内源性大麻素信号来放松峡部的圆形肌肉，调节峡部 - 子宫交界处的运输（Wang et al，2004）。

（四）生殖道内的精子

每次射精有 3 ～ 4ml 精液进入生殖道。这有助于精子的输送；中和阴道分泌物的酸性；提供父亲的抗原和细胞因子，驱动免疫耐受；并提供生长因子和营养物质，协助胚胎的发育（Lenicov et al，2012；Schjenken et al，2014）。99% 以上的精子由于阴道漏液而立即消失。其余的在子宫颈内停留不同的时间，显示出不同的运动状态和通过子宫的输送速度，这可能增加受精的机会。子宫颈内的精子储集器在连续的蠕动波中被主动输送到峡部的第二个精子储集点，最后到达峡部 - 壶腹部交界处的受精点（Bahat et al，2003；Kunz et al，1998；Wildt et al，1998；Zervomanolakis et al，2009）。

排卵前后阴道管的周期性变化为精子提供了一个保护环境。这反映在宫颈和阴道组织的周期性变化中，包括子宫颈的放松和扩大，以及宫颈黏液的增加，显示出一种典型的"拉丝"状态，有利于精液的流动（Drobnis et al，1992）。

337

（五）输卵管 - 子宫腔的微环境

精子和卵母细胞通过生殖道逆向运动。精子、卵母细胞和受精卵由无血管的细胞组成，这些细胞在不同于血浆的流体介质中经历成熟变化和一系列高度调控的分裂（Leese et al，2008；Leese et al，2008a）。这些细胞在相对凉爽的环境中表现出最佳的功能，类似于阴囊和卵巢卵泡。峡部的精子贮藏部位比壶腹部的受精部位温度低。这种温度梯度在排卵后增加，研究者认为这可使处于储存期间的精子保持静止状态，且温暖的壶腹部可引导精子从静止状态过渡到活跃状态。排卵后的温度下降也意味着精子和卵母细胞在受精的最后阶段之前都暴露在较冷的环境中。

在健康、营养良好的母亲中，输卵管和子宫中体液的组成似乎是经过精确调整的，从而能满足从排卵到着床期间精子、卵母细胞和受孕的变化需求。与血浆相比，这种体液含有较高水平的碳酸氢根离子和钾离子，并增加了酶，以抵御过量产生的活性氧。钾离子升高通过降低耗氧量和糖酵解促使精子静止和卵母细胞及受精卵的发育，而碳酸氢根离子升高则有助于受精后冠状细胞在受精卵周围的扩散（Leese et al，2008a）。

营养物质的浓度不同于血浆，并随类固醇激素的周期性变化而变化。从卵泡期到排卵期，葡萄糖的含量下降了 6 倍，同时乳酸盐的含量也会上升，这有助于限制葡萄糖的消耗（Leese et al，2001；Leese et al，2008a）。大多数氨基酸的浓度明显高于血浆，这突显出它们在细胞连续分裂过程中进行了广泛的生理活动（Leese et al，2001；Leese，2002）。这些生理活动包括蛋白合成、胚泡形成和孵化、渗透调节和 pH 控制（Fleming et al，2004；Leese et al，2008）。

（六）母体营养和生殖道内液体

生殖道内液体介质的营养成分直接受妊娠期母体营养状况的影响。在动物和人类研究中，低蛋白饮食会改变胚泡中的基因表达，导致胚胎外组织的增殖和着床发生改变，以及内细胞团内持续而系统的表观遗传学变化（Eckert et al，2012；Dominguez-Salas et al，2015；Fleming et al，2015）。低蛋白摄入和妊娠期特定微量营养素的缺陷可诱导代偿性发育途径，改变胎儿的生长，导

致晚年罹患慢性疾病（Leese，2012；Watkins et al，2015）。

在对有充足营养的妇女进行的研究中，子宫液中氨基酸的低循环分布能支持胚泡的健康形成。这种最小化的线粒体（mt）活性和活性氧形成及 mtDNA 保护，是非常不稳定的，会限制在降解过程中的修复能力（Bendich，2010）。值得注意的是，这种氨基酸分布发生在饮食健康的女性中，但不发生在主要食用加工食品和红肉的女性中（Bentov，2014；Kermack et al，2015）。同时，这些证据表明，着床前，胚泡有能力从子宫液的营养状况探测和应对孕产妇的营养状况，这些信息决定了后续的着床和胎盘的形成模式及胎儿生长发育的规划（Fleming et al，2015）。

反思活动 29.1

考虑一下最近关于妊娠前后饮食影响的证据。你如何向计划妊娠或刚刚妊娠的女性解释饮食摄入的长期意义？

二、受精 - 精子获能

在精子通过生殖道的主动运输过程中，在少数精子准备受精之前，精子经历了最后一系列的成熟变化。第一种是精子与子宫颈、子宫和输卵管在受精过程中腺体分泌物之间的相互作用中引起的能力丧失。当射精过程中加入的大多数糖蛋白分子从细胞膜上被移除时，就会发生失活。精子头状花序似乎能诱导过度活跃的运动，提供更多的推力和改变细胞表面的特性，使精子能够穿透卵母细胞细胞膜周围的透明带进入卵子内（Drobnis et al，1992）。精子也获得：

- 温控反应性——使精子能从峡部较冷的贮藏点游到峡部 - 壶腹部交界处较温暖的受精点。
- 短命趋化受体在精子中被激活，到达峡部储存部位，并精确地将其导向峡部 - 壶腹部交界处的卵母细胞（Bahat et al，2003）。

（一）卵母细胞和精子的融合

精子的最终形态变化是通过与透明带结合而刺激的。在这一关键过程中，精子顶体膨胀，顶体膜与上覆的质膜融合（图 29.3）。

最初，附着非常松散，许多精子都能到达这

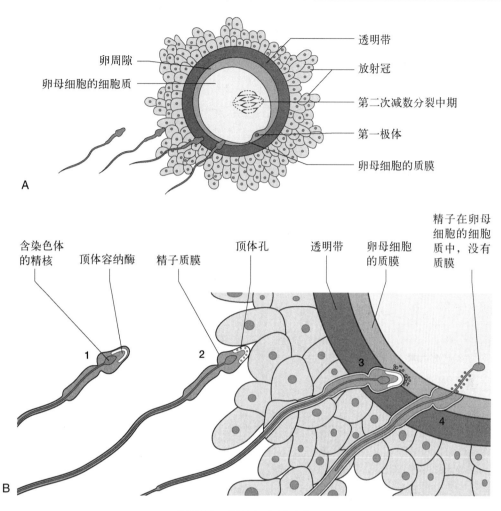

图 29.3　受精与皮质反应

在精子获能后，精子的质膜和顶体外膜融合，膜分解，释放酶，使精子穿透放射冠。精子通过与内顶体膜相关的酶来消化透明带。精子被卵母细胞质膜吞噬。当精子接触卵子细胞膜时，皮质颗粒被释放。这些颗粒会导致与卵子细胞膜接触的其他精子被隔离

（引自 Moore KL，Persaud TVN：The developing human，Philadelphia，Saunders，Copyright Elsevier，2008.）

一步。随着卵母细胞结合蛋白在精子头部区域被透明带上的精子受体识别，结合更加牢固。精子顶端的内质膜与顶体外膜融合，形成一系列膜结合的囊泡。顶体反应释放的蛋白水解酶消化了精子头部周围透明带的部分。随后通过透明带的运动发生得非常迅速，精子立即穿透卵母细胞膜。只有经历过顶体胞裂的精子才能与卵母细胞融合。通常，第一个与卵母细胞接触的精子完成受精。在融合过程中，精子头部的质膜被卵母细胞表面的微绒毛包裹（Johnson，2013：191-194；Tosti et al，2004）。

卵母细胞和精子融合后立即发生皮质反应。这是排卵后形成的卵母细胞胞质和皮质颗粒的一系列离子变化，然后与卵母细胞膜结合，将其内容物释放到卵母细胞表面与周围透明带之间的空间中。这些囊泡含有改变质膜结构的酶，可阻止更多精子的进入。

（二）从受精卵到……

受精卵是一种新形成的细胞，包含母亲和父亲的染色体，直径约 0.15mm（FitzGerald et al FitzGerald，1994：12）。受精后 2～3 小时，受精卵进入减数分裂的最后阶段，减数分裂在受精后立即停止，将一组染色体传给下一代。剩余的细胞被丢弃到细胞外周的第二极体，与排卵时形成的第一极体一起凋亡（图 29.3）。然后女性染色体发生有丝分裂，在细胞质的主体内产生一个单倍体。

精子细胞膜的细胞质内容物与卵母细胞的细胞质内容物相结合，在接下来的 2～3 小时，精子细胞膜逐渐解体。细胞融合后 4～7 小时，两组单倍体染色体在细胞的相反两极被不同的膜包围，形成男性和女性的原核。在此期间，染色体开始合成 DNA，为第一次有丝分裂做准备。随着染色体含量的增加，原核膜会破裂，将男性和女性这两组染色体结合在一起，形成一个新个体的二倍体补体，细胞立即进行第一次有丝分裂，将其遗传物质传递给两个子细胞，形成一个双细胞胚胎（Downs，2008）（图 29.4）。

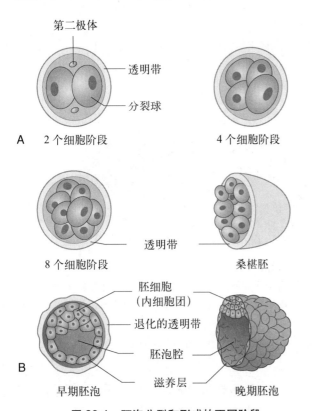

图 29.4　胚泡分裂和形成的不同阶段
（引自 Moore KL，Persaud TVN：The developing human，Philadelphia，Saunders，Copyright Elsevier，2008.）

（三）桑椹胚

连续的卵裂大约每 12 小时发生一次，直到在透明带和卵丘细胞团的剩余碎片中形成 8～16 个越来越小的细胞。当细胞分裂产生 8～16 个细胞时，胚胎改变其形态并经精简形成桑椹胚（类似桑椹；图 29.4）。这个过程使相邻细胞膜之间建立了连续性。外细胞膜之间形成紧密的交叉复合物，为细胞内外的扩散制造障碍。与此同时，外层细胞由放射状对称转变为高度极化（Edwards，

2000；Downs，2008）。

葡萄糖的消耗量越来越大，桑椹胚利用大量生长因子进行复制（Leppens-Luisier et al，2001；Leese et al，2008），包括表皮生长因子（epidermal growth factor，EGF）、胰岛素样生长因子（insulin-like growth factor，IGF）和缺氧诱导因子（hypoxia-inducible factor，HIF）（Leese，1995）。获得利用葡萄糖并将其转化为乳酸的能力，似乎是为着床时遇到的缺氧情况做准备。所有的母细胞都表现出促性腺激素释放激素（GnRH）和 HCG 的强烈染色（Casan et al，1999；Kikkawa et al，2002；Evans et al，2015）。在细胞分裂的这一阶段，桑椹胚存留在透明带内。这种光滑的外层提供了一种整体结构，防止胚泡过早黏附在输卵管壁上，并在母细胞组织和桑椹胚的遗传差异细胞之间提供了一种免疫屏障（Johnson，2013：208）。

（四）胚泡

超过 24 小时，桑椹胚继续分裂至 16～32 个细胞。在这两点之间，外部更活跃的代谢细胞形成滋养层谱系，而内部细胞群（inner cell mass）保持具有多种潜能性的能力，并表现出更平稳的代谢。关键基因的表达始于 16 细胞桑椹胚胚泡的形成（Armant，2005；Leese et al，2008a）。外部细胞开始向内部泵入液体，形成一个充满液体的腔，称为胚泡腔。内部细胞群被液体推到一边，形成缝隙连接，允许离子和小分子从一个细胞转移到下一个细胞（Downs，2008）。同时，透明带下面的外层分化成扁平的滋养外胚层细胞，与透明带结合，保护内部细胞群不受母体免疫细胞的破坏，并向子宫内膜发出信号，启动黏附（Schultz，1998）。

受精卵现在变成了胚泡（图 29.4）。滋养外胚层表达转录因子和瘦素的 mRNA，细胞内外表达 GnRH 和大麻素受体（cannabinoid receptor）CB$_1$ 的 mRNA、蛋白和受体（Battista et al，2008；Casan et al，1999；Edwards，2000）。胚泡由 34～64 个细胞组成，为胚外组织的发育做好准备。胚泡最初是一种自由生活的有机体，浸没在滋养层细胞积极积累的子宫液体中（Burton et al，2002；Johnson，2013：208）。在接下来的 3 天

里，胚泡和子宫内膜之间的旁分泌交叉作用在排卵后 7 ～ 9 天协调胚泡的激活和子宫内膜向接受状态的分化（Fitzgerald et al，2008；Simon et al，1997）。

三、母体大脑、卵巢和子宫的适应性

桑椹胚的形成标志着第一个内分泌自分泌信号（糖化糖蛋白 hC）从孕体释放，引发了母体对生育周期的多种适应，在受精后 7 天左右的着床时间，母体循环中可检测到该信号（Cole，2012；Evans et al，2015）。最近的研究表明，由于 HCG 不是一个单一的实体，而是 5 个独立的变异分子，每个分子都有相同的氨基酸序列，但有不同的排列和添加了其他分子，赋予了其广泛的生物功能，因此这种信号在妊娠期间传递了多种信息。其中三个在生育周期中具有关键的调节功能（Cole，2010；Cole，2012）。

垂体促性腺激素在卵巢周期中以非常低的浓度产生硫酸化 HCG（Cole，2012）。这种变体在血液中每摩尔释放激素的生物活性是 LH 的 50倍，因为其代谢清除率较慢（Cole，2012）。硫酸HCG 与 LH 在黄体周期中刺激黄体产生黄体酮的作用相同（Cole，2012）。

着床后前 2 周，HCG 在母体血浆中最主要的形式是高糖基化 HCG（HCG-H），这是一种自分泌因子，最初由滋养层释放，在妊娠早期刺激细胞滋养层细胞的复制和分化，以及蜕膜和螺旋动脉的重塑（Evans et al，2015；Cole，2010）。在此之后，HCG-H 在妊娠 10 ～ 11 周持续升高，但在测量的总 HCG 中所占比例较小，然后在妊娠其余时间急剧下降至总 HCG 的 1%（Evans et al，2015；Cole，2010）。

第三种变异是由绒毛状合体滋养层细胞产生的激素 HCG，其代谢清除率明显较慢，循环半衰期为 36 小时（Cole，2012）。与 HCG-h 分泌模式相比，HCG 在妊娠 9 ～ 10 周时达到峰值，超过 10 万 mIU/ml，然后在妊娠 18 ～ 20 周时迅速下降到 5 万 mIU/ml 以下，一直维持到妊娠结束（Chard et al，1995；Kosaka et al，2002）。在整个孕期调节 HCG 分泌的动态模式的确切机制还未完全明确。胎盘 GnRH、瘦素和表皮生长因子似乎在妊娠的前 8 周起到了调节分泌的作用（Islami

et al，2003；Colicchia et al，2014）。此后，HCG的分泌及 LH/HCG 受体在子宫和胎盘的表达似乎是通过一种自调节机制来维持的（Kikkawa et al，2002）。随着妊娠的进展，胎儿肾脏和垂体合成并释放 HCG，而在妊娠中期胎儿肾上腺类固醇水平的升高似乎具有抑制作用（Tsakiri et al，2002）。

在妊娠期间，HCG 执行一系列的调节功能，包括：

• 在着床后的前 3 周内，通过黄体刺激孕激素的产生并抑制黄体溶解（Myers et al，2007）。

• 作用于母体大脑 HCG/LH 受体，抑制 GnRH 表达；刺激甲状腺激素的产生；增加睡眠和休息的时间，通过刺激调高嗅觉敏感性来调节食物的偏好和摄入量（Lei et al，1993，1994；Colicchia et al，2014）。

• 刺激子宫血管生成、胎盘生长、多种胎儿器官系统分化（Cole，2010；Cole，2012）。

• 刺激合体滋养层对碘的吸收（Colicchia et al，2014）。

• 防止母体组织对胎儿 - 胎盘单位的免疫排斥。

• 根据胎盘单位促进子宫生长并诱导子宫肌层静止状态直至妊娠结束（Ticconi et al，2007；Cole，2012）。

• 在胎儿皮质醇的影响下，刺激妊娠末期胎盘雌激素的形成（Wang et al，2014）。

与前 3 个月相比，自分泌因子 HCG-H 调节蜕膜和 1/3 的子宫内膜滋养层浸润，为胚胎的形成创造支持性条件，特别是低氧含量和来自腺体分泌物的营养素（Burton et al，2001；Burtan et al，2009）。与此同时，hCG 通过诱导对睡眠和休息的强烈渴望，以及对食物气味和味道更大的厌恶，进一步诱导母亲处于安静状态（Lukacs et al，1995；Handschuh et al，2007）。在下丘脑内，hCG 还抑制 HPG 轴以阻止新的卵巢卵泡生长，刺激甲状腺轴，以在胚胎神经形成过程中满足其需要，并刺激黄体产生类固醇激素，以维持子宫和全身对生育周期的适应。

四、妊娠黄体

在生育周期中，黄体的功能寿命从 14 天延长到 280 天左右。在妊娠的前 6 周，由于黄体化颗

粒和鞘细胞的肥大及结缔组织和内皮细胞的积累，其体积增加了1倍（Strauss et al, 2014：185）。在生育周期中，雌激素和黄体酮浓度在LH/HCG/FSH高峰后的第6天和第7天显著升高（Stewart et al, 1993）。在早期黄体期，增强类固醇生成的营养激素，似乎来自子宫内膜释放的大量激素。从受精后3天开始，分泌性子宫内膜具有产生GnRH、HCG、FSH和孕激素的能力（Cheon et al, 2001）。这些结果表明，子宫和卵巢动静脉系统之间的密切联系将HCG和其他调节因子从生育周期的早期黄体阶段子宫内膜传递到黄体中。

在卵巢，HCG与LH受体结合，刺激黄体酮、雌激素和松弛素的合成。最近的证据表明，hCG也刺激黄体表达11β-强化类固醇脱氢酶，导致输卵管内层皮质醇增加，阻止妊娠期间的黄体溶解（Myers et al, 2007）。黄体酮还通过自分泌刺激黄体细胞来促进黄体的存活。着床后黄体释放的黄体酮显著升高也归因于自身刺激作用和滋养层细胞产生的前列腺素（Baird et al, 2003；Stouffer, 2003）。

卵巢松弛素

在LH/HCG/FSH激增后，大黄体细胞（LLC）和小黄体细胞（SLC）具有分泌等量肽和类固醇激素的能力。松弛素是类胰岛素生长因子家族中的一种肽激素，是妊娠黄体的主要激素。从黄体期开始，在LH/HCG的刺激作用下，松弛素的分泌在妊娠10周时达到峰值，在下降约20%以后在妊娠的剩余时间内稳定地存在于母体血浆中（Bell et al, 1987）。

松弛素：

• 在黄体期诱导子宫内膜基质分化，刺激蜕膜催乳素，启动和维持子宫内膜蜕膜化（Jabbour et al, 2001）

• 与HCG和孕激素共同作用，激活糖皮质激素A的转录，糖皮质激素A是子宫内膜腺体中的一种主要糖蛋白，具有营养和免疫调节功能（Burton et al, 2002；Burton et al, 2007；Glock et al, 1995；Telgmann et al, 1998；Tseng et al, 1999）。

• 调节母性口渴感和渗透压的变化。

中枢和外周松弛素：

• 在妊娠前半段诱导肾脏和全身血管扩张、垂体生长激素（growth hormone, GH）分泌、血浆容量增加和脂肪组织对胰岛素敏感性增加（Chapman et al, 1997；Davison et al, 1990；Kristiansson et al, 2001；Vokes et al, 1988）。

五、准备着床

为准备着床，子宫内膜腺体积累了糖原、蛋白质、多种生长因子、糖和脂肪滴，排卵后6天左右分泌活动达到高峰。一些分泌物为受精卵提供必要的营养和调节分子，直到妊娠9周左右（Burton et al, 2002；Burton, 2007）。在卵巢孕激素刺激下两种强力血管生成因子的表达增加：基质细胞中的血管生成素和基质细胞及与微血管壁相关的中性粒细胞中的血管内皮生长因子（VEGF）（Gargett et al, 2001；Ma et al, 2001）。到分泌中期，上皮下毛细血管丛形成复杂的血管网络，新生的小动脉呈螺旋状增长，其增长速度超过了子宫内膜增厚的速度（Gargett et al, 2001；Starkey, 1993）。在分泌期，基质细胞释放越来越多的新基质蛋白，其受体的表面表达也同步增加，包括层粘连蛋白、纤连蛋白、胶原蛋白和整合蛋白，而早期交联的胶原纤维则被降解。基质重塑的过程为滋养层的浸润创造了更厚、更松和更易溶解的结构。

六、胚泡和子宫内膜间的交流

当受精发生时，指定的着床位点发生广泛的同步变化，从通常的主动排斥胚泡附着状态转变为短暂的接受状态，形成始于排卵后7天的"着床窗口期"（Fitzgerald et al, 2008；Hustin, 1992；Lessey, 2000）。一些变化是通过与游离卵泡的旁分泌交叉作用调节的，而另一些变化是通过附着作用激活的。

在受精后6天左右，胚泡外的透明带脱落，滋养层细胞周围的内部细胞群和子宫内膜开始初步接触，使上皮细胞表面的顶膜与滋养层原生质膜接近同步化，随后表面上皮迅速增殖并形成交叉复合物。上皮细胞的顶膜显示多种黄体酮和雌激素诱导的变化，促进细胞识别和与滋养外胚层的相互作用，包括微绒毛的逐渐缩短、表面变平，糖蛋白正常致密的涂层厚度变薄，以及缝隙连接的抑制，促进黏附（Fride，2008；Hustin et al，1992；Lessey，2000）。

黏附和附着

在指定的着床部位周围，管腔上皮表达降钙素和胚泡依赖性、肝素结合的表皮生长因子（HB-EGF）。随着透明带的脱落，细胞黏附分子与其在滋养层和表面上皮细胞上的受体之间建立了直接通信，开始了附着、着床和滋养层复制的动态平衡过程（Fitzgerald et al，2008）。

七、着床 – 子宫内膜反应

表面上皮、子宫腺体和蜕膜对着床有明显的反应。经过受精后约 9 天，当微小的胚泡寄居在子宫内膜皱褶的隐窝和局部水肿中时，滋养层表面周围的腔室和新形成的位点上方的上皮细胞迅速增殖，为嵌入的胚泡形成一个完整的覆盖层，胚泡被生长的分化滋养层细胞所覆盖（Armant，2005）。更有大量的激素诱导的变化发生在底层蜕膜内，产生一系列基质蛋白，形成一个松散的网状结构，允许水、离子和大分子自由通过滋养层细胞。

像上皮腺体一样，蜕膜细胞合成并释放特殊的糖蛋白。其中一种已被确认为生长因子结合蛋白，可能参与调节滋养层细胞着床的速度和范围（Hustin et al，1992）。释放松弛素的蜕膜细胞也被发现含有催乳素，催乳素受蜕膜、胎盘和细胞膜上相邻细胞的多种因素调节。蜕膜催乳素的活性包括调节腺体分泌、表达黏附和蛋白水解分子及调节免疫应答的特定方面（Gubbay et al，2002；Jabbour et al，2001）。

八、细胞滋养层外壳和妊娠囊的形成

一旦胚泡嵌入蜕膜，迅速增殖的滋养层细胞遵循三个不同的途径，分为弱增生绒毛细胞滋养层（villous cytotropho blast，vCTB），随后融合形成合胞体终末分化的多核合胞体滋养层（ST），而干细胞群 vCTB 直接在 ST 下形成单层以进行替换。

在妊娠的前 3 个月，ST 会主动吸收周围子宫内膜腺体的分泌物，以促进气体和代谢产物的交换（Ellery et al，2009）。在妊娠期间，它们是激素、受体、生长因子和调节酶的主要来源（Burton et al，2007；Ferretti et al，2007；Habayeb et al，2008；Islami et al，2003 年；Jauniaux et al，2000；Tarrade et al，2001）。这些分泌物包括人胎盘生长激素（hPGH）、催乳素、心房钠尿肽（ANP）、瘦素、雌激素、黄体酮及越来越多的调节糖蛋白，包括 HCG-H、GnRH、促肾上腺皮质激素释放激素（CRH）和促甲状腺激素释放激素（TRH）（Cootauco et al，2008；Colicchia et al，2014；Evans et al，2015；Ferretti et al，2007；Pasqualini，2005）。

当细胞滋养层外壳作为母体氧浓度的有效屏障时，扩张的合胞体滋养层覆盖侵蚀周围子宫内膜腺体的上皮，将其分泌物释放到细胞外基质中（Burton et al，2007）。腺体分泌物进入细胞滋养层周围形成的通道。这种活动从妊娠后 17 天开始明显，只有在胚胎形成完成后，即妊娠前 3 个月末期才开始下降（Burton et al，2007；Jauniaux et al，2000）。

九、组织营养的营养

在妊娠的前 8 ～ 10 周，上皮腺细胞的分泌模式延续了黄体期的分泌模式，糖原持续分泌，大量糖蛋白迅速增加（Burton et al，2001 Burton et al，2007；Muller-Schottle et al，1999）。这些糖蛋白包括胎盘蛋白 A、松弛素、HCG、α- 生育酚转运蛋白（一种强大的抗氧化剂）和 MUC-1（一种大的孕酮依赖性糖蛋白）（Burton et al，2002；Barton et al，2007；Jauniaux et al，2004）。糖皮质激素 A 的合成与 HCG 在妊娠早期母体循环中的分布相似。这种糖蛋白调节子宫内膜的接受能力，具有强大的免疫抑制活性，并被 ST 细胞吞噬，在胚胎外腔合成代谢途径中循环。MUC-1 也被合胞滋养层所吸收，为其合成需求提供丰富且不耗能的氨基酸来源（Burton et al，2002；Seppala et al，2002；Tseng et al，1999）。这些分子的转移途径是组织营养（细胞外）而不是血营养（血管），这是胎儿妊娠期的特征（Burton et al，2002）（彩图 26）。

十、胚胎发生和早期胎盘形成的条件

目前的证据表明，胚胎和胎盘早期形成的最

佳环境包括降低 2.5% ～ 5% 的氧含量（Burton et al，2009；Fritz et al，2014）。胚胎血红蛋白在妊娠的前 8 周持续存在，与间隙间液体中的氧气在极低的压力下结合。直到妊娠第 2 个月的中旬，所有的胚胎红细胞都形成细胞核；此后血液黏度仍然很高，新生绒毛血管系统的平均半径非常小（Jauniaux et al，2003）。因此，胚胎从组织学上获得的外部营养支持来源于蜕膜和子宫腺的分泌产物。这些分泌产物最初被胚泡的滋养外胚层吞噬，然后被 vCTB 和卵黄囊的内胚层吞噬（Burton et al，2001；Burton et al，2002）。

子宫内膜内的发育完全补充了这一活动。从周期的黄体期开始，腺细胞分泌迅速，可增加糖蛋白的数量，促进细胞生长和器官分化。底层蜕膜经过大量的生化和结构适应性改变，形成了一系列基质蛋白和分化分泌细胞，它们提供：

- 新生胚胎生长促进因子。
- 滋养层浸润的免疫保护。
- 调节激素，包括催乳素、松弛素、肾素、视黄醇结合蛋白和前列腺素（Burton et al，2002；Hustin et al，1992；King et al，2001；Starkey，1993）。

十一、胚胎外液腔的形成和 ICM 的分化

在排卵后的前 2 周随着胚泡的着床，胚胎外中胚层（内衬于细胞滋养层外壳）在受精后 12 天内逐渐增加并形成独立的空间。同时，ICM 首先将原始内胚层细胞群和外胚层细胞群细分为双层盘，形成胚胎组织和胚外组织，然后中胚层从外胚层侵入形成三层盘。这标志着胚胎开始形成。

在第 2 周，外胚层内的调节细胞建立了一个起决定性作用的组织结构，称为原条，它形成了身体的极性轴、囊胚的初始定位与胚胎外的间隙有关，而内胚层组织形成卵黄囊的主要部分，在妊娠的前 3 个月发挥促进胎盘成熟的功能（Downs，2008；Jones，1997）。

在接下来的几天里，一波新的内皮细胞从初生内皮细胞迁移到胚泡腔，并在妊娠的第 4 周形成初生卵黄囊或外胚腔。这种复杂的液体是由母体血清经绒毛间质通道和在妊娠第 4 周初形成的次生卵黄囊的超滤作用形成的。这种液体含有高浓度的氨基酸、调节蛋白、维生素和激素，在妊娠期的第 8 ～ 10

周，它在卵黄囊启用之前充当分子库（Jauniaux et al，2000；Jauniaux et al，1994）。

一旦初生卵黄囊形成，在体腔外膜和细胞滋养层之间就会分泌一种称为胚外中胚层的厚的非细胞物质。在接下来的几天里，这个组织分裂形成第二个绒毛膜腔，其位于原卵黄囊和细胞滋养层之间。内层细胞滋养层细胞分层形成羊膜细胞的内层。一些细胞分化成羊膜细胞，形成一种特殊的半透膜，由疏松结缔组织基质上的一层立方上皮细胞组成（Jauniaux et al，2000）。原始羊膜腔的形成似乎是由原始外胚层的空化引起的，空化后的外胚层打开，然后在羊膜腔周围形成一层完整的膜，其中包含新生的胚胎。

羊膜腔内形成的液体主要由新生胚胎分泌，其所有分子和微量元素的浓度远低于胚外体腔内的液体（Jauniaux et al，2000）。这说明分隔这两个腔室的羊膜对大分子不具有渗透性，且大部分为腺体，胚胎很可能通过次生卵黄囊吸收滋养层蛋白（Jauniaux et al，2000；Jauniaux et al，1993；Jauniaux et al，1994）。如图 29.5 所示，在胚胎形成的前 8 周，羊膜腔相对于包含自由漂浮的卵黄囊的更大且充满活力的外体腔而言显得更小，卵黄囊直接滋养和调节新生胚胎，直至妊娠 10 周左右（Jauniaux et al，1997；Jones，1997）。

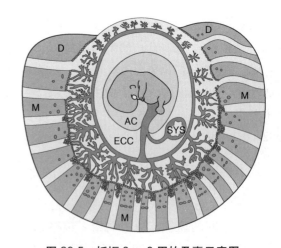

图 29.5 妊娠 8 ～ 9 周的孕囊示意图

显示子宫肌层（M）、蜕膜（D）、胎盘（P）、外体腔（ECC）、妊娠 5 ～ 9 周的孕囊内空间最大。子宫胎盘血液循环始于胎盘周围

（引自 Burton GJ，Kaufmann P，Huppertz B：Anatomy and genesis of the placenta. In Neill JD，editor：Knobil and Neill's physiology of reproduction，Amsterdam，Elsevier，2006.）

十二、次级卵黄囊

受精约 12 天后，初生卵黄囊分裂成许多更小的囊泡，胚盘下方的内胚层发育形成次级卵黄囊。次级卵黄囊生长迅速，在妊娠第 5 周时即比羊膜腔大（Jones，1997）。在原始肠胚形成的动态过程中，随着新生胚胎的连续折叠，在妊娠 3～6 周，次级卵黄囊颈部收缩形成卵黄蒂，将最终的卵黄囊与原始肠道连接起来。

次级卵黄囊在妊娠 9 周左右开始退化，在此之前的次级卵黄囊由 3 层不同组织构成：

• 胚外中胚层的外层，完全排列在绒毛膜腔或外体腔内：在细胞质中有发育良好的微绒毛刷状边缘和大量胞饮囊泡，增强了从周围外体腔液体中吸收分子的能力。

• 内脏中胚层的中层，包含血岛：由卵黄囊最内层诱导的游离胶原纤维和窦状血管构成。血岛的中心细胞融合形成中胚层，连接蒂内的原始血管通道，向新生的胚胎延伸，在那里它们通过相关的内皮管与心管和主要的血管相连（Jauniaux et al，2003；Jones，1997）。

• 内胚层，面向卵黄囊腔（Jauniaux et al，1992；Jones，1977），由具有糖原沉积和成熟的蛋白质生物合成能力的大柱状细胞组成。这些细胞中散布着大量微绒毛状的通道，这些通道通向卵黄囊腔，可能参与了代谢产物的排泌。许多参与能量代谢和消化的蛋白质及酶是胚胎肝脏在妊娠 9～10 周时由内胚层合成的，包括甲胎蛋白、抗胰蛋白酶、白蛋白和转铁蛋白（Jones，1997）。

血细胞和毛细血管在绒毛中心发育。约 19 天后，两组血管建立联系，开始在胚胎腔室和早期胎盘之间建立血管连接（Carlson，1994：72）。在妊娠 8 周左右，次级卵黄囊中的血细胞继续形成，直到肝和脾细胞开始造血（Jauniaux et al，1992）。

十三、蜕膜绒毛胎盘

在形成固定绒毛的过程中，增殖的绒毛外细胞滋养层细胞（evCTB）从合胞体延伸，形成进入蜕膜血管的细胞柱。随着这一过程的继续，绒毛间隙开始开放，从妊娠 9 周开始，使移行 evCTB 暴露于增加的生理氧含量环境中。这种环境改变了特定转录因子的状态，从而触发迁移 evCTB 入侵种群的表达（Caniggia et al，2000）。此外，evCTB 表达的 hPGH 受体已被发现可增加培养中 evCTB 的侵袭潜能（Lacroix et al，2005）。绒毛外细胞进一步分化为更具侵袭性的表型，使其能够进入螺旋动脉并重建其模型，从而创建对胎儿生长至关重要的低阻力血管系统（Burton et al，2009；Caniggia et al，2002；Caniggia et al，2000；Hustin，1992）。

在前 12 周，evCTB 向螺旋动脉的迁移主要发生在蜕膜段内（图 29.6）。首先，这些血管的远端被从滋养层或新生绒毛的增殖端延伸出来的 evCTB 所堵塞。这些血管内滋养层的薄片沿着毛细血管壁移动，与母体的血液流动相反，并在螺旋动脉的管腔内堆积。在随后的血管浸润过程中，细胞剥离内皮的部分，并渗透入这一层，似乎被大量纤维蛋白样物质包围的细胞滋养层细胞取代了弹性组织和平滑肌（Burton et al，2009；Burton et al，2010）。随后，表面内皮细胞在新的下层组织上生长。在整个过程中，螺旋动脉管壁被转化为纤维蛋白样物质构成的管道，没有弹性组织或平滑肌纤维。这导致螺旋动脉的末端直径可达 2～3mm，其下段在妊娠进展过程中经历了广泛的、不均匀的扩张，并丧失了对持续自主神经支配的血管舒缩运动做出反应的能力（Burton et al，2009；Hustin et al，1988；Pijnenborg et al，2006）。

在妊娠的最初 10 周内，B 超研究发现，子宫底蜕膜的血管还没有到达绒毛间隙。尽管有少量的血清会从这些低压力的子宫底蜕膜血管渗出，从绒毛的活检中很少会发现有来自母体的血液。如彩图 26 所示，目前的证据显示，在妊娠初期的 9～10 周，绒毛还没有和来自母体的血液接触，绒毛没有浸泡在母血中（Hustin and Schaaps，1987）。如图 29.7 所示，对子宫血流量的测量也支持这一观点。在非妊娠妇女，子宫的血供约为 45 ml/min，在妊娠早期前 3 个月约为 10 ml/min。与之相对的是，在妊娠的中晚期，子宫血液量迅速大量的增加，在妊娠末达到 750 ml/min（Burton et al 2009；de Swiet 1991：51）。

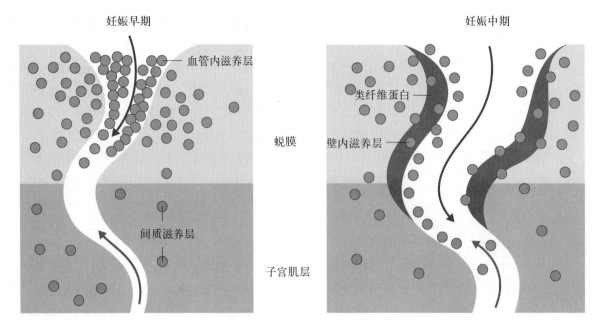

图 29.6　显示妊娠早期血管内滋养细胞向螺旋动脉蜕膜段迁移（左），在 12 ～ 14 周，间质向子宫肌层段迁移
红色箭头：母体血流方向；黑色箭头：血管内滋养细胞迁移方向
（经许可引自 Pijnenborg R，Vercruysse L，Hanssens M：The uterine spiral arteries in human pregnancy：facts and controversies，Placenta 2006. 27：939-958.）

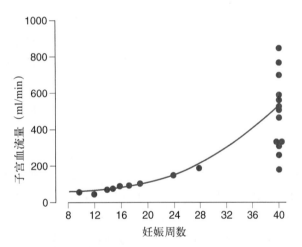

图 29.7　妊娠期子宫血流量
（经许可引自 Chamberlain G，and Broughton Pipkin F：Clinical physiology in obstetrics，Oxford，Blackwell Scientific，1998.）

十四、从胚胎到胎儿

12 周后，滋养层细胞浸润延伸至许多螺旋动脉的肌层段（Burton et al，2009；Pijnenborg et al，2006）。证据表明，这种浸润主要是通过子宫内膜基质从外部进入血管壁的（Burton et al，2009）。与蜕膜阶段一样，纤维蛋白样物质替代肌肉和弹性组织，纤维蛋白样物质将肌肉和弹性组织转化为增宽的漏斗状管道，这些管道在雌激素水平上升的影响下逐渐减少，无法应对自主神经支配的血管舒缩运动（Brauer et al，2015）。与此同时，随着胎儿体积的增大，滋养层变得更薄、更不规则（Jauniaux et al，2003）。越来越多的绒毛外细胞与壳表面分离，这些细胞逐渐打开了绒毛间隙内母体血液的低压流动。实验证据表明，血液从螺旋小动脉流向绒毛间隙的速度类似于一条潺潺的小溪流入充满芦苇的沼泽（Burton et al，2009；Ramsey et al，1976）（图 29.8）。

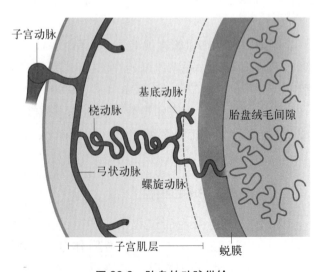

图 29.8　胎盘的动脉供给

母体血液和胎盘绒毛之间的这种直接沟通与胎儿和胎盘快速生长的开始阶段是一致的。在这一阶段，大致形成的器官系统经历渐进分化和快速生长，这需要子宫胎盘大小和血容量的大幅度增加（Mark et al，2006）。子宫血管所有部分的结构改变，为扩大了的低压系统的出现创造了条件，该系统优化了胎盘面的气体和营养交换（Burton et al，2009）。

羊膜腔的生长

妊娠 7 ～ 12 周，羊水量从 3ml 增加到 30ml（Jauniaux et al，2000）。这导致羊膜膨胀，直到它占据绒毛膜空间，使羊膜和绒毛膜第一次接触，并将除脐带区域外的胚胎包围在一个腔内。当胚泡随后向子宫内膜腔膨胀生长时，绒毛膜的这部分逐渐受到包蜕膜（着床部位周围的蜕膜内层）的挤压。随着持续的生长，血液供应减少，这些绒毛慢慢退化，但它们之间的滋养层细胞在妊娠

期的剩余时间内仍然存活。绒毛膜的这一部分（平滑绒毛膜）在羊膜和未被最终胎盘占据的蜕膜区域之间形成一个界面（图 29.9）。

平滑绒毛膜具有以下特点：

• 不同层次的活跃新陈代谢组织（尽管没有直接的血液供应）。

• 由一层与羊膜相邻的成纤维细胞、一层网状细胞、一种基底膜和 2 ～ 10 层紧密贴附在蜕膜囊上的滋养层细胞组成。

• 产生大量可降解局部合成分子的酶，包括前列腺素、催产素、血小板活化因子和抑制催产素诱导的收缩的脑钠肽（brain natriuretic peptide，BNP）（Carvajal et al，2009）。通过这种方式，绒毛膜保护子宫肌层在妊娠期免受收缩力的直接作用（Erwich et al，1992）。

十五、成熟胎盘

随着平滑绒毛膜的绒毛消失，附着在基底蜕

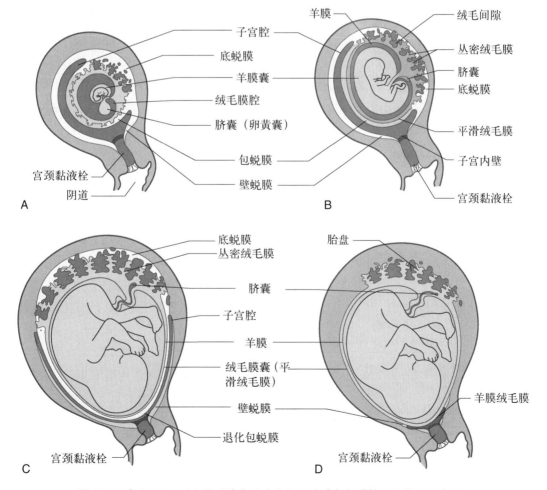

图 29.9　妊娠 12 ～ 22 周时胎囊腔室变化及胎膜与蜕膜的变化关系示意图

（引自 Moore KL, Persaud TVN：The developing human, Philadelphia, Saunders, Copyright Elsevier, 2008.）

膜上的绒毛迅速发育形成成熟的胎盘。细胞滋养层向外侧延伸，并在锚定的绒毛之间深入母体组织，绒毛在绒毛间隙中的分支越来越复杂。每个支绒毛形成绒毛树的中心。胎儿小动脉携带低氧血进入绒毛，并分裂成广泛的动静脉网。构成成熟胎盘的 60～70 条分支绒毛，为绒毛内胎儿血液与绒毛间隙外周缓慢循环母体血液之间的气体和代谢物质交换提供了较大的表面积（Sheppard et al，1989）（彩图 27）。

（一）胎儿氧需求

虽然在妊娠早期的最后阶段，胎盘内的和胎儿的氧浓度显著增加，在妊娠 16 周，胎盘与蜕膜之间的氧分压 PO_2 在 13.3mmHg 左右，PO_2、氧饱和度和氧含量梯度变化存在于胎儿血液与胎盘之间，以及胎盘和基础母体组织之间（Jauniaux et al，2003）。妊娠晚期胎儿血 PO_2 和 O_2 饱和度也较低（Jauniaux et al，2001）。氧含量最高的是脐静脉，有 30～35mmHg 的氧分压和 80%～90% 的氧饱和度。当血液到达左心房时，氧含量已经下降到 26～28mmHg，以较低的氧浓度供应肺和下肢（Tucker Blackburn，2013：280）。由于母体和胎盘系统具有体内平衡功能，因此胎儿能够完全适应浸没于水中的、明显低于母体和胎盘组织氧浓度的环境。

（二）胎儿对羊水量的调节

在约 20 周以前，羊水量的动态变化被认为与一个重要的跨膜途径有关，即从母体血液通过胎盘，使液体和其他分子渗透入胎儿的皮肤，这不妨碍液体进入羊膜腔。从妊娠的第 17～25 周，这种流动模式减少，因为胎儿皮肤开始角质化。在妊娠后期，胎儿肾脏、肺、胃肠道系统和循环系统对羊水量和循环的影响越来越大。

在 20 周时，羊水量从约 350ml 增加到 450ml，在 36～39 周由 700ml 增加到 1000ml，然后开始下降（Moore et al，2008：128）。据估计，胎儿的每日尿量为 500ml，肺液为 300～400ml，通过胎儿吞咽排出 400ml（Moore et al，2008：130）。液体进入胎儿循环，代谢产物透过胎盘膜，在绒毛间隙进入母体血液。通过这些途径，羊水量约每 3 小时改变一次（Moore et al，2008：128-130）。

调节羊水量的机制尚不清楚。在妊娠后期，羊水的渗透压低于母体和胎儿的血浆渗透压。这种渗透性梯度可以将水从羊膜腔通过脐带、胎盘和细胞膜转运到母体及胎儿的血液循环中。然而，通过这些途径移动的确切羊水量仍有待确认（Brace，1995；Tucker Blackburn，2014；Tucker Blackburn，2012：96-97）。

（三）羊水的功能

这种动态流动的液体提供：

• 为胎儿均匀的外部生长和运动提供必要的空间，有助于上肢和下肢肌肉的发育及感官刺激。

• 为胎儿肺发育提供必要的空间。

• 均衡子宫收缩时产生的压力，防止胎儿运动和宫缩时脐带血管受到子宫壁的压迫。

• 当胎儿在骨盆中下降和旋转时，调节胎头颅骨的过度形变，保护胎头脑膜和血管。

十六、肺的形成

妊娠后 24 天左右，类似于喉-气管憩室的囊状结构在前肠的一个区域形成小的腹侧隆起，和胃相邻（Tucker Blackburn，2012/14：309-320）。一旦形成，前肠就会拉长，将新生的胃与肺分开。从最初的突出处开始，肺通过一系列的分支形成，开始出现与成熟器官数量相对应的左右小叶芽。

在妊娠的第 5～26 周，这些分支将完成 16 次进一步生长，产生呼吸系统的树状结构。所有支气管气道在 16 周时形成，在此基础上现有的气道进一步延长和扩大。在这一阶段结束时，每个末梢细支气管分裂成两个或多个呼吸性细支气管，而周围的中胚层组织高度血管化。

从 26 周开始，呼吸性细支气管不断细分，产生 2000 万～7000 万个原始肺泡，这些肺泡由密集的毛细血管网构成（Moore et al，2008：2020-207）（图 29.10 和图 29.11）。

在胎儿时期，这些潜在的空气间层充满了液体，由周围循环的肺上皮主动分泌。实验发现，妊娠中期液体量从 4ml/kg 体重增加到 6ml/kg 体重，在临近分娩时增加到 20ml/kg 体重以上。这种潜在空气间层中的液体在管腔中保持一个小的膨胀压力，近似新生儿扩张后肺的功能剩余容量。肺液还有助于分泌表面活性剂的上皮细胞的形成，这些上

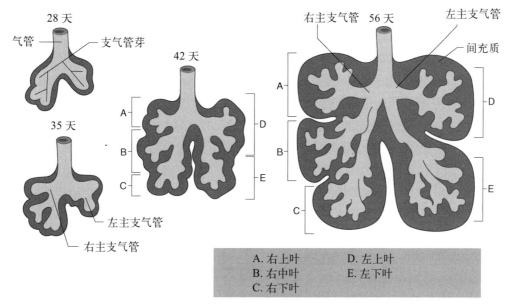

图 29.10　支气管芽、支气管和肺发育的连续阶段

(引自 Moore KL, Persaud TVN: The developing human, Philadelphia, Saunders, Copyright Elsevier, 2008.)

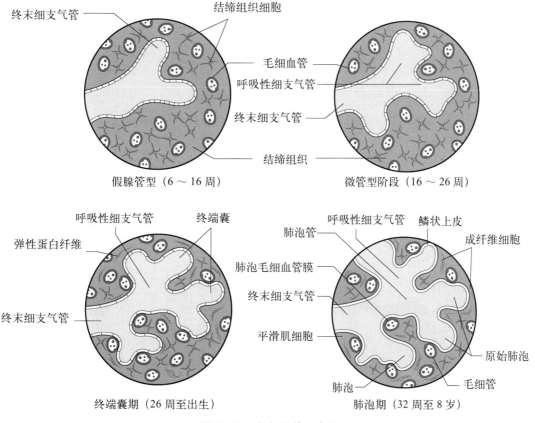

图 29.11　组织切片示意图

从 6 周至 8 岁，肺发育的各个阶段

（引自 Moore KL，Persaud TVN：The developing human，Philadelphia，Saunders，Copyright Elsevier，2008.）

皮细胞约可在妊娠 24 周后通过检查被识别。

从细支气管内壁的变化，到肺为体外呼吸和气体交换做准备，有着一系列的连续发展。17 周后，立方上皮细胞提供能量，并作为产生表面活性剂的

前体。表面活性剂对降低终端囊的表面张力和稳定膜至关重要，这可以防止呼吸开始后肺的塌陷。间歇性呼吸运动发生在约妊娠第 11 周，从 24 周开始，这种活动模式与心率、体温、躯体运动和睡眠的昼

夜节律相结合，这些节律似乎是由母体褪黑激素介导的，褪黑素可以自由地穿过胎盘（Tamura et al，2008）。子宫内这些间歇性的呼吸运动刺激肺组织和呼吸肌的发育，一些实验证据表明，它们可能会增加心排血量和流向重要器官的血液，包括心脏、大脑和胎盘。节律性呼吸运动受脑干肾上腺素能呼吸神经网络和肾上腺髓质中肾上腺素的调节。

肺发育和成熟的激素调节

Ⅱ型肺细胞的分化和表面活性剂的产生与胎儿循环中不同激素水平的增加密切相关，尤其是皮质醇、雌激素、肾上腺素、人胎盘催乳素、催乳素、三碘甲状腺原氨酸（T_3）和胎盘 CRH。

十七、胎儿胎盘循环

胎儿依靠胎盘进行呼吸、营养和排泄，胎儿血液在胎盘内循环以实现这些需求（图 29.12）。胎儿的血液循环不同于成人的血液循环，因为血液是在胎盘而不是肺中氧合的。

这个系统需要：

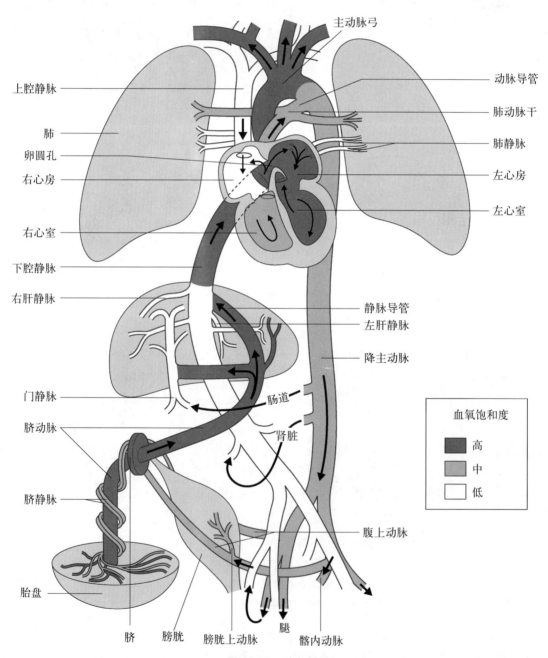

图 29.12　胎儿循环

颜色表示血液的氧饱和度，箭头表示血液从胎盘到心脏的路径

（引自 Moore KL，Persaud TVN：The developing human，Philadelphia，Saunders，Copyright Elsevier，2008.）

- 更大、更多的红细胞（600 万～ 700 万 /mm³）。
- 较高的血红蛋白含量（20.7g/dl），以获取最大的氧气量。
- 一种经过修饰的、在偏酸性血液中更活跃的血红蛋白（HbF）。
- 其他胎儿结构如下。
  ◆ 开放性动脉导管。
  ◆ 静脉导管。
  ◆ 卵圆孔。
  ◆ 两条腹下动脉。

子宫内循环在早期胚胎形成时就已形成：脐静脉将含氧血液从叶状绒毛膜输送到原始心脏；卵黄静脉由卵黄囊回流血液；主静脉由身体其他部分回流血液。血液通过静脉窦进入心脏，流经单心房和心室。当心室收缩时，血液被泵入心脏球部，进入背主动脉，最终返回，将代谢产物输送到绒毛膜（Moore et al，2008：292）。

在胎儿时期，随着各个器官和组织大小及复杂性的增加，血管系统变得更加广泛。充满氧气的血液通过脐静脉从巨大的胎盘返回。约 50% 的血液进入肝脏微循环，然后通过肝静脉进入下腔静脉。剩下的血液通过静脉导管直接进入下腔静脉。通过这条血管旁路的血流量受一种生理括约肌的调节，这种括约肌对脐静脉容积的变化做出反应，有助于保护胎儿不受血压波动的影响（Walker，1993）。

除了来自胎盘的高氧含量血液外，下腔静脉还接受来自腹部、骨盆和下肢的低氧含量血液，其占总静脉回流的 66% 以上。在进入心脏之前，下腔静脉分为两条通道：卵圆孔连接左心房，一个小入口连接右心房。在左心房，卵圆孔是一个单向阀，这个单向阀只允许血液从右向左流动。右心房的血流模式允许 50% 从胎盘返回的含氧血液分流到左心房。从右到左通过卵圆孔的血流与通过肺静脉进入左心房的血流相比，通过右下腔静脉的血流量更大、速度更快，从而维持了这种右向左的分流。在胎儿时期，肺组织从右心室进入的低循环血容量中摄取氧气，将低含氧量的血液返回左心房。通过肺血管暴露于血氧分压中，使肺血管处于低氧的血管收缩状态，使肺部的低静脉回心血量得以维持（Walker，1993）。

一小部分含氧量高的血液从下腔静脉进入右心房。混合低氧血从头部经上腔静脉回流，上腔静脉主要通过三尖瓣进入右心室。在右心室，只有 10% 的血液通过肺动脉进入肺部。剩下的 90% 通过一条连接肺动脉和主动脉的肌性动脉导管流入降主动脉。在整个胎儿期，低胎儿血 PO_2、高循环水平的前列腺素 E_2（PGE_2）和局部释放前列环素（PGI_2）（Amash et al，2009）积极维持着肌性动脉的通畅和舒张。这种分流的结果是，使大部分离开右心室的血液灌注到了下半身和胎盘中（Moore et al，2008：325；Walker，1993）。

在左心房，肺组织与大量来自下腔静脉的高氧血结合。血液从左心房进入左心室。少量的血液供应心脏，2/3 的血液通过升主动脉流出，使身体上半部充满高氧血液，其余 1/3 的血液通过主动脉峡部流入降主动脉，然后进入下半身和胎盘（Walker，1993）。两条腹下动脉将低含氧量的血液输送到胎盘。

卵圆孔静脉侧支和动脉导管动脉侧支的分流是一种结构装置，它使血液能够绕过肺部直接进入胎盘。大量低氧血液回流到胎盘的速度远远快于流入上半身的高氧血液的速度。降主动脉的血流速度往往是最快的。血液可通过这条血管直接泵入脐动脉，然后返回胎盘进行气体交换（Walker，1993）（图 29.12）。

在子宫内的生命周期中，胎儿 - 胎盘循环作为一个独立的单元运行，在胎盘的血管床中提供一个低阻力、高容量的循环，由没有瓣膜的脐静脉来维持。动物实验估计胎儿胎盘总血容量为 100 ～ 120ml/kg 体重，其中 80 ～ 90ml/kg 体重为胎儿基础血容量，其余血量均存留在脐 - 胎盘循环中。这种额外的能力有助于保护胎儿的血液循环在区域血流的自动调节尚未充分发展的情况下不受血压波动和血流分布的影响。

十八、母体 - 胎儿 - 胎盘神经激素相互作用

肾上腺和甲状腺激素对于调节子宫内的自稳态，以及胎儿器官的及时分化和成熟是必不可少的。这些激素在胎儿时期起着复杂的作用，被认为是协调母 - 胎相互作用的细胞通信的基础。

（一）肾上腺皮质和胎盘的中心作用

在妊娠 6 ～ 7 周的肾上腺皮质中存在着类固

醇生成酶。脱氢表雄酮（dehydroepiandrosterone，DHEA）及其硫酸盐（DHEA-S）和孕烯醇酮硫酸盐的合成始于妊娠 6 周，而皮质醇的合成发生于妊娠 7～12 周（Goto，2006；Kempna et al，2008；Tsakiri，2002）。

8～10 周后，DHEA-S 和硫酸孕烯醇酮被胎盘越来越多地用作合成雌激素和孕酮的基本底物（Pasqualini，2005）。母体糖皮质激素向胎儿的转移受胎盘糖皮质激素屏障的调节。调控机制对于刺激胎盘和胎儿的生长至关重要，并保护快速生长的胎儿器官免受糖皮质激素的过量暴露（Wyrwoll et al，2009）。这也使子宫内组织和胎儿器官做好从妊娠到分娩过渡的准备。

（二）肾上腺皮质的发育

肾上腺的重要性体现在它在子宫内的生长和分泌能力。形成皮质的细胞在妊娠 3～4 周时出现，在妊娠第 3 个月末期迅速扩大，大小与肾脏相当。在妊娠 6～8 周时，肾上腺皮质形成了这些不同的区域：

- 一个大的胎儿内区。
- 囊下边缘形成的薄的外部限定区。
- 两者之间的过渡区域不清晰（Goto et al，2006；Tsakiri et al，2002）。

在妊娠中期，肾上腺的增大与体重的增加成正比。此时，它们的相对质量是成人的 35 倍。在妊娠后期，腺体的质量继续增加，但速度比身体其他部位慢。从长期来看，胎儿肾上腺的大小与成人相当（Pearson Murphy et al，1994；Seron-Ferre et al，1981）。

肾上腺的生长似乎在很大程度上受到 HCG、ACTH、雌二醇、催乳素、褪黑素和来自腺体内的生长因子及来自胎盘、肝脏和肾脏等其他胎儿器官的生长因子的调节（Freemark et al，1997；Tsakiri et al，2002）。在妊娠早、中期，活跃的激素生成胎儿区主要参与胎盘 DHEA-S 的合成（Pepe et al，1990）。在妊娠的最后 3 个月，母体褪黑素刺激肾上腺增重和 DHEA-S 的合成，同时通过抑制 ACTH 和 CRH 诱导产生的皮质醇，产生成熟过程的负性调节。

（三）肾上腺髓质

与皮质不同，嗜铬细胞是由相邻的交感神经节形成的，交感神经节起源于神经嵴。与皮质不同的是，在胎儿时期，肾上腺的这一部分并不是一个独立的结构。在此期间，嗜铬细胞构成的小岛屿散布在整个皮质中，沿着主动脉的外侧，独立于髓质形成更大、更活跃的小岛屿（Mesiano et al，1997）。约在 8 周时可以观察到未成熟的嗜铬细胞，15 周后去甲肾上腺素浓度可见显著升高。直到出生后这些细胞才发生退化（Phillippe，1983）。

在肾上腺内，在 9 周时可见到含有小剂量去甲肾上腺素的小细胞群，但直到妊娠晚期它们的含量一直很低。尽管去甲肾上腺素在胎儿对压力的反应中仍占主导地位，但皮质醇分泌能力的提高在短期内会导致嗜铬细胞产生肾上腺素的能力急剧增加。肾上腺素的含量从妊娠 28 周开始逐渐增加，约占腺体总儿茶酚胺含量的 50%。通过羊水测定可以发现，儿茶酚胺代谢产物在妊娠中期和晚期增加，血浆儿茶酚胺浓度在分娩过程中逐渐升高。这些变化对分娩和产程中的一系列心血管、代谢和呼吸反应具有调节作用（Lagercrantz Marcus，1992；Logercrantz et al，1986；Phillippe，1983）。

十九、结论

母体为支持着床、胚胎形成和胎儿 - 胎盘发育所需的独特生物环境进行的适应性调节始于黄体期。母体通过细胞内和激素信号来识别胚体的存在，这些信号加速了中央和外周母体器官系统的适应性调节。妊娠早期子宫内胚胎形成的条件与支持胎儿 - 胎盘系统的条件非常不同。认识这些转变，有助于女性理解从妊娠早期到晚期身体经历的巨大变化。

要点
<ul><li>受精和囊胚活化发生在由母亲营养状况决定的流体介质中。</li><li>成功的受精、着床和胎盘的形成取决于整个卵巢周期中类固醇激素的周期性变化。</li><li>受精后子宫内会发生剧烈活动，胚胎外组织在胚胎形成前在低氧环境中增殖。</li><li>在胎儿 - 胎盘发育末期，肺、肝等器官发生成熟变化，HPA 轴短暂激活，调节分娩的发生。</li></ul>

（翻译：王　彦　审校：魏碧蓉）

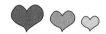

第30章

胎儿颅骨

Barbara Burden，Amanda Willetts

Barbara Burden，Amanda Willetts

学习目标

通过阅读本章，你将能够：

- 描述胎儿颅骨结构的发育过程。
- 熟悉胎儿颅骨的构成及其意义。
- 评估胎儿颅骨的结构、周长和直径及其在临床上的重要性。
- 识别胎儿颅骨的内部结构及其在分娩过程中可能发生的并发症。
- 描述胎儿颅骨的结构，并评价助产士如何运用这些知识去评估分娩期和新生儿期的护理进展。

一、引言

对于助产士来说，熟悉胎儿颅骨的参数和特征是非常必要的，因为它在分娩机制中具有重要意义。胎儿颅骨有两个主要功能，其一是在分娩过程中，胎头沿着产道下降，胎儿颅骨能承受来自产道的压力以保护胎儿大脑；其二是胎头具有改变形状，以适应分娩过程中子宫收缩和骨盆大小及形状的能力。通过评估胎儿颅骨标志，如骨缝和囟门，助产士就能够判断出胎头在骨盆中的位置和姿势，从而有效地评估分娩进程，并确定最可能的分娩机制和分娩方式。

二、胎儿颅骨的发育

当胎儿在子宫中发育时，包绕大脑的间质层开始骨化，形成构成胎儿颅骨的各种骨骼（参见第29章）。这个过程被称为膜内骨化，开始于妊娠4～8周。构成最初颅骨的膜内结构是由神经嵴细胞和中胚层分化而来的。膜内结构分为两个主要部分，构成颅骨保护层的脑颅（神经颅）和构成面部骨骼的面颅（内脏颅）。

脑颅又可分为软骨颅和腹颅。软骨颅（软骨部分）由软骨融合而成，在骨化后形成枕骨、颞骨、蝶骨和筛骨。腹颅（膜状部分）被认为来源于外部皮肤鳞片，用来保护大脑。它位于皮肤表层之下，覆盖和保护大脑背侧，逐渐演化成顶骨和额骨。

随着膜的钙化和枕骨发育，在4～6周的超声检查中可以看到最早的颅骨发育征象。这在约8周后变得更容易确定，此时膜内骨化更加明显。到12周时，骨骼的轮廓变得清晰。（Morre et al，2015；Sadler，2015）（图30.1）

在整个妊娠期间，骨骼持续骨化，个别骨骼从其中心开始骨化。足月时，颅骨的骨质薄而柔韧，使颅骨在产程中能进行适度活动。足月分娩时，2块额骨通常可以重叠在一起。

三、新生儿颅骨的外部结构

新生儿出生后，助产士会检查新生儿的头部外观结构，以识别任何颅骨结构的不正常特征或异常情况（图30.2）。在检查过程中通常会对新生儿的头部进行一些基线测量，并将数据记录在新生儿出生记录中。

颅骨外部结构层次

所谓颅骨的外部结构，指的是从皮肤到颅骨内壁的结构。这些结构的首字母缩写组成单词"SCALP"，其在英语中的意思正好是"头皮"。

- 皮肤（Skin）。
- 结缔组织（Connective tissue）：一种包含血管和毛囊的筋膜。在分娩过程中可能会发生水肿，

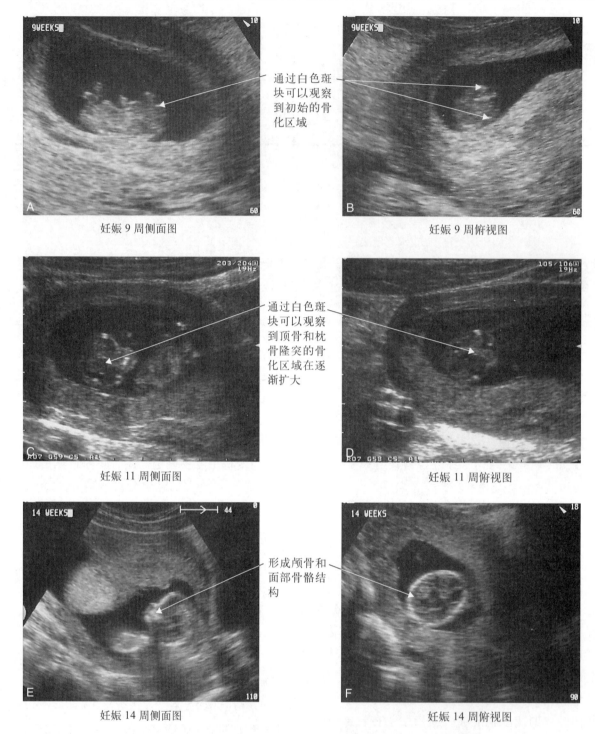

妊娠 9 周侧面图　　　　　　妊娠 9 周俯视图

通过白色斑块可以观察到初始的骨化区域

妊娠 11 周侧面图　　　　　　妊娠 11 周俯视图

通过白色斑块可以观察到顶骨和枕骨隆突的骨化区域在逐渐扩大

妊娠 14 周侧面图　　　　　　妊娠 14 周俯视图

形成颅骨和面部骨骼结构

图 30.1　妊娠 9 周、11 周和 14 周时胎儿颅骨的发育和骨化超声图像
（引自 the Ultrasound Department at the Luton and Dunstable Hospital NHS Trust.）

导致胎头水肿。

• 腱膜（Aponeurosis）：一种与骨骼相连的纤维膜。

• 疏松结缔组织（Loose connective tissue）：一种可以使头皮活动的疏松层。

• 骨膜（Periosteum）：一种附在骨骼边缘、覆盖和滋养骨骼的双层结缔组织。

四、颅骨

胎儿的颅骨拥有复杂的结构，包括 29 块不规则的扁骨，其中有 22 块骨骼具有对称性：构成脑颅的 8 块骨头、构成面颅的 14 块骨头和构成颅底的 7 块骨骼（图 30.3）。具备产前胎儿颅骨结构的相关知识，使助产士能对胎头与骨盆的大小是否

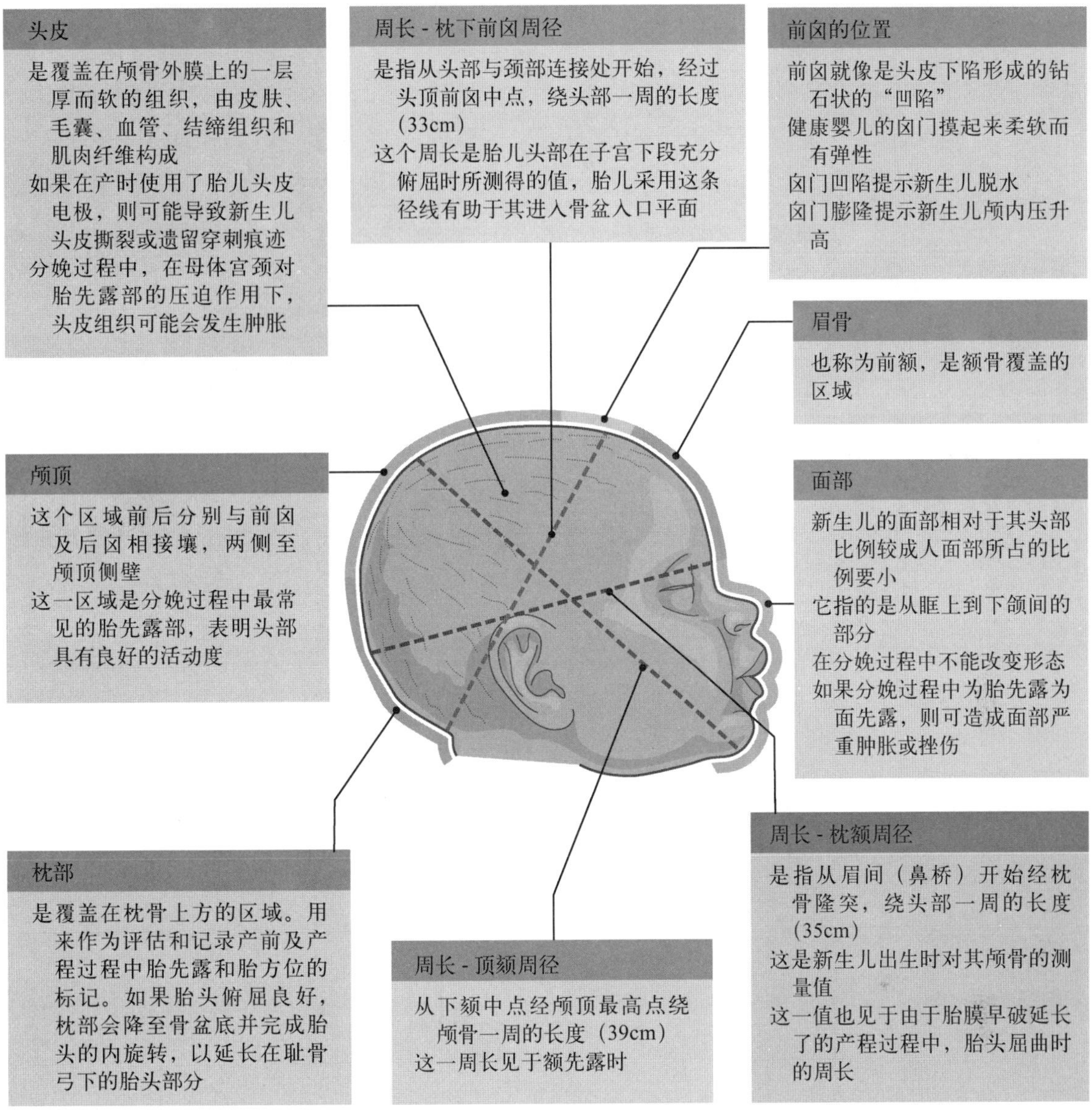

头皮

是覆盖在颅骨外膜上的一层厚而软的组织，由皮肤、毛囊、血管、结缔组织和肌肉纤维构成

如果在产时使用了胎儿头皮电极，则可能导致新生儿头皮撕裂或遗留穿刺痕迹

分娩过程中，在母体宫颈对胎先露部的压迫作用下，头皮组织可能会发生肿胀

周长 - 枕下前囟周径

是指从头部与颈部连接处开始，经过头顶前囟中点，绕头部一周的长度 (33cm)

这个周长是胎儿头部在子宫下段充分俯屈时所测得的值，胎儿采用这条径线有助于其进入骨盆入口平面

前囟的位置

前囟就像是头皮下陷形成的钻石状的"凹陷"

健康婴儿的囟门摸起来柔软而有弹性

囟门凹陷提示新生儿脱水

囟门膨隆提示新生儿颅内压升高

眉骨

也称为前额，是额骨覆盖的区域

颅顶

这个区域前后分别与前囟及后囟相接壤，两侧至颅顶侧壁

这一区域是分娩过程中最常见的胎先露部，表明头部具有良好的活动度

面部

新生儿的面部相对于其头部比例较成人面部所占的比例要小

它指的是从眶上到下颌间的部分

在分娩过程中不能改变形态

如果分娩过程中为胎先露为面先露，则可造成面部严重肿胀或挫伤

枕部

是覆盖在枕骨上方的区域。用来作为评估和记录产前及产程过程中胎先露和胎方位的标记。如果胎头俯屈良好，枕部会降至骨盆底并完成胎头的内旋转，以延长在耻骨弓下的胎头部分

周长 - 顶额周径

从下颌中点经颅顶最高点绕颅骨一周的长度 (39cm)

这一周长见于额先露时

周长 - 枕额周径

是指从眉间（鼻桥）开始经枕骨隆突，绕头部一周的长度 (35cm)

这是新生儿出生时对其颅骨的测量值

这一值也见于由于胎膜早破延长了的产程过程中，胎头屈曲时的周长

图 30.2　新生儿颅骨外部结构及周长

相称、胎头与骨盆的衔接情况做出评估（Barbera et al，2009）。也有助于临床医师分析产前和产时的超声数据（Tutschek et al，2013）。

（一）颅骨缝

胎儿的颅骨缝是相邻颅骨间柔软的纤维组织。颅骨缝的存在使胎头能够在分娩过程中顺应产道改变颅骨形状，在儿童期大脑发育过程中扩大脑容量。

颅骨缝包括：

- 额（正中）缝（图 30.4）。
- 矢状缝。
- 人字缝。
- 冠状缝。

（二）囟门

囟门是由 3 条及以上颅骨缝交汇形成的膜状的、尚未骨化的颅骨区域（图 30.4）。

颅骨上重要的囟门包括：

- 前囟（冠状缝与矢状缝交汇处）。
- 后囟。
- 前外侧囟。
- 后外侧囟。

（三）鼻窦

鼻窦是体内自然形成的空腔。鼻窦能使血液在颅内循环，并进入脑膜。在青春期，与额骨、筛骨、蝶骨和上颌骨相关的鼻窦会发生形状改变，并被认为与声调有关。

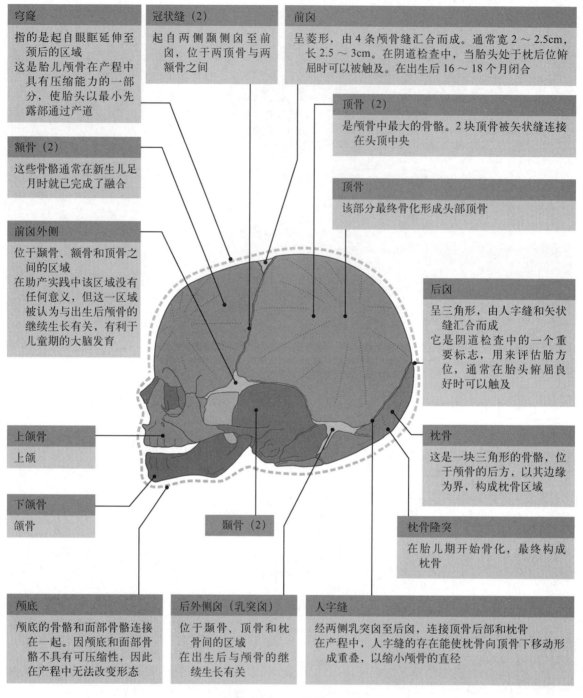

穹窿

指的是起自眼眶延伸至颈后的区域

这是胎儿颅骨在产程中具有压缩能力的一部分，使胎头以最小先露部通过产道

额骨（2）

这些骨骼通常在新生儿足月时就已完成了融合

前囟外侧

位于颞骨、额骨和顶骨之间的区域

在助产实践中该区域没有任何意义，但这一区域被认为与出生后颅骨的继续生长有关，有利于儿童期的大脑发育

上颌骨

上颌

下颌骨

颌骨

冠状缝（2）

起自两侧颞侧囟至前囟，位于两顶骨与两额骨之间

颞骨（2）

前囟

呈菱形，由4条颅骨缝汇合而成。通常宽2～2.5cm，长2.5～3cm。在阴道检查中，当胎头处于枕后位俯屈时可以被触及。在出生后16～18个月闭合

顶骨（2）

是颅骨中最大的骨骼。2块顶骨被矢状缝连接在头顶中央

顶骨

该部分最终骨化形成头部顶骨

后囟

呈三角形，由人字缝和矢状缝汇合而成

它是阴道检查中的一个重要标志，用来评估胎方位，通常在胎头俯屈良好时可以触及

枕骨

这是一块三角形的骨骼，位于颅骨的后方，以其边缘为界，构成枕骨区域

枕骨隆突

在胎儿期开始骨化，最终构成枕骨

颅底

颅底的骨骼和面部骨骼连接在一起。因颅底和面部骨骼不具有可压缩性，因此在产程中无法改变形态

后外侧囟（乳突囟）

位于颞骨、顶骨和枕骨间的区域

在出生后与颅骨的继续生长有关

人字缝

经两侧乳突囟至后囟，连接顶骨后部和枕骨

在产程中，人字缝的存在能使枕骨向顶骨下移动形成重叠，以缩小颅骨的直径

图 30.3　胎儿颅骨特点

（四）颅骨及其部分

颅骨可以分为三个主要部分：

- 穹窿部。
- 基底部。
- 面部。

穹窿部又包括：

- 2块额骨。
- 2块顶骨。
- 2块颞骨。
- 1块枕骨。

（五）胎儿颅骨的测量

　　胎头方位与产式和骨盆入口平面的位置关系，会影响胎头俯屈和仰伸的程度，并决定颅骨在分娩过程中的精确调整。为了评估胎儿颅骨大小与其母亲骨盆不同径线的关系，研究测量了胎头进入骨盆时常用姿势的颅骨径线（图 30.5 和图

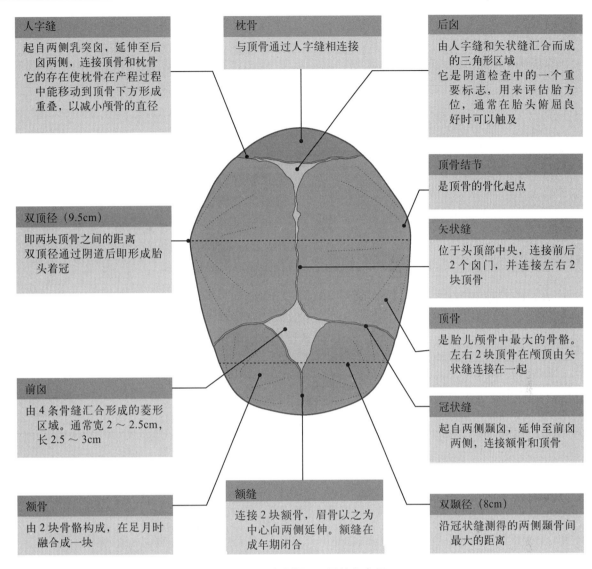

人字缝
起自两侧乳突囟，延伸至后囟两侧，连接顶骨和枕骨
它的存在使枕骨在产程过程中能移动到顶骨下方形成重叠，以减小颅骨的直径

枕骨
与顶骨通过人字缝相连接

后囟
由人字缝和矢状缝汇合而成的三角形区域
它是阴道检查中的一个重要标志，用来评估胎方位，通常在胎头俯屈良好时可以触及

顶骨结节
是顶骨的骨化起点

双顶径（9.5cm）
即两块顶骨之间的距离
双顶径通过阴道后即形成胎头着冠

矢状缝
位于头顶部中央，连接前后2个囟门，并连接左右2块顶骨

顶骨
是胎儿颅骨中最大的骨骼。左右2块顶骨在颅顶由矢状缝连接在一起

前囟
由4条骨缝汇合形成的菱形区域。通常宽2～2.5cm，长2.5～3cm

冠状缝
起自两侧颞囟，延伸至前囟两侧，连接额骨和顶骨

额骨
由2块骨骼构成，在足月时融合成一块

额缝
连接2块额骨，眉骨以之为中心向两侧延伸。额缝在成年期闭合

双颞径（8cm）
沿冠状缝测得的两侧颞骨间最大的距离

图 30.4　胎头颅骨、骨缝和囟门

30.6）。这些径线和胎头颅骨的可伸缩程度会直接影响分娩的进程和结局。了解了这一点以后，助产士可以与产妇进行适当的沟通，以利于产妇就产程中分娩体位、镇痛措施及产后新生儿护理等方面做出决策。但是，助产士应记住非常重要的一点，即这些径线值只是一个估算值，在实际中会随着胎儿的大小、体重等因素而发生很大的变化。

反思活动 30.1

当你下次检查一个婴儿时，要特别注意其头部的颅骨、骨缝和囟门，通过触摸头皮你可以很容易地感觉到头皮下的这些结构。记录前囟的紧张程度以评估新生儿的健康状况。在助产实践中熟悉这些重要的结构。

五、胎儿颅骨的内部结构

脑的解剖

胎头的颅内结构虽然有外层的颅骨保护，但由于在分娩过程中胎儿颅骨会随着产程进展而发生形变，因此仍处于一定的危险中。颅骨形状的改变，可能导致颅内结构的过度拉伸和组织或血管损伤（图 30.7、图 30.8 和图 30.9）。

1. 大脑分区　大脑的分区是根据它们所在的颅骨来划分的：
- 顶叶。
- 颞叶。
- 额叶。
- 枕叶。

357

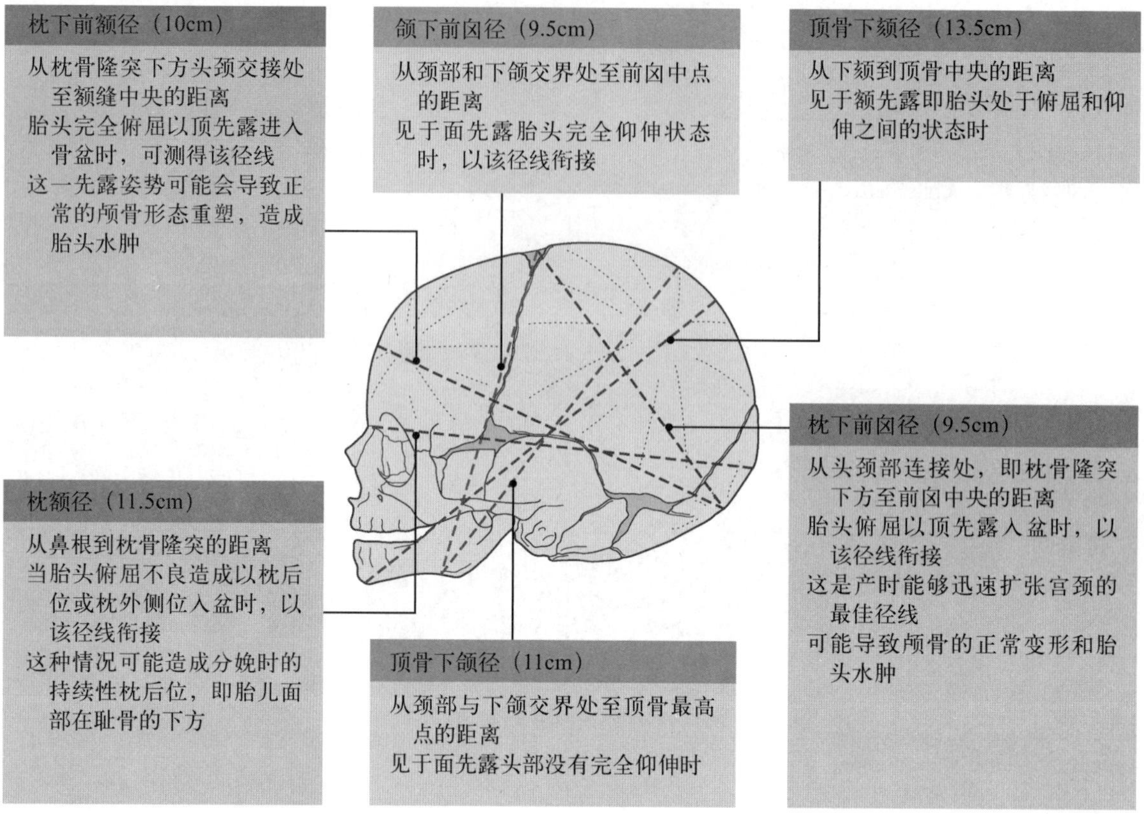

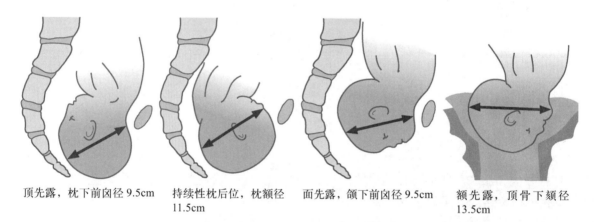

枕下前额径（10cm）

从枕骨隆突下方头颈交接处至额缝中央的距离

胎头完全俯屈以顶先露进入骨盆时，可测得该径线

这一先露姿势可能会导致正常的颅骨形态重塑，造成胎头水肿

颏下前囟径（9.5cm）

从颈部和下颌交界处至前囟中点的距离

见于面先露胎头完全仰伸状态时，以该径线衔接

顶骨下颏径（13.5cm）

从下颏到顶骨中央的距离

见于额先露即胎头处于俯屈和仰伸之间的状态时

枕下前囟径（9.5cm）

从头颈部连接处，即枕骨隆突下方至前囟中央的距离

胎头俯屈以顶先露入盆时，以该径线衔接

这是产时能够迅速扩张宫颈的最佳径线

可能导致颅骨的正常变形和胎头水肿

枕额径（11.5cm）

从鼻根到枕骨隆突的距离

当胎头俯屈不良造成以枕后位或枕外侧位入盆时，以该径线衔接

这种情况可能造成分娩时的持续性枕后位，即胎儿面部在耻骨的下方

顶骨下颏径（11cm）

从颈部与下颌交界处至顶骨最高点的距离

见于面先露头部没有完全仰伸时

图 30.5　胎儿颅骨直径

顶先露，枕下前囟径 9.5cm　　持续性枕后位，枕额径 11.5cm　　面先露，颏下前囟径 9.5cm　　额先露，顶骨下颏径 13.5cm

图 30.6　胎头与母亲骨盆径线的相关性

2. 脑膜

大脑表面覆盖有三层膜状物：

- 硬膜。
- 蛛网膜。
- 软膜（图 30.9）。

六、分娩时胎儿颅骨的形变

在分娩时，胎儿的颅骨具有独特的弯曲能力，能够适应长时间的挤压，因而增强了胎头通过产道的能力。这种适应过程被称为胎头形变，即在分娩过程中在产力和骨盆的挤压下使颅骨重叠在一起的过程（Pu et al，2011）（图 30.10）。

胎头形变可以使颅骨直径增加或减少 1.5cm。在正常的形变过程中，额骨移动到顶骨的前下方，同时枕骨移动到顶骨的后下方。这样可以使颅骨的形状发生变化，而体积不变。如果一个直径减小，另一个直径就会增加以适应体积（表 30.1 和图 30.11、图 30.12）。如果胎儿颅骨过度或急剧的变形或受到异常压迫，就可发生大脑镰（脑镰）或小脑幕撕裂（图 30.9）。

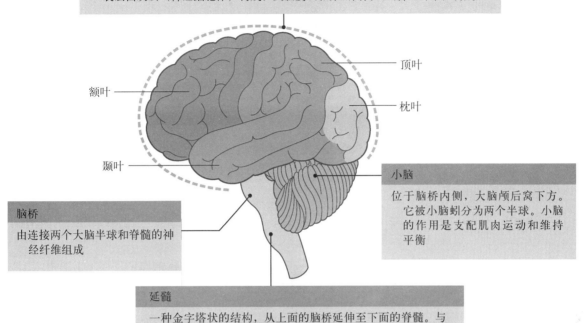

大脑

位于颅前窝和颅中窝，是脑最大的部分。它被大脑纵裂分为左右两个半脑。大脑表层由灰质（神经细胞体）构成，大脑皮质和深层由白质（神经纤维）构成

顶叶

额叶

枕叶

颞叶

小脑

位于脑桥内侧，大脑颅后窝下方。它被小脑蚓分为两个半球。小脑的作用是支配肌肉运动和维持平衡

脑桥

由连接两个大脑半球和脊髓的神经纤维组成

延髓

一种金字塔状的结构，从上面的脑桥延伸至下面的脊髓。与自主神经反射活动有关，如心脏和呼吸运动，以及一些反射，如呕吐、咳嗽、打喷嚏和吞咽等

图 30.7　脑的外部结构

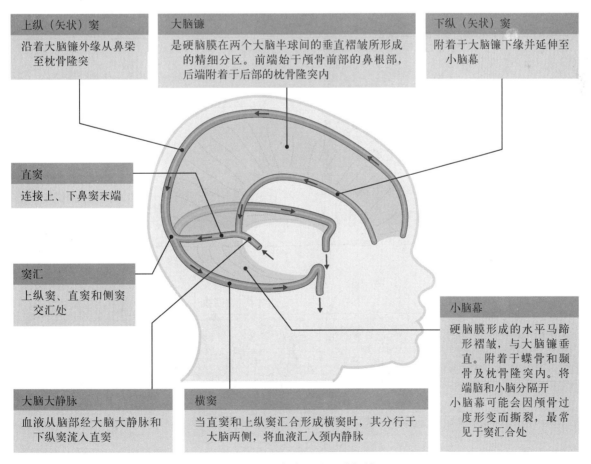

上纵（矢状）窦

沿着大脑镰外缘从鼻梁至枕骨隆突

大脑镰

是硬脑膜在两个大脑半球间的垂直褶皱所形成的精细分区。前端始于颅骨前部的鼻根部，后端附着于后部的枕骨隆突内

下纵（矢状）窦

附着于大脑镰下缘并延伸至小脑幕

直窦

连接上、下鼻窦末端

窦汇

上纵窦、直窦和侧窦交汇处

大脑大静脉

血液从脑部经大脑大静脉和下纵窦流入直窦

横窦

当直窦和上纵窦汇合形成横窦时，其分行于大脑两侧，将血液汇入颈内静脉

小脑幕

硬脑膜形成的水平马蹄形褶皱，与大脑镰垂直。附着于蝶骨和颞骨及枕骨隆突内。将端脑和小脑分隔开小脑幕可能会因颅骨过度形变而撕裂，最常见于窦汇合处

图 30.8　脑部各窦和硬膜褶皱

359

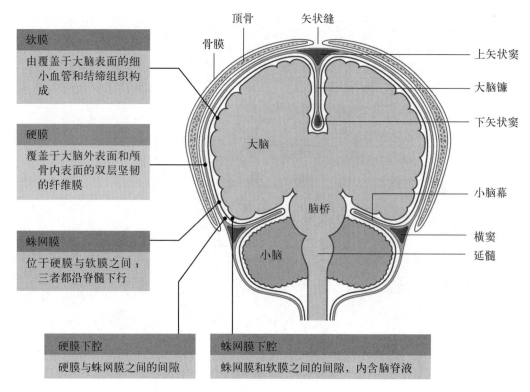

图 30.9　胎头冠状面大脑内部结构

软膜
由覆盖于大脑表面的细小血管和结缔组织构成

硬膜
覆盖于大脑外表面和颅骨内表面的双层坚韧的纤维膜

蛛网膜
位于硬膜与软膜之间；三者都沿脊髓下行

硬膜下腔
硬膜与蛛网膜之间的间隙

蛛网膜下腔
蛛网膜和软膜之间的间隙，内含脑脊液

顶骨　矢状缝
骨膜
上矢状窦
大脑镰
下矢状窦
大脑
小脑幕
脑桥
横窦
延髓
小脑

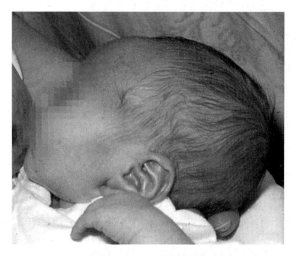

图 30.10　正常的头型

表 30.1　受压和形变导致的颅骨直径变化

状况	对直径的影响
顶先露俯屈良好	枕前前囟径减小 双顶径减小 顶骨下颏径增加
顶先露持续性枕后位（POP）	枕额径减小 双顶径减小 颏下前囟径增加
面先露	颏下前囟径减小 双顶径减小 枕额径增加
额先露	顶骨下颏径减小 双顶径可能减小 枕下前囟径增加

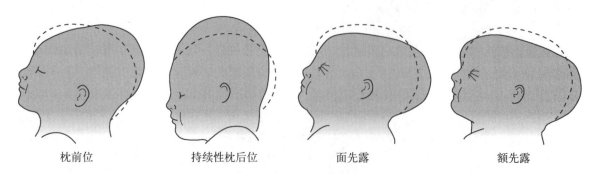

枕前位　　持续性枕后位　　面先露　　额先露

图 30.11　头部变形

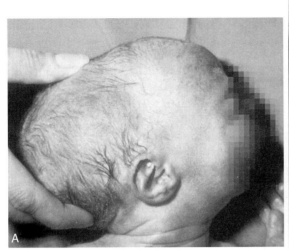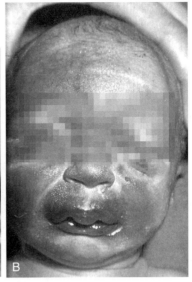

图 30.12　面先露娩出造成的胎头严重变形
侧面观（A）和正面观（B）

助产士必须记录下新生儿出生时头部的形变程度。在新生儿检查过程中，助产士要再次评估形变程度包括测量枕额周长，以确保颅骨位置已有所恢复。在出生后几小时内颅骨后部的形变会有所缓解，而前部的形变恢复需要更长一些的时间，约在出生后 48 小时内恢复。

七、胎儿颅骨及其周围结缔组织损伤

（一）胎头水肿

胎头水肿是由头皮浅表结缔组织层水肿而造成的（图 30.13 和图 30.14）。产程中宫颈对胎头施加的压力会引起胎头结缔组织层水肿。水肿聚集在胎头没有支撑的部分，通过扩张的宫颈口向外突出。这就导致了骨膜外积液。水肿面积的大小取决于宫颈扩张的程度，它可能覆盖先露部的大部分区域。不是所有的婴儿都会出现胎头水肿，产程的持续时间、宫缩强度和先露下降情况等因素都会影响胎头水肿的形成。

胎头水肿的特点：

- 在出生时可发现。
- 伴有暂时性的颅骨形变。
- 通常是由压迫所致的软性水肿。
- 肿胀可跨越颅骨缝。
- 在出生后会逐渐缩小。
- 不需要治疗，通常在出生后 24 ～ 48 小时因水肿区液体被重吸收而消退。

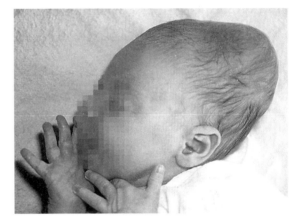

图 30.13　新生儿胎头水肿

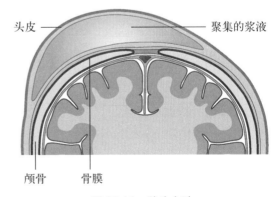

头皮 —— 聚集的浆液

颅骨　骨膜

图 30.14　胎头水肿

头皮血肿　头皮血肿是颅骨和骨膜之间的出血（图 30.15 和图 30.16）。出血是颅骨在分娩过程中与骨盆或产钳发生摩擦而引起的，与头盆倾势不均（胎头在下降过程中以侧边先入盆的机制）或胎头吸引术所致的外伤有关（参见第 24 章和第

59章）损伤会导致胎儿颅骨骨膜和骨膜下层分离，继而发生颅骨和骨膜间的出血。由此造成的肿胀局限于有骨膜覆盖的颅骨区域。头皮血肿可能发生于多块颅骨上，最常见为顶骨。受累区域开始时变软，但是随着血液渗透、液体重吸收，该部分区域就会开始变硬。

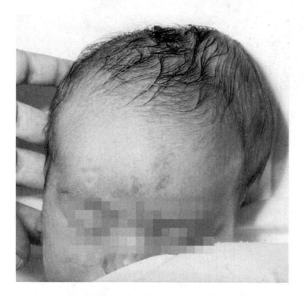

图 30.15　新生儿头皮血肿

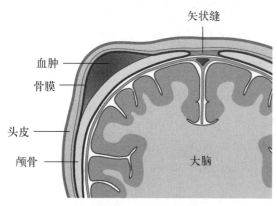

图 30.16　头皮血肿

头皮血肿的特点：
- 出现于出生后 12 ～ 72 小时。
- 在出生后有扩大的趋势。
- 局限性，不抗压。
- 可能双侧都有。
- 可存在数周，在极少数情况下可持续数月。
- 可导致黄疸。

对这种情况的治疗比较少见，因为大部分头皮血肿会自然消散。新生儿通常不会因此受到伤害，但是有些可能会出现轻微的烦躁，因此需要

温和的操作。同时，和其他任何失血的情况一样，需要监测婴儿是否存在贫血征象和由出血后血细胞破裂所导致的黄疸，并使用维生素 K 来提高婴儿体内的凝血酶原水平，以促进凝血。

同时要注意的是，一些婴儿可能同时存在胎头水肿和头皮血肿。

（二）撕裂伤

胎儿头皮电极、胎儿血液检测或工具助娩可能会造成新生儿头皮或面部的撕裂。这种撕裂伤一般不需要或很少需要治疗，因为愈合得很快，但是助产士需要仔细鉴别、记录伤情，并监测其愈合和恢复情况。有这种情况的新生儿护理应包括预防和监测感染，促进伤口愈合。

（三）假髻

使用胎头吸引助娩的情况下可能会导致胎儿头皮假髻（图 30.17）。将真空吸引杯置于胎儿头皮上，通过吸引将头皮吸入杯中。任何轻微的头皮移动都可能导致吸引杯覆盖区域发生水肿和淤青。

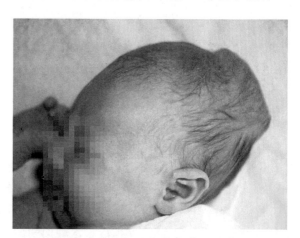

图 30.17　胎头吸引形成的胎儿头皮假髻

其结果是形成一个与真空吸引杯大小相同的水肿结构。这种情况通常在出生后 1 周内消退。在极少数情况下，真空吸引会造成腱膜下出血，即发生了帽状腱膜下出血（见下文讨论）。

（四）腱膜下出血／帽状腱膜下出血

腱膜下出血（有时称为帽状腱膜下出血）是一种罕见但严重的情况，是导静脉（连接颅外静脉系统和颅间静脉系统的静脉）破裂导致血液进入骨膜和帽状腱膜的间隙所致（图 30.18）。这会导致帽状腱膜从颅骨骨膜上剥离，从而导致大出

血（占到婴儿血容量的 50% ～ 75%）。腱膜下出血的发生通常与工具助娩有关，尤其是胎头吸引术。在这种情况下，可能会出现广泛的出血，因此需要将新生儿送入新生儿病房进行监护和治疗。

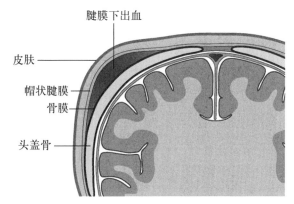

腱膜下出血

皮肤

帽状腱膜
骨膜

头盖骨

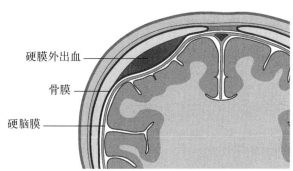

硬膜外出血

骨膜

硬脑膜

图 30.18　腱膜下出血 / 帽状腱膜下出血

腱膜下出血可见一个跨越颅骨缝的肿块，伴或不伴有头部和耳部的凹陷性水肿。其可以进一步扩展到周围组织的肿胀，如扩散到眼睑和耳垂区（Royal Australian and New Iealand College of Obstetricians and Gynaecologists，2015）。

在出生后，新生儿可能面临低血容量性休克、贫血和死亡的风险（Chadwick et al，1996）。治理措施包括早期识别和诊断、复苏和紧急转诊到新生儿专家组。

八、内部损伤

小脑幕撕裂

小脑幕是硬脑膜形成的皱褶，内含静脉窦，其中有大量从大脑中回流的血液（图 30.8）。在极少数情况下，胎头因难产、过度或异常形变而导致脑膜撕裂，随即出现脑部渗血或大出血（图 30.19）。这种损伤通常被称为小脑幕撕裂。

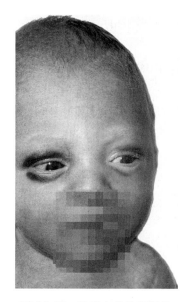

图 30.19　脑出血的外部征象

新生儿出现脑膜刺激征和颅内压升高的症状，包括前囟紧张、扩大，窒息（心动过缓和呼吸暂停），以及抽搐。在这种情况下，助产士必须寻求紧急医疗援助，并安排新生儿转入新生儿重症监护治疗病房进行观察（见第 49 章）。

> **反思活动 30.2**
>
> 复习胎儿颅骨的内部结构。
>
> 参访当地的新生儿重症监护治疗房，讨论小脑幕撕裂或硬膜下出血婴儿目前的治疗和护理措施。
>
> 对所给出的建议做好笔记，包括能够使你发现这种情况的症状和体征，以及可为此类婴儿提供的照护模式。

九、胎儿颅骨与父母的相关性

助产士和新生儿的父母分享相关的知识，以增加父母对婴儿需求的理解，是非常重要的。这种分享应该从产前就开始，助产士可以和父母讨论胎儿生长发育过程中所需的营养，并解释产程中母亲骨盆和胎儿颅骨之间的关系。

在接生后，检查新生儿时，助产士可以告知新生儿的父母婴儿颅骨的主要特征及其意义，包括囟门和颅骨缝，以及是否存在任何非正常的情况，如假髻或胎头水肿。

在产后，助产士一定要告知新生儿父母检查前囟是评估新生儿是否健康的一种方法。专栏

30.1 提供了一份有用的清单，供助产士对产妇和其他婴儿照护者进行教育时使用。

专栏 30.1　对父母有用的信息点

- 触摸新生儿头部时要小心，以免其受伤
- 不要摇晃婴儿，因为这可能会损伤到婴儿的颅内结构
- 出生后前 3 个月内要给予宝宝头部支撑，直到宝宝可以对动作进行一定的自我控制
- 为宝宝进行头顶部清洗时一定要非常仔细，因为头顶部有柔软的前囟
- 婴儿出生后需要处于保持中性的热环境中，由于婴儿的大部分热量是通过头部流失的，因此处于较冷的环境中时，应遮盖婴儿的头部
- 观察新生儿前囟可以判断其是否存在脱水迹象（皱缩），但前提是要给婴儿足够的时间来吸收喂养的食物。正常健康婴儿的前囟（图 30.2）呈菱形，摸起来呈柔软海绵状
- 前囟隆起或突起提示颅内压升高，建议临床医师复查
- 婴儿头部受伤时应立即向医师报告，以便及时评估
- 胎头水肿通常在出生后 48 小时内消失
- 头皮血肿在出生后 1～4 周被吸收

反思活动 30.3

使用图 30.20 中胎儿颅骨的图来复习本章的概要。复印图表并复习胎头结构，直到你确信了解胎儿颅骨的所有组成部分及它们在助产实践中的意义。

十、结论

了解脑部和胎儿颅骨解剖学知识可以帮助助产士理解它们在分娩和产程中所扮演的角色，评估、预测和诊断潜在的和实际存在的发病率，更好地理解胎儿颅骨在分娩过程中发生的自然变化过程，以促进分娩。

婴儿出生以后，助产士运用观察和诊断技巧来确保婴儿的健康。本章所述知识有助于助产士为新生儿的父母提供包括分娩的过程和结果、新生儿的后续护理需求等在内的健康促进信息和建议。

要点

- 对助产士来说，熟悉胎儿脑部和颅骨的结构及其发育是很重要的。
- 胎儿颅骨对分娩的影响、影响的持续时间、镇痛需求和分娩结局。
- 分娩过程中发生的颅骨形变和内部损伤的数量及类型对胎儿颅骨的影响。
- 助产士必须能够预测和评估与胎儿颅骨有关的损伤，包括胎头水肿、头皮血肿、腱膜下/帽状腱膜下出血、假髻和头皮电极损伤。评估包括与颅内结构有关的损伤，如小脑幕撕裂。
- 助产士运用他们的知识指导助产实践，帮助家庭获取与婴儿照护有关的知识并树立起照顾婴儿的信心。

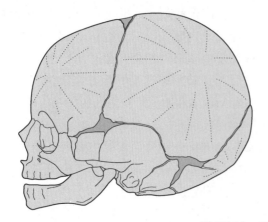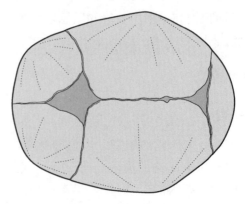

图 30.20　胎儿颅骨图

（翻译：王　彦　审校：魏碧蓉）

第五部分

妊娠

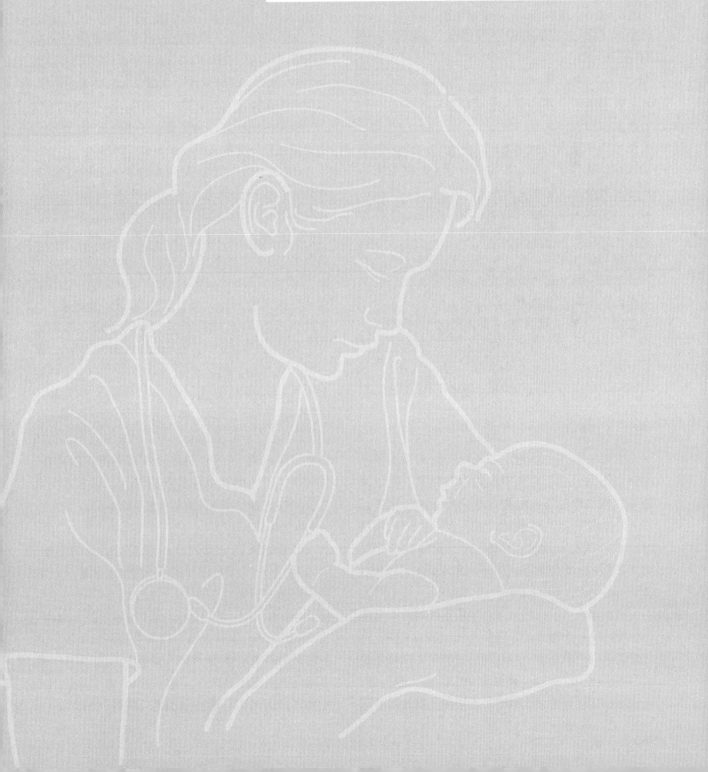

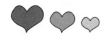

第 *31* 章

母体神经激素和系统对胎儿胎盘发育的适应

Mary McNabb

学习目标

通过阅读本章，你将能够：

- 认识到妊娠早期母亲大脑长期暴露于类固醇和肽激素的影响。
- 确定在妊娠前和妊娠期间调节母亲心血管、呼吸和体液调节系统剧烈变化的因素，以及这些适应对胎儿生长发育的意义。
- 了解子宫和乳腺适应的激素调节，以及这些变化对胎儿和新生儿发育的意义。
- 认识到母体神经激素系统在妊娠不同阶段的调节变化，以及胎盘激素在子宫内胎儿生长和成熟的稳态调节中的作用。
- 了解母亲自主神经系统在妊娠不同阶段的变化，以及母亲与胎儿之间同步、心理与生理相互作用的发展能力。

一、引言

本章将概述母体肾、心血管和血流动力学系统对妊娠的适应反应的时间进程和调节。接下来是子宫和乳腺的适应过程。本章将总结母亲下丘脑-垂体调节促性腺激素、催乳素和生长激素的适应性，以及下丘脑-垂体-肾上腺轴在妊娠早期和晚期的适应性反应（Brunton et al，2008；Brunton et al，2010；Douglas，2010）。

当胚胎在子宫内的低氧环境中形成时，来自受孕胚胎的第一个激素信号已经进入母亲的大脑，在妊娠的前3个月诱导一种互补的安静状态和增加母亲的睡眠欲望（Lukacs et al，1995）。在大脑内部，人绒毛膜促性腺激素（HCG）也增加了甲状腺的活

动，参与调节着床和胎盘的形成，并为胚胎神经细胞的形成提供碘（Colicchia et al，2014）。在大脑之外，HCG刺激黄体中孕激素和松弛素的产生，从而调节母体子宫、肾脏、循环系统、血流动力学和呼吸系统的适应，为妊娠前3个月黄体-胎盘的功能替换做好准备（Conrad et al，2013）。

HCG对促性腺激素释放激素（GnRH）刺激垂体产生促性腺激素的抑制作用是伴随着垂体前叶催乳素的逐渐增加而同时产生的。在整个妊娠期间，雌激素和孕激素的联合作用及妊娠晚期大脑阿片肽的增加都能维持这一状态（Brunton et al，2008；Grattan et al，2008）。在大脑中，催乳素从妊娠早期开始就降低了母亲的应激反应，这在减少胎儿暴露于葡萄糖苷类药物的不良编程效应中发挥了关键作用（Grattan et al，2008）。从妊娠早期开始，催乳素还会刺激嗅觉系统的神经发生，从而提高婴儿出生后对气味的识别能力（Grattan et al，2008；Douglas，2010；Douglas，2011）。在整个妊娠和哺乳期，催乳素还对GnRH和黄体生成素（LH）的释放具有中枢抑制作用，同时增加母体的食欲和胃肠道吸收，以满足胎儿生长和哺乳期能量需求的增加（Douglas，2011；Grachev et al，2015）。

母亲的大脑也受到孕激素迅速上升的影响。孕激素除了抑制GnRH的释放外，还能从妊娠早期开始减轻母亲的焦虑，并作用于呼吸中枢以刺激通气（Marcouiller et al，2014；Zuluagaal，2005）。此外，孕激素通过增加大脑阿片类肽的水平来刺激母亲的食欲并降低应激轴的反应性，这些阿片类肽直接降低下丘脑-垂体-肾上腺轴对多种生理、认知和心理应激源的反应性（Brunton et al，2010）。孕激素诱导的脑阿片类肽增加也促进了其对下丘脑催产素神经元电活动和垂体后叶催产素神经末梢的抑制作用（Brunton et al，2008）。

在大脑之外，孕激素和催乳素会引起免疫系统的改变，从而对胎儿胎盘抗原产生积极的免疫耐受。一旦检测到这些抗原，母体免疫系统就会产生广泛的保护性免疫调节机制，从而对胎儿免疫和中枢神经系统产生积极影响，并对以后的健康产生持久的影响（Marques et al，2015）。孕激素除了具有抗炎和免疫类固醇的作用外，还在子宫内膜的蜕膜过程中发挥重要作用，并积极地维持子宫肌层的静息状态，直至妊娠结束（Mesiano，2014：255-256）。

关于类固醇和肽激素的产生模式及母婴血管适应的时间进程的详细信息为孕妇健康和不同妊娠阶段胎盘发育提供了有用的指标。例如，在妊娠的前几周感到困倦的女性及在妊娠的前3个月感到平静和焦虑程度降低的女性，在妊娠早期就表现出HCG、孕激素和催乳素的核心作用（Brunton et al，2008；Douglas，2011）。妊娠早期孕酮和松弛素的血浆浓度也降低平均收缩压。在妊娠中期和晚期，血浆容量增加的程度与胎儿生长、降低妊娠并发症和早产的风险之间存在正相关关系（Khraibial.2003；Kristiansson et al，2001；Steer，2000）。

二、肺和心血管适应

在卵巢周期的卵泡和黄体期，体液平衡、心血管容积和血压的调节各不相同（Chapman et al，1997）。这包括一定程度的过度通气及受雌激素和孕激素影响的肺泡和动脉二氧化碳水平的变化（Duvekot et al，1998）。在黄体期出现轻微的过度通气，肺泡和动脉的二氧化碳（CO_2）分压明显低于排卵前（Chapman et al，1997）。这是通过在髓质呼吸中枢内雌激素和孕激素的联合作用发生的。黄体期雌激素水平的升高刺激了浅表髓质化学感受器中孕激素受体的合成，而同期孕激素水平的升高降低了其激活阈值，并增加了其对二氧化碳分压的敏感性（Duvekot et al，1998；Marcouiller et al，2014）。妊娠后，过度通气增加，二氧化碳分压的下降幅度与动脉的孕激素浓度相关（Chapman et al，1998；Jensen et al，2005）。

在月经周期的黄体期，平均动脉压（mean arterial pressure，MAP）显著下降，导致心排血量的反射性上升，而血容量保持相当稳定（Chapman et al，1997；Williamsal，2001）。在大多数研究中，与卵泡期相比，收缩压略有升高，舒张压降低5%。妊娠后6～8周血压变化最大（Mahendru et al，2012；Mahendru et al，2014）。在妊娠早期，80%～90%与妊娠相关的MAP和全身血管阻力（systemic vascular resistance，SVR）的下降已经发生（Duvekot et al，1998）。8周后，MAP继续下降，24周后达到最低点（Robson et al，1989；Mahendru et al，2014）。妊娠相关MAP的下降在很大程度上可能是由舒张压的下降所调节的，开始于月经周期的黄体期（Duvekot et al，1998）。收缩压在妊娠早期下降，并持续到妊娠20周，在一些研究中，收缩压在妊娠后半段显著升高，而舒张压在妊娠24周时达到最低点，在妊娠其余时间显著升高（Mabie et al，1994；Mahendru et al，2014；Volman et al，2007）（图31.1）。

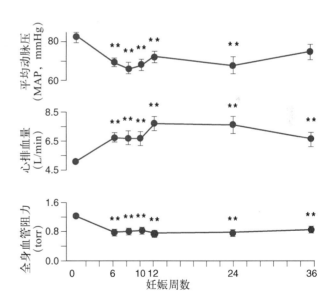

图31.1　妊娠前后全身血流动力学改变

妊娠6周时，平均动脉压（MAP）下降，心排血量（CO）显著增加，与全身血管阻力（SVR）下降相关

（引自 Chapman AB, Abraham WT, Zamudio S, et al: Temporal relationships between hormonal and hemodynamic changes in early pregnancy, Kidney Int 54：2056-2063, Copyright Elsevier, 1998.）

目前对母体血管适应性的研究表明，妊娠期循环系统深度扩张，这一过程开始于月经周期的黄体期。需要使用连续血压测量来反映心血管变化过程，确定一个在卵泡期的基线值，从而发现从妊娠 6 周时发生的舒张压和收缩压的明显下降（Mahendru et al，2012；Mahendru et al，2014）（彩图 28）。

三、液体调节适应性

在黄体期，血浆钠及其相关阴离子（主要是氯离子和碳酸氢盐离子）的减少使引起口渴的渗透性阈值下降和抗利尿激素分泌减少，导致血浆渗透性相应降低（Chapman et al，1997；Vokes et al，1988）。在妊娠 10 周时，血浆渗透压持续下降至比卵泡中值低 8 ～ 10 mOsmol/kg 的水平，而在整个妊娠和分娩过程中，这一新的口渴和加压素分泌调定点始终保持不变（Chapman et al，1998；Davison et al，1981）。这些变化是由原发性肾脏和全身血管舒张引起的，会导致总血管阻力下降（图 31.2）。

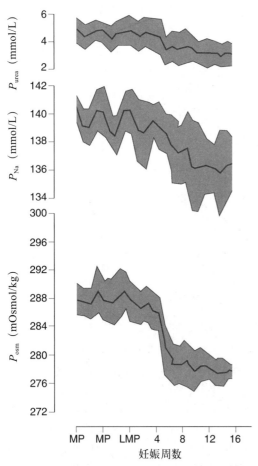

图 31.2 在非生育周期到妊娠 16 周期间，每隔 1 周测量血浆尿素（P_{urea}）、血浆钠（P_{Na}）和血浆渗透压（P_{osm}）的平均值（±SD）

（引自 Baylis C，Davison J. The urinary system. In Chamberlain G，Broughton Pipkin F，editors：Clinical physiology in obstetrics，Oxford，Blackwell Science，263-307，1998.）

在血浆容量没有增加的情况下，排卵后肾和全身血管阻力的下降会导致心室后负荷的下降。这激活了心排血量的反射性增加，随后在妊娠 6 周时血浆容量显著增加，36 周时迅速增加，增加值达非妊娠期血浆容量值的 45% ～ 50%（Chapman et al，1998）。SVR 从黄体期开始的下降，可激活肾素 - 血管紧张素 - 醛固酮系统（renin–angiotensin–aldosterone system，RAAS）的液体保留成分，促进肾钠和水的保留，同时减弱血管收缩效应（Chapmanal，1997；Chidambaramal，2002；Conrad et al，2014；Sealey et al，1987）。

当妊娠 6 周时，血浆肾素活性、醛固酮和心房钠尿肽（atrial natriuretic peptide，ANP）显著增加（Chapman et al，1997；Chapman et al，1998；Sealey et al，1985）。尽管 RAAS 在妊娠期间具有较高的基础活性，但妊娠早期血浆钠水平的下降设置了较低的反应阈值，并且与黄体期一样，肾对促尿钠排泄刺激样 ANP 的反应和血管对血管收缩成分（尤其是升压素和血管紧张素 II）的反应明显减弱。

这些反应在很大程度上是由 HCG、雌激素、孕激素和松弛素水平升高所介导的（彩图 29）。雌激素刺激肝合成血管紧张素原（肾素底物），并促进血管紧张素 -（1 ～ 7）[ANG-（1 ～ 7）] 的生成量超过血管紧张素 II（ANG II）。ANG ～（1 ～ 7）通过释放一氧化氮、缓激肽和前列环素（Valdes et al，2001；Zhang et al，2001）对抗 Ang II 的升压效应。妊娠早期，HCG 和松弛素水平的升高减弱 ANG II 的升压效应，同时，孕激素通过降低平均动脉压来抵消其血管收缩作用（Conrad，2010）。孕激素还刺激醛固酮的合成，促进水潴留，而孕激素的利钠作用在肾脏中失活（Hermsteiner et al，2002；Quinkleral，2001；Szmuilowiczal，2006）。综上所述，RAAS 的这些修饰维持了血容量的扩大，而不会伴随血压的升高（Duvekot et al，1998；Nakamura et al，1988；Sudhiral，1995）。

四、肾脏血流动力学的适应性

虽然肾脏在总体重中所占比例不足 0.5%，但在静息状态下的非妊娠成年人中，流经肾脏的血流量相当于心排血量的 25%，这反映了肾脏在调节体液和电解质平衡方面的关键作用（Stanton et al, 1993）。从月经周期的黄体中期开始，随着血管阻力的下降，肾脏血流动力学发生了显著变化，而在妊娠 6 周时，血浆流量和肾小球滤过率与月经周期的卵泡中期相比显著增加。肾血管阻力在妊娠 8 周时下降到最低水平，这与血浆流量峰值上升约 70% 相吻合，在妊娠后期，血浆流量仍保持在略低的水平（Baylis et al, 1998；Chapman et al, 1998；Conrad et al, 2014）（图 31.3）。

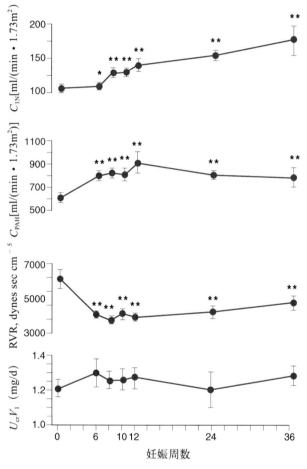

图 31.3　妊娠前后肾脏血流动力学改变

肾小球滤过率、肾有效血浆流量及肾血管阻力从卵泡中期至妊娠 36 周的变化

（引自 Chapman AB, Abraham WT, Zamudio S, et al：Temporal relationships between hormonal and hemodynamic changes in early pregnancy. Kidney Int 54：2056-2063, Copyright Elsevier, 1998.）

这些发现表明，在受孕前后，主要是黄体释放的松弛素和孕激素刺激了肾脏及全身血管阻力的下降。尽管肾小球滤过率增加，但这引发了一系列事件，引起心排血量、肾钠和水潴留的反射性增加，导致在基础代谢率增加之前血浆容量的

扩大（Spaan- derman et al, 2000；Conrad et al, 2014）。非生殖器官的血管阻力，尤其是肾脏的血管阻力，似乎在受孕前就开始减少，以为妊娠中期和晚期子宫胎盘血流量的急剧增加做准备（Conrad et al, 2014）。

相当多的证据表明，黄体血管阻力和血浆渗透压的降低及随之产生的血浆容量和全身含水量的上升，都是孕产妇妊娠和长期健康适应的正性指标。这是由于这些指标与胎儿出生率的升高、围生期死亡率和晚年心血管疾病风险的降低有很强的联系（Duvekotal, 1995；Longneckeral, 2014；Mahendru et al, 2014；Steer et al, 1995；Steer, 2000）。

五、母体心血管适应的激素调节

目前的研究结果表明，肾和全身血管阻力的下降、心排血量的反射性上升和整体动脉顺应性的增加是由黄体的松弛素、雌激素和孕激素在排卵后的增加所刺激的。随后，在妊娠 8 周时，多种组织中肾上腺髓质素（一种长效血管舒张剂）水平显著升高，可能还包括降钙素基因相关肽（另一种有效的血管舒张剂，在妊娠早期的母体循环中增加）水平显著升高（Conrad, 2010；Conrad et al, 2014；Di Iorioal, 1999；Hermsteineral, 2002；Nakamura et al, 1988；Novak et al, 2001；Sudhiral, 1995）。从妊娠 18 周左右开始，血管生成因子，尤其是血管内皮生长因子（VEGF）和胎盘生长因子（PGF），似乎通过与血管系统内松弛素信号通路的协同作用来维持这些血管扩张机制（Conrad, 2010；McGuane et al, 2011）。这种情况一直持续到妊娠晚期，当 PGF 水平下降时，胎盘血管生长似乎逐渐受到增加的抗血管生成因子的调节（Levine et al, 2004）。

六、从黄体到胎盘

妊娠中期 LH/HCG/FSH 激增 6 天后，外周血循环中可检测到松弛素；到 11 天时，生育期的浓度明显高于非生育期，且浓度迅速增加，直至妊娠 20 周（Johnson et al, 1991；Stewartal, 1993）。有限的人体研究表明，妊娠早期血浆中松弛素和孕激素浓度越高，妊娠晚期的平均收缩压越低（Kristiansson et al, 2001）。最近的证据表明，

虽然雌激素对心排血量有刺激作用，雌激素和孕激素刺激体循环和子宫血管扩张，但它们似乎都不影响肾脏血管，而肾脏血管在排卵后表现出明显的扩张，且已知其对松弛素有反应（Chapman et al，1997；Conrad et al，2014；Nakamura et al，1988；Sudhiral，1995）（彩图30）。

松弛素对血管系统有一系列独特的作用，包括围绕靶器官，特别是肾脏循环中动脉系统的快速和持续扩张。短期服用松弛素会刺激靶器官的小动脉迅速扩张，这是由松弛素受体与包括一氧化氮合酶在内的许多内皮因子之间的相互作用来调节的（McGuane et al，2011；McGuane et al，2011a）。长期服用松弛素可降低全身和肾脏血管阻力，增加肾血流量、心排血量和整体动脉顺应性。这些效应依赖于松弛素受体与一系列血管生成生长因子及积极抑制血管收缩的调节酶之间一连串的相互作用，即通过改变中小动脉分子组成，并减弱中小动脉对许多血管收缩剂（包括血管紧张素、抗利尿激素和儿茶酚胺）的反应来实现（Conrad，2014；McGuane，2011）。

在血管系统中，松弛素刺激至少两种血管生成因子的表达增加，VEGF 和密切相关的 PGF。排卵后，颗粒细胞 VEGF 水平持续升高，在黄体血管网络的形成中起关键作用（Strauss et al，2014：182）。受精卵植入后，血管内皮生长因子参与子宫胎盘血管的形成和重建。循环中游离 VEGF 水平从妊娠早期开始上升，在 20 周左右达到峰值，然后逐渐下降至足月（Ren et al，2014）。游离 PGF 循环水平从妊娠 17 周左右开始上升，在妊娠 30 ～ 32 周达到峰值，也是逐渐下降至足月（Saffer et al，2013）。这两种血管生成因子都在持续松弛素血管舒张通路中发挥中介作用（McGuane et al，2011）。

七、心血管适应性

母体的心血管系统在妊娠后会经历广泛的扩张。第一个事件是非生殖器官的血管阻力降低，导致 SVR 大幅度下降，在前 3 个月末达到最低点（Poppas et al，1997）。通过降低心脏后负荷，这种初级适应刺激心排血量总体上升 40% ～ 50%（Duvekot et al，1995；Volman et al，2007）。大多数纵向研究表明，心排血量在妊娠前 3 个月显

著增加，并在 20 ～ 32 周达到峰值，此后无显著变化，或在足月前继续小幅度增加（Chapman et al，1997；Desaial，2004；Duvekot et al，1998；Mabieal，1994；Mahendru et al，2014；Volman et al，2007）。

每搏输出量（stroke volume）在妊娠 8 周时显著增加，在妊娠 16 ～ 22 周时达高峰，然后呈平台期，没有明显变化，或在妊娠晚期呈小幅度的上升（Volman et al，2007）。这会导致每搏输出量比妊娠前增加 21% ～ 22%。在不同的研究中，母亲心率（HR）在妊娠 5 周和 16 周时显著高于妊娠前的值。对妊娠期持续观察的数据显示，妊娠 31 ～ 36 周时这一增幅达到峰值，此后几乎没有显著变化。目前的证据表明，HR 可能比妊娠前的值增加 11% ～ 17%（Capeless et al，1989；Duvekotal，1993；Robsonal，1989；Volman et al，2007）。

（一）周围动脉血管扩张

妊娠早期心排血量增加是由于全身血管阻力下降，从而降低了左心室射血时心肌纤维的后负荷。妊娠 8 周时 MAP 和总外周阻力均明显下降，到妊娠中期达到最低点，在足月时恢复到接近或略高于妊娠前的值（Desai et al，2004）。外周血管阻力的下降是由早期血管紧张度降低，动脉阻力重塑，妊娠中期全身、肾和肺血管张力的放松及胎盘新血管床的发育所致（Conrad et al，2004；Kellyal，2004；McGuaneal，2011）。

外周血管阻力的最初下降是由黄体期松弛素、雌激素和孕激素水平升高引起的。孕激素已被证明可降低血管平滑肌张力（Magness et al，1989；Omar et al，1995）。当受精发生时，进一步的下降会造成相对低血容量的状态，从而导致每搏输出量和心率的反射性增加（Clapp et al，1988；Clapp et al，1981；Duvekot et al，1993）。

心排血量的代偿性增加导致血管充盈状态的增加，其特征是左心房直径增加，肾小球滤过率增加，在妊娠 5 ～ 8 周血浆肾素几乎没有变化（Duvekot et al，1995）。研究表明，在妊娠期间，血管阻力的下降先于循环血容量的增加。

这表明全身性血管扩张是对妊娠的一种主要适应，在循环血容量显著增加之前，它会促进心

排血量的增加，并维持整个组织的灌注和血压（Capeless et al，1989；Phippard et al，1986）（彩图31）。

（二）血容量

血容量的增加包括血浆容量最大增加45%～50%，红细胞体积比非妊娠值增加20%。血浆容量增加的时间过程不同于红细胞质量的增加。血浆容量在妊娠早期开始上升，在妊娠中期上升得更快，在妊娠的剩余时间内仅略有增加，而在胎儿出生后则反转。相比之下，红细胞质量在妊娠中期开始增加，在妊娠后期达到最高。由于这些变化的速度不同，血红蛋白浓度和血细胞比容逐渐下降，直到妊娠30周左右。从那以后，这一趋势就被逆转，因为在妊娠晚期，红细胞体积的增加超过了血浆体积的增长（Steer et al，1995；Steer，2000）。

八、血管肾素-血管紧张素-醛固酮系统的适应

目前的证据表明，血浆体积的扩大主要是由总外周血管阻力的下降刺激的，这种下降激活了母体血管肾素-血管紧张素-醛固酮系统中不同成分的多种变化（August et al，1995；Irani et al，2008；Joyneral，2007；Skinner，1993）。

血管紧张素原或肾素基质在妊娠早期增加，并与个体妇女雌激素水平密切相关（Skinner，1993）。在妊娠期间，胎盘雌激素从胎儿肾上腺和肝脏的脱氢表雄酮（DHEA-S）和相关雄激素的一系列酶促转化中大量转化而来（Pasqualini，2005）。当这些雄激素到达胎盘和胎膜时，它们会经过酶的转化成为一种合成雌激素的底物（Ticconi et al，2006）。母体循环中雌激素浓度的升高和MAP的同时下降刺激肾素的产生，雌激素提供了肝脏生产血管紧张素原的主要刺激因素，而血管紧张素原正是肾素的底物（Romen et al，1991）。

（一）肾素、血管紧张素和血管紧张素转化酶

肾素是一种蛋白水解酶，主要由专门进入肾脏肾小球的传入小动脉平滑肌细胞合成和释放，对低血压和氯化钠的低循环水平做出反应，可有效提升肾血浆流量和雌激素水平（Irani et al，

2008；Romen et al，1991；Valdes et al，2001）。在妊娠期间，血浆肾素在5～10周相当稳定，测量显示在妊娠20周后肾素活性出现适度的上升（Duvekot et al，1995；Skinner，1993）。肾素一进入血液，就会切断血管紧张素原的一部分，引发酶联反应，最初形成一种称为血管紧张素Ⅰ（ANG Ⅰ）的非生物活性肽。在妊娠期，下一个阶段涉及雌激素引起的血管紧张素转化酶（ACE）的下调，这种酶在血浆中循环，且在大多数组织中存在，然而，在肺中该酶的活性特别高（Valdes et al，2001）。这种糖蛋白从ANG Ⅰ上切下一部分，形成具有生物活性的肽ANG Ⅱ。在肾脏内，ANG Ⅱ通过增强碳酸氢盐的再吸收，刺激近端肾小管细胞的液体再吸收。在肾上腺内，ANG Ⅱ刺激皮质外区细胞分泌醛固酮。在非妊娠状态下，ANG Ⅱ也可作为一种作用于外周小动脉的强有力的血管收缩剂（Skinner，1993）。

在妊娠期间，血管舒张肽ANG-（1～7）是通过血管紧张素转化酶2（ACE2）由ANG Ⅱ和血管系统中的生物非活性肽ANG Ⅰ形成的（Heitsch et al，2001）。目前的证据显示，ANG-（1～7）的排泄量从妊娠6周开始逐渐增加（Brosnihan et al，2003；Valdes et al，2001）。虽然在妊娠第2周时ANG Ⅱ的血浆水平是非妊娠状态的2倍，但hCG、ANG-（1～7）和松弛素降低了ANG Ⅱ的加压作用（Conrad et al，2014；Heitschal，2001；Krane et al，2007；Skinner，1993；Weiner et al，1994）。雌激素还抑制ANG Ⅱ的肾上腺受体，降低其对醛固酮的刺激作用（Wu et al，2003）。

（二）醛固酮、孕酮和去氧皮质酮

醛固酮主要通过作用于肾小管的远端，刺激钠离子的重吸收来减少钠的排出。血浆钠水平在妊娠12周时显著升高，在妊娠30周时达到稳定，比非妊娠期的数值高出3～5倍。在妊娠的前半期，肾脏有效血浆流量增加了70%～80%，在妊娠后期略有下降，但仍比非妊娠期数值高50%～60%，高于其他任何生理状态。肾小球滤过率的增加使钠负荷从20 000mmol/d增加到30 000 mmol/d（Skinner，1993）。妊娠期间，醛固酮在刺激钠潴留方面起着关键作用（Quinkler et al，2001）。

在非妊娠状态下，孕酮通过减少钠在近端小管的重吸收和阻断醛固酮在远端小管对钠的重吸收来促进钠的排泄。虽然在妊娠期间孕酮浓度超过醛固酮浓度至少50倍，但醛固酮的肾脏活性是通过酶促孕酮转化为许多不同的代谢物来维持的（Quinkler et al，2001）。目前的研究结果表明，孕激素在肾脏中被有效转化为各种代谢物，从而减少了其与盐皮质激素受体的结合，从而降低了其竞争性抑制醛固酮的能力（Quinkler et al，2001）。一些增加的孕激素也转化为去氧皮质酮（DOC），并作用于远端小管，促进钠的重吸收。妊娠8周左右DOC水平升高，增加10～15倍，到妊娠期峰值约为100 mg/dl，高于醛固酮。然而，这种激素的保盐性比醛固酮低30～50倍（Nolten et al，1981；Skinner，1993）（彩图32）。

（三）心房钠肽

心房利钠肽（atrial natriuretic peptide，ANP）是一种利尿、利钠和血管舒张激素，由心脏的心房腔产生；在妊娠期外，主要是由伴随着体积扩张的心房壁的拉伸或血压升高来刺激分泌的。ANP以多种方式减少液体摄入，促进盐和水的排泄，并对抗RAAS的所有成分（Cootauco et al，2008；Duvekot et al，1998；Kaufman，1995）。在肾脏内，ANP直接抑制肾素的产生和肾小管对钠的重吸收，并在肾上腺抑制醛固酮的产生。体外研究也表明，ANP可显著舒张血管平滑肌，拮抗ANG Ⅱ的血管收缩作用（Cootauco et al，2008；Steegers，1991）。

关于正常妊娠期ANP分泌模式及其作用减弱的程度，目前存在相互矛盾的证据。据报道，血浆水平从妊娠20周下降，到36周时达最低水平，并在产后12周时恢复到非妊娠值（Thomsenal，1993）。其他研究报告显示，ANP血浆水平随着妊娠期的进展出现小幅度上升，在足月或胎盘分离时下降及产后72小时显著下降（Lowe et al，1992；Yoshimuraal，1994）。

所有的实验证据表明，妊娠期间心房、肾和肾上腺对ANP的反应减弱。雌激素和孕激素减少肾小球球状带的ANP受体，从而抑制其醛固酮抑制作用，而肾脏对ANP和一氧化氮利尿作用的

反应均减弱（Knight et al，2006；Vaillancourtal，1997）。同时，松弛素诱导的一氧化氮增加抑制了心房容量感受器的活性，减弱了肾小管对钠重吸收的减少，从而促进细胞外液量的增加（Tam et al，2002；Tam et al，2010）。这些调节机制一直持续到妊娠后期，此时ANP对血管内容量扩张的反应增强（Lowe et al，1992）。实验证据表明，心脏催产素系统的激活导致ANP水平迅速升高，这可能刺激产后迅速利尿（mukaddamm-daher et al，2002；Yosimuraal，1994）。

（四）红细胞生成

在妊娠期间，红细胞生成从妊娠中期开始增加，在妊娠第三阶段达到高峰，并在产后5周恢复到非妊娠水平（Choi et al，2001）。红细胞增多是由促红细胞生成素刺激的。这种糖蛋白激素在肾脏的基底组织中合成，在肝脏中也有少量合成。血清免疫反应性红细胞生成素水平在妊娠前3个月保持在非妊娠水平，在妊娠后第2个月开始上升，在妊娠后期达到最高水平（Beguin et al，1990）。在骨髓中，促红细胞生成素作用于红细胞集落形成细胞。当血液循环中的促红细胞生成素水平升高后，2天内成熟红细胞数量增加。

目前，妊娠期刺激促红细胞生成素的确切机制尚不清楚。证据表明，母体血浆肾素-血管紧张素系统的成分可能与此有关。血管紧张素原和红细胞生成素有许多相似之处。两者都竞争与人骨髓细胞上的促红细胞生成素受体特异性结合，而骨髓细胞与血管紧张素原的结合受促红细胞生成素的抑制。这些结果表明血管紧张素原是促红细胞生成素的前体。这两种成分在妊娠期母体循环中均增加，但血管紧张素原与促红细胞生成素之间的作用时间及可能的相互作用尚待确定。多种妊娠激素对促红细胞生成素的作用有刺激和抑制作用。孕激素在一定程度上减弱了雌激素对促红细胞生成素干细胞利用的抑制作用，而胎盘乳糖原和催乳素则增强了促红细胞生成素对红细胞产生的刺激作用。目前，这些激素影响的相对意义尚不清楚（Tucker Blackburn，2013：217）。

九、肺通气

呼吸系统会发生广泛的解剖和功能改变。这

既适应了血容量增加所需气体交换的逐步增加，也适应了子宫所占用的生长空间。从妊娠早期开始，胸部的整体形状就会随着肋骨的张开而改变，而肋骨的张开似乎与子宫的机械压力无关。肋下角从妊娠早期的 68° 逐渐增加到足月的 103°，胸部横径增加约 2cm。由于下肋骨的扩张，横膈膜最多可上升 4cm，其对呼吸的贡献增加，且没有证据表明它受到子宫的阻碍。对呼吸过程中横膈膜运动的研究（坐位或卧位）发现它们都比未妊娠状态时大。这意味着妊娠期间的呼吸更多的是横膈膜呼吸而不是肋部呼吸（de Swiet，1991a；Romen et al，1991）（彩图 33）。

肺部的主要功能变化是正常呼吸时吸气或呼气量的逐渐增加。这种功能容量（潮气量）从非妊娠状态下的 500ml 增加到足月时的约 700ml。这一变化的结果是，女性在妊娠期间比非妊娠状态下呼吸更深（图 31.4）。

由于最大吸气后可用力呼出的最大气量仅增加 100~200ml，潮气量的增加是以牺牲呼气储备气量为代价的。这意味着在平静呼气末期，少量的空气留在肺部。由于更少的残余空气与随后吸入的新鲜空气的混合，导致二氧化碳分压降低，从而导致 PO_2 的随之上升。同期，二氧化碳分压从非妊娠状态的约 39mmHg 下降到妊娠期间的 31mmHg，而 PO_2 从 93.4mmHg 上升到 101.8mmHg（de Swiet，1991a）。

耗氧量

心排血量和肺通气的进行性增加按比例大于妊娠期母体和胎儿耗氧量的进行性增加。随着妊娠的进展，耗氧量随体重呈线性增加，增加到 38ml/min，高于非妊娠状态平均值 15%（de Swiet，1991a）。它是由组织质量的整体增加，胎儿和胎盘组织的代谢率提高，以及一些母体器官，尤其是心、肺和肾的较高代谢率共同构成的（彩图 34）。

氧消耗的增加是由于通气量增加 40%~50% 和血液携氧能力增加 18%。由于氧相对供过于求，较高的浓度从静脉循环回到心脏，使得动静脉氧的差异明显小于非妊娠状态。动静脉氧差在妊娠早期最小，直到足月才达到非妊娠期的平均值（de Swiet，1991a）。

妊娠期通气的增加降低了肺泡和血浆中二氧化碳的浓度。研究表明，在妊娠晚期，动脉二氧化碳分压约为 30mmHg，而在卵泡期则为 39mmHg。由于胎儿二氧化碳分压约为 41mmHg，母体循环中的较低水平会促进胎儿血液中的二氧化碳穿过胎盘膜扩散。

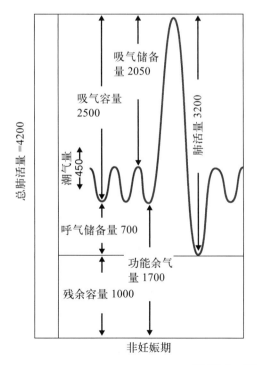

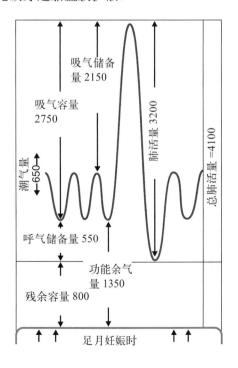

图 31.4　妊娠期肺容量改变

（引自 Tucker Blackburn S：Maternal，fetal and neonatal physiology，St. Louis，Saunders，Copyright Elsevier，2013.）

反思活动 31.1

考虑从黄体期到妊娠末期的循环和血流动力学适应的时间过程。您将如何测量这些变化，以准确评估孕妇对妊娠的心血管和血流动力学适应？

十、乳腺和乳房的适应性

参见第 44 章。

十一、生殖道的适应性

在妊娠期间，子宫由腔体约 10ml、重约 50g 的盆腔小器官转变而来。到 36 周时，子宫重量增加到约 1100g，几乎增加了 20 倍，平均体积为 5L。此时，子宫与前腹壁接触，一直延伸到剑突。从妊娠中期开始，子宫是循环血容量增加的中心受者。在卵泡周期阶段，子宫血流约为 45 ml/min（Burton et al，2009）。这种情况在妊娠早期几乎没有变化，但从约 20 周急剧上升，到足月时约 750 ml/min，此时它获得了近 20% 的心排血量（Burton et al，2009；Steer，1991）。

子宫生长以子宫肌层细胞高度调节的分化过程为特点：

- 妊娠早期细胞增殖和凋亡减少。
- 在妊娠剩余时间内，现有细胞的肥大和基质的增加（Shynlova et al，2009）。

生长受到 HCG、松弛素、孕激素、生长因子、雌激素和催产素的刺激，并受到胎儿、胎盘生长和羊水（尤其是在妊娠晚期）进行性增加的刺激。这些因素促进结构蛋白和收缩蛋白的合成（Shynlova et al，2009；Ticconi et al，2006）。在妊娠的最初几个月，生长伴随着宫体和宫底肌层厚度的增加。12 周左右，器官的长度开始增加，这时，峡部逐渐形成一个肌肉纤维密度降低的区域（Steer，1991）。在妊娠结束前，子宫的生长与胎儿和胎盘的生长及羊水量的增加保持同步。临近足月时，子宫的生长速度低于胎儿，这导致对峡部机械拉伸增加（Arrowsmith et al，2014；Kawamataal，2007）。

（一）子宫肌层的变化

子宫内的平滑肌纤维束排列成 3～4 层，嵌在结缔组织和基质中。前者起肌肉肌腱的作用，而后者在分娩过程中沿肌束传递单个细胞的拉力（Tucker Blackburn，2013：116-118）。两个外层包含与支撑韧带部分相连的纵向和圆形纤维。维持血管供应的中间层有纵横交错的纤维图案，向各个方向延伸。最后，内层由纵向纤维组成，覆盖蜕膜（Steer，1991）。

构成肌层的平滑肌不具有表征骨骼纤维组织的粗、细纤维的精确横向排列。平滑肌丝在细胞中呈随机束状分布，肌球蛋白丝沿肌动蛋白不间断单向排列。除了这些主要的收缩丝外，平滑肌还含有中间丝。它们附着在细胞膜的所有区域，从而在整个细胞中形成网络。由于这种组织的存在，收缩可以产生任何方向的力量，肌肉长度缩短程度也比骨骼肌更大。对于大多数妊娠来说，这种作用仍然是局部的，因为在妊娠的最后几周内，细胞内构象很少形成，而调节分化过程的激素机制则积极维持细胞内的静止状态（Mendelson，2009；Shynlovaal，2009）。

（二）神经激素调节

目前的证据表明，与心肌和骨骼肌相比，平滑肌细胞（如子宫肌层）具有非常明显的表型（Shynlova et al，2009）。子宫肌层细胞在妊娠期间和妊娠后表现出显著的细胞可塑性，并受到 HCG、松弛素、雌激素、孕激素、胎盘 CRH、前列环素、夜间褪黑素和催产素的独特调控（Grazzini et al，1998；Olcese，2012；Sharkey et al，2007；Shynlovaal，2009；Smith，2007）。

从月经周期的黄体期开始，雌激素改变子宫肌层的特性，以降低其支持交感神经和感觉神经支配的能力，并且在妊娠期间，这种神经退行性变也会影响胆碱能神经元（Brauer et al，2015）。虽然在妊娠期间长时间暴露于持续增加的雌激素中似乎是这一过程的主要调节方式，但胎盘植入后局部孕激素水平升高还与神经变性和机械拉伸直接相关，胎盘生长和附着也可能参与其中（Brauer et al，2015；Fuchs，1995）（彩图 35）。

长期接触雌激素还会减少阴道交感神经、胆碱能神经和痛觉神经的支配（Ting et al，2004）。因此，从长期来看，高水平的雌激素可以促进阴道伸展而不激活传入痛觉通路（Brauer et al，2015；Ting et al，2004）。

综上所述，这些发现表明，胎盘类固醇暂时使子宫肌层的神经调节失效，同时促进激素调节的增强。孕激素、HCG和松弛素在妊娠前期和中期的主导作用积极维持子宫肌层平静，而雌激素和催产素/催产素受体及褪黑素在妊娠晚期夜间的主导作用增强，则刺激了妊娠晚期子宫肌层活动的昼夜节律模式（Olcese，2012）。最近的实验表明，子宫可对昼夜节律做出反应，因为在妊娠前和妊娠期间均有生物钟基因的表达（Akiyama et al，2010）。

妊娠后期，HCG会增加子宫肌细胞的数量和大小，抑制缝隙连接的形成，并积极维持子宫肌层平静（Ticconi et al，2006）。孕激素还刺激子宫生长和子宫肌层静止，而雌激素诱导结构蛋白和收缩蛋白及酶的合成，为收缩过程提供能量（Shynlova et al，2009）。雌激素还会影响质膜内控制钠、钾、钙和氯离子渗透性的分子。这些离子通量决定了子宫肌层细胞的静息电位和电兴奋性（Arrowsmith et al，2014；Fuchs et al，1984；Kawamata et al，2007；Pepe et al，1995）。

除了对肌原细胞的结构有直接影响外，雌激素还调节催产素受体的形成，该受体促进子宫收缩，并与高度调节的钙离子流联结（Kawamata et al，2007）。妊娠期间，子宫肌层的催产素的蜕膜受体也在增加，从非妊娠状态的 27.6 fmol/mg DNA 到妊娠中期的 171.6 fmol/mg DNA 再到足月时的 1391 fmol/mgDNA（Fuchs，1995）。

（三）子宫颈的变化

子宫颈在阴道前表面和子宫下段之间形成连续的解剖连接。在未产妇中，子宫颈壁主要由致密的纤维结缔组织构成，这种结缔组织由黏附在基质上的厚交联胶原纤维构成，胶原纤维由弹力蛋白和附着在大量未分支多糖链上的核心蛋白组成。它们形成了一个相互连接的晶格，与胶原纤维以某种方式积极结合，以提供最大的机械强度。较小的肌肉组织成束，在整个宫颈组织中呈纵向、螺旋和圆形排列（Rudel et al，1999）。

直到妊娠后期，子宫颈都很少发生结构性变化。随着胶原蛋白总含量的增加，外肌纤维肥厚，血管数量逐渐增多，细胞体积增大。随着妊娠的进展，一些活检研究报告显示，胶原蛋白密度逐渐降低，多糖链增多，核心蛋白可能重新分布，这有利于那些高吸水性蛋白的分布。除了血管密度增加外，这些发现可能解释了妊娠期间子宫颈含水量增加和稍软的原因（Hughesdon，1952；Jeffrey，1991；Uldbjerg et al，1983）。最近子宫颈及其周围结构的磁共振成像研究表明，从妊娠中期到妊娠晚期，子宫颈随着子宫牵拉而变短，这是胎儿头部生长和下降的牵拉所致（Houseal，2009）。

十二、母体神经内分泌对生育周期的适应：母体与胎儿相互作用和相互依赖的同步发展

本部分涵盖了母体神经激素对生育能力的适应，这种适应始于受孕后下丘脑-垂体-性腺轴的抑制，以及改变垂体前叶内促性腺激素和催乳素的分泌能力。这些变化促进了母体催乳素释放的增加，催乳素在大脑和外周发挥作用，诱导新陈代谢、免疫功能、乳腺适应、应激反应和嗅脑区域扩张等一系列变化，为分娩做准备。之后继续从母体到母体循环中胎盘生长激素的转换及其对新陈代谢的影响，特别是在妊娠后期。本部分总结了母亲、胎盘和胎儿之间的神经激素相互作用，促进了维持心肺和代谢适应所需的母体HPA轴的基础活动的增加，以及在妊娠最后3个月胎儿HPA轴的逐渐激活。在此期间，胎儿通过胎盘内分泌/旁分泌调节一种酶来保护胎儿免受母体皮质醇水平的有害影响，这种酶能将具有生物活性的皮质醇转化为不活跃的可的松。与此同时，母亲的昼夜节律、母亲和胎儿自主系统的对比变化和胎儿听觉系统的发育，使母亲和胎儿的行为状态同步，这些行为状态似乎改变了母亲的情绪反应，增强了母亲与未出生婴儿的亲密感，为出生后的依恋做好准备。

十三、结论

母亲对妊娠的心血管、呼吸和血流动力学适应开始于月经周期的黄体期。受精后，来自受孕概念的第一个激素信号进入母亲的大脑，

诱导行为改变，这有利于胚胎处于安静代谢活动状态的需要。与此同时，母体循环系统深度扩张，胎儿和胎盘在妊娠后半期快速生长，血浆容量大幅度增加。从妊娠中期开始，胎盘激素逐渐成为母体血管和子宫适应的重要调节因子，而母体神经内分泌的适应则主要依赖于胎盘单位的发育和成熟。在妊娠的后半段，母亲的大脑暴露在不断升高的胎盘类固醇和肽激素水平下，这些激素会刺激情感敏感度增强，并增强对人际信任的渴望。在同一时期，母亲和胎儿之间发生同步的相互作用，协调自主神经内分泌活动和昼夜节律，这对调节胎儿成熟和出生的昼夜节律是必不可少的。

> **要点**
>
> - 母体的大脑和全身系统在月经周期的黄体期发生进行性改变，以预测胚胎、胎儿和新生儿的需求。
> - 这些适应是由来自下丘脑 - 垂体轴、孕体和胎盘单位的激素信号驱动的。
> - 母亲神经内分泌和自主神经系统的适应是通过母亲胚胎和胎儿胎盘系统之间相互依赖、同步的相互作用形成的。
> - 这些适应性增强了母亲对胎儿和新生儿需求的敏感度。

（翻译：董胜雯　尹雪梅

审校：顾　琳　张宏玉）

第 *32* 章

妊娠诊断与孕妇照顾

Kuldip K. Bharj，Lesley Daniels

通过阅读本章，你将能够：

- 讲述助产士在妊娠期间提供个性化服务中的作用，恰当考虑妇女的生理、教育、心理和社会经济需求，并认识到文化、种族、年龄、残疾和性取向在提供响应性服务方面的重要性。
- 描述可能有助于确诊妊娠的身体和生化评估。
- 明确妇女早期接触产科服务的机会、初次就诊的目的，获取全面产前病史的重要性，并考虑在确定未来服务和出生地点选择时所获得的信息的相关性。
- 检查妊娠期间可能导致各种身体系统紊乱和不适的生理变化，并讨论缓解或最小化其影响的方法。
- 描述在最初和随后的产前检查中所进行的体格检查，包括腹部检查，并讨论在规划前瞻性服务时所获得的信息的相关性。
- 讨论妇女在妊娠期间的心理需求，探讨助产士在支持妇女过渡到妊娠、分娩和早期养育过程中的作用。
- 认识到健康教育的重要性并在产前推广，以维持和（或）改善妇女及婴儿的健康。
- 描述骨盆束带疼痛的体征和症状，讨论其可能的生理和心理影响及其在产前、产中和产后的处理。
- 认识到产前与妇女及其家人进行有效沟通的重要性，以便提供敏感和响应性的服务，并与他们建立积极的关系。

一、引言

本章着重介绍从妇女认为自己可能妊娠开始到分娩的产前阶段向妇女提供的照顾和服务。在这一时期，孕妇经历了巨大的解剖、生理和心理变化，以帮助她们适应、准备分娩和过渡到育儿阶段。妊娠期间的服务是必不可少的预防保健服务之一。在此期间，助产士是关键的专业人员，他们与妇女和医师合作，酌情评估妇女的个人需要，并为妇女及其家人计划和实施最适当的服务。

二、确诊妊娠

许多性活跃的育龄妇女会自己感知到可能妊娠，特别是如果她们的月经期推迟和（或）其他经验性的妊娠症状，如恶心或呕吐。通常，女性会说她们"感觉不一样"。妇女可以选择通过家庭妊娠测试，或通过助产士或全科医师（GP）寻求诊断来确认她们是否妊娠。妊娠是由于身体系统和器官的生理变化，根据妊娠的症状和体征，通过详细的病史和临床检查来确认的。这些身体变化包括闭经、乳房变化和压痛、恶心和呕吐、排尿频率增加、子宫增大和皮肤变化。随着妇女妊娠的进展，这些症状和体征变得明显，但是，其中的一些症状和体征可能在其他与妊娠无关的情况下被发现，重要的是，助产士要意识到这些情况，她可能需要转介该名女子去做进一步调查，或寻求专家的建议。

当你接下来要进行第一次"病史采集"的访谈时，如果合适，和这位女士及其伴侣讨论以下问题：

- 是什么让她怀疑自己妊娠？

- 她是如何确认妊娠的？她做过家庭妊娠试
  验吗？
- 她妊娠几周后被证实妊娠了？
- 她是在妊娠的哪个阶段、如何与助产士和（或）
  全科医师取得联系的？

如表 32.1 所示，妊娠的体征和症状可以有推定的、可能的和阳性的。

1. 前 4 周

（1）闭经：如果妇女错过了她的经期（闭经），则可能提示已妊娠。受精卵植入后，子宫内膜会发生蜕膜改变，正常情况下月经不会在整个妊娠期出现，尽管有些妇女可能已经妊娠，但在妊娠的前几个月，通常是在其正常月经到期时仍有少量出血。

表 32.1　妊娠体征和症状

孕周	推定征象	可能迹象	阳性体征	鉴别诊断
4⁺ 周	闭经			情绪失调疾病，如肺结核或甲状腺功能亢进、激素失调
4 周以前			血液和尿液中出现人绒毛膜促性腺激素（HCG）	葡萄胎
4～14 周	恶心呕吐			胃肠炎、尿路感染、葡萄胎
3～4⁺ 周	乳房改变			
5～6 周			超声出现妊娠囊及胎心搏动	
6～10 周		黑加征：阴道和宫颈软化		
前 12 周	尿频			尿路感染
6～12 周	皮肤变化			
8 周以前		Goodell 征：宫颈和阴道软化，伴有白带分泌物增多 Osiander 征：子宫动脉经外侧穹窿的搏动 Chadwick 征：阴道黏膜发生变为紫丁香色 子宫变化：变大和形状发生变化		盆腔充血
10 周			用 Sonicaid 听到胎心音	
14～16 周			在放射检查中可见胎儿骨骼，虽然由于放射的风险不太可能被使用	
16 周以前	胎动加快，妇女感觉到首次胎动			可能由胀气引起肠运动
16 周		初乳可以从乳房中流出，子宫杂音，腹部膨大		增加子宫血流量，如卵巢肿瘤
16～28 周	内部的浮球感			
从 20 周开始	子宫无痛性收缩			
从 22 周开始		检查者可触及胎儿身体部位		
24 周		Pinard 听诊器可听到胎儿心脏的声音		

闭经几乎总是伴随着妊娠，而且，在性活跃的女性中，如果她之前有规律的月经，则可以认为闭经是由妊娠引起的（除非这被证明是错误的）。然而，应考虑继发性闭经的可能性。可能还有其他原因导致闭经，如疾病、压力、休克、厌食症或剧烈运动。

（2）乳房变化：早在妊娠的第 3 周或第 4 周，随着乳房供血增加，可能就会发现乳房不适、压痛或刺痛，以及乳房丰满的感觉；然而，并不是每名妇女都会经历或注意到这些变化。

（3）恶心和呕吐：是妇女在妊娠早期的常见症状，影响 80% ～ 90% 的孕妇，但可能程度不同（Badell et al，2006；Ebrahimi et al，2010；Naumann et al，2012）。虽然大多数孕妇都会感到恶心、干呕和呕吐，但 50% ～ 80% 的孕妇会感到恶心，约 50% 的孕妇会经历恶心和呕吐（Miller，2002；Woolhouse，2006）；单纯呕吐是罕见的（Badell et al，2006）。恶心、呕吐和干呕在妊娠的前 3 个月最为常见，只有一小部分在早上出现，很多人在一天中都会出现。

呕吐也是胃肠炎、尿路感染和葡萄胎等多种疾病的特征之一，应该排除这些疾病。

2. 8 周

（1）恶心和呕吐：这些症状通常在受影响的女性身上持续出现。

（2）尿频：是由膀胱的血流增加导致的，持续到妊娠的第 16 周，此时妊娠子宫从骨盆腔内上升出盆腔。

（3）乳房变化：乳房变大，胸部和乳房表面静脉扩张。增大的乳房可能会疼痛。

3. 12 周

（1）恶心和呕吐：这些症状可能会减轻，对一些女性来说，会完全消失。恶心的平均持续时间约为 34.6 天，约 50% 的女性恶心的症状持续至妊娠 14 周（Lacroix et al，2000）。

（2）子宫增大：约 12 周时，可在耻骨联合上方触及增大的子宫。子宫增大的其他原因包括肿瘤，如卵巢囊肿或肌瘤。腹水可能被误认为是妊娠的子宫。

（3）皮肤变化：妊娠期生理内分泌、免疫、代谢和血管的显著变化导致多种皮肤变化（Tunzi et al，2007）。色素沉着区域，即更为突出的深色皮肤，包括乳头、乳晕、黑线（由耻骨联合到脐形成的色素沉着线）和黄褐斑，也被称为"妊娠的面具"（Bolanca et al，2008）。乳头变得更加突出，乳晕上可见蒙氏结节。

4. 16 周

（1）初乳：乳房可能开始分泌初乳，初乳在整个妊娠期间和分娩后的最初几天一直存在，并持续到产奶。深色皮肤的人可出现继发性乳晕。

（2）胎动：初产妇在 19 周以后、经产妇在 17 周以后可以感觉到第一次胎动。妇女最先感觉到胎动的时间范围各不相同（Kraus et al，1964），初产妇在 15 ～ 22 周，经产妇在 14 ～ 22 周（O'Dowd et al，1985）。胎动加快，通常被描述为"颤动"或一种"气泡浮出水面"的感觉，而不是可识别的动作，是一个不可靠的孕周指标，因为有时这些感觉可能是由于肠胃胀气。

5. 20 周左右　对于 70% ～ 90% 的女性来说，恶心和呕吐通常在妊娠 22 周时就会减轻（Lacroix et al，2000；Badell et al，2006；Ebrahimi et al，2010）。继发性乳晕如果之前未存在，这时可能会出现。子宫底通常在脐下可触及。

6. 24 周　在脐上方可以感觉到宫底，腹部触诊可以感觉到胎儿部分和胎动。胎心音可以通过胎儿听诊器听到，在 24 周时胎儿被认为是能够独立存活的。

7. 28 ～ 40 周　宫底继续上升，36 周时到达胸骨剑突，并保持在这一水平，直到胎儿头部入盆。约 16 周可触及 Braxton Hicks 宫缩，无痛的不规则子宫收缩，这些持续至妊娠结束。

胎儿头部的入盆约在妊娠 36 周发生，宫底轻微下降，再加上胎儿屈曲度的增加，妇女感觉到"轻松感"（lighting）。这种情况在多胎妊娠中可能不会发生，因为多胎在确定分娩之前，头部通常不会活动。这种轻松感让女性呼吸更舒畅；但头部下降可能会对膀胱造成压力，导致尿频。

（一）经阴道检查发现妊娠迹象

现在在妊娠早期不提倡常规地进行阴道检查；如果进行，可以观察到以下妊娠迹象：

• Goodell 征：这是宫颈和阴道的软化和血管增生，伴有白带分泌物的增加（Blackburn，2007）。

• Hegar 征：子宫下段的软化和可压缩性增加，使得双合诊时前穹窿和腹部的手指几乎能够相交（Blackburn，2007）。

• Osiander 征：可以检测到子宫动脉通过侧穹窿的搏动增加。

• Chadwick 征，也被称为"杰氏征"，是阴道和宫颈黏膜的紫色变色，这是由这些组织的血管增多造成的（Blackburn，2007）。

• 子宫肿大：与妊娠期相比较，子宫显著增大。

（二）妊娠阳性体征

虽然妇女有许多身体变化可能暗示妊娠，但也有一些阳性征象可以证实妊娠：

1. 胎心音　可在妊娠 10 周时使用 Sonicaid 超声设备检测胎心音，在妊娠 24 周后用皮纳德胎儿听诊器可听到。

2. 胎动　由检查者感觉。

3. 胎体触诊　由检查者感觉。

4. 胎儿骨骼　在 14～16 周的放射学检查中，胎儿骨骼清晰可见，但由于辐射会对发育中的胎儿造成损害，目前很少使用 X 线检查。

5. 孕囊　5 周时超声可显示，6 周时腹部超声可显示胎心搏动。阴道超声扫描可提前 1 周发现这些体征（Chudleigh et al，1994）。当胎儿心脏搏动可以在子宫的孕囊中看到时，则可证实宫内妊娠。

（三）妊娠实验室检查诊断

绒毛膜组织随后形成胎盘，开始产生人绒毛膜促性腺激素（human chorionic gonadotrophin，HCG），通过尿液排泄。这种激素通常在首次停经的尿液中可检测到。免疫学检查依赖于尿液中 HCG 的检测。

根据对 HCG 的敏感性不同，妊娠测试分为三类：

• 直接乳胶凝集试验（图 32.1），将少量乳胶颗粒试剂置于深色玻片上；乳胶颗粒被涂上能与 HCG 结合的抗体。该试剂表面呈乳白色，但当尿液中加入 HCG 时，抗体与 HCG 结合，导致颗粒凝集。液体变为颗粒状，表明试验结果为阳性。在没有 HCG 的情况下，不会发生凝集，液体保持乳白色（Wheeler，1999）。

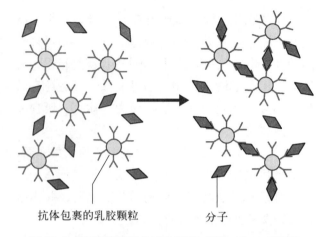

抗体包裹的乳胶颗粒　　　　分子

图 32.1　直接胶乳凝集试验原理（Wheeler，1999）

• 单克隆抗体检测 / 间接凝集试验。乳胶颗粒或红细胞被 HCG 包裹。当加入抗体溶液时，颗粒或细胞凝集。当加入含有 HCG 的尿液时，激素与抗体结合，从而阻止它们附着在细胞上的 HCG 上，不会发生凝集（Wheeler，1999）。

• 芯式或盒式方法（图 32.2）。这可能是一种简单的试纸测试，在纸板或塑料衬底上放一根吸水芯，或者是一种更复杂的试纸芯，将试纸芯密封在一个盒子里，进行盒式试验，就像家庭妊娠测试一样；它还包含一个对照窗口。将吸附芯穿过尿液流或浸入尿液中，或将尿液滴在样本窗口上。抗体用有色染料标记，放置在应用区域和结果区域之间，与 HCG 结合。当尿液被吸收时，它会沿着灯芯到达结果区（看起来就像一条彩色的带子）。多余的尿液沿着灯芯进一步移动到对照板，在那里它与另一种抗体结合，并显示另一条彩色带。当存在 HCG 并正确执行测试时，结果窗口和对照窗口将显示彩色带。如果不存在 HCG，则结果窗口中看不到色带，仅在对照窗口中可见。如果对照窗口为空，则测试未被正确执行，应重复测试。

在英国可提供多达 40 种实验室测试试剂盒（Wheeler，1999）。这些试剂盒对 HCG 的敏感度广泛不同，为 20～1000IU/L。

家用早孕检测（非处方早孕检测）具有较一致的敏感度范围（25～50IU/L），用 1 分钟即可得到结果，使用方便，厂家声称准确率 99%。然而，检测的敏感度和特异度是可变的，家庭妊娠检测的诊断效率受使用者特征的影响（Bastian et al，1998；Cole et al，2009）；因此，可能出现假阳性（尽管这种情况很少见），也可能出现假阴性。妊

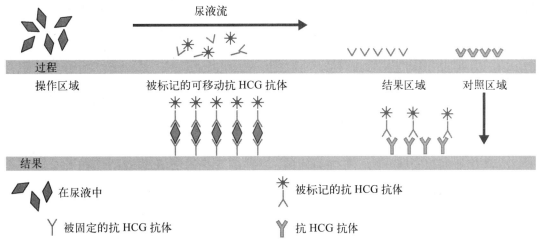

图 32.2　试纸条和盒式设备中的测芯原理（Wheeler，1999）

娠终止发生后不久的测试可能会导致假阳性结果。假阴性结果更有可能源于是在上一个月经周期所提示天数之前进行的测试，或者由于没有阅读或遵循说明。因此，对 1 周内未来月经的妇女来说，尽管其他症状和体征可能提示诊断，但阴性结果可能重复出现。使用家庭妊娠测试的好处是，女性可以在家中私密地确认妊娠，并且成为第一个获得信息的人。它能在妊娠早期提供迅速的结果，在确认妊娠后，鼓励妇女联系助产士或医师开始产前服务。

（四）假孕

这是一种幻象或假妊娠，可能发生在强烈渴望妊娠的女性中；会出现闭经。女性通常会以一种异常的顺序抱怨妊娠的所有主观症状；腹部可能膨胀，乳房可能分泌混浊液体（American Psychiatric Association，2013）。然而，其并没有妊娠。可以确诊妊娠的某种体征（即触摸到胎儿或听到胎心音）是不存在的。这时可能需要转诊至心理学家或精神病学家（Tarin et al，2013）。

三、产前保健

在过去的两个世纪，有关提供和传递产前服务方面取得了重大进展，这被广泛认为对产妇和新生儿的积极结果做出了贡献。现代产前服务以质量为中心，以安全性、妇女的经验、满意和有效的保健为中心宗旨。所有的妇女都寻求妊娠的健康结果；她们需要高质量的、个性化的服务，再加上更多的信息和教育，使其能够在知情的情况下选择服务的地点和性质，以便及时获得服务（Renfrew et al，2014）。女性希望由富有同情心、友好、能以尊重的方式与她们进行交流的医疗专业人员来照顾，她们可以与这些专业人员一起工作，决定她们想要的和需要的医疗类型及性质。

英国妇产科服务的目标是为妇女及其家庭提供世界一流的服务，服务的总体愿景是灵活和个性化。服务的设计应符合妇女、婴儿和家庭环境的个人需要，并适当考虑到可能使一些妇女及其家庭变得脆弱和处于不利地位的因素。对大多数妇女来说，妊娠是一个正常的生理过程。妇女及其家庭需要支持，以便尽可能正常地妊娠和生育，只有在有益的情况下才提供医疗干预。然而，在某些情况下，助产和产科服务都是必要的，服务应以为妇女及其婴儿提供良好的临床和心理结局为基础 [Department of Health et al，2004；Department of Health，2007；National Institute for Health and Clinical Excellence（NICE），2008]。

（一）产前保健的目的

产前保健的目的是通过监测妊娠进展情况，尽早确认正常，发现偏差，来改善和维持孕产妇及胎儿的健康，从而提供纠正性保健。产前服务的目的如下：

• 促进妇女与参与其服务的专业人员之间伙伴关系的发展。

• 与女性及其家人交流关于服务的各个方面的信息，使他们能够在妊娠、分娩和养育子女方面做出明智的决定。

● 增进妇女对公共卫生问题的理解，以维护和促进其健康，并在分娩期间及以后做出积极的生活方式选择。

● 定期监测孕妇和胎儿的健康状况，确认其正常，及早发现妊娠并发症，并将孕妇推荐给来自多学科团队的适当医疗专业人员。

● 为妇女及其家庭做好准备，使其在生理、心理和情感上适应妊娠和安全分娩，并在可能的情况下，制订生育计划，以促进其获得充实的经验。

● 为妇女及其家庭提供机会，增加他们对分娩和早期为人父母所必需的各方面的知识。

● 为妇女及其家庭提供基于证据的信息，支持他们在婴儿喂养方法方面做出明智的选择。

● 做好出生后的准备，包括计划生育建议。

（二）妊娠期保健

鼓励孕妇在妊娠期间尽早寻求专业保健，通常是在妊娠的前 10 周内（NICE 2012），以便使其能够获得和使用基于证据的信息来规划她们的妊娠，并从产前筛查和健康促进活动中受益。有了关于现有产前保健模式的早期信息，与卫生保健专业人员建立合作关系的妇女，可以就最适合其个人、社会和产科环境的最适当的保健途径做出决定。

如果妇女在妊娠后期寻求服务，则其获得产前服务的机会将减少。这名妇女很可能没有进行产前筛查试验，而一些调查，如对唐氏综合征的血清筛查（参见第 33 章），只有在特定的时间（通常是在 15 ～ 18 周）进行才是准确的。这些情况的早期发现使进一步的检查，如超声扫描或羊膜穿刺术，能够在最佳时间进行。

早期获得产前保健使保健专业人员能够获得基线测量值，促进准确监测生理变化对人体重要系统和器官的影响，并及早发现任何并发症。例如，妊娠前 3 个月的血压记录为评估血压的生理变化提供了一个基准。某些情况下，在妇女寻求产前服务时，并发症可能已经出现。如果不能及时处理这些并发症，可能会对孕产妇和胎儿的结局产生不利影响 [Centre for Maternal and Child Enquiries（CMACE），2011；Knight et al，2015]。

妇女应该能够在妊娠期间选择她第一次接触的是助产士还是全科医师。然而，产前服务各不相同；对英国许多地方的妇女来说，产科服务第一个要接触的是全科医师，尽管越来越多的妇女将联系助产士作为他们与产科的第一次接触（Redshaw et al，2014）。

为了实现产前保健的原则，孕妇需要基于证据的信息。有证据表明，妇女希望获得准确和及时的妊娠及分娩信息，以促增进她们对妊娠、分娩和相关问题知识的获取和理解，使她们能够对想要和喜欢的服务做出明智的决定（Bharj，2007；Kirkham et al，2001；Mander，2001）。妇女需要资料，这些资料以现有的证据为基础，便于理解，而且是以一种容易取得的形式。在提供信息时，卫生保健专业人员必须考虑到有身体和感官学习障碍的妇女及英语口语和阅读能力较差的妇女的需求，探索适当的方式交换有意义的信息。

助产士是重要的保健专业人员，与妇女一起工作，支持她们就优选的产前服务、出生地点和产后服务安排做出知情的选择。除了知识渊博，助产士还应该友好、善良、富有同情心、关心他人、平易近人、不加评判、尊重他人、有时间与女性相处、善于沟通、提供支持和陪伴（Nicholls et al，2006；Bharj et al，2010；Freedman et al，2014）。这些属性对于妇女与助产士关系的发展是必不可少的。世界范围内的许多研究强调，所有妇女都认为妇女与助产士关系是她们妊娠、分娩和产后经历的中心（Anderson，2000；Davies，2000；Kirkham，2010；Edwards，2005；Bharj，2007；Lundgren et al，2007）。因此，助产士在妇女生命中最重要的时期发挥着至关重要的作用，有能力影响到妇女妊娠和分娩经历。

> **反思活动 32.2**
>
> 回顾你在初次访问期间与女性进行的讨论或观察到的情况。你是否认为提供了足够的信息，使妇女能够就产前服务的模式、在家分娩及在产前期希望与谁见面做出明智的决定？

（三）英国目前的产妇服务模式概述

由于英国地理和人口结构的差异，英国各地

有各种各样的服务模式，新的服务模式正在不断发展。一些是通过儿童中心、全科医师手术、独立助产士或妇女之家、医院环境或医院与社区环境的混合体在社区中进行的服务。产科服务的组织在英国各地各不相同，在英格兰通过临床调试组（clinical commissioning groups，CCG）规划和提供服务（NHSCC，2013）。妇产科往往作为较大的综合医院的一部分，妇产科和助产服务通常是通过这些单位提供的，并被纳入社区和医院。助产士单位是根据出生率设计和配备人员的；因此，单位的大小取决于出生率。一些英国医疗服务体系（NHS）医院为部分区域提供第三级产妇和新生儿服务。一般来说，助产士工作人员受雇于急症产科，可以在社区或医院工作，在一些服务模式中，其也可以同时在社区和医院工作。

1. 分娩环境　在分娩地点上可供妇女选择的四种主要的环境为"产科医师主导的产房"（consultant-led obstetric unit，CLU）；"助产士主导的产房"（midwifery-led unit，MLU）；前两种模式共存的产房（AMLU）或者"独立型产房"（FMU）及"家庭分娩"（Hall，2003）（有关分娩地点的选择，请参阅第 34 章）。CLU 通常附属于地区或区域单位，同时为有复杂保健需求的妇女和没有并发症的妇女提供妊娠和分娩服务。CLU 由助产士和产科医师组成。妇女可能被转介给产科医师，他们在分娩期间成为首席专业人员，或接受助产士的服务。有复杂保健需要的妇女将被转诊给产科医师，并可在这些环境中获得产前、产中和产后的所有服务。

一些医疗需求不太复杂的女性可能会在医院或社区获得一些服务。CLU 提供全套产科设施（如麻醉、手术、输血和新生儿重症监护）。

MLU 有时被称为"低风险产科病房"（Hall，2003），通常位于 CLU 附近，但与之分离。这些病房通常是为无妊娠并发症的妇女提供照顾；但是，妇女在妊娠、分娩和生育期间必须符合该病房的标准。MLU 的工作人员主要是助产士，也可能由助产士和全科医师共同管理。如果在妊娠、分娩或生产过程中发现异常，该妇女将被转介给产科医师，或在适当情况下转介给全科医师，并

可能不得不将服务地点转移到 CLU。正常情况下，妇女在社区环境中获得大部分产前服务，而在医院环境中获得的服务很少。

妇女可以选择在家而不是在医院分娩（参见第 34 章）。在英国，每个助产士单位都有提供家庭分娩服务的安排，并有各自的指导方针和态度。这项服务的提供取决于当地的资源、做法和政策，以及提供这项服务的从业人员个体的信念、技能和承诺。选择在家分娩的妇女通常在社区由可能是助产士或全科医师为主的专业人员照料。在妇女的孕产需要无法在家庭环境中处理的情况下，她和（或）她的婴儿将被转移到最近的 CLU。

FMU 的目的是在机构中提供一个"类似家"的环境。FMU 提供的理念和关怀与 MLU 非常相似，主要区别在于 FMU 的地理位置远离 CLU。通常，在这些环境中获得服务的妇女不太可能需要干预，也不太可能接受这些单位的指导方针和方案。如果女性需要进行干预，就需要决定是否转到 CLU。

为了满足当地人口的生育需求，英格兰的一些地区同时发生了两件事。许多集中生育服务的做法进行了合并；与此同时，出现了为某些妇女提供有限服务的少量新社区病房或者生育中心，否则，这些妇女不得不长途跋涉才能在大型产科病房分娩（Kirkham，2003）。然而，最近的证据（Hatem et al，2008；Sandall et al，2015）强调，对于妊娠不复杂和在 MLU 分娩的妇女来说，临床结果不会受到不利影响，产科服务正在探索其他服务模式。

2. 团队助产　在英国国民健康保险制度中，妇女生育服务通常由多专业组成的团队提供，在产前是社区助产士、全科医师和医院助产士或医师；在分娩期间通常是医院助产士或医师（在家分娩的除外）；产后是助产士和全科医师。然而，许多产科单位正在最大限度地采用多专业方法提供服务和分娩，并正在与其他有关服务专业人员合作，发展多机构、综合服务途径，包括药物和酒精治疗服务等在内的共享服务。这种合作的服务方法改善了妇女和婴儿的经历和结局。

自从《温特顿报告》（1992）和《分娩变化报告》（DH，1993）出版以来，自 20 世纪 90 年代以来出现了各种形式的团队助产，他们努力提

供选择和连续性服务,其中包括通常以社区为基础的团队助产和一对一的助产实践服务(Green et al,1998;Page et al,2000),即从预约面谈到分娩后转至健康访视者的完整服务过程,包括产时服务。其他的形式包括大量的个例助产,或者有时也称为助产小组实践。这是由少数助产士组成的一个小组,负责提供全面的产妇保健。该组的助产士每人每年负责30～40名妇女。

此外,一些个体助产士团体被委托提供一些产妇服务。例如,社区助产士在受委托的NHS医疗服务之外,还提供私人产科服务。尽管英国的许多地方都有提供产妇服务的团队安排,但这些团队的成员可能从2名或3名助产士到30多名助产士不等。这些小组负责在医院、社区或两者兼而有之的环境中提供服务。服务有四种选择:

• 由社区助产士组成的团队,在全科医师的支持下,在社区环境中提供产前和产后服务,并在分娩和在家分娩期间提供服务。

• 大多数产前和产后服务是在社区内提供的,在产前期会到医院进行一些检查,特别是常规扫描、产前筛查、产科和任何医疗服务;产程服务在医院由团队助产士提供,然后孕妇被提前转移回家。

• 产前服务由医院和社区共同承担,并由妇女的健康需求决定;产前服务由医院助产士在医院进行,然后由社区助产士在社区环境中进行产后服务。

• 在医院环境中提供产前和产时服务,并提供专门服务,然后根据妇女的健康需求决定产后服务。

所提供的服务类型取决于妇女的健康需要及当地的习惯和规程。如果妇女在产前和产时未发生任何并发症,她们可以选择在社区环境中或社区和医院的混合环境中接受所有服务。但是,那些在妊娠期间或分娩期出现并发症的妇女可在医院获得服务。

日益进步之处在于,NHS正在与地方当局合作,从儿童中心提供产科服务。除此之外,一些助产士还被借调去提供专家延伸服务,特别是"开端计划"(为4岁以下儿童及其家庭提供的综合保健、教育和福利支持服务)和戒烟服务。

在许多地区,已设立产前日评估病房,提供门诊服务。在出现并发症的情况下,如中度妊娠期高血压,孕妇可被转到产前评估病房,在那里母婴的健康可得到评估和监测。转介到这些单位的决定可以由妇女本人、助产士或其他保健专业人员做出。

为了满足孕妇的需求,在过去的20年中,出现了许多不同的服务模式。随着这一趋势的发展,其他的一些模式也在逐渐衰落,如"住家进出方案"(DOMINO方案)。在这个模式中,产前服务由社区助产士提供,就像在家分娩一样。社区助产士在分娩期间在家提供服务,在妇女被转到医院分娩时继续提供服务。分娩后,母婴在健康的情况下,转回家由社区助产士提供产后服务。

3.独立的助产服务　目前,独立助产士(independent midwife,IM)是少数,在英国约有180名,每年为约3000名妇女及其婴儿提供高标准的产科服务(Gardner,2014)。IM是个体经营的,为个别妇女提供生育服务。他们的教育和管理与任何其他执业助产士相同,均来自英国同一监管机构。2013年10月25日生效的《2013年卫生保健和协会专业人员(赔偿安排)令》要求所有卫生保健专业人员,包括助产士,在注册时必须购买专业赔偿保险(PII)。这项立法对独立助产士产生了重大影响。与在NHS机构工作的助产士和其他受雇主保险计划覆盖的公共机构不同,IM是个体经营,没有替代责任或赔偿。投保个人PII是无法负担的,英国独立助产士协会(Independent Midwives UK,为英国独立助产士会员组织)在妇女及其家庭、助产士和其他生育组织的支持下,成功地开发了自己的PII。

另一个主要区别是IM使用循证实践制定了实践协议,通常提供家庭生育服务,满足妇女的个人需求;一般以2人或3人为一小组或在某些情况下单人实施。一些助产士与当地医院签订了荣誉合同,并提供DOMINO服务,但在助产士无法获得合同的情况下,如果预约的女性需要医疗服务,独立助产士只能以朋友或助产师的身份陪伴她去医院。

4.分娩地点　在妊娠期间,女性需要无偏倚的信息来考虑期望的分娩地点。这将在第34章中详细讨论。最常见的出生地点仍然是医院,尽管人们呼吁增加妇女对分娩地点的选择,但在过去几十年里,在家分娩的比例没有显著变化。尽管在家分娩的比例仍然很低,但存在明显的地理差异,这似乎取决于助产士和医师是否支持健康女性在家分娩的想法。在助产士和医师支持的情况下,在家分娩的妇女人数有所增加。

(四)服务模式

从历史上看,不管孕妇个人需要、个体风险状况或评价如何,鼓励所有孕妇定期去产前诊所,每 4 周一次到 28 周,此后是每 2 周一次到 36 周,之后是每周一次。20 世纪 80 年代的证据表明,如果健康妇女的产前检查次数少于历史服务模式(Hall et al,1985),则其产妇或围生期死亡的危险并不比历史服务模式大(Hall et al,1985),1982 年,英国皇家妇产科学院(RCOG)建议,孕妇保健提供者应该减少没有任何妊娠并发症的妇女产前检查次数,从所有女性都是 14~16 次产前检查的历史模式改为经产妇 5~7 次产前检查和初产妇 8 次或 9 次产前检查(RCOG 1982)。产科服务在执行这项建议方面进展缓慢;然而,最近的 NICE 指南(2008)建议,对于妊娠不复杂的初产妇,产前预约 10 次"应该足够",对于妊娠不复杂的经产妇,产前预约 7 次"应该足够"。尽管产前预约次数的减少不会导致临床孕产妇和新生儿不良结局(Sikorski et al,1996;(Villar et al,2001),但是有可能出现较差的心理结果和对产前检查频率的不满,如对胎儿健康的担忧,以及在妊娠期间和产后对婴儿的负面态度增加(Sikorski et al,1996;Hildingsson et al,2005)。然而,至关重要的是,产前检查的次数应量体裁衣式地适应妇女个性化的保健需要,而不是以仪式形式参加产前预约检查。

在整个生育期间,应向所有妇女提供讨论问题和提出问题的机会(NICE,2008)。为了使妇女能够在知情的情况下对其服务做出选择,助产士需要与妇女及其家庭合作,发展和维持基于有效沟通技巧、同理心和信任的关系。为了与妇女有效沟通和充分讨论问题,产前预约需要结构化的方式,确保妇女有足够的时间来做出明智的决定(NICE,2008),而且助产士需要发展所需的知识,以确保他们能够提供最新的、一致的、以证据为基础的信息和清晰的解释,使用妇女及其家庭都能够理解的术语。可能需要进行调整,以确保有额外交流需求的妇女能以她们能够理解的方式获得信息。这可能包括使用口译员、在线资源或 DVD、传单和书籍来支持讨论。

四、第一次产前检查

第一次产前检查和记录妇女的病史可能发生在妇女的家中、卫生中心或全科医师的外科手术中,或第一次到医院产前诊所检查时。如果采取联合的方法,将减少妇女可能需要进行的访问。

妇女在第一次就诊时可能会感到不安,特别是如果她们以前没有见过助产士或医务人员。良好的沟通技巧和不做评判的态度对于让女性在讨论非常私密的个人细节时感到自在是很重要的。温暖、友好的问候和愉快、舒适的环境也能帮助女性放松。尽管许多女性在第一次见面时可能会感到不安,但青少年、英语口语较差的女性及对妊娠不满的女性可能会感到特别脆弱。英语口语和理解能力有限的妇女需要口译员,在可能的情况下,应以能够使这些妇女容易获得和理解的方式向她们提供资料,如用她们自己的语言编写的资料、视听带或盲文。在许多领域,正在采取一种服务途径,如专业助产士和专业小组向青少年妇女提供服务,以确保满足妇女的个人需要。

不管妇女的背景,还是其对妊娠的反应,与她建立积极的关系是助产士在第一次产前检查中最重要的目标之一。这为在妊娠的剩余时间内建立助产士和妇女之间的信任提供了一个基础。妇女需要与助产士进行公开的交流,助产士应充分了解情况,并承诺作为个人支持她,鼓励相互尊重、信任和伙伴关系的发展。越来越多的证据表明妇女对产妇服务的看法一贯强调妇女与助产士亲密关系的重要性及这种关系在妇女满意程度方面的重要性(Kirkham,2010)。

在采访开始时,重要的是妇女要对助产士建立信心,因此,采访的目的和过程及保密等问题必须在一开始就得到解决。妇女需要了解助产士的职业责任,包括可能与团队其他成员共享和讨论的信息。同样,助产士需要确保尊重妇女要求,即对信息保密。

（一）病史采集

当在家中或社区诊所记录病史时，妇女可能会更放松。如果访谈是在医院进行的，助产士应将访谈室布置得尽可能舒适和非临床，以促进交流和发展相互信任的关系。助产士还必须为访谈提供足够的隐私和时间，并向女性说明这一点。

在妊娠初期，女性可能会感到恶心和疲劳，并希望不用去繁忙的陌生诊所就诊。任何问题通常都可以私下讨论，助产士可以提供适当的信息和建议。在最初的评估中，若其他家庭成员在场，助产士便有机会与他们见面，但也应该注意，可能有一些女性认为是私人或机密的信息，不愿在家庭成员面前讨论。助产士和妇女之间独处一段时间是必要的，这应该得到促进。

访谈应该是妇女和助产士之间双向互动的过程。它包括评估妇女的社会、心理、情绪和身体状况，并获得关于目前和既往妊娠的资料，以及医疗和家族史。然后可以与妇女一起规划服务，以满足其具体需要和愿望。

产前预约面谈不应只是记录产科史，还应该用于交流信息和促进妇女与助产士之间的关系（Methven 1982a；Methven，1982b）。也应该考虑有利于更轻松的氛围和促进沟通的因素，如采集病史的环境、房间家具的布置、肢体语言和人际交往能力。助产士花几分钟的时间介绍自己和非正式地交谈，可以使妇女在讨论个人问题之前平静并放松下来。一个有技巧的助产士可以用一种愉快的谈话方式从妇女那里获取大部分所需的信息，而不会让女性意识到她正在被严密地询问。应该使用开放式问题，而不是封闭式问题，因为这些问题鼓励自由回答，促进妇女和助产士之间的双向互动。在采访过程中，助产士应该对妇女对妊娠的态度敏感，并尽可能关注到其伴侣的态度。应注意到异常负面的态度和肢体语言，并根据需要提供咨询和支持。

1. 个人信息 准确记录妇女的全名、地址、电话号码、年龄、出生日期、种族、宗教和职业（及其伴侣）。关于妇女在伴侣/丈夫/妻子中地位的信息可用于确定该妇女是否处于稳定的关系中，或该妇女是否独自一人，可能需要助产士和其他机构的额外支持。

妇女的种族是确定的，因为某些民族更可能发生某些医疗和产科情况，需要进行适当的诊断检验。然而，询问种族是复杂的（Dyson，2005），助产士需要培养敏锐地完成这一任务的能力。妇女的宗教信仰是有记录的，因为可能会有特殊的要求和仪式，影响到母亲及其婴儿。职业是社会经济地位的标志。社会经济组Ⅳ和Ⅴ中的妇女可能经历社会和经济不平等。这些更宽泛的健康决定因素，加上贫困，最有可能对她们或她们的胎儿/婴儿的健康及临床结果产生不利影响。助产士需要与其他机构合作，为妇女及其家庭提供适当的支持，促进和改善其健康。

2. 当前妊娠 末次月经周期（LMP）第一天的日期被确定后，注意检查这是最后一个正常的月经周期。当受精卵嵌入子宫的蜕膜内层时，一些妇女会有轻微的失血，许多妇女误以为这是末次月经。妊娠被假定为280天，为了克服日历的不规则性，Naegele 设计了一条工作经验法则。从最后一次正常月经周期的第一天开始计算，9个月后加上7天，就有可能到达预产期（EDD）；或者，倒数3个月，再加7天。这种计算EDD的方法被称为Naegele法则。然而，由于2月是一个较短的月份，而余下的月份有30天或31天，因此可在末次月经的日期基础上增加280～283天。目前还不清楚妊娠的时间长短是否受到社会、种族或产科因素的影响（Rosser，2000）。需要说明的是，实际分娩日期在EDD之前或之后的2周内是非常正常的。

妇女月经史的详细资料应包括月经开始的年龄、经期的长短和月经周期的天数。排卵后不久受孕。正常周期约为28天，如果女性知道自己最后一次正常月经周期的日期，那么标准的计算相当准确，可以精确到几天之内。

在一个35天的周期中，排卵通常发生在月经后21天；而在21天的周期中，月经后7天就发生排卵。因此，当女性有规律的长或短周期时，可能需要调整计算方法。如果周期较长（如33天），则在计算EDD时要加上超过28天的天数（表32.2）。对于有规律的短周期，如23天，则从EDD中减去少于28天的天数。

表 32.2　预产期（EDD）的计算

月经周期为 28 天	月经周期为 33 天	周期为 23 天
末次月经： 2016 年 8 月 12 日	末次月经： 2016 年 8 月 12 日	末次月经： 2016 年 8 月 12 日
月份加 9，日期加 7	月份加 9，日期加 7 再加 5	月份加 9，日期加 7 减 5
预产期： 2017 年 5 月 19 日	预产期： 2017 年 5 月 24 日	预产期： 2017 年 5 月 14 日

如果妇女不知道最后一次月经的日期、月经周期不规则或服用口服避产药后或前次生育后未恢复正常周期，则难以计算。如果女性很清楚妊娠的时间，EDD 可以通过在这个日期上增加 38 周，或者从 9 个月减去 7 天来计算。

应要求妇女注意最先感觉到胎动的日期。在 18 ~ 20 周的时候，初产妇通常能意识到胎动，而经产妇则在 16 ~ 18 周时能更早地意识到胎动。在英国广泛使用超声检查，妊娠年龄通常是在超声检查中确定的，这可以用来确认预产期（参见第 33 章）。为妊娠 10 ~ 13 周的女性提供的超声波测定通常测量冠臀长（CRL），对于妊娠超过 14 周者，胎儿的胎龄是通过测量头围或双顶径（BPD）来确定的（NICE，2008）。

虽然使用超声估计孕龄非常有用，但是如果用 Naegele 法则计算的与超声检查后估计的日期有差异，一些女性可能会觉得很痛苦，尤其是那些对受孕时间和末次月经第一天的日期确定或周期规律的人。在大多数情况下，在没有孕妇同意的情况下更改预产期是不适当的，特别是与先前估计日期相差不到 10 ~ 14 天的情况下。

其他妊娠症状，如乳房改变、恶心呕吐和尿频也应引起关注。恶心和呕吐的范围可从偶尔的轻微恶心到伴有酮症的频繁、严重呕吐，但必须立即就医（参见第 52 章）。记录自末次月经以来的每次阴道出血史，如果发生进一步出血，请立即就医（参见第 53 章）。

在妊娠的前 3 个月，女性很可能会感到疲劳，可能会恶心，而且通常面色不佳。一个有爱心、平易近人的助产士提供支持，鼓励妇女表达任何担忧，提出问题，并提供明确的信息，可以在这个时候对妇女有很大的帮助。

3. 前次妊娠　有必要询问所有的妊娠史，包括流产或终止妊娠史。如果女性流产，她会被问

及流产发生在妊娠的哪个阶段，她是否知道任何可能的原因，她是否被转移到医院，如果是，她是否曾经需要手术切除受孕的残存组织或输血或两者兼而有之。

关于终止妊娠也有类似的问题，包括终止妊娠的原因和如何终止妊娠。有些妇女可能不希望这些资料记录在手持式笔记中，她们的自主权应得到尊重；但是，这些信息应该记录在医院的病历中，并与该妇女讨论原因。

所有妊娠、分娩和产褥期的详细情况至关重要：

• 妊娠过程是简单的还是复杂的？例如，孕妇是否有呕吐、高血压或出血的经历？

• 是否足月分娩？有并发症吗？

• 分娩时间有多长？

• 婴儿是在医院出生的还是在家出生的？

• 婴儿的出生是否有帮助？例如，是否有产钳、胎吸或剖宫产辅助？如果是，为什么需要干预？

• 她有一个正常、健康的孩子吗？孩子出生时健康吗？现在呢？

• 如果婴儿死亡，问她是否知道原因和发生了什么。这一重要信息需要记录，因为婴儿死亡的原因可能提示当前妊娠的风险。

• 之前任何一个婴儿的出生体重都很重要，因为这可以提示女性骨盆的容量。

• 母亲在婴儿出生后是否感到不适，是否有出血或其他并发症等问题？

• 询问她是否用母乳喂养前一个孩子，这是否是一次愉快的经历，她能母乳喂养多久。她以前的经验可能会影响其打算如何喂养她的孩子。如果她是人工喂养，应该探究原因。助产士应确保妇女充分了解母乳喂养对她本人及其孩子的健康益处，使她能够在知情的情况下选择喂养方法，并询问如何抑制泌乳。

所有妊娠都是按时间顺序处理的。如果病史显示有任何产科或儿科并发症，且以前的记录无法获取，应向曾经提供治疗的医院查询相关信息。

这是采访中很有用的一部分，因为这可能是妇女第一次有机会回顾和反思她以前的分娩经历，这为澄清以前和将来的问题提供了一个契机。

4. 内科及外科史　这包括询问任何可能使妊

娠复杂化的疾病、手术或事故。重要的是要了解任何心脏疾病，包括风湿热、心脏瓣膜假体、高血压（伴有或不伴有蛋白尿）及任何血液学情况，如血友病、血小板减少症或血红蛋白病和血栓栓塞的发生。应该注意到需要住院治疗的严重呼吸系统问题，如哮喘或囊性纤维化，以及内分泌失调，如先前存在的糖尿病、甲状腺疾病、肾脏和肝脏疾病。神经系统疾病（如癫痫）、任何自身免疫性疾病或既往或当前的恶性肿瘤都应引起重视。胃肠道疾病，如克罗恩病或溃疡性结肠炎，也要进行记录。妇女应该有机会讨论她是否有其他状况。如果一名妇女有上述任何一种情况，那么就需要有关她曾经或正在接受的治疗的信息。许多现有的疾病可能会使妊娠复杂化，而妊娠可能会使病情加重。一些女性有复杂的健康和服务需求，所以必须准确采集病史，因为她可能需要咨询专家或需要孕期服务，也可能需要由一个多学科团队管理或一个特定的服务方式来为这名妇女及其胎儿实现最好的结果。

有精神病史，特别是产后抑郁或精神错乱史，需要尤其关注，因为这些情况可能在随后的妊娠中复发。女性会被问及以前的传染病和血源病毒传播史，如肺结核、艾滋病和乙型或丙型肝炎。虽然免疫规划已经在英国建立，但一些女性可能不对风疹免疫，尤其是那些出生在其他地方的妇女，需要建议其在妊娠期间避免接触，因为如果在妊娠期间感染风疹病毒，该病毒可以穿过胎盘，导致胎儿畸形。

应询问所有妇女关于女性生殖器切割的情况。如果一名妇女进行了女性生殖器切割，则应向该妇女解释，自2015年4月以来，必须将该信息提交给卫生和社会保健信息中心（HSCIC）的女性生殖器切割增强数据集。如果女性生殖器切割时孕妇未满18岁，则应依法向警方报告（RCOG，2015a）。

子宫或盆底的手术很重要。剖宫产或子宫肌瘤切除术后，可能会出现子宫瘢痕弱化，尤其是在伤口受到感染的情况下，而且在随后的妊娠或分娩过程中有破裂的轻微风险。育龄妇女有时需要进行广泛的盆底修补手术。如果一名妇女成功地进行了缓解压力性尿失禁的手术，则该妇女和产科医师都会关注分娩方式；有时，不建议再次进行阴道分娩，并计划进行剖宫产。

相关事故包括涉及脊柱和骨盆的事故，特别是发生骨折和造成畸形的事故。脊髓灰质炎后脊柱或骨盆的畸形或先天性髋关节脱位也会引起类似的关注，因为在所有这些情况下，骨性骨盆可能不对称，因此容量较小。如有需要，可就背痛或骨盆带痛进行咨询，并提供适当的支持和建议，以及转诊。

任何输血的细节都很重要，包括输血的原因和任何不良反应。

5.毒品和药物　询问妇女是否服用药物是很重要的，因为许多对妇女相当安全的药物可能对胎儿有致畸作用。妇女应被告知在没有医疗建议的情况下服用非处方药物的风险（NICE，2008）。

育龄妇女对药物的依赖是一个日益严重的问题，助产士必须查明该妇女是否曾服用或目前正在服用处方药物和（或）用于"社交或娱乐"用途的药物。被滥用的物质可能对妇女及其胎儿/婴儿的健康造成有害影响；然而，这取决于所使用药物的类型、剂量和途径。与不滥用药物的妇女相比，有药物依赖的妇女出现医疗和产科问题的风险更高，她们的婴儿出现新生儿并发症的风险也更高（Hepburn，1993）。

滥用药物的妇女可能有许多社会、情感、财务和性健康问题，因此必须多机构参与，以尽量减少对自己、子女和家庭的伤害。在讨论卫生需求和可向妇女提供的支持时，助产士提供帮助的方法和态度必须是关心、不加评判和建设性的；否则，女性可能会拒绝健康服务人员和其他专业服务人员提供的帮助。

6.妊娠期吸烟　妊娠期间吸烟是健康状况不佳、临床结果不佳和健康不平等的一个最重要的因素，如增加流产的风险，导致胎盘早剥、前置胎盘、早产、死胎、围生期死亡、婴儿期意外猝死、先天性异常（如唇裂和腭裂婴儿）。因此，减少孕妇吸烟是所有人优先考虑的方面。助产士是向妇女及其伴侣就吸烟对妇女、胎儿和新生儿的有害影响提出健康促进建议的理想人选。初次访谈和产前检查是讨论女性是否吸烟、吸烟的影响及是否愿意戒烟的理想时间（NICE，2008和2012）。

应该鼓励妇女在妊娠期间停止或减少吸烟。产前质量标准声明 5（NICE，2012）见专栏32.1。应该向妇女提供无偏倚和循证的信息，目的是鼓励她们戒烟，而不是造成恐惧或压力。与女性伴侣讨论并争取其在减少吸烟方面的支持也可能是有益的。应向妇女提供如何获得当地 NHS 戒烟服务和 NHS 妊娠期吸烟求助热线的详细信息。采取心理社会干预措施，如提供吸烟、被动吸烟影响的信息，戒烟的优点和策略，特别是与个别辅导相结合，对妊娠期间戒烟是有效的，并且有助于改善孕产妇和新生儿临床转归（Lumley et al，2000；Chamberlain et al，2013）。

专栏 32.1　产前服务质量标准：质量报表

NICE 产前服务质量标准规定了如何组织高质量的产前保健服务，以便在英国向使用 NHS 服务的人提供最好的服务

编号　　　质量陈述

1　支持孕妇获得产前服务，最好是妊娠 10 周 +0 天

2　孕妇在妊娠期间由一名助产士照料

3　孕妇的手持式孕产记录中至少有一组产前检查结果的完整记录

4　在预约时体重指数为 $30kg/m^2$ 或以上的孕妇可从受过适当训练的专业人员处获得关于健康饮食和体育活动的个性化建议

5　在预约时，吸烟的孕妇被转介到循证戒烟服务机构

6　如果孕妇在预约时被确认为有患妊娠期糖尿病的风险，则提供妊娠糖尿病的检测

7　风险评估：先兆子痫

8　在预约时，为静脉血栓栓塞中度风险的孕妇就其服务问题提供专家咨询意见

9　在预约时，高危静脉血栓栓塞的孕妇会被转介到专科服务机构

10　据英国国家筛查委员会的现行方案，向孕妇提供胎儿异常筛查

11　在 36 周或以后（直到分娩开始）不复杂的单胎臀位的孕妇将被提供胎头外倒转术

12　初产妇在 40 周和 41 周的产前预约时接受阴道人工剥膜检查，而经产妇在 41 周的预约期接受该项检查

（来源：NICE，2012）

NICE 发表了关于公共卫生干预的指导意见，目的是在妊娠期间和分娩后停止吸烟，这将进一步帮助助产士和其他卫生保健专业人员获得和利用良好实践的建议（NICE，2008 PH10）。

7. 妊娠期间饮酒　酒精对胎儿有害。在妊娠前和妊娠期间大量饮酒的女性及酒精依赖者更有可能生下患有各种形式的先天性畸形的婴儿，这种畸形通常被称为胎儿酒精综合征（RCOG，2006）。

助产士应利用这个机会记录饮酒史，评估酒精依赖或酒精摄入对胎儿的风险，并提出适当的意见和建议。目前还没有确凿的证据表明妊娠期饮酒的安全量，给孕妇的建议应该基于 NICE（2008）的建议。NICE 的指导建议女性在妊娠期间尽可能避免饮酒。如果她们选择喝酒，那么每周的饮酒量不应超过 1～2 英制单位 [一个单位等于半品脱啤酒或普通啤酒或一杯（25ml）酒精饮品；一小杯（125ml）葡萄酒相当于 1.5 英制单位]。然而，有证据表明，醉酒或狂饮（即一次超过 5 标准杯或 7.5 英制单位）可能对婴儿有害（NICE，2008）。研究还表明，妊娠前 3 个月饮酒更有可能对新生儿结局产生不利影响（Nykjaer et al，2014）。这表明，对女性来说，最一致和最安全的建议是戒酒。

8. 妊娠期间的饮食和补充剂　询问女性的饮食和营养摄入是很重要的。建议应针对她的个人情况，考虑其文化、信仰和社会经济背景（参见第 17 章）。给所有女性的一般建议应该包括摄入均衡的饮食，包括蛋白质（豆类、扁豆、肉和鱼）、奶制品（牛奶、奶酪、酸奶）、水果和蔬菜、碳水化合物（面包、意大利面、米饭和土豆）和纤维（全麦面粉、全麦面包和水果和蔬菜）（NICE，2008）。

孕妇应避免食用可能使胎儿感染单核细胞性

李斯特菌的食物，如未经巴氏灭菌的牛奶、未经巴氏灭菌的软奶酪和霉变的奶酪。应避免进食未煮的或未煮熟的即食食物及肉类，包括素食（可能是李斯特菌、大肠杆菌及弓形虫的来源）；生鸡蛋及含有生鸡蛋的产品，如蛋黄酱，应避免食用，以免感染沙门菌。蔬菜和沙拉类食品应在食用前清洗，食品应在冰箱和适当的架子上以适当的温度储存，以减少李斯特菌病、大肠杆菌和弓形虫病等感染的风险。妇女在准备食物前应洗手。

建议妇女服用叶酸和维生素 D 补充剂。叶酸（400mg）应在妊娠前和妊娠 12 周内服用。妊娠期应服用维生素 D（每天 10mg）。女性应该了解维生素 D 对自身及其胎儿健康的重要性并鼓励食用油性食物，如鱼、鸡蛋、坚果、肉类和富含维生素 D 的食品。摄入大量（超过 10 倍的每日推荐摄取量）的视黄醇（动物形式的维生素 A）可能与先天性异常有关。NICE（2008）建议应该避免摄入含有维生素 A 的食物，如肝脏和肝脏制品。

铁补充剂只能在医师建议的情况下服用。

9. 家族病史　女性的家族史很重要。家庭疾病，如高血压和糖尿病，有时会在例行的产前检查中发现，了解妇女的医疗背景是有用的。必须明确其任何近亲属是否患有肺结核，因为新生儿非常容易受到感染，必须加以保护。要安排儿童在离开医院之前接受卡介苗（BCG）疫苗接种，并与感染者隔离。

由于存在产生双胞胎，特别是二卵双生的家庭倾向，因此，询问家庭中是否有双胞胎非常重要，如果有，他们是单卵（同卵）还是双卵（异卵）（参见第 57 章）。

应询问妇女在家庭中是否有先天性畸形史（图 32.3），因为她及其伴侣可能需要转介接受遗传咨询（参见第 26 章）。许多诊断技术可以用于诊断妊娠期的先天性疾病，这些可以与妇女及其伴侣讨论。

助产士还要仔细观察和询问妇女对妊娠的反应，她是否对此感到高兴，是否能应付最初的轻微疾病，或表现出焦虑、紧张和不高兴。以一种熟练、轻松、不慌不忙的方式引导谈话，积极倾听，对语言和非语言交流的解释，有助

于激发出女性的感觉和关注。然后可以提供适当的支持和帮助。

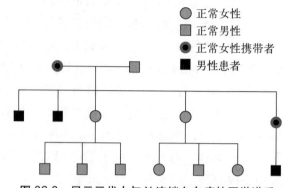

图 32.3　显示三代人与 X 连锁血友病的医学谱系

病史采集似乎是一个漫长的过程；然而，在大多数情况下，它可以在 1 小时内完成，因为大多数客户是健康的年轻女性，从来没有严重的疾病。然而，最初的面谈也是助产士告知妇女筛查和妊娠剩余时间的一个时机，这除了病史采集外可能还需要相当长的时间。这段个人经历为评估妇女的身体、心理和情感健康状况提供了依据，并在一定程度上预测了其妊娠结果。进行病史采集的一个重要原因是，助产士和妇女可以见面和发展关系，这对妇女的妊娠和分娩经历有着根本的影响。

完成后，助产士可以对妇女进行全面评估，从而影响围绕其特殊需求和愿望的讨论。助产士提供关于各种服务的清晰、准确的信息，使妇女能够做出明智的选择。只有这样，才能讨论、制订和商定符合妇女个人需要的妊娠及分娩服务计划。在探访后，应提供适当的文献作参考，如《妊娠手册》（DH/Public Health Agency，2015）。将来可能会继续预约该助产士，并安排进行产前诊断检查。

（二）家庭暴力

妊娠期间的家庭虐待是主要问题；它影响妇女和胎儿的身心健康及安全（第 23 章对此进行了讨论，但作为产前服务程序的一部分，这里给出了简要的概述）。妊娠可能引发或加剧虐待，并可能导致伤害、流产、胎盘早剥、产前出血、早产、宫内生长受限、死产和孕产妇死亡等产科并发症（Janssen et al，2003；Shah et al，2010；Jahanfar et al，2014）。

应该定期询问所有妇女关于家庭虐待的问题。尽管助产士可能很难识别家庭暴力（Mauri et al，2015），他们可能是第一个接触并可能帮助被虐待的妇女的人，并且在预约面谈中或者在随后的产前服务中可能会引发问题，可能会导致虐待的发生。当女人总是和她的伴侣在一起时，特别是当他不断地回答问题和打击她的时候，就应该产生怀疑。除了了解家庭虐待，包括虐待的症状和体征，助产士还需要熟练地询问那些难以启齿的问题（参见第 23 章）。所有妇女都应该有机会在安全的环境中揭露家庭虐待（NICE，2008）。应向遭受家庭虐待的妇女提供有关她们所能得到选择的信息和支持她们的资源。虐待的记录应在妇女同意的情况下进行，但不应在手持记录中。如果案件进入法庭，可能需要虐待的医学证据。如果妇女不希望她揭露的内容被记录下来，她的自主权应该得到尊重。

（三）产前筛查

在第一次检查时，应向妇女提供有关胎儿畸形筛查的循证信息，并帮助她们在知情的情况下选择是否进行扫描（NICE，2008）（参见第 26 章和第 33 章）。

有关更多信息，请参见产前筛查时间线 http：//cpd.screening.nhs.uk/timeline。

五、随后产前预约

当妇女和助产士在产前预约见面，助产士应以友好的方式迎接她，介绍自己，回顾约见的目的，并引出可能有关妇女自身健康或胎儿或任何其他顾虑或者疑问。

产前预约为妇女提供了讨论和询问有关其产妇保健问题的机会。它们还为助产士提供机会，向妇女提供有关妊娠、促进健康和为人父母的准备的信息。产前应讨论的问题包括婴儿喂养、母乳喂养的管理、婴儿的服务、维生素 K 预防和新生儿筛查试验，以及关于妇女在产后可能经历的变化的信息，包括"婴儿忧郁"和产后抑郁（NICE，2008）。

应商定妇女与产妇保健提供者之间所有讨论的细节，包括讨论的信息、提供的建议和制订的保健计划，然后用妇女能够理解的术语记录在手持记录中。产前预约可以在多种环境下进行，如妇女的家中、全科医师诊所、医院或儿童中心。虽然方便妇女接触的环境是必不可少的，但助产士必须仔细考虑产前预约的环境，并确保妇女有机会以保密的方式讨论她们认为敏感的问题。

（一）婴儿喂养

妇女打算采用的喂养方法是讨论涉及的一个重要领域（参见第 44 章）。应询问该妇女在以前的妊娠中是否开始母乳喂养，以及喂养婴儿多长时间。探究她以前是否有过困难，或者她是否意识到母乳喂养对自己及孩子的健康益处，这是很有用的。

如果妇女能够获得以证据为基础的信息和服务，就可以克服妇女在母乳喂养方面的困难，提高母乳喂养的速度和持续时间（参见第 44 章）。在产前，妇女应该有机会与助产士就如何喂养婴儿进行有意义的对话（United Nations Children's Fund，2012），如详细讨论如何开始和维持成功的母乳喂养。这包括分娩中的镇痛信息、为婴儿提供皮肤接触和分娩后早期哺乳机会、正确的"含接"和哺乳姿势、母乳的价值、婴儿主导喂养（不分昼夜）、住宿和常见哺乳问题的管理。助产士在讨论婴儿喂养时，需要意识到"你打算如何喂养婴儿，母乳还是奶粉喂养"，这是一个意味深长的问题，这两个选择永远不应该被当作是平等的。许多妇女不知道人工喂养的风险，需要适当和准确的信息来帮助做出明智的选择。选择人工喂养婴儿的妇女将需要信息来确保喂养安全。对于决定母乳喂养的妇女，应加强母乳喂养的价值，并积极鼓励她们如何成功。对于表示喜欢人工喂养的妇女，应探讨其选择的理由，并提供资料以支持她们做出知情的选择。

（二）妊娠期评估

1. *母亲的体重*　许多女性担心妊娠期间的体重。为了确定哪些妇女可能因体重不足或肥胖而增加并发症的风险，在第一次产前预约时计算妇女的体重指数（BMI）（专栏 32.2）。妊娠前体重不足（体重低于 18.5kg/m^2），妊娠期间未增加足够体重的妇女，可能缺乏支持胚胎/胎儿最佳生长发育的储备。这可能会对新生儿结局产生不利影响。

专栏 32.2　体重指数（BMI）的计算

$$BMI = \frac{体重（kg）}{身高（m^2）}$$

例 1　体重 57kg（9 磅）；身高 1.68m
（5 ′6 ″）：

$$BMI = \frac{57}{1.68^2} = 20.3$$

例 2　体重 64kg（10 磅）；身高 1.57m
（5 ′2 ″）：

$$BMI = \frac{64}{1.57^2} = 25.6$$

例 3　体重 76kg（12 磅）；身高 1.57m
（5 ′2 ″）：

$$BMI = \frac{76}{1.57^2} = 30.7$$

BMI 分值	分类
< 18.5	体重过低
18.5 ～ 24.9	体重正常
25.0 29.9	超重
30.0 ～ 34.9	中度肥胖
35.0 ～ 39.9	肥胖
≥ 40	重度肥胖

来源：World Health Organisation（WHO）

　　尽管孕妇肥胖日益成为孕产妇死亡和发病率增加的主要原因（Knight et al，2014），但在产前阶段不鼓励减肥。然而，与孕妇讨论健康营养和体重管理是至关重要的。将其转介绍营养师可能是合适的。传统上，妇女在每次产前检查时都要称重，但现在建议作为常规产前服务的一部分，不应重复进行产妇称重（NICE，2008），尽管一些妇女可能表示更喜欢通过称重来监测她们的体重。

　　2. 血压和尿液分析　在每次产前检查中，必须测量妇女的血压并检测其尿液中的蛋白质样本（NICE，2008）。这些测试用于筛查高血压和先兆子痫（参见第 54 章）。助产士需要确保这些筛选测试的结果是准确的，因为临床决策和后续服务将由这些结果决定。结果的准确性可能受到技术不足或者使用不准确或不适当设备的影响。

　　在产前预约时，通常在妇女坐直、背部有舒适支撑的情况下测量血压（参见第 54 章）。测量前妇女应休息 5 分钟，助产士应指示妇女在测量期间不要说话或进食，因为这可能导致不准确而记录较高的测量值（McAlister et al，2001）。手臂上的紧身衣应脱下，测量不能隔着衣服进行；上臂与心脏齐平，血压计袖带置于心脏水平。这

是因为手臂低于心脏水平面的测量值可能比手臂和袖带位于心脏水平的测量值高 11 ～ 12mmHg（Dougherty et al，2008）。相反，如果手臂高于心脏水平，测量值可能偏低（Beevers et al，2001）。选择合适尺寸的袖带对女性个人获得准确的读数非常重要；袖带应覆盖女性上臂周长的 80%（British Hyperfensive Society et al，2015）。

　　通过快速将试剂条浸入新鲜尿液样本中，可以对尿液进行蛋白质检测。试剂盒上浸渍着与尿液中异常物质发生反应并改变颜色的化学物质。重要的是要告知女性尿液样本应该是新鲜的，因为储存的尿液会迅速变质，这可能会影响最终的结果（Higgins，2008）。为了保证结果可靠，试剂条必须按照制造商的说明储存和使用。试剂条通常需要存放在干燥、黑暗的地方，所以在门诊进行产前咨询时，一定要确保在两次检测之间更换盖子。

　　在妊娠期间，女性报告阴道分泌物增多是很常见的。这种分泌物可能会污染尿液样本，并在尿液中检测到蛋白质。如果在尿液中检测到异常物质，可能需要在实验室条件下进行培养和敏感性检测。例如，如果试剂棒试验表明尿液中存在亚硝酸盐或白细胞酯酶，培养和敏感性试验将识别该微生物并指定最合适的治疗方法（Dougherty et al，2008）。

　　3. 血液检测　贫血：在妊娠期间，由于胎儿和胎盘的需要及母体红细胞质量的增加，母体对铁的需求量增加（NICE，2008）。母体血浆容量增加 50%，红细胞质量增加 20%，导致血液中血红蛋白浓度下降，类似于缺铁性贫血。除了在妊娠早期进行贫血检查外，所有妇女在妊娠 28 周时均应进行贫血检查（NICE，2008）。如果发现贫血，则应考虑治疗，因为此时治疗能在足月前有足够的时间纠正贫血。血红蛋白水平超出英国规定的正常范围（28 周时为 10.5g/100ml）的应调查（NICE，2008）。无论其 RhD 状态如何，建议所有妇女在妊娠 28 周时均进行非典型红细胞抗体筛查（NICE，2008）（详情参见第 33 章）。如果该妇女血型是 Rh 阴性，建议进行常规 D 抗体预防。

　　应在妊娠 10 周之前向所有妇女提供有关镰状细胞贫血和珠蛋白生成障碍性贫血（地中海贫血）

筛查及携带者状况的信息，并对这些情况进行筛查。家庭起源问卷和在当地人口中的流行程度将提示适当的筛查选择（NICE，2008）。

（三）腹部检查

产前进行腹部检查，以确定宫底高度，并从妊娠 36 周起确定胎方位和胎产式。要进行腹部检查，助产士需要视诊、触诊和听诊妇女的腹部。一些女性可能会发现这种检查的本质是亲密和尴尬的。应该注意隐私和女性的舒适，让其安心。为了能够解释检查的目的和程序，助产士需要具备敏感的沟通技巧。在助产士进行检查时，应确保妇女理解检查结果，并使用适当的语言和术语进行解释。

在开始腹部检查前，如果妇女最近没有排空膀胱，应要求她排空膀胱。这是为了确保检查不会给女性带来不适，也确保膀胱充盈不会影响宫底高度的测量或触诊。

然后，女性应该平躺，尽量让仰卧姿势舒服。为了舒适可能需要一个或两个枕头，她可能希望稍微弯曲她的腿。有些女性平躺时，会出现仰卧低血压综合征，这是由妊娠子宫压迫下腔静脉和腹主动脉所致。女性可能患有仰卧低血压综合征的症状包括头晕、面色苍白、心动过速、出汗、恶心和低血压。当妇女被协助左侧卧位时，血液流动不再受阻，这些不适的迹象可以缓解。为了减少这种综合征的风险，助产士应该考虑在妇女右侧下方使用楔形物或枕头来改变重心，减少对下腔静脉和腹主动脉的压迫。只需要露出女性的腹部，如果需要的话，可以用床单或毯子盖住双腿。在开始腹部检查前，助产士应洗手及擦干双手。

产前检查包括以下几个部分：

• 视诊。
• 触诊和测量对称的宫底高度。
• 胎心听诊。

1. **观察**　应观察子宫的大致大小和形状。子宫的大小应与定期超声波检查计算出的估计妊娠期相一致，如果没有，则应与已知的末次月经期相一致。在做这项评估时，要考虑到女性的身高。

如果子宫看起来比妊娠期显示的大，主要的可能性包括

　　• 超胎龄儿。

• 多胎妊娠。
• 羊水过多。
• 子宫肌瘤。
• 葡萄胎（Sasaki，2003）。

如果子宫看起来比妊娠期小，最可能的原因是

• 低胎龄儿。
• 羊水过少。
• 死胎。

妊娠子宫通常呈纵向卵圆形。有时，在妊娠后期，子宫的形状可能被描述为"不寻常"。这可能是胎儿斜卧或横卧的缘故。

在观察子宫的大小和形状时，助产士可能会注意到腹部的瘢痕、妊娠纹（也称为伸展标记），或一条从脐到耻骨的深色色素沉着线名为黑线。如未在产科记录中注明，应查明腹部瘢痕形成的原因，并记录在产科记录中。妊娠纹如果是新的，为红色；如果是以前妊娠或体重增加时形成，为银色。胎动也可以观察到。

2. **触诊**　腹部触诊时双手应温暖，要轻柔、平稳地进行。虽然助产士是用指垫来触摸胎儿的部位，但指甲短是很重要的，以避免给女性带来不适。不适当的压力可能会引起女性腹部肌肉的疼痛和紧张，刺激子宫收缩，所有这些都会使触诊更加困难。在触诊过程中，助产士应调整自己的姿势，以便能够观察到妇女的面部不适迹象。如果发现不适感，助产士应查明不适感的原因，安抚产妇并改进自身技术。

通过触诊估计宫底高度，或根据 NICE（2008）的建议，使用卷尺测量妊娠 24 周以后的宫底高度。如果助产士是通过触诊来估计宫底高度，则将手的尺侧边缘置于子宫底部的最上端，并将其与妊娠期的预期大小进行高度比较（图 32.4）。

虽然 NICE 目前建议使用卷尺测量宫底的高度，但这一方法也有一些局限性。一项以现有证据为基础的回顾显示，在使用对称宫底高度测量法检测超胎龄儿和低胎龄儿时，准确率差异很大，预测价值有限（NICE，2008）。研究还表明，如果临床医师在测量宫底高度时知道妊娠的胎龄或使用带标记的卷尺，结果是有偏倚的（Ross，2007）。

围生期妇幼健康研究所（Perinatal Institute for Maternal and Child Health，2007）建议使用

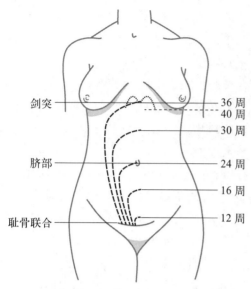

图 32.4　妊娠不同阶段的宫底高度

剑突　————36 周
　　　　————40 周
　　　　————30 周
脐部　————24 周
　　　　————16 周
耻骨联合　————12 周

一种非弹性卷尺，将厘米标记置于妇女腹部的下方，以减少观察者的误差和偏倚。将卷尺用一只手固定在宫底上方，与皮肤接触；卷尺应该沿着子宫的纵轴到耻骨联合的顶部，而不是女性腹部的中线。测量结果应记录在妇女的产前分娩记录中，并绘制在妊娠图上。根据产妇的体重、身高、性别和种族，定制的子宫底部高度图表是可用的。如果助产士怀疑胎儿小于妊娠胎龄，则应转介进

行超声生物测定（RCOG，2013）。

从妊娠 36 周开始，腹部检查应包括触诊以确定胎儿的位置。不应在妊娠 36 周前常规通过腹部触诊评估胎先露，因为其结果并不总是准确的，几乎没有预测价值，并可能导致不必要的不适（NICE，2008）。

下列术语用于描述胎儿在子宫内的位置：
- 先露。
- 指示点。
- 胎方位。
- 胎姿势。
- 衔接。
- 胎产式。

胎儿在子宫中的先露是由胎儿位于子宫下段的部分决定的（图 32.5）。妊娠 36 周后，最常见的先露是头侧。其他可能的先露是臀、面部、眉和肩。

胎产式是胎儿纵轴与子宫纵轴的关系（图 32.6）。胎产式可以是纵向的、斜向的或横向的。在妊娠后期，胎产式应该是纵向的。

指示点是胎先露的一个固定点，用来表示位置：

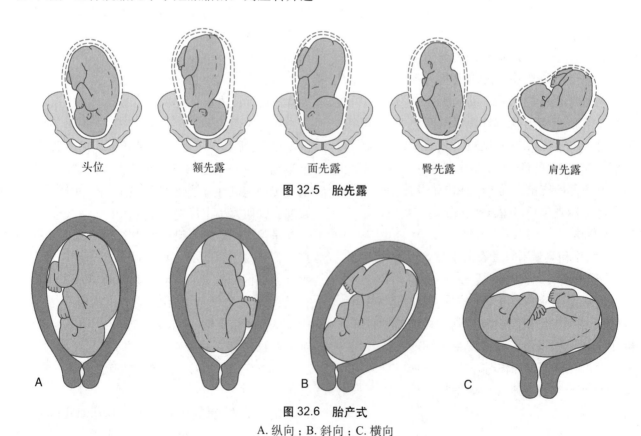

头位　　　额先露　　　面先露　　　臀先露　　　肩先露

图 32.5　胎先露

图 32.6　胎产式
A. 纵向；B. 斜向；C. 横向

- 在头先露中，指示点是枕部。
- 臀先露的指示点是骶骨。
- 在面先露中，指示点是颏部。

胎儿在子宫中的位置是指示点与母体骨盆的六个区域的关系。女性骨盆的区域是

- 左前方和右前方。
- 左侧和右侧。
- 左右后部。

在头先露中，指示点是枕部，因此胎儿的位置被描述为

- 左或右枕前位（LOA，ROA）。
- 左或右枕横位（LOL，ROL）。
- 左或右枕后位（LOP，ROP）。

枕前位比枕后位更常见，有助于胎儿俯屈。在枕前位，胎儿的背部在最上面，在碰到女性柔软的腹壁时比碰到女性脊柱时更容易弯曲，就像在后体位一样。

胎姿势是胎儿头部和四肢与身体的关系。胎儿的姿势可以描述为完全弯曲、不完全弯曲、部分伸展或完全伸展（图 32.7）。当完全弯曲时，胎儿的头部和脊柱弯曲，双臂交叉于胸前，腿弯曲，形成一个紧凑的卵形，舒适地适合子宫。

当胎儿颅骨横径穿过骨盆边缘（即 9.5cm 的双顶骨直径）时，即发生胎头衔接（图 32.8）。可触及的胎儿头部用五分法测量。评估并描述骨盆边缘以上可触及的头部比例如下（图 32.9）。

5/5：腹部触诊可触及胎儿头部 5/5 在骨盆边缘以上。也就是说，整个头部都可以触诊。

4/5：腹部触诊可触及胎儿头部 4/5 在骨盆边缘以上。1/5 在盆腔边缘以下，不能在每个腹部触诊。

3/5：腹部触诊可触及胎儿头部 3/5 在骨盆边

缘以上。2/5 在盆腔边缘以下，不能在每个腹部触诊。

2/5：腹部触诊可触及胎儿头部 2/5 在骨盆边缘以上。3/5 在骨盆边缘以下，不能在每个腹部触诊。胎儿头部最宽的横径现在已经穿过骨盆边缘，胎儿头部被描述为衔接。

1/5：腹部触诊可触及胎儿头部 1/5 在骨盆边缘以上。4/5 在骨盆边缘以下，不能在每个腹部触诊。胎儿的头部有时被描述为与骨盆"深度衔接"。

为了通过腹部检查确定胎儿在子宫内的先露、方位、姿势、衔接和产式，助产士将使用三种不同的方法：

- 盆腔触诊。
- 宫底触诊。
- 侧部触诊。

腹部触诊见图 32.10。

（1）盆腔触诊：这是腹部触诊中最重要的操作，因为在盆腔触诊中胎儿的表现是确定的。传统上，助产士可能先进行宫底触诊，然后是侧腹部触诊，再是盆腔深触诊。然而，对于一些女性来说，触诊子宫可能会导致子宫和腹部肌肉的紧缩，这可能会使胎先露很难确定，所以当子宫和腹部的肌肉放松时，应该考虑先进行盆腔触诊。除了确定胎先露外，还可以确定胎姿态和胎头的衔接程度。在进行盆腔深度触诊时，助产士站在妇女旁边，面对着妇女的足部。然后将一只手放在子宫两侧靠近盆腔边缘的地方。指尖应轻柔而平稳地下沉到骨盆，以感受胎先露。胎儿的头摸起来圆而硬。如果胎头没有衔接，可能会有浮球感。这意味着，如果检查手指轻拍胎头，头部就会从手指上浮开，然后感觉回到检查手指。如果指尖能更深入地进入骨盆，更多地偏向一侧，则

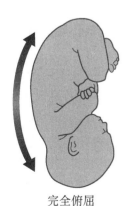
完全俯屈

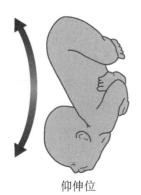
俯屈不良

仰伸位

图 32.7　胎儿的姿势

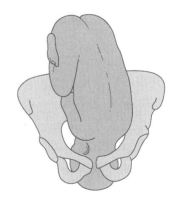

图 32.8　胎头衔接

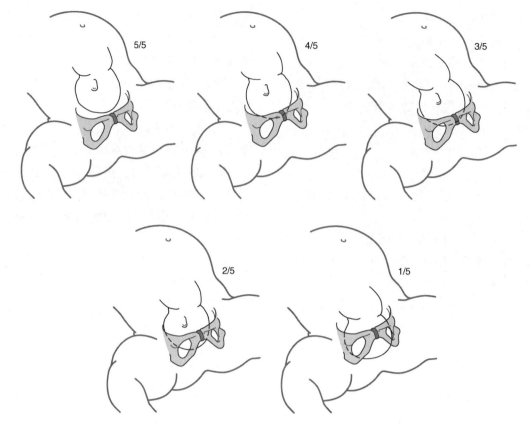

图 32.9　腹部检查确定胎头下降程度的五分法

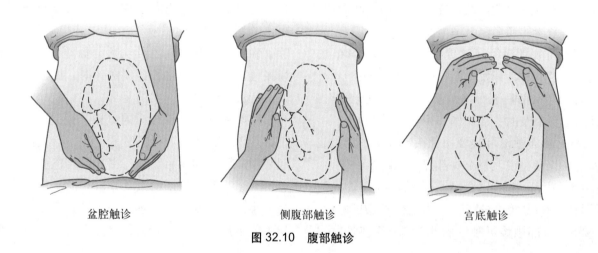

盆腔触诊　　　　　　　　侧腹部触诊　　　　　　　宫底触诊

图 32.10　腹部触诊

可能意味着头部弯曲，枕部位于手指更深入的一侧。有时候，一些助产士或产科医师也会用一种称为"Pawlick 抓握"的方法来进行骨盆触诊。张开拇指和示指，放在耻骨联合上方，拇指和指尖指向女性的面部。然后用拇指和手指抓住腹部的下半部分，确定先露部分和胎先露的衔接。一些医生发现，如果先露部分在骨盆边缘以上，这种方法是有用的；然而，盆腔触诊所需要的所有信息不太可能仅通过 Pawlick 的抓握来确定，可能需要实施盆腔深触作为 Pawlick 抓握的补充。为

了尽量减少妇女的不适，更谨慎的做法可能是先进行盆腔深触诊。

（2）宫底触诊：触诊子宫底是为了确定胎儿的哪一部分位于子宫底。助产士仍然转过身来，用双手轻轻地摸着妇女的宫底。如果胎儿先露为头侧，则臀部可在宫底感觉到。臀部感觉轮廓不规则，不如胎儿头部坚硬，胎儿下肢可能在臀附近。如果胎儿呈臀位，则在宫底可感觉到胎儿头部。胎儿的头摸起来平滑、圆润、坚硬。通常有浮球感，并有与躯干分离的沟槽，就是胎儿颈部。胎儿头

部的移动可能比臀部更自由，后者只能从一边移动到另一边。

（3）侧腹部触诊：是用来确定胎儿背部的位置。助产士转过身来面对女性的面部。一只手平放在女性腹部的一侧以保持稳定，而另一只手则轻轻地触碰母体腹部的另一侧。然后，把这个过程反过来，将用来稳定腹部的手沿腹部长轴触诊，先用来触碰腹部的手用来稳定子宫。胎儿的背部摸起来是一个连续的、平滑的、有抵抗力的物体，而胎儿的四肢则呈小的、不规则形，在触摸时可能会移动。如果胎儿背部不能触诊，但在子宫中线两侧都能感觉到胎儿四肢，那么胎儿的位置很可能是枕后位。

3. 听诊　这是在妇女去产前诊所时进行的。早期的声音可以通过超声波听到，从约 16 周开始可以通过电子监视器听到（见第 33 章）。

听诊可以用 Pinard 单耳胎儿听诊器或双耳听诊器和（或）电子胎儿心脏监护仪进行。理想情况下，助产士应该使用 Pinard，然后使用电子监测器，因为监测心搏的方法是不同的，前者更有可能识别出真正的胎儿心搏（Gibb et al，1997）。在触诊腹部后，助产士应该知道在哪里倾听胎心音，这些心音在胎儿肩胛上方的某个点上达到最大。胎儿枕前位或枕横位时，根据胎背位置，可听到从前到右或左的心音（图 32.11）。胎儿的心脏听起来就像枕头下手表的滴答声，其频率约是女性手腕处心搏的 2 倍。女性及其伴侣通常也喜欢听胎儿的心搏。

可以听到子宫杂音，它由血液流经子宫动脉引起，是一种轻柔的、吹动的声音，其频率与女性的脉搏相对应。

妊娠期腹部表现：最开始，只确定宫底的高度（图 32.4）。

• 第 12 周（有时更早）：可触及耻骨联合上方的宫底。

• 第 16 周：宫底位于脐的 1/2。在这个阶段，经产妇可能已经感觉到胎动。

• 第 20 周：宫底到达脐的下边缘，所有女性都应该被询问胎动。有可能听到胎儿心音。

• 第 24 周：宫底到达脐的上边缘，胎儿可以触诊，可以听到胎儿的心音。

• 第 28 周：子宫底部在脐到剑突距离的 1/3。胎儿现在很容易摸到，很容易移动，可以发现各种胎产式、先露或者胎方位。

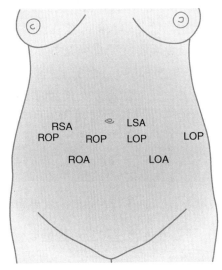

图 32.11　顶先露和臀先露时，胎心音的大致位置
（RSA，骶右前位；LSA，骶左前位；ROP，右枕后；LOP，左枕后；ROA，右枕前；LOA，左枕前

• 第 32 周：子宫底在脐到剑突距离的 2/3。胎儿为纵产式，通常是头先露。如果助产士发现臀先露，则应该建议妇女去看医师。医师可能会决定让胎儿转体，不过医师可能会先等等看胎儿是否会自然转体。

• 第 34 周：子宫几乎延伸到胸骨剑突。通常总是纵产式；通常头先露。如果臀位先露，则可能会尝试外翻胎头或留到足月。

• 第 36 周：宫底到达胸骨剑突。先露应该是头侧的。在初产妇中，头部可能已经衔接，也可能稍晚发生。如果头部已经衔接，宫底会更低，约在妊娠 34 周的水平，女性会经历"闪电"式宫缩。

• 第 37 ~ 40 周：除了胎儿变得更稳定、羊水量略有减少之外，所有的发现都是相似的。助产士必须在腹部检查时仔细观察妇女是否有仰卧低血压综合征的症状，特别是在妊娠进展和子宫重量增加的情况下。

（四）胎头衔接

通常认为初产妇的胎儿头部衔接发生在 36 周。在约 50% 的初产妇中，头部衔接发生在 38 ~ 42 周（Weekes et al，1975），80% 的初产妇，分娩发生在头部衔接后的 14 天内。在经产妇中，由于子宫和腹部肌肉松弛，只有在分娩确定后才能进行胎头衔接。如果胎头衔接，骨盆边缘一定有足够的大小，很可能盆腔和骨盆出口也足够大。

衔接通常被描述为"轻松感（lightening）"，因为当隔膜上的压力减轻时，女性会感到轻松。在一些妇女中，胎儿的头部可能在足月时没有衔接。这可能是由于膀胱或直肠充盈或枕后位（先露的部分往往是反曲的）。骨盆边缘倾斜的角度过大往往会延迟衔接，直到分娩完全确定。在西非和西印度女性中，这通常被视为一种种族特征。如果胎儿头部高，可以进行超声扫描排除胎盘前置。由于分娩本身所涉及的因素，临产前很难确定是否存在颈静脉畸形。

检查结束后，记录检查结果，并告知妇女。

（五）帮助女性管理和应对妊娠变化

大多数妇女在妊娠期间都会经历身体变化，虽然这些变化不会危及生命，但可能是焦虑和不适的根源。这些变化有时被称为"轻微的妊娠障碍"。然而，对许多妇女来说，这些变化的影响肯定不会很小；她们除了要继续承担家人、家庭和工作的责任外，还必须处理和应对"轻微失调"，因为她们可能还会经历与妊娠相关的疲劳和不适。重要的是，在讨论这些变化时，助产士要以敏感、同情和尊重的态度对待妇女，在这个时候提供循证信息和建议来支持妇女（NMC，2015）。

反思活动 32.3

问一个孕妇摸她的腹部是什么感觉。

当你在实施产前检查时，观察孕妇和助产士之间的语言和非语言交流，并考虑哪些是特别好的，哪些是可以改进的。

六、妊娠生理变化

（一）消化道

1. **牙周疾病** 许多妇女在妊娠期间经历牙周病，导致局部（牙龈）和全身的炎症及免疫反应（Boggess et al，2003；Mukherjee et al，2010）。牙周病与早产、先兆子痫、妊娠中期流产和小胎龄婴儿有关（Boggess et al，2003）；但牙周病和不良妊娠结局之间的确切联系尚不清楚。

牙龈炎是由食物残渣和钙化的牙菌斑在牙齿和牙龈之间的微小间隙积聚而成，可引起刺激和炎症。牙龈出血可能发生在摄入食物、刷牙或检查牙龈时。一些女性还报告说，牙齿的松动有所增强。应该鼓励所有女性去看牙医（在英国，孕妇和出生 1 年内的婴儿都可以免费看牙医）。牙龈出血的女性应该使用柔软的牙刷刷牙。

2. **恶心和呕吐** 恶心和呕吐是妊娠早期最常见的胃肠道症状，多达 85% 的女性恶心，50% 的女性出现呕吐（Jewell et al，2010）（参见第 52 章）。虽然病因尚不清楚，但已发现妊娠期间人绒毛膜促性腺激素水平升高。Jewell 和 Young（2010）认为恶心在流产妇女中不太常见，而在多胎妊娠和葡萄胎中更为常见。

妊娠期间的恶心和呕吐通常被称为"晨吐"，然而许多女性报告说她们在白天或晚上都有症状，而不仅仅是在早上。女性可能会担心恶心和呕吐对其妊娠的影响。助产士应向妇女解释，恶心和呕吐不会对胎儿造成有害影响，同时肯定这种情况会对妇女的日常活动造成的有害影响（NICE，2008）。

有一些用非药理学和药理学的治疗方法来缓解妊娠期恶心的建议，包括生姜、P6 针压和抗组胺剂（NICE，2008）（参见第 18 章）。休息和有规律地摄入少量碳水化合物被认为是有益的（Jewell et al，2010）。

少数妇女可能发展为妊娠早期呕吐过多、液体和电解质平衡改变的一种称为妊娠剧吐的疾病（参见第 52 章）。妊娠剧吐的妇女一般感觉很不舒服。她们可能有脱水的迹象，包括口部和黏膜干燥，试纸尿检可能显示尿液中存在酮体。通常需要住院通过静脉输液治疗来纠正液体和电解质的不平衡。

3. **胃灼热** 胃灼热是妊娠期常见的疾病，据报道，多达 72% 的女性在妊娠晚期出现胃灼热（Marrero，1992）。胃灼热被描述为胸骨或喉咙后方的一种灼烧感或不适。它可能伴有胃内酸性物质反胃进入咽喉或口腔，引起苦味。反流可能是黄体酮舒张食管下括约肌，引起胃食管反流。虽然胃灼热与妊娠不良结果无关，但区分胃灼热引起的疼痛和先兆子痫引起的上腹部疼痛是很重要的（NICE，2008）。测量孕妇的血压和尿液中的蛋白质含量可以帮助助产士排除先兆子痫。

治疗胃灼热的目的是减轻症状。采取直立的姿势，尤其是餐后，以及仰卧的睡姿可以缓解胃灼热的症状。此外，少食多餐、减少高脂肪食物和胃刺激物的摄入（如咖啡因和咖啡因衍生物）可能是有效的。在生活方式和饮食的改变并不能有效缓解症状的时候，可使用抗酸剂缓解胃灼热。

4. 便秘　便秘可能是由于妊娠期间黄体酮水平升高，导致胃运动减少，从而增加胃转运时间。便秘与膳食纤维摄入量不足有关，可能导致排便时腹部不适和疼痛。研究发现便秘也是痔疮的一个诱因（Quijano et al，2005）。

对于便秘的妇女，应提供关于增加饮食中纤维和液体量的益处的信息，作为一项预防措施。一些妇女可能不明白哪些食物纤维含量高，助产士可能需要讨论如何调整妇女的饮食，使其包括更多富含纤维的食物和液体。许多妇女喝碳酸饮料或含咖啡因的饮料，助产士应该鼓励她们多喝水或不含咖啡因的饮料，而不是增加这些液体的摄入量。

如果便秘不能通过这些简单的方法解决，妇女可以选择服用纤维补充剂（NICE，2008）。

5. 痔疮　痔疮是肛门或肛门附近肿胀的静脉。痔疮的病因尚不清楚，但诱发因素包括便秘史、低纤维、低液体饮食和与腹内压或腹泻增加相关的肠道疾病（Quijano et al，2005）。痔疮通常无症状，但在妊娠期间，由于盆底和括约肌张力及位置的改变，可能会出现症状。一些妇女报告说，痔疮使她们感到肛门周围有灼烧感或瘙痒，也有肛门间歇性出血和黏液、粪便或肠胃气液漏的报道（Quijano et al，2005）。痔疮的症状通常是短暂的，在大多数情况下是轻微的，但它们可以引起一些妇女的不适或疼痛。妊娠期痔疮的治疗旨在缓解症状，尤其是疼痛控制，任何纠正性治疗通常推迟到婴儿出生后（Quijano et al，2005）。应该向妇女提供关于在饮食中增加纤维和液体，特别是水量的信息，因为这已被证明是一种有效的治疗症状性痔疮和出血的方法（Alonso-Coello et al，2005）。可以考虑使用纤维补充剂，含有麻醉剂的局部软膏也被广泛使用，但目前没有证据表明它们在妊娠期间的有效性或安全性（NICE，2008）。

（二）循环系统

静脉曲张　静脉曲张的发生是由于静脉内的一个瓣膜变弱，导致血液回流，从而其他瓣膜施加更大的压力，导致血液淤积和停滞。然后静脉在接近皮肤表面的地方扩张和肿胀。腿部的静脉曲张是最常见的，但外阴（外阴静脉曲张）和肛门（痔疮）的静脉也可以受到影响。在妊娠期间，由于循环血容量的增加和黄体酮放松血管肌壁的作用，静脉承受着更大的压力。静脉曲张被认为影响多达40%的孕妇（Rabhi et al，2000），多胎妇女比初产妇女发生静脉曲张的风险更大（Beebe-Dimmer et al，2005）。静脉曲张和水肿的症状包括腿部沉重疼痛（女性可能会觉得不雅观）和疼痛、夜间痉挛、刺痛或麻木。静脉曲张周围的皮肤可能会感到瘙痒。有些妇女报告有烧灼感或搏动感。Carr（2006）提出，多达80%的女性在妊娠期间出现静脉曲张问题，这些症状出现在妊娠的前3个月。静脉曲张的治疗包括手术切除、药理学治疗（将液体硬化药物注射到受影响的静脉中使其收缩）或非药理学治疗，如压迫绷带、休息、抬高腿、锻炼、水中浸泡和反射疗法。在妊娠期间，治疗的重点是缓解症状，手术和药理学治疗被推迟到分娩后。缓解妊娠期静脉曲张和水肿症状最常见的治疗方法是穿压力袜、抬高双足、水浸和反射疗法；然而，没有足够的证据为临床实践提供可靠的建议（Smyth et al，2015）。对于大多数女性来说，静脉曲张在婴儿出生后的3～4个月自行消失。

（三）阴道

阴道分泌物　白带描述了许多妇女在妊娠期间阴道分泌物的数量和类型的变化；白带通常增加，而且通常是白色的，并无令人不快和刺激性。然而，如果这种变化与瘙痒、疼痛、难闻的气味或排尿时疼痛有关，则应确定潜在的原因（NICE，2008）。在与妇女讨论这些问题时，助产士必须以敏感的方式提出适当的问题，以确定可能需要进行哪些调查和治疗。

妊娠期阴道分泌物最常见的原因是细菌性阴道病、滴虫性阴道炎和念珠菌性阴道病。细菌性阴道病是一种常见的由阴道内细菌过度生长引起的疾病，其特征是阴道分泌物呈灰白色，闻起来像鱼的异味。分泌物通常不会引起阴道或外阴的疼痛或瘙痒。

滴虫性阴道炎是最常见的性传播疾病之一，其特征是阴道有黄绿色泡沫分泌物，排尿时疼痛。这种分泌物可能有难闻的或类似鱼的气味（参见第 55 章）。

念珠菌性阴道炎是由白念珠菌引起的，其特征是阴道分泌物呈白色，可能有酵母的气味。分泌物可能比女性通常的分泌物更浓，但在一些女性中，分泌物更稀。

阴道分泌物病因的检查包括阴道拭子和宫颈拭子。如测试结果呈阳性，则须转介至医师。这可能是妇女自己的家庭医师或性健康诊所。

妊娠期间念珠菌性阴道炎的推荐治疗是 1 周疗程的局部咪唑乳膏和（或）阴道子宫托（NICE，2008）。到目前为止，口服治疗妊娠期念珠菌性阴道炎的安全性尚未确定，因此不应提供给孕妇（NICE，2008）。助产士应向妇女提供有关自助措施的信息，可以减少与念珠菌性阴道炎相关的不适，包括避免香皂、泡泡浴和阴道除臭剂，这可能会进一步刺激外阴和阴道的皮肤痛，并保持肛周的区域尽可能干爽，穿宽松的衣服和棉质内衣。用布包裹的冷敷或冰块敷在外阴上可以减轻疼痛和瘙痒（关于性传染疾病的进一步资料，参见第 55 章）。

（四）妊娠期皮肤

妊娠期皮肤色素沉着是非常常见的，发生在多达 90% 的孕妇中。色素沉着会导致已经着色的区域变暗，如乳晕、乳头、外阴和肛周区域。一些女性还注意到大腿内侧和腋窝皮肤的色素沉着。这种现象在肤色较深的女性身上更为明显。色素沉着的原因尚不清楚，但被认为与血清雌激素、血清孕酮和促黑素细胞激素的增加有关。

结缔组织的变化　约 90% 的孕妇在妊娠后期会出现皮肤裂纹，通常被称为"妊娠纹"，其原因是腹胀、孕妇体重增加、遗传易感和妊娠期间发生的激素变化（Muallem et al，2006）。妊娠纹在腹部、大腿、手臂、乳房和臀部呈红紫色的线状条纹，逐渐消退为苍白、皮肤色或银色条纹；妊娠纹可能伴有瘙痒。一些预防措施，包括使用面霜和油，被认为对预防妊娠纹的发生是有益的；

但缺乏高质量的证据表明它们的有效性（Brennan et al，2012）。

（五）妊娠期的肌肉骨骼系统

1. 背痛　腰痛和骨盆痛在妊娠期很常见，20% ～ 90% 的女性在妊娠期间的某个时间报告腰痛（Sabino et al，2008；Han，2010）。据研究认为，在松弛素和黄体酮的作用下，骨盆区域韧带的松弛和产妇姿势的改变是妊娠期背部和骨盆疼痛的主要原因。

随着妊娠的推进，体位会发生改变，因为为了平衡妊娠子宫前部重量的增加，下脊柱的弯曲会变得过大。许多妇女报告说，在晚上和妊娠的最后 3 个月腰痛和骨盆痛更严重，扰乱睡眠，干扰日常活动，如走路、坐和工作。Pennick 和 Liddle（2013）证实，妊娠期特定的锻炼计划、理疗和针灸似乎可以减轻背部或骨盆疼痛，而一些女性报告称，躺下时用枕头支撑腹部可以缓解疼痛。当女性从沙发或床上站起来时，他们会先侧卧，把腿放在地上后坐起，而不是在没有胳膊支撑的情况下试图用背部力量站起来，这样可以减轻背部的压力。

2. 妊娠相关骨盆带疼痛　与妊娠有关的骨盆带痛（pregnancy-related pelvic girdle pain，PPGP）影响约 1/5 的孕妇（2007 年妇女健康特许物理治疗师协会），但 PPGP 的实际发病率尚不清楚，因为 PPGP 的症状被许多妇女及其产科服务人员认为是妊娠期间的"疼痛"而被忽视。女性会感到疼痛在骨盆关节、骨盆前面的耻骨联合和骨盆后面的骶髂关节。

对这种疼痛的确切原因并不清楚，虽然与骨盆带不稳定有关，但并没有证据支持这一共识，即它是受放松骨盆韧带的松弛素和孕激素影响的，尤其是如果它发展成骨盆带疼痛（Vleeming et al，2008）。这种疼痛被认为是由妊娠期间骨盆关节不正常的伸展引起的（Wellock，2002）。

对于非孕妇，骨盆骨在耻骨关节处的平均间隙为 4 ～ 5mm。在妊娠期间，这一差距可能扩大 2 ～ 3mm（Leadbetter et al，2004）。研究表明，许多女性在没有骨分离的情况下会经历明显的疼痛，疼痛程度与骨分离程度无关（Leadbetter et al，2004）。耻骨关节的稳定性对有效负重和活动至关重要，不稳定性可能导致耻骨联合疼痛。

PPGP 的症状可在妊娠中期或晚期、分娩或分娩期间逐渐或剧烈地出现。骨盆疼痛的强度不同，从轻微到严重不等，在髂嵴后部和臀襞之间的任何地方，特别是在骶髂关节的前后附近（Leadbetter et al，2004）。女性在走路或进行需要分开或抬起双腿的活动时（如爬楼梯、穿衣服或在床上翻身）会感到疼痛（Leadbetter et al，2004；Wellock et al，2007）。尽管一些女性报告说听到或感觉到在耻骨联合处有咔嗒声、断裂声或摩擦声，但可能会观察到骨盆带疼痛的女性以一种"摇摆"的步态行走（Leadbetter et al，2004）。中度至重度疼痛影响妇女的生活质量，严重限制了她们日常活动的所有方面，如照顾家庭和自己。妇女可能无法照顾她们的孩子，并可能经历社会孤立（Crichton et al，2008）。

在一些罕见的病例中，骨盆骨间隙扩大超过 10mm，导致耻骨联合部分或完全断裂。这种情况称为耻骨舒张联合（DSP），可能是由于自然分娩或手术分娩过程中耻骨舒张联合的创伤性分离，也可能是由于妊娠期间骨盆意外损伤（Leadbetter et al，2004）。虽然骨盆带疼痛可以通过记录女性所经历的症状来诊断，但 DSP 是通过 X 线诊断的。

在产前阶段，治疗的目的是减少加重疼痛的活动。大多数病例的治疗都很保守，因此，女性必须了解这种疾病的病因及她们可能需要改变的生活方式，这一点非常重要。这些改变可能包括减少不必要的活动，接受照顾孩子和家务方面的帮助。自助措施，如在膝盖之间放置枕头，可能会让女性侧躺在床上更舒服。

PPGP 的非手术治疗包括运动、对姿势和活动的建议、理疗和针灸；然而，这些干预措施的有效性证据有限（Pennick et al，2013）。患有严重疼痛和行动能力严重受损的妇女可能需要使用肘部拐杖或轮椅。一些女性发现转子部或骨盆使用支撑带可以缓解疼痛，但腰带不能纠正骨盆不对称，女性可能仍然需要镇痛。妇女可以从慈善组织寻求进一步的支持。"骨盆伙伴关系"旨在提高人们对这种疾病的认识（见 http：//：www.pelvicpartnership.org.uk/），提供有关骨盆带疼痛和妊娠的文献（RCOG，2015b），以帮助妇女获

得更多信息来管理她们的病情。

在分娩过程中，骨盆带疼痛的妇女可能会发现很难移动到不同的位置，助产士可能需要帮助她以不加重症状的方式移动身体。这可能包括侧位或支撑的"四足"体位，用于阴道检查和分娩。如有必要，侧位可用于胎儿采血、辅助分娩或会阴缝合。浸泡在水中可能对一些妇女有益，因为水中可以减轻体重，并有助于体位的改变，但进出产水池可能会引起疼痛，在某些情况下，还会延误治疗。在妇女下水之前，需要对她的活动能力进行单独评估。

如果妇女在分娩时选择硬膜外麻醉或脊椎麻醉，妇女和助产士需要了解盆腔束带疼痛症状被掩盖和关节过度活动的可能性，从而导致产后疼痛加重。在接受硬膜外麻醉或脊椎麻醉之前，应测量并记录髋关节外展的范围。助产士需要确保在麻醉有效期间不超出这个范围。

在产后期，骨盆带痛的妇女可能需要个人卫生和婴儿服务方面的帮助。这可能包括帮助妇女如厕和在淋浴时提供帮助，如增加扶手和椅子。可能需要帮助给婴儿洗澡和换尿布，并帮助将婴儿交给母亲，而不是让母亲起身照顾婴儿的需要。需要考虑的是女性在哺乳时所采取的姿势；对于想要哺乳的女性来说，侧卧姿势可能更舒服。在此期间，助产士应评估妇女易患深静脉血栓的风险。可以穿防栓塞的长袜，如果合适，还可以服用血栓预防药物。有中度至严重症状的妇女在产后可能需要转介至产科物理治疗师，如果症状未能解决，可能需要考虑转介至矫形外科医师。很少需要骨盆闭合术。

3. 腿部痉挛　目前还不清楚妊娠期腿部痉挛的原因。有学者认为，腿部痉挛可能是由妊娠期间循环系统的变化或钙和镁水平的变化造成的。虽然腿部痉挛不会造成任何持久的伤害，但会非常痛苦。这种疼痛是由乳酸和丙酮酸的积累引起的，会导致小腿肌肉的不自主收缩。腿部痉挛通常发生在夜间，所以女性可能会突然在疼痛中醒来；这是非常痛苦的。

在腿部痉挛时，女性可能会发现起床、走动、伸展和按摩受影响的肌肉会有帮助。有时使用钙、钠和镁的补充剂；然而，它们的有效性并不是决定性的（Zhou et al，2015）。钠补充剂可以减少

痉挛的发作，但其影响很小。钙似乎没有效果，有证据表明，在一些女性中，补充镁完全阻止了她们腿部痉挛，而对于其他女性，可降低发作频率，结果并不一致（Zhou et al, 2015）。

4. 腕管综合征　腕管综合征是由腕管水肿引起的；这会压迫正中神经，导致感觉异常、手部肿胀和疼痛，损害手部的感觉和运动功能（NICE, 2008）。减少腕管综合征症状的干预措施包括腕部夹板和镇痛。应考虑转介至物理治疗师。

七、持续评估产妇和胎儿的健康状况

在整个妊娠期间对妇女的身心健康进行评估，以确保她们的健康得到维持，并在可能的情况下得到改善。任何并发症的迹象都要及早发现，并遵循适当的转诊途径。助产士还应观察妇女的心理健康状况。在妊娠期间，女性会经历情感和心理上的变化，很多人会感到焦虑和担心。她们也很容易患上精神疾病，尤其是如果之前就患有精神疾病。助产士应在每次常规产前接触时询问妇女的情绪健康状况（质量标准 4，NICE，2016）。

在随后的每次产前检查中评估胎儿的健康状况。胎儿的生长是通过触诊子宫来评估的，以检查其是否与胎龄相符。检查胎动模式，虽然对胎动的感知是可变的，但大多数妇女都知道胎动，特别是在妊娠的后半期。胎心率应在每分钟 110 ～ 160 次有规律变化。在大多数妊娠中，这些足以确定胎儿的状态，但在涉及胎儿健康的情况下，则有必要进行详细监测。

八、结论

正如本章所阐述的，产前阶段是对孕妇及其家庭进行巨大心理和生理调整的时期。助产士可以与妇女合作，增加妇女对这些变化的了解，并

帮助她为生育和为人父母做好准备，通过提供循证信息，同时考虑到妇女的各种（有时是复杂的）背景，提供照顾和支持的个性化计划。许多妇女在妊娠期间经历的生理变化可能导致各种身体系统的紊乱和不适。助产士是向妇女提供信息和支持的理想人选，使妇女能够应付这些变化和她们在日常生活中可能遇到的挑战。应在尊重和伙伴关系的环境中提供最初及随后的产前服务，助产士应致力于使每一名妇女感到被重视，并使每一次产前检查都是积极和有益的。

要点

助产士应了解女性可用的主要妊娠检测方法及其准确性。

- 首次产前检查是评估女性生理、心理、教育和社会需求及相应服务计划的重要机会。
- 产前是女性及其家庭在生理、心理和社会适应方面的一段时间，助产士可以通过这段时间给予指导和帮助。
- 应仔细评估妇女的社会、家庭、医疗和产科病史的重要性，以确定任何潜在问题，并在产前准备分娩期间突出其个人需求。
- 由妊娠形成的生理变化可能产生令女性不舒服或担忧的影响。助产士角色的一个重要部分是评估这些变化，确保妇女了解发生这些变化的原因，并为提高妇女和正在发育的胎儿的舒适度及幸福感提出建议。
- 助产士应熟悉妊娠生理学，能够识别妊娠何时偏离正常，并能向合适的医师咨询。
- 产前期为助产士提供了一个理想的宣教机会，从饮食、运动到戒烟。

（翻译：董胜雯　尹雪梅

审校：顾　琳　张宏玉）

第*33*章

产 前 检 查

Maureen Boyle

一、引言

在过去的几年里，产前检查的领域大大拓展。目前可提供筛查测试，需要妇女做出以前难以想象的决定。尽管 NICE（2014）产前护理指导方针推荐了产前检查计划，但在英国各地，哪些检查被视为"常规"检查仍有很大差异。信息技术使用的增加意味着妇女及其伴侣经常自行获得许多专业信息，这可能会导致她们产生疑问。

助产士需要更好地了解所提供的检查手段，以确保妇女根据最新和全面的信息做出选择。助产士需要提供有效的咨询，众所周知，助产士的技能和态度会影响筛查测试的接受度（van den Berg et al，2007；McNeill et al，2014）。助产士还应该意识到，系统而熟练地进行完整的临床产前检查是最有效的筛查和诊断方法之一。

二、筛查和诊断

尽管各项筛查和诊断的意义不尽相同，经常被混淆，但助产士必须确保妇女充分理解这种差异。

筛查可以定义为确定疾病的风险或可能性，而诊断测试会给出难以确定的答案。有时，在筛选测试结果出来后会进行下一步诊疗措施。例如，妊娠期出现的低血红蛋白（Hb）可能被认为是由妊娠引起的贫血，在少数情况下，贫血可能是由罕见的情况引起的，如慢性肾脏感染，需要进一步调查才能得到诊断。然而，对每一名筛查结果为阳性的女性进行一系列不确定的检查是不符合成本效益的，因为常见病因很容易处理。

一些筛查出现的阳性结果，意味着需要进行侵入性测试来获得诊断。这需要由提供咨询的助产士向妇女明确说明，如在"高风险"结果的情况下，妇女不接受羊膜穿刺术，则她可能不想进行唐氏综合征检测的血清筛查。一些测试，如超声，可以既是筛查又是诊断（表 33.1）。例如，扫描可以诊断缺失的肢体或神经管缺陷，但也可以发现异常（如"软标记"），这将需要进一步的调查来确定诊断。

表 33.1 胎儿评估常用程序

检测		时间
颈后透明层（筛查）	染色体异常	10～14周
绒毛活检术（诊断）	染色体异常 遗传性疾病 代谢紊乱 血红蛋白病 感染	＞10周
羊膜穿刺术（诊断）	染色体异常 遗传性疾病 代谢紊乱 血红蛋白病 感染	10～14周（早期） 15～18周

403

续表

检测		时间
超声（筛查和诊断）	评估胎儿（日期／生长／生存能力／数量）	整个妊娠期
	一些异常的诊断（如结构性）、异常筛查（如软标记）	
	胎盘位置评估	
	羊水量测量	
脐带穿刺（诊断）	获取胎儿血样	妊娠中期／妊娠晚期
多普勒（筛查）	评估胎儿／胎盘／子宫的血流	妊娠中期／妊娠晚期

助产士仅对检测结果进行解释是不够的，应该讨论结果的积极和消极含义，在妇女做出明智的选择之前，需要对这些结果进行探讨。诸如"为您和您的宝宝进行筛查测试"（Public Health England，2014a）的文献可能被证明是一种宝贵的资源，但它不能代替与助产士的具体讨论。随着检测方法变得越来越多样和复杂，助产士的时间也越来越有限，确保正确的知情选择成为助产士面临的更大挑战。

三、血液检测

妊娠期间从妇女身上取血，以检测可能影响其健康和胎儿发育的状况。

（一）评估母亲健康的血液检测

1. ABO 和 Rh 血型　血液分为 A 型、B 型、AB 型或 O 型，这取决于红细胞上的特定凝集素。Rh 因子根据 Rh 因子抗原是否存在，将血型鉴定为阴性或阳性。由于妊娠期和分娩期间存在贫血、出血和休克的风险，以及可能需要输血，因此在妊娠早期识别血型非常重要。

2. 抗体　如果该妇女是 Rh 阴性，检查母体血液中是否存在抗体，特别是 Rh 抗体。如果胎儿是 Rh 阳性，当"泄漏"发生，一些胎儿 Rh 阳性细胞进入母体循环时，抗体会以胎儿出血的形式被激活。这可能会随着妊娠的进展而发生，在羊膜穿刺术、绒毛活检术（CVS）或胎头外倒转术（ECV）等过程中，会出现产前出血或分娩期

出血。Rh 阴性的妇女可能通过产生抗体对胎儿循环做出反应，这种抗体可能在当前或随后的妊娠中穿过胎盘，并导致 Rh 阳性胎儿溶血。使用抗 D 免疫球蛋白能有效防止这些抗体的产生（Qureshi，2014）。NICE（2014）最近的指导建议，应向所有未致敏的 Rh 阴性妇女提供常规产前抗 D 预防。对这种预防措施进行认真的讨论是至关重要的，因为女性必须意识到她正在接受血液制品。如果妇女知道孩子父亲也是 Rh 阴性的，预防就不是必需的，并且可以考虑伴侣测试（NICE，2014）。

ABO 不相容性及罕见抗体，如抗 C（"小 C"）和抗 K（Kell），也会对胎儿或新生儿产生影响。抗体筛查通常在预检测时被低估，在妊娠晚期会重复检测。

3. 全血细胞计数　妊娠期间，在常规间隔时间定期进行全血细胞计数，主要是为了检测血红蛋白（Hb）水平的病理性下降，这可能提示缺铁性贫血。任何妇女都不想有贫血的潜在风险，因为这会使她在分娩时面临出血的风险，这是不能接受的。然而，必须记住，其他罕见的情况可能会被"意外"发现；如白细胞计数低可能是由白血病导致的。因此，重要的一点是不要忽视任何异常结果，并且妇女要理解每项检测的意义。

（1）血红蛋白：由于妊娠期间的生理变化，Hb 水平通常会降低，最低值一般出现在 34 周左右。世界卫生组织（WHO，2011）将 11g/dl（110g/L）定为最低值，尽管其他权威机构引用的数据低于 10g/dl（100g/L）。10.5g/dl（105g/L）的结果在妊娠 28 周被认为是正常的。低 Hb 值需要进一步调查以确定原因，以便给予恰当的治疗。

可以检测血清铁蛋白水平和总铁结合能力（TIBC），分析潜在失血的原因，如慢性肾脏感染或寄生虫感染。

检测血清铁蛋白可能会预测妊娠期间会发生贫血的人，因此，可以在 Hb 水平降低之前开始治疗（Letsky，2002；Ribot et al，2014）。

（2）平均红细胞容积：缺铁的最早影响是平均红细胞容积（MCV）减少。轻度 α 和 β 地中海贫血也会降低 MCV。升高的 MCV 与叶酸缺乏（高酒精摄入会减少叶酸的吸收）或给生素 B_{12} 缺乏相关。

（3）血小板：对于非孕妇，血小板通常保持在正常范围内，但妊娠期间血小板水平可能会下降到这个范围内。血小板异常减少可能提示存在医学方面的问题，需要进一步调查。

（4）白细胞计数：妊娠期间白细胞总数增加，主要是因为中性粒细胞增多。然而，异常增多可能意味着感染，这一原因需要进一步探索。

（二）血红蛋白病

血红蛋白病是一组不同的遗传性单基因疾病，涉及异常血红蛋白形态，构成两种主要情况：地中海贫血（轻微或严重）和镰状细胞疾病：镰状细胞特征（SCT 或 HbAs）；镰状细胞血红蛋白 C 病（HbSC）；镰状细胞病 / 贫血（HbSS）。

镰状细胞病和地中海贫血都是隐性疾病；因此，只有那些从父亲 / 母亲那里继承了致病基因的人才会患上这种疾病。如果发现一名妇女携带 *HbS* 基因或地中海贫血特征（轻微地中海贫血），在评估胎儿状况之前，有必要对孩子的父亲进行测试。如果双亲都携带这种基因，产前诊断可以通过 CVS、羊膜穿刺术或者脐带穿刺术（很少用）进行。

目前，在发病率高的地区，医院实验室会自动筛选所有女性的预检血液。在发病率较低的地区，助产士应该使用家庭来源调查表（Public Health England，PHE，2014b）来确定哪些妇女需要进行检测。

（三）母体感染筛查

1. 风疹 这种常见的病毒感染是妊娠期间的一种重要情况，因为病毒的经胎盘传播会对发育中的胎儿产生致畸作用。风疹抗体的检测通过血清学检测来识别免疫（IgG 抗体）或感染（IgM 抗体）。

英国大多数妇女在 11 ～ 14 岁时接受风疹常规免疫接种，但那些不在英国长大的妇女可能没有接种过风疹疫苗。自 1988 年以来，疫苗接种现已成为麻疹、腮腺炎和风疹（MMR）疫苗的一部分，通常在 15 个月前给男女婴儿接种。以前，所有孕妇都在产前预约时接受风疹免疫测试；目前的建议是让妇女在妊娠前确保全部接种免疫，不建议进行常规产前筛查（PHE，2016）。

如果一名妇女没有免疫力，并且接触到风疹，则她可能会患上这种疾病。风疹可以导致妊娠失败，或者导致感染风疹的婴儿出生，并伴有各种身体和精神异常。妊娠 16 周之前是胎儿最容易受到感染的时期，但是病毒可在妊娠任何时期穿过胎盘。为了避免以后再次妊娠时感染风疹的危险，非免疫妇女可以在产褥期接种疫苗，最初由助产士接种，第二针通常由全科医师接种。接种疫苗后，她需要确保有效避孕至少 1 个月。

2. 肝炎 肝炎意味着肝脏出现炎性疾病。有几种不同的病毒会影响肝脏（甲型肝炎、乙型肝炎、丙型肝炎、丁型肝炎、戊型肝炎和己型肝炎），但是乙型肝炎和丙型肝炎是目前与助产士最直接相关的类型。

（1）乙型肝炎：是一种传染性血源性病毒性疾病。它可以引起一系列症状，从非常轻微到威胁生命。约 10% 的成年人感染成为慢性携带者，这可能会发展成严重致命的肝病。乙型肝炎可通过与体液接触或垂直传播感染胎儿。然而，虽然围生期传播的可能性很高，但是出生后的干预可以大大降低婴儿成为病毒携带者的风险，因此，在妊娠期间识别母亲是否存在 HBV 感染是很重要的。应对所有孕妇进行 HBV 感染筛查（NICE，2014），如果发现阳性结果，则应启动"乙肝产前筛查和新生儿免疫方案：最佳实践指南"DH（2011）中详述的程序。

由于其高传染性，所有接触过身体指南的医护人员（尤其是助产士）都应该接种乙肝疫苗。

（2）丙型肝炎：虽然丙型肝炎与乙型肝炎非常相似，但是更多的人感染了丙型肝炎病毒（HCV）会成为慢性携带者，并发展成肝损伤。目前，没有针对 HCV 的疫苗，也没有进行 HCV 的产前筛查，但是以前有研究表明，伦敦市中心的感染率为 0.8%，在这项研究中，大多数感染的妇女没有明确的危险因素（Ward et al，2000）。爱尔兰最近的研究也获得了类似的发现（Lambert et al，2013）。

3. 人类免疫缺陷病毒感染 NICE（2014）指南指出，作为常规产前筛查的一部分，应该向所有妇女推荐人类免疫缺陷病毒（HIV）检测，因为现在有确凿的措施可以减少 HIV 向胎儿的传播，并保持 / 改善妇女的健康。与所有测试一样，知情同意是必要的，助产士必须确保她在这一快速变化领域的知识储备是最新的，以便能够提供解释及回答问题。在这种情况下，经常有新的研究发布出来，因此，所有产科单位都应该有一名指定的专家，以便向他咨询更复杂的问题。

4. 弓形虫病 弓形虫病是由弓形虫前体引起的寄生虫感染，可能会导致胎儿先天性感染。它可以经家猫粪便、土壤、生肉和未经高温消毒的牛奶中传播。孕妇也被建议避免在产羔期间接触绵羊。

这项测试通过观察 IgG 和 IgM 抗体来检查女性的免疫状态，应该在弓形虫病参考实验室进行，因为诊断并不简单。NICE（2014）不推荐常规测试。

5. 李斯特菌病 李斯特菌病可引起上呼吸道疾病、败血症和颅内疾病。妊娠会导致早产、死产或脑膜炎（妇女或胎儿/婴儿）。它是由一种普通细菌引起的，通常通过污染的食物传播，建议孕妇特别要避免食用软奶酪和馅饼，并确保"速冻"的饭菜经充分加热后食用。建议孕妇在妊娠及分娩期间避免接触绵羊。这个诊断主要是通过血培养或脑脊液培养来进行的。

6. 巨细胞病毒 巨细胞病毒（CMV）是一种疱疹病毒，可以通过多种途径传播，包括性生活。CMV 可能潜伏在母体组织中，并在妊娠期间发生反应。血液中 CMV 抗体的存在表明感染，病毒特异性 IgM 抗体存在于急性感染中。CMN 感染是子宫内感染最常见的原因，胎儿可以通过羊水检测进行评估（Yinon et al，2010）。

（四）血清学

产前阶段可以进行梅毒和非梅毒的血清学检测，在英国，大多数妇女在预约时都会定期接受梅毒筛查，研究证据表明这仍然是一项适当的检测（UK NSC，2013）（参见第 55 章）。

疟疾、肺结核和传染性单核细胞增多症等疾病可能会导致假阳性结果，而那些感染品他病（一种皮肤病）和雅司病（一种内科疾病）的人可能会检测出阳性。那些滥用麻醉品的人也可以被检测为假阳性。

血糖筛查 妊娠期糖尿病被定义为碳水化合物不耐受，导致高血糖症，并伴有妊娠期间发病或首次发现。NICE（2015）建议在妊娠期间对有风险的妇女进行筛查，通常通过在 24 ～ 28 周进行 75 g 口服葡萄糖耐量试验，因为识别患有妊娠糖尿病的妇女可以改善妊娠结局，并可能有利于患 2 型糖尿病风险增加的妇女。请注意，2 型糖尿病实际上可能已经出现，但尚未确诊，助产士必须向妇女强调参加产后预约的重要性，以确认其糖尿病状况。

四、产前母体血液检查以评估胎儿

（一）唐氏综合征孕妇血清筛查（MSSDS）

在 20 世纪 80 年代后期，伦敦圣巴塞洛缪医院的工作人员开发了一种方法，通过母体血液测试来筛查当前妊娠中所有妇女唐氏综合征（染色体异常——21- 三体）的危险因素（Loncar et al，1995）。从那时起，这项检测被重新评估、传播，并增加了颈后透明层（NT）超声评估。结合女性的年龄（人们早就认识到唐氏综合征的发病率随着女性年龄的增长而增加），这些计算得出了个人风险估计。

目前，测试有多种变体，当地 NHS 信任政策将决定提供的特定测试。NICE（2014）建议在 11 ～ 13 周的 6 天内进行联合测试，如果稍后预约，则在 15 ～ 20 周进行三重或四重测试。

• 三重或四重检测：甲胎蛋白（AFP）、未结合的雌二醇、β-HCG，如果是四重检测，再加上抑制素 A，在妊娠中期进行。

• 综合测试：妊娠相关血浆蛋白 A（PAPP-A）和颈后透明层在妊娠前 3 个月，加上妊娠中期的四重测试，综合结果提供一个结果。

• 联合测试：颈后透明层 + β-HCG 和 PAPP-A，在妊娠早期完成。

• 血清综合试验：仅血清（妊娠早期 PAPP-A 和妊娠中期四联试验）。

重要的是，女性意识到结果只是一个风险评估，如果结果显示其是"筛查阳性"，她可能会接受羊膜穿刺术进行诊断。尽管胎儿可能受到影响，但可能出现"筛检阴性"。这也需要明确。

AFP 水平的提高以前被单独用作神经管缺陷（脊柱裂和无脑儿）的筛查测试，随着羊膜穿刺术检测羊水的诊断技术发展，现在大多数神经管缺陷主要通过超声检查来诊断。

并非所有妊娠都需要常规 MSSDS 筛查。筛查结果可能受到多次妊娠、子宫出血、肥胖或患有胰岛素依赖型糖尿病（译者：1 型糖尿病）的妇女的影响。助产士必须确保分娩表格中包含了其所有相关信息，如妇女的体重、种族和吸烟状况（NHS Antenatal and Newborn Screening, 2014）。

（二）无创产前检查（NIPT）

最近有可能从孕妇血浆中检测无细胞胎儿DNA，以提供关于胎儿非整倍体潜在风险的信息（Robinson et al, 2015），第 21 号、18 号、13 号染色体和性染色体是最常见的评估对象。这项技术仍在开发中，但它已经在世界一些地方被引入（Williams et al, 2015）。

五、胎儿健康评估

（一）胎儿心率

在评估胎儿心率作为胎儿健康指标时，通常的做法是评估基线率、变异度及胎心率对压力或运动的反应。

胎儿心率在产前期间变化，为 110 ～ 160 次 / 分，平均基线为

- 20 周 155 次 / 分。
- 30 周 144 次 / 分。
- 足月 140 次 / 分。

在此期间，这些基线之上和之下约 20 次 / 分的变化被认为在正常范围内，并表示胎儿氧合的变化。心动过速在早产胎儿中更常见，但也可能表明对母体药物的反应、母体发热或心动过速、急性失血、胎儿贫血、胎儿感染或状况，如预激综合征。胎儿缺氧时可能会出现心动过速，但通常没有其他指征。

心动过缓（心率低于 110 次 / 分）最可能是由缺氧、胎儿心脏阻滞或迷走神经刺激引起的。

（二）胎动

20 世纪 70 年代，Sadovsky 提出了监测胎动作为测试胎儿的健康状况（Sadovsky et al, 1983），这导致了 Cardiff "数到十射门图" 的广

泛使用。这要求妇女在 12 小时内计算 10 次胎动，如果 10 次胎动没有完成，则指示她联系助产士或全科医师。尽管有许多明显的问题（如不顺从、焦虑增加），一些学者仍然认为胎动是评估健康状况和胎儿活动减少的有效手段，是识别胎儿子宫内死亡风险的最准确手段之一（Heazell et al, 2008）；然而，NICE 不推荐常规的胎动计数，因为目前还没有明确的研究证据证明这种方法有益（Mangesi et al, 2012）。

产科服务有各种各样的方法，但是不管采用什么系统，重要的是鼓励妇女熟悉胎儿的运动模式，并让其意识到如果运动发生重大变化，应该采取什么行动。

> **反思活动 33.1**
>
> 在您信任的情况下探索有关胎动评估的政策，如果可能，将这些政策与其他医院的政策进行比较。

六、超声

在英国，超声扫描（图 33.1）是妇女产前护理的常规部分，并且是专科研究的组成部分。超声成像是一种非侵入性的筛查和诊断技术（当使用腹部换能器时），使用的是频率远高于人类听力范围的声波。虽然目前超声扫描的常用方法是腹部扫描，但是在早孕或专业评估中使用特殊探头的阴道超声检查应用得越来越普遍。

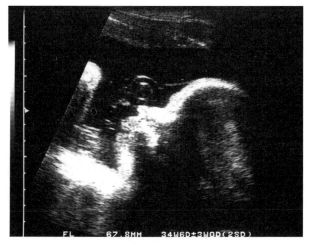

图 33.1　超声扫描

超声扫描可以出于多种目的进行，从最早的妊娠到分娩（包括分娩时）、产后都可以检测

母亲的并发症（如残留组织）或评估婴儿。然而，产前超声是最常见的，重要的是要注意，在此期间，无论出于何种原因进行的扫描可能会导致与进行扫描的目的不同的结果，如评估胎盘部位的扫描可能会导致胎儿出现异常。接受超声扫描的女性应该意识到扫描的能力，体重指数（BMI）增加会使超声扫描变得困难，而不太准确，并且超声扫描没有发现异常并不能保证不会出现问题。

技术的进步使得 3D（静止）和 4D（移动 3D）扫描得以实现；然而，目前 NHS 通常只在胎儿医学单位使用这些图像来诊断和评估必要的异常。

> **反思活动 33.2**
>
> 在妇女和超声检查人员的允许下，在妊娠期间的不同时期，进行一些超声检查，这样就可以熟悉超声检查人员发现的和女性可能提出的问题。

（一）妊娠早期超声指征

1. **提前预约扫描** 历史上，妊娠早期的扫描通常只提供给女性，以确定她们最后一次月经周期，并且可以根据扫描过程中的胎儿测量值来估算 EDD。然而，目前 NICE（2014）指南建议所有女性都应该接受 10 ～ 13^(+6) 周的超声检查，这不仅是为了确定胎龄和多胎妊娠，也是筛查异常情况的一种方法。

可以用来确定胎龄的参数是冠 - 臀长、双顶径、股骨长度和头围。测量结果将被记录下来，作为一个基线，用于在妊娠后期监测胎儿生长。妊娠早期评估孕囊，以确认子宫内妊娠，在胎儿出现之前计算胎龄，或者诊断贫血性妊娠（无胚胎组织）。

2. **妊娠诊断** 胚囊最早可在妊娠 5 周使用经腹探头识别，在妊娠 4 周使用经阴道探针识别。胎儿心脏运动可以在妊娠 6 ～ 7 周时观察到，而看不到胎心搏动是诊断胎儿死亡的可靠方法。从妊娠 8 ～ 9 周可以观察到胎儿的实际运动。产生放大声波的多普勒超声设备（即 Sonicaid/Doptone）可用于在妊娠 12 周后听到胎儿心搏，但没有听到胎儿心搏不一定是胎儿死亡的信号。

应该通过超声扫描检查胎儿的生存能力。

3. **异位妊娠** 这可以通过超声波扫描来检测，经阴道途径比腹部途径更精确。诊断并不是很容易，但是识别高危人群、临床检查和生化检测通常有助于诊断。

4. **流产 / 稽留流产 / 阴道出血** 如果一名妇女报告不再"感觉怀孕"，或者没有预期生长的迹象，超声扫描可能显示胎儿无法生长，孕囊可见，但没有胎儿心搏。常规早期扫描的一个优点是识别流产的漏检，从而有可能避免创伤性出血，并避免这些女性紧急入院。

早孕时阴道出血并不少见，原因往往不易确定。当出血时，超声在评估胎儿生存能力以确定应该采取的行动（如果有的话）方面非常有价值。

5. **葡萄胎** 超声扫描可证实临床症状后的诊断，如无痛阴道出血、增大的子宫、妊娠剧吐和妊娠 14 周后没有胎心音，使用多普勒超声进行诊断。

6. **多胎妊娠** 多胎妊娠可以通过超声波经阴道途径（妊娠 4 周）和腹部途径（妊娠 5 周）鉴别出来。最初，当发现不止一个胎囊时，才证实存在两个（或更多）存活胎儿的诊断。

许多双胎妊娠会导致单胎分娩。由于妊娠早期超声扫描次数的增加，"消失双胞胎"综合征已经被描述出来，其中双胞胎在早期扫描中被发现，但一个随后丢失了——这有时与阴道出血有关，也可能不是这样。这方面的数据不确定，双胎妊娠的比例为（20% ～ 50%）（参见第 57 章）。

7. **颈后透明层扫描** 颈后透明层（NT）检测是测量胎儿后颈的液体组织。通常在妊娠 11 ～ 14 周进行，作为染色体异常联合筛查测试的一部分。升高的结果也可能表明胎儿心脏异常。在妊娠后期，颈后透明层无法评估，如果进行这种扫描（颈部褶皱扫描），厚度增加与 NT 增加有相同的含义。

（二）妊娠中期超声指征

在英国，自 20 世纪 80 年代以来，女性在妊娠 18 ～ 20 周接受常规超声检查，通常被称为"异常""中期妊娠""20 周"或"中期妊娠"扫描。此时，大多数胎儿器官已经形成，可以发现许多异常情况。然而，需要强调的一点是，并非所有结构及其功能都可以评估；一些可能需要后期进行扫描，许多异常可能根本无法通过超声检查来评估。尽管如此，女性经常认为这种例行扫描是"一切正常"的信号，是妊娠和胎儿没有问题的保证，这可能是一个非常错误的假设认定。评估的质量取决于能否获得良好的图像，一些情况（如胎儿的位置或母亲的肥胖）可能会影响这一点。

1. 胎儿年龄的估计　如果没有进行早期扫描，则可以通过胎儿测量来确认按日期划分的胎龄的准确性。为了准确，评估胎龄的测量应该在妊娠早期或妊娠中期进行，因为超声检查无法准确预测24周后的胎龄，因为正常测量范围很广。测量结果将会被记录下来，作为妊娠后期胎儿生长需要监测的基线。

2. 胎盘位置　在每次超声检查中，都会对胎盘进行识别，但通常会在妊娠中期进行扫描。如果妊娠中期胎盘部位较低，通常会在妊娠晚期进行重复扫描，在此之前，应对妇女在出血的情况下采取的措施给出建议。只有少数胎盘在32周内不能成形，但是如果胎盘部分或全部保持在较低位置的子宫段，则是前置胎盘，必须进行适当的护理。

3. 胎儿异常的识别　尽管在任何超声扫描中都能检测到胎儿异常，但通常在妊娠中期进行这种检查。

评估胎儿解剖结构，可以诊断出许多疾病，主要是结构性疾病，可以被诊断出来（尽管有些可能需要转诊到专家中心进行诊断）。此外，超声波描记器还可以记录任何"软标记"，如额外的手指、脉络丛囊肿或距骨。这些可能是良性病变，可能会消失（如大多数脉络丛囊肿），也可能出生后很容易治疗。然而，它们也可能是更严重的潜在疾病的表现，如染色体异常。羊膜穿刺术可以排除这种情况。软标记的使用是一个有争议的话题，可能会引起许多人的极大焦虑（Loughna，2006；Roshanai et al，2015）。

4. 宫颈功能不全　在某些情况下，连续超声检测可以在约14周内用于评估宫颈管的状况并检测缩短情况。

（三）晚期妊娠超声指征

1. 胎儿生长评估　每次产前检查都要对胎儿生长进行评估。如果助产士或医师认为增长不够理想，通常会转诊进行超声评估，以确认临床结果（NICE，2014）。

为了通过超声波评估胎儿生长，必须在妊娠24周之前准确确定胎儿的年龄。胎儿生长可以通过每2～4周对各种参数进行一系列超声波测量来监测。头部和腹部周长的测量通常用于估计小于胎龄胎儿（不对称和对称）和大于胎龄胎儿的生长。在宫内生长受限（IUGR）的胎儿中，正常生长显示出低于5%或10%的偏差。在不对称的情况下，腹围增长缓慢，可能会停止，最终头围增长也会减缓。IUGR可以通过沿着百分位线绘制一系列扫描图来诊断，以前这种扫描图被定义为该人群的正常生长模式。许多机构现在使用定制的产前图表，而不是标准图表（Perinatal Institute，2016）（参见第45章）。如果发生IUGR，则可以看到增长的下降。超过90%的生长加速（大腹围）可能是因为母体糖尿病，尤其是与羊水过多和胎盘增大有关的糖尿病。

2. 胎儿体重的估计　可以通过使用超声评估期间获得的测量值来估计胎儿体重。对于早产胎儿，尤其是极早产和多胎，超声估计体重是首选方法。当考虑加快早产时，这可能会提供重要信息。

然而，从术语上来说，已经表明产褥期妇女通常可以像专业人员一样使用触诊准确地估计胎儿的体重（Diase et al，2002）。临床评估在估计足月胎儿体重方面也可以像超声检查一样准确（Banerjee et al，2008）；然而，研究这一问题的研究表明，需要有经验的专业人员来做评估。这可能是因为在实践中越来越依赖超声波的一代从业者将来可能无法复制这项研究。因为总会有超声波无法获得的情况，所以提醒所有的助产士保持其触诊和体重估计的临床技能。

> **反思活动 33.3**
> 在妊娠晚期进行产前检查或照顾分娩中的妇女时，尝试在常规腹部检查和触诊过程中，尽量估计胎儿体重，在其出生后检查以评估你的预估能力。

3. 胎位不正　在妊娠晚期，超声扫描可用于确认有关胎儿（或多胎妊娠中的每个胎儿）的表现和位置的临床证据。如果对分娩方式有疑问，则此信息可用于帮助决策。

如果采用 ECV 来扭转臀位，则超声将用于指导临床医师。

（四）附加的胎儿评估

1. 多普勒超声 除了用于监测胎儿心脏（如 Sonicaid），该技术还用于从监视器屏幕上记录的波形中测量胎儿和子宫／胎盘血管中的血流。血液流动模式将随着对不良胎盘功能的适应而改变，因此，人们认为胎儿脐带血流动的改变可能发生在早期胎儿受损时。由于羊水过少、多胎妊娠中不同的生长、IUGR（或以前妊娠中的 IUGR 史）或孕母状况（如妊娠高血压疾病），妇女可能会在中晚期妊娠进行多普勒超声检查。它也可能成为过期儿评估的一部分。

2. 羊水测定 作为妊娠中期和妊娠晚期常规临床触诊评估项目，羊水量可能会出现减少（羊水过少）或增加（羊水过多）。如果怀疑这两种情况，需要参考超声评估。羊水过少可能与各种胎儿异常或胎儿损害有关。羊水过多也可能伴有胎儿异常（如食管闭锁），或者与母体疾病（如糖尿病）和巨大儿有关。所有这些情况都需要专家评估，特别是在确定分娩的时间和方式及计划后续护理方面。羊水量也将作为患有医学疾病（如先兆子痫）的妇女的胎儿健康评估的一部分或作为后评估的一部分进行。

七、侵入性测试

（一）绒毛取样

绒毛膜绒毛取样（chorionic villus sampling，CVS）可以在妊娠期任何阶段进行，但主要用作妊娠早期测试。在连续超声显像的情况下，通常通过注射器获得绒毛，并且可以分析胎儿染色体异常。临时结果通常会在几天内出来。根据胎盘的位置，手术可以通过腹部或子宫颈进行。

染色体异常早期诊断测试的优势在于，妇女可能会选择妊娠早期终止妊娠（如果这是她的决定）。缺点包括妊娠丢失率通常超过羊膜穿刺术；但是有学者提出，妊娠丢失率正在大幅度降低（Akolekar et al，2015）。

分析流产率的困难主要由于妊娠早期自然流产率较高而变得复杂。结果失败的风险也存在，研究表明 CVS 和肢体异常之间存在联系，可能仅限于妊娠 10 周前进行的手术（RCOG，2005）。

手术后，Rh 阴性的妇女通常会被给予抗 D 免疫球蛋白，以防止可能的同种免疫。

（二）羊膜穿刺术

羊水可用于检测胎儿状况，如染色体异常、遗传疾病或一些胎儿感染。

在英国，羊膜穿刺术通常在妊娠 15 ～ 18 周进行，利用超声波来观察子宫及其内容物。一根针头穿过腹壁进入子宫，抽取约 20ml 羊水。羊水中的胎儿细胞必须被培养，其生长所需的时间（2 ～ 3 周）是等待诊断的原因，这是女性难以发现的。在有资质对羊水进行 DNA 分析的机构，检测周期可能缩短。当胎儿细胞不生长时，一些羊膜穿刺术将不会产生结果，妇女必须意识到这个小风险（约 1 ：500）和其他缺点，然后才能就是否进行羊膜穿刺术做出明智的选择。

手术后，胎儿心脏在超声波上能听到或可视，应该允许妇女听到／看到这一点。通常建议她当天休息，几天内避免剧烈运动。Rh 阴性的妇女将接受抗 D 免疫球蛋白，以防止可能的 Rh 同种免疫。

羊膜穿刺术后妊娠丢失的风险为 0.5% ～ 1%，但这可能因操作者和中心而异。任何侵入性手术后也有感染的风险。

有一些羊水检测，如诊断神经管缺陷（现在通过超声波进行）或评估胎儿单核细胞成熟的卵磷脂：鞘磷脂比率，已经不再是进行侵入性操作的理由。

（三）脐静脉穿刺术

这是一项在超声波成像下进行的侵入性调查，通常在妊娠中期或晚期从脐带或肝内静脉获取胎儿血液样本。抽样地点的选择考虑了可及性、视觉化质量、胎龄和安全性。这项调查是从早期的一些干预措施发展而来的，包括产前诊断的胎儿镜检查。

脐静脉穿刺术有妊娠丢失的风险，也有母体感染和出血的风险。

八、结论

即使胎儿有轻微缺陷或异常的暗示，也会引起父母极度焦虑，尤其是即使所有进一步的测试都没有异常，专业人员也无法保证胎儿"完美"。

有一些证据表明，在确定潜在问题时产生的焦虑甚至在可靠的诊断后也不会消失（Lawrence，1999；Yarcheski et al，2011），妊娠期间的母亲焦虑可能会影响胎儿的生理发育（Teixeira et al，1999；Ding et al，2014）。

然而，产前筛查这个概念在大多数妇女中很受欢迎，并且能够识别许多异常情况，为妇女提供选择终止妊娠的机会。得益于本章所述的检测方法，有许多健康的孩子得到生存，他们的母亲今天还健在。

助产士的职责是确保妇女获得准确、基于证据的最新语言信息，以便做出明智的决定。在可能的情况下，助产士应提供书面信息来支持任何讨论，并应了解其他可能有用的信息或支持来源，如通过互联网和自愿团体。无论妇女及其家人出于何种原因选择接受何种检测，助产士都应该在整个护理过程中继续提供支持和尊重。

要点
• 在产前阶段向妇女提供的调查在数量和复杂性上都在增加。
• 助产士需要及时了解产前调查领域的变化，并能够获得当代信息。
• 产前检查及其潜在后果需要妇女在进行前充分了解，所有的口头信息应有书面信息支持讨论。
• 妇女和胎儿 / 婴儿的健康状况，以及妊娠的成功结果，可取决于产前筛查。

（翻译：董胜雯　尹雪梅

审校：顾　琳　张宏玉）

第 *34* 章

分娩选择和产妇保健：分娩场所及其选择

Sheena Byrom OBE，Anna Byrom

学习目标

通过阅读本章，你将能够：

- 理解"选择"概念的复杂性及产妇和助产士如何看待这个问题。
- 评估在家庭、助产士主导的产房和产科医师主导的产房三种不同场所分娩的选择意义。
- 认识到向妇女传达选择信息的重要性，并理解选择与人权之间的联系。
- 为女性及其家人提供有助于"选择"的清晰、无偏见的循证信息。

一、引言

选择是一个复杂的概念，一直被作为产妇保健的有效基础来推广。助产哲学伦理提倡的选择是从替代方案中主动去选择的力量或机会，标志着医学上知情同意观念的转变，后者有着更多被动、谨慎遵从的含义（Spoel，2004）。在助产实践中，选择这一议题要求助产士帮助妇女及其家人在整个生育和育儿期间做出充分明智的决定。然而，在一系列主观的情境因素影响下，做出明智决策的过程具有挑战性。实现有效、明智的决策需要的不仅仅是提供可用于选择的完整信息，何时、何地、由谁及如何提供信息也要给予考虑。本章将讨论选择和决策的概念，包括审查整个产科服务的选择议程，特别时关注与分娩场所相关的选择。

二、"选择"含义和产科保健

随着《改变分娩》（DH，1993）的出版，产妇的选择成为 1993 年英国政策制定者关注的焦点。这一具有里程碑意义的报道主张选择、连续和控制，并成为产科保健服务的新含义。在此之前，准妈妈们的声音是微弱的，甚至遭到了压制，而英国国家分娩信托基金（NCT）和产科服务改进协会（AIMS）等权威团体及最近的如分娩权利（Birthrights）和分娩选择（Birth-Choice）（参见第 2 章）等组织成为变革的重要催化剂。

在英格兰，《产妇问题：选择准入和持续关怀》（DH，2007）仍然是政府的重点政策文件，它明确规定了四项国家选择保证（表 34.1）。这些保障旨在确保妇女及其家人有机会在整个孕产期做出明智的选择（图 34.1）。尽管已有一系列政策保证孕产妇和家庭去选择如何获得产科保健、产前保健的类型、分娩场所及产后保健，但对所有人来说仍然不能涵盖整个产科服务。

（一）选择受限

研究和审计结果不断表明女性没有意识到在整个生育、分娩及其后时期可以做出选择 [Garcia et al，1998；Kirkham et al，2001；Hundley et al，2001；Lavender et al，2005；Madi et al，2003；Dodwell et al，2009；Redshaw et al，2010；National Federation of Women's Institutes（NFWI），2013]。拒绝选择会对女性及其家庭造成严重的生理心理社会伤害（Cook et al，2012），因为关于生育和分娩的决定涉及社会、经济和政治问题，而不仅仅是医疗问题（Wolfson，1986）。妇女在分娩过程中各方面的选择仍然具有地区差异，受到组织文化、领导力、财政紧缩和临床指南的控制。

妇女的决策自主权往往受到缺乏服务时间和可用知识，以及个人偏见的限制（Kirkham，

表 34.1　产科问题：四项国家选择保证

国家选择保证	
选择如何获得产科保健	当首次知道自己妊娠时，如果愿意，女性及其伴侣将能够直接联系到助产士或全科医师 自我转诊到当地的产科保健中是一个能快速获得早期保健服务的选择
选择产前保健类型	根据自身的具体情况，妇女及其伴侣将能够选择由助产士提供保健服务或是由包括助产士和产科医师组成的团队提供保健服务 对于一些女性来说，团队服务将是最安全的选择
选择分娩场所	根据自身的具体情况，妇女及其伴侣将能够选择他们希望分娩的场所。在做出选择决定时，女性需要明白，分娩场所将与她们可能利用的分娩镇痛方式相关 分娩场所的选择包括 ● 在助产士服务的家庭分娩 ● 在助产士服务的地区助产机构（如分娩中心）内分娩 ● 在产科团队服务的医院内分娩
选择产后服务	回家后，女性及其伴侣可以选择如何及在何处获得产后服务 这将在家中或社区环境中提供，如安全的早幼儿童中心

资料来源：DH，2007：12-13.

2004）。产科保健工作者的经验和个人信仰可以影响与女性分享信息的内容和方式（Levy，2004）。尽管女性感到妊娠期间被传递的信息淹没（Nolan，2009），还有一些女性依旧会受到电视、互联网、社交媒体和智能手机应用程序（Byrom et al，2014）的信息影响。女性在妊娠和分娩期间做出的选择最常受到文化规范、朋友、家人和媒体的影响 [American Sociological Association（ASA），2015]。

在英国，医院分娩是常态，在社会化进程、生育和分娩的文化意象及对安全和风险的关注中得到加强，而选择就是在这种情况下进行的。在这种选择背景下，Knightly（2007）评论说人们获得的信息过多，尤其是来自媒体方面的。在一个以"原声片段"迅速传播为特征的复杂媒体时代，很难获取基于"证据"的信息。关于家庭分娩或助产士主导的产房分娩的越来越多的研究证据和政府支持需要与媒体传达的信息相匹配。医院分娩是安全的这一理念最重要的支持是在流行文化中家庭分娩被描绘为充满危险的行为。因此，选择的理念需要从消费主义、信息提供、风险、诉讼和孕产妇服务资源的角度进行审视。

尽管选择受到个体的限制，但产科服务中仍然一直关注提升妇女的选择以改善当前的医疗保健服务提供水平。助产士旨在为女性提供选择机会，并鼓励女性去选择。然而，如前所述，做

出选择并不简单，特别是在分娩场所的选择方面。选择是相对的，不仅仅是在任何特定地点或任何特定时间提供的选择；选择受到女性、助产士和医师的价值观及信仰的影响（Edwards，2005）。提供一项选择必须提供与之相匹配的能力。这适用于选择可行硬膜外麻醉的医院分娩、水中分娩、独立分娩中心分娩或家庭分娩。

（二）分娩场所——挑战性的选择

在英国，分娩场所从家庭到医院是政策要求的结果（DH，1970；参见第 2 章）。该决策没有证据表明会提高安全性，也没有征询公众意见，即生育妇女的意见（Beech 2011）。自 20 世纪 60 年代以来，英国的家庭分娩率下降，如图 34.2[Office for National Statistics（ONS）2016] 所示。

然而，英国的政策建议（DH，2007）和该国产妇服务的组织重新配置导致附属型助产士主导的产房（AMU）增加，而独立型助产士主导的产房（FMU）的数量保持不变（彩图 36）（Dodwell/BirthChoiceUK，2015）。

助产士主导的产房（MLU）或分娩中心旨在提供一个家庭化和宁静的分娩环境。MLU 由经验丰富的助产士管理，是将分娩视为生理事件而提供的一种社会服务模式。MLU 可附属于医院产科病房的分娩区旁，或是位于距离产科病房一定距离的独立社区环境里。

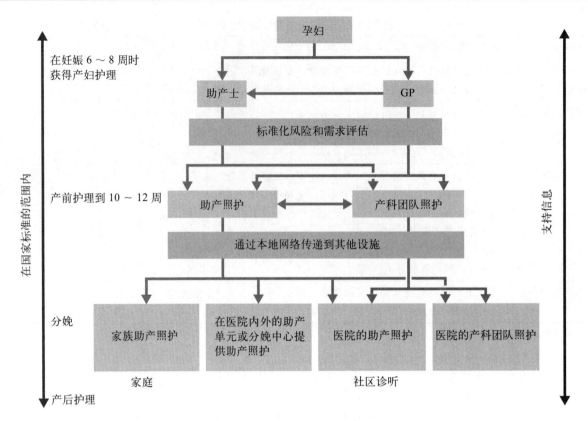

图 34.1　沿着产科路径的选择承诺

（引自 Department of Health Maternity matters：choice，access and continuity of care in a safe service. London，2007，DH.）

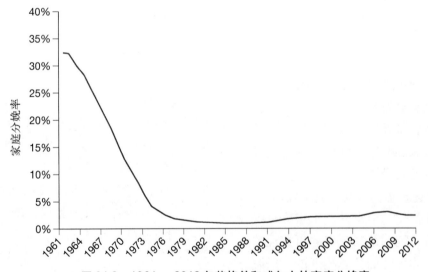

图 34.2　1961 ～ 2012 年英格兰和威尔士的家庭分娩率

[引自 Office for National Statistics（ONS）（2016）. Birth characteristics in England and Wales：2015. ONS，London.]

英格兰的分娩场所研究计划 [National Perinatal Epidemiology（NPEU），2011] 提供了关于助产士单元服务和有计划的家庭分娩的有力证据，研究将其安全和质量与产科病房的计划服务对比。这是一项大型前瞻性队列研究（Hollowell，2011）。该研究主要关注健康、无异常情况的妊娠妇女，在助产士单元（分娩中心）分娩可以实现母婴的最佳临床结果并降低医疗成本（Hollowell，2011；Schroeder et al，2011；NICE，2014）。

分娩场所研究表明，助产士单元的计划服务可降低局部镇痛、剖宫产、器械助娩和会阴切开术的发生率；减少输血和更高水平医疗服务的需求，降低产妇发病率（Hollowell，2011）。重要的是，新生儿也有积极的结果。就新生儿而言，计划内的助产士单元服务与传统的产房服务相比，健康水平和不良结局发生相似，并且母乳喂养率更高（Hollowell，2011）。

NICE（2014）重申了分娩场所的调查结果，并利用其他研究证据，为健康且不太可能出现并发症的妇女制定了关于分娩场所的重要建议。该指南通过建议要考虑的要点来帮助决策（专栏34.1）。

专栏 34.1　女性应该询问有关分娩地点的问题

您可能想问的关于分娩地点的问题：

- 我可以选择在哪些不同地方分娩？
- 这些不同的地方有哪些优点和缺点？
- 我在哪里可以找到更多信息帮助我选择分娩地点？
- 对于在那里生产我可以改变主意吗？
- 我有多大可能在分娩期间得到一位助产士的照顾？
- 不同地方有哪些不同类型的缓解疼痛措施？
- 我分娩时的同伴可以在产后和我在一起吗？
- 哪些类型的严重医疗问题会影响婴儿，它们有多常见？

资料来源：NICE，2014.

根据分娩场所研究结果（NPEU，2011）和NICE（2014）的建议，已经开发了几种基于网络和互动的工具来帮助女性做出正确决策（Coxon，2014；NICE，2014；Which，2015）。

三、妇女在哪里分娩？

在全球范围内，政治议程、全民医疗服务的可及性、私人医疗实践及助产士的可用性都是影响妇女选择分娩地点和生育方式的因素（Sandall，2015）。在低收入国家，缺乏资金、运输服务和实际有效的产妇服务，均妨碍其获得适当的产妇保健（Renfrew et al，2014 年）。

此外，妇女对分娩的文化观念，特别是与安全有关的，可能导致她们做出被产科服务工作者视为"有风险"的选择（Dahlen，2014）。

这种模式在整个欧洲都得到了复制，妇女可以选择不同的生育方式。荷兰等一些国家提供家庭和 MLU 分娩；在其他国家，家庭分娩是非法的，并限制助产士提供服务（Schiller，2016）。在东欧国家，大多数婴儿出生在医院。虽然特诺夫斯基（Ternovsky）诉匈牙利案 [European Court of Human Rights（ECHR），2011] 确立了妇女具有选择分娩环境的人权，但距离实现还有距离。例如，在保加利亚，卫生专业人员参加家庭分娩的妇女是非法的，并不存在助产士主导的产房。

生活在英国的女性的选择因地区而异，具体取决于选项的可用性和可及性。苏格兰的家庭出生率低于英格兰，甚至在该地区，这一比率波动可能是基于 MLU 的可用性。2013 年进行的一项调查（Cheyne et al，2015）显示，24% 的女性没有选择分娩的场所，只有 25% 的女性可以选择家庭分娩。在北爱尔兰，选择更加有限，只有 3 个 FMU 存在。2014 年，对超过 1000 名女性进行了调查，44.6% 的女性在分娩时没有任何选择，只有 15.5% 的女性接受了家庭分娩（McCann et al，2015）。

尽管有大量的证据和指南，英格兰的大多数女性仍然在产科病房分娩（Birth Choice UK，2014）（彩图 37），改革缓慢。

在英国，可以有更多的女性在 MLU 中接受服务（Newburn et al，2015）。2013 年，英格兰和威尔士有 698 512 例活产（ONS，2014），据估计，45% 在英国 NHS 环境下分娩的妇女并发症风险较低（Sandall et al，2014 年），基于此，约 314 330 名妇女可有资格获得 MLU 服务，但实际只有 89 000 名妇女获得不同于产科病房的产妇服务。结果，在英格兰和威尔士有成千上万（225 330）的低风险母婴在更加医疗化的环境中接受服务，从而暴露在不必要的常规干预之下。

（一）为什么会这样？

根据前面提到的信息，众所周知，产科病房以外的分娩取决于有效性，并非所有产科服务都提供 MLU 服务，有些则限制或不存在家庭分娩服务。妇女根据文化规范将医院分娩视为最安全的分娩地点，而那些第一次选择在医院分娩的妇女通常会在随后的分娩中再次选择医院分娩（Coxon，2015）。但是，即便为分娩场所提供了全方位服务，医院外分娩的接受情况也各不相同（McLachlan et al，2015），并且依赖于人员配置形式及如何说明信息。有时选择会受到临床指南和服务人员对指南解释的影响（案例研究 34.1）。服务人员如何沟通也会影响分娩场所的选择决策。

案例研究 34.1

Fatima 很焦虑，这是她第二胎，现在已妊娠 32 周。她对这个宝宝很期待，但因为还没有从第一次分娩的创伤中恢复，所以又有些紧张。她已经通过社交媒体与其他妈妈们建立了联系，Fatima 听她们提到助产士单元（分娩中心），在那里她们好像有较好的经历。Fatima 问她的助产士这次分娩是否可以在分娩中心。这位助产士解释说最近的助产士单元距离 15（mi）（译者注：1mi=1609.34m），而且因为第一次分娩是剖宫产，所以不允许其在分娩中心分娩。

Fatima 感到很失望，在网上与妈妈们谈了这些。论坛上的一些回应让她很安心，但另外一些回应让她更为困惑。看来有些前次剖宫产的妈妈在下次分娩时选择家庭分娩或助产士主导的单元分娩得到了支持。她们鼓励 Fatima 去联系医院里进行保健服务的一位助产士指导，Fatima 在保健手册上发现了电话号码并与她取得了联系。

她与这名助产士指导见了面，诉说了自己的担心后感觉好多了。Fatima 的产科医生和她进行了约谈，下一步计划顾及了她的请求，并记录在其保健册上。

反思活动 34.1

看一下案例研究 34.1，想想你如何利用 NICE 的建议来帮助 Fatima（Fatima）来决定在哪里分娩。

（二）沟通选择

助产士的工作包括与生育妇女分享信息和知识，并在需要时成为其引导者。产科工作者在阐述选择时使用的语言与内容一样重要（Furber et al，2010）。所使用的语言和内容都会受到一些因素影响，如照护者的偏见（Levy，2004）、时间不足（Kirkham，2004）、照护者不能掌握干预的全部细节、无法展开随后的对话，或者是缺乏信心。

有学者认为，尽管部分女性更喜欢放弃任何自主权并接受照顾者的指导，但健康专业人士应给予更多的教育来促进她们决策（Lokugamage et al，2015）。诸如超声波扫描、妊娠期血液检测和免疫接种等干预措施被作为一种规范来执行，而非一种选择，如果女性选择退出，她们可能会感到被疏远。当一名女性决定不接受干预或不遵循建议的服务路径时，通常会被记录为她"拒绝"了。这本身就显示了一种强制性的状态。在这些情况下，使用"不选择（decline）"这个词更适合，不会损伤母亲的选择权利，它会让人感觉到，上述的干预过程是"可提供的"，而不是已给定的，从而影响选择的重点和意义。

心理学家 Glasser（2013）的研究可能有助于重新思考助产士或产科服务工作者的思维和行为方式的习惯，这些习惯不仅可能会扼杀妇女及其家人的选择机会，也可能影响从业者本身（表 34.2）。关怀和致命习惯之间的对比是鲜明的，女性如何体验这些习惯及这些习惯又是如何影响她的体验和观点是有用的。

表 34.2　选择理论——七种关怀习惯与七种致命习惯

七个关心的习惯	七种致命的习惯
1. 支持	1. 批评
2. 鼓励	2. 责备
3. 倾听	3. 抱怨
4. 接受	4. 挑剔
5. 信任	5. 威胁
6. 尊重	6. 惩罚
7. 包容分歧	7. 通过贿赂和奖励来控制

父母如何解释所提供的证据取决于他们认为这个提议的干预或服务途径有多"危险"（Dahlen，

2014）及他们的助产士或医师对于"风险"做出什么选择（Coxon，2012）。考虑那些健康且没有合并症的妇女决定在哪里分娩。分娩场所研究（NPEU，2011）项目和 NICE（2014）得到的证据，可以帮助她们做出决定。但对一些妇女来说，即使医院外分娩的建议明显是有利的，她们也不会感到安全。另外，对于有些人来说，即使她们有明显的临床风险而被建议到产科病房分娩，实际上也是在家分娩的"风险"更小。

基于人口学研究的确凿证据或临床指导并不容易。女性在为自己和孩子寻找正确决定时，常会问"如果它发生在我身上怎么办"，或者"你会做什么呢"。而接下来的讨论将受到助产士知识基础及其个人和专业理念的极大影响。Scamell（2014）在研究分娩场所的选择时，探讨了助产士和孕妇之间的沟通，发现助产士使用的语言有剥夺权力和限制的倾向。事实上，助产士的沟通方式对于女性在分娩过程中如何明确表达选择发挥了重要作用（Hallam et al，2016）。

在 Malcrida 和 Boulton（2014）对女性分娩选择、分娩期望和经历研究中，发现女性试图获得对促进自然分娩的信息控制权，但其也受到医学知识的影响并屈服于医学干预。然后，当她们的选择没有按计划进行或因参与的产前教育计划被批评时，女性会自责（Malcrida et al，2014）。女性经常被视为不负责任，并因其所做出的选择而受到指责（Dahlen，2010）。因为不断增加的诉讼，以及产前服务和质量监督措施的不断改进，产科服务的风险也越来越高。

反思活动 34.2

想一想与生育妇女及其家人就分娩场所选择的沟通方式。你是如何开启对话的？你分享了哪些信息？你为讨论储备了哪些信息和证据？哪些因素会影响信息共享和（或）对话？

（三）管理风险还是促进安全？

产妇保健方面的选择是风险的同义词。在产科保健的每一次接触中，都希望女性通过风险和利益的信息来指导她们的生育之旅。矛盾的是，随着新技术的发展和分娩医疗干预

的扩大，关于风险的讨论也在增多（Symon，2006）。当讨论到选择问题时，与这些准备接受产科服务的女性围绕风险和安全展开对话并不容易。她们做出的个人决定背后的复杂性不仅受到文化、历史和社会因素的制约，还包括来自医疗系统中与责任和控制相关的压力（Coxon et al，2014；Malcrida et al，2014）。

此外，如果助产士自身从一个危险的角度看待分娩，就会对医院外分娩的看法产生负面影响（Mead et al，2004）。根据某些说法，"风险"将分娩定义为一段危险的旅程（Lupton，1999；Walsh，2006）。当分娩从家庭转移到医院，生育和分娩及许多生活事件，已经越来越多地被医疗化。回顾过去，医学模式始终将分娩结果限定在"安全"范围，即母婴健康的概念中，如医源性损害和分娩体验等其他结果往往被忽略。Schiller（2015）和 Hill（2015）强调了这样一个事实，分娩一个活婴不是事情的全部，很多女性在分娩后精神受到了创伤。

媒体报道风险的方式集中在严重性或潜在危害，而不是发生的概率（Symon，2006；Coxon，2012；Rogers et al，2012）。他们寻求一些吸引读者的标题，电视节目《忙碌的产房》对增强人们对女性生育能力的信心作用不大，高度剪辑的分娩场景给人一种戏剧性和混乱感（Hill，2015）。这些因素会影响公众和妇女对分娩的态度，并可能增加普遍的恐惧感。"危机"这个词有消极的含义，但另一个积极的选择是机遇（Symon，2006）。当女性在妊娠期间被标记为"高风险"时，她们对即将面临的分娩的心理体验是担心和害怕（Williams et al，1999）。

对所有生育妇女来说，自己和婴儿的安全是最重要的。尽管人们普遍认为，认识到潜在风险并避免伤害在医疗保健中是一件好事，但 Dahlen 认为产科服务中对风险的关注导致了分娩恐惧，其研究强调了管控风险和促进安全之间的差异（Dahlen，2014）。如果产科保健以规避风险为中心，缺乏对社会和精神层面的认识，焦虑就会取代快乐，安全就可能受到威胁（Dahlen，2014）。如前所述，女性在自己的家庭环境中可能会感到更安全，尽管并发症的风险已经得到了解释。当这些安全的重要方面被

忽视时，女性会感到受到威胁，并做出可能增加风险的选择，如自由分娩（Dahlen，2014）。当助产士清楚地表达并促进选择时，她们应该体会到 Dahlen（2012a）的形容，在正常和风险之间犹如"在灰色地带跳舞"。在促进快乐分娩的体验同时，需要保持警觉和对异常情况及时响应（Dahlen，2012a）。与妇女建立伙伴关系、分担责任、建立信任，都可以为母亲和婴儿带来积极的结果（Dahlen，2014）。以基于相互关系的照护取代侧重于系统和流程的照护，并使用安全而非风险的概念，对女性、卫生保健工作者和保健机构来说更安全（Dahlen，2014）。Dahlen 和 Gutteridge（2015：100）认为，应把快乐带回到产妇保健中来，首先要认识到分娩时女性充满了能力，而不是灾难临头。

（四）人权和生育选择

Elizabeth Prochaska 律师在其关于人权和分娩的章节中建议，通过将尊严作为指导原则，产妇保健提供者可以最大限度地提供尊重和同情的服务，这种服务重视每名妇女的个性及其选择（Prochaska，2015）。当要求女性严格遵守卫生保健的临床指导方针、规程或权力结构时，这种服务就失去了个性化特点。

即使掌握了最好的信息，女性也不总能做出选择或被允许按照自己的喜好行事。传送带式服务的最终目标是在没有诉讼风险的情况下产下一名活婴，这导致了临床自卫式的实践（Symon，2000）。

产科保健工作者必须始终考虑到母亲的人权，而不是将其视作一个运载孩子的容器或船只（Prochaska，2015；Hill，2015；Schiller，2015）。

女性的分娩经验是分娩和生育的重要结果（Hill，2015；McLachlan et al，2015）。有令人信服的证据表明，助产士服务的连续性模式与较高的满意度水平（McLachlan et al，2015）和母婴结局（Sandall et al，2013）相关，包括那些社会弱势群体的妇女（Ray-jones et al，2015）。当这种方法无法实现时，一些妇女选择雇佣独立的助产士来确保连续性，而另一些妇女宁愿在无人看护的情况下生产（自由分娩），也不愿为自己想要的分娩体验而奋斗（Dahlen，2012b）。其他女性（或伴侣）选择导乐师来帮助她们度过分娩过程，其中原因有很多。导乐师是受聘的助产士伴侣，从妊娠、分娩到产后，为产妇和家庭提供情感上和服务上的支持，她们是助产士与母亲间关系的有效补充（McMahon，2015）。

（五）促进选择：助产士可以做什么？

由一名或两名助产士持续提供的产科服务，可最大限度地发挥个性化决策的潜力。所有的产科服务都应该提供循证的书面信息，来帮助生育妇女为自己和婴儿做出最佳决定，一些组织正在为这一过程提供技术支持，如开发智能手机的应用程序。尽管这些措施都有帮助，但分娩过程中各方与产妇之间的口头讨论是必不可少的。事实上，英国最高法院 2015 年蒙哥马利（Montgomery）诉拉纳克郡一案的裁决明确规定，医疗专业人员必须以一种可以理解的方式提供信息，以便获得适当的同意。

为了支持助产士和医师以方便的方式分享信息，NICE（2012a，2012b）制定了一份指南，向普通患者提供如何最好地确定风险和利益的信息。本指南指导实践者使用象形图和动画来帮助理解证据。

助产士还可以引导妇女使用其他可靠的资源，如婴儿之友（Baby Buddy）智能手机应用程序（APP）（Best Beginnings，2015）。这款免费 APP 很容易获得，也得到了英国皇家助产士学院的认可，对使用者，特别是年轻母亲很有吸引力，它可以提供关于产时和产后早期许多干预措施及程序的益处和风险的信息。NHS（2015）也通过万维网提供信息。

关于分娩场所的选择，NICE（2014）为助产士开发了详细的资源和有用的信息图表。助产士知晓可靠的信息来源是非常重要的，以引导妇女及其家庭并帮助她们决定在哪里分娩。Which?（2015）提供了一个有用的网络工具，Coxon（2014）开发了一个具有吸引力且易于使用的基于证据的"分娩场所决策"程序，可以从互联网上下载。助产士可以使用的其他资源总结在专栏 34.2 ～专栏 34.4 中，这些资源将有助于日常实践。

专栏 34.2　建议 1.5.24：成人 NHS 服务的经验

在与患者讨论风险和收益时使用以下原则：

- 尽可能个性化的风险和收益
- 使用绝对风险而不是相对风险（如"风险事件的概率由 1/1000 增加至 2/1000"，而不是"事件风险加倍"）
- 使用自然频率（如 10 ：100）而不是百分比（如 10%）
- 在数据使用方面保持一致（如使用相同的数据，比较风险时的分母一致，如 7/100 和 20/100，而不是 1/14 分和 1/5）

- 如果可以，提出风险时提供一个参考时间（月或年，如"如果 100 人接受 1 年治疗，10 人可能会出现副作用"）
- 提供正向和负向两方面的参考（如：100 名患者中有 97 人将会成功，而有 3 个人会失败）
- 注意不同的人对"罕见的、不常见的和常见的"这些术语理解不同，尽可能使用数据说明
- 使用数值和图形结合的格式说明（如比率和象形图）

资料来源：NICE，2012a ；NICE，2012b。

专栏 34.3　选择助记符

选择 产科保健人员的最佳贴士：

文化——想想你在产科服务中的文化；是支持和授权，还是恐惧和限制？如果是后者，与你的主管讨论，并把你的忧虑写下来。总是考虑每名女性的文化背景——"安全"不仅仅是管理风险

人权——产妇保健必须以同情和尊重为基础；必须促进和保护每名女性的人权、对自身及其孩子的知情权和自主决定权。控制，是保持还是暂缓一段时间，是一种人权

意见——只有在需要时才应提出，而且提出时要小心。不应该带有偏见或是危言耸听。避免使用威胁的语言；试着用关注"健康"而不是"风险"这样的语言

个体——使用人口学数据作为"指南"，而不是明确的规则。而且要这样看待女性：每位女性都有自己的背景故事和选择特定治疗路径的理由。对"风险"的看法也是个性化的，有些女性可以接受，但对另一些女性就是巨大的压力

勇气——牢记从事这份工作的初衷；做每一件事都把握好"以女性为中心"的原则。要以身作则影响他人。记住不说话是另一种形式的同谋。勇敢并不容易，照顾好自己！寻求积极的支持来帮助你

证据——获取和理解可靠的研究信息并不总是简单的，即使是最好的研究也不总是有帮助的。你知道如何评论研究论文吗？你明白阐明证据的重要性吗？临床指南是如何在服务中使用和发挥作用的？你怎么能理解？当你和女性讨论选择时，把打印出 NICE 的备忘录（专栏 34.2）放在口袋里

资料来源：Sheena Byrom，2015。

专栏 34.4　选择 练习要点

- 反思你的信仰和知识，然后考虑它们如何影响你提供促进决策的信息
- 观察专业人士与接受服务的女性间的对话。选择是如何传达的？使用什么语言？分娩妇女是怎么样参与讨论的？她们有时间问问题吗，如果有，她们会问什么问题
- 熟悉并使用 Kirstie Coxon（2014）资源、Which?（2015）工具包和 NICE 为助产士提供的分娩指南（2014）

- 使用 NICE（2012a 和 2012b）对患者的指导资料（专栏 34.2）作为备忘录协助你公正地阐明证据
- 使用选择助记符（专栏 34.3）来帮助你抓住分娩选择中的重要点
- 去了解"Understanding Uncertainty"这样的网站，以帮助你理解不同描述风险和收益的方法（http ：//understandinguncertainty.org）

四、结论

助产士有责任提高信心和技能，以便在产科保健全程中，当围绕服务选择进行对话时，保证落实"以妇女和其家庭为中心"的理念，尊重她们的权利，提供循证信息，帮助她们做出明智的选择。使用已经开发的工具 [见专栏 34.4 中 NICE（2012a 和 2012b）的建议]、专栏 34.3 中的选择助记符和 NICE（2014）中的"选择分娩场所：助产士资源"来指导选择过程。改善照护的连续性和重视助产士的照护模式对今后的产妇服务至关重要，但是还需要做出更多的努力来推动文化转变，以消除在产科服务领域、生育妇女和社会范围内广泛存在的恐惧。这只有通过与媒体接触、政治参与和与生育家庭密切合作才能实现。此外，要使产科服务满足所有育龄妇女和家庭的需要，最根本的是推广合理的分娩场所选择和助产士模式的照护。

要点

- 围绕分娩场所的"选择"的概念是复杂的；女性受到社会、历史、文化和医学等各种不同因素的影响。
- 助产士提供的有关分娩信息受到个人观点、临床指南、组织文化和主流产科意识形态的影响。
- 临床指南对女性及其照护者有指导意义，不应该带有错误的政策和条款。
- 健康且没有并发症妇女在医院分娩会增加不必要的医疗干预的风险。
- 无论是在家里还是在医院分娩，这种经历都应该是积极的、对母亲和助产士都是有益的。

（翻译：董胜雯 尹雪梅
审校：顾 琳 张宏玉）

第六部分

分　娩

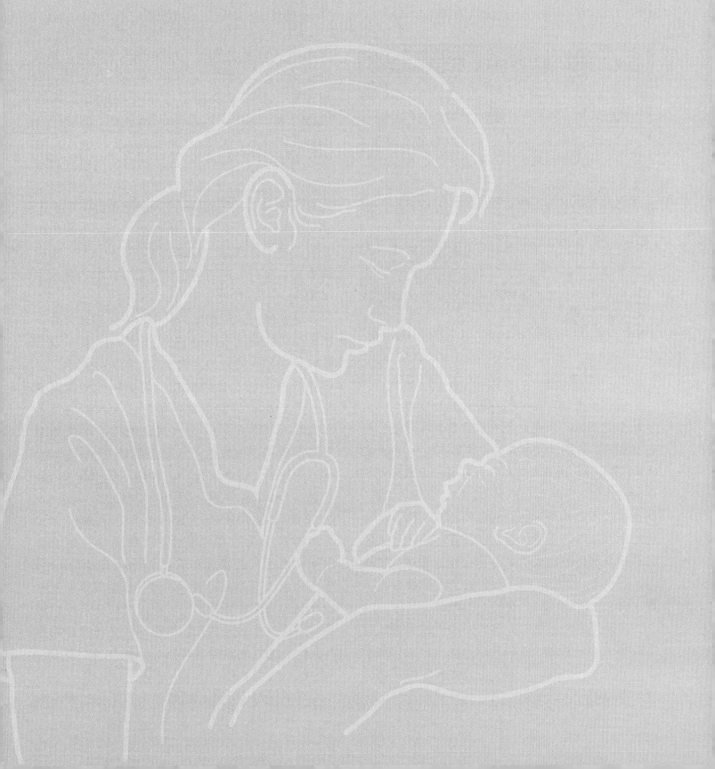

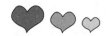

第 35 章

妊娠晚期至哺乳期开始的生理变化：从筑巢到哺乳和亲子依恋

Mary McNabb

学习目标

通过阅读本章你将能够：

• 知晓妊娠期和分娩后父母的同步脑部转变。

• 了解孕妇-胎儿-胎盘神经激素的相互作用，这些相互作用协调胎儿器官系统的成熟与母体子宫和大脑的改变，以为分娩和哺乳做准备。

• 了解调节子宫静止转换至夜间子宫肌层激活关键激素的相互作用。

• 知晓为什么产妇分娩需要一个安全的环境和值得信赖的伴侣。

• 知晓分娩后未受干扰的母婴关系和亲子依恋的重要性。

一、引言

从本质上讲，人类具有很强的社交能力。从生命早期开始，亲密社会关系的数量和质量在促进身心健康方面就发挥着关键作用（Holt-Lunstad et al，2010）。通常人类在生育期有一个或多个长期的性伴侣，并属于包括兄弟姐妹、父母、亲戚、朋友、社区团体和宠物的复杂的社交网络。从进化的角度来看，爱的关系，以及在包括几代人的各种社交网络中的成功参与和合作似乎对认知能力、同理心、情感、语言和创造力的发展做出了重大贡献（Neumann，2009；Carter，2014）。

在整个生命周期中，对长期健康和幸福具有重大意义的关系是性伴侣关系，以及母亲和孩子之间的关系。已有广泛的关于夫妻间爱的互动对身心健康的持久影响的研究，大量证据表明，新生儿出生后完全依赖与母亲的亲密依恋，以维持在子宫生命期间已有的对基本生理功能、脑和神经内分泌相互稳态的调节（Hofer，2006；Light et al，2005；Van Leeuwen et al，2009；Van Puyvelde et al，2015；Zheng et al，2014）。在这个发育的关键时期，母亲照顾的质量和持续时间通过改变出生后基因表达的模式来塑造成人社会行为（Champagne，2008；Feldman et al，2010）。在女性婴儿中，与母亲互动的质量可以调节其成年后维持中枢雌激素受体的水平，决定调节其自身母性能力的脑缩宫素受体的表达水平（Champagne，2008）。

为了保持这种高度的社会性，人们通常在大家庭成员的帮助下为他们的婴儿和幼儿提供双亲照顾和保护。最近的实验研究已经开始揭示，夫妇在妊娠期间和分娩后经历同步的神经激素变化，并且由于他们彼此接触，以及他们的婴儿和儿童照护经验，母亲和父亲的神经网络和中枢激素受体浓度发生了大范围的转变（Abraham et al，2014；Conde et al，2014；Gettler et al，2011；Gordon et al，2010a，2010b；Leune et al，2010）。目前的研究结果揭示了大脑转化和神经激素变化的高度重叠，这些变化介导了母系和父系行为的出现和发展（Perea-Rodriguez et al，2015）。关于父母照顾对后代长期健康和发展的影响的人类和动物研究表明，早期父亲照护参与对后代成年后的认知、情感、社交和养育能力具有广泛的性别特异性影响（Bales et al，2016；Tabak et al，2015）。

本章探讨了孕产妇情绪和认知变化的神经激

素基础，这种变化在妊娠后半期变得越来越明显。本章研究了子宫肌层静止的激素和细胞内调节，以及母体-胎儿心肺系统的同步和母体褪黑素对胎儿昼夜节律的调节。本章还探讨了妊娠 24～30 周与昼夜变化日益同步的子宫收缩激素调节，以及从妊娠晚期至分娩后 24 小时的母体疼痛阈值的上升（Germain et al，1993；Gintzler et al，2001；Smith et al，2015）。妊娠后期孕妇睡眠的重要性；为分娩做准备的胎儿成熟变化，胎儿-肾上腺-胎盘系统的作用，以及从妊娠到分娩转变中胎儿肺成熟的调节（Mendelson，2009；Smith，2007）；并描述了中枢和外周缩宫素系统在分娩、母婴互动和哺乳期间的变化。

在确定了从妊娠到分娩的母体和胎盘调节因子之后，本章详细阐述了子宫激活，宫颈和胎膜的进行性转化，以及所涉及的细胞内的动态过程。环境因素和助产服务模式如何促进至关重要的分娩节律；母体缩宫素脉冲式释放；胎儿神经激素对分娩生理应激的反应；胎儿的自然分娩及胎盘剥离的过程，产后强直子宫收缩的开始和止血过程将联系在一起描述，最后总结宫内至宫外生活的生理转变，以及母体行为和母婴依恋的神经激素基础。

二、产妇的自主适应和神经内分泌适应

妊娠前期和哺乳前期的特征是交感神经与副交感神经活动的比率低，反映了胚胎形成期更多的迷走神经活化、早期胎儿胎盘发育和母婴依恋。从妊娠早期开始，下丘脑-垂体-肾上腺轴（hypothalamic–pituitary–adrenal，HPA）对各种身体和情绪压力因素的反应也越来越低（Bosch et al，2004；Brunton et al，2005；Douglas，2011；Groer et al，2002；Kammerer et al，2002；Levy et al，2004；Terenzi et al，2005）。在妊娠后期和哺乳后期，神经肽和类固醇相互作用的大脑改变有助于提高情绪敏感性，提高孕产妇形成信任关系和亲密社会纽带的能力（Kinsley et al，1999；Kim et al，2010；Kosfelf et al，2005；Leng et al，2008；Neumann，2009；Pearson et al，2009；Uvnas Moberg，2013）。在妊娠晚期，中枢缩宫素和催乳素会减弱对应激刺激的焦虑行为，而对胎儿和新生儿感知威胁的侵略性防御行

为和恐惧减少，会在妊娠晚期和分娩期增加，并在哺乳期达到峰值（Kinsley，2008；Neumann，2009）。几种神经递质和神经肽参与调节母体的这种侵略行为，包括在分娩期和之后在下丘脑的选定区域内局部释放缩宫素（Brunton et al，2008；Neumann，2009；Russell et al，2009）。

妊娠晚期 HPA 轴的反应逐渐减弱，而交感神经活化在分娩前期和分娩期逐渐增加并达到峰值（Di Pietro et al，2012）。在妊娠的最后 6 周，孕妇经历了与"筑巢"相关的显著的情绪和认知变化，以及母性反应和与之关联出现的其他迹象，并且孕妇经常有与胎儿和新生儿健康相关的高度忧虑（Brunton et al，2008；Douglas，2011；Douglas et al，2005；Grattan，2002；Kask et al，2008；Neumann，2009；Russell et al，2006）。

（一）催乳素——孕产妇的压力和焦虑

人类催乳素和人胎盘催乳素（human placental lactogen，HPL）的水平在整个妊娠期间升高。妊娠晚期催乳素水平迅速下降，但在分娩后很快再次上升。胎盘剥离后，HPL 从母体循环中消失，但哺乳会刺激正在进行的催乳素分泌，其在哺乳的前 3 个月内达到峰值（Diaz et al，1989；Grattan，2002）。在大脑中，催乳素发动了妊娠晚期与筑巢相关行为开始的关键要素，在哺乳期保护和哺育婴儿（Lucas et al，1998）：减少了母亲的恐惧和焦虑，减少了妊娠期间和哺乳期的压力反应。

（二）子宫肌层静止的调节

各种因素调节子宫静止直至妊娠结束，特别是孕激素、人绒毛膜促性腺激素（HCG）、促肾上腺皮质激素释放激素（corticotropin-releasing hormone，CRH）、松弛素、一氧化氮和褪黑素。妊娠早期开始这些激素的影响与肌细胞的改变相互作用，抑制子宫肌细胞之间缝隙连接的形成，确保细胞间低频率通讯（Garfield et al，1995；Shynlova et al，2009）。在妊娠晚期近分娩时，子宫生长的速度相对慢于胎儿生长速度，从而导致子宫肌层的被动拉伸扩张，随子宫扩张子宫肌会自发的局限性收缩（译者注：所谓的假宫缩，不规则的宫缩）（Shynlova et al，2009）。这种收缩

使子宫肌被进一步拉伸，子宫内膜缩宫素受体增加，并且褪黑素受体的表达相对于非妊娠时下降，减弱了其对子宫肌层缩宫素受体的抑制作用。同时，产妇和胎儿来源的胎盘雌激素比例也发生了变化，特别是在黑夜里（Hedriana et al，2001；McGregor et al，1997；Smith et al，2009）。这激活了雌激素受体，刺激子宫肌细胞之间缝隙连接和收缩蛋白的表达增加（译者注：最终引发子宫肌的规律性收缩）（Fetalvero et al，2008；Smith et al，2015；Terzidou et al，2005）。

（三）子宫肌层静止——胎盘类固醇

在整个妊娠和分娩期间，雌激素和孕激素的血浆浓度逐渐增加，但靶组织对激素的反应性受其核受体和非核受体亚型的表达和活化水平的变化，以及妊娠诱导的孕激素代谢物的表达的控制，这个过程通过直接结合膜结合受体并抑制信号转导途径来维持子宫静止（Condon et al，2003；Dong et al，2009；Mesiano et al，2002；Mesiano et al，2007；Sheehan et al，2005；Smith et al，2009）。维持子宫静止的类固醇和肽激素，其作用会由于支配子宫内膜的自主神经功能性失活，以及肽和神经递质受体的增加而增强，这些受体促进松弛并抑制缩宫素的收缩作用（Brauer et al，2015；Casey et al，1997；Dong et al，2003；Ferguson et al，1998；Grammatopoulos et al，1996；Price et al，2001）。

（四）改变胎盘类固醇激素受体的平衡

在整个妊娠期间，雌激素和孕激素的循环水平是不断增加的，但是子宫肌层对雌激素的兴奋敏感性因其受体亚型之间的微妙相互作用而变化和失活，并受低水平雌三醇与雌二醇比例变化而发挥的抗雌激素作用而失活，一直持续到妊娠结束。当孕激素受体亚型发生变化时，它会削弱其抑制肌细胞缝隙连接形成的能力。

（五）子宫肌层静止——胎盘和胎膜

妊娠期间自发性缩宫素和前列腺素诱导的子宫肌层收缩受到胎盘和围绕子宫的绒毛膜羊膜的抑制。胎盘产生心房利钠肽（atrial natriuretic peptide，ANP），绒毛膜和羊膜产生脑利钠肽（brain natriuretic peptide，BNP）。两种肽都抑制

缩宫素诱导的收缩（Carvajal et al，2006；Carvajal，2009；Cootauco et al，2008）。它们的理想定位是保护胎儿免受缩宫素和其他炎症介质的影响，具有刺激子宫肌层收缩的能力（Keelan et al，2003）。

羊膜，绒毛膜和蜕膜也通过表达酶来合成和代谢雌激素、孕激素和缩宫素（Blanks et al，2003）。目前的证据表明，PR-B的优势是在这些组织中维持到妊娠结束，此时酶促变化刺激强效雌激素雌二醇和更多无活性形式的孕激素同时增加，并减少所有形式的孕激素和调节转录因子之间的相互作用（Blanks et al，2003；Dong et al，2009）。因此胎盘胎膜和母体蜕膜组织建立内分泌 - 旁分泌网络，调节妊娠时长，以及分娩的发生和进展（Chibbar et al，1995；Cootauco et al，2008；Henderson et al，2001；Ticconi et al，2006）。

（六）昼夜节律和母胎同步

母体昼夜节律信号在胚胎，胎儿和婴儿的生理发育中起关键作用。在宫内时期，昼夜节律信号直接从子宫传递。这些与其他外周器官系统（如心脏、肺和肾）一样，由下丘脑前部的视交叉上核（suprachiasmatic nucleus，SCN）中心时钟协调的时钟基因表达。SCN细胞的轴突向相邻的下丘脑神经元投射，并同步明显的昼夜节律，如体温、睡眠 / 苏醒、进食和从垂体 - 肾上腺连接中释放促肾上腺皮质激素和皮质醇。此外，通过中枢和外周交感神经元的更复杂的神经途径，SCN调节夜间产生和从松果腺释放褪黑素（Reiter et al，2014）。

对大鼠的实验结果表明，子宫和蜕膜组织为胚胎和胎儿提供昼夜节律（Akiyama et al，2010）。人类胎儿在妊娠 32 ~ 33 周时具有温度和氧气消耗的 24 小时节律性（Bauer et al，2009）。来自人类和非人类灵长类动物的研究证据也显示，妊娠后半期胎儿心率和呼吸运动具有 24 小时节律性（Seron-Ferre et al，2007）。

最近对妊娠 34 周的母胎心脏呼吸活动的研究已经确定了在自发和控制的母亲呼吸条件下胎儿 - 母亲心率同步。夜间平均每小时胎心率与平均母亲心率同步降低，并且已经证明了在搏动时长上

的同步，特别是在快节奏的母亲呼吸时。潜在的机制仍有待研究，但作者假设母胎心脏耦合可能是胎儿对母体心搏的听觉反应调节的，并且这种同步会在出生后的前 2 个月内持续（Van Leeuwen et al，2009；Van Puyvelde et al，2015）。这些发现表明在胎儿和新生儿发育过程中存在母胎 / 母体 - 新生儿集成生理系统的动态相互关联性。

（七）子宫肌层的昼夜节律

从妊娠中期开始，母体松果体褪黑素的夜间增加受到未识别的胎盘激素的刺激（Tamura et al，2008）。目前的证据表明，缩宫素、雌三醇和褪黑素参与妊娠晚期子宫肌层收缩昼夜节律的出现，从而协调从妊娠至分娩的逐渐过渡和分娩的昼夜节律。在妊娠晚期，褪黑素水平在昼夜循环的休息阶段显著上升。尽管子宫褪黑素受体浓度在分娩开始前不会升高，但暴露在光线下对内源性褪黑素水平的急性抑制可以可逆地抑制妊娠晚期的夜间子宫收缩（Olcese et al，2013；Olcese et al，2014）。实验结果表明，褪黑素通过多种方式运作，通过调节夜间缩宫素释放，增加缝隙连接形成和协同增强缩宫素诱导的收缩，同时还调节子宫肌层缩宫素受体的增加来为分娩准备子宫肌层（Sharkey et al，2009；Sharkey and Olcese，2007）。

在同一时期，褪黑素很容易穿过胎盘。在胎儿一侧，褪黑素刺激肾上腺生长，调节皮质醇释放，并与来自子宫和蜕膜的昼夜节律信息一起，在胎儿肾上腺和其他胎儿器官系统活动中产生昼夜节律（Torres-Farfan et al，2003，2006 和 2011）。这表明胎儿肾上腺成为受母体褪黑素调节的强外周时钟。胎儿肾上腺昼夜节律的出现导致胎盘雌三醇的夜间激增，反映了子宫肌层的活动。在黑夜时间内雌二醇的优势刺激缩宫素释放，其与褪黑素一起增加了子宫肌层对缩宫素的敏感性（McGregor et al，1997；Murphy Goodwin，1999）。

（八）妊娠期镇痛

孕产妇疼痛阈值的显著上升发生在妊娠晚期和分娩后 24 小时之间（Gintzler et al，2001；Whipple et al，1990）。来自动物和人类研究的结果表明，孕妇疼痛阈值从妊娠 30 周开始逐渐上

升，在妊娠的最后 3 ～ 4 周加速上升，在分娩期间进一步上升，然后在分娩后 24 小时内急剧下降（Draisci et al，2012；Gintzler et al，2001；Ohel et al，2007）。证据表明，胎盘类固醇可增强骨盆传入神经张力。从宫颈和子宫进入脊髓的这些神经激活脊髓 κ/δ 阿片系统，非阿片类肽和从脑干下行的脊髓去甲肾上腺素能通路之间有多种镇痛协同作用（Liu et al，2003）。类固醇诱导的脊髓阿片类调节肽，血管活性肠肽（vasoactive intestinal peptide，VIP）和 P 物质的下调进一步增强了阿片类药物的作用（Gintzler et al，2001）。分娩开始后，宫颈刺激对初级感觉神经元发出突触前抑制，传递疼痛刺激，似乎主要由脊髓内的去甲肾上腺素能和 5- 羟色胺能通路介导（Komisaruk et al，2003）。

其他研究结果表明，褪黑素具有镇静、催眠和似乎主要参与脊髓痛觉抑制的镇痛作用（Ambriz-Tututi et al，2009；Reiter et al，2014）。因此，胎盘诱导的夜间褪黑素从妊娠晚期到分娩的升高可能与胎儿类固醇激活的脊髓痛觉上升有关，这种上升从妊娠晚期延伸至分娩后约 24 小时（Gintzler et al，2001）。这些多重调节系统共同诱导孕产妇疼痛阈值从妊娠晚期至分娩后 12 ～ 24 小时逐渐升高。

（九）孕妇睡眠和褪黑素

在妊娠后期，孕妇似乎更需要夜间睡眠。目前的证据表明，妊娠晚期夜间不受干扰的睡眠少于 7 ～ 8 小时的孕妇在分娩早期表现为疼痛阈值较低，并且由于子宫活动不良，可能更需要医疗干预（Beebe et al，2007；Lee et al，2004）。动物实验已证明，长期暴露于光线的胎儿 SCN 的不利影响导致其出生后昼夜节律改变和葡萄糖代谢的长期改变（Ferreira et al，2012）。这些研究结果强调了孕妇接触持续光照，非常规的昼夜循环或夜班工作的潜在危险，特别是在妊娠的后半段（Reiter et al，2014）。风险因素包括夜间工作和城市地区的光污染。在这个日益城市化的世界中，避免足以改变生物钟功能和降低循环褪黑素水平的夜间曝光变得越来越困难（Reiter et al，2014）。

对非妊娠的健康成人进行的研究还发现，与工作相关的，一天或多天的睡眠限制会增加其对

实验性诱发疼痛的敏感性，并导致新发自发性疼痛（Haack et al，2012；Schestatsky et al，2013）。妊娠后期母体褪黑素的夜间释放似乎通过在睡前创造"像夜一样"状况而得到加强。对非妊娠成人的研究表明，室内照明对褪黑素的夜间释放具有极大的抑制作用，并缩短褪黑素释放的持续时间（Gooley et al，2011）。

三、胎儿的分娩准备

在妊娠最后 3 个月子宫活动的进行性夜间节律逐渐使胎儿向子宫下端移动，并且胎先露部分下降到骨盆中。这有助于胎儿俯屈和下降，并遵循 Carus 骨盆曲线。妊娠晚期胎儿 HPA 轴的激活使皮质醇生理性增加，皮质醇与其他激素相互作用，诱导棕色脂肪组织中甲状腺轴、肺、肝、胰腺、肠和产热蛋白的成熟（Freemark，1999；Garbrecht et al，2006；Liggins，1994）。在脑中，儿茶酚胺能神经元对脑干皮质分化和呼吸神经网络成熟起关键作用（Fujii et al，2006）。皮质醇和肾上腺素也会刺激血压逐渐升高，以便在分娩后不久为肺扩张和胎儿 - 胎盘循环停止做准备。

在分娩开始前的最后几天，胎儿呼吸活动减少，肺液产生的速率逐渐降低（Bland，2001）。内源性阿片类药物和前列腺素 E_2（prostaglandin E_2，PGE_2）浓度升高可抑制胎儿呼吸，而肺液体积的下降与妊娠晚期至分娩时皮质醇和儿茶酚胺的产生增加有关（Jain et al，2006；Lagercrantz et al，2002）。已有研究表明，通过分娩时中枢缩宫素增加来保护胎儿大脑免受氧气和葡萄糖供应减少的危险，在分娩发动前开始到分娩前 2 小时达到峰值（Brown et al，2007）。胎儿大脑暴露于升高的缩宫素水平，这引发 γ - 氨基丁酸（gamma-amino butyric acid，GABA）神经递质从兴奋到抑制的短暂但显著的转换。这减少了新生儿在呼吸和吸吮过程中大脑对营养和氧气的需求（Khazipov et al，2008；Tyzio et al，2006）。目前的证据表明，胎儿大脑中的缩宫素来自母亲和胎儿（Khazipov et al，2008）。

四、胎儿的肾上腺胎盘"时钟"

妊娠持续时间与母体循环中胎盘 CRH 的上升有很大关系（Smith，2007；Tyson et al，2009）。

在妊娠的最后 12 周，孕妇和胎儿的循环系统中 CRH 水平呈指数上升，分娩时达到峰值，并且在分娩后急剧下降（Chan et al，1993；Goland et al，1986）。在孕妇个体中，指数增长通常反映了妊娠的持续时间：过早分娩产妇的 CRH 中期水平高于足月分娩的产妇（McLean et al，1995；Smith，2007）。CRH 的生物利用度受循环结合蛋白的调节，该蛋白在妊娠末期下降，进一步使母体和胎儿组织暴露于 CRH（Grammatopoulos，2008）（图 35.1）。

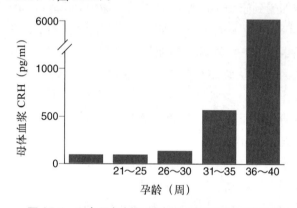

图 35.1 8 名孕妇妊娠后半期 CRH 平均血浆浓度
[引自 Goland RS，Jozak RN，Conwell I：Placental corticotropin-releasing hormone and the hypercortisolism of pregnancy，Am J Obstet Gynecol 171（4）：1287-1291，Copyright Elsevier，1994.]

在妊娠和分娩期间，胎盘 CRH 靶向许多母体、胎盘和胎儿器官系统。已在胎儿垂体、肾上腺皮质、肺、胎盘和胎膜中找到 CRH 受体（Grammatopoulos，2007；Crammatopoulos，2008）。在肾上腺中，胎盘 CRH 以剂量依赖的方式直接刺激胎儿产生 DHEA-S（dehydroepian-drosterone sulfate，DHEA-S）和刺激决定性区域产生皮质醇（Jaffe，2001；Rehman et al，2007）。妊娠晚期 CRH 的快速上升增强了胎儿 DHEA-S 的产生，这导致相比于雌二醇，胎盘更快生成雌三醇，雌二醇主要来自母体肾上腺 DHEA-S（Smith et al，2009；Smith，2015）。母体垂体 - 肾上腺轴也是 CRH 的靶器官，子宫肌层是 CRH 的来源和靶点，也是尿皮质肽相关家族（Goland et al，1994；Grammatopoulos，2007；Markovic et al，2007；Smith，2007）。

胎盘 CRH 的子宫肌层作用

在妊娠期间，人子宫肌层细胞表达大量

CRH 和 CRH 相关的尿皮质肽及其主要受体亚型 CRH-R1 和 CRH-R2。

随着预产期的临近，缩宫素和炎症细胞因子也刺激 CRH-R1 受体的许多变异体表达，它们能降低信号传导能力。并且随着分娩的开始，子宫下段的信号传导能力降低的 CRH-R1 变异体表达水平增加（Grammatopoulos et al；Hillhouse et al，2001；Markovic et al，2007）。

与 CRH-R1 相反，CRH-R2 的激活刺激增强了子宫肌层收缩的信号传导途径。最近对子宫不同区域基因表达的实验已经确定了 CRH-R2 宫底基因的表达在分娩过程中明显增加（Grammatopoulos，2008；Stevens et al，1998）。这些结果表明，子宫肌层 CRH-R1 受体亚型的平衡动态变化可以刺激从妊娠晚期到分娩时宫底和子宫下段的生理变化。虽然上段的肌肉产生协调的强力收缩，但下段的肌肉会减少刺激的影响，而这种对比有助于增加宫底的收缩，子宫下段在伸展部位上的伸长，以及伴随分娩进展的进行性宫颈扩张（Bukowski et al，2006）。

胎盘和胎膜中的 CRH 活动　胎盘和胎膜也表达两种主要的 CRH 受体亚型：CRH-R1 和 CRH-R2。在胎盘中，CRH-R1 亚型可能增加 2 型环氧化酶（type 2 cyclooxygenase，COX-2）的表达，其刺激前列腺素前体合成并降低前列腺素脱氢酶（prostaglandin dehydrogenase，PGDH）的表达——前列腺素脱氢酶是由胎盘和胎膜产生的关键酶，它将活性初级前列腺素代谢为无活性形式，并抑制孕激素的产生（Amash et al，2009；Gao et al，2008；Grammatopoulos，2008）。

五、妊娠晚期神经内分泌和中枢缩宫素系统

在妊娠期，视上核（supraoptic nucleus，SON）和室旁核（paraventricular nucleus，PVN）中的巨细胞缩宫素神经元被抑制过早激活，以防止早产，并保持在神经垂体中积累缩宫素储备以准备妊娠，分娩和哺乳（Higuchi et al，2002；Russell et al，2006；Russell et al，2009；Russell et al，2003）。巨细胞神经元对各种生理刺激的分泌反应在几个水平上逐渐受到阿片类药物系统的抑制，主要是别孕烯醇酮刺激——一种孕激素的神经类

固醇代谢产物（Brunton et al，2008；Higuchi et al，2002；Russell et al，2009）。在妊娠晚期，脑干和前脑对 SON 和 PVN 的神经元投射被激活，以准备分娩，诱导母体行为和哺乳（de Kock et al，2003；Douglas et al，2002；Ortiz-Miranda et al，2005；Russell et al，2003）。

（一）中枢缩宫素

大脑中存在两种不同且独立调节的缩宫素系统，在围生期被高度激活。小细胞神经元作为 PVN 神经元中的神经递质起作用，其投射到脑干和脊髓中的前脑，边缘系统和自主中心（Neumann，2009；Russell et al，2009）。在整个分娩和哺乳期间，缩宫素也从包括 SON、PVN 和其他相关细胞在内的巨细胞神经元的胞体和树突中的大量释放（Leng et al，2008；Russel et al，2003）。

（二）中枢缩宫素受体

在实验研究中，在分娩期子宫收缩的神经调节、母体心率控制、疼痛感知、母体行为的起始和强度，以及哺乳期有关的关键区域的围生期缩宫素受体 mRNA 表达中，已经发现了显著的变化（Ingram et al，1993；Ingram et al，1995；Insel，1990；Leng et al，2008；Levy et al，2004；Meddle et al，2007；Terenzi et al，2005；Wilson et al，2003）。在纹状体末端（bed nucleus of the stria terminalis，BNST）和腹外侧隔中，缩宫素反应性从妊娠晚期到泌乳早期增加，并且在妊娠第 15 天和产后第 6 天 BNST 中的受体浓度增加 40%（Insel，1990）。相对于非妊娠状态，缩宫素受体在妊娠晚期的内侧视前区和腹外侧隔中增加；分娩期 SON 和脑干区域达峰值浓度；在分娩和哺乳期间，腹内侧核和杏仁核中的缩宫素受体增加（Bealer et al，2006；Meddle et al，2007；Terenzi et al，2005）。

因为 PVN 是投射在脑和脊髓内缩宫素神经元的主要来源，局部释放的缩宫素刺激小细胞神经元上的受体，同时在分娩期和之后激活所有终末区域（Kendrick，2000）。这些中的每一个都启动了母体行为的特定成分，包括通过嗅觉记忆进行社会认可，调节焦虑和促进对妊娠晚期和

哺乳期对后代感知危害的攻击性，以及出生后立即增强的空间记忆（Bale et al，2001；Bosch et al，2004；Insel，1997；Kinsley et al，1999；Kinsley，2008；Levy et al，2004；Lipschitz et al，2003；Neumann，2009；Terenzi et al，2005；Tomizawa et al，2003）。

（三）子宫缩宫素受体

在妊娠期间，子宫肌层缩宫素受体（oxytocin receptors，OTR）从非妊娠状态的27.6fmol/mg DNA增加至妊娠中期的171.6fmol/mg DNA和足月时的1391fmol/mg DNA（Fuchs et al，1984）。在足月早期分娩时发现最大受体浓度为3583fmol/mgDNA，显著高于分娩前的浓度（Fuchs et al，1982）。蜕膜受体的浓度在妊娠中期相对较低，在分娩开始后达到最大值。在胎膜中，妊娠晚期和分娩之间发现OTR结合增加，羊膜增加最多（Takemura et al，1994）。子宫底和子宫体的肌层受体（myometrial receptor）浓度最高，子宫下段明显减低，宫颈最低，而蜕膜受体（decidual receptors）在宫体周围组织中最高，在子宫下段周围最低（Blanks et al，2003；Arrowsmith et al，2014）。在早期分娩时，子宫肌层受体浓度在上段均匀升高，在峡部和宫颈逐渐降低，而蜕膜组织中的体部受体浓度最高，其次是宫底和峡部（Fuchs et al，1984；Fuchs et al，1991；Hirst et al，1993）。

缝隙连接 在协调细胞对缩宫素的反应中起关键作用。在足月时，与下段相比，宫底出现更高浓度的子宫肌层缝隙连接，并且在分娩期间差异变得越来越明显。这在分娩期间创造了越来越多的宫底优势，并调节从宫底到宫颈的电活动的渐进传导，以促进子宫肌层对神经内分泌，脉冲式的，子宫内缩宫素系统的，多细胞同步反应（Blanks et al，2003；Fuchs et al，1991；Kimura et al，1996；Russell et al，2003；Shmygol et al，2006）。

自发分娩中子宫肌层和蜕膜OTR浓度在分娩后期显著下降，特别是在下段（Fuchs et al，1984）。虽然由于宫颈的逐渐并入，关于子宫下段的发现不可靠，但现有证据表明，随着分娩时间的延长，缩宫素受体mRNA在下段显著下降。缩宫素受体mRNA下降在自发分娩12～16小时内逐渐发生，在缩宫素引产和缩宫素加强宫缩的分娩中，这种受体的下降曲线更陡峭，特别是在持续输注而不是脉冲泵入时（译者注：有导致严重出血的危险）（Robinson et al，2003；Willcourt et al，1994）。

六、夜间子宫肌层激活和宫颈成熟

子宫具有明确的收缩、电活动和内分泌激活的24小时节律（Schlabritz-Loutsevitch et al，2003）。在人类妊娠中，从妊娠24周开始，可以在8：30 pm至2：00am之间观察到增加的收缩活动（Fuchs et al，1992；Germain et al，1993；Moore et al，1994；Sharkey et al，2009）。目前的研究表明，节律性子宫肌层收缩夜间激增的出现是子宫激活的关键指标，为从妊娠转为分娩做准备。雌激素、褪黑素和缩宫素的夜间激增发生在妊娠35～36周，这与自发分娩的24小时节律相吻合（Fuchs et al，1992；McGregor et al，1997；Schlabritz-Loutsevitch et al，2003；Tamura et al，2008）。

妊娠35周时雌三醇夜间激增，雌三醇来自胎儿肾上腺DHEA-S，并在胎儿皮质醇、CRH和HCG之间相互作用；夜间血浆褪黑素从妊娠36周开始上升；缩宫素血浆浓度的夜间峰值出现在妊娠37～39周（Fuchs et al，1991；Fuchs 1992；Germain et al，1993；Moore et al，1994；Murphy Goodwin，1999；Schlabritz-Loutsevitch et al，2003；Tamura et al，2008；Wang et al，2014）。雌激素和褪黑素增加缝隙连接和缩宫素受体，并且褪黑素也与缩宫素协同作用，以剂量依赖性方式增加缩宫素诱导的收缩（Sharkey et al，2009；Smith et al，2015）。

约从妊娠36周开始，宫颈部基质和黏膜组织中的结构改变更加明显，这改变了其相对于子宫下段的尺寸（House et al，2009）。在宫颈结缔组织内，凝胶样物质的组成和浓度发生改变，称为基质（蛋白多糖），结缔组织细胞和纤维嵌入其中。同时，降解胶原蛋白的酶增加。相对于胶原蛋白的基质物质浓度被认为在分娩前宫颈软化期达到最大值。这种整体增长的特点体现为出现了较高比例的胶原蛋白亲和力较弱的分子。

（一）宫颈和子宫肌肉

妊娠晚期和分娩潜伏期宫颈的子宫肌层成分在特征性的短暂、高频压力下增加，这与子宫的其余部分无关，直到确定的分娩开始（Rudel et al，1999）。这些收缩可能刺激与宫颈成熟相关的局部结缔组织变化（Olah et al，1993；Pajntar，1994）。在初产妇中，宫颈组织的软化伴随着宫颈消退而进行，并且被认为是响应于宫腔子宫肌层中相邻细胞之间的缝隙连接增加而发生的。缝隙连接由来自相邻细胞的质膜的对称部分组成。它们形成了离子和小分子通过的细胞间通道，促进细胞之间的电脉冲和化学信号的快速细胞内传递。在妊娠晚期出现缝隙连接，并在早期分娩进一步增加大小和数量。雌激素、前列腺素和褪黑素刺激缝隙连接的形成和通透性，并被孕激素、HCG和松弛素抑制（Ambrus et al，1994；Burghardt et al，1993；Chow et al，1994；Sharkey et al，2009；Smith et al，2015）。在分娩开始之前，宫底子宫肌层缝隙连接的表达远高于下段，并且这种差异在分娩期间加速（Sparey et al，1999）。

通过促进细胞间动作电位的传播，缝隙连接同步子宫肌层活动。子宫肌层通过宫颈阴道部周边延伸的肌肉外层传递张力（Pajntar，1994；Smith et al，2015）。这有利于子宫下段的拉伸，其随着胎儿下降到骨盆时施加压力而伸长。这些组合力似乎对宫颈和邻近的子宫下段向上拉伸（tissue uptake）的程度不同，最大程度的向上拉伸发生在宫颈的下周缘，使柔软的宫颈组织的逐渐向上移动，最终与下段合并（译者注：宫口逐渐开大最终开全）（Gee et al，1993；Havelock et al，2005）（图35.2）。

（二）宫颈改变和炎症

妊娠后期，局部促炎变化伴随着子宫肌肉和宫颈结缔组织的重塑和伸展发生。核因子κB（nuclear factor kappa，NF-κB）、细胞因子和白细胞介素等炎症介质的逐渐释放似乎逐渐压倒了孕激素、催乳素和皮质醇从妊娠期开始建立的炎症和免疫反应的选择性抑制（Gubbay et al，2002；Johnson et al，2008；Rosen et al，1998；Shynlova et al，2009；Vaisanen-Tommiska et al，2003）。宫颈结缔组织的重塑和宫颈下段，以及覆盖在宫颈上的胎膜的拉伸

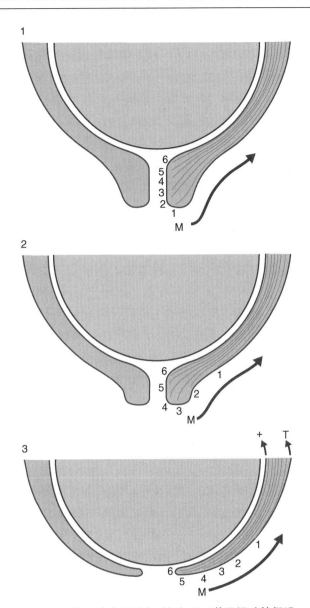

图 35.2　宫颈消失和扩张时组织平面差异运动的假设

M，胶原束的运动方向；T、+，穿过子宫肌层的不同张力

[引自 Gee H：Uterine activity and cervical resistance determining cervical change in labour. MD thesis, University of Liverpool, UK, 1981（fig 14.5）.]

对炎症和抗炎反应介质的相对活性产生了局部改变（Allport et al，2001；Moore et al，2006；Vaisanen-Tommiska et al，2003）。

这些包括宫颈成熟时宫颈和子宫下段的关键细胞因子白细胞介素（interleukin，IL）-8 浓度增加；在分娩前和分娩期间，子宫下段合成前列环素、PGE_2 和 $PGF_{2\alpha}$ 的酶浓度比宫底高；足月和分娩期间升高的宫颈细胞因子和一氧化氮（nitric oxide，NO）产生；妊娠晚期至分娩时宫颈组织中 NF-κB 表达水平升高，糖皮质激素受体表达水平降低；胎盘皮质醇受体表达下调（Allport et al，2001；Johnson et al，2008；Keelan et al，2003；Sparey et al，1999）。刺激前列腺素合成的COX-2酶在宫颈组织中被NO和NF-κB激活。与子宫上段相比，子宫下段的高浓度的这些酶也可增加宫颈组织的胶原分解活性，从而有助于宫颈成熟。随着分娩的开始，这些酶在子宫下段而不是上段进一步增加，这表明前列腺素可以在整个分娩过程中积极促进子宫下段的松弛（Myatt et al，2004；Sparey et al，1999）。

（三）重塑妊娠组织

胎膜由羊膜和绒毛膜组成，羊膜和绒毛膜通过胶原纤维的细胞外基质（extracellular matrix，ECM）连接，提供膜的主要拉伸强度。目前的发现表明，胎膜经历了一个受调节的组织重塑过程，类似于从妊娠晚期到分娩的宫颈组织（Moore et al，2006）。在宫颈和胎膜中，重塑和成熟过程涉及胶原纤维的变化。

羊膜与羊水直接接触，妊娠早期羊水中含有浓度较高的促炎和抗炎细胞因子（Keelan et al，2003）。妊娠晚期，表面活性蛋白和磷脂也以越来越多的量进入羊水，这些物质具有巨噬细胞活化特性，刺激NF-κB活性，调节基质金属蛋白（matrix metalloprotein，MMP）酶的表达。细胞因子刺激前列腺素H合成2酶，其刺激前列腺素的合成。妊娠38周左右时羊膜中$PGF_{2\alpha}$的浓度显著增加（Keelan et al，2003；Lee et al，2008；Smith，2007）。已经发现NO可以刺激羊膜样细胞和胎膜中PGE_2的释放，最近的证据表明，缩宫素在分娩过程中参与刺激胎膜中NO和促炎症细胞因子的释放（Ticconi et al，2004）。

通过绒毛膜和蜕膜将羊膜与子宫肌层分开。研究结果表明，绒毛膜、蜕膜和胎盘产生抗炎细胞因子，胎盘和绒毛膜也产生前列腺素脱氢酶（prostaglandin dehydrogenase，PGDH），后者是前列腺素激活剂的有效成分（Amash et al，2009；Keelan et al，2003）。妊娠晚期，绒毛膜PGDH活性下降，而产生前列腺素生产酶COX-2的诱导亚型的表达在相邻的羊膜中显著增加（Ticconi et al，2006）。蜕膜中产生许多抗炎症细胞因子，减少局部前列腺素产生，并且它们的水平在分娩后仍然升高，而胎盘中的那些似乎在分娩期下降

（Keelan et al，2003）。

七、从妊娠晚期到分娩

妊娠30周左右开始夜间子宫肌层收缩到分娩开始的过渡，特别是在初产妇中。在此期间，宫颈组织抵抗力降低，宫颈和子宫下段发生相互关联的解剖学变化，并且通过节律性收缩在夜间激活子宫肌层（House et al，2009）。在CRH快速上升的影响下，妊娠结束时胎盘加速合成雌三醇（Smith et al，2009；Wang et al，2014）。从妊娠晚期到分娩，孕激素优势在子宫组织中下降，并且促进子宫肌层静止和抑制多细胞相互作用的相关力在特定区域内，子宫肌层和周围的子宫内组织中逐渐被调节（Bukowski et al，2006；Henderson et al，2001；Mesiano et al，2007；Sparey et al，1999）。

约从妊娠32周开始，缩宫素的夜间释放增加开始与血浆雌激素/孕激素比率降低和子宫中缩宫素受体密度升高相一致。在这些条件下，缩宫素脉冲释放的小幅上升似乎刺激了黑夜子宫收缩的发作（Fuchs et al，1991；Germain et al，1993；Moore et al，1994）。子宫内膜中雌激素、褪黑素和前列环素诱导的缝隙连接蛋白的表达也从约妊娠37周开始增加，特别是在宫底，这些提供了平滑肌细胞之间的低阻力通路，增加了整个子宫收缩活动的协调性（Chow et al，1994；Fetalvero et al，2008；Sharkey et al，2009）。

从妊娠晚期到分娩，这些动态变化逐步使子宫的不同部分的功能不同。在妊娠结束时，反复发作的夜间收缩变得更强和更频繁，直至功能分化的子宫肌层表达其在分娩期间从宫底向宫颈逐渐增强的收缩的内在能力（Bukowski et al，2006；Sparey et al，1999；Ticconi et al，2006）。

八、母胎分娩准备

孕妇从夜间节律子宫收缩到分娩潜伏期的过渡是高度可变的，并受到许多其他因素的影响，包括孕妇的认知、胎位和分娩情绪准备（Wuitchik et al，1989）。在妊娠的最后4周，当孕妇在晚上放松以增加睡眠时间时，生理适应性似乎得到提高（Lee et al，2004）。在妊娠后期，尤其是在黑夜的早期阶段，采用有利的放松方式，促进缩宫

素和褪黑素的夜间升高，催化肌层活动的生理增加（Fuchs et al，1992；Sharkey et al，2009）。这一阶段子宫平滑肌和宫颈组织的预备性变化在妊娠足月时加速，并表明母体和胎儿器官系统为分娩做联合准备（Majzoub et al，1999）。

减少感知刺激，放松和睡眠是准备的关键因素，因为减少感知刺激有利于增加母爱的表达；妊娠后期的睡眠持续时间较短；慢性焦虑，恐惧程度，疼痛感和分娩并发症之间存在正相关（Bartels et al，2004；Haddad，1985；Lee et al，2004；Saisto et al，2001）。研究证据还表明，减少感知焦虑使产妇在早期分娩过程中不会感到不适，这表明无恐惧可以调节产妇的疼痛感知（Wuitchik et al，1989）。

当夜间子宫激活继续加速时，孕妇需要有她们信任同伴的陪伴，并提供安静、温暖、"像夜一样"的环境和最小的认知刺激沟通（Hodnett et al，2008）。这些条件有利于中枢缩宫素和褪黑素的释放，并诱导随着分娩进展而加深的长时间催眠状态（Wierrani et al，1997）。维持一个平静、安全、低光照的环境也可以防止压力引起儿茶酚胺上升，儿茶酚胺已经被证明可以抑制缩宫素并减弱子宫收缩（Levinson et al，1979）。

（一）神经内分泌缩宫素

分娩期间神经垂体释放缩宫素是作用于子宫、宫颈和阴道的反馈而发生的。妊娠晚期和分娩期子宫体内的神经支配率较低，而宫颈及盆腔相邻部位的神经支配率则显著升高。这些区域的拉伸和扩张激活感觉传入神经通路，通过脊髓和脑干将信号传递到下丘脑中的缩宫素神经元。它们离散突发式的加速排出储存的激素，沿着下丘脑神经元的轴突运输，并且每一种都会增加神经垂体中的大量膨体或大囊泡。从这开始，缩宫素以间歇性脉冲的形式释放到体循环中（Rossoni et al，2008）（图 35.3）。

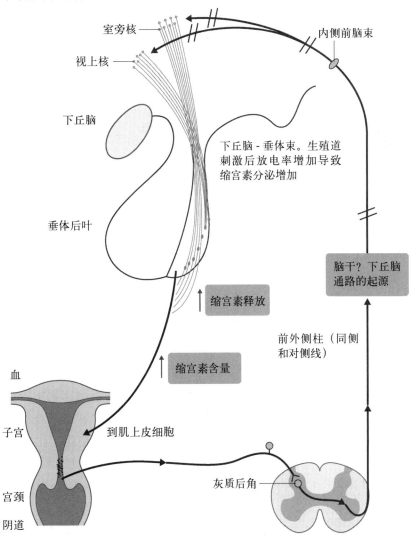

图 35.3　神经内分泌反射催化缩宫素合成和分泌，宫颈和下段（黑线）的拉伸激活反射，导致缩宫素释放（红线）
（引自 Johnson MH：Essential reproduction，Oxford，Blackwell Science，2013.）

在整个分娩过程中，胎儿向下的压力通过迷走神经和骨盆神经传递神经冲动，增加阴道宫颈刺激，通过脊髓和脑干通路，将神经冲动传递给下丘脑（Russell et al，2003）。这些反复发作的感觉刺激引发巨细胞缩宫素神经元的特征性暴发，导致自发分娩期间血浆缩宫素水平的脉冲变化（Fuchs et al，1991）。如图35.4所示，脉冲频率在分娩期间显著增加，但脉冲振幅保持低水平直到活跃期，在活跃期急剧上升，特别是在娩出前的最后时刻。分娩后，这种缩宫素释放模式在感觉接触和哺乳时加速，并在哺乳期中达到峰值（Fuchs et al，1991；Johnston et al，1986；Rossoni et al，2008）。

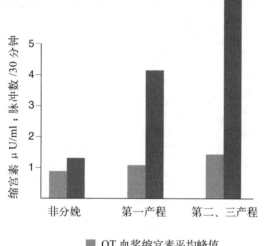

图35.4　非分娩足月（*n*=11），第一产程（*n*=13）和第二、三产程（*n*=8）产妇平均缩宫素（OT）脉冲频率和幅度

[引自 Fuchs A-R, Romero R, Keefe D, et al. Oxytocin secretion and human parturition : pulse frequency and duration increase during spontaneous labour. Am J Obstet Gynecol, 165（5）: 1515-1523, 1991.]

缩宫素受体受缩宫素酶调节，缩宫素酶是一种迅速降解缩宫素的酶。胎盘缩宫素在妊娠期间释放到母体循环中并且在分娩开始之前达到最高水平（Ito et al，2001；Nomura et al，2005）。该酶在缩宫素释放延长期间防止受体脱敏，如在分娩和哺乳期。缩宫素酶也可以通过在缩宫素释放后迅速灭活缩宫素来抑制分娩前后子宫收缩的疼痛。由于在分娩开始前缩宫素酶增加，受体浓度在约20小时的分娩内仍然升高，之后开始下降（Ito et al，2001）。

（二）第一产程活跃期

当宫颈完全消失后，宫口进行性的扩张，宫缩期间的感觉抚触技术似乎能缓解孕妇疼痛，放松和缓慢的呼吸模式，在安静私密的"像夜一样"环境中，使其能够在宫缩间隙休息，当夫妻与助产士建立了信任关系时，分娩通常会迅速进展，产妇在宫缩时会经历很少的痛苦，特别是当分娩过程遵循昼夜节律时。

在活跃期产程期间，有支撑的直立体位有助于胎儿下降和宫缩，并帮助产妇使用髋关节旋转来缓解不适（Ben Regaya et al，2010）。一项相关研究发现，下蹲体位显著增加了中骨盆平面和骨盆出口的横径和前后径（Reitter et al，2014）。这些结果均表明，在产程活跃期有支撑的直立体位是最佳的，而跪下蹲位在确定的分娩过程中具有特别的益处，特别是在娩出阶段。

（三）娩出阶段

胎头到达盆腔前，尤其是初产妇，宫缩的频率可能会减慢。当子宫和胎儿动力学不完全同步时表现为分娩进程减慢，并且可能需要尝试不同的体位以允许胎儿完全下降到骨盆出口并完成内旋转（Reuwer et al，2009）。缓慢的下降速度使胎儿肾上腺素和血管升压素的同时激增，以完成肺液去除，扩张肺血管并刺激表面活性物质产生，所有这些都在胎儿娩出后立即增强其心肺适应性（Bland，2001；Wellmann et al，2010；Burkhardt et al，2012）。

在生物学术语中，胎儿头部对骨盆平面施加压力并且宫颈融合到子宫下段时即进入了娩出阶段，随着排出性宫缩诱导产生阴道 - 宫颈拉伸，子宫下段逐渐变薄，激活了下丘脑视上核和室旁核中的缩宫素神经元正传入神经通路，建立下丘脑的正反馈传入神经通路。（Antonijevic et al，1995；Sansone et al，2002）。这种反射机制刺激缩宫素中枢释放增加，并且随着胎头俯屈和内旋转，来自胎头顶点的压力抵抗沟槽形状的骨盆底肌肉，刺激其伸展拉长，激活神经内分泌和神经递质缩宫素系统（Sansone et al，2002）。

在娩出阶段，阴道 - 宫颈拉伸激活巨细胞和小细胞神经元。前者以脉冲特征释放缩宫素进入体循环，而后者释放缩宫素进入脊髓。脊柱投射刺激了投射到虹膜桡骨肌的交感神经元，产生瞳孔的特征性扩张，脑干交感神经元刺激血压升高，从而在分娩娩出阶段维持血液流向活动子宫（Ingram et al，1995；Komisaruk et al，2003）。由阴道 - 宫颈拉伸引起的反射机制也激活了初级感觉神经元的突触前抑制，其在脊髓内传递疼痛刺激，这可能使分娩期间产妇的疼痛阈值进一步增加（译者注：更耐受疼痛）（Komisaruk et al，2003；Ohel et al，2007）（图 35.5）。

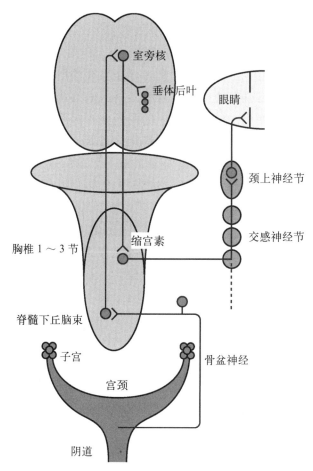

图 35.5　阴道宫颈刺激缩宫素反射释放和阴道宫颈刺激瞳孔扩张的反射途径示意图
（引自 Komisaruk BR，Sansone G. Neural pathways mediate vaginal function：the vagus nerves and spinal cord oxytocin，Scand J Psychol，44：241-250，2003.）

任何持续存在的母亲焦虑，对胎儿的感知威胁或危险可能刺激分泌儿茶酚胺，特别是肾上腺素，会抑制缩宫素的脉冲释放，导致子宫收缩的减少或停止，分娩后失血过多和哺乳延迟（Chen et al，1998；Levinson et al，1979；Odent，1992）。目前的证据表明，一个私密、温暖、低光照的环境和值得信赖的伴侣可以增强中枢神经

内分泌缩宫素和褪黑素的释放，从而对抗产妇在分娩期因恐惧和焦虑导致的皮质醇和儿茶酚胺的增加（Chen et al，1998；Levinson et al，1979；Wuitchik et al，1989）。

娩出阶段伴随着母体儿茶酚胺水平的生理增加，尤其是去甲肾上腺素，这增加了心排血量和肺循环，提供了通常与最终分娩时刻相符的体力（Odent，1987）。许多产妇发现她们在娩出阶段专注于有节奏的呼吸，这种"催眠状态"使她们能够跟随她们自身的努力。这样可以帮助产妇将胎儿的其余部分娩出产道，而不会给自己或胎儿带来过度的压力。

> **反思活动 35.1**
>
> 你如何利用这些知识促进一位认为自己可能在上午 9 时分娩的初产妇自发分娩？

产妇自发呼吸　为了在娩出阶段保持胎儿血液流动和足够的氧合作用，产妇需要避免过度通气和屏气。长时间的屏气（Valsalva 动作）会增加胸内压力，减少静脉血回流到心脏。因此，心排血量下降，血压下降，导致子宫胎盘灌注减少（Blackburn，2013：132）。在最近一项比较 Valsalva 和自发用力的随机研究中，自发用力组的分娩娩出阶段较快，脐动脉血 pH、PO_2 和 Apgar 评分较高（Yildirim et al，2008）。

（四）胎儿神经激素对分娩的反应

分娩诱导胎儿肾上腺髓质素、儿茶酚胺、血管升压素皮质醇和促甲状腺激素（thyroidstimulating hormone，TSH）分泌增加。肾上腺髓质素是一种有效的肺循环血管扩张剂，可促进分娩时胎儿肺血流量的快速增加（Boldt et al，1998）。与分娩相关的游离皮质醇水平加倍，在分娩后 1 ~ 2 小时内进一步上升。除刺激关键器官系统的成熟变化外，皮质醇还可诱导甲状腺素（hyroxine，T_4）脱碘，从而产生三碘甲状腺原氨酸（triiodothyronine，T_3）。这与出生时 TSH 急剧增加相结合，刺激了新生儿生命前 24 小时内 T_3 显著增加，这对于新生儿调节产热尤为重要（Nathanielsz et al，2003）。

胎儿儿茶酚胺水平在整个分娩期间上升，在出生后立即达到成人静息值的 20 倍。在分娩时间

歇性挤压胎头会引起儿茶酚胺的快速增长释放。

（五）心血管反应

宫缩诱导子宫胎盘灌注的瞬时减少，改变了胎儿-胎盘循环模式。超声研究表明，在子宫收缩开始时，母体静脉血流出停止，子宫静脉的内容物表达到母体循环中，同时，与宫缩开始一致的动脉血流入，保留在绒毛间隙内。宫缩期间这种血液形成血池，其在绒毛间隙中产生明显的膨胀和血管充血。收缩期间子宫胎盘灌注的瞬时减少可以部分地通过用于气体交换的母体血液体积来补偿。为了确保胎盘的灌注，母体血压和心排血量也随着收缩而升高。在每次收缩后子宫松弛阶段观察到血流量增加，这也可以补偿前一次收缩期间氧气输送量的减少（Bleker et al，1975；Robson et al，1987）。

健康胎儿的循环在自发分娩中不被认为会受到宫缩的影响。脐带循环似乎不会因子宫内压力、胎儿-胎盘或母体-胎盘伴随宫缩的血流短期变化而改变。胎儿心排血量随着宫缩期间子宫内压力增加而升高，允许胎儿血压在其血管系统的内部和外部之间保持相对恒定的压力差。同时，胎儿肾上腺素水平升高特异性地促进心率增加和血压升高，这两者都有助于增加宫缩间歇的胎盘血流速率。

胎头压力和产生的儿茶酚胺激活成熟的副交感神经系统并抑制心脏起搏，导致心排血量减少、心率减慢和血压降低。宫缩期间胎心率减慢会降低心肌的氧气需求。副交感神经对心率的影响可以通过肾上腺素抵消，但不能通过去甲肾上腺素抵消。足月胎儿可以释放足够的肾上腺素，以响应子宫收缩而产生心率的增加或减少。

（六）出生，胎盘剥离和心肺适应

当胎儿离开宫腔时，收缩子宫的表面积迅速下降，产生约10cm的子宫直径。这种减少包括胎盘附着于蜕膜的位置，导致胎盘组织和子宫胎盘血管受压；包括大约100个螺旋动脉，其在整个分娩过程中以500～800ml/min的速率供应胎盘（Letsky，1998）。胎盘蜕膜成分和子宫肌层段螺旋动脉的诱导适应显著促进了这些血管的强直性肌层压迫（Kawamata et al，2007）。在妊娠早期和妊娠中期，血管壁结构中含纤维蛋白基质取代了弹性膜和平滑肌层（Matijevic et al，1996）。

当产妇在分娩时可以自由活动并将新生儿抱入怀中时，她将自己置于一个直立的位置。这可以防止子宫血流通过下腔静脉返回到右心房，并允许重力辅助胎盘剥离，母婴之间感官接触的视觉、嗅觉、听觉和感觉刺激了中枢和外周释放缩宫素显著增加，原因为阿片类物质对母体缩宫素神经元的限制在分娩后立即被去除了。相比于分娩时缩宫素的基础水平显著上升，感觉刺激和哺乳增加了缩宫素释放的脉冲频率和幅度（Matthiesen et al，2001）。

新生儿出生后缩宫素向外周循环的增强释放刺激子宫强直收缩，子宫肌层挤压海绵状胎盘组织并迫使塌陷绒毛间隙中的血液回到蜕膜静脉中（Kawamata et al，2007；Shynlova et al，2009）。通过完整的脐带自发流动的血液将约120ml血液转移到新生儿循环中进一步减少了胎盘体积（Dunn，1985）。

如图35.6所示，随着胎盘剥离的进行，完整的脐带继续向新生儿供应含氧血液。分娩后开始肺部气体交换时，肺毛细血管随着通气开始而扩张，可以通过肺血管阻力的急剧下降而打开的新毛细血管床进行容量调整（Boldt et al，1998；Dunn，1985；Hooper et al，2015；Kluckow et al，2015）。分娩前，大多数右心室输出通过动脉导管（ductus arteriosus，DA）从肺动脉主干流向降主动脉。由于肺静脉回流较低，左心室前负荷依赖于静脉导管（ductus venosus，DV）、下腔静脉和卵圆孔（foramen ovale，FO）到左心房的脐静脉回流。分娩时，气道清除了流体，分娩后不久肺通气引起肺血管阻力大幅下降，导致肺血流量急剧增加。这两个事件启动了脐带到肺静脉回流的转换，在整个过渡过程中维持心排血量，从而避免分娩后立即出现血压和重要器官血液供应的大幅波动。随着通气的建立，肺静脉回流取代脐静脉回流作为左心室前负荷的主要来源。同时，分娩引起的血管升压素、肾上腺髓质素和儿茶酚胺增加，共同刺激肺血流，扩张细支气管和肺血管，促进液体潴留，刺激新陈代谢，增强警觉性和促进依恋。因此，个体新生儿实现从胎盘到肺部气体交换的成功转变所需的时间为脐带结扎的时机提供了生理学基础（Hooper et al，2015）。

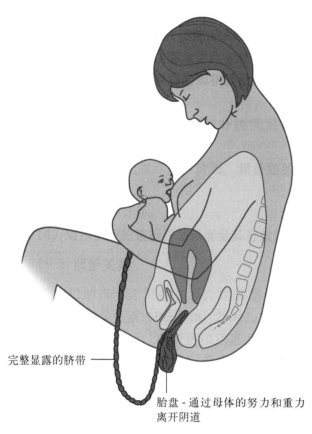

完整显露的脐带 —

胎盘 - 通过母体的努力和重力
离开阴道

图 35.6　母婴感觉接触，胎盘剥离和从胎盘到母乳营养的过渡

（Inch S：Birthrights，London，Merlin Press，1989.）

止血和纤维蛋白溶解　随着子宫肌层的持续收缩，拥挤的蜕膜静脉被周围肌肉纤维交叉网络的剪切力切断并密封。如彩图 38 所示，胎盘在蜕膜基底线处从子宫壁撕裂，并落入子宫腔，当它下降到宫颈并落入阴道时剥离胎膜（Benirschke，1992）。胎盘剥离下了 300cm² 的表面伤口，其中包含约 100 个切断的动脉，母体血液迅速凝固，因为几种凝血因子的浓度大幅增加并且纤维蛋白溶解活性降低，这种特性存在于妊娠、分娩和分娩后的前几小时（Letsky，1998）。妊娠也伴随着凝血因子Ⅶ、Ⅷ、Ⅹ 和Ⅻ的显著增加，以及血管和胎盘纤溶酶原激活物抑制剂（plasminogen activator inhibitors，PAIs）的显著增加，使妊娠晚期血浆纤维蛋白原显著增加（Dalaker，1986；Letsky，1998）。

在分娩前后，全身性止血变化伴随着凝血因子 Ⅴ 和Ⅷ的局部活化，以及纤维蛋白原水平的增加，使全血凝固时间的显著缩短，在子宫中比外周血更明显。由于它们的综合作用，撕裂的血管被密封，并且胎盘剥离部位被纤维蛋白网快速覆盖，其占总循环纤维蛋白原的 5%～15%（Letsky，1998）。前列腺素代谢物同时从剥离部位的蜕膜基底撕裂表面组织释放到体循环中，刺激持续的子宫收缩（Noort et al，1989）。

如果产妇在分娩过程中没有长时间的压力诱导儿茶酚胺释放或严重的阴道或会阴撕裂，阴道即时失血只占妊娠期间血浆和红细胞体积增加的一小部分。大部分妊娠引起的血容量增加将在较长时间内消失，通过最初的 48 小时内利尿，以及在产后 2 个月从胎盘部位排出恶露（Hytten，1995：119-122）。分娩时估计出血量的重要性需要根据妊娠期间血容量的增加来判断，即使分娩后第 1 个小时内失血的视觉估计非常不准确（Bloomfield et al，1990；Gyte，1992）。

九、从子宫 - 胎盘循环到泌乳

在分娩之前，胎儿基本上是肠外营养有机体，从胎盘屏障的母体循环中获得相当恒定的简单营养供应。在增强的合成代谢期间，母体循环为胎盘提供葡萄糖、氨基酸和相对较少的必需和非必需脂肪酸，胎儿进行选择性摄取和转移（Hay，1995；Herrera，2000）。分娩后不久，母体和胎儿循环系统之间的营养物质和气体交换的胎盘循环与胎儿肾上腺的胎盘激素相互作用结束（Ben-Davis et al，2007）。

母婴互动的先天性表达，特别是在新生儿出生后的最初几周，对于新生儿长期的一般健康和情绪健康至关重要（Moriceau et al，2006；Neumann，2009；Stern，1997）。母婴之间密切的身体接触调节稳态机制，促进糖皮质激素和盐皮质激素脑受体的生理增加，并防止新生儿的压力轴上升，压力轴在分离期非常敏感，特别是在新生儿出生后的前 3 天（Bystrova et al，2003；Christensson et al，1995；Hofer，1994；Hofer，2006；Hammock et al，2013；Sarrieau et al，1988）。

母亲行为和依恋的启动

在自发性阴道分娩后，产妇和新生儿极其积极地保持亲密的感觉接触以开始依恋、哺乳。这包括缩宫素诱导的海马突触重组，改善母体的空间记忆，使母亲能够对与新生儿需求相关的一切形成"类似激光"的焦点关注（Kinsley，2008；Monks et al，2003；Pedersen et al，2002；Tomizawa et al，2003）。

产妇对通过参与大型社交群体产生的亲密"社交感情"的偏好是由哺乳诱导的中脑皮质多巴胺系统激活带来的，该系统受缩宫素的调节。母婴之间亲密接触的愉悦效果进一步产生了母体刺激和新生儿吮吸的愿望，这有助于增加和强化母婴关系，部分是由于增加了中枢缩宫素受体和缩宫素中枢神经系统释放。

十、结论

生育是母亲、父亲和新生儿的变革过程。母亲和父亲在妊娠期和分娩后都会发生广泛的脑部变化。在妊娠的后半期，母亲和胎儿之间发生同步相互作用，母亲为胎儿提供昼夜节律，这是胎儿成熟发育的重要组成部分。昼夜节律也是子宫激活和从妊娠到分娩转变的特征。在由神经内分泌系统精细调节的母 - 胎 - 胎盘系统之间发生着复杂的相互作用。这些协调着母体大脑变化与胎儿分娩准备，分娩和分娩后的依赖性发育。当助产士了解这些动态的相互作用时，他们可以熟悉正在进展的过程，支持正常的生理过程并在分娩开始前获得父母的信任。

要点

- 从妊娠到分娩的转变始于最后 3 个月。
- 子宫激活，妊娠和分娩的昼夜节律由母体和胎盘 - 神经 - 内分泌 - 旁分泌系统控制。
- 对这些系统的详细了解为提供符合从妊娠晚期到开始哺乳的母亲和新生儿动态变化的实践提供了当前的证据。
- 目前的证据表明，妊娠后期的规律睡眠和在安静，私密的分娩环境与可信赖的陪伴促进了子宫昼夜节律模式的激活，引起自发分娩。
- 分娩后建立通气可调节胎儿心肺适应，从而促进胎儿到新生儿循环的转变。

（翻译：徐鑫芬　审校：王爱华）

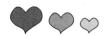

第 *36* 章

第一产程照护

Denis Walsh

学习目标

通过阅读本章，你将能够：

- 了解分娩环境的重要性。
- 掌握分娩发动机制并理解分娩的生理学变化。
- 根据孕产妇及胎儿的需要提供合适的循证照护。
- 了解各项照护原则，如以产妇为中心的照护等。
- 洞察环境及医护关系的重要性。
- 掌握分娩照护的整体要素。

一、引言

分娩是一个自然的生理过程，需要强大的心理支持，才可以将新生命带到这个世界。当对临产和分娩进行分析、研究和检查时，很难将二者区分，因为临产与分娩是连贯的，不可区分的。分娩的过程包含着重要的心理、情感和社会三个维度，新生儿的到来预示着一个新的家庭的诞生或延续。纵观历史，临产和分娩对每一种文化而言都有着特殊的意义，它们的出现通过精神和文化符号被标记（Kitzinger，2000）。在英国，这样的文化传统已经被医疗机构边缘化，如今的英国，87% 的分娩在私人诊所、2% 的分娩在家庭 [National Audit Office（NAO），2013]，还有 11% 的分娩由助产士诊所承担（NAO，2013）。对于助产士而言，想要对临产与分娩有全面了解，必须掌握孕产妇的生理及心理的改变，需要洞察影响产妇及其家庭的关键事件，甚至是社会或政治的影响。我们要相信并且尊重女性在没有医疗技术或干预的情况下的分娩本能，这是助产士工作的使命与责任所在。本章节将详细描述孕产妇的第一产程的变化，以及个人、社会及政策三个维度应该给予的支持。

两则分娩故事揭示了临产与分娩的复杂性（见案例学习 1 和案例学习 2）。

案例学习 1

Emily 是非常坦率的人，她第一个孩子的出生十分顺利。"我会知道到什么时候做什么。"她不停地跟我说，"你只要跟着我，我需要什么东西我会和你说的。"一个星期天早上，她约我出来，当我到了以后，她告诉我她的分娩已经开始发动，她让我留下来陪她，但她不需要我做任何事。后来，她说我可以走了，因为她感觉还有一段时间才会分娩。第 2 天早上她又给我打了电话说她的孩子快出生了。我开车去她家，2 小时后她儿子在出生池里诞生了，而她和家人泪流满面。Emily 很了解自己的身体，她比我更清楚分娩在她的体内是如何进展的。

案例学习 2

Judy 刚刚成功避免了引产术，因为在超过预产期 10 天后，她的羊水破了。8 小时后开始出现宫缩，但是宫缩一开始就很强烈。尽管她的老公给予了她很多的支持，但她仍觉得宫缩强度让她失去控制。2 小时后，她要求进行阴道检查，此时宫口扩张 7cm。1 小时后，宫缩变得更加剧烈，而我观察到她已经开始处于用力阶段。但是突然，一切都停止了。她断断续续地打了 4 个小时的瞌睡，突然间她又开始往下用力，婴儿在两次宫缩后出生了。Judy 觉得这个过程就像坐过山车，忐忑的过程让她很受挫。

助产士对于这两个案件的描述可以看出，不同产妇的分娩体验差距非常大。时间跨度也是不同的，第一个超过 24 小时，第二个在出生前有 4 小时的"休息期"。两位产妇应对分娩的态度也是不一样的，一个是非常的自信，而且全程自己把控节奏；而另一名产妇则感觉完全被分娩的疼痛支配。虽然两个案例都没有描述助产士的作用，但是面对不同的产妇，要采取不同的支持策略来提供合适的照护。

其他的一些方面也可以帮助我们了解她们的分娩过程。在两个案例中，产妇都是在家中分娩；都有自己选择且了解的人在陪伴她们的分娩；没有用药物或者其他常见的干预措施；她们的分娩经历都不是英国 21 世纪典型的分娩经历。传统的分娩经历是在医院进行的，由未曾谋面的医护人员提供照护，并且会接受一些常规的干预措施如持续电子胎心监护。有 1/3 的传统分娩结局是干预性阴道分娩或剖宫产（NAO，2013）。可以合理推断目前英国的正常分娩是受到威胁的，因为仅有 47% 的产妇是非药物干预下自然分娩的（NAO，2013）。

住院营造了这样一个环境，即产妇不可避免地成为"患者"，助产士成为专家。而在医院中进行的分娩同时还必须遵守临床指南，这些指南是针对住院患者的普遍情况的，如果偏离了"平均值"，将触发一系列的干预措施。本章从非干预的角度探究临产与分娩的进展，强调分娩环境对于分娩的生理进展的重要性。在产房生孩子可能被视为一种"医疗干预"，可能会破坏生理、心理和社会过程的微妙平衡，这些过程需要密切配合，才能使分娩变得更加人道，促进产妇良好的分娩结局。但必须指出的是，助产士可以通过支持产妇在分娩进展中的生理变化，与产妇建立良好的信任关系来中和不良产房环境对产妇心理的影响。

二、分娩的连续性

分娩可以分为不同的阶段，是根据每个阶段的时间进展及其与母婴并发症的病史关联进行的分类。在学习分娩相关内容时，助产士从一开始就被引入时间概念，这与生物医学上对分娩的理解是一致的，这是为了助产士可以尽早处理分娩过程中的异常情况。

而现在另一种观点正在逐渐被大众普遍接受，在 Downe、McCour 和 Dixon 等的著作中指出，分娩从开始到结束都是一个连续的过程，其特点是在连续性的不同点上会出现不同的特殊的生理和心理行为。其中一些行为是解剖上的变化，如宫颈的变化；另一些是生理上的变化，如身体激素的释放；再有一些是心理上的变化，如在分娩前的警觉性和注意力。

每个人的行为和反应各不相同，了解产妇，直观地与产妇沟通，根据产妇个体需求提供最合适的照护是十分重要的，而这也是助产士面临的关键挑战。

传统生物医学模式中对产程的划分旨在帮助助产工作者更好地理解生理学，以提供更好的照护，但这样的划分可能忽略了产妇自己对于分娩的体验和感受。对产妇来说，分娩是一种持续的生理、心理和情感体验，是生殖过程的高潮和主要焦点，在这样的情况下，人为地对分娩过程进行划分是既不相关也不重要的（Dixon et al，2013）。分娩是具有生物学和社会学相结合的创造性过程，其重要性体现在产妇对于自己分娩过程细节的回顾。对助产士而言是司空见惯的事件，但对于产妇及其家庭来说是无比重要、意义非凡的。因此，为了获得令人满意的分娩结局，聆听产妇的故事，重视每一个细节都是至关重要的。

反思活动 36.1

询问你的母亲或亲密的女性亲属关于你的出生过程（在沟通的过程中密切注意她的措辞），了解你自己出生过程的记忆和整体的印象对你本次分娩非常重要。如果你不能从中了解这些信息，就找另一个你的朋友或闺蜜，让她谈论她的分娩经历。

如果助产士通过评估能预见产妇分娩的结局，并且相信产妇的生理功能会发挥最佳作用，这会对产妇分娩的态度产生积极影响。对分娩持积极乐观态度的产妇，与那些对分娩充满恐惧和焦虑的产妇相比，会有更好的分娩体验（Green et al，1998）。这也与当今社会的背景有关，媒体大肆渲染医院分娩的各种负面新闻，增加了初产妇对于分娩的恐惧感（Morris et al，2010）。

因此，在这样的文化背景下，助产士扮演了重要的角色，可以让产妇在面对分娩过程时更加自信，更加强大。

三、分娩的特点

正常分娩遵循一个连续的模式，通常包括痛苦的有规律的子宫收缩，刺激宫颈管消失和宫口扩张，胎儿入盆，最终自然阴道分娩，随后娩出胎盘和胎膜。传统和正统的生物医学将分娩分为三个阶段。

- 第一产程：从有规律宫缩开始，伴随着宫颈管消失和宫口扩张，最终宫口开全为止。
- 第二产程：从宫口开全，伴随着向外向下的宫缩，直至胎儿娩出。
- 第三产程：从胎儿娩出到胎盘及胎膜完全娩出。

社会模式更具有整体性，并与生物医学模式具有对比价值（表 36.1）。

表 36.1　生理与社会模式

生理模式	社会模式
身体是一种机器	完整的人
简化论：产力、产道、胎儿	整合：生理学、心理社会学、精神学
控制与征服	尊重和授权
专业知识 / 目标	关系 / 主观
外在环境	内在环境
病理学预测	常态预测
技术为主	技术为辅
均质化	求同存异
证据	直觉
安全	自我实现

（资料来源：Walsh and Newburn，2002.）

社会模式的替代价值意味着分娩的艰辛是重要的。Gould 承认这一过程中运动的关键作用。这突出了产妇在分娩期间所表现出的勇气和毅力，以及建立一个提倡运动的环境的重要性。

四、分娩的生理学

随着分娩的发展，多种生理因素结合在一起（专栏 36.1），这些因素将依次进行检查。

专栏 36.1　第一产程的生理性变化

- 宫颈管消失和宫口扩张，子宫收缩引起的出血
  - ◆ 子宫肌收缩和缩复
  - ◆ 宫底部的优势
  - ◆ 子宫上段收缩有力，子宫下段轻微收缩
  - ◆ 收缩环的形成
  - ◆ 子宫极性
  - ◆ 宫缩强度、幅度
  - ◆ 静息张力
  - ◆ 前羊水和后羊水的形成
- 胎膜破裂
- 见红

（一）宫颈管消失及宫口扩张

子宫肌收缩导致宫颈管的消失和宫口的扩张。

宫颈管缩短开始于妊娠后 2 ～ 3 周，是由于存在于宫颈组织中的胶原蛋白的溶解性变化而发生的。这一过程受激素活性变化的影响，特别是雌激素、孕酮、松弛素、催乳素和前列腺素（Blackburn，2013；参见第 35 章）。

布雷希氏收缩，又称假宫缩，在妊娠后期会变强，可能也会促进宫颈的变化。当子宫颈逐渐缩短、变薄和略微扩张，宫颈管呈漏斗状，直至宫颈管消失，成为子宫下段的一部分（图 36.1）。

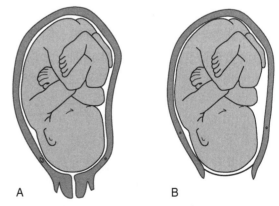

图 36.1　子宫

A. 宫颈管消失前；B. 宫颈管消失后，宫口扩张，成为子宫下段的一部分

子宫颈的渐进性扩张是分娩的明确标志之一（图 36.2）。

当子宫颈扩张到足以让胎头通过时，已达到完全扩张。宫口开全通常为 10cm，但也与胎儿头

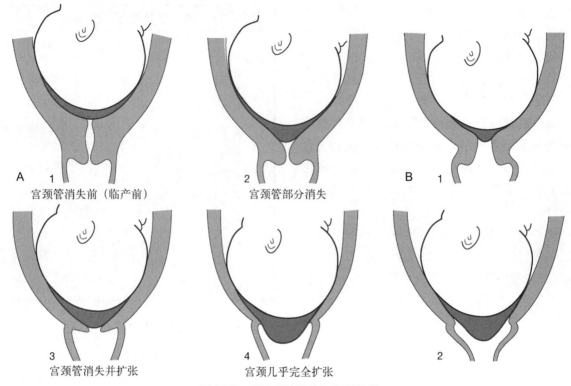

图 36.2　宫颈管的消失和宫颈扩张
A. 初产妇；B. 经产妇同时发生宫颈管消失和宫口扩张

部的大小有关。

初产妇多是宫颈管先消失，宫口后扩张，经产妇多是宫颈管消失和宫口扩张同时进行（图36.2）。

（二）宫缩

通过子宫收缩，实现宫颈管的消失和宫口的扩张，以及分娩过程中胎儿的下降和娩出。

分娩过程中子宫收缩的特征如下。

- 宫缩是自发性的。
- 宫缩具有节律性。
- 几乎在所有的分娩中，宫缩都是伴有疼痛的。

疼痛可能部分是由于肌肉纤维收缩时出现缺血所致。伴随宫颈扩张时产妇的腰背疼痛是由通过交感神经到骶神经丛的感觉纤维刺激引起的。

（三）宫缩的协调性

宫缩始于两侧宫角部，以微波形式迅速均匀地向宫底部中线集中，左右对称。在正常的子宫活动中，宫缩以宫底部最强，随着子宫收缩的进行，向下逐渐减弱，此为子宫收缩力的宫底优势（极性）（图36-3）。子宫上段收缩有力，而子宫下段仅轻微收缩并扩张。在两次宫缩之间，宫缩暂停子宫

休息。

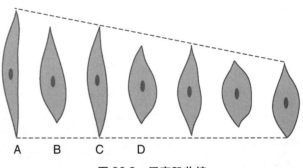

图 36.3　子宫肌收缩
A. 放松；B. 收缩；C. 放松但缩复；D. 收缩，但比 B 中的子宫肌短且厚

正常分娩子宫收缩节律性的特征是所有子宫肌层细胞几乎同时收缩的结果。妊娠期间，子宫肌层细胞之间形成越来越多的缝隙连接（参见第35章）。这些低电阻通信通道提高了传导速度，促进了子宫肌层收缩的节律性（Blackburn，2013）。

（四）缩复性

缩复是肌肉纤维永久性缩短的状态，每次宫缩后都会发生缩复。

肌肉纤维逐渐变短、变厚、变宽，尤其是子

宫体部。子宫体肌纤维的缩复作用可使宫腔容积逐渐缩小，迫使胎先露下降，由于对子宫下段的挤压，子宫颈管逐渐被"占据"，逐渐变短、变薄，然后向上向外扩张子宫颈口。

子宫上段的间隙，随着肌肉纤维的收缩和缩复而减小，胎儿被迫向下进入子宫下段，而胎先露部的前羊膜囊部分也会促进宫颈扩张，并会引起垂体后叶缩宫素的反射释放，进一步促进子宫的变化。由于子宫肌纤维的缩复作用，子宫上段肌壁越来越厚，下段肌壁被牵拉越来越薄，在两者之间的子宫内面形成一环状隆起，成为缩复环。这是分娩的正常生理变化。

（五）极性

在正常分娩中，子宫上下段之间的节奏协调（极性）是平衡且和谐的。而上段收缩有力，下段仅轻微收缩且扩张。

（六）强度或幅度

宫缩会引起宫腔内压升高，宫缩的强度或幅度可以通过在子宫内放置一根细导管并将其连接到压力记录装置来测量。每次收缩时强度迅速上升到峰值，然后缓慢下降至静息张力。在分娩早期，宫缩较弱，振幅约为 20 mmHg，持续 20～30 秒，没有任何特定的模式。随着产程的进展，宫缩变得更强烈、持续时间更长且更频繁。在第一产程结束时，宫缩很强，振幅为 60mmHg，持续 45～60 秒，每 2～3 分钟发生一次。

（七）静息张力

两次子宫收缩的间隙期测量到的静息张力通常是 4～10mmHg。在宫缩过程中，流向胎盘的血液减少，从而阻碍了胎盘间隙中的氧气和二氧化碳交换。因此，宫缩之间的放松期，子宫静息张力较低，这一阶段子宫血流增加利于胎儿充分氧合。

（八）前羊水和后羊水的形成

随着子宫下段的伸展和宫颈积液的形成，由于子宫下段的蜕膜发育不良，胎膜容易与该处蜕膜分离而向宫颈管突出形成一个积液袋，里面充满羊水，形成前羊水囊，协助宫口扩张（图 36.4）。

后羊水有助于平衡子宫收缩时子宫内的压力，对胎儿和胎盘提供保护作用。

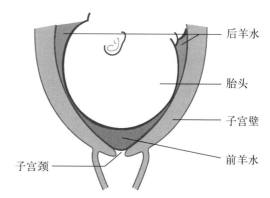

图 36.4　前羊水和后羊水的形成

（九）胎膜破裂

分娩时羊膜中前列腺素 E_2 的产生增多（McCoshen et al，1990），在子宫收缩压迫下，导致前羊水囊内液压增加，子宫颈扩张时支撑力降低，最终导致胎膜破裂。正常分娩时，胎膜破裂通常发生在第二产程。

（十）见红

见红，所见为阴道血性分泌物，子宫颈口开始扩张，使子宫颈口附近的胎膜与该处的子宫壁分离，毛细管破裂而经阴道排出少量血液，并与宫颈管内的黏液相混而排出，这种阴道流出的血性黏液便是孕妇阴道的"见红"，是分娩即将开始的一个先兆征象。

（十一）分娩激素

在第 35 章中，我们解释了分娩和生育激素的作用。主要包括缩宫素、β-内啡肽、儿茶酚胺、皮质醇和催乳素。所有这些激素相互联系，对环境影响和照护的刺激产生反应。哺乳动物和人类经过几千年的进化，通过生理和激素完美的相互作用，确保了临产与分娩时的安全（Buckley，2015）。缩宫素、内啡肽释放与儿茶酚胺和皮质醇水平之间的关系越来越清晰（参见第 35 章）。焦虑和恐惧会刺激肾上腺素、去甲肾上腺素和皮质醇的释放，并抑制缩宫素的产生；因此，良好的分娩环境和分娩体验可以促进产妇平静，提高产妇自信。Dixon 等创造的"分娩之舞"，将激素效应与分娩期间产妇的生理变化及其伴随的情绪反应进行比较（图 36.5）。这种对临产和分娩的全新理解，是目前非常急需的一种产妇心身调节，这种理念在传统的分娩模式中一直被大家所忽略——产妇对分娩的亲身体验。

五、第一产程照护

在分娩过程中，助产照护的目的是保障产妇和婴儿的安全分娩，确保产妇及其伴侣获得愉快、充实的分娩体验。

目前在西方世界，母婴在分娩过程中死亡的情况非常罕见，产妇的分娩体验具有更大的意义，并已成为助产士的主要关注点。早期，大多数关于临产和分娩的研究，多是基于助产士的专业发展或是研究兴趣，却没有探讨产妇的分娩经验。而最近的研究已经确定了对产妇与分娩照护各个方面的观点（Lally et al，2008；Redshaw et al，2007；Rudman et al，2007），这些观点可以概括为以下主题：

- 全面、准确、循证和个性化的信息。
- 选择。
- 控制。
- 连续性。

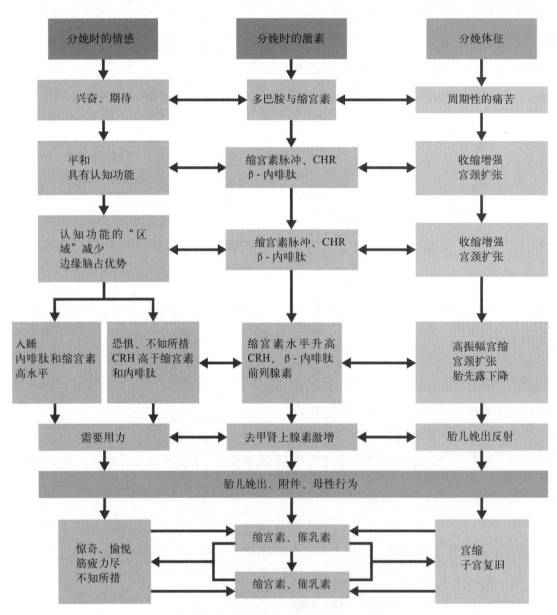

图 36.5　分娩之舞：情感、激素、体征

（引自 Dixon L, Skinner J, Foureur M: The emotional and hormonal pathways of labour and birth: integrating mind, body and behaviour, New Zealand College of Midwives Journal 48:15, 2013.）

正如政府层面的生育政策所倡导的，应对这些主题，我们需要巩固照护理念及其应用，帮助界定以产妇为中心的照护 [Department of Health（DH），2007a，2007b]。

为了提供以产妇为中心的照护，助产士需要做到以下几点：

（1）评估每位产妇对临产和分娩的需求和期望。

（2）为每位产妇制订照护计划，满足她的特定需求和期望。

（3）实施照护计划。

（4）对照护措施进行评估以衡量其有效性。

（一）照护关系

产妇和助产士之间的关系，在理想情况下应该是一种合作关系（Pairman，2000）。关系的建立应该从妊娠开始，在亲密和互惠的关系中，这种关系称为"熟练的伴侣"或"专业的朋友"（Pembroke et al，2008）。这种合作精神要求建立一种社会而非生物医学的生育照护模式，鼓励产妇和她的伴侣从妊娠之初就参与决策，并确保产妇能够自由表达自己的需求和愿望。助产士应努力建立相互信任的关系，并创造一个良好的环境，与产妇轻松地讨论期望、愿望、恐惧和焦虑。这需要良好的沟通，而这来自于平等的双向互动。

（二）情感和心理照护

助产士需要很好地了解产妇在分娩中的感受。不同产妇对分娩的态度和反应差异很大，并受不同的社会、文化和宗教因素的影响。对于经产妇来说，先前的分娩体验也很重要。

许多产妇对分娩既感到恐惧，又无比兴奋。有些人可能热切地期待新生儿的到来，对自己的能力充满信心，认为是一种情感上的满足，并且能够丰富所有直系亲属的体验。她们可能参加了自然分娩或主动分娩的教学课程，并为自己的分娩制订了一个专属的计划，通常称为分娩计划。其他孕产妇可能会为新生儿的到来而兴奋，但她们对于分娩也会感到恐惧，担心她们无法承受分娩的疼痛，担心自己在分娩过程中的表现。有些人认为分娩是痛苦的，不愉快的，要在产科医师和助产士控制下，尽可能主动参与来减少分娩痛苦。

产妇在进入一个未知的，甚至是具有威胁性的医院环境时，可能会感到惶恐，并担心会失去自己的自主性和认知。或许她们对于分娩的期望是不切实际的，或者无法实现的，这会导致她们产生失望、失败或失落的感觉，而经产妇常担心她们留在家里的孩子，助产士可以做很多事情来缓解这些忧虑。

生育伴侣也可能有自己的担心，他们害怕无法与别人分享自己的感受。这可能与不同性别的社会角色有关——他们被认为足够强大且能够应付这些问题，或者可能是由对未知的恐惧和对被爱的人的关心引起的。同性伴侣可能会对他们或他们的伴侣接受的待遇而焦虑。通过合作和个人照护，特别是在产前建立这样的关系，助产士就会得到宝贵的机会来鼓励这些夫妇表达他们的特殊需求和焦虑，并探索和商定相应的处理方法。无论这些夫妇的需要是什么，他们的最终目的都是希望自己的孩子得到最好的照护；如果他们确信助产士在正常情况下会尊重和遵守他们的愿望，他们通常会同意在出现分娩并发症时修改自己的分娩期望。

在整个分娩过程中，产妇、她的伴侣和助产士之间应该自由地进行信息交流。知情同意并参与决策有助于产妇掌握自主权和控制感（Healthcare Commission，2008）。助产士应该意识到，并非所有产妇在临产和分娩时都能感到足够的安全，或者自由地表达自己的恐惧或焦虑。意外妊娠、恐惧或与之前的助产士关系不佳等情况可能会导致孕产妇产生不愉快、敌意和怨恨的情绪。助产士需要对这种感觉的非语言指标特别敏感，并给予产妇所需的必要帮助和支持。不过，最重要的是，助产士应该富有同情心、同理心，不要做出自己的主观判断。大量研究表明，关爱行为可以增加缩宫素的释放，直接刺激哺乳动物大脑中附属的舒缓调节中心（Gilbert，2010），促进生理性分娩（Moberg，2011）。

（三）生育支持者的作用

许多研究证据表明，连续性的支持在分娩中有积极作用（Hodnett et al，2008，2013）。虽然在英国，夫妇在分娩过程中互相支持是很常见的，但有些产妇可能会选择亲戚、朋友或导乐师来陪伴自己的分娩。无论选择谁，助产士都应与支持者一起探讨他们的分娩经历、他们在分娩期间的角色期望，以及他们承担支持者角色的能力。有学者建议，如果选择的支持者有过负面的分娩经历，助产士需要确定这是否会影响与产妇的支持关系。

助产士将生育支持者接受为团队的一部分，要给予支持者明确的任务，包括按摩背部、腹部或腿部，帮助提高呼吸意识和放松，提供饮料和其他物品。在极度焦虑的时候，这些活动可以有效帮助支持者充实起来，提高他们的参与感和价值感。

助产士必须对产妇个人空间和隐私的需求十分敏感，并且应该判断什么时候给予产妇及伴侣单独相处的空间。在分娩早期，给予产妇及伴侣独处空间是更容易接受的，但在宫缩变强，即将临产时，这样做就不合适了，产妇此时孤身一人可能会让她感到害怕。如果助产士必须短时间内离开，那么她必须确保夫妇在必要时可以寻求到帮助。助产士必须对伴侣和其他人员的情感需求也十分敏感，并认识到短暂的休息可能有助于补充能量，特别是在长时间的分娩过程中。

（四）倡导

对一些产妇来说，对未知的恐惧、在医院被不熟悉的人照顾、经历比预期更大的疼痛或镇痛药的效果都会导致她产生脆弱感，身份丢失感和无力感。对于那些英语不是第一语言的产妇来说，这一点可能会被放大。脆弱的产妇可能失去充分表达其需求、愿望、价值观和选择的能力，而成为被动的接受者角色。助产士需要充当支持者的角色，以确保产妇的个人需求得到满足（Walsh，2007a）。这包括沟通、支持和保护产妇，充当她们与产科和其他专业同事之间的中间人，以及促进知情选择。要做到这一点，助产士必须有专业的自信，对产妇的需求有清晰的认识，并能够与其他同事沟通，以确保有效的协作。发展和信任直觉是这项活动的核心。助产士与她所关心的产妇之间的密切关系和联系意味着助产士更可能做出合适的决定，并建立一个促进分娩的环境（Walsh，2007b）。利用这些技能，助产士更能赋予产妇和她的伴侣权力，使他们在这段重要

的人生经历中都能充分地掌握情况并有信心参与决策。

六、分娩环境

助产士和自然分娩的产妇都知道分娩环境对分娩经历和分娩结局的重要性，包括分娩场所、分娩照护和相同的分娩价值观。

（一）家庭分娩

长期以来，家庭分娩引起了激烈的争论，而家庭分娩对于助产士和产妇有着一定的号召力，她们支持分娩的基本正常性，反对那些只能回顾性地看待其正常性的人。Tew（1998）首先挑战了20世纪70～80年代的主流观点，即最安全的分娩环境是医院。她指出这一观点最基本的缺陷在于，用单一原因（分娩医院化）解释离散效应（降低围生期死亡率），而不考虑其他可能的解释。这一错误的逻辑导致了20多年来全国范围内的分娩转移到医院，直至另一种解释得到认可——这种下降归因于战后妇女总体健康状况的显著改善，以及生活水平的急剧上升（Campbell et al，1994；Tew，1998）。

现在人们意识到，目前的证据并不支持所有产妇在医院进行分娩（Olsen et al，2012），也不认为当女性妊娠后选择分娩场所的时候，她只能选择唯一的医院分娩形式（DH，2007a）。在英国，对分娩场所的研究发现，与助产单位或医院计划分娩相比，家中分娩的初产妇的婴儿在围生期结局不佳的风险稍高（Brocklehurst et al，2011）。然而，一项包括了发达国家不同地区的26项研究的文献综述指出，无论是随着时间的推移，还是人群的差异，母婴结局的总体良好性具有显著的一致性（Fullerton et al，2007：323）。家中分娩与不同组别（助产单位分娩、医院计划分娩）相比，分娩结局也是较好的。

随机对照试验（RCT）已经证明，在家中分娩"打包式护理"的许多相关要素中，包括临产和分娩期间照护的连续性（Hodnett et al，2008，2013）和助产士主导的照护（Hatem et al，2008），这两项都可能是家庭分娩提供的普遍服务。

尽管英国政府目前的官方政策是让产妇自

主选择分娩场所，但英国家中分娩率只略高于2%，而 20 世纪 60 年代初家中分娩率达到了 25%（NAO，2013）。有传闻说，产妇要么被鼓励不去选择家中分娩，要么被告知助产士短缺而无法进行家中分娩。

减少对医院分娩偏见的一个实际措施可能是在分娩开始前保留产妇对于家中分娩的选择权。由于以下原因，在妊娠早期要求对家中分娩做出坚定的决定是存在问题的。

- 有些孕妇在妊娠期间可能会出现一些需要住院的并发症。

- 一些孕妇在分娩早期可以在家里获得助产士支持，相比去医院路途中的颠簸，可能更喜欢选择家里。

（二）助产机构

有两种类型的助产士机构：独立式和传统式。出生地研究中心建议采用这些术语（独立式和传统式）来代替其他已有的一些名称，如分娩中心、助产士主导的分娩场所、社区助产士单位等。由于新生儿三级转诊中心的发展，以及各个医院管理和临床结构的合理化，英国各地的产科服务正在合并，如果这些医院保持独立，就不再具有成本效益。这些压力导致利益相关者选择将一个地点的分娩设施与新生儿服务相结合，或保留现有的基础设施，并开设助产主导的分娩单位（DH，2007b）。出生地研究中心认可了助产士机构对产妇及助产士的益处，当产科风险较低的产妇接受助产服务时，剖宫产率、硬膜外麻醉率，以及其他常见的分娩干预措施的使用率显著下降（Brocklehurst et al，2011）。此外，产妇的分娩成本降低，生理性分娩（如生理性第三产程）增加。因此，2014 年和 2016 年，英国国家卫生和保健卓越研究所（NICE）发布的分娩期照护指南鼓励低风险产妇在助产士机构中进行分娩（NICE，2014；NICE 2016）。

一项针对助产士机构的文献综述显示，减少临产和分娩时的干预措施，产妇的满意度会提高。

所有这些证据都导致英国各地助产士机构的数量和规模增加，尽管目前他们只服务了所有分娩的 12% 左右（NAO，2013），但这个数字有望扩大至 30% 左右。

反思活动 36.2

在你的课程或者实践中，寻找在医院以外的环境中帮助产妇分娩的机会，如在产妇家中和助产机构。当你获得这一经验后，思考一下产妇及其伴侣、专业助产士在不同分娩场所的行为差异，并且分析这对分娩有何影响。

关于家中分娩和独立的助产士机构的大量文献强调了照护的另外两个方面：如何确保时效性，小规模下照护精神和氛围。无论是在家中还是在助产机构，"时钟时间"的调节作用都不太明显。工作人员倾向于强调分娩节奏而不是分娩进展，而且通常在使用分娩记录（即产程图）时具有更大的灵活性（图 36.6）。部分原因在于缺乏"让产妇完成全过程"的组织命令（Walsh，2006a）。接待的产妇少，意味着组织过程的压力较小，环境也更宽松，这似乎很适用于产妇和助产士，与分娩生理学相协调，内在地表现为基于激素活动脉冲的生物节律，而不是规律的时钟节奏（Adam，1995）。这增加了助产士的临床自由感、满意度和归属感（Walsh，2006b）。

对不同的助产照护组织模式，如助产团队、助产案例和助产操作的各项研究调查都遵循一个原则，这一原则的前提是，产妇从在与助产士建立持续的关系中获益，而不是在支离破碎的模式中被陌生人照顾。通常人们认为，在分娩的过程中，这么重要的人生经历，建议是在熟悉的专业人员的陪伴下完成。即使没有这些研究，我们也有理由认为，西方本土的生育实践对产妇健康有很大的影响。几千年来，与当地女性共同生活的传统的助产士，在没有经验的初产妇的分娩过程中，利用自己的分娩经验陪伴着产妇的分娩。

西式分娩在分娩医院化时遗失了这一关键因素，并得到了那些产妇所不熟悉的专业人员的支持。20 世纪 70 年代末，美国医院出现导乐师，人们开始认识到了陪伴对于分娩照护的重要性。

导乐的研究证实了在整个分娩过程中，支持陪伴产妇的重要性，且关于这一方面的照护现在已经被广泛研究。对 22 个随机对照试验进行系统回顾后得出结论，在分娩期间的连续性支持具有以下优势：

- 产妇的分娩时间缩短。

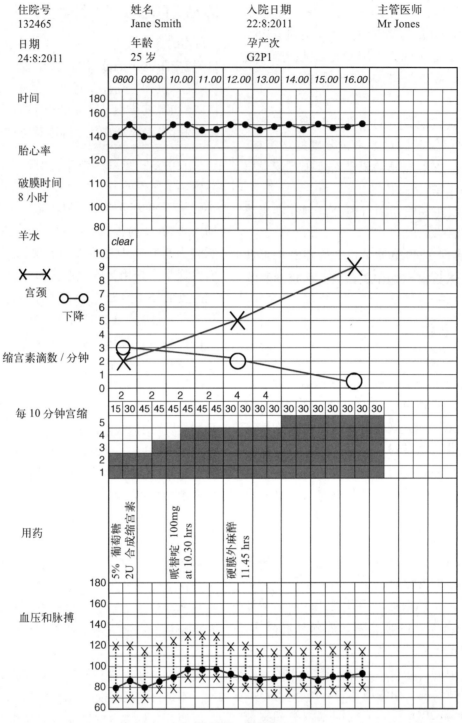

住院号
132465

姓名
Jane Smith

入院日期
22:8:2011

主管医师
Mr Jones

日期
24:8:2011

年龄
25 岁

孕产次
G2P1

图 36.6　产程图

- 新生儿 Apgar 评分较高。
- 剖宫产概率降低、药物镇痛、辅助性阴道分娩减少、Apgar 评分增高和分娩时间缩短。
- 产妇分娩体验更好。
- 能够从机构以外的人那里获得最有效的支持。
- 在高度医疗环境中效果较差。

通过对五种不同类别的人提供的八项分娩支持研究的系统分析后得出结论，从早期分娩开始，已知的未经训练的女性的陪伴是最有效的（Rosen，2004）。一项与分娩生理学相呼应的研究发现，女性在压力下会释放缩宫素，这会引发"照顾"和"友好"行为，而不是"打架和逃跑"的经典男性反应。在进一步反映荷尔蒙分泌的过程中，应激过程中释放的内源性阿片类药物也会增强这些效应（Taylor et al，2000）。

孕产妇在分娩连续性支持期间，照护人数的数量也可能与分娩结局有关，因为剖宫产率似乎与照护人数的增加直接相关，因此建议尽量减少分娩期间支持人员的变动（Gagnon et al，2007）。

几十年来，助产士们一直主张在分娩中提供持续的支持，这样他们才能真正地"与产妇在一起"。很可能这一个方面的改变就能大幅提高自然分娩率。然而，对于绝大多数生育服务而言，这仅仅是一个目标，而不能作为一项命令。

20 年来，连续性支持一直是助产学研究和辩论的主题。大量的健康相关文献的研究结果表明，连续性对许多其他领域都很有益，Haggerty 等（2003）总结如下：

- 信息连续性（所有相关机构都可获得患者相关情况）。
- 管理连续性（一致、连贯的照护）。
- 关系连续性（已知的照护者）。

这三者都有助于提高产妇的分娩体验和照护质量。助产照护更注重关系的连续性，认为其他两个会接踵而来，然而可能的情况并非如此。由于助产士 / 产妇关系的独特特征，可以针对这一特点提出一个案例：生物学寿命、主要经历的历程，以及亲密性。

助产服务中照护连续性的组织形式有很多，包括指定助产士、助产小组、助产案例和助产实践。研究表明：

- 团队人数不应超过 6 人，因为随着人数的增加，熟悉的助产士变成"只见过一两次的助产士"，最终变成"听别的同事提起的助产士"，连续性就变得毫无意义了（Flint，1993）。
- 在照护的不同阶段，连续性的需求是不同的。与产前相比，尽可能减少照护人员的数量对分娩和产后更为重要（Green et al，1998）。
- 各阶段之间的连续性，尤其是由熟悉的助产士来协助分娩，对产妇而言意义重大（Walsh et al，2012），并且可以减少分娩时的干预措施（Tracey et al，2013；Hartz et al，2012）。

就临床结果和照护满意度而言，确保团队的连续性通常可以减少对产妇的干预，包括硬膜外麻醉、引产、会阴切开术和新生儿复苏，并提高产后的满意度。

（三）助产士主导的照护

所有之前讨论过的照护模式和机构都证明由训练有素的助产士提供照护的附加价值。Sandall 等（2013）的系统综述明确了助产士主导照护的重要性，可以降低临产和分娩过程中的干预，降低早产率、胎儿和新生儿的死亡率。Walsh 和 Devane（2012）对助产主导照护的研究进行系统综述后发现，实现效益的可能机制取决于该模型是否给予助产士更大的自主性，为产妇提供更大的服务机构。

七、分娩发动

第 35 章描述了妊娠晚期产妇发生的生理变化及一些临产征兆。通常产妇将遵循特定的生理模式，但应考虑到个体差异，这可能与疼痛感知和反应、产次和分娩期望的差异有关。助产士必须考虑这些因素，以帮助产妇正确认识到自己临产的状态。

（一）子宫收缩

产妇开始意识到妊娠期无痛、不规则的收缩，随着妊娠产程的进展而增加。在临产时，宫缩规律且伴有疼痛感。起初，产妇可能会感到轻微的不适，主诉骶骨和（或）下腹部疼痛，这不一定是临产引起的。这种不适感可能随后被注意到与腹部的收缩保持一致，每 20 ～ 30 分钟发生一次，持续 20 ～ 30 秒。助产士在腹部触诊时能感觉到子宫收缩。随着产程进展，宫缩持续时间延长且强度增加，间歇期渐短，导致宫颈管逐渐缩短直至消失，宫口逐渐扩张。

（二）见红

见红，物质为阴道血性分泌物，子宫颈口开始活动，使子宫颈口附近的胎膜与该处的子宫壁分离，毛细管破裂而经阴道排出少量血，并与宫颈管内的黏液相混而排出，这种阴道流出的血性黏液便是孕妇"见红"，是分娩即将开始的一个可靠的先兆征象。

（三）胎膜破裂

胎膜破裂可在临产前或分娩过程中的任何时候发生（参见第 35 章）。尽管意义重大，但除非伴有宫颈扩张，否则这不是分娩的真正迹象。据估计，6%～19%的足月产妇在分娩前会出现胎膜自发破裂（Tan et al，2002），85%的产妇在宫颈扩张9cm或更大时会出现胎膜自发破裂（Schwarcz et al，1979）。胎膜破裂时羊水的流失量在很大程度上取决于胎先露时前羊水的形成方式。在羊水量正常的情况下，如果胎头未与骨盆衔接，且先露部分未很好地贴合子宫颈管口，羊膜破裂会伴随有大量的羊水流失。如果先露部分衔接良好，则前羊水的流失量很少。胎膜破裂通常伴随着羊水的进一步渗漏，可能被误认为是尿失禁（在妊娠晚期很常见）。通常根据产妇的主诉或羊水流出症状来诊断胎膜破裂。

（四）与助产士联系

不断变化的照护模式反映了最近研究的重点，即建议一致性和连续性照护对于分娩早期的重要性（Walsh，2007a）。因此，孕妇发现规律宫缩、胎膜破裂或有任何担忧时，建议孕妇立即与助产士沟通。

对于焦虑的伴侣或者生育支持者来说，在预产期之前，为他们提供明确的书面指示，包括社区助产士或助产士团队的相关电话号码及其地址，是非常必要且有用的。

如果产妇不了解助产士，那么助产士必须意识到与产妇第一次会面的敏感性，以及与其初步互动的重要性，因为这是她们建立未来关系的基础。产妇经历各种相互冲突的情绪，所以在第一次会面时，助产士对产妇进行快速评估，以确定她的照护优先顺序是很重要的。

应该冷静和敏感地寻求信息，让产妇有足够的时间表达自己的感受并确定需求。需要注意的是，要倾听产妇本人对分娩是否已经开始的判断，而不是因为没有与教科书所说的一致而不被理会（Gross et al，2003）。当助产士在获取必要信息，使得产妇的诉求得到重视，并与之建立理想的支持性伙伴关系时，就可以实现令人放松、自信和安心的照护方法。

在检查产妇之前，助产士应该检查产妇的笔记，并确保所有必需的信息都记录在案。分娩计划应该表明产妇及其伴侣的特殊需要和愿望，并可以协助提供连续照护，且可以向产妇保证她的

特殊需要和愿望已经记录下来以便让照顾她的工作人员看见。这些计划也可能有助于使产妇保持对分娩的控制，并可为助产士提供与分娩有关的健康教育的宝贵机会。

八、观察

（一）一般检查

助产士评估产妇的外表和行为举止，观察一般健康特征。测量体温、脉搏、血压，进行尿液分析，为分娩提供基线。在分娩过程中记录生命体征的频率，是基于临床操作传统而没有循证依据。通常，在分娩早期，体温和血压每4小时监测一次，脉搏每小时监测一次（NICE，2014；NICE，2016）。

（二）腹部检查

在宫缩期间进行详细的腹部检查，以确定胎产式、胎先露、胎方位，以及胎先露衔接水平。评估包括视诊、触诊和听诊。在检查过程中确保动作轻柔，避免引起产妇疼痛或不适，并尽可能让夫妻双方都参与进来。腹部检查体位为纵产式。确定胎先露，以及胎先露部分是否与骨盆已衔接或将要衔接也是非常重要的。最后腹部检查听诊胎儿心脏，心搏应该是强有力并且有规律，心率110～160次/分。

（三）阴道检查

该程序是帮助确认分娩发动的选择性检查之一。然而，它对于产妇来说是侵入性的并且非常不舒服，还存在潜在的感染风险。产妇可以要求进行阴道检查来确认临产的状态。

（四）产程记录

分娩发动后，所有观察、检查和任何药物治疗都应该记录在产程图上，确保所有观察结果被详细记录在同一页上（图36.6）。助产士的产程记录构成了一份法律文件，在整个分娩过程中，必须按照助产士规章和记录保存指南（NMC，2012；MNMC，2015）来准确、简明和全面的记录。记录必须尽快完成，并通过助产士的完整、清晰的签名进行身份认证。

当照护需要转交给其他团队成员时，实时记

录有助于确保照护的连续性。

九、分娩中的助产照护

（一）产程评估

在过去 40 年中，分娩过程一直是广泛研究的焦点，尽管这种研究通常受到背景狭窄的影响，仅在大型妇产医院进行。这只能以传统的临床证据为来源进行科研，并且忽略了不同的产妇分娩过程的多样性。所以迫切需要以院外分娩为背景的研究来探索和解释分娩模式。

（二）产程的起源

20 世纪 50 年代中期，Friedman 做了开创性工作——测量和记录了很多产妇宫颈扩张的情况，这对初产妇和经产妇的平均分娩时长有了一定的了解。由此产生的乙状结构 Friedman 曲线，呈现了第一产程的早、中、后三阶段，被纳入产科和助产教科书已有 50 年（Friedman，1954）（图 36.7）。

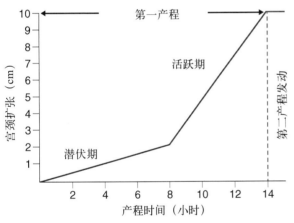

图 36.7　宫口扩张曲线图

20 世纪 70 年代早期，在罗得西亚的偏远地区工作时，考虑到梗阻性分娩的灾难性后果，Philpott 和 Castle（1972）将产程图添加到分娩记录中并放大了宫口扩张曲线图，以分娩延缓提供指导，第一产程的活跃期有三条行动线：

（1）警报线—1cm/h 的速率—表明需要密切监控。

（2）转运线—在警报线后 2 小时—需要转运到一家大医院。

（3）行动线—在转运线后 2 小时—人工破膜，

注射缩宫素。

Studd（1973）测量了在不同分娩阶段入住英国医院的产妇群体，随着时间的推移绘制了宫颈扩张情况的图，促使英国女性，相比非洲或北美产妇，拥有多样的分娩速度。

（三）组织因素

如果没有产妇照护的组织结构变化，特别是20 世纪下半叶的集权运动，产程延长可能会被认为是单纯的医学病理性的问题。随着越来越多的产妇在大医院分娩，由于需要通过分娩病房和产后病房处理产妇问题，组织压力越来越大。马丁（1987）在 20 世纪 80 年代反对流水线分娩；Perkin（2004）对美国孕产妇保健政策提出全面而深思熟虑的批评；将福特汽车装配线比作产科医院活动组织，提出目前产科医院明确采用的基本上是商业 / 工业模式。

英国一家独立助产士（FMU）单位的一项关于分娩的研究（Walsh，2006a）强调时间差异是区分独立助产士机构与产科医院最显著的因素。在助产士独立分娩机构，产妇分娩没有严格的时间限制，也没有压力要为新产妇"腾出"房间。而严格控制分娩时长的医院，是为了让更多的产妇可以在其院内分娩。令人惊讶的是，仍在实行分娩时间管理的医院是欧洲最大的医院之一，每年有 8000 多名婴儿出生（Murphy-Lawless，1998）。助产士的各种真实案例和人类学研究指出，大的医院存在着"完成工作"的压力（Hunt et al，1995）。

20 世纪 90 年代末 Albers's 的研究（1999）得出结论认为，初产妇的分娩时间比弗里德曼所建议的要长，因此开始出现反对产程进展临床管理的意见。在美国 9 个不同中心由助产士照顾的低风险产妇群体中，一些产妇分娩活跃期的时长是 Friedman 队列的 2 倍（初产妇 17.5 小时 vs 8.5 小时，多产妇 13.8 小时 vs 7 小时），却没有任何后续的发病。后来的一项研究发现，平均分娩时间与 Friedman 相似，但"正常"范围更广（Cesario，2004）。初产妇第一产程时间可以长达 26 小时，多产妇长达 23 小时，但却未见不良反应发生。最近的一项随机对照试验显示，如果规定产程时限被用于初产妇的分娩，则超过 50% 的产妇需要进行干预,作者呼吁对分娩时限的观念应有所改变(Lavender et al, 2006)。

一项研究观察了1329例初产妇的宫颈扩张模式,发现活动期的扩张速度较慢,尤其是前7cm,其中最慢的组均低于Friedman的1cm/h阈值。结论表明,目前对产程延长或分娩停滞的诊断标准可能过于严格,因为当前实践与Friedman时代存在重要的背景差异(Zhang et al, 2002)。与50年前相比,当代女性的总体健康状况的改善可能使她们不那么容易受到产程延长的影响。

这些论文表明,产妇之间的生理差异比以前认为的要多。助产士一直都知晓许多产妇不能达到平均1cm/h的扩张率,而且从根本上说,可能不会在生理上达到子宫颈的"平均"参数。子宫颈可能在9～11cm处达到完全扩张。鉴于女性的体格和心理社会特征的多样性,其分娩时生理学上的微妙差异似乎是合理的。

更好地理解激素对分娩的调节作用有助于理解更复杂的生理变化。Odent(2001)和Buckley(2004)指出影响这些过程的"荷尔蒙鸡尾酒"应该被称为"分娩之舞",激素的相互作用受环境和关系因素的影响,类似于熟练舞者的节奏感、美感和和谐感。

(四)分娩早期的节奏

将分娩的第一阶段划分为潜伏期和活跃期是以临床医师为基础的,并不一定与分娩的实际经验相一致,特别是对于潜伏期较长的产妇。分娩早期是一个持续引起产妇抱怨的阶段,他们常觉得自己无法进入分娩病房(Eri et al, 2015)。大部分问题源于对于第一产程从潜伏期向活跃期过渡阶段的理解不充分、不灵活。传统上,潜伏期已被理解为具有不同的分娩时长,最终在宫颈扩张约4cm处向活跃期过渡(NICE, 2014)。然而,Zhang等(2010)最近的研究质疑了这一界值。他在美国的一系列研究表明,许多女性的宫颈扩张在扩张6cm之前不会明显加速(图36.8)。他的研究导致美国妇产科学院改变其指南,宫颈扩张到6cm表示到达第一阶段的活跃期。到目前为止,NICE的指南仍旧保持4cm不变。Gross等(2003)通过揭示不同女性的早期分娩现象及其自我诊断的差异,增强了人们对早期分娩现象的理

解:60%的女性将宫缩作为其分娩的起点,其余的则描述了各种其他症状。Gross建议将提问的方向从引出宫缩模式改为简单地询问"你是如何认识到分娩开始的?"

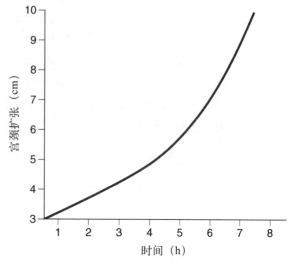

图36.8　Zhang的曲线图
(Zhang et al, 2002)

在医院分娩的助产诊断不仅仅是单方面的临床判断,而是将产妇的整体情况与机构限制(包括工作负荷、指导方针、持续性问题、证明决策和风险管理)进行综合平衡(Burvill, 2002;Cheyne et al, 2006)。这可以与家庭分娩或FSBC中的照护形成对比,这些机构以产妇自身体验为首要因素,而组织和临床参数次之,并且由前者主导分娩照护(Walsh, 2006a)。

25年前,Flint(1986)建议早期分娩在家中由助产士陪伴是最好的选择,这仍然是低危产妇的理想选择。产科服务已经意识到最糟糕的地方可能是在产房,正如研究表明,这会导致更多的分娩干预(Hemminki et al, 1986;Rahnama et al, 2006)。

最近的研究表明,如果家庭评估不是一种选择,那么分诊设施或分娩早期评估中心的价值就显现出来了,因为这可以减少分娩干预(Lauzon et al, 2004)。有学者建议参加FSBC(Jackson et al, 2003)或者是咨询助产士而不是产科医师(Turnbull et al, 1996)。个性化照护、持续的信息和关系连续性都是分娩潜伏期最佳实践的重要元素。

(五)分娩中期的节奏

助产士对第一产程活跃期的理解是过去50年

间产程图记录的主要关注点。近年来围绕活跃期的时间线已经放宽，人们开始探讨产程延长或分娩停滞现象，以及相应的病理学的假说。对成千上万的家庭分娩产程记录进行回顾性研究发现，有些产妇子宫颈在活跃期有一段时间会暂时停止扩张（Davis et al，2002）。助产士不认为这是病理现象，而且在一段时间之后，宫颈扩张会再次开始。强有力的实际案例证据表明一些产妇在分娩早期会经历潜伏期，这是第一次记录到分娩停滞的数据（图36.9）。

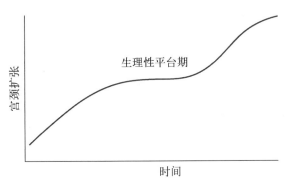

图36.9 MANA曲线

（Davis et al，2002）

从那以后，Zhang等（2010）认为阶梯状产程分图（彩图39）能更准确地反映分娩的静止和加速阶段，这个替代的产程图正在瑞典和澳大利亚进行研究。

Gaskin（2003）对"pasmo"的描述表明，在19世纪即有了对生理延迟的一些描述。考虑到不同产妇的个性化分娩体验，激素相互的微妙作用，以及环境和伴侣的中介效应，不同产妇的分娩完全可以被理解为"独特的正常性"（Downe et al，2008）。而助产技巧在于促进产妇个人的表达。

对不同作用线在活跃期的最新研究表明（宫口开至1cm/h后的2小时及4小时），宫颈扩张速度较慢不会增加剖宫产概率，重要的是产妇对产程延长也同样感到满意（Lavenderd et al，2006）。现在建议初产妇宫颈扩张率为0.5 cm/h（Enkin et al，2000）。

（六）阴道检查

阴道检查作为分娩实践的普遍性操作，与产程进展模式密不可分，意味着阴道检查仍然是产房最常见的检查程序。需要对这种常见的分娩干预措施进行评估，以检验广泛使用是否合理。近年来，许多评论性论文对分娩中常规阴道检查的广泛使用、目的和影响提出了质疑（Keely 2015；Dahlen et al，2013）。早在之前，Devane's（1996）的系统评价未能确定这一操作的研究证据，这提示将这一检查应用于产程中是基于习惯和实践为基础（译者注：而并非是基于研究证据）。文献表明，有性虐待经历（Robohm et al，1996），以及患有应激障碍（Menage，1996）的女性，阴道检查时存在很多问题。Bergstrom等（1992）基于对美国产房阴道检查录像的研究，揭示了在临床实践中，这种对个人私密空间入侵的合法化，逐渐成为一种常态，表明这种由陌生人实施的外科手术操作，除了成年人之间的亲密性关系外，在任何其他情境下都是完全不可接受的。医患之间，对患者身份的被动接受及显著的权利差别，也被认为是一种理所当然的行为。在英国类似的结论也被作为研究假设（Stewart，2005）。

在执行阴道检查之前，需要考虑两个重要的问题（Warren，1999）：

- 我现在为什么要了解这些信息？
- 有没有其他获得信息的途径？

最后，当确定检查确实具有临床意义时，这一发现又是否值得信赖？通过对一些临床实践操作的"猜测"而非"评估"，检查操作存在差异性，可靠性较差，可能需要助产人员的协助，确保他们进行系统全面的检查评估，如果结果仍不清楚，应寻求"第二个意见"。

助产士必须在与产妇协商，得到产妇明确的知情同意后，有明确的临床检查指征后进行阴道检查，并对可能引起的不适、尴尬，以及疼痛保持警觉。

（七）阴道检查指征

（1）确认分娩是否发动，并为进一步的进展建立基线。

（2）确定宫颈扩张情况和条件来帮助评估分娩进展（在此之前，最好先进行腹部检查，以确定胎产式、胎先露、胎方位、衔接，以及其他方面的表现，并监听胎心）。

（3）不能明确胎先露的情况。

（4）需判断胎膜破裂的情况。

（八）方法

产妇在半卧位或侧卧位时双腿分开，尽可能放松，保持舒适。可以鼓励产妇进行放松练习。消毒外阴，右手示指和中指涂消毒润滑剂后，轻轻伸入产妇阴道内。

在检查过程中，助产士应注意任何异常和偏差，如外阴静脉曲张、外阴损伤（如疣或疱疹），阴道渗液／脱垂、水肿或旧的瘢痕。助产士还应注意阴道肌肉和盆底的张力，以及其他表现，如阴道干燥或过热可能是提示发热。

（九）子宫颈

评估宫颈的柔软度，宫颈管消失和宫口扩张（如前文和第35章所述）。

柔软度：子宫颈触感柔韧，较厚，与嘴唇的触感相似。

宫颈管消失与扩张：阴道内的宫颈管变短，直至感受不到突起。这种缩短的过程，通常被称为"宫颈收缩"，是由于宫颈内口扩张和宫颈管逐渐扩张造成。

在宫颈管消失的过程中及消失后，宫颈的柔软性会发生改变，逐渐变薄。初产妇在分娩发动和宫口扩张前可能会出现宫颈管完全消失。经产妇在分娩前可能会出现一定程度的宫颈缩短，但通常宫颈管扩张和宫颈消失同时进行。

软而有弹性的宫颈与胎先露部位紧密接触，提示宫颈可以正常扩张。子宫颈过硬或与胎先露接触的部分较松弛都是不利的，可能会导致产程的延长。

（十）胎膜

在产程初期，胎膜因与胎头紧贴而难以触及。在宫缩过程中，压力的增加可能会形成前羊水囊，并通过子宫颈口突出。此时加压可能会导致胎膜意外破裂。如果胎头与子宫颈的贴合度较差，那么在第一产程早期，前羊水囊可能因为过度膨胀而导致胎膜早破。这通常发生于枕后位。

（十一）胎先露

胎先露通常是光滑、圆而坚硬的头顶。随着宫口扩张，越来越容易触及颅缝和囟门，从而可以确认胎方位和胎产式，也可以评估胎头的塑形程度。随着产程的进展，尤其是当胎膜破裂时，随后形成的胎头水肿，可能会使人们很难、甚至无法辨识颅缝和囟门。极少数情况下，脱垂的脐带会像一个软环，卧在胎头前方或旁边。如果胎儿正常，则可以感受到脐带的跳动。

（十二）胎方位

胎方位可以通过识别囟门和颅缝确定（图36.10和图36.11）。枕前位是通过感觉后囟朝向骨盆前部来确定的。枕后位时，会感觉到前囟门在前。根据颅缝数量来确定囟门（参见第30章，表36.2）。

矢状缝偶尔会在坐骨结节之间的骨盆横径处。这时需要确定其中一个或两个囟门以确定胎儿位置。也可能在耻骨联合下摸到耳朵，这也可以协助判断胎方位。出生前，胎头在骨盆平面进行内旋转时，矢状缝与骨盆出口前后径相一致。胎方位评估的总结见表36.2。

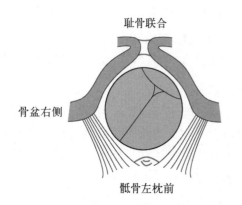
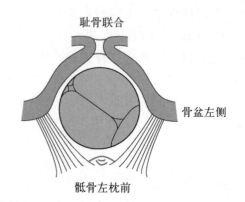

图 36.10　胎方位的判断

A. 枕左前：矢状缝在骨盆右斜径处；B. 枕左后：矢状缝位于骨盆的左斜径处

（图 36.10 ～图 36.12 引自 Simkin P, Ancheta R：The labor progress handbook, Oxford, 2000, Blackwell Science.）

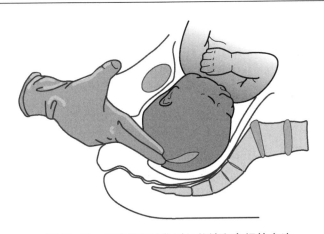

图 36.11　阴道检查时鉴别矢状缝和囟门的方法

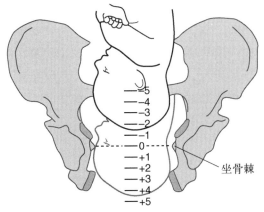

图 36.12　胎头与骨盆位置关系。胎头在坐骨棘平面的下降用厘米表示

表 36.2　胎方位的评估

矢状缝的位置	囟门的位置	胎方位
右斜	后囟在骨盆左前	LOA
	前囟在骨盆左前	ROP
左斜	后囟在骨盆右前	ROA
	前囟在骨盆右前	LOP
骨盆横径	后囟门在骨盆左侧	LOL
	后囟门在骨盆右侧	ROL
骨盆前后径	后囟门在骨盆正前位	OA
	前囟门在骨盆正前位	OP

LOA. 枕左前；LOL. 左侧枕外侧 1；LOP. 枕左后；OA. 枕前；OP. 枕后；ROA. 枕右前；ROP. 枕右后；ROL. 右侧枕外侧

（十三）俯屈和位置

分娩发动时胎头可能以半俯屈状态入盆，在规律的子宫收缩作用下，由于胎儿轴线受压，胎儿头部通常会弯曲成为俯屈状态，有助于进一步形成合适的先露部位。除非骨盆较宽或胎头较小，否则，如果在触诊时发现胎头俯屈不良，触到后囟或前囟，都提示可能存在胎头位置不正、对宫颈不能形成良好的刺激，有可能导致产程延长。

先露的下降程度是以胎头颅骨最低点与坐骨棘平面的关系来判断。产妇的坐骨棘可以在盆骨两侧的组织覆盖的轻微隆起处触及。如图 36.12 所示，胎头在坐骨棘平面的下降是渐进的，并以厘米表示。

在检查时，使用外阴垫，更换污染的治疗巾，提高产妇舒适感，防止上行性感染，之后对胎心进行听诊。助产士记录所有结果，并对其进行分析，以确定产妇整体的情况，以便准确评估和预测分娩进展情况。助产士应帮助助产妇及其伴侣了解分娩的进展情况，并与他们一起评估最初的分娩计划，以确定产妇及助产士是否需要对分娩计划进行一些必要的调整。

（十四）"推测"产程的替代技巧

鉴于围绕这一领域的丰富案例，目前在产程中，可替代阴道检查的相关操作的研究还较少。助产士应当始终考虑宫缩的特点，产妇对宫缩的反应，以及腹部触诊的结果。

Stuart（2000）是独特的，她依靠腹部触诊而不是阴道检查来确定产程进展，而大多数助产士比较注重阴道检查的结果，而不是宫缩和产妇行为。这是目前最有趣的替代阴道检查的做法。Hobbs（1998）提倡"紫色线"方法——观察从肛门远端边缘到臀部之间的一条线，据说这条线在到达臀沟时表示宫口完全扩张。Shepherd 等（2010）在其纵向研究中报告，76% 的产妇在分娩中出现了"紫色线"。在自然分娩综合护理手册中，Frye（2004）制订了监测小腿温度变化的方法。随着分娩的进行，可触及的冷感会从足踝沿腿部升至膝盖，另一个标记可能是产妇的前额。这可能源于秘鲁传统的接生方式。

Baker 和 Kenner（1993）研究了第一产程和第二产程之间的过渡阶段（休息感恩期），他们注意到了这一阶段产妇通常会发出特殊的声音，并做了记录。这些只是这个领域丰富案例中的几个例子。这个领域适合进行观察研究，也有很多助产士分享了自己含有丰富经验的文章。

最后，还有识别情感细微差别的领域，这

可能对分娩如何进行产生巨大影响（Kennedy et al, 2004）。在 Walsh（2006b）的助产研究中，有这样一段故事，当时一个十几岁的女孩在分娩早期非常痛苦。助产士让她的母亲和妹妹离开房间，温和地问她情况如何。她突然哭了起来，在接下来的 2 个小时里，助产士在地板上的一张床垫上抱着她，女孩一直抽泣。然后她说她已经准备好了，继续正常、平静的分娩。在其他医院，这个女孩可能会接受硬膜外麻醉，但这痛苦是情感上的，而不是生理的疼痛。助产士的技巧就在于她对情感细微差别的直觉，以及如何安慰和支持。

（十五）"陪伴"而不是"应对"分娩的产妇

取消流水线般的分娩，将产妇从分娩期的时间限制中解放出来，重建个体对"独特正常"的信念，挑战着对正常产程照护焦点和导向的根本性反思。关于助产士与产妇的关系，在助产士的著作中，有另一种暗示的方式，他们用悖论和隐喻来表达。Leap（2000）讲述了"我们做的越少，给予的就越多"，Kennedy 等（2004）在对美国助产士专家的深入研究中，提出"什么都不做"。Fathy（1998）将助产士的工作概念化为"'陪伴'产妇，而不是'应对'产妇"（'being with' women, not 'doing to' them），Anderson（2004）调侃道，好的分娩照护要求助产士"智慧地饮茶"。这些作家所指的，不要把分娩当成一种以完成任务为标志的受意志控制的行动，而是一种建立助产士与产妇同情和伙伴关系基础上的"观察和休息"（masterly inactivity, waiting and seemingly doing nothing）[Royal College of Midwives（RCM），2010]。正如一位助产士在接受采访时所说的那样："无事可做时才是最舒服的"。

（十六）阴道出血和胎膜破裂

记录胎膜破裂的时间与羊水的性状。见红和胎膜剥离会伴有有少量出血，并伴发持续性宫颈扩张。大量黏液样出血可能预示着宫颈的完全扩张。胎粪呈绿色表示胎粪污染，与胎儿窘迫有关。阴道大量出血是异常情况，如果发生这种情况，助产士必须咨询产科医师，确定异常情况来源，是产妇因素还是胎儿因素，并确定适当的治疗措施。测量失血量，以及监测产妇的生命情况至关重要。

（十七）排尿

鼓励产妇每 2 小时排空膀胱。膀胱充盈会引起不适，如果胎儿已经到达坐骨棘之上，可能会抑制胎头下降而延迟分娩进展，且会反射性地抑制子宫有效的收缩和宫颈扩张。胎头压迫膨胀的膀胱可能引起膀胱水肿和淤血，导致产后早期排尿困难。

（十八）离床活动

一项文献回顾纳入了 25 个随机对照试验，结论是"离床活动"有效地减少了剖宫产数量、硬膜外麻醉分娩率，缩短了分娩时间（1 小时22 分钟），并且有助于减少新生儿病房（NNU）的入院人数（Lawrence et al, 2013）。

Maclennan 等（1994）对他们自己，以及其他 5 人的试验进行了荟萃分析，发现奋迈纳镇痛需求有所减少，并指出 46% 的产妇拒绝参加试验因为他们不想失去选择自由行走分娩的机会。其中一个最大的试验（Bloom et al, 1998）发现 99% 的离床运动的产妇会再次选择这种方式，与卧位组相比，其他的方面无明显差异。

运动是正常分娩的中心特征（Gould, 2000）。Smith 等（1991）在一份关于行走试验的综述中发现，假设可以选择，产妇在分娩过程中，她们会平均进行 7 ～ 8 次体位的改变。

（十九）直立体位

Bonica（1967）和 Humphrey 等（1973）描述了重力的积极作用和主动脉受压风险降低（因此改善了胎儿酸碱度结果）。Mendez-Bauer 等（1975）也论证了这种姿势可以促进更强有效的宫缩。在直立体位中，臀部的弯曲和外展，加上尾骨向后，增加了骨盆出口处的空间，包括出口的前后径线和横向径线（Michel et al, 2002）。

Gupta 等（2012）对第二产程的姿势进行综述后验证了这些早期发现。他们得出的结论是，第二产程分娩时直立体位增加了二度撕裂和失血风险，但是能够减少辅助阴道分娩、会阴侧切、胎儿宫内窒息的发生，第二产程时长也有非显著性的缩短。

Flint（1986）讨论了助产士"以产妇的选择为中心"的概念，认为几乎所有的常规操作，如胎儿监测和阴道检查，都不要求产妇必须在床上进行。一些道具如豆袋和分娩球，可以用来促进体位和姿势的改变。在西方文化中，分娩必须卧床的普遍做法从未被验证过，卧床主要是为了促进分娩，或者是医师要进行技术干预，如产钳分娩和麻醉管理（Donnison，1988）（参见第 2 章）。助产士会继续默认支持分娩中自由体位的观点，尽管"床上分娩的迷思"依然存在。许多助产的单位已经把产房的床全部搬走，换上了厚厚的地板床垫。这种简单而又表象的改变将具有深刻的象征意义，并且可能对分娩场所产生重大影响。图 36.13 说明了第一产程产妇体位的各种变化。

反思活动 36.3

回顾你参加过的分娩并回忆产妇采取的体位。

总结你参与的所有分娩经验中与分娩体位的相关部分，并评估对产妇和你的影响。

（二十）移动和搬运

对于移动和搬运的顾虑，如害怕产妇背部受伤，可能会妨碍一些助产士帮助想要选择直立体位分娩的产妇。如果这对助产士来说是一个真正的问题，它也可能对平卧位分娩产生影响，因为这些产妇也需要做一些臀部摇摆的动作。助产士现在通常要接受由医院组织的关于产妇运动和臀部摆动的"照护"培训。这些原则的应用不应该妨碍产妇以直立体位分娩，因为这些体位可能比传统的卧床分娩更能保护产妇的关节和后背。

家中分娩的助产士对于在客厅或者卧室中的分娩非常熟悉，这期间产妇可以在自己选择的生育空间内自由活动，可能只选择床作为一种辅助工具。现在可能是时候将"限制"一词从分娩词汇中永久地删除，并确保环境空间"属于"产妇和她的伴侣。

（二十一）预防感染

在分娩中产妇和胎儿都容易感染，特别是胎膜破裂后。当免疫反应因健康状况不佳而受损时，这种可能性会增加，如贫血、营养不良、慢性疾病，或产妇因分娩时间较长或分娩不顺而精疲力竭时。医院的环境可能会增加产妇感染的风险，因为她可能接触到各种不熟悉的生物体和潜在的感染源。

助产士必须尽可能地采取措施确保产妇的安全环境，预防感染和交叉感染。预防措施包括良好的卫生和照护标准，护理人员在治疗前后正确洗手，为产妇常规更换外阴垫，以及在进行阴道检查和其他侵入性操作（如导管插入术）时确保无菌技术。

必须遵守常规措施，如限制分娩区内的人流量，谨慎清洁公共设备（如床、浴室、厕所和手推车），提高员工对潜在感染和预防感染的意识。医院内感染控制的机制必须包括产科。对医院产科和妇科感染监测的一项调查显示，定期向工作人员反馈信息后，感染发生率显著降低（Evaldon et al，1992）。

十、产妇营养

传统意义上，产妇在分娩过程中需要控制她们的饮食。这是担心在紧急情况下需要进行全身麻醉时会吸入胃内容物（门德尔松综合征）。然而，随着局部麻醉的普及和麻醉技术的进步，误吸率逐渐下降（Chang et al，2003）。除了医疗风险的考虑，分娩中控制产妇正常饮食是独断的。在家中分娩和助产机构分娩中，产妇饮食的自我调节已经有几十年的历史，产妇感到饥饿和口渴时应该补充相应的饮食和水分，尤其是在分娩的早期阶段。一些产妇在分娩过程中会感到恶心，因此放弃了食物，但是她们通常还是会选择喝一点东西。

Odent（1998）和 Anderson（1998）认为子宫平滑肌比骨骼肌工作效率高，能量需求相对较小，并且很容易利用脂肪酸和酮作为能量来源。这表明，由于处于生理分娩中的产妇从较高的脑力活动中退出，并且骨骼肌处于休息状态，能量需求低于正常水平。

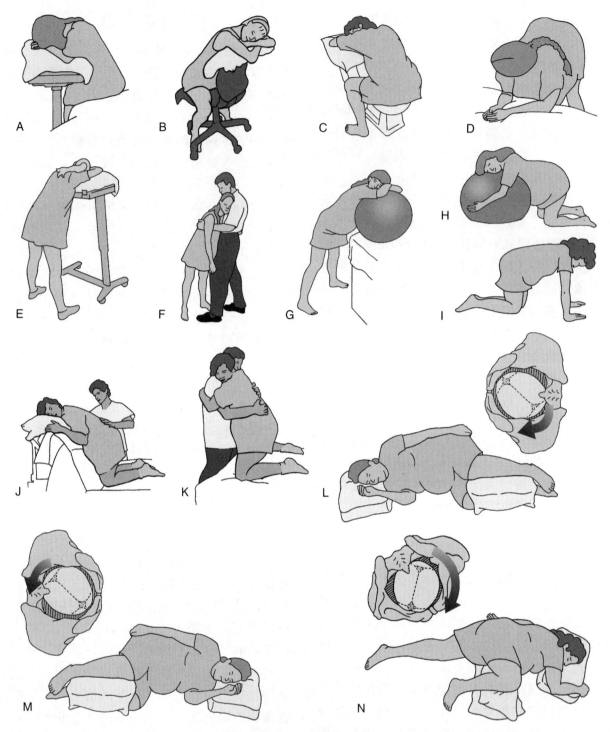

图 36.13　第一产程的各种体位

（引自 Simkin P，Ancheta R：The labor progress handbook，Oxford，2000，Blackwell Science.）

A. 坐位，趴在一张小桌上；B. 坐位，跨坐在椅子上；C. 坐位，面朝后跨坐在坐便器上；D. 站位，倚靠床沿；E. 站位，倚靠小桌；F. 站位，向前靠在陪伴者身上；G. 站位，倚着球；H. 跪位，用球支撑身体；I. 手膝位，以手和膝盖支撑；J. 跪位，倚靠床背；K. 跪位，在陪伴者支持下；L. 侧卧位，单纯侧躺在"正确"侧，胎儿背"朝向床"，如果胎儿是 ROP，则右侧卧位，重力作用将把胎头和躯干由右转向左；M. 侧卧位，单纯侧躺在"错误"侧，如胎儿是 ROP，左侧卧时胎儿背部"朝向天花板"，重力将胎儿枕部和躯干直接拉向正枕后位（OP）；N. 俯卧在"正侧"，胎儿背部"朝向天花板"，如果胎儿是 ROP，则半俯卧的产妇躺在左侧，重力把胎儿的枕部和躯干拉向枕左后，然后变成枕右前

OP，枕后位；ROP，右枕后

Tranmer 等（2005）验证了一个假设，即在分娩期间不受限制的饮食可能会降低难产的发生率。虽然没有显示效果，但它确实强调了当产妇自我调节时，许多人会选择少量饮食，而且通常是在分娩的早期阶段。

Ssengabadda（2014）最近进行了这方面的文献综述，表明自我调节饮食对分娩中的产妇有益。

根据先前讨论的证据，让所有的产妇禁食受到了质疑，并且可能导致脱水和酮症，以至于造成不必要的干预（Johnson et al，1989）。

许多产科病房会需求产妇服用胃酸抑制剂，如雷尼替丁（参见第 10 章），以提高胃内容物的 pH。然而仅适用于高危妇女，因为她们可能更需要接受紧急手术，不应用于正常分娩的产妇。

十一、评估胎儿状况

助产士需要了解控制胎儿心脏反应的机制来解释胎儿对分娩的反应。位于延髓的大脑心脏调节中心受许多因素的影响，主动脉弓和颈动脉窦的压力感受器感知血压的变化，并将信息传递给心脏调节中心，位于颈动脉窦和主动脉弓的化学受体会对氧气和二氧化碳的张力变化做出反应。心脏调节中心由自主神经系统控制，根据不同的生理因素刺激，交感神经或副交感神经系统产生不同的变化，交感神经系统通过窦房结引起心率升高，而副交感神经系统引起心率降低。这两个系统的持续相互作用导致心率的微小波动，被称为变异性。胚胎早期交感神经系统发育，而副交感神经发育直到妊娠后期才变得明显。这解释了妊娠早期胎心率基线较高，足月胎儿的胎心率基线较低。

（一）胎心率监测

可以使用皮纳德胎儿听诊器或手持多普勒装置间歇性监测胎儿心脏的活动。这为助产士提供了有关胎心率和胎心律的参考信息。在间歇性听诊开始时，很重要的一点是要区分产妇脉搏和胎儿心搏，因为前者可以模拟胎儿心脏的搏动，因此可能会混淆助产士的判断。了解多普勒的工作原理是十分有用的，即使已经使用了多普勒，也要定期加强使用皮纳德听诊器（Gibb et al，2007）。

在第一产程，通常每 15 分钟进行一次胎心率的监测，尽管这是基于习俗和实践操作，却缺乏循证依据。在第二产程，每 5 分钟监测一次。NICE（2014；2016）建议正常分娩的产妇进行间歇性听诊，并不再强调"入院时必须进行监护"。

（二）健康胎心率模式

正常胎心率基线在 110 ～ 160 次 / 分。胎心率基线是指加速和减速之间的心率。基线变异是指心率在 10 ～ 20 秒发生 5 ～ 15 次 / 分的变化。图 36.14 显示了正常的胎心率的基线变异。良好的变异是胎儿健康的重要标志（NICE，2007）。

如图 36.15 所示，距基线 15 次 / 分的胎

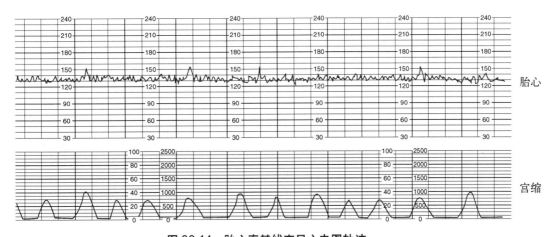

图 36.14　胎心率基线变异心电图轨迹

（Courtesy of Sonicaid, Abingdon, Oxon.）

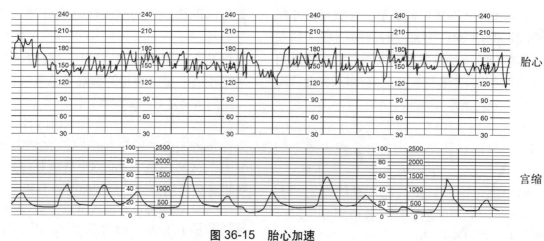

图 36-15　胎心加速
（Courtesy of Sonicaid, Abingdon, Oxon.）

心加速模式通常与胎儿活动和刺激有关，并且被认为是分娩时胎儿无酸血症的重要指标（Spencer, 1993）。如果持续时间短，即少于 15 秒，则不认为具有临床意义。如果在 20 分钟内出现 2 次，则记录为"反应型"（Gibb, 1988）。这是胎儿健康的积极标志，表明胎儿循环正常。

（三）胎儿电子监护

在正常分娩中，不需要持续的胎儿电子监测（EFM），因为它会增加分娩干预，而胎儿结局却没有明显改善（Alfirevic et al, 2013）。胎心电子监护的结果在分析方面存在个人差异，可靠性较差，分娩单位应按照《母婴健康机密调查》（Cemach）（Edwards, 2004）的建议定期更新所有产妇工作人员对胎儿电子监护的解读和识别。国际妇产科联合会（FIGO）最近制定并推荐使用基于循证依据的产时胎儿监测的指导方针（FIGO, 2015）。

十二、结论

在分娩的第一产程，助产照护不仅是分娩过程的一种信任，更是与产妇的直观联系，同时也是对生理学的监测和理解。分娩的社会模式强调经验的关系和分娩环境的关键作用。当这些都被理解和适当的应用时，生理学功能将发挥到最大化，产妇的并发症将减少。然而，

在越来越多的药物分娩的背景下，助产士可能会感到被社会和生物医学两种模式夹在中间，如果她们想为产妇提供有力的分娩体验，就需要彼此的支持。

要点

- 分娩是一项激烈的个人活动，其中助产士在维持分娩的正常性中起着关键作用，使分娩成为一种积极的有力量的正向体验。
- 助产士应了解产妇的心理、生理和社会等方面，并与产妇合作制订适当的照护计划。
- 助产士必须熟悉当代助产的相关研究和证据，并不遗余力地和产妇及她的伴侣分享这些知识。
- 连续性的照护提供了一种有价值的照护模式，并改善了分娩结局，在可能的情况下，应努力做到连续性照护。有效地使用笔记和记录，包括产程图，是其中的一个关键部分。
- 在第一产程的活跃阶段，一对一照护是监测产妇和胎儿健康的一种有效方式，也是为产妇和其伴侣提供健康教育的机会。
- 助产机构的增长，包括独立式和传统式，都促进了以产妇为中心的护理，并且提高了助产士的自主性。

（翻译：徐鑫芬　审校：王爱华）

第**37**章

第二产程照护

Soo Downe

学习目标

通过阅读本章，你将能够：

● 了解与过渡和分娩娩出阶段相关的产妇行为。

● 了解第二产程中分娩过渡的基本生理学。

● 了解目前在分娩中使用的一些相关技术。

● 认识到生产和分娩过程中的许多助产实践都是基于经验而非正式的证据。

● 了解清晰，全面，准确的记录保存的重要性。

一、前言

分娩第二产程，在传统意义上，解剖学定义为从宫口完全扩张到胎儿娩出的过程。然而，产妇不会因其解剖学上的宫颈扩张而体验分娩和分娩的过程（Gross et al，2006），而且分娩通常不会以统一的速度发展。

在宫颈口完全扩张之前或开全时所发生的独特生理变化，传统意义上被定义为"过渡"。尽管目前已经开展了一些观察性研究，但仍缺乏关于"过渡"本质的正式证据（Crawford，1983；Roberts et al，2007）。在这个阶段期间或之后，产妇开始感受到分娩的冲动。一些经验证据表明，在阴道检查之后发现产妇离宫口开全还有一段时间时，如果发生下降的冲动，助产士提供药物缓解疼痛的情况并不少见。如果她的进展比预期的更快，那么这种疼痛缓解可能会抑制主动自然的产力发动。因此，助产士必须知道如何识别分娩的过渡阶段，以及如何在此时有效地支持妇女。

二、产程进展的迹象

（一）过渡

过渡发生在分娩第一产程后期和第二产程早期之间的不同时间。可以通过产妇行为的改变来识别，有时可以通过产妇正在经历宫缩性质发生的变化来识别。可能会注意到以下任何的情况：

● 失去控制；恐慌。

● 感到分娩无法完成。

● 恐惧（有时有濒死感）。

● 迷失。

● 恶心。

● 无法控制的颤抖。

● 需要缓解疼痛。

● 需要大声喊叫和尖叫。

● 收缩减缓。

● 一个大量的"见红"，流出的通常是血液和黏液的混合物。

● 产妇打瞌睡的时期，"进入冥想安静状态"（所谓的"休息和感恩"阶段）。

● 一种可靠的自然发动的产力。

如果进行阴道检查，通常会发现宫颈口扩张在 7 ～ 9cm，即使之后可能会比之前查到的宫口缩小一点（Borrelli et al，2013；Downe et al，2008；Roberts et al，1987）。

反思活动 37.1

下次你和一个处于过渡期和（或）分娩阶段的产妇在一起时，请问自己以下问题。

● 她想要 / 需要缓解疼痛吗？对她生育孩子能力的保证、支持和信心是否同样有效？

- 坚定的方向会对她有所帮助，还是会引起她的恐慌？
- 如果她的宫缩在时间长度和强度上正在减少，这是潜在病理的结果，还是只是生理转变过渡的一部分？她需要休息一小会儿吗？她饿了吗？
- 她水分充足吗？
- 她想要被触碰吗？
- 感觉到早期的分娩冲动是否由于胎儿的错位，还是由于胎头急速下降？如果你不确定宫颈口是否完全扩张，她是否应该自发用力？
- 她是否能够采取她想要的任何体位？如果当她手臂向后仰，臀部向前推，开始用力时，你应该怎么做？
- 难道不说"屏住呼吸，用力"吗？如果是这样，为什么你认为是这样呢？

如果答案与当地指导方针或预期助产士在当地采取的常规行动相冲突，请考虑您和您的同事如何审查这些指导方针或非正式期望，以期进行修订。

（二）娩出阶段

最初，产力在强度上是多变的，随着时间的推移变得更加一致。产妇通常会在某次宫缩发出特有的咕噜声。她可能觉得她的肠子正在排空，这对她来说可能是非常尴尬的。会阴部隆起，当胎头下降、宫口扩张时，会阴部逐渐伸展、变薄。肛门随着收缩而扩张。阴道开始张开，最后呈现部分可见。如果产妇在这时是直立和活动的，产妇可以向前倾，手臂高于其头部，将自己靠在墙上或固定的东西上，通过弯曲其腿部，逐渐变为蹲位，这个姿势在生理上会促使骨盆容量扩大，矫正 Carus 曲线，优化产道，使胎儿更容易通过。半躺着的产妇可能会向后挥动手臂并试图抓住某些东西。可能是对同样需要的本能反应。其他的产妇会自发地采取四肢着地向下用力的姿势。

一些助产士注意到，当女性处于直立或四肢着地位置时，在腰背处出现圆形区域：米迦勒的菱形（Sutton et al，1996）。Sutton 和 Scott 指出，这是由于胎头造成的压力引起的，促使将骶骨和尾骨抬离。其他研究者也已经注意到，在宫口开

全的时候，在这个区域进行硬膜外麻醉的女性可能会在肋骨下面感到不适。当胎儿头部下降时，这可能是胎儿重新调整的过程，导致压力感高于硬膜外阻滞水平。在直立时，可以看到"紫色线"，被用作娩出即将来临的迹象（Kordi et al，2014；Shepherd et al，2010）。这是一条紫色线，从肛门边缘发展而来，可以看到随着分娩进展向上移动，可能是由于胎儿头部对骶骨区域血管的压力，导致扩张而在皮肤上可见。

所有这些观察结果在预测个体产妇分娩娩出阶段过渡方面的效果仍有待研究。

不需要常规地进行阴道检查以确认第二产程的开始，特别是如果产妇的行为表明已经开始出现分娩强度的收缩 [Downe et al，2013；National Institute for Health and Care Excellence（NICE），2014：29]。然而，如果对此存在一些不确定性，或者产妇要求检查时，则可以结合腹部检查和触诊进行，以确认位置，以及宫口的扩张程度。如果没有感觉到宫颈，则可以确认第二产程开始。然而，这可能并不表示产妇自发性用力的开始，因为在某些情况下，胎儿仍然需要旋转并下降至最佳位置以触发产妇主动分娩性收缩。由于这个原因，诊断宫颈完全扩张和主动向下用力之间的时间被称为第二产程的潜伏阶段。关于这一阶段的时间限制说明几乎没有确凿的证据，一般来说，它应该由产妇的感觉，以及她和她的胎儿的状况来决定。如果进行局部镇痛，指南通常建议第二产程的潜伏阶段在 1 小时内或更长时间，以允许胎头的下降和旋转，因为在这些情况下通常骨盆底阻力较小，因此旋转倾向于需要更长时间。

一旦产妇开始不自主的向下用力，说明第二产程活跃阶段开始。

三、第二产程活跃阶段的生理学

（一）宫缩

研究表明，在第二产程活跃期，宫缩时，平均宫腔内压力为 60 ～ 80mmHg，每 2 ～ 3 分钟发生一次，持续 60 ～ 70 秒，即使第二产程也可能存在其他的宫缩模式。明显的子宫收缩能够进一步促进胎儿通过产道下降。然而，宫底的高度没有明显下降，因为胎儿的背部倾向于弯曲的姿势，

向子宫下段伸展前进。子宫收缩和辅助力量沿着胎儿脊柱传递到其头部。这是胎儿的轴压，有助于胎头通过产道下降。

（二）辅助力量

膈肌和腹壁肌能够进一步促进胎儿的娩出。一般而言（尽管个体之间存在明显的差异），胎先露下降至坐骨棘水平上方约 1cm，这个来自胎儿的压力刺激骨盆底的神经受体，促使产妇自主地想要向下用力，这被称为"Ferguson 反射"（Ferguson，1941）。这种感觉可能发生在第一产程结束之前或宫口开全时或之后。胸部和腹壁肌肉与子宫收缩反射一致，进一步克服阴道、盆底肌和外在阻力。在此过程中，隔膜下降，腹部肌肉收缩。

（三）骨盆底

胎先露部逐渐下降，逐渐拉伸阴道，直接压迫骨盆底。在前面，骨盆底被向上推，膀胱被拉到腹部，在那里膀胱不太可能被损坏。在后面，骨盆底被向下推到胎先露部的前面。直肠被挤压；粪便都会被排出。由于不断下降的胎儿使会阴体变平、变长并且变薄。

四、分娩机制

随着分娩的进展，胎儿先露部在通过产道时，为适应骨盆各平面不同形态，被动地进行一连串适应性的转动，以其最小径线通过产道的过程，这个过程统称为分娩机制。了解这种机制可以评估分娩进展，并确认何时可能需要生理支持，以及何时应该提出援助请求。

每个胎儿的胎先露 / 胎方位都有一种机制。骨盆入口边缘的最宽直径是横向的，而出口的最宽直径是前后的。为了充分利用可用空间，胎头最宽的直径通常以横向直径进入骨盆。当它下降时，通过胎头或肩部旋转通过骨盆出口。但应注意的是，个别产妇和胎儿具有特定生理情况可以改变这种机制。

纵产式，胎先露是头部，胎先露在顶点的区域。姿势是屈曲的，因此衔接部位是枕骨。衔接直径是枕下前囟径（平均约 9.5cm）。该位置可以是右侧或左侧枕前位。

（一）下降

下降是胎头进入骨盆的过程（图 37.1）。衔接是指胎头双顶径进入骨盆入口平面。这种情况更有可能发生在初产妇的分娩开始之前。

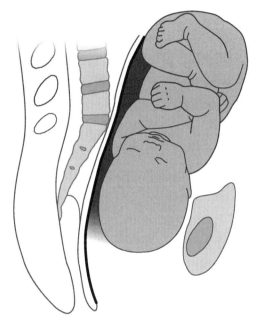

图 37.1　具有良好弯曲头部的胎儿的下降
矢状缝处于骨盆的横向直径（母亲处于直立的位置）

（二）俯屈

在分娩开始时，胎头通常处于自然屈曲的姿势。随着分娩的进展，胎头遇到骨盆底肌肉的阻力，借杠杆作用进一步俯屈。原来给予胎头的压力通过枕骨传递，将枕骨向下推进。而此后，前额受到软组织的阻力，从而获得完全的俯屈。

（三）内旋转

当枕骨遇到骨盆底的阻力时，胎头向前旋转约 45°（图 37.2）。骨盆底的出口平面有助于胎头向内旋转，使胎头出现在骨盆出口的最长直径，即前后径（图 37.3），枕骨转至耻骨弓下，并且胎头着冠。

（四）胎头着冠

当宫缩间歇期，胎头在耻骨弓下并且不再回缩时，即胎头着冠（图 37.4）。

（五）仰伸

一旦胎头着冠，就会发生伸展，使前囟、前额、面部和下巴通过会阴。

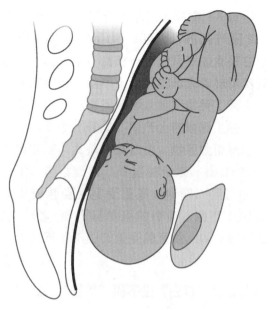

图 37.2　内旋转
矢状缝位于骨盆的斜直径处（即适应中骨盆与骨盆出口前后径大于横径的特点）（母亲处于直立的位置）

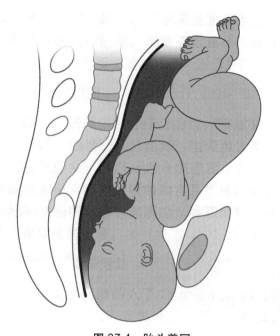

图 37.4　胎头着冠
骶骨和尾骨恢复正常位置（母亲处于直立的位置）

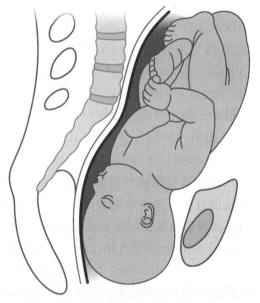

图 37.3　内部旋转完成，胎头下降到外部出口
矢状缝处于骨盆的前后径。头部随着下降而略微偏转，骶骨和尾骨向后移位（母亲处于直立的位置）

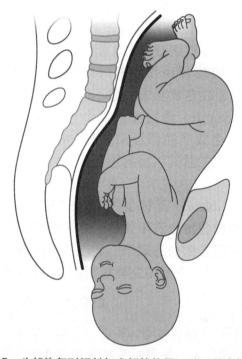

图 37.5　头部恢复到倾斜与肩部的位置一致（母亲处于直立的位置）

（六）复位

当胎头娩出时，与肩膀位置一致（图 37.5）。在内部旋转运动期间，头部略微扭曲，因为此时肩部不会旋转。胎儿的颈部没有被恢复原状。

（七）肩部内旋转

肩部经历类似于头部的内旋转，位于出口的前后直径。在产道外游离的头部同时移动约

45°，因此肩部的内旋转伴随着头部的外旋转。轮换遵循恢复原状的方向，因此，枕骨转向同一侧，在产程开始时产妇骨盆位置（图 37.6）。

（八）肩部侧俯屈

产道曲线（Carus 曲线）导致胎儿的躯干在出生时侧向弯曲。如果母亲是半卧位的，产道的倾

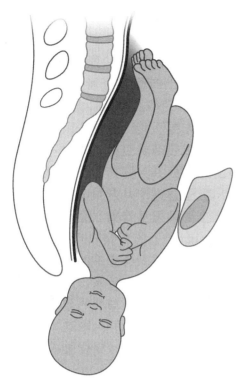

图 37.6　肩部的内旋转导致头部的外旋转（母亲处于直立的位置）

斜角度意味着子宫压力施加在她前面的胎儿肩部，因此胎儿前肩在耻骨弓下先娩出，随即后肩从会阴前缘娩出，导致胎儿的躯干向前弯曲，朝向母亲的腹部，胎儿双肩娩出后，胎体和四肢随后娩出，完成分娩全过程。如果母亲处于向前倾斜位置（直立或四肢着地），产道的倾斜角度和重力通常会导致后肩先娩出，然后前肩和躯干紧随其后向母亲的腹部侧向屈曲，娩出胎体和四肢。

（九）胎儿娩出后

胎儿出生后，子宫明显回缩，开始胎盘分离过程。这是在第三产程中完成的。

五、第二产程分娩的持续时间

助产士应该意识到第二阶段可以进展迅速，特别是对于经产妇来说，有时只持续几分钟。出于这个原因，并且因为这是一个女性需要强烈支持的时候，助产士不应当离开产妇和她的陪伴者，不能让产妇单独留在房间里没有陪伴，特别是在第一产程后期。

NICE 指南推荐，及时评估产妇分娩进展情况，初产妇在活跃期 1 小时后评估进展情况；经产妇约半小时后评估，如果没有明显的进展迹象

（NICE，2014：65）则进行腹部检查、触诊和阴道检查。该指南还指出，初产妇通常在第二产程活跃期开始后约 3 小时内进行分娩；经产妇一般约 2 小时内进行分娩。胎先露旋转或下降都是评估分娩进展的指标。如果在这段时间内胎儿没有旋转或下降，这可以成为是否需要干预以确保进展的理由（NICE，2014：65）。然而，这些是指导方针。在存在有效的宫缩的情况下，胎先露逐渐下降，并且产妇和胎儿的状况都正常的情况下，第二产程的时间长短本身并不能为第二产程缩短提供充分的理由。研究表明随着时间的推移，相应的干预和发病率增加，但目前尚不清楚这是否是与实际或预期的病理结果一致（Altman et al，2006）。产妇与其陪伴者，助产士，医师和产科工作人员之间积极有效的沟通，对于在这一领域做出良好决策至关重要。

许多助产士注意到以前的工作模式，这位女性是经产妇，或者是正在分娩产妇的姐妹和母亲。这种个性化的产程进展评估方法尚未在正式的研究中进行测试。

可能影响第二产程活跃期进展但可以通过时间或技术纠正的因素包括胎位不正或偏移的胎儿和使用疼痛缓解方法（特别是哌替啶或硬膜外麻醉镇痛）。对前者的进行改善的技术包括使用最佳胎儿定位（Sutton et al，1996）。哌替啶的作用会随着时间的推移而改善。NICE 指南建议，应尽可能让局部镇痛的产妇四处走动并采取直立姿势（如果可能，使用无线连续电子胎儿监测）；镇痛应该是持续的，持续到第二产程结束，以及胎儿娩出后直到会阴部缝合修复，这是必要的；如果所有其他参数都正常，则推迟延迟至少 1 小时以允许胎头的下降和旋转；理想情况下，第二产程应在 4 小时内完成（NICE，2014：37）。

六、第二产程的体位

如果支持产妇根据本能对分娩做出反应，大多数产妇会在分娩和生产期间自发地走动并采取不同的体位，因为她们在适应胎儿的位置的变化和分娩的进展。根据该领域最新的 Cochrane 评价（Gupta et al，2012），目前 NICE 产时指南建议产妇避免在分娩时使用仰卧位（NICE，2014：54）。

无论因为何种原因，采取半卧位姿势使产妇得到了枕头的良好支撑，以防止她滑入仰卧位。如果发生这种情况，多胎子宫可能压迫腔静脉，导致随后的低血压、胎盘灌注减少和胎儿缺氧（Humphrey et al，1974；Johnstone et al，1987）。

无论产妇选择何种体位，助产士都应该能够适当地调整分娩体位和管理分娩的整个过程。

反思活动 37.2

考虑一下，你如何创造一个环境，在这个空间里，产妇能够随着第二产程的进展，她们可以根据自己的本能自由而自发地活动起来。如何规划分娩生育的环境？你会使用什么样的支持技术？您如何才能最大限度地利用分娩和生育环境中的现有资源？

你会与产妇／伴侣进行什么样的对话，以便其伴侣有信心帮助产妇，使产妇能够相信自己的能力，能够在她分娩过程中自主自发地采取一系列体位？您将如何满足那些采用各种可能的分娩体位的产妇的胎儿监测和记录要求？

七、助产照护

在这段最大限度的娩出胎儿期间，应该肯定产妇的努力，并且应该让她和她的伴侣充分了解其分娩过程中所取得的进展。应该在产妇宫缩间隙期之间给出信息，因为此时产妇可以放松并注意助产士所说的内容。助产士可以通过采用安静的方式，通过冷静的语调，触觉手势和其他非语言交流的方式，帮助产妇提升信心并减轻焦虑。保护隐私也是至关重要的，门上应有"请勿打扰"的标志。医护人员之间对产妇的随意交谈是绝对不可接受的，而且对产妇也是尤其不尊重的。

（一）卫生和舒适的措施

在第二产程期间，产妇的极度用力可能会使她感到闷热和黏腻。她可能会喜欢经常擦脸和手。然而，一些产妇发现这会分散注意力：这是个人选择的问题。产妇可能会喜欢冰水或饮料的清爽。如果口服液禁忌，应提供漱口水。

如果产妇出现腿部抽筋，可以通过按摩和伸展腿部并背屈足部来缓解抽筋，即将足跟放在地面或床上，并将足趾推向腿部以拉伸小腿肌肉（只要产妇表示并不难受）。

膀胱充盈可能会导致胎儿的进行性下降延迟，并且当胎儿前进时膀胱也可能因压力而受损。如果胎头已深深地下陷到骨盆中并导致母体膀胱向上移位，则该产妇可能无法排尿，助产士也可能发现较难导尿。因此，建议在整个分娩过程中鼓励产妇定期排尿，特别是当助产士认识到分娩阶段即将出现。

（二）过渡期间的支持（休息感恩期，第二产程的潜伏期）

这个阶段的分娩对于产妇及那些照顾和支持她的人来说可能是困难的。助产士需要保持冷静和安心，并且必须仔细评估每名产妇，因为此时产妇的反应极其多样。重要的是，助产士在每个个案中需适当地对过渡阶段做出应对。目的是使产妇能够重新获得应对和信任自己能够顺利分娩生育的能力，从而使她能够积极应对第二产程活跃期。助产士还应该注意该产妇的其他陪伴者，以确保她们确信这是分娩的正常过程，这种现象表明胎儿将很快出生。对于那些先前曾表示不希望硬膜外镇痛的产妇，如果在这时提出应用硬膜外镇痛的要求，要根据产妇的行为表现来综合考虑（译者注：而不是简单的同意她的请求）：如果她出现了过渡期迹象，最好的方法是问她是否需要更亲密的陪伴来度过几个收缩期，直到她强烈想要自主用力。如果这对产妇来说是可以接受的，那么助产士需要为她提供非常积极的"存在或参与感"，或者通过共情与她完全接触获得她的信任，而不是仅仅简单地和她在一个房间，让她等着面对下一次宫缩（Fleming，1998）。在这种情况下所需的技能包括情感支持、保证和鼓励，对于一些产妇来说，通过按摩和压力进行治疗性身体接触，密切关注产妇的反应，看看哪些是有益的，哪些不是有益的。

（三）在娩出阶段提供支持

1. **在宫口开全之前就想用力的愿望**　传统上，英国的助产士已经不鼓励产妇向下用力，直至宫颈口完全扩张，特别是在初产妇的情况下。这是基于这样的假设，即在宫颈完全扩张之前主动向下用力可能引起宫颈口水肿，这将阻碍或阻止胎儿的阴道分娩（Downe et al，2008）。然而，一些小规模的观察性研究和调查（Bergstrom et al，1997；Borrelli et al，2013；Downe et al，2008；Petersen et al，1997；Roberts et al，1987）已经注意到在宫颈口完全扩张之前就有向下用力的冲动并不少见。这导致了如下的建议：在胎头位置良好且子宫颈扩张超过8cm的情况下，自发性用力可能是生理性的（Roberts et al，2007）。事实上，有一些证据表明，阻止产妇向下用力冲动对她们来说是非常痛苦的，并且她们记住这是她们分娩时最令人痛苦的方面之一（Bergstrom et al，1997）。然而，鉴于迄今为止这些研究的规模和局部背景较小，该领域的最佳实践结果仍然不确定。

在这种特定情况下为了妇女、胎儿、婴儿的利益想缓解这种用力的压力，可以提供下列方法，包括提供 Entonox（一种镇静剂），或通过指导控制呼吸技术进行指导，使产妇分散注意力；采用左侧卧位，减少重力的影响；在极端情况下，考虑阿片类药物或硬膜外疼痛缓解的使用。但在这些情况下，这些技术对分娩进展的影响尚未经过正式研究（参加本章）。

2. 分娩用力延迟和第二产程分娩的潜伏期　第二产程潜伏期可能发生，因为虽然子宫颈完全扩张，胎儿头部尚未下降以压迫盆底组织刺激肌肉收缩，引发"Ferguson 反射"（Ferguson，1941）。助产士在这种情况下的作用是确保妇女保持充足的水分并确保维持孕产妇和胎儿的健康。假设一切顺利，如前所述，可以采用观察等待策略，直到产妇开始体验到胎儿压迫感。

3. 分娩用力技术　一些助产士仍然采用一些方法持续促进宫缩，包括屏住呼吸（闭合的声门推动，称为 Valsalva 动作），认为它减少了第二产程的持续时间，因此降低了胎儿最高风险的时期。自 20 世纪 50 年代后期以来，这种做法一直受到间歇性的挑战（Beynon，1957；Bloom et al，2006）。关于这一主题的最新权威声明（NICE，2014：66）得出的结论是，应告知产妇，在第二产程，她应该以自己的自发性用力的欲望为指导。继续建议：如果用力无效或产妇要求，可以使用辅助分娩技术，如支持、改变体位、排空膀胱和鼓励。

观察发现，处于半卧位的产妇在第二产程期间倾向于将骨盆向前推并向后拱起（译者注：前后晃动骨盆的现象）。这种现象对许多产科病房的普遍做法，即鼓励半卧位的产妇分开弯曲她们的双腿向臀部用力，并在用力的时候抬起上身向前倾斜，提出了质疑。这种做法和其替代方案还需要更多的研究证据。对于因硬膜外镇痛而感觉极度减弱的情况下如何帮助产妇正确用力，目前还没有最佳建议。然而，在产妇没有用力感觉的情况下，可能需要助产士提供某种程度的指导。

4. 会阴训练　助产士在第二产程中使用了许多做法，以尽量减少对会阴的创伤。这些包括使用热敷或冷敷；胎头娩出过程中的会阴按摩；用温和的力量，在某些情况下，适当保持压力，保持胎儿屈曲，并在会阴部伸展时支撑会阴组织。NICE 指南不推荐会阴按摩（NICE，2014：67）或任何其他特定技术来预防会阴损伤，尽管目前该领域的 Cochrane 评价确实找到了支持使用温热敷料的证据（Aasheim et al，2011）。目前尚不清楚研究中使用的技术是否有益于在分娩中使用直立体位的产妇。

目前关于 HooP 试验产生的"无保护会阴（hands off the Perineum）"政策存在争议（McCandlish et al，1998）。但是，NICE 指导基于现有的最佳证据（NICE，2014：66），无论是保护会阴（hands-on）还是无保护法都是可以接受的。

5. 评估会阴切开术的需要　外阴切开术是会阴的外科切口，以扩大外阴口。助产士应该意识到，盆底和会阴创伤可能对产妇及其伴侣产生长期影响，不应该作为常规做法，即使产妇之前有过三度和四度会阴撕裂伤（Carroli et al，2004；Hartmann et al，2005；NICE，2014：66-67）。助产士应该在分娩前与产妇讨论会阴创伤的可能性，同时应记录产妇对这一分娩要素的明智选择。如果需要进行会阴切开术，助产士应告知产妇，同时必须征得她的同意（详见第 40 章）。

八、其他助产技术

（一）最佳胎方位

近年来，最佳胎方位技术变得越来越流行

（Sutton et al，1996）。Sutton and Scott 提出了在妊娠后期产妇可利用体位调整和运动使胎儿在临产前重新置位，促进并维持良好的胎方位，具体来说即在妊娠后期产妇通过避免仰卧位和半卧位，采取更多的身体前倾屈体位，从而促使胎儿避免在分娩过程中处于枕后位的技术，包括抬起一个髋部或旋转髋部，以改变骨盆的倾斜角度（Hanson，2009）。这些观察和技术具有经验可信度，但仍需要对其有效性进行正式科学研究。

（二）水中分娩

分娩中进行水疗越来越受欢迎。有些产妇可能希望将大部分分娩和生产时间都在水池中度过，有些产妇则选择短时间的逗留，有些产妇可能希望在胎儿的实际分娩时和胎盘娩出的时候离开水中。

系统评价证据表明，在水中分娩确实有一些临床益处，包括缓解疼痛（Cluett et al，2009）。而胎儿在水中实际分娩的益处和风险研究较少 [NICE，2014：26，35-36，68；Royal College of Midwives（RCM），2012]。

需要考虑的核心问题如下，其中一些与第一产程中水疗有关。

1. 水的温度　水温过高会使产妇感到不舒服，并可能导致胎儿心动过速：最高水温建议为37.5℃（NICE，2014：35）。这个温度被认为是产妇感觉舒适的温度（RCM，2012）。

2. 母亲或胎儿的感染　感染风险似乎非常低，并且可以通过在可能的情况下使用一次性浴衬，并且在使用后根据当前预防交叉感染的方法彻底清洁和干燥浴来使发生感染可能性最小化。

3. 水栓塞　理论上，当产妇胎盘窦在第三产程中被撕裂时，可能会发生水栓塞。然后水可能会进入循环。虽然没有记录水栓塞的病例，但是一些（但不是全部）当地指南建议第三产程的分娩应该在水外进行，并且如果准备使用任何催产剂，应该在该产妇离开了水后再进行。然而，在其他地方，产妇在第三产程仍在游泳池中进行。由于目前涉及这个领域的研究较少，因此缺乏最佳实践证据。

4. 会阴裂伤 / 撕裂　必须牢记会阴裂伤的可能性，尽管在水中水压力会缓解对会阴部的压力，从而会减慢娩出的速度。如有必要，助产士可以为产妇提供口头支持，让胎儿头部和肩部缓慢娩出。

5. 脐带断裂　偶尔有关于在水中分娩时会脐带断裂的病例报道（RCM，2012）。虽然这种情况非常罕见，但最好在胎儿娩出时准备两个脐带夹在附近，以便在发生这种情况时可以迅速反应。

6. 监测孕产妇和胎儿的健康状况　胎儿心脏可以使用水下超声波监护仪，无线电子胎儿监护仪或 Pinard 听诊器进行听诊。如果需要缓解疼痛，吸入笑气镇痛（Entonox）比较合适。在水中分娩期间使用吸入性镇痛时，不得让产妇无人看管。如果需要麻醉镇痛，应该要求产妇离开水，因为药物引起的嗜睡会危及其安全。

7. 胎儿　胎儿出生后应立即由产妇、其伴侣或助产士带离水中。当胎儿仍然在水下时，不应夹住或切断脐带，因为胎盘 - 胎儿血流的突然减少可能引发胎儿呼吸，从而使其容易吸入水。

九、为出生做准备

这是一个充满期待的时刻，现在已经证明了助产士 - 产妇关系的价值已经逐渐在发展，阐明了母亲的力量和助产士的技能。如果助产士与产妇及其伴侣建立了良好的关系，使该产妇能够自信地完成分娩，并让产妇及其支持同伴了解分娩进展情况及在第二产程会发生什么，然后使产妇和她的陪伴者可以更自信地应对实际分娩过程。产房的气氛应该平静而不紧不慢，这样产妇才能从积极的回忆和完整的自尊中获得经验。必须确保母亲的隐私权，因为如果人们多次进入她的房间，她就会感到尴尬和压力。

一旦怀疑第二产程迫在眉睫，助产士就应该为出生做好准备。对于能够很快进展的经产妇来说尤其如此，但是一些初产妇也会出现很短的分娩阶段。必须将产妇的发声和行为纳入分娩进展的判断中，而不是仅仅依靠阴道检查的结果，或者"典型"分娩进展模式的刻板印象。

胎儿出生时，房间应干净温暖。准备一张温暖的辐射床和检查复苏设备。

十、助产士在分娩期间的活动

助产士在出生时支持产妇的实际方法只能通过经验来学习。但是，原则保持不变，可以适用于产妇分娩的任何体位。助产士必须随时了解情况，并且必须尊重产妇的愿望。

助产士准备一处干净的区域，包括干净的护士服或围裙和手套。为了最大限度地降低血液或液体飞溅造成污染的风险，以及避免艾滋病等疾病的感染，助产士也可以佩戴不引人注目的眼睛保护装置，如普通眼镜。任何可能接触血液或其他体液的人都应受到类似的保护。

如果需要局部麻醉药和注射器可用于会阴切开术前的会阴浸润。如果产妇同意，应积极管理第三产程，检查合适的缩宫素并准备好使用。NICE 指南建议单独使用 10U 的缩宫素，而不是缩宫素和合成的联合用药（NICE，2014：72），之前应该就积极和期待的管理进行讨论（参见第 39 章）。

如果产妇是卧位，外阴可以用温热的溶液清洗，分娩区域用干净或无菌的毛巾覆盖，并在肛门上放置干净的垫子以减少粪便污染。没有证据表明，如果使用普通水，感染率会增加，并且没有根据覆盖的做法评估感染率（Keane et al, 1998）。如果产妇处于直立体位，应在她下方准备一个干净的区域。

如果产妇未行硬膜外麻醉，且分娩进展顺利，她的自发性用力通常是有效的。助产士需要提供支持和鼓励。如果使用"无保护会阴接生技术"（"手离开 hand off"）方法，并且该产妇是半卧位的，重要的是确保快速的产程进展不会威胁到会阴的完整性。如果胎头娩出非常快，可以用一只手托住会阴，为下降的胎头提供缓和的反作用力，和（或）通过将另一只手的手掌轻轻放在部分娩出的胎头上，手指指向前顶，保持屈曲。但不能用力压迫而使娩出受阻，因为这会使骨盆底深层结构过度拉伸和撕裂。当产妇处于更直立的位置时，无保护会阴的方法是常态，但应该给予类似的关注，如果胎先露下降非常快速，则应该口头指导产妇。

在胎头着冠之前，胎头会在子宫收缩间隙回缩。当胎头最宽的横向直径（双顶径），扩张外阴，然后不再退缩时，即胎头着冠。在着冠之后，当胎头从其俯屈位置仰伸并通过会阴部娩出时，通常要求产妇较快频率呼吸以防止出生过快。在这一点上，吸入笑气镇痛可以起到一定的帮助作用。直到最近，标准做法是在肩膀娩出之前检查新生儿颈部周围的脐带，并在脐带绕颈过紧时用血管钳夹住并切断颈部脐带。然而，鉴于有关保持脐带完好无损的有益证据（见后面的讨论），以及缺乏证据表明脐带绕颈会损害大多数胎儿（Kong et al, 2015），因此这种做法有所改变。一种称为"翻筋斗动作"的技术（Schorn et al, 1991）在美国广泛使用（彩图 40），并已被英国的一些助产士采用。然而，没有证据表明，将脐带松开而不是将其留在原位会改善胎儿的氧合作用，一些助产士报告说，除非脐带绕颈造成胎儿颈部或肩部娩出受阻，否则他们不会检查脐带。这种情况很少发生，一旦发生脐带绕颈过紧，妨碍胎儿颈部或肩部娩出，可用两把血管钳在其间隔 2～5cm 处剪断脐带。

然而，这个操作只能在绝对必要的时候进行，因为一旦脐带被剪断，胎儿就不再被供应氧气。如果肩膀娩出有任何后续延迟，胎盘血流量的减少可能会进一步损害胎儿。即使没有发生这种情况，现在通常的做法是允许脐带在出生后搏动，以促进血液从胎盘循环转移到胎儿体内，而剪断脐带则阻止这种情况发生（参见后面的讨论）。

在这个阶段，一些产妇喜欢借助镜子帮助看到胎儿头部的体位，可以观察或者协助胎儿的出生。

在复位和头部外旋转后，肩部通常处于骨盆的前后直径，即使有些胎儿娩出时肩部处于倾斜状态。如果产妇同意积极管理第三产程的做法，则由第二位巡回助产士给予缩宫素注射，因为前肩娩出后，意味着胎儿即将娩出。

胎儿通常会自发地娩出，但如果产妇处于半卧位，并且如果助产士确定已经发生了肩部内旋，则可以通过将一只手放在胎头的两侧来辅助分娩。随着下一次宫缩，可以对胎头施加轻微的向下牵引力。然后前肩将在耻骨联合体下方娩出，然后将胎头抬起以允许后肩通过会阴，胎儿的躯干被抬向产妇的腹部方向，通过侧屈缓缓娩出。之后立即将胎儿放在产妇的腹部或胸口，在那里她可以立即看到并触摸他/她。注意出生时间。此时皮肤与皮肤的接触对于完成第一次母乳喂养、减少新生儿窒息和降低新生儿哭闹非常重要（Moore et al，2012；NICE，2014：78）。

如果母亲处于直立的前倾姿势，助产士通常只需要能够接住新生儿，以确保将新生儿安全地放入产妇的手臂中环抱置于胸前。

对于大多数新生儿来说，出生时是不需要鼻咽吸痰；然而，在娩出新生儿咽喉部胎粪或黏液过多的情况下，可能需要吸引。

现在广泛接受的是，将脐带延迟至少 1～5 分钟，或直至脐带搏动停止再剪断脐带结扎是有益的（McDonald et al，2013；NICE，2014：72）。无论何时剪断脐带，在剪断之前，首先用两把血管钳钳夹住脐带，在其中间剪断，然后通常用脐带夹密封脐部。重要的是要确保胎儿被彻底、全面、有力地擦干并保暖，以防止过多的热量损失，同时保持皮肤与母亲的皮肤接触。

这对父母来说是一个欣喜若狂的时刻，助产士有幸在分娩时分享他们的快乐。

十一、观察和记录

产程的过渡期和第二产程对产妇和胎儿都要求很高。这是分娩时产妇的能力受到的最大考验。由于子宫收缩减少胎盘 - 胎儿的氧合作用，这也是第二产程中胎儿缺氧可能性增加的时期（Katz et al，1987）。因此，重要的是不断评估母亲和胎儿的健康状况。

记录应包括与产妇的任何讨论，以及她对分娩方式的任何决定。还必须记录助产士的决定和行动。

应注意到产妇的一般状况和精神状态。定期监测她的脉搏以排除罕见的急性问题。例如，宫内感染或隐匿的产时大出血，要确保胎儿而不是母亲的心率被听诊。如果第二产程持续时间太长（NICE，2014：64），应每小时检查一次血压，每 4 小时检查一次体温。NICE 指南还建议在第二产程活跃期时每小时进行一次腹部检查、触诊和阴道检查，并且每 5 分钟对胎心进行 1 分钟的听诊。除了观察宫缩间隙的子宫松软外，还应注意子宫收缩的频率、强度和持续时间。任何子宫收缩的异常都会导致产程延长或停滞。助产士需要重新评估情况，以确定可能的原因，并采取补救措施

或在必要时寻求帮助。

持续的电子胎心监测不能为健康的产妇和胎儿分娩提供益处（Alfirevic et al，2013；NICE，2014：39），但如果由于产妇和（或）胎儿的并发症而影响产程进展，心脏造影应在每次宫缩后进行分析并评估其是否正常。

观察羊水颜色和性状。目前的 NICE 指南（NICE，2014：32）建议对羊水大量胎粪污染（这种情况被定义为深绿色或黑色浓稠羊水，或含有固体物的或任何含有胎粪团的胎粪污染的羊水）的产妇进行持续的电子胎心监测（以及对在医院外分娩的产妇，转入医院）。对于轻度羊水胎粪污染的产妇，NICE 仅建议在产妇或胎儿出现其他任何并发症迹象时进行连续电子胎心监测（和转移）（NICE，2014：39-40）。

所有观察，包括分娩产程的各个阶段和各阶段的时间节点，都必须记录在当地批准的分娩记录中。建议责任助产士与巡回的助产士做好合作，她们有责任实时根据需要记录。必须注意的是助产士采取的所有对分娩产妇的实时观察与干预措施，每个条目必须记录并注明日期、时间和签名。如果有学生参与，必须始终由负责的助产士签名。

十二、本领域未来的研究

如前所述，孕产妇在分娩期的第二产程中的行为表现和产程进展时的生理症状方面的研究存在空白，这些都需要有更多的研究。应特别注意过渡期的正常生理需要，包括在分娩过程评估中进行阴道检查，相较产妇行为表现和生理症状而言，也可以研究使用其他方法评估应用，如在宫颈扩张的第二产程进行超声评估以确定胎儿位置和下降程度。关于直立或俯卧位的分娩机制的研究证据更少，同时关于产妇的家族史如何有助于预测其特定的产妇 / 胎儿生理性分娩和分娩模式的证据也较少。帮助产妇在硬膜外麻醉下自发用力促进分娩的技术仍需要更多的研究，在骨盆中胎儿的最佳定位的应用也是如此。目前正在讨论无论是否水中分娩，如何在一系列各种分娩体位情况下会阴保护的最佳方法的问题等。目前，水中分娩的第三产程管理尚未得到充分研究。

除了这些问题之外，在过去几年中，人们越来越关注分娩结局，特别是在微生物组学方面

（Maynard et al，2012；Jašarević et al，2015），表观基因组学（Dahlen et al，2013），以及新生儿及其后期自身免疫性疾病事件之间的潜在交互作用（Sevelsted et al，2015）。对分娩过程中产妇受到不尊重或不合理虐待事件也在持续地被关注，并促成了目前世界各地正在进行的一系列研究（Bohren et al，2015；Bowser et al，2010）。这些领域可能会刺激未来几年与第二产程分娩相关的更多更广泛的研究。

十三、结论

多年来，人们一直认为第二产程的分娩可以被严格地界定和预测。而产妇的实际分娩经历也被越来越多地使我们更加准确地认识到分娩阶段的不确定性，并承认过渡时期的本质意义。无论这一领域未来研究的最终结果如何，过渡期和胎儿的娩出阶段时付出努力仍然是对产妇、她的伴侣，以及她的孩子，具有深刻的心理印记，是一个极度的兴奋、快乐和幸福的时刻，而富有同情心和技术熟练的助产士也是在这分娩阶段成为产妇分娩旅程中的重要伴侣。

要点
• 过渡期和第二产程可能对生理和情感上都具有强烈的冲击，而产妇的行为通常是这段时间内产程进展的良好的最佳表现方式。
• 助产士必须了解这一分娩阶段的生理机制，并能够在不同情况下熟练应用这些知识。
• 技术熟练的助产士可以提供持续的人性化分娩支持和护理，以确保产妇和胎儿的健康与安全。
• 清晰，全面和及时的记录保存至关重要。
• 经验性证据表明，传统和提供适宜的助产技能可能是有益的，但是在该领域的研究证据和对最佳正常分娩的理解上仍存在许多差距。
• 这方面的研究表明，当产妇和胎儿健康得到良好支持时，第二产程通常可以根据产妇的个性化模式和活动来进行。

（翻译：徐鑫芬　审校：王爱华）

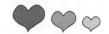

第 *38* 章

减轻分娩疼痛和恐惧的支持方法

Cecelia M Bartholomew

学习目标

通过阅读学习本章，你将能够：
- 理解分娩疼痛的生理及其对产妇的影响。
- 理解恐惧和其他心理活动的影响，以及它们如何影响产妇的疼痛观念和分娩体验。
- 明确文化和环境对分娩过程的影响。
- 理解产程支持的性质及其与妇女应对机制的关系。
- 熟悉系列可支持产妇的方法，使产妇能掌控自己的分娩经历，参与决策自己的分娩疼痛管理。

一、引言

妊娠 9 个月给妇女带来了旋风般的情绪变化，至分娩时达到顶峰，她们对分娩充满了期待但又常常害怕，因为分娩过程伴随着不想要的疼痛和痛苦。许多妇女对自己应对疼痛的能力感到焦虑，这会影响她们的分娩掌控感，以及总体分娩满意度。助产士面临的挑战在于使每一名妇女都理解影响她对产时不适的理解和体验的各种因素。助产士的作用是帮助妇女做好准备，减轻恐惧，根据其个人而促进最佳的镇痛选择，并确保母亲和新生儿的最佳结果。

二、探讨分娩疼痛

疼痛是一种复杂的主观现象，受心理、生理和社会文化因素的影响。虽然疼痛是普遍的经历和社会公认的，但它还没有被完全理解（Lowe，2002）。疼痛通常与伤害和组织损伤有关，通常是停止活动和保护身体某部位的警告。然而，在分娩中疼痛有不同的含义，因为分娩疼痛是自然发生的、普遍受欢迎的生命事件的一部分。正常妊娠结束时疼痛加剧通常是产程开始的第一个征象（McDonald，2006），这对产妇及其周围的人有心理暗示，他们认为要为婴儿出生做些准备。

分娩疼痛既有内脏痛，也有躯体痛。内脏痛与更深的器官有关，如子宫；而躯体痛来自皮肤和肌肉，如会阴。在第一产程，随着子宫收缩，供应子宫肌层的动脉受到挤压，宫颈开始消退和扩张（Lowe，2002）（参见第 35～37 章）。分娩疼痛源自内脏，是抽筋样疼痛，因机械感受器受到刺激而致，同时，子宫和宫颈组织的氧供减少，从而导致局部缺血（Novikova et al，2012）。导致骨盆结构（Lowe，2002）的挤压及拉伸（Lowe，2002）的宫缩也会引起不适。产妇可能会感觉到腹部、腰骶部、臀部和大腿疼痛（Novikova et al，2012；Wong，2013）。

在第二产程，内脏痛仍会继续，但由于盆底、会阴和阴道扩张，产妇还伴有躯体感觉（Lowe，2002），因而此阶段疼痛比第一产程更重。当这些感觉混合在一起时，产妇还会因胎儿下降与娩出而有直肠压迫感和不适（Novikova et al，2012）。

（一）子宫、宫颈、会阴的神经供应

自主神经系统供应子宫、宫颈，子宫体由来自 T_{10}～T_{12} 和 L_1 的交感神经纤维支配；宫颈由来自第 2～4 骶椎的副交感神经纤维支配（S_2～S_4）（图 38.1）。在第二产程，会阴疼痛通过阴部神经及其分支传导，这些分支来自于第 2、3 骶神经根，在子宫阴道丛与来自子宫的分支纤维网相接，也称为 Lee-Frankenhauser 丛。

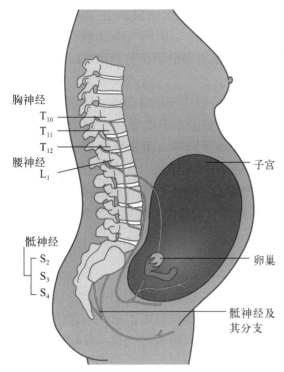

图 38.1　疼痛传递通路
（引自 Yerby M, editor：Pain in childbearing, London, 2000, Baillière Tindall, Copyright Elsevier.）

胸神经
T₁₀
T₁₁
T₁₂
腰神经
L₁
骶神经
S₂
S₃
S₄
子宫
卵巢
骶神经及其分支

痛觉感受器　由伤害性刺激激活而导致疼痛的神经受体被称为痛觉感受器。痛觉感受器主要有两种类型：快而薄的有髓鞘（Aδ）神经纤维；慢而小的无髓鞘 C 神经纤维。在生理上，它们是外周感觉神经元（Bridgestock et al，2013），能被热、组织的力学和化学改变所激活（Tracy et al，2015）。在第一产程，C 神经纤维的刺激占主导地位（Wong，2013）。这些纤维存在于深层脏器中，如子宫，当有肌肉收缩和化学物质刺激时，会引起深度的长期疼痛（McDon-ald，2006；McGann，2007）。在第二产程，由于 Aδ 神经纤维受到刺激，阴道和会阴会产生剧烈疼痛。尤其是横向运行的 Aβ 两种神经纤维，对振动和轻触等非疼痛刺激发生反应而抑制感觉。

刺激皮肤中的大型 Aβ 神经纤维，能够调节产时疼痛信号的传递，这可能是非药物方法缓解疼痛的有效根源，如经皮神经电刺激（TENS）、水疗和按摩（Mander，2011）。

（二）产时疼痛信号的转换、传输和解释

产程中宫缩时子宫肌层血管闭塞导致组织缺血、宫颈扩张导致宫颈组织损伤而产生化学物质。

随后的炎症反应会引起多种化学物质的混合，包括组胺、5-羟色胺、缓激肽和前列腺素。当这些炎症介质浸润疼痛感受器时便产生转换；神经纤维变得敏感并被激活（Steeds，2013），刺激神经产生动作电位。P 物质是一种神经肽，由传入神经释放，是疼痛到达脊髓背角的"信号传递过程"的一部分；堪称痛觉的增强剂（译者注：正常分娩的产妇体内，并没有 P 物质产生，这提示正常分娩的疼痛不同于病理情况的疼痛）。

疼痛信号以动作电位的形式从传入神经元通过脊髓后（背）根进入脊髓后角的灰质。在脊髓背角，初级传入神经元与二级神经元形成突触（Steeds，2013；Bridgestock et al，2013）（彩图 41A）。背角分为 10 层，称为椎板，在这里各种类型的刺激被解码，包括有害信息。C 神经纤维终止于第 2 椎板，也称为胶状质，而 Aδ 神经纤维终止于第 1 和第 5 椎板（Steeds，2013）（彩图 41B）。

疼痛信号随后穿过脊髓到达另一侧，从脊髓丘脑束上升到丘脑，然后到达大脑皮质的高级中枢，在那里它们被感知和解释（McCool et al，2004）。同时，大脑的下行神经束，将信号传回脊髓。下行神经束中的神经纤维在脊髓水平释放内啡肽，抑制一些上升到大脑的有害信息（Mander，2011）。自然产生的内啡肽像外源性阿片类药物一样调制疼痛信息（McGann，2007；Millan，2002）。

（三）产时疼痛信号的调制

如果助产士能很好地理解荷尔蒙的相互作用，以及这些作用对疼痛信号的传输至大脑的影响，将有助于选择合适的策略，改变妇女对疼痛的感知和体验。Melzack 和 Wall（1965）描述了在脊髓水平调制疼痛的机制。在脊髓背角的脊髓胶状质里，疼痛信号被闸门机制所阻滞。当"闸门"打开时，痛感会到达更高的中枢。当"闸门"关闭时，疼痛被阻断，不再成为意识的一部分；因此，疼痛减轻了。虽然这个理论已经得到检验，并被证明并非完全准确（Mendell，2014），但它有助于开发和理解通过中断到达大脑更高中枢的疼痛信号而缓解疼痛的各种方法。

（四）内啡肽

一种疼痛调节机制涉及阿片类物质，这些物质是在伤害性刺激初始化过程中释放的。内啡肽是一种神经肽，是这些自然产生的阿片类激素之一，产生于下丘脑和脑垂体，由脊髓水平的下行神经纤维释放。随着对内啡肽及其类阿片性质的深入理解，人们注意到内啡肽是通过抑制神经递质P物质的释放和效应而发挥作用。内啡肽与阿片类受体结合，阻滞疼痛信号向大脑传输，当个体意识到不适时，就会影响对疼痛的感知。

在生理性产程中，对压力的正向认知会提高血液内啡肽水平，而内啡肽水平反过来又会影响产妇的疼痛感受。在人际关系中个体感觉的产生涉及内啡肽，在社会交往、情绪和身体干预中也有内啡肽释放（Kirkham et al，2012；Sanders，2015；Buckley，2015），内啡肽能使个体产生欣快感和愉悦感。这对非药物性减痛方法有一定启示，本章将进一步讨论这些方法。

反思活动 38.1

基于你目前的知识和理解，思考下你曾经历剧烈疼痛的时候。

试着回忆疼痛发生时你立即做了什么？你触摸/拍打哪个部位了吗？你想四处走动还是静静地坐着/躺着？现在你应该能将这些与疼痛信号的调制现象联系起来了吧。

三、恐惧及其他与疼痛有关的心理因素

尽管疼痛的生理和感官维度很容易得到认可，但分娩经历有心理因素，助产士和其他产妇保健工作者必须恰当处理每名产妇的主观本性。同样，痛觉强度和由此产生的反应涉及的不仅仅是来自子宫和会阴痛觉感受器刺激所带来的感觉输入。情感维度与不愉快和不适感觉有关（Price，2000），其中疼痛体验强度受敏感性、信念、情绪状态、警觉性、期望和注意力水平等认知因素的影响（Legrain et al，2009；Atlas et al，2012），并因恐惧和焦虑而加剧，这可能会伴随产妇的分娩体验。反过来，分娩恐惧会促进儿茶酚胺反应的激活，导致子宫性难产和产程延长（Rouhe et al，2009；Hodnett et al，2013；Collins，2015）。

随着分娩的进展，疼痛对妇女影响的迹象变得明显。疼痛会导致应激激素儿茶酚胺（如肾上腺素）的释放增加，其结果是血管收缩，导致心率、心排血量和血压升高，可能导致过度通气。这种状况会减少大脑和子宫的血流，可能会影响子宫收缩力（McDonald，2006），导致子宫不协调收缩（McDonald et al，2003）和产程延长。过度换气会改变氧平衡，导致血液酸碱状态发生改变，引起母体碱中毒，反过来又可能导致胎儿缺氧。通过支持妇女，助产士可在一定程度上控制儿茶酚胺的浓度，使得子宫收缩更加有效，加快产程进展，缩短阵痛带来的不适。

虽然恐惧被认为是负面的，但与疼痛相关的恐惧可能通过促进适当的行为（Carleton et al，2009）而起到保护作用，这对于母亲为即将到来的分娩做准备是必要的。然而，高度焦虑敏感的个体通常会对疼痛症状感到恐惧，对自己的应对能力产生怀疑，表现出高度警惕的状态（Thompson et al，2008；Whitburn et al，2014）。这种恐惧的表现可能与当前的疼痛有关，但也与对即将发生的事情的感知和担忧有关（Carleton et al，2009）。大多数人通常会因为害怕而选择避免他们认为可能会引起疼痛的情况（Hirsh et al，2008），但是分娩是无法避免的。因此，这种恐惧状态可能会导致 Hirsh 等（2008）所说的疼痛灾难化。

虽然低水平的灾难性思维和高度警惕，对于产妇应对产程和分娩是必要的，但时间过长，它会增加产妇痛苦的程度，妨碍她控制自己思维的能力，也阻止她把注意力集中在疼痛的有益性上（Whitburn et al，2014）。这可能会导致她倾向于低估自己的应对能力，同时夸大预期疼痛的威胁（Hirsh et al，2008；Veringa 等，2011）。现有的资料已经证明，灾难化与逃避行为呈正相关（Flink et al，2009），甚至发展到了忽视或拒绝如何处理恐惧和疼痛的信息与指导的地步（Klomp et al，2014）。

从根本上说，助产士应该明白的是，即使刺激相似，产妇对疼痛的感知也会不同；她们会以不同的方式来应对分娩疼痛（Morley，2008）。因此，在处理产妇个性化的疼痛时，照护者需要了解她们的期望，提供清晰准确的沟通，必要时予以解释和重复，尽一切努力提供一致的信息和指导（Klomp et al，2014）。

四、疼痛的文化性

疼痛的定义、理解和表现形式将受到产妇及其家庭和照顾者的文化经历的影响。因此，文化会影响人们对分娩疼痛的看法，进而影响到应对疼痛的策略和机制（Callister et al，2003；Klomp et al，2012）。尽管有些人在疼痛时可能会接受干预，但其他人可能会表现更加坚忍并拒绝帮助，因为在这种情况下他们的社会化倾向于这些行为（Peacock et al，2008；Gibson，2014）。

多年来，质性研究表明，来自不同背景的妇女以不同的方式理解和处理分娩疼痛。Van De Gucht 和 Lewis（2015）在他们对这类研究的批判性评论中强调，妇女对如何处理分娩疼痛的看法会受到社会文化理念的重大影响。Johnson 等的支持性研究（2004）表明，荷兰妇女有一个基本信念，她们认为分娩是一种伴随疼痛的正常现象，虽然困难，但不应害怕，而应有效地加以利用。Finnstrom 和 Soderhamn（2006）观察了索马里女性，研究发现，产妇疼痛时哭泣或哀号是不可接受的；相反，她们认为有必要保持控制，忍受疼痛，让朋友或家人帮助她们应对。在约旦，Abushaikha 和 Sheil（2006）观察发现，妇女们被期望产程中默默无声，确保她们使用精神方法应对时不会被偷听。她们被要求对疼痛表现出的坚韧和忍耐，表示自己信念坚定。最近新西兰的一项研究（Doering et al，2014）强调，因为出生的精神意义，日本女性表现为抵抗药物镇痛。

助产士自身的文化经历和疼痛理解也会影响她们对产妇的解释和关注，正如 Cheung（2002）的中国与苏格兰妇女的比较研究所证明的。一位助产士主管评论说，将"大声喊叫"作为一种应对策略，有时会被医务工作者误解。这些医务人员更有可能将此解释为没有能力应对，并给予产妇提供镇痛或麻醉，而那些保持安静的人通常不被注意（Cheung，2002）。这种误解和忽视表明照顾产妇时需要文化敏感性和胜任力（Brathwaite et al，2004）。了解分娩疼痛的文化含义及不同的妇女如何应对和可能采取的行为，将有助于提供具有文化胜任力的照护（Callister et al，2003）。

反思活动 38.2

你如何确定妇女对疼痛的文化反应是哪些？你会做些什么来阻止自己做出假设呢？

助产士还必须发展理解和解释疼痛的语言与非语言交流能力，以满足来自不同文化群体的个人需求（Finnström et al，2006）。在瑞典，Bergh 等（2013）的研究表明，助产学生将不同的量化含义归因于女性使用的疼痛描述语，这表明助产士熟悉妇女描述她们自己疼痛的不同词语的价值是多么必要，因为助产士的解释会影响她们对产妇不适的评估。

（一）分娩环境

过去 50 年来，分娩环境的发展趋势和人们对分娩环境的看法发生了重大变化。Jones 等（2012）和 Crafter（2000）都强调，分娩场所的物理和文化环境对妇女在产程和分娩过程中的疼痛体验有重要影响。20 世纪 70 年代，Peel Report（DHSS，1970）（DHSS，1970）建议所有分娩都应该住院。由于为所有妇女提供了减轻疼痛的药理学方法，这一方式可能促进了多年来低危产妇分娩医疗化的增长。进入医院环境，意味着产妇在努力应对分娩时，必须适应不熟悉的环境。助产士需要意识到，在不熟悉的环境中，妇女的焦虑程度可能提高，在随后的产程中，她们不能确定和采用自己的疼痛应对机制。医院的设置和常规有时会对产妇的正常分娩过程产生不利影响（Olsen et al，2012），许多妇女认为这是分娩过程中的正常现象。

一项 Cochrane 系统综述（Hodnett et al，2012）强调，在另一个场景下，当产妇在助产士主导的产房全程照顾并没有进行麻醉镇痛时，产妇的满意度提高。另一个最新文献综述指出，在自己家里分娩的妇女有一种能控制环境的感觉，她们将此描述为赋权（Zielinski et al，2015）。妇女儿童健康合作中心（NCC-WCH）建议，应支持低危经产妇和初产妇选择居家分娩作为减少干预和分娩疼痛管理的方式（NCC-WCH，2014）。然而，如果妇女选择或需要到家庭以外的地方分娩，如在助产士主导的单位，房间环境应设置能促进放松氛围，鼓励妇女相信她有能力与助产士一起应付和管理自己的分娩。因此，家具、音乐和艺术品都可以用来营造一个放松、像家一样的环境。

（二）产前教育和分娩准备

Dick-Read（1944）和Lamaze（1958）都认为分娩并非必然疼痛。Dick-Read（1944）是这一领域的权威者，他赞同这一观点，即疼痛受妇女所处的社会文化对分娩的恐惧和期望所影响。他们都认为分娩疼痛可以通过精神预防技术来控制，如肌肉放松和呼吸训练。Dick-Read（1944）还认为提供信息和鼓励交流是帮助妇女为分娩疼痛做好准备的有效方法。这就是产前教育和为减少分娩恐惧和焦虑而做准备的潜在价值。

前面介绍的概念和技术已被纳入产前培训课程，作为赋能的基础，使妇女能确定和发展对自身的信心，提高分娩经历（Gagnon et al，2007；Leap et al，2010）。因此，这提高了女性应对疼痛的能力，同时降低了疼痛的情感水平，并鼓励在分娩过程中较少使用药物缓解疼痛（Spiby et al，2003）。

然而，关于分娩教育有效性的文献强调，由于分娩内容或分娩方法的多元性，难以全面评估分娩教育的价值（Gagnon et al，2007；Ferguson et al，2013）。虽然应该有一些核心内容，但总的说来，产前课程需要支持妇女做出充分的知情选择，以管理她们的分娩痛苦和恐惧。产前课程管理者应探究产妇对分娩疼痛的主观感受（Schott，2003），并帮助她们探究自身的价值观、期望和偏好如何影响她们自己的选择（Lally et al，2014）。

产妇也应该以一种现实但积极的方式面对她们将要经历的痛苦（Schott，2003）。简短而准确的生理学知识将有助于她们理解常态，以及在分娩过程这种常态是怎么变化的，这是分娩体验的基础。

在产前课程中，可以帮助妇女探索和阐明她们以往疼痛经历中使用的应对策略；强化她们应对疼痛的积极方法，以取代消极的策略（Escott et al，2009）。Nolan（2000）和Lally等（2014）认为，产妇很难对分娩疼痛管理做出选择，因为她们不知道自己的身体就是应对疼痛的资源，也很难想象疼痛是什么样的体验。然而，如果在课堂上鼓励她们回忆和发展自己以前的疼痛管理和忍受疼痛的方法，一旦临产，他们可能更容易形成

更强的自我效能，来处理自己的疼痛（Escott et al，2009）。

（三）持续性分娩支持

每个妇女在分娩时都需要得到支持。这种支持可能是信息的、实际的或情感的（Hodnett et al，2013），所有这些都是助产艺术的基本要素（Berg et al，2006）。分娩支持会影响自主神经系统的交感神经，通过打破Dick-Read观察到的恐惧-紧张-疼痛循环（Mander，2000），让产妇在应对疼痛的能力上获得安全感（Van der Gucht et al，2015）。Abushaikha和Sheil（2006）在美国进行了一项相关性研究，研究了产时压力感与持续性专业支持之间的关系。研究表明，与产程中感觉得到较少支持的妇女相比，感受得到更多支持的妇女具有更少的压力。

从国际角度看，妇女在产程中获得支持的主要资源取决于她们所属的社会和文化，而且在不同的国家有所不同。在西方社会，通常是助产士和妇女的伴侣在这个情绪激动的时刻提供帮助。然而，在一些国家，支持也可能来自未经培训的外行妇女、女性亲属、护士、监督员（独立执业的助产士）和导乐（Rosen，2004）。

导乐是经验丰富的人，她们为产妇提供非医疗性支持，使她们能获得有益的分娩经历（Koumouitzes-Dovia et al，2006）。现在有些人经过专业培训，也可被称为产程/分娩陪伴或产时支持专家/助理（Hodnett et al，2013；Steel et al，2015）。在分娩过程中，她们和助产士一起工作，帮助产妇和她的伴侣经历分娩过程中的不适和奖赏。

在一项随机对照试验中，McGrath和Kennell（2008）报道，与对照组相比，接受导乐支持的女性对镇痛需求较少。导乐提供持续性护理，解决生理性分娩过程中产生的心理问题（Paterno et al，2012）。在英国，导乐可作为支持性朋友，为处于弱势地位的产妇提供支持，帮助那些无法从家庭获得此类帮助的产妇。

Koumouitzes-Dovia和Carr（2006）研究了女性对导乐的看法，发现产妇认为导乐是一种安慰和鼓励的来源，同时也为她们的丈夫提供了支持。导乐可以作为伴侣和助产士之间的调解人，提供

信心，使产妇保持平静，获得安全感（Berg et al，2006）。Hodnett 等（2013）对涉及 15 288 名产妇的 22 项试验进行了回顾，结果显示，产时得到持续支持的产妇产程时间更短，要求镇痛的可能性更低。当支持者不是医院工作人员时，这种支持的好处更大。因此，非专业人员和认证导乐提供陪伴，使产妇有机会使用非药物/非医疗资源，使她们能够应付分娩疼痛。

五、补充和替代疗法

补充和替代疗法（参见第 18 章）涉及的实践并不总是归类为传统医学（Smith et al，2006）。NCC-WCH（2014）建议，不要阻止那些想使用针灸、穴位按压、催眠、呼吸和放松技术来应对疼痛的产妇，但也不鼓励标准性提供这类服务。有证据表明，它们能减轻疼痛感，提高对分娩整个过程的满意度（Jones et al，2012）。然而，尽管有证据支持音乐、按摩（McNabb et al，2006）及其他形式的应对策略，但这一领域还需要更多的研究（Smith et al，2006；NCC-WCH，2014）。

人们对催眠、生物反馈、注射无菌水和芳香疗法，作为女性应对分娩疼痛的替代方法越来越感兴趣。在 Cochrane 协作网的分娩疼痛管理系统回顾（Jones et al，2012）中，研究人员提出，大多数非药理学方法对母亲和婴儿都是安全的，但没有足够的高质量证据支持它们的减痛效果。如使用无菌水注射皮丘，一些系统评述显示，它能缓解骶部疼痛（Huntley et al，2004；Hutton et al，2009）；然而，由于研究方法和结果的差异，目前不推荐在助产实践中使用（NCC-WCH，2014）。

（一）水疗

众所周知，热水澡或淋浴对放松很有帮助，是一种简单而经济的减少肌肉疼痛的方法。水疗法继续在世界范围内被用于为产程中的女性提供舒适，包括淋浴、浴盆和分娩池。根据皇家助产士学院（RCM），这种做法鼓励以产妇为中心的照护，以实现分娩正常化和促进产妇做出分娩选择（Harding et al，2012）。选择用水作为缓解分娩疼痛的策略，并具备这样做的条件时，应该提供机会让她们使用这种方法（NCC-WCH，2014）。

有证据表明，在分娩第一阶段浸泡在温水中，疼痛和镇痛的报道减少，对分娩持续时间或新生儿结局没有任何不良影响（Cluett et al，2012；Othman et al，2012）。分娩时的治疗性沐浴也是一种水疗法（Stark et al，2011），在这种疗法中，女性可以感觉到一种控制感，并决定如何，以及何时使用这种方法来缓解疼痛。

目前尚不清楚产时水疗的机制，但人们认为，按照疼痛闸门控制理论，温水可刺激大的 A δ 神经纤维，阻止脉冲较小的 C 神经纤维，从而减轻疼痛（Teschendorf et al，2000）。除了能使肌肉放松和减少焦虑，在温水中浸泡或淋浴也能减少儿茶酚胺的释放，并促进内啡肽释放（Labor et al，2008）。在分娩池中还可以自由移动和改变体位，促进产程进展（Cluett et al，2012），使产妇可能获得积极参与分娩的体验（da Silva et al，2009）。在 Maude 和 Foureur（2007）的一项研究中，选择使用水疗的产妇报告说，她们使用水时感受到了保护、支持和舒适。

泳池/浴缸所处的环境，以及与护理人员的互动对该方法的有效性也有重要影响（Cluett et al，2012）。水池环境营造的氛围很重要，如与专门设计的分娩场所水池或产妇家中的水池相比，产妇在医院水池中会感到很不放松。

当产妇使用分娩池时，母亲安全是至关重要的，特别是同时使用笑气等额外的镇痛时。因为产妇可能在水中放松，可能会昏昏欲睡。助产士必须保持警惕，不能把产妇独自留在分娩池中。产妇的体温和水需要每小时监测一次；水温应保持低于 37.5℃（NCC-WCH，2014）。这些措施将确保产妇的安全，不会出现可能对胎儿产生不利影响的体温升高。无论是在家中、分娩中心，还是在医院、浴缸或泳池都需要清洁，并应按照医院和制造商的指南进行维护，保持卫生（NCC-WCH，2014）。

（二）经皮神经电刺激

TENS 是一种脉冲电流的应用，通过放置在脊柱两侧皮肤表面且相互平行的电极所覆盖的区域（皮区）而发挥作用，这些区域的神经分布与分娩疼痛相关。这些区域是 $T_{10} \sim L_1$ 和 $S_2 \sim S_4$（El-Wahab et al，2014）（图 38.2）神经分布区域。

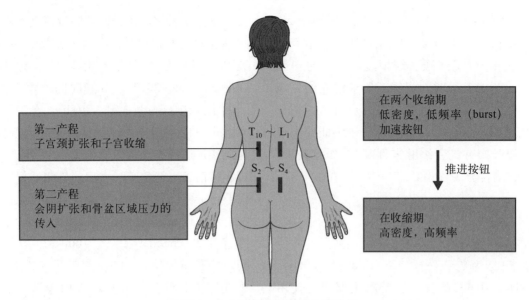

图 38.2 生产过程中使用的电极位置

[引自 Johnson MI：Transcutaneous electrical nerve stimulation（TENS）：research to support clinical practice. Oxford，2014，Oxford University Press，by permission of the publisher，Oxford University Press.]

TENS 产生小的电刺激感觉，可以描述为麻刺感。这种感觉的作用被认为有助于在脊柱水平阻断疼痛脉冲。它的工作原理可以部分地用 Melzack 和 Wall（1965）的疼痛闸门控制理论来解释。电脉冲刺激粗大且更快的 Aβ 神经纤维，信息通过受刺激的皮肤神经末梢而传递的速度比疼痛脉冲传递的更快（Johnson，2014），打断伤害性信息沿着 Aδ 和 C 感受器纤维从子宫、阴道和会阴的传递。此外，在脊髓和脊椎上的脑组织中，Aδ 神经纤维刺激会引起内啡肽等内源性阿片类物质释放，这些物质进一步与受体结合，会在大脑中产生镇痛效应（ van der Spank et al，2000；El-Wahab et al，2014）。

然而，NCC-WCH（2014）建议，产程活跃期后不应使用 TENS。这是根据 Dowswell 等（2011）和 Bedwell 等（2011）的研究得出的结论，他们发现在活跃期的产程中使用 TENS 减轻疼痛的证据很有限。这种结果可以部分解释为，内啡肽的最高水平约需要 40 分钟才能建立（Rodriguez，2005）。如果产妇选择 TENS 来应对分娩，为了达到最大的效果，应该建议她们在产程早期即开始使用，使内啡肽在产程进展中自然生成（Price，2000）。

TENS 的优点包括它是一种非侵入性的镇痛方式，对产妇或胎儿的身体没有影响。因为它是自我调节的，可以给产妇一种掌控感和管理自己疼痛的责任感（de Ferrer，2006；Bedwell et al，2011）。当电极位置正确时，电极会提供一个冗余电压，当产妇宫缩开始时，电压就会升高，并在疼痛持续时间内保持不变。这种经历可给女性提供一种自主权，有助于她获得更大的情感满足。尽管需要对 TENS 进行更有力的研究，但鉴于它没有副作用，如果产妇选择使用应当给予（Bedwell et al，2011）。

六、药物缓解疼痛

助产士要能够给出建议并解释药理性镇痛的副作用。这意味着助产士必须随时了解当前的药物及其副作用，并一直遵守医院规定 [护理和助产委员会（NMC），2010]。理解药代动力学，包括药物在产妇及其胎儿或婴儿体内的吸收、代谢、分布和排泄的变化，对于为考虑使用药物镇痛的产妇提供信息和建议是十分重要的（参见第 10 章）。

（一）一氧化二氮（笑气）

一氧化二氮被称为"笑气"，自 20 世纪 30 年代以来，在英国被广泛用于缓解分娩疼痛。其没有独特的味道或气味，产程中使用的是 50% 氧化亚氮和 50% 氧气的混合物，主要的商品名是笑气，由英国氧气公司（British Oxygen Company，

BOC）以便携式钢瓶提供（图 38.3）或直接输送到产房。

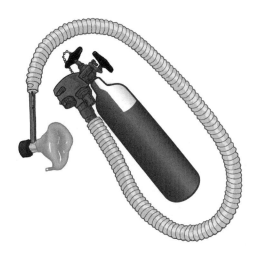

图 38.3 便携式吸入装置

笑气是通过一个单向阀、一个吸嘴或面罩自我给药。吸入时阀门打开，停止使用时阀门关闭。这就确保无意间碰触时不会有持续的气体供应，否则会导致无意识。笑气的作用非常迅速，吸入后 20 秒开始起效，60 秒达到最大效果。为了有效缓解宫缩高峰期疼痛，应在宫缩开始时立即开始吸入（Rosen，2002），并以正常速度呼吸。仔细阅读制造商的使用原则，助产士需要确保产妇得到明确的仪器使用指导，建议是在产前告知。

其作用方式尚不清楚，但已经有假说认为，笑气刺激大脑中内源性阿片类物质的释放，该物质通过脊髓下行神经通路调节疼痛刺激（Maze et al，2000；Rosen，2002；Klomp et al，2012；Collins，2015）。尽管一些产妇发现笑气缓解疼痛的作用有限，但她们经常报告说，她们不太担心宫缩带来的不适（Bishop，2007）。这是因为笑气对产妇有镇痛和抗焦虑作用（Collins，2015）。

其优势包括启动快速和停止使用后效果立即逆转（Rosen，2002；Bishop，2007）。虽然氧化亚氮可能不能完全缓解一些妇女的疼痛，但它可能给她们一种控制分娩疼痛的感觉。抗焦虑作用是有益的，因为其减轻了一些妇女在分娩时的焦虑和恐惧。例如，它可能对年轻的母亲、有过创伤性分娩史的妇女及在陌生环境中担心分娩的妇女是有用的（Collins，2015）。

Rosen（2002）关于笑气有效性和安全性随机对照试验的系统性回顾表明，笑气通常对母亲和胎儿都是安全的。然而，一些女性可能会对使用笑气带来的兴奋或烦躁不安的感觉感到不舒服（Bishop，2007）。必须告知产妇这一情况，以及其他常见的副作用，如口干，甚至呕吐（NCC-WCH，2014），以便她们能够在知情的情况下决定是否使用该药物。看起来，虽然极少发生，但如果女性缺氧或持续吸入这种气体（如有人帮着拿器具时），可能会导致意识丧失。因此，在使用这种方法时，妇女必须能够自己握住呼吸面罩。当与阿片类药物联合使用时，产妇可能会出现呼吸抑制（Yeo et al，2007），因此，在使用阿片类药物时，助产士还必须仔细观察呼吸模式或缺氧的任何变化迹象。

当产妇使用笑气时，笑气可通过胎盘完全吸收（Yeo et al，2007）。因此，在母体和胎儿血液中气体水平存在某种平衡。同时，当母亲停止吸入时，它会迅速从胎儿系统中清除，对 Apgar 评分、神经和适应能力评分或酸碱平衡影响较小（Reynolds，2010）。

助产士应认识到，长时间使用笑气超过 24 小时可导致维生素 B_{12} 失活（BOC，2015）。因此，在使用笑气缓解疼痛之前，应该在产前评估产妇是否维生素 B_{12} 缺乏或氧摄入量受损（Collins，2015）。

如果使用笑气钢瓶，也应该考虑储存，因为这两种气体在低温下分离，氧气在上层，一氧化二氮沉淀在底部。根据 BOC，为了确保气体适用，在开始使用前钢气瓶应保持在 10℃以上至少 24 小时（BOC，2011）。如果温度没有升高到合适的温度，产妇在开始时几乎不会感到疼痛，可能会有吸入高浓度一氧化二氮和低氧混合物的风险（Howie et al，2013）。因此，重要的是，遵循制造商的基本安全信息，使产妇能够安全管理气体。这对于那些参与居家分娩的助产士来说尤为重要，她们常把钢气瓶放在车里，以便往返家庭分娩中使用。

（二）肠外阿片类药物

阿片类镇痛是产程中应用最广泛的药物镇痛形式之一。这组药物包括吗啡、海洛因、哌替啶和消痛定、芬太尼和瑞芬太尼。英国约 95% 的产科使用哌替啶或海洛因单次肌内注射（Howie et al，2013）。越来越多的产科为产妇提供个人能控制的泵自我给药（Saravanakumar et al，2007），使产妇能更积极地参与自己的疼痛缓解管理。

尽管阿片类药物对分娩疼痛影响的证据有限，但它们仍在继续使用（NCC-WCH 2014）。所有阿片类药物的作用模式相似，不同的是实际效果的差异。人们仍然担忧对产妇恶心、呕吐和镇静的不良后果（El Wahab et al，2014）。例如，由于阿片类药物的镇静作用，有学者建议产妇接受药物2小时内或产妇觉得昏昏欲睡时，不应该使用浴池或分娩池（NICE，2014），限制她使用这种额外的镇痛与放松方法。

Jones 等（2012）也表达了对阿片类药物影响产妇知情选择能力的担忧，以及不希望看到的情况，如过度通气、尿潴留和胃排空减慢等不良反应，可能会降低产妇产时的活动能力，从而延长产程时间。阿片类药物还可能导致新生儿呼吸抑制和嗜睡，并可能持续数天，因此可能对吮吸和哺乳产生负面影响（Reynolds，2010；NICE，2014）。

纳洛酮是一种阿片类受体拮抗剂。其阻断阿片类药物与受体结合，损害它们的作用，逆转对呼吸的抑制作用。当新生儿因阿片类药物作用而出现严重呼吸困难时，可使用该药物逆转这一副作用。然而，纳洛酮并非一线急救药物，但在正压通气下心率和颜色恢复正常后可使用（mobyrne et al，2013）。它不应该常规使用，因为没有研究建议以这种方式使用（Guinsburg et al，2006），而且如果产妇有麻醉依赖，纳洛酮是禁忌的（mobyrne et al，2013）。

（三）哌替啶

哌替啶是人工合成阿片物质，自20世纪50年代以来广泛用于产妇的助产术中。其是英国医师主导的医院中使用最多的肌内阿片类药物（Tuckey et al，2008；Howie et al，2013），即使Wee（2007）认为因吸收率的变化，肌内路径并不理想。

单次使用剂量从50mg至150mg不等，24小时不超过400mg。另一种给药方法是静脉注射或由产妇控制的泵给药；给药量取决于产妇的体重、疼痛程度、产程阶段和进展速度。

哌替啶的作用时间为20～40分钟，临床效果为2～3小时（Howie et al，2013），与通过细胞膜扩散的受体蛋白结合而在中枢神经系统发挥作用。其作用于从脑后角下行的传出神经通路，从而在脊髓平面的疼痛"闸门"中发挥作用（Rang et al，2015）。哌替啶在肝脏中代谢为去甲哌替啶和哌替啶酸，并进一步与葡萄糖醛酸结合后，于尿液中排泄（Howie et al，2013）。

值得注意的是，使用哌替啶的主要担忧之一是对胎儿的影响。药物的高脂溶性及其代谢物去甲哌替啶，可以快速通过胎盘转运，这是路径和剂量依赖。有研究发现，静脉用药2分钟和肌内注射30分钟内，可在脐带血检测到药物（Briggs et al，2012），与平均脐带血浓度介于母亲静脉水平的75%～90%（Howie et al，2013）。

如果在给药后2～5小时分娩，新生儿很可能出现呼吸抑制；此外，虽然这是新生儿效应的高峰时间范围，但如果分娩发生在2小时前也可能发生（Hunt，2002）。由于代谢和排泄途径不成熟，胎儿的药物半衰期延长，这意味着药物对胎儿的不良影响可能在分娩72小时后表现出来（El-Wahab and Robinson，2014）。受影响的婴儿通常不那么警觉，在受到干扰时哭得更快，也更难安定下来。因此，在这段时间监测新生儿至关重要。

（四）海洛因

海洛因是吗啡的一种合成形式，其本身在给药前没有镇痛作用，直至给药后，它在血浆中水解并转化为吗啡（Rawal et al，2007；Howie et al，2013）。产程中通常肌内注射或皮下注射5～10mg，根据妇女的体重而定，效果可达4小时。尽管其使用情况远少于哌替啶，但一些产科医师确实将此药作为镇痛药之一。与哌替啶相比，海洛因具有相同的镇静效果，但呕吐等副作用更少，新生儿 Apgar 评分在1分钟时更好，5分钟时无差异（Ullman et al，2010）。与使用哌替啶相比，其分娩时疼痛评分的降低幅度要大得多（El Wahab et al，2014）。尽管有这些发现，在医院哌替啶仍然普遍受欢迎，可能因为它的有效性、成本相对较低，以及一个事实，即自20世纪50年代初助产学管理机构已经批准由助产士使用此药。

助产管理机构就是中央助产士委员会，现在由 NMC 接管（Reynolds，2010）。根据目前的证据，助产士是时候对继续使用海洛因提出质疑了，并呼吁在实践中做出改变。

在为需要阿片类药物的产妇提供护理时，助产士需要了解特定阿片类药物生效所需的时间，以及给药后效果持续时间。护理可以适当调整，产妇需要了解这些因素，以帮助她决定是否选择这一方案来减轻疼痛。助产士需要观察产妇的任何副作用，并能够采取适当的处置行动。

（五）硬膜外镇痛

硬膜外镇痛是一种侵入性的手术，需要麻醉医师的专门干预。在第 2、3 腰椎之间，将麻醉药注入硬膜外腔，采用无菌技术完成的。在清洁皮肤和局部麻醉后，将一根硬膜外穿刺针小心地插入潜在的腔隙中，失去阻力时就可以确定进入了硬膜外腔（Hawkins，2010）。增加脊柱的屈曲度能使进针更容易，因为进针时需要穿过坚韧的黄韧带，才能进入硬脑膜和蛛网膜之间 1 ～ 7mm 厚的硬膜外腔（彩图 42，彩图 43）。

硬膜外穿刺针包含一个带有厘米标记的中空管，其末端为锥形，这有助于插入和定位精细的导管，一旦达到正确的位置，就会穿过。导管留在原位，以便进入、初始给药和补充镇痛。在整个过程中，助产士应该在生理和心理上支持产妇和她的伴侣。在诱导麻醉后，镇痛通常由助产士进行管理。然而，如果设施是可用的，产妇可以调控泵并由助产士监督。麻醉药剂量时单次给药，目前推荐低浓度的局部麻醉和阿片类药物方案，如丁哌卡因 0.062 5% ～ 0.1% 或等价，1.0 ～ 2.0μg/ml 芬太尼（NCC-WCH，2014）。

硬膜外腔是指不被硬膜及其内容物占据的椎管段，从颅骨的枕骨大孔延伸至骶管裂孔（Ellis，2009）。硬膜外腔包含血管、神经根和脂肪（Westbrook，2012）。

脂肪使注射的局部麻醉药很容易地扩散到整个硬膜外腔（Ellis，2009）。在第 1 腰椎平面，脊髓内神经纤维聚集称为马尾。在硬膜外腔注射的布比卡因和芬太尼浸润马尾神经，阻断供应子宫的自主神经通路，从而改变神经的动作电位，防止疼痛。硬膜外镇痛通过改变血液中的肾上腺素

和去甲肾上腺素水平而作用于交感神经系统（May et al，2007）。

对自主神经系统的影响会导致外周循环血管舒张，四肢感觉温暖，因此这是用来观察硬膜外是否起效的测试。由于下肢的外周血管阻力丧失，外周的循环池也会发生并可能导致低血压。

产妇血压必须在第一次给药后和其后每次"加药"后定期监测。英国国家指南建议每 5 分钟监测一次血压，持续 15 分钟，在置入硬膜外穿刺针后注入麻醉药时及随后加药 10ml 或更多量时监测血压（NICE，2014）。增加通过静脉输液和变换产妇体位来控制低血压的任何症状。如果症状没有恢复，必须立即告知麻醉医师给予单剂量升压药，如麻黄碱。每小时要评估一次感觉水平和运动阻滞（El Wahab et al，2014），监测潜在的并发症。感觉阻滞平面高度的评估可通过使用冷喷剂或冰触碰产妇皮肤进行，未受影响的皮肤区域（如手臂）的感觉，与腹部阻滞的平面高度相比较。在正常产程中，硬膜外麻醉的预期效果是从 T_{10} ～ L_1 延伸的感觉阻滞（Aitken-head et al，2013）。阻滞的高度通常保持在 T_8 ～ T_{10}，比较硬膜外的效果需要在身体左右两侧评估（图 38.4），可以使用诸如 Bromage 评分（Bromage 1978；Lacassie et al，2007；Aitkenhead et al，2013）（表 38.1）。

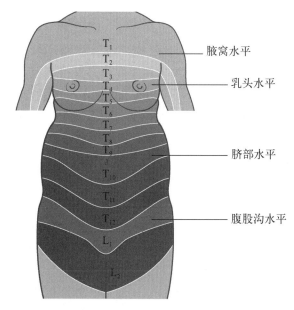

图 38.4　产妇皮肤感觉的重要标志，帮助识别所需硬膜外效应平面高度

表 38.1　硬膜外麻醉运动阻滞效果评估方法

观察	阻滞程度	评分
产妇能自由抬高双腿，弯曲膝盖，旋转足踝	没有运动阻滞	0
产妇仅能弯曲膝盖，不能自由旋转足踝	部分运动阻滞	1
产妇不能弯曲膝盖，仅能旋转足踝	几乎全部运动阻滞	2
产妇不能移动双腿和旋转足踝	全部运动阻滞	3

（资料来源：Bromage，1978：144.）

同样重要的是要认识到，由于硬膜外麻醉导致感觉缺失，产妇将无法正常活动。因此，至关重要的是，助产士要监测产妇身体受压区域（肘部、膝盖、足跟和骶骨），并制订一个有规则性运动的方法，变换产妇的体位，注意避免拖拽压在床单上的皮肤（Bailey，2010；Prior，200）。曾有压疮（亦称褥疮）个案报道（Hughes，2001；Alfirevic et al，2004），对于年轻产妇来说，这种损伤可能导致数周（如果不是数月）的疼痛和痛苦，通常需要专业治疗。

在良好的助产实践中，硬膜外麻醉后出现压疮是不可接受的，有可能导致临床疏忽索赔。

硬膜外麻醉对胎儿的影响是间接的，这是母体生理生化变化的结果（Reynolds，2010）。例如，低血压，胎盘床不能补偿减少的输送至子宫的血液，所以胎儿的心动过缓可能成为一个问题（O'Connor，2007）。总的来说，硬膜外麻醉对婴儿的影响比全身镇痛效应更要有持续一致的益处，不仅在 Apgar 评分方面如此，在胎儿酸碱状态和母乳喂养方面也是如此（Reynolds，2010）。建议在硬膜外麻醉诱导时，至少持续监测胎儿 30 分钟，然后每次补充 10ml 或以上麻醉药物后继续监测（NCC-WCH，2014）。

硬膜外麻醉是一种非常有效的镇痛方法。置入硬膜外后，助产士可以立即观察产妇的行为变化。然而，有时硬膜外注射失败时会导致不必要的后果。这种情况应立即通知麻醉医师。

其中一个副作用就是尿潴留。助产士将需要在产程和产后观察尿潴留的体征。由于痛觉丧失，膀胱的正常功能可能受到影响（Ching-Chung et al，2002），但当使用低剂量硬膜外麻醉时，女性排尿问题较少（Wilson et al，2009）。其他副作用包括发热和瘙痒（NCC-WCH，2014），但在这种情况下，主要担心的是原因不清楚，独立于任何感染的症状，这会导致不必要的检查（Mc Grady，2004）。

硬膜外麻醉的另一个后果是盆底肌松弛，这可能会影响胎头旋转（Odibo，2007），因此产妇可能没有压迫性用力感，或同时会有第二产程延长。如果胎儿状况令人满意，推迟用力似乎可以减少阴道手术助产（Roberts et al，2005），而且似乎不会增加剖宫产。因此，NCC-WCH（2014）建议在诊断进入第二产程后可推迟用力 1 小时，可在 4 小时内完成分娩。

助产士需要注意的其他不良风险是呼吸骤停和意外性硬脊膜穿刺，但这必须由麻醉医师给药前问询，敏感地沟通。

呼吸骤停可能是由于意外诱导了高位神经阻滞或布比卡因注入静脉引起的。第一个症状是舌刺麻感并迅速恶化，因此，助产士需要准备立即复苏。

0.5% ～ 2% 的局部麻醉患者会发生意外硬脊膜穿刺，其中 70% ～ 80% 的患者出现体位性头痛。头痛是由于脑脊液压力降低，导致脑组织的伸展，进而引起疼痛。在硬膜外穿刺时，会使 10 ～ 20ml 的患者自体血液封闭硬膜穿刺区域。术后休息很重要，这是为了纠正和防止更多的脑脊液渗漏而致的头痛，直至硬脑膜愈合。硬膜外麻醉时使用小型号的针可预防硬脊膜刺伤（Sprigge et al，2008）。

Cochrane 文献回顾（animo-somuah et al，2011）得出结论，硬膜外镇痛带来了更多的阴道手术助产，但没有统计学证据表明硬膜外镇痛分娩导致了长期的背痛或增加了剖宫产率。众所周知，妊娠期激素使得韧带发生改变而松弛，这能允许产妇做一些运动，增大骨盆腔，从而促进分娩。因此，妊娠期和产后背部疼痛是妇女常见的抱怨，这可能不是仅由硬膜外引起的。

如上所述，这种形式的镇痛既有好处也有风险，产妇必须对其进行充分讨论和理解，以便在选择分娩疼痛管理时做出明智的决定。助产士的作用是硬膜外麻醉术中和术后支持产妇，维护产妇和胎儿在整个产程中的安全。

七、结论

疼痛是妊娠的多方面现象，没有疼痛，产妇就不知道自己在分娩。恐惧和其他心理因素影响产妇的分娩疼痛观念，尽管产前教育有助于减轻焦虑，但并不总是能减轻产妇的疼痛。还必须记住，许多孕产妇不参加产前教育，这意味着助产士必须在产程中提供信息。无论是伴侣、助产士或导乐，都证明了支持是有价值的。得到持续性支持的产妇较少要求镇痛，但当产程延长或疼痛加剧时，产妇会要求系统性镇痛。应进行研究继续调查产妇的需求和继续使用系统性镇痛对母亲和胎儿安全性的影响。助产士有义务继续发展她们的技能，以支持产妇的产时选择，无论疼痛是否能缓解。

要点
妇女的期望、既往经历，以及分娩教育对她们的经历及恐惧 - 痛苦 - 焦虑三角关系的效果，影响着她们对疼痛的理解和感受。
助产士必须考虑疼痛的生理性、疼痛传播、疼痛物质和疼痛闸门控制理论。
痛苦的文化和社会性将影响产时产妇的环境和应对机制以及家庭和朋友如何提供支持。
有广泛的疼痛管理策略，从分散注意力技术或 TENS，到药理学方法，包括笑气、阿片类药物和硬膜外镇痛，都可以减轻疼痛。
至关重要的是，无论产妇选择何种疼痛管理策略，助产士应确保充分解释并发症或异常问题发生的风险，应全程监测产妇和胎儿的健康状况。

（翻译：陈改婷　审校：王爱华）

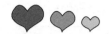

第 39 章

第三产程照护

Tina Harris

学习目标

通过阅读本章，你将能够：

• 讲述生理性第三产程。

• 区分预期管理和主动管理。

• 确定第三产程管理的差异及其潜在的利弊。

• 探讨期待管理与主动管理的争议及其对助产实践的影响。

• 确定如何检查足月胎盘和胎膜。

一、引言

从婴儿出生到胎盘和胎膜排出的这段时间被称为第三产程（Begley et al, 2015）。当母亲和孩子第一次面对面，所有在场人的行为能对发展家庭关系和成功哺乳产生长期影响的时候，这是一个非常重要的时刻。这也是胎盘和胎膜从子宫壁分离，下降到子宫下段并被排出的时间。助产士需要有专业技能和知识，支持母亲、婴儿和家庭的这段特殊时间，同时监测成功地完成分娩。

传统上，这段分娩时间被认为是"危险的"，因为有大出血的风险。大出血是世界上孕产妇死亡的主要原因（WHO，2012；WHO 2014）；然而，英国很少有产妇死于大出血（Knight et al，2014）。这种低出血率是基于第三产程主动管理。主动管理包括使用缩宫素药物、脐带钳夹和剪断、胎盘快速娩出，通常是控制性牵引（Begley et al，2015）。

尽管缺乏高质量的研究证据（Begley et al，2015），但在指南中第三产程主动管理仍然被推荐使用于所有的产妇（ICM-FIGO，2006；NICE，2014；WHO，2012）。

然而，主动管理并非没有风险。虽然有研究表明子宫收缩剂可以减少出血和严重大出血的风险，但早期钳夹和控制性牵拉脐带在减少失血方面的好处尚不明确（Begley et al，2015）。因此，有学者建议主动管理应该更有针对性，而不是对所有产妇不加区别都给予使用（Harris 2001；Soltani，2008），应该进一步研究主动管理各个要素的风险和好处。

主动管理的替代方法是期待管理，有时也称为"生理"管理。这种方法不干预正常的生理过程，产妇自己娩出胎盘和胎膜；助产士的作用是"观察等待"。

助产士在第三产程中的作用：

• 为产妇提供与个人需求有关的护理方法选择。

• 支持和监控正常的生理、社会和心理过程。

• 识别那些偏离正常的产妇并给予恰当护理，这包括第三产程主动管理。

要做到这一点，助产士需要理解第三产程的生理学，知道最新的研究证据，能够与产妇发展伙伴关系，通过适当而不是不加选择的干预，成功地娩出胎盘和胎膜。

有学者建议不经常给产妇提供第三产程信息，也不让她们选择如何管理这一阶段（Harris，2005；Selfe et al，2015）。一些助产士因各种各样的原因，难以为产妇提供这种选择。

• NICE 指南推荐为所有产妇提供预防性主动管理（NICE，2014）

• 在英国，主动管理仍然是第三产程最常见的管理方式（Farrar et al，2010）。

- 对于第三产程期待管理，有些助产士缺乏或没有经验，因而对此方式缺乏信心（Harris，2005；Godfrey，2010）。

如果产妇要有一个真正的选择，那么在临床实践中需要考虑对助产士进行教育和支持，并就第三产程助产士和产妇之间的讨论制订一种反思性分析方法。第三产程管理的讨论最好在产前进行，包括主动管理和期待管理的好处与局限性。助产士需要仔细地向产妇提供明确的信息，尽可能保持观点中立，同时对产妇的个人情况做出回应。讨论后将产妇的选择清楚地记录在其产检本中。

反思活动 39.1

阅读 Judith Mercer 的文章，重新思考胎盘输血和脐带结扎问题（2012）。仔细思考这篇文章中的证据，并考虑如何将延迟结扎脐带融入到你的日常实践中。在实施延迟结扎脐带的实践中，助产士将面临哪些挑战？如何管理这些挑战？

思考这篇文章如何影响你自己的实践。

反思活动 39.2

花几分钟时间，回想一下你和一位产妇讨论第三产程管理的经历。考虑什么因素影响了你要采取的方法、讨论的内容和产妇的决定。你个人的意见如何影响了产妇对第三产程管理的选择？

二、第三产程生理学

第三产程不是一个独立的阶段。它是之前（即分娩过程）和之后所发生事件（控制出血和子宫恢复到非妊娠状态）的延伸。在自然性缩宫素影响下，产程中子宫肌收缩和缩复。在第三产程，这些肌肉继续收缩和缩复，排出胎盘和胎膜。出血控制同样是由生理过程引起的。

胎盘分离通常从婴儿躯干娩出时的宫缩开始，在接下来的一两次宫缩中结束。当婴儿躯体被娩出时，子宫大小有明显的缩小。子宫下段肌层变薄和上段子宫肌层厚度增加可以促进胎盘剥离和排出。子宫上下段间的不协调与较长的第三产程和出血风险增加有关（Patwardhan et al，2015）。

最初，胎盘剥离被认为是压力作用下蜕膜窦破裂，随后形成的胎盘后血块撕裂了基底蜕膜海绵体层的隔膜，最终将胎盘从子宫壁上剥离（Brandt，1933）。然而，超声研究表明，剥离是由于胎盘附着部位的子宫壁频繁地增厚和缩小，导致胎盘从子宫壁上"削掉"。Krapp 等（2000 和 2003）描述了第三产程的三个阶段（彩图 44）。这三个阶段现在已经被广泛接受，用来描述胎盘剥离和排出过程。

1. 潜伏阶段　从婴儿出生到胎盘开始剥离的一段时间。在这个阶段，无胎盘附着的子宫壁在肌纤维阵发性收缩和缩复作用下增厚，而胎盘附着的子宫壁增厚程度最小 [（101±87）秒]。

2. 剥离阶段　胎盘从子宫壁剥离和脱开的一段时间，由胎盘附着部位的子宫壁逐渐增厚引起。靠近胎盘下边缘的肌层收缩、增厚，并且面积减小，导致该区域的胎盘被削掉。在子宫肌纤维阵发性收缩波动中，胎盘壁增厚和胎盘剥离继续向上和向外扩展，直至整个胎盘脱落 [（56±45）秒]。胎盘从子宫壁剥离通常在 3 分钟内完成。

3. 排出阶段　胎盘完全与子宫壁剥离到从阴道排出的一段时间。子宫上段强烈收缩，迫使胎盘向内折叠并下降至子宫下段，而后进入阴道。在重力作用下胎盘和胎膜自然娩出，有时因盆底肌刺激产妇有自发性用力 [（77±63）秒]。

第三产程平均时间是约 6 分钟（365±270 秒）（彩图 45）。Herman 等（2002）和最近的 Altay 等（2007）发现，由于胎盘附着在基底部，剥离通常是双相的，并且与较短的第三产程持续时间有关。子宫前壁胎盘会影响产程启动、进展和产后结局（Di et al，2015），并延长第三产程（Torricelli et al，2015）。

（一）脐带结扎

如果在第三产程脐带继续保持完整，血液可以往返于婴儿，直至脐带搏动停止。婴儿获得或失去的血量将取决于他所处的位置（失去或获得），以及是否掐脐带（获得）或使用子宫收缩药物（获得）（Mercer et al，2012）。这样有可能继续通过脐带向新生儿输送含氧血液（Mercer et al，2012；Hutchon，2006），这对于那些早产或窒息儿尤其重要（Ghavam et al，2014）。有学者建议为了避免脐带钳夹，最初复苏时可以在产床边进行（Mercer et al，2014）。

延迟钳夹脐带（Deferred cord clamping，DCC）也会导致婴儿血容量净增 80ml（Yao et al，1974）或高达婴儿总血容量的 30%（Mercer et al，2012；Mercer et al，2014）。这使得婴儿受益，对产妇也没有额外风险（Hutton et al，2007；McDonald et al，2013）（专栏 39.1）。

专栏 39.1　延迟钳夹脐带对新生儿的益处和风险

益处

- 更高的血容量
- 增加新生儿血红蛋白
- 婴儿铁蛋白水平在 6 个月时升高
- 降低贫血的风险
- 降低 6 个月以后铁缺乏的风险
- 出生后皮肤温度较高
- 7 个月早产儿的心理活动技能得到改善
- 早产儿较少发生脑出血和晚期败血症
- 减少早产儿输血
- 降低呼吸抑制
- 预防一些婴儿疾病及以后的疾病
- 干细胞转输支持器官发育和愈合
- 肾血流量增加
- 降低婴儿铅暴露水平
- 增加肠道和大脑的红细胞
- 更好的皮肤血流灌注
- 减少炎症易感性
- 防止感染

风险

- 无症状性红细胞增多症
- 需要光疗的黄疸风险略有增加（McDonald et al，2013），但这一发现受到 Mercer 和 Erickson-Owens（Erickson-Owens，2012）的质疑，他们认为 DCC 与临床黄疸没有关系

（资料来源：Mercer and Erickson-Owens, 2012 and 2014；McDonald et al, 2013.）

因此，目前的共识是在第三产程管理中延迟钳夹脐带，除非有明确的指征表明需要立即钳夹脐带（Duley et al，2015）。早期钳夹脐带（early cord clamping，ECC）也与母胎输血有关；这对于 Rh 阴性的母亲尤其重要（Lapido，1972）。

随着第三产程 DCC 的推广，当产妇考虑捐献婴儿的脐带血时，就会产生一种紧张感，因为需要提早的钳夹脐带（ECC）以确保大量收集脐带血（Brown，2013）。由于 DCC 对母亲和婴儿的益处，产妇在决定捐献脐带血时需要考虑这些因素。未来的一些策略，如将多个捐赠者的少量脐带血结合起来，可能会让产妇选择 DCC，馈赠给婴儿更多的脐带血。

反思活动 39.3

请阅读 Brown（2013）的 *Contradictions of Value：Between Use and Exchange in Cord Blood Bioeconomy*。你认为脐带血是医疗废物吗？您对脐带血捐献有什么想法和看法？

您认为脐带血捐献的伦理困境是什么？助产士如何支持产妇知情选择是否捐献脐带血？

这表明，过早断脐（ECC）及由此产生的额外的胎儿脐带血保留在胎盘中，它可以阻止胎盘被子宫紧密挤压。因此，子宫的收缩和缩复可能受到影响，使产妇失血增加，导致胎盘后形成更大的血块。Botha（1968）认为胎盘后血块的形成不是一个生理过程，相反，它是 ECC 干预的结果。为了减小胎盘体积，缩短第三产程，减少 ECC 后失血量，Asicioglu 等（2015）建议采用胎盘脐带引流（placental cord drainage，PCD），即松开已经切断的胎盘侧脐带末端，让血液流出来。然而，尽管这个研究显示 PCD 减少了第三产程的平均失血量和持续时间，但干预组接受了脐带牵引，对照组却没有，这可能影响了结果。Soltani 等（2011）建议谨慎解释现有的 PCD 试验，因为缺乏高质量的研究。因此，在实践中使用 PCD 仍然存在争议。

在胎盘剥离、下降和排出的过程中，可以看到许多临床征象。

- 少量血液从胎盘床渗出，在胎膜间留下痕迹，表现为阴道流血（剥离征象）。
- 从腹部看，在下降的胎盘上部，子宫上升，类似于一个完全充盈的膀胱（下降征象）。
- 脐带伸长（下降征象）。
- 阴道口可见胎盘。

（二）胎盘娩出方式

在排出阶段，胎盘可能以两种方式之一出现在阴道口（彩图 46）。

1. 胎儿面　胎盘胎儿面首先出现于阴道口，像一把倒置的伞，后面拖着胎膜。在第三产程丢失的全部血液都会聚集在胎盘母体面，并被胎膜包裹。超过 80% 的胎盘是通过这种方式分娩的（Akiyama et al，1981）。

2. 母体面　胎盘从阴道一侧滑出，母体面首先出现在阴道口，这种娩出方式较少见。助产士经常用"dirty Duncan"这个词来形容这种情况，因为阴道出血更多——血液会立即从胎盘流出，因为它没有被胎膜包裹。在第一产程宫颈内口开始分离时，胎膜就开始脱落了。第三产程中胎盘下降的重力作用有助于胎盘完全从子宫壁剥离。

（三）控制出血

在胎盘排出后，一些机制开始发挥作用，以控制胎盘附着部位的母体子宫壁血窦出血。

（1）已经完全排空的子宫收缩，子宫壁得以复位。

（2）肌层继续间歇性收缩和缩复。肌纤维交错形成活结，收缩撕裂的血管并将其封闭（彩图 47）。子宫下段缺乏斜纹肌纤维，这被认为会增加出血量，就像前置胎盘时（因为胎盘附着在子宫下段会发生出血增多）。

（3）胎盘附着处的凝血过程开始，该区域迅速被纤维蛋白网覆盖，其中超过 10% 的纤维蛋白原来自母体血循环。

（4）母乳喂养、婴儿用鼻子蹭乳房和肌肤接触都会增加垂体后叶缩宫素的释放，增强子宫收缩力。

任何干扰正常生理过程的因素都可能影响第三产程的结果（专栏 39.2）。这包括妊娠和分娩的各种并发，以及助产士个人的操作。第三产程前和期间使用催产药物也会产生影响。避免产生并发症发生的能力也将基于产妇的一般健康状况，同时还要避免脱水、贫血、酮症、疲惫和子宫低张性收缩乏力等易患因素。

专栏 39.2　干扰第三产程生理过程的可能性因素

- 既往产后出血史
- 贫血
- 凝血障碍
- 妊娠高血压综合征
- 慢性高血压
- 子宫过度膨胀，如羊水过多、多胎妊娠和肌瘤
- 多胎
- 引产 / 催产
- 产时子宫活性不佳
- 第一产程延长
- 产时脱水
- 阴道手术产
- 子宫收缩剂
- 第三产程开始阶段膀胱充盈
- 如何管理第三产程
- 分娩的心理环境

三、第三产程管理

通常助产士描述两种第三产程管理方法：主动管理（active management）和期待管理（expectant management）。然而，由于助产士以各种不同的方式实践这两种方法，在界定这些术语的含义时仍然存在困难（Harris，2005；Schorne et al，2015），因而导致了混合方法。这里将概述每一种管理最常用的方式，并讨论其不同之处。

在产前和产时，产妇和她的助产士将讨论第三产程管理，并就她希望采用的方式做出决定。

（一）期待管理

期待管理是一种"警惕性等待"，利用正常的生理过程，通过子宫收缩排出胎盘和胎膜，这是在婴儿出生时缩宫素释放增加的刺激下所发生的。产妇在这一过程中是主动的，助产士的作用是被动的，包括密切观察和鼓励。

反思活动 39.4

阅读 Begley 等（2012）更多的期待管理助产士专业知识。你期待的第三产程管理技能是怎样的？如果这不是你常规练习的一部分，你如何获得这项技能？你何时不建议期待管理或从期待管理改为主动管理？

这种生理过程的有效性可能受到缩宫素释放抑制的影响，就如焦虑产生过量肾上腺素一样（Buckley，2004）。因此，女性需要助产士的积极心理支持，生理过程才能有效（Saxton et al，2014；Saxton et al；2015；Fahy et al，2010；Hastie et al，2009）。这包括鼓励产妇清楚她自己身体告诉她做什么并及时回应（Hodnett et al，2013；Sandall et al，2013）。

分娩期间用药也会抑制缩宫素的释放，因此，产妇处于高风险状态，使用缩宫素引产/催产，以及硬膜外镇痛或麻醉镇痛时，通常不建议采用期待管理（Buckley，2004；Fry，2007）。

期待管理原则（温柔分娩第三产程管理原则） 按照期待管理的不干预原则，不给予子宫收缩剂，不钳夹和剪断脐带。

记录出生时间，这表明第三产程开始了。

无论产妇选择什么姿势分娩，新生儿都将被放置于产妇双腿间的床/地板上或产妇腹部，这取决于产妇的选择。由于脐带没有被钳夹，在脐带搏动停止之前，血液在胎儿和胎盘之间自由流动。通常情况下，无论产妇在什么位置分娩，一旦婴儿出生，她都会选择坐着。这让她有机会触摸、拥抱和检查她的宝宝。早期肌肤接触有利于刺激缩宫素的释放（Marin Gabriel et al，2010），维持婴儿体温，促进母乳喂养的成功，支持母婴依恋的发展（Moore et al，2012）。然后，助产士离开产妇和她的家人身边，让他们一起共同体验第一次与新生儿见面的强大力量，不干扰同时继续在房间里观察和监测身体状况，包括阴道失血和产妇脉搏。如果脐带短而有碍产妇抱婴儿，可在脐带搏动停止并剪断后进行。助产士记录脐带钳夹时间（O'Brien，2015）。

（1）观察胎盘剥离和下降：当子宫再次开始收缩时，女性通常会表现出这一点，并可能想用力。助产士也可能注意到腹部的变化；宫底升高，变得像一个球状。剥离的胎盘看起来成为一个膨胀物，类似于一个充盈的膀胱，就在耻骨联合上方，收缩良好子宫恰位于其上。每个产妇的阴道可能会有大量的血涌出来，这通常比主动管理使用宫缩剂时所观察到的要多。脐带也变长了。没有必要触诊腹部，除非有需要关注的原因或助产士怀疑可能有延迟。如果需要，轻轻触

碰宫底确定子宫硬度，而不会干扰生理过程。助产士必须避免在"宫底瞎搞"粗暴的按摩挤压宫底，这可能会导致出血增加。鼓励产妇此时采取直立姿势，会加速胎盘和胎膜排出。在帮助产妇采取直立体位时要特别小心，因为她会把宝宝抱在怀里。站立、蹲下，有时也可以使用马桶、水桶或便盆。

（2）胎盘胎膜娩出：胎盘通过母亲用力而娩出。正常情况下，产妇直立时能感觉到下降的胎盘压迫盆底，引发用力欲望，或者胎盘仅在重力作用下娩出。助产士的作用是让产妇知道正在发生什么，鼓励她宫缩时采取直立姿势，如果她有用力欲望，即可屏气用力。将手平放在下腹部，可帮助产妇娩出胎盘，因为反压可以弥补肌张力差。然后胎盘和胎膜排出到床上/地板上，或进入便盆/水桶。如果胎膜拖在后面，可以通过转动胎盘形成一根胎膜绳子，用手指（通常是上下运动）轻柔地牵拉胎膜，或者让产妇咳嗽，让胎膜慢慢从阴道排出。一旦胎盘完全排出，记录时间并计算第三产程持续时间，以便以后记录。助产士触诊腹部，确保子宫收缩良好，并观察是否有失血过多的迹象。钳夹并剪断脐带，必要时取脐带血样本检查。然后在父母面前检查胎盘和胎膜。

助产士认为，第三产程通常需要5～15分钟，但也可能需要1小时以上（Harris，2005）。同时一些学者认为，第三产程期待管理比积极管理所需的时间更长（Prendiville et al，1988；Rogers et al，1998），其他专门研究超声波图像的学者认为两者没有区别（Herman et al，1993；Krapp et al，2000）。如果在生理上，第三产程主动管理和期待管理的时间是相似的，那么时间差异可能是由于助产士或产妇的行为造成的。有学者指出，胎盘剥离后采取直立姿势，似乎可以减少失血和第三产程期待管理的时间（Rogers et al，1998）。

如果胎盘娩出延迟，可以采取一些措施。Odent（1998）建议在耻骨上方轻轻按压腹壁（产妇仰卧）。如果脐带没有移动，就可以确认胎盘剥离。排空膀胱，改变产妇体位，鼓励产妇走一小段路，这些都有助于胎盘娩出。也有学者介绍可以鼓励产妇对着空瓶子吹气（Fry，2007）。Begley等（2012）在一项探讨助产士期待管理专

业知识的小型研究中发现，助产士婉转述说使用脐带可以轻松地娩出阴道内的胎盘，但这种方法在实践指南中通常不推荐使用。根据 NICE 指南（2014），如果预期管理未在 60 分钟内完成，时间将会延长。

（二）主动管理原则

主动管理是对正常生理过程的干预，包括在第二产程结束时预防性地给予子宫收缩剂、脐带钳夹和控制性脐带牵引（CCT），以实现胎盘和胎膜娩出。在很大程度上，产妇在这一过程中是被动参与的。

1. 主动管理的历史　在分离麦角新碱（Dudley et al，1935）和开发合成缩宫素（Syntocinon）（du Vigneaud et al，1954）之后，第三产程积极干预变得流行起来。起初，麦角新碱用于治疗产后出血（PPH），在第三产程后用药以预防 PPH。20世纪 60 年代，Syntometrine（合成缩宫素和麦角新碱的混合物）作为子宫收缩剂上市（Embrey et al，1963），在婴儿前肩娩出时注射，随后尽早钳夹并剪断脐带和 CCT。这种方法之后被称为主动管理，并迅速流行开来。其非常成功，已成为英国各地的常规做法，无论产妇是低风险的还是高风险的。

2. 子宫收缩剂　在第三产程，子宫收缩剂（使子宫收缩的药物）有下述三种使用方式。

- 预防：不考虑产妇的危险状况，预防 PPH。
- 计划性处置：当确定存在 PPH 风险时，如产妇血红蛋白水平较低或有 PPH 病史时。
- 紧急情况下的处置：由于子宫收缩乏力引起的不受控制的出血。

（三）主动与期待管理

虽然缩宫素药物在治疗乏力性 PPH 方面的益处已得到公认，但它们在预防这一问题上的常规使用一直是许多争论和各种临床试验的主题。最近三项研究的系统综述比较了低风险产妇的主动管理和期待管理（Begley，2015），研究得出结论，相对于期待管理（平均加权差 − 78.80ml），主动管理产妇的失血量不足 100ml，总体上呈减少趋势，但严重产后大出血两者比较无统计学差异（1000ml 或更多）。该报道还强调，主动管

理显示舒张压平均增加超过 90mmHg、分娩后直到出院仍需要镇痛、分娩后疼痛和产妇因出血而返回医院。一段时间以来，有学者建议以合成缩宫素取代联合用药（Syntometrine）作为主动管理的首选药物，因为之前提到的一些并发症与 Syntometrine 的麦角新碱成分有关（McDonald et al，1993；NICE，2007；NICE，2014；Begley，2015）。

主动管理和期待管理比较研究的批评者强调了一些可能影响报告结果的因素。

1. 助产士缺乏期待管理的技能　四项研究中有三项是在以主动管理为准则的医院进行的（Gyte，1994）。在一项研究中，作者指出期待管理更常见，但在试验开始前，没有期待管理率的统计数据（Rogers et al，1998）。在新西兰进行的一项观察研究中，在以期待管理为标准的分娩环境中，主动管理并没有减少失血量 [新西兰助产士学院（NZCM），2009]。有学者认为，这些结果表明正常失血和期待管理间存在联系，即助产士熟练掌握这一技术，产妇的第一产程和第二产程均处于正常生理状态（Begley et al，2015）。越来越多的证据表明，对于低危产妇来说，期待管理并不会显著增加产后失血，因此它成为一种现实的选择。

2. 难以界定什么是产后大出血　人们认识到，对失血的估计是不准确的，临床医师之间普遍存在过高和过低的估计（Razvi et al，1996；Razvi et al，2008）。此外，随着主动管理带来的失血减少已成为常态，助产士可能会将期待管理中略高的失血率视为异常。宫缩剂可能会在分娩室短时间内减少产后失血，但当从分娩室转移出去宫缩剂作用减弱时，失血就会发生（Kashanian et al，2010；Wickham，1999）。Wickham（1999）观察到，主动管理后，产妇第一次如厕时通常会出现大量失血。Kashanian 等（2010）证实了这一点，指出主动管理的产妇在"第四产程"的失血具有统计学意义。最新 Cochrane 综述比较了主动管理和期待管理，进一步强化了这一假设，研究发现，主动管理后产妇因出血返回医院的比例增加（Begley et al，2015）。这可能表明，在第三产程使用宫缩剂只是推迟了失血，直至它不太可能被注意到的时候。产妇此时失血是有可能

的，因为她们不再需要如此高的循环血容量来供应胎盘，而妊娠期血液稀释恰能支持她具有应对这种情况的能力。研究表明，正常健康产妇失血量低于750ml并不严重（Begley et al，2015），但还需要进一步研究分娩后的正常失血及积极减少失血的意义。

3. 实践差异　在比较已发表的试验的研究方案时，对于什么是主动管理和期待管理没有达成共识，这意味着在实践中存在差异（Begley，1990；Prendiville et al，1988；Rogers et al，1998；Thilaganathan et al，1993）。Gyte（1994）认为，在Bristol试验中，大量助产士采用了一种"渐进"方法，综合了主动管理和期待管理技术。随后又报道了助产士在第三产程内外实践方式的差异（Harris，2005；Rogersd et al，2012），以及第三产程政策的差异（Winter et al，2007）、第三产程国家内外实践的差异（Festin et al，2003；Stanton et al，2008）和保健工作者之间管理上的差异。随着DCC的引入，主动管理方面的差异逐渐增加，迟用或漏用宫缩剂及相关证据表明，遗漏CCT但不增加PPH的风险（Downey et al，2010；Hutton et al，2013；Baker，2014；Hofmeyr et al，2015）。这突出了评价比较研究结果的困难，因为在这些比较研究中实践方式可能会发生变化。这表明需要进行深入研究，探讨主动管理的各个组成部分的风险和益处。目前，有证据表明，主动管理中宫缩剂可以减少失血量，但对于生理性产程和分娩的低风险产妇，何时与是否有必要给予宫缩剂，尚无共识（Begley et al，2015）。

Logue（1990）观察了医师和助产士的PPH率，发现他们个人间有相当大的差异，有些人的PPH比率一直比其他人高得多。她暗示在管理第三产程时，"比较保守和耐心的操作者的PPH率较低，而那些缺乏耐心和笨拙的操作者的PPH率最高"（Logue，1990：S11）。这意味着从业人员的行动或不行动对第三产程结果产生直接影响，需要进一步探索。文献中提到的"宫底瞎搞"和不适当的脐带牵引导致子宫反转的潜在危险支持了这一点（Pena-Mari et al，2007；McDonald，2009；WHO，2012）。引用的参考文献提及"宫底瞎搞"和不恰当脐带牵引导致子宫内翻的潜在风险支持

了这一点。

4. 当前的选择　目前，有下列子宫收缩药物可用于管理第三产程。

（1）合成缩宫素：这是一种合成缩宫素，可静脉注射（5U）或肌内注射（5~10U）。可以在前肩娩出或胎儿娩出后很快给予。肌内注射后2~3分钟起效。一次肌内注射10U合成缩宫素被认为是主动管理的首选药物（NICE，2014；WHO，2012）。虽然一些学者者认为，Syntometrine仍然是降低失血量最有效的子宫收缩药（McDonald et al，2004），但它会引起恶心、呕吐和血压升高，因此副作用较小的合成缩宫素是合适的替代药物。任何包含合成缩宫素的产品需要储存在2~8℃的环境下，因为在高温下该药容易产生毒性（emc.medicines.org.uk；EMC，2016）。

（2）缩宫素1ml肌内注射：通常在前肩娩出或胎儿娩出后不久注射给药。Syntometrine包含麦角新碱500μg和缩宫素5U/1ml。给药2~3分钟，缩宫素诱发强烈而有节奏的子宫上段肌纤维收缩，效果持续5~15分钟（Baskett，1999）。这种起效快、作用时间短的功能被用于启动强大的子宫功能，这是由麦角新碱功能所维持，它在6~8分钟引起强大的、非生理性子宫肌痉挛（Sorbe，1978）。麦角新碱的作用维持60~90分钟（Baskett，1999）。由于麦角新碱具有诱发肌肉痉挛的特性，理论上有发生胎盘滞留的风险，因此助产士应在麦角新碱起效前将胎盘娩出体外。Syntometrine在高温下会失活，因此需要小心储存。

（3）麦角新碱500μg肌内注射：这将导致强力而持续的子宫收缩。如果是肌内注射麦角新碱而不是合成缩宫素，可以注射更早一些，在胎头着冠时，因为它的作用时间更长，在6~8分钟。WHO（WHO，2012）不支持第三产程常规使用麦角新碱，因为它对血压的影响和肩难产的潜在风险。第三产程麦角新碱的综述得出结论，虽然这些药物有效，但其他药物如缩宫素和前列腺素更可取（Liabsuetrakul et al，2007）。

（4）麦角新碱250~500μg静脉注射：给药后约45秒起效，通常由医师医嘱给药，但在紧急情况下可由助产士给药，通常用于控制产后出血。

（5）前列腺素类：目前有学者探索前列腺素 E₁ 类似物（米索前列醇）用于第三产程管理。米索前列醇（400 ～ 600mg）可口服或直肠给药，它不需要任何设备来管理，也不会在高温下失去作用。这使得它在冷藏和卫生服务有限的发展中国家成为理想的治疗方法。然而，它有颤抖和短暂发热的副作用。在一项前列腺素类预防 PPH 的系统综述（Tuncalp et al，2012）中，结果表明，无论肌内注射或口服米索前列醇，在预防 PPH 方面均不如注射子宫收缩剂有效。

（6）乳头刺激：对于第三产程，简单的胃肠外宫缩剂替代方法是乳头刺激，Irons 等（1994）认为乳头刺激可以缩短第三产程和减少失血。然而，最近的一项系统性综述（Abedi et al，2016）强调，目前没有足够的证据评估乳头刺激对降低 PPH 的效果，需要进行更大规模的高质量试验。

5. 主动管理原则　目前，建议对所有产妇实施主动管理，虽然应该支持低风险产妇的期待管理要求（NICE，2014）。推荐的治疗方案包括常规使用子宫收缩药物（合成缩宫素 10U）、钳夹和剪断脐带前给药、产后 1 ～ 5 分钟 DCC 和有胎盘剥离征象后使用 CCT（NICE，2014）。

（1）产后婴儿放置：婴儿出生后放在哪里将取决于产妇选择的分娩体位。如前所述，早期母婴肌肤接触对母亲和婴儿都显著有益。这需要保证安全、温暖和无风的环境。

（2）何时给予宫缩剂：主动管理时仍然推荐使用宫缩剂，在前肩娩出或婴儿出生后不久（如果仅有一个助产士在场）和脐带钳夹剪断前（NICE，2014）给药。

（3）何时断脐：传统上，建议助产士在婴儿出生后尽快钳夹并剪断脐带，以防止过量胎盘血在合成缩宫素作用下被迫进入婴儿血循环，防止新生儿出现高血容量症和高胆红素血症。早期钳夹可降低出生后血浆胆红素水平，降低需要光疗的新生儿黄疸发病率（McDonald，2013；Rabe et al，2012）。然而，目前的研究证据表明，延迟至 5 分钟后钳夹脐带和没有临床表现的红细胞增多现象（subsequent polycythaemia），对新生儿是有益的（Hutton et al，2007）。

（4）确定胎盘剥离与下降：在主动管理中，通常助产士将一只手轻轻地放在产妇腹部，等待子宫底上升和收缩，检查婴儿出生后的首次宫缩。此时助产士常被警告"宫底瞎搞（fundal fiddling）"可能会导致胎盘部分剥离，并有可能发生大量出血。尽管 Spencer（1962）认为应该在子宫收缩时就开始脐带牵拉（controlled cord contraction，CCT），但 Levy 和 Moore（1985）建议要到有胎盘剥离征象时再开始。随后的一项研究发现，在宫缩时即开始 CCT 和等待剥离征象后开始 CCT 的两组之间，PPH 发生率或第三产程时间无显著性差异。

然而，当助产士未等待剥离征象且未成功使用 CCT 时，PPH 发生率明显较高。目前最佳管理方式是在开始 CCT 前观察胎盘剥离征象。

（5）胎盘剥离与下降的征象：当子宫收缩和胎盘剥离时，宫底上升，变得更像一个球状。剥离的胎盘使得子宫凸起，类似于耻骨联合上充盈的膀胱，而收缩良好子宫位于其上方。结合腹部检查结果，助产士可能会发觉阴道有大量血液涌出，随着胎盘的下降，看见更长的脐带。看见的出血通常少于期待管理中观察到的血。此时产妇可能会感到疼痛，胎盘进入阴道时也会有用力感。

（6）胎盘和胎膜娩出：产妇采取坐位 / 半卧位时，通过脐带牵引术娩出胎盘。助产士将脐带绕在手指上或用血管钳夹住脐带，持续向下牵引，直到胎盘在阴道口露出。在阴道口看到胎盘时，向上牵引（沿着 Carus 曲线），将胎盘从阴道中取出（Spencer，1962）。胎盘移入助产士的手中或进入靠近阴道口的碗盘里。在进行脐带牵引时，一些助产士将一只手放在耻骨联合上方，将子宫向上推（称为"保护子宫"）（图 39.1），这被称为防止子宫外翻；然而，目前没有证据支持这种做法。一些助产士脐带牵引时用手施加反压，其他人则认为这只手提供了胎盘下降的宝贵信息，因为可以感觉到手下的胎盘进入阴道（Harris，2005）。

在一些单位，鼓励产妇自己用力娩出胎盘。脐带牵引操作不熟练时不推荐应用于主动管理（WHO，2012）。

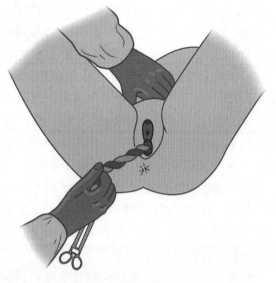

图 39.1 控制性牵引脐带并保护子宫

胎盘分娩后，记录时间，计算第三产程时长并记录。助产士触诊腹部，确保子宫收缩良好，并注意阴道出血。

反思活动 39.5

有学者建议，新生儿需要复苏时，助产士考虑推迟钳夹脐带（Mercer et al，2014）。请阅读 Mercer 和 Erickson-Owens 的论文，并思考在实践中采用这种方法的实用性，以及这样做的理由。

反思活动 39.6

在讨论第三产程主动管理和期待管理时，思考使用什么词语。你会提出哪些关键点，你会使用哪些研究和证据来解释产妇的选择？

（四）检查胎盘和胎膜

产后尽快仔细和系统地检查胎盘和胎膜，如果不完整，可立即采取行动。检查是为了确定完整性和发现任何异常，这可能提示新生儿有问题，见专栏 39.3。

专栏 39.3 足月正常胎盘和胎膜

胎盘
- 形状：平且圆或椭圆
- 直径：18 ～ 20cm
- 厚：2.5cm，边缘变薄
- 重量：婴儿体重的 1/6（Haeussner et al，2013）
- 两个面（图 39.3）
  - 母体面
    - 附着于子宫蜕膜
    - 紫红色
    - 被凹槽或沟分成 15 ～ 20 个不规则的叶片
    - 叶片（称为子叶）含有大量的绒毛
    - 观察
      - 可见一薄层灰白色的膜（部分基底膜）
      - 由于钙沉积，胎盘可能感觉有砂砾
  - 胎儿面
    - 与胎儿毗邻
    - 外观呈珍珠白色
    - 羊膜覆盖
    - 脐带常附着于中央
    - 可以看到血管向边缘扩散，就像树根一样
    - 这些血管分支穿透胎盘组织

- 每个子叶都有自己的胎儿血液供应
- 每个子叶中心有主要的脐动脉和静脉分支

胎膜
- 双膜
  - 绒毛膜
    - 外层膜
    - 与胎盘边缘相连
    - 来自滋养层
    - 不透明，易碎和粗糙的片状蜕膜附着
    - 这层膜排列在子宫腔内
  - 羊膜
    - 内层膜
    - 可以剥离到脐带根部
    - 来自于内细胞群
    - 平滑，透明，比绒毛膜更结实
    - 分泌羊水，足月时达 1000 ～ 1500ml

脐带
- 连接胎盘和胎儿
- 长约 50cm，厚约 2cm
- 结构
  - 一个脐带包括 3 个血管
    - 一个大的脐静脉，将含氧血液输送给胎儿

○ 两条环绕着静脉的脐动脉将缺氧的血液从胎儿带回胎盘 　• 一种果冻样物质（华通胶）能保护血管，避免在子宫内受压 　• 羊膜覆盖着脐带，提供额外的支持和保护 　• 脐带也有螺旋式扭转：这种扭转提供了一些压力保护	■ 出生后不久，随着肺呼吸的建立，脐带功能就停止了 ■ 由于缺乏血液供应，脐带会变成坏死组织并迅速萎缩，与之相连的内部结构也是如此 ■ 它可以为细菌进入人体提供通道；因此，需要注意保持它干燥，直至脐带残端脱落（参见第42章和第48章）

首先，拎住脐带并将胎盘提起来，观察胎膜；可以看到胎膜上有一个开口，婴儿从这里穿过。有时胎膜破碎，应努力将它们拼凑在一起，确保完整性。

胎盘平整放置，在良好光线下进行彻底检查。将羊膜从绒毛膜剥离至脐带，以确认两层胎膜都存在。将胎盘母面的血块擦干净，仔细检查确保所有的小叶都存在。任何梗死灶（坚硬的白色斑块）都要检查，在胎盘边缘检查进入胎膜的血管。顺着这些血管检查到胎盘（一种不稳定的血管）或进入胎膜上的副叶（副胎盘）。如果一根血管的末端是胎膜上的一个孔（图39.2），那么子宫内可能留下了一个副叶，需要将产妇转介给产科医师。

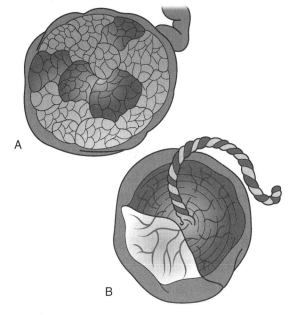

图 39.3 胎盘
A. 母体面，显示胎盘小叶；B. 胎儿面

常是婴儿出生体重的1/6。ECC增加胎盘重量，因为它含有更大的残余血容量。

最后，测量收集到的所有失血，并加上浸透血液的纱布或垫子中的血量。估计失血量超过300ml时需要特别小心，因为经常低估了失血量（Levy et al，1985），而且误差水平随着失血量的增加而增加。

所有结果要记录在母亲的病历中。如果认为有胎盘组织残留，应立即转诊给医师。

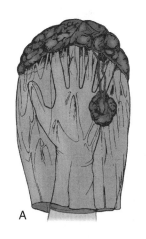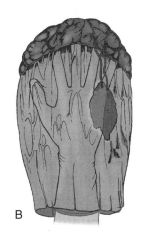

图 39.2 A. 副胎盘小叶；B. 胎膜缺损，副胎盘遗留在宫腔内

检查脐带，注意脐带的插入点和长度（虽然这不再是常规测量），以及脐血管的数量。通常脐带插入在胎盘中央，长度约为50cm。偶尔仅有一根脐动脉；这与先天性异常有关，尤其是肾脏发育不全（肾脏缺失）。需要通知儿科医师，并要求对新生儿进行详细检查。

胎盘（图39.3）通常称重；足月胎盘重量通

四、产后护理（第四产程）

胎盘和胎膜娩出后，助产士会触诊产妇的腹部，确保子宫收缩良好，评估阴道失血情况，并检查产妇是否有任何可能需要修复的软组织损伤。助产士应该使母亲感到舒适。

这是助产士与夫妻分享拥有宝宝而喜悦的时刻，鼓励夫妻提出问题，这也是助产士进行良好健康教育，以促进亲子关系发展的理想时机。大多数妇女将享受与婴儿的早期接触。有证据表明，这种早期且不催促的接触在产后6周显著影响母亲的情绪健康（Ball，1994）。父亲/伴侣通常也希望与家人分享这一时刻，应该鼓励他们这样做。这要求肌肤接触必须优先于许多常规程序（Sheridan，2010）。需要敏感地照顾那些一出生就对自己孩子不感兴趣的妇女。

应鼓励计划母乳喂养的妇女在出生后不久即进行母乳喂养，通常在1小时内进行。在这个时候，婴儿通常表现出强烈的吮吸欲望，一个成功的母乳喂养对母亲和婴儿都有好处。早期与持续的母乳喂养成功和内源性缩宫素的释放有关，缩宫素刺激子宫收缩，有助于维持止血（参见第44章）。

持续性护理包括定时检查产妇的腹部，确保子宫收缩良好并观察恶露。鼓励产妇排尿，因为膀胱充盈容易导致子宫收缩乏力和大量失血。如果发生这种情况，排空膀胱，然后助产士可以按摩宫底来刺激子宫收缩。评估和记录第三产程后第1小时的失血情况，认识到第三产程管理的风险和好处（Williams，2014）。

对婴儿的观察包括肤色、呼吸和一般活动。检查脐带，确保脐带夹牢固且无出血。注意确保婴儿不会感到寒冷；可以通过肌肤接触或温暖包裹或父母搂抱来维持体温。无论是在家里还是在医院，最佳实践是助产士在产后陪伴妇女和婴儿至少1小时。

五、记录

必须记录一份完整和准确的分娩记录，并且必须足够全面，能使其他护理人员对事件有一个清晰的认识，从而促进沟通，避免护理中断（NMC，2015）。

法令条例要求填写出生通知书。这通常由助产士在婴儿出生后不久完成。

（一）胎盘异常

1. 副胎盘　副胎盘（图39.4）是与胎盘主体分离的一小部分胎盘或小叶。这是一些绒毛膜的绒毛一直发展而不是萎缩所形成。它通过在胎膜中的血管与胎盘主体相连。

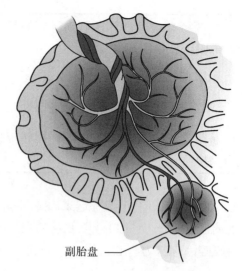

图39.4　有副胎盘的胎盘

2. 轮状胎盘　在胎盘的胎儿面可以看到一圈胎膜增厚形成的圆环。在这种胎盘中，绒毛膜不是附着在胎盘边缘，而是附着在胎儿面，与胎盘边缘有一定距离（图39.5）。胎儿面可见增厚的膜环。

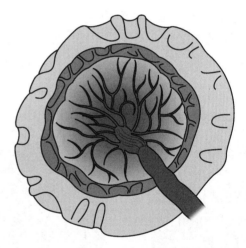

图39.5　轮状胎盘

3. 双叶胎盘　这是一个胎盘被分成两个主叶（图39.6）。

4. 胎盘植入　胎盘异常地附着在整个或部分子宫肌表面。在英国这种情况非常罕见，每10 000例产妇中有1.7例（Fitzpatrick，2012）。

5. 梗死　有时在胎盘的母体面可见红色或白色斑块。这是因为干扰了血液供应，使得胎盘组织局部死亡所导致。在发展早期，梗死灶呈红色，后来变成白色，表现为片状的白色纤维组织。它们可能偶尔出现在任何胎盘中，但通常与子痫前期有关。

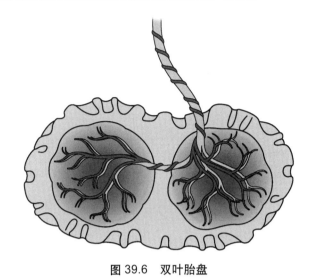

图 39.6　双叶胎盘

6. 钙化　在胎盘母体面，由于钙沉积，常可见小块灰白色斑块，尤其是过度成熟的胎盘。用手触摸有一种粗糙感，但这并不重要。

（二）脐带异常

当脐带有脱垂的危险时，脐带可能太短（这可能导致产程延长）或太长。有时，它很厚或很薄；无论哪种情况，都需要非常小心地系好脐带，然后观察出血情况。偶尔胎儿的小肠会突出到脐带中，这在产前通过超声波可以诊断出来。出生后，如果靠近肚脐的脐带肿胀（肿胀大小取决于凸出的肠子数量），就可能出现异常（参见第 49章）。脐带打结是由于胎儿在出生前运动所致，也就是胎儿在脐带围成的圈中穿过造成的。假结可能是由于脐血管比实际的脐带长，这样血管在华通胶中折返或不规则排列和形成不同的结（彩图 48）。

脐带附着异常　脐带可以附着在胎盘的一侧（偏心插入），也可以附着在胎盘边缘（球拍状插入），或者脐血管在到达胎盘前分散并进入胎膜（丝状插入）（图 39.7）。如果未受保护的血管位于宫颈内口附近，这种情况尤其危险。这种非常罕见的情况被称为血管前置（vasa praevia 血管位于胎儿前）。当胎膜破裂时，如果处于这种位置的血管受到压迫，胎儿就会缺氧。

如果在人工破膜（ARM）过程中发生血管破裂，胎膜内血管会出血。这种胎儿出血是危险

的，可能导致死产或新生儿必须输血。Ebbing 等（2015）发现脐带附着异常，边缘尤其是帆状，与第三产程并发症风险增加有关，如手取胎盘、刮宫和产后出血。

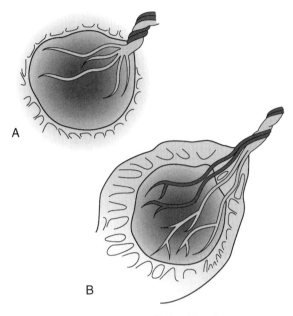

图 39.7　脐带附着位置的异常
A. 球拍状；B. 帆状

六、结论

第三产程对母婴来说是一个重要时期，这个时期第一次见面的意义是不可低估的。助产士在监控胎盘和胎膜顺利娩出的同时，支持这一特殊时刻。如果助产士让产妇选择第三阶段管理方式，主动和期待管理的技能和知识助产士都要掌握，这样才能辨识偏离正常的产妇，对于她们采用主动管理可能是最适当的。

这样，低危产妇在正常分娩过程中就可避免不必要的干预。此外，助产士需要清楚主动管理优于期待管理的相关证据的变化，包括要素，如果有的话，主动管理可以减少失血，要素结合是必要的，可以为所有女性提供最大的益处，特别是那些出血风险增加的产妇。此外，助产士需要知道延迟的结扎脐带（DCC）对母亲和婴儿都是有益的，应该成为第三产程日常管理的一部分。最后，助产士需要清楚与主动管理中必须 CCT 相关的证据变化。

要点
• 当母亲和婴儿第一次面对面的见面时，第三产程是一个非常重要的时刻。
• 助产士需要具备专业技能和知识支持这一特殊时刻，同时监测分娩和胎盘及胎膜的顺利娩出过程。
• 护理工作将以产妇的选择和对正常生理、社会和心理过程的了解，以及干预对这一过程的影响为基础。
• 对经历正常生理分娩的低危产妇不加区分地使用主动管理已经遭到质疑。
• 助产士需要熟练掌握第三产程主动和预期管理，以满足产妇的需要。当偏离正常时可利用干预，此时主动管理可能更合适。
• 在第三产程管理中，推迟／延迟断脐应成为常规操作的一部分。
• 针对不断变化的第三产程管理的证据，助产士需要进行反思，并根据现有的最佳证据对自己的实践方法做出改进。
• 在第三产程期间或之后，助产士需要对潜在的致命性出血风险继续保持警惕。

（翻译：陈改婷　审校：王爱华）

第 *40* 章

骨 盆 底

Dr Angie Wilson

学习目标

通过阅读本章，你将能够：

- 熟悉并了解骨盆底的解剖结构和功能，包括会阴切开、会阴损伤、修复和伤口愈合。
- 将最佳证据融入临床实践。
- 确定与短期和长期会阴发病率相关的因素。
- 熟悉在会阴护理和管理方面的指导方针和政策。
- 应用与会阴修复不足或不正确相关的法规、专业和法律原则。

一、背景与介绍

在过去的几十年中，会阴创伤和分娩时会阴管理发生了显著变化。这种变化在一定程度上受到产科男医师、助产士角色改变及会阴管理和修复趋势的影响（Kettle，2005）。当前助产士正与见多识广的客户群一起努力，在助产士管理的会阴康复诊所中，这一点尤为明显，因长久的会阴发病率或害怕在随后的分娩中发生会阴创伤而寻求帮助和建议的女性数量稳步增长（Bosanquet，2010；Dugdale et al，2005；Fitzpatrick et al，2002；Thakar et al，2007；Wilson，2014）。近年来有一种趋势，即产妇要求剖宫产，以避免疼痛、严重的盆底功能障碍和长期性功能障碍（Dahlen，2015；Nerum et al，2006；Sekhon，2010）。助产士在正常分娩、与妇女以伙伴关系合作 [Nursing and Midwifery Council（NMC），2015a]，以及提供高质量的循证护理方面发挥着关键作用。助产士还在提供循证知识和信息中发挥作用，促进最大程度地降低分娩期和产褥期会阴创伤的策略。

本章旨在使助产士能批判性地思考分娩对会阴的护理和管理，最大程度地降低会阴创伤及其后发病的风险。

二、骨盆底

弯曲形状的女性骨盆和漏斗形盆底助胎儿下降进入盆腔。在分娩过程中，胎儿在盆底阻力帮助下进行一系列旋转运动（Stein，2009），分娩机制见第 37 章。

（一）形状与结构

会阴组织是指位于两侧臀部之间、前方为阴道，后方为肛门之间的区域。总的来说，盆底连接全部的肌肉、神经、筋膜和韧带，就像吊床一样支撑着盆腔器官。骨盆底是身体核心、重心、力量和骨骼框架内运动的重要部分。因此，强壮和健康的盆底对分娩的积极结果及女性的健康和福祉至关重要。

盆底对应于盆腔出口的菱形，类似于漏斗或吊床，附着在骨盆出口的不同水平。骨盆出口边界与软组织相连接的是耻骨前弓、坐骨结节、坐骨耻支和骶结节韧带外侧和尾骨后方。骨盆底后方较高，这是由于产道呈 Carus 曲线。女性的尿道、阴道和肛门通过盆底。盆底被细分为两个三角形，在坐骨结节间画一条虚线，将泌尿生殖道前三角和肛门后三角分开。前三角包括外部泌尿生殖器官和泌尿生殖膈，后三角包含肛门括约肌等（Kettle，2005；Tortora et al，2009）。休息时，盆底支持盆腔器官。收缩时，肌肉会关闭尿道、肛门和阴道。随着腹腔内压力的增加，盆底肌进一步收缩，提高盆腔器官，维持盆底的支撑机制。

盆底由以下六层组成,从盆腔最上层腹膜一直延伸至外阴和外生殖器的皮肤、会阴和臀部:

- 盆底腹膜
- 骨盆内筋膜
- 深层肌肉
- 浅层肌肉
- 皮下脂肪
- 皮肤

1. **骨盆腹膜** 这是一层光滑的半透明薄膜,覆盖在子宫和输卵管上。在前面,其形成子宫囊袋,覆盖膀胱;在后面,其形成道格拉斯(Douglas)囊。

2. **骨盆内筋膜** 骨盆内筋膜由结缔组织、胶原纤维和弹性蛋白组成,是一个连续体。它们压缩了盆腔器官和盆腔侧壁之间的空间(Tortora et al,2009)。结缔组织的功能是稳定和支持盆腔器官。当需要额外的支撑时,它们会变厚,形成骨盆韧带。

- 宫颈横韧带:又称主韧带,附着于阴道上部、阴道上宫颈侧缘和骨盆侧壁之间。
- 宫骶韧带:附着于阴道上部穹隆、宫颈和子宫,与骶髂关节相连。
- 圆韧带:附着在子宫角下方,止于大阴唇和阴阜,保持子宫前倾(向前倾斜)和前屈(向前弯曲)。
- 耻骨宫颈韧带:附在两侧的耻骨内支,连接膀胱后壁,阴道上部和宫颈。
- 阔韧带:这些是腹膜的褶皱,像韧带一样在子宫和骨盆侧壁之间横向延伸。

这些韧带与盆底肌对于维持和支撑子宫有着重要作用,而过度拉伸可能导致盆腔器官脱垂(Smith,2004)。

(二)盆底肌

表 40.1 和表 40.2 分别描述了骨盆底浅层提肛肌和深层提肛肌。每块肌肉都有自己独特的功能,这些功能结合在一起构成骨盆底的主要力量和功能。彩图 49 显示了浅表和深部肌肉。

表 40.1 盆底浅层肌肉

肌肉名称	描述	起源	止于	神经支配	功能
坐骨海绵体肌	双侧的肌肉	起自坐骨结节,沿耻骨弓上行	止于阴蒂脚,有些肌纤维与膜状泌尿括约肌交织在一起	属于阴部神经的分支——第2、3、4骶神经	收缩时压迫阴蒂脚,阻止阴蒂内静脉血的回流,协助阴蒂勃起,故在女性又称为阴蒂勃起肌
球海绵体肌	环绕阴道口周围和尿道外口,巴氏腺位于此肌肉的下方,向前方开口于阴道前庭(又称前庭大腺)	从会阴中心腱发出	向前方止于阴蒂脚的勃起组织背面,与会阴深横肌和直肠括约肌的肌纤维相融合	属于阴部神经的分支——第2、3、4骶神经	引发阴蒂勃起,阴道收缩和性行为时的性高潮收缩
会阴浅横肌	从双侧坐骨结节发出横向延伸至会阴中心腱	发自双侧坐骨结节	与球海绵体肌,肛门外括约肌和会阴体共同交织构成会阴中心腱	属于阴部神经的分支——第2、3、4骶神经	为会阴体的主要支持组织
会阴深横肌	从坐骨结节横向发出	从坐骨结节和深层边缘发出	与球海绵体肌的深层、肛门外括约肌和会阴体共同交织构成会阴中心腱	属于阴部神经的分支——第2、3、4骶神经	是构成会阴体最主要的支持组织
膜状泌尿括约肌	不是一层真正的括约肌	从一侧的耻骨发出	环绕尿道口,止于另一侧的耻骨	由会阴神经和阴蒂背神经支配	关闭尿道,控制排尿行为

续表

肌肉名称	描述	起源	止于	神经支配	功能
肛门外括约肌					
浅层肛门外括约肌	卵圆形的环状肌肉围绕肛门外口，并进一步分成皮下层、浅层、深层（Sultan et al，2007：5-6）	与球海绵体肌和会阴深横肌在前方交会融合	与骶尾韧带和骶尾尖相连接	由阴部神经的内侧分支肛门神经所支配	保持肛门和直肠的闭合状态，控制粪便和气体的排出，在无意识休息状态保持30%的张力
深层肛门外括约肌	环形的自主控制肌，向后与耻骨直肠肌纤维交互融合	与耻骨直肠肌不能完全地分离	与骶尾韧带和骶尾尖相连接	由阴部神经的内侧分支肛门神经所支配	保持肛门和直肠的闭合状态，控制粪便和气体的排出，在无意识休息状态保持30%的张力

表40.2 盆底深层肌肉

肛提肌	描述	起点	终点	神经分布	功能
耻尾肌	由不同厚度的成对肌肉组成的宽阔的肌肉片，是快肌和慢肌的结合	起自耻骨内支、膀胱后支、尿道、阴道上支和肛管	会阴体中心腱和肛尾体及尾骨	第3、4骶棘神经的分支	强有力的吊索来支持盆腔器官，当咳嗽、打喷嚏和大笑时抵抗腹内压力的增加收缩肛门和性高潮时收缩（Stein，2009：4）
耻骨直肠肌	颜色苍白而快速收缩的肌纤维	环绕肛门直肠交界处，形成位于耻骨尾骨下的吊腕带	后纤维连接肛门外括约肌	第3、4骶棘神经的分支	保持直肠前角。快速收缩肌肉，控制尿道和肛门的收缩，以保持自制，并在性活动中被激活
髂尾肌	较薄的肌肉层，颜色较深，与缓慢抽动的肌肉有关（Stein，2009：8）这些肌纤维填满了从一侧到另一侧的空间	起自髂骨和坐骨内侧筋膜白线的内边缘	止于中线和背侧裂后面和尾骨	第3、4骶棘神经的分支	通过缓慢的肌肉活动维持耐力支撑功能，而肌肉活动对疲劳反应较慢；休息时保持健美
坐骨尾骨肌	三角形的肌肉和纤维组织	起自坐骨棘	向下延伸至尾骨上缘和骶下缘	第3、4骶棘神经的分支	稳定骶髂和骶尾骨关节

* 闭孔内肌和梨状肌——控制神经功能的阴部神经导管（引自：Carola et al，1992；Tortora et al，2009；Verralls，1980）

盆底的主要功能：

• 支持膀胱、阴道、子宫和直肠，保持尿道的最佳机械方向和肛门的角度，以达到控制。

• 协助分娩，通过分娩机制协助先露部旋转。

• 大笑、咳嗽、打喷嚏、呕吐或搬动重物时，保持腹内压。

• 协助排尿和排便。

• 有助于保持性功能的构造。

1. 会阴肌结构特性 骨骼肌、横纹肌纤维在有意识的自主控制下发挥作用，并在刺激下得到强化。良好的肌肉控制可防止盆腔器官脱垂。肌肉纤维有两种截然不同的类型，其特征是两种运动速度。这些是1型（慢收缩）纤维和2型（快收缩）纤维（Best et al，1965）。

2. 盆底肌功能

• 易兴奋：肌肉纤维在受到刺激时收缩，接收并对神经传递的化学物质做出反应，如在分娩和性活动时。

• 收缩性：受到足够的刺激时，肌肉能够有力地伸展。

• 伸展性：第二产程期间，耻尾肌在原来基础上最长可伸展至 3.26 倍（Baessler et al，2008；Lien et al，2004）。

• 弹性：肌纤维能够收缩，在拉伸后恢复它们的静息长度。

胶原蛋白为肌肉、肌腱和韧带提供了坚实的力量。弹性蛋白和角蛋白与胶原蛋白结合提供弹性；然而，随着年龄的增长有效性降低（Halperin et al，2010）。胶原蛋白可以通过摄入富含维生素C的食物来增强（Tortora et al，2009）。鼓励妇女在妊娠 34 周后进行会阴按摩，以促进胶原蛋白的产生。

3. 坐骨直肠窝　坐骨直肠窝位于臀大肌、肛门括约肌、会阴横肌和球海绵体肌之间，是一个深的脂肪楔形区域。

（三）会阴体

会阴体是由纤维肌肉组织构成的金字塔状结构，也称为中心腱。其与肛提肌、耻骨尾骨深和浅横肌、球海绵体肌、肛门外括约肌相交，是分隔泌尿生殖器和肛门三角区的中心点，位于阴道、肛门和坐骨结节外侧之间的区域，直肠阴道隔在其顶点。会阴体为骨盆底提供全部的力量。这个三角形的每个边长约 3.5cm。会阴体可能在分娩过程中通过拉伸、撕裂或会阴切开术而受到损伤（Hamilton-Fairley，2009）。血液通过阴部动脉供给，回流经相应的静脉。淋巴引流进入腹股沟和髂外的腺体。支配神经是通过阴部神经的会阴分支。

（1）血液、淋巴和神经支配：髂内动脉的分支向骨盆底的肌肉供血，经相应的静脉回流，淋巴液流入髂内腺体。神经支配是通过阴部神经和骶神经丛的第 3、4 神经。

（2）脂肪：过多的脂肪会给盆底带来额外的压力。

（3）皮肤：会阴皮肤弹性受结缔组织下胶原蛋白含量的影响。妊娠期妊娠纹范围的测量是一种有用的、非侵入性测量方法，可确定妇女的皮肤弹性指数和分娩时会阴的拉伸程度（Halperin et al，2010；Magdi，1949）。

三、助产实践的思考

1. 妊娠期变化

（1）松弛素：与增加的血液供应一起改变结缔组织和胶原蛋白，为肌肉提供更大的弹性和伸展力，盆底韧带能促进胎儿自阴道娩出（Baessler et al，2008）。

（2）孕酮：减少平滑肌张力，支撑输尿管、膀胱和尿道。

研究表明，体重指数（BMI）的增加与腹内压力增加有关，腹内压力增加可能会导致妊娠期和以后生活中的压力性尿失禁（Morkved，2007）。

2. 产程和分娩期间的变化　
在胎儿下降进入骨盆过程中，盆底肌发生位移，将膀胱推向耻骨联合。分娩方式发生了改变。

先露部遇到 U 形盆底阻力，在分娩过程中向耻骨联合方向旋转。

子宫收缩力差和会阴肌张力差都会影响胎头屈曲，可导致胎位异常。

胎头会导致盆底肌和结缔组织的正常伸展和扩张，增加阴部神经的压力。

球海绵体肌、耻尾肌和耻骨直肠肌向后伸展和变薄，以减少会阴损伤。这些肌肉可以伸展到原长度的 3.26 倍（Lien et al，2004）。

3. 产褥期变化

• 产后，由于盆底具有收缩性和弹性，盆底恢复了原有的支撑功能。

• 盆底的恢复和未来的完整性取决于产程时间，以及裂伤程度和产后数月组织修复程度（Lavin et al，1996）。

产程时间延长，盆底和阴部神经的反复与过度伸展可导致张力、弹性和神经损伤（Sultan et al，1994a）。这表明在以后的生活中，与拉伸相关的损伤、产后尿失禁、盆腔器官脱垂等相关问题的风险很高（Haadem et al，1991）。

理解分娩机制和第二产程盆底的伸展力是助产士的重要考量。仔细观察缓慢膨胀的会阴和胎头拨露，这能培养助产士的信心和能力，以最小的干预和创伤，帮助产妇分娩。

四、会阴损伤

(一) 定义

产科会阴外伤是指分娩过程中生殖器受到的任何损伤，或是自发或有目的的手术切口（会阴切开术）(Kettle, 2004)。创伤包括淤青、擦伤、撕裂、拉伸或间接的去神经损伤 (Pregazzi et al, 2002)。

英国每年约有 35 万 (85%) 女性遭受不同程度的会阴创伤。在这些女性中，65% ~ 75% 的女性在产后需要会阴修复 (Ismail et al, 2013; Kettle et al, 2002; Morris et al, 2013; Willer et al, 2014)。分娩后缺乏正确的识别、评估和修复可导致长期的生理和心理疾病，如疼痛、压力性尿失禁或肛门失禁、性交痛或某种程度的性困难 (Andrews et al, 2005a; Bick et al, 2012; Moore et al, 2013; Pergialiotis et al, 2014; Reid et al, 2014; Williams et al, 2007)。这些障碍对产后早期及以后生活中，产妇的母乳喂养成功、对新生儿的依恋、与伴侣的性关系，以及适应家庭生活会产生显著影响 (Andrews et al, 2005a; Kettle et al, 2002; MacArthur et al, 2001; Sultan et al, 1994)。

(二) 创伤类型

创伤可在阴道分娩或会阴切开术后自然发生。创伤可分为会阴前、后创伤。前部创伤可定义为阴唇、阴道前壁、尿道或阴蒂的损伤。在这些区域的创伤发生率最低。后部创伤包括阴道后壁、会阴肌和（或）肛门括约肌复合体的损伤 (Spendlove, 2005)。阴道分娩过程中会发生严重的会阴外伤 (SPT)，可以是自然发生的，也可以是产科干预的结果。这种类型的创伤被定义为三度或四度撕裂，也被称为产科肛门括约肌损伤 (OASIS) (Andrews et al, 2006a)。根据产科干预水平的不同，国际上的发生率各不相同，范围在 0.5% ~ 17.3%[Organisation for Economic Cooperation and Development (OECD), 2013]。这些损伤与孕产妇发病率增加有关 (Dahlen, 2015: 697; Priddis et al, 2013)。

1. **创伤分级**　自发性创伤的分类如下：

一度撕裂伤：阴道前后壁上皮组织、会阴皮肤或阴道黏膜损伤。

• **二度撕裂伤**：会阴浅表肌肉损伤：球海绵体肌和会阴横肌；会阴体。更深的创伤涉及耻尾肌和耻骨直肠肌。

• **三度裂伤**：损伤会阴，累及肛门括约肌，细分为：

　○ 3a- 肛门外括约肌厚度撕裂小于 50%。

　○ 3b- 肛门外括约肌撕裂 50% 以上。

　○ 3c- 肛门内括约肌撕裂。

• **四度撕裂伤**：会阴损伤涉及肛门括约肌（肛门内外括约肌）和肛门上皮组织。

三度和四度撕裂伤的分类 (National Institute for Health and Care Excellence, NICE) 分娩期照护 2014 年，皇家妇产科学院 (RCOG, 2015a, Sultan et al, 2007: 14) 如图 40.1 所示。

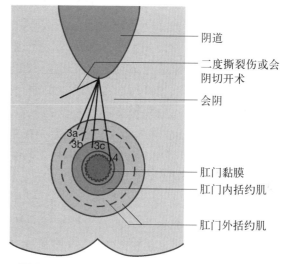

阴道
二度撕裂伤或会阴切开术
会阴
肛门黏膜
肛门内括约肌
肛门外括约肌

图 40.1　二、三、四度撕裂伤 / 会阴切开术的位置

所有护理会阴创伤女性的实践者都需要熟悉上述创伤分类，以便在阴道分娩后对创伤类型进行准确评估和适当管理。

2. **阴唇裂伤**　阴唇可分为浅表的擦伤或深度撕裂，可单边或双边发生。

3. **阴蒂和尿道周围裂伤**　阴蒂和尿道周围撕裂是罕见的，但非常痛苦，可能与胎方位异常时所致的胎头径线较大有关，如持续性枕后位。

4. **宫颈裂伤**　在第二产程，宫颈未完全扩张前产妇过度用力、产钳或胎头负压吸引时会导致宫颈裂伤，多胞胎或肩难产宫内操作时也会导致宫颈撕裂，可能严重出血和导致产后出血 (PPH)。

5. 会阴创伤的普遍性 英国卫生部统计局（GSSDH）报告，产科会阴创伤是最常见的分娩并发症，48% 的阴道分娩者会发生（Gillard et al，2010）。2013—2014 年医院产科事件统计（Health and Social Care Centre，2015）发现，分娩的主要并发症是"会阴撕裂"，56% 的产妇会发生。在此期间，74% 的产妇经历了显著的会阴创伤。然而，由于报告中产科和助产实践的广泛差异，以及造成创伤的多变量因素，很难在国际上确定会阴创伤的真实发生率。

例如，研究中会阴切开术的比率和角度及阴道手术分娩的类型都会影响报告结果。在评估会阴结果时，也需仔细和严格分析初产妇和经产妇、居家分娩和助产士主导及医院场所。一些报告中的研究缺乏国际创伤分类，使得可比性困难。助产士和产科医师的理念与经验将影响会阴管理和护理，特别是在分娩期间和各国间。在以产科医师为主导的地区，如南美、中东和远东，无论产次，会阴切开率可能超过 70%，这将增加 SPT 的比率（da Silva et al，2012）。在可以自由使用会阴切开术的产科，东欧需要会阴修复的产妇高达 85% ～ 90%[Hospital Episodes Statistics（HES），2012]。会阴中切或侧切，辅以器械助产，可增加会阴创伤发生率，国内外有很大差异。

据估计，美国有 400 万（50%）育龄女性接受了会阴切开术，另有 28% 的自发性撕裂女性需要会阴修复（Renfrew et al，1998）。相比之下，在澳大利亚，只有 13.4% 的女性接受会阴切除术，28% 的女性会阴完整（Dahlen，2015：694）。在不同的国家，器械助产（产钳和胎吸）后的 SPT 发生率差异很大。报告中，波兰、以色列、意大利、斯洛文尼亚和葡萄牙的发生率不足 2%，芬兰为 3.5%，瑞士和英国为 7.1%，新西兰为 7.3%，美国为 11.1%。据报道，加拿大和丹麦的发生率超过 17%。国际上 SPT 不伴有器械助产的比例相当低，但两个指标间同样显示有巨大差异，波兰不足 0.1%，芬兰为 0.7%，美国为 1.5%，澳大利亚和英国为 2.2% ～ 5%，加拿大、丹麦、瑞典和瑞士为 3.1% ～ 3.7%（OECD，2013）。需要明确制订个体化管理策略，研究变量中应该报告女性的逻辑回归分析，便于了解为什么有些国家报告的比率高于其他国家。在巴西，98.4% 的经产妇被报告有"轻微"会阴创伤、一度和二度撕裂（合并分级），SPT 为 1.6%。在初产妇中，95.8% 的产妇有一度和二度撕裂，SPT 为 4.2%（Oliveira et al，2014）。

国际上，与医院相比，家庭分娩或独立分娩中心的创伤发生率各不相同。Smith 等报道了会阴完整率为 9.6%（1302 名初产妇中有 125 名）和 31%（1452 名经产妇中有 453 名），在英格兰东南部家庭分娩或助产士主导的独立分娩中心的发生率更高（Smith et al，2013）。此外，与医院环境相比，社区的 OASIS 发生率较低，二度撕裂缝合者更少。

Lindgren 等在瑞典也报道了类似的发现，在计划性家庭分娩组中，会阴创伤的风险较低，包括括约肌撕裂（Lindgren et al，2008）。考虑到低危人群，重要的是应从医院和社区环境中分娩的初产妇和经产妇中计算出会阴创伤率，并分别进行评估和报告。

会阴创伤的标准化分类和指南（RCOG，2007；RCOG，2015），以及助产士和产科医师的能力水平可能会导致会阴创伤发生率的差异，即使目前还没有对阴唇和阴蒂撕裂 / 擦伤进行分类。由于存在诉讼风险，临床实践中漏报的情况可能反映在研究统计中，也可能与临床试验中未提及会阴创伤国际分类有关。对创伤分类的误诊或误读可能影响临床实践中编码和报告的不一致性与可靠性。

会阴管理的变化，包括高标准的循证实践和高水平的助产士与产科医师，在欧洲国家与 SPT 相关的报告中，提供了有用的产科和助产照护指标（Hals et al，2010；OECD，2013）。

6. 会阴创伤的短期和长期影响 疼痛和感染仍然是女性短期和长期发病的主要原因（Bick et al，2012；Glazener et al，1995；MacArthur et al，2004）。在很大程度上是未被报道的压力性尿失禁或肛门失禁，是由于盆底肌放松、去神经支配或更严重的创伤所造成（East et al，2009；Leeman et al，2009）。性交痛和性交困难并不少见，多达 53% 的女性在产后 8 周出现困难，49% 的女性在 12 ～ 18 个月仍有问题（Buhling et al，2006；Glazener，1997；Sayasneh et al，2010；Williams et al，2007；Wu et al，2007）。

7. 与会阴创伤相关的危险因素 诱发危险因素需要独立看待，并结合女性的产科史。产程和分娩干预将使现有的诱发危险因素复杂化。首要目的是减少风险因素。

8. 母亲的风险因素

- 初产妇（＞4%）。
- 母亲的年龄，非常年轻或年长的女性。
- 组织类型——弹性蛋白指数或胶原合成异常。
- 亚洲民族——盆底解剖学，如短会阴。

相关风险因素：

- 引产和缩宫素催产。
- 急产。
- 第二产程延长超过1小时。
- 胎方位异常——持续性枕后位或枕横位。
- 出生体重＞4000kg和男孩。
- 硬膜外镇痛。
- 器械助产，尤其是产钳。
- 会阴切开术，会导致切口延长。
- 会阴中切或侧切术，术后角度小于30°和大于60°均与OASIS相关。
- 第二产程指导用力（valsalva动作）。
- 既往OASIS。
- 肩难产，以及相关的会阴切开与宫内操作。
- 男性接生者。
- 营养不良。
- 吸烟——通过血管收缩不良和组织缺血影响伤口愈合。
- 女性生殖器切割（第Ⅱ或Ⅲ类）。

RCOG（2015a；Dahlen，2007a：699；Thakar and Sultan，2005）。有关详细参考资料，请参见网站。

五、助产士的责任和义务

所有助产士都有义务和责任确保所有女性在妊娠期获得如何在分娩时尽量减少会阴创伤的循证信息和建议。既往有严重会阴创伤或会阴异常的女性应在妊娠早期被确定，并预约会阴护理专科助产士或产科顾问医师，进行会阴评估和制订个体化会阴护理路径及护理计划。由RCOG（2015b）提供的患者信息说明单——"为您提供的信息"，清楚地为既往有三度或四度撕裂伤的女性设置。这有助于支持讨论并提供信息，以便女性能够在充分知情的情况下对剖宫产或阴道分娩做出选择。同样重要的是，为了获得最佳的母亲和新生儿结局，在妊娠早期要发现生殖器切割（FGM）和需要去除阴部锁扣的女性（Royal College of Midwives，RCM，2013）（参见第56章）。现在强制要求所有有女性生殖器切割史的女性和正在接受治疗的女性进行身份识别，并将她们的详细情况记录下来，以用于英格兰的女性生殖器切割流行数据统计（DH，2015）。

一项对女性在会阴护理诊所一对一咨询（包括分娩方式和会阴创伤的严重程度）中满意度的审计发现，女性认为这种讨论是一种赋权体验。她们表示，与助产士的合作关系得到了加强。只有少数女性要求剖宫产，根据RCOG（2007）（Wilson，2014）的分类，SPT的发病率也降低了。

（一）预防或减少会阴创伤的措施

下列措施可提高产妇舒适度或减少分娩时和产褥期会阴创伤发生率。

- 妊娠34周会阴按摩（Beckmann et al，2013）。
- 产程中活动和分娩时采用直立、侧卧体位可减少硬膜外麻醉和器械助产的发生率（Baker，2010；Meyvis et al，2012；Pearson，2012；RCM，2010；Shorten et al，2002）。
- 第二产程自发性用力（Albers et al，2005；Laine et al，2012；Prins et al，2011；Sampselle et al，2010）。
- 第二产程热敷会阴，可显著降低会阴三度和四度裂伤的风险（Aasheim and Nilson，2012；Albers et al，2005；Dahlen et al，2007，2015）。
- 胎头着冠时支持和保护会阴（Hals et al，2010；Laine et al，2012，2015）。
- 持续支持，并与能良好沟通并提供富有同情心照护的助产士合作（Dahlen，2015）。
- 居家或在分娩中心分娩。
- 宫缩间歇期"呼"出胎头。
- 限制会阴切开术，必要时首选胎吸（Dahlen，2015）。
- 分娩时评估会阴损伤，包括双合诊评估肛门括约肌（Andrews et al，2006；NICE，2014；Stevenson，2010；Sultan et al，2007）。

• 修复所有二度会阴创伤（Kettle et al，2002；Kettle，2004；NICE，2014），如图40.2所示。

（二）需要进一步研究或仍有争议的干预措施

• 盆底肌训练（PFMT）和盆底运动（PFEs）（Boyle et al，2012）。

• 分娩时出水（Cortes et al，2011：27；Harper，2000）。

• 限制会阴侧切，实施时避免角度大于60°（Freeman et al，2014；Kalis et al，2011；Stedenfeldt et al，2012）。

•"保护"或"无保护"（Aasheim et al，2012：4；Laine et al，2012；McCandlish et al，1998）。

• 弹性纤维膜（Reggiardo et al，2012）。

美国国家卫生与保健卓越研究所的分娩期护理路径（NICE 2014：5）推荐：

"无论是'保护'（保护会阴和帮助胎头俯屈）还是'无保护'（手离开会阴和胎头，但要准备好）技术都可以用来促进自然分娩。"

然而，RCOG（2015a）提倡用手保护会阴/"保护"技术，以减少OASIS发病率（Hals et al，2010；Laine et al，2012）。这项技术包括：

• 用左手控制胎头娩出速度。

• 用右手保护会阴。

• 胎头着冠时产妇不用力。

• 对于高危产妇需要有明确的理由才能采取会阴切开术，切开时角度要正确。

（三）没有可靠的证据

• 会阴拉伸装置Epi-no（Kovacs et al，2004；Ruckharberle et al，2009）。

• 第二产程会阴冰敷（Dahlen，2007b）。

反思活动 40.1

使用公认的反思模式，对最近一次正常阴道分娩进行反思。您观察或实践过哪些策略来减少胎儿娩出时产妇会阴创伤？这些方法在减少产妇会阴创伤方面成功吗？下次你会有什么不同的做法？

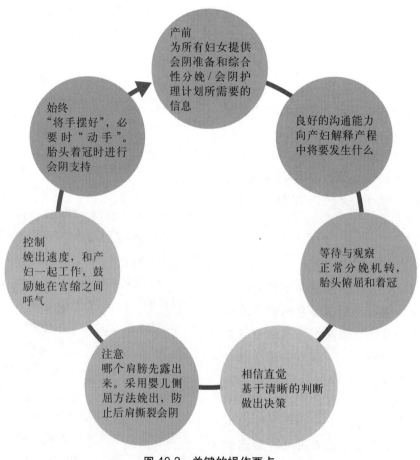

图 40.2　关键的操作要点

六、会阴切开术（手术切口）

会阴切开术是指"在第二产程的最后阶段，通过会阴和会阴体的外科切口，从会阴中线开始，向两侧朝向坐骨结节，以至少60°的角切开"（Kalis，2011：223）。这是为了扩大外阴出口直径，便于阴道分娩（Kalis et al，2011；NICE，2014）（图40.1）。

会阴切开术有3种切口。

（1）右侧切开

• 从阴唇系带中心开始，避免切开巴氏腺。

• 从中线开始，向右侧坐骨结节方向，角度45°～60°。

（2）正中切开

• 从阴道阴唇系带开始，沿着中线穿过会阴体的中心腱。

（3）为生殖器阉割的女性去除阴道锁扣

• Ⅲ型生殖器阉割的前切口。于第二产程后期实施。操作者的示指插入阴道口并指向耻骨（图40.3）。

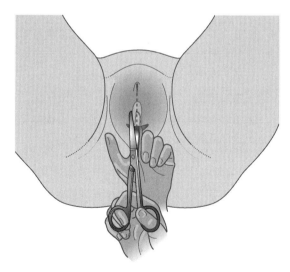

图40.3 对Ⅲ型女阴阉割（FGM）的外阴前部切开术

• 在手指前方沿手指线切开，以清除瘢痕组织，并使阴唇向泌尿道方向融合，也可能需要中外侧会阴切开术。如何进行右侧中外侧会阴切开术（彩图50）。

由于会阴正中切开会增加肛门括约肌损伤（ASI）的发生率，英国不再进行会阴中线切开（Kalis et al，2011；Kalis et al，2012；Stedenfeldt et al，2012；Tincello et al，2003）。会阴中外侧切术现在是英国的标准，因为从会阴中线以45°～60°侧切能降低OASIS的发生率（Andrews et al，2005a；NICE，2014；Revicky et al，2010；Silf et al，2015）。从阴道口中心以60°行会阴侧切，在分娩缝合后缝线角度成45°（Kalis et al，2011）。Eogan等（2006）进行一项包括100名产妇的小型病例对照研究证明，从会阴中线开始每隔6°进行会阴切开术，发生三度撕裂伤的风险相对降低50%（Eoganetal，2006）。对于医师、助产士和学生助产士来说，熟悉临床更新的推荐切口60°非常重要。

（一）会阴切开的组织结构

会阴切开术相当于二度撕裂，涉及的结构包括会阴皮肤、球海绵体肌、会阴横肌和耻尾肌。如果切开更深，就会累及耻骨直肠肌。二度撕裂和会阴切开术的区别在于创伤的途径。会阴切开术切断肌肉纤维、神经和其他结构。撕裂则是沿着自然途径，发生于这些结构周围，这就是自然撕裂伤比会阴切开性创伤疼痛更少的原因（Dahlen，2015：702）。

（二）会阴切开率

由于会阴切开时，存在个人实践方式、经验和持续不断的利弊争议，国内外的会阴切开率差异很大，不同国家间的比率存在差异，英国为14%，澳大利亚为13.4%，美国为50%，泰国为91%，东欧为99%（HES，2011），芬兰为最低的5%（Dahlen et al，2015；Raisanen，2010；Trinh et al，2015）。较高的会阴切开率与肛门括约肌撕裂有关（Kalis et al，2011；Raisanen et al，2010；Renfrew et al，1998）。WHO推荐的会阴切开率为10%（WHO，1996）。

（三）适应证

因会阴切开术的风险和自由实施的优势有限，现推荐限制性会阴切开（Lappen et al，2010；Melo et al，2014；Sleep et al，1984）。会阴切开术仅限于：

• 胎心率不稳定，出现早期或晚期减速。

• 有助于促进阴道手术产（特别是产钳）。

• 先露异常或胎头位置异常，因先露部直径较大或面先露塑形不够。

• 臀位阴道分娩中胎头产钳助产。

- 会阴硬、厚、弹性差，影响延展拉伸，导致第二产程延长。
  - 肩难产需要手转胎肩时。
  - 生殖器阉割（FGM）产妇（Type Ⅲ）。
  - 阴道重建术后阴道及会阴瘢痕组织过多。
  - 产妇要求。
  - 第二产程延长（Robinson et al，2000）。
  - 会阴"阴道闭锁"。

（NICE，2014；RCOG，2012）

（四）禁忌证

- 肠道炎性疾病。
- 会阴畸形。
- 凝血功能障碍。
- 产妇拒绝会阴切开。

（五）会阴切开时机

会阴切开的基本原理和决策都必须基于强有力的临床证据和良好判断（NMC Code，2015）。任何时候都必须征求产妇的知情同意（NMC，2015）。在手术前必须提供有效的镇痛，除非出现胎儿窘迫等紧急情况（NICE，2014）。可使用末端钝圆的 Mayo 直剪或弯剪行会阴切开术，切开会阴时可以保护胎儿头部。仅当先露部使得会阴膨胀时，才可切开；否则就不会加速分娩，且导致过度失血。

准备工作包括符合当地规定的可以铺设物品的平台式推车。正确的安全防护措施和避免针刺损伤至关重要。必须按照当地的感染控制标准进行个人防护，使用的防护装备（PPE）包括无菌手套、保护从业人员免受艾滋病病毒和乙肝病毒的感染。依照《药物管理标准》（Standards for Medicine Management，NMC，2010）的患者团体指引（Patient Group Directives），会阴切开术前可使用利多卡因行浸润麻醉。会阴浸润麻醉及右中外侧会阴切开术说明见表 40.3。在整个过程中，必须维护女性的舒适和尊严。

表 40.3　会阴浸润及右侧中外侧会阴切开术操作规程

操作步骤	基本原理
1. 向产妇及其伴侣解释基本原理和操作步骤。仅在先露部分扩张会阴，使会阴肌肉变薄时，进行手术	1. 让产妇放心并确认同意；防止过度失血和深层会阴损伤
2. 将产妇置于舒适的位置，双腿张开	2. 确保整个会阴区域都是可接近的
3. 使用规定的无菌技术清洁会阴区域	3. 减少感染
会阴切开前浸润麻醉	4. 保护婴儿免受意外伤害；为切口提供最大程度的镇痛
4. 将左手示指和中指置入阴道胎先露与会阴之间。将针头完全进入会阴组织，从阴唇系带中心开始，引导针头在坐骨粗隆和肛门之间反复进针而形成扇形。目标是浸润 20°～90°	
5. 将注射器柱抽回，然后注射局部麻醉药 1% 利多卡因 5～10ml，在针头拔出时缓慢推注药。如果时间允许，在切开前等待 1～2 分钟	5. 检查利多卡因是否意外注射到血管中，并提供有效的麻醉，行无痛切口
6. 将中指和示指插入阴道，轻轻扩张会阴部，以离开胎儿先露部	6. 保护胎先露部免受意外伤害
7. 当先露部扩张会阴时进行会阴切开	7. 减轻疼痛，减少出血
8. 将张开的剪刀置于两个手指间，以一个切口切开会阴，建议宫缩高峰期切开，以减少不适	8. 确保直线切开，减少严重会阴损伤，促进最佳的解剖重组
9. 切开，切口至少要向会阴延伸 3～4cm，切口应从阴唇系带中心的中线开始，然后向中外侧方向，向右侧坐骨粗隆，以 60° 向外延伸，避开肛门括约肌。小心地拔出剪刀	9. 增加外阴出口，促进分娩，减少肛门括约肌损伤的风险
10. 控制先露部和肩膀娩出	10. 防止先露部突然娩出，延长会阴切口
11. 如果分娩迟延，在宫缩间歇期压迫会阴切口	11. 控制伤口出血
12. 第三产程完成后，彻底检查阴道和会阴，包括直肠检查	12. 在修复前确定创伤程度
13. 在产妇病历中记录会阴切开术，并清楚说明原因	13. 遵守助产士守则（Midwives Code，2015）的最佳实践并防止诉讼

（引自 Kettle，2011）

（六）会阴切开术的风险

会阴切开和阴道手术产（产钳）时，因切口有自发性延长而与 OASIS 发生率增加相关（Dahlen et al，2015；Mullally et al，2011）。与自然撕裂的产妇相比，会阴切开术后产妇的性交痛和性功能障碍增加（Rathfisch et al，2010；Carroli and Mignini et al，2009；Sleep，1984；Raisanen et al，2010）。由于失血概率增加，艾滋病病毒传染给新生儿的比率可能也会增加（Siegfried et al，2011）。

（七）并发症

- 巴氏腺损伤，可能会导致囊肿。
- 会阴切开术延伸至三度或四度撕裂。
- 复杂的修复。
- 过度失血和潜在性产后出血 PPH 与阴道手术产相关。
- 伤口感染和裂开。
- 修复期血肿。
- 镇痛需求增加至 10 天。
- 阴道分泌液减少，产后不孕症和性功能障碍。
- 坏死性筋膜炎虽然罕见但却是会阴切开术的潜在性致命并发症。
- 会阴瘢痕组织过多。

（Mullally et al，2011）

（八）"无情"的会阴切开

产妇外阴切开术的负性体验给她们留下了厌恶、恐惧和愤怒的感觉。切口被描述为"最不友好的切割"（Kitzinger et al，1981 和 1986），并且仍然是全球最常见的外科手术之一（Silf et al，2015）。由此产生的瘢痕和经历会对女性的身体形象和自我价值产生重大影响，影响她们的心理和身体健康，包括她们的性生活（参见第 13 章）。

据报道，会阴切开术的益处包括预防严重撕裂、盆底松弛和胎儿损伤（Woolley，1995），还可以保护会阴肌缺乏弹性的初产妇，避免肛门括约肌损伤，防止大便失禁（Poen et al，1997）。Bertozzi 等报道了初产妇和经产妇在会阴切开术后 12 个月时，痛觉障碍、压力性和急迫性尿失禁得分较低，个人和性关系、睡眠能量和情绪也较好（Bertozzi et al，2011）。Cochrane 对会阴切开术的系统回顾发现，限制性切开（减少会阴切开）的策略可预防性减少 OASIS 等并发症 SPT，术后 7 天缝合减少 30%，愈合并发症也减少，相关风险和发病率降低 12% ～ 31%（Carroli et al，2009）。会阴切开术也与产后初 10 天伤口愈合延迟和疼痛增加有关（Klein et al，1994；Williams et al，2007）。限制性会阴切开策略的第二类优势包括增进关系和恢复正常的性生活（Wu et al，2013）。然而，临床工作者应向产妇解释，会阴切开术的预防性作用证据仍然是相互矛盾的（RCOG，2015a）。

由于 Sleep 等（1984）和阿根廷会阴切开合作试验（Episiotomy Trial Collaborative Group）（1993）进行的两项主要研究，1986 年英国引入了限制性会阴切开术政策。结果显示，限制性会阴切开组与自由切开组的母亲和新生儿结局，差异没有统计学意义。因此，WHO（1996）指出常规性使用会阴切开术是不合理的。目前 Melo 等（2014）正在提议进行一项随机对照试验（RCT），调查选择性会阴切开术与未进行会阴切开的区别，这些结果将是值得研究的。会阴切开术的正确使用将不可避免地对未来会阴切开术的发生率产生实质性影响，并降低会阴发病率。随着助产士和妇产科医师行会阴切开术的比率降低，学生助产士需要观察正在进行的会阴切开术，参加在职培训，并使用预制培训模型进行实践，如 Keele 和 staff 会阴切开修复培训师（Limbs and Things，UK，2015）。

会阴切开术与会阴修复工作坊相结合，Silf 等（2015）报道了助产士和妇产科医师在预测并实施 60° 右中外侧会阴切开时的巨大差异。在英国举行的全国助产会议上，对实践和多专业研讨会进行了审计，并收集了结果。Wong 等（2014）也报道了类似的结果，即预测的切口角度在中线外 8°。结果表明，尽管进行了培训，但切口角度对个体从业者来说是非常主观的。Episcissors-60 是一种带有 60° 固定标记引导的仪器，它能使操作者在胎头扩张会阴时以准确地角度切开会阴，确保分娩后角度为 43°（Freeman et al，2014）。目前该工具正在当地的国民健康服务（NHS）信托机构（个人沟通）进行试点，将取代目前的"目测"切口角度。

临床观察后，反思助产士或妇产科医师行会阴切开的理由，有正当理由吗？切口角度是多少？会阴外伤的分类是什么？

七、会阴修复原则

自 1983 年起，会阴切开术和会阴修复已纳入助产计划（NMC，2009），并在欧盟指令（the European Union Directives）80/154/EEC 和 80/155/EEC 中得到正式重申（Wallace，2001）。

会阴切开和会阴修复属于助产实践的范围（ICM，2013）。

修复原则是达到止血和解剖完整，愈合的最终目的是会阴肌肉恢复至妊娠前功能。由于创伤的评估和分类不完整或不准确，助产士和妇产科医师缺乏解剖学知识、信心、专业知识或培训，会阴损伤类型的真实发生率通常难以估计（Andrews et al，2006b；Bick et al，2012；Morris et al，2013）。

会阴疼痛是修复后最常见的并发症，其严重程度可能与创伤的严重程度有关（MacArthur et al，2004）。疼痛程度也有所不同，这取决于撕裂是否修复或自然愈合。从业者的能力、技术和材料选择也都会影响疼痛程度，对修复后产妇的舒适性产生重大影响（Kettle et al，2002）。

会阴修复方法

对于大多数助产士来说，会阴创伤修复术是一项传统的手术，通常阴道壁裂伤采用锁边缝合，肌层和会阴皮肤裂伤采用间断缝合技术。助产士对这种修复方法的选择，很大程度上源于她们最初接受的指导、经验、若缝合紧密更容易拆除，以及使用连续缝合技术感觉不自信等（Wilson，2009）。目前的相关指南提倡使用一种可快速吸收的缝合材料，如 Vicryl Rapide（RCOG，2007；NICE，2014）。将连续缝合和间断缝合技术与标准或快速吸收材料进行比较，发现连续缝合技术在术后 10 天内报告疼痛的女性明显减少。然而，在术后 3 个月时，无论是使用哪项技术、标准或快速吸收材料，报告的浅表性交困难均无显著性差异。然而，使用快速吸收材料的连续缝合技术，

拆掉缝合线的需求明显减少（Kettle et al，2002）。Fleming（1990）、Gemynthe 等（1996）和 Olah（1994）也报道了类似的发现。

1. **不缝合会阴皮肤的两层缝合技术** 在 Ipswich 分娩研究（Gordon et al，1998）中，将保留会阴皮肤不缝合的两层修复技术与传统的三层修复技术进行了比较（Gordon et al，1998）。研究结果表明，产妇在 24 小时或 48 小时和 10 天的会阴疼痛无显著性差异，伤口裂开数量也无差异，而且在两层缝合技术中报告缝合紧密的产妇更少。

在产后 3 个月，使用两层缝合技术的妇女很少报告疼痛，并能够恢复无痛苦的性交。在 1 年后的一项随访研究中，很少有妇女报告会阴部感觉与分娩前不同（Grant et al，2001）。Oboro 等（2003）在尼日利亚的多中心评估中也报道了类似的调查结果。然而，在两层缝合技术后 48 小时，临床上评估的会阴裂开率更高。

2. **会阴二度撕裂"缝合还是不缝合"？** 一些助产士和妇女仍然在争论是否缝合，或让裂伤自然愈合。Lundquist 等（2000）进行的一项小型 RCT 研究发现，会阴轻微撕裂，即不出血、不延伸的 2cm × 2cm 撕裂，与撕裂修复一样也自然愈合了。Fleming 等（2003）进一步开展了一项小型 RCT，比较了一度和二度撕裂的缝合与不缝合，结果显示，在会阴疼痛或抑郁管理方式上无显著性差异。然而，未缝合组妇女在产后 6 周时伤口愈合较慢。未缝合组并发症的发病率较高，如产后 10 天尿频增加，因会阴问题自我转诊率增加，产后 12 个月爱丁堡抑郁评分较高。疼痛报告无差异（Metcalfe et al，2006）。因此，重要的是，除了考虑疼痛程度，还要考虑其他结果。一些小的定性研究报道了妇女的经历，发现会阴修复对一些女性来说是一种负性经历，她们认为这种修复是野蛮和可怕的（Clement et al，1999；Head，1993；Salmon，1999）。助产士有责任并对她们所照顾的妇女负责，作为她们的倡导者，根据现有的最佳证据提供公正的信息，帮助她们选择和决定会阴管理方案（NMC，2015a）。

3. **组织粘合剂** 有四项研究表明，与使用表皮下缝线相比，使用组织粘合剂封闭会阴皮肤有

良好的效果（Bowen et al，2002；Feigenberg et al，2014；Mota et al，2009；Rogerson et al，2000）。然而,这些试验规模很小,而且方法设计是可变的。采用两层修复可以缓解一些与皮肤敏感性有关的问题。

4. 会阴缝合基本原则

- 控制出血。
- 关闭无效腔。
- 最大程度地降低感染风险。
- 主要目的是帮助会阴愈合。
- 实现正确的解剖结构。
- 视觉美观。
- 最大程度地减少性交困难。

5. 临床实践建议

- 修复一度撕裂伤,促进愈合,皮肤边缘很好地对合并没有出血。
- 修复二度撕裂伤——应缝合肌肉,以促进愈合。
- 二度撕裂伤缝合肌肉后若皮肤边缘相对合,皮肤层可自然愈合。

（RCOG，2007；NICE，2014）

八、会阴外伤的系统评估

应采用系统的视觉和影像学评估会阴外伤,包括阴道分娩后对所有产妇实施双合诊检查,不管是否会阴完整,避免遗漏显性或隐性（不确定分娩时括约肌损伤）肛门括约肌损伤（OASIS）（Bick et al，2012；Sultan et al，2007）,见专栏40.1和专栏40.2。阴道分娩后不进行直肠检查被认为是一种失职,是不合格的护理（Symon，2008）,见专栏40.3。

专栏 40.1　外阴与阴道评估

- 良好照明,保证准确的视觉评估
- 向产妇解释并口头赞扬
- 提供吸入镇痛
- 体位舒适,外阴清晰可见
- 检查生殖器、阴道、阴唇撕裂及擦伤
- 检查阴道前后壁,探查撕裂及其顶端,查明整个裂伤程度
- 失血程度,考虑宫颈裂伤

专栏 40.2　肛门括约肌评估

- 获得口头同意
- 确定会阴撕裂是否延伸至肛门边缘
- 视觉观察——检查肛门前部在9点钟和3点钟间是否有肛门皱襞。这是检查肛门括约肌是否损伤
- 直肠检查,排除肛门内外括约肌和肛门黏膜损伤——四度撕裂,肛管打开
- 将润滑的示指插入产妇肛门并让她缩肛（若未用硬膜外麻醉）
- 通过肌肉分离末端向后、向着坐骨直肠窝收缩来观察肛门括约肌撕裂——前方可感受到明显的间隙（彩图52）
- 在拇指和示指间触摸括约肌的肌肉块（搓丸样）,特别是有局部硬膜外麻醉时,肌肉力量会受到影响（Tohill et al，2013）

专栏 40.3　直肠检查助记符

- 口头同意
- 充分镇痛
- 良好照明
- 示指插入肛管,拇指插入阴道,使用搓丸法检查括约肌
- 不确定吗?让产妇收臀,如果有OASIS存在,你会感到前方有空隙;这是因为断裂的肛提肌回缩导致
- 肛门前部没有皱襞

（引自 Karen Woodward，2015）

如有任何疑问,应寻求资深助产士或产科医师进行双重评估。对创伤的重新检查显示,40%或2倍的括约肌损伤未被发现或分类错误（Groom et al，2002）,其中助产士遗漏发生率为87%,医师遗漏发生率为28%（Andrews et al，2006a；Sultan et al，1995b；Sultan et al，2007）。

（一）操作程序

会阴修复必须在无菌条件下进行,并有良好的光源。没有必要在截石位将产妇双腿架起来,因为这可能会使她的腿过度外展,导致会阴过度拉伸和可能的伤口破裂。束缚产妇的腿也可能引发以前遭受性虐待或生殖器切割的消极体验（Walton，1994）。硬膜外麻醉应检查是否有足够的镇痛,必

要时应补充镇痛。使用 0.5% 或 1% 的利多卡因 10～20ml，在修复前 2～3 分钟进行会阴浸润麻醉。修复过程中要充分镇痛，因为该过程可能伴随着相当强的疼痛（Sanders et al，2002）。助产士必须准备及检查缝线车，并按照权威实践指南，在手术前后清点针及医用纱布，包括检查缝线材料及局部麻

醉药品的有效期。用自来水清洗外阴和会阴已被证明与氯己定防腐剂一样有效（Keane et al，1998）。修复应在出生后 30 分钟内或尽快进行，以减少疼痛、过度失血和感染（Odibo，1997）。必须始终保持妇女的舒适和尊严。会阴修复过程和原理见表40.4，修复方法见（彩图 51）。

表 40.4　会阴修复连续缝合法

行　动	缘　由
1. 解释生殖器、阴道和直肠评估的基本原理，向产妇及其伴侣解释修复步骤	1. 告知缝合程序并宽慰产妇，得到口头同意。始终确保敏感和满足产妇需求
2. 观察产妇基本状况、子宫和 PV 出血量，排除修复前后 PPH	2. 确保产妇在修复前后一般情况稳定
3. 帮助产妇采取舒适和恰当体位，如有必要，可采取截石位（了解女性生殖器切割史或性虐待史），确保采光良好	3. 避免重复痛苦，确保整个会阴区域都可顺利进入，所有相关结构都清晰可见
4. 用自来水清洁外阴和会阴区域，用无菌截石位孔巾遮盖	4. 降低感染风险
5. 在操作台上清点棉签、针、缝线和器械，并做好记录	5. 确认修复所用的器械和材料
6. 提供吸入镇痛	6. 降低徒手检查导致的疼痛
7. 对阴道、会阴和肛肠进行全面而系统的视觉和影像评估，确定产后所有产妇会阴损伤程度，即使会阴表面完好	7. 确保修复不超出临床执业能力范围，避免漏诊或隐匿性肛门括约肌撕裂，如有需要，请咨询有能力的从业人员
8. 识别解剖标志，这些可能包括残破的处女膜，表层和深层肌肉组织	8. 协助操作者正确排列及对合受伤组织，促进伤口愈合。注：错位可能会导致长期的发病率，如性交困难
9. 会阴浸润麻醉前进行局部麻醉，以检查过敏情况	9. 避免过敏性休克
10. 根据药物管理协议（NMC 2012）检查利多卡因；注射 10～20ml 局麻药，1% 利多卡因之前将注射器栓收回，缓慢进入创伤的四个方面，从阴唇系带沿阴道壁一直延伸到两侧会阴肌的末端，确保分布均匀；检查镇痛效果	10. 检查有效日期和利多卡因是否意外注射到血管中；提供有效的麻醉以促进无痛修复
11. 确定阴道创伤的顶点，并在该点上方 5～10mm 处插入第一个针，以外科方结固定，确保无活动性出血点	11. 确保任何出血的血管得到止血，血管断端可能已经缩回过顶点
12. 用宽松、连续性非锁边法缝合阴道后创伤，继续缝合处女膜，注意不要让缝线太宽	12. 对合受损的阴道黏膜和肌肉边缘，不会引起阴道缩短或变窄
13. 检查创伤深度，连续缝合修复会阴肌 1～2 层。确保每一针都能到达受损组织的凹槽	13. 封闭无效腔，止血，防止阴道旁血肿的形成
14. 每次在创伤的凹槽处进针，并根据深度和宽度匹配伤口两侧的每一针	14. 防止缝线穿过直肠粘膜。注：如果发生 可能会形成直肠阴道瘘
15. 将针穿过处女膜环后的组织，将其闭合并在会阴肌的中心出针，检查创伤的深度。继续修复深部和浅部的肌肉，使用宽松、连续缝合法继续缝合 如果涉及深层肌肉，可能需要缝合两层	15. 重新排列会阴肌肉，关闭死腔，达到止血和减少血肿形成的风险
16. 修复皮肤层时，在创伤的下侧面重新进针并逆转缝合方向。以松松地、相同深度缝合皮肤表层和皮下，针距间隔约 5～10mm	16. 不刺激神经末梢，调整皮肤边缘，完成会阴修复，考虑美观效果
17. 检查针线张力，不要把线缝得太紧	17. 防止缝线过紧而致水肿和肿胀引起的不适应
18. 完成对处女膜环的皮下修复，从阴唇系带后面进针进入阴道，使用一个环或 Aberdeen 结完成修复（更多信息见网站）	18. 确保缝线牢固和阴道黏膜处的线结最小

续表

行　动	缘　由
19. 检查修复的会阴创伤	19. 确保创伤缝合正确，止血成功。检查是否有遗漏的出血点，或宫颈或子宫出血
20. 将两根手指轻轻插入阴道	20. 确定阴道口和阴道没有缝得太紧
21. 做双合诊检查直肠，此时每个直肠可插入双氯芬酸栓剂（100mg）	21. 确认没有缝线穿透直肠粘膜；持续镇痛
22. 清洁并干燥会阴区域，使用无菌垫	22. 减少感染
23. 检查并记录所有的棉签、针和器械，与操作开始时检查结果一致	23. 确认所使用的所有设备和材料的完整性和可靠性
24. 将产妇置于她选择的位置，并就卫生和镇痛向她提出建议	24. 确保产妇在手术后感到舒适并得到支持
25. 在产妇病历中使用照片确定创伤程度，记录并签署评估和维修的详细清单；记录保存：护士和助产士指南及当地要求	25. 履行法定要求，并提供准确的修复记录，以供日后参考

（引自 Kettle 2011；Tohill et al，2013；NICE，2014）

创伤和修复的准确描述和图表必须记录在产妇病历中，以便日后需要时转介。

设想你要和一个孕妇讨论会阴创伤的信息和基本原理，让她对会阴创伤的处理做出明智选择。

会阴修复后的建议

- 创伤的类型，后续需要的适当护理。
- 伤口愈合过程。
- 镇痛方法。
- 个人卫生及洗手方法建议。
- 休息，饮食和液体的摄入，以减少便秘。
- 盆底肌锻炼。
- 如果会阴疼痛、性交痛或尿失禁问题持续存在，请自行转诊到会阴护理专业助产士或恰当的临床医师。

国家健康与护理卓越研究所（NICE，2014）：产后护理——会阴护理建议。参见第 41 章产后护理、第 66 章产后发病率和第 13 章性行为。

（二）三度和四度裂伤

三度和四度裂伤（OASIS 或 SPT）是妇女肛门失禁的主要原因，全球范围内 15%～61% 的女性受到影响（Andrews et al，2013；Reid et al，2014）（彩图 52）。2000—2012 年，英国报道的单胎、足月、头位和首次阴道分娩中 OASIS 发生率从 1.8% 增至 5.9%，翻了 3 倍，英国的总发生率为 2.9%（范围在 0%～8%）。初产妇的发病率（6.1%）比经产妇（1.7%）更高（RCOG，2015a）。在澳大利亚等其他发达国家，SPT 的发病率似乎有所增加（Dahlen et al，2015）。这是一个严重的问题，所有从业者需要评估他们的护理，使用一个明确的规程，仔细考虑会阴管理和肛门括约肌评估，将 OASIS 的管理与风险管理策略和会阴创伤的审计结合起来（NHS Litigation Authority，2011）。Andrews 等（2006a，2006b）报道，在实施会阴中外侧或中线切开术的分娩中心，发现有 0.4%～19% 的阴道分娩发生 OASIS。报告的发病率相差很大的原因可能是妇女自己因尴尬而漏报，或在助产实践中得到更好的认识和分类。助产士可以对产妇的经历产生重大影响，因为 2/3 的三度裂伤是发生在正常分娩过程（Bedwell，2006）。

约 30% 的妇女在产后 3 个月报告有大便、肠胃问题，尿失禁或性问题。英国的一项前瞻性队列研究发现，在 435 名 OASIS 的女性中，96% 的女性在初次修复后 3 个月出现大便失禁。然而，34% 的女性报告有排便急迫性，25% 的女性报告肠胃控制不良，30% 的女性报告排便疼痛和出血，51% 的女性报告有泌尿问题。57% 的女性恢复了性生活。然而，32% 的女性报告有性交困难（Marsh et al，2011）。SPT 的心理影响是广泛而复杂的，Priddis 等（2014）已经确定，缺乏敏感性的保健提供者，对妇女如何感知她自己及其身体，是否能长期适应个人、家庭和性生活会产生重大影响。

（三）阴蒂和阴唇撕裂

据报道阴道分娩后阴唇撕裂的发生率为

35.4%（McCandlish et al，1998）。当两个阴唇都被撕裂时，可能会发生小阴唇融合，导致粘连、薄带或"组织桥"——伤口正常愈合的副产品。这种情况很少发生，但在恢复性生活和排尿时可能导致困难（Arkin et al，2001；Seehusen et al，2007）。虽然必须考虑和讨论美容效果，但单侧阴唇裂伤让其自然愈合时，没有不良结果的报道。阴蒂撕裂必须由一名称职的高级产科医师，在局部麻醉下使用快速可吸收线修复，如 Vicryl Rapide 3.0 小针。阴蒂撕裂会很痛。不合格的修复会导致性交困难和无法达到性高潮。

（四）宫颈撕裂

宫颈撕裂需要在局部麻醉或全身麻醉下在手术室修复。

九、讨论

在英国，助产士参与了 60% 的正常阴道分娩，并负责修复大部分不复杂的二度会阴创伤（NHS Maternity Statistics in England，2013—2014，2015）。因此，助产士负主要责任，因为她们通常是正常分娩后评估和分类会阴创伤的唯一从业者。因此助产士的专业知识是至关重要的。

在一项针对六个研究进行的系统回顾中，分析了助产士和医师在会阴创伤解剖、评估和分类三方面的专业知识与培训，大多数医师和（或）助产士报告说，这一领域的专业知识贫乏（Andrews et al，2005b；Bick et al，2012；Cornet et al，2012；Fernando et al，2002；Mutema，2007；Sultan et al，1994b）。最近由澳大利亚助产士和医师完成的会阴管理调查中，71% 的助产士接受过 ASI 的评估培训。然而，只有 16% 的人对做出正确的诊断有信心（East et al，2015）。这是一个主要问题，可能是助产士发生三度裂伤时感到内疚或羞愧报告。

结构化的实践培训已被证明是提高会阴解剖学知识和助产技能，以及正确识别会阴创伤的有效方法（Andrews et al，2005b；Andrews et al，2009；Kettle et al，2002；Selo-Ojeme et al，2009；Sultan et al，1995）。2003 年，一项针对助产士会阴修复的信心和能力认知水平的准实验研究发现，尽管 90% 的助产士声称自己进行了修复，但只有 27.1% 的助产士认为自己有信心进行修复。在英国 NHS 所属的五个产科开展会阴修复介入教育项目后，相当多的助产士能够以更高的能力水平进行会阴修复。经常训练操作程序、教育支持和一对一的床旁指导，在提高认知信心和技术能力是最重要的。制约信心和能力的因素是获得在职培训或持续专业发展的机会很少；监督和指导也有限；倾向于不修复和时间及人员短缺。此外，当高年级助产士学生认为助产士导师有信心和能力完成修复时，她们越来越多地在助产士导师的直接监督下自信地参与会阴修复（Wilson，2009；Wilson，2012）。

最近，全英国的助产士实践调查 [会阴评估和修复纵向研究（PEARLS）] 发现 58% 的助产士没有缝合所有二度裂伤，只有 6% 的助产士使用循证缝合方法修复所有层面的会阴创伤。进一步的调查结果显示，只有 34% 的助产士始终对创伤评估有信心，50% 的助产士在大多数情况下对创伤评估有信心。实践的年数与信心有重要关联。当被问及修复时，只有 21.6% 的助产士始终有信心进行修复，54.1% 的助产士在大多数情况下有信心（Bick et al，2012）。在这项调查之后，PEARLS 的配对随机分组对照研究（Ismail et al，2013）在 22 个英国产科单位引入了标准化的多专业会阴训练包，招募了 3681 名在 2010—2012 年分娩且发生会阴二度裂伤的产妇。结果是积极的，表明在会阴创伤管理中采用循证助产实践的情况有所改善。培训也对减少报告会阴伤口感染和需要拆除缝合线的产妇人数产生了重大影响。现在从业者可以通过英国皇家助产士学院（i-learn）和英国皇家妇产科学院的学习网站访问 PEARLS 产妇会阴修复培训电子学习包。这是第一个经确认的会阴管理电子学习包，它可以提高知识和技能，可以与传统的在职培训、外出培训和工作坊相媲美。电子学习的优势是使实践者能够在全球任何时间和地点接受教育（Mahmud et al，2013）。

专业与法律责任

助产士在执业范围内有护理责任。他们须按照聘用部门的指南和政策、助产士规则与标准（NMC，2012）、守则（NMC，2015）及完善记录保存原则（NMC，2012），对自己的行为及疏忽负专业责任。每位医疗保健专业人员都有责任秉持坦诚，必须对产妇的护理结果、对同事和组织保持公开与诚实，报告与护理或管理有关的任何问题（NMC，2015b）。如果助产士的日常实践基于当前最好的证据支持，她们无须担心诉讼风险。未能承担起所期望的助产士经验和专业角色是对妇女、NMC 和职业的一种违背（Griffith et al，2010）。在尽量减少会阴发病率和预防医疗法律索赔方面，不能低估良好的沟通、证明文件、团队合作、持续的专业发展和风险管理策略的重要性（参见第 9 章）。

十、结论

助产士对妇女产后会阴发病率有显著影响。赋予妇女在妊娠、分娩和产褥期间积极参与会阴管理的权力，可以减轻文献中确定的许多生理和社会心理问题。由于英国报告的会阴切开术的发生率较低，助产士和学生需要在会阴切开实践中，积极主动地学习知识和经验，需要时自信地以60° 实施会阴切开。

认识危险因素，准确及时地评估和管理各类会阴损伤，特别是肛门括约肌损伤，是避免不必要的会阴发病的必要措施。获得定期的多专业手术技能、会阴修复讲习班及包括会阴切开术在内的在线学习，已表明可提高助产士的信心和能力水平，使她们能够与妇女保持良好的合作关系，并成为其护理工作的真正倡导者。专业信誉、问责制和自律是最佳实践的基石，也是所有助产士的职责。

要点

- 对于助产士和产妇，获取以证据为基础的信息，尽量减少分娩时的会阴创伤，可以减少妇女的短期和长期会阴发病率。
- 实施限制性 60° 会阴侧切术，可以降低严重会阴创伤率。
- 胎头着冠时保护会阴可以降低会阴创伤。
- 所有阴道分娩后进行双合诊评估肛门括约肌（直肠），可以避免遗漏会阴三度裂伤。
- 使用快速可吸收的缝合线和连续缝合方法，与产后头 10 天会阴较少疼痛有关。
- 警惕是识别所有妇女生殖道感染和败血症的关键。
- 妊娠期和产褥期盆底运动可以减少近远期的压力性尿失禁。
- 由会阴护理专科助产士或产科医师为所有遭受会阴创伤的妇女提供后续护理，对良好的长期结果非常重要。

（翻译：陈改婷　审校：王爱华）

第七部分

产后护理与新生儿护理

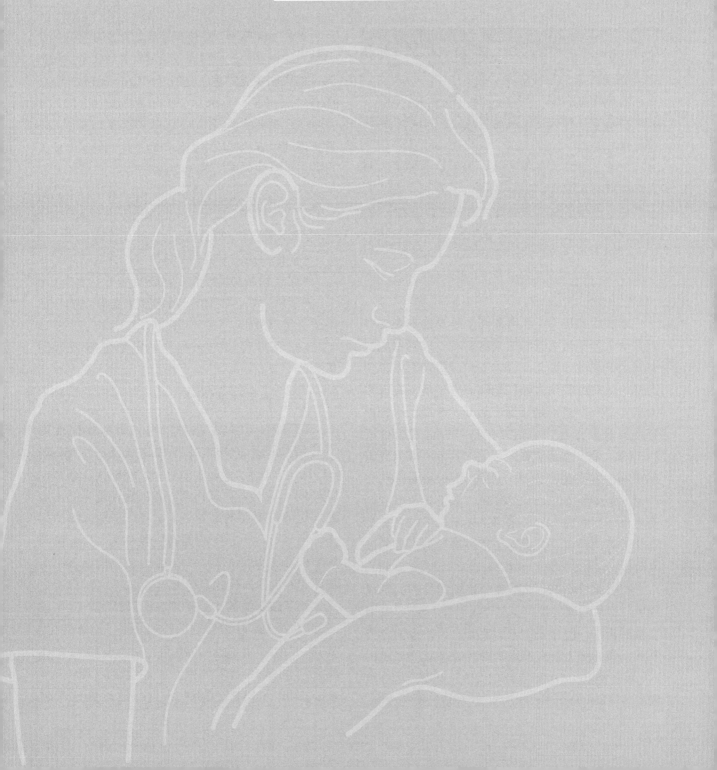

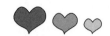

第41章

产褥期照护

Debra Bick，Caroline Hunter

学习目标

通过阅读本章，你将能够：
- 了解产褥期正常的身体和心理变化范围。
- 了解基于证据的建议和支持措施，以满足每位女性的需求。
- 认识在产褥期为女性提供文化适宜、个性化产后护理的重要性。
- 理解护理服务需要女性与其他护理者合作，以确保提供无缝、优质的服务。

一、引言

分娩后的几天、几周和几个月是监测和支持妇女从生育中恢复身心的关键时刻，以确保她能够完全照顾她的婴儿，她本人和伴侣及家人得到支持，从而过渡到为人父母和家庭生活。在许多国家，产褥期通常定义为产后 6～8 周，尽管没有证据表明这是产后恢复的最佳时间段。最近 20 年来，有一些研究显示，在产后 6～8 周普遍存在并持续发生产妇身心疾病（MacArthur et al，2002；Woolhouse et al，2014）。基于此，本章还使用"产后时期"这一术语来表示一个较长且较宽泛的时间跨度，是女性产后过渡到为人母的恢复阶段。

相对于妊娠期、产程和分娩期间护理的重视程度，产后期间的护理相对"隐形"，为满足每个女性的需求，医疗工作者为改善产后护理内容或时间所做的努力很有限。然而，最近 MBBRACE-UK 调查发现，产后妇女死亡人数比妊娠期或分娩期更多（Knight et al，2014），这种情况需要改变，

产后护理是实施干预措施以改善妇女及其婴儿生命和健康的机会，这已得到政策制定者的认可，包括国家健康和卓越护理研究所（NICE，2014a）和英国首席医疗官（Davies，2015；Bick et al，2015）。本章结合最新的证据，支持妇女产后生理变化，产后护理的内容和构成，提供产后护理的健康专业人员的角色及如何提供更有效的护理。

二、产后护理目标

产后护理的主要目的是：
- 促进和监测母婴的身体健康。
- 促进和监测母婴的心理健康。
- 帮助女性、她们的伴侣在支持的环境中自信地适应父母身份。
- 确保并促进母亲和婴儿继续健康发展的机会。

（一）产后护理组织

在英国，产后护理的一系列指南和标准为产后常规助产护理的组织提供了支撑（NICE，2014a；NICE，2014b；DHSSPSNI，2012；MSAG，2011）。一般而言，各项建议是为满足当地人民的需要而提出的。关于产后护理，每个妇女都应该有一个指定的健康护理专业人员来协调她的护理（NICE，2014a），在大多数情况下，这位专业人员即为社区助产士。

大多数女性的产后护理在医院开始，但在过去的 20 年中，住院时间的长短发生了显著变化，从 20 世纪 90 年代到 2006 年，阴道分娩的女性住院时间从几天减少到 6～24 小时（Redshaw et al，2007；RCM，2014）。目前缺乏最佳产后

住院时间的证据；然而，许多评论家认为，重点应放在产后几天和几周内对每个女性的支持水平（Schmied et al，2014），而不是武断的时间限制。

助产产后护理的核心，传统上是由社区助产士进行一系列家访，现实中对于大多数女性而言，是在出生后 10 ～ 14 天内的访问。NICE 产后指南对家访的总次数没有特别推荐，但确实建议至少 3 次（NICE，2014a），并且目前从实践中看这些产后访视是多样化的，平均而言，2 周内有 3 次，其中一些可能发生在社区的产后诊所。大多数情况下，在产后第 2 周结束时，将母亲和婴儿的护理转为健康访问服务。尽管对其作用的分析或评估有限，但提供产后护理的产科服务工作者在诊所和社区中发挥着越来越明显的作用。一些研究显示，有经验的团队所提供的持续护理，可提高女性对产后服务的满意度（Sandall et al，2015），但英国在提供这项服务方面存在显著差异。最近的研究表明，尽管大多数女性对所接受的产后护理普遍持积极态度 [国家审计署（NAO），2013；护理质量委员会（CQC），2015；RCM，2014]，但是其为不完整的服务，从业人员之间沟通不畅及资源不足对许多女性的健康产生负面影响，身体和心理需求都未得到满足。

（二）产后护理的内容

NICE（2014a）指南确定了在产后为所有女性提供的护理的核心维度（表 41.1）。NICE 常规产后护理指南建议与女性一起制订个性化和有文件记录的护理计划，最好是在孕 28 周左右，把女性产前、产时和产后即刻的护理信息加入妊娠期、分娩及产后出院回家之前持续的护理计划中。在所有产后的访问中，无论是在医院还是在家中，都应该根据需要对护理计划进行回顾和调整，并与女性讨论下次访问的时间和内容。此外，每次访问应询问女性身体健康、精神健康状况，并鼓励她们讲出对自己或婴儿的任何担忧。

表 41.1　NICE 常规产后护理指南

常规核心产后护理和给女性及其婴儿的信息（改编自 NICE 临床指南第 37 号：女性及其婴儿的常规产后护理 2014）

在产后的第一个 24 小时内：

1. 产后 6 小时内测量并记录血压和排尿
2. 鼓励所有女性活动
3. 为母乳喂养提供持续支持，包括皮肤接触的建议
4. 应向所有女性提供有关产后康复生理过程的信息
5. 应向所有女性提供有关产妇或婴儿健康状况恶化迹象和症状的信息及紧急联系电话
6. 所有女性都应该有产后的书面护理计划，包括任何后续预约或转诊的详细信息

出生后 2 ～ 7 天：

1. 所有女性都应在 3 天内收到卫生部"从出生到五岁"手册，并应与女性及其家人讨论其使用方法
2. 在每次产后访视时，都应询问女性以下情况，并提供有关以下方面的确认和（或）转诊和治疗

- 会阴部疼痛（如果女性报告不适，提供视觉评估）
- 会阴和手部卫生
- 伤口愈合（会阴或腹部）
- 尿失禁
- 排便功能
- 疲劳
- 头痛
- 背痛
- 正常的产后情绪变化模式
- 避孕，包括避孕建议的详细联系方式

3. 应为妇女提供婴儿喂养选择方面的建议和持续支持，包括有关当地母乳喂养支持小组的信息
4. 助产士应鼓励所有女性使用自我保健技能，包括休息和温和运动
5. 每次产后访视都应询问所有女性的情绪状况及其支持系统。应鼓励女性及其家人 / 伴侣告知专业人员关于女性正常模式之外的情绪状态和（或）任何的行为变化
6. 助产士应该注意家庭虐待的迹象和症状，并知道在哪里获得帮助和建议
7. 在分娩 Rh-D 阳性婴儿后 72 小时内，应向每位未致敏的 Rh-D 阴性妇女提供抗 D 免疫球蛋白
8. 住院女性，若在产前筛查风疹为血清反应阴性的妇女应在出生后和产科病房出院前接种麻风腮（麻疹、腮腺炎、风疹）疫苗

第 2 ～ 8 周

1. 应建议所有女性报告常见健康问题或任何进一步的顾虑
2. 讨论恢复性活动，避孕和可能的性交困难
3. 应继续向所有女性询问她们的情绪和身体健康状况
4. 在出生后 10 ～ 14 天，应该询问所有女性解决"婴儿忧郁"症状的情况。如果症状没有得到解决，应继续监测女性的心理健康状况，如果症状持续，则评估产后抑郁症
5. 继续观察家庭虐待的迹象
6. 在产后期结束时，负责协调的医疗保健专业人员应确保对妇女的身体、情感和社会能力的状况都进行了回顾。筛查和病史也应重视

虽然大多数女性可能只出现轻微或短暂的健康问题，但产后医疗并发症的发生率和普遍程度正在增加。母亲年龄较大，肥胖，之前存在的与心脏病相关的合并症，糖尿病或严重的心理健康问题，剖宫产率增加及移民人口增长中出现的不平等都可导致产妇患病（Knight et al，2014）。NICE 产后指南和质量标准强调产褥期的护理应该以尊重个性化选择的理念为基础，同时也认识到产后时期是一个机会，能促进产后妇女的长期健康，并且如果必要的话，可产生生活方式和健康行为的变化（NICE，2014a，2014b）。研究显示，无论是在医院还是社区环境中，产后护理仍然主要集中在常规的观察和肤浅的询问上，改变女性身体或情绪健康的机会时常常被忽略（Bick et al，2015）。助产士和其他卫生专业人员必须认识到，在更广泛的社会和文化影响下，包括家庭、朋友和护理环境，女性将经历生理和心理的变化。因此，助产士必须全面地看待产后护理，这需要考虑到各种各样的女性的需求和经历，而不是仅仅依靠公式化的"勾选框"护理方法。

（三）产后的生理变化

产后期提供了减少长期身心健康问题的机会。对妊娠后健康状况恶化的症状保持高度警惕，对于减少产妇发病率和死亡率来说是十分重要的（Bick et al，2015），助产士需要充分了解女性在产后期间所经历的生理变化，提供恰当和及时的建议及护理。虽然对特定干预措施的有效性还需进行更多研究，但对可能危及生命的疾病如败血症、高血压疾病或产后精神病等必须立即进行治疗。因此，助产士利用这段时间与女性讨论健康恶化的迹象和症状，并鼓励她们及其家人报告所顾虑的问题，对产后妇女来说至关重要。

1. **子宫复旧** 复旧，指妊娠子宫恢复为未孕大小和形状，降入盆腔内的过程。在婴儿出生和胎盘排出后，开始出现缺血过程，子宫肌层收缩压迫血管，致循环血容量显著减少。随着阴道、子宫韧带和盆底肌肉组织开始恢复到孕前状态，多余的肌肉、纤维组织和弹性组织需要被清除。吞噬作用的机制涉及弹性组织和纤维组织；然而，这个过程通常并不完整，一些弹性组织仍然存在，

这意味着一旦妊娠，子宫将永远不会完全恢复到未孕状态。肌纤维经历自溶过程或通过蛋白水解酶消化，由此产生的废物进入血液中，被肾脏清除。

子宫蜕膜脱落入含有血液和血清的恶露中。在产后第 10 天左右，新的子宫内膜开始从基底层生长。这个过程通常约 6 周内完成，这方面证据很少，并且不同研究报道，这个范围在 4 ～ 8 周（Marchant，1999）。恶露的颜色变化分为三个阶段：红色、粉红色和白色。长期以来，这些概念都是实践的基础；然而，研究表明，它们并不能准确反映出产后女性的实际情况（Marchant et al，1999；Fletcher et al，2012）。

2. **激素的变化** 胎盘排出后，雌激素和孕酮的循环水平迅速下降，伴随催乳素的相应增加，刺激泌乳和乳汁分泌。当婴儿吸吮或皮肤与皮肤接触时，催产素水平增加，使腺泡周围的肌上皮细胞收缩，增加压力，推动乳汁沿导管流动。由于子宫进一步收缩，产妇常感觉乳房刺痛（"下奶"）和（或）腹部绞痛。卵巢和输卵管重降入盆腔，雌激素和孕酮下降引起的负反馈机制将引发卵巢月经周期的恢复，即使在纯母乳喂养的情况下也是如此。需注意，排卵发生在月经来临之前；因此，在第一次月经来临之前就有可能妊娠，应告知女性从产后第 21 天起必须进行避孕。在临床上，长效可逆避孕药（LARC）已被证明比联合口服避孕药更有效，但助产士必须意识到，需要为女性提供个体化的适当方案（NICE，2005；Bick et al，2015）（见第 27 章）。

3. **心血管系统** 循环血容量降低至孕前水平，血液恢复其黏度。这是由于血流清除子宫废物所产生的利尿作用所致。随着孕酮水平的下降，血管壁的平滑肌张力得到改善，使心排血量、每搏输出量和血压恢复到孕前水平。助产士应注意，在上一次三年期审查中，心脏病是产妇死亡的主要原因（Knight et al，2014）。国际研究强调了在这一领域开展多学科工作的重要性，迫切需要对这些团队结构和工作实践进行研究，包括它们对孕产妇和婴儿结局的影响及医疗资源的使用（Bick et al，2014）。

4. **呼吸系统** 呼吸系统的变化受到肺基底叶完全通气的影响，它不再被扩大的子宫压迫。胸

壁顺应性、潮气量和呼吸频率应在 1 ～ 3 周内恢复正常参数（Stables et al，2010）。

5. 肌肉骨骼系统　肌肉骨骼系统在产后约 3 个月内逐渐恢复到孕前状态。随着孕酮水平的下降，子宫韧带、盆底和腹部的肌肉应恢复到孕前状态。早期走动和进行产后运动对恢复过程有帮助（Boyle et al，2012）；然而，约 1/3 的女性在妊娠后数周和数月内出现尿失禁，其中相当比例（高达 75%）的女性在几年后仍然出现症状（Gyhagen et al，2013；Brown et al，2015）。大多数女性不会因为尴尬而寻求治疗，因为她们认为尿失禁是生育的"正常"部分，或者认为这是一个"小"问题，她们应该能够自行处理好（Hägglund et al，2007；O'Donnell et al，2005）。这突显了产后早期阶段，助产士向产妇提出相关问题的重要性，以便进行适当的管理。

6. 泌尿系统　泌尿道的变化包括明显的利尿，分娩后可持续 2 ～ 3 天。约 3 周后，液体和电解质平衡恢复正常。妊娠期因孕酮和血管容积增加导致的泌尿道扩张渐消退，并且肾脏器官恢复到其孕前状态。由于膀胱扩张和分娩时尿道擦伤，因此恢复期仍可能发生尿潴留。助产士应确保女性了解经常排空膀胱的重要性，以避免进一步的膀胱膨胀，避免导尿（Stables et al，2010）。

三、生育期间关注女性健康

许多女性在分娩后的这段时间，可能会出现轻微和短暂的身体不适，需要监测和（或）缓解疼痛，大多数情况下，女性可根据助产士或全科医师（GP）的建议自行调整。然而，鉴于越来越多的证据表明，产后发病比先前考虑的更为广泛和持久（Knight et al，2014；NICE，2014a；Woolhouse et al，2012；Bhavnani et al，2010），因此所有产褥期女性需经仔细评估，确定可能需要紧急治疗的情况，以避免长期发病甚至死亡。应鼓励女性，如有任何影响其正常活动或健康的身体体征或症状，应及时报告。助产士需了解迅速采取措施的时机，并在必要时适当转介。

（一）子宫复旧和阴道出血

产后，一般由助产士通过卷尺测量或腹部触诊，来测量耻骨联合和宫底之间的距离，以评估复旧过程。几乎没有证据表明，这两种方法在监测正常复旧过程中的准确性或可靠性（Cluett et al，1997），目前的 NICE 产后指导不支持在没有其他风险因素的情况下进行常规检测（NICE，2014a）。已经进行的少数研究表明，阴道出血的正常持续时间和成分比之前预测的更加多样化（Fletcher et al，2012；Marchant et al，1999）。如有发热、腹痛、大量或浑浊伴臭味的恶露，或母亲不适等因素存在，则需考虑复旧或失血的问题。分娩后 24 小时发生的继发性产后出血通常是由于胎盘组织滞留所致，是产后再入院的主要原因之一，但及时准确诊断可能很困难（Aiken et al，2012）（参见第 67 章）。因此，助产士应鼓励女性报告任何阴道出血的变化，以便准确评估和治疗所有潜在的问题。

（二）会阴护理

大多数经阴道分娩的女性，会出现一定程度的会阴疼痛，需要有效地缓解疼痛，以及会阴护理的建议。NICE 产后指导建议，应询问阴道分娩产妇的会阴部愈合情况，以及每次产后接触时，是否对此有任何疑虑（NICE，2014a）。如果产妇报告任何疼痛或不适，助产士应进行视诊，确保观察到全部会阴区域，并询问产妇是否有疼痛和大量阴道出血等症状。特别重要的是，要强调良好的会阴卫生，如在更换卫生护垫或上厕所之前和之后洗手，同时所有的会阴创伤（缝合或未缝合）都应愈合，以降低患生殖道败血症的风险 [皇家妇产科医学院（RCOG），2012]。虽然在良好的卫生条件和一般健康状况下，阴道和会阴部的擦伤及裂伤通常会迅速愈合，但"正常"的恢复时间是多长，尚缺乏证据。因此，助产士必须将每个病例视为个体，并及时提出问题。会阴伤口感染率的数据各不相同，但研究表明，每 10 名女性中就有 1 人会感染（Johnson et al，2012），而且接受器械分娩的女性面临更大风险。助产士在评估会阴创伤时应考虑风险因素，并确保产后定期检查的优先顺序，以确保预防和及时治疗。

对会阴部疼痛的管理，应结合局部和全身疼痛管理来进行。大多数情况下，一线管理是口服镇痛药，最常用的是对乙酰氨基酚（Chou et al，

2013）。如无禁忌证，可与可待因短期内合用，但可能使女性易患便秘。布洛芬可用于产后（以及母乳喂养期间），但助产士应了解使用非甾体抗炎药物（NSAID）的禁忌证。NSAID 禁用于有哮喘、先兆子痫或胃溃疡病史的女性。那些有严重会阴创伤或有器械分娩史的女性，NSAID 可通过栓剂给药。它们可提供长达 24 小时的镇痛，从而减少额外的镇痛需求（Hedayati et al，2003）。

除镇痛外，还可推荐局部疼痛缓解方案。在 Cochrane 评论中，Hedayati 等研究发现，没有足够的证据推荐使用局部麻醉剂（如霜剂）缓解会阴部疼痛（Hedayati et al，2005）。然而，最近的系统回顾发现，一些女性使用冰袋或冷却凝胶垫可短时间缓解疼痛（East et al，2007），但应谨慎使用，以尽量减少会阴部皮肤"冻伤"的可能性。使用其他冷却方法（如冷水坐浴），则没有发现明显的疗效。没有证据表明，在洗澡水中加入香薰精油（如薰衣草）可有效减轻会阴部疼痛或促进会阴部愈合；但是洗热水澡可以带来舒适的感觉。

（三）排尿和排便

女性在围生期可能出现各种泌尿系统症状，重要的是助产士能够识别，并给予适当的处理建议，必要时转诊。在医院环境中，厕所设施应清洁，保证隐私。应记录生产后 6 小时内的排尿情况，以确保识别出可能出现尿潴留的女性，并在考虑是否需要导尿之前采取预防措施（NICE，2014a）。女性排便可能在 2～3 天之后，特别是如果她有会阴部疼痛和（或）在分娩期间饮食 / 液体摄入不足。便秘（定义为排便的频率和排便规律，以及粪便成分的改变）由母亲自我报告确定。应在产后 3 天内询问产妇是否开始排便，而对那些感觉不适的产妇，应评估饮食和液体摄入量。如果调整饮食无效，可以推荐温和的泻药。最近一项关于产后便秘治疗的 Cochrane 评价（Turawa et al，2014），包括总共 1208 名女性的五项试验，尽管它提出高纤饮食和增加液体摄入量可能会有帮助，但无法就目前治疗产后便秘的干预措施的效果提出任何建议。对于产后痔疮的治疗，一项系统回顾研究，局部应用麻醉药膏也可控制疼痛（Vazquez，2010）。助产士也应意识到严重的会阴创伤和产后大便失禁之间的联系。2010 年对 31 项纵向研究进行的系统回顾指出，Ⅲ度和Ⅳ度会阴撕裂与大便失禁密切相关（Bols et al，2010），而 Gartland 等指出，这种情况在产后 4 年内仍然普遍存在（Gartland et al，2015）。鉴于这种情况对生活方式和情绪健康的影响，助产士必须与女性共同解决这个问题，并鼓励有症状者早期转诊（Lo et al，2010）。

（四）婴儿喂养

助产士应能为希望母乳喂养的女性提供高质量的证据支持，因为成功的母乳喂养与母亲的健康和对母亲角色的适应有关（Britton et al，2007）。纯母乳喂养至少 6 个月，亦与儿童哮喘、婴儿肠胃炎、婴儿猝死综合征（SIDS）和呼吸系统疾病的减少有关（Horta et al，2013）。还有证据表明，与母乳喂养儿相比，从未接受母乳喂养的儿童可能表现出较差的认知发展，以及较高的行为问题发生率（Horta et al，2013），并且母乳喂养可预防母婴肥胖（Woo et al，2015；Gibbs et al，2014）。然而，尽管有大量关于母乳喂养对母婴益处的证据，但 99% 的英国女性在推荐的 6 个月结束前放弃了纯母乳喂养（McAndrew et al，2012）。有证据表明，生活在经济见发达和教育资源匮乏环境中的 20 岁以下白种人英国女性，相比年长且经济状况好的女性，更不可能开始或继续母乳喂养（McAndrew et al，2012）。助产士的理想角色，是教育和赋予女性选择婴儿喂养方式的权力。但是，关于提供这种支持的最恰当和有效的方式，需要进行更多的研究。助产士应了解联合国儿童基金会的婴儿友好倡议，它为如何支持和鼓励女性建立成功的母乳喂养关系提供了建议和指南。提倡以婴儿为主导的喂养方式，不限时间或频率，指出皮肤与皮肤接触的益处（联合国儿童基金会，2012）（参见第 44 章）。

助产士应该支持那些知情做出选择，不进行母乳喂养的女性。尽管英国的母乳喂养率仍然很低，但一些女性表示，当她们选择给婴儿喂食配方奶时，感缺乏支持，不平等待遇及来自母乳喂养支持者的压力（Wirihana et al，2012）。重要的是，女性无论做出何种选择，都能获得支持，即使这些选择与健康专业人员的选择不相符。

四、关注女性心理健康

妊娠和分娩是重大的生活事件。除了身体变化外，女性还经历了情绪和心理健康的改变。抑郁和焦虑是妊娠期间最常见的心理健康问题，有15%～20%的女性在产后第一年出现这些症状，在这个关于患病率的研究中，采用一系列鉴定方法，在产后不同时期对症状进行了评估（NICE，2014b）。产褥期的情绪障碍通常按严重程度的升序分为三类：产后忧郁、产后抑郁症和产褥期精神病。然而，值得注意的是，关于这些分类是否代表单独的临床疾病，或单一疾病的不同严重程度，仍存在争议（Miles，2011）。助产士在监测女性心理健康问题的症状和体征方面发挥着至关重要的作用，并可在必要时提供支持和转介（Grier et al，2015）。还应指出，抑郁症并不是妊娠期间和产后心理障碍的"笼统的"术语。女性也可能患有焦虑症，饮食失调或自我伤害问题，这些问题可能在产前就已存在，产后需要持续治疗和支持。

（一）产后"忧郁"

通常被称为"婴儿忧郁症"，这种短暂的自我限制状态通常发生在产后第3～10天。它被认为是正常反应，所有产后女性中70%～85%的人经历过（Morris-Rush et al，2003）。一般症状包括哭泣、烦躁和情绪不稳定。在此期间，女性及家人需要得到支持，并且因持续时间短，一般不进行专业干预。但是，如果产后忧郁症状持续超过10～14天，应进行进一步评估。NICE指南建议进行自我调整以减轻症状，如规律锻炼和睡眠，良好营养，同时减少酒精摄入量等（NICE，2014b）。

（二）产后抑郁症

大多数产后抑郁症（PND）在产后3个月内发病，4～6周为发病高峰期（Brealey et al，2010）。症状可能包括持续的情绪低落、疲劳、哭泣、失眠、食欲不振、无力感和无助感、绝望甚至自杀倾向，既往有产前抑郁或PND史的女性风险增加（Jones et al，2012）。这可能是一种对女性、她的家庭和母婴关系产生长期不利影响的低落状况，并且因与较高的母亲自杀率相关，而成为公共健康问题（NICE，2014b；Tabb et al，2013）。然而，助产士需认识到，女性为PND寻求帮助时

可能会遇到严重障碍，包括害怕失败或被贴上"不称职母亲"的标签（McLoughlin，2013）。助产士应以一种移情和赋权的方式进行护理，使女性可以自信地表达自己的担忧，且不会受到指责（Grier et al，2015；McCarthy et al，2008）。应鼓励女性获得全科医师和健康访视者的支持，发现同伴支持团体，如母乳喂养咖啡馆或产后妈妈群，有助于减轻孤立感（Miles，2011）。

（三）产褥期精神病

每1000名新妈妈中，1～2人出现这种情况，并且在有精神疾病史或有精神病家族史的人群中更为常见。复发率在25%～57%（Essali et al，2012）。产后第1个月内发病，最早在产后48小时内发病。很快出现症状，包括幻听和幻视、妄想、偏执及明显的行为改变（Bergink et al，2014）。助产士必须了解产褥期精神病的风险因素和征象，并立即对疑似患者紧急转诊。最好入住母婴精神科进行治疗，大多数女性可在几个月内康复，今后再妊娠期间，也可能复发（Austin et al，2008）。然而最近的报道强调，整个英国提供急性围生期心理健康服务存在不均衡性。持续的资金不足导致母婴科室床位数量显著减少，只有27%的产科有心理健康专科助产士[MHN，2014；Gilburt，2015]。

（四）产后回顾和心理社会支持

关于实施产后回顾以预防创伤后应激障碍（post-traumatic stress disorder，PTSD）是否适合，特别是对经历过创伤性分娩的女性，还存在相当大的争议。创伤性分娩的定义可能是主观的，但风险因素包括紧急剖宫产，手术分娩和对婴儿健康的关注（Beck，2004；Andersen et al，2012）。同样重要的是，正常阴道分娩的女性也可能出现创伤后应激障碍的症状。

Cochrane最近一项综述，包括来自英国、澳大利亚和瑞典的7项随机对照试验（RCT）的数据，产后回顾性治疗干预的方法与标准产后护理相比，在防止分娩后女性心理创伤方面没有显示明显的优势和确切的证据，大多数研究的方法学质量很差（Bastos et al，2015）。一般人群研究的一些证据表明，干预措施实际上可能对患有PTSD风险的个体产生不利影响（Bisson et al，2015）。尽

管在产妇人群中缺乏有力的证据，但助产士需要敏锐地意识到并评估个别女性可获得的社会支持和心理支持，以确保在必要时予以帮助（NICE，2014b；McKenzie-McHarg et al，2015）。

五、产后保健专业人员的作用

产后，助产士仍然为大多数产妇进行护理。然而，为满足日益多样化的人口需求，多学科的卫生专业人员团队应共同努力，确保提供高质量的护理。有效的多学科工作至关重要，特别是从急救小组转到初级保健小组（如从助产士到健康访视者）期间，确保提供安全和全面的护理服务，满足产妇、孩子及家人的身体、情感和社会需求（NICE，2014a）。

在过去的 20 年中，政策变化限制了全科医师在产科护理中的作用，目前 NICE 关于健康母婴的常规产后护理指导中，并无全科医师的参与，而是由具备"正确的技能和能力"的医护人员进行（NICE，2014a）。目前，GP 在产后护理中的作用，通常仅限于进行 6～8 周的"出院"检查，但是研究证据不支持，尽管 King's Fund 报道建议所有 GP 应该能够提供完整的产后评估，包括对心理健康和避孕措施的评估（Smith et al，2010）。值得注意的是，目前的国家卫生服务（NHS）英格兰标准综合医疗服务合同，规定了 GP 可接触产妇时间仅为产后 14 天。有证据表明，常规的 6～8 周检查不符合女性的需求，因此建议对内容、时间和护理提供者进行调整，尽管这尚未从研究角度加以解决（Bick et al，2015）。

现在许多产科护理领域内有受雇的生育支持工作者（maternity support worker，MSW），以承担助产士先前提供的护理方面的工作，包括产后家访和母乳喂养支持。然而，MSW 并不是国家认可的角色，一些权威人士担忧这可能导致缺乏明确性，如果 MSW 被委派不适当的任务，可能会影响安全性和问责制（Hussain et al，2011；Lindsay，2014）。即使是 MSW 进行护理，助产士在任何时候也都是主要专业人员。

健康访视者在产后（可能在妊娠期开始）与母婴建立联系，持续若干年，直至该儿童达到入学年龄。当助产士仍在探访产妇时，可开始产后访视，重要的是，当母婴从产科出院时，必须进行明确的沟通和全面移交。健康访视者在专业社区健康护理中的作用，旨在通过与个人、家庭和社区合作，促进健康和预防疾病来减少不平等，重点是跨学科、专业和组织界限的合作伙伴关系（NMC，2004）。健康访视者通过询问抑郁症鉴定问题（"Whooley 问题"）并在适当情况下进行爱丁堡产后抑郁评分，在识别母亲心理健康进展方面发挥着核心作用（Axford et al，2015）。

六、结论

产后护理可短期也可长期，对母婴健康和幸福产生明显的影响。通过促进以证据为基础的助产护理和有效的跨学科工作，可以鼓励女性及家人做出积极的改变，以促进她们的健康并帮助保障未来妊娠的安全。

然而，目前英国的产后护理模式往往达不到这个标准，提供的护理仍然高度分散，很少个体化，而且缺乏灵活性。虽然确实存在高质量护理的例子，但在很多情况下，在经历重大转变和生活方式调整时，女性的身心需求仍未得到满足。应为所有女性提供个体化的富有同情心的整体护理，但随着产妇健康状况出现变化并变得复杂，助产士和其他相关的医护人员必须确保他们的知识和技能足以提供女性所需的高质量护理。

致谢

Debra Bick 得到了美国国国卫生研究院（NIHR）应用健康研究领导协会和国王学院医院 NHS 基金会信托基金会南伦敦医疗中心的支持。表达的观点是作者的观点，不一定是 NHS、NIHR 或英国卫生部的观点。

要点

- 必须根据女性及其家庭的身体、情感和文化需求，来计划、组织和提供产后护理。对于许多女性来说，目前的产后护理结构并不总能满足她们的要求。
- 产后，为促进母婴持续健康和幸福提供了机会。但是，需要更多证据来支持，这段时间内复杂的孕产妇健康问题日益增加的最有效方法。
- 助产士应利用现有的证据和研究，如 NICE 的产后护理指南，以提高护理质量。

（翻译：任钰雯　汪　洁　审校：陈改婷）

第 *42* 章

新生儿的生理、评估和护理

Stephanie Michaelides

学习目标

通过阅读本章，你将能够：

- 对应用解剖学和生理学及从胎儿到新生儿的过渡有清晰的了解。
- 认识到为新生儿提供基于实证的、生理上适当的护理和管理的重要性。
- 能够以关注母亲及家庭同样的时间来进行新生儿的评估和检查。
- 探索新生儿评估的框架，教育妇女了解宝宝的需求及如何满足这些需求。

一、引言

为妇女提供支持和指导，帮助她适应母亲角色是助产士的重要工作之一。为了实现这一目标，助产士与一系列机构和专业人士一起合作，从产前到早期父母阶段提供无缝支持。作为一种筛查手段，新生儿检查在整个评估过程中为从业者提供了重要知识，可用于起始基线观察和护理计划。这使得团队能够支持所提供的护理，从而可以早期识别和治疗出生后可能发生的发育问题，降低新生儿发病率和死亡率。通过新生儿检查，可以更好地了解婴儿独特的发育和行为，这也提供了促进母婴/父婴互动的机会。本章首先是概述，然后讨论将生理学应用于新生儿评估。对新生儿检查主要按系统顺序排列。最后以新生儿的日常护理完成本章内容。

（一）婴儿作为独立的个体

以妇女为中心的护理是为产妇及其家庭提供选择、连续性（服务）和掌控的一项重要发展。然而，即使是在日常基础上，对婴儿的评估和护理所花费的时间及注意力也很可能只相当于给产妇的一小部分。至关重要的是，婴儿本身应被视为一个个体，助产士应将同样的注意力放在对婴儿的评估和护理上。要做到这一点，助产士需要对新生儿的心理和生理发育有深入的了解，以及具备复杂的沟通和教育技巧。

将婴儿视作有其个人需求的个体（1989年儿童法案），要求助产士作为一个倡导者并且有责任来照顾这些需求。助产士不能依赖口头反应，而是通过视觉、触觉和听力与婴儿交流。这必须是一项全神贯注的活动，以接收婴儿的反应和行为所提供的一切信息。任何一项检查完成后，助产士都必须与婴儿父母讨论检查中发现的问题，以便共同计划对婴儿的管理和护理。随后要将这些护理计划记录在婴儿的病历中，并根据宝宝的个人需求进行更新。如果父母有不同意见，助产士可寻求进一步的信息、同伴支持或医疗建议。必须得到为婴儿提供护理的人的同意（例如，如果婴儿发生异常状况，如何处理的决定必须与资深的新生儿科医师共同做出）（参见第9章）。

如果产妇希望给予婴儿口服（或不服用）维生素K制剂，助产士有责任（NMC，2015）要求新生儿医师会见母亲，并确保其决定结果被记录在婴儿的病历上。如果需要进行侵入性治疗，那么实施侵入性治疗的人必须获得婴儿父母同意，以便其可以向父母提供他们所需了解的信息。如果父母认为他们没有得到足够的信息，那么知情同意书可能被视为无效（DH，2009a）。

如果父母拒绝给婴儿提供抢救护理，助产士

需要与适当的专业人员（全科医师或资深新生儿科医师）合作，让父母了解情况的严重程度。至关重要的是，要记录提供给父母的信息和任何发生过的讨论。

助产士应清楚地记录每一项决定，并证明其行动或排除（某项行动）的合理性，清楚地描述出生时和出生后 28 天里所发生的事件。

（二）新生儿评估

这种评估不是"一次性"的过程，而是贯穿整个产前、产程、分娩和新生儿期的复杂的、动态的和持续性活动。对胎儿 / 新生儿异常的快速识别和适当转诊，可以提高婴儿和家庭的生活质量。为了实现这一目标，在婴儿和助产士之间有一个正式的沟通系统是至关重要的。

在 9 个月的孕期里，胎儿一直处于一个安全的、不被触及的温暖环境中，婴儿的每一种需要都能得到满足，可以自由活动，并发展出了对母亲的心理依恋。出生经历和离开这种安全环境后的过渡对于婴儿的长期影响尚不清楚，但当务之急是接生人员要考虑婴儿和其刚刚离开的环境，以对母亲同样的感情和关心来对待婴儿。

二、应用生理学

助产士对正常胎儿生理学、出生时发生的过渡事件，以及新生儿生理变化的认识可用于识别出生时的正常和异常事件，以及原发性和继发性呼吸暂停的区别及治疗。这样助产士能够提供周到与合理的护理，并证明其所有行为的合理性。

（一）呼吸系统

此处将探讨肺的胚胎发育、肺部液体的作用、胎儿的呼吸运动及表面活性物质的发展和功能（参见第 46 章）。重点是要了解呼吸系统从胚胎阶段的最初发展到出生前的生长和发育。

呼吸系统包括：

- 上呼吸道：鼻腔、咽及相关结构。
- 下呼吸道：喉、气管、支气管和肺。

出生时，脐带被夹闭并剪断，这导致婴儿的血循环发生变化，血液转移到胎儿的肺而不是胎盘进行氧合。婴儿第一次自主呼吸的过渡事件，将肺从充满液体的被动器官转变为吸收气体的细胞结构，这在有氧代谢中起着至关重要的作用。

在子宫里，胎儿通过胎盘获得氧气并排出二氧化碳。虽然这个时期肺并不用于气体交换，但为了锻炼呼吸肌，胎儿呼吸运动从妊娠 11 周就开始了。随着胎儿的成长，呼吸运动的强度和频率增加，直至 40% ~ 80% 的时间里以每分钟 30 ~ 70 次的频率进行呼吸（Davis et al，1987）。

激素：包括类固醇、胰岛素、催乳素和甲状腺素，会影响肺成熟，并决定婴儿出生后肺功能的好坏。

肺液：是一种柔滑的清澈液体，可能会在出生时从婴儿的嘴里流出，与表面活性物质不同，其功能似乎主要是细胞增殖和分化。在出生时，肺功能必须从分泌液体转换为气体吸收和交换。产时发生的儿茶酚胺激增可能是完成这种转换的最终催化剂（Milner et al，1982）。一些肺液会被胎儿吞下，然后通过胎肾排泄到羊水中。足月时，10 ~ 25ml/kg 体重的留存液体，或通过上呼吸道排出或被肺的淋巴系统吸收，这一过程在分娩发动时开始，并在出生时完成（Gleason et al，2011）。如果通过选择性下段剖宫产（ELSCS）分娩，则不会发生产时儿茶酚胺激增，胎肺不会经历挤压而排出肺液。肺液不会被吸收，并且可能在出生后仍然存留于肺脏；因此，助产士需要密切观察新生儿短暂性呼吸暂停（TTN）的症状和体征（参见第 46 章）。

（二）新生儿的呼吸

新生儿的胸腔和呼吸肌肉组织尚未发育成熟，将一直发育，直到成年（Harris，1988）。新生儿用膈肌和腹部肌肉进行呼吸运动，在计算呼吸频率时可能很难看到胸部的运动（通过观察婴儿腹部的上升和下降来测量会更容易）。

出生后的最初 2 ~ 3 个月，婴儿只能通过鼻子呼吸，无法通过嘴呼吸。因此，保持鼻子通畅，始终不被任何障碍物（如护眼垫）或喂养宝宝时的皮肤所遮盖是至关重要的。

呼吸频率：是一项简单的健康指征，但需要与婴儿的行为一起评估来验证其正常性。呼吸频率通常在每分钟 40 ~ 60 次，但这个频率要考虑到婴儿的行为和活动。新生儿是阶段性的而非规律性的呼吸，早产儿相比足月婴儿尤甚（Kumar et al，2014）。

新生婴儿们可能有均匀和不均匀呼吸的时期，呼吸之间的间隙时间很长。非常活跃或哭闹的婴儿可能具有每分钟 70～80 次的呼吸频率，而在睡眠期间呼吸速率可能低于 40 次 / 分。

呼吸急促（速率大于 60 次 / 分）是二氧化碳和为大脑提供信息的化学感受器增加而引起的；因此，呼吸频率增加可能表明呼吸性酸中毒，需要紧急转诊给高级新生儿科医师进行救治，以防止婴儿发生代谢性酸中毒和昏迷（参见第 46 章）。

呼吸运动：应该是对称的。婴儿可以产生 $70cmH_2O$ 以上的自发性压力并发展为自发性气胸；因此，胸部的对称性运动表明呼吸正常。

婴儿主要使用膈肌来辅助呼吸，如果膈神经功能完好，那么膈肌的移动也是对称的。肩难产后可能会发生膈神经损伤，因此必须及早检查膈肌运动是否正常，避免以后可能出现的呼吸停止。

控制呼吸：呼吸系统的控制是自主的，涉及皮质、脑干、气道、主动脉 / 颈动脉化学感受器和髓质的中枢控制。中枢神经系统的发育和成熟，以及温度、药物、缺氧、酸中毒和婴儿的睡眠状态都会影响呼吸的控制。在分娩期间给予母亲的阿片类或硬膜外麻醉剂等药物会影响呼吸系统的控制，并可能在出生后 12 小时内引起呼吸窘迫（Kumar et al，2014）。

异常迹象

行为——婴儿无法与护理人员进行眼对眼接触。

肌肉张力——抱持新生儿时四肢松弛瘫软。

休息状态时呼吸急促——表明婴儿试图逆转呼吸性酸中毒。

喘鸣——表明上呼吸道阻塞，可能由水肿或异常生长物引起。

呼气咕噜声——会厌软骨过早关闭导致二氧化碳不能被完全呼出，可能是由于下呼吸道问题导致，比如表面活性物质无法正常发挥作用或胎粪被吸入肺泡。这可以在妊娠超过 37 周且体温过低的婴儿身上看到。如果不及时通过增加宝宝的体温来治疗，会导致呼吸性酸中毒，随后将发展为代谢性酸中毒和昏迷。

鼻翼扇动——婴儿通过扇动鼻翼以增加吸入氧气的能力。

增加呼吸用力——通常表现为肋间和肋下内陷的形式：针对表面活性物质效应低下的反应。

室内空气环境下发绀——一个晚期征兆，表明婴儿有大量不饱和血红蛋白、缺氧。通过观察中央血循环（如牙龈和舌头）可以更好地发现发绀，因为这些部位能更好地显示中央灌注水平。发绀的婴儿需要靠近复苏设备，因为婴儿维持呼吸的储备处于最低限度。

注意：值得注意的是，如果新生儿有呼吸窘迫的迹象，医师要确定新生儿的氧合是否正常（参见下文）。

（三）胚胎和胎儿的心血管系统

胚胎的第一个功能系统是由心脏和血管组成的心血管系统（CVS），是一个连续循环给定血容量的封闭系统。在胚胎发育第 3 周后，就可以看到血液在胚胎体内循环。

1. 胎儿血液循环 胎儿心脏的结构提供了不同于出生后维持心血管功能所需的循环过程。在子宫内，肺部的系统性压力较低，肺动脉压力升高，导致肺部血流量很少，而胎肺在宫内是不发挥作用的。胎儿的大脑需要的氧气浓度最高，胎儿的血液循环要旨是为重要器官如大脑、肝脏和组织，提供最高浓度的营养物质。

在胎儿系统中，整个循环系统中的氧含量都会发生变化，并且低于新生儿或成人。胎儿血红蛋白浓度为 18～20g/dl；胎儿血液具有很高的氧气亲和力，来支持胎儿在分娩时的缺氧情况（参见第 29 章和第 46 章）。

2. 出生时的变化 出生和第一次呼吸后，新生儿右心房压力降低，左心房压力略有增加，导致卵圆孔闭合。肺的通气打开了肺毛细血管床，降低血管阻力并使得肺毛细血管床血流量增加。新生儿在吸气期间可产生高达 $70cmH_2O$ 的压力（Strang，1977）。这迫使液体从肺部流出，克服肺泡的高阻力和高表面张力，建立肺容积，让气体分布于肺，这些变化是必需的。

氧合作用和来自母体循环的内源性前列腺素的减少，进一步降低了血管阻力并引发了动脉导管的闭合。由于心脏内压力的变化和房间隔两个部分的压缩，卵圆孔在出生时或出生后不久就功能性地闭合。动脉导管在第 4 天到第 7 天功能性闭合，结构性闭合要等到纤维蛋白的堆积，可能需要几个月才能完成。

这些生理变化通常在新生儿第一次呼吸时就开始。新生儿的大脑必须有足够的功能，才能让宝宝以足够的速度持续呼吸，保持体内的氧气和二氧化碳的稳态。

在宫内，脐动脉和下腹部动脉将脱氧血输送到胎盘，同时，又通过脐静脉和静脉导管将氧合血从胎盘输送给胎儿。静脉导管在胎儿出生后闭合，随后变成韧带。

这些循环系统的变化发生在出生后数小时甚至数天内。由于缺氧所致的呼吸和心脏疾病及酸中毒患儿的这些变化可能会延迟甚至逆转。因为从胎盘来的含氧血很快就和来自胎儿下半身的脱氧血混合，因此，胎儿整体的血氧饱和度是降低的。

3. 血液的变化　出生时，婴儿的血红蛋白浓度很高（约 17g/dl），主要是胎儿型血红蛋白（HbF），因为在宫内胎儿的血液需要更强的携氧能力。由于胎盘的氧合血与来自胎儿下半身的脱氧血很快地混合，因此胎儿血的总体氧饱和度会下降。出生后，由于婴儿不再需要如此大量的红细胞，因此多余的红细胞会发生溶血，这也可能导致新生儿在出生后 72 小时内出现生理性黄疸（参见第 47 章）。从胎儿血红蛋白到成人血红蛋白（HbA）的转换在子宫内就开始了，并在出生后的第一年或第二年完成。到 3 个月大时，血红蛋白已降至约 12g/dl。

出生时，由于缺乏维生素 K 这一在血液中激活数种凝血蛋白所需的辅酶，故凝血酶原水平比较低。维生素 K 的缺乏还可能导致婴儿出生后出现帽状腱膜血肿（在头骨和帽状腱膜之间的潜在腔隙出血）。使用维生素 K 药物可以迅速纠正这种凝血问题。到出生后第 5 天或第 6 天，母乳喂养通常已经开始，婴儿肠道中也开始存在合成维生素 K 所需的细菌。

（四）皮肤和温度控制

出生后，婴儿必须适应较低且不稳定的环境温度。新生儿的热调节机制效率低下，需特别护理，注意避免着凉，否则婴儿体温很可能会下降。热量通过辐射、对流、蒸发和传导而流失。如果婴儿出生在 26℃ 的温暖环境中，被仔细地擦干并温暖地包裹起来，或与母亲进行肌肤接触，那么这些因素的影响就能被调整（参见第 43 章）。

足月新生儿的皮肤发育良好，不透明，可见静脉很少，关节周围的色素沉着和皱纹都有限。

皮肤包括表皮、真皮和皮下层。表皮是一种薄而有效的屏障，可防止潜在的毒素和微生物的渗透及吸收，并保留水、热和其他物质。

足月新生儿的皮肤覆盖着数量不一的胎脂，这是一种浓稠的白色奶油状物质。胎脂形成于妊娠 17～20 周，到 40 周时主要堆积于腋窝、颈部和腹股沟等褶皱中，在宫内对胎儿有保护作用（Moore et al，2015）。胎脂是一种完美而平衡的润滑剂，婴儿出生后应该通过轻轻按摩让多余的胎脂吸收到婴儿的皮肤里。

（五）胃肠系统

在人工喂养新生儿之前，婴儿胃肠（GI）系统的正常功能应该已经建立。这可以通过回顾产妇的既往史和产前状态来实现。例如，羊水过多可能表明胃肠道阻塞，特别是食管阻塞。

助产士需要了解胎儿和新生儿的葡萄糖代谢，以支持母亲采用她自己选择的婴儿喂养方法（de Rooy et al，2002）（参见第 44 章）。

出生后，婴儿胃肠道的成熟受特异性肽、肠高血糖素和胃动素的刺激。肠高血糖素刺激肠黏膜发育，胃动素促进肠道运动。

营养/非营养性吸吮是婴儿的主要乐趣，通过母乳喂养或奶瓶喂养就足以满足。婴儿会在吸吮手指或拇指或乳房时找到安慰。母亲需要了解为什么婴儿经常会需要喂，这样她们就可以放心，而不用担心宝宝没有吃到足够的奶。此外重要的是，助产士要向产妇解释，在妊娠晚期胎儿会储存脂肪组织以支持酮体生成，这将在婴儿出生后等待喂养的最初几天内保证婴儿的能量供应。

婴儿蜷腿，膝盖移动到腹部，会增加腹部压力，并可能引起刚摄入的食物被呕吐出来；因此，喂食后应尽量避免马上换尿布。新生儿胃肠蠕动少，腹部膨隆，这表明婴儿支撑胃和肠道的肌肉组织相对比较弱。在分娩期间使用哌替啶或吗啡会导致胃肠蠕动减少，并伴有贲门括约肌无力，在某些情况下会增加出生后数日的反流。

胎粪是一种柔软的黑绿色黏性物质，妊娠第16周左右开始逐渐积聚在胎儿肠道中，主要由黏液、上皮细胞、吞咽的羊水、脂肪酸和胆汁色素组成。

- 0～2 天——排出胎粪，首次胎粪在出生后的 48 小时内排出。这表明下消化道是通畅的，但在某些条件下，如尽管肛门缺失，但是有连接尿道和肛门的套管，也可以允许胎粪通过。
- 2～4 天——食物被消化后，残留物与剩余的胎粪混合，粪便颜色变为绿褐色（变化的粪便），表明胃肠道是通畅的。
- 从第 5 天起——大便变黄。
○ 母乳喂养婴儿的排便
- 柔软，亮黄色，无害的大便。
- 随着哺乳的建立，每天排便 5 次或以上。
- 经过 3 周或 4 周（哺乳完全建立后），因为母乳中的废物很少，可能每 2～3 天才会排便一次，粪便呈软黄色。
○ 人工喂养婴儿的排便
- 苍白，更有形的粪便，有轻微异味。
- 虽然更有可能会便秘，但也会有常规性排便增多。
- 同样值得注意的是，人工喂养的婴儿会获得维生素 K，因此不需要另外口服或肌内注射维生素 K。

（六）肾脏系统

妊娠期间胎儿将尿液排入羊水，羊水过少可能表明肾脏异常。足月时，婴儿肾脏发育相对不成熟，尤其是肾皮质。肾小球滤过率和尿液浓缩能力有限。相对而言，需要大量的液体才能排出固体。

婴儿应该在出生后 24 小时内开始排尿，尿比重比较低。起初的尿量为每天 20～30ml，随着液体摄入的增加，在第 1 周后，尿量增加至每天 100～200ml。

如果婴儿脱水，尿素和氯化钠等固体的排泄能力就会受到影响。婴儿脱水可以通过凹陷的前囟门、口干和皮肤无弹性来识别，最重要的指标是出生体重减轻超过 10%。此外要注意的是，脱水的婴儿仍将继续排出正常量的尿液。因此，湿尿布不能用于验证是否脱水。

（七）葡萄糖代谢

在子宫内，胎儿依赖脐静脉转运的葡萄糖和其他营养物质来生长及发育。胎儿代谢是指在胰岛素的作用下，利用糖原、脂肪和蛋白质进行的合成代谢。出生后，婴儿必须维持正常的血糖，以保护大脑功能，并适应间歇性的母乳进入肠道来满足营养需求。妊娠期超过 37 周并且被认为是"正常"的新生儿能够通过利用酮体，在生理上适应饥饿。这会导致出生后血糖浓度下降，从而被错误地诊断为病理性改变并被治疗（de Rooy et al，2002）。出生后，在胰岛素的作用下葡萄糖继续被分解，但在出生后约 8 小时，婴儿开始转向胰高血糖素代谢（Hawdon，2008）。

（八）肌肉骨骼系统

肌肉骨骼系统，包括骨骼、关节及支撑和连接组织，为所有的身体活动提供稳定性和移动性。肌肉骨骼系统为重要器官（脑、脊髓）提供保护，储存矿物质（钙、磷）和产生红细胞。与成人或儿童的骨骼相比，新生儿的骨骼是柔软的，主要由软骨组成；关节是有弹性的，便于通过产道。形状、大小、轮廓或运动的正常变化可能是由于宫内位置或遗传因素的影响所致，应与先天性异常和产伤相区别。疾病的早期诊断和早期干预通常可以预防长期的畸形和避免手术。

（九）中枢神经系统

神经系统的发展始于受孕后 18 天。出生后，大脑在生命的第一年内继续快速增长，然后以较缓慢的速度增长直到 10 岁，然后增长到青春期，而且此期增长最小。生理健康和心理健康对于神经系统完全发育至关重要。

足月出生的婴儿会积极参与周围环境，并且能够进行社交互动。有研究表明，他们能够模仿看护人的表情，并且能够在某种程度上自我调节。

出生时，婴儿的自主神经系统维持所有主要器官的动态平衡，调节温度和心肺功能。新生儿将拥有成熟的自主神经系统和运动系统，这可通过能否维持稳定的心肺功能来评估。如果婴儿不适或早产，医疗处置会对婴儿自主神经系统造成压力，可能会出现发绀和心动过缓（Rennie et al，2013）。

新生儿的意识状态受到对刺激的反应的影响，了解婴儿的意识水平能确保敏感的护理和管理，有助于婴儿适应环境和意识水平的发展。向母亲提供这些信息，有助于她照顾孩子，且有助于喂养和更有效地利用婴儿的能量及可用资源（专栏 42.1）。

通过适应，婴儿能够"滤除"有害刺激。婴儿存储关于刺激的记忆，通过反复刺激，能学会不回应。"超负荷"的过度刺激会导致婴儿承受更大的压力，需要适当的护理，例如，限制干预，最小化灯光和噪声等，以帮助婴儿恢复。

与其他哺乳动物相比，新生儿的运动发育非常差，但感官发达（视觉、听觉、味觉、嗅觉）。因此，重要的是要抱起婴儿并与他们交谈，抚摸他们以刺激和唤起反应。通过与母亲对视而促进母婴互动。一个 12 天大的婴儿能够模仿成人的面部表情和手势，这可能是一种对看护者积极反馈的机制。

专栏 42.1　新生儿的意识状态

睡眠状态

1. 深睡眠：难以唤醒，闭着眼睛，有一些抽动。

2. 浅睡眠：闭着眼睛，从深度睡眠到轻度睡眠，轻度睡眠到昏昏欲睡的状态，可能伴随吸吮。

觉醒状态

3. 昏昏欲睡或半瞌睡：眼睛睁开或闭合，对感官刺激源做出反应，活动最少，眼睛清澈。

4. 安静警觉状态：重点关注刺激源，与刺激相关的活动少，可能会或可能不会大惊小怪。

5. 主动警觉：很多运动，与刺激相关的惊吓或活动增加，可能会或可能不会大惊小怪。

6. 哭闹：很难会对刺激有反应，需要将婴儿降到 5 级，才能开始对刺激做出反应或吃母乳。

（引自 Brazelton et al，1995）

（十）预防感染

在子宫内，尽管某些微生物可以穿过胎盘并可能感染胎儿，但胎儿受到完整羊膜囊和胎盘屏障机制的保护（参见第 48 章）。在妊娠的最后 3 个月，免疫球蛋白 G（IgG）从母体经胎盘转运到胎儿，保护胎儿避免感染母亲已经具有抗体的传染病。这些抗体为婴儿提供被动免疫 4～6 个月（Wilson et al，2015）。

新生儿对常见微生物没有免疫力，如果在出生时第一次接触它们，非常容易受到感染。出生后不久，由于婴儿和母亲早期而频繁的接触，会被母亲携带的微生物定植。当微生物的数量和毒力超过婴儿发育不良的防御机制时，就会发生临床感染。母乳喂养促使某些特定的细菌在肠道中繁殖，由此产生的酸性条件可能有助于防止潜在性病原体的过度生长，从而提供一些保护作用。

三、分娩期护理

（一）准备

助产士有义务支持在任何孕周和任何环境下（包括在医院外）出生的、有任何生命迹象的婴儿。至关重要的是，助产士必须了解不同孕周出生婴儿的生理功能，以及如何有针对性地改变他们的护理和管理。应在婴儿出生前就做好准备工作，包括确定出生风险增高的婴儿或分娩后需要专科照护的产妇。助产士必须准备好为"高风险"和"低风险"产妇提供护理（专栏 42.2），虽然研究表明风险因素的分类仍然是一个值得商榷的领域，必须将护理重点放在为所有产妇提供安全、优质的护理上，并避免使用"高风险／低风险"的标签（Lancet，2014；Renfrew，2015）。

分娩期并发症是导致新生儿死亡率和发病率增加的主要原因 [母婴健康研究联合会（MCHRC），2001；Manktelow on behalf of MBRRACE，2015；Chou et al，2015]。助产士可以识别一切正常情况，发现任何异常，并恰当转诊或选择相应的护理方式。

从产前开始制订计划，确保妇女们做好分娩准备，并告知她们对自己的身体和妊娠进行自我管理，使她们有信心并在发生异常时能寻求适当的支持。

出生时，婴儿独立的过渡生活伴随着显著的生理变化。助产士需要很好地了解胎儿的生理变化，以评估每个新生儿所需的护理。

（二）Apgar 评分

Apgar 评分由弗吉尼亚阿普加于 1953 年创

设 [美国妇产科学院（ACOG），2015；Levene et al，2008]，是评估新生儿出生时健康状况的常用量化指标，但它也因其简单性和有限的预后意义而受到批评 [ACOG，2015；Levene et al，2008；Sinha et al，2012；NICE，2014]。Apgar 评分使用五个指标：心率、呼吸、肌张力、对刺激的反应和肤色（表 42.1 和专栏 42.2）。

表 42.1　Apgar 得分

体征	分数		
	0	1	2
心率	无	慢 < 100 次 / 分	快 > 100 次 / 分
呼吸	无	缓慢不规则	好 / 哭
肌张力	软	四肢屈曲	活跃
对刺激的反应	没有反应	痛苦的表情	哭
肤色	苍白或青紫色	身体粉红色，四肢青紫色	完全红润

专栏 42.2　需要复苏的高危因素

高危妊娠
- 恒河猴同种免疫
- 中度至重度先兆子痫
- 严重的胎儿生长受限
- 胰岛素依赖型糖尿病（母亲）
- 产前出血
- 破膜时间太久

产程异常
- 胎儿窘迫，脐带脱垂
- 持续性枕横位
- 头盆倾势不均

分娩异常
- 紧急剖宫产
- 严重羊水粪染
- 脐带脱垂
- 胎头吸引术或高位旋转胎头，中位产钳

先露异常
- 臀部
- 面
- 额
- 肩 / 复合

妊娠异常
- 早产

胎儿异常
- 严重的羊水过少或羊水过多
- 已知的先天性异常
- 不良产史
- 多胎

（改编自 Sinha et al，2012）

仅仅靠记录的数字评估分数，不能充分提供关于新生儿状况的信息。重要的是以口头和书面形式记录新生儿的生理状况和进展，直到新生儿状况良好。

如果在进行复苏的分娩中有多名工作人员在场，那么在正式记录婴儿的 Apgar 评分之前，现场人员的意见应达成一致。如果工作人员间对 Apgar 评分存在分歧，可以与助产士主管和高级新生儿科医师讨论。准确评估对于新生儿出生后的护理管理是至关重要的（英国复苏委员会，2016）。

肌张力、心率和呼吸频率是该评分系统中最重要的指标，表示了主动复苏的性质和时间。Apgar 得分为 8～9 分，表明新生儿状况良好。助产士应该期望大多数成熟的婴儿得到约 9 分，因为那些超过 37 周的婴儿有成熟的神经系统，可限制血液流向四肢，而为大脑和其他重要器官提供额外的氧合血。由于外周血循环不良，婴儿手足出现发绀，这种情况将持续到产后 48 小时。

（三）母婴关系

母亲和婴儿的关系从出生时就开始了。妊娠经历可能成为这种关系的积极或消极基础。母亲对她孩子的反应会因她的文化、经历、期望和环境而有很大差异，并会受到她身体和情绪状态的影响。在某些文化中，母亲希望从宝宝出生那一刻起即与其保持密切联系，其他人则希望在抱婴儿之前婴儿得到清洁。因此，助产士需要在分娩前与母亲讨论她的愿望、期望和担心，尽量满足产妇的个人需求。

"纽带"是一个要谨慎使用的术语，因为它可能意味着在第一眼看到时即建立强大的联系。这对于一些以较慢且不太明显的方式与新生儿建立关系的母亲来说，可能非常具有威胁性和抑制性，尽管最终结果是同样的持久而强大。

研究描述母亲对新生儿的反应。母亲的第一反应是用指尖触摸她的宝宝（如果婴儿赤身裸体则更容易），然后发展成保护性爱抚。然后母亲会经常将婴儿移到一个位置，以进行面对面的眼神接触。在这段时间里，她用比平时音调更高的声音与婴儿交谈（Klaus et al Kennell，1976）。早期研究表明，出生时存在一个"敏感期"，此时应该鼓励母亲和婴儿在一起，而错过这一时期的女性，在今后忽视或虐待婴儿的风险比较高。然而，Brazelton假设，即使父母和孩子必须分开，如果护理人员确保母亲有她孩子的照片，并参与婴儿的管理和护理，拥抱甚至只是抚摸她的孩子，这种母婴关系也可以得到有效的培养和维持（Brazelton，1983）。

大脑右半球被认为是自我的情绪感受，新生儿大脑最关键的生长期是从妊娠最后的3个月直到2岁。

一个身体健康的母亲将主要用左手护持她的宝宝。然而，一个沮丧的母亲会用右手（Reissland et al，2007）。一些研究还强调，压力和抑郁可能会影响母婴之间的持续互动（Reissland et al，2010）。（助产士）努力与母亲和婴儿建立关系，对于认识母婴关系困难是非常重要的。如母亲的性格可能与她婴儿的性格不匹配，一个平静的母亲可能生下一个焦虑、活跃并需要更多关注的婴儿。重要的是，母亲和婴儿的关系可能会受到多种因素的影响，如母亲不知道该做什么，感到不知所措，失去独立，伤害婴儿，以及最终成为坏父母。认识到这些是非常重要的。

心理健康的母亲可以（正常）回应专业人士，但那些对自己孩子的害怕多于爱、心理不健康的母亲，可能会觉得专业人士如助产士，过于强势和有被害妄想。这些母亲可能需要专业人员进行护理，她不能独立照顾她的孩子。

抑郁的母亲可能无法理解婴儿的面部表情并做出适当的反应（Arteche et al，2011）。

（四）保暖

婴儿习惯于子宫内恒定的37.8℃的温度，出生后往往暴露在更为凉爽的环境里，理想的分娩环境温度最好是26℃。出生后，婴儿应该及时被擦干，同时进行Apgar评估，然后再决定是否切断或保持脐带完整并推迟夹闭脐带。擦干和去除湿毛巾可以防止热量蒸发，然后宝宝可以交给母亲保暖，避免不必要的暴露（NICE，2014）。先将温暖的毯子盖在婴儿身上，随后给婴儿穿好衣服，适当地盖上毯子并放入预热的婴儿床中。在出生后1小时内，测量宝宝的腋温，并触摸手臂/腿和腹部来验证婴儿冷暖（参见第43章）。

（五）身份识别

有两个记录姓名、出生日期和性别的标牌用于识别婴儿。这些标牌应该给母亲或家属看，并当面套在婴儿的脚踝或手腕上。如果标牌脱落，必须使用上述相同的步骤及时更换。理想情况下，在婴儿回到自己的病房前，不应移除标牌。在每日检查期间，助产士要检查这些标牌的清洁度和舒适度（对于婴儿的手腕或脚踝来说，标牌既不能太紧也不能太松）及数量（即两个）。

一些产科采用了确保婴儿得到适当识别和保护的措施，包括记录足印和手印，这些记录上都应包括母亲和婴儿的名字。

理想情况下，复苏仪应该放置在产房，因为如果婴儿需要复苏，将他从父母身边抱走会显著增加父母的痛苦。如果婴儿必须与母亲分开，那么亲属必须陪伴婴儿，以便及时向母亲提供反馈，了解发生了什么事，并确认回到母亲身边的婴儿确实是她自己的孩子。

（六）维生素K

出生后，血液中游离状态的维生素K水平较低，在出生后的几天内逐渐减少，直到3～4天后才逐渐升高。在此期间如果发生创伤，如阴道手术助产，可能导致出血过多。

英国建议所有婴儿都应补充维生素K（NICE，2006；DH，1998），此要求得到科学研究的支持（Busfield et al，2013）。根据药物与治疗道报（DTB，2016）的建议，应向家长提供是否给予维生素K及给药途径的信息。

维生素K缺乏性出血（VKDB）（以前称为新生儿出血性疾病）是一种出血倾向，是由于新生儿缺乏利用维生素K的能力所致（参见第

47 章）。

症状和体征包括以下部位出血：

- 胃肠道。
- 颅内。
- 黏膜表面。
- 包皮环切处。
- 静脉穿刺部位。
- 足后跟穿刺点。
- 脐带残端（延迟）。

（七）口服使用维生素 K

新生儿胃肠道吸收不稳定，存在反流、吸入和维生素 K 丢失的可能性。在就维生素 K 的最佳剂量和形式提出确切建议之前，还需要更多的证据。血斑（guthrie）筛查试验可以方便地评估 VKDN。采集血液样本后，应压迫穿刺点 3 分钟，然后记录出血停止所需的时间。胶布会损坏宝宝的皮肤，除非绝对必要，否则不应使用。

还要注意的是，维生素 K 溶液含有牛肉成分，因为不是口服在知情同意中要确认局部或肌内给药可能被某些特定的群体所接受。

四、检查新生儿

父母问的第一个问题总是他们的孩子是否"正常"，与任何专业医务人员一样，他们会从头到脚仔细查看孩子。这也一直是助产士评估手段的重要补充，在进行任何检查之前，欢迎父母的参与，并应该积极识别和讨论他们所担忧的问题。

对新生儿要进行四项检查：

- 最初的出生后检查。
- 从头到脚的整体检查，其中包括新生儿和婴儿体检（newborn and infant physical examination，NIPE）筛查项目。
- NIPE 筛查测试，重点是眼睛、心脏、髋部和睾丸的评估。
- 日常健康检查。

每项检查的目的略有不同，但所有检查都应遵循一个系统的过程，并按照图示列出的原则进行，遵照这些原则将为助产士提供最佳的评估方法（图 42.1）。接下来的部分以系统性的方式提供相关信息，以便进行全面的整体检查；但是有些检查，如出生后的初次检查，将不包含所有的检查项目。

（一）出生后初次检查

出生后不久，助产士就会对新生儿进行全面的检查（NICE，2014）。在检查婴儿之前，助产士需要知道刚出生时的婴儿没有病史，只有孕产妇和家族病史及胎儿健康检查的记录，因此助产士要在检查前仔细回顾这些记录。助产士可能还需要检查其他任何可能影响新生儿的情况。

初步检查依赖工作经验中获得的直觉知识、Apgar 评分和使用感官（声音、视觉和触觉）的生理评估中获得的信息。通过检查，提供基本信息，检测任何需要转诊的明显的畸形和异常，并为助产士提供机会，帮助父母照顾家庭新成员。

在第一次检查之前，应给予婴儿至少 1 小时的恢复时间（NICE，2006）。这一小时有时被称为"黄金一小时"。这一小时能让母亲和婴儿有时间来适应生理变化，让宝宝有时间适应环境。如果是母乳喂养，还可以帮助喂养成功。

（二）NIPE 筛查和全身检查

这些检查很相似，都必须由经过适当培训的专业医务人员进行。其中一些技能目前仍需要经过研究生培训，但越来越多的技能正被纳入本 / 专科教育中。

NIPE 筛查侧重于四个重要部位：眼睛、心脏、髋部和睾丸。全身检查有时也称为新生儿神经行为体检（neurobehavioural physical assessment of the newborn，NBPAN），也包括这些部位，同时还包括额外的评估项目。例如，NIPE（UKSC，2005）可被用于排除白内障和视网膜母细胞瘤，而对眼睛的整体检查包括通过评估眼睛的形状排除唐氏综合征，通过评估巩膜是否黄染而排除黄疸、性传播感染和结膜出血等创伤。

全身检查包括对所有身体系统的全面检查及检查每个新生儿的神经行为和心理发展。全身检查的主要目的是通过排除异常来确定婴儿的正常，并在可能的情况下识别出异常，同时与父母沟通所需采取的措施。

自 1994 年以来，越来越多的助产士，而不是他们的医师同事，对新生儿实施了全身检查，按照分娩改革（DH，1993）的建议提供持续性护理，

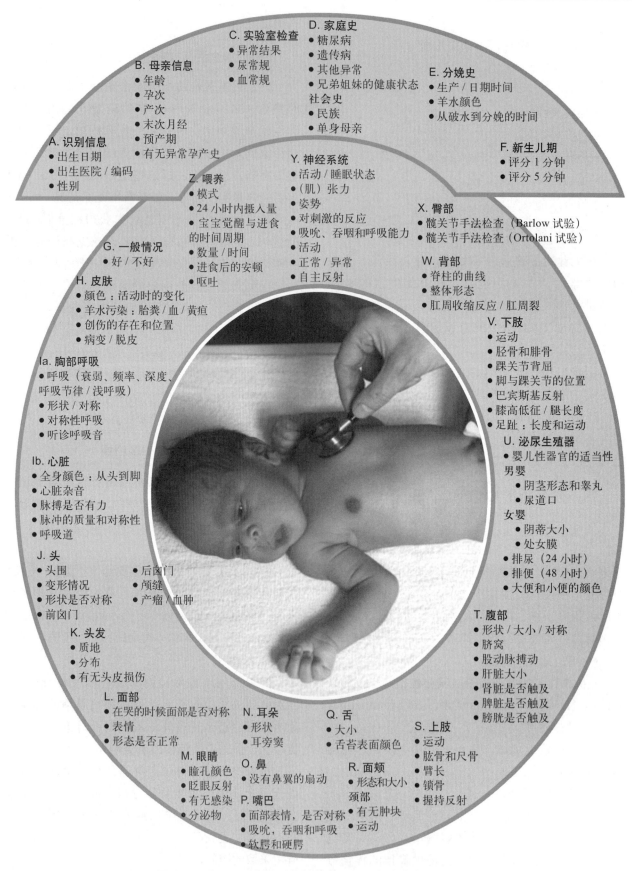

C. 实验室检查
- 异常结果
- 尿常规
- 血常规

D. 家庭史
- 糖尿病
- 遗传病
- 其他异常
- 兄弟姐妹的健康状态
社会史
- 民族
- 单身母亲

B. 母亲信息
- 年龄
- 孕次
- 产次
- 末次月经
- 预产期
- 有无异常孕产史

E. 分娩史
- 生产 / 日期时间
- 羊水颜色
- 从破水到分娩的时间

A. 识别信息
- 出生日期
- 出生医院 / 编码
- 性别

Y. 神经系统
- 活动 / 睡眠状态
- (肌) 张力
- 姿势
- 对刺激的反应
- 吸吮、吞咽和呼吸能力
- 活动
- 正常 / 异常
- 自主反射

F. 新生儿期
- 评分 1 分钟
- 评分 5 分钟

Z. 喂养
- 模式
- 24 小时内摄入量
- 宝宝觉醒与进食的时间周期
- 数量 / 时间
- 进食后的安顿
- 呕吐

X. 臀部
- 髋关节手法检查 (Barlow 试验)
- 髋关节手法检查 (Ortolani 试验)

G. 一般情况
- 好 / 不好

W. 背部
- 脊柱的曲线
- 整体形态
- 肛周收缩反应 / 肛周裂

H. 皮肤
- 颜色：活动时的变化
- 羊水污染：胎粪 / 血 / 黄疸
- 创伤的存在和位置
- 病变 / 脱皮

V. 下肢
- 运动
- 胫骨和腓骨
- 踝关节背屈
- 脚与踝关节的位置
- 巴宾斯基反射
- 膝高低征 / 腿长度
- 足趾：长度和运动

Ia. 胸部呼吸
- 呼吸 (衰弱、频率、深度、呼吸节律 / 浅呼吸)
- 形状 / 对称
- 对称性呼吸
- 听诊呼吸音

U. 泌尿生殖器
- 婴儿性器官的适当性
男婴
  - 阴茎形态和睾丸
  - 尿道口
女婴
  - 阴蒂大小
  - 处女膜
- 排尿 (24 小时)
- 排便 (48 小时)
- 大便和小便的颜色

Ib. 心脏
- 全身颜色：从头到脚
- 心脏杂音
- 脉搏是否有力
- 脉冲的质量和对称性
- 呼吸道

J. 头
- 头围
- 变形情况
- 形状是否对称
- 前囟门
- 后囟门
- 颅缝
- 产瘤 / 血肿

K. 头发
- 质地
- 分布
- 有无头皮损伤

T. 腹部
- 形状 / 大小 / 对称
- 脐窝
- 股动脉搏动
- 肝脏大小
- 肾脏是否触及
- 脾脏是否触及
- 膀胱是否触及

L. 面部
- 在哭的时候面部是否对称
- 表情
- 形态是否正常

N. 耳朵
- 形状
- 耳旁窦

Q. 舌
- 大小
- 舌苔表面颜色

S. 上肢
- 运动
- 肱骨和尺骨
- 臂长
- 锁骨
- 握持反射

M. 眼睛
- 瞳孔颜色
- 眨眼反射
- 有无感染
- 分泌物

O. 鼻
- 没有鼻翼的扇动

R. 面颊
- 形态和大小
颈部
- 有无肿块
- 运动

P. 嘴巴
- 面部表情，是否对称
- 吸吮，吞咽和呼吸
- 软腭和硬腭

图 42.1　从 A ~ Z 新生儿评估检查工具、各系统的详细情况

促进助产士的自我审查，并有可能改善跨职业伙伴关系（Hall et al，2006；Hall，1999）。

助产士在识别和验证正常时发挥着至关重要的作用，并可在检测到异常时给出建议。应从一开始就查明任何可能的问题，在转诊之前提供稳定新生儿生命体征的照护，并尽量减少今后的任何伤害，以确保未来的福祉。

英国国家筛查委员会（UKNSC）的新生儿和婴儿体检（NIPE）（UKNSC，2008）主张在出生后 72 小时内进行第一次 NIPE 筛查，以便于在检查前使婴儿的主要器官（如心脏）完成产后过渡。这次检查应该在新生儿由医院转移到医疗访问者和全科医师负责的社区医疗服务之前完成。一般期望（NICE，2006）新生儿从出生到 6～8 周一直由助产士照护。一般将新生儿第二次全身检查与产后第 6 周产妇康复状况检查合并在一起。在这两次检查之间，助产士将评估每个婴儿，回顾过去和现在的病史，然后决定哪些标准（criteria）需要在体检期间进行评估，哪些可以单独通过观察完成。

1. 新生儿检查评估工具　旨在评估婴儿生理和行为的临床评估工具，可帮助助产士通过识别和排除异常来验证正常（Michaelides，2010）。使用工具评估和分析产妇的口述及病历资料可以收集重要信息。一个系统性的检查方法是当婴儿安静时从心脏检查开始，直至最具侵入性的检查——摩尔反射和头围测量。头位测量最后进行，因为婴儿会感觉不舒服，在完成检查后需要安慰他。

该评估工具由 26 项组成（图 42.1），每次检查的项目数量取决于检查的目的和助产士的经验及其所受的培训。

2. 准备工作　准备工作对于确保顺利有效地完成检查至关重要。需要一个能保护隐私和环境受控的工作区域，用于检查婴儿的检查台要有顶置加热器和光源，高度适中，以防医务人员背部拉伤。检查台可为婴儿提供一个安全的环境（图 42.2），也为所需设备提供一个安全的存储空间（专栏 42.3）。在产妇家里时，助产士可以使用垫有温暖床单或毛巾的床垫或桌子（或类似的台面）来检查婴儿。

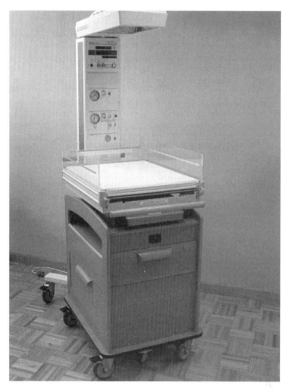

图 42.2　新生儿检查设备

专栏 42.3　检查所需的资源和设备

- 条件允许的情况下，顶置加热器 / 加热床垫
- 坚固的台面
- 床单和毯子
- 一片备用的尿布
- 清洁设备（盆和棉球）
- 检眼镜（清洁并预设到医生的视力）
- 听筒
- 小手电
- 卷尺
- 体温计
- 消毒压舌板
- 医用棉签
- 手套
- 脐带夹卸除器
- 盛放用过的尿布及手套等的垃圾袋
- 直尺
- 秤
- 仰卧式测距仪 / 滚动测量垫

---

3. 沟通　在检查之前，需要向产妇 / 父母提供充分的信息，说明检查的理由（如 72 小时评估）及识别异常，便于早期治疗和尽量减少长期后遗

症的重要性。检查后，助产士必须就整体评估情况向父母提供反馈，如果发现异常，要讲明其潜在性问题并讨论下一步处理意见。对于语言不通的产妇，需要第三者或翻译人员。助产士必须具备与婴儿沟通的能力，理解婴儿的"语言"，并具备观察和记录宝宝生理及行为的能力。

4.知情同意　在预约时，母亲会收到 NIPE 小册子《您和您宝宝的筛查》[英国公共卫生部（PHE），2015]。该手册提供有关 NIPE 检查的信息，并建议家长如有需要可向助产士咨询。

（三）日常检查

作为产后检查的一部分，助产士将检查婴儿的行为、眼睛、皮肤、脐部和尿片包裹区域，喂养方式和两个身份识别标牌（如果在医院）。这项检查提供了一个机会，既能确定婴儿健康成长，又可以教导母亲如何监测婴儿的健康状况和学习婴儿护理技能。

五、新生儿身体评估

（一）出生

婴儿从一个安静、黑暗、温暖和潮湿的子宫环境进入到出生后的全新世界。在擦干婴儿或水中分娩后的婴儿浮出水面时，助产士通过 1 分钟和 5 分钟的 Apgar 评分及简单的身体检查评估婴儿对宫外生活的适应性并排除明显的畸形。毫无疑问，重要的是直到助产士完成评估后再验证性别。因为一旦说出性别，将会立即向家人和朋友公布。如果在随后更仔细的评估中，发现之前的性别鉴定结果受到怀疑，将会给家人带来极大的忧虑。

在生命的第一个小时，婴儿和母亲或父亲待在一起并开始互动。因为宝宝在出生后第一个小时内比较警觉，此时应该支持母亲尝试进行第一次母乳喂养。如果是人工喂养，需要助产士对宝宝的胃肠系统进行更全面的评估。母乳喂养的婴儿会摄入少量但很有益处的初乳。如果婴儿胃肠道不完整，如腭裂或肛门闭锁，配方奶喂养很可能会造成本来可预防的损害。同样重要的是，首次成功的人工喂养还可以排除食管瘘，因此第一次喂养时助产士必须始终在场，以识别婴儿可能

因乳汁进入肺而出现的发绀。

（二）新生儿评估常规

应该系统地对新生儿进行体格检查，使用观察、触诊和必要时的听诊，检查每个生理系统以确保完整（图 42.1）。

重要的是要认识到婴儿会表现出他自身健康状况的相关信息。凭借评估新生儿行为和生理的专业知识与经验，护理人员将能识别需要特殊照护的婴儿。

助产士需要向家庭解释，健康评估是一个持续性过程，每次检查只能通过排除异常来验证当时的正常性。通过持续性观察，在教育和健康评估中不断地提供关怀和专业支持，人们才会越来越放心。

（三）病史

产前检查期间，要完整地记录孕妇和伴侣的既往史及产科史。应审查本次妊娠、分娩和产前期，以确定任何可能影响婴儿的风险因素。

从孕妇那里获取既往史时，要确保整个沟通过程是开放和互动的。应该向孕妇解释询问某些问题的理由及对今后护理的影响（参见第32 章）。

化验结果也需要由助产士评估其与新生儿评估的相关性。例如，母亲 O 型血，婴儿出现黄疸时要考虑 ABO 血型不合的可能性。

Kell 抗体可以攻击骨髓，减少红细胞的产生，并可能导致婴儿出生时贫血。新生儿贫血会使婴儿缺氧，需要在出生时进行复苏治疗并输血。

性传播疾病，如果不在产前期进行治疗，那么可能会影响出生的婴儿。因此，需要观察婴儿是否有感染的迹象（参见第48 章）。

健康教育很重要，尽管它并不能总是减少女性的危险行为。在获取真实和准确的信息以便于采取恰当的护理时，需要非评判性和支持性方法。

诸如末次月经的第一天（LMP）和估计的受孕日期（EDC）之类的信息对于计算胎龄是至关重要的，这是护理管理的一个重要方面。

正确的胎儿监护（参见第 36 章），有助于助产士决策分娩时通知相关的医师在场。分娩方式可能会影响婴儿管理，产程延长后出生的婴儿可

能会受到创伤，可能需要进行初步检查，以确认其健康状况，然后活力明显恢复后进行全面检查。最小化检查过程可能有助于受惊的新生儿恢复。理想情况下，体检应不超过 15 分钟，因为新生儿不能忍受长时间的护理操作。

母亲对婴儿的关注点为检查提供了重点方向，因为大多数母亲会花时间检查、感觉、抚摸和数婴儿的手指及足趾。在大多数情况下，她们自己会发现孩子是否正常。

（四）总体外观

婴儿的年龄和妊娠期长短会影响他的整体外貌。分娩方式、出生后月龄和最后一次喂养的时间会影响婴儿的行为。一个饥饿的婴儿将很难接受检查，因为许多评估要求婴儿保持安静平和，能够忍受 10 ～ 15 分钟的身体检查。

难产的婴儿可能非常烦躁或处于深度睡眠状态（见专栏 42.1），助产士需要根据婴儿的行为来指导其检查。

1. 观察　在观察婴儿时采用"放手"（即检查者的手不接触新生儿）的方法。妊娠 38 周以上的婴儿身体将呈现出一种屈曲姿势，表明良好的肌肉紧张度（图 42.3）。在这种状况下观察新生儿的一般特征以发现有无畸形。

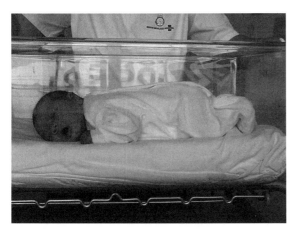

图 42.3　屈曲良好的新生儿

2. 妊娠期评估　以前，使用重量来定义足月儿和早产儿，体重低于 2500g 的婴儿被认为是早产儿。进一步的研究（Battaglia et al, 1967）表明，胎龄及婴儿生长是否与胎龄相符是更好的预测指标。

Dubowitz 评分系统（Dubowitz et al, 1970）

等评估工具，使用神经学量表来评估新生儿的胎龄（参见第 45 章），用于妊娠不足 38 周的婴儿。也可以使用胎儿发育的近似估计值来评估胎龄，包括 LMP、预产期（EDD）、超声和身体特征。

（1）测量：《英国世界卫生组织的生长图表》，这是基于世界卫生组织（WHO）从健康的母乳喂养婴儿中长期收集的数据而得出的，这些母亲不吸烟，也不缺乏食物。绘制婴儿的体重和头围图，有助于助产士识别出"有风险"的婴儿，确认正常的婴儿，并进一步制订护理计划。

（2）体重：需要定期维护体重秤，确保精确测量。将婴儿安全地放在秤上，称重时要注意尽量减少婴儿的热量损失，要确保周围环境温暖且没有空气对流。

体重可以标注在百分图上，筛查小于或大于胎龄的婴儿，并制订相应的护理计划，经同意后记录在婴儿手册里。第九百分位以下的婴儿糖原储备减少，可能更容易发生体温过低和低血糖，因此必须特别注意体温的调节和喂养。

婴儿在出生后的第一周将失去 5% ～ 10% 的体重，然后以平均每天 25 ～ 30g 的速度稳定增长至 6 个月大（Wilkinson, 1997）。

注意：在第 10 天仍未达到出生体重的婴儿需要接受检查，以排除喂养不良、体温调节或潜在尿路感染的迹象。

脱水：常见于尚未建立母乳喂养的婴儿，确认是否脱水对于预防低血糖和高钠血症至关重要。脱水的迹象包括皮肤不饱满、黏膜干燥、嗜睡和凹陷的囟门，体重减轻 ≥ 10% 也很重要。无论是否存在脱水，尿量一般都是每小时 1 ～ 3ml。因此，湿尿布并不一定表示健康。

（3）身长：关于是否应该测量婴儿身长存在争议。为了精确测量，可以使用仰卧位测距仪（Wilkinson, 1997）或滚动测量垫（图 42.4）。这两种方法都需要拉伸婴儿。因此，要有两个人，才可以准确地进行测量。

（4）头围：使用不可拉伸的卷尺，紧密贴在头皮周围，并以枕骨隆起、额骨和顶骨隆起为标志。测量 3 次，取最大值。出生后立即测量头围，可能会因小儿头水肿或产瘤而增加测量值。因此，当肿胀消退时，需要重复测量。

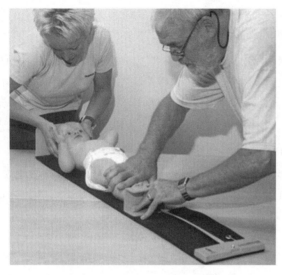

图 42.4　新生儿高度的测量

[引 自 Jokinen M, Measuring newborns : does size really matter? RCM Midwives J, 5（5）：186-187, 2002]

（5）生命体征：在计算呼吸频率的同时测量体温。如果婴儿着凉（低于 36.5℃），可以停止检查或在热辐射台上检查婴儿。在婴儿的护理计划中还应包括 1 小时后重新评估体温，以排除感染，并完成记录和可能需要的医疗支持。

呼吸频率通常在每分钟 40 ～ 60 次，但需要考虑到婴儿在计算呼吸频率之前的行为。婴儿呼吸是周期而非规律性的，可能会有均匀和非常不均匀的呼吸时段，呼吸间歇有时也会很长。因此，计数呼吸时，将注意力集中于腹部一小块区域，会使计数更容易一些。

注意：如果婴儿其他方面表现良好，但在休息时急促呼吸，每分钟超过 50 次，可能是呼吸性酸中毒的迹象，必须转诊给高级儿科医师。

（6）皮肤：皮肤能保护婴儿免受感染，能够进行交流，并且对触摸、压力、温度和疼痛敏感。出生后婴儿被擦干（应温和地触摸），尽量减少婴儿的不适。

新生儿皮肤的表皮薄而细腻，成熟婴儿皮肤还表现为干燥，有时会脱皮。

观察婴儿颜色的最佳环境是在自然光下，因为人工光可以影响观察到的颜色深度。粉红色是新生儿的正常皮肤颜色。婴儿哭泣时皮肤是一种红色 / 多血的颜色。当皮肤变得暗淡 / 紫色时，可能是由于血细胞过度堆积（PCV）引起的，这是被认为是病理性的，因为它可能由红细胞增多症引起。

灰白或苍白的皮肤表明灌注不良和贫血。糖尿病母亲的婴儿皮肤往往比一般婴儿更红，而"过熟"婴儿的皮肤更为苍白。

亚洲和深色皮肤的婴儿可能有蓝色痣散落在身体的任何部位，这有可能被误认为是瘀伤。父母有时会因此担心，但应告知使他们放心。因为这种皮肤深层色素沉着会在几个月后消失。

瘀斑（微小皮下出血）：通常是脐带绕颈等分娩创伤的结果，通常会在出生后 24 ～ 48 小时内消失。如果没有消失并且似乎成倍增加，这可能是病理性的，需要将婴儿转诊进行诊断。

生理性黄疸可能在 72 小时后发生，因为过多的红细胞破裂，婴儿不成熟的肝脏不能代谢所有未结合胆红素；后者在皮肤下渗漏并呈现黄疸色。产后 72 小时内，对所有高危新生儿每天使用经皮胆红素测量计来测量黄疸数值（参见第 47 章），可以评估黄疸。

常见的皮肤变化还包括鼻子上的微小粟粒（堵塞的汗腺）。

新生儿中毒性红斑可能会被观察到。这些具有红斑基底的丘疹性病变在躯干上比在四肢上更常见，一般不经治疗也会在 1 周岁时逐渐消失。偶尔红斑大量发生时值得警惕。

（7）血管瘤

• 血管痣是表面毛细血管血管瘤，可能发生在上眼睑和颈背上，有时隐藏在发际线上。这些通常在 1 岁时变小并消退。

• 毛细血管（草莓）血管瘤通常在出生至 2 个月之间出现，最常见于面部、头皮、背部或胸部。这种血管瘤在 1 岁前会增大，然后开始减小，并在 5 ～ 7 岁时消失。

• 葡萄酒色斑（鲜红斑痣），如果病变位于神经通路上方的皮肤区域，如面部的三叉神经区域，可能与脑膜血管瘤（Sturge-Weber 综合征）有关。大面积的变色可能需要随后的激光治疗。

每天要观察皮肤是否有疼痛、皮疹和脓毒性斑点。

（8）皮肤干燥：正常的皮肤屏障由紧密堆积在一起的细胞组成。一直以来都使用橄榄油来保湿或按摩婴儿皮肤。但是植物油的核心成分油酸会破坏皮肤细胞的结构，削弱皮肤屏障。因此，要么完全避免使用油脂（Lavender et al, 2009），要么使用矿物油（Cooke et al，2015）。

（五）心肺系统

心脏和肺部评估是相互关联的，这样可以减少处置时间和如何确定心肺的功能，区分心脏和肺的正常生理和病理。

1. 观察

（1）颜色：婴儿肤色是心肺系统功能的重要指标。

• 白种人婴儿"好"肤色意味着全身都是粉红色，除了手、足可能发紫外，嘴唇偶尔也可能出现发绀（肢端青紫综合征）。

• 评估发绀（和黄疸）程度时，检查深色皮肤婴儿的黏膜比皮肤更可靠。

• 应在产后定期评估婴儿肤色。

• 应尽可能裸体检查婴儿，以确定从头到脚的颜色对称性。

（2）胸部：注意胸部的整体外观，观察颈部和锁骨区域。在观察呼吸时检查胸部和腹部。

• 注意乳头的位置、赘生物、副乳或皮肤色素减退。

• 胸部应圆润。

• 胸腔两侧应对称性移动，呼吸时膈肌和腹肌在活动。

• 观察膈肌的对称性运动，评估呼吸速率和模式（助产士要警惕膈肌的不对称运动，可能预示膈神经损伤。虽然婴儿可能有周期性呼吸，但真正的呼吸暂停时间超过 20 秒被认为是异常，可能表示神经损伤或异常）。

• 呼吸不应该依赖辅助性肌肉，吸气时不应该出现肋间或肋下肌收缩。呼吸时出现使用辅助肌的体征表明严重的呼吸窘迫。

• 呼吸应该是安静的—可听见的呼吸音是异常的标志，可以根据声音类型识别呼吸困难的来源。如吸气时的咕噜声可能表明上呼吸道有问题，即水肿或肿块。呼气性咕噜声表明原因在于下呼吸道，可能由体温过低、表面活性物质缺乏或胎粪吸入引起。

2. 触诊　触摸婴儿胸部要轻，因为母体激素可能会导致婴儿乳房增大，触摸压力过大会导致婴儿不适和疼痛。

• 检查心脏的位置，评估其在胸部的左侧还是右侧。最好通过听诊来完成，但偶尔可以通过触诊来确认。

• 然后确认没有喘息和颤抖，识别心脏搏动最强点。

• 毛细血管充盈时间是通过在胸部施加压力或轻轻挤压耳垂或足趾来测量的，预期的血流充盈时间是 3 秒以内。

• 肱动脉和股动脉搏动触诊，确定脉搏力量、节奏和幅度。

• 婴儿安静时是触摸股动脉搏动的最佳时机，通常在出生后第 1 天或第 2 天感觉股动脉搏动非常弱。验证股动脉搏动在心血管功能评估中至关重要。

• 也可以触摸足背动脉搏动来替代触摸股动脉搏动。

3. 听诊　在使用儿科听诊器识别心脏和呼吸音之前，医师可能会注意到正常或异常的呼吸音（参见网站资源章节）。一般在经过一段时间的观察后听诊，这可以增强检查者对宝宝的认知、了解，以及和宝宝的沟通。摩擦听诊器头，使其变温，减少对婴儿的干扰，便于听诊。

新生儿呼吸音的听诊比儿童更容易，因为婴儿的呼吸音没有伴随尖锐的肺泡音和喘息声（图42.5）。

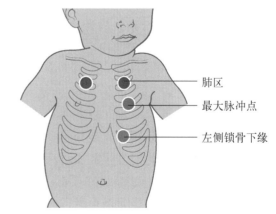

肺区

最大脉冲点

左侧锁骨下缘

图 42.5　心肺听诊的区域

检查心脏应该与其他方面一起进行，如检查股动脉搏动。为了确定心脏是在右侧还是左侧，检查者应该观察心前区活动、心率、节律、心音，以及是否存在杂音。

与婴儿哭闹或"不好哄"时相比，平静时的婴儿可以更容易地确定心跳频率、节律和杂音的存在。助产士可以鼓励母亲让婴儿吸吮宝宝自己的小手指或安抚奶嘴来安抚。

心率通常是窦性心律，每分钟 120～160 次，随着妊娠期和实足年龄及活动程度而变化（Begum et al，2012）。

相比其他年龄段，新生儿时期心脏杂音的意义不大。新生儿的心脏异常可能非常严重而没有任何杂音（Hall et al，2006）。闭合性动脉导管可能会引起一种杂音，虽然只是短暂的发生，但在当时是非常响亮的，令人担忧，并有误导性。奔马律声音可能是一个不好的现象，但如果是分裂"S2"（即 lub dub dub）则是令人放心的。如果对心音听诊不熟悉，则很难确定 S1 和 S2。同时触摸肱动脉和听诊心脏，能更容易地识别杂音。

听诊器有助于对心血管系统的评估。然而，最好的评估是获得准确的母亲/家族心血管病史和观察婴儿的行为。一个活跃的婴儿，突然变得昏昏欲睡，似乎肌肉紧张度减少，对喂养不感兴趣，或者在用力时特别是在喂食后呼吸急促，那就需要紧急转诊，用救护车送到最近的新生儿急救中心。

大多数的心血管先天性异常与导管有关。因此，大多数心脏病将在出院回到家后在社区医疗中被诊断出来。对于父母来说，了解新生儿的正常行为并在孩子发生异常时寻求建议是很重要的。

肝脏触诊后，心血管系统的评估才算完成。检查肝脏大小是否正常，触诊时不超出肋缘下 2cm。

4. 先天性心脏病 严重的先天性心脏病（CHD）可以在任何年龄段被诊断出来。某些病症在新生儿时就可以被发现，其他则很少能在婴儿期被诊断出来。在出生时发生的血流动力学的巨大转变为医务人员识别 CHD 的临床表现带来了挑战。对胎儿血液循环和出生后自然过渡进程的了解，为临床医师提供了工具，能预计可能出现的问题，并进行安全治疗。例如，怀疑患有先天性心脏病并且发绀的婴儿不应给予氧气，因为这将促使动脉导管更快关闭。

虽然先天性心脏病无法预防，但对于缺陷和与之相关的一切健康问题都有许多种治疗方法。英国的婴儿在出生后 72 小时内进行身体检查。当动脉导管通畅时，杂音很难被识别（参见第

49 章）。

脉搏血氧仪：瑞典和英国的研究表明使用脉搏血氧仪，可以改进识别有风险新生儿的方法（Singh et al，2014；de Wahl Granelli et al，2009；Knowles et al，2005）。脉搏血氧仪是一种非侵入性诊断测试，用于检测饱和氧的血红蛋白（Hb）的百分比。氧饱和度是衡量血液携氧最大量的百分比。正常读数为 98～100；95 以下被认为过低，可能表明婴儿有先天性心脏病的风险。

要获得准确的记录，需要正确使用探头，确保两个光源和接收器彼此相对，探头放在婴儿的右手，并根据婴儿的大小，使用拇指或手腕。要仔细阅读制造商关于如何应用和维护设备的说明书（Thangaratinam et al，2012）。

（六）形态学检查

准确的评估形态系统对于确定婴儿是否需要更为彻底的检查，是否需要医疗/支持服务或家庭咨询至关重要。外部畸形特征的评估为内部异常的存在提供了线索。该检查需要系统的评估方法，包括观察和触诊。

（1）头部：由于出生时对胎儿头部的挤压，婴儿出生后头部的形状可以是圆形、子弹形或细长椭圆形，这会引起父母的焦虑。他们需要得到信息确认，随着时间的推移，婴儿头部将呈现其自然形状。需要注意的是，头围从出生到 4 天或 5 天后的测量值会有所不同。足月新生儿的平均头围，枕骨—额径测量，不包括耳朵，为 33～38cm。

头顶保持在中线，同时评估大小、形状和对称性。应检查头皮和面部是否有割伤、擦伤或瘀伤。应识别和记录创伤部位，如胎儿血液取样部位，以支持后续的护理和管理。

如果发现胎头血肿或头颅血肿（图 42.6），要及时记录（参见第 30 章）。

同时记录骨缝的移动性和宽度，以及颅骨变形的程度和方向。检查囟门：前囟门可能反映了骨骼骨化的延迟，可能与甲状腺功能减退有关。在正常状态下，前囟门与周围骨骼在同一水平位置。囟门凹陷可能是脱水的症状，而完整和凸起的囟门及过宽的骨缝可能是脑积水的特征。

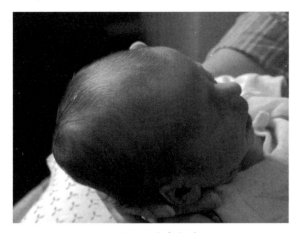

图 42.6　头皮血肿
（引自 Dr. Raoul Blumberg）

通过评估骨缝的移动性或骨缝重叠来排除颅缝早闭（男婴发生率是女婴的 2 倍）。骨缝过早关闭会导致颅内受压，婴儿长大时可以通过头部不对称的外观来识别，如人字缝的闭合会导致枕骨扁平，如果不能被识别则会导致脑损伤。

（2）头发：记录头发的状况和数量，因为这可能受到某些代谢紊乱的影响（如甲状腺功能减退症）。

（3）脸部：在哭泣和休息期间检查眼睛，耳朵和特征的正常外观和对称性，并记录面部的正常外观和对称性及独有特征。

（4）眼睛：应该同时观察双眼，以识别和排除任何创伤、瘀点和痣，因为三叉神经区域上的任何痣都可能涉及三叉神经并且需要转诊。应观察眼睛的水肿或眼屎，因为这可能代表感染，如性传播疾病。如果不能及时识别和治疗，可迅速发展为全身性感染。

应该观察眼睛的位置、大小和对称性，眼睛分得太开（眼距过宽）可能是一种疾病症状。看起来很大的眼睛可能与青光眼有关（Tappero et al，2014）。

婴儿应该能够与照护人员进行眼对眼的目光接触。然而，如果发现眼睑下垂则需要立即转诊，因为它可能是神经系统的先天性异常。

通过检眼镜测试眼睛的眼底反射。该项检查的目的是检测视网膜、晶状体和角膜的异常。眼底反射必须是完全和完整的，能排除白内障和可能代表唐氏综合征的布鲁什菲尔德斑，不完整的眼底反射可能代表视网膜母细胞瘤。当婴儿在检查期间睁开眼睛时，可以进行该项目的评估；或

者在全身检查后将婴儿带入暗室进行此项检查。当使用检眼镜检查时，视网膜应清晰并呈红色，红色素的量取决于种族。

新生儿眼炎是发生于新生儿的结膜炎。结膜炎是由感染性或非感染性因素引起的结膜炎症，其特征是结膜发炎和眼睛分泌水样液或脓。单纯感染性结膜炎通常由金黄色葡萄球菌、链球菌或大肠杆菌引起。如果怀疑是感染，必须采取适当的沙眼衣原体和淋病的拭子，以排除与角膜溃疡和失明相关的感染（UKNSC，2008）。

（5）耳朵：检查婴儿双耳的对称性和正常位置。可以从眼睛的内眼角到后囟门连一条虚构的线，正常耳朵的螺旋线应该在此虚构线的上方。耳朵的耳郭应该是灵活并且很容易回弹。应注意耳郭、赘生物和耳窦，因为它们可能提示异常，如某些影响肾脏系统的异常（Roth et al，2008）。

听力：注意婴儿对声音的敏感性。听力使婴儿能够交流并了解他们所生活的世界。一个婴儿可以在最响亮的音乐里睡觉，而另一个会被一个轻声说话的人吓到。

自 2006 年 3 月以来，所有英国婴儿在出生后不久都要接受听力筛查。筛查听力缺陷涉及两个无痛测试——耳声发射测试（otoacoustic emissions test，OAE）和自动听觉脑干反应测试（automated auditory brainstem response test，AABR）。

婴儿有时会因为在测试时不安静或因有流体（如胎脂或液体）在耳朵中而影响测试结果。此测试可以反复测试。

（6）嘴：检查寻乳反射和吸吮反射，检查牙龈裂缝，并确保没有乳牙存在。爱泼斯坦小结（小的白色囊肿、囊泡，聚集在硬腭和软腭交界处）是正常的表现。舌系带过短时系带会限制舌头的运动，应该使用基于实证的工具来正确识别（Cawse-Lucas，2015）。

助产士应确保既没有硬腭裂也没有软腭裂（Bannister，2001）。对硬腭和软腭的触诊及观察是必要的——必须使用手电筒和压舌板。已经有助产士和医师没能发现腭裂的先例（Hunter et al，2014；Habel et al，2006）。

用压舌板检查口腔时，应将婴儿置于襁褓中

并轻轻握住头部以避免在检查过程中移动。插入消毒压舌板并压下舌头，可以清楚地观察硬腭和软腭。至关重要的是要一直检查到腭垂（小舌）的位置，排除轻微程度的腭裂（Hunter et al, 2014）。木头制品易携带细菌，一个盒子中有多个压舌板并在拿取个别压舌板时，其余的会被污染，从而在新生儿中产生交叉感染。因此，在使用前需要灭菌。

应定期检查口腔，排除白色念珠菌等感染。

（7）鼻子：检查鼻子是否位置正常，存在鼻孔，以及可能的单侧后鼻孔闭锁，后者可能不容易被识别（参见第 49 章）。

不建议对婴儿做鼻腔抽吸，除特定情况外，例如，出生时有胎粪或血液。将吸引导管引入鼻腔，可能会损伤脆弱的上皮层和黏液腺结构，导致婴儿鼻塞。一般情况下，婴儿鼻塞会慢慢恢复，几天内呼吸应该恢复正常，除非婴儿有呼吸问题。

（8）颈部：被动检查颈部的旋转、前屈、侧屈和伸展。

• 前屈，下巴应触及或几乎触及胸部。

• 伸展，枕部应接触或几乎接触颈后部。

颈旋转或侧屈不对称，或运动范围受限属于异常现象。还应检查颈部是否有甲状腺肿大，甲状舌骨或腮管窦道，以及皮肤褶皱处，以排除化脓点或受刺激的皮肤。

与家长分享信息　如果担心婴儿存在畸形，那么在转诊给高级新生儿科医师之前要小心翼翼地与父母进行沟通，因为畸形婴儿可能预示着存在其他先天性异常（如心脏或胃肠道）。一个有用的开场白是询问婴儿和父母哪一方长得更像。父母可能会觉得他们可以表达他们自己的担忧。即使婴儿确实与其他家庭成员有相似之处，也不能排除遗传异常，应将婴儿转诊给新生儿科医师进行随访。用于描述畸形婴儿的词语需要强调积极的一面，例如，应该用"独特的面部特征"（Aase，1990）而不是"异常"或"畸形"之类的词来表达。

（七）肌肉骨骼系统

1. 病史　产前病史对肌肉骨骼系统的评估至关重要，因为子宫环境会影响胎儿的肌肉骨骼发育。任何改变子宫内环境的事件或情况都可能改变胎儿的生长、运动或位置。羊水过少、臀位、异常生长模式和致畸剂等因素都可能对宫内胎儿肌肉骨骼系统的发育和成熟产生不良影响。骨骼系统与神经系统相互关联，因此，还要考虑分娩时可能存在的创伤等因素。

分娩史，如分娩时间、胎儿窘迫症状和分娩方式（阴道分娩或剖宫产）与脑瘫和肱动脉麻痹等疾病有关。

在多胞胎中，婴儿出生的顺序值得注意，因为往往第一个胎儿的先天性髋关节发育不良的发病率较高。准确的胎龄评估对于评估婴儿的姿势和肌张力是必需的。

新生儿第一次体检时必须仔细检查和记录肌肉骨骼系统状况，因为这些信息是今后检查的基础。

2. 检查　分娩后 24 小时内要完成对骨骼系统彻底和系统的检查，检查包括颅骨、锁骨、上肢、下肢、脊柱和臀部。如果检查中发现脊柱异常，那么要由高级新生儿科医师进行之后的髋关节检查，避免新生儿紧张和压力。与其他系统一样，在观察新生儿或检查其他系统时，同时要对骨骼进行检查。

对肌肉骨骼系统的评估还包括以下方面：

• 姿势，位置和总体异常。

• 骨骼或关节运动引起的不适。

• 关节运动范围。

• 肌肉的大小、对称性和强度。

• 背部的形态和运动性。

检查按从总体到局部的顺序进行，包括测量肢体长度与体长的比率。一般检查包括观察身体不同部位的运动和大小、形状、对齐状况、位置和对称性。

要检查软组织和肌肉的肿胀、肌肉萎缩和对称性。不应出现不对称的长度或周长、束带征或四肢长度畸形。

通过观察和触诊检查四肢，识别其组成部分（如前臂的两块骨骼——桡骨和尺骨），功能和正常运动范围。

检查和触摸锁骨的大小、轮廓和捻发音（断骨末端移动时可以感觉到或听到的摩擦音）。如果是难产，触诊时发现锁骨轮廓不规则，缩短，触痛或有捻发音，要怀疑是否有锁骨骨折，这是一种常见的分娩损伤。锁骨骨折会使婴儿极不舒服和极大痛苦。助产士在给婴儿脱衣服时会注意到这一点。

应注意肱骨的长度和轮廓。如果是难产，要怀疑是否存在肱骨骨折，还要注意到由于血肿而形成的肿块，或触诊期间的疼痛迹象。肱骨受伤的情况下，为了减轻疼痛和不适，婴儿受伤的手臂应与其身体成直角放置，并且可以使用"婴儿连身服"将其固定。或者，可以将受伤手臂轻轻地包扎在婴儿的身体上，以减少其运动。还必须向母亲提供关于如何给受伤婴儿穿脱衣服的信息，以及采取何种姿势喂养，使得婴儿舒适并尽量减少疼痛程度。

检查肘部、前臂和腕部的大小及形状和骨骼数量，以及关节活动范围。

检查手的形状、大小和姿势，以及手指的数量、形状和长度。还应检查掌纹。虽然手掌上的单一猿线通常与唐氏综合征相关，但于正常婴儿中也常见。

婴儿手指通常蜷曲成拳，拇指位于其他手指下。指甲光滑柔软并延伸到指尖，要检查指甲的大小和形状。应告知母亲如何给婴儿剪指甲而不引起甲沟炎，后者可能导致败血症。

3. 下肢　通过观察婴儿下肢的形态可以估量胎儿在子宫内的姿势。大多数婴儿双腿向腹部屈曲，外露旋转并足外翻。呈臀位的婴儿通常有弯曲外展的臀部和伸展的膝盖。这些下肢形态是对相应胎位的适应，不应与先天性畸形混淆。但是，助产士如果不能确定，应该向同事或新生儿医生寻求意见。

助产士应检查婴儿的外观是否正常，以及四肢的长度、形状和运动，确保四肢都能够自由运动，关节功能正常。触摸下肢以确定股骨、胫骨和腓骨的存在。将两腿拉直并拢，观察股骨的长度，或测试膝高低征。测试时，保持婴儿双脚放平在床上，将股骨对齐，弯曲双膝。保持两脚的拇趾尖处于同一水平面上，检查者面向婴儿脚的方向，弯曲双腿使婴儿的膝盖位于检查者视线水平，观察两个膝盖的高度。如果一个膝盖高于另一个膝盖，这表明膝高低征阳性，可能代表髋关节发育性移位。

（1）踝关节和足：检查包括静止和运动时的状态。踝关节在背屈和跖屈时不同的被动运动取决于婴儿在子宫内的位置。例如，踝关节和前足内收，也即姿态性畸形，可以通过被动地将足定位于中线，并轻柔地按压足背使之弯曲而形成"方形窗"，来与先天性马蹄足畸形相鉴别。马蹄足或其他结构性畸形的足和踝关节不会有完整的运动范围，无法背屈，也无法形成方形窗（Bridgens et al，2010）。

检查足的形状、大小和姿势，双足可以正常移动，并在休息时采取正常姿势。检查足趾的数量、位置、间距，是否有蹼及趾甲是否有正常的形状和外观。足底检查应该作为孕龄评估的一部分，足掌应该完全舒展。检查巴氏反射时同时检查这一部分。

（2）背部评估：神经管缺陷（NTD）通常在出生前通过母体甲胎蛋白（AFP）检查或超声检查来诊断。一般而言，患有 NTD 的婴儿在适当的机构出生，产时和产后都需要有相关人员、新生儿科医师和新生儿科护士在场。然而，并非所有妇女都选择做产前筛查，有些妇女可能在产前没有医疗保险。因此，脊髓神经缺损仍然会在不经意间发生。

在完成对下肢的检查后，暂时将婴儿抱起来，检查者的手放在婴儿胸口下方，这样就可以观察背部，检查脊柱的弯曲度和婴儿抬头的能力。脊柱应该保持平直，不包括脊柱侧凸、后凸和前凸。

将婴儿脸朝下平躺，然后继续观察背部。从颅底开始检查脊柱直到尾骨，注意任何皮肤的破损、毛簇、软或囊性的包块、血管瘤、藏毛囊肿或窦道（图 42.7）。这些异常可能是先天性脊柱异常的征兆。

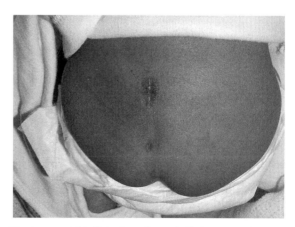

图 42.7　腰骶部的酒窝凹陷，B 超检查显示脊髓的异常
（引自 Dr. Raoul Blumberg.）

检查肩胛骨的位置，以排除先天性翼状肩胛畸形，即肩胛骨成翼状或隆起。

轻轻触摸整个脊柱，以确保其完整，并且没有疼痛的迹象。

如果发现在家里出生的婴儿有脑膜膨出（脑膜疝），需要紧急转诊并送往医院。在转运之前和运送过程中，病变位置，特别是破裂的情况下，应该用无菌的非黏附敷料覆盖。如果没有这些东西，可用蘸上生理盐水的无菌纱布覆盖，然后用保鲜膜包裹。必须避免患处受压，婴儿必须在俯卧位进行护理并转入医院。

（3）臀部：髋关节发育不良（DDH），先前也称为先天性髋关节脱位（CDH）。新术语的采用考虑到髋关节脱位可能在出生后发生，虽然髋关节在出生时被认为正常，但随后可能会筛查出髋关节脱臼或脱位。

婴儿臀部的评估在出生后的 72 小时内进行，以发现可能需要早期治疗的情况。UKNSC 制定了全英国的统一评估标准，改善畸形的早期检测，以实现非侵入性治疗，避免手术干预。这些标准详细说明了应该如何进行检查及由谁进行检查（UKNSC，2008）。髋关节的评估应由一个受过训练的专业人员在一个坚固的检查台上进行，每次检查一侧臀部。通常左侧臀部比右侧更容易出现问题。

新生儿的骨盆带还没有完全骨化，没有成人骨盆带的特征，髋臼比成人浅。髋臼仍在发育，股骨头很可能会移动到髋臼外（脱臼或脱位）或髋臼内的异位（半脱位或部分脱位）。

早期诊断有利于避免手术干预。如果不及时治疗，髋关节持续异常发育，就需要手术干预。早期诊断可以通过使用夹板，使髋关节得以正常发育。

父母应被告知仅靠一项评估还不足以保证髋关节的稳定性。重要的是，要时刻注意髋关节脱臼的征兆，如包尿布困难，或行走困难。如果有任何疑虑，要及时通知家庭医师。

4. 检查 进行髋关节检查的理想时间（图42.8）是在出生后 72 小时内。在检查之前，检查者要充分认识病史对于识别高危婴儿的重要性。DDH 的高危因素包括（Keay et al，1982）：

• 有 DDH 家族史。

• 在妊娠早期发育中的髋关节旋转异常。

• 神经肌肉疾病，特别是妊娠中期。

• 异常机械作用（如羊水过少）。

• 宫内的臀位时间过长。

• 女婴（对母体激素松弛素更敏感）。

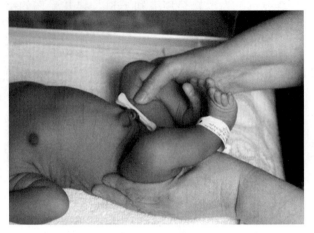

图 42-8 髋关节检查

如果婴儿能够完全外展髋关节，可在出生后应用机械外力预防 DDH，如醒的时候俯卧，外出时放在髋部完全被包裹的背兜里，非洲母亲以这种方式携带婴儿，DDH 发病率相应很低。

应定期检查臀部是否存在先天性脱位，使用下述任一方法即可确定：

• 奥托拉尼试验，检测髋关节脱位。

• 巴洛试验，可检测髋关节脱位或半脱位。

检查时，独特的闷响声音具有重要意义，通常是靠触觉而不是听觉（Sewell et al，2009）。然而，在做这些测试时经常会感觉到关节的咔嗒声，这些声音并不能预测 DDH，对于没有经验的检查人员而言可能会难以分辨。

理想情况下，髋部检查应该是全身检查的最后一部分，因为检查过程通常会引起婴儿不适。助产士可以利用其他方法减少婴儿不适，例如，鼓励婴儿吸吮母亲的手指，或者如果是奶瓶喂养，则使用安慰奶嘴。

进行髋部检查的人员必须接受专门培训，培训期间他们必须由专家进行教学，并指导临床实践（STEPS，2011）。在临床检查婴儿之前，建议在婴儿人体模型上进行练习。没有经验的检查者可能会因为未能诊断出假阴性测试结果而对婴儿造成伤害，因为他们实践不足或在检查过程中对脱臼的髋关节用力不当，会导致血液供应和韧带受损。

助产士应该观察婴儿并记录任何髋关节外展困难。例如，检查股动脉搏动时，如果婴儿表现不适或膝高低征阳性，表明可能有右髋或左髋脱臼。

5. 奥尔托拉尼测试和巴洛试验 在温暖且不干燥的环境中，婴儿躺在平整坚固的台面上。重要的是，每次只检查一侧臀部，专注于操作的正确性。

（1）奥尔托拉尼测试

• 通过弯曲膝盖和臀部来固定一侧臀部，保持骨盆稳定并牢固地固定在床垫上（图 42.8）。

• 弯曲另一侧膝盖和臀部。

• 将两个手指放在股骨粗隆上（大腿外侧）。

• 将拇指放在股骨粗隆内侧。

• 通过对股骨粗隆外侧的两个手指施加压力，尝试将大腿外展（远离身体中线）90°。

如果髋关节脱位，就不能外展，新生儿大腿张开的角度会低于预期。记录该角度。

（2）巴洛试验

• 固定一侧臀部，保持骨盆稳定并牢固地贴在床垫上（图 42.8）。

• 弯曲另一侧膝盖和臀部。

• 将两个手指放在股骨粗隆上（大腿外侧）。

• 将拇指放在股骨粗隆内侧。

• 抬起大腿并内收（向身体中线移动）。

• 在拇指侧向施加压力的情况下，伸缩股骨，注意任何股骨头远离髋臼的运动。正常情况下是没有移动的。

然后重复这两个动作，检查另一侧髋关节。如果发现异常情况，检查员应将婴儿转诊给高级医师。

如果由合格的检查者来检查的话，奥尔托拉尼测试和巴洛试验是筛查 DDH 的最佳方法。

6. 其他检查 评估中使用 X 线没有任何益处，因为股骨头在 6 个月大之前都是软骨。臀部超声检查可作为 DDH 筛查手段之一，然而它的有效性并未得到所有人的认可。

关于髋关节发育不良、先天性马蹄内翻足和下肢缺陷的宣传小册子，应该向受影响婴儿的父母发放（STEPS，2011）。让他们认识到关于下肢异常的事实，虽然婴儿的臀部在第一次检查时可能是表现正常的，但重要的是在 6 ～ 8 周时再次检查臀部，排除发育异常。

（八）胃肠系统

1. 腹部 胎儿依靠胎盘获取食物和排出废物。出生后，新生儿必须适应间歇性地摄入营养素及消化吸收利用和排泄废物。这些营养素是人体生长、新陈代谢和产生能量所必需的。婴儿能够吸吮和吞咽，但消化过程和葡萄糖代谢需要时间调整，以适应出生后的环境。

胃肠系统的评估从口开始直到检查肛门时结束。由于人工喂养婴儿的摄入量相对较大，在喂养之前需要确认胃肠系统的正常。

腹部的形状应该是圆形、柔软、对称并且略微突出。平坦的腹部提示腹肌无力，也可能提示因膈疝或腹部肌肉组织异常而导致腹部内容物进入了胸腔。

婴儿腹部皮肤光滑，不透明，质地中等。过期儿皮肤像羊皮纸一样厚，皮肤皱褶处有浅表或有时很深的裂纹，躯干上看不到血管。

腹直肌分离在新生儿中常见。另一种中线畸形是脐疝，在 2 年内会自行减小。如果很大，则需要手术治疗。

出生时可见中线缺损，如脐疝或腹裂（参见第 49 章）。在妊娠的前 3 个月，胎儿发育中的肠会延伸到脐带中，在胎儿发育到第 11 周时应回到腹部。然而如果腹壁中的肌肉未能正常闭合，进入脐带中的肠可能部分返回腹腔。（婴儿出生后）要立即采取措施，避免液体丢失，并保持环境清洁，可将婴儿身体放在一个特殊的塑料袋中，在手臂下方系好。在剪断脐带并使用 Hollister 钳夹闭之前要仔细检查（彩图 53）脐带，以排除肠进入脐带，并观察三条脐血管的存在（Lissauer et al，2015）。如果只有两条血管，一条动脉，一条静脉，则有时表明肾脏异常（Thummala et al，1988）。脐带呈蓝白色，出生时呈凝胶状。华通胶的含量会影响脐带的厚度。大于胎龄的婴儿有粗的凝胶状脐带。患有先天性梅毒的婴儿也可能有粗脐带。细小的脐带是宫内生长受限的另一个迹象。

通常在第 5 ～ 7 天，脐带变黑萎缩，通过干燥坏疽过程而脱落。脐带应该是干燥的，而且没有任何类型的液体渗出。在脐带脱落前后，任何颜色的液体排出都是不正常的。例如，清澈液性渗出物表示脐尿管或卵黄管未闭合（Tappero et al，2014）。

观察脐带周围的区域是否发红，如有则要迅速处理，避免严重感染。助产士可以通过向妈妈做示范，让母亲知道如果将脐带置于尿布内，可能会被尿液和粪便污染（Zupan et al，2004）。

清洁脐带：在接触脐带前必须好好地洗手，以避免高危细菌金黄色葡萄球菌的感染。助产士每天要检查脐带是否有被感染和脱落的迹象。如果脐带被脏尿布弄脏，应仅用水清洗，并用棉拭子擦干（NICE，2006）。然而，在资源匮乏的国家，使用氯己定等抗菌剂可以降低感染风险（Karumbi et al，2013；WHO，2013）。

2. 蠕动　助产士应观察腹部蠕动的模式和形态，从腹部侧面，检查者的视平面进行观察。

正常的腹部运动与胸部运动同步。出生1小时后，可以看到婴儿腹部间歇性蠕动。持续的蠕动可能意味着肠梗阻（彩图54）。

对于助产士而言，重要的是要听诊各种新生儿肠鸣音，以便有效地验证其正常性。

3. 触诊　在触诊腹部之前，助产士需要确认在检查前婴儿没有被大量喂食，因为此时的婴儿将无法忍受触诊。助产士应站在婴儿的右侧，双手必须保持温暖，没有长指甲，以便能够触诊器官，而不会使婴儿感到不适。宝宝应该放松地处于仰卧状。要清楚地了解所触诊器官的解剖学位置和深度。在触诊期间要观察婴儿的面部表情，查看不适或疼痛的迹象，触诊步骤要和婴儿的呼吸同步，以识别呼吸期间肝脏是否扩大。弯曲婴儿的膝盖可以让腹部肌肉放松，有助于触诊。

轻微触诊腹部四个象限，评估皮肤的质地和温度。同时还可以知道腹部柔软度和抵抗性。深度触诊可以确定有没有肿块。

肝脏是浅表器官，触诊时需要考虑到这一点。肝脏边缘不应超过右肋缘下2cm。心脏衰竭的婴儿，肝脏会充当吸收流体的海绵，肝脏增大时在肋缘下2cm外能触及。有时也可以在眼睑周围观察到轻微的水肿。

脾脏是深部器官，但如果增大，则成为表面器官。因此，要用稳固而轻微的压力来触摸，确定其正常性。脾未触及时属于正常。

肾脏上方的腹部区域也应被检查，施加均匀的压力。正常情况下不应该触摸到肾脏（RCM，2015a）。

4. 呕吐　大多数婴儿会经历呕吐，大多数情况下这并不严重（Orenstein，1999）。然而，有时候呕吐物的类型很重要，尤其是绿色胆汁（Walker et al，2006）。不能武断地假设这是出生时摄入的胎粪，婴儿应该由高级新生儿科医师检查，排除肠扭转等阻塞，后者可能会导致肠道血液供应中断，进而导致肠坏死。

漾奶是小量而频繁的呕吐，常见于出生后的头几天。当吃奶量过多时，漾奶也很常见。大多数婴儿能很好地应对这些事件，要么将反刍物吞咽下去，要么呕吐出来。需要告知父母如何处理这些情况。应该将婴儿稍微侧向抱卧，同时擦拭掉漾奶，不应该将婴儿抱起或拍打背部，因为这样可能会导致过度刺激，影响吸吮、吞咽和呼吸的协调。要让父母知道，如果婴儿呕吐出绿色的液体，这是一个紧急情况，需要立即将婴儿送到医院。

如果婴儿吸入了大量呕吐物，则需要进行适当的复苏（Page et al，2000）。但在进行任何涉及通气面罩的复苏之前，如果婴儿刚被喂养过，助产士需要准备用鼻胃管，以清空胃内容物，避免吸入（RCM，2015b）。

5. 腹股沟　婴儿安静地躺着时，其腹股沟是平坦的。如果皮肤很薄，可能会看到股动脉搏动。如果在哭泣或触诊时发现有任何明显的肿胀，都必须紧急转诊以诊断和治疗。因为这可能表明腹股沟疝或睾丸未降在男婴或女婴中，从而怀疑婴儿的性别。

（九）泌尿生殖系统

1. 男婴生殖器

（1）阴囊：所有胚胎最初都是雌性。在睾丸激素的影响下，阴唇扩大成阴囊，色素沉着，有褶皱。

（2）睾丸：足月新生儿的睾丸长度为1.5～2cm（Conner，2014）。它们应可被触及，并且具有与豌豆相似的硬度。如果阴囊变色并且睾丸触及硬实，则需紧急转诊。阴囊肿块的鉴别诊断包括睾丸扭转、阴囊血肿和睾丸梗死（Diamond et al，1998）。

（3）鞘膜积液：常见征象为在阴囊中触及囊性肿块。整个阴囊肿胀并硬实，像一个装满水的气球，透光试验阳性（Diamond et al，1998）。鞘膜积液囊内没有肠内容物向囊内突出。鞘膜积液常见，但很快会消失，除非是贯通性鞘膜积液。

（4）隐睾（UDT）：常见，大多数病因不明。有 UDT 病史的男性患不育和睾丸癌的风险增加。睾丸对温度非常敏感，有时可以看到向上移动至腹股沟管。隐睾下降可能需要 3 年时间。因此，需随诊婴儿，直至睾丸下降。NIPE 标准（UKNSC，2008；PHE，2015）提供了时间表和护理途径。

（5）尿道下裂：一种先天性畸形，很少单独出现。因此，如果婴儿患有 UDT，需要格外警惕，评估尿道口是否位于龟头的中央。尿道下裂的开口在下表面，尿道上裂的开口在表面上方。观察婴儿小便是判断尿道是否正常的好方法。

记录阴茎的形状和长度。阴茎下弯是由于阴茎缺乏腹侧组织，因而导致它在腹侧弯曲，需要手术纠正。

2. 女婴生殖器　女性新生儿的大阴唇覆盖了小阴唇和阴蒂。

在为一个显然是女性的婴儿指出性别之前，必须将大阴唇分开，并观察阴蒂的大小。然后应通过适当的检查来确认处女膜。处女膜是一种增厚无血管的结构，中央开口，在出生最初几天易识别。医师可识别出无孔处女膜，这在月经开始时可能会引起腹膜炎。如果不能正确识别，可能导致青少年摘除生殖器官，无法生育（RCM，2015a）。如果无孔，处女膜看起来像一个小而光滑的秃头（Tappero et al，2014）。有阴道分泌物表明处女膜是有孔的。出生时分泌物呈乳白色，因母体激素减少，偶尔在第二天出现血迹（假月经）。

3. 性发育障碍　性发育障碍（disorders of sex development，DSD）有时也称为双性畸形，这是生殖器官和生殖器不能按预期发育的一组罕见病症。如果对婴儿的性别有任何疑问，重要的是需要与父母讨论这些敏感问题（Ahmed et al，2002）。父母往往会非常痛苦，并且不断施加压力，要求被告知婴儿性别。他们会接受使用的任何术语，因此避免使用"他"或"她"或"它"是非常重要的。同时，在进一步评估以确认性别之前，不能在出生证上写婴儿的性别。如果注册了"错误"的性别，纠正错误是一个非常困难和漫长的过程（Reiner，1999；Hiort et al，2014）。

4. 肛门和直肠　应检查肛门和直肠的通畅性和位置。现在认为，使用体温计检查肛门通畅的做法已经过时了。可通过轻触肛门并引发肛门"眨眼"来评估肛门括约肌，显然，通过肌肉的收缩和回缩可判断肛门情况（彩图 55）。

（1）大便：记录大便的数量和性状。

（2）便秘：最常见于人工喂养的婴儿。母乳喂养的婴儿一旦开始人工喂养，可能两三天不排便，这是很正常的，只要大便呈黄软便即可。

（3）尿量：出生后的头 12～18 小时内，尿量通常低于 1ml/（kg·h）。大多数健康足月婴儿在出生 12 小时内排尿，但少数健康婴儿在出生后 24～36 小时内可能不会排尿。如果不能确定婴儿是否排尿，可在阴茎或尿道末端放一块棉布，但应避免使用袋子，因为黏胶布会导致皮肤损伤。如果健康婴儿持续性少尿超过 36 小时，应该进行评估（Moghal et al，2006）。

还应注意尿液的气味和颜色。偶尔，由于尿酸盐使尿液着色，在尿布上可发现红色尿迹。

（十）神经系统检查

神经功能的评估对于评估围生期新生儿是否成功地在宫外生活和环境因素中过渡是非常重要的，这可能导致中枢神经系统和外周神经系统的病理反应。早期发现异常，可显著降低新生儿死亡率，并改善新生儿和家庭的生活质量。

Apgar 评分及其连续性注释，表示需要关注该婴儿的神经系统。一些分娩方式，如肩难产，可导致臂丛神经损伤、面部麻痹 Erb 麻痹、声带麻痹和一条或两条膈神经受损，所有这些都需要排查（参见第 64 章）。在很大程度上，神经系统的检查是通过检查其他系统来进行的。

1. 体格检查　从神经学评估中快速获得的最可靠的信息，是通过与母亲讨论婴儿行为，以及在体检前几部分中观察婴儿对操作的反应。

（1）意识状态：检查中最重要的是新生儿的警觉性和与母亲的互动，以及他在检查前和检查过程中的行为和动作。

（2）哭：这是婴儿主要的沟通方式，提醒照顾者，注意到疼痛、饥饿、不适或痛苦。照顾者需了解哭泣的类型以提供适当的护理。听到哭声时，应注意音调及清晰度，应该没有声音嘶哑或鼻音。同样，需要确定疼痛的类型，以及婴儿是否需要缓解疼痛。变换不舒服的姿势、舒缓的沐浴、按摩、吮吸手指或母亲的乳房可能起到缓解作用。辨识出婴儿不同的声音需要时间和技巧，并且需要有意识地努力倾听和观察婴儿，以更好地与之交流。

（3）头部：进行形态学检查时，需检查头颅形状和大小，囟门和骨缝的尺寸。颅内杂音可能提示颅内血管畸形。

（4）面部：面部畸形可能提示一种遗传综合征，如18三体综合征，在哭泣时可观察到面部麻痹时的特征。

（5）眼睛：婴儿应保持警觉，对视时有持续性视线接触，可排除脑肿瘤，如视网膜母细胞瘤。

（6）皮肤：皮肤胎记，如咖啡牛奶斑，可能提示存在遗传性疾病，如神经纤维瘤。在神经区域的痣，如任何在三叉神经区域或脊柱上的痣，都需要被识别。

（7）骨骼系统：骨骼和神经系统是相互关联的，体格检查可提示一些异常，例如，脊柱区域上的簇状毛发，可提示脊柱裂的程度。

（8）健康状态：肢体的力量和反射可以反映正常或异常运动，提示是否有神经损伤。

2. 反射　众所周知，婴儿知道自己在子宫内的环境，出生时就具备生存的条件。他们可听、闻、尝，视觉距离可达30cm（Wilkinson，1997），并喜欢黑白两色。大多数反射是原始的，涉及脑干和脊髓。

• 觅食反射——一种原始的生存反射，触摸婴儿的脸颊，婴儿把嘴移动到触摸的位置，寻找食物。触摸上唇时，张嘴。无论是母乳喂养、瓶喂还是杯喂，这些都是母亲在准备喂哺时可用到的反射。

• 吸吮反射——测试：将干净的小手指放入婴儿嘴里，或观察婴儿喂养，无论是否饥饿，婴儿都会努力吸吮。这证实了婴儿有协调呼吸、吸吮和吞咽的能力。这是衡量神经发育完整性的重要指标。

• 握持反射——测试：在婴儿手背上轻拭，婴儿张开手抓住助产士的手指。然后，助产士伸展婴儿的手臂，轻轻抬起婴儿，观察其头部及头部控制和放松的程度，这是牵引反射测试。创伤性分娩后，需要检查这种反射，通过观察手臂的肌力状态和位置可能发现不明显的神经损伤。

• 拥抱反射（惊跳反射）——可在生理状态下观察或测试。在检查过程中可能已经验证了婴儿的这种情况，因此不需要进一步的测试演示。如果没有看到，那么测试时，首先确保婴儿处于平静和休息状态。助产士用左手从颈部到背部支撑婴儿的头部，将婴儿的下巴贴近胸部。然后将婴儿从床上抬高几厘米，让头部轻轻地落到右侧支撑的手上。婴儿手臂外展，然后屈曲回缩至胸部。婴儿也可能会哭。这项检查的目的是让婴儿的头部看起来落入一个空旷的空间，它不是从高处坠落，而且头部绝对不能触及床垫。如果婴儿不放松，则不得进行这项检查。

• 非对称性紧张性颈反射——转动婴儿头部，面部朝向一侧的肢体，在体侧伸展。

• 踏步反射——婴儿由检查者支撑，脚底平放在床垫上。这会刺激婴儿将一只脚放在另一只脚前，直立并尝试"行走"。

• 巴宾斯基反射——左手握住婴儿的脚，右手示指在脚底的外侧部分施压，划到小脚趾，再穿过踇趾。婴儿正常的反应是足趾呈扇形张开，最后蜷曲起来。助产士可以借此机会观察到足趾之间的蹼状结构。

完整的行为检查取决于婴儿与检查者之间的互动。因此，助产士应该以温柔和尊重的方式检查婴儿，并在语言和非言语层面与婴儿沟通。

3. 脑神经　用名称或罗马数字表示12对脑神经。它们起源于大脑的不同部分，对其功能进行评估，确认是否正常，并识别出与正常情况的偏差。

4. 评估自主神经系统　自主神经系统参与维持生命所必需的复杂活动，这些活动依赖于对大脑或脊髓的感觉输入。足月婴儿的正常自主神经功能发育良好，可通过以下反射动作进行观察：

• 能使体温适应环境。

• 呼吸频率和心率随身体活动而变化。

• 瞳孔对光的反应。

• 肛门外括约肌（肛门眨眼）在被触摸或吹风

时收缩，肛门肌肉开口外观应紧实，不应扩张和松弛。

- 皮肤：小丑征（harlequin 征）。当婴儿侧卧时，躯体上部区域颜色较浅，下部区域呈暗红色。

（十一）识别和管理新生儿的疼痛和压力

直至 20 世纪 80 年代，人们还认为婴儿不会感到疼痛。因此，很少缓解疼痛（参见第 49 章）。

多年前，一种掺有白兰地和糖的假人，有时被用来安抚非常痛苦的新生儿。然而，儿童或成人需经镇痛才做的手术，对新生儿却没有进行镇痛。现在，人们可以更好地从生理学上认识婴儿疼痛的神经通路，认识到婴儿的脊髓感觉神经细胞比成人更容易兴奋。助产士、医护人员能依靠患者报告疼痛及其严重程度，但婴儿无法说话，因此专业人员需要了解疼痛的证据，并具备判断婴儿正常行为的经验。虽无法和婴儿沟通，但绝不会否定婴儿出现疼痛并需要适当缓解疼痛的可能性（Lago et al，2009）。观察婴儿，合理护理，减轻他们的压力和疼痛，为此所花费的时间是无价的。

与成人相比，婴儿对疼痛刺激的生理反应较大，持续时间较长。成年人有一个复杂的神经通路，可以精确地定位疼痛刺激的区域。新生儿的这种神经通路仍在发育中，这意味着婴儿无法定位疼痛，但可以感受到疼痛的反应，包括疼痛刺激及触摸全身（Anand et al，2000）。无论是针刺足跟还是胎吸或其他器械分娩，都会对皮肤造成伤害，导致触觉敏感，这种敏感性可持续数周（Anand，2001）。因此，应尽量减少可致疼痛的操作，采用舒适的措施，并向母亲和家人提供有关疼痛对婴儿行为影响的信息（Maxwell et al，2013）。

1. 疼痛

（1）疼痛的原因：需要考虑一些操作对婴儿造成的疼痛影响，包括：

- 不同程度的急产——头痛。
- 分娩方式，如枕后位。
- 器械性分娩——胎头吸引器造成的瘀伤/创伤。
- 采足跟血，进行 Guthrie 试验。
- 揭除胶布。
- 静脉注射，进行抗生素治疗。

- 静脉插管堵塞后，行皮下注射。

（2）疼痛的征象：听到持续哭泣是最好的观察指标之一。面部表情，如眉毛凸起，眼部挤压和出现鼻唇沟，也是疼痛的可靠征象。其他体征包括蹬腿、足趾张开，腿部绷紧抬起，手臂舞动和退缩反应（Bellieni，2012）。

（3）舒适措施——蔗糖和母乳喂养

对新生儿筛查采血和静脉穿刺术的疼痛研究认为，这个过程对于新生儿和父母来说都非常痛苦。每例足跟采血均需有明确指征。研究建议，足月婴儿行足跟采血之前，婴儿应该：

- 如果母乳喂养，由母亲抱着，并哺乳儿分钟。
- 在操作过程中，给予人工奶嘴/手指吮吸（Carbajal et al，2003）。
- 给予 12% ～ 25% 的蔗糖 2ml，吮吸 2 分钟。

一项研究表明，单独母乳喂养可以减少哭闹，而多项随机对照试验提供了明确的证据：给予营养或非营养性吮吸与蔗糖组合时，婴儿会减少哭闹（Carbajal et al，2003；Shah et al，2012）。

许多文化中认为，甜味可以减轻疼痛，按摩，轻语，与婴儿进行眼神接触也同样有效。

2. 颤动与癫痫发作　颤动不是一种癫痫发作，而是一种运动障碍，主要特征是震颤和偶尔阵挛。区分颤动和癫痫发作很重要。将震颤的肢体非常轻柔地压在床垫上，如果震颤停止，则排除癫痫发作；如果震颤继续，这是癫痫发作的征象。助产士必须求助其他同事，同时观察癫痫发作的过程和时长。如果婴儿呼吸系统受影响，提供相应支持非常重要（Silverstein et al，2007）。

（十二）喂养评估

评估的最后也是很重要的部分就是回顾婴儿的喂养情况，确定其健康状况。喂养良好且能够协调吮吸、吞咽和呼吸的婴儿，表明其大脑功能正常。

（十三）坏消息

在对新生儿进行检查之前，对从业者进行"如何告知坏消息"的培训是非常重要的，要知道这不像好消息，坏消息可能在不同父母身上产生不同的反应。对于一些父母来说，是一个女孩而不是一个男孩，会是一场灾难。最小的畸形，如多出一个手指，可能会让那些期望有"完美"宝宝的父母们产生非常大的担忧。对于大的先天性异常，重要的是要了解该地区的专科中心及最新的应对方法和治疗手段，以便在父母开始询问有关其婴儿健康的问题时能获得一些信息。

因此，重要的是在保证隐私的情况下，让父母认为他们可以提出问题并得到专业人员的全面关注的情况下，才进行新生儿检查。如果助产士不具备传达坏消息的能力，则应等到有受过相关培训、有相关经验的高年资同事的支持再进行。

（十四）母婴联结

母婴互动被认为在婴儿的社交、情感和生理发育中起着重要作用。有质量的母婴互动可为婴儿提供最佳发育和成长的环境。这种关系的基础是信任和爱。如果这种关系发展失败，婴儿就有神经发育延迟的可能，受到虐待、忽视而致生长发育迟滞（Pridham et al，1999）。研究表明，教育母亲了解她的宝宝及其行为可以对母婴互动产生积极影响（Anderson，1981）。

如今在英国，正常分娩的女性常常住院不到24小时，因此宣教机会有限。产前课程是一个提供必要信息的理想机会，它作为一个有价值的健康促进工具，使得婴儿从出生开始就得到积极养育。

分娩后，母亲和婴儿应该在产房中有至少1小时的私密时光，然后在新生儿早期，应尽可能地让母婴在一起，相互了解，初为人母的技能也在此期间发展。如果是在家中分娩，这就更容易实现了。在医院环境中则较难实现，尤其是产程过程有复杂情况时（Noyman-Veksler et al，2015）。

产科服务咨询委员会（MASC，1985）曾主张将婴儿床放在母亲的床边，最近联合国儿童基金会（联合国儿童基金会，2011）对此表示支持。在产后早期，若母婴之间接触受限，会导致母亲情感行为较弱、母亲会有无能感和缺乏自信（Thomson et al，1989）。从出生开始建立的母婴依恋，在母亲逐步理解她的孩子后而增强，而且因为参与和宝宝相关的事情可以促进这个过程，所以鼓励母亲在出生后不久就照顾她的孩子。使用简版Brazelton新生儿行为评估量表等策略可以帮助父母更多地了解他们宝宝所具备的能力

（Nugent，2004）。无限制的接触，使得母亲在婴儿醒着时随时回应她的孩子。尽管这个措施在启动母婴关系上很重要，但增强母婴关系也还取决于母亲的生理健康（Rubertsson et al，2015）。

母婴之间必须有沟通才能进行互动。母亲和婴儿需要响应彼此的信号，环境必须能够促进这种互动。对于一个经历了艰难分娩的女性而言，如果她无法移动和怀抱她的孩子，是很难做出身体上的反应的。助产士需要对婴儿发出的信号做出反应，让母亲康复，并在此过程中成为榜样，教育母亲宝宝发出的不同信号，如饥饿、厌倦、不适和疼痛。在出生后的这个脆弱时期，一个哭闹的婴儿对母亲的心理健康是有压力的。父亲或伴侣也应该参与婴儿的照顾过程，否则，他们可能会感到被忽视，并嫉妒母婴之间亲密关系的发展。

在母婴依恋过程中有三个被（研究）描述过的阶段。

（1）首先是母亲和婴儿第一次认识并涉及早期的身体接触。

（2）接下来是照顾和被照顾关系，当母亲学习去照顾，如喂养、更换、洗漱和洗澡，她的宝宝。

（3）最终阶段，称为身份确认阶段，即当孩子融入家庭时。

为了达到这个最终阶段，母亲和婴儿在互动时逐渐认识并彼此相爱。婴儿可以通过哭泣来引发互动。母亲通过摇晃婴儿床或抱起婴儿并搂抱他／她来回应。这表达了母亲有保护孩子的本能。宝宝在被抱起时会停止哭泣并变得清醒和反应灵敏。应该鼓励母亲和宝宝说话并有眼神交流。反过来，婴儿凝视着他的母亲并做出回应。因此，母婴互动是同步的，并且促进了依恋关系的发展。

有时，由于母亲的疾病或婴儿需要加强或特殊照顾，母亲和婴儿必须分开，大多数母亲能克服这种分离的不利影响（Thomson et al，1989）。有些人认为母亲预见分离对她产生不利影响的程度（Richards，1978；Ross，1980），以及婴儿在医院时母婴之间的接触（Moore et al，2003）可能与最终产生的结果有关。社会经济地位低下和（或）社会支持不佳的妇女可能会因与婴儿接触受限而比其他妇女受到较多的不良影响（Thomson et al，1989）。一项研究展示了这一点，突出了出生后早期和长期的接触对社会支持较低

的母婴有益处（Anisfeld et al，1983）。有一种情况非常常见，即很多母亲担心，在成为母亲的早期，她们并没有感受到母性本能或真正爱自己的孩子。此时需要向她们确保，这样的感情是正常的，并且当她们和自己的孩子学会相互了解时，爱会随之而来。

每个社会和文化都有能被接受的、正常和适当的母婴互动行为规范，重要的是承认这些差异。

（十五）新生儿的行为

在婴儿出生后的前 6 周内，婴儿不能区分白天黑夜，在 24 小时里睡觉、醒来、哭泣和进食。新生儿的胃很小，需要经常摄入食物。总的来说，每隔 3 ～ 4 小时喂养一次（不同意这点）。父母经常要面对的难题是婴儿在夜间醒着，但在白天入睡。婴儿从一种睡眠状态转移到另一种睡眠状态，从静静地环顾四周，然后积极响应声音，到哭泣。父母有时担心会"宠坏"他们的孩子，因此延迟回应宝宝的哭声。在 6 月龄之前，婴儿的神经系统还不够成熟，宝宝是不会操纵护理者的（比如"如果我哭，会让妈妈来看我"）。如果婴儿哭泣，这是出于饥饿、恐惧、不适、疼痛或无聊等原因。如果母亲 / 看护人立即回应哭声，知道他的需求会得到及时回应，婴儿将会很稳健地发育，而不是宠坏婴儿（Bell et al，1972）。

婴儿的主要需求是食物、水分、睡眠、温暖、安全和爱，而表达这些需求的方法就是哭泣。这些是婴儿与照顾者沟通的信号，认识到这个哭的信号并满足宝宝的需要，父母和从业者需要时间来理解和解释（宝宝的哭声）。家长需要获得这些信息，以识别他们宝宝的需求，并知道如何帮助宝宝平静下来。

在回应婴儿的哭声时，母亲 / 看护人须离婴儿 10 ～ 12 英寸，建立目光接触，同时找到一种方法来控制婴儿胡乱挥舞的手臂和腿，同时轻轻地和婴儿轻声交谈（Ludington-Hoe et al，2002），或者母亲可以将婴儿抱在怀里并轻柔地说话。

另一种满足婴儿的方法是通过给婴儿提供非营养性吸吮，可给予手指或安抚奶嘴吮吸，或将婴儿放在母亲乳房上。教宝宝夜晚和白天的区别也很有帮助。这可通过在白天将婴儿放置在光线（充足）声响正常的环境中，在夜间确保环境

黑暗或灯光调暗且声音温和。父母需要明白，他们并不总是能立即成功阻止婴儿哭闹；但是，应该尝试各种方法，直到成功。科学上，人们认识到新生儿的哭闹会导致心肺系统的病理改变（Anderson，1988），因此，听宝宝哭闹而不采取行动让他停止哭泣，不再是可以接受的做法。

将婴儿床放在大人床边，可以让您在夜间更容易接触到婴儿。婴儿将在 16 周龄时形成有规律的睡眠模式（Matsuoka et al，1991）。在 6 周时，宝宝应该开始微笑，并在 3 个月时注意周围环境。

（十六）睡眠与游戏时间

在进行任何身体检查后，给婴儿穿好衣服并送交给父母。当婴儿被放入婴儿床时，须根据"仰卧睡眠"倡导建议的婴儿睡姿来预防婴儿猝死综合征（SIDS）（参见第 51 章）。重要的是，要认识到婴儿可以仰卧睡觉，但在醒来时建议可以每天将婴儿放置在俯卧位约 15 分钟。这可以防止诸如运动技能的延迟、姿势性头畸形（头枕部扁平）、姿势性斜颈（胸锁乳突肌的挛缩）和肩部收缩等情况。这些都不会危及生命，也不因此而放弃"仰卧睡眠"（图 42.9）（Chung-Park，2012）。

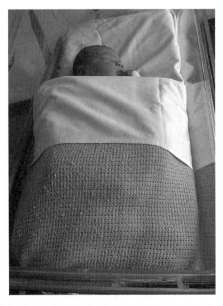

图 42.9 在睡袋中的新生儿推荐的睡眠体位

六、产后护理

新生儿的护理基于从产前和产时护理开始的连续性高质量照护的理念。始于产前和产时期间

对胎儿的了解，并把所了解的信息告诉对婴儿出生到 28 天时的护理（团队）。

无论婴儿在哪里出生，让父母准备好能早期发现偏离正常的情况和新生儿管理是至关重要的。让父母做好准备，可减轻对婴儿和家庭的心理压力。

英国是一个多元文化社会，为了与父母建立对婴儿护理的伙伴关系，需要了解各族裔群体的文化习俗。需要了解很多的传统做法而不是担心它们。比如这些方法之一的杯喂，如今在新生儿病房里是非常有效的方法，它是从非洲传入的。在那里，高风险新生儿的生存就是通过杯喂来实现的。助产士需要与妇女的种族群体和宗教领袖建立联系，学习和理解传统习俗，从而能提供安全的护理。必要时，谨慎地改变相应的实践。

1. 卫生　由于新生儿对微生物几乎没有抵抗力（不同意此观点），因此极易受到感染。看似轻度的感染可迅速发展为新生儿的严重病症。因此，必须尽一切努力保护新生儿，使其免受感染。

避免感染有三个主要因素：①保持婴儿皮肤的健康和完整，细菌就没有进入组织的入口。②降低婴儿周围的细菌。③采用保护性隔离护理技术，以避免交叉感染。

（1）感染源：婴儿可能会以多种方式受到感染。

周围人：与婴儿打交道的所有人的鼻子、喉咙或皮肤可能藏有危险的生物（葡萄球菌和链球菌）。这不仅包括助产士和医师，还包括父母本人。

手和衣服：个人卫生间，婴儿室和病房必须提供洗手设施。优先考虑使用一次性手巾。在接触每个婴儿之前和之后必须洗手。洗手后涂消毒霜很有用。长指甲不仅会妨碍许多检查程序，还会导致婴儿不适和感染。

灰尘：产科病房和婴儿室的空气和灰尘含有许多细菌，其中一种金黄色葡萄球菌最容易引起感染。病房和婴儿室应充分通风。必须彻底清洁，并尽量减少散落在房间周围的灰尘。使用带过滤器的吸尘器清洁地板，防止细菌从机器排出到空气中。建议湿除尘。婴儿床、手推车和桌子可以用稀释的消毒剂擦净并干燥。

医用污染物：感染可能通过未经消毒的器械，碗和敷料播散。衣服和尿片也可能是一个感染源。在出现预先包装好的（配方奶）和一次性奶瓶和奶嘴的时代之前，未充分消毒的奶瓶和奶嘴是感染源。在某些家庭环境中可能仍然如此。

交叉感染：如今，通常的做法是将婴儿放于母亲的床边进行护理，也就是母婴同室。这有助于母婴联结并降低交叉感染的风险。应避免病房和婴儿室过度拥挤。洗浴和更换时应提供每个人使用的独立设备，尽可能使用一次性用品。任何怀疑感染的婴儿都应与其他婴儿隔离。

婴儿的主要日常护理包括更换尿片（尿布）、清洗或洗澡和喂养。应该戴着手套拿弄脏的床单和尿片，手接触这些物品的面积越少越好，放在袋子并封闭，再扔进垃圾箱。

（2）给宝宝洗澡：母亲阴道分泌物可以传播人体免疫缺陷病毒（HIV）的事实，使人们产生给出生后不久的婴儿进行洗澡的做法。目前，没有研究支持这项措施能减少艾滋病病毒（感染概率）。胎脂被认为可以保护皮肤，并有杀菌作用，还能促进出生创伤的愈合。给宝宝洗澡就会去除这种保护皮肤的胎脂。到目前为止，建议新生儿的状况和体温在正常范围内稳定 2～4 小时后才洗澡（译者注：不早于 6 小时），以避免体温过低（参见第 43 章）（WHO，2013）。

洗澡为父母提供了通过触觉互动了解宝宝的时间。

为了保护皮肤的 pH 值，重要的是所使用的任何清洁剂都具有中性 pH 值和最少的染料及香精，并且婴儿的皮肤能冲洗干净，以降低过敏的风险（Cetta et al，1991；NICE，2006；Crozier et al，2010；WHO，2013）。

在婴儿沐浴时，必须注意防止皮肤擦伤，这可能使细菌进入。眼睛和脐带也必须非常小心，这两个都是潜在感染的部位。

皮肤摩擦发炎，是指由两个皮肤表面之间的摩擦引起，常见于腹股沟或腋窝及颈部的褶皱中。这表明婴儿的皮肤在洗涤或沐浴后没有充分擦干，过度去除胎脂也可能是其原因。沐浴后，用柔软的毛巾轻轻擦拭，应该可以擦干皮肤上的褶皱。在发生皮炎的地方，保持干燥和涂薄薄一层抗菌粉末可以使皮损愈合。

2. 腹股沟、臀部和肛门皮炎　腹股沟、肛门和臀部周围可能出现发红和擦伤。这种情况的发展可受皮肤湿度的影响。当皮肤暴露于尿液时，pH 值升高并从酸性变为碱性，使微生物渗透到角质层结构中。

治疗和护理：

• 使用含有石油成分的屏障护肤霜（柔软的石蜡油）来保护皮肤，维持酸性 pH 值并有助于愈合。

• 涂氧化锌使皮肤愈合。

• 暴露在空气中是没有帮助的。

• 应尽可能多地搽去尿液和粪便，并将屏障护肤霜反复涂抹在受影响区域。

• 如果怀疑白色念珠菌：

　○ 检查宝宝的嘴巴。

　○ 用棉签进行培养和药敏测试。

　○ 应使用抗真菌药膏或乳膏。

• 皮炎是一种非常痛苦的疾病，治疗时需要非常小心的护理。

• 受影响的区域应使用柔软的吸水棉毛清洗，并轻轻擦干。

• 避免使用肥皂或清洁剂，因为它们也可能刺激皮肤。

• 保持高标准的卫生。

3. 新生儿筛查　在新生儿早期，可进行各种测试和检查，以检测一些特殊的异常情况。早期诊断和治疗可以改善许多疾病的结局。因此，可以通过饮食和（或）药物来管理一些遗传性代谢缺陷（参见第 49 章和第 50 章）。

4. 采血筛查试验　英国国家筛查委员会建议英国所有婴儿接受苯丙酮尿症（PKU）、先天性甲状腺功能减退症（CHT）、镰状细胞病（SCD）、囊性纤维化（CF）和中链酰基辅酶 A 脱氢酶缺乏症（MCADD）的筛查。这些筛查适用于英国所有 5～8 天的婴儿。

• 苯丙酮尿症是一种常染色体隐性遗传病，婴儿无法代谢苯丙氨酸（蛋白质中的氨基酸）。

• 先天性甲状腺功能减退症影响英国每 4000 名婴儿中的 1 名。通过测量血液样品中甲状腺素或促甲状腺激素（TSH）的水平而进行筛查。如果检测结果异常，则需要进一步检查甲状腺功能。如果得到证实，在 21 天内用左旋甲状腺素（甲状腺素）钠进行早期治疗，可以预防智力障碍并促进正常生长（Kelnar et al，1995）。

• 镰状细胞病影响英国每 2500 个婴儿中的 1 个，筛查的目的是确定受影响的婴儿，以便开始青霉素预防。如果不及时治疗，这名婴儿在出生后的几年内会有感染和严重急性贫血的风险（Quinn，2013）。

• 中链酰基辅酶 A 脱氢酶的缺乏会导致中链脂肪酸的积累并影响酮的产生。

• 囊性纤维化（CF）影响英国各地的每 2500 名婴儿中的 1 名。它是一种常染色体隐性遗传病，主要影响婴儿的消化功能和肺功能。诊断后，可通过营养来促进生长，减少胸部感染（Lim et al，2014）（参见第 50 章）。

• 中链酰基辅酶 A 脱氢酶缺乏症（MCADD）。

七、代谢疾病

身体将食物中的蛋白质（如肉和鱼）分解成氨基酸。不需要的氨基酸通常被分解并从身体中排除去。然而，患有遗传性代谢疾病的婴儿将无法分解氨基酸，因此处于患重病的危险。英国公共卫生部（PHE）负责 NHS 筛查计划，并在 2015 年初增加了另外 4 种代谢疾病，可筛查：

• 枫糖尿病（MSUD）。

• 异戊酸血症（IVA）。

• 戊二酸尿症 1 型（GA1）。

• 高胱氨酸尿症（吡哆醇无反应）（HCU）。

这些情况都可以通过精心管理的饮食来治疗，在某些情况下，还可以通过药物治疗。通过早期诊断，可以降低发病率（参见第 49 和第 50 章）。

1. 听力测试　最近的技术进步使得更好的筛查方法出现，可以识别大多数听力受损的儿童。因此，建议婴儿在出院前进行筛查。

该测试是非侵入性的，测量耳声发射（OAE），即测量由内耳产生的低水平听不见的声音。新生儿的筛查是儿童早期听力整体测试的一部分，该测试通过筛查和诊断来提高确认听力损伤的幼儿的准确性。

这种测试的价值在于，由于语言和语言发展的关键时期通常被认为是生命的最初两年，因此可以尽早给予有听力障碍的儿童额外的帮助，以发展言语。

2. 接种疫苗　婴儿在出生后的前 2 个月内易

受感染，因为新生儿的免疫系统尚未成熟并且需要时间来发育。英国联合疫苗接种和免疫联合委员会（JCVI）建议父母需知情同意其婴儿接种疫苗，以预防两种最严重的感染，即结核病（BCG）和乙型肝炎，是必要的（DH，2009b）。

现在，若父母从结核病患病率高的国家移民而来或其家庭成员先前感染过结核病，在产后早期就为婴儿提供疫苗接种。母亲是乙型肝炎病毒慢性携带者或妊娠期间患有急性乙型肝炎时，婴儿在出生后 12 小时内接受乙型肝炎疫苗。

八、婴儿的随访

当婴儿确认身体健康并且不再需要助产照护时，助产士就将婴儿转介给健康访问者，她们通常到家中探望母亲和婴儿。健康访问者与母亲讨论问题，就育儿和计划生育等话题提出建议，并鼓励母亲定期将孩子带到儿童健康诊所或家庭医师那里。通过疫苗接种计划和发展评估，婴儿的发育将被密切关注。全科医师负责一般医疗情况的处理，而一些有医疗问题的婴儿会接受新生儿科医生/儿科医师的跟进。

九、保持记录

记录保存是新生儿护理的一个重要方面。需要记录检查和任何护理，以及当前和今后管理的支持依据（NICE，2006）。首先需要完成情况说明和出生通知（在最初的 36 小时内），必须将其发送给相应的医疗机构。婴儿是否已经喂养或排出尿液和胎粪等重要信息都需要记录，成为进一步评估的基线。

对于助产士本身而言，往往觉得进行护理工作可能比文件更重要，但医学法律专家和 NMC 建议必须保留同期记录（NMC，2015）。良好的保存记录为实施过的行动和遗漏提供证据，促进高标准的临床护理从而保护新生儿，促进团队沟通，提供准确的治疗记录，并能早期发现问题（Walton et al，2007；NMC，2015）。

每个孩子和父母以及每个参与分娩的专业人员，都有一个共同的主要内容记录，记下进度和提供的护理，该记录是英国家长持有的儿童健康记录（PHCHR 或"红皮书"）。

世界卫生组织生长表包括在这些文件里，用来支持从业人员对新生儿护理的决定。

在第一次完整的身体检查之后，医师应该完成 PHCHR 并将其交给父母，让他们开始记录接下去的旅程。

十、结论

本章的目的是向读者介绍适用于新生儿检查的生理学，所进行的评估和检查范围及对新生婴儿及其家庭的护理。有关更多详细信息，读者可以访问网站了解其他资源和链接，那里会提供新生儿检查所需的深入知识。

要点

- 从胎儿到新生儿的过渡是一个复杂的过程，助产士需要了解胎儿和新生儿生理学，才能认识到这个过程的完成。
- 新生儿的护理应基于支持和加强正常的过渡，早期识别偏离正常和适当的管理及转诊。
- 助产士应该为婴儿的检查和评估分配相同的时间及注意力，对母亲也应如此。
- 助产士需要清楚地了解新生儿的解剖学、生理学和行为，以帮助母亲了解新生儿的行为、反应和护理需求。
- 如未完成必要的培训和教育，助产士不得承担任何护理部分（NMC，2012；NMC，2015）。
- 对于确保护理的连续性，以及对新生儿父母和照顾者提供有效信息，清晰，正确和及时的记录保存，至关重要。

（翻译：任钰雯 汪洁 审校：陈改婷）

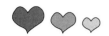

第 *43* 章

体 温 调 节

Stephanie Michaelides

学习目标

通过阅读本章，你将能够：

• 描述热量损失的机制并识别每个案例。

• 定义新生儿恰当和适中的温度环境。

• 确认冷应激的体征和症状。

• 描述预防和纠正体温过低及体温过高的方法。

• 讨论助产士在分娩前后为母婴提供安全环境的作用。

• 在产前和育儿教育及产后护理中，讲授体温调节的信息和建议。

一、引言

参与新生儿护理的从业者需要掌握体温调节的艺术，以支持和维持适合婴儿健康的环境，实现安全和称职的实践，并为父母和其他相关人员提供宝宝护理的信息及建议。

没有一个新生儿可以耐受冷应激的影响。早产和（或）生长受限和生病的婴儿最不能耐受低温。研究显示，最佳的环境温度会影响新生儿的生长和存活，维持最佳热环境是新生儿护理的重要组成部分（Kumar et al，2009）。

在全球，人们认识到低体温并非新生儿对较冷环境适应，新生儿低体温是导致死亡的主要原因之一，往往是败血症的征兆，低体温原本是可以治疗的情况，但最终可能导致死亡（Kirkup，2015；Lawn et al，2005）。

本章重点介绍低体温的生理学和病理学，以及维持适中的环境温度，保证新生儿处于安全环境的识别和管理。

二、体温调节的生理学

广泛分布于身体许多部位的温度感受器所发出的信息传递到以下大脑区域：

• 下丘脑，协调自主反应。

• 大脑皮质，用于行为反应。

当体温升高时，典型的成人自主神经反应是外周血管扩张和出汗，以使皮肤冷却；行为反应是寻求一个更凉爽的环境，并脱掉衣服。当体温下降时，典型的反应是外周血管收缩和颤抖，寻求温暖和穿上更多的衣服。

正常的体温调节功能可确保在很宽泛的环境温度范围内，将人体核心温度控制在相对稳定的水平，通常在 36.5 ～ 37.5℃（Blackburn，2013）。机体代谢和蒸发过程最低，且体温正常时所处的周围环境温度范围称为热中性区。对于裸体成人，该温度范围介于 27 ～ 33℃。

体温偏离正常可能有三种形式：

1. 尽管有补偿反应，但热量增加超过热量损失——体温上升→体温过高。

2. 热量损失超过热量增加——温度下降→低体温。

3. 控制机制发生故障，体温随环境因素而改变。如果直肠温度升高到 40.8℃以上或低于 35.8℃，则会增加功能障碍并增加组织损伤的风险，最终导致死亡。

（一）胎儿视角

妊娠期母亲产生的热量增加 30% ～ 35%，因此孕妇体温可达 37.5℃。这是黄体酮影响代谢和基础代谢率（BMR）的结果，孕妇会感觉在凉爽的环境中更舒适。在母体系统中，皮肤血流量和汗腺活动增加 4 ～ 7 倍。

胎儿温度与母体温度调节紧密相关,不能由胎儿自主控制(热开关效应,heat clamp)。胎儿体温通常比母体体温高 0.3 ～ 1.0℃(Liebeman et al,2000),通常为 37.6 ～ 37.8℃(Blackburn,2013;Polin et al,2011)。

胎盘是胎儿的有效热交换器,体温调节受以下因素的影响:

- 胎儿和胎盘的代谢活动。
- 胎盘内热交换的热扩散能力。
- 胎盘和绒毛间隙的血流速率(Asakura,2004)。

胎儿产生的部分热量通过脐带散发到羊水中(Hartman et al,1999;Blackburn,2013)。母体 - 胎儿温度梯度促进热传递,当母亲体温变化时会影响这种传递,比如在运动或疾病期间或环境因素(如坐在桑拿浴室中)。

不稳定的子宫温度,特别是在胚胎时期,可导致新生儿畸形 [美国妇产科学院(ACOG),2015;Artal et al,2013]。这类情况下,温度梯度可能被反转或减小,导致胎儿温度升高。由于羊水的阻隔作用,胎儿温度的变化往往比母体变化慢(Blackburn,2013)。

(二)新生儿视角

体温调节是新生儿的一项重要生理功能,与生存和健康状况密切相关。

出生使婴儿进入严酷的寒冷环境,需要进行重大的生理适应和变化,包括体温调节独立性。新生儿在体温调节方面的效率低于成人。产生热量的能力取决于年龄、体重和环境热量损失,新生儿较大的体表面 / 质量比(比成人高约 3 倍)使其在寒冷环境中难以维持体温。

体重较低的婴儿风险更大。虽然足月婴儿对外周血管循环的控制与成人相同,但自主体温调节反应尚未完全发展。健康的婴儿在出生后 1 ～ 2 天内为应对寒冷可以将其基础热量的产生增加 2.5 倍,但在最初的 24 小时内就没有那么多了。新生儿很少出现颤抖,增加的热量来自新生儿特有的棕色脂肪中去甲肾上腺素的脂解作用,以及激活棕色脂肪中线粒体而产生热量。

新生儿失去热量的最危险时间是在生命的最初 10 ～ 20 分钟。如果不采取措施阻止热量损失,婴儿出生后不久就会变得体温过低(温度 < 36.5℃)。早产儿或患病婴儿如果体温过低,将面临健康问题和死亡的风险 [对死产和婴儿死亡的保密调查(CESDI,2003;de Almeida et al,2014)],但如果体温保持在 36℃ 以上,生存的机会大大增加。婴儿出生应始终在 25℃ 以上的环境温度下进行。

高体温(温度 > 37.5℃)可能会发生,在极端情况下会在出生后的第一个 24 小时内导致死亡。高体温会增加新陈代谢率,使氧气和葡萄糖消耗增加,并通过蒸发造成水分丢失。这会导致新生儿缺氧、代谢性酸中毒和脱水。核心温度高于 42℃ 可能导致神经系统损害(WHO,1994)。

高体温可由感染引起;通过测量体温或临床症状来区分感染和环境因素是不可能的。因此,新生儿温度高于 37.7℃ 是不正常的,必须立即将婴儿转诊给新生儿科医师进行评估、诊断和处理。

(三)内部和外部梯度

外部和内部梯度是相互依赖的。内部梯度是身体核心和皮肤之间的温度差异,导致身体内部的热量传递到皮肤表面。这个过程依赖于有效和广泛的毛细血管及静脉丛血液流动,受皮下脂肪隔热和血液中热量的对流运动的影响。热传导在交感神经的控制下,通过血管收缩和血管舒张产生皮肤血流量变化。

由于新生儿皮下脂肪层较薄,且表面积与体积比较大,故通过该梯度的热量损失增加(Blackburn,2013)。

外部梯度导致体表到环境的热量损失,热量损失率与皮肤温度和环境温度之间的差异成正比。

由于表面积和热传递系数的增加,新生儿的外部梯度增加了热传递。新生儿通过外部梯度保持体温,即皮肤温度变化,成人则使用内部梯度。这对于早产儿来说尤为明显,环境温度变化的控制对他们而言影响更为重大(Lunze et al,2012)。

(四)热量损失和增加

足月的婴儿是恒温动物,这意味着他们有能力产生热量并能将体温保持在相对较窄的范围内。

新生儿不能像成年人那样调节体温，当环境太冷或太热时，婴儿不能应对并无法保持温度，因此，他们只能容忍有限的环境温度范围（Gardner et al，2011）。随着婴儿体重和年龄的增长，维持体温稳定性的能力逐渐提高。

有以下四种主要的热量损失途径（Hammarlund et al，1986）：

（1）蒸发：通过皮肤和呼吸道蒸发水分而散热；在出生和洗澡后的即刻达到最高，可通过以下措施减少蒸发：

- 婴儿出生后和洗澡后擦干头部。
- 给宝宝戴上帽子。
- 出生后快速拿走湿毛巾。
- 直到宝宝的体温稳定在 36.8℃以上才洗澡。

（2）对流：在新生儿周围，流动的空气或液体会导致热量损失；这取决于新生儿皮肤与空气或液体之间的温度差异、暴露在环境中的体表面积及空气或液体流动的速度。通过以下操作可以防止热量损失：

- 增加分娩室温度。
- 当婴儿赤身裸体时，保持室温高于 25℃。
- 减少婴儿出生区域的空气对流。
- 用毯子盖住婴儿。

（3）辐射：热量从皮肤辐射到周围较冷的固体物体，包括窗户或暖箱的四壁。这是 28 周之前出生的婴儿出生后第一周和其他所有婴儿在新生儿期热量损失的主要模式。通过以下操作可以防止热量损失：

- 让宝宝远离窗户和空气对流。

（4）传导：通过接触冷物体而散热，包括冷床垫、体重秤和射线照相板（Blackburn，2013）。通过以下操作可以防止热量损失：

- 温暖婴儿可能接触到的所有物体表面（复苏台、体重秤及床上用品）。

无法察觉的水分丢失（如通过皮肤、尿液、粪便和呼吸道损失）可能导致显著的热量损失，这种情况在早产儿和低出生体重儿尤为明显（Rutter，1985）。因为他们的表面积与体重的比较大，皮下脂肪有限，表皮层结构不成熟和体内水分含量较多。在无法察觉的水分流失增加的环境中，热量损失的风险上升，因为每克水蒸发会损失 0.58kcal 热量（Hammarlund et al，1986）。

适宜的环境温度取决于婴儿的年龄、孕周和体重。如果出生后新生儿身体是湿的并裸露，将无法应对低于 32℃的环境温度。如果房间里没有温度计，必须通过个人舒适度来评估环境，对于穿着短袖薄衣服的成年人来说，感觉很热并且不舒服时，可能适合新生儿。

（五）新生儿产热

下丘脑、自主神经系统和交感神经系统是新生儿将体温保持在 36.5 ～ 37.5℃狭窄范围内的重要部分。恒定的体温是通过神经系统的正常功能而实现的，它平衡了热量增加与热量损失的各种感受器。

新生儿的代谢过程会产生热量，通过葡萄糖、脂肪和蛋白质的氧化代谢而产热。产生热量最多的器官是大脑、心脏和肝脏。为了保持恒定的体温，身体表面的热量损失必须等于热量增加。

虽然婴儿的下丘脑会接受来自皮肤、腹部、脊髓和内脏器官的冷警报信息，以调节来自身体其他部位的温度刺激，但最敏感的感受器则是在面部的三叉神经区域内（Hackman，2001）。

皮肤表面的反应由以下因素决定：

- 皮肤温度。
- 温度变化的速率和方向。
- 受到刺激的面积大小。

物理机制包括无意识反应，颤抖及通过哭泣、烦躁不安和过度活动引起的涉及肌肉活动的有意识反应。这些反应可能受麻醉药、大脑损伤、肌肉松弛剂或镇静药物的影响。

婴儿可能通过哭泣产生热量，尽管不会出现颤抖，但当冷应激严重到足以引起紧张时，婴儿会变得过度活跃。如果此时没有消除冷应激，婴儿可能会变得极度低温、低血糖、缺氧、酸中毒和昏睡，并最终因冷应激造成的损伤而死亡。足月婴儿可以将身体蜷成"胎儿"位姿势，这可以提供一些抵御寒冷的保护，但是不成熟的或生病的婴儿因缺乏肌肉张力和有活力的身体姿势会导致更多的热量损失。婴儿还可以通过收缩外周血管来减少内部热量分流到体表。

化学或非颤抖的产热是新生儿通过增加代谢率和棕色脂肪组织（brown adipose tissue，BAT）代谢而产生热量的过程。这个过程可以被成人和新生儿利用，在成人中，代谢率可以增加 10%～15%，而新生儿可以将代谢率提高至 100%（Cannon et al，2004）。

（六）产热和棕色脂肪组织

处于冷应激的婴儿主要依靠能引起化学产热的机制来应对。新生儿的产热主要是通过非颤抖的方式。当婴儿体温过低时，去甲肾上腺素和甲状腺激素会释放，使棕色脂肪中的脂肪分解。这一过程可能受到病理状态的影响，包括缺氧、酸中毒和低血糖。

BAT 占新生儿体重的 2%～7%，取决于孕周和体重，从孕 28 周开始，棕色脂肪开始沉积在胎儿体内（Blackburn，2013）。棕色脂肪细胞是特别适合新生儿的产热物质，与白色脂肪组织不同，因为它能够快速代谢产生热量并将热量传递到外周循环。

新生儿产生的总热量未知，但可能达到其需求的 100%（Blackburn，2013）。交感神经系统刺激肾上腺释放肾上腺素，增加棕色脂肪和儿茶酚胺的代谢并释放所需的葡萄糖。甲状腺也被垂体刺激而释放促甲状腺激素，产生甲状腺素（T_4），可增强 BAT 的热量产生。

BAT 含有高浓度的复合线粒体、三酰甘油、交感神经末梢和丰富的毛细血管网，可以将热量输送到全身。在棕色脂肪细胞的线粒体内存在解偶联蛋白质，支持脂肪酸燃烧以产生热量。BAT 在哺乳动物胎儿中尤为显著，其解剖学分布对功能很重要。最大的 BAT 包裹于肾脏和肾上腺；相对较小的组织分布于颈部的血管和肌肉周围，此外还存在于锁骨下并延伸进入腋窝，伴随大血管进一步延伸到胸腔入口。BAT 与大血管和重要血管的贴近使得热量能快速传递到血液循环。BAT 代谢的激活仅在出生后发生。在宫内期间，母体前列腺素和腺苷不允许非颤抖产热的发生。随着出生后脐带被夹紧，这种机制被阻断，使下丘脑能够对体温过低做出反应（Hall，2016；Polk，1988）。

（七）喂养

母乳喂养是新生儿获取营养最主要的形式。乳汁含有的卡路里远远多于静脉注射或口服葡萄糖（Faranoff et al，2012）。从出生开始，婴儿需

要水、葡萄糖和某些电解质。摄入的能量被利用来生长、维持体温和新陈代谢。新生儿喂养的方法，无论经口喂养还是通过鼻胃管或静脉内注射喂养，其频率和量取决于胎龄和身体状况。当鼻胃管喂养必须要维持数天，甚至超过 1 周时，患有严重呼吸窘迫的婴儿则需要给予肠外营养，以确保足够的能量摄入。

（八）药物

给予孕妇的药物可能会影响体温调节，如下所示：

• 分娩镇痛（如肌内注射或静脉注射哌替啶，硬膜外镇痛所使用的布比卡因），导致产妇血管舒张和热量流失，使胎儿出生后容易出现热量损失。

• 大剂量的镇静剂、抗抑郁药和催眠药，以及剖宫产手术使用的全身麻醉药和肌肉松弛剂，往往会影响新生儿的肌肉活动，从而使肌肉松弛而出现体温过低。

• 药物成瘾母亲的婴儿往往过度活跃，代谢率较高，这可能会破坏体温调节平衡，有可能导致体温过高。

三、助产士的作用

（一）妊娠期

提供关于维持稳定体温的建议，尤其是在妊娠的前 3 个月，发生细胞分裂和分化的时期。使用桑拿浴的女性患先天性胎儿异常的风险更高，特别是桑拿浴是母亲尚未适应的新尝试时（告知母亲不应该桑拿）（ACOG，2015；Artal et al，2013；Cohen，1987；Smith et al，1988；Tikkenhan et al，1991）。应注意其他活动，如剧烈运动或"热瑜伽"，这会显著增高产妇的体温。

许多女性在妊娠期间抱怨感觉热。助产士可以提供现实和实用的建议，包括穿着天然面料，如棉、薄羊毛、丝绸或亚麻布，以及凉爽的泡澡／淋浴。助产士还应评估孕妇的健康状况，排除感染和（或）发热，否则应采取适当和迅速的行动。

（二）产程和分娩

助产士在产程和分娩前所采取的行动决定了

新生儿的健康状况。这包括控制新生儿环境，确保分娩和产房（或家庭）足够温暖，在 25℃ 以上温度。每 4 小时监控和记录一次非常重要。还必须注意用于包裹婴儿的毛巾是温暖的，以及可能影响新生儿健康的其他因素，对任何偏离正常的情况必须采取行动。母亲体温升高可能是感染或酮症（参见第 36 章），可能对母亲、胎儿和新生儿有影响。

（三）水中分娩

越来越多的孕产妇选择水中分娩，用温暖的水来缓解分娩疼痛，相信温水可以改善子宫灌注和子宫收缩，从而减轻分娩疼痛。

水的温度必须使产妇感到舒适，应在 34 ～ 37℃（RCM 和 RCOG，2006；RCM，2012a，2012b）。因此，必须经常测量和记录水温。当婴儿在温水中娩出时，人们认为婴儿的头部抬出水面之前不会开始呼吸。如果婴儿窒息或水冷，那么婴儿可能会吸入一些水池中的水（Gilbert et al，1999）。

（四）分娩室

无论是在家中还是在医院，助产士都应确保所有专业人员，产妇及其家人都了解分娩室温暖（温度为 25 ～ 28℃）的重要性，并且没有因打开的窗户、门或风扇而导致空气对流。与父母讨论分娩后安全的皮肤接触也很有帮助（RCM，2010，2012a）。

在产妇和新生儿的医疗记录中记录产房温度是个很好的实践（WHO，1997）。

助产士应准备预热过的软毛巾、毯子和宝宝的衣服（包括帽子），可使用复苏仪、辐射加热器或保温垫。加热后的毯子应该是温暖的但不能过热，不会对新生儿造成任何创伤。

在婴儿出生之前，准备好清洁的复苏台，将辐射加热器置于"预热"模式并加热床单和毯子。便携/移动保温箱必须始终充满电并加热，并附有温暖的毯子，随时可以使用。

（五）分娩时的风险因素

以下各方面可能导致新生儿体温过低或体温过高：

- 胎儿宫内缺氧/窘迫。
- 产妇发热。

- 母体感染导致发热或体温过低。
- 硬膜外麻醉。
- 药物滥用（吸毒）。

如果新生儿被认为具有高风险，助产士需要在其出生前通知儿科医师和特殊护理团队。

（六）初期新生儿护理

生理学知识增加了人们理解暴露于热应激或冷应激对新生儿的影响，并指导了护理需求。

当新生儿进入相对较冷的分娩环境时，助产士或可能存在的分娩陪伴者应擦干新生儿的头部（最大的表面积）。如果热量损失的预防措施不当，足月婴儿的体温可能会在出生后 30 分钟内下降 1 ～ 2℃（Martin et al，2014）。

无论孕周多少，当新生儿出生后，根据母亲的意愿，可以把新生宝宝放在母亲的腹部，新生儿热量和舒适的资源，并且是一种预防热量流失的有效方法。助产士擦干婴儿，丢弃湿毛巾，然后用干净而温暖的毛巾包裹住婴儿。为了减少热量损失，当父母提供肌肤接触时，可以给新生儿戴帽子（Hall，2016；Blackburn，2013）。

（七）肌肤接触

认识产后母亲和婴儿立即密切和直接肌肤接触的重要性，目前已经形成广泛采用了"皮肤对皮肤"的护理实践，即婴儿出生后不久裸体并直接俯卧于母亲的胸部。

肌肤接触也被认为有可能促进母乳喂养和母婴依附行为，并可减少婴儿哭闹，同时也有利于早产儿的心肺稳定。当婴儿体温过低时，肌肤接触也可让婴儿温暖。Cochrane 系统评价指出，这种做法"没有明显的短期或长期的不利影响"（Moore et al，2012）。

出生后，助产士经常让母亲和婴儿单独相处并母乳喂养，以促进母婴关系。如果婴儿对母乳喂养不感兴趣，也可以鼓励母亲使用肌肤接触。如果婴儿体温过低，这也可以作为改善新生儿体温的手段；在提供这种护理的同时，母亲和婴儿经常是单独相处的。

在新生儿早期，卫生专业人员要积极推动预防婴儿猝死综合征（SIDS）的策略和方法，明确警告父母婴儿俯卧位睡眠的危险，并告知在床上适当覆盖和正确睡姿的重要性。如果父母服用镇静药物、饮酒或过度疲倦，也不应和婴儿一起睡觉 [联合国儿童基金会英国婴儿友好倡议和婴儿死亡研究基金会（FSID），2008；联合国儿童基金会英国和苏格兰科特死亡信托基金，2011]。

对于大多数新生儿来说，很明显，母乳喂养和肌肤接触的实践方法是安全和有益的，应该被推荐。在英国和爱尔兰，出现了一些看起来健康的足月婴儿无法解释的死亡，虽然这是罕见的事件，但它导致了婴儿死亡或长期的神经功能障碍（Nakamura et al，2008）。因此，在权衡肌肤接触的益处时，为了使倡议对所有婴儿都安全，助产士需确保出生后第一个 24 ～ 48 小时内，接受肌肤接触的婴儿有合适的监管时间（表 43.1）。向母亲和家人或访客解释注意观察母亲和婴儿是有用的，如果母亲变得困倦，那么应该将婴儿仰卧，放在他自己的婴儿床上。

关于父母应该知晓婴儿的呼吸、颜色和活动的相关知识也很重要，因为许多意外死亡发生在生命的最初几天（Herlenius et al，2013）。

妊娠少于 32 周的婴儿皮肤角质化不足，皮肤易蒸发水分和热量。有些地方把婴儿擦干后，颈部以下放在一个特殊的塑料袋中（Doglioni et al，2014）。这个方法可防止先天异常婴儿出生后热量和水分的损失，如脐疝（参见第 49 章）。值得注意的是，只有婴儿在辐射加热器下护理时才使用塑料袋。

生命的第一个小时的护理对于新生儿的健康来说至关重要，同样重要的是，婴儿护理能够消除其现在所处环境给他带来的恐惧、不适和疼痛。支持产妇在出生后的第一个小时内母乳喂养自己的婴儿，可以提供同样的人类接触，这个人是婴儿在过去 40 孕周里已经熟悉的人，并能促进母婴互动的发展（Lamb，1983；Moore et al，2012）；此外，它为婴儿提供高水平的营养，以维持棕色脂肪代谢。

（八）沐浴

第一次洗澡的时间取决于医院文化和护理人员及父母的意愿。婴儿刚出生时应避免洗澡。婴儿出生后即用温热的毛巾轻轻擦干，至少等 24 小时至 5 天后洗澡，以保持婴儿的体温，并尽量减少对新生儿娇嫩皮肤的伤害。

由于担心血液可能传播乙型肝炎病毒和艾滋病病毒（Hudson，1992），为减少医务人员和家庭成员接触血源性病原体（Varda et al，2000），许多医院鼓励员工给出生后不久的婴儿洗澡（译者注：不应早于出生后 6 小时）。

表 43.1 支持肌肤护理之前的评估标准

	好	差
评估呼吸系统	安静，呼吸频率为 40 次 / 分，无须额外用力	鼻翼扇动，呼气 / 呼吸咕噜声，可见呼吸用力，肋骨 / 肋下凹陷，呼吸频率高于 50 次 / 分
新生儿的行为	安静，警觉，积极警报，哭泣	睡着或难以唤醒
血液循环	皮肤和黏膜、牙龈和硬腭的颜色应为粉红色	发绀或苍白
肌肤接触时，正确覆盖婴儿和正确睡姿		
头	宝宝身体是直的，头转向一侧	
脸	妈妈很容易看到宝宝的脸	
颈	颈部应在中线位直立，不弯曲	
嘴和鼻	嘴和鼻子应该无遮挡并且可见（注意婴儿是用鼻呼吸的）	
四肢	当婴儿俯卧在父亲或母亲的腹部时，手臂和腿部应该屈曲良好	
胸部	婴儿在母亲 / 父亲的胸部屈曲良好，与母亲胸贴胸，而不是在一个乳房上	
肩	宝宝的肩膀应该平着贴在母亲或父亲的胸膛	
衣服 - 头	头发干燥，并戴上帽子	
覆盖物	应该一直围在婴儿和母亲身边，避免热量流失并保持婴儿趴在母亲胸部的位置	

助产士有责任照护新生儿，并应努力为母亲和婴儿提供个性化的护理。应该关注新生儿和妈妈的需求，避免常规和"定时"的护理。早产儿可能无法承受（消耗）额外氧气和葡萄糖来维持高于 36.5℃ 的体温而受冷应激（影响/损害）（Lyon et al，2011）。

（九）复苏

1. 家庭环境　准备复苏的区域必须温暖。可以更换使用的尿片垫，有一个温暖的毛巾窝，擦干婴儿后立即放进去，且丢弃湿毛巾。这可以通过使用加热垫或热水瓶来实现，在将婴儿放入毛巾窝之前必须将这些用于预热的物品移除。

2. 医院/分娩中心　复苏仪有一个顶部辐射加热器，可以在三种不同的挡位上工作：

- 预热——出生前用来温暖的床垫和毛巾。
- 手动模式——手动设置热输出在 50%～60%（高于 60% 的输出可能导致宝宝过热）。
- 婴儿模式/皮肤探头——温度由预设设置控制，通常为 36.5℃。

体温调节对早产儿来说是一个生死攸关的问题，并且建议"所有产房和新生儿/儿科护理人员都应接受复苏时婴儿温度护理的培训"（CESDI，2003；UK Resuscitation Council，2015，2016）。

婴儿被置于复苏仪和辐射加热器下的那一刻，助产士需要将挡位置于手动或伺服控制（servo control）之下。使用伺服控制婴儿模式时，温度设定为 36.8℃。婴儿腹部上部的一小块区域用医用棉签清除胎脂；探头的银侧放在腹部并将反应盘固定。这可以保护探头免受红外热源的影响，确保不会过热。探头过热可能导致计算机化传感器的信息不准确，导致辐射热源输出降低，使得婴儿体温过低。必须定期监测探头，以确保其始终正确连接并保持婴儿的温度稳定。

应确保婴儿整个身体都处于热辐射下，在此期间，婴儿可能会从在台上移动而远离辐射加热器。同样重要的是，不要遮挡辐射热源。

辐射加热器使用不良会导致体温过高和脱水或体温过低，导致呼吸和代谢性酸中毒，增加发病率和死亡率。

当将新生儿从产房转移到新生儿重症监护病房（NICU）时，可以使用温热凝胶垫来增加传导热量并支持体温调节。

（十）氧疗

氧气是冷的，重要的是，当面部给氧时仅使用 1～2L 的流量，面罩完全覆盖在婴儿的脸上，避免整个面部/头部变冷。在一些分娩单位中，复苏仪给氧时附有加湿功能，可以补充流失的液体并提供温热的氧气。

应在出生后的 30 分钟时记录温度，以便在热量快速消耗时采取适当的措施（CESDI，2003）。

（十一）新生儿检查

助产士通常在新生儿出生后不久对其进行检查，由于婴儿通常是裸露的，故需要一个温暖和无对流的环境。更深入的检查需要一个安全的表面区域，并且在婴儿裸体的情况下进行；因此，需要在正确高度的辐射加热器下和硬实的床垫上进行（参见第 42 章）。

当婴儿在母亲或父亲的怀抱中时，可以进行初步的外部检查。婴儿在身体全部裸露之前进行擦干至关重要，环境温度必须至少为 25℃。这可以通过父母的肌肤来保持宝宝温暖，并为助产士提供机会，让父母了解她正在检查什么及为什么检查。这是父母们想知道奇迹，也就是了解他们孩子的时刻，助产士应协助这一点而不是匆忙或仓促或让它看起来就像日常琐事一样。

（十二）体温评估

在短时间内，宝宝的体温开始适应子宫外环境。

使用直肠途径进行常规温度测量不再是一种可行的方法。从历史上看，这是为了确定肛门的通畅（现在通过视觉检查肛门是否处于中线和通畅，参见第 42 章）。

通常通过腋窝测量温度（彩图 56）。如果婴儿变冷，BAT 开始代谢，这可能会导致正常的温度读数和（或）BAT 聚集的区域变热。必须通过触摸肢体并与腹部进行比较来评估婴儿（彩图 57）。这可以确定两者的温度是否相等，来验证探头/温度计读数是否正确。如果腹部比四肢温暖，医师可能会认为婴儿体温过低并采取适当的措施来温暖婴儿并排除感染（Tuitui et al，2010；Agarwal et al，2010）。

（十三）转送

从一个环境转移到另一个环境时，运输过程中温度损失的风险增加。将婴儿从产房转移到产后病房时，最好将婴儿放在母亲身边，松散地盖住。如果在婴儿床中运输，婴儿需要穿着合适，并戴帽子。如果母亲没有为婴儿带衣服，新生儿病房总是有可以使用的衣服的。

运送生病和早产儿到新生儿病房的最佳方法是将婴儿放置在稳定的环境中，如便携式暖箱，便于保暖、观察和护理。在将新生婴儿从家中运送到医院时，婴儿通常在母亲的怀抱中，虽然这是合适的，但是有对发生车祸/碰撞和对婴儿安全的担忧；因此，可以使用婴儿小型便携式暖箱（baby pod）（彩图 58）。这款便携式暖箱可提供安全的运输，并提供稳定的内部热源。

如果陪同产妇进行转移，助产士必须为分娩做好准备，并且应该有毛巾和太空毯，以尽量减少运输途中的热量损失。

将婴儿从家里送到医院的理想和安全环境是使用便携式暖箱来维持稳定的温暖环境。但如果没有，救护车必须足够温暖并能观察婴儿的颜色和呼吸情况。如果婴儿没有呼吸问题，肌肤接触可用于支持体温调节。

无论是在医院还是社区，助产士都应记录婴儿离开一个区域之前和之后的温度。

四、监测和维持温度

（一）监控

水银温度计逐渐被红外线电子温度计或电子温度计及偶尔的耳温仪取代。电子和红外温度计可在 60 秒内测定温度（Leick-Rude et al，1998；De Curtis et al，2008）。伺服控制可减少对宝宝的打扰并保持对婴儿体温变化的自动响应。

直肠温度测量是最准确的体温测量方法。直肠向右急剧弯曲，硬温度计可能会导致穿孔。在插入之前，温度计必须用凡士林或软石蜡进行良好润滑，足月婴儿插入直肠不超过 3cm，早产儿不超过 2cm（Blackburn，2013；Fleming et al，1983）。直肠中的粪便也会影响读数的准确性。

许多临床医师仍将直肠温度视为体温测量的黄金标准，因为它非常接近新生儿的核心温度，目前仍用于正在体温过低治疗的婴儿。然而，由于这种方法可能造成的创伤，故它不适用于新生儿，新生儿则使用腋窝作为测量部位。

只有当宝宝产生热量的代偿失败时，核心温度才会下降。因此，正常范围内的直肠/腋窝温度不表示没有冷应激；这可能意味着婴儿已经激活棕色脂肪代谢，并产生化学热量以维持其体温。这是通过下丘脑识别低于 36.0℃的温度，并以非颤抖的产热方式启动"中央产热"来实现的。在宝宝利用棕色脂肪并变得寒冷和生病之前，要确认并去除导致体温过低的原因。

腋窝包含大面积的棕色脂肪组织，当发生不颤抖产热时，释放化学热能，导致该区域变得比核心温度更暖。因此，在腋窝测量体温时，读数将高于低温婴儿的核心体温（Bliss-Holtz，1991）0.49℃，从而产生假阳性结果，并难以识别体温过低。放置体温计时（彩图 56 所示），手臂被放下并牢固地固定在身体上，身体包裹住体温计，以避免结果不准确。助产士必须对每个婴儿通过冷应激的行为和生理体征及症状来评估其体温状况。

触觉读数/人体触摸可以验证腋窝部位给出的读数。将代表核心温度的腹部温度与四肢的温度进行比较可以识别出低体温婴儿（彩图 57）。温暖而粉红色的脚和腹部表明婴儿处于体温舒适状态。冷的脚和温暖的躯干表明婴儿处于寒冷的压力下。在体温过低时，脚和躯干都很冷（WHO，1997）。如果脚是红色并且热，脸部潮红，婴儿烦躁不安，则表明婴儿可能过热。

使用腹股沟部位测量体温可能是有帮助的，因为这个部位血流良好和没有棕色脂肪组织来混淆读数，但研究尚未证实它是监测新生儿体温的准确方法。

鼓室温度似乎是一种优秀而准确的方法，可以其测量儿童和成人的体温，但对新生儿来说则不太准确（Craig et al，2002）。

大多数婴儿能良好地维持体温，但有时候父母会担心宝宝，助产士需要教会他们一种安全的方法来评估宝宝的体温，以便及早发现体温过低或体温过高。可以通过使用温度计或感受婴儿的皮肤（触摸评估）并观察其他迹象来完成。

另一种用于测量婴儿体温的非侵入性方法是"Thermospot"，即一种 12mm 黏性黑色圆盘，当读数完成时会变成"笑脸"。要求父母将其置于婴儿腋下或上腹部的肝脏区域。当婴儿的温度低于 35.5℃，这种方法是不可靠的（Morley et al，2000）。

（二）保持温度

当婴儿被抱在怀里时，母亲是婴儿的巨大热源。助产士应该鼓励母亲抱着她的宝宝并靠近她的身体，以促进保温，并可产生强大的亲密感。1987 年，这种保持体温的方法在哈默史密斯医院进行了研究，从此被称为"袋鼠护理"，也称为肌肤接触，并且常用于非常小的新生儿（Whitelaw et al，1988）。在哥伦比亚的一项研究中采用了类似的护理方法，其中非常早的早产儿和小于胎龄的婴儿在母亲的衣服里面和乳房之间进行护理（Sleath，1985）。500 ～ 2000g 的婴儿存活率为95%，并提高了母乳喂养率和更亲密的母婴互动。在伦敦使用相同的方法也发现了类似的良好结果。Cochrane 系统评价表明，这可能是稳定小婴儿健康状况的有效手段，尽管该评价指出需要进行更多研究（Conde-Agudelo et al，2011）。

需要手术的婴儿有特殊需求，必须根据手术原因和类型进行评估。

五、最大限度地降低低温风险

（一）包裹和襁褓

温暖的毛巾或毯子和婴儿服装是必不可少的；然而，很紧的限制运动的襁褓可能对睡眠期间的体温调节和呼吸产生不利影响，因此不应使用，特别是对于单独留在婴儿床中的婴儿。

将非常早的早产婴儿放在辐射加热器下时，通常先将婴儿放入有湿度的塑料袋中，因为这样可以最大限度地减少水分和热量的损失（Laptook et al，2008；UK Resuscitation Council，2015，2016）。

（二）帽子和衣服

建议对新生儿使用帽子，特别是对于那些小于胎龄儿和早产儿，以及正在复苏的婴儿而言，已经证明它有效地减少了婴儿最大表面积的热量损失。

助产士应确保婴儿的衣服是天然面料，并且不会过紧。最好使用几层薄衣服而不是一层或两层厚衣服。助产士还需要确保没有松散的线缠绕在新生儿的手指或足趾周围，因为如果不能很快地发现这些线，则会造成相当大的创伤。

（三）沐浴

给宝宝洗澡时，通过观察其生理行为来评估和检查宝宝健康，这也是宝宝和家人互动的最佳时机（Karl，1999）。这可能被一些助产士视为耗时或普通的任务，更希望委托给其他医疗保健支持工作者来做。如果是交由其他人员给婴儿洗澡，必须确保提供此项服务的人能够在洗澡前评估婴儿的健康状况，向父母提供程度恰当的信息及建议和一份有关婴儿健康状况的报告。在整个沐浴过程中，应根据婴儿显现的线索评估其健康状况，并指出给母亲看（参见第 42 章）。

（四）家长教育

教育父母在家照顾婴儿并提出为婴儿提供合适衣服的建议，包括需保持热量和透气所需的衣服面料和层数。出院清单可用于父母带小婴儿回家时，其中包括帮助婴儿在室内和室外保暖的实用建议。对于那些第一语言不是英语的人，这些信息应该翻译成适当的语言，特别是那些对在英国气候下照顾新生儿知之甚少的人。

如需要经济资助以解决取暖费，并需要适当的家庭保温或通风的情况下，可动员社会工作者。

六、患病新生儿

（一）低体温

低体温是指体温低于 36.5℃。尽管在新生儿期的其他时间都可能会发生体温过低，在出生后的最初 12 小时内更易发生。冷应激的最初体征和症状包括（表 43.2）：

- 是非特异性的。
- 可能表明有其他严重疾病。
- 可能与细菌感染混淆。

如果这些体征和症状没有得到解决，婴儿状况会发展而出现硬化症，这会引起一系列经典症状，包括皮肤硬化、面部和四肢明显发红，给人一种健康玫瑰色的表面印象。当婴儿利用氧气代谢棕色脂肪并达到一定限度时，可能已经缺氧，这会导致心脏功能受损和出血（尤其是肺部）。细胞功能从有氧代谢切换到无氧代谢，导致乳酸和代谢性酸中毒（图 43.1）。低血糖症也可引起酸中

表43.2　低体温婴儿的体征

体温调节：保温和血管收缩的体征	宝宝脸色苍白，有斑块，四肢冰凉，腹部温暖
胃肠道：减少蠕动和吸收	将有以下： • 喂养不佳 • 如果人工喂养，摄入量减少 • 胃反流，漾奶 • 如果用鼻胃管（NGT）喂养，胃反流量增加，腹胀和呕吐
神经系统：增加身体活动以产生热量	宝宝可以通过其行为进行表达： • 易激惹 • 哭泣 • 增加自发活动，如在婴儿床里向下或向上移动 • 在严重者，嗜睡，肌张力减退，自发活动减少
呼吸系统：缺氧和酸中毒；呼吸性酸中毒和代谢性酸中毒；可能会增加对氧的需求	• 哭得越来越弱 • 如果早产，可能有心动过缓和呼吸暂停的发作 • 呼吸暂停发作增加 • 在38周以上的婴儿中，可能会出现休息时的呼吸暂停及由于体温过低而导致呼吸浅而缓慢的体征
心血管系统：代谢降低	• 心率降低
环境因素和感染	长期慢性体温过低会导致体重增加困难；因此，体重增加困难的婴儿可能正在利用卡路里来维持体温，或者这可能表明潜在的感染，如泌尿道感染

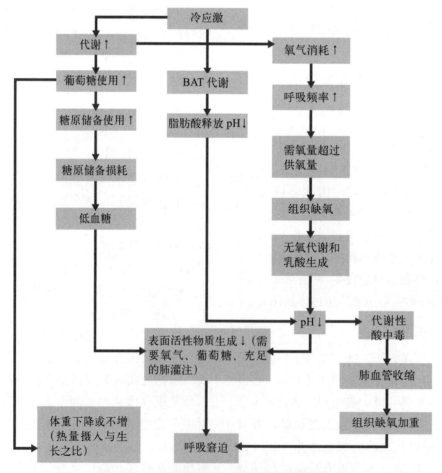

图43.1　棕色脂肪组织，BAT冷应激的生理后果

（引自 Blackburn ST：Maternal fetal and neonatal physiology：a clinical perspective，4th edn，Philadelphia，Saunders，2013.）

毒，并且由于大脑不能耐受缺乏葡萄糖，因此可能发生神经损伤。如果严重的冷应激得不到治疗，婴儿会出现凝血障碍并死亡（Blackburn，2013；Rennie，2012）。

（二）管理

对低温治疗没有普遍的一致性意见，但预防是最好的治疗方法。温度低于36.5℃的婴儿必须立即转介给儿科医师/新生儿科医师，助产士可以通过添加更多暖和的衣服，增加环境温度或让婴儿贴近妈妈来增加体温，可以是穿着衣服也可以裸体接触并在外面遮盖。必须密切观察婴儿，以监测他的健康和呼吸道情况。

1. 亚低温（温度范围36～36.4℃） 对中等程度的低温新生儿进行复温不是问题，但是采用快速还是慢速的方法，以及它们在重度低温时采用的优缺点仍有争议。慢速复温是通常的做法。

2. 中度低温（温度范围32～35.9℃） 将婴儿穿上衣服但不要遮盖，在辐射加热器下或在温度为35～36℃的暖箱中。或者可以使用设置在36.5℃的凝胶或水填充床垫使婴儿温暖，室温设置为32～34℃（Carmichael et al，2007）。

可以使用在温度至少为25℃的房间内与母亲肌肤接触。

3. 严重的冷应激 在应对严重冷应激时，主要目的是维持一个不需要婴儿增加其基础代谢率的温度环境。宝宝慢慢地回复体温，这样可以避免因外周循环血管扩张而引起低血压和酸中毒。快速复温可能导致呼吸暂停和心力衰竭。由于氧消耗量在温度梯度低于1.5℃时最小，因此暖箱温度应设定为比婴儿核心温度高1.5℃，并且每15～30分钟调整一次。宝宝必须赤身裸体才能让暖箱或辐射加热器产生的热量使他变暖。婴儿最好不要经胃喂养，因为体温过低时会减少胃排空量并减少肠蠕动。静脉注射液确保足够的液体和葡萄糖摄入量，但重要的是在给婴儿注射前加热所有液体。

4. 体温过高 体温超过37.8℃为体温过高。这在新生儿护理中不太常见。发热可能是由于过高的环境温度，暖箱过热（或阳光下暖器的温室效应），婴儿穿得太多，感染，脱水或由于药物或脑损伤引起的中枢控制的变化。

与冷应激一样，体温过高会导致新陈代谢和氧消耗增加。让宝宝慢慢凉快下来很重要。这意味着须去除羊毛织物或只留下一条薄毯。避免采取极端措施，包括给婴儿仅穿薄衣服和少量的覆盖。

5. 逆转热应激 逆转热应激的目的是减少代谢产热。可尝试让婴儿处于伸展姿势，通过外部梯度将热量散发到环境中，并且为了促进这个过程，应该将婴儿的大部分衣服移除。不建议把婴儿搞湿。这会使热量快速散发，而后可能导致冷应激和休克（Kenner et al，1993）。

一旦去除了导致高体温的原因，体温应在1小时内恢复正常。如果在1小时内没有观察到改善并且婴儿仍然发热且看起来状态不佳，则必须排除感染，并需要考虑脑损伤（Jain，2012）。

6. 体温过高的影响和体征 体温过高会增加代谢率和水分蒸发流失率，从而导致脱水。宝宝无法充分利用出汗机制来减少热量，特殊情况是药物滥用的母亲所生的婴儿。在这种情况下，婴儿在压力和过度活跃时可能会出汗和表现为汗水淋漓。在正常情况下，婴儿出汗发生的唯一区域是头部，休克时手掌和手都会出汗。

体温过高的体征并不明显，包括躁动和哭泣。由于代谢率增加，可能有快速呼吸暂停和心动过速。由于血管扩张，婴儿的脸部和四肢都呈红色，这是体温过高的严重体征，必须采取措施，通过排查原因来逆转热量增加。如果不及时处理，并且温度升高到42℃以上，宝宝就会出现休克；也可能会出现抽搐和昏迷。

与低体温一样，新生儿体温过高的主要原因是没有理解环境温度及其对婴儿的影响。这可以体现在炎热和阳光明媚的日子里将婴儿留在封闭的汽车中，在室内寒冷时将婴儿穿得太多或者将婴儿放在太靠近热源的地方。

反思活动 43.1

检查您当地的体温调节指南和方案，并根据国家指南和您的生理学知识进行考评。考虑这些是否提供了足够的最新实用信息。

七、设备

必须适当使用设备并考虑体温调节效果。

- 暖箱：应仅用于生病、可能生病或体重低于第9百分位的婴儿。现代暖箱通常有双层保温层来阻止辐射热损失，可以手动或自动控制空气温度。暖箱和辐射加热器还具有自动伺服控制皮肤探针附件。

- 转运用暖箱：新生儿科护士比助产士更为熟悉这个设备，它是转移、监测和支持很小或患病新生儿的方法。但助产士应该对此设备及其使用方法有基本的了解。

- 加热床垫：使用两种类型的床垫。

○ 凝胶填充物：具有导热性能，周围是柔软的薄膜，不会刺激婴儿的皮肤。

○ 水填充：当在婴儿床中使用时，它应该在底部有孔作为紧急出口，以防意外出现的缓慢泄漏。

○ 有关更多信息，具体。

- 光疗：这可以通过带有伺服控制顶部辐射加热源的暖箱、婴儿床或开放式摇篮来进行。因为在治疗期间婴儿可能变得体温过高或体温过低，必须通过腋窝监测新生儿的体温，并且每3～4小时记录一次。

- 隔热罩：现代暖箱的存在减少了对该设备的需求，但是如果使用，应检查它们是否有裂缝，以及移动性和安全性。在暖箱中裸体护理婴儿及在其他情况下预防或帮助治疗体温过低时，应使用隔热罩。

- 氧疗：当给氧浓度大于30%时，氧气应加湿并加热。如果通过气管导管给氧，氧气温度应和体温相同。如果通过头罩给氧，它应与暖箱温度相同，以免引起对婴儿生理上的干扰。

八、结论

虽然婴儿是真正意义上的恒温动物，但新生儿的热量和水分损失比成人更高，因此必须提供允许最小静息代谢率的温度环境。助产士应特别注意维持"正常"温度，尤其是对于有风险的新生儿。了解体温控制的生理学、能量摄入和实践应用是至关重要的，可为子宫外生命提供安全的过渡。

在支持和教育母亲及家人关于体温调节及其对婴儿的影响和异常体温方面，助产士是关键实践者。

要点
- 无论孕周和危险因素，体温调节是确保新生儿健康的关键部分。 - 助产士需要高水平的知识并理解体温调节相关生理学，才能为妇女和她的宝宝提供安全有效的护理。 - 预防和早期识别偏离正常的体温，可以预防长期的发病和死亡。 - 体温过低和过高可能由败血症、脑功能障碍或不稳定的环境问题引起。 - 助产士监督和控制环境，确保提供适中的温度环境，有助于预防体温过低和过高。 - 助产士是教育父母和其他专业人员关于新生儿体温调节需求的重要角色，让这些人准备就绪，并将其纳入护理框架，让父母更多地了解他们的孩子。 - 适当有效地管理体温过低和体温过高，有效使用适当的设备和监测方法，将能降低长期发病率和死亡率。

（翻译：任钰雯　审校：陈改婷）

第 *44* 章

婴儿喂养与亲子关系建立

Francesca Entwistle

学习目标

通过阅读本章，你将能够：

- 解释与母乳喂养有关的解剖学和生理学知识，以及如何在妊娠期和产后支持产妇，使其能够顺利开展和持续母乳喂养。
- 理解母乳和母乳喂养对母婴健康及幸福感的影响。
- 理解母婴依恋的重要性，以及如何通过支持母婴之间建立爱意和亲密关系来加强这种依恋，使母亲能够与婴儿保持亲近，当婴儿饥饿或寻求安慰时及时给予回应。
- 解释母乳喂养时可能面临的挑战，知道如何提供有效的管理建议以支持母乳喂养，以及在何时何处寻求进一步的帮助。
- 支持人工喂养的母亲对婴儿的需求做出反应，安全准备喂养，以及使用适当的婴儿配方奶粉。
- 描述英国社会及政治上的婴儿喂养文化，以及这些文化如何影响女性喂养婴儿。
- 知道作为助产士如何在实践中遵循《国际母乳代用品销售守则》。

一、概述

母婴互动是一种本能，在婴儿出生后，母亲生理上的设定就是与婴儿交流，喂养和照顾婴儿。母亲会自发地满足婴儿的需要，母体内释放的缩宫素（Cadwell，2007）（有时称为爱的激素）会促进早期的依恋行为、母乳喂养和婴儿大脑的发育（Uvnäs-Moberg et al，2003；Winberg，2005）。

世界卫生组织（WHO，2011），英国卫生部（DH，2009/2011），全党议会团体（APPG，2015），苏格兰政府（2011），北爱尔兰卫生、社会服务和公共安全部（DHSSPS，2013），威尔士政府（2015）及英国公共卫生局（PHE，2015）均建议，所有婴儿应纯母乳喂养至出生后 6 个月，母乳喂养 2 年及以上（WHO，2016）。其他国家，包括澳大利亚（澳大利亚卫生部长会议，2009）、美国 [美国儿科学会（AAP），2012]、新西兰 [新西兰卫生部（NZMH），2012/2016] 也推荐这个标准。

在英国，母乳喂养启动率正在提高，从 1990 年的 62% 提高到 2005 年的 76%～81%(McAndrew et al，2012)，但是这个数字的社会人口学差异很大，只有少数母亲持续纯母乳喂养。2010 年，纯母乳喂养率在产后 3 个月时是 17%，4 个月时为 12%，6 个月时为 1%（McAndrew et al，2012）。低母乳喂养率导致发病率增加，这对儿童、家庭、社会和卫生服务都具有重大影响。

在英国，许多妇女是在"奶瓶喂养"文化中长大的，在这种文化中，开始和建立母乳喂养是具有挑战性的。年纪较轻的母亲和那些来自较低社会经济地位群体的母亲母乳喂养的可能性最小，她们自己和婴儿的健康及社会结局也最差。那些用奶瓶喂养的妈妈也应该得到支持，使其与婴儿保持亲密，这样她们也能够学会对婴儿的喂养和安慰需求做出反应；此外，还应该教导她们如何安全地准备和选择合适的配方奶。

二、为什么母乳及母乳喂养如此重要？

致力于母乳喂养和建立亲子关系是一种积极主动的策略，可以促进母婴依恋行为，改善母婴心理健康和幸福感 [ActaPaediatrica，2015；Britton et al，2011；Ekstrom et al，2006；Groër，2005；Gutman et al，2009；Heikkilä et al，2011；Kim et al，2011；英国国家卫生与临床优化研究所（NICE），2012；Oddy et al，2009；Oddy et al，2011；Sacker et al，2006；Strathearn et al，2009；Sunderl，2007；Unite/CPHVA，2008]。

非母乳喂养会增加婴儿患肥胖、糖尿病、呼吸道感染、胃肠炎、耳部感染、过敏性疾病和婴儿猝死综合征的风险（ActaPaediatrica，2015；AAP，2012；Arenz et al，2004；Bartok et al，2009；Cathal et al，2012；Chivers et al，2010；Harder et al，2005；Horta et al，2007；Ip et al，2007；Lancet，2016；Quigley et al，2007；Renfrew et al，2012b；Scott et al，2012；Shields et al，2006）。

非母乳喂养还会增加婴儿入院的风险，有高质量文献表明其对儿童智商和其他发育指标也有影响（Ajetunmobi et al，2015；Horta et al，2013；Iacovou et al，2010；Kramer et al，2008；Lancet，2016；Renfrew et al，2009）。

母乳喂养及出生时和产后早期的皮肤接触有助于父母与婴儿建立亲密的、有爱的养育关系（Unicef，2013）。母乳喂养为母婴之间的依恋建立提供了独特的机会，可以避免孩子受到母亲的忽视（Strathearn et al，2009）。

不进行母乳喂养的女性患乳腺癌和卵巢癌的风险增加（Lancet，2016；WCRF/AICR，2009）。

约 1/10 的婴儿出生时需要专科新生儿护理。母乳喂养或为早产儿和患病婴儿提供母乳，可改善其短期和长期健康结局，降低发病率和死亡率（Renfrew et al，2009；Lancet，2016）。

三、婴儿喂养与公共卫生

"母乳喂养是抵御贫困严重影响的天然安全防护网……纯母乳喂养在消除出身贫富不均造成的健康差异方面大有帮助。就好比母乳喂养使婴儿在那重要的几个月里暂时脱离了贫困，使孩子在生活中获得更公平的开端，弥补其出生的世界的不公正。"

——James P. Grant，联合国儿童基金会执行主任，1980—1995

促进和维持母乳喂养的服务将为改善公共卫生和减少健康不平等做出重要贡献，并为国家卫生服务部门节省大量费用 [Renfrew et al，2012b；Public Health England（PHE）et al，2016]。

众所周知，一些弱势群体的母亲，包括年纪较轻或社会经济地位较低的母亲，母乳喂养的可能性最小（McAndrew et al，2012；SACN，2008），她们自己和婴儿的健康及社会结局也最差。作为帮助解决健康不平等的干预措施，母乳喂养为这个长期存在的问题提供了一种解决方法。有研究发现那些母乳喂养到 6 ～ 12 个月的低收入母亲在 5 岁时父母互动质量得分最高（Gutman et al，2009）。证据还表明，一个接受母乳喂养的低收入家庭的孩子，可能比从一个接受配方奶喂养的更富裕家庭的孩子有更好的健康结局（Wilson et al，1998）。然而，根据以往的婴儿喂养状况调查，在 2010 年，即使考虑到其他因素，除了以前的喂养经验之外，孕产妇年龄偏小和教育水平偏低仍是婴儿喂养结果的最强预测因素（McAndrew et al，2012）。

在英国，英国国家卫生与临床优化研究所（2012，2013 和 2015）、首席医疗官（CMO）（Davies，2013）、英国公共卫生局（2015）、英国卫生部（2014）、苏格兰政府（2011）、威尔士公共卫生部（2013）、威尔士政府（2010）及北爱尔兰卫生、社会服务和公共安全部（DHSSPS，2013）都认识到令人担忧的低母乳喂养率的趋势。他们强调了提高母乳喂养率以促进母婴健康的重要性，并呼吁在所有医院产科和社区医疗保健机构中实施联合国儿童基金会提出的"英国爱婴倡议"，将其作为支持母乳喂养的最低标准，以降低风险，改善服务，帮助家庭给予孩子人生最好的开端。CMO 还要求监测和检查母乳替代品市场营销的影响（Davies，2013；WHO，2013b）。

助产士与妇女及其家庭合作，帮助她们了解母乳喂养的价值和支持母亲进行母乳喂养，这是拓展助产士在公共卫生中角色（CNO，2010）的理想方向。助产士通过实施"健康儿童项目"（DH，2015），并与卫生访视员及提供"家庭护士合作计划"的专科护士密切合作，以支持妇女母乳喂养（DH，2011），从而有助于减少不平等和社会剥夺。孩子一生中的第一个 1001 天（或 24 个月）对于确保大脑达到最佳发育状态是至关重要的，并且为确保所有婴儿在人生中获得最佳开端奠定了基础。

根据各国政府的公共卫生战略,妇女在妊娠、分娩和产后期间需要多学科合作和纵向的策略支持(NICE,2012)。

四、爱婴倡议

1989 年,《保护、促进和支持母乳喂养:孕产服务的特殊作用》(世界卫生组织/联合国儿童基金会,1989)出版,这是政策制定者在意大利佛罗伦萨举行的会议上通过的一项全球倡议,现在被称为《伊诺森蒂宣言》(Henschel& Inch,1996)。1991 年 6 月,爱婴医院倡议(Baby-Friendly Hospital Initiative,BFHI)在安卡拉国际儿科协会会议上启动,为《伊诺森蒂宣言》的意图提供了全球关注点。《伊诺森蒂宣言》的原则体现在"成功母乳喂养的十个步骤"中,这十个步骤被设计成一套标准,全世界的产科单元都可以遵循,并对它进行审核,以证明可测量的改进(专栏 44.1)。

专栏 44.1 WHO/Unicef 成功母乳喂养的十个步骤

1. 有书面的母乳喂养政策,并常规地传达到全体卫生人员

2. 对全体卫生人员进行必要的技术培训,使其能实施有关规定

3. 把有关母乳喂养的好处及处理方法告诉所有的孕妇

4. 帮助母亲在产后尽快开始母乳喂养

5. 指导母亲如何喂奶,以及在需与其婴儿分开的情况下如何保持泌乳

6. 除母乳外,禁止给新生婴儿喂任何食物或饮料,除非有医学指征

7. 实行母婴同室——让母亲与婴儿一天 24 小时在一起

8. 鼓励按需哺乳

9. 不要给母亲喂养的婴儿吸橡皮奶头,或使用奶头作安慰物

10. 促进母乳喂养支持组织的建立,并将出院母亲转给这些组织

[来源:WHO/Unicef(1989)]

联合国儿童基金会英国爱婴倡议(The Unicef UK Baby Friendly Initiative,BFI)于 1994 年推出(Unicef UK,1998)。此时,母乳喂养的启动和实施率较低,该方案作为实施循证护理的基础,支持更多的妇女进行母乳喂养。为了实现这一目标,人们认识到有必要更新医疗保健人员的教育,实施循证服务政策,以支持母乳喂养的最低标准。BFI 倡议采用了一种集中的方法来实施对医疗保健实践的重大改变,并提高了改善护理所需的标准。BFI 倡议已成功引起全国对于母乳喂养重要性的认识,它还在卫生服务部门和决策者中产生了一个新的与母乳喂养实践有关的"共识"。曾经引起激烈争论的话题,如皮肤接触、母婴同室、指导母亲如何母乳喂养和避免代乳品,现在被认为是一种正确的做法。事实上,现在对于许多学生助产士来说,让所有妇女在出生后立即与她们的婴儿进行皮肤接触已经成为一种常规,学生们并不知道以前不是这么做的。虽然并非英国的每个母亲都能得到这种程度的支持,但总体标准都有所提高,大多数卫生专业人员,包括注册前助产士和保健访视人员,现在都知道什么是正确的护理,以及具备更好地支持母亲和婴儿的技能。

当前的证据表明,许多干预措施,包括全面实施十个步骤和 BFI 标准,都与在医疗环境中改善婴儿喂养有着显著的联系(Acta Pediatrica,2015;Broadfoot et al,2005;Caldeira et al,2007;Cattaneo et al,2001;Del Bono et al,2012;Figueredo et al,2012;Kramer et al,2001;Lancet,2016)。自从 BFI 被引进以来,英国的母乳喂养启动率从 62% 上升到 81%(Mcandrew et al,2012)。

WHO/UNICEF 英国爱婴医院倡议是一项全球认可的计划,是世界卫生组织婴儿和幼儿喂养全球战略(WHO,2003)的一个重要组成部分。在英国,BFI 被认为是提供护理的最基本的标准(NICE,2011,2013,2015a)。英国的政府政策使大多数产科和社区医院在实现爱婴机构认证及提高母乳喂养率方面取得了一些进展。2010 年,只有 21% 的机构获得了爱婴认证,而到了 2016年 11 月,已有 60% 的孕产服务机构和 63% 的健康访视机构获得认证(Unicef UK BFI,2016a)。

在过去的十年里,不断出现的新证据,以及对于支持妇女母乳喂养和对婴儿需求做出反应的理解越来越多。关于早期护理实践和儿童未来

健康重要性的证据表明，广泛实施 BFI 可以为所有儿童带来更好的结果，包括促进更重视早期大脑发育的战略、情感依恋和积极的父母互动（Gerhardt，2004；Heikkil et al，2011；Sacker et al，2006；Schore，2000 和 2001；Shonkoff et al，2000；Zeedyk et al，2008）。

2012 年，联合国儿童基金会在英国孕产妇和新生儿服务机构、健康访视和儿童中心服务机构实施了新的爱婴机构标准，使每位母亲都能顺利开始母乳喂养，并与婴儿建立亲密的爱的关系（专栏 44.2）。这种普遍的多方面的方法旨在从生物学、心理学和文化的角度，根据母亲的个人需要、偏好和愿望，建立母亲喂养婴儿的自信心和能力。

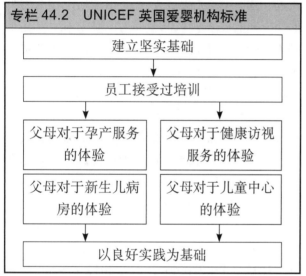

专栏 44.2　UNICEF 英国爱婴机构标准

建立坚实基础

↓

员工接受过培训

↓

| 父母对于孕产服务的体验 | 父母对于健康访视服务的体验 |
| 父母对于新生儿病房的体验 | 父母对于儿童中心的体验 |

↓

以良好实践为基础

（来源：Unicef UK BFI 2012a.©Unicef UK Baby Friendly Initiative.）

（一）联合国儿童权利公约

联合国儿童基金会是一个儿童权利组织，因此儿童的最佳利益是它所有工作的核心。在实践中，这意味着做出与儿童有关的决定时，不应受到政府、机构或成年人个体方面因素的影响，而牺牲对儿童最有利的因素。因此，BFI 的原则是，每个标准都必须以婴儿的最佳利益为核心（Unicef UK，1992；Article，24；UN，2016）（专栏 44.3）。

专栏 44.3　Unicef 英国爱婴机构孕产妇保健标准

1. 支持孕妇认识到母乳喂养和早期亲子关系对婴儿健康和幸福的重要性

2. 支持所有的母亲和婴儿在出生后尽快建立亲密的爱的关系并开始喂养

3. 使母亲建立母乳喂养的良好开端

4. 提供支持，使母亲在喂养母乳以外的食物或液体前充分了解相关信息再做出决定

5. 支持父母与孩子建立亲密的爱的关系

（来源：Unicef UK BFI 2012a.©Unicef UK Baby Friendly Initiative.）

在考虑婴儿的儿童权利时，不可能孤立地考虑婴儿，只有与主要护理者一起考虑时，他们的权利才会得到充分满足。对新生的婴儿来说，最好的照顾者是婴儿的母亲。生物学基础决定了她会爱她的孩子，母亲和她的孩子之间的关系被认为是所有其他关系建立的基础（图 44.1）。伴侣和家人对母亲产生很大影响，并为母亲提供所需要的支持。培养和保护母婴间的关系至关重要，但这并不意味着否定父亲和其他家庭成员的角色。更重要的是要认识到从何处开始，能够为婴儿实现最好的效果：母亲作为最基本的照顾人，父亲／伴侣作为第二照顾者，其他家庭成员和朋友作为后援，然后是卫生专业人员和其他社区成员的支持。

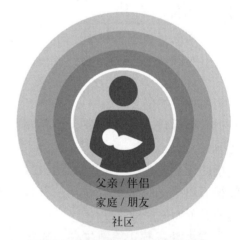

父亲／伴侣
家庭／朋友
社区

图 44-1　母亲和宝宝位于照顾的中心

（二）新生儿的需要：食物与爱

母亲和婴儿构成一个生物和社会单位；母亲的母乳是独特的，是专为婴儿设计的理想食物，它是一种鲜活的液体，充满抗体、激素、酶和其他有助于婴儿生长和发育的因子。对于母亲来说，母乳喂养是生殖过程中不可或缺的一部分，具有重要的生理健康保护性。例如，在母乳喂养时母体分泌的缩宫素具有多种功能，包括帮助泌乳、产后子宫复旧，帮助所有母亲（母乳喂养或配方奶喂养）爱上她的孩子（Gerhardt，2004；

Strathearn et al，2012）。产房内和产后早期的助产实践对于提供一个有助于保持高水平缩宫素和低水平皮质醇（应激激素）的养育环境至关重要。

最新出现的证据表明，在婴儿早期培养母婴关系有助于婴儿的大脑发育。出生后大脑的生长速度很快，神经纤维在婴儿 1 岁时就已经发育完成 70%，到 3 岁时发育完成 90%（Zeedyk et al，2008）。

健康足月儿出生后 6 个月内的营养需求可以通过纯母乳喂养来满足。在此之前，增加辅食并不能改善儿童的短期和长期健康（Dewey et al，2001）。出生后 6 个月左右，大多数婴儿已经发育成熟，可以食用其他食物，仅母乳无法满足婴儿的营养需求（Dewey et al，2001）。因此，应为婴儿添加辅食，同时坚持母乳喂养到 2 岁或以后（WHO，2013a；WHO，2016）。

五、婴儿胃肠道生理

新生儿肠道的成熟受喂养的开始时间、乳汁成分、激素调节和基因编码的激活而引发（Blackburn，2013）。早期母乳喂养的启动是促进血浆中肽激素浓度增加的一个主要刺激因素，例如，刺激肠黏膜生长的肠胰高血糖素；刺激胃黏膜和外分泌胰腺生长的促胃液素；以及刺激肠道活动的胃动素和神经降压素。初乳刺激上皮细胞的更新和成熟。表皮生长因子和皮质醇也有助于新生儿胃肠系统的生长和发育。而配方奶中没有这些关键成分。

母乳有助于胎粪通过肠道排出，而配方奶则没有此作用。胎粪的延迟排出与未结合胆红素再吸收和循环到肝脏，导致胆红素水平升高有关；因此，如果母乳喂养延迟，生理性黄疸可能会加重。

在婴儿 9 月龄之前，配方奶的摄入比母乳的摄入刺激机体出现更强烈的胰岛素反应（Blackburn，2013），从而导致不必要的葡萄糖新陈代谢增加。出生后 6 个月纯母乳喂养，随后引入适当的辅食，是降低肥胖和 2 型糖尿病风险的重要因素（Lancet，2016；WHO，2015）。

母乳最显著的作用之一是分泌型免疫球蛋白 A，它具有重要的抗毒性和抗过敏性，保护新生儿肠道免受细菌、病毒和其他不能在人工配方食品中复制的有害生物的侵害。免疫球蛋白 A 起到了"肠道卫士"的作用，限制有害感染和过敏原的渗透性。IgA 在初乳中浓度很高，随着婴儿的发育和奶量的增加，其浓度下降到较低水平（Coad et al，2011）。

六、新生儿正常代谢

所有哺乳动物的乳汁都含有水、脂肪、蛋白质、碳水化合物、矿物质和维生素。母乳含有婴儿配方奶粉中没有的其他重要成分，包括激素、酶、生长因子、必需脂肪酸、免疫和非特异保护因子，这些因子不能在母乳之外的其他物质中生成。

新生儿尚未成熟的胰腺分泌功能是生命最初几周消化食物的主要因素。新生儿依靠替代/额外的方式消化蛋白质、碳水化合物和脂肪，并通过唾液、肠道和母乳中的酶进行补充。

与其他物种相比，婴儿的生长速度非常慢，是因为母乳中蛋白质浓度很低。食物中蛋白质浓度高可能导致未成熟肾脏的负荷过大。由于胃蛋白酶的产生有限，新生儿的蛋白质消化速度较慢，胰肠激酶的输出量小于成人的 10%。婴儿胃部的酸性环境有助于将蛋白质分离成乳清和酪蛋白；乳清在母乳中更占优势，更容易消化（Xiao-Ming，2008）。

新生儿碳水化合物的消化依赖于母乳中的淀粉酶，它在哺乳的前 6 周保持较高水平。新生儿的唾液淀粉酶仅为成人水平的 1/3，胰腺淀粉酶仅为成人水平的 2.5% ～ 5%。

脂肪是婴儿的主要能量来源，母乳中脂肪很容易被消化。与配方奶粉喂养的早产儿相比，母乳喂养的早产儿脂肪消化率更高。尽管新生儿的胃脂肪酶水平会升高，但脂肪消化所需的胰脂肪酶水平却降低了，这可以通过新生儿吃母乳时的吸吮动作刺激舌脂酶的分泌来补偿，有助于消化（Blackburn，2013）。母乳的成分并不是一成不变的，会随着泌乳的不同阶段而变化，由初乳向成熟乳转变，甚至在一天中不同的时间、母乳喂养的过程中母乳的成分也会发生变化，这是为帮助新生儿独立进行新陈代谢而特殊设计的。

七、初乳及母乳的成分

初乳是从妊娠 16 周开始形成的，并持续到产后 3 ～ 4 天，然后逐渐变为成熟乳。初乳是一种黄橙色的黏稠液体，呈 β-胡萝卜素的颜色（Lawrence et al，2015）；它的热量比母乳低（初乳为 67kcal/100ml，母乳为 75kcal/100ml）。初乳每天的分泌量为 2～29ml，其蛋白质、脂溶性维生素和矿物质含量高于母乳，碳水化合物和脂肪含量较低。初乳具有免疫球蛋白、巨噬细胞、淋巴细胞、中性粒细胞和单核细胞等独特的高浓度保护成分，使其具有更高的蛋白质含量。初乳中生长因子的浓度是成熟乳的 5 倍。

过渡期母乳是指产后 10 天左右至 2 周分泌的乳汁，介于初乳（3～4 天）和成熟乳之间（Lawrence et al，2015）。在此期间，母乳中的蛋白质和免疫球蛋白水平下降，而碳水化合物和脂肪水平上升。可溶性维生素增加，脂溶性维生素减少。成熟母乳含有约 90% 的水，10% 的蛋白质、碳水化合物和脂肪及维生素和矿物质，主要的固体成分是脂肪酸，其提供 50% 的热量需求。不同阶段中母乳中脂肪含量是根据新生儿的需要而变化的。

（一）蛋白质

母乳中蛋白质含量很低，约为 0.9%，由乳清和酪蛋白组成。母乳中乳清占主导地位，易于消化。据报道，在不同哺乳期乳清/酪蛋白的比例为 9：1 至 6：4（Xiao-Ming，2008）。乳清是一种易于消化的抗氧化剂，可以抗高血压、抗癌、抗病毒、抗菌和作为螯合剂（Xiao-Ming，2008）。乳清的主要成分是 α-乳清蛋白、β-乳球蛋白、血清白蛋白、免疫球蛋白、乳铁蛋白和溶菌酶。酪蛋白占蛋白质的较小部分。而在牛奶中，蛋白质含量是相反的，其比例是约 80% 的酪蛋白与 20% 的乳清（Lawrence，2015）。在母乳含有的 20 种氨基酸中，8 种是必需氨基酸，提供新生儿所需的重要的氮含量，其中最丰富的两种氨基酸是胱氨酸和牛磺酸。牛奶中不含牛磺酸，最初被认为牛磺酸只与胆汁酸结合有关，但现在发现其在大脑成熟过程中起着重要作用，被认为是一种神经递质。胱氨酸对体细胞生长至关重要（Wambuch et al，2015）。

（二）碳水化合物

母乳中的碳水化合物主要由乳糖组成，含有少量低聚糖、半乳糖和果糖。乳糖可增加钙的吸收，在肠道乳糖分解酶的帮助下，易于代谢成半乳糖和葡萄糖，为大脑生长提供必要的能量（Wambuch et al，2015）。母乳中碳水化合物的水平保持稳定，不受母亲营养不良的影响（Lawrence，2015）。

母乳中的部分低聚糖可促进双歧杆菌的生长，从而增加新生儿肠道的酸度，保护其免受致病性微生物的入侵（Kunz et al，1999）。双歧杆菌可以抑制有害细菌的生长，使母乳喂养的婴儿的粪便具有酸奶般的气味。

（三）脂肪

母乳中脂肪含量在一天中的不同时间和每一次喂养中都有所不同，在喂养结束前含量较高（Kunz et al，1999）。早产儿母亲乳汁中的脂肪浓度可能比足月儿母亲高出 30%（Wambuch et al，2015），但其他研究发现足月儿母亲乳法和早产儿母亲乳汁相比，除了含有更多中链和中间链脂肪酸外，没有其他重大差异（Rodriguez-Palmero et al，1999）。长链多不饱和脂肪酸（LCPUFA）对正常的视觉和大脑发育很重要，并且不存在于配方奶中。

大多数 LCPUFA 来源于母体储存而非饮食。母亲的饮食可能直接影响母乳的脂肪酸组成（Kunz et al，1999；SACN，2007）。素食女性能够保持乳汁中高水平的花生四烯酸（AA）和二十二碳六烯酸（DHA）。DHA 是与改善视觉和神经功能相关的长链多不饱和脂肪酸（Makrides，1995；SACN，2007）。

母乳的脂肪成分中 98% 是三酯甘油，其通过母乳中的胰脂肪酶分解为脂肪酸和甘油。其余的脂肪包括磷脂（0.7%）、胆固醇（0.5%）和其他脂肪分解产物。三酰甘油的消化是在胃中开始的，在胃中，脂肪酶开始分解脂肪，并且在肠中被胰脂肪酶继续分解。然而，足月儿的胰脂肪酶尚未充分形成，因此婴儿自己的舌和胃脂肪酶，以及另一种仅在母乳中发现的胆盐刺激脂肪酶（BSSL），对帮助新生儿消化脂肪尤为重要。在此过程中产生的单甘油酯具有强大的杀菌性能，并能控制胃和小肠的感染（Rodriguez-Palmero et al，1999）。

（四）维生素

母乳中含有水溶性维生素 C（抗坏血酸）、维生素 B_1（硫胺素）、维生素 B_2（核黄素）、维生素 B_6（吡哆醇）、叶酸、维生素 B_{12}（钴胺酸）、泛酸和生物素。其中烟酸、维生素 B_{12} 和维生素 D 可通过母体增加摄入量（Rodriguez-Palmero et al, 1999；SACN, 2016）。

母乳中还含有脂溶性维生素 A（视黄醇）、β- 胡萝卜素（类胡萝卜素）、维生素 D（胆钙化醇）、维生素 E（α 生育酚）和维生素 K（茶苯醌）。

（五）矿物质

母乳中的矿物质包括钠、钾、氯化物、钙、镁、磷、游离磷酸盐和硫。虽然柠檬酸盐不是矿物质，但它可与某些矿物质结合，并且可溶于水，所以非常重要。母乳中含有微量元素，如铁、锌、铜、锰、硒、碘和氟，初乳中不含后两种元素（Rodriguez-Palmero et al, 1999）。高水平的乳糖和维生素 C 促进了婴儿对母乳中铁的摄取，吸收率可达 70%。配方奶中外源铁的吸收是有限的，如果母亲进行混合喂养，可能会对母乳中乳铁蛋白在肠道中的作用产生不利影响。未吸收的铁是配方奶喂养的婴儿胃肠炎发病率增加的一个因素（图 44.2 和表 44.1）。

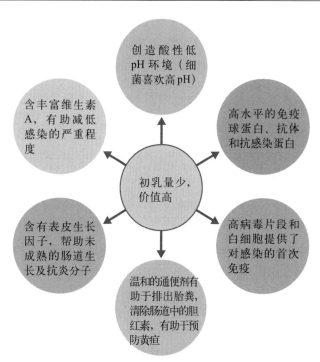

图 44.2　为什么初乳如此重要

在世界范围内，如果所有婴儿在出生后 1 小时内接受母乳喂养，将可以避免 830 000 例死亡的发生（Mason et al, 2013）。

表 44.1　母乳如何为婴儿提供保护

成分	作用
1. 抗菌剂	
淋巴细胞	直接杀死受感染的细胞或调动免疫系统的其他成分（T 细胞）
巨噬细胞和中性粒细胞	母乳中最常见的白细胞；包围并破坏细菌
免疫球蛋白分泌型 IgA、IgG、IgM 和 IgD	对提供被动免疫具有重要作用 最重要的是在乳房中合成和储存 IgA。为婴儿的肠道加上"保护层"，防止致病细菌和肠道病毒进入。对胃肠道和呼吸道中的一系列病原体具有抵抗力 中和病毒和来自微生物的毒素，如大肠杆菌、沙门氏菌、艰难梭菌、志贺氏菌、链球菌、葡萄球菌、肺炎球菌、脊髓灰质炎病毒和轮状病毒
溶菌酶	增强 IgA 的能力，攻击大肠杆菌；与过氧化氢和抗坏血酸作用，破坏肠道和呼吸系统中的革兰氏阳性菌和其他细菌
乳铁蛋白	一种与铁结合的蛋白质；与细菌竞争以获得铁，从而使细菌失去增殖所需要的营养；增强新生儿肠道的铁吸收；杀死大肠杆菌
双歧因子 - 含氮碳水化合物	促进新生儿肠道厌氧乳酸杆菌的生长，提供一种保护性酸性介质
黏蛋白	附着在进入婴儿体内的细菌和病毒上
细胞因子	在母乳的免疫调节和免疫保护中发挥作用
维生素 B_{12}- 结合蛋白	使细菌丧失维生素 B_{12}
低聚糖 - 碳水化合物（单糖）	细菌附着在这些低聚糖的"结合"部位，随着婴儿大便排出。它们会影响微生物菌落，增加益生菌的数量，从而抵御中耳炎、呼吸道感染、尿路感染和腹泻中的病原体
脂肪酸	破坏某些病毒周围的膜并消灭它们
补体（C3 和 C4 成分）	能够将与特定抗体结合的细菌融合并通过分解将其消灭

续表

成分	作用
纤维连接蛋白	促进单核吞噬细胞对细菌的吸收
黏蛋白 - 蛋白质和碳水化合物分子	黏附细菌和病毒（包括 HIV），防止它们附着在黏膜表面
2. 抗炎因子	
分泌型 IgA、乳铁蛋白和溶菌酶	多种的抗炎作用；乳铁蛋白抑制补体系统，抑制由细菌刺激的巨噬细胞释放细胞因子
抗氧化剂（α - 生育酚、β - 胡萝卜素胱氨酸、抗坏血酸）	进入到循环中，具有全身抗炎作用
上皮生长因子	促进新生儿肠道成熟，限制病原体进入
其他抗炎症因子	包括血小板活化因子、抗蛋白酶（α - 抗胸腺胰蛋白酶和 α - 抗胰蛋白酶）和前列腺素
3. 免疫调节剂	
核苷酸、细胞因子和抗独特型抗体	有助于促进新生儿免疫系统的发育和细胞修复
4. 白细胞 在最初的 10 天里，每毫升母乳中的白细胞比血液中的白细胞多	
母乳中约 90% 的白细胞是中性粒细胞和巨噬细胞	通过吞噬作用消灭细菌和真菌
80% 的淋巴细胞是 T 细胞	T 细胞在建立和充分发挥免疫系统的能力方面起着重要作用
5. 最新发现	
α - 乳清蛋白	当 α - 乳清蛋白与在母乳和母乳喂养婴儿的胃中发现的酸混合时，可能对癌细胞有攻击作用
干细胞	在停止母乳喂养后长时间留在体内，有可能成为长期的机体内部修复系统
乳铁蛋白	目前正在研究用于治疗自身免疫性疾病，如类风湿关节炎、多发性硬化和败血性休克
支气管 - 乳腺通路：母亲会利用自己的免疫系统来保护自己免受周围环境中"细菌"的侵害。当母乳喂养时，她通过淋巴结将这种免疫力转移到给婴儿的乳汁中，从而持续保护婴儿。该系统被称为胃相关淋巴组织（GALT）和支气管相关淋巴组织（BALT）[联合国儿童基金会英国（BFI），2012A]	
要了解更多信息，请参见 www.analyticalarmadillo.co.uk/2010/10/ask-armadillo-whats-in-breastmilk-but.html	

（资料来源：Ballard and Morrow, 2013；Hanson, 2004；Lawrence and Lawrence, 2015；Minchin, 2015；Wambach and Riordan, 2015.）

（六）未接受母乳喂养婴儿的风险

母乳喂养对母婴的心理健康和生理健康均有良好的影响。一项对发达国家中母乳喂养对婴儿和母亲短期及长期健康结果影响的综述发现，母乳喂养可减少急性中耳炎、非特异性胃肠炎、严重下呼吸道感染、特异性皮炎、哮喘（幼儿）、肥胖、1 型糖尿病和 2 型糖尿病、儿童白血病、婴儿猝死综合征（SIDS）和坏死性小肠结肠炎（IP et al, 2007）的风险（见表 44.1）。

新生儿唾液含有有助于葡萄糖吸收的淀粉酶和增加脂肪酸摄取的脂肪酶（Blackburn, 2013），而吸吮乳房有助于唾液的产生，从而促进碳水化合物和脂肪的吸收。如果婴儿早产并且不能吮吸，则接受管道喂养时不会有吸吮过程，因此这些酶的分泌会减少，所以助产士在泌乳反射出现时帮助妇女开始喂养很重要。此外，胰腺分泌性胰蛋白酶抑制剂是母乳中一个主要的动力和保护因子，其存在会影响肠道完整性和修复性（Marchbank et al, 2009）。

母乳的免疫特性已经得到重视（Acta Paediatrica, 2015；Chien et al, 2001；Duijts et al, 2009；

Hanson，2004；Ip et al，2007；Renfrew et al，2012b）(见表 44.1)。母乳有助于预防白血病(Guise et al，2005；Kwan et al，2004)、轮状病毒感染、胃肠道感染（Quigley et al，2006)、呼吸道感染（Bachrach et al，2003)、炎症嗜血杆菌脑膜炎（Silfverdal et al，1999)、尿路感染和中耳炎（Lancet，2016；Lubianca et al，2006）和坏死性小肠结肠炎（Henderson et al，2009；Lin et al，2008)。对英国 2000～2001 年出生的千禧年婴儿队列研究估计，如果母亲产后进行 6 个月的纯母乳喂养，可使儿童因腹泻和下呼吸道感染而反复入院的人数减少 53%（Quigley et al，2007)。

母乳喂养的其他益处包括改善运动 / 个人和社会发展（Michaelsen et al，2009）；提高智商（Horta et al，2013；Iacovou et al，2010；Kramer et al，2008；Lancet，2016）；防止非胰岛素依赖型糖尿病（Chertok et al，2009；Robertson et al，2010)、湿疹、哮喘和食物过敏（Davidson et al，2010；Oddy，2009）；以及对老年期心血管疾病的保护（Horta et al，2007；Holmes et al，2010；Leon et al，2009；Ravelli et al，2000)。

母乳喂养对以下疾病也可能有保护作用：精神分裂症（McCredie，1997)、产后抑郁症（Kendall-Tackett，2009）；青少年类风湿关节炎（Mason et al，1995)；炎症性肠病（Mikhailov et al，2008)；克罗恩病和腹腔疾病（Akobeng et al，2006）；口腔生理完整性的发展，确保牙齿整齐，减少错牙问题（Lancet，2016)；防止婴儿猝死（McVea et al，2000；Lancet，2016)。母乳喂养对龋齿、口腔和下颌发育有良好影响，并可降低儿童肥胖的风险（Arenz et al，2009；Bartok et al，2009；Cathal et al，2012；Horta et al，2007；O'Tierney et al，2009)。

母乳喂养为母亲和婴儿之间建立依恋关系提供了一个独特的机会，可以保护孩子免受母亲的忽视（Strathean et al，2009)。作为一项干预措施，母乳喂养对于解决健康不平等问题提供了一种方案。一项研究发现，那些母乳喂养 6～12 个月的低收入母亲的孩子在 5 岁时的父母互动质量得分最高（Gutman 等，2009)。证据还表明，与接受配方奶粉喂养的较富裕家庭的儿童相比，接受母乳喂养的低收入家庭的儿童可能有更好的健康结

果（Wilson et al，1998)。

（七）母乳喂养与早产儿

母乳喂养具有上文提到的优势，由于早产儿免疫系统的能力较差，因此早期预防感染至关重要。早产儿尤其容易患坏死性小肠结肠炎，因此支持早产儿母亲充分母乳喂养非常重要（Lancet，2016；Renfrew et al，2009)。早产儿的母亲为婴儿提供了营养均衡的母乳——非蛋白质氮含量比足月分娩的妇女高 20%，为婴儿生长提供必要的游离氨基酸（Wambach et al，2015)。早产儿母亲的乳汁含有较高浓度的聚合免疫球蛋白 A（PIgA)、乳铁蛋白、溶菌酶和表皮生长因子。此外，初乳中巨噬细胞、中性粒细胞和淋巴细胞的数量更高（Wambach et al，2015)。如果婴儿早产并且不能吮吸，则接受管道喂养时没有吸吮过程，会降低脂肪酶的分泌。当早产儿接受母乳（AAP，2012）时，长期神经发育结果会得到改善，英国千禧年队列研究发现，未接受母乳喂养的婴儿，尤其是早产儿，认知能力较差（Quigley et al，2012)。

（八）母乳喂养对母亲的保护作用

对于母亲来说，母乳喂养与降低乳腺癌和卵巢癌（Lancet，2016；WCRF/AICR，2009)、改善骨密度和减少贫血有关。在"全面"母乳喂养期间，母乳喂养也可以是一种有效的产后避孕措施（WHO Task Force，1999)，具有延迟月经和减少贫血的额外优势。

八、母乳喂养禁忌证

母乳喂养的绝对禁忌证很少。

（一）新生儿因素（WHO/Unicef，2009）

1. 半乳糖血症　只能接受不含半乳糖的配方奶。

2. 枫糖浆尿症　需要一种不含亮氨酸、异亮氨酸和缬氨酸的特殊配方奶。

3. 苯丙酮尿症　必须在一段时间内食用不含苯丙氨酸的配方食品，以后可能会进行母乳喂养。

（二）母亲因素

HIV　在英国，如果有配方奶，建议已知感染艾滋病病毒的母亲从出生起就不要母乳喂养，

除非有特殊情况，例如，寻求避难的母亲可能无法获得配方奶和消毒设备，可能需要返回自己的国家（Taylor et al，2011）。在世界范围内，如果不进行母乳喂养是不被接受的，不可行的，不能负担得起的，不是可持续的或安全的（acceptable，feasible，affordable，sustainable or safe，AFASS），那么纯母乳喂养同时服用抗逆转录病毒药物有助于预防 HIV 病毒传播（Horvath et al，2010；WHO，2010；WHO，2016）。

（三）母亲服用药物

某些药物可通过母乳，对新生儿有害，建议暂时或永久避免母乳喂养，具体取决于妇女目前使用的药物处方（如抗精神病药、抗癌药、碘化物、抗癫痫药）。助产士需要根据最新的英国国家处方集（British National Formulary，BNF）、母乳喂养网络资源（https：//www.breastfeedingnetwork.org.uk/）或当地医院、药房药物信息服务来更新相关知识。

物质滥用

已知尼古丁、酒精、摇头丸、苯丙胺和可卡因等物质会通过母乳对婴儿产生有害影响。阿片类药物、苯二氮䓬类药物及大麻都能使母亲和婴儿镇静。服用这些物质的妇女应戒除并停止母乳喂养（WHO/UNICEF，2009）。对助产士来说，向妇女解释为什么她应该戒掉这些物质及对婴儿可能产生的影响是很重要的；助产士应该对讨论过程进行记录。

（四）可以继续母乳喂养但应关注其健康问题

1. 乙型肝炎　婴儿应在最初 48 小时内或之后尽快接种乙肝疫苗（WHO/UNICEF，2009）。妇女可以继续母乳喂养。

2. 丙型肝炎　一项对血清阳性妇女母乳的小规模研究表明，将病毒传播给婴儿的风险非常低（Zimmermann et al，1995）。建议可以继续母乳喂养。

（五）母乳中的污染物

母乳中可能会产生多种环境污染物，这些污染物不应成为母乳喂养的阻碍，因为母乳喂养本身就提供了一定程度的保护，可以抵御多种污染物。环境科学家的研究发现，由于母乳的营养、免疫学、抗癌和解毒作用，即使是在广泛污染的环境中也应鼓励妇女继续母乳喂养，同时避免已知的污染物，如酒精和药物。如果可能的话，尽量离开污染环境。此外，母亲也应致力于为自己和孩子创造更健康、更安全和更清洁的环境（MEAD，2008）。

九、助产士在支持、保护和促进母乳喂养及帮助母婴建立亲密关系方面的作用

助产士需要了解母乳喂养的解剖学和生理学，以及如何更好地改善和促进成功母乳喂养的环境。

理解母乳喂养的过程

乳房的解剖　乳房的解剖和生理特点见彩图 59。乳房由乳头、乳晕、乳腺组织、支持结缔组织和脂肪、血液和淋巴管及神经组成。乳房中约有 20 个小叶。乳腺组织内有腺泡，这是一种带有乳汁分泌细胞（乳腺细胞）的小囊；腺泡被肌上皮细胞包围，它们通过收缩来帮助乳汁流出导管。乳头平均有 9 个开口，周围是乳晕，蒙哥马利腺分泌一种油性液体，保护皮肤，并有一种独特的气味，吸引婴儿接近母亲（WHO，2009）。

十、哺乳生理学

（一）从青春期到妊娠期乳房的发育

雌激素和生长激素在青春期刺激乳腺导管的生长。在月经周期的后半段，孕酮刺激乳腺管和腺泡的发育。上皮组织的增殖在每个月经周期都是一个逐渐发展的过程。

妊娠早期：在雌激素的影响下，肌上皮细胞肥大，血管变得更加突出，胸部血流量增加 50%（Blackburn，2013）。

妊娠中期：促进初乳的分泌。

妊娠晚期：孕酮和人胎盘催乳素确保乳腺腺泡成熟，开始分泌乳汁。血循环中的孕酮在妊娠期保持较高浓度，直到分娩前，以防这期间乳汁分泌。催乳素是垂体前叶分泌的一种单链肽激素，妊娠期间其在血清内的水平升高，对妊娠期乳腺腺泡和导管的发育及最终分化阶段至关重要（Blackburn，2013；Neville，1999）。下丘脑产生

的催乳素抑制因子维持低催乳素水平，以防妊娠期乳汁分泌。

缩宫素是一种在下丘脑中产生的八肽激素，在垂体后叶储存并分泌（Blackburn，2013）。在妊娠期水平较低（可能是胎盘酶作用的结果）。在分娩时刺激子宫肌层的电活动和肌肉收缩，并在产后的泌乳反射中起关键作用。其他激素如人胎盘催乳素（hPL）、人绒毛膜促性腺激素（HCG）、生长激素和促肾上腺皮质激素（ACTH）与催乳素和孕酮协同作用，影响乳腺腺泡组织的生长，促进乳房发育（Blackburn，2013）。人胎盘催乳素有助于游离脂肪酸的活化，抑制外周葡萄糖的利用，刺激乳腺生长。促肾上腺皮质激素刺激肾上腺分泌皮质类固醇。

（二）泌乳的开始（乳汁生成）

泌乳的开始涉及几种激素和因子的复杂交互作用。分娩后，雌激素和孕激素水平迅速下降，催乳素和缩宫素水平升高。从垂体前叶释放的催乳素（释放乳汁的激素）与生长激素，胰岛素、皮质醇和促甲状腺激素释放激素（TRH）协同作用，刺激乳腺腺泡细胞产生乳汁（Blackburn，2013）。

缩宫素刺激腺泡周围的肌上皮细胞收缩，引起泌乳反射，乳汁被推进输乳管。刺激这两种激素所需的作用称为神经激素反射（或"放松"反射）。这种刺激是由新生儿吮吸乳房来控制的，但也可以通过皮肤接触、温暖、按摩、抚摸、婴儿的手"揉捏"乳房和婴儿的腿"踢"的刺激，以及母亲看到、闻到、触摸和听到婴儿来刺激。

哺乳刺激前垂体释放催乳素，因此助产士在产后尽快帮助母亲与婴儿开始皮肤接触和母乳喂养非常重要。这有助于母亲和婴儿有时间相处，以实现本能行为和自我依恋。有文献报道，吮吸动作的频率在出生后的 45 分钟达到峰值，2 ~ 2.5 小时内逐渐减少（Righard et al，1990；WHO/UNICEF，1989），与肾上腺素水平的生理下降一致（Widström et al，1990）。乳腺腺泡催乳素受体细胞缺乏"启动"可能导致乳汁供应停止或减少。感觉神经末梢在乳头和乳晕区被激活，通过脊髓刺激下丘脑。抑制了催乳素抑制因子，释放了催乳素和缩宫素。

在哺乳开始后 20 ~ 30 分钟和夜间，催乳素

水平在接近哺乳结束时会增高，从而维持一整天的高水平（Blackburn，2013；WHO，2009）。助产士需要向母亲解释这一点，以便她理解夜间母乳喂养促进和刺激催乳素的产生；帮助她日夜响应婴儿的需要将有助于她顺利开始母乳喂养。

催乳素释放的工作原理是供求关系。婴儿吸吮时，下丘脑释放催乳素释放因子，刺激垂体前叶释放催乳素。当婴儿停止吸吮时，会产生负反馈，催乳素抑制因子（称为 PIF 或 FIL 泌乳反馈抑制剂）被释放（图 44.3）。

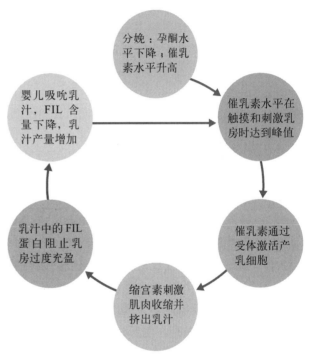

图 44.3　母乳喂养的生理学机制
FIL，泌乳反馈抑制剂

催乳素抑制因子（PIF）是母乳中的一种蛋白质，随着母乳在乳房中的积累，其数量也会增加。它的作用是当乳汁未从乳房中排出时，施加负反馈来阻止未来的乳汁生产。由于催乳素和缩宫素是全身性释放的，因此会影响两个乳房的产奶量，如果一个乳房出现 PIF 积聚，则只会影响该乳房的产奶量。因此，如果婴儿不能有效地贴在乳房上，并且不能有效地从乳房中吸出乳汁，PIF 的积聚最终会导致乳汁供应减少，通过从乳房中排空乳汁可以"加快"母乳产生，从而减少母乳中循环的 PIF 量。相反，如果母亲在母乳喂养后"补充"配方奶，婴儿在下一次哺乳时吃奶的愿望就较弱，这最终会干扰母体生产足量母乳的能力。

雌激素也可以抑制催乳素的生成。分娩后，助产士可能会与女性讨论避孕方式的选择。如果母亲选择使用口服避孕药，那么在母乳喂养时，建议使用只含有"孕酮"的药物（www.breastfeedingnetwork.org.uk）。规律的哺乳可抑制促性腺激素释放激素（GnRH）、黄体生成素（LH）和促卵泡激素（FSH）的分泌，从而抑制排卵和月经。如果母亲纯母乳喂养（包括晚上至少喂一次），婴儿不到 6 个月且母亲没有月经，哺乳期作为一种避孕方法，其有效率为 98%。如果这三个指标中的任何一个发生变化 [如婴儿开始添加其他食物或饮料，和（或）超过 6 个月]，那么母亲应该使用其他形式的避孕措施（NICE，2016；WHO，2009）。

（三）泌乳的持续（乳汁生成）

乳汁的产程是一种供需机制，每对母婴的哺乳都具有个体化的特点。Walker（2015）将乳汁生成阶段 I 定义为初乳阶段，在产后第 1 天给婴儿提供 100ml 初乳，在最初 24 小时内每次喂奶约 7ml，在第二个 24 小时内每次喂食 14ml（RCM，2002）。乳汁生成阶段 II 是指产后 32 ～ 96 小时开始大量产奶，而乳汁生成阶段 III 是泌乳的维持阶段。该阶段依赖于下丘脑 - 垂体轴调节催乳素和缩宫素水平，以及保持新生儿经常吸吮和排尽乳汁（Blackburn，2013）。生长激素、皮质类固醇、甲状腺素和胰岛素继续在维持泌乳方面发挥重要作用。母乳中的钠和氯化物含量在最初几天下降，随后乳糖浓度增加。乳铁蛋白和分泌型 IgA 浓度很快上升，然后随着产后最初几天泌乳量的增加而浓度下降。

（四）帮助母亲有一个母乳喂养的良好开端——产前

助产士在产前和产后对妇女的支持和教育对于妇女的满意度、母乳喂养的成功率和总的母乳喂养率有着巨大的影响（NICE，2006，2010b，2015a）。在婴儿出生后早期，通过皮肤接触、早期喂养及帮助母亲学会如何对婴儿的需求做出反应，使母乳喂养有一个良好的开端很重要。有证据表明，在出生前后，由受过培训的母乳喂养专业人员或同伴咨询者提供面对面的支持，可以

增加母乳喂养的持续时间（Dyson et al，2008；Renfrew et al，2007）。

在产前与女性及其伴侣进行婴儿喂养的讨论，其目的在于让他们根据个人的需要、希望和愿望参与讨论。有意义的谈话将帮助他们在安全的环境中为分娩和产后做好准备，探索和讨论如何在自己的家庭和社会背景下进行母乳喂养（专栏44.4）。证据表明了解喂奶的正确姿势，以及如何解决常见的母乳喂养问题，回应和满足婴儿的需求，与婴儿建立亲密和关爱的关系，将对父母大有裨益（UNICEF UK BFI，2012b）。

专栏 44.4　进行谈话的注意事项

- 鼓励父母了解他们未出生的孩子
- 与宝宝交谈，给他 / 她起一个名字，注意婴儿的动作，思考婴儿的发育，以及婴儿如何听到和感觉噪声及母亲的情绪
- 讲解皮肤接触与出生后第一次哺乳的重要价值
- 解释如何回应婴儿的需求；当婴儿在一个充满爱和营养充足的环境中长大时，更有可能成为一个自信和有安全感的成年人。鼓励妈妈们思考婴儿对亲密、舒适、爱和安心的需求
- 谈论喂养有助于建立母亲的信心，探讨可供她选择的方法有助于她根据现有的信息决定需要什么样的支持

要了解更多信息，请访问 www.unicef.org.uk/Documents/Baby_Friendly/Leafl ets/meaningful_conversations.pdf

---

（来源：Unicef UK BFI，2014b.）

（五）支持婴儿出生时的喂养

出生环境和产房实践会影响母亲的喂养选择和母乳喂养的成功。2010 年的婴儿喂养调查强调，使用哌替啶减轻分娩疼痛的母亲其母乳喂养开始率最低（77%），并且在分娩后 1 周和 2 周母乳喂养的可能性较小（Mcandrew et al，2012）。

健康的足月新生儿可以看、听、闻、尝，也能对触摸做出反应。婴儿的觅食反射已成熟，可以移动头部，将手放在嘴边，也可以利用重力或腿及手臂的运动使自己能够"爬行"到胸部寻找食物。皮肤接触会引发喂养前行为，婴儿会朝着

乳房移动，定位乳头，并经常在第一次吃奶时自己贴在乳房上（Cadwell，2007；Colson et al，2008；Henderson，2011）。母婴皮肤接触应在不受拘束的环境中，在出生后立即（或尽快）进行（Moore et al，2012；NICE，2006）。皮肤接触可以增加母乳喂养的持续时间、母婴之间的互动、新生儿的体温和出生后 90 分钟时的血糖水平，并减轻了新生儿的哭声（Moore et al，2012；Nice，2006）。在不受干扰的情况下，婴儿出生后的一系列行为已被确认可以使婴儿能够自我调节其进食和睡眠（Widström et al，2011）。当婴儿安静且皮肤与母亲接触时，他或她将经历九个行为阶段：分娩时的哭泣、放松、觉醒、活动、爬行、休息、熟悉、哺乳和睡眠（见联合国儿童基金会 2015 年视频"皮肤与皮肤：第一次见面"，网址：www.babyfriendly.org.uk）。

所有的母亲，无论是母乳喂养还是人工喂养，都应该有机会在出生时与婴儿皮肤接触。这种简单而充满爱意的行为会触发激素释放，使母亲和婴儿平静和放松，调节心率和呼吸，调节体温，刺激喂养行为和帮助消化。在分娩的第 1 个小时内将妇女和婴儿分开的常规程序是不必要的，应该避免（NICE，2006；NICE，2013；HICE，2015A；NICE，2015B）。助产士还需要通过检查母亲是否清醒，与婴儿的位置是否合适。婴儿的位置不能妨碍呼吸或健康，这样才能确保皮肤接触的过程是安全的（参见第 42 章和第 43 章）。

助产士应确保记录和审阅所有产妇分娩后母乳喂养及母婴皮肤接触开始和持续的时间。

（六）母亲喂养时的体位

母乳喂养是母亲和婴儿之间的动态互动。将婴儿放在胸部并支持婴儿有效含接是成功母乳喂养的关键（NICE，2006；NICE，2011；NICE，2013）。助产士需要向妇女提供简单的、有用的关于姿势和含接的信息。当一切顺利时，母亲可以提供婴儿乳汁，同时感到舒适和亲密，并获得愉快的经验。当进行不顺利时，婴儿可能得不到足够的乳汁，母亲可能会经历乳头疼痛和一连串的挑战，对自己哺乳和养育婴儿的能力缺乏自信

（UNICEF UK BFI，2014b）。

母亲可以选择坐位或卧位哺乳，助产士可以帮助提供一个环境，使母亲能够对她的直觉做出反应，并找到一个最适合她的位置。母婴皮肤接触有助于这一过程，利用婴儿的触摸，刺激神经系统和髓鞘化形成（Blackburn，2013）。

（七）婴儿吃奶时的体位

体位是一个术语，用来描述一个母亲如何抱着她的孩子，使婴儿能够有效地含接。母亲抱着孩子，紧贴自己，孩子的身体呈一条直线，面对着她，这样孩子就不必扭着脖子来吃奶。婴儿的颈部（而不是头部）应该由母亲支撑，足够让头部在必要时向后伸展（彩图 60）。然后，母亲应使婴儿的鼻子与乳头对齐，并确保触发觅食反射，导致嘴"张开"（DH/UNICEF，2015C）。这四个原则的英文单词首字母 CHIN 可以帮助我们记忆哺乳原则（Harland，L Unicef UK BFI，2014b），见专栏 44.5。

专栏 44.5　母乳喂养体位

- 紧贴（Close）：婴儿紧贴母亲，能有效含接乳头及乳晕
- 头可自由活动（Head free）：婴儿把头向后仰，让下巴引导自己接近乳房
- 成直线（In line）：婴儿的头部与身体应成直线，否则会需要婴儿扭着脖子来吃奶，造成喂养和吞咽困难
- 鼻子对着乳头（Nose to nipple）：当乳头位于鼻子正下方时，婴儿开始觅食，他的头向后仰，乳头会在上唇下方，向上和向后滑动，停留在软腭和硬腭的交界处

（来源：Lyn Harland.）

无效的吸吮和含接可能会导致婴儿"体重下降"（Morton，1992），并与母乳喂养提前停止有关（Campbell，1997；Righard et al，1992）。

产后早期应避免使用橡皮奶嘴，否则可能会影响母乳喂养的成功。奶嘴可能会中断母乳喂养，导致乳汁生成减少，因此可能会降低 6 个月的纯母乳喂养率（Koosha et al，2008；Righard et al，1992；UNICEF，2013）。

（八）婴儿对于乳房的含接

当乳头刚好停在婴儿鼻子下面时，他或她将开始觅食。婴儿会张大嘴巴，头向后倾斜，舌头前后移动，含接住乳头和乳晕的大部分；然后乳头会在上唇下方向上和向后滑动，停留在软腭和硬腭的交界处。婴儿伸着下巴接近乳房，以便于使用舌头和下颌来吃奶（DH/UNICEF，2015；NICE，2013）。

当婴儿有效地含接时，"他的嘴张开，含接住一大口乳房；他的下巴接触乳房，下唇向后弯曲"（NICE，2006）。

如果婴儿含接，其牙龈或舌头就不会和乳头产生摩擦，乳房组织也不会在婴儿的嘴里前后移动（DH/UNICEF，2015）。

反思活动 44.1

请观看视频并思考：你将如何在实践中运用这些知识？网址：www.unicef.org.uk/babyfriendly/ resources/audioveo/what-effective-febreeding-looks-like/（BestBeginings 2008）。

助产士与母亲评估婴儿是否在早期有效含接的表现包括：

- 婴儿嘴充分长大，含接进足够的乳房。
- 婴儿的下巴紧紧地贴着她的乳房。
- 哺乳时不会感觉疼痛（尽管前几次吮吸可能会感觉很强烈）。
- 如果她能看到乳头周围的乳晕（深色皮肤），她应该看到婴儿上唇以上的深色皮肤比婴儿下唇以下的更多。
- 婴儿吮吸时脸颊是鼓起来的。
- 婴儿有节奏地长时间吮吸和吞咽（婴儿不时停顿是正常的）。
- 婴儿吃完奶后，自己松开乳房（DH/UNICEF，2015）。

（九）母乳喂养和母乳转移的评估

母乳喂养是一种本能行为，但英国的许多妇女并未在母乳喂养的环境中长大，所以也不向母亲、姐妹、家人和朋友学习母乳喂养。因此，提供一个鼓励、友好和便利的环境是助产士角色的重要组成部分，在这种环境下母亲可以顺利开始母乳喂养，感到安全和自信，并可随时寻求帮助和支持。

由于母亲无法"看到"婴儿摄入的母乳量，所以经常担心婴儿的奶量不足；这是女性计划停止母乳喂养的主要原因之一（Mcandrew et al, 2012）。爱婴倡议建议助产士在产后的第一周内进行两次喂养评估，健康访视者在家访时应实施进一步的评估（表44.2）。与母亲一起评估母乳喂养有助于她了解婴儿的喂养方式，了解母乳喂养的机制，并对婴儿的需求做出反应。

表 44.2　喂养评估的关键项目

产后 5 日左右的母乳喂养评估概述	
婴儿	健康，哺乳后有满足感 在吃奶时平静和放松，自发地松开乳房 24 小时内 8～12 次吃奶 肤色正常 体重下降不超过出生体重的 10%
尿布	24 小时内的湿尿布： 第 1～2 天 =1～2 片或更多 第 3～4 天 =3～4 片或更多、更重 第 5 天至少 5～6 个较重湿尿布 第 6 天及以上 =6 个或更多较重的湿尿布 大便 / 脏尿布： 第 1～2 天 =1 次或更多，胎粪 第 3～4 天 =2 次（最好更多） 第 5 天及以上，24 小时内至少 2 个脏尿布，至少 2 英镑硬币大小，较稀，呈黄色，通常量会更多
母亲的乳房及母乳喂养	乳房及乳头无不适感觉 在哺乳开始及结束时，乳头的形状相同 母亲对婴儿喂养和舒适的需要及时做出反应。24 小时内不少于 8～10 次喂养（第 1 天，24 小时内不少于 3～4 次喂养）
体重	在出生后第一周，任何超过 7% 的体重减轻都是一个警告信号，表明可能没有足够的乳汁，助产士应评估纯母乳喂养。NICE 建议在出生后 5 天和 10 天进行常规称重（裸体），然后不超过两周一次，直到 2 个月大，然后是 3 个月、4 个月和 8～10 个月时。应根据 2009 年 UK-WHO 增长图表监测体重（Wright et al, 2012）

注：有关详细信息，请参阅完整的喂养评估表，网址为：https://www.unicef.org.uk/baby friendly/baby-friendly-resources/guidance-for-health-professionals/tools-and-forms-for-health-professionals/feedback-assessment-tools/

为了使有反应的喂养起作用，母亲和婴儿需要保持密切的联系，这样他们才能在一起学习并相互

"倾听"。当婴儿出现不安时，母亲会发现早期喂养的信号；早期喂养的信号包括眼球运动、扭动、挥动、觅食、吮吸食物或毯子及低声哼哼。当婴儿看起来有些孤单，需要安慰时，或当母亲的乳房胀满时，或母亲只是想坐下来和宝宝在一起的时候，妈妈可能会抱着婴儿，来满足婴儿的需要。这些都是一种积极的、不断增长的、反应迅速的关系的迹象。当这种情况发生时，缩宫素水平将上升，帮助乳汁流动和促进母婴之间充满爱的依恋。

新生婴儿不会被太多的关注所宠坏；有证据表明，哭是婴儿最后的反应，以引起父母注意，提供哺乳和关爱。

（十）母乳的挤出与储存

母亲还应该了解"当必须母婴分离时如何母乳喂养和保持泌乳"（NICE，2006），包括如何手工挤奶和储存母乳的相关信息（NICE，2006）（图44.4）。

1. *母乳的挤出*　Cochrane 对挤奶的方法进行回顾后得出结论，没有证据表明两个乳房同时挤奶比依次挤奶可获得更多的母乳（Becker et al，2011）。然而，在挤奶过程中帮助妇女放松似乎可以增加挤奶量。确保妇女在挤奶方法上有选择是很重要的。研究表明，挤奶方法的有效性取决于获得母乳的原因，如婴儿在新生儿病房。图44.4 说明了教女性手工挤奶的过程。更多信息请访问 www.unicef.org.uk/babyfriendly/resources/audioveo/hand-expression/，包括视频、信息和宣传页。

2. *母乳的储存*　应使用消毒容器进行储存。母乳可以在 4℃ 或更低温度下放于冰箱冷藏室内靠后的位置储存 5 天，在冰箱的制冰室中储存 2 周，在冷冻室中储存 6 个月。母乳可以在冰箱里解冻，解冻后可以直接使用。新生儿病房中婴儿的母乳储存指南更为严格。了解更多信息，请访问 https://www.breastfeedingnetwork.org.uk/wp-content/pdfs/BFNExpressing_and_Storing.pdf and www.ukamb.org

十一、常见问题

英国的许多妇女都是在奶瓶喂养文化中长大的，她们在母乳喂养和为婴儿的生长发育提供足

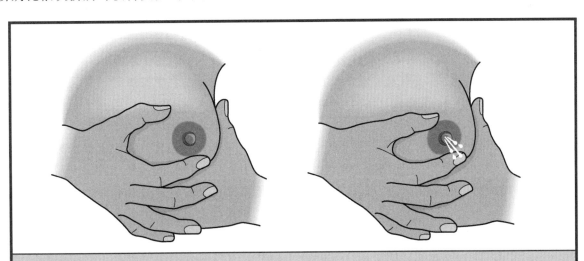

1. 开始先轻柔地按摩乳房。
2. 拇指张开，与其他手指形成一个"C"形，在距离乳头根部 2 ～ 3cm 的地方包绕乳房。
3. 轻轻地挤压，将拇指和其余手指有节奏地合在一起（如果几分钟后没有乳汁出现，将手指向前或向后移动一小部分以找到正确的位置）。
4. 继续挤奶，直到不再出现奶滴（避免手指在皮肤上滑动，否则会损坏乳房）。
5. 母乳可以收集在一个无菌的杯子或瓶子里（或者用注射器"吸吮"初乳）。
6. 当一个乳房的乳汁流动减慢时，换到另一边重复以上步骤。
7. 母乳可以在 4℃ 的冰箱冷藏室中储存 5 天，或者在冷冻室中储存 6 个月。

图 44.4　手工挤奶法
（引自 Start4Life leaflet DH/Unicef Baby Friendly Initiative，2015c.）

够的食物方面可能缺乏自信。助产士是能够支持母婴学习母乳喂养，帮助妇女保持自信，克服挑战的理想人选（Entwistle et al，2010）。

（一）母乳不足

母亲放弃母乳喂养的最常见原因之一是她们感觉到或实际的母乳供应不足（Mcandrew et al，2012）。引起奶量不足的最常见原因是含接不良、乳汁排空无效和喂养频率不足（Neifert，2004）。

缺乏助产士或直系亲属和朋友的支持及实际帮助，可能导致妇女出现心理方面的或"医源性"问题。

母乳不足的物理原因很少；助产士可以帮助母亲拥抱婴儿，与婴儿皮肤接触，因此婴儿可以"挤"进乳房，刺激生理和母乳喂养。由于分娩方式、疼痛缓解和最初的母婴分离等因素，一些婴儿可能会比较"慢热"。助产士可以帮助母亲和婴儿彼此了解，并"抓住"错过的机会。

在器械助产或困难剖宫产时，可能造成胎儿颅骨的创伤，从而破坏胎儿颅骨的排列，造成脑神经的损伤，并影响其吸吮和吞咽功能（Kroeger et al，2004）。这个问题会随着时间的推移而逐渐缓解。

某些药物可减少泌乳（口服避孕药含有雌激素、溴隐亭、噻嗪类利尿剂），因此应避免使用。大量吸烟和饮酒会减少乳汁生成（Horta et al，1997）；然而，Amir 和 Donath（2003）认为，这更可能是心理社会行为的结果，而不是生理原因。在产前应确定有风险的妇女，并提供减少或停止吸烟的支持，以及帮助她们顺利开始母乳喂养的额外支持。

贫血可能影响母乳供应，缩短母乳喂养时间，降低断奶年龄（Henly et al，1995）。产后出血在 500～1500ml 的妇女被发现母乳不足，婴儿表现出发育不良（Willis et al，1995）。建议对这类妇女进行早期筛查和治疗。最近的研究表明，在大量失血后，母乳喂养不太可能成功。其他因素，如母婴接触和早期母乳喂养延迟，也可能阻碍母乳喂养的成功，相关管理和支持可能有助于母乳喂养（Thompson et al，2010；Henry et al，2013）。

乳房手术中导管被切断，如乳房缩小术，如果导管不对齐，可能会造成母乳喂养困难。硅胶隆胸手术通常不会造成任何并发症或神经和导管损伤，是因为假体植入位置为胸肌下方（Hale，2014）。通常情况下，助产士应在产前阶段确定手术类型，并记录行动计划。一些研究表明，隆胸的妇女不太可能完全成功地进行母乳喂养（Michalopoulos，2007；Roberts et al，2015；Schiff et al，2014）；但是，这也与手术的程度有关。助产士应建议这些妇女尝试哺乳，并与她一起评估乳汁输送和供应。

乳头保护罩，尤其是非硅胶品种，可能会阻止新生儿实施有效母乳排出所需的刺激，因此可能会减少母乳生成。

某些母体疾病，如甲状腺功能亢进或甲状腺功能减退，会影响母乳的量。垂体功能减退（Sheehan 综合征）影响垂体前叶激素的生成，从而阻止催乳素的产生。所有这些疾病都需要及时转诊和治疗。

（二）充血 - 静脉 / 乳汁

当乳汁"进入"时，由于血液和淋巴循环的增加，可能会发生静脉滞留，导致乳房在产后第 3～5 天感到温暖、沉重和柔软（也称为乳房"充盈"）。这将在婴儿喂养时解决，通常不会造成任何问题。然而，乳房肿胀是一种病理状态，水肿通过收缩乳腺管导致乳汁流量不足。这是由于未能经常、有效地排出乳汁造成的，可以通过有效的母乳喂养姿势、含接和吸出乳汁来预防。大多数母亲会在一段时间内经历乳房充盈，并对自己的需要做出反应，通过喂养婴儿来缓解"充盈"。乳房肿胀是可以预防的，通常是由于缺乏有效的母乳喂养、姿势和含接的支持而造成。应尽一切努力支持有效的母乳喂养，以防泌乳反馈抑制剂（FIL）的积累（UNICEF，2014b）。妇女可能会感到不适和轻度发热，这种情况可能会持续 48 小时，会增加乳腺炎和随后的乳腺脓肿的风险（WHO，2009）。

温热的毛巾或热水淋浴可以通过增加乳腺泡周围的血液供应来改善乳汁流动。轻柔的手（或泵）挤压有助于释放乳汁，从而缓解乳头和乳晕周围的紧张感，使宝宝更容易含接。如果婴儿与母亲分开，则需要定期使用手或母乳泵挤奶。

一项 Cochrane 综述对用于缓解乳房肿胀症状的治疗方法（如卷心菜叶、冰袋、药物）进行了回顾，发现尽管一些干预措施可能显示出有效，但仍缺乏足够证据表明某项措施可以被广泛实施（Mangesi et al，2010）。

关于缓解乳房肿胀的证据有限。助产士应帮助母亲注意症状，以便通过按摩挤奶、正确哺乳姿势和含接、响应性喂养和一次吸空一个乳房的哺乳来帮助母亲软化乳房，从而帮助她们预防肿胀（Renfrew et al，2000）。如果女性了解乳汁生成的正常过程及为什么会发生肿胀，有助于缓解症状。

（三）乳头皲裂 / 疼痛

造成乳头疼痛或皲裂的最常见原因是含接姿势不正确（Nice，2006；RCM，2002；Renfrew et al，2000）。当婴儿将乳头末端压向硬腭，而不是将整个乳头一直压向软腭时，会产生无效的含接和乳头疼痛，从而对乳头组织造成损害（NICE，2006）。

乳头疼痛的心理影响可导致高水平的情绪困扰，并可能影响母婴关系，而一旦疼痛消除，两者都会解决（NICE，2006）。

新生儿的问题，如舌系带过短（强直性舌炎）或乳房肿胀，应由助产士来确定，因为这些问题可能会使新生儿难以含接乳房（NICE，2005 et al；NICE，2006）。参见本章后面的"新生儿问题"。

偶尔，女性可能会患上一种被称为雷诺现象的疾病。

其他引起疼痛的疾病可能是乳头或乳晕上的湿疹或银屑病。真菌感染，如白色念珠菌（鹅口疮），可引起灼热或刺痛感，需要迅速识别并用适当的药物治疗 [Amir et al，2002；Brent，2001；NIFN，2014]。助产士需要在鉴别和筛查鉴别诊断时保持警觉，而不是总假设需要保守治疗；咨询婴儿喂养负责人可能会有所帮助。

管理

纠正含接困难将会立即缓解疼痛，但乳头需要愈合，母乳和唾液可能有助于愈合过程。过去通过暴露在空气中或使用吹风机使乳头保持干燥，现在发现这种方法是使正常情况下应该潮湿的地方发生非自然的干燥，反而会导致结痂和延迟愈合（Inch et al，2000）。

其他建议的治疗方法包括使用保湿霜，挤出乳汁涂抹在乳头上，虽然尚未证明有明显的益处，这利用了通过皮肤细胞生长和修复愈合的生理知识，但可能会引起乳糖中的酵母菌生长（Renfrew et al，2000）。

硅胶乳头罩的有效性已被证明是最后的手段；然而，在一些案例研究中，它们可能会导致乳汁供应减少，并加剧肿胀（Inch et al，2000），因此应谨慎对待，决不能代替正确含接姿势的指导。

（四）乳腺炎

乳腺炎是乳房的一种炎症性疾病，可能伴有或不伴有感染（NICE，2015C；WHO，2009）。乳腺炎可在最初几天被误诊，但通常是由充血或乳汁淤积引起的，因乳汁不流动，导致腺泡压力增加，压力增大，迫使乳汁进入周围组织。乳腺炎最常见于产后第 2 周或第 3 周（Jones，2006）。

感染性乳腺炎是由细菌侵入引起的，通常是通过乳头皲裂引起感染。金黄色葡萄球菌和链球菌是最常见的微生物，它们作用于被迫从腺泡外进入周围细胞的乳汁。

1. 体征和症状

• 乳房疼痛——感染乳房或区域周围表现为柔软、发红。

• 流感样症状 / 感觉不适。

• 发热。

• 可能有乳头擦伤或皲裂的病史。

如果不治疗，乳房组织内可能会形成脓肿（或局部脓肿）。

2. 管理

• 为母亲提供鼓励和支持——确保她可以继续母乳喂养。

• 提供信息（BFN，2009）。

• 帮助其乳汁流动；鼓励经常哺乳、按摩和挤奶。

• 尝试改变喂奶姿势。

• 镇痛药 / 消炎药可用于缓解疼痛。

• 可以热敷来缓解不适。

- 如果 12 小时内或 2 ～ 3 次哺乳后情况没有任何改善，则需要使用抗生素（NICE，2015C；BFN，2009；GAIN，2009）。

如果乳腺炎未得到治疗，母亲没有得到帮助，炎症区可能会形成脓肿，需要通过针吸或切口引流，以排出感染区的脓液；因此，如果怀疑有脓肿，则需要紧急转诊给外科医师（Jahanfar et al，2009；Nice，2015c）。

（五）新生儿问题

1. 舌系带（强直性舌炎）　舌系带过短可能会使新生儿难以含接和吮吸乳房。舌头无法向前移动，无法吸住乳头，从而无法刺激乳汁从乳房中释放（NICE，2005）。早期症状之一是乳头疼痛，尽管有规律地喂养，但由于缺乏足够的乳汁供应而导致体重增加不良。评估舌系带过短的程度很重要，研究表明，不一定所有婴儿都需要做切开术（Cawse Lucas et al，2015）。

2. 唇腭裂　唇腭裂是一种先天性畸形，其特征是嘴唇和上腭未完全融合（Wambuch et al，2015）。这可能涉及嘴唇，也可能延伸到软腭和硬腭，可能是单侧或双侧。这可能导致婴儿在母乳喂养时口腔难以闭合，尤其是唇裂的婴儿。可能需要使用专门改装的奶头或奶瓶，但有些婴儿能够在帮助下成功地母乳喂养。

3. 唐氏综合征　唐氏综合征是一种先天性异常，以舌头突出或增大，且张力减退为特征，常伴有心脏缺陷，母乳喂养具有挑战性（参见第49章）。由于婴儿对放松反射的刺激不足，通常需要手动或用泵挤奶。

母亲需要鼓励和支持来保持喂养的姿势。母乳喂养的成功与否很可能取决于心脏异常的严重程度，这将影响婴儿的呼吸和疲劳程度（Renfrew et al，2000）。

（六）早产儿母乳喂养

母乳是早产儿的最佳营养（Henderson et al，2007），可对未成熟系统提供额外免疫，如 IgA、乳铁蛋白、溶菌酶和低聚糖；刺激胃肠道成熟；并减少坏死性小肠结肠炎（RCM，2009）。如前所述，母乳将由母亲根据自己的婴儿量身定制，通常需要采用不同的策略，包括挤奶和杯式喂养，以支持母乳喂养的发展。

（七）双胞胎和三胞胎

母亲们能够为不止一个婴儿提供母乳——实用性和可利用的支持是成功的关键。多胎基金会为专业人员和家长提供了一本关于母乳喂养信息的小册子（参见第 57 章）。

（八）恢复工作

英国卫生部、世界卫生组织和联合国儿童基金会建议所有婴儿在 6 个月内纯母乳喂养（WHO，2011；WHO，2014；WHO，2011），此后添加辅食，并持续母乳喂养至 2 岁。许多妇女需要在这段时间之前返回工作岗位，助产士应鼓励和支持妇女在工作前后继续母乳喂养，在工作时（依赖设施）或家中挤奶达，并将寄出的母乳（EBM）交给儿童保育员或护理员。提供母乳喂养支持小组和咨询师的信息也很有用（DH/UNICEF，2015b）。

在其他欧洲国家，妇女有权获得带薪母乳喂养休息时间或更短的工作时长，而英国妇女只受到一些健康、安全和性别歧视法律的保护。雇主有法律义务提供健康和安全保护、灵活的工作时间、防止间接性别歧视、休息设施和防止骚扰（www.maternityaction.org.uk）。

十二、人工喂养

根据《联合国儿童权利公约》（1989；UNICEF UK，1992），每个婴儿和儿童都有获得良好营养的权利。在英国，尽管 WHO 和 DH 基于循证证据极力推荐母乳喂养（Kramer et al，2006；Mcandrew et al，2012；WHO，2016b），但大部分孩子还是在奶瓶喂养文化中长大，只有 1% 的婴儿在 6 个月大之前接受纯母乳喂养（世界水平为 35%）。

助产士的作用是帮助混合喂养的母亲"尽量多地"喂给婴儿母乳，帮助人工喂养的母亲尽可能安全地使用奶瓶喂养。助产士可以帮助用奶瓶喂养的母亲在喂奶时抱着婴儿，保持目光接触并尽量亲自为婴儿进行喂养，以帮助改善母婴关系。

无论助产士的个人观点如何，重要的一点是，选择人工喂养婴儿的女性可以接收到以不带评判的方式提供的明确的循证信息、支持和护理。

（一）有关婴儿配方食品的规定

大多数婴儿配方奶粉都是由牛奶加工制成的，其生产目的是取代母乳，为婴儿提供唯一的营养来源。这些配方食品的基本成分必须符合 2007 年由欧洲共同体法规 2006/141/EC 制定的婴儿配方奶粉和后续配方食品法规（英格兰和威尔士）。其他肠内和专用食物的成分也必须符合委员会关于特殊医疗用途膳食食品的规定（1999/21/EC）。

这意味着现在规定了指定成分的最低和最高允许含量，以及指定的禁用成分。2007 年，科学营养咨询委员会（SACN）认为，"如果一种成分明确有益，如同科学数据的独立审查所证明的那样，它应该成为婴儿配方奶粉的必需成分，以减少与人工喂养有关的现有风险"（UNICEF UK BFI，2014a；SACN，2008）。

助产士需要了解《国际母乳代用品销售守则》（WHO，1981；Unicef UK BFI，2015），其目的是通过有关母乳代用品的广告、向公众发放的免费试用品的一系列营销和实践，确保婴儿得到充足而安全的营养。

大多数婴儿配方奶粉品牌可以分为两组：乳清主导型和酪蛋白主导型。当乳清是主要蛋白质时，乳清与酪蛋白的比例接近人乳，如"一段奶粉"（Unicef UK BFI，2010）。酪蛋白主导的配方奶粉中乳清与酪蛋白比例接近牛奶，如"后续奶粉"（RCM，2009；Unicef UK BFI，2014b）。没有证据表明，在任何时候，从乳清主导型的"一段奶粉"改为任何其他类型的配方奶（第二种奶粉、"后续奶粉"或"饥饿婴儿"奶粉）是必要的或有益的。"一段奶粉"是婴儿出生后 6 个月内唯一需要的奶瓶食物。在此之后，当给他们开始加入固体食物时，可以继续食用"一段奶粉"。当宝宝 1 岁时，可以用普通（全脂）牛奶代替"一段奶粉"。

（二）可用的喂养类型

关于英国婴儿奶的分析和进一步信息，可参见 RCM，2009；First Steps Nutrition，2015。

（三）人工喂养的方法

用配方奶喂养足月婴儿的最常用工具是奶瓶。有各种各样的奶瓶可供选择，其由食品级塑料制成。乳嘴可以由橡胶或硅胶制成，形状各异。没有证据表明一种奶嘴比另一种更好。奶应以每秒一滴的速度从倒过来的瓶子中滴出。

1. 消毒设备及婴儿配方奶的准备　助产士需要充分了解如何正确指导女性来补充喂养（表 44.3）。Start4Life "奶瓶喂养指南"的宣传页可用于帮助母亲学习如何对奶瓶进行消毒，对喂养设备进行消毒和准备婴儿配方奶粉（DH/Unicef Baby Friendly Initiative，2015a）。

表 44.3　准备配方奶的步骤

1	在水壶中加入至少 1L 新鲜自来水（不要使用之前煮过的水）
2	把水烧开。然后让水冷却不超过 30 分钟，使其保持在至少 70℃的温度
3	清洁和消毒将要使用的桌面
4	洗手很重要
5	如果您使用的是冷水消毒器，请将奶瓶和奶嘴中多余的水抖掉，或者用凉开水（而不是自来水）冲洗奶瓶
6	把奶瓶放在干净的桌面上
7	把奶嘴和盖子放在灭菌器上翻的盖子上。避免把它们直接放在桌面上
8	按照制造商的说明将所需的水量倒入瓶中。仔细检查水位是否正确。在添加婴儿配方奶粉之前，始终先将水放入瓶中，同时仍然保持热水状态
9	根据制造商的说明，用勺子盛一满勺配方奶粉，不要压实，并使用洁净而干燥的餐刀或奶粉配套的器具将勺里的奶粉刮平。不同的配方奶粉罐子里带有不同的勺子。确保勺子与正在使用的婴儿配方奶粉配套
10	握住奶嘴边缘，将其放在奶瓶上，拧紧
11	盖上奶瓶的盖子，摇晃奶瓶使奶粉溶解
12	冷却配方奶非常重要，饮用时不要太热。可将瓶子的下半部分放在流动的冷水里降温，但确保水不会接触奶嘴盖
13	在让宝宝吃奶之前，先手腕内侧测试一下配方奶的温度，应该与体温接近，感觉温暖或凉爽，但不烫
14	婴儿没有吃完的配方奶，请丢弃，不能留待下次再用

（来源：NHS 2014）

2. 其他方法　对于有喂养问题的婴儿或早产儿等需要额外喂养帮助的婴儿，有一系列策略，包括使用注射器喂养、杯子喂养和补充喂养。

（四）当母亲人工喂养婴儿时

在英国，许多女性来自配方奶喂养已成为几代人"常态"的家庭，其中，支持她们做出与朋友和家人不同的喂养选择需要富有同情心和敏感的对话，以保持助产士、母亲和家人之间的沟通顺畅，否则谈话可能会结束，母亲最终会对自己的决定感到"有压力"或"内疚"（Lancet，2016）。如果母亲不能母乳喂养，或在一次谈话后选择不母乳喂养，母乳替代品也是可用的。应向父母提供有关配方奶的信息，并建议他们在"第一年"使用"一段奶粉"（First Steps Nutrition，2015）。然而，婴儿配方奶粉是母乳的一个不完善的代替品，母乳和婴儿配方奶粉之间总是存在固有的风险和显著的差异（Renfrew et al，2012b）。配方奶粉喂养被描述为一种有风险行为（Minchin，2015）（专栏 44.6），婴儿有更大的感染和患病可能，这不仅增加了国民保健服务成本，也会影响个人和家庭的健康与幸福（Renfrew et al，2009；Renfrew et al，2012b）。捐献母乳，尤其是对患病婴儿和早产儿，应被视为一种可行的选择（NICE，2010a）。

专栏 44.6　配方奶喂养的风险（Minchin，2015）

以下疾病的可能性变为 2 倍：
- 呼吸道感染
- 中耳炎
- 特应性疾病：湿疹或喘息
- 糖尿病：青少年胰岛素依赖型糖尿病（IDDM）

以下疾病的可能性增加 5 倍：
- 胃肠炎
- 腹泻
- 尿路感染

以下疾病的可能性增加 20 倍：
- 坏死性小肠结肠炎（早产儿，30 ～ 36 孕周）

（五）支持母亲承担起用奶瓶喂养婴儿的责任

与婴儿建立有意义的关系对奶瓶喂养（配方

奶或母乳）的母亲和母乳喂养的母亲同样重要；母亲及其伴侣应成为负责婴儿喂养的主要照顾者，这将有助于建立亲子关系。专栏 44.7 给出了响应式奶瓶喂养的建议。

与母亲讨论在喂养期间将注意力集中在婴儿身上很重要，以及这如何帮助她对婴儿的需求做出反应。

专栏 44.7　互动式奶瓶喂养

- 母亲选择一个舒服的坐姿，把宝宝抱在怀里，喂奶时看着宝宝的眼睛。这样可以使宝宝感到安全和爱
- 保持婴儿身体适当竖直，头部有支撑，使婴儿能够呼吸和吞咽
- 将奶嘴触碰婴儿的嘴唇；当婴儿张开嘴时，让婴儿吸入奶嘴
- 如果奶嘴在喂奶时变得扁平，轻轻地拉宝宝的嘴角，释放真空
- 在喂奶期间让婴儿有短暂休息；婴儿可能需要"打嗝"
- 支持婴儿"加快"吃奶速度，然后她可以把舌头放在奶嘴孔上以减缓流速，或者在吃饱后把奶嘴从嘴里推出来。如果宝宝不想吃的话，千万不要强迫宝宝进食或把奶吃干净

（来源：Supporting Close and Loving Relationships Unicef UK BFI, 2016）

十三、国际母乳代用品销售守则

1981 年世界卫生大会决议通过了《国际母乳代用品销售守则》（简称《守则》）。该《守则》要求，婴儿配方奶粉、后续配方奶粉、婴儿食品、奶瓶/奶嘴及相关设备产品的销售方式不得暗示其可能取代或破坏母乳喂养。英国的法律没有《守则》那么健全，允许公司宣传后续的配方奶。

《守则》的要点

公司不得：
- 在医院、商店或向公众宣传其产品。
- 向母亲免费提供代乳品样品，或向医院、产房发放免费或补贴性代用品。
- 给卫生保健工作者或母亲送礼物。
- 向卫生保健工作者宣传其产品，公司提供的

任何信息仅包含科学知识和事实材料。

- 为婴儿宣传食品或饮料。
- 提供误导性信息。
- 与母亲直接接触。

更多信息，请参见"在国际母乳替代品营销守则内工作：健康专业人员指南"（UNICEF UK BFI，2015）。

反思活动 44.2

一位妊娠 36 周的女性来到产前门诊，她的第一个孩子是奶瓶喂养，现在想咨询在婴儿出生后如何才能使母乳喂养有一个良好的开端。你会怎样帮助她？以下是一些建议：

- 思考你的沟通技巧。
- 找出她已经了解了哪些信息。
- 利用证据提供信息，以便制订生育计划。
- 增强她对自己成功母乳喂养的信心。

十四、结论

母亲们本能地爱和养育她们的孩子，她们在妊娠期通过触摸、声音和视觉开始与孩子建立这种爱的关系。妊娠是一个"神奇的时刻"，这时母亲乐于接受并自发地为孩子做最好的事情（Cuthbert et al，2011）。父母关心他们将如何喂养孩子，他们的决定受到生活中许多事件和经历的影响。助产士处于一个特殊的位置，能够与他们分享信息，帮助母亲为分娩做好准备，并使母乳喂养有一个良好的开端。母亲在这个时候所做的决定会影响她们和她们婴儿的长期健康及幸福。助产士的行动和支持会影响母亲是否达成成功喂养和爱她的孩子的愿望；因此，必须尽一切努力提供以母亲为中心、以循证为基础的婴儿喂养和建立亲子关系的护理。

要点

- 助产士是向母亲、婴儿和家庭提供有关婴儿喂养和建立亲子关系的信息、教育和支持的关键专业人员。
- 对话应是"以母亲为中心"的讨论，提供可获取的、支持性的和无偏见的循证信息。
- 助产士需要意识到自己在选择喂养方式方面的偏见和意见，以尽量减少这两者对她们提供信息和支持的影响。
- 助产士应与社区内的其他卫生保健人员合作，为采用各种喂养方法的妇女及其家庭提供额外的支持。
- 在英国，用奶瓶喂养婴儿的妇女也应得到支持，指导她们正确喂养婴儿的原则，并提供有关婴儿配方奶的无偏见信息。
- 助产士应教会所有父母清洁和消毒喂养设备的原则。

（翻译：侯　睿　审校：余立平）

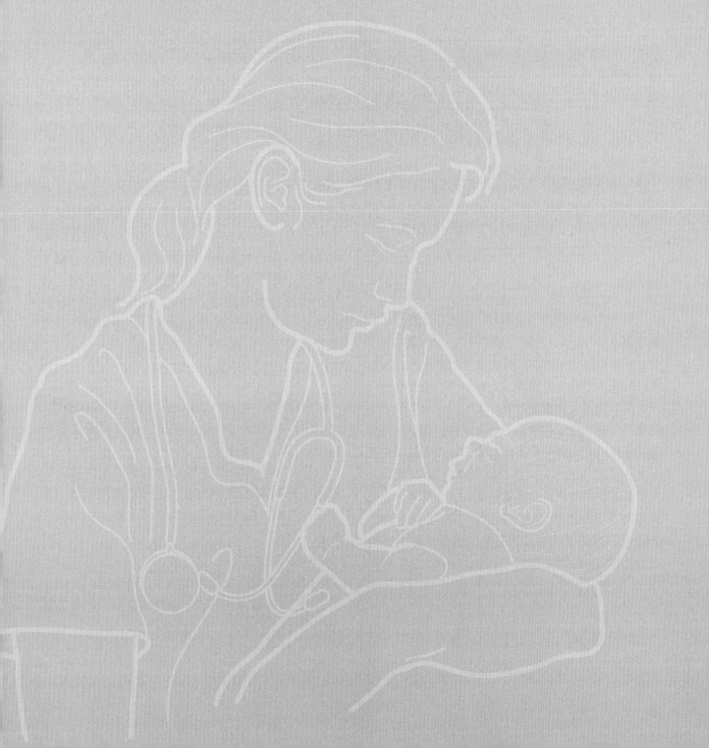

第八部分

有复杂需求的妇女和儿童

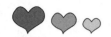

第 45 章

早产儿与低出生体重儿

Julia Petty

学习目标

通过阅读本章，你将能够：

- 解释早产儿和低体重儿的分类和定义。
- 懂得如何评估和区分低孕龄和（或）低体重的新生儿。
- 描述早产和低出生体重的常见原因，其带来的问题和护理难点。
- 理解早产和低出生体重相关的并发症和长期后果。

一、引言

新生儿是根据他们的胎龄、出生体重相对于胎龄体重（百分位数）和他们的实际出生体重来分类的。本章将讨论早产儿和低出生体重新生儿，虽然他们被认为是分开考虑的，但在病因、管理和长期并发症方面两者有重叠之处。比如，一个婴儿，可能是早产的，小于胎龄及低出生体重，需要从各个角度考虑，我们将对此进行讨论。助产士的角色在于预防早产和低出生体重、确定产前的危险因素，为父母潜在的高危险分娩做好准备。一旦早产，他们还与多学科团队（MDT）合作，在婴儿过渡性护理（TC）期间或婴儿到新生儿病房住院时，为新生儿的父母提供支持。

二、早产儿

（一）定义

早产可以从以下术语来定义：

- 足月产：在妊娠 37 ~ 40 周分娩。
- 过期产：妊娠 ≥ 41^{+3} 周，超过预产期 10 天分娩。
- 早产：在妊娠满 37 周前分娩，本章讨论的内容。

根据孕周早产儿又分为不同类型，包括中期至晚期早产儿（32 ~ 37 周），早期早产儿（28 ~ 32 周）和极早早产儿（小于 28 周）。第一组通常不会存在很严重的问题，经过一个短期的过渡期照护就能出院。后两组一般需要较长时间入住新生儿病房，需要更精心的照顾和支持，住院时间视早产程度及当时情况。因此，最重要的目标是预防早产，以避免这类情况的发生。预防早产的发生是目前研究的热点。

（二）早产的原因

导致早产和分娩的原因也是目前研究的重点，正如 UK 汤米慈善机构（2015）和世界卫生组织（2012）强调的那样。

导致早产的特殊事件目前仍不清晰，很可能是由一系列母亲和胎儿的危险因素偶联引起，而非单一因素（Goldenberg et al，2008）。包括以下内容：

- 子痫前期。
- 胎盘异常——产前出血、前置胎盘。
- 严重的母体疾病——急性或慢性，如肾盂肾炎、慢性肾炎或原发性高血压。
- 未足月胎膜早破。
- 羊膜腔感染。

- 宫颈机能不全（反复的中期妊娠流产史）。
- 母亲酗酒或滥用药物——包括吸烟。
- 子宫过度膨胀——多胎妊娠、羊水过多。
- 不良生育史。
- 低社会经济状态。
- 不明原因。

其中一些问题产前是可以识别和解决的。助产士的一个关键作用是教育妇女什么是正常妊娠，以及什么情况下需要立即寻求医疗帮助。

（三）结局

结局的含义有两层：死亡率（生存率）和发病率（长期并发症）。首先，早产是围生儿死亡的主要原因。有数据可用于监测早产和生存趋势并为护理提供信息。根据英国国家统计局（ONS，2015）的最新数据，2013 年出生的活产婴儿中，大多数（89%）是足月分娩，7% 是早产，3% 是过期产。在 7% 的早产婴儿中，近 5% 是极早产儿，11% 是早期早产儿，85% 是中、晚期早产儿。2013 年，早产婴儿的整体死亡率为每 1000 名活产婴儿中有 21.1 人死亡。这低于 2012 年和 2006 年早产婴儿的死亡率（分别为 23.6‰ 和 28.6‰）。婴儿死亡率在极低胎龄时最高。研究各国和各地区的模式也凸显了英国的相对较高的早产婴儿的死亡比率，比如与瑞典相比（Tambe et al，2015），以及围生期死亡率的巨大差异（Manktelow et al，2015）。

低胎龄新生儿存在较高的感觉、认知和运动障碍的风险（Bolton et al，2012；Costeloe et al，2014），在后面的章节将会探讨。

（四）特征

在妊娠的过程中，胎儿发展的主要特征可以通过简单的检查来评估。例如，当婴儿出现肌肉张力时，不同的姿势随着关键肌肉群中可测量的阻力角而发生。此外，眼睛在早产时呈闭合状态，足月时完全打开。皮肤和头发在决定胎龄及许多其他特征方面也提供了重要信息，如图 45.1 所述。这些关键特征表明婴儿不成熟，在出生和（或）入院接受过渡性或特殊护理时构成主观评估的重要部分。它们的出现取决于早产儿的成熟度，但早产儿的普遍特征如下：

- 头占身体的比例很大。
- 脸小呈三角形，下巴很尖。
- 如果特别不成熟，眼睑可能是融合的。
- 由于骨化不良，颅缝和囟门很宽，颅骨软。
- 皮下脂肪薄，皮肤呈粉红色 / 红色，表皮下静脉凸显。
- 在妊娠中期，身体被不同数量的柔软绒毛覆盖。
- 四肢较细，婴儿越不成熟，延展性越大。
- 肌张力发育未完善。
- 指甲很软。
- 胸部小而窄，乳房组织小或没有。
- 腹部很大，脐部的位置看起来很低。
- 生殖器尚未完全发育：包括大阴唇不能覆盖小阴唇；睾丸可能没有降至阴囊。
- 吸吮和吞咽反射不协调。

（五）胎龄评估

孕周和预产期可从女性正常月经周期的最后一个月经期、早期超声扫描测量和子宫大小（参见第 32 章、第 33 章）进行预测。不是所有的母亲都知道她们的预产期，她们可能在没有任何产前检查的情况下分娩，或者生活在不提供常规扫描的国家，因此，关于预产期和孕周的确切信息可能无法获得。此外，如果在入院时不知道有关胎儿的正确信息，医师也不能靠猜测来判断孕周，因为这可能会导致不适当的护理。

识别早产儿和宫内生长受限儿 / 小于胎龄儿很重要（比如，新生儿体重相同而胎龄不同），因为治疗方案会不一样。有些早产儿体重大于胎龄，同样的，有些早产儿胎龄相同而体重相差巨大。比如，早产但体重较大的婴儿可能看起来像足月婴儿，与早产大于胎龄儿相关的潜在问题可能被忽略。此外，一个极度低出生体重婴儿的生存将会受胎龄和成熟度所影响，因此了解胎龄将有助于对如何照顾那个婴儿做出最好的决定和计划。

有一些工具有助于评估胎龄，比如，Dubowitz 工具（图 45.1）用一系列的标准，包括神经肌肉控制、张力、绒毛、皮肤颜色和其他项目来综合评判。一个类似但最近被引用的工具是 Ballard 胎龄成熟度评分法，由 Ballard 医师和同事创立，通过神经肌肉和生理评估来估计孕周（图 45.2）。

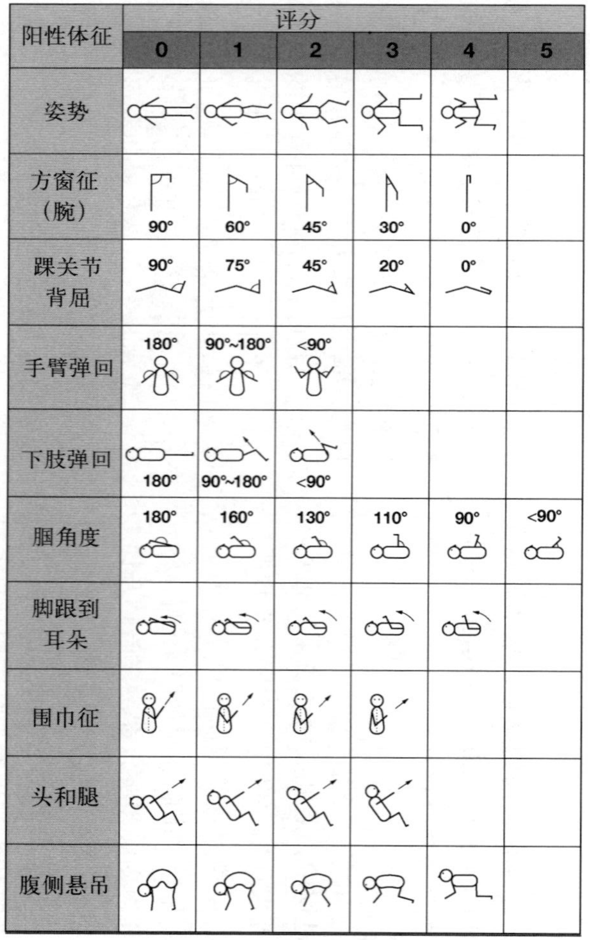

身体（外观）标准

外部标志	0	1	2	3	4
水肿	明显的手足水肿	手足无明显水肿	无水肿		
皮肤纹理	非常薄，凝胶冻状	薄而光滑	光滑，中等厚度，皮疹或表面脱皮	轻微增厚，四肢尤其手和脚脱皮	厚，如羊皮纸，浅表或深裂
皮肤颜色（不哭闹时）	深红色	均匀粉红色	淡粉色变	苍白，身体可呈粉红，只有耳朵、嘴唇、手掌和脚底粉红	
皮肤不透明	大量的静脉和小静脉清晰可见，尤其是在腹部	可见静脉和支流	腹部有几根大血管清晰可见	腹部上方隐约可见几条大血管	没有发现血管
胎毛（背部）	没有胎毛	整个背部又长又厚	头发变薄，特别是背部下背部	少量胎毛，秃发区域	背部至少有一半没有胎毛
足底褶皱	没有皮肤皱褶	足底前半部分微弱的红色痕迹	确定的红色标记超过前半部分，压痕超过前1/3	压痕超过前1/3	明显的深凹痕超过前1/3
乳头形成	乳头几乎看不见，没有乳晕	乳头轮廓清晰，乳晕光滑平坦，直径<0.75cm	斑点状乳晕，边缘不凸起<0.75cm	斑点状乳晕，边，直径>0.75cm	
乳房尺寸	没有明显的乳房组织	一侧或两侧乳腺组织，直径<0.5cm	两侧乳房组织，一侧或两侧0.5～1.0cm	乳房两侧组织，一侧或两侧>1cm	
耳朵形状	耳廓扁平，无形状，边缘很少或无弯曲	耳廓边缘部分弯曲	整个上耳廓部分弯曲	整个上耳廓轮廓明显的弯曲	
耳朵坚挺	耳廓柔软，易折叠，无回弹力	耳廓柔软，易折叠，回弹缓慢	软骨到耳廓边缘，但在某些地方较软，易回弹	耳廓坚实，软骨向边缘延伸，立即向回弹	
生殖器 男	双侧睾丸均未降入阴囊	阴囊内至少有一个睾丸	阴囊内至少有一个睾丸，软		
生殖器 女	大阴唇大大分开，小阴唇突出	大阴唇几乎覆盖小阴唇	大阴唇完全覆盖小阴唇		

阳性体征	评分 0	1	2	3	4	5
姿势						
方窗征（腕）	90°	60°	45°	30°	0°	
踝关节背屈	90°	75°	45°	20°	0°	
手臂弹回	180°	90°～180°	<90°			
下肢弹回	180°	90°～180°	<90°			
腘角度	180°	160°	130°	110°	90°	<90°
脚跟到耳朵						
围巾征						
头和腿						
腹侧悬吊						

图 45.1　Dubowitz 评分判断孕龄的图表

Dubowitz 评分：从总分中判断孕龄 Clinical assessment of gestational age in the newborn infant

[引自 Dubowitz LMS, Dubowitz V, Goldberg C：Clinical assessment of gestational age in the newborn infant, J Pediatr 77 (1)：1–10, 1970.]

神经肌肉成熟度评分

	-1	0	1	2	3	4	5
姿势体态							
方窗征（腕）	>90°	90°	60°	45°	30°	0°	
前臂弹回		180°	140°~180°	110°~140°	90°~110°	<90°	
腘角征	180°	160°	140°	120°	100°	90°	<90°
围巾征							
跟耳征							

生理体征成熟度评分

								分数	周
皮肤	易碎的，透明的	凝胶状的，红色，半透明的	光滑的粉红色，可见静脉	浅表脱皮和（或）皮疹，少量静脉	开裂，苍白，稀有的静脉	羊皮纸样，深深的裂缝，没有厚度	皮革样，开裂，皱巴巴的	-10	20
胎毛	没有	稀疏的	丰富的	变薄	区域性秃头	主要是秃头		-5	22
								0	24
足底表面	足后跟-足趾 40~50mm：-1 <40mm：-2	50mm，无折痕	微弱的红色标志	仅见前横纹	折痕超过前2/3	整个足底都有折痕		5	26
								10	28
乳房	察觉不到	几乎察觉不到	无乳晕，无乳头	有乳头，乳晕清晰1~2mm	乳晕抬高；乳房组织达3~4mm	完整的乳晕；乳房组织5~10mm		15	30
								20	32
眼睛/耳朵	眼皮/耳屏松：1 紧：2	眼睑打开/耳屏折叠	眼皮薄/耳屏软，缓慢的反弹	眼皮呈弯曲的羽片状/耳屏柔软但能即刻反弹	眼眶形成/耳屏即刻反弹	厚软骨；耳朵硬		25	34
								30	36
生殖器（男）	阴囊平坦、光滑	阴囊空，微弱的皱褶	阴囊内无睾丸；少见的皱褶	睾丸下降；很少有皱褶	睾丸下降；良好的皱褶	睾丸下垂的；深深的皱褶		35	38
								40	40
生殖器（女）	阴蒂突出；阴唇平	突出的阴蒂；小阴唇小	突出的阴蒂；小阴唇增大	大阴唇和小阴唇同样突出	大阴唇大；小阴唇小	大阴唇覆盖阴蒂和小阴唇		45	42
								50	44

图45.2 Ballard评分：每一个临床和神经学特征都被评估和评分，通过比较总分和成熟度评分表格来确定妊娠年龄

（引自 Johnston PGB，Flood K，Spinks K：The newborn child，9th edn. Edinburgh Churchill Livingstone，2003.）

总之，这些评分系统都要求对新生儿进行细致、认真的检查，发现特征性表现、反射和行为，来判别是早产儿还是小于胎龄儿。

三、早产儿的问题

（一）初期管理

早产儿（图45.3）由于发育不成熟，许多生理功能不能充分发挥。护理的目的是支持婴儿，直到他们能够在没有任何帮助的情况下实现生理功能稳定。早产通常进展迅速。如果预期会早产，应在产妇能够使用皮质类固醇的单位计划分娩，并配备适当水平的新生儿重症监护设施。必要时应考虑和讨论转移到其他医院。

通常，早产儿小而且脆弱，出生时更需要稳定而非积极复苏。准确评估婴儿出生时的病情确保迅速稳定至关重要。出生前必须认真地检查所有复苏设备并确保处于功能完备状态，包括查明尺寸（型号）是否正确，是否适合小婴儿。经验丰富的医护团队，包括儿科医师或新生儿医师，

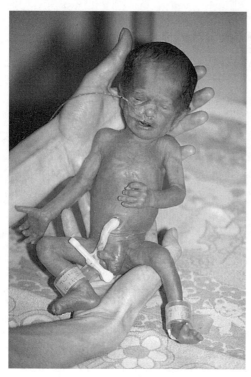

图 45.3　早产儿

助产士、新生儿护士必须在场，确保救护及时和稳定。

　　热保健这一点是至关重要的，因为冷应激会增加死亡率和发病率（参见第 43 章）。出生前辐射加温器必须打开，保持房间温度在 26℃以上。30 周以上的早产儿必须彻底擦干并用热毛巾包裹，戴上帽子。30 周以下的早产儿可以不擦干但应立即将其身体用塑料袋包好。无须用毛巾覆盖，因为辐射加热器需要直接在婴儿上方（UK Resuscitation Council，2015），使胸部可见并易于接触，同时防止蒸发散热和皮肤损伤。早产儿可能缺乏表面活性剂，这些表面活性剂通常于妊娠最后 3 个月在肺部产生，因此，如果条件允许，可能需要内源性表面活性剂（参见第 46 章）。婴儿也可能需要通气支持，最好是在确诊呼吸窘迫综合征（respiratory distress syndrome，RDS）后通过持续气道正压（continuous positive airway pressure，CPAP）进行非侵入性支持。

（二）早产儿的常见问题

　　如前所述，早产儿是不成熟的且没有做好子宫外生活的准备。胎龄越小，其身体结构和生理发育就越不成熟，与该特定生物学相关的是在早产儿护理中常见的以下情况。

　　1. 呼吸系统　早产儿最常见的问题是呼吸系统疾病。

　　（1）呼吸窘迫综合征（RDS）：是一种表面活性剂合成不足的发育性缺陷，常伴有肺发育不成熟。表面活性剂通常在妊娠 32～35 周大量产生，RDS 常见于胎龄较低的婴儿（参见第 46 章）。

　　CPAP 或呼吸机管理及氧气治疗应提供足够的呼吸支持和组织氧合作用，而不造成氧中毒（Cherian et al，2014），或压力、容量过度对脆弱的肺造成的损害。过量和波动的氧气流量是早产儿视网膜病变的病因学因素（Hartnett et al，2012；Painter et al，2014）。预防氧中毒的关键是要限制给予的最大氧气量，通过设置适当的脉冲血氧仪限度（Stenson et al，2013）来确保维持最佳的组织氧含量。

　　（2）慢性肺病（CLD，或称支气管肺发育不良）：最常发生于早产儿，临床特征是出生超过 4 周仍持续需要补充氧气，胸部 X 线片显示肺塌陷和纤维化。CLD 的特征包括严重的肺生长障碍。肺变得僵硬而难以换气，需要长时间的呼吸机支持和氧气，往往持续很长一段时间。

　　（3）窒息：许多早产儿都有与早产相关的窒息，需要持续监测（Balain et al，2014）。气道位置对于降低机械性阻塞引起的呼吸暂停至关重要。咖啡因可作为刺激物解除早产儿的这种窒息（Darnell et al，2006）。呼吸暂停监测器应在出院前几天取出，以便父母获得信心并且不会依赖它们。

　　2. 心血管/血液系统

　　（1）贫血：在早产儿中很常见。由于宫内生长期较短，铁储备不足，且胃肠系统不成熟，不容易消化铁补充剂。骨髓造血不活跃，不能保持足够的红细胞产生以配合快速生长和循环增加的速度。患病的婴儿需要经常验血，可能有很多血液被抽取用于检测。输血通常是必要的，尽管一些婴儿的血红蛋白水平较低，但仍取得了良好的进展。

　　（2）动脉导管未闭：在动脉导管未闭（patent ductus arteriosus，PDA）中，一些早产儿动脉导管无法闭合，这是由于出生后的正常闭合过程不成熟造成的。一般来说，在妊娠 30 周以上的健康婴儿中，出生后 4 天动脉导管功能性关闭。这些婴儿中只有 11% 患有 PDA，而妊娠不到 30 周的严重呼吸窘迫婴儿中有 65% 患有 PDA（Clyman，2011）。PDA 的存在导致间质性肺水肿，左向右分流至肺循环使肺顺应性降低（Blackburn，2013）。这可能导致婴儿长期依赖呼吸机支持，从而增加慢性肺部疾病的风险。

3. 免疫系统　早产婴儿更容易感染，无论是早期（7 天以内）还是晚期（7 天之后）发生，与以下因素有关。

- 母亲低 IgG 水平。
- 皮肤薄，易渗漏（皮肤是抵抗细菌入侵的有效屏障）。
- 眼泪和唾液分泌少，抗菌因子少。
- 保护性的胃酸分泌少。
- 侵入性的手术操作更多，与医院工作人员的接触次数多。

为尽可能地保护早产儿，必须执行标准防护，包括使用推荐的抗菌肥皂进行正确的洗手，以及在两次洗手之间使用快速手消毒液。另外，每个婴儿的设备必须专用，并彻底地清洁。病房区域必须彻底清洁和良好通风，脏污的衣物或敷料必须放入垃圾袋并尽快清走。接触婴儿的所有人员，包括家庭成员和探视人员必须没有感染迹象，包括咳嗽或喉咙痛。抗生素的使用很常见，当怀疑感染时，一旦完成了脓毒症筛检应预防性地使用抗生素；一旦确诊，应针对具体的病原体选用敏感抗生素进行治疗。

4. 水电解质平衡　对于早产儿来说，液体平衡在生命的最初几天具有挑战性，与肾脏不成熟可能导致体液失衡（如超负荷或脱水）及需要纠正的电解质异常有关。对于呼吸困难的早产儿来说保持液体平衡更加困难。当根据每日体重和血清电解质增加液体需求时，应注意滴速和谨慎使用。必要时补充电解质。

5. 消化系统　如果早产婴儿太不成熟或身体不适，可能会有进食耐受和吸收缓慢、牛奶吸入和肠道蠕动缓慢的风险。如果不能口服，婴儿最初可能通过静脉注射（IV）途径喂养。推荐完全肠外营养（total parenteral nutrition，TPN），这样可以根据血清电解质结果为婴儿单独定制营养和卡路里。静脉输液同时进行管饲喂养。当婴儿的吮吸力太弱或不协调，无法用乳房、杯子或奶瓶喂养时，使用鼻胃管 / 胃管（彩图 61）。在喂食前应检查婴儿的胃酸，并确保缓慢喂食。管饲喂养期间的非营养性吮吸已被证明有助于吮吸行为的发展（Pinelli et al，2005）；在这段时间给婴儿喂奶可能对母亲和婴儿有益，而且对于哺乳期的确立有好处（Neiva et al，2014）。或在征得父母同意的情况下，可以使用安抚奶嘴。

早产儿生长发育的需要大于足月儿，因此，它们需要更多的能量摄入。在任何可能的情况下，母亲自己的新鲜乳汁是首选，因为不管婴儿的胎龄如何，母乳都是根据婴儿的需要量身定做的（Oras et al，2015）（参见第 44 章）。应考虑早产母乳与足月母乳的营养成分不同，可能需要强化，确保摄入足够的卡路里和额外的营养素以促进早产儿的生长（Renfrew et al，2010）。

如果条件允许应该鼓励母亲母乳喂养，或者在出生后几个小时内开始哺乳，24 小时内至少 6 次。越早开始，成功实施母乳喂养的机会越大。助产士应教会所有母亲如何用手挤奶和使用吸奶器吸奶，以及如何安全地储存母乳（联合国儿童基金会，2013b；Nyqvist et al，2013）。

最佳营养对早产儿至关重要（Embleton，2013）。除了需要强化母乳以确保最佳生长外，早产儿还需要额外补充某些营养素，因为它们在体内储备有限。由于出生时储存不足及发育不成熟导致红细胞生成延迟，早产儿对营养有独特的需求。他们体内脂溶性维生素储存很少，有维生素缺乏的危险。营养补充剂包括蛋白质、维生素、铁和矿物质，能帮助早产儿达到最佳的生长和发育速度。营养补充剂已被证明能改善短期结局（Kuschel et al，2004）。

坏死性小肠结肠炎（Necrotizing enterocolitis，NEC）：是一种肠道炎症性疾病，被认为是由于细菌在肠道内增殖，然后穿透黏膜内层造成缺血性损伤而引起。肠壁水肿、溃疡和出血，可发展为穿孔或腹膜炎。这种情况通常发生于早产儿，有导致缺氧和导致肠道通透性增加的各种危险因素。通常在开始牛奶喂养几天后开始出现症状，因为这时候肠道的菌群开始形成（Cilieborg et al，2012）。

症状和体征表现包括如下：

- 败血症的表现。

- 呼吸困难或感染性休克。
- 腹部的表现，如腹胀，有胆汁污染的呕吐或呛咳，或由肠道排出血液或黏液。

　　确诊该疾病需要根据肠道的放射线检查结果（图 45.4），显示有肠壁间有气泡。母乳喂养对肠坏死有一定的预防和保护作用。助产士应当对所有的新生儿鼓励母乳喂养，对于有疾病的新生儿，低出生体重（LBW）儿和早产儿更应当特别关注母乳喂养的重要性。对于那些有肠坏死危险的早产儿，给予经过仔细筛查和处理过的捐赠母乳是一个可行的方法（译者注：如果母亲不能提供母乳的情况下）。

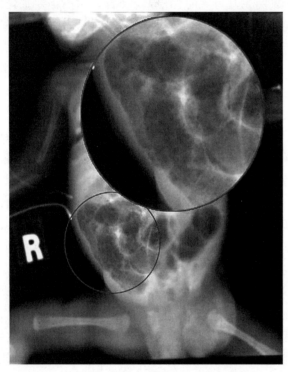

图 45.4　坏死性小肠结肠炎，显示肠管扩张

　　6. 体温调节　低体温：早产儿缺少褐色脂肪的储备来维持自身的体温恒定。体表面积相对较大，皮肤菲薄，散热快，导致体热容易蒸发丢失。

　　对缺氧和通过蒸发迅速丢失热量易感的早产儿中，辐射加热器可能会增加蒸发散热，从而加剧这一问题，而且对于非常小的婴儿来说，使用辐射加热器是不合适的，他们至少应该在出生后的第一周在加湿的保温箱中喂养。

　　在家里，紧急或意外早产发生后，如果不需要复苏，一旦擦干助产士可以将婴儿放在母亲的腹部或胸部进行皮肤接触。宝宝的头要盖好，妈妈和宝宝要用干毛毯包裹好。其目的是保持体温在中性温度范围内，在这一范围内能量需求降低至最低，氧气消耗将会减少（参见第 43 章）。

　　7. 新陈代谢　对于早产儿来说，在出生后最初的 48～72 小时，低血糖是一个常见的问题。当能量需求特别高时，糖原的储存太少而无法维持血糖水平。由于大面积的体表散热，伴随着呼吸困难而增加的呼吸做功和生长速度加快，与足月儿相比，他们能量消耗更多。缺氧、败血症、局部缺血和体温过低都会使这种情况恶化。早产儿肝功能不成熟，肝酶的可利用性降低，导致糖原异生和糖原分解，并且不太能够产生替代的底物，如酮体。

　　关于新生儿低血糖的临床定义和意义仍存在争议（Tin，2014），但普遍认为，如果在生命早期没有保证足够的血糖水平，新生儿的大脑会被低血糖损害（Simmons et al，2015）。目前的建议是维持血清血糖水平在 2.6mmol/L 以上（Hawdon，2013；联合国儿童基金会，2013）。高危婴儿，包括早产婴儿和低出生体重婴儿，在出生后 48～72 小时，应每 4～6 小时使用血糖仪监测一次血糖水平。

　　8. 肝脏系统　生理性黄疸：肝脏不成熟导致早产儿的生理性黄疸加重，胆红素的结合会进一步延迟（参见第 47 章）。严重的黄疸可能是由于早产儿胎粪排出延迟造成的，特别是在出生的几天内没有开始进行肠内喂养的情况下。这种延迟可能导致高胆红素血症，因为胎粪中的胆红素可能被重新吸收。红细胞的寿命与胎龄有关，早产儿的红细胞寿命可能只有 35～50 天，他们可能有持续的低级别溶血。另一个影响因素是血清白蛋白水平低，这可能会限制当浓度高时胆红素的细胞外结合和转运（Smith，2013；Ives，2015）。英国国家临床规范研究所（NICE，2010）已经制定了监测和护理新生儿黄疸的指南，包括根据分娩时间记录胆红素的妊娠特异性阈值图。

　　肝脏不成熟也意味着早产儿维生素 K 缺乏性出血（VKDB）的风险更高（Schreiner et al，2014）。助产士需要与父母讨论个体的风险，并获得在出生时给予维生素 K 的知情同意。

9. 神经和感觉系统 早产儿脑室出血（IVH）风险较高，因此预防围生期和产后缺氧很重要。脆弱的血管和波动的低血压、高血压和（或）缺氧都是脑出血的危险因素。在早产期间，助产士需要密切监测胎儿是否有任何程度宫内窘迫的早期迹象。在新生儿病房，通过温和的处理和良好的疼痛管理，预防血压和心率不稳定是很重要的。通常对所有早产儿进行头颅超声扫描（图45.5）。少量出血通常在出生后几个小时内可被发现，并根据部位和严重程度进行分类。严重的出血和（或）严重的缺氧也可能引起脑室周围白质的缺血改变，从而导致脑室周围囊性白质软化（PVL），其特征是囊肿形成，对神经系统造成长期的影响。

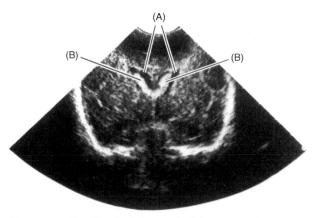

图45.5 冠状面颅骨超声显示脑室出血（B）侧脑室扩张（A）

早产儿视网膜病变（ROP）：是一种发育中的视网膜血管疾病，是新生儿重症监护中存活的早产儿主要并发症。一个主要的危险因素是过量或波动的氧气暴露，结果是视网膜高氧，导致正常血管化停止，随后刺激视网膜中新的异常血管的生长，延伸到玻璃体内。晚期阶段，在玻璃体内的晶状体后面形成不透明的纤维组织，并且可能随后发生视网膜脱离。ROP是儿童视力损害的少数原因之一，很大程度上是可以预防的，因此定期筛查是早产儿护理的一个重要部分。许多极早产儿会出现某种程度的ROP，尽管这通常不会发展到轻微疾病，会自然消退。已经证明在某些情况下有效的干预措施包括冷冻疗法和激光光凝疗法。预防性护理包括降低早产儿和低出生体重儿的发病率，并继续进行高质量、可控的新生儿重症监护。

如果早产儿经历过缺氧、败血症或高胆红素血症，或接受过某些药物（如庆大霉素或呋塞米），他们也特别容易出现听力障碍。根据国家建议进行听力筛查至关重要。

10. 压力、疼痛和发育问题 新生儿重症监护病房（NICU）的环境繁忙、明亮、刺耳和嘈杂，与胎儿在子宫内的环境相去甚远。新生儿护理的目标之一是实现与在子宫内相似的生长发育速度，医护人员需要了解环境、干预、护理和治疗对婴儿的健康产生的影响。

许多单位实行发展护理方案，其中包括控制外部刺激、集中护理活动和仔细摆放体位。重要的是与父母沟通这些脆弱点并确定支持新生儿病房的策略（Westrup，2014）。用于最大限度地减轻婴儿压力并根据其耐受性个性化护理的干预措施包括：

- 改善环境。
- 减少光线和噪声。
- 最少的侵入（处理）。
- 睡眠状态的保护。
- 促进对行为线索的理解。
- 促进基于关系的照护。

可以探索将这些方案进行集束化管理，如新生儿个性化发展护理评估方案（NIDCAP）和Brazelton新生儿观察系统。研究似乎确实证明了这些针对早产儿的项目在短期生长、减少呼吸支持治疗、缩短住院时间和改善矫正年龄2岁时的神经功能等方面有一定的益处（Lubbe et al，2012）。

11. 皮肤 由于早产儿皮肤不成熟，定期的皮肤评估和预防损伤或不恰当的压力对早产儿是必不可少的。卫生也是一种重要的护理措施，以确保皮肤保持清洁和完整。如果婴儿情况稳定，必要时应用温水轻轻冲洗婴儿的脸、手、脐带和皮肤皱褶。尿布区域需要特别注意，因为皮肤通常会很脆弱，当皮肤接触到尿液或粪便时，会很快破裂。对于有气管插管的婴儿、不能吸吮的婴儿和接受管饲的婴儿来说，口腔卫生是必要的。

反思活动45.1

想一个你观察过或照顾过的早产婴儿。她/他和足月婴儿有什么不同？

四、低出生体重

（一）定义

婴儿可以通过他们的出生体重进行分类，尤其是当胎龄不清楚的时候。普遍接受的是世界卫生组织 2004 年对低出生体重的定义，细分如下：

- 低出生体重（low birthweight，LBW）：出生体重低于 2500g。
- 极低出生体重（very low birthweight，VLBW）：出生体重低于 1500g。
- 超低出生体重（extremely low birthweight，ELBW）：出生体重低于 1000g。
- 大于胎龄儿（large for gestational age，LGA）：出生体重大于同胎龄儿平均体重第 90 百分位数以上者。
- 适于胎龄儿（appropriate for gestational age，AGA）：出生体重在同胎龄儿平均体重第 10 ～ 90 百分位数之间者。
- 小于胎龄儿（small for gestational age，SGA）：出生体重低于同胎龄儿平均体重第 10 百分位以下者。
- 宫内生长受限儿（Intra-uterine growth restriction，IUGR）：虽然这一术语通常与 SGA 同义，但 IUGR 具体指的是由于遗传或环境因素而未达到其生长潜能的胎儿（Haram et al，2006；Giuliano et al，2014）。

根据婴儿是否受到不对称或对称性生长限制的影响，IUGR 患儿可分为两组：

1. 非对称生长受限　胎儿生长发育正常直到妊娠晚期，如子痫前期等并发症发生时。这对胎盘功能有不利影响，引起营养不良导致胎儿生长减缓。这是一种较晚出现的现象，生长受限的程度取决于致病条件的严重程度。头围和身长在胎儿胎龄的正常范围内，但是当在百分位图上绘制时，出生体重与头围的比例较低。

2. 对称性生长受限　对称性生长受限的主要潜在原因是早期子宫内感染，如巨细胞病毒、风疹或弓形虫病；母亲物质滥用，如胎儿酒精综合征；以及在妊娠早期服用了其他药物。这些物质对胎盘有毒性或致畸作用，在妊娠期胎儿生长受到这些物质的影响。一些染色体异常和畸形也产

生对称的 SGA 婴儿。婴儿的外观类似于先前描述的早产儿的外观，但头围与整体尺寸和体重成比例。由于受到较长时间的损害，这些婴儿的预后比非对称生长受限的婴儿更差。

正如本章前面所述，所有这些分类依赖于分娩时对胎龄的准确评估。

（二）低出生体重的原因

早产儿也是低出生体重儿 / 小于胎龄儿的情况并不少见，在这两种情况下，许多诱发危险因素是相同的：

- 特发性——病因不明。
- 胎盘功能不全。
- 胎盘功能障碍（螺旋小动脉痉挛使绒毛间血流量降低，胎盘屏障内营养和氧气的交换减少），可由以下情况引起：
- 子痫前期。
- 母亲原发性高血压。
- 慢性肾衰竭。
- 严重贫血。
- 镰状细胞疾病。
- 多胎妊娠。
- 病毒感染——风疹、弓形虫、巨细胞病毒。
- 处方药，如某些类固醇、抗惊厥药、抗高血压药和细胞毒素。
- 母亲滥用药物——母亲滥用药物所生的婴儿往往生长受限，尤其是在长期使用海洛因、酒精和尼古丁之后（Diaz et al，2012）。
- 低社会经济状态。

（三）结局

近年来，新生儿医学的快速发展使得体重在 1500g 以上的婴儿存活成为一种常见的现象。出生体重，尤其是超低出生体重组，也会对死亡率和发病率产生影响。2013 年的最新数据显示，婴儿总死亡率为每 1000 活产婴儿死亡 3.8 人，是英国和威尔士有史以来的最低纪录。相比之下，2012 年婴儿死亡率为每千名活产婴儿死亡 3.9 人，1983 年死亡人数为每千名活产婴儿死亡人数为 10.1 人。2013 年，极低出生体重儿（1500g 以下）和低出生体重婴儿（2500g 以下）的婴儿死亡率为每千名活产婴儿分别有 164.0 人和 32.4 人死亡（ONS，2015）。本章后面将讨论远期发

病率。

（四）特征

彩图 62 显示了一个 GSA。一些典型的特征如下：

- 与身体和四肢的消瘦相比，头部显得较大（缺乏皮下脂肪）。
- 肋骨很容易看到。
- 腹部凹陷。
- 皮肤经常干燥松散，可能会脱皮。
- 皮肤可能被胎粪污染。
- 脐带较细（也可能是粪染的）。
- 宝宝常显得干瘪苍老，表情焦虑而清醒。
- 肌肉张力通常很好，宝宝很活跃。
- 宝宝会显得很饥饿，往往会吮吸拳头。
- 神经反应通常与胎龄有关。

（五）评估体重

使用适当的百分位图表，将婴儿的体重、头围和长度与胎龄相对应，并对婴儿的生长情况进行评估。百分位图是提供动态发育记录和新生儿

管理的重要部分（参见第 42 章）。皇家儿科和儿童健康学院（RCPCH，2009）的生长发育图表是根据世界卫生组织在六个不同国家收集的测量数据绘制的（图 45.6）。这些数据描述了最佳生长而非平均生长，并将母乳喂养作为标准，说明了所有健康儿童的生长预期。

（六）低出生体重儿的问题

1. 最初的管理　详细的产前检查记录是必不可少的，因为这可以识别与任何类型的低出生体重相关的风险因素，而不考虑前面讨论的具体分类。仔细评估子宫的大小和生长情况对于早期发现胎儿生长缓慢或下降的速度是很重要的，这表明可能需要对胎儿的健康状况进行更详细的评估。低出生体重婴儿在分娩后的第 48 小时内需要细致的护理，主要围绕预防和早期发现任何可能发生的并发症。在大多数情况下，这些婴儿可以与母亲一起在正常的产后病房接受照顾，不需要进入新生儿重症监护室或特殊护理病房。过渡护理病房是一个照顾这些婴儿小问题的理想之地，如温

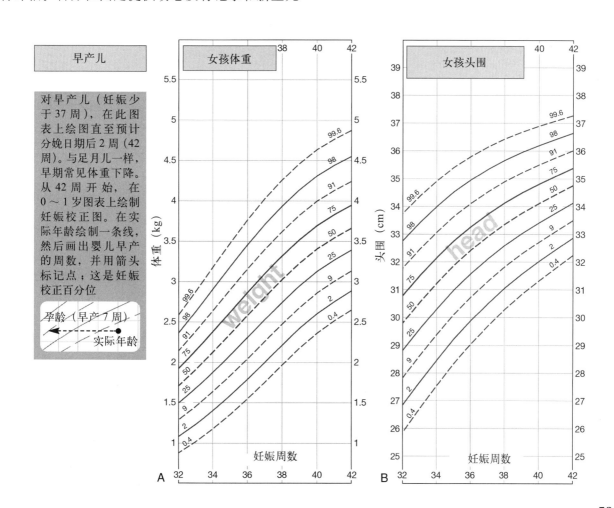

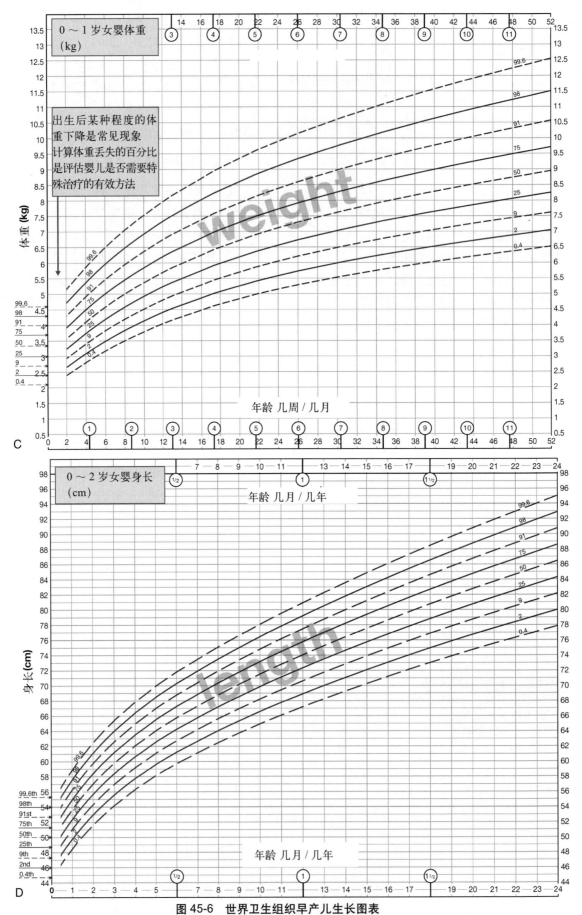

图 45-6　世界卫生组织早产儿生长图表

A.37 周以下早产儿的体重（女）；B. 女孩的头围；C. 0 ～ 1 岁女婴体重（kg）；D. 0 ～ 2 岁女婴身长（cm）
（引自 RCPCH/WHO/Department of Health 2009 © 2009 Royal College of Paediatrics and Child Health.）

度控制和建立喂食。

2. **待产和分娩**　生长受限的胎儿因长期缺氧，往往难以承受分娩及分娩的压力，因为每次子宫收缩时胎盘的血液供应都会进一步中断。助产士应预测胎儿窘迫和围生期窒息的可能性。必要时在分娩过程中密切监测和观察羊水中的胎粪。如果胎龄非常小或有严重的宫内窘迫，儿科医师、新生儿学家或高级新生儿护士（ANNP）应在出生时到场监护。专业和紧急的复苏是至关重要的，尤其是出现羊水胎粪污染时。这将防止进一步缺氧和呼吸道并发症导致的远期神经系统损伤。

3. **体温过低**　低出生体重婴儿可能只有一层薄薄的皮下脂肪或缺乏褐色脂肪，体表面积相对较大，散热非常快。婴儿出生前必须提高室温，出生后应尽快将婴儿擦干并裹上温暖的毯子。因为 80% 的热量损失发生在头部，所以一旦头部干燥，就应该给婴儿戴上帽子。应在最初的 48 小时内仔细监测腋温，婴儿可在产后病房或过渡病房中母亲旁边的保温箱中护理，或与母亲进行皮肤接触以维持体温的稳定。

如果婴儿病情稳定，早期喂养对于对抗由体内能量储存不足引起的低血糖是非常有效的。

4. **低血糖**　低血糖是婴儿常见的问题，在大多数情况下，可以通过早期和定期喂养来预防。母乳对这些婴儿显得尤其珍贵，尽管低出生体重配方奶被广泛使用，且比普通配方奶具有能量密度更高的优势。IUGR/SGA 婴儿糖原储存少，其能量储备主要用于分娩，尤其是在分娩时间较长或困难的情况下。低氧和低体温都会加剧低血糖问题。在出生最初的 48 小时内记录血糖水平非常重要，应至少每 4 小时记录一次，直到血糖稳定并维持在 2.6mmol/L 以上。

5. **缺血缺氧性脑病**　缺血缺氧性脑病（hypoxic ischaemic encephalopathy，HIE）：一种与近足月 / 足月婴儿缺氧有关的疾病。HIE 易发生在 IUGR/SGA 婴儿中，他们的储备不足无法应对产前的缺氧应激，发生宫内窘迫的风险很高。助产士必须在分娩和早期干预期间进行密切和仔细的监测，以便在出现胎儿窘迫时加快分娩。即使是评估胎儿健康的现代方法也相对不敏感，助产士需要保持警惕。HIE 的轻微症状可在几天后消失，很少

或不会留下脑损伤。更严重的损伤可能导致痉挛和脑瘫。

6. **胎粪吸入综合征**　由于婴儿不能耐受产前的压力和缺氧，可能导致肛门括约肌松弛，使胎粪进入羊水，导致胎粪吸入综合征（meconium aspiration syndrome，MAS）。这在近足月的 IUGR/SGA 婴儿中最为常见。请参阅第 46 章关于 MAS 的特殊照顾。

7. **红细胞增多症**　红细胞增多症发生在静脉中红细胞数量增多时，可高达 65%。它是慢性子宫内缺氧的结果。为了提高血液的携氧能力，血红蛋白水平可能会上升到 20g/dl 以上。这可能导致黄疸、呼吸窘迫和可能的脑刺激。治疗可能需要额外的输液和血浆置换。

8. **喂养困难**　非对称性生长受限的婴儿从出生起就渴望进食并茁壮成长。然而，子宫内长时间饥饿的对称性生长受限婴儿，在出生后往往会延续缓慢的生长速度，可能仍然比较小，尽管追赶生长的程度很明显。

反思活动 45.2

想想你可能观察过或照顾过的一个婴儿，他是足月或近月出生的，但生长受限（因此胎龄较小）。造成这种情况的潜在原因是什么？对于新生儿的最初护理，您需要考虑什么？

五、早产儿和低出生体重儿的远期并发症

如本章前面所述，极早产和极低出生体重可导致围生期死亡，因此尽可能有效地预防和（或）减少这种情况的发生极为重要。关于早产儿的发病率，在极早产儿和极低出生体重儿中，两者在新生儿期和后期出现神经发育问题的风险都比较高（Blackburn，2013）。这项研究由一个重要研究机构支持（Morsing et al，2011；Moore et al，2012；Marlow et al，2014；Boyle et al，2015；EPICure，2014）。影响胎儿结局的产前和围生期因素包括胎龄、预测和实际胎儿重量 / 出生体重、类固醇应用、多胎妊娠、性别、败血症、任何病理的存在和严重程度；胎儿生长受限伴异常多

普勒血流、胎儿窘迫、缺氧和（或）出生时的并发症。

总的来说，早产儿和极低出生体重儿与足月婴儿相比，以下风险程度增高：

- 猝死。
- 重大残疾。
- 运动障碍和较差的认知能力。
- 神经系统异常。
- 长期氧需求。
- 早产儿视网膜病变、听力受损。
- 脑室周围白质软化症导致脑瘫。
- 出血后脑积水。
- 慢性肺病。
- 成年后冠心病和脑卒中。

总的来说，随着最近新生儿护理的进步和发展，妊娠 28 ～ 30 周以上、体重在 1000 ～ 1500g 以上的婴儿比以前有更大的存活机会。然而，对于那些处于极早早产和（或）极低出生体重的情况下从医院出院的患儿，需要考虑某种程度的远期发病率的风险，并将其纳入对婴儿和家庭的随访中。

儿科医师 / 新生儿科医师通常在出院后对早产儿和低出生体重儿进行随访，以评估其生长、发展和一般情况。助产士、保健医师和全科医师接触婴儿的机会更多，在监测和识别与正常发育有关的并发症或发育偏差方面发挥关键作用。对称性生长受限和神经损伤的婴儿需要在儿科门诊密切随访数年。其他特定领域也需要监测，例如，必须仔细检查听力，并且大多数新生儿科经常对早产儿、患病婴儿和 SGA 婴儿进行听力测试。新生儿专科联络护士或助产士可以提供监控社区中这些小婴儿的服务，为父母和其他健康专业人员提供建议和支持。这样形成了监护的连续性，通过早期发现和治疗小问题来防止再次入院。

反思活动 45.3

想一想早产儿、低出生体重儿（或两者兼而有之），在近期和远期会怎样影响婴儿和她们的父母？

六、早产儿或低出生体重儿的家庭照护

生病或易受伤害的婴儿入住过渡性护理病房或新生儿科对父母构成重要压力。许多早产儿和低出生体重儿在准备出院回家之前要在医院住上几周或几个月。助产士是为这些小婴儿及其父母提供护理的团队的关键部分，他们需要与同事密切合作，以确保无论在最初还是长期提供无缝隙、敏感和高质量的服务。新生儿病房和产后病房工作人员之间必须保持良好的沟通，以确保家庭成员在与多学科团队持续合作的基础上获得所需的支持。

在转到新生儿病房之前，父母必须有机会看到并抱到他们的孩子，不管时间有多短。在产后病房里，母亲很可能会感到焦虑和不适，尤其当周围的妈妈都有孩子在身边时。父母在这个时候常表现出悲伤的迹象，为他们所期望的健康宝宝感到遗憾。

许多母亲在生下早产儿或低出生体重婴儿时感到非常内疚，常因为妊娠期间所采取或忽略的行为而责备自己。在此期间，助产士必须提供尽可能多的支持。每个人应对压力的反应是不同的，助产士和新生儿医护人员需要学会识别父母的症状并发展适当的技能，使家庭能够应付这一困难时期。他们还必须认识到自己和同事的压力。分享和讨论问题的机会对于所有相关人员来说都有巨大的好处。因此，有效的个人应对策略对于那些与早产、患病和低出生体重儿的家庭合作的人来说至关重要。

应该鼓励父母和兄弟姐妹尽可能多地参与到孩子的护理中来，从婴儿出生的第一天起，即使婴儿正在通气治疗。在新生儿病房的时间里，父母在支持下参与了越来越多的婴儿护理，并将逐渐获得信任。出院前，母亲 / 父母应留在医院在新生儿病房或过渡性护理病房日夜照顾婴儿。

最后，在极早产儿和极低出生体重儿的护理中出现复杂和困难的伦理问题，特别是当并发症大大增加长期残疾的风险时。在护理期间，当婴儿仅仅因为给予支持性护理而存活时，就会出现困难的决定，然而残疾的风险是非常高的。专业人员和父母需要时间公开讨论这种情况，他们需要尽早得到支持和指导（皇家妇产科学，2014）。需要有足够的空间来考虑尽可能持久而完备的重症监护，或为了使婴儿在平静和尊严中死去而撤销这种照顾可能产生的后果。这是父母和专业人

员都必须面对的最痛苦和困难的决定之一。文化因素、个人价值观和信仰会在此时会受到严重挑战，并影响决策。有时候，提供让父母与牧师或不直接参与照顾婴儿的人讨论这种情况的机会对父母是很有意义的，在这样的情境下，这种帮助是无价的（参见第 68 章）。

反思活动 45.4

早产儿或小婴儿的父母需要什么样的支持？你们当地有哪些辅助设施？

七、结论

早产儿和低出生体重儿给多学科团队协作带来了一系列特殊的问题和挑战，助产士在其中扮演着重要的角色。照顾这些婴儿群体的父母从妊娠开始并持续到分娩期间，因此，从产前到产后的护理和支持，助产士是整个过程的理想组成部分。本章讨论了早产和低出生体重的定义、结果、原因和具体问题，确定了每一群体的具体问题，但也承认这些问题可能重叠，护理原则通常相同。

最后，由于这些婴儿可能会面临近期和远期的挑战，因此根据最新研究理解这些挑战是至关重要的。应该采取措施来预防早产分娩的发生和（或）胎儿生长不良和（或）出生后生长不良导致低出生体重。然而，尽管许多研究仍在进行中，早产儿和低出生体重儿依旧在医疗保健中继续呈现给我们，因此，必须按照本章概述的循证护理原则尽可能提供最佳护理。

要点

- 早产儿与低出生体重儿的病因、特点及相关问题是密切相关的。
- 必须注意这些婴儿群体的近期和远期健康风险，并致力于降低与早产分娩和（或）低出生体重相关的并发症风险。
- 早产儿或低出生体重婴儿的父母需要助产士的大力支持，包括实践上的支持和心理上支持。医院内多学科协作团队与社区工作人员之间的密切联系是非常重要的。

（翻译：李　静　审校：张宏玉）

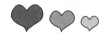

第46章

新生儿呼吸系统与心血管系统疾病

Julia Petty

学习目标

通过阅读本章，你将能够：
- 将胎儿循环知识与出生时适应体外生活所必需的过渡性变化联系起来。
- 讨论抢救出生时呼吸和（或）心血管受损新生儿的关键措施。
- 将胎儿心脏和呼吸发育与呼吸系统和心血管系统中相关病理学的存在联系起来。
- 描述助产士为观察和护理常见的呼吸系统和心脏疾病应该采取的行动。

一、引言

本章概述了胎儿解剖和生理，特别关注心脏和呼吸系统，包括正常和异常，后者与新生儿复苏有关。本章还概述了助产士在实践中可能遇到的一些常见的呼吸系统疾病和心脏疾病。

呼吸系统疾病在新生儿入住新生儿重症监护病房（NICU）中占很大比例，先天性心脏病（CHD）是新生儿最常见的严重先天性异常（Lawford et al，2015）。由于助产士在新生儿出生时和出生后承担了很大的照顾新生儿的责任，她们必须了解常见的情况，并能够应对新生儿复苏的挑战。对于她们来说，评估新生儿以确定正常，检测异常时，在等待转移到三级医疗机构的过程中稳定患病新生儿是她们职责的一部分。

二、正常呼吸系统和心脏的发育

助产士需要了解胎儿在子宫内呼吸系统和心脏的发育，因为这有助于理解新生儿出生时的正常适应过程。它为特定呼吸系统疾病和心脏疾病的护理提供了基础，如后面所述。

（一）呼吸系统发育

胎儿肺里充满了肺分泌的液体，而不是羊水。这种液体对促进胎肺成熟和发育很重要。足月时每天有300～350ml的胎儿肺液产生。在子宫里它可以向气管移动，有些被胎儿吞咽，有些则分泌到羊水里。出生时，少量的液体从鼻腔排出，但大多数在第一次呼吸时从肺泡移出进入淋巴系统（Greenough et al，2012）。胎儿的呼吸运动快速而不规则，早在妊娠10周时通过超声就可看到。呼吸运动的强度和频率随着胎龄的增加而增加（表46-1）。到妊娠晚期，约30%的时间可以检测到胎儿呼吸运动，30～70次/分。普遍认为胎儿的呼吸运动对促进肺的发育和生长很重要。胎儿的呼吸方式可以在缺氧期间改变，有时会停顿几小时。超声监测胎儿呼吸运动被用作评估胎儿健康的生物物理学指标的一部分。

（二）心脏发育

心血管系统是胚胎发育的第一个系统。快速发育的胚胎需要一种有效的方式来运输氧气和营养物质并排泄废物（Blackburn，2013）。心脏在妊娠后3周左右开始发育，最初看起来像两条长链。然后，它们经历一个称为导管化的过程，变

表 46-1　胎儿呼吸系统发育

受孕后时间	胎儿发育
3～6 周	胎儿的肺从前肠开始发育，前肠和呼吸系统的分裂在此末期完成。此时的发育中断可导致异常，如气管食管瘘（Blackburn，2013）
7～16 周	呼吸系统继续生长和分化
16 周	气管支气管树形成，有纤毛和产生黏液的腺体
16～26 周	原始细支气管开始形成丰富的血管网，这是体外生命中气体交换所必需的
20～24 周	肺内衬有由 I 型和 II 型肺泡细胞组成的上皮细胞 II 型肺泡细胞开始出现 II 型肺泡细胞产生表面活性剂，一种降低表面张力的肺脂蛋白，从而减少呼吸做功 随着胎龄的增加，更多的表面活性剂被合成（Blackburn，2013）
24 周	血管系统增殖 血管系统增殖导致血管上皮细胞变薄，毛细血管与正在发育的气道密切接触，最终成为血气屏障
26 周之前	末端气囊出现，然后发展为肺泡 注：尽管孕 24～26 周出生的婴儿没有肺泡，但血管床足以允许一些气体交换，这可以在支持下维持体外生命（Wert，2011）
29～35 周	肺泡增殖开始并显著增加（Wert，2011） 肺泡在出生后继续发育
30 周之前	肺总表面积和肺容积明显增加
35 周	胎儿有足够的表面活性剂和功能肺泡来维持子宫外生命

成两个空心的心内管，其自身折回并融合成单个管，这就是心内膜。心内膜管外侧的组织变厚，最终成为心肌。单管在此阶段基本上是倒置的，其结构将成为下部（尾部）的心房和上部（头部）的心室结构。在受孕 22 天后，单个心脏导管开始跳动，血液从导管底部流向顶部。随着心脏增大，它必须靠自身折叠来适应。当管从顶部到底部折叠时，它会扭转，使得单个心房移动到头部位置并且单个心室移动到尾部位置。在受孕后的第 4～6 周发生分隔，将心房和心室分为两部分。在分隔过程中，卵圆孔形成，使血液在心房之间流动。

心脏发育的过程是复杂的，必须在很短的时间内以特定的序列发生，并且由心脏基因控制。遗传物质的改变可能引起发育失败或生长模式改变，从而导致先天性心脏畸形。

（三）胎儿循环

胎盘为胎儿提供氧气和营养，并处理废物。为了实现这一点，胎儿循环有许多特征，包括允许血液分流的临时结构，允许氧合血液和脱氧血液混合及高肺血管阻力和低体循环（参见第 29

章）。临时结构如下。

- 静脉导管。
- 卵圆孔。
- 动脉导管。
- 腹壁下动脉。

（四）宫外生活的过渡

出生时，新生儿暴露在温度变化和触觉刺激下，随着分娩的进行，缺氧和高碳酸变化会刺激第一次呼吸。这种呼吸会使肺膨胀，迫使胎儿肺部液体进入淋巴系统（Bhutani，2012）。肺血管阻力急剧下降，心脏右侧的压力下降。因为气体交换现在发生于肺部，肺泡氧合水平增加。

肺血管阻力急剧下降和氧浓度增加促进了动脉导管闭合。血从肺流到左心房，增加了心脏左侧的压力，导致卵圆孔的扇形开口闭合。然后血液从左心房进入左心室，再从左心室进入主动脉。钳住脐带可防止血液流回胎盘，这会增加全身循环压力。通过脐带血管的血流减少导致静脉导管收缩。临时结构改变可能需要一段时间才能成为永久性的。建议将新生儿心脏听诊推迟到至少出生后 6 小时，以免动脉导管和卵圆孔引起心脏杂音干扰（Onuzo，2006）。可见，心血管评估需要考虑时机（Carr et al，2014；Bedford et al，2015）。

（五）正常新生儿循环和呼吸功能

正常足月儿的心率超过 100 次 / 分（范围 100 ~ 160 次 / 分），呼吸频率为 20 ~ 60 次 / 分，平均血压相当于胎儿的孕龄。呼吸轻松而安静。胸部两侧的运动应该相等。黏膜应该是粉红色的。新生儿预期的血氧饱和度为 95% ~ 99%（Røsvik et al，2009）。新生儿应灌注良好，触摸温暖，有足够的毛细血管回流和尿量（参见第 42 章）。

> **反思活动 46.1**
> 通过本章和前一章对正常呼吸系统和心脏发育的学习，说出胎儿和新生儿循环和呼吸功能的关键不同点。

（六）胎儿心脏和呼吸系统发育受损

在观察了正常的发育过程后，现在有必要考虑胎儿发育过程中会发生什么，从而理解为什么需要复苏，以及出生时可能会发现什么情况。胎儿发育可能因各种不利条件而中断或受影响。例如，这些因素包括先天性感染、长期缺氧、母亲患病、营养不良、辐射、药物和其他可能具有致畸作用的化学物质，使正常的胎儿发育中断。

（七）出生时过渡循环受损

先前强调的出生时的变化可能受先前列出的不利条件阻碍；因此，胎儿循环不会转变为新生儿循环，肺也不会开始接受血液供氧。有些新生儿不太可能成功地过渡到宫外生活。由于肌肉张力差或缺乏表面活性剂，早产儿在建立足够的肺容量或氧合时可能会经历困难。缺氧可导致动脉导管未闭，尤其是早产儿。通过选择性剖宫产出生的婴儿由于缺乏与分娩相关的压力反应而更有可能在清除胎儿肺液方面遇到问题。这可能导致新生儿暂时性呼吸加快（Jain et al，2006），以及其他需要特定管理的异常情况，我们将在稍后讨论。

（八）新生儿心脏和呼吸功能异常

心脏和呼吸系统受损可能包括以下征象。

- 呼吸频率增快。
- 窒息发作。
- 呻吟——婴儿试图对抗关闭的声门进行呼气，以保持肺泡内的空气。
- 鼻翼扇动。
- 胸骨和肋间隙凹陷——由于婴儿使用辅助呼吸肌改善氧合。
- 周围性或中心性发绀。
- 心动过速或心动过缓。
- 低血压。
- 灌注不良。
- 毛细血管再灌注时间延长。

任何有呼吸系统损害迹象的婴儿在转到新生儿病房后，均应仔细观察和监测。对于在社区妇产科和分娩中心工作的助产士，可能需要照顾婴儿几小时，直到专家援助到来。有条件应使用血氧饱和度监测仪，持续评估或监测婴儿的呼吸频率。为了方便观察婴儿的呼吸功能和体温，婴儿应该在保温箱里裸体护理。

如果婴儿呼吸急促，母乳喂养或配方奶喂养可能是困难的，并可能增加吸入的风险。可考虑用鼻胃管喂少量母乳，尽管饱胀的胃压迫隔膜可能会导致呼吸障碍。如果出现这种情况应停止肠内喂养，并通过脐静脉插管输液以维持血糖稳定。

> **反思活动 46.2**
> 想一想正常的胎儿循环，然后考虑一下假如宫外的转变不正常，将如何影响新生儿？

三、新生儿复苏

尽管缺氧是出生时呼吸开始的刺激因子，但严重缺氧会抑制大脑的呼吸中枢，阻止或抑制向体外生活的成功过渡。新生儿缺氧的特点可能是无呼吸或存在严重的不规则呼吸运动。有学者认为原发性呼吸暂停是由急性缺氧引起的。在此期间，呼吸停止。最初心率保持不变，但很快心率就降至 60 次 / 分左右。如果不采取措施纠正缺氧，原始脊神经呼吸中枢开始启动并产生深度不规则的濒死喘息。最终，缺氧导致心脏活动停止，婴儿进入末期窒息状态。在出生时，无法判断婴儿已经到了哪个阶段，因此在所有这些情况下，新生儿复苏的方法都是相同的。

在某些情况下，如分娩时缺氧和胎儿窘迫、胎儿脐带意外、母婴输血、胎粪污染或羊水过少、先天性异常（如膈疝）、感染、药物（如阿片类药物）和早产婴儿等，可能需要复苏。

然而，并非总是可以预测哪些婴儿需要复苏，因此，根据英国复苏委员会（UKRC，2015）的新生儿生命支持（Newborn Life Support，NLS）指南（专栏 46.1），所有助产士都必须具备新生儿复苏技能。两者都概述了正确的步骤和核心要点

专栏 46.1　新生儿生命支持（NLS）流程（由英国复苏委员会提供）

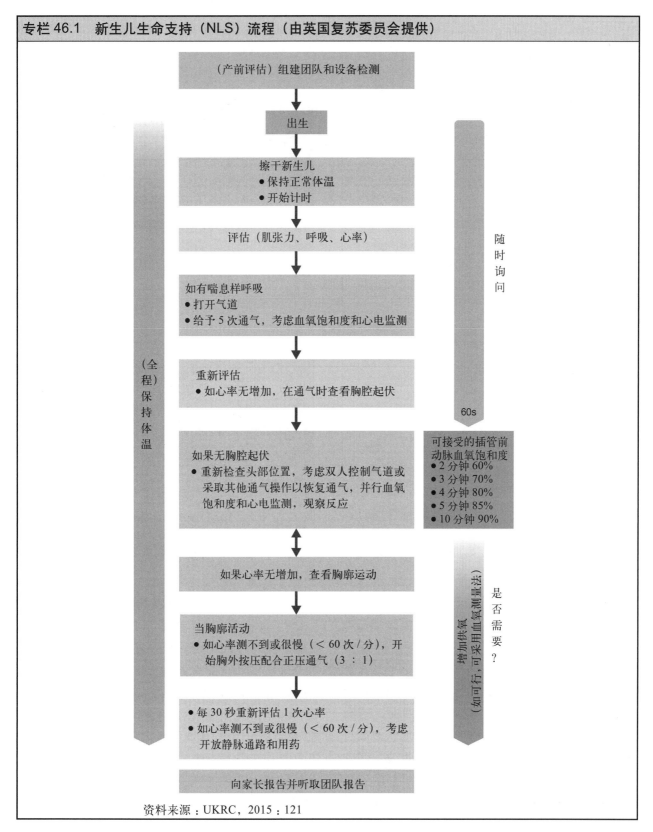

资料来源：UKRC，2015：121

的更多信息。

在熟悉新生儿生命支持（NLS）程序／流程的同时，随时准备复苏也很重要。如专栏 46.2 所述，需要为每一个新生儿准备复苏所需的设备。当需要进行复杂的复苏时，应寻求适当的帮助。

专栏 46.2　新生儿复苏设备

- 平稳的表面
- 带秒针的钟表
- 听诊器
- 光源
- 加热器
- 供氧设备
- 吸引器和导管
- 毛巾或毛毯（温暖的）
- 为早产儿准备的塑料袋
- 500ml 压力限制型自充气设备
- 自动充气袋的储氧装置
- T 组合复苏器
- 0001 号面罩
- 000000 号喉镜镜片
- 喉镜——用于直视下吸引
- 2.5 号、3.0 号、3.5 号气管导管
- 8 号、10 号鼻胃管
- 2ml、5ml、10ml 注射器
- 21 号、25 号留置针

复苏期间的热控制很重要，可预防体温过低和任何缺氧事件因冷应激而加剧。新生儿出生后处于一个比子宫内环境冷得多的环境中，他们身上很湿且体表面积大（参见第 43 章），这意味着他们的体温会迅速丢失，通过传导、对流、蒸发和辐射散热。足月新生儿应擦干并用温暖的毛巾包裹，以防止热量流失。

早产儿可以放在塑料袋中（不用擦干）并置于辐射热源下。这种方法已经被证明可以显著减少蒸发散热（McCall et al，2010）。然而，这在社区中不应该使用。当使用这种方法时，缺乏可靠的热源会使婴儿感到寒冷，并增加患冷应激的风险。

评估是指导后续行动的初始阶段的重要组成

部分。如果新生儿是发绀和松弛的，但心率大于 100 次／分，他可能对打开气道和最小的复苏措施反应迅速。肤色苍白，四肢松弛，没有呼吸且心率缓慢（< 60 次／分）的新生儿可能受损严重，需要紧急复苏。

气道管理是在头部处于中间位置的情况下进行的（图 46.1）。可以使用各种操作开放气道，如用一只手或两只手托下颌（图 46.2）、在直视下进行抽吸或使用口咽导气管。

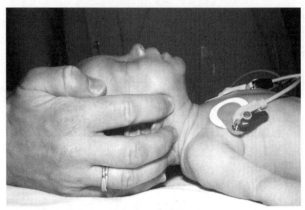

图 46.1　中立位
[引自 the Resuscitation Council(UK).]

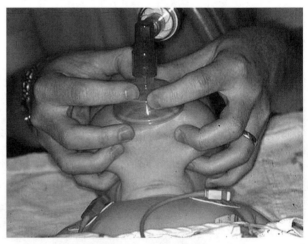

图 46.2　双手托颌法
[引自 the Resuscitation Council(UK).]

呼吸最初是由缓慢的充气装置如 T 组合或 500ml 自发式呼吸气囊进行支持的。目前的证据表明，室内的空气复苏与氧气一样有效（Wang et al，2008）。如果使用 T 组合，压力限制器最初应设置为最大 30cmH$_2$O。如果需要，应根据脉搏血氧饱和度测定结果给氧。

每次气道操作后应重新评估新生儿，直到胸部扩张。一旦确定应继续进行通气呼吸，直到维

持正常呼吸。一旦看到胸部扩张，心率通常会增加。然而，在一些婴儿中，冠状动脉循环中氧合血的缺乏意味着心肌无法对肺的充气和氧合血的循环做出反应，在这种情况下，心脏按压可以帮助"启动"心脏（图 46.3）。应在 30 秒后评估心率。一旦心率超过 60 次 / 分，心脏按压就可以停止。

如果进行了有效的通气和心脏按压，心率仍

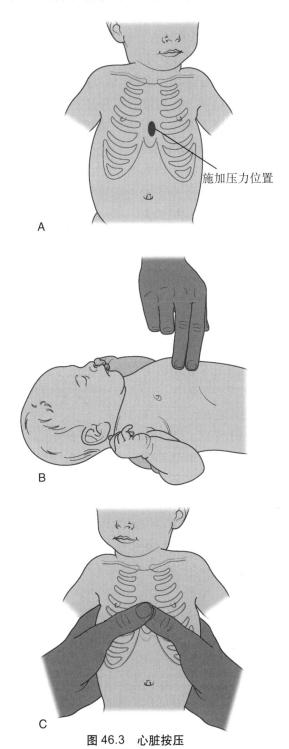

施加压力位置

A

B

C

图 46.3　心脏按压

A. 施加压力的位置；B. 用两个手指按压；C. 用两个拇指双手环绕胸部

然没有反应，可能需要考虑给药。新生儿脐静脉易于插管，这条途径通过静脉导管将药物和液体直接送入下腔静脉。可能需要使用药物包括肾上腺素、碳酸氢钠、葡萄糖溶液和生理盐水以扩充血容量。盐酸纳洛酮（narcan）不是一种复苏药物。如果孕妇在分娩时使用了麻醉剂，且婴儿在出生时不能呼吸，则应立即对婴儿进行复苏（UKRC，2010）。一旦达到有效的肺充气，可以给予盐酸纳洛酮肌内注射以对抗母体麻醉剂的作用。必须密切监测婴儿的呼吸频率，因为盐酸纳洛酮的作用可能比阿片类药物的作用先消失。盐酸纳洛酮不能给药物滥用孕产妇的婴儿使用，因为它会引起严重的戒断症状。

特殊的病例需要特殊的处理，如胎粪污染和早产儿。如果胎粪污染的羊水在出生时就存在，尤其是浓稠时，应请专家协助，以便在必要时为新生儿插管。如果专家无法提供帮助，出生时应温和地处理新生儿，保持温暖并进行评估。如果新生儿有呼吸和哭泣，不需要进一步的复苏。如果新生儿没有反应，应使用喉镜在直视下吸痰，因为常规吸痰已被证明是无效的（Wiswell et al，2000）。应使用大口径导管（译者注：胎粪吸管）吸出颗粒物。当所有可见的胎粪吸出或心率低于 60 次 / 分时应停止吸痰。如果心率慢，应将新生儿头部置于中立位，给予正压通气。一旦心率超过 60 次 / 分，任何残留的胎粪都可以通过抽吸清除。

在出生时，早产儿通常能够呼吸并具有良好的心率，因此重点是稳定而不是主动、完全的复苏。由于体表面积较大，它们在保持体温方面也面临着重大挑战。低温可以引起缺氧和低血糖，可能干扰表面活性剂的产生，导致呼吸窘迫综合征恶化（Petty，2010；Vilinsky et al，2014）。当早产迫在眉睫时，应提供更多帮助。所有接触新生儿的表面应该是温暖的。出生时，将新生儿放入塑料袋中戴上帽子，可能需要插管（彩图 63），呼吸窘迫时，外源性表面活性剂可经气管内导管输送；参见后面的讨论（Sweet et al，2013；Sakonidou et al，2014）。稳定后，新生儿被转移到新生儿病房进行持续护理。

所有婴儿的复苏后护理包括监测体温和血糖，并向父母提供关于其婴儿和后续计划的清晰准确的信息。所有事件的客观记录是这个阶段的重要部分。

反思活动 46.3

你能想到你照顾的一个或多个分娩时需要复苏或紧急照顾的婴儿吗？如果是，需要什么必要的准备和设备？

四、新生儿呼吸失调

（一）新生儿暂时性呼吸加快

新生儿暂时性呼吸加快（transient tachypnoea of the newborn，TTN），也被称为湿肺，被认为是胎儿在过渡到子宫外生活期间未能清除肺内液体的结果。请参考前面关于正常生理学的讨论，考虑如何清除肺液。TTN 几乎总是影响足月儿，在选择性剖宫产的新生儿中更常见。

TTN 新生儿的呼吸频率为 80～100 次/分，伴肋间肌和（或）胸骨凹陷。在鉴别诊断方面，这些临床特征也可以出现在其他疾病中，如早发性肺炎，尽管后者也可能伴有呻吟。

管理工作包括：

- 感染筛查以排除或确诊肺炎。
- 预防性使用抗生素直至感染被排除。
- 胸透有助于 TTN 的诊断。
- 与母亲在过渡护理病房进行护理分享。
- 如果持续气道正压通气（CPAP）是必要的，可在新生儿病房（NNU）进行护理。
- 在恒温箱中进行护理，使下列各项成为可能：
  - 近距离观察。
  - 连续监测心率、呼吸和血氧饱和度水平。
  - 温暖的、加湿的氧气。

TTN 的治疗是支持性的——TTN 是自限性的，通常会在 1～5 天缓解，之后婴儿可以出院回家。

（二）胎粪吸入综合征

羊水胎便污染与胎儿缺氧和窒息有关，主要见于足月儿或过期产儿。人们相信当胎儿缺氧时，肛门括约肌松弛，胎便被释放到羊膜中。在死产婴儿肺泡中发现了胎便，提示吸入可能发生在子宫内（Mokra et al，2013）。普遍认为，缺氧的胎儿在子宫内开始喘息，导致胎便污染的羊水被吸入到胎儿肺部。在羊水胎便污染的新生儿中，5% 会发展为胎粪吸入综合征（MAS）（Mundhra et al，2013）。

通过胎粪出生的大多数婴儿都会很好并且没有任何不良影响。建议在出生后 12 小时内进行"胎粪观察"（评估婴儿肤色、音调和呼吸频率 NICE，2014）。新生儿患病的迹象包括呼吸频率增加（＞60 次/分）和进展性发绀。

有呼吸窘迫症状的新生儿需要进入新生儿病房进行持续观察。轻度呼吸窘迫的新生儿通常对加温加湿氧和静脉注射抗生素反应良好。需要长时间复苏的 MAS 患儿必须被收入新生儿病房进行监护和治疗。传统的治疗方法包括插管和高浓度氧气通气。然而，输送呼吸所需的高压（因为肺内高压）会损害肺部。

严重 MAS 患儿的死亡率可能因肺部并发症升高。胎儿缺氧与肺动脉压升高有关，而 MAS 与新生儿持续性肺动脉高压（PPHN）的发病率增加有关。在 PPHN 中，肺血管系统中的压力升高，导致临时胎儿结构在出生后仍然部分开放，引起新生儿低氧血症（Puthiyachirakkal et al，2013）。肺部胎粪的存在也可能引起化学性肺炎，从而导致表面活性剂失活。胎粪是一种黏性物质，也可引起气道阻塞。

更新的 MAS 管理技术包括给予外源性表面活性剂。由于胎粪使表面活性剂失活，外源性表面活性剂可减少对更多侵入性治疗的需要（Mok et al，2014）。一氧化氮是一种气体，通过气管插管直接进入肺部。它是一种有效的血管扩张剂，可以逆转肺动脉高压，减少低氧血症，并已被证明对一些患有 MAS 的婴儿有效（Puthiyachirakkal et al，2013）。在最严重的 MAS 病例中，可能需要体外膜肺氧合（ECMO）（Bohn，2015）。ECMO 是一种高度侵入性的治疗方式，在此过程中，血液被泵出体外，在一个充氧器（本质是人工肺）中充氧，然后氧合的血液返回婴儿体内。在英国，很少有医疗中心提供这种治疗，因此需要 ECMO 的 MAS 患儿可能需要从"家庭"中运送到其他地方接受治疗，导致与父母分离。

在预后方面，一些严重 MAS 的幸存者将因呼吸衰竭的治疗而继续发展为慢性肺病。少数患有严重 MAS 的婴儿会出现神经发育迟缓。人们认为，这是子宫内脑损伤的结果，而不是吸入胎粪的直接后果（Greenough et al，2012）。

（三）缺血缺氧性脑病（新生儿窒息）

虽然不仅仅是呼吸系统问题，但缺血缺氧性脑病（HIE）确实会发生缺氧和缺血性肺损伤，HIE 是一种在分娩过程中长期处于窘迫状态的多系统疾病。如果氧气供应中断，胎儿的能量储备就会减少，在这种情况下，心脏就不能长时间泵血，呼吸功能也会受到损害。心脏糖原的储存使心脏在窒息的情况下可以继续工作，持续的心脏做功需要从大脑中清除堆积的乳酸。由于糖原储存量减少，婴儿抵抗缺氧的能力降低。

HIE 患儿的临床表现因严重程度而异。评估临床表现的 6 个方面，并可能预测结果：

- 意识水平。
- 肌张力和姿势——神经肌肉指标。
- 原始、复杂的反射。
- 癫痫发作。
- 自主功能。
- 症状持续时间。

治疗旨在最大限度减少进一步的脑损伤，缓解症状和早期发现任何并发症，如脑出血或脑积水。给予药物以维持脑灌注和血压，减轻脑水肿和控制癫痫发作。在婴儿能够自主呼吸之前，通常需要对严重 HIE 患儿进行呼吸支持。

评估损伤严重程度的检查包括超声、计算机断层扫描（CT）、磁共振成像（MRI）和脑电图（EEG）记录。预后取决于损伤的严重程度，但这种情况可能导致严重的神经损伤。有证据表明，对出生时可能缺氧的婴儿进行的诱导治疗性降温可减少死亡和残疾，而不会增加幸存者的残疾（Azzopardi et al，2008；Jacobs et al，2013）。

（四）呼吸窘迫综合征

呼吸窘迫综合征（RDS）是由于缺乏表面活性剂（参见第 45 章）引起的，与婴儿的胎龄成反比。回顾之前关于胎儿肺发育的讨论，可以看出，从妊娠中期开始，表面活性剂由Ⅱ型肺泡细胞产生；它有助于减少肺表面张力，防止呼气时肺泡完全塌陷。低氧血症和酸中毒可以减少表面活性

物质的合成，低氧的早产儿因呼吸微弱，不能释放出来自肺细胞的少量表面活性物质。虽然主要是影响肺部的疾病，但该病症影响身体所有系统，因为氧合受损和肺灌注不足会影响血压，从而抑制组织氧合。

分娩前给予孕产妇 1 个疗程的皮质类固醇（两剂）可降低 RDS 的发生率和严重程度（Roberts et al，2006；RCOG，2010）。对于第 2 次给药后 24 小时至 7 天分娩的孕妇来说，这是降低 RDS 最有效的方法。

RDS 通常在出生后 4 小时内出现，其特征如下。

- 呼吸频率快速增加。
- 明显的胸骨上窝和肋间肌凹陷。
- 鼻翼扇动。
- 呻吟。
- 通常表现为呼吸性酸中毒，这是由于肺通气不足而导致的二氧化碳潴留。

因呼吸做功增加，婴儿很快变得筋疲力尽。他们会试图通过增加呼吸频率和压力进行代偿。在足月儿或近成熟的早产儿中，新生儿试图保持肺容量时，可以听到新生儿呼气时发出的哼哼声。胸骨上窝和肋间肌明显凹陷，因支气管充气征导致气道突出，在胸部 X 线片上会显示特征性的"磨砂玻璃样"改变。

通常在出生后 4 小时内发病，24～36 小时病情加重，随后趋于稳定并逐渐好转。治疗的目的是尽可能支持新生儿的呼吸和氧合状态。

出生后可能需要外源性表面活性剂稳定肺功能（Blennow et al，2015），并与以下因素相关。

- RDS 死亡率大幅下降，支气管肺发育不良（BPD）患者减少（Papile et al，2014）。
- 减少呼吸机和氧气的需求。
- 通过减少对呼吸机支持的需求，显著降低气胸的风险。

表面活性剂在出生时通过气管插管给予，并根据婴儿的状况进一步给予。一旦稳定，婴儿可以继续插管，使用呼吸机，通过正压将空气和氧气的混合物直接注入肺部，或者，更理想的是，婴儿可以拔管，通过鼻塞持续正压通气（CPAP），这样的侵入性更小。CPAP 允许婴儿自主呼吸，但应保持低压（4～6cmH$_2$O），以防止肺部在呼吸之间塌陷（Greenough et al，2012）。这有利于

气体交换，同时也减少了对产生表面活性剂的肺泡细胞的损伤。

重症 RDS 患儿在温箱中进行护理，持续监测血氧饱和度、血压、心率和呼吸频率。它们脆弱的状态意味着血压、动脉氧和二氧化碳水平的快速波动会影响大脑和肾，因此护理的重点是确保稳定，发现和纠正任何异常。

RDS 不仅仅与早产有关，表面活性剂缺乏可发生于足月缺氧的婴儿、败血症的婴儿、糖尿病母亲的婴儿及选择性剖宫产的婴儿。后者是由于阻止了儿茶酚胺在自然阴道分娩中的正常激增（儿茶酚胺在出生时有促进表面活性剂释放的作用）。大多数 RDS 病例是早产儿，因此理想的情况是尽可能长地推迟早产（有关更多信息请参见第 45 章）。

极早早产的新生儿可能会在 NNU 待上几个月（参见第 45 章）。有些新生儿会发展成慢性肺病（CLD），有时也被称为支气管肺发育不良。

（五）慢性肺部疾病

新生儿重症监护病房（NICU）的 CLD 发生率差异很大。过去 20 年的进展包括产前皮质类固醇治疗和产后表面活性剂治疗。策略旨在保护肺部，并包括以下内容。

- 避免插管，限制通气时间，尽早拔管。
- 早期应用鼻腔 CPAP。
- 最大限度减少氧供。
- 确保为最小和最大氧饱和度（90% ~ 95%）设定推荐限值，直至婴儿用空气通气或达到足够成熟。
- 充足的营养和热量，以支持婴儿在呼吸和能量消耗高的时期的成长。
- 应用利尿剂限制肺水肿。

许多婴儿在出院时仍要接受持续的吸氧，有时长达数月，直至新的肺组织发育的比例足以维持呼气时的氧合而不发生肺泡塌陷。患有 CLD 的婴儿通常需要长期护理和随访。这些婴儿的父母需要实践的和心理上的支持，以密切监测婴儿的肺功能、生长和发育。

（六）肺炎

肺炎可能是由于分娩过程中感染因子的污染而获得，也可能是迟发性的——分娩 7 天后获得。

获得性肺炎常见于已插管的婴儿。

临床特征与新生儿暂时性呼吸加快（TTN）相似。

- 出生后呼吸急促。
- 肋间肌和胸骨上窝凹陷。
- 呼吸时可能出现呻吟。
- 可能出现发绀。
- 在严重病例中，B 族链球菌与新生儿期的快速衰竭有关。

管理包括以下内容。

- 新生儿住院需进行观察和败血症筛查。
- 静脉注射抗生素。
- 胸透有助于确诊肺炎。
- 婴儿通常在保温箱中喂养，注意以下几点。
  □ 近距离观察。
  □ 连续监测心率、呼吸和血氧饱和度水平。
  □ 通过保温箱或者鼻导管输入加热、湿润的氧气。
  □ 可能需要插管和呼吸机支持呼吸。
  □ 对于感染肺炎的足月新生儿，只要临床特征得到及时识别和处理，预后良好。

（七）先天性肺发育异常

大多数影响呼吸系统的先天性异常通常在产前就能被发现。关于出生地点可以提前做好决定，便于在出生时得到专业的新生儿护理。常见发育异常包括先天性膈疝（CDH）、气管食管瘘（TOF）和食管闭锁。

CDH 的范围从膈肌上的一个小孔到完全发育不全，在妊娠的前 3 个月，肠道内容物和（或）肝可以由此突出进入胸腔。这减少了肺发育的空间，导致肺发育不全，在极端情况下，无法支持呼吸（Leeuwen et al，2014）。大多数病例通过 20 周异常的扫描在产前能诊断。可以考虑并提供胎儿手术以使肺损伤最小化和正常的肺发育最大化（Haroon et al，2013）。总体来说，婴儿的预后在很大程度上取决于膈肌缺损的程度和同时存在的其他异常（McBrien et al，2010）。如果肺功能有限，CDH 可能无法存活。

TOF 和（或）食管闭锁被认为是由于在妊娠早期原始气管和食管的异常分离而发生的（参见第 49 章）。食管闭锁可能单独存在，也可能与气管相通的瘘管共存，许多患有这种疾病的婴儿还会出现其他异常（Mathisen et al，2015）。

五、心脏畸形

心血管系统是人体第一个发育和起作用的系统。人们认为这个系统的快速发育使其易受致畸因素影响。先天性心脏病（CHD）约占所有报道的先天性异常的 30%。原因如下。

• 染色体异常：约 40% 的唐氏综合征患儿患有心脏畸形。

• 遗传因素：如果父母或兄弟姐妹中有先天性心脏病病史，新生儿先天性心脏病的可能性更大。

• 致畸因素：风疹病毒，或药物，如苯妥英钠或华法林，可导致先天性心脏病。

• 母亲患病，尤其是糖尿病，会显著增加婴儿患先天性心脏病的风险。

• 先天性心脏病的诊断包括以下几个方面。

▪ 产前采集病史。

▪ 异常超声筛查（Landis et al，2013）。

▪ 超声心动图增加对高危病例诊断的可靠性。

▪ 脉搏血氧饱和度测定法，目前已被证明对产后筛查和检测有效（Thangaratinam et al，2012）。

▪ 血压（Yates，2012）。

▪ X 线检查、超声，超声心动图。

▪ 高氧试验。

▪ 检查和评估新生儿。

（一）管理

先天性心脏病患儿的治疗取决于其缺损的类型和婴儿的一般状况。心导管插入术等介入治疗可用于扩宽狭窄的血管。手术可以分阶段进行。在初期，治疗可能是姑息性的，以缓解症状为目的。以后随着婴儿的生长，可以进行矫正手术。在复杂的情况下，可能需要几次操作。

根据初步检查的结果，婴儿可能会被转诊至专科中心进行进一步检查和治疗。在某些情况下，即使诊断出缺损，婴儿也有可能继续由父母照顾，并在以后转诊治疗。无论婴儿是被转移到专科中心还是出院，父母都需要关于孩子及其未来可能发生的事情的准确信息。特别是推迟转诊的婴儿的父母，需要有关病情恶化的临床特征的信息，以及如果他们担心婴儿的状况，他们应该如何获得帮助。

（二）先天性心脏病的类型

先天性心脏病通常分为 2 型：发绀型和非发绀型。然而，必须注意的是，并不是所有患有发绀性心脏病的婴儿最初都会表现为发绀。

（三）非发绀性心脏缺损

非发绀性心脏缺损包括动脉导管未闭、室间隔缺损、肺动脉狭窄、主动脉狭窄和主动脉缩窄。

1. 动脉导管未闭　动脉导管是一种临时结构，它的存在是为了在胎儿循环中将血液从肺部转移至主动脉（参见第 29 章、第 42 章和彩图 64）。对于足月儿，动脉导管通常在出生后 12 ~ 24 小时关闭，这是由于循环中的高分压氧气和母体循环中的前列腺素减少造成的。早产儿更容易出现缺氧期和循环前列腺素增加，这使得动脉导管更容易保持开放状态。来自肺动脉的脱氧血液通过动脉导管分流到主动脉，绕过肺部。早产儿可能表现为缺氧和 RDS 恶化。足月儿可能表现为不愿意进食，而且生长方式也很差。婴儿可能有呼吸急促和心动过速。心脏听诊时可听到杂音。

治疗包括以下几项。

• 氧气治疗，并保持在最低限度。

• 防止液体超负荷。

• 使用具有强效抗前列腺素作用的药物如吲哚美辛或布洛芬，可在婴儿有症状时使用，以关闭导管，并避免与之持续开放相关的并发症。

• 手术闭合，如果非手术治疗失败，可能需要手术闭合。

2. 房间隔缺损　房间隔缺损（atrial septal defect，ASD）允许含氧血液和脱氧血液混合通过左右心房进行交换（彩图 65）。简单的 ASD 是房间隔上一个小洞，很少有症状，最好在肺动脉高压发作前关闭。复杂的 ASD（与潜在的染色体疾病有关）涉及其他结构，如二尖瓣或室间隔和三尖瓣。手术更复杂，并且死亡率更高。

3. 室间隔缺损　室间隔缺损（ventricular septal defect，VSD）是最常见的心脏缺损，可能单独发生，也可能是复杂心脏缺损的一部分。室间隔缺损使两个心室之间的血液混合。通常，在收缩期血液从左心室进入右心室，然后再循环。血液从心脏的左侧流向右侧会导致右心室压力升高和肺动脉高压。如果缺损很大，就会发生这种情况。婴儿可能出现呼吸困难、发绀和发育不良。缺损小的婴儿可能没有症状，但如果室间隔缺损是更复杂缺损的一部分，症状可能会非常明显。缺损的手术矫正将在适当的时间进行。小的缺损可能会自行关闭。

（四）心房-心室中隔缺损

中隔缺损可能发生在两个心脏腔室，情况更加复杂。心房-心室中隔缺损（atrial–ventricular septal defect，AVSD）与唐氏综合征有很高的相关性，所有唐氏综合征患儿应常规做超声心动图。

1. 非紫绀型、阻塞性疾病　是"导管依赖性"的，也就是说，下半身的灌注依赖于导管开放的状态，如果导管关闭婴儿就会晕厥。婴儿在晕厥前可能出现 RDS 症状。因此，最初的治疗重点是在转移到三级医疗机构之前使用前列腺素保持导管开放以便进行手术矫正，并在手术前使婴儿状况保持最佳。

2. 主动脉缩窄　是指动脉导管连接处的主动脉缩窄，它可能单独发生，也可能是复杂性先天性心脏病的一部分（彩图66）。它在男性中更为常见，与特纳综合征有很强的相关性。轻微的缺损可能无法被检测，在婴儿长大之前可能没有症状。当导管通畅时，肢体搏动可能正常。在更严重的病例中，股动脉搏动可能减弱或消失。根据缩窄的位置，如前所述，动脉导管关闭后可能迅速出现晕厥。手术是必要的，通过手术切除狭窄部位的主动脉，或者插入补片使狭窄的部分变宽。

3. 肺动脉狭窄　肺动脉瓣变窄时会发生肺动脉狭窄。这会导致血液从右心室流出受阻，导致流向肺部的血液减少。肺动脉狭窄也依赖于导管，可在新生儿时期表现为严重的发绀。手术可解除狭窄。

4. 主动脉狭窄　是指从左心室到主动脉的瓣膜狭窄，通常伴随其他心脏缺损。

在简单的病例中婴儿一般无症状，可能除了心脏杂音没有其他迹象。严重的病例，婴儿会突然晕厥，需要紧急手术来缓解狭窄。

（五）发绀型缺损

这类缺损包括大动脉转位、法洛四联症和左心发育不全综合征等复杂情况。

1. 大动脉转位　在大动脉转位（transposition of the great arteries，TGA）中，主要心脏动脉被转位（彩图67）。主动脉起源于右心室，肺动脉起源于左心室；TGA 通常与其他心脏缺陷相关，如室间隔缺损。这些婴儿通常在出生后的最初几小时内出现发绀——尤其是在没有分流的情况下。发绀可伴有呼吸急促和心动过速。最初的治疗包括注射前列腺素打开动脉导管。可以通过手术扩大卵圆孔，使氧充足的血液从左心室流入右心室。修复缺损的手术是一种动脉转换手术。

2. 法洛四联症　包括四种异常（彩图68）：

- 室间隔缺损。
- 肺动脉狭窄。
- 右心室肥厚。
- 主动脉骑跨，主动脉与左心室、右心室相连，位于室间隔缺损的上方。

婴儿出现从右到左的分流。氧合血液和脱氧血液在心室水平处混合，血液优先流经主动脉，而不是肺动脉，因为大血管的压力较低。发绀可能在出生后不久出现，也可能在出生后的第一年发生。婴儿可能表现出生长迟缓、发育不良并在进行任何活动时喘不过气来。这种病必须通过手术治疗。

3. 左心发育不全综合征　在左心发育不全综合征中，心脏左侧未充分发育（发育不全），有闭锁的二尖瓣和主动脉瓣。左心室和主动脉未充分发育。相反，心脏右侧肥大，肺动脉增大（彩图69）。血液通过动脉导管进入主动脉。当动脉导管闭合时，患儿很快死亡。前列腺素输注可以保持动脉导管开放。可以进行姑息性手术，使右心室用于供应体循环。最终，可能需要进行心脏移植纠正。

（六）获得性心脏病

心血管系统也可能出现后天性问题，并且可能继发于长期、慢性的呼吸系统问题，如肺源性心脏病，或急性心力衰竭的结果，如患儿心血管休克。在这种情况下，应结合正在进行的呼吸监测对婴儿进行灌注不良和心血管功能评估，因为这两个系统在正常情况下工作结合得非常紧密，当其中一个或它们两个同时出现问题时也是如此。

```
反思活动 46.5
想想你照顾过的有心脏问题的婴儿——婴儿是
如何表现的？
```

六、父母的护理

严重呼吸系统疾病或先天性心脏缺陷的诊断对家庭来说是一项重大挑战。家长将需要有关病情、任何相关问题、治疗和预后的准确信息。此时可能需要转诊给儿科心脏病专家或心脏外科医师。已经证明有些情况可能与染色体异常有关，因此需要对父母进行仔细的产前咨询。其他条件的存在可能会对父母的决策产生很大影响。如果条件限制生命，这就会给家长带来更多挑战性的道德问题和困难。例如，当产前诊断出先天性心脏病时，一些父母可能会选择终止妊娠，而一些父母会经历胎儿的自然丧失。如果父母决定继续妊娠，在产前获得的信息将在决定出生地点和随后的护理方面发挥重要作用。此外，随着先天性心脏病的遗传基础越来越为人所知，产前咨询服务对于面临可能诊断出孩子患有严重疾病的父母来说变得更加重要。

患有上述疾病的婴儿，以及其他未被覆盖的婴儿，可能因身体严重不适需要在专科中心接受紧急治疗。即使在初步治疗后，婴儿可能需要多年的随访，与呼吸和心脏问题的预后不确定有关。患有不太复杂缺陷的婴儿的家庭可能会发现自己在等待转诊、转移、治疗或手术时都会感受到不确定感。患有先天性心脏病或慢性呼吸系统疾病的婴儿可能喂养困难、发育不良，引起父母的进一步关注。与父母一起工作的卫生专业人员应确保他们得到准确、一致的支持和信息。

患有冠心病和其他新生儿疾病的婴儿的父母可能会发现，向专家支持小组和志愿组织提供详细联系方式是有帮助的。总体来说，参与讨论其婴儿的严重疾病和诊断及由此产生的所有不确定因素的父母应获得支持服务。

```
反思活动 46.6
对有呼吸或心脏问题婴儿的父母的反应和焦虑
进行反思。您将如何解决这些问题呢？
```

七、结论

新生儿的呼吸系统和心脏问题是由于正常的胎儿和过渡性肺功能和循环失败而引起的，其原因有很多。了解新生儿的正常和异常呼吸系统功能和心功能至关重要，以便能够评估由于缺氧和灌注不良而出现窘迫的任何婴儿。

向助产士主导的护理的转变意味着，助产士在产前和产后期间对筛查和检测心脏和呼吸系统疾病承担了更大的责任。知识丰富、技术熟练的助产士能够促进与父母的有效合作；助产士应该能够提供信息和支持，使父母能够确认新生儿的正常状态，并有信心寻求支持和帮助，如果他们关心他们婴儿的健康。

```
要点
• 了解正常的胎儿和新生儿的发育和生理对于
  识别出生时的过渡事件及如果由于任何原因
  导致发育或转变受到损害会发生什么是至关
  重要的。
• 助产士需要保持警惕，并能够识别出新生儿
  的心脏或呼吸系统健康偏离正常，并采取适
  当的行动。
• 所有的助产士都需要熟练掌握新生复苏技术，
  在院外工作的人应该能够在等待专家帮助期
  间稳定患有呼吸系统和心脏疾病的婴儿。
```

（翻译：李　静　审校：张宏玉）

第 *47* 章

新生儿黄疸

Stephanie Michaelides

学习目标

通过阅读本章，你将能够：

• 解释胆红素代谢的正常生理。

• 识别出未结合高胆红素血症的常见原因。

• 比较和对比各种类型黄疸婴儿照顾原则。

• 解释光照疗法和换血疗法的作用和风险。

• 认识高胆红素血症的临床征象。

• 定义胆红素脑病急性和慢性并发症。

一、引言

新生儿黄疸常见于大多数的健康足月儿。助产实践的挑战包括以下几个方面。

• 促进和支持成功的母乳喂养，以确保新生儿补水充分。

• 识别更易患高胆红素血症的婴儿。

• 识别需要干预的黄疸婴儿，尤其是根据儿科意见需要转诊和需要光疗的婴儿（AAP，2004；NICE，2016a）。

了解胆红素代谢的正常生理机制有助于理解为什么黄疸在新生儿中如此常见，并解释黄疸出现在相关疾病中的机制。了解罕见遗传性疾病的基本知识可以帮助我们对正常生理有更深入的了解。

新生儿黄疸极为常见，约60%的婴儿出现可见黄疸。在大多数情况下，黄疸是完全无害的，且不需要治疗。约2%的婴儿的高胆红素水平需要进行光疗。并且极少（约10/10万）发展为急

性胆红素脑病及核黄疸（胆红素脑病）（Manning et al，2007）。核黄疸在有管理的医疗系统中应该是非常罕见的，因为光疗和换血是控制胆红素水平的非常有效的方法。管理的目标是识别因胆红素水平对其造成潜在危害的少数婴儿，同时避免对其他婴儿进行不必要的干预。

二、生理机制

大多数胆红素是由血红素分解形成的，血红素是一种含铁分子，是细胞色素、肌红蛋白和血红蛋白的基本成分。红细胞的寿命结束时它们被脾分解，其中血红蛋白被分解成血红素和球蛋白。在这个过程中铁分子从亚铁血红素中分离出来循环利用，亚铁血红素分子被氧化成胆绿素，胆绿素又被还原成未结合胆红素（Dennery et al，2001）。红细胞破裂增加导致未结合胆红素水平升高。未结合胆红素是一种脂溶性分子，很容易穿过脂质膜，如大脑中的脂质膜。由于胆红素在水中不溶于水，所以必须在血液中结合蛋白运输。在这种蛋白结合状态下，胆红素不能被肾小球过滤或进入细胞组织。

在肝中，未结合胆红素通过尿苷二磷酸（UDP）-葡萄糖醛酸转移酶进入细胞并转化为胆红素二葡糖苷酸（结合胆红素）。结合胆红素是水溶性的，由肝细胞与胆汁盐、胆固醇和磷脂共同排泄入肝内胆管。然后，胆汁沿着肝外管道流入小肠。在结肠内，一些结合胆红素被水解为未结合胆红素，剩下的被代谢为粪胆原和尿胆原。粪胆原是一种褐色色素，排泄于粪便中。尿胆原在

肝肠循环中被重新吸收，然后转化为未结合胆红素。少量的尿胆素原通过血液和肾脏排出。

三、生理性黄疸

生理性黄疸是由于新生儿环境宫内向宫外转变而引起的黄疸。宫内胎儿血液中含有大量的红细胞，红细胞中含有血红蛋白，有助于氧气从胎盘向胎儿循环扩散。新生儿出生时每立方毫米有 600 万～ 700 万个红细胞，随后需要减少到每立方毫米 500 万个的成人的水平。胎儿血红蛋白需要被成人血红蛋白所取代，从而导致红细胞分解增加，未成熟肝脏胆红素负荷增加。此外，在建立肠内喂养之前，肠道蠕动缓慢，导致尿胆原通过肝肠循环的再吸收增加。

生理性黄疸的特征如下。

- 在母乳喂养的婴儿中更为常见。
- 通常在第 3 天出现，在第 5 天达到高峰。
- 与贫血无关。
- 可出现轻度嗜睡，但婴儿通常情况良好，喂养方式令人满意。

补充水或葡萄糖的母乳混合喂养似乎对健康新生儿的胆红素水平没有影响（Nicoll et al，1982），应该避免。生理性黄疸可在导致胆红素产生增加（如红细胞增多症、瘀伤）或胆红素排泄减少（喂养不良、胎粪排出延迟）的情况下加重。在过去，人们认为生理性黄疸不会导致核黄疸，但不幸的是，情况可能并非如此，因此保持警惕至关重要。

四、黄疸的评估

医师需要尽可能多的信息以准确评估婴儿患黄疸的风险，确定其重要性并制订管理计划。了解产妇血型，并查明新生儿黄疸家族性倾向的可能。危险因素包括妊娠和分娩期间的感染及对婴儿造成的任何瘀伤或围生期创伤。有高黄疸风险的婴儿可能需要在医院接受更长时间的治疗，而准确识别有黄疸风险婴儿的方法仍在研究中（Sanpavat et al，2005）。

评估婴儿的行为和喂养方式很重要——喂养差的婴儿相比喂养好的婴儿更令人担忧。尿液和肠道活动也是健康的有力指标。黄疸从头到足发展，并从足趾到头部相反的方向消退，这种说法

在临床上并不可靠，尤其是在深色皮肤的婴儿中（NICE，2016a）。然而，无论哪个种族的婴儿，其巩膜都是白色的，如果眼白部分呈黄色，婴儿可能患有黄疸，应该测量胆红素水平。目前正在研究用智能手机摄像头拍摄眼照片，是否可以像经皮胆红素测量（见下文讨论）那样，用来估计胆红素。黄疸的临床评估要求在良好的光线下（最好是自然光）婴儿脱光衣物时进行检查，当血清胆红素高于 85μmol/L 时，白种婴儿的黄疸临床表现明显（胆红素可以用浓度单位 μmol/L 或 mg/dl）。用"眼睛"来估计血清胆红素是不可靠的，NICE 也不建议这么做（2016a）。任何临床诊断为黄疸的婴儿都应该测量血清胆红素。经皮胆红素测定仪与血清胆红素测量有很好的相关性，适用于 35 周以上的婴儿（NICE，2016a；NICE，2014）（图 47.1）。

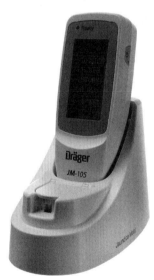

图 47.1　胆红素测定仪（经 Draeger 许可使用）

这些设备适用于胎龄 35 周以上及产后 24 小时以上的婴儿；该设备在较低水平可准确读数，但并不能保证在高水平的准确性。所以当读数大于 250μmol/L 时应进行血清胆红素检测（专栏 47.1）。

专栏 47.1　测定血清胆红素采血准备
要正确地取足跟血标本，婴儿的足要比身体低，足跟要温暖。 　重要的是要认识到对婴儿来说这是一个痛苦的过程。可在包裹、怀抱婴儿下裸露采血肢体情况下进行采血。同时非营养性吸吮也能够减轻婴儿在采血过程中的痛苦。

记录

为便于有效管理，应按顺序记录胆红素测量结果。图表适用于早产儿和足月婴儿，经皮测胆红素水平可与血清胆红素水平在同一图表上进行记录，确保测量值能够以小时为单位进行记录（NICE，2016a）。这可以帮助医师了解胆红素上升的速度，图表中包含了建议的指南阈值，该阈值会提示何时须进行光疗或换血。

NICE 开发了可以在妊娠期间测量胆红素水平的胆红素轮，以强调所需的干预措施的重要性（NICE，2016a）。

五、未结合高胆红素血症

（一）未结合高胆红素血症原因

高胆红素血症有 3 个主要原因（除生理性黄疸外）：
• 红细胞破坏增加（溶血）。
• 胆红素不能结合。
• 肝肠循环增加。

1. 红细胞破坏增加　新生儿红细胞破坏增加最常见于感染、瘀伤（如在吸引器或产钳分娩后）、红细胞增多症、新生儿溶血病或局部出血或血栓形成后的溶血性疾病。

（1）新生儿溶血：新生儿溶血性疾病是发生在 Rh 和 ABO 血型不合免疫介导的红细胞破坏（不要与新生儿出血病混淆——维生素 K 缺乏症）。在新生儿溶血性疾病中，母体免疫系统已对婴儿血型的某些物质进行了"免疫"（图 47.2）。这种"免疫"通常发生在前一次妊娠、流产或输血后，在这些情况下胎儿血细胞已经进入母体循环。

① Rh 因子同种免疫接种：Rh 因子是指红细胞上表达的 RhC、RhD、RhE 抗原。其中最有可能引起同种免疫的是 D 抗原。Rh 阴性的个体不表达 D 抗原，并具有 dd 基因型。一个 Rh 阳性的个体确实表达了 D 抗原，对于 Rh 抗原 D 基因，有杂合（Dd）或纯合（DD）两种。Rh 阴性的母亲可与杂合或纯合的胎儿发生同工免疫，通过了解父亲的基因型可预测发生这种情况的风险，如彩图 70 所示。

Rh 血型同种免疫可引起严重溶血，可能导致胎儿贫血，需要宫内输血以防止胎儿水肿（严重贫血伴有明显水肿）的发生。

为了预防同种免疫，抗 D 免疫球蛋白可用于高危孕妇，产前或产后；抗 D 免疫球蛋白可与胎儿红细胞形成复合物，防止妇女的免疫系统产生自身的免疫反应。NICE 目前的建议是，在妊娠 28 周时，对所有 Rh 阴性的孕妇进行至少一次常规的抗 D 预防（确切的治疗方案取决于使用的剂量）（NICE，2008）。抗 D 药物也应在孕妇具有较高的同种免疫风险时使用，如流产后或 Rh 阳

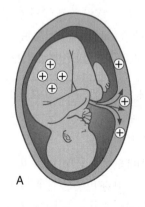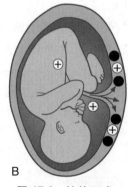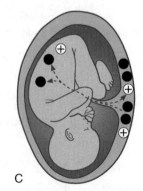

图 47.2　抗体形成

A. 交叉⊕代表胎儿血细胞进入母体循环；B. 抗体（黑色圆圈）由母亲生成；C. 抗体会进入胎儿的血液循环，分解胎儿的血细胞

性婴儿出生后。但是，对于异位妊娠的药物治疗后、对有流产风险或完全流产的孕产妇，或在未知地点妊娠的妇女为预防性使用抗 D 药物的禁忌证（NICE，2012 ; NICE，2015）。高危妇女和婴儿可通过分娩后取脐带血和母体血来确定婴儿的血型，并测量母体系统中胎儿血细胞和抗体的存在情况，见专栏 47.2。抗 D 是一种血液制品；因此，在使用前，必须获得知情同意。抗 D 药物必须由医师在孕产妇的药物表上开处方（NMC，2010）。

专栏 47.2　抗球蛋白试验

直接 Coombs 试验：通过脐带血测量母体抗体水平

Kleihauer 试验：取母体血液样本，估计样本中胎儿细胞的数量。大于 50 个胎儿细胞 /50 个低倍区域水平为异常

从婴儿（或脐带血）中提取血液，以测量母体抗体的水平。给母亲服用预防性抗 D 药物的一个可能影响试验的准确性

---

② ABO 血型不相容：ABO 血型不相容所致的严重溶血较 Rh D 型少见，但同源免疫的原理是相同的。

ABO 血型是指 A、B 抗原在红细胞上的表达模式，具体如下。

- A 型血——杂合 AO 或纯合 AA 基因型。
- B 型血——BO 或纯合 BB 基因型。
- AB 型血——杂合 AB 基因型。
- O 型血——纯合 OO 基因型。

O 血型的母亲可产生针对 A 抗原和 B 抗原的抗体，A 血型的母亲可产生针对 B 抗原的抗体，B 血型的母亲可产生针对 A 抗原的抗体。后两者非常罕见，而且 ABO 血型不合最常见于血型为 O 的母亲与血型为 A 或 B 的胎儿。

ABO 血型不合常在 36 小时内表现出来，在 48 小时后才会变得明显。母亲的血型呈 O 型阳性应该提醒助产士注意发生溶血的可能性。

诊断和治疗 ABO 血型不合的婴儿需要密切观察"晚期"贫血的迹象，这可能是由于抗体持续溶血造成的，这些抗体可能会在婴儿的血液循环中持续数周。症状包括嗜睡、面色苍白和不良喂养史。叶酸和铁可以用来促进骨髓中红细胞的生成，但婴儿出现严重贫血需要输血的情况并不罕见。对此助产士连续提供 28 天的护理是非常有帮助的。

（2）遗传因素：红细胞的生化或结构异常可能导致寿命缩短、红细胞周转增加和黄疸。红细胞遗传缺陷的举例如下。

- 葡萄糖 -6- 磷酸脱氧酶缺乏症（G6PD）
  - 伴 X 染色体的（男性影响）。
  - 在地中海和亚洲种族群体中很常见。
  - 蚕豆（胡豆）、樟脑丸或各种药物及有缺陷婴儿的感染可以引起溶血。
- 遗传性球形红细胞增多症
  - 红细胞为球形，非双凹面。
  - 由于脾内细胞俘获增加，红细胞的寿命缩短。
  - 常染色体显性遗传。
- 丙酮酸激酶缺乏症
  - 常染色体隐性遗传。
  - 由于细胞膜缺陷，红细胞的寿命缩短。

2. （胆红素）结合失败　结合胆红素形成的能力因人而异，取决于婴儿未成熟肝脏中不同水平的 UDP- 葡萄糖醛酸转移酶（继发于基因表达的个体变异）。

一些母乳喂养的婴儿可能会出现长时间的未结合高胆红素血症，因为母乳也可能抑制这种酶，一项中国台湾的研究表明了这一点（Huang et al，2004）。目前还没有针对母乳黄疸的专门检测方法，只有排除了所有其他原因后才能做出诊断。通常情况下，管理取决于婴儿的情况，婴儿很活跃，食欲很好，但黄疸会持续很长时间，可能需要长达 6 周的时间才能消退。

如果婴儿身体健康，且所有其他原因都被排除在外，那么管理人员会鼓励频繁母乳喂养，因为"母乳性黄疸"很少需要进行光疗。以前，医师建议停止母乳喂养以确认诊断，但这可能会对母亲喂养和养育婴儿的能力产生负面影响，因此应该避免。

遗传因素

多种遗传条件影响个体结合胆红素形成的能力，包括：

- 吉尔伯特综合征（常染色体隐性遗传）。
- Ⅱ 型 Crigler-Najjar 综合征（胆红素脑病 / 核黄疸罕见）（常染色体隐性遗传）。

- Ⅰ型 Crigler-Najjar 综合征（胆红素脑病 / 核黄疸常见）（常染色体隐性遗传）。

3. 肝肠循环增加　肠道蠕动延迟会增加胆红素的肝肠循环，导致未结合胆红素水平升高。在正常的新生儿中，随着喂养的建立，肠蠕动在最初的几天内会发生，而喂养建立延迟可能会导致黄疸加剧。肠道蠕动延迟最常见的医学原因是先天性甲状腺功能减退。患有先天性甲状腺功能减退的婴儿必须在确诊后立即开始甲状腺素治疗，能最大限度减少神经发育迟缓的并发症。

新生儿通常使用血液斑点筛查卡测量促甲状腺激素（TSH）以进行筛查。

初乳中的酶能够促进胎粪的排出（参见第 44 章），助产士可以采取很多措施支持产妇成功哺乳，从而确保婴儿得到初乳和母乳，避免脱水。助产士也应该注意胎粪排出是新生儿健康的重要表现。

（二）未结合高胆红素血症的并发症

核黄疸是形容在患有严重黄疸的婴儿尸检中看到的基底神经节的黄色染色（Hachiya et al, 2008）。MRI 可见部分基底神经节（苍白球）异常信号。该检查也用于评价慢性长期严重高胆红素血症的疗效。

胆红素水平的上升速度及其最高水平等因素影响着核黄疸发病的风险。其他增加个体易感性的因素如下。

- 产后日龄小。
- 早产。
- 低白蛋白血症（Hulzebos et al, 2008）。
- 缺氧 / 酸中毒（两者都可能降低血脑屏障的作用）。
- 细菌感染（Pearlman et al, 1980），如脓毒症、尿路感染。
- 干扰胆红素与白蛋白结合的药物，如水杨酸类、磺胺类、肝素、地西泮和氯霉素等。

个体遗传因素也有可能影响个体黄疸的风险和对高胆红素血症的敏感性，其中一些已在前面描述过（Hansen, 2000a）。吉尔伯特综合征和 G6PD 同时存在会使婴儿处于特别高的风险。核黄疸在欧洲和美国很少见（Dodd, 1993；Newman et al, 1992），但发病率可能在增加（Manning et al, 2007）。核黄疸是一种严重的终身神经功能障碍，受影响的儿童会有运动障碍性脑瘫、运动控制不良、不自主运动感音神经性聋。听觉通路似乎对高胆红素水平的损害特别敏感，而高胆红素血症可引起听觉神经病变。人工耳蜗对一些儿童有很大的帮助，因此对这类儿童要做到早期转诊。

如果处理得当，急性症状可能是可逆的，不会长期存在（Harris et al, 2001）（表 47.1）。15% 出现长期并发症患儿在急性期可能无症状。

表 47.1　急性胆红素脑病的症状

年龄	急性症状
1～2 天	吸吮差，肌张力减退，昏迷，癫痫
3～7 天	伸肌张力增加，角弓反张、发热、癫痫
＞1 周	肌张力过高

（三）非结合高胆红素血症的治疗

最近英国核黄疸婴儿的报道增多，这可能与家庭分娩、早期医院转诊的趋势与黄疸的再入院率增加有关。在某些情况下（专栏 47.3），可识别这些高危新生儿，对这些高危新生儿可延迟转诊对其进行新生儿胆红素筛查计划。在转移前新生儿胆红素筛查计划已被证明可降低因明显黄疸

专栏 47.3　转诊过程中发生严重非结合黄疸不良反应的危险因素

- 新生儿黄疸家族史
  - 如先天性 UDP- 葡萄糖醛酸转移酶水平低、G6PD
- 中度早产（妊娠 35～37 周）
- 母乳喂养
- 24 小时内出现的黄疸（溶血性疾病，如 Rh/ABO 血型溶血）
- 亚洲人种
- 产伤 / 头颅血肿
- 感染
- 红细胞增多症患儿
  - 小于胎龄儿
  - 大于胎龄儿（如糖尿病母亲胎儿）
  - 染色体异常的婴儿（如唐氏综合征）
- 其他
  - 甲状腺功能减退

而再次入院的比率（NICE，2016a）。BiliApp 是一个基于网络的应用程序工具，它基于 NICE 指南解释新生儿黄疸（Google play，2016）。该应用程序可以在适当的图表上绘制婴儿的黄疸水平，这有助于基于证据的后续计划和进一步的胆红素测量。

在社区，应积极支持母乳喂养，并由家长和社区工作人员仔细监测黄疸情况，必要时应及早进行医院检查（Bhutani et al，2000）。此外应鼓励使用经皮胆红素计筛查明显的高胆红素血症（Engle，2005）。

初步评估确定了新生儿的一般情况、适当的检查和所需的管理。支持措施可包括使用抗生素和纠正脱水。在治疗未结合高胆红素血症时，这些措施可能是必需的，因为脑膜炎和败血症在生命的第 1 个月比在儿童时期的任何时候都更常见，脱水通常会加重黄疸。

未结合高胆红素血症的具体治疗方法是光疗和换血疗法。引起胆红素脑病和核黄疸胆红素的

确切水平，以及这些治疗应该在什么阶段开始，目前仍然存在争议。胆红素脑病在没有潜在病理的足月新生儿中很少见，但治疗指南放宽导致患该并发症的新生儿数量增加（Hansen，2000b；Manning et al，2007）。治疗的目的是确定有特定风险的新生儿（Bhutani et al，2000）在尽量避免不必要或潜在有害治疗的情况下，预防核黄疸。

目前的 NICE 指南（2016）更新了 2010 年指南，建议在评估光疗的需要时，应考虑以下组别的新生儿。BiliApp 新生儿黄疸工具也使用了该风险分组。

- 低风险：胎龄超过 38 周的健康新生儿。
- 中等风险：胎龄 35 ～ 37^{+6} 周的健康新生儿，或胎龄在 38 周以上有风险因素的新生儿。
- 高风险：胎龄 35 ～ 37^{+6} 周有危险因素的新生儿。

危险因素包括 G6PD、缺氧或贫血、溶血性疾病、感染、嗜睡和体温不稳定。表 47.2 可作为胎龄达 38 周以上婴儿的指南，但应参考当地政策

表 47.2　高胆红素血症患儿（胎龄 38 周或 38 周以上）胆红素阈值的管理共识（NICE，2016a）

年龄（小时）	在某胆红素水平（μmol/L）下应该采取相关措施			
0			> 100	> 100
6	> 100	> 112	> 125	> 150
12	> 100	> 125	> 150	> 200
18	> 100	> 137	> 175	> 250
24	> 100	> 150	> 200	> 300
30	> 112	> 162	> 212	> 350
36	> 125	> 175	> 225	> 400
42	> 137	> 187	> 237	> 450
48	> 150	> 200	> 250	> 450
54	> 162	> 212	> 262	> 450
60	> 175	> 225	> 275	> 450
66	> 187	> 237	> 287	> 450
72	> 200	> 250	> 300	> 450
78		> 262	> 312	> 450
84		> 275	> 325	> 450
90		> 287	> 337	> 450
≥ 96		> 300	> 350	> 450
	↓	↓	↓	↓
	6 ～ 12 小时重复测量胆红素	考虑光疗（6 小时内重复测量胆红素）	开始光疗	进行换血除非在准备治疗时胆红素水平低于阈值

和近期证据。

1. 光疗　20 世纪 50 年代就已发现光对胆红素排泄的影响（Cremer et al, 1958）。光疗是一种提供特定波长的光来增强胆红素排泄的人工方法。脂溶性未结合胆红素主要转化为水溶性胆红素结构异构体，可通过肾脏排出。将胆红素转化为胆红素结构异构体最有效光谱是蓝光。蓝光的波长为 425 ～ 475nm。

影响光疗效果的其他因素如下。

• 光的总照射量。

• 光源的能量输出。

• 光源数量。

• 照射的距离。

• 照射的面积。

有许多方法提供光疗，包括传统的光疗（彩图 71）、360°光疗机组、蓝光机和蓝光毯（彩图 72 和彩图 73）（不用于足月婴儿的一线治疗）。

双面光疗是将两个光疗装置（蓝光毯和婴儿上方或上方两个）放在婴儿上方和（或）下方不同的位置（图 47.3）。该治疗可显著增加胆红素排泄（Holtrop et al, 1992）。现在有一种光疗装置，它通过将婴儿完全包在光照中，提供 360°的光疗。

头顶上的装置装有或附加紫外线滤光片，可保护婴儿免受光线伤害。不同光疗设备使用说明书（如头顶距离婴儿的距离）可能会有所不同。

有报道称，光疗可直接造成新生儿紫外线灼伤。

置于新生儿上方的光疗装置需要考虑以下护理方面的问题。

• 可能会影响正常的母婴互动（蓝光毯的影响可能较小）。

• 温度调节，婴儿的体温须定期监测（彩图 74A）

• 由于相关的胃肠道蠕动时间缩短，稀便使得体液流失显著增加。

• 营养及水分补充，重要的是继续建立需求喂养和预防脱水。额外的液体不需要常规处方，但婴儿应该定期评估脱水迹象。

• 眼部保护，必须保护眼，防止眼部损害（彩图 74B）。

• 母亲焦虑，母亲的信心和母婴接触会受到影响，重要的是确保母亲了解婴儿需要治疗的原因及其基本原则（Brethauer et al, 2010）。

光疗开始后，皮肤会褪色，因此经皮胆红素水平不再可靠，一旦稳定或下降，血清胆红素最初应在 4 ～ 6 小时后测量，然后每 6 ～ 12 小时测量 1 次（NICE，2016a）。停止光疗后，重要的是在 12 小时时检查血清胆红素（NICE）。如果出现高胆红素血症反弹可能需要进一步治疗。

目前已开发其他监测黄疸进展和管理工具。

2. 换血疗法　换血指取出含有母体抗体和胆

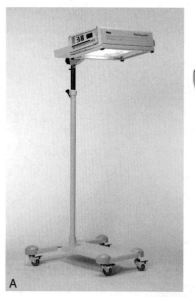
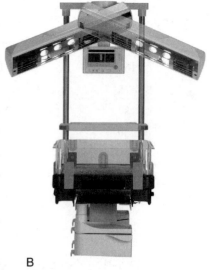

A　　　　　　　　　　　　　　　　B

图 47.3　光疗机

（引自 Courtesy of Draeger.）

红素的新生儿血液，用新鲜的、无 Rh 抗体的血液来代替。在这个过程中，多达 90% 的血液可以被替换。这用于治疗新生儿重症黄疸获得了首次成功。换血疗法在溶血性疾病中效果显著，换血后红细胞和导致其分解的红细胞抗体都从新生儿血液循环中去除。清除抗体可预防迟发性贫血。

换血疗法的主要适应证如下。

- 严重的溶血性疾病。
- 贫血，尤其是胎儿水肿（高风险）。
- 显著的高胆红素血症。
- 光疗不能控制高胆红素血症。
- 高胆红素血症伴高半胱氨酸血症。

换血疗法有时用于其他情况，如严重脓毒症或代谢紊乱；这些不属于本章的范围。

换血时高胆红素血症的确切水平仍难以确定，但是它被设定在一个水平上，在这个水平上，核黄疸风险超过了换血的风险（一些权威机构将其设定为 1%，尽管没有其他并发症的足月婴儿换血的风险低于这个水平）。不建议将胆红素和白蛋白的比例作为治疗指标（NICE，2016a）。整个过程中应继续进行光疗（AAP，2004；Hulzebos et al, 2008）。

在大多数情况下，进行 2 次交换：抽取循环血容量 160 ml/kg，代之以全血（通常情况下，由于全血难以获得，一般为红细胞和生理盐水或 4.5% 的白蛋白）。换血必须在严格的无菌条件下缓慢进行，精确而详细地记录抽取的血液量和输入的血液量。

理想情况下，2 名从业人员应该按照标准，确保安全。有以下两种方法：单点穿刺或双点穿刺。

首选的双点穿刺方法是从外周动脉或脐动脉抽吸血液，其速度与通过外周静脉输注的速度相似。

单点穿刺法是通过三通穿刺抽取 5～10ml 的血液，然后注入相同数量的供体血液，于脐静脉插管。这可能导致中心静脉压和血管内容积变化显著，也与脐静脉插管的并发症有关。

一旦输血完成，新生儿应继续接受光疗直至高胆红素血症开始减少和不需要光疗。在大多数情况下，换血后的双面光疗是有效的；然而，有些新生儿可能需要额外的换血。

换血疗法的并发症较光疗常见，包括以下情况。

- 电解质紊乱。
- 血小板减少。
- 感染。
- 心力衰竭。
- 导管性栓塞。
- 坏死性小肠结肠炎。

换血只应在有核黄疸高风险的婴儿中进行，对于这些患儿，换血疗法的好处大于并发症的风险（Ahlfors，1994）。通过集中监测整个过程中的电解质和血小板及通过减少换血过程中循环血容量的变化，可将风险降至最低。

3. 免疫球蛋白　静脉注射免疫球蛋白可作为溶血性黄疸治疗的另一种形式，现在有很好的证据证明这一点（NICE，2016a；Alpay et al, 1999；Ergaz et al，1993）。

六、持续性黄疸

延迟性黄疸是指足月或早产儿在出生 2 周后出现的黄疸，或早产儿在出生 3 周后仍出现的黄疸。这两种情况都需要儿科评估和检查。检查通常应包括以下内容。

- 胆红素的分解（直接与间接或结合与非结合胆红素）。
- 全血细胞计数。
- G6PD。
- 尿液培养（Hannam et al，2000）。
- 甲状腺功能。

检查的紧迫性是因为需要考虑胆道闭锁，如果是因胆道闭锁引起黄疸，应在 6 周之前进行手术，其预后较好。患有胆道闭锁的婴儿可能不会出现严重黄疸，但会有苍白的大便和深色的尿液。

七、结合高胆红素血症

结合高胆红素血症是一种病理状态，是指总胆红素大于 15% 或结合（直接）胆红素超过 25μmol/L。这是胆红素二葡糖苷酸的正常结合和肝排泄中断的直接后果，也是从肝细胞到肠道通路过程受阻的结果。即使存在明显的肝损伤，肝内的胆红素结合常能够继续，但将结合胆红素排泄到肝内胆管这一过程可能会受阻。一旦受阻，肝细胞内胆红素二葡糖苷酸的浓度将继续增加，并最终扩散到血液中。

临床上对于出现黄疸并有苍白大便（缺乏粪胆原）和深色尿液（含胆红素）的新生儿应高度怀疑是否有胆道梗阻。这些都是重要的临床特征，因为这种黄疸最初可能很轻微，很容易被忽略，且出现这种情况是需要进一步的评估。

出现结合性黄疸的主要原因如下。

- 胆汁淤积型肝炎
  - 自发性（未知）。
  - 长期的全肠外营养（TPN）。
  - 先天性感染，如巨细胞病毒感染、弓形虫病、风疹。
  - 代谢性疾病，如 α_1 抗胰蛋白酶缺乏。
  - 半乳糖血（症）。
- 胆管异常
  - 胆管闭锁：①肝内胆管闭锁，如 Alagille 综合征（常染色体显性遗传）；②肝外的（胆管闭锁）。

在足月儿中，结合性黄疸最常见的表现为持续性黄疸。新生儿在 10 天至 2 周时仍出现黄疸应检查其大便和采血检测胆红素的"分解"情况（直接和间接胆红素）。其他检查包括甲状腺功能检测、是否存在感染筛查等。婴儿肝外胆道闭锁必须尽早确诊，因为在 4 ~ 6 周时进行手术可以改善预后。目前还没有发现类固醇对改善胆道闭锁的短期疗效（Vejchapipat et al, 2007），对于长期的肝病，长期使用结果仍需谨慎（Hadzic et al, 2003；Hartley et al, 2009）。

（一）并发症

并发症可能是潜在疾病本身的一般或特定并发症，而不是黄疸的直接并发症。

1. 一般并发症
- 因出血引起的凝血紊乱。
- 低血糖，由潜在的肝功能障碍导致。
- 减少脂溶性维生素的吸收，包括维生素 A、维生素 D 和维生素 K，这可能需要静脉注射 / 肌内注射维生素 K 和适当的维生素制剂。

2. 具体并发症
- 败血症。

- 半乳糖性白内障。
- 先天性小头畸形。

（二）结合高胆红素血症的管理

管理的主要目的是确定其黄疸的病因。结合胆红素为水溶性，光疗对其无效。光疗使用不当可能导致婴儿出现"青铜症"，结合高胆红素血症不需要换血，因为结合胆红素不像非结合胆红素那样具有脂溶性，也不会引起核黄疸。

其症状如下。

- 出血瘀点。
- 瘀斑。
- 出血。
- 充血性肝大。

一线检查应包括血糖、肝功能和凝血功能检查。应向儿科肝病专家寻求早期建议，以便安排最适当的调查和随后的治疗。

（三）出院回家

对大多数母亲和新生儿来说，产后早期入院就医已是一种常态。然而，最重要的是，助产士应迅速识别和管理患有黄疸的婴儿，包括识别哪些婴儿可能更容易发展为病理性黄疸。

护理的目的是识别有危险的婴儿，并在发现其胆红素水平偏高或上升到可能有害的水平时，协助其迅速返回医院。英国国家医疗服务体系（NHS）制定了相关政策使各专业（助产士、新生儿护理、全科实践和新生儿服务）能够无缝协作，以促进新生儿黄疸婴儿的早期识别，定期监测胆红素水平并开始适当的管理，如支持母乳喂养等。

在出院回家前，最重要的是，每个新生儿在出院回家前 60 分钟应由助产士进行评估。这是为了确认新生儿有无黄疸，是否健康可以出院。

在进行评估时，助产士应考虑表 47.3 及专栏 47.4 所述的风险因素。

反思活动 47.2

思考一下如何向孕产妇和家庭提供有关黄疸的信息。你认为他们需要的信息的关键要素是什么？你如何用他们能理解的语言解释黄疸？可以与同事进行练习。

表 47.3　黄疸危险因素的鉴别

基本病史及资料	
日期 • LMP EDD / 扫描：最佳妊娠估计：排除妊娠小于 38 周的婴儿 产前筛查 • 血型及抗体 • VDRL/TPHA • 乙型肝炎和 AIDS（如果有病史） • 微生物测试结果（需要时） • 鉴定 ABO 血型不相容的风险 • 识别婴儿是否有感染的危险	母亲病史 • 孕妇病史：糖尿病 • 家族史（广泛的） • 家族史（特定的） • 有过黄疸病史的孩子 • G6PD 妊娠和分娩 • 分娩方式 • 分娩，破膜时间 • 感染的危险因素 • 疼痛 / 创伤，可能影响母乳喂养 • 胎头血肿 • 挫伤（产伤） • 感染

注：EDD. 预产期；LMP. 末次月经日期；TPHA. T. 螺旋体红细胞凝集试验；VDRL. 性病研究实验室

专栏 47.4　确定回家前需要进行经皮胆红素（TcB）监测的检查清单

▫ 妊娠：少于 38 周

▫ 婴儿年龄小于 72 小时

▫ 检查从头到足的全面评估是否完成，没有偏离正常

▫ 总体状况：好还是不好？

▫ 婴儿体格：大或小（排除红细胞增多症）

▫ 母亲民族背景（地中海、巴基斯坦、非洲等）

▫ 醒来时的眼神交流

▫ 肌张力：四肢活动自如

▫ 颜色：眼，巩膜澄清；口腔，牙龈和硬腭呈粉红色

▫ 呼吸运作：适度，没有呼吸窘迫征象（参见第 46 章）

▫ 体温：新生儿体温的维持

▫ 消化功能：无腹胀和呕吐

▫ 排出粪、尿

▫ 检查所有与母亲有关担忧：在婴儿出院之前，必须对母亲的担忧采取措施解决

▫ 对母亲发放 NICE 黄疸指南传单。为确保母亲了解如何识别黄疸，以及为什么要识别黄疸和防止黄疸对大脑的毒性的重要性

▫ 告知父母，如果婴儿黄疸持续时间超过 14 天，超过 37 周，需要进行检查，以排除肝病和其他原因

▫ 任何问题都需要转诊进行新生儿复查

▫ 如果婴儿可以出院，需与母亲分享完整的护理计划并在"出院小结"中记录（参见第 42 章）

八、助产士与父母的角色

需要在产前向父母提供有关黄疸等问题的资料，以便他们有时间学习，并在婴儿出生和出院后接收详细资料（NICE，2014；NICE，2016）。

要注意的是，如果社区护理的助产士可以提供急症服务，新生儿可出院回家，因此，新生儿的护理专职人员应为新生儿学专家。当婴儿出院时，通常是助产士将婴儿交给全科医师（GP）和健康顾问护理。然而，如果婴儿出院回家，社区

助产士为全科医师雇用，那么领头的专业人员就是全科医师。

语言非常重要，因为它为管理和护理提供了准确性，让适当的专业人士参与照顾婴儿。这在出院后的护理方面提供了明确的合法性。

与父母讨论新生儿高胆红素血症最重要的目的是确保他们了解黄疸识别和管理的重要性以支持卫生保健团队合作。护理的首要任务是减少高胆红素水平的风险，特别是核黄疸的风险，虽然很少见，但可能是致命的，也可能造成重大的神经损伤，如脑瘫。父母还需要知道，如果孩子的病情似乎在恶化，或者他们有任何担忧，他们应该做什么，应该联系谁。

新生儿黄疸等疾病可能造成母婴分离，这可能会对父母造成额外的焦虑和恐惧，可能会进一步影响父母对孩子的接受程度及对孩子病情的了解。因此，在允许的情况下，询问关于理解的反馈意见是很有用的（专栏47.5），而不是让父母"超载"信息。支持相关资源，如 NICE 指南传单（NICE，2010；NICE，2016a）或当地印刷的相关信息，可以帮助他们跟进并为护理的后续计划做出贡献。

九、随访

所有存在明显未结合高胆红素血症的婴儿出院后至少应复查 1 次。可以使得检查结果到复查，适当时可进行下一步检查，以及重新评估新生儿临床状况。高胆红素血症的并发症之一是感音神经性听力丧失，这些婴儿应该接受正式的听力测试。

有急性胆红素脑病临床证据的婴儿需要持续的神经发育随访和进一步的研究，如 MRI，以建立预后指导。

十、展望

英国国家医疗服务系统（NHS）领导的一个项目已经认识到新生儿黄疸的重要性（ATAIN 项目），从 2015 年底开始，研究新生儿因黄疸、低血糖、窒息和呼吸问题等情况而重新入院的比率。每一种情况都由不同的小组来研究，各小组正在审查入院数据、诉讼率、治疗和管理及预防资源（人力和设备）。黄疸小组的工作于 2017 年报告，包

专栏 47.5　沟通交流示例

母亲和家人真的听懂了你所教给她们的内容吗？

每次沟通交流后，都要寻问产妇和家人的反馈，来验证学习的效果。可通过询问以下问题。

• 你如何检查婴儿的皮肤观察是否有黄疸？并让产妇或家人来做演示。

• 如果在家里发现你宝宝出现了黄疸，你要怎么做？

给产妇和家人来做演示

• 眼睛的观察

演示给父母。哪里是眼白，和如何观察眼白。如何能够更清楚地看到眼白？告知母亲，眼睛的白色部分叫眼白（sclera）。给他示范如何在宝宝睡眠的时候来观察眼白。给她演示轻轻地把婴儿的下眼皮下拉，如果发现眼白是黄色的，可以确定宝宝是有黄疸。

• 皮肤观察

在温暖的房间里给宝宝脱掉衣服，在自然的光线下，例如在窗户的旁边来观察皮肤。在宝宝的鼻子上或额头的正中轻轻地按压皮肤使皮肤发白。从苍白到粉红的颜色是正常的。如果皮肤的颜色发黄，证明婴儿可能有黄疸。

• 脱水情况观察

父母应该明确要保证婴儿没有处于脱水的状态。明确婴儿有恰当的母乳的摄入量。让父母记录宝宝每次哺乳后的反应，和每天更换的尿布的数量。从而可以让工作人员客观的了解婴儿是否有脱水的危险。

在完成了演示以后，寻问母亲和家人是否真正理解了你所示范给她们的内容。

专栏 47.6 与患者交流的基本原则

与母亲和家人交流必须遵循以下原则：
- 提供简单清晰的语言。使产妇和家庭都能够理解所说的内容。
- 提供性恰当的信息量。必要的时候重复和再次的演示，保证产妇和家人能够充分的接受和理解。
- 尊重文化的差异和敏感性。
- 建立相互信任和诚实的基础之上。
- 富有同理心和敏感性的态度，关注到家庭和产妇的焦虑恐惧和担忧。
- 提供恰当的书面的信息材料，例如 NRCE 的指南 2010。

括拓展开发专业人员及家长的教育和培训，父母和用户的参与及为黄疸婴儿及其父母提供指定的护理包。

十一、结论

黄疸是新生儿常见的问题。了解正常的胆红素代谢生理学，使助产士能够预测发展为未结合高胆红素血症的危险因素，并注意结合高胆红素血症的临床表现。处理未结合高胆红素血症的目的是防止胆红素脑病和核黄疸的发生。长时间黄疸的婴儿必须转诊给儿科医师，以便早期发现结合高胆红素血症。助产士通常是识别新生儿黄疸并继续为母亲、婴儿和家庭提供护理和支持的人。助产士需要了解护理和管理的不同方面，能够向家庭提供准确和基于证据的信息，并确保他们对提供婴儿护理的专业人员了解并且有信心。

要点

- 黄疸是高水平的胆红素的临床表现，可以是结合胆红素或未结合胆红素。
- 黄疸在新生儿中是常见的表现，当年龄小于 48 小时、黄疸明显或持续超过 2 周，应对其进行检查。
- 肉眼可见黄疸的婴儿需要测量血清胆红素水平。
- 严重的未结合高胆红素血症必须进行光疗或换血治疗，以预防核黄疸急性并发症及耳聋、脑瘫等远期并发症。
- 重要的是，助产士要对当代的黄疸管理有一定的了解，如以前的日光管理技术已不再推荐用于黄疸的治疗。
- 患有黄疸并有白便和深色尿液的婴儿需要紧急评估并转介给儿科肝病专家。

（翻译：汤立樱　审校：余立平）

第48章

新生儿感染

Glenys Connolly

学习目标

通过阅读本章，你将能够：
- 解释感染的获得。
- 描述影响胎儿和新生儿的常见微生物。
- 了解新生儿潜在感染的检查和管理。

一、引言

感染是全世界新生儿发病和死亡的主要原因。2010年发表的一项研究（Black et al, 2010）显示，全世界约29%的新生儿死亡由感染造成，第三世界和发展中国家的死亡率比资源丰富的国家高。

在英国，由于对胎膜早破处理的改进，早发型败血症（early-onset sepsis，EOS）的发生率及胎膜早破率继续下降；然而，晚发性和院内（医院获得性）败血症的发生率正在增加，部分原因是极低出生体重儿存活率提高，以及他们在医院的长期住院及使用中心静脉营养（Vergnano et al, 2011）。

本章的重点是助产士在日常工作中遇到的情况，而不是需要在新生儿病房进行更严格管理的婴儿。

二、感染的获得

新生儿期脓毒症可分为以下3种类型。

（1）早发型败血症（EOS）：指出生24～72小时出现的感染；据推测，感染是在出生前不久或出生时从母亲那里获得的。

（2）晚发型败血症（late-onset sepsis，LOS）：出生72小时后由于社区获得的与家庭成员或环境中的有机体接触而出现。

（3）院内败血症：又称医院获得性败血症，常见早产儿或低出生体重儿在监护室因机械通气、肠外营养置管所致的感染。

获得感染的机制如下。

（1）经胎盘感染：感染是由穿透胎盘屏障的生物体引起。例如，风疹病毒等会对发育中的胎儿产生严重影响。单核细胞性李斯特菌可引起胎盘炎，导致流产或死产。

（2）上行感染：通过这种途径感染最常见的是B族链球菌（group B streptococci，GBS）、大肠杆菌和李斯特菌，导致EOS。

（3）产时感染：由产道微生物引起的垂直获得性感染，最常见的是GBS，大肠杆菌、乙型肝炎病毒（hepatitis B virus，HBV）、单纯疱疹病毒（herpes simplex virus，HSV）和HIV可导致EOS或LOS。

三、新生儿免疫

新生儿容易受到感染，因为他们的免疫系统尚未发育成熟，之前也没有接触到他们在出生期间和出生后立即接触到的生物体。因此，新生儿对入侵的有机体反应迟缓。免疫系统从胎儿早期开始发育，但直到约1岁时才发育完全。新生儿的皮肤和黏膜提供了最初的防御，如黏液分泌物、胃酸和皮肤菌群能够增强防御。应用头皮电极、血样采集、围生期使用抗生素、剖宫产和过度洗澡都可能破坏这些防御，所有这些都会破坏宿主在皮肤和肠道菌群中定植。同样，当白细胞反应和细胞介导反应延迟时，非特异性和特异性防御都会减弱。

足月时，在妊娠晚期免疫球蛋白（IgG）穿过胎盘，为新生儿提供对母亲所患任何疾病的被动免疫。这种情况会持续到约出生后 2 个月。IgM（免疫应答中最早出现的抗体）虽不穿过胎盘，但胎儿合成少量 IgM；新生儿要到 5 岁后 IgM 才能达到成人水平。IgA 是一种分泌性免疫球蛋白，存在于黏膜和母乳中；它的主要作用是保护胃肠道免受感染。母乳还具有乳铁蛋白、溶菌酶、中性粒细胞和巨噬细胞、双歧杆菌和细胞因子等，所有这些都有助于诱导肠道菌群平衡和免疫发育。

（一）细菌致病机制

妊娠是一种免疫缺陷状态，女性的细胞免疫反应降低，因此不会对发育中的胎儿产生免疫反应（Isaacs，2014）。这种状态增加了对病毒（如水痘病毒、HIV 和流感病毒）和细菌感染（李斯特菌）的易感性，这些微生物有能力通过胎盘进入胎儿，可以显著影响胎儿的发育。

一般来说，羊水具有杀菌和抑菌作用，可以保护胎儿不受子宫内微生物的侵害；完整的羊膜和子宫颈黏液提供了一个物理屏障，其中包含 IgG 和抗菌肽。只要这些基本构成部分没有被破坏，胎儿就不会遇到任何潜在的有害病原体。

（二）产妇风险因素

胎膜早破（premature rupture of membranes，PROM）增加了 EOS 的风险，发生率在胎膜早破 12 小时以后会逐渐增加。母体温度也与 EOS 相关，温度大于 38℃，风险增加（Puopolo et al，2011）。英国国家健康和护理卓越研究所（NICE，2012）在其发表的关于新生儿败血症风险因素和抗生素治疗需求的指南中包括了这些因素（专栏 48.1）。

产妇在这些情况下使用抗生素可减少绒毛膜羊膜炎；然而，对于胎膜早破，抗菌药物的使用需要慎重考虑。ORACLE 的研究指出（Kenyon et al，2001），阿莫西林 - 克拉维酸（Co-amoxiclav）会使新生儿坏死性小肠结肠炎的风险增加 4 倍以上，红霉素则无此风险。然而，尽管在短期内接

专栏 48.1　早发型败血症的临床指标（新生儿观察事项）

- 行为或反应改变
- 肌张力改变（如无力）
- 喂养困难（如拒食）
- 喂养不耐受，包括呕吐、腹胀
- 心率异常（心动过缓、心动过速）
- 呼吸窘迫症状
- 缺氧（如中枢性发绀或血氧饱和度下降）
- 出生 24 小时内出现黄疸
- 呼吸暂停
- 新生儿脑病的征象
- 需要心肺复苏
- 需要机械通气的早产儿
- 持续胎儿循环（持续肺动脉高压）
- 环境因素无法解释体温异常（低于 36℃ 或高于 38℃）
- 不明原因的过度出血、血小板减少或异常凝血
- 出生后 24 小时后持续少尿
- 血糖稳态改变（低血糖或高血糖）
- 代谢性酸中毒（碱浓度等于或大于 10mmol/L）
- 局部感染征象（如皮肤或眼部感染）
- 出生 4 小时后出现呼吸窘迫
- 癫痫发作
- 休克表现
- 需要机械通气的足月儿

（资料来源：NICE，2012）

受红霉素治疗母亲的婴儿需要较短时间的呼吸支持，但一项长期研究表明，这些婴儿出现功能障碍和脑瘫的风险增加（Bedford Russell et al，2008）。提出的机制是，虽然红霉素剂量可能足以抑制感染，延长妊娠时间，但剂量不足以根除感染，这使发育中的胎儿处于有害的环境中。

（三）绒毛膜羊膜炎

临床上绒毛膜羊膜炎发生于 1% ～ 10% 的孕妇（Tita et al，2010），表现为发热、心动过速和子宫压痛，胎膜破裂在分娩时发生。只有小部分新生儿会在绒毛膜羊膜炎后出现败血症；但是脑瘫的风险明显增加（Shatrov et al，2010）。

（四）早期感染的危险因素

EOS 的风险因素见专栏 48.2。处理方法如下：如果婴儿有一个危险因素，应使用新生儿预警图表加强对产后病房的监测（BAPM，2015）（图48.1），如果婴儿有两种或两种以上的危险因素，应进行感染筛查，并应开始使用静脉滴注抗生素，直到收到筛查结果，通常需要 36 小时。

专栏 48.2　新生儿早发型败血症的危险因素

• 前次妊娠的婴儿曾发生侵入性 B 群链球菌感染

• 本次妊娠母亲 B 族链球菌阳性、菌尿或发生感染

• 本次妊娠发生胎膜早破

• 37 周前早产，自然阴道分娩

• 早产合并胎膜破裂超过 18 小时

• 母亲发热超过 38℃ 或确诊有绒毛膜炎

• 在围生期任何时间发生的，或在分娩前后 24 小时内发生的可疑的和确诊的细菌感染，如败血症。

• 在双胎妊娠中任何之一胎儿发生可疑或确诊的感染

（来源：NICE，2012）

属于图 48.1 中所示的黑色类别之一的新生儿需要立即筛查和静脉注射抗生素，在大多数情况下，需要转到新生儿病房。

出现专栏 48.1 所述的表现或临床症状的新生儿需要由医师或高级新生儿执业护士（ANNP）进行评估。在对新生儿的病史和检查进行仔细评估后，应确定新生儿是否需要使用早期预警图加强监测，或是需要进行筛查并开始静脉注射抗生素（图 48.1）。

（五）新生儿感染性疾病筛查和抗生素治疗

由于 EOS 与新生儿预后较差有关，在某些情况下可能危及生命，因此应在出生后 1 小时内识别危险因素、筛查高危婴儿并开始治疗。抗生素的选择将由当地指导方针决定，并取决于新生儿学家和当地微生物学家的决策。应该使用最窄的抗菌谱减少抗生素耐药性的发展。一般来说，青霉素类抗生素将用于革兰氏阳性球菌（如 GBS）。

氨基糖苷，如庆大霉素，将用于覆盖革兰氏阴性杆菌（如大肠杆菌），过度使用抗生素治疗会导致抗生素耐药，对新生儿来说更重要的是，它会改变肠道内的微生物群落，导致免疫系统发育出现偏差（Bedford Russell et al，2015）。正是由于这个原因，对使用抗生素的新生儿应尽早停止使用，并每 24 小时评估继续使用抗生素的必要性。

如果需要进行败血症筛查，应包括以下步骤。

• 应在仔细消毒皮肤表层后，进行血液培养，以防止污染和假阳性结果。培养结果应于 36 小时后报告。如果到目前为止还没有在血液中发现任何生物体，就不太可能出现血源性败血症，因此应该停止抗生素治疗。在阳性培养的情况下，应用抗生素治疗应持续至少 7 天，甚至更长，这取决于培养的生物体。

• 应完成血常规检查以确定中性粒细胞计数，中性粒细胞计数是判断脓毒症存在的可靠指标。中性粒细胞减少 [小于（$2 \sim 2.5$）$\times 10^9$] 和中性粒细胞增多（大于 8.0×10^9）均可提示败血症。血小板减少症（低血小板）在真菌感染和严重的细菌感染中更为常见。

• C 反应蛋白（C-reactive protein，CRP）是肝产生的一种急性期蛋白，可能会升高。CRP 应在首次监测后的 $18 \sim 24$ 小时重复监测，因为它在开始时可为阴性（小于 10 mmol/L），但随后会显著升高。即使在血培养为阴性的情况下，CRP升高的新生儿也应继续使用抗生素治疗，但新生儿治疗小组应每天评估抗生素的使用情况，并尽快停止使用。

• 在 CRP 升高的情况下应考虑腰椎穿刺，但在出现癫痫、脑膜炎或 LOS 症状的新生儿中应予以重视。

四、围生期获得性感染

（一）细菌感染

1. B 族溶血性链球菌（GBS）　占新生儿期感染的 58%（NICE，2014）。研究表明，在英国，每 1000 名活产婴儿中就有 0.9 名受 GBS 影响（Vergnano et al，2011）。GBS 可通过胎盘或垂直途径传播给新生儿。在感染 GBS 的新生儿中大多数（80%）出生后数小时内可能会出现呼吸窘迫

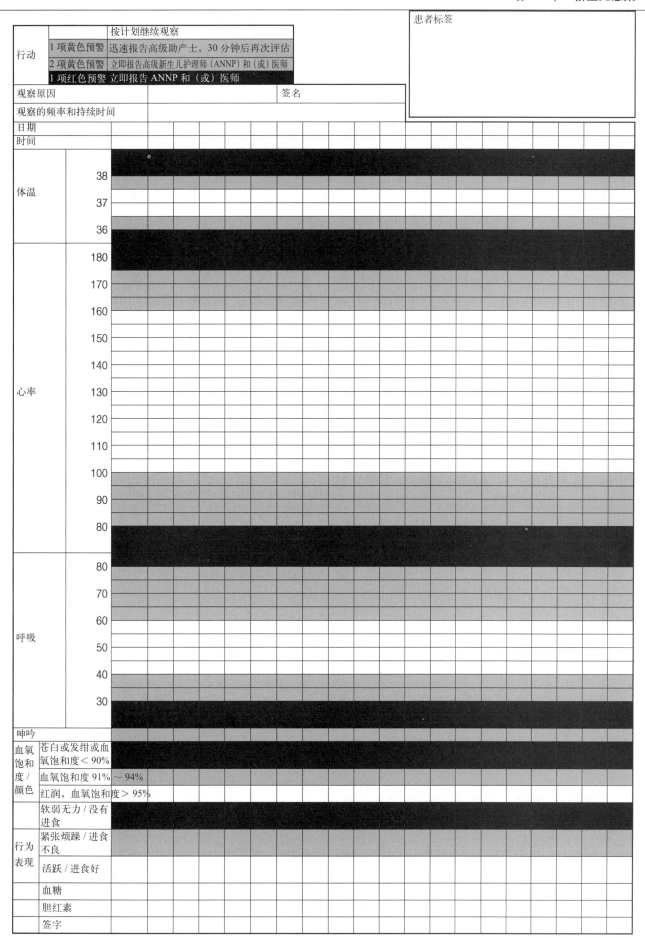

图 48.1　新生儿早期预警和追踪记录单

（Isaacs，2014）；然而，可能在婴儿4周时出现（或复发）晚发型败血症（LOS）。由GBS引起的EOS患儿在出生时往往是细菌性的；如果不及时治疗，将会迅速发展成脑膜炎（Isaacs，2014）。正是由于这个原因，抗生素应在筛查和治疗怀疑败血症的1小时内开始使用（NICE，2014）。

高达40%的英国女性在肠道和生殖道中发现GBS。经阴道拭子或尿检证实存在GBS的妇女应在分娩开始后进行产时抗生素预防（IAP），但应至少在分娩前4小时开始。一项考克兰综述（Ohlsson et al，2014）表明进行IAP治疗与不治疗相比降低了GBS引起的EOS的发生率，但该综述建议需要进行更有力的研究，以减少产妇和婴儿不必要的抗生素治疗。IAP治疗不影响GBS感染引起的LOS。在出院时，应向已证实有败血症的婴儿的父母提供有关产后LOS迹象的信息（最好以书面形式）（NICE，2012）。GBS的情况尤其如此，因为这种感染可以在6周时发生，并带来毁灭性的后果。

2. 大肠杆菌　占新生儿感染的18%（NICE，2014），其可导致EOS和LOS。大肠杆菌是新生儿尿路感染的主要原因。因此，对于有非特异性感染症状的婴儿，应采集尿液标本进行培养。此外，大肠杆菌是新生儿脑膜炎的一个重要原因。

3. 李斯特菌　在EOS中所占比例不到5%，约在生出后7天会出现典型发病症状（Isaacs，

2014）。李斯特菌感染是新生儿的一种重要传染病，因为它具有很高的发病率和死亡率。母亲摄入未煮熟的肉类、鸡肉和未经巴氏灭菌的乳制品而感染的李斯特菌会穿过胎盘，引起胎盘炎，其中可导致流产、死产和早产。当胎心监护（CTG）显示持续性心动过速，变异性显著降低，且轻度减速时（图48.2），助产士可能怀疑胎儿感染了这种细菌。此外，胎龄不足34周的胎儿出现胎粪污染时助产士应注意潜在的李斯特菌病，因为胎粪污染在胎龄不足34周的婴儿中非常罕见。活产婴儿出生时会出现异常，表现为先天性肺炎和肝脾大，可能出现粉至灰色肉芽肿皮疹，会被误解为瘀点。约30%的病例会发生脑膜炎。死亡率为25%，脑膜炎幸存者可能出现脑积水和其他不良神经后遗症。

（二）病毒感染

存在几种病毒可引起严重的新生儿疾病，并具有很高的死亡率和发病率。大多数是通过垂直传播获得的，此外也有一些是后天交叉感染的。

1. 疱疹病毒

（1）单纯疱疹病毒（herpes simplex virus，HSV）：新生儿HSV感染很少见，但与显著的发病率和死亡率相关（Pinninti et al，2014）。疱疹（希腊语）的意思是"潜在的"或"潜伏的"，它完美地描述了病毒休眠和周期性重新激活的能力；英国每10万名活产儿中约8.4名受HSV影响。

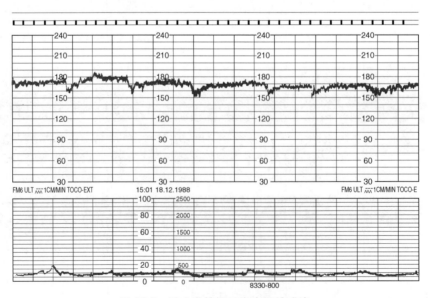

图48.2　胎心监护提示有李斯特感染

（引自 Gibb D，Arulkumaran S：Fetal monitoring in practice, ed 3, London and Edinburgh, Churchill Livingstone Elsevier, Copyright Elsevier. 2008.）

HSV 可经胎盘（< 5%）、垂直（85% ~ 90%）或产后（5%）获得。即使胎膜完整，HSV 经胎盘获得也可能升高，胎儿受 HSV 严重损害，可表现为小头畸形、脉络膜视网膜炎、皮肤疱疹及瘢痕。

HSV 感染通常在分娩时由母体生殖器疱疹垂直感染获得。母亲可能没有生殖器疱疹的已知病史，或当时为无症状感染。妊娠期间的原发性感染会增加胎儿的传播风险，而胎儿越接近分娩，这种风险就越高。英国皇家妇产科学院（RCOG，2014）建议，患有原发性疱疹感染的女性在分娩时或预产期的 6 周内进行剖宫产。感染 HSV 的妇女可在感染期间及妊娠 36 周后服用阿昔洛韦。该病毒反复感染的传播率要低得多，反复感染的妇女如进行阴道分娩，分娩时应避免使用胎儿头皮电极及进行胎儿血液取样。

分娩后，应密切观察新生儿是否出现以下感染征象。

• 剖宫产出生的新生儿只需正常护理，24 小时后便可出院。家长应注意手部卫生，如新生儿有任何不适或出现皮肤、眼或口腔损伤，应及早就医。

• 初次感染后顺产出生的婴儿应接受结膜、直肠和口咽拭子的疱疹聚合酶链反应（PCR）检测，并根据经验开始每天 3 次静脉注射阿昔洛韦，直至收到检查结果。对情况较差的新生儿除拭子外，还应进行腰椎穿刺和血液培养。

• 对于复发性疱疹，出生时无活动病变的新生儿应与剖宫产的新生儿一样处理。

在所有情况下，都应与新生儿治疗小组保持联系，以便尽快启动产后计划。

（2）巨细胞病毒（CMV）：是一种疱疹病毒，具有 HSV 的许多特征，尤其是能引起潜伏感染。CMV 感染为最常见的先天性感染，英国约 0.3% 的新生儿受 CMV 影响（Williams et al，2015）。CMV 在妊娠期间可随时经胎盘传给胎儿，但如果母亲在妊娠期间有原发性感染，则极有可能造成严重危害。先天性 CMV 感染可引起永久性损害和残疾，如视力损害和智力发育迟缓，是引起感音神经性听力损失最常见的非遗传原因。约10% 的婴儿将在出生时出现症状，并出现生长受限和小头畸形，这与神经预后较差有关（Isaacs，2014）。CMV 的治疗方法是延长缬更昔洛韦的静脉注射和口服疗程，但这种药物是有毒的，且其疗效不确定。

越来越多的无症状新生儿在妊娠期间发生了 CMV 的感染，此时需要接受全面的听力筛查。通过唾液拭子检测 CMV 的靶向筛查目前正在英国接受审查（Williams et al，2015），对于听力筛查"失败"的新生儿来说，虽然早期使用缬更昔洛韦不能恢复听力，但似乎可以防止听力恶化。

出生后，CMV 可通过接触感染的唾液、血液、尿液、生殖道分泌物和母乳获得。其后天感染不会造成问题，但在早产儿中，可能会导致肺炎、肠炎和类败血症综合征；这也与头颅 B 超的不良改变有关（Nijman et al，2012）。

（3）水痘 - 带状疱疹病毒（VZV）：是一种疱疹病毒，在初次感染时引起水痘，在重新激活时引起带状疱疹。在英国育龄妇女中，95% 患过水痘，因此对 VZV 具有免疫力；因此，水痘在妊娠期是罕见的。如果它是在妊娠期间获得的，其会对妇女和正在发育的胎儿产生毁灭性的影响。妊娠期免疫抑制状态下原发性 VZV 感染可使妇女易患危及生命的肺炎；妊娠小于 20 周 VZV 可导致先天性水痘综合征。VZV 是高度致畸的病毒，对 2% 的妊娠早期暴露胎儿的大脑、眼、骨骼、胃肠道和肾有影响。感染 VZV 后皮肤可能出现与肢体缺陷相关的皮肤瘢痕。患上这种疾病的女性在妊娠 20 周和分娩前 3 周将给予胎儿免疫力。如果女性感染 VZV 在分娩前 5 天或产后 2 天，新生儿患严重疾病的风险最大，死亡率较高（Bedford Russell et al，2012）。这些婴儿出生后应立即给予水痘 - 带状疱疹免疫球蛋白（VZIG）；虽然不能预防疾病的发生，但能减轻症状；此外也应静脉给予阿昔洛韦，将母亲和新生儿进行隔离护理。

母体 VZV 感染通常不会影响婴儿。但患有先天性或围生期水痘的婴儿可能在出生后的第 1 个月出现带状疱疹。

2. 其他病毒 / 微生物

（1）风疹病毒：风疹最早出现在 18 世纪的德国，因此它的另一个名字是德国麻疹。如果在妊娠早期传播给胎儿，不到 11 周，就会造成严重的缺陷，主要是先天性心脏病、严重的发育迟缓、耳聋和白内障；13 周后，只会引起耳聋；在 16 周后，将不会造成胎儿缺陷。

目前还没有具体的治疗方法，但普遍免疫是最有效的预防策略，在采用普遍免疫方法的地区，先天性风疹综合征非常罕见。应给产后血清阴性的妇女进行风疹免疫（MMR），MMR为减毒活疫苗，妊娠期间禁忌使用。

（2）乙型肝炎病毒（HBV）：乙型肝炎是由HBV引起的一种潜在的危及生命的肝脏感染，是主要的全球健康问题。HBV可以导致慢性感染，并使个人处于死于肝硬化和肝癌的高风险（WHO，2015）。HBV可通过胎儿在出生时接触母体血液、羊水和阴道分泌物而垂直传播。这在亚洲东方及撒哈拉以南非洲人口最常见；在西欧，病毒携带率不到1%。感染风险随着性伴侣的数量和静脉注射药物的使用增加而增加，特别是在共用或重复使用注射器和针头的情况下。英国所有妇女都接受了乙肝表面抗原的产前筛查（HBsAg），只有抗原呈阳性的妇女或高危人群的婴儿在产后应接种疫苗。疫苗的初始剂量应在出生后尽快给予（如在婴儿出生后12小时），并在1个月、2个月和12个月时继续给予（Bedford Russell et al，2012）。WHO建议对所有婴儿进行普遍接种，在出生后不久给予"第一针"接种，第一次和第三次"常规"免疫接种时给予第二针和第三针剂量。妇女血液中存在e抗原（HBeAg），表明其对HBV的免疫反应存在缺陷，这使得HBV可以在肝细胞中继续复制。这大大增加了传染给婴儿的概率；因此，这些产妇的婴儿也应接受乙肝免疫球蛋白治疗。

携带HBV的母亲应该正常母乳喂养，因为病毒通过母乳或血液通过乳头的传播与婴儿在分娩时接触的病毒相比是微不足道的。

（3）丙型肝炎病毒（HCV）：是一种血源性病毒，可在输血过程中获得；它在静脉吸毒者中具有较高的患病率。它可以在阴道分娩时垂直传播给婴儿，如果产妇合并HIV阳性，其传播率会更高。垂直传播的HCV似乎是良性的，但有报道称，在儿童晚期有侵袭性肝病。如果婴儿感染HCV，应立即转到儿童肝脏病房（Bedford Russell et al，2012）。携带HCV母乳喂养也是安全的。

（4）人类免疫缺陷病毒（HIV）：是一种破坏免疫系统的逆转录病毒，可导致获得性免疫缺陷综合征（AIDS）。大多数婴儿在妊娠、分娩和（或）哺乳期间经母婴传播感染（MTCT）。在发达国家，通过使用以下综合干预措施，围生期传播的HIV已减少到1%以下：

①从妊娠28周到分娩期间，进行产前抗逆转录病毒治疗，直至孕妇在分娩时母体病毒载量检测不出。

②积极管理产程和分娩，避免长时间的胎膜破裂、胎儿取样和器械助产。

③如果母亲的病毒载量在分娩时被检测到，应进行剖宫产。

④避免母乳喂养(25%～40%感染率)(Lissauer et al，2012)。

病毒载量很少的孕妇可以足月顺产。在世界许多地区，新生儿罹患胃肠炎的风险可能更大，因此母乳喂养被认为是一种可接受的风险，尤其是在接受抗逆转录病毒治疗的情况下。分娩后，PCR检测HIV的血液应取自婴儿（而不是脐带，因为脐带血可能受母体血液的污染），并在1个月和3个月时重复进行检测。婴儿出生后6小时内应接受口服抗逆转录病毒治疗。需要对婴儿进行长达18个月的反复血液检测，直到确认未被感染为止。

（5）微小病毒B19：细小病毒B19感染是最常见的轻型儿童疾病之一，称为"第五病"和"掌拍颊"，母体感染通常无症状，但会对胎儿的骨髓产生影响，可导致胎儿严重贫血，这会导致胎儿水肿和胎儿死亡。胎儿贫血可通过宫内输血治疗。细小病毒还可导致新生儿心肌炎、心肌病和肝病。

（6）弓形虫：弓形虫病是弓形虫感染引起的，弓形虫是一种寄生虫，食用生肉或未煮熟的肉及接触新近感染的猫的粪便可导致弓形虫感染。弓形虫感染可能发生在原发性感染期间，约40%的胎儿被感染。先天性弓形虫病的典型症状为脑积水、癫痫、脑钙化和脉络膜视网膜炎。

治疗方法是使用乙胺嘧啶和磺胺嘧啶1年。受影响的婴儿通常有长期的神经功能障碍。无症状的婴儿成年后仍有患脉络膜视网膜炎的风险。

（7）梅毒：先天性梅毒在英国很少见，相关研究表明，发达国家先天性梅毒在增加（Sinha et al，2012）。在产前诊断后，青霉素是治疗母亲和胎儿有效药物。如果在分娩前一个月进行治疗，产后婴儿不需要进行治疗。受梅毒影响的婴儿具有许多特征（图48.3），包括足底和手部皮疹和广泛的骨性病变。所有妊娠期血清学呈阳性的妇女都应根据英国性健康和艾滋病毒国家指南管理梅毒（www.bashh.org/guidelines）。

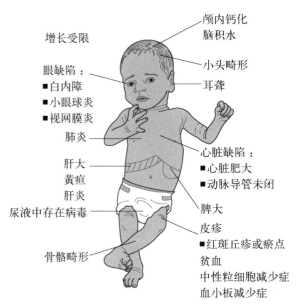

图 48.3　先天性风疹、巨细胞病毒感染、弓形虫病、梅毒的临床特征

（引自 Lissauer T, Claydon GS：Illustrated textbook of paediatrics, 4th edn, London, Elsevier, Copyright Elsevier.）

五、表面局部感染

（一）眼部感染

新生儿期结膜炎的表现形式多种，从眼分泌物增加的良性结膜炎到影响视力的淋球菌感染。前者无菌生理盐水清洗即可，而后者则需要积极使用非口服抗生素及生理盐水冲洗。

一些微生物在新生儿时期可引起眼分泌物增加，如大肠杆菌、金黄色葡萄球菌和假单胞菌等，在怀疑眼部感染无其他临床表现的新生儿中，应定期用无菌盐水和氯霉素滴眼液清洗眼，直到取得拭子培养结果，根据眼部微生物检查结果进行治疗。新生儿重症结膜炎常被称为新生儿眼炎，其最严重的原因是淋球菌感染和衣原体感染。

1. 淋球菌感染　典型表现为分娩后 24 小时内出现眼睑水肿和脓性分泌物。如果胎儿在子宫内淋球菌感染，则很少会在出生后立即出现症状。由于淋病奈瑟菌在培养基中存活不超过24小

时，因此应紧急将眼拭子在适当的运输培养基中送检。婴儿应定期使用生理盐水冲洗眼，并接受单剂量的头孢曲松静脉或肌内注射，治疗剂量为 20～50mg/kg，最大剂量不超过 125 mg（Bedford Russell et al, 2012）。不及时治疗可致眼部溃疡、角膜穿孔和失明。母亲及其性伴侣也应接受治疗。

2. 衣原体感染　是新生儿眼炎最常见的原因，发病时间为 5～14 天，脓性分泌物最少。眼拭子需要使用专门的标本采集袋送检；然而，在许多医院，眼部分泌物培养已被直接荧光抗体检测和眼部分泌物的 PCR 所取代，用于沙眼衣原体分离。约 30% 的婴儿可发生衣原体肺炎。治疗方法为口服红霉素 2 周。

（二）皮肤软组织感染

1. 脐炎　金黄色葡萄球菌是脐带感染中最常见的微生物。如果脐带有难闻的气味和黏稠的分泌物，应进行清洁，口服氟氯西林 1 个疗程。如果脐炎严重扩散至脐周，败血症的风险会增加，应给予静脉氟氯西林治疗。

2. 皮疹和脓肿　健康婴儿皮疹大多数为良性，常继发于新生儿中毒红斑。然而，金黄色葡萄球菌能在甲床周围引起小的脓疱或脓肿（甲沟炎）；A 型和 B 型链球菌也可引起甲癣。对于关于皮肤损伤的问题，应向新生儿专家咨询。使用无菌刺针刺破病灶，将脓液送检培养。在等待培养结果的同时，应开始使用抗葡萄球菌和链球菌IV类抗生素。有时金黄色葡萄球菌和耐甲氧西林金黄色葡萄球菌会出现罕见的耐药，抗药性金黄色葡萄球菌（MRSA）可导致面部和躯干红斑，之后起疱和脱皮（新生儿葡萄球菌烫伤样皮肤综合征）。此类患儿需要液体复苏及IV类抗葡萄球菌抗生素治疗。

念珠菌感染：可影响皮肤和口腔黏膜。口腔念珠菌病（鹅口疮）最为常见，特别是接受过抗生素治疗的新生儿。人工喂养比母乳喂养婴儿更容易患此病。轻度念珠菌病可引起舌、颊黏膜白斑；严重时会引起疼痛的黏膜肿胀，影响喂养。对于亲喂的母亲，其乳头周围可能会出现念珠菌感染。这时需要母亲和婴儿同时接受治疗，否则会继续相互感染。

念珠菌尿布性皮炎常与口腔鹅口疮有关，表

现为发痒的红疹。新生儿应局部使用抗真菌药物进行"口腔与臀部"治疗。

全身性念珠菌感染可引起严重的败血症，在足月婴儿中极为罕见，在皮肤高湿度环境、静脉置管的早产儿中较为常见。

预防这些局部感染应严格注意卫生。医护人员需要教父母如何护理婴儿，防止感染。手卫生可能是预防感染最重要的方面，应再三强调在护理婴儿后要洗手。卫生措施如下。

• 脐带护理：许多父母对脐带很警惕，认为如果碰到脐带会伤害新生儿。多项研究显示，积极管理脐带并无益处，只需将脐带暴露于尿布外保持干燥即可。

• 皮肤护理：新生儿胎脂对其皮肤具有保护作用，不需要过早或频繁洗澡。同样的，新生儿需要形成保护性皮肤菌群，应该避免使用婴儿湿巾。臀部使用隔离霜可预防尿布性皮炎。

• 眼部护理：大多数婴儿不需要特殊的眼部护理，在面部清洁时可用棉签蘸取冷开水从内眦到眼角进行眼部清洁。每只眼应使用单独的棉签进行擦拭。

• 清洁设备：尽管母乳和母乳喂养可以预防感染，对于选择了人工喂养的母亲来说，卫生保健专业人员需要教会母亲安全有效地清洗消毒奶瓶和奶嘴，以减少口腔念珠菌病和胃肠道感染的发生。

反思活动 48.1

审查当地关于产前筛查和产前、产后孕产妇管理的指导方针，以识别和管理有感染风险的婴儿。

六、结论

新生儿期感染是发病率和死亡率的重要原因。助产士在对产前、产时和产后感染因素的了解的同时，应能识别出存在感染因素的新生儿。

要点

• 产前、产时和产后感染可对发育中的胎儿或新生儿造成严重影响。

• 如果及早发现并及时采取适当的抗生素治疗，大多数常见感染都能得到有效控制。

• 在高危婴儿中使用新生儿早期预警图可提高助产士发现早期和细微感染迹象的能力。

（翻译：汤立樱　审校：余立平）

第**49**章

先天性畸形，新生儿手术与疼痛管理

Glenys Connolly

学习目标

通过阅读本章，你将能够：
- 了解先天性畸形的病因。
- 描述常见手术情况的即时管理。
- 了解新生儿的疼痛管理。

一、引言

先天性异常影响 2% ～ 3% 的新生儿，可以是结构性的、生物化学的、染色体或遗传引起的。某些结构或染色体异常的情况能够在妊娠期通过产前诊断被识别，有些在出生后症状明显可以很快被识别，或在新生儿期后期被识别。

先天性结构畸形通常是一种胚胎发育不完全或胎儿损伤所致，而变形是由于先前正常结构的晚期变化（如因羊水过少导致的畸形足）引起的。

先天性异常是导致围生期死亡的主要原因，占儿童医院入院率的 25% ～ 30%（Sinha et al, 2012a）；因此，除了对父母和孩子的焦虑外，它们对社会也有重大的经济后果。第 45 章还讨论了心脏和呼吸系统疾病。可以获得先天性异常的国家登记册，如不列颠群岛先天异常登记网（BINOCAR）和欧洲先天异常监视网（EUROCAT），其目的如下：

- 提供有关欧洲先天性异常的重要流行病学信息。
- 促进新的致畸暴露的早期预警。

- 评估一级预防的有效性。
- 评估产前筛查发展的影响。
- 为市民、医护人员和管理人员提供所关注的集群、暴露、风险因素的信息和资源中心为有关先天性畸形的原因和预防，以及受影响儿童的治疗和护理的研究提供现成的合作网络和基础设施。
- 作为催化剂，在欧洲各地建立登记处，收集可比较的、标准化的数据（eurocat, 2016）。

> **反思活动 49.1**
>
> 确定整理您所在地区先天性异常数据的机构。
> 是否有先天性异常的高发病率？

二、病因学

尽管许多异常的原因尚不能确定，但表 49.1 显示了几个已知的危险因素（WHO, 2015）。

通过超声和血液检测进行的产前筛查（参见第 33 章）可以识别异常，允许父母就异常的性质及其预后进行咨询。由于某些异常是致命的，与长期生存不相容或导致长期严重残疾，父母可能会选择终止妊娠。因此，出生脊柱裂的婴儿数量正在减少。

产前异常超声通常在妊娠 18 ～ 20 周时进行，此时可以识别心脏和肾脏的结构；这种筛查可以发现 60% ～ 80% 的主要先天性畸形和 35% 的轻微先天性畸形（Pasupathy et al, 2012）。应提醒家长，此扫描是及时的"快照"，并非所有

表 49.1　先天性畸形的危险因素

相关风险	影响
遗传	血缘关系增加了严重遗传异常的风险 一些种族社区的一些基因突变也比较高（如德系犹太人和芬兰人）
孕产妇的营养状况	叶酸缺乏会导致神经管缺陷。控制不良或未确诊的糖尿病可导致先天性心脏病
环境因素	母亲接触药物，包括治疗和娱乐性滥用，都会产生致畸作用。抗癫痫药苯妥英可导致胎儿乙内酰脲综合征（唇腭裂，小头畸形，高血压，肢体畸形），可卡因引起肠道和脑动脉栓塞，酒精引起胎儿酒精综合征伴有腭、肢体、眼部和心脏畸形 接触农药或辐射可能会产生严重的致畸作用
孕产妇年龄	孕产妇年龄的增长与染色体缺陷有关，年龄越小，腹正中裂（gastroschisis）的发生率越高
感染	子宫内病毒感染（参见第 20 章、第 33 章和第 48 章）

的异常都可能在那个时候被发现或存在。其他筛查试验可用于检测染色体异常，如三体性 21、18 和 15，以及开放性神经管缺陷（Wolfson Institute of Preventative Medicine，2016）。在已知胎儿有先天性畸形的情况下，分娩的时间和方式应由妇女 / 父母、产科小组和新生儿小组共同决定，以便在分娩时根据需要配备适当的技术人员。需要早期手术干预的婴儿建议在出生前转移到专科中心。

三、胎儿手术

尽管许多结构异常在产后手术矫正后会有良好的结果，但有些结构异常可能适合于宫内干预，其中认为未矫正的畸形可能导致进行性器官损伤并危及长期生存。

早期的胎儿手术尝试有两种形式：通过子宫切开术或超声引导导管进行开放式手术矫正。最近，已经使用了内镜技术。在子宫内干预可能受益的条件是那些允许更好的肺生长和预防由胸腔内病变或阻塞性尿路疾病（如后尿道瓣膜）（PUV）引起的肺发育不全的病症。对 PUV 的宫内干预需要在胎儿膀胱内插入一根猪尾导管，使胎儿尿液进入羊膜液体并增加液体体积。这可以通过释放肾脏上的背压来防止肾发育不良，并且防止肺发育不全，其在短期内允许更好的出生后生存。这种干预的长期随访似乎不会改变长期的不良预后，大多数儿童仍需要晚期肾移植。在囊性腺瘤样畸形的情况下切除发育不良的肺组织确实在这种非常罕见的情况下增加了生

存率。

在子宫内关闭神经管缺陷方面有越来越多的经验，并且在妊娠 25 周之前关闭对于新生儿出生后有益（Adzick et al，2011）。在这项研究中，与出生后进行手术的婴儿相比，产前修复似乎可以改善 30 个月大时的智力和运动功能。它确实导致了更多的早产，但并没有增加死亡率。

四、消化道异常

消化道的畸形可以从口腔到肛门发生。以下重点介绍了一些最常见的情况。

1. 唇裂和腭裂　唇腭裂是颅面区最常见的异常，影响 1：700 活产。面部在 4 周左右开始发育，唇和腭应该在妊娠 6 周左右融合（Moore et al，2016）。唇裂可以单独发生，可以是单侧（70% 将在左侧）或双侧。可以在产前检测这些缺陷。孤立性腭裂（1：2000 活产）不能在产前检测到，可能仅涉及软腭或进一步向前延伸到硬腭直至前牙后面的牙龈边缘（Sugarman et al，2012）。在大多数情况下，裂缝将是唯一的缺陷；然而，多达 15% 的婴儿出现了与综合征相关的其他异常（参见本章后面的讨论）。

分娩后，唇裂会很明显；然而，腭裂不明显。因此，在婴儿的第一次检查期间，助产士应该注意要准确地检查腭，因为仪器检查可能会漏诊那些不完全性的裂缝。患有腭裂的婴儿吸吮困难，这可能使母乳喂养变得困难但并非不可能。口服喂养通常通过特别适合的软奶嘴和奶瓶用乳汁或

配方奶来实现。

唇部修复通常在 3 个月左右进行，腭修复在 9 ～ 12 个月。尽管其相对常见，但唇裂和腭裂是复杂的畸形，出生后需要成熟的多学科团队的协调护理，以满足婴儿和家庭的身体、心理和实际需求。手术修复的结果通常很好；但是，可能会出现长期问题，包括中耳感染，以及牙齿、说话和语言的改变。家人可以通过联系唇腭裂关爱协会（CleftLip and Palate Association）（www.clapa.com）获得帮助，该协会为患儿家庭提供支持、建议和设备。

2. 皮埃尔 - 罗宾序列 皮埃尔 - 罗宾序列（Pierre-Robin sequence，以前称为皮埃尔 - 罗宾综合征）的特征在于具有小的下颌骨（小颌）和相对大的后部舌头的 U 形腭裂。分娩后，婴儿可能需要插入 Guedel 气道（参见第 46 章）以保持舌头向前并防止气道阻塞，然后插入鼻咽气道。通过在俯卧或侧卧位置护理婴儿来辅助呼吸道通畅。这些婴儿需要由多学科裂缝团队和耳鼻喉科团队管理，因为在某些情况下这些婴儿可能需要气管切开术。

3. 肠梗阻 肠梗阻的分类取决于阻塞的部位，小肠或大肠，以及肠道是否变窄（狭窄）或阻塞（不通的）。

4. 十二指肠闭锁 十二指肠从妊娠第 4 周开始发育。丰富的上皮细胞增殖导致管腔完全闭塞，第 9 周应该再通。部分再通导致"网状"狭窄，而再通完全失败导致闭锁（Moore et al，2016）。羊水过多是由于闭锁阻止吞咽的羊水进入肠道进行再吸收而发生的。胆汁性呕吐是完全闭锁的最常见症状，通常发生在出生后的第 1 天。患有狭窄的婴儿可以在出生后的头几天正常喂养，直到乳凝块黏附在部分腹网中，造成阻塞，导致呕吐。这种情况并不总是出现腹胀，因为病变位于肠道的高位。1/3 的十二指肠闭锁与 21 三体相关，另外 20% 的病例是早产儿（Moore et al，2016）。这种情况需要在出生后的头几天进行手术矫正。

5. 小肠闭锁 小肠闭锁被认为是由于在妊娠晚期中断胎儿肠道的血液供应导致肠梗阻区域，从而导致空肠或回肠闭锁（Sugarman et al，2012）。它们可能继发于发育过程的改变或母体使用血管收缩药物如可卡因的作用。肠道内的几个区域可能会受到影响。这些婴儿在妊娠期通常很小，并且在产前超声检查中可能有羊水过多或扩张的肠道病史。出生的第 1 天至第 2 天开始出现胆汁性呕吐，婴儿不能排出正常的胎粪。

治疗方法是切除闭锁区域，但可能导致短肠综合征，需要长期肠外营养。因为囊性纤维化与这种情况有关，所以可以进行汗液试验和 DNA 分析（参见第 50 章）。

6. 肠旋转不良 中肠（小肠、升结肠和高达 2/3 的横结肠）的发育经历快速生长，在妊娠 6 周左右进入脐带形成生理疝（Moore et al，2016）。在妊娠 10 ～ 11 周的时候，这个肠道循环会经历一个明显的逆时针旋转，使它能够回到腹腔，总旋转 270°。一旦正确定位在腹腔，这些肠祥通过腹膜带固定肠道环，以防止它们扭曲和阻塞血液供应（图 49.1A）。在旋转不良时，中肠不能完成其正常旋转，并且肠道是错位的和移动的，这使其易于扭曲（扭转）和绞窄，切断肠血流并导致坏疽（图 49.1）。肠绞窄表现为腹胀，直肠出血和胆汁性呕吐。这种情况是外科急症，任何出现胆汁性呕吐的婴儿都应进行上消化道造影研究以排除不良旋转。腹部超声（彩色多普勒）可能表明肠系膜上动脉和静脉的异常定位，提示旋转不良（Sugarman et al，2012）。在确认旋转不良后，婴儿需要紧急开腹手术和 Ladd 手术，肠道重新定位并固定到位，以便血液供应不再受损。这种情况可能出现在新生儿早期，但可能发生在出生后的第 1 个月。

7. 肛门直肠畸形 肛门直肠畸形包括广泛的先天性缺陷，从轻度错位或肛门闭孔到可能涉及其他生殖泌尿系统结构的高位直肠畸形。前者可能导致便秘和正常的尿失禁，后者更可能导致损害性尿失禁，并与反复的尿路感染相关。在助产士对婴儿进行早期检查时，应彻底检查肛门区域，以确保有适当定位的肛门口（参见第 42 章）。液体或尿布中胎粪的存在不能证实正常，因为这可以在出生前或出生后通过瘘管传递。

8. 先天性巨结肠 先天性巨结肠是由于远端肠黏膜下层（神经节细胞缺乏症）缺乏神经节细

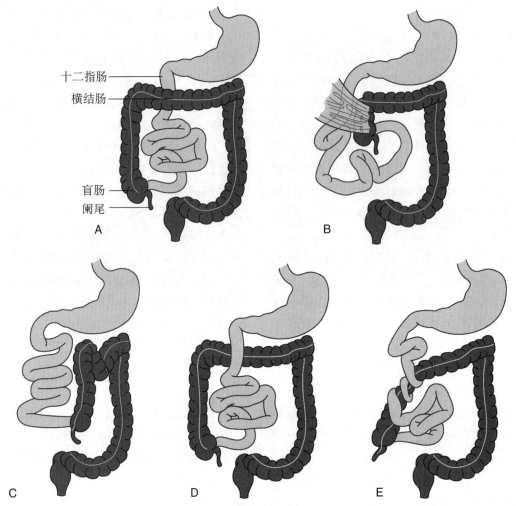

十二指肠

横结肠

盲肠

阑尾

图 49.1　正常的和异常的肠屈旋转

A. 正常的解剖；B. 不完全的旋转，有 Ladd 袢带；C. 没有旋转；D. 相反方向的旋转（顺时针的旋转）；E. 没有固定的肠管，导致肠梗阻（volvulus）

胞而发生的，这会阻止通过肠的协调蠕动活动。这是新生儿大肠梗阻的最常见原因，发病率为 1 : 5000 活产（Moore et al, 2016）。在大多数情况下，只有直肠和乙状结肠受到影响，但它可以影响更长的结肠区域。在胎粪输送延迟（大于 48 小时）、腹胀加重和胆汁性呕吐的新生儿中，应怀疑先天性巨结肠的可能。在转诊之后，主治临床医师可以进行直肠指检，其通常显示肛门收缩紧密。去除指检手指通常会引发爆炸性排出粪便和气体，这可能暂时缓解胃胀。粪便的爆炸性质是由受影响的肠道的神经节部分附近的背压急剧释放引起的。诊断是通过直肠活检来寻找神经节细胞。在短节段 Hirschsprung 中，婴儿可以经父母直肠冲洗来管理，其用于减压近端肠。许多婴儿最终将需要两阶段手术，其中首先进行结肠造口术，并去除肠道的神经节部分；接下来是第二次

手术，其中结肠造口术被逆转，并且肠道的两个健康神经节部分被吻合。

表 49.2 列出了疑似肠梗阻婴儿的一般管理原则。

9. 腹壁缺损　腹壁缺陷包括脐外畸形和胃裂畸形，导致婴儿出生时腹部内容物在腹腔外。

脐疝（exomphalos）是由于腹部内容物突然持续进入脐带而导致的缺陷（参见关于旋转不良的部分中描述的胚胎学）。它的发病率为 1 : 5000。缺陷可能只包含肠道，但在极少数情况下（1 : 10 000 活产）肝脏也可能存在。因为它是完全胚胎发育的失败，它与其他缺陷（如心脏畸形和 Beckwith-Wiedemann 综合征）有关。

正中腹裂（gastroschisis）与脐疝的不同之处在于腹部内容物通过腹壁的线性缺陷突出，通常发生在脐部右侧。脐带的位置和结构是正常的。

表 49.2　疑似肠梗阻婴儿的一般管理

胆汁呕吐的呕吐物	这绝不是一个正常的发现，不应该被忽视。呕吐物的颜色可以用从牛奶至柠檬、酸橙、豌豆、鳄梨和菠菜颜色的增加来描述。胆囊或十二指肠中的胆汁是黄色的，但当它回流并与胃液混合时，它变成绿色，表明胃淤滞。任何疑似胆汁呕吐物，无论其颜色如何，都应向新生儿小组报告，因为它需要立即调查。由高梗阻引起的子宫内胆汁性呕吐可能与胎粪染色的液体混淆，应高度视为可疑，特别是在早产儿中
胎粪延迟排出	这可能发生在低位大肠梗阻，但也可能是其他病症（如囊性纤维化）的结果，因此不一定表明完全阻塞
腹胀	如果肠梗阻的部位很高，可能不出现腹胀
大口径鼻胃管	这应该通过去除胃内容物并使胃减压，防止进一步呕吐并降低吸入性肺炎的风险
静脉通路	应更换液体和电解液，以防止脱水、电解质不平衡和酸碱干扰
其他考虑	一些情况（如疑似旋转不良，参见章节讨论）需要紧急、紧迫地转移到儿科外科中心，因为如果不这样做可能导致肠道的绞窄性梗阻，导致肠道损失并且可能是致命的。在这些情况下，对于进一步紧急调查的婴儿的转移，如对比研究和需要进行外科检查，对于父母来说是创伤性的，如果该妇女经历剖宫产并且不能与婴儿一起同行则进一步复杂化。在这种情况下，父亲可以与婴儿一起同行；但是，必须要记住，如果父母没有结婚，那么只有母亲可以同意进行任何必要的外科手术（参见第 9 章和第 42 章）

因此，肠道未被腹膜覆盖并在羊水中自由漂浮。它比脐疝更罕见，在 10 000 次活产中发生 1 次，并且在年轻母亲中发病率较高（不足 21 岁）。它通常与其他先天性畸形无关，但肠道暴露于羊水的时间越长，肠道会变厚和粗糙。

产前已经确诊的腹壁缺损病例分娩时，需要新生儿专家团队在现场，因为这些婴儿可能需要大量干预治疗措施。

在分娩时，需要通过把婴儿放入大的聚乙烯袋中或将婴儿包裹在"薄膜"中来保护腹壁缺陷，先将足放入，小心保护外露的肠管，避免受压影响血运造成坏死。对于腹正中裂的患儿尤其需要小心关注，因为暴露的肠管会大量丢失液体和热量。应插入大口径的鼻胃管进行胃减压并防止过多的空气进入肠道。婴儿可能需要大量的液体复苏。长期管理措施在手术中心进行，通过使用"筒仓（silo）"将肠道逐步还纳回腹腔（图 49.2）或通过手术修补腹壁裂隙（如果病变较小）。

五、呼吸系统疾病

1. Choanal 闭锁　Choanal 闭锁影响 1 ∶ 7000 的分娩。它是由于鼻子后部开口失效造成的，可能是单侧或双侧，骨质或膜质。其可以作为孤立的发现或作为其他颅面综合征的一部分发生。单侧闭锁通常是偶然发现，而双侧闭锁导致上呼吸道阻塞，因为婴儿是专用的"鼻子呼吸器"。

婴儿在哭泣时皮肤是粉红色的，因为这时婴儿通过口腔吸入空气，但在安静时会变成患有呼吸窘迫的青紫。治疗措施是通过使用 Guedel 气道（参见第 46 章）或通过气管插管确保气道通畅，直至婴儿进行手术矫正，通常在出生的第 1 周。

2. 先天性膈疝　先天性膈疝（CDH）发生率为 1 ∶（2000 ～ 5000）。隔膜的发展是复杂的，涉及 4 个胚胎结构的迁移。直至妊娠的第 8 周，胸膜和腹膜腔之间是相通的。如果这些结构的迁移过程出现问题，或隔膜的封闭融合失败，会导致腹部内容物（如肠和胃）进入胸腔，阻碍肺发育导致肺发育不全（pulmonary hypoplasia）和肺血管床过度反应增生（Badillo et al, 2014）。这种病

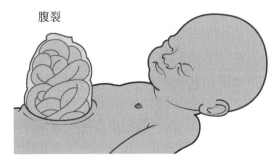

图 49-2　腹裂

症的严重程度取决于肺发育不全和肺动脉高压的程度。这些婴儿对低氧血症、酸中毒和环境刺激高度敏感。

大多数病例是通过产前超声诊断的，这些婴儿应该在提供新生儿手术的中心进行理想的治疗。出生时应该有新生儿团队在现场，因为出生后立即对这些婴儿进行积极管理对于预防低氧血症和酸中毒至关重要。在出生时，婴儿不应受到刺激，但应选择性插管，并将大口鼻胃管插入胃中以除去任何吞咽的空气。这些组合操作可防止空气进入突出的肠道，这将进一步损害呼吸。婴儿需要镇静并给予肌肉松弛药，防止吞咽空气，以便在新生儿出生后继续早期肠道减压。修复缺损的手术延迟直至婴儿在最小的通气支持下能够保持生命体征稳定。实现这一目标的婴儿有更好的结果，因为它证实在术后期间有足够发达的肺组织来支持呼吸。很少有婴儿在出生24小时后出现呼吸道症状（如呼吸急促）和呼吸困难增加。这些婴儿预后较好，这表明缺陷很小或间歇性。CDH 与其他先天性异常有关，包括危重的心脏病和肾脏畸形。

3. 气管食管瘘和食管闭锁　气管食管瘘(TOF)是由于妊娠4周时气管和食管不完全分离所致（Moore et al，2016）。食管闭锁（OA）是由于妊娠8周后食管不完全导管化而发生的。在85%的情况下，两种缺陷都会发生；然而，9%的病例在胚胎发育过程中，中枢神经系统从第19天就可以识别，当它分化成神经管时，它是大脑和脊髓所有主要结构的前体。该闭合失败导致神经管缺陷（NTD）。在妊娠前和早孕期采取的叶酸似乎可有效降低 NTD 的发生，OA 可以单独发生，4%作为孤立的 H 形瘘管（图49.3）。这些病症的总体发病率是 1 ∶ 3500 分娩。当有母体羊水过多时，应该怀疑 OA，因为胎儿不能吞咽羊水，羊水随后会积聚。产前超声可能突出没有胃泡。出生时，主治临床医师应将宽口鼻胃管通过与婴儿胃部位置一致的测量长度，并吸出任何残留的液体。因为胃会含有羊水，所以它不适合进行 pH 测试，但容易通过管和几毫升液体的存在应该足以证实食管通畅。如果遇到阻力，应将管留在原位并进行胸部 X 线检查，这可能表明管在食管袋中卷曲。未确诊 TOF 和 OA 的婴儿出现窒息和严

重的呼吸窘迫继发于吸入的分泌物，这些分泌物在盲目的食管或胃酸通过瘘管反流中累积，导致肺炎。

分娩后的管理是通过抬高新生儿头部，将 Replogle 管子送入食管袋，保护呼吸道，将其置于连续的低级吸痰器上并用盐水冲洗以保持通畅，并保持静脉输液水合作用和葡萄糖稳态。婴儿应该稳定并转移到新生儿外科中心修复缺损。TOF 和 OA 可作为 VACTERL 簇的一部分发生，包括椎骨、肛门、心脏、气管、食管、肾和肢体异常；因此，患有 TOF 和 OA 的婴儿应进行心脏和肾脏超声检查以排除其关联。

六、中枢神经系统疾病

1. 神经管缺陷　在胚胎发育过程中，中枢神经系统从第19天就可以识别，当它分化成

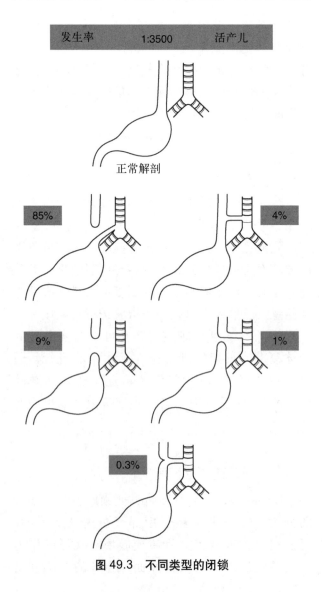

图 49.3　不同类型的闭锁

神经管时，它是大脑和脊髓所有主要结构的前体。该闭合失败导致神经管缺陷（NTD）。在妊娠前和早孕期应用的叶酸似乎可有效降低 NTD 的发生率，因为它是神经管发育所必需的重要基质。

2. 无脑畸形　当前神经管未能闭合时，发生无脑畸形，暴露出缺少大脑半球的基本脑。这种新生儿不能存活，大多数患儿在出生后不久就会死亡。应该有一个与父母同意的产前计划，即出生后不会进行积极的复苏干预，并且将遵循富有同情心的护理途径。确定父母是否想要看病变。婴儿应该擦干并穿上纱布覆盖的开放病灶，然后戴上帽子，如果他们愿意，可以给父母。

3. 脊柱裂隐匿　脊柱裂实际上意味着"脊柱分裂"，这种情况影响了约 10% 的人口。这种缺陷通常是由于不同原因在脊柱 X 线上偶然发现的。它不需要治疗，也不会在未来的妊娠中造成任何残疾或 NTD 的风险。少数可能具有潜在缺陷的向外迹象，如脊柱底部的凹陷或毛簇。在新生儿检查期间，应仔细检查该区域；如果存在凹陷，应清楚地看到基部，以确保没有鼻窦与脊髓相通。鼻窦的存在需要转诊给儿科神经病学小组。

4. 脑脊膜膨出　脑脊膜膨出是一种良好的良性疾病，其中含有脑脊液（CSF）的囊通过棘突突出。它可以发生在脊柱的任何地方。关闭病灶需要手术，长期预后通常良好。

5. 脊膜膨出　脊膜膨出通常发生在腰 - 骶区，如果它们在胸腰段较高，则预后较差。受影响的婴儿仍然处于身体和发育障碍的高风险，包括运动缺陷，膀胱和肠道失禁（Hagmann et al, 2012）；病变越高，残疾越大。有关病情可能结果的真实信息的产前咨询至关重要。家长可以选择在此时终止妊娠。在分娩时，任何脊柱病变都应该用保鲜膜覆盖，并且婴儿在俯卧位进行护理以避免任何创伤。早期转诊至儿科神经团队是必要的。

6. 脑积水　脑积水是由 CSF 的产生和吸收之间的不平衡引起的。它可能存在于先前描述的病症中，与阻碍正常 CSF 途径的另一种异常相关，如 Arnold-Chiari 或 Dandy-Walker 畸形，或作为孤立的发现。婴儿头部的形状和大小可能看起来正常，但是囟门可能很大并且凸出，具有广泛分离的缝合线。这些婴儿需要颅超声来评估心室大小，然后才能转诊潜在的分流术。

7. 小头畸形　小头畸形被定义为枕前头围，其低于婴儿孕龄平均值的两个标准偏差（SD），头部相对于身体的其他部分不成比例地小（Sinha et al, 2012b）。这是新生儿的重要发现，因为它反映了大脑发育受损。小头畸形具有多种病因，如遗传病、感染或胎儿酒精综合征，并且预后不良，包括神经发育迟缓、运动缺陷和癫痫发作。

七、泌尿生殖系统疾病

通过产前超声检查更早发现泌尿道异常，可以加快对新生儿期病情的适当管理。在此实践之前，许多肾脏异常在儿童时期出现尿路感染（UTI）。

胎儿尿流受损可发生在泌尿道中的任何水平，导致肾脏背压，导致肾盂扩张和肾积水，这可能影响一个或两个肾脏。延迟识别和管理一些阻塞流动的条件可导致显著的肾损伤，这可能最终需要肾移植。当产前诊断出尿路病变时，必须在出生后早期确诊；大多数单位将有一个指南，婴儿需要早期预防性抗生素治疗（预防 UTI）和早期产后超声检查。

1. Pelviureteral 交界异常（PUJ）　是最常见的产前诊断尿路病和解释大约 50% 的产前肾积水病例（Modi et al, 2012）。

产前肾积水程度与出生后严重问题的严重程度相关。大约 25% 的 PUJ 肾积水患儿在出生后的最初几年需要手术治疗；然而，在许多婴儿中，病情会自发消退。需要仔细的随访，因为从一开始就不清楚任何婴儿会落入哪一类。

2. 后尿道瓣膜 PUV　是由于尿道膜样阻塞引起的。它是尿路梗阻的最常见原因，通常发生在男性。膀胱增厚的胎儿应该怀疑 PUV。这些婴儿出生时可能很好，但有明显的腹胀，需要通过尿道或耻骨上途径插入导管引流扩张的膀胱。高达 40% 的婴儿在出生时可能有肾衰竭，并且有明显的代谢和电解质紊乱。在紧急处理之后，这些婴儿需要转移到专科中心进行瓣膜外科手术消融和长期随访。高达 50% 的病例发生长期肾衰竭及需要进行透析和肾移植。

3. 尿道下裂　尿道下裂在男性出生中发生率为 1/300，并且尿道口可以位于龟头下表面，阴茎体或会阴之间的任何地方找到尿道口。它可以与阴茎下弯（chordee）和包皮的腹侧罩同时存在。它需要在出生后几年内进行手术矫正；因此，不应进行新生儿包皮环切术。

4. 尿道上裂　尿道上裂是一种非常罕见的疾病，发生率约为 1/100 000，其中尿道通向阴茎背面。它在男性中更常见，但很少出现在患有扩张性尿道和阴蒂畸形的女性中（Modi et al，2012）。其结果比尿道下裂的结果更差，并且它通常是更复杂的膀胱和泄殖腔外翻综合征的一部分。

反思活动 49.2

在互联网上搜索"膀胱和泄殖腔外翻综合征"这一短语。宝宝诊断为尿道上裂的家庭有哪些建议和资源？

您如何支持您所在地区的父母？

八、肾脏疾病

1. 肾脏发育不全（缺如）　肾脏发育不全可能是单侧或双侧的，并且是由于输尿管芽未能发育或输卵管早期子宫内的原条（primitive stalk）退化导致的（Moore et al，2016）。

单侧肾发育不全发生在 1/1500 ～ 1/1000）活产中（Modi et al，2012）。虽然它可能与其他泌尿生殖系统异常相关，但它通常是无症状的，通常是在以后的生活中偶然发现。对于单脐动脉的婴儿应该关注是否存在这类疾病。

双侧肾发育不全（Potter 综合征）发生在 1/4000 活产（Modi et al，2012）。它在男性和家庭中更常见，这表明该疾病具有遗传性。这种新生儿不能存活，在出生后很快就会因肺发育不全而出现呼吸衰竭。

2. 肾囊性疾病　新生儿先天性肾囊性疾病是一组临床和遗传多样的疾病。

常染色体显性遗传多囊肾病（ADPKD）发生在 1/600 ～ 1/500 活产，并且在新生儿期很少引起临床问题。

常染色体隐性遗传性多囊肾病（ARPKD）非常罕见，发生率为 1/40 000 ～ 1/10 000，并且其表达可变。在最严重的情况下，婴儿在类似波特的疾病中死于肺功能不全。那些在新生儿期存活的婴儿会在婴儿期，儿童期或成年早期发生终末期肾衰竭（Modi et al，2012）。

反思活动 49.3

审查当地关于产前筛查和产前、产后孕产妇肾脏疾病管理的指导方针。转诊途径是什么？谁参与护理？

九、性发育障碍

性发育障碍（DSD）发生在 1：4500 的分娩中。2006 年一个会议达成的共识认为，DSD 这个术语应该取代以前的雌雄同体，假雌雄同体和双性人的术语，因为这些术语具有误导性和贬义性（Lee et al，2006）。不应该由临床团队的任何成员"猜测"性别，并且应该提及性别的婴儿中立性。DSD 的表现的实例包括阴蒂肿大和阴唇融合，其类似于男性生殖器，以及类似于女性生殖器的小阴茎和双歧阴囊。在完整的临床检查后，婴儿的性别需要通过生化和染色体分析来确定。这种情况对于父母和大家庭来说可能非常令人痛苦，他们需要转介到专业的多学科团队，以获得持续的内分泌、遗传、外科和心理支持。在最终确诊性别之前，父母不能注册婴儿，因为这是出生后 6 周内的法律要求；可能需要与当地出生登记处进行专业讨论。

任何程度任何类型的生殖器畸形的婴儿必须立即转介给新生儿团队，因为最常见的原因是先天性肾上腺皮质功能不全，这是一种危及生命的疾病。参见第 42 章。

十、染色体异常

1. 21 三体综合征（唐氏综合征）　唐氏综合征（DS）是活产婴儿中最常见的染色体异常，发生率为 1：（6 ～ 700）活产。其患病率取决于孕产妇年龄，非常年轻的妇女和 40 岁以上的妇女受影响最严重。DS 的特征在于各种畸形特征，包括向上倾斜的睑裂，内眦皮的褶皱和短头畸形。此外，DS 婴儿是肌张力减退的（hypotonic），并且具有突出的舌头。通过染色体分析进行诊断，95% 的病例具有完整的额外染色体 21。剩余的 5% 将具有镶嵌性或易位的另一染色体，通常是染色体 14（Caluseriu et al，2012）。

2. 18 三体综合征（爱德华综合征）　18- 三体综合征（爱德华综合征）是第二种最常见的染色体异常，影响大约 1∶5000 的活产。它具有独特的临床特征，包括突出的枕骨，低位和畸形的耳朵，小口和下颌，上睑下垂和宽的内褶皱和手指的特征性重叠（Pont et al，2006）。

这种情况不能长期存活，只有 10% 的婴儿在出生后第 1 年存活。那些幸存的婴儿的精神发育迟滞很严重。

3. 15 三体综合征（Patau 综合征）　15- 三体综合征（Patau 综合征）发生在 1∶7000 的出生新生儿，具有小三角头和下颚，前额倾斜和畸形耳朵。80% 的病例存在心脏缺陷。很少有婴儿能够存活超过 1 岁。

4. 特纳综合征（45 XO）　特纳综合征发生在 1∶5000 的女性婴儿中。最引人注目的特征包括短蹼颈部，皮肤松弛，发丝低，身材矮小。手足淋巴水肿很常见（Caluseriu et al，2012）。

许多受影响的婴儿有心脏和肾脏异常，应在新生儿早期进行肾脏和心脏超声检查。这些婴儿通常具有正常的智力；然而，它们是不育的，并且在青春期时需要雌激素治疗。

任何出现畸形或暂定的婴儿遗传 / 染色体畸形的诊断必须提交给临床遗传学家，其作用是帮助临床团队做出诊断，向父母建议复发风险，并通过多学科团队提供持续的建议和支持。

十一、骨骼系统的异常

1. 多指和并指　Polydactyly 描述手或足上的附加手指或足趾，最常见的部位是第 5 指的尺骨方面的额外手指或足趾。额外的手指或足趾可能包含也可能不包含骨骼。

Syndactyly 描述手指或足趾的融合，这可能是部分的或完整的（图 49.4）。这些病症通常是孤立的，但可能是其他综合症状的一部分，因此需要彻底检查以排除更严重的病症。患有这些

疾病的婴儿也应该由整形外科团队进行检查和治疗。

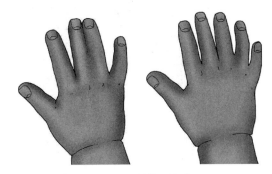

图 49.4　并指和多指

2. 四肢和双足　足部异常是相对常见的，并且通常与子宫内压迫相关，从而导致位置性滑动。轻微的情况下，足可以很容易地伸直到正确的位置，响应轻柔的伸展运动。更严重的畸形，如马蹄内翻足，可能需要物理治疗，夹板固定和偶尔手术。这些婴儿应该转诊进行髋关节超声检查，因为需要正式排除髋关节发育不良（见下面的讨论）。

3. 骨骼发育不良　骨骼发育不良通常是罕见的病症，导致婴儿肢体缩短，与身体其他部分不成比例，导致侏儒症。这种类型中最常见的发育不良是软骨发育不全，其发生率为 1/25 000（图 49.5）。骨骼发育不良可能是基因突变的结果，但它们更多经常随机发生。虽然软骨发育不全通常有正常的智力和能够独立生活，但某些形式的侏儒症（如非嗜睡症）不能长期存活，因为它们与严重的肺发育不全有关。

4. 发育性髋关节发育不良　发育性髋关节发育不良（DDH）发生在 1‰ ～ 2‰ 出生的新生儿中，不稳定性髋部的发生率为每 1000 次分娩出生 5 ～ 20 个，但其中 60% 会自发消退。有明确记录的 DDH 风险因素，如臀位、巨大婴儿和羊水过少导致"拥挤"的子宫内环境。女孩通常比男孩受影响更大。还有家庭关系，受影响的父母或兄弟姐妹分别将风险增加 12% 和 6%。早期发现病情对于避免长期并发症至关重要。

在对新生儿进行常规检查时，应进行 Ortolani 和 Barlow 检验。检测不稳定的臀部和适当的婴儿，用超声波进行放射学检查。受影响的婴儿需要使用 Pavlik 安全带或 Van Rosen 夹板进行夹板固定。

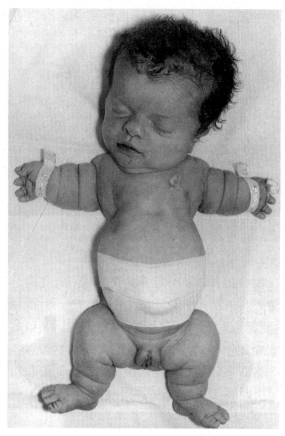

图 49.5 软骨发育不全

在极少数情况下，婴儿可能需要牵引或手术治疗。

反思活动 49.4

对于需要转诊进行髋关节超声和转诊途径的婴儿，当地的指导是什么？
---

5. 羊膜带综合征 羊膜带综合征（ABS）是一种罕见的病症，由于羊膜囊的部分破裂导致羊膜内的羊膜束自由漂浮。这些股线可以环绕发育中的胎儿的任何部分并导致手指、足趾或肢体截肢。如果股线缠绕并堵塞脐带，ABS 可能是致命的，导致流动中断和胎儿死亡。

十二、新生儿疼痛管理

出生后，新生儿的神经系统能够感知和应对疼痛或有害事件。尽管入住新生儿重症监护室（NICU）的患者和早产儿可能会接受许多侵入性和痛苦的手术，但他们的疼痛可以通过非药物治疗策略进行有效管理（Pillai Riddell et al，2011），必要时婴儿将接受静脉注射阿片类药物镇痛减轻疼痛。重要的是要记住，大多数婴儿将在出生后

和出生后的第 1 周内就会接受能够引起疼痛的操作，如肌内注射维生素 K 和进行足跟血液检查。

由于新生儿完全依赖照顾者来评估和控制他们的疼痛，因此助产士需要注意他们可能引起的任何潜在疼痛，并使用干预措施来改善疼痛。非药物策略（蔗糖除外）可在所有护理环境中使用，可单独使用，但据说组合使用时效果更佳。它们包括以下内容：口服蔗糖（Stevens et al，2013）；口服母乳（通过乳房 / 瓶 / 注射器）（Shah et al，2012）；非营养性吸吮（Pillai Riddell et al，2011）；襁褓（Pillai Riddell et al，2011）；皮肤接触 / 袋鼠护理（Johnston et al，2014）。

当通过足跟穿刺进行毛细血管血液检查时，助产士应使用适当大小的自动刺血刀片（automated lancet）用于足月婴儿（深度 1mm，长度 2.5mm），以及在足跟外侧、内侧或足底表面的样本，因为这些区域与较少疼痛和降低骨髓炎风险（Harling et al，2010）。使用这种装置可以优化血流并减轻疼痛，因为切口位于疼痛纤维的集中区域之上。另外，当刀片缩回时，操作者和婴儿都受到保护，免受被血液污染的刀片的无意的针刺伤害。

由于器械分娩而导致出生时疼痛的婴儿，头皮创伤或分娩困难导致骨折，应由新生儿专家成员评估和检查并相应地开具口服镇痛药。最常用的镇痛药是对乙酰氨基酚，可以单剂量（负荷剂量）20mg/kg（Ainsworth，2015）给药，然后每 6 剂至 10 ~ 15mg/kg 剂量给药。8 小时（24 小时内最大剂量不应超过 60mg/kg）（译者注：与葡萄糖醛酸结合是对乙酰氨基酚在体内生物转化的主要途径。这条途径在婴儿出生数周后形成，因此对乙酰氨基酚只能用于 3 个月以上的儿童，因此，本条内容需要再查证）。由于长期使用与肝毒性相关，因此应每 24 小时检查一次该镇痛的镇痛需求。

十三、结论

助产士在支持确诊先天性异常婴儿的父母中起关键作用，他们需要确保具备必要的知识和技能，以帮助父母了解任何异常的短期和长期影响。在处理意外的异常情况时，助产士需要利用他们的咨询和照顾技巧，以确保为妇女和家庭提供持续的信息和支持，并在最早阶段提供长期服务。

要点

- 有效的病史采集和风险因素识别有助于早期有效诊断和护理新生儿。
- 如果发现异常或偏离正常，妇女和家庭需要支持，咨询和准备。
- 新生儿沾染胆汁呕吐物从来都不是正常的发现，不应该被忽视。应向新生儿团队报告单一胆汁呕吐的呕吐物，因为需要立即调查。
- 羊水过多应警告助产士潜在的先天性胃肠道异常。
- 先天性畸形的产前诊断可以为父母提供咨询和支持，也可以将产前转移到可能需要早期手术干预的婴儿新生儿外科设施的专科中心。

（翻译：肖　红　李璐柳　审校：余立平）

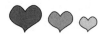

第50章

代谢和内分泌失调

Glenys Connolly

学习目标

通过阅读本章，你将能够：
- 描述有代谢不稳定风险的婴儿。
- 了解先天性和获得性代谢紊乱。
- 了解新生儿代谢筛查的目的和意义。

一、引言

新陈代谢来自希腊语 metabole，意思是改变。从本质上讲，它是活细胞内发生的维持生命所必需的生化过程。在新陈代谢过程中，一些物质被分解以产生细胞活动所需的能量（如葡萄糖），而其他生命必需的物质（如蛋白质）则被合成。

妊娠主要是一种合成代谢（堆积）状态，它为发育中的胎儿提供足够的基质储备，以便在出生后过渡到分解代谢（分解）状态。

本章集中讨论可能影响新生儿的常见代谢和内分泌问题。

二、葡萄糖稳态

在子宫内的生活中，胎儿依靠胎盘葡萄糖的持续供应为代谢功能和生长提供能量。胎儿葡萄糖利用率 [6mg/（kg·min）] 高于新生儿 [3.5 ～ 5.5mg/（kg·min）] 的要求，几乎是成人的两倍。胎儿的血糖水平是母体水平的70% ～ 80%，这使得胎盘的扩散过程更加容易。胎儿早在 9 周时就开始以糖原的形式储存葡萄糖，但在妊娠后期沉积速度加快；这可能与生产过程和产后早期所需的能量有关。因此，在此之前出生的婴儿由于沉积时间减少，发生低血糖的风险要大得多。在有氧代谢过程中，以腺苷三磷酸（ATP）形式产生能量以维持细胞功能；然而，在分娩发生的无氧代谢过程中，与有氧代谢相比，只产生 1/15 的 ATP。因此，如果分娩时间延长或复杂，新生儿由于葡萄糖利用增加，低血糖的风险增加。不同的体内的细胞有不同有氧和无氧代谢能力。红细胞是专性葡萄糖使用者，但通过厌氧过程利用葡萄糖，因此，红细胞增多症的婴儿低血糖的风险增加。相反，心脏和大脑细胞是完全依赖有氧代谢，任何缺氧都会迅速导致功能丧失，并可能导致不可逆转的损伤。葡萄糖是大多数器官的主要代谢燃料，但有证据表明，新生儿可以利用脂肪分解（脂肪组织储存中脂肪酸的释放）、酮生成（肝脏对脂肪酸的 β 氧化）和乳酸（Hawdon，2012）等其他燃料来源，为健康婴儿在适应宫外生活和建立正常母乳喂养的过程中提供脑保护。

三、葡萄糖平衡障碍

1. 低血糖　低血糖的治疗首先是要预防。新生儿期的低血糖水平在 1 ～ 4 mmol/L 有不同程度的降低。最常用的浓度 ≥ 2.6mmol/L （Koh et al，1998）。如果在出生后立即测量，大多数新生儿的血液水平会很低；但是，由于前面描述的补偿机制，低水平不应造成任何损害。属于高危人群的婴儿（表 50.1）应在出生后尽快进行早期母乳喂

表 50.1 低血糖风险婴儿

婴儿群体	机制	预期持续时间
早产儿（一般来说，胎龄小于 37 周的婴儿患病风险更高，低孕龄胎儿进一步受损）	糖原和脂肪储备减少 激素反应受损	时间很短
子宫内生长受限	糖原和脂肪储备减少 激素反应受损	时间很短
先天性代谢障碍	糖原存储疾病 酶缺乏影响存储底物的利用	持续很久
提高围生期缺氧的利用率	无氧代谢消耗储存	时间很短
败血症	喂食情况差	时间很短
低体温症	提高代谢率	时间很短
糖尿病母亲的婴儿	提高代谢率和褐色脂肪代谢	时间很短
贝 - 维综合征	高胰岛素血症	持续很久
胎儿成红细胞增多症	胰岛肥大引起的高胰岛素血症	时间很短
胰岛细胞发育不良	胰岛肥大引起的高胰岛素血症	持续很久
母体药物	受体阻滞剂抑制儿茶酚胺反应	时间很短

养，鼓励肌肤接触和无限制哺乳。如果母亲希望使用配方奶喂养，则每天应提供 60ml/kg 的牛奶。喂养间隔不应大于 3 小时，喂养前 3 小时应进行血糖监测。如果血糖低于推荐水平，则应增加进食量或进食次数。如果婴儿不能经口进食，则应考虑在开始灌胃喂养时使用鼻胃管。这不仅保证了婴儿接受适当的体积，而且减少了能量消耗。这种方法还可以防止新生儿需要静脉注射葡萄糖，同时避免母婴分离。母乳喂养比静脉注射葡萄糖更可取，因为它含有碳水化合物以外的其他能量来源，如脂肪酸，还能刺激肠道激素，从而更有效地促进出生后的代谢适应（Lucas et al，1981）。不符合"高危"标准的婴儿仍可发展为低血糖，低血糖具有非特异性的体征和症状。新生儿对疾病的反应有限。嗜睡、易怒、进食不良和神经过敏可能是感染的征兆，但它们也是低血糖的征兆。新生儿应喂养良好，如果喂养不良持续存在，婴儿应接受经验丰富的助产士的检查，并视情况转介给新生儿小组。有症状的低血糖（如癫痫发作或血糖水平低于 1mmol/L）是一种产前紧急情况，婴儿需要立即获得静脉通路，并推注葡萄糖（3ml/kg），以维持葡萄糖正常水平。实验室血糖水平应在此时检测；理想情况下，也可以送血进行更广泛的低血糖筛查，但这不应妨碍恢复性治疗。建议患有症状性低血糖的婴儿尽早进行

磁共振成像（MRI）评估，作为随访的一部分内容，因为长期的神经损伤是显著的（Burns et al，2008）。

2. 高血糖 高血糖很少发生在发育良好的足月婴儿，主要是一个极端早产的问题。这些婴儿可能会从静脉输液和肠外营养中摄取更多的葡萄糖，由于未成熟胰腺胰岛素反应降低，它们无法代谢这些过多的葡萄糖，从而导致高血糖。由真正的新生儿糖尿病引起的高血糖异常罕见，发生在 140 万活产中（Shield et al，1997 年）。

四、电解质的紊乱

1. 高钠血症 高钠血症被定义为血清钠水平 ≥ 150mmol/L（正常参考值 135 ~ 146 mmol/L），发生在体内钠相对于水的比例失调时；它不是钠摄入量过多的结果，更常见的是缺乏液体的结果。近年来，它引起了人们的注意，主要是因为它与显著的体重减轻有关，而体重减轻与母乳喂养困难有关。高钠脱水可能有严重的不良后果，如癫痫发作、颅内出血、脑水肿和肾衰竭，可导致永久性脑损伤（Modi，2007）。虽然病例报道描述了这样的并发症（Schroff et al，2006），值得庆幸的是罕见的，但通常这些婴儿需要重新到医院控制补液，可以接受多次血液检测监测血清

钠水平或者需要抗生素治疗，脓毒性筛选和短期的结果呈现的迹象是进食差、嗜睡和减肥。管理是"控制性"补水，通常是每天100ml/kg母乳或配方奶，而不是静脉治疗，因为这是更安全的，渐进的补水，更有利于婴儿和母亲，其否定了进入新生儿病房的需要。更为罕见的例子是由于配方奶配制技术不正确导致的。与低血糖一样，高钠血症的问题是其预防之一，在支持母乳喂养的建立和成功，以及提供有关配方奶正确重组的教育方面，助产士和相关保健专业人员的作用至关重要。

2. 低钠血症　低血钠水平（低于130mmol/L）在出生时可能是明显的，产妇在分娩期间静脉输液治疗可能导致新生儿产生低血钠的反应。发育良好的足月婴儿可以适应这种反应而不会产生不良影响。明显的低钠血症更容易导致早产儿"肾漏"，或者更常见的是，患病的早产儿在出生前后发生缺氧缺血事件后出现抗利尿激素分泌不当（IADH）。慢性低钠血症导致生长不良，也与神经发育不良有关。

3. 低钙血症　生命最初几天出现的症状性低钙血症最常见于早产儿、糖尿病母亲和围生期应激患儿。这些婴儿可能表现出各种各样的症状：易怒、高声哭喊、颤抖、神经过敏、进食不良或癫痫发作。如果症状严重，则需要复查、血液检测和静脉钙纠正（Cheetham et al，2012）。静脉补钙可能引起严重的心动过缓和心律不齐，因此应在严格的心电图（ECG）控制下进行。此外，以这种方式给予钙会造成严重的外渗损伤，因此应通过中心静脉给予。如果是通过外周套管给药，则必须对该部位进行密切观察（Beresford et al，2010）。

五、新生儿代谢筛查

20世纪60年代，美国内科医师鲍勃·格思里发明了一种简单的生物化学检测方法来检测血液中的苯丙氨酸水平，他利用一种抑制细菌的方法做到了这一点。虽然新生儿血液测试通常被称为"格思里测试"，但血液斑点测试已经通过串联质谱技术取代了格思里测试，现在可以识别苯丙酮尿症（PKU）以外的多种疾病。因为每一名在英国出生的婴儿都会在出生后的第5～6天接

受这种常规检查，所以英国所有地区的疾病概况如下。

目前所描述的许多疾病本质上是常染色体隐性遗传（AR），即父母双方都是缺陷基因的携带者，但不表达疾病本身的过程（参见第26章）。

六、先天性代谢缺陷

大多数先天性代谢错误（IEMs）是AR障碍（Jones et al，2012）。作为一种疾病，它们很少见，但有一些比其他疾病更常见[如苯丙酮尿症发生在1：（10 000～15 000）婴儿中，而异戊酸血症发生在1：15 5万婴儿中]。据估计，英国每年至少有600名婴儿患有这些疾病。IEMs是蛋白质、脂肪或碳水化合物代谢异常的结果，这些异常是由酶反应或蛋白质运输缺陷引起的，这些缺陷导致有毒代谢物的积累。大多数IEMs对胎儿的健康和发育没有影响，因为胎盘灌注将胎儿体内的毒素排除到母体循环中。因此，大多数IEMs出生的婴儿体重正常，出生时明显健康（Jones et al，2012）。然而，在出生时，一旦胎盘保护被移除，婴儿开始进食，有毒代谢物的积累将最终导致脑病、低张力、癫痫发作和结构性脑损伤。这些婴儿的结局依赖于早期发现、饮食控制和维生素补充。然而，尽管如此，一些罕见的情况与长期生存是不相容的。

1. 苯丙酮尿症　苯丙酮尿症（PKU）的发病率在英国是1：（1～1.5）万。PKU是由苯丙氨酸羟化酶的缺失引起的，这是分解氨基酸苯丙氨酸所必需的。苯丙氨酸存在于蛋白质丰富的食物中。一旦母乳喂养开始，婴儿逐渐积累有毒代谢物，这是神经毒性的。新生儿代谢筛查试验确定所有血液苯丙氨酸水平升高的婴儿；因此，可以在不可弥补的损害发生之前就开始对病情进行早期管理。苯丙酮尿症的管理是通过限制天然氨基酸的摄入（足够生长），以及以合成形式提供的其他蛋白质，不留下多余的分解成有毒代谢物。随着时间的推移，在儿童时期，一旦大脑发育完成，饮食可以放开，天然蛋白质摄入量增加，然而，那些在婴儿期被诊断出患有PKU的女性在妊娠期间建议恢复限制性饮食。

2. 中链酰基辅酶A脱氢酶缺乏症　中链酰基辅酶A脱氢酶缺乏症（MCADD）在英国的发病

率为 1 ：（8 ～ 12 000）。MCADD 是一种脂肪酸代谢紊乱。脂肪酸是一种重要的能量来源，是肌肉，尤其是心脏的首选底物（Leonard et al, 2009）。在正常情况下，能量来自碳水化合物；在禁食或生病期间，能量来自于由中链酰基辅酶 A 脱氢酶引发的脂肪酸分解。如果这一过程不能启动，个体就会由于储存的葡萄糖的快速代谢而发生低血糖，并由于有毒代谢物的积累而发生脑病，最终导致酸中毒和虚脱。最初的发作可能是在更长的喂食间隔（如夜间禁食）或急性疾病发作（如胃肠炎）之后。管理方法是避免喂食间隔过长（少于 6 小时），并在急性疾病期间以葡萄糖的形式满足能量需求。因此，患有此病的婴儿应直接住院，以便在任何疾病发生时，尤其是腹泻和呕吐时，静脉注射葡萄糖，在这个时候也应该避免脂肪。大龄儿童和成人可以通过高碳水化合物饮料管理（Leonard et al, 2009）。人们已经认识到，胎儿脂肪酸代谢紊乱可使母亲易于发生妊娠期急性脂肪肝溶血，肝酶升高，血小板减少（HELLP 综合征）。

在英国筛查其他 IEMs 的一些区域，包括戊二酸尿 1 型（发病率为 1 ： 120 000）、同型半胱氨酸尿症（发病率为 1 ： 300 000）和异戊酸血症（发病率为 1 ： 155 000）。这取决于该疾病在该国不同地区的流行情况。

反思活动 50.1

正确地进行新生儿筛查血液斑点试验需要哪些信息和资源来减少由于不正确的技术或污染造成的重复检测水平？在你练习的地方有什么信息和资源？

---

3. 囊性纤维化　囊性纤维化（CF）的发病率在英国是 1 ： 2500。CF 是一种 AR 疾病，它影响胰腺功能，导致呼吸道和胃肠道产生黏性分泌物。在英国，25 人中有 1 人携带 CF 突变。大多数新生儿无症状，但 10% ～ 15% 存在胎粪肠梗阻，导致 48 小时的梗阻（Newell, 2012），迫切需要新生儿复查。自 2007 年以来，CF 筛查一直是英国代谢筛查项目的一部分，尽管英国的一些地区很早就开始了。检测血清免疫反应性胰蛋白酶（IRT）水平，其在 CF 中升高，通过基因检测确诊，目前发现有超过 1000 个 CF 基因突变，但

在白种人中最常见的是 delta F508。早期诊断和治疗可显著改善预后。应鼓励母乳喂养，因为母乳具有脂溶性和抗感染性。长期采用胰酶替代治疗、高热量饮食和胸部物理治疗。

4. 先天性甲状腺功能减退症　先天性甲状腺功能减退的发病率为 1 ： 4000。英国所有的婴儿都要接受这种检查。测定促甲状腺激素（TSH），在那些高水平的婴儿中，要进行重复筛查。所有被确诊患有高水平促甲状腺激素血症的婴儿应尽快开始甲状腺素替代治疗，否则将导致显著的、永久性的神经功能损害，智商降低，听力和语言障碍。

5. 镰状细胞病　镰状细胞病是一种严重的血红蛋白分子 AR 紊乱，在危急时刻（如感染或低氧状态），血红蛋白分子扭曲成新月形（镰刀状）。这种"镰刀"可以阻断血管，造成严重的疼痛和组织器官损伤。它不存在于新生儿早期，因为胎儿血红蛋白在这时不呈现"镰刀"状。尽管它主要影响非洲或非洲加勒比血统的婴儿，但英国所有的婴儿现在都接受了这种疾病的测试。

6. 先天性肾上腺皮质增生症　先天性肾上腺增生（CAH）是用于描述一系列 AR 疾病的通称；多达 1/50 的人口携带这种疾病的缺陷。它是一种复杂的肾上腺类固醇生成障碍，是造成生殖器模糊的主要原因（Cheetham et al, 2012）。由于醛固酮的生产不足，CAH 可导致盐损失危机，导致新生儿生命垂危。对外生殖器的仔细检查是新生儿检查的一个重要方面，任何双侧睾丸未下降、阴囊色素过多或任何程度的模糊的新生儿都应作为紧急事项进一步检查。

7. 半乳糖血症　半乳糖血症的发病率为 1 ： 45 000。这种情况没有常规检查。这是由于缺乏半乳糖分解所必需的半乳糖 -1- 磷酸尿苷转移酶所致。由于乳糖存在于乳房和配方奶中，婴儿在生命的第一周结束时出现这种情况，喂养不良、呕吐和黄疸。如果不加控制，婴儿会发展成白内障和进行性肝损伤。管理是用无乳糖的牛奶（如大豆）。随着时间的推移，肝脏会逐渐恢复，白内障也会复发，但长期的智力成果却很差（Jones et al, 2012）。产前诊断可在 12 周进行绒毛膜绒毛取样（CVS）或 16 周进行羊膜穿刺术。

反思活动 50.2

并非所有英国中心都进行同样的测试。访问 https：//www.gov.uk/government/collections/newbornblood-spot-screen-programme-support-publications 可以查找可用的内容。

七、结论

所有的婴儿，不论胎龄，在出生时都要经历显著的代谢变化。对所发生的变化的了解和助产士的早期识别可能会显著改善婴儿的长期预后。

反思活动 50.3

编制一套有关筛选测试的资料，以供产妇及其家人参考。

要点

• 在从子宫内到子宫外的生命过渡过程中，新生儿经历了多次显著的代谢变化。

• 助产士通过识别使婴儿处于代谢不稳定风险（如低血糖或高钠血症）的因素并适当干预，在实现和维持新生儿代谢稳态方面发挥关键作用。

• 新生儿代谢筛查是助产士职责的一部分，因此助产士应了解其所在地区的代谢筛查情况，并能够就这些情况教育和支持产妇及其家庭。

• 如果能及早发现遗传性或获得性代谢问题，并开始采取适当的干预措施和管理策略，那么这些问题的预后将得到改善。

（翻译：肖　红　李璐柳　审校：余立平）

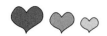

第 *51* 章

死胎和婴儿猝死综合征

Gail Johnson

学习目标

通过阅读本章，你将能够：

- 明确不同类型的妊娠，以及新生儿死亡。
- 了解妊娠丢失率、围生儿及婴儿死亡率。
- 了解妊娠丢失的多种原因，包括死胎、新生儿死亡及婴儿猝死综合征（SIDS）。
- 了解围生儿、新生儿及婴儿死亡的相关危险因素。
- 了解助产士及产科服务在识别危险因素及适时转诊中的作用。
- 指导准父母改变不良习惯以减少发生风险。

一、引言

2013 年，英国有 5712 名死胎或出生后数天内死亡的新生儿（Manktelow et al, 2015）。另有 249 名英格兰及威尔士的新生儿在婴儿期死于婴儿猝死综合征（SIDS）[国家统计局（ONS），2016]。这意味着每天约有 15 名新生儿死亡，这对家庭、朋友和专业人士的影响都是深远的。

本章将致力于探讨围绕妊娠丢失的各种术语，目的是探索不同类型的妊娠丢失，包括死胎、围生儿、新生儿和婴儿死亡，包括婴儿猝死综合征（SIDS）。我们将一并阐述与妊娠相关的多种因素及其风险，以及助产士和产科服务在识别危险因素及适时转诊中的作用，将考虑了解公共卫生信息，以及改变行为在降低风险方面潜在的益处。

二、术语

目前仍然很难提供一个明确的术语来描述不同类型的妊娠期丢失和新生儿死亡。一些术语由于人们认识到对父母和家庭的负面含义而改变，如是流产而不是自然流产。表 51.1 阐明了每种丢失的定义及界限。然而，专业人士在提及妊娠丢失时使用的术语仍然存在差异。尽管如此，与刚失去亲人的父母和家庭进行慎重的专业的沟通是必需的，所用的语言必须清晰，并认识到他们的悲痛，不去加剧他们的痛苦。

三、发生率

正如引言中所强调的，在英国，每天约有 15 名婴儿死于死胎或新生儿死亡。尽管出生率上升了 12%，但这一数字仍以每年约 1000 人的速度下降。死亡率的小幅下降是改善结果的积极步骤；然而，与其他类似的高收入国家相比，这一下降并不那么有利。2011 年，《柳叶刀》（*The Lancet*, 2011）关于死胎系列发表了多篇论文，探讨了全球范围内关于死胎的证据。这些文章指出，每年约有 260 万例死胎发生——每天超过 7300 例。尽管其中 98% 的死胎发生在中低收入国家，但死胎仍困扰着发达国家，在发达国家中每 300 名婴儿中就有 1 例死胎发生（Lawn et al, 2011）。在柳叶刀系列随后的报道中（*The Lancet*, 2011），Heazel 等（2016）探讨了经济和社会心理因素对死胎的影响。死胎发生率的变化受到经济状况的影响，这表明我们能够采取措施降低死胎发生率

表 51.1　妊娠丢失的定义

早期流产	妊娠 12 周之前的妊娠丢失
晚期流产 / 晚期胎儿丢失	在妊娠 20+0 周至 23+6 周之间的妊娠丢失
死胎	妊娠 24 周后出生的没有生命迹象的婴儿，而不管死亡发生在什么时候
分娩前死胎	在 24+0 周或之后在分娩前死亡并出生的婴儿，出生后没有生命迹象
分娩期死产	在 24+0 周或之后出生的婴儿，分娩开始时已知仍存活，但出生后没有生命迹象
围生期死亡	婴儿在出生后第 1 周内死亡，包括死产和死亡
新生儿死亡（延伸为围生期死亡；死产或新生儿死亡是 MBRRACE 的术语）	出生后 28 天内死亡，早期新生儿为出生后 7 天内，晚期新生儿为出生后 7 ～ 28 天
终止妊娠	人为终止妊娠，通常发生在胎儿能够独立生活之前终止妊娠
婴儿死亡	婴儿在出生第一年死亡
婴儿猝死综合征	一名健康婴儿在出生后一年内突然意外死亡。如果在尸检中发现以前未诊断的潜在问题，这些病例不再作为婴儿猝死综合征报道

本文使用的是流产，而不是医学术语的自然流产。这是基于对与堕胎一词相关的负面含义，以及对妊娠 24 周前妊娠丢失的父母的潜在伤害和痛苦的认识（Manktelow et al，2015）

注：MBRRACE. 母亲和婴儿：通过审计和保密咨询减少风险（Mothers and Babies：Reducing Risk through Audits and Confidential Enquiries，MBRRACE）

并有望减少死胎的发生。尽管人们不断探索降低死胎的成本，但是目前仍未发现单一有效的措施。然而，对于中低收入国家，基本的预防方法为改善孕妇营养状况和及时识别产前风险。在高收入国家，基本预防措施则为及时识别产前风险，以及实施基于循证医学证据的指导。值得注意的是由于全球对死胎定义的差异，有时很难进行直接比较。世界卫生组织（WHO）定义了死胎的时限为妊娠满 28 周及之后，在《柳叶刀》系列中亦报道了妊娠满 28 周为死胎时限，在英国为妊娠 24 周以后，而一些欧洲国家则沿用妊娠 22 周后为死胎。

Qureshi 等（2015）认为，死胎在全球卫生议程上未得到充分的报道或承认，并建议应该将死胎的定义通用化，以便进行全球比较。令人十分悲伤的是很多女性从未获得过健康呵护，而她们孩子的毁灭性损失却未被报道，也未引起重视。

与其他 49 个类似收入的国家相比，英国的死胎率排名第 21，很显然英国的死胎率仍然不尽人意。然而在过去的 20 年间，英国首次在近 5 年来死胎率有所下降。值得注意的是，尽管英国的死胎率终于开始下降了，但与其他国家的死胎率相比英国在降低死胎率方面仍有待提高。

四、婴儿猝死综合征的发生率

很难统计全球婴儿猝死综合征的确切发生率，

Lozano 等研究表明在 2010 年约有 22 000 例婴儿猝死综合征发生。这一数字需要与 WHO 全球婴儿死亡率一起考虑——2013 年估计有 630 万 5 岁以下儿童死亡（WHO，2014）。与死胎类似，婴儿猝死综合征发生率存在很大差异，该差异可能受报道及数据收集的影响。2013 年英国约有 290 例 SIDS 发生，在英格兰及威尔士地区每 1000 名婴儿中就有 0.36 例 SIDS。与全球相比，英国死胎统计也面临着类似的挑战。

与死胎类似，SIDS 发生率亦较前下降，尽管在全球发起"重返睡眠"运动后，婴儿猝死综合征的发病率急剧下降，婴儿的死亡率也显著下降。但在英国 2013 年 SIDS 发生率仍有小幅度增加，这是从 2008 年以来发生的首次升高，升高的原因未明。有可能从 20 世纪 90 年代开始的"安全睡眠"信息并没有被认为仍然具有相关性，因此没有得到父母的充分重视。

反思活动 51.1

回顾《2013 年 1 月至 12 月英国围产儿死亡监测报告》。MBRRACE-UK（Manktelow et al，2015）与你所在地区和全国的单位相比，你工作的区域是怎样的？这些变化是什么？你为什么认为它们存在？

五、死胎和新生儿死亡的危险因素

在死胎中约有 10% 是由胎儿先天畸形所致，早产也是导致新生儿死亡的重要原因，然而，大多数死胎和新生儿死亡的具体原因目前仍不太清楚，而且通常是多因素综合作用的结果，其中有许多原因被认为是明确的危险因素；然而，尽管某些危险因素是明确的，仍然不能避免因而死亡的结局。一些女性可能合并诸多危险因素但却拥有一个良好的妊娠结局，但令人悲伤的是，另一些以前没有高危因素的女性仍有可能发生死胎。而且，有约 30% 的死胎发生于足月妊娠（妊娠 37 ~ 42 周）。

目前已知的一些增加死胎和新生儿死亡的危险因素已罗列在表 51.2。接下来我们将对一些因素进行更详细的探讨。表 51.2 罗列的相关危险因

表 51.2　产前危险因素

母亲健康不佳	母亲饮食不良造成的营养不良可导致胎盘灌注不足和胎儿生长受限。营养不良的妇女可能表现为体重不足或超重，也可能是贫血
高血压疾病	先前存在的高血压疾病或妊娠引起的高血压和子痫前期会影响胎盘灌注，增加胎盘早剥的风险
胎盘功能异常	低置胎盘（前置胎盘）可能不能提供足够的胎儿营养。此外,胎盘灌注不足与胎盘早剥、母亲营养不良或吸烟、饮酒、物质使用有关
既往内科疾病	如果病情未确诊、控制不良或难以控制，子宫环境可能不适合发育中的胎儿（如糖尿病、心脏病、内分泌疾病、癫痫）
妊娠期肝内胆汁淤积（ICP）（妊娠期产科胆汁淤积）	一种导致肝功能异常的妊娠疾病。孕妇通常表现为持续性瘙痒。胎儿发病率和死亡率增加
母体感染	任何发热性感染都可能导致子宫环境恶化，增加流产、早产和宫内死亡的风险。有些感染可能不会出现体温升高，因而无法及时诊断
宫内生长受限（旧称发育迟缓）（IUGR）	越来越多的证据表明，生长受限的胎儿与正常发育的胎儿相比，死亡风险明显增加。如果胎儿受损，胎动可能会发生变化或减少
产检频率低	在妊娠 14 周后首次进行产检和不定期产检的妇女死胎发生率较高
吸烟	有重要证据表明，妊娠期吸烟和被动吸烟增加了胎儿和新生儿发病率和死亡率的风险。吸烟已被证明可减少胎盘灌注。此外还存在与其相关的风险，例如，不良饮食和生活方式
酒精及药物滥用	妊娠期饮酒与胎儿酒精谱系障碍（FASD）有关。酒精与死胎的相关性还不太清楚——然而，这可能是混乱生活方式的一部分，酒精会加剧这种风险
母体肥胖 BMI ≥ 30kg/m²	体重指数超过 30kg/m² 的孕妇或妊娠期体重迅速增加的孕妇患妊娠期糖尿病的风险很大。如果妇女肥胖，专业人士可能无法有效监测胎儿生长，超声设备的效果较差，助产士可能无法通过腹部触诊了解胎儿生长
母亲年龄	20 岁以下和 40 岁以上的女性患病风险要高出 39%
多胎妊娠	其中一个或两个胎儿可能会在妊娠期间受到损害
黑色人种和少数民族妇女	黑色种人种和英国黑色人种、亚洲人或英国亚裔女性的患病风险要高出 50%
贫穷和社会经济地位低下	生活在贫困中的女性患病风险要高出 57%
弱势妇女	许多因素可使妇女成弱势群体，使他们更难获得并受益于产前干预
分娩期死产风险及新生儿损害	
不恰当的护理方式	重要的是，一旦分娩开始，产妇必须进行全面评估，以确定她能获得最适当的护理。仍应关注那些被认为妊娠风险较低的妇女，以确保没有发生任何变化。风险和不断变化的环境是动态的，助产士应该在每次会议上强调这一点
胎儿健康评估	根据 NICE 指南（NICE，2014）定期评估产程进展。重要的是要留意那些经历过任何异常的产妇，并根据检验结果采取措施

素并非是最详尽的，这些问题也并不特别罕见；因此，助产士每天都会遇到具有一个或多个这些因素的妇女，因此，助产士在识别高危因素中发挥着重要的作用，支持产妇改变不良习惯有利于减少死胎风险，并且呼吁女性及其家庭要拥有"安全妊娠"（Sands，2016a）意识。

获得产前保健对于降低母亲、胎儿及新生儿的发病率和死亡率具有积极作用。针对当前复杂社会因素的妊娠指南 [国家健康和保健研究所（NICE），2010] 中强调女性在妊娠 12 周之前得到医生或助产士的关注具有重要意义，在妊娠 10 周前对有高危因素的孕妇加强护理获得的益处更大。

如果女性在妊娠早期能够得到产前护理，她们可以获得一些相关的产前保健知识，这可以减少导致胎儿和新生儿死亡率的危险因素。助产士在与外部机构合作中占有首要地位，能够提供额外的和持续的支持。

若能认识到这一点，就能减少许多死胎的高危因素，而与死胎或新生儿死亡带来的长期悲伤，以及为这一悲剧所耗费的经济代价相比，许多干预措施相对成本较低（Heazel et al，2016）。

（一）肥胖症、营养不良及不良饮食结构

1. 肥胖症 当今肥胖症在全球呈逐渐升高趋势，特别是在发达国家。2014 年，英国公共卫生部门（PHE，2016）研究发现，在英国和爱尔兰，61.7% 的成年人处于超重或肥胖状态，女性更容易拥有较高的体重指数（BMI）。这意味着助产士将接触更多超重或肥胖的女性，这类人群发生妊娠期糖尿病、子痫前期、感染、先天畸形、早产、死产及新生儿死亡的风险增加 [孕产妇和儿童健康咨询中心（CMACE）/ 皇家妇产科学院（RCOG，2010）]。

肥胖症除对胎儿及新生儿产生不良影响外，很难通过腹部检查 / 触诊，耻骨联合宫高测量和超声波扫描精确地评估肥胖孕妇胎儿生长状况。肥胖孕妇可能不会感觉到明显胎动，因此不能及时辨别胎动模式的改变。

2. 营养不良及不良饮食结构 建议营养不良的孕妇（参见第 17 章）建立健康的饮食并鼓励其参加一些由儿童或社区中心开展的烹饪课程。有不良的饮食习惯的孕妇多由于进食障碍所致，故

应该建议他们咨询全科医师甚至专业人士。而肥胖孕妇则应该建议其遵循健康的饮食，旨在减少妊娠期体重大幅增长。英国皇家助产士学院（RCM）支持国际减肥指南提出的体重管理。如果助产士或医师一致认为控制体重的饮食是合适的，孕妇就能开始或继续国际减肥指南推荐的养生法（RCM，2016）。对妊娠期体重增加和肥胖的适当的管理可以降低妊娠期糖尿病的发生率并更容易控制妊娠前糖尿病（NICE，2010b）。孕妇还可以在身体形象和信心方面获得心理满足感。

> **反思活动 51.2**
>
> 你所在的地区对肥胖妇女提供哪些资源或支持服务？
>
> 你有什么资源来检测有妊娠期糖尿病风险的妇女？

（二）内科疾病和高血压

第 54 章将对内科疾病和高血压做详细介绍。助产士能够及时识别孕妇发病的前期状况，以及新出现的症状是极其重要的。许多有疾病的妇女一般都会了解自己的情况，然而，她们可能不了解妊娠可能导致的变化。

（三）吸烟及药物滥用

母亲吸烟和二手烟（被动吸烟）对胎儿及新生儿的不良影响已有明确报道。NICE（2016）对 24 项研究进行了回顾性分析表明，吸烟女性发生死胎的风险比非吸烟女性高 47%，该风险与吸烟的数量成正比。现有证据表明，戒烟具有明显的好处，该证据支持妇女在妊娠期间停止或减少吸烟。在 2011 年，约 13% 的女性在分娩期吸烟，这相当于每年约有 83 000 吸二手烟的婴儿出生 [吸烟与健康行动组织（Action on Smoking and Health，ASH，2013）]。在妊娠期间吸烟的总体趋势是下降的，在 2015 年 4 月至 6 月分娩期吸烟率降至 10.5%[健康和社会保健信息中心（Health and Social Care Information Centre，HSCIC，2015 英国统计）]。虽然孕妇吸烟率在整个英国地区各不相同，但吸烟对妊娠及婴儿远期健康的影响是不可忽视的。对于一些吸烟的女性，这是"混

乱"生活方式的一部分，可能还包括其他物质滥用和营养不良——所有问题共同构成死胎的复杂危险因素，造成产科不良预后。吸烟和药物滥用是已知的胎盘功能不全及胎儿生长受限的危险因素，支持戒烟运动将带来一种积极行为模式的改变（Flenady et al, 2011），它不仅对妊娠，也对于整个家庭的远期健康产生长远影响。

反思活动 51.3

- 在你单位分娩的妇女中，有多大比例的产妇在足月期间仍在吸烟？
- 有多少妇女接受戒烟援助？
- 一旦他们得到支持，你的成功率是多少？

（四）宫内生长受限

现已证明，宫内生长受限与不良妊娠预后密切相关（Imdad et al, 2011；Gardosi, 2013；Flenady et al, 2011），而导致宫内生长受限的病因有很多种。约有 1/3 足月、正常结构的产前死胎与胎儿生长异常有关（Draper et al, 2015）。监测胎儿生长状况是产前评估的重要手段（NICE, 2008）。助产士在识别哪些孕妇具有胎儿生长受限高危因素中发挥重要作用。例如，那些吸烟的、曾有小样儿分娩史者、有妊娠早期胎儿丢失或死胎史者。评估胎儿生长最简单的方法是测量宫高（symph-ysis-fundal height，SFH），并描记胎儿生长曲线（RCOG, 2014；Gardosi et al, 2014）。RCOG（2014）和 Gardosi 等（2014）建议使用订制的生长曲线图表绘制胎儿生长。一个订制的图表是为每位妇女量身订制的，考虑到母亲的种族、年龄、身高和体重综合因素，以提供一个调整后的胎儿估计生长图表。将宫高在生长曲线图上标出，偏离正常值应报告以便进一步调查。Flenady 等（2011）质疑用卷尺测量宫高的有效性，尽管生长评估计划（growth assessment programme，GAP）（Clifford et al, 2013）表明在订制的图表上测量和绘制宫高可以增加 IUGR 的检出率。在西米德兰兹郡引入 GAP 之后，该地区的死胎率有所下降。针对 GAP 的助产士培训已经在英国的许多单位开展，目前正在进行评估。培训教导助产士如何正确测量宫高，以及只测量一次。人们认为，如果重复测量，助产士记录结果，第一次的测量

似乎最能反映胎龄。在培养助产士进行测量的信心时，人们认为最准确的结果将是第一个。对 IUGR 的检出增加可能与助产士对 IUGR 与死胎之间联系的认识提高有关，也可能与公众对助产士在每次预约中评估的内容，以及原因的认识提高有关。如果助产士怀疑胎儿生长缓慢或正在变慢，有必要参考进一步的检查（RCOG, 2014）。由一个熟悉的助产士连续监护有助于及早识别胎儿生长受限，亦有利于在孕妇与助产士之间形成良好的治疗关系，促进开放的沟通，减少不同的专业人士对病情评价的偏差。

反思活动 51.4

回顾你所在单位关于疑似宫内生长迟缓妇女的护理指南。当地的指南是否反映了 RCOG Green-Top 的指导方针（No 31）？

（五）胎动减少

孕妇通常于妊娠 16 ～ 20 周开始感知胎动，在 32 周左右胎动增加到一个平稳的峰值而不再减少。许多孕妇会掌握胎动的模式和模式的改变，胎动频率和强度的减少意味着胎儿处于缺氧耐受期。NICE（2008）不推荐通过数踢数来作为监测胎儿运动的正式方法，然而，在此之前，妇女被要求完成 Cardiff Count to ten 图表——记录每天至少 10 个胎动。有证据表明，用这种方法测量胎儿的活动并不能很好地反映预后。然而，重要的是，孕妇能够感知胎动，一旦胎动模式发生变化，她们会立即寻求咨询（RCOG, 2011）。苏格兰政府、金沙集团和汤米慈善机构已经对 AFFIRM 中的研究（Sands, 2016b）进行了投资，探讨是否提高妇女对胎动的认识、改进卫生专业人员在应对妇女关注的问题上的方案（RCOG, 2011 指南第 57 号）是否有助于减少死胎的发生。这项研究正在英国各地进行，将于 2017 年提交报告。在 MBRRACE 的回顾性研究中（Draper et al, 2015），几乎有 50% 的案例存在胎动减少，几乎 2/3 的案例存在额外的确定危险因素；然而，在许多病例中，妇女的担忧没有得到适当的随访。

反思活动 51.5

妇女在监测胎动方面有什么建议？
对报告胎动减少的妇女提供了什么护理/调查？

（六）过期妊娠

英国 MBRRACE 围生期机密调查针对产前死胎（Manktelow et al，2015）强调有 1/3 产前死胎发生于孕足月。一项荟萃分析表明，对孕足月后的过期妊娠常规引产，可以减少胎儿围生期死亡（作者建议，对那些过期妊娠并愿意选择引产的妇女，应当给予引产，推荐时间在 41～42 周足孕周，并充分告知妇女引产的可能益处与风险）。如果孕妇选择继续等待分娩发动，应告知有研究表明，随妊娠时间增加，发生死胎的风险增加。每进行 416 例引产可以减少 1 例死胎(intended induction 416 to avoid one perinatal death)，引产组与期待疗法比较没有增加剖宫产率，但增加了阴道手术产的概率。在妊娠 37 周至 39 妊娠周引产，妊娠 39 周至妊娠 40 周，妊娠 41 周和大于 41 周两组比较，死胎发生率和其他指标没有明显差异（Gulmezoglu，A.M. et al，2012）。显然我们需要在引产的风险和预防围生期死亡上获得一个平衡。然而，未能识别已知的产前高危因素或未对这些高危因素采取措施，则会导致围生期死亡，而这本是可以预防的。

六、死胎中的人为因素

英国 MBRRACE 报道（Draper et al，2015）强调，超过 50% 的死胎"无法解释"，大多数死亡发生在足月临产前。通常是正常的单胎妊娠。"无法解释"可能只能代表部分情况，因为有些死亡报道为死因不明，可能是因为数据收集不准确或不适当造成的。如果存在不确定性，就可能存在一个假设。假如给予引产或引入不同的护理计划，虽然会伴随引产带来的有限的风险，但婴儿很可能会存活下来。

1996 年和 1997 年一项对产前死胎的研究结果与 2015 年的报道相类似（Draper et al，2015），均推荐：

- 孕妇需行妊娠期糖尿病的筛查；
- 必须加强对胎动减少孕妇的管理；
- 对胎儿生长受限的筛查效果不佳；
- 在护理失败导致或促成死胎的地方，必须吸取教训。

这项在 1996 年至 1997 年的非凡成果仍被沿用至 2013 年，足月妊娠丢失占死胎总数的 1/3。

对于死亡婴儿的父母来说，死产的结局是难以接受的，而对另外一些人，不同的处理方法也许能扭转死产的结局：他们能带一个活着的婴儿回家。

英国 MBRRACE（Manktelow et al，2015）报道发现，在已报道的死产案例中，有 60% 的死产通过增强护理也许能够改善妊娠结局。

提供护理所面临的挑战是多方面的，如助产士缺乏，护理方面不恰当的规划，不良的工作关系，均可降低护理水平。这些不足可来源于个人，亦可来源于系统不完善，尤其是当财政紧缩而导致方案不能完全实施时。然而在英国，及时识别并处理危险因素能够每年至少拯救 600 名新生儿——至少每天 2 名。

一个安全和协作的工作环境能给孕妇提供更安全有效的护理，而在职业关系破裂的地方，妇女和婴儿的结局很差（Kirkup，2015）。

七、公共卫生讯息

了解与围生期死亡相关的致病因素和风险能够减少一些可避免的新生儿死亡。胎儿父母表示，如果他们不清楚死产的风险，就不能做出明智的选择和决定。

准妈妈："作为一个孕妇，如果不知道死胎的危险因素，我又如何能够帮助自己获得更好的护理呢？"（Sands，2016c）

金沙公共卫生信息工作组成立于 2012 年，拟通过合作，向准父母及家庭传递公共健康讯息，以提高公众对死胎风险的认知。这些讯息简明清晰，准父母们应该知道他们可以做什么以降低个人风险。孕妇们不想听到不能改变或改良方面的信息，如年龄或种族。然而，在确保对产妇进行适当监测方面，这些对职业人员来说仍然是重要的信息（Sands，2016c）。

> **反思活动 51.6**
>
> 请在 Sands 网站 www.uk-sands.org 上查看关于安全妊娠的建议（金沙，2016c），这对你们地区妇女的建议和支持有何影响？

八、婴儿猝死综合征

正如死胎和围生期死亡，其发病原因和相关因素是多种多样的。然而，妊娠期及分娩时胎儿受损将增加新生儿期的发病率及死亡率。许多胎儿期受损但产后存活的婴儿在后期相关风险增加。仍然至关重要的是，专业人士和家长须保持警惕，以减少婴儿猝死风险和进一步的损害。

（一）术语

SIDS 有时被称为婴儿期不明原因死亡或婴儿猝死。婴儿猝死是一个被准父母及媒体频繁使用的术语，该术语表明死亡通常发生在睡眠期。婴儿猝死综合征在 20 世纪 60 年代被普遍使用，有助于丧失孩子的父母及其他人理解此类死亡是由于一个无法解释或无意的事件造成的，以证明父母没有被认为是死亡的罪魁祸首（Gornall，2008）。只有在尸检排除其他导致死亡的原因后，才可诊断婴儿猝死综合征。

如前所述，1991 年"回归睡眠"活动的实施显著减少了婴儿猝死综合征病例的数量（Fleming et al，2006；Moon et al，2007）。1992 年婴儿猝死综合征发生率降低最多，表明"降低风险"活动的开展成效显著，该活动鼓励准父母及护工在婴儿睡眠时使其平躺。

婴儿猝死通常发生于出生后第 4 ~ 8 周，男孩较女孩更容易死亡，女孩，比例约为 55：45（ONS，2015）。早期在英国收集的数据表明，婴儿猝死综合征常发生于出生后的 3 个月内 [母婴卫生健康咨询中心（CEMACH），2008]。然而超过 6% 的婴儿猝死综合征发生于出生后 12 ~ 24 个月的时候，突出了保持警惕和保护婴儿安全的重要性（Lullaby Trust，2015）。

（二）睡眠习惯和环境

新生儿调节体温的能力较差，过热与婴儿猝死综合征发病有关（NHS NHS-uk，2015），过度包裹、温暖的中央供暖房间和毯子会导致婴儿变得过热。推荐婴儿适宜的睡眠室温为 16 ~ 18℃。此外，婴儿俯卧位时通过面部散热的能力更低（参见第 42 章和第 43 章）。Lullaby Trust 和英国卫生部的指导建议勿用帽子或毯子包裹婴儿头部。2013 年（ONS，2015）婴儿猝死综合征在冬季的发病率有所上升，这可能是由于父母在气温变化大时会将婴儿裹得更紧实或者用暖气设备为其取暖。该指南还建议将婴儿的足放在婴儿床或婴儿车的底部，即"足对足"的位置，以防止婴儿在毯子下移动（NHS-UK，2015；Lullaby Trust，2016）。

如果婴儿头 6 个月与父母同睡一个房间，就有可能减少婴儿猝死综合征的发病率。这可能是因为父母能意识到婴儿呼吸模式的细微变化，并迅速对婴儿的需求做出反应（Lullaby Trust，2013）。但是，父母与婴儿同床睡仍然是婴儿猝死综合征一个危险因素，特别是共同睡在沙发上的危险显著增加（Fleming et al，2006；Gornall，2008；Moon et al，2007）。值得注意的是吸烟、饮酒或药物滥用的父母们会嗜睡，从而导致风险增加。父母的极度疲劳是一个额外的风险因素，这是大多数小婴儿父母必将经历的一个风险因素。2003 年和 2004 年进行的一项国家审计（RCM，2005）指出妇女和家庭需要关于母婴同睡的确切信息，并建议制订多学科和基于证据的方法来为父母提供培训和信息。

Lullaby Trust 建议婴儿最好仰卧位睡在婴儿床或摇篮上，双足放在婴儿床的底部，以避免婴儿在毯子下扭动，以至于窒息或过热（Lullaby Trust，2016）。

（三）母乳喂养

有证据表明，母乳喂养可减少约 50% 的婴儿猝死综合征的发生（Vennemann et al，2009），母乳喂养对健康的益处已有充分的报道，母乳中发现的 IgA 抗体能够降低婴儿猝死综合征的发病风险。这种抗体可以清除细菌毒素。不鼓励同床共枕可能会对母乳喂养的持续时间产生不利影响。联合国儿童基金会关于母婴同床共枕的声明建议父母需要了解其促进母乳喂养的好处，以及母亲吸烟会增加母婴同床所致胎儿猝死综合征的风险（UNICEF，2005）。在发表了一篇关于同床共枕和母乳喂养风险的新论文之后，联合国儿童基金会发布了进一步声明，继续支持他们的立场，即确保妇女 / 父母了解和理解母婴同床的风险，并需与母乳喂养的益处进行权衡（UNICEF，2013）。

（四）吸烟

众所周知，妊娠期吸烟会增加早产和低出生体重婴儿的风险，这两个因素与婴儿猝死综合征发病率增加有关。婴儿死亡研究基金会（FSID）

做出的一些研究表明，不能简单地将婴儿猝死综合征和妊娠期吸烟的风险归因于早产和低出生体重；当其他混杂的变量，如母亲的年龄、胎次、婚姻状况和母乳喂养被考虑时，吸烟仍然是一个重要的危险因素（Lullaby Trust，2016）。有证据表明，妊娠期间吸烟越多，罹患婴儿猝死综合征风险就越高。在妊娠期吸烟的女性如果每天吸 1～10 支香烟，患病风险会增加 2.5～4 倍。每天吸烟超过 20 支的女性患病风险增加了 7～8.5 倍（Lullaby Trust，2016）。证据强调，如果女性无法完全戒烟，鼓励她们减少妊娠期吸烟的数量是有好处的。

在婴儿房间附近或与婴儿在同一房间吸烟将持续构成婴儿猝死危险因素——每天经常在烟雾环境中留 1 小时的婴儿死于婴儿猝死综合征的可能性是在无烟环境中婴儿的两倍。不在妊娠期间和婴儿周围吸烟的建议适用于父母和更广泛的家庭环境。

反思活动 51.7

在 Lullaby Trust 网站（www.lullabytrust.org.uk）和 NHS Choices 网站。（www.nhs.uk/Conditions/sudd-infantdeath-syndrome）上回顾为专业人士和家长提供的关于降低"婴儿猝死综合征"风险的建议。

网站上的指导如何反映你所在地区女性得到的建议的？

九、助产士在降低婴儿猝死综合征中的作用

产前保健通过识别危险因素、建议改变行为方式和寻求适当的医疗干预，有助于改善母亲、胎儿和婴儿的健康状况。这个角色将有助于减少死胎、围生期死亡和 SIDS 的一些可能的相关危险因素。助产士处于一个理想的位置，可以向父母和更广泛的家庭提供整体健康方面的建议，并提高人群的风险意识。助产士还将与全科医师、健康访视医师和其他从业人员合作，改善父母的不良行为，如戒烟等提供建议。

十、婴儿死亡的后果

在妊娠期间、出生前后或婴儿时期婴儿死亡，对父母、广义的家庭和健康专业人员都具有毁灭性的长远后果。

每一宗意外的新生儿或婴儿死亡均须接受验尸官的详细审查，而警方亦须与死者家属面谈，并可抽取被褥及衣物样本进行深入调查。除了孩子的惨死，紧张的调查还可能加剧父母的痛苦。调查工作必须谨慎进行；父母很可能对他们的孩子的死亡有很多疑问，重要的是要告知他们调查的任何结果。

目前，在英格兰、威尔士和苏格兰，死胎不接受验尸官（苏格兰为财政检查官）法庭的审查——尽管在一些地区，当地验尸官要求将所有死胎报告给他们，金沙集团和其他家长团体呼吁改变验尸官司法管辖权，使案件有可能报告给验尸官。北爱尔兰上诉法院（2013 年 11 月）的一项裁决意味着，在北爱尔兰出生的死产婴儿将被报告给验尸官。

许多慈善机构在婴儿死亡后，无论是妊娠期还是出生后死亡，都为专业人士和家庭提供支持和指导。金沙集团（Sands）（https：//www.uk-sands.org/）、英国丧子团体（Child bereavement UK CBUK）（http：//www.childbereave mentuk. org/）和 Lullaby Trust（http：//www.lullaby trust. org.uk/）都为父母和家庭、医师和服务行业提供了优秀的资源和指导。

十一、围生期死亡回顾

如果要降低死胎、围生期和婴儿死亡率，从任何阶段的婴儿死亡中吸取教训都是至关重要的。"每个婴儿都是宝贵的"（EBC）项目（RCOG，2016），正在审查足月（产时）死亡或因缺氧缺血性脑病（HIE）入院进行新生儿护理的病例记录中的数据。英国所有单位都承诺分享病例记录中的数据，确定对婴儿死亡或对患病接受特殊照顾的婴儿进行彻底的内部调查。

在 EBC 项目的数据收集中，吸取教训是必不可少的，Morgan（2015）将飞行黑匣子的数据收集与婴儿死亡后所需的数据进行了比较。这种方法可以帮助所有单位了解发生了什么，以及可以采取什么不同的措施。

尽管 RCOG 项目是一个良好的开端，但他们的审查对象有限。Sands/DH 围生儿死亡率回顾任

务和完成小组于 2013 年设计了一个数据收集工具，该工具将收集所有死胎的数据（Sands，2013），预计 2016 年（Bevan 2016 personal communication）将为该小组供审查资金。

十二、后续关怀

胎儿在妊娠的任何阶段死亡后，其父母都必须受到尊重，并尽可能诚实地回答他们的所有问题。产妇将可以从助产士那里获得产后护理，并且应该对谁来探视做出选择。在某些单位，产妇将由丧失亲人的团体照顾，或产妇可能希望见到她在整个妊娠期认识的助产士（参见第 68 章）。

应向父母提供婴儿的尸检报告，并对他们希望同意的程序和调查范围给予充分解释（人类组织管理局（Human Tissue Authority，HTA，2016））。

十三、再次妊娠

在妊娠期任何阶段或出生后经历过婴儿死亡的家庭自然会关心未来婴儿的健康，特别是在婴儿死因不明的情况下。在死产和新生儿死亡后，在下一次妊娠时，孕妇通常会接受更频繁的产检预约和增加筛查和监护，并在妊娠约 39 周时分娩（Smith，2015）。对于婴儿夭折的父母，Lullaby Trust 有一个支持项目，名为"照顾下一个婴儿"（care of Next Infant，CONI）。这需要儿科医师、产科医师、家庭医师、助产士、健康访问者和当地 CONI 协调员的专业技术和支持。家庭决定了支持的程度，它可以包括家访，以评估健康状况，并就室温和健康不佳的迹象提供切实可行的建议。

> **反思活动 51.8**
>
> 联系当地的 CONI 协调员和团队中的助产士，讨论他们在支持准父母方面的作用。

十四、结论

婴儿的死亡对父母、家人、朋友和医护人员来说是毁灭性的。全球每年约有 2260 万死产，其中英国约 5700 人，5 岁以下婴儿死亡 630 万，英国每年约有 290 例婴儿发生猝死综合征。确切的数字很难确定，但即使按照先前提到的保守估计，这一数字也显然过高，而且许多死亡是可以避免的。死因尚不清楚，但似乎是多因素的，需要对死胎（Heazel et al，2015）和婴儿猝死综合征未知因素进行进一步调查和研究。认识和处理妊娠期间的危险因素或异常情况，并建议父母改变不良行为，有助于减少风险。

> **要点**
>
> - 助产士是识别可能面临风险的产妇和婴儿，并在整个护理过程中提供信息、支持和转诊的关键人物。
> - 死胎和婴儿猝死综合征的病因学仍然不确定，尽管有强有力的证据表明，识别和处理妊娠和分娩时的危险因素可以减少新生儿和婴儿死亡率和发病率。
> - 与准父母一起提高对风险因素的认识，并强调不良习惯的改变可以降低风险。
> - 有效的产前护理和对异常情况采取适当行动将有助于改善孕产妇、胎儿和新生儿的健康。
> - 减少或停止吸烟、认识到胎盘功能不全和胎儿生长迟缓、识别妊娠期糖尿病和胎动减少将降低死胎和婴儿猝死综合征的发生率。
> - 让婴儿仰卧睡觉，避免体温过高，可以降低婴儿猝死的风险。
> - 父母，祖父母和照顾者需要有关可能的风险因素的建议。

（翻译：李　凯　审校：张宏玉）

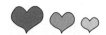

第 *52* 章

妊娠期恶心呕吐

Cecelia M. Bartholomew

学习目标

通过阅读本章，你将能够：
- 定义和区分生理性和病理性的妊娠呕吐。
- 解释对母婴可能产生的后果。
- 讨论处理方法和可能的治疗，包括自助策略。
- 计划和实施适当的助产行动，以支持这位妇女和她的家庭。

一、引言

妊娠期恶心呕吐（nausea and vomiting in pregnancy，NVP）发生在超过90%的正常妊娠中，被认为是可能妊娠的常见症状。表现从轻微到严重不等。病情严重时属于病理性的，会使孕妇变得非常虚弱，甚至对孕妇及其未出生婴儿的生命构成威胁。虽然不是特有的症状，但妊娠剧吐与多胎妊娠、葡萄胎（详见第 53 章）或子痫前期密切相关，一些疾病如甲状腺功能亢进、糖尿病和胃肠道疾病可能也与其有关联。

恶心是即将呕吐的感觉，而呕吐包括干呕和强力排出胃内容物。据推测，当大脑中的呕吐中枢受到来自肠道的化学感受器触发区和迷走神经传入的刺激时，就会出现这些症状（Lindsay et al，2012）。尽管如此，目前在大脑里没有发现明显的解剖学呕吐中枢存在（Pleuvry，2015）。

二、病因学

目前对该疾病的病因知之甚少，文献表明其起源可能是多种多样的。占主导地位的解释是各种荷尔蒙水平的提高，包括雌激素、孕酮、人绒毛膜促性腺激素（hCG）、甲状腺素（T_4）、促甲状腺激素（TSH）。这可能与妊娠的生理适应有关，如胃动力降低或反流性食管炎、碳水化合物的代谢改变和维生素 B 缺乏。据推测，右侧黄体的解剖位置会导致肝门静脉系统内高浓度的性类固醇（Himoto et al，2015），从而导致妊娠期恶心和呕吐（NVP）。女性胎儿被证明与这些症状有关（Rashid et al，2012）。

尽管支持精神因素导致呕吐的数据似乎有限，但一些研究人员，如 Uguz et al（2012）已经得出结论，认为两者之间存在联系。然而，与此相关的心理后遗症可能是这些症状和不良经历的结果，而不是原因（Magtira et al，2015）。因此，现在就驳斥 NVP 的心理基础可能还为时过早，因为它似乎是各种因素的综合，包括心理、社会文化和生物因素（Buckwalter et al，2002）。助产士需要意识到这些争议的存在，以确保他们不会对产妇抱有成见，并妨碍对这些条件的适当治疗。

有关妊娠中的 NVP 已有多种理论，但其具体机制尚不清楚。一种假设是，它可能是由食物或物质触发的一种保护机制，其中可能包含有害的毒素和微生物（Mckerracher et al，2015）。Flaxman 和 Sherman（2008）提出，预防的假设与在某些女性和文化中观察到的渴望和厌恶的模式是一致的。

三、轻度和中度恶心和呕吐

轻度呕吐是一种不舒服但短暂且具有自限性的症状，通常出现在妊娠第 5 周左右，严重程度在妊娠第 11 ～ 13 周时达到高峰，通常在妊娠第 22 周后消失。典型的表现是女性醒来时会感到恶心，从床上起来时可能会呕吐。女性可能会描述对气味的敏感性增加，从而引发恶心感，导致对某些食物的厌恶。白天呕吐症状有所缓解，但恶心症状可能会持续存在。中度呕吐更为严重，因为女性会在白天多次呕吐，通常是在饭后，这时可能会伴有体重减轻和酮尿症。

四、妊娠剧吐

妊娠剧吐（hyperemesis gravidarum，HG）是以妊娠期持续、严重呕吐为特征的一种病理状态。发生率为 0.3% ～ 2.0%（Ismail et al，2007），需通过排除法进行诊断（Kametas et al，2008），是妊娠期间住院的主要原因。

大量研究表明，由幽门螺杆菌引起的胃部感染可能会增加 HG 的发病风险（Sandven et al，2009）。然而，在感染率比较高的人群中进行的调查却没有发现细菌的存在与 HG 的发生之间存在明确关联（Nasir et al，2012；Boltin et al，2014）。然而，如果出现严重的呕吐，应考虑合并该细菌感染，并对该细菌进行筛查（Clark et al，2014）。感染对三联疗法反应良好，包括阿莫西林、甲硝唑和质子泵抑制剂（PPI）或 H_2 受体阻滞剂（Sandven et al，2009）。

HG 与显著的体重减轻、酮血症、电解质失衡和脱水有关。如果持续的干呕和呕吐未得到控制和治疗，该女性可能会出现心动过速、直立性低血压和肌肉萎缩等症状（Boregowda et al，2013）。其他并发症包括严重的身体损伤和疼痛，包括食管壁破裂（Boehave 综合征）、膈肌撕裂或胃与食管交界处的黏膜损伤（Mallory–Weiss 综合征）（Erick，2014）。肝、中枢神经系统和肾损害（Holmgren et al，2008 年），甚至脾脏撕脱（脱离）（Nguyen et al，1995），这是罕见但致命的，可能导致极端和无法处理的病例。

Wernicke's 脑病是一种罕见但严重的并发症，在重度 HG 妇女中已经有报道。尽管其表现为一种神经精神综合征，但它是由持续呕吐导致的严重硫胺素（维生素 B_1）缺乏所致（Sechi et al，2007）。其表现为意识混乱、眼部异常和共济失调（Chiossi et al，2006）。诊断是基于临床症状，可以通过增强磁共振成像（MRI）扫描（Kametas et al，2008）来帮助确诊。用硫胺素治疗效果良好（Welsh，2005）。

五、社会心理影响

无论 HG 病情是轻度、中度还是重度，其都对女性的身心健康有着重要的影响，并很可能影响她对妊娠的接受和反应。极度疲劳是常见的，可能会影响她的日常活动和家庭关系（Isbir，Mete，2013）。她可能会表现出越来越多的焦虑和情绪变化，这可能导致产后创伤后应激障碍（Ayyavoo et al，2014）。此外，来自医疗从业者的无用态度或回应可能会让她觉得自己在浪费他们的时间，使她很难在需要时寻求帮助（Power et al，2010）。女性的经历是主观的，必须表现出关心和同情。

六、胎儿的风险

轻度到中度的 NVP 似乎具有保护功能，新生儿预后良好（Koren et al，2014）。然而，严重呕吐与流产、小于胎龄儿和早产之间存在关联；但关于严重呕吐对围生儿死亡率影响的研究并不一致（Ayyavoo et al，2014）。

七、轻型患者的护理和治疗

NVP 患者的护理和治疗取决于症状的严重程度，需要运用多学科的方法。即使在轻度病例中，女性也常感到痛苦，她的症状也不应被视为微不足道。因此，共情支持至关重要。在此期间内，她的伴侣和家人也需要安慰，并指导他们如何去提供帮助。

助产士对病情严重程度的初步评估在所有病例中都至关重要。如果未确诊和未治疗，该病可从轻度 NVP 进展为 HG。询问的目的还应该包括排除可能导致这些症状的任何其他因素。国际上有一些临床工具可用于评估病情的严重程度及其对妇女生活质量的影响，如妊娠期恶心呕吐专用量化（Pregnancy-Unique Quantification of Emesis/

Nausea，PUQE）指数（King，Murphy，2009）或剧吐症状影响（HIS）工具（Fletcher et al，2015）。

虽然在英国，NVP 的初步评估通常不使用标准化问卷，但应评估恶心和呕吐的发作时间、持续时间及频率，以及能容受多少食物和饮料（NICE，2013）。此外，重要的是要建立妇女对这种情况的感知，它是如何影响她的心理健康和幸福的，以及她对妊娠的反应和对她的生活方式的影响。

对于轻度 NVP，通常不需要药物治疗，最初，可以通过改变饮食和生活方式帮助妇女控制症状。有益的建议包括睡前喝一杯牛奶，醒来时吃干吐司或饼干，白天少吃多餐、清淡饮食，摄入高蛋白质和碳水化合物，减少脂肪，避免辛辣或有强烈气味的食物，除非这是她能忍受的。根据需要，在一天内不断地补充少量的液体，每天的摄入量应达到 2L 左右（Clark et al，2014），以防止脱水。

反思活动 52.1

联系您当地医院的营养师。他／她建议对妊娠期间出现恶心和呕吐的女性进行哪些饮食调整？您可能希望与同事讨论这些问题并找出他们的建议。

女性的生活质量和日常活动会受到 NVP 的极大影响。她需要伴侣和家人的支持才能在床上尽快入睡，并尽可能多地休息，因为疲劳和压力可能会加剧呕吐。如果她在上班，这会影响她的工作能力和工作效率。因此，她可能需要全科医师（GP）给她的雇主写一封信，以便协商适当的适应性变化。例如，她可能需要改变上班的时间，以避免乘坐拥挤的交通工具。

（一）替代疗法

补充疗法（参见第 18 章）通常有助于治疗 NVP 症状。但是，助产士不应建议使用任何补充疗法，除非她已在该领域接受适当的培训并获得 2010 年美国儿科医学会（NMC）的资格认证（NMC，2010）。一种常见的推荐治疗方法是使用生姜，因为它具有抗呕吐的特性和对肠道运动性的影响（Wu et al，2008；Tiran，2012）。然而，Tiran（2012）认为生姜并不适合所有女性；助产

士在给女性提供建议时需要了解这种草药的风险和益处。使用 P6 穴位的针刺和穴位按压也可以缓解妊娠期呕吐（Lee，Saha，2011）。

（二）药物治疗

如果使用保守措施不能缓解 NVP，那么口服止吐药可能需要由全科医师或产科医师开处方。在英国，NICE 建议使用口服盐酸异丙嗪和苯甲嗪进行初步治疗（NICE，2013）。如果 1 周后无效，建议改用甲氧氯普胺、氯丙嗪或者是昂丹司琼。孕妇病情恶化需要重新评估，这可能需要住院补液和肌内或静脉注射止吐药。

八、妊娠期中重度恶心呕吐的护理与治疗

根据 NICE（2013）的建议，如果女性开始出现非常深色的尿或超过 8 小时未排尿，她应向其家庭医师或当地产科寻求紧急护理，如果她感到腹痛、发热、呕血、虚弱、晕厥、不能停止呕吐或 24 小时内不能进食，必须就医。

记录女性目前的体重、体温、脉搏和血压对于评估和监测她的身体健康状况至关重要，并有助于排除其他可能导致严重呕吐的医学并发症，如甲状腺功能亢进。对尿液中的酮、胆红素、蛋白质和葡萄糖进行分析，并取中段尿液标本进行培养，以排除肾盂肾炎。此外，应酌情评估胎儿状况（视妊娠情况而定），以确定胎儿的健康。

如果该女性报告中度至重度 NVP 超过 24 小时，尽管有口服止吐剂，但出现诸如不能忍受口服药物导致脱水或体重减轻等症状，应安排她在医院接受治疗。在一些产科单位，这可以通过将该妇女作为日间病例纳入早期妊娠评估单元来管理，目的是通过静脉补液和肌内／静脉使用止吐剂来打破这种循环（Pugsley et al，2012）。

反思活动 52.2

可以与妇女谈论她们在妊娠期间恶心和呕吐的经历，特别是她们对恶心和呕吐的原因、持续时间和对治疗的认识和信念。与在产科分诊部或住院部工作的助产士讨论如何处理诉说症状的女性打来的电话也会很有用。

在非常严重的情况下，需要住院治疗。使用静脉注射液，仔细记录液体平衡是纠正脱水的关键。通常给予生理盐水或加入钾的 Hartmann 溶液。由于碳水化合物会增加硫胺素的需求 (Sechi, Serra, 2007)，应避免注射含有葡萄糖的液体，以防止发展成韦尼克 (Wernicke) 脑病。(Kametas et al, 2008)。在威胁到生命的 HG 病例中，可能需要缓慢滴注肠内营养或全胃肠外营养 (TPN)，并辅以每日剂量的硫胺 (Ismail, Kenny, 2007)。然而，这种积极的管理应该是最后的选择，因为这两种方法都会带来危及生命的败血症和血栓形成等母体风险 (Holmgren et al, 2008)，需要进行血栓预防 (Pugsley, Moore, 2012)，并遵守严格的无菌非接触技术 (aseptic non-touch techniques, ANTT)，密切观察感染迹象。

此时需要抽血检查以评估该女性的肝、肾和甲状腺功能。超声检查也可能有助于排除葡萄胎和多胎妊娠等可能的原因。

对于大多数女性来说，中度呕吐通常很快就会停止，通常 HG 患者在 2 ～ 3 天就会得到缓解。一旦呕吐停止，可逐渐重新开始服用口服液和摄取食物，当她能耐受正常饮食并有体重增加时，可以予以出院。在罕见的情况下，如果呕吐难以控制，可能会导致重要脏器的衰竭接连而来，这种情况下将考虑终止妊娠。

> **反思活动 52.3**
>
> 找到并阅读当地关于妊娠期间恶心和呕吐的管理政策。此外，还有许多本地政策可以在网上获取。花些时间仔细阅读这些文件，注意何时需将护理从社区转移到医院。

九、妊娠期饮食失调和呕吐

在育龄妇女中，恶心和呕吐伴闭经不一定是妊娠的症状，也可能是进食障碍的特征，如神经性厌食症和神经性贪食症 (参见第 69 章)。一项研究发现，已有饮食障碍的女性 NVP 情况会更严重 (Torgersen et al, 2008)。伴随这些特征的现有饮食障碍可能并不明显，因为它可能被误认为是妊娠的正常现象。对孩子健康的担忧可能会导致那些已知饮食失调的人控制或隐藏他们的症状，从而使饮食失调有明显的改善。然而通常会倒退到妊娠前状态，甚至分娩后进一步恶化 (Rocco et al, 2005)。

助产士需要注意到可能存在的进食障碍的迹象，如蛀牙和牙龈疾病的存在，过分关注身体形象或妊娠前低体重指数 (BMI)。因此，助产士必须了解妊娠期胎儿营养不良的风险及对母亲的长期影响；骨质疏松症就是一个例子，它是由低体重引起的内分泌变化而导致的。在妊娠期间，母亲可能需要补充维生素 D，以改善钙的吸收，以维持骨密度，并防止骨骼系统畸形和新生儿佝偻病等疾病 (参见第 17 章)。对于选择母乳喂养的营养不良妇女来说，这尤其重要。

妊娠期饮食失调也会增加围生期抑郁和焦虑的风险 (Micali et al, 2011)。患有进食障碍的女性需要个性化的心理干预来解决她的心理健康和幸福感，尤其是在产后期间 (参见第 69 章)。医疗保健专业人员将被要求密切监测妊娠情况，并确保为孕妇及其家人提供足够的帮助以照顾病情。因此，支持者应包括营养师、婴儿喂养专家、全科医师和社区精神科团队，以及健康随访者的持续参与。

> **反思活动 52.4**
>
> 查看一些关于 NVP 妇女可用的资源，回顾一下你所在地区的可用资源。这可能包括可以提供信息和支持的地方或国家团体。仔细查看这些信息，考虑一下你会推荐哪个支持小组。

十、结论

妊娠期 NVP 是常见且令人不愉快，但幸运的是，很少发生 HG 严重到可危及生命的情况。如果呕吐得到及时有效的治疗，可以避免或减轻这些症状的加重和导致虚弱。

助产士应花时间对可能有风险或有症状的孕妇进行初步评估和鉴定，以确保她们能够获得信息支持。助产士应能区分生理性和病理性呕吐，并根据严重程度进行治疗或转诊。

要点

- 妊娠期恶心呕吐是妊娠期常见的症状，但在罕见的情况下可能会变成病理性的。
- 女性可以放心，在轻度和中度病例中，她的婴儿不太可能受到任何伤害。
- 经验丰富和适当的助产护理和建议可以使女性容忍不适。
- 助产士必须能够区分生理性和病理性呕吐，并采取适当的措施。
- 助产士需要留意提示NVP患者饮食失调的症状。

（翻译：李　凯　审校：王　彦）

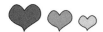

第53章

妊娠期出血

Amanda Hutcherson

学习目标

通过阅读本章，你将能够：
- 识别妊娠期阴道出血的原因。
- 讨论助产士在妊娠24周前后出血中的作用。
- 描述对母亲和胎儿的健康和幸福可能的影响。
- 讨论终止妊娠的治疗。

一、引言

妊娠期间阴道出血被认为是不正常的，通常需要进行检查。这对妇女和她的家庭来说可能是极其可怕的，因此必须谨慎地加以管理，以确保妇女充分知情并参与到她的护理计划中。值得注意的是，在蒙哥马利诉拉纳克郡卫生局一案中，最高法院（2015）就女性能够在充分知情的情况下选择自己的医疗方案的重要性做出了裁决。管理的一个重要部分在于病因的诊断，以及对该妇女过去和现在的病史的准确评估和报告。同样重要的是必须认识到医学定义和术语，如"堕胎"，需要加以解释。这个词可能对女性和家庭有着不同的含义。

生殖道出血可分为两类，这取决于它是发生在妊娠24周之前还是之后。在英国的法律中，胎儿存活率设定在妊娠24周（Parliament UK，2007），尽管存在国际差异，美国政府称24周为灰色地带（USA.gov，2008）。当需要国际统计数据时（Mohangoo et al，2013），或者当为非英国籍妇女提供护理时，这可能会导致具有挑战性的讨论。

二、妊娠24周前出血

早孕期即24周前生殖道出血可由以下原因引起：
- 植入出血。
- 流产。
- 妊娠滋养细胞疾病。
- 异位妊娠。
- 宫颈病变。
- 阴道炎。
- 意外创伤。
- 家庭暴力和虐待。

三、植入性出血

当滋养细胞嵌入子宫内膜时，可能会有少量出血。出血通常呈鲜红色，持续时间短。由于植入发生在受精后8～12天，出血通常发生在月经到来之前。如果误认为是月经期，可能会混淆预产期。精确的月经史对于发现可能的植入性出血是必不可少的，从而避免对日期的误算。

四、流产

在妊娠24周之前结束的妊娠，胎儿无法存活称为流产。分类如图53.1所示。

（一）先兆流产

助产士应该意识到"堕胎"（abortion）一词可能会引起困惑。许多想要妊娠却失败了的女性会觉得这个词很令人不快，因此，在与女性谈论自然原因导致妊娠结束时，不应该使用这个词。

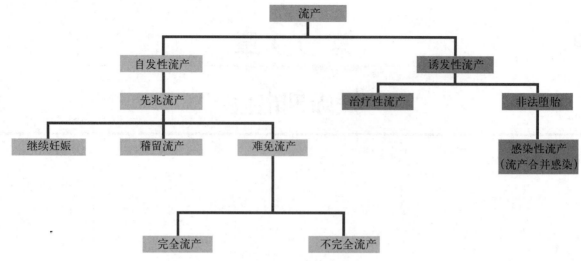

图 53-1 流产的分类

在这种情况下，使用"流产"(miscarriage)这个词更合适。

一位妇女有阴道流血，确认存在胎心，将被认为是有流产先兆(NICE, 2012)。

应该给予妇女建议：

• 如果出血加重或持续超过 14 天，她应该寻求医疗建议。

• 如果出血停止，她应开始或继续推荐的产前护理计划。

（二）自发性流产

15% ～ 20% 确认的妊娠以自然流产结束，其中大多数发生在妊娠 12 周之前。

（三）原因

• 胚胎发育不良：据报道，自然流产最常见的原因是胚胎缺陷。尽管可能发生自发突变，染色体异常约占有缺陷受孕的 70% (RCOG, 2008；Kovacs et al, 2015)。

• 植入缺陷 (NICE, 2012；Collins et al, 2013)。

• 妊娠滋养细胞疾病 (NICE, 2012；Collins et al, 2013)。

• 产妇感染：任何急性疾病，尤其是伴有发热，可导致流产。这可能是高热影响整体代谢导致的或病毒经胎盘传播的结果。已知与此有关的感染包括流感、风疹、肺炎、弓形虫病、巨细胞病毒、李斯特菌病、梅毒和布鲁氏菌病。妊娠期阑尾炎也可能是原因之一 (Gilo et al, 2009)。

• 生殖道感染：如细菌性阴道病和阴道支原体感染 (Silver et al, 2007；McNamee et al, 2014；

Jakovljevic et al, 2014)。

• 内科疾病：包括糖尿病、甲状腺疾病、肾脏疾病和高血压疾病 (Powrie et al, 2010)。

• 内分泌异常：包括黄体发育不良、子宫内膜分泌不足和血清孕酮水平低下 (Powrie et al, 2010)。

• 子宫异常：女性生殖道的大部分来自于胚胎时期形成的两个米勒管。发育不全可引起子宫结构异常，如双子宫、单角、双角、纵隔子宫或不完全纵隔子宫。

• 子宫肌瘤。

• 子宫后倾：这本身不会导致流产。随着子宫的扩大，子宫通常会上升到腹腔。如果做不到这一点，为了纠正后倾而进行的阴道和腹部操作可能会导致流产。

• 这种情况也有因为尿潴留而导致膀胱损害的风险。在子宫位置改变前可能需要膀胱导管 (Kenny, 2011)。

• 子宫颈功能不全：因既往流产或分娩引起的宫颈撕裂或宫颈内口过度拉伸，可能使胎膜通过宫颈管凸出并破裂。这种情况通常是反复流产发生的原因。在妊娠 14 周左右时，宫颈环扎（尼龙带或缝合线插入并绑在宫颈周围）可能会阻止这种情况的发生。缝线必须在分娩发动前拆除 (RCOG, 2011)。

• 环境因素：外部影响可能是一个原因。这些包括环境致畸剂，如铅和辐射，以及摄入致畸物质，如药物（尤其是可卡因）和酒精 (Carr et al, 2007；Silver et al, 2007)。

- 吸烟：暴露于烟草烟雾与自然流产有一定关联，但是研究仍然没有定论（Carr，Coustan，2007）。
- 产妇年龄：无论产科病史如何，30 岁及以上的妇女有更高的妊娠丢失率（Silver，Branch，2007）。
- 压力和焦虑：严重的情绪失调可能通过破坏下丘脑和垂体功能导致流产；然而，也可能涉及其他因素，因为经历不良生活事件的妇女吸烟和饮酒的比率通常较高。
- 父亲原因：精子质量差可能是一个因素。父亲也可能是染色体异常的来源，特别是在反复流产的情况下（Pan et al，2010）。
- 免疫学：具有自然杀伤细胞活性的母亲淋巴细胞可能影响滋养细胞的发育，扰乱着床和胚胎生长。自身免疫疾病，如抗磷脂综合征，也可能导致流产（Powrie et al，2010）。尽管进行了详细的调查，但在大多数情况下都找不到原因。

（四）难免流产

难免流产的主要特征是宫颈扩张，导致不可避免的妊娠丢失。妊娠囊与子宫壁分离，子宫收缩以排出妊娠物。这种子宫活动引起的不适类似于分娩时的宫缩。窥器检查显示宫颈扩张，可能伴有妊娠物的突出。妊娠囊可以完全排出（完全流产），或者部分排出，通常是有胎盘组织的残留（不完全流产）。

助产士应为有难免流产迹象的妇女安排紧急护理。应记录妇女的生命体征并估计出血量。如果胎儿已经被排出而妇女正在出血，则应遵循当地管理第三产程和控制产后出血的政策。实用产科多专业培训（practical, obstetric multiprofessional training，PROMPT）课程手册提供了当前的信息，以支持指南的制定（Winter et al，2012）。任何排出的妊娠物都应保存起来进行检查。助产士必须让妇女接受全科医师（GP）或当地医院的妇科医师的医疗护理。如果出血严重或有休克的症状，应请求一支当地具有救护车服务的护理团队。在转入医院之前，他们会给这位妇女进行复苏，稳定她的病情。在医院环境中，可以清宫 [取出残留的妊娠产物（evacuation of retained products of conception，ERPC）]，如果失血严重，可以输血。

对难免流产或不完全流产进行期待治疗或医疗处理都是可能的（NICE，2012）。

如果妇女没有与妊娠有关的不良心理经历，且出血或出血影响的风险较低，则可考虑在诊断出该疾病后 7～14 天进行期待治疗。例如，她没有贫血、凝血功能减退或无法输血（NICE 2012）。

对不符合这些标准的妇女应考虑医疗或外科治疗手段。

如果乳房开始分泌乳汁，建议女性佩戴一件舒适的胸罩，以减少不适。卡麦角林 1mg 可由医师或合格的助产士开具处方来抑制泌乳 [NICE，2012；英国国家处方集（British National Formulary BNF，2015）]。

如果这名妇女是 RH 阴性血型，必须提供抗 D 免疫球蛋白并给予充分的解释，并在流产后 72 小时内给药，以防止随后的妊娠中出现同种免疫和 RH 阴性血溶血的问题。

对风疹没有免疫力的妇女可在此时接种风疹疫苗，并建议在未来 3 个月内避免妊娠。

（五）稽留流产

在这种情况下，妊娠囊和子宫壁之间发生出血，胚胎死亡。子宫不再增大，由于滞留胎儿的存在似乎抑制了月经，妇女可能认为她的妊娠仍在继续，尽管其他妊娠迹象已经消失。阴道出血从无到褐色分泌物的涓涓细流不等。随着妊娠的迹象逐渐消失，一些妇女开始意识到一切都不好了。

超声检查可明确诊断。子宫最终会自发地排出胎儿，但这种情况可能在一段时间内不会发生。治疗通常是通过手术或使用米索前列醇（Neilson et al，2013）排空子宫。可以提供期待治疗，该妇女可以选择回家几天，等待胎儿自然排出（Nanda et al，2012）。在这种情况下，必须给出明确的指示，使妇女及其家人能够观察出血或感染性休克这些潜在的问题。如果一个发育良好的胎儿保留在子宫内，它可能会变成糊状和木乃伊状（彩图 75），而不是被重新吸收。这通常与多胎妊娠有关。

（六）复发性流产

连续 3 次或 3 次以上的自然流产称为复发性流产。应进行仔细的调查以查明原因。有时，导致流产的因素对每个人是不同的，没有明确的单一因素相关联。然而，一些情况可能与复发性妊娠丢失有关（Powrie et al，2010）。

- 子宫结构异常：多达 50% 反复流产妇女出现子宫结构异常（如双角子宫）。
- 宫颈功能不全。
- 母亲全身性疾病：糖尿病与抗磷脂抗体。
- 遗传因素：在妊娠早期流产中，染色体疾病的发生率约为 30%（Perez-Duran et al，2015）。大多数是平衡易位。在近亲或表亲结婚的情况下，致命的隐性基因可能导致复发性丢失。
- 宫内感染：特别是弓形虫病、人型支原体、解脲支原体和衣原体。
- 激素缺乏：黄体期缺乏可能与此相关，尽管这一理论尚未被普遍接受。
- 免疫因素。
- 非意外伤害也应考虑在内。

（七）心理因素

许多女性在流产后会感到非常的悲伤，可能需要大量的咨询和支持。心理上的痛苦可能很严重，一些妇女临床上会变得抑郁。其伴侣所经历的悲伤可能和妇女一样强烈，尽管他或她不太可能会得到支持（Glasby，Tew，2015）。工作人员需要敏感地对待这对父母。这对夫妇可能希望看到他们的孩子，工作人员应该考虑到他们的这个愿望。由流产协会编写的指南可以为此提供支持（Miscarriage Association，2015）。

超过 24 周的妊娠，如果出生时没有生命迹象，婴儿必须登记为死产（英国内政部，2008）。许多妇产医院都为无法存活的胎儿提供葬礼或追悼服务，而且所有医院都必须提供尊重的处置。在这种情况下，医院牧师也许可以提供有价值的支持和建议。产前结果和选择（ARC）可以为收到高危产前筛查结果或诊断为胎儿畸形的父母提供非指导性支持和咨询（ARC，2015）。

反思活动 53.1

与早孕部门的负责人谈谈，什么是转诊标准？如果当地没有早孕部门，请确定在当地、全国和网上为有早孕问题和早期胎儿丢失的妇女能提供哪些服务。

（八）诱发性流产

这个术语是指故意终止妊娠。人工流产分为治疗性流产和非法堕胎。

（九）治疗性流产

自 1967 年英国《堕胎法》成为法律以来，治疗性流产在英国一直是合法的（HMSO，1967）（参见第 9 章）。这项法律不适用于北爱尔兰。如果有两名注册医师认为继续妊娠可能会带来以下问题，则本法允许终止妊娠：

（1）涉及危及孕妇生命的风险。

（2）涉及伤害她的身体或精神健康的风险。

（3）将涉及对孕妇的生命造成比终止妊娠更大的危险。

（4）如果婴儿出生，就有很大的风险遭受身体或精神上的异常，导致严重残疾。

在现行立法中，法定终止妊娠的最高孕周为 24 周末（Dimond，2013）；《1990 年人类受精与胚胎学法案》（*Human Fertilisation and Embryology Act*，1990）。在第 24 周后进行治疗性流产的唯一情况是：

（1）如果妇女有生命危险。

（2）如果存在严重永久性损害妇女身心健康的风险。

（3）如果孩子有严重残疾的重大风险。

该法律还允许在多胎妊娠中选择性地减少胎儿数量。24 周后流产只能在英国全民保健医院进行。治疗性流产可以提供药物或手术方法。对符合英国《堕胎法》条款的妇女可以提供药物流产。目前使用的口服米非司酮，肌内或宫内给予甲氨蝶呤注射（BNF，2015），必须由医师开具处方。

对于妊娠 12 周之前的妇女来说，手术流产是一种选择（NHS Choices，2014）。在镇静或全身麻醉下进行，它包括逐渐的器械扩张宫颈和轻柔的吸出妊娠物（彩图 76）。

与自然流产一样，治疗性流产后必须酌情提供抗 D 免疫球蛋白和风疹疫苗。

（十）非法堕胎

这是英国《堕胎法》条款之外的妊娠终止，可能由未经授权和未经训练的人终止，并且是应受法律惩罚的犯罪。自从英国 1967 年颁布《堕胎法》以来，发生率锐减。然而，此类案件仍有发生：2000 年和 2001 年（Home Department，2001）共发现四起此类犯罪，2004 年和 2005 年（Home offence，2009）共发现 7 起。非法堕胎罪在 2014 年和 2015 年没有记录。然而，在此期间，有七起针对故意毁坏一名可存活的未出生胎儿的起诉（gov.uk 2015）。堕胎可能是由妇女自己或由其他人通过使用药物或器械实施的。无论成功与否，该行为都是非法的。使用的方法可能导致出血、气栓或迷走神经抑制引起的猝死。由于缺乏无菌原则，容易发生感染，并可能导致慢性疾病或输卵管炎和不育。

（十一）感染性流产

子宫感染可发生在自然流产或人工流产后。在非法堕胎或自然流产后妊娠物残留的情况下更可能发生。在允许合法堕胎的国家，感染性流产的发生率已经下降，但它仍然是由出血或败血症引起的产妇死亡的一个原因（Lewis，2011）。脓毒症的诊断和管理的关键行动是及时识别、快速静脉注射抗生素和专家的快速参与——高级审查至关重要（Knight et al，2014）。在全球范围内，发展中国家每年有 700 万妇女因不安全堕胎后的并发症在医疗机构接受治疗（RCOG，2015）。

> **反思活动 53.2**
> 了解助产士在当地为自然流产或妊娠中期终止的妇女提供了哪些服务。

五、妊娠滋养细胞疾病（葡萄胎或水泡样胎块及绒毛膜癌）

（一）葡萄胎或水泡样胎块

这种情况的发生是由于妊娠早期绒毛变性的结果（图 53.2）。通常胚胎不存在；偶尔在双胎妊娠中可能会发现一个葡萄胎与一个有活力的胎儿（NICE，2012）。葡萄胎可能是完全性的，子宫内见由绒毛膜水肿的绒毛组成的多囊性团块。或者是部分性的，可以见到水泡组织，但是发育不良，伴有胎儿一起。囊泡形成可能发生在明显正常妊娠的胎盘内。

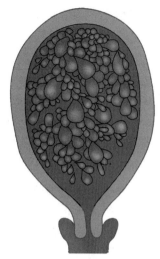

图 53.2　葡萄状胎块

1. 体征和症状　通常妊娠中的轻微不适，如恶心和乳房压痛，更加严重。该妇女可能报告从妊娠第 12 周开始出现阴道间歇性出血。当葡萄胎开始流产时，可能出现大量出血，并可见到葡萄样囊肿。甚至在妊娠早期也可能发生子痫前期。可能会出现严重的恶心和呕吐。在腹部检查中，子宫通常比相应的孕周大，检查人员可能感到子宫柔软无力。触不到胎儿部位，也没有胎儿心搏。葡萄胎囊泡大量分泌人绒毛膜促性腺激素（HCG）。由于 HCG 的促甲状腺激素(TSH)样活性，可能会有轻度甲状腺功能亢进的迹象。诊断依据包括临床表现，超声检查确诊。尿液或血清 HCG 水平将会异常的升高。

2. 治疗　一旦确诊为葡萄胎，必须立即彻底的清宫。这可以通过仔细地吸刮来实现（图 53.3）。子宫收缩可能导致水泡样组织通过胎盘床的血窦进入血液循环。这些栓塞可能导致其他部位的转移性疾病，通常是肺部。应避免药物终止妊娠。在没有产科出血的情况下，促宫缩药物直到清宫完成后才可以使用，然后可以使用缩宫素输注来维持子宫收缩和止血。该妇女必须转诊到专家随访中心（Cancer UK，2014），以便于早期发现恶性滋养细胞疾病（绒毛膜癌）。每两周监测一次血清 β-HCG 水平，直至其值降至正常范围内（Seckl et al，2000）。应当指出的是，对随访的要求专业意见上略有不同，每一个案例都是根据个体化的情况进行评估的。强烈建议在很长一段时间内避免再次妊娠，这需要认真地给出详细的避孕建议。需要注意的是，口服避孕药如果在 HCG 水平持续升高的情况下服用，可能会增加发生侵袭性疾病的风险（Seckl et al，2013）。

（二）绒毛膜癌

绒毛膜癌是滋养层组织的恶性肿瘤。它发生在约 3% 的完全性葡萄胎（Seckl et al,2000）之后。HCG 水平将升高，妊娠试验将再次成为强阳性。绒毛膜癌可能发生在下一个正常妊娠和葡萄胎清宫后。随着生长浸润子宫和阴道，受影响的妇女将经历越来越严重的疼痛。这种情况如果不治疗，很快就会致命。这种疾病通过局部侵袭和血液传播，转移可能发生在肺、肝和脑。

绒毛膜癌对化疗反应良好。细胞毒性药物，如甲氨蝶呤、依托泊苷和放线菌素 -D，可以单独使用或作为联合治疗，几乎总是成功的。女性应在治疗结束后至少 1 年内避免再次妊娠，并且在未来妊娠后都需要进行 HCG 监测，因为存在疾病复发的风险（Seckl et al，2013）。

六、异位妊娠

异位妊娠发生在受精卵植入宫腔外时。在 95% 患者中，植入部位是输卵管，这些被称为输卵管妊娠。偶尔植入部位可以是卵巢、腹腔或宫颈管，但是这些很罕见。异位妊娠发生率为每 150 例妊娠中有 1 例(NICE,2012)。在工业化国家，异位妊娠是妊娠 20 周前孕产妇死亡的主要原因，似乎与盆腔感染，尤其是衣原体（NICE，2012）感染有关。

（一）输卵管妊娠

输卵管妊娠发生在受精卵沿着输卵管传输延迟时。这可能是由于先天性输卵管发育畸形，或更常见的是，盆腔感染后输卵管形成瘢痕。受精卵种植并开始在输卵管黏膜内发育。壶腹部是最常见的部位（图 53.3）。

虽然输卵管妊娠可能发生在没有任何明显的病史的情况下，但也存在一些高危因素（NICE 2012）：

- 输卵管妊娠史。
- 输卵管手术史。
- 用于降低生育率和体外受精（IVF）的激素

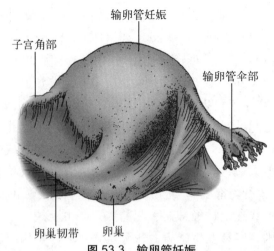

图 53.3　输卵管妊娠

促排卵药物可能会干扰输卵管运动。

- 释放孕酮的宫内节育器（与含有高剂量孕酮的节育器有关）。
- 输卵管子宫内膜异位症。
- 盆腔炎性疾病。
- 阑尾切除术、盆腔或腹部手术，可能导致粘连形成。
- 使用己烯雌酚的事后避孕药。
- 避孕方法——宫内节育器和仅含孕酮的避孕药可能增加相关风险，因为它们只能防止宫内妊娠，但不能阻止排卵和受精。

（二）诊断

NICE（2012）建议，在对育龄妇女进行临床评估时，所有医务工作者都应意识到她可能妊娠，并考虑提供妊娠测试，即使症状是非特异性的。异位妊娠的症状和体征可能类似于其他疾病的常见的症状和体征，如胃肠道疾病（如阑尾炎）或尿道感染。

延误诊断和治疗可能导致孕产妇的死亡率和提高发病率。目前诊断最准确的方法是血清 HCG 水平的检查联合阴道超声检查。妊娠早期血 HCG 水平稳定升高，当低于正常水平或低于倍增时间（血清水平可望倍增的时间）提示异位妊娠。超声扫描可发现输卵管包块或盆腔积液，但最有用的是确定宫内无妊娠囊。随着妊娠物的发育和成长，输卵管为适应它而发生膨大。

起初，妇女会经历通常妊娠的迹象，如恶心和乳房变化，虽然闭经并不总是存在。在妊娠期荷尔蒙的作用下，子宫会变大变软。随着输卵管进一步膨胀，将会出现腹痛和阴道出血。

如果种植部位是输卵管较窄的近端，在妊娠5～7周很可能发生输卵管破裂（彩图77）。如果妊娠位于较宽的壶腹段，妊娠可能持续到第10周。偶尔会发生妊娠囊从输卵管伞端排出的情况（彩图78）。

当受精卵从附着的输卵管壶腹部位分离出来时，死卵周围可能沉积有一层的血凝块而形成血肿，这些血凝块可能留在输卵管内或从输卵管的末端排出。

当输卵管破裂时，会出现严重的腹腔内出血，妇女将经历剧烈的腹痛。当她躺下时，由于血液流向横膈膜，可能会出现肩端疼痛。该妇女将会面色苍白、休克、恶心，并可能会晕倒。腹部出现触痛和肌紧张。盆腔检查通常会非常疼痛，尤其是抬举宫颈时。异位妊娠破裂是一种急性外科急症，需要紧急治疗。

（三）处理

如果怀疑异位妊娠，应插入大口径的静脉滴管（16号），并抽血进行交叉配血。该妇女必须尽快转送至手术室，实施腹腔镜下输卵管切开术，但如果已经出现失血性休克，则开腹手术是更好的选择。

如果早期发现病情，可以尝试通过注射前列腺素 F 2a 或全身性前列腺素 E_2 进行非手术治疗。可以采用甲氨蝶呤进行药物治疗，选择肌内注射或直接注入孕囊。

NICE 建议系统的甲氨蝶呤可以作为一线治疗提供给那些能够返回随访并且具有以下所有因素的妇女：无明显的疼痛；附件包块小于 35mm 且无明显心搏的未破裂异位妊娠；血清 HCG 水平低于 1500IU/L 并且无宫内妊娠（超声扫描证实）（NICE，2012）。

NICE（2012）建议不能接受药物治疗的妇女可以选用手术治疗。

（四）异位双胎妊娠或合并妊娠

异位双胎妊娠是指来自多胎妊娠的胚泡植入在子宫腔外。它与异卵双生有关，异位妊娠几乎都是输卵管妊娠。可发生在体外受精与胚胎移植后。诊断比较困难，处理的选择由于存在宫内妊娠而受到限制。异位妊娠囊必须清除，但子宫应尽可能少地受到干扰。如果宫内妊娠活胎，避免使用甲氨蝶呤（NICE，2012）。

（五）继发性腹部妊娠

非常罕见，当发生输卵管妊娠破裂时，胚胎被挤出到腹腔中，但是仍有足够的绒毛附着在输卵管上，以确保胚胎不会死亡。然后胚胎表面的绒毛附着在邻近的腹腔脏器上。随着胎儿在腹腔内自由发育，妊娠得以继续。由于胎盘发育相对较差，胎儿面临严重生长受限的风险，并且由于没有子宫壁的保护，胎儿还可能因遭受压力而发生畸形。

这种情况通常通过超声扫描可检测到，事实上胎儿的肢体位置通常不容易被触及。需通过剖宫产来分娩。胎盘通常留在原位让其被吸收，试图分离胎盘可能会导致无法控制的大出血。

英国的异位妊娠率为每 1000 例妊娠中有 11 例，孕产妇死亡率估计为每 1000 例有 0.2 例，其中约 2/3 的死亡与不合格护理有关（NICE，2012）。

不容易获得便捷医疗救助的妇女，例如新移民的妇女、寻求庇护的妇女、难民或不懂英文的妇女，风险更大。

助产士必须对异位妊娠的相关危险因素保持警惕，并对任何提示有异位妊娠迹象或症状的妇女作为紧急事件去寻求产科意见。

七、与阴道出血相关的情况

以下情况可能导致出血，尽管严格来说，它们不是早期妊娠出血，因为出血不是来自妊娠部位。

（一）宫颈息肉

这是一个小小的红色凝胶状赘生物，通过蒂部附着在宫颈上，靠近宫颈外口。可能会引起轻微的不规则出血。

（二）子宫颈柱状上皮外移

宫颈糜烂是由于妊娠激素的作用，宫颈管内的柱状上皮增生而形成的。柱状上皮增生外移在宫颈上形成一个红色区域，从宫颈外口向外延伸。可能会引起阴道血性分泌物。无须治疗，产褥期外移的区域会回退。

（三）宫颈癌

浸润性宫颈癌在妊娠期很少见，尽管如果进行宫颈涂片检查有时会发现宫颈上皮内瘤样变（CIN）。如果宫颈细胞学报告提示癌前病变，则进行阴道镜检查以确定病变部位，并进行宫颈活检。如果是非浸润性的，治疗可以推迟到分娩后。

浸润性宫颈癌非常严重，因为这种疾病可能进展很快。阴道检查时发现宫颈硬而不规则，接触性出血。也可能有脓性阴道分泌物。如果在妊娠早期发现这种情况，终止妊娠并开始治疗。在妊娠晚期，胎儿可存活，可以通过剖宫产分娩。婴儿出生后，产科医师可以进行根治性子宫切除术（Wertheims 子宫切除术）。阴道分娩与母亲不良预后有关，因为宫颈扩张可能导致肿瘤细胞的扩散，已有会阴侧切部位发生转移的报道（英国癌症研究所，2014）。

如果在妊娠中期发现这种情况，就会陷入进退两难的局面，因为如果分娩，胎儿有可能无法存活。妇女可以选择推迟治疗一段时间以允许胎儿进一步生长；但是，推迟时间不宜超过4周。

妊娠早期出血的原因多种多样。这是一个严重的征兆，可能潜藏危及生命的情况。任何在妊娠期间报告阴道出血的妇女必须立即转诊给产科医师。

八、妊娠 24 周后出血——产前出血

产前出血定义为妊娠 24 周后和婴儿出生前生殖道的出血。分娩时发生的出血称为产时出血。

产前出血是一种严重的并发症，可导致母婴的死亡。

出血有两种主要原因：

• 前置胎盘（不可避免或必然发生的出血）是由于异常位置的胎盘发生剥离而导致出血（胎盘部分或全部位于子宫下段，分娩开始后出血是不可避免的）。

• 早剥胎盘（胎盘早剥）是正常位置的胎盘发生剥离而导致出血。然而，有时也会发生胎盘外的出血。这是来自产道其他部位的阴道出血，例如，如前所述的宫颈息肉。

九、前置胎盘

足月前置胎盘的发生率为 0.5% ~ 1%。它通常在妊娠早期的超声检查中被发现，在妊娠中期，在多达 1/4 的妊娠中可以看到。随着子宫下段的生长和伸展，胎盘部位似乎沿子宫壁上升，远离宫颈内口，至足月时，在大多数情况下，胎盘不再占据子宫下段。

妊娠早期时胎盘覆盖宫颈内口的病例出血风险最高。前置胎盘的分类如表 53.1 所示。这些类型如彩图 79 所示。

表 53.1　前置胎盘的分类

低置胎盘	胎盘主要位于子宫上段，但占据到下段
边缘性	胎盘达到但是没有覆盖宫颈内口
部分性	宫颈闭合时覆盖宫颈内口，但扩张时不完全覆盖
完全性	胎盘完全覆盖宫颈内口

（一）原因

导致前置胎盘的原因尚不清楚，但已知与下列因素有关（Kovacs，Briggs，2015）。

• 多产：多次分娩后导致宫腔容积增大可能易患前置胎盘。

• 多胎：较大的胎盘面积更有机会占据子宫下段。

• 年龄：风险随母亲年龄增长而增加。

• 瘢痕子宫：前一次剖宫产会使前置胎盘的风险增加一倍。

• 既往子宫肌瘤切除术或子宫切开术。

• 吸烟：确切的机制尚不清楚，但吸烟引起的相对缺氧可能导致胎盘增大，以补偿氧气供应的减少。

• 胎盘异常：分叶胎盘和副胎盘可导致前置胎盘。膜状胎盘（弥漫性胎盘）也可能是病因（参见第 39 章）。这是一种罕见的胎盘发育异常，所有的绒毛膜都覆盖着功能正常的绒毛。胎盘发展为一个薄的膜状结构，覆盖异常大的子宫表面。这种情况可以通过超声诊断。在第三产程中，胎盘可能不易分离，并可能导致严重出血，可能需要子宫切除术。膜状胎盘的胎儿营养似乎相对不受干扰。

（二）相关情况

低置胎盘使妇女和胎儿面临其他并发症的风险。其中最严重的是胎盘植入。这通常发生在前次分娩为剖宫产的患者（Collins et al, 2013）。子宫下段较薄的蜕膜和瘢痕组织的存在增加了滋养细胞侵入子宫肌层的可能性。

（三）症状和体征

由于前置胎盘可以在妊娠早期超声波扫描中被诊断，助产士通常会知道任何她们护理的妇女中谁存在低置胎盘。但是，有些妇女在妊娠期没有进行超声波扫描，这种情况包括不愿意做的妇女、隐瞒妊娠的妇女、得不到护理的妇女或可能在超声扫描难以获得的农村妇女。因此，助产士必须知道可能提示前置胎盘的迹象。

- 胎位异常：虽然胎位可能是头位，但通常不是。胎盘占据了骨盆的空间，助产士可能发现为臀位，因为头部在宫底有更多的空间，或者胎位是斜位的，胎儿为肩先露。
- 先露高浮：这在部分性或完全性前置胎盘最可能出现。
- 触诊时识别胎儿部位困难：前置胎盘位于胎儿和助产士的手之间，就像一个垫子。这使得胎儿部位相对难以识别。
- 脐下响亮的母体脉搏：前置胎盘通常可以通过胎盘床上传来的母体动脉的巨响来检测。运用电子胎心多普勒更容易听到。胎心音可能很难检测到，因为胎盘阻挡了胎心音，尤其在头先露时。
- 前置胎盘可以缓冲一些胎儿的运动，妇女可能会提到，她只感觉到胎儿在脐上方的运动。
- 性交后出血：性交时刺激宫颈可引起出血。

这种类型的出血通常发生在妊娠 24 周后，尽管有时可能发生得更早。在妊娠晚期，子宫下段发育完成，Braxton Hicks 收缩增加，接近妊娠末期，宫颈管逐渐消失。出血是由胎盘剥离引起的，胎盘不能伸展以适应子宫结构的这些变化。由于胎盘位于子宫的下段，血液很容易流出，从而引起前置胎盘典型的无诱因、新鲜、无痛性出血。

警戒性出血与前置胎盘有关，是指发生在妊娠晚期少量的、复发的、新鲜的无痛性出血。每次出血都表明胎盘的进一步剥离。如果胎盘撕裂，一些胎儿会失血，这会进一步损害胎儿健康。产科大量出血可能随时发生，一旦分娩开始，随着宫颈开始扩张，更可能发生出血。胎盘早剥的病程是无法预测的，即使在没有出血的情况下，胎盘早剥也被认为是妊娠过程中一个重大的、危及生命的并发症。

（四）处理

如果没有必须采取措施的严重出血，妇女可以选择在妊娠 38 周左右分娩，以避免婴儿早产的问题。如果胎盘位置不清，可由资深产科医师在医院进行检查，该妇女可适当麻醉，医院准备好做剖宫产。开始静脉输液，必须提供立即可用的四个单位的交叉配血。妇女取截石位，产科医师进行非常轻柔和谨慎的阴道检查，将手指穿过子宫颈进入子宫下段。如果胎盘可触及，产科医师将立即进行剖宫产。如果下段胎盘无法触及，经妇女同意，可行破膜，鼓励开始分娩。对于前置胎盘未被确诊的妇女，此方法可避免不必要的剖宫产。

胎头已经衔接的低置胎盘病例，阴道分娩经常是可能的。然而，在距宫颈内口 2cm 内存在胎盘组织是阴道分娩的禁忌证（Collins et al, 2013）。

1. 积极治疗　当首次出血发生在妊娠 38 周或更晚的情况下，非手术治疗是不合适的，因为胎儿已经成熟。如果出血严重或有胎儿窘迫的迹象，在分娩已经开始的情况下，积极治疗也是必要的。开始静脉输液，妇女的情况稳定。由一位资深产科医师在全身麻醉下进行紧急剖宫产。新生儿医师应到场照顾可能在出生时窒息的婴儿。

2. 第三产程　产后出血可能使第三产程复杂化，因为很少有肌纤维来控制子宫下段胎盘部位的出血。

既往剖宫产的妇女可能会发生胎盘植入，而试图分离胎盘可能会导致大出血。可能需要用手术方法来控制出血，如髂内动脉结扎和介入治疗。子宫切除术是挽救妇女生命的最后手段。助产士必须熟悉当地大量产科出血的处理指南（专栏 53.1）在手术开始前必须有足够的交叉配血供应。在这种预测可能出血的情况下，血细胞回收被证专栏 53.1　大量产科出血管理指南要点（Department of Health，1994；Lewis，2007；Winter et al，2012）

• 处理出血的妇女需要产科和麻醉之间团队合作，并得到其他专家包括血液学家、血管外科医师和放射科医师的适当帮助 • 包括资深产科医师、麻醉师、血液学家、输血服务和搬运人员在内的所有关键工作人员的立即参与 • 至少 20ml 的血液样本进行交叉配血和凝血功能检测 • 至少 6U 配好的血液，必要时使用血浆扩容（不包括右旋糖酐） • 使用与患者同型的血液输血；只有在需要立即输血时才能使用未交叉匹配的 O 型阴性血 • 最少开通两条外周静脉输液管，使用 16 号套管 • 立即启动 CVP 监测 • 监测中心静脉和动脉内压、心电图、血气和酸碱状态的设施应在医院提供 • 快速输血和液体（血液过滤不是必需的） • 使用暖血设备 • 反复评估血红蛋白和凝血研究 • 使用早期预警评分系统，如改进的早期产科预警评分系统（MEOWS）	2014 年新增建议（Knight et al，2014）包括： • 应调查低于正常妊娠范围的血红蛋白水平，如果提示需在分娩前优化血红蛋白，应考虑补充铁 • 刺激或增加子宫收缩应根据目前的指南进行，并特别注意避免子宫收缩过快或过度刺激 • 液体复苏和血液输注不应该因为单一血红蛋白结果的错误结果而延迟 • 虽然从观察到的生理紊乱中可以明显看出大量出血，但年轻、健康的孕妇代偿能力显著。心动过速通常发生，但可能存在反常的心动过缓。低血压总是很晚出现的症状，因此，持续的出血应该立即采取措施 • 对于一名正在出血且可能出现凝血障碍或已有凝血障碍迹象的妇女，在凝血指标恶化之前，给予血液成分是明智的 • 如果简单的内科和外科干预证明无效，建议尽早行子宫切除术

明是有效的，如果有必需的设备可用，则应予以考虑（Ralph et al，2011）。

前置胎盘的阴道检查是一个高风险的程序，不应该尝试，除非有上述预防措施。

十、胎盘早剥

胎盘早剥导致的出血是由于正常位置的胎盘发生剥离引起的（彩图 80）。

有时被称为胎盘剥离或"意外"出血。胎盘早剥可发生在妊娠的任何阶段或分娩期间，并可使约 1% 的妊娠复杂化（Collins et al，2013）。

（一）原因

胎盘早剥的原因无法得到满意的解释，约 40% 的病例找不到原因。下列危险因素与其有关：

• 高血压病：原发性高血压、妊娠高血压综合征或子痫前期。

• 宫内压力骤减：如许多羊水过多引起胎膜自发性破裂。

• 早产：胎膜破裂。

• 既往史：胎盘早剥。

• 外伤：如继头部外伤后，道路交通事故、坠落或撞击之后。

• 吸烟。

• 滥用药物：如可卡因或大麻。

• 叶酸和维生素 B_{12} 缺乏：尽管这种关联的证据并不确凿。

• 在胎盘早剥的病例中，母亲高血压被一致认为是最常见的因素。

（二）分类

出血可以分为显性、隐性或部分显性（彩图 81）。

显性出血：当剥离部位位于胎盘边缘。血液

分离胎膜和蜕膜，并通过宫颈口流出。显性胎盘早剥，休克程度与阴道失血量成正比。

隐匿性出血：当剥离部位靠近胎盘中心时发生。血液无法流出，形成巨大的胎盘后血肿（彩图 80）。血液可能渗入子宫肌层，有时甚至渗到腹膜覆盖层，造成大理石纹路状、瘀斑状出血。这就是众所周知的库弗莱尔子宫。没有明显的出血，但随着宫内压升高，疼痛和休克可能会很严重。腹围增大或宫底高度升高是隐匿性出血的可疑迹象。后壁胎盘早剥可能伴随有背痛。

部分显性出血：当血液在胎膜和蜕膜之间流出，形成可见的阴道出血时，就会发生这种情况。并非所有的血液都流出来，有一定数量的出血是隐匿的。在这种情况下，出血和休克的程度远比可见的丢失要严重得多。

胎盘早剥的严重程度可分为轻度、中度或重度。

1. **轻度胎盘早剥**　通常阴道会有少量出血，但是阴道出血很少甚者出血可能完全隐匿。妇女可能仅仅感到轻微的腹痛，子宫没有触痛，胎儿存活。没有产妇休克的迹象。

2. **中度胎盘早剥**　失血较多，腹痛较重，触诊时子宫可能有疼痛、较硬。母亲可能有低血压和心动过速，通常有胎儿窘迫的迹象。

3. **重度胎盘早剥**　这是产科急诊。超过 50% 的胎盘已经剥离，失血将超过 1L，母亲将出现失血性休克的迹象。腹痛会很厉害。在触诊时，子宫硬而有压痛（有时被描述为摸起来像木头），听诊听不到胎心。凝血功能障碍的风险增加。必须记住，阴道出血量对胎盘剥离程度没有指导意义。

十一、前置血管

这种少见的情况可能导致阴道出血。它与脐带的帆状附着有关（参见第 39 章）。其中一条胎儿血管穿过位于宫颈内口处的胎膜，位于胎先露部的前面。当胎先露部压迫胎膜时，可能发生血管阻塞。当胎膜破裂时，血管可能被撕裂，发生严重的胎儿出血，这种情况可能表现为阴道出血。与这种情况相关的围生期死亡率很高（Collins et al，2013）。诊断困难，但阴道检查可能会感觉到搏动的血管。在妊娠中期的常规超声检查中，常可以检测到帆状附着，而经阴道彩色多普勒扫描可以确诊前置血管。

如果怀疑前置血管，助产士应保持胎膜完整并通知产科医师。助产士应该意识到，在由于副胎盘而导致的前置胎盘和体外受精妊娠中，发生前置血管的风险更高。

结果

如果胎盘有轻微剥离，母亲和胎儿状况良好，建议妇女留在医院观察。如果出血停止，一切正常，她就可以出院了。妊娠期将密切监测超声和定期胎儿电子监护，以评估胎儿的生长和状况。胎盘早剥后，胎儿生长不良和早产的风险增加。

对于中度或重度胎盘早剥，最重要的治疗是排空子宫。如果胎儿情况允许，通过破膜或滴注缩宫素开始引产。阴道分娩是可能的。

如果胎儿情况不佳，除非该妇女已经处于第二产程，这时可实施产钳助娩，否则将采用剖宫产。在分娩时静脉注射麦角新碱 500μg，以控制第三产程的出血。通常在分娩后继续输注缩宫素数小时以维持子宫收缩。出血风险的增加需要产前准备交叉配对的血液（6～8U 备用）。对严重出血和凝血功能障碍最有效的治疗是输注新鲜血液。如果没有新鲜血液，应给予新鲜冷冻血浆，因为它含有纤维蛋白原，血小板和凝血因子Ⅲ、凝血因子Ⅴ和Ⅷ。

大出血及其导致的低血压可导致垂体缺血性坏死（Sheehan 综合征），其临床特征包括无泌乳和持续闭经，导致继发性不孕（Collins et al，2013）。

反思活动 53.3

查找并阅读你们医院管理妊娠晚期出血的政策。

十二、产前出血的管理与助产士的作用

（一）在家中

如果是一位出血的妇女打电话，助产士必须确定出血量并组织紧急护理。如果告知的出血量很大，助产士应要求当地救护车服务部门的护理

团队参加，以避免延误转送医院。

建议女性侧卧或用枕头或毛巾塞在右臀下，以达到轻微的骨盆倾斜，避免仰卧位低血压综合征。血压、脉搏和体温要定期、频繁地记录下来。一份改良的早期产科预警图表（Lewis，2011，专栏 53.1）将有助于追踪这些观察结果。失血量必须测量，应保留卫生巾和任何弄脏的衣服、床单和护垫，以便详细估计失血量。疼痛提示胎盘早剥，无痛、鲜红的出血提示可能为前置胎盘。必须联系最近产科部门的产科医师，因为该妇女需要住院接受适当的持续护理。助产士应将严重程度告知产科医师，如出血量、血色（鲜红或暗红）、疼痛的性质和部位（如果有的话）及妇女的一般情况。如果开始出血较少，该妇女的血压和脉搏可能会正常，她看起来会显得很好。血压的评估应该谨慎对待，如果可能的话，参考妇女以往的病历记录。有高血压病史的妇女，此时"正常"的血压可能代表低血压。在这些病例中，脉搏和呼吸频率可能更能提示出血情况。如果失血严重，女性会出现典型的出血性休克症状，表现为苍白、出汗、不安、口渴、脉搏加快、呼吸加快和血压下降。在这种情况下，需要紧急援助，并且应呼叫具有救护车服务的护理团队。开始静脉输注，如有可能，可给予 O 型 RH 阴性血。可使用血浆扩张剂，如尿素交联明胶（海马西尔）、琥珀酰明胶（佳乐施）或羟乙基淀粉（Hespan）等制剂。

当评估正在流血的妇女时，不应进行阴道检查。如果为前置胎盘，阴道检查可能导致灾难性的出血。直肠检查同样危险。如果可能的话，应该避免腹部检查，因为这可能引起 Braxton Hicks 收缩，从而加速出血。

（二）在医院

该妇女应入住产房或分娩套房，并需要由一名高年资产科医师诊治。如果有严重出血的迹象，高年资麻醉医师和血液科医师也应到场。

在明确诊断之前，必须把她视为有潜在的前置胎盘来对待，尽管可能有一些特征有助于做出诊断（表 53.2）。但这种区别通常并不明显；如果母亲有轻微的显性剥离，但没有疼痛，没有出血的明显原因，也没有子痫前期的迹象，则尤其困难。

如果出血严重，治疗必须迅速，因为妇女的病情会迅速恶化。其目的是恢复正常的血容量，从而改善母亲的一般状况，必要时分娩胎儿，避免出现肾衰竭、凝血障碍等危险并发症。必须建立两条静脉通路（16 号套管），采血查血型及交叉配血，至少配备 6U 血液。如果需要大量血液，

表 53.2　鉴别诊断——前置胎盘和胎盘早剥

临床表现	前置胎盘	胎盘早剥
疼痛	无痛	腹痛，子宫压痛，可能严重；如果胎盘位于后壁可以导致背痛
血的颜色	通常新鲜、鲜红色	可为暗红色
警戒线出血	有	无
开始出血	可能在性交后，有可能突发，通常没有血块	发生在外伤或劳累后，可能有血块
休克程度	与血液丢失程度成正比，血压降低，心率和呼吸频率升高	可能与失血量不成比例，血液丢失更严重，表现为心率和呼吸频率升高，血压降低
子宫质地	柔软，无压痛	子宫张力增加，可能触痛，坚硬，触木感
触诊	胎儿很容易触及	紧张的子宫使触诊困难
先露	可能胎位不正	可能头位
衔接	无法衔接	可能衔接
胎心	可能存在	可能消失
腹围	符合孕周	可能因隐性出血而增加
病史和超声	可能提示低胎盘	可能显示正常位置的胎盘，但会显示胎盘早剥和凝块

必须通知值班的血液学专家和血库。其他血液测试包括全血细胞计数（血红蛋白估计和血小板计数必不可少）、尿素和电解质、凝血功能检查和纤维蛋白降解产物。

观察体温、脉搏、血压、胎心及阴道流血。记录脉搏和血压的频率取决于妇女的情况：如果出血持续，每 5 分钟记录一次。母体血氧饱和度应使用脉搏血氧仪观察。如果需要，可以用面罩给氧。当出血持续时，胎心需要体外胎心电子监护仪进行持续监护。应使用温和的压力，以免刺激进一步出血或子宫活动。在第一次评估胎心时，在腹部放置标记可以减少过度的触诊。插入一个 Foley 留置导尿管，密切监测尿量，尿量明显减少是一个严重的迹象。对尿液中的蛋白质含量进行测定。助产士记录估计的出血量，观察凝血情况，凝血因子正常的血液会在室内空气中凝结，如果不能凝结，应怀疑凝血功能紊乱。如果妇女感到疼痛，可能需要镇痛，如吗啡。开始静脉输注 0.9% 生理盐水或 Hartmann 溶液（乳酸林格氏液）。如果出血严重，可能需要输血，可能需要数单位的血或浓缩细胞。在这种情况下，应监测中心静脉压（CVP），以避免输血过多或输血不足的危险。

测量和记录腹围，以观察隐匿性出血。仔细观察和记录生命体征、失血和液体平衡对于评估女性状况和计划护理至关重要。这种情况下的继续处理取决于母亲和胎儿的状况。如果家里还有其他孩子需要照顾，助产士可能需要社会工作者的参与。合作伙伴的需求，包括支持和信息，也应该得到解决。

如果出血不严重，不需要紧急分娩，一旦出血停止且病情稳定，妇女可转入产前病房。在没有疼痛或活动性出血的情况下，不应该将妇女限制在床上，可以鼓励妇女白天穿她平常的衣服。对于前置胎盘病例，应始终提供至少 2U 的交叉匹配的血液备用；当地政策将规定样本更新的规律（这通常是每周一次）。这使新鲜血液能够进行交叉配血，并确保在出现出血时随时能提供血液。如果出血是由前置胎盘引起的，建议该妇女留在医院直到分娩。助产士必须确保妇女和她的配偶充分了解她的情况和可能的处理方法。

产前发生出血后，要评估胎儿健康状况，因为胎盘过早剥离可能导致胎盘功能受损。胎儿生长状况将通过超声检查进行评估，并进行定期、连续的胎心监护。Rh 阴性血型的妇女应在每次出血后根据当地政策提供抗 D 免疫球蛋白。

十三、并发症

凝血功能障碍（参见第 67 章）：当组织损伤发生时，局部细胞释放凝血活酶。凝血活酶激活凝血机制，导致纤维蛋白原转化为纤维蛋白。黏稠的纤维蛋白网包裹住血液中的细胞成分，形成血凝块，封闭出血点。血凝块随后由纤溶系统的活性产物纤溶酶分解。纤溶酶是纤溶系统的活化产物。当血凝块被分解时，就会形成纤维蛋白降解产物（FDPs）。血凝块分解是防止毛细血管堵塞的一种保护机制。

最初的凝血系统与随后的纤维蛋白溶解系统通常处于一种微妙的平衡状态。如果凝血系统失效，出血将持续；如果纤维蛋白溶解系统失败，凝血将持续。

有时组织损伤非常严重或广泛，以至于大量的凝血活酶释放到全身血液循环中。然后全身会发生广泛的凝血。这种情况被称为弥散性血管内凝血（DIC）。这是非常危险的，由于凝血活酶产生的微血栓会堵塞小血管。这会导致身体器官内的缺血组织损伤：受损组织释放凝血活酶，从而刺激进一步的凝血。因此，组织损伤和不受控制的凝血发生连锁反应。任何身体器官都可能受到影响：肾损伤会导致少尿或无尿；肝脏损伤会导致黄疸。如果肺部受到影响，就会出现呼吸困难和发绀；抽搐或昏迷表明脑部受累。视网膜中的微血栓可导致失明；如果垂体受到影响，则可能出现希恩（Sheehan）综合征，一种对母亲的健康和未来的生育能力有严重长期影响的疾病。最终，可用的循环中的血小板被耗尽。凝血因子如凝血酶原（凝血因子Ⅱ）、凝血酶原酶（凝血因子Ⅲ）、促凝血球蛋白原（凝血因子Ⅴ）、抗血友病因子（凝血因子Ⅷ）、纤维蛋白原（凝血因子Ⅰ）等均消耗殆尽。不能再发生凝血，出血变得明显。这可能表现为静脉穿刺部位渗血，黏膜出血，瘀斑和不可控制的子宫出血。

DIC 一直是继发事件，由大量组织损伤和凝血活酶释放引起。它可使严重的子痫前期、败血症或羊水样栓塞等情况复杂化。它也可能发生在胎盘早剥后，当凝血活酶从受损的胎盘、蜕膜和子宫肌组织中释放出来。除非 DIC 得到及时的诊断和治疗，否则病情可能变得无法控制，导致死亡无法避免的后果。助产士必须注意有 DIC 风险的妇女，并警惕凝血功能障碍的迹象。所有产科部门都应制订处理此类病例的应急预案。任何存在胎盘早剥的妇女都应该进行凝血功能障碍的筛查试验。这些测试包括：

- 部分凝血活酶时间（通常 35～45 秒）。
- 凝血酶原时间（通常 10～14 秒）。
- 凝血酶时间（通常 10～15 秒）。
- 纤维蛋白原水平（2.5～4g/L）。
- 纤维蛋白降解产物。
- 全血涂片和血小板计数。

新鲜冷冻血浆、浓缩细胞和血小板可以用于 DIC 的治疗。肝素很少使用，因为它可能会加剧出血，特别是分娩前。

急性肾衰竭：这可能发生在严重休克后的产前出血病例中。

产后出血：严重胎盘早剥后，产后出血最有可能是由凝血障碍引起的，而胎盘早剥后，是由子宫下段不能有效收缩引起的。主动脉压迫对控制顽固性出血可能是必要的。

感染：脓毒症可能是由于妇女在严重休克、大量输血、产时干预增加和贫血后抵抗力降低所致。

贫血：产褥期必须检查血红蛋白并纠正贫血。

心理障碍 / 精神病：分娩后的心理障碍更可能发生在妊娠和分娩并发症之后，并可能继发贫血或创伤后应激（PTS）综合征（参见第 69 章）。

十四、结论

妊娠期出血仍然是孕产妇发病和死亡的主要原因（Knight et al，2014）。助产士必须熟悉当地处理妊娠出血的政策，并应定期在产科进行紧急演练，以确保产科团队能够对出血做出快速反应及适当应对。助产士必须熟悉处理产科大量出血的推荐指南。

对助产士和产科医师进行培训以识别可能处于危险中的妇女的重要性是明确的，并且与迅速适当的转诊密切相关。在整个过程中为妇女及其家人提供明确的信息和支持将有助于减少心理后遗症。理想情况下，助产士将成为女性妊娠期提供连续护理的人，有利于促进对妇女、她的孩子和家庭提供整体、敏感和适当的照顾。

要点

- 妊娠任何阶段的阴道出血都是不正常的，可能预示着严重的并发症。
- 助产士需要对妇女及其家人进行有关异常的教育，并确保他们知道应该采取什么行动，以及应该与谁沟通。
- 助产士必须知道导致妊娠期出血可能的原因。
- 及时而适当的反应可以防止胎儿的死亡，并可能挽救母亲的生命。
- 助产士必须意识到出血或妊娠丢失对妇女及其伴侣可能产生的情感、社会和心理影响。

（翻译：李　凯　审校：王　彦）

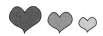

第54章

妊娠期高血压疾病和妊娠合并内科疾病

Judy Bothamley，Maureen Boyle

学习目标

通过阅读本章，你将能够：
● 鉴别不同类型的妊娠期高血压疾病。
● 认识子痫前期的特征。
● 了解一系列妊娠合并相关疾病护理的关键原则。
● 认识到具有妊娠合并症的妇女需要得到熟悉其病情的助产士的帮助。
● 认识到为患妊娠期高血压和其他合并症的孕妇提供身心支持的必要性。

一、引言

患有复杂疾病的妇女需要知识渊博、能给予支持和帮助的助产士，助产士不仅能够解决妇女身体状况方面的问题，而且要将妊娠作为每个妇女及其家庭正常和令人兴奋的生活事件，与现实联系起来。肥胖、产妇年龄偏大、医疗条件改善，如对心脏病的诊疗及出生在英国以外的妇女的复杂医疗问题，都使产科服务中患有复杂疾病妇女的数量有所增加。助产士需要具备良好的观察和评估技能，这些技能建立在知识库的基础上，该知识库考虑了潜在的疾病及其对妇女、妊娠和胎儿的影响。与医疗条件和高血压疾病有关的反复出现的主题包括妇女需要在妊娠前使用孕前服务（参见第27章），以改善她们的健康状况，并获得适当的包括助产士保健在内的多学科专业服务。

二、高血压疾病

高血压疾病的发病率为10%～15%，是最常见的妊娠合并症之一（Nelson-Piercy，2015）。本病通常分为3种类型：慢性或原有高血压，妊娠期高血压和子痫前期（pre-eclampsia，PET）。子痫前期是妊娠期高血压疾病中最重要的一种，它会增加孕产妇和围生儿的发病率与死亡率。妊娠中期和妊娠晚期的大部分产前保健都是为了早期发现这种独特的并发症。血压的测量和蛋白尿的评估是诊断高血压疾病的基础，但需要记住的是子痫前期是一种可累及多系统的疾病，最初可能血压正常。详细了解子痫前期和其他妊娠期高血压疾病的病理生理学变化将有助于助产士对孕妇进行有效评估，并及时识别和转诊。

（一）血压

妊娠期的生理改变导致妊娠早期血压下降，直至妊娠18周左右，然后缓慢上升至足月。在妊娠早期测量基础血压有助于管理。140/90mmHg被视为血压正常值的上限(参见专栏54.1高血压的分类)。

专栏54.1　高血压的分类
轻度高血压：舒张压90～99mmHg，收缩压140～149mmHg
中度高血压：舒张压100～109mmHg，收缩压150～159mmHg
重度高血压：舒张压≥110mmHg，收缩压≥160mmHg

（来源：NICE，2011a.）

基于对孕产妇死亡和发病率的确认性调查研究（Harding et al, 2016）建议，收缩压为 150 mmHg 或以上需要进行调查并给予有效的降压药物治疗（专栏 54.2）。超过 180mmHg 的收缩压应视为医疗紧急情况，需要紧急推荐有效的抗高血压药物（Harding et al, 2016）。脑出血（脑血管意外）通常发生于收缩压超过 155mmHg（Nathan et al, 2015）。值得注意的是，需要结合患者症状和体征来评估血压的情况。

专栏 54.2　妊娠期降压药物 *

拉贝洛尔是 NICE（2011a）推荐的孕期口服降压药的一线药物，前提是孕妇没有哮喘，糖尿病患者慎用。它也可以静脉滴注治疗重度子痫前期

推荐甲基多巴和硝苯地平作为拉贝洛尔的二线替代药物

肼屈嗪静脉滴注用于治疗急性重度高血压。由于可能造成突发的、严重的母体低血压，胎盘灌注不良，对胎儿造成影响，因此需要频繁地监测血压和持续地进行胎心监护

硫酸镁：虽然硫酸镁主要是解痉药，但它也具有很强的降压作用，可能没有必要进一步加用降压药物。建议将其作为子痫的一线治疗，以预防高危人群的子痫

血管紧张素转化酶（ACE）抑制剂因对胎儿及新生儿有不良影响，禁止在孕期使用，但可以在产后使用

（来源：Bramham et al, 2013a；Jordan, 2010；NICE, 2011a；Nelson-Piercy, 2015）

* 抗高血压药物需要由医师开具处方。助产士应参考当地药物治疗方案指南，咨询处方医师并遵守药物管理规定（NMC, 2008）

准确测量血压至关重要。柯氏听诊法声音 V 期（声音消失）的点是舒张压。女性应处于坐姿或半坐卧位，使手臂和血压计袖带与心脏处于同一水平。对于手臂周长大于 32cm 的女性，应该用大号袖带。应将袖带充气至高于估计的收缩压 20～30mmHg 处，然后以 2mmHg/s 的速度缓慢放气。读数应记录到最近的 2mmHg。通常认为由于生理原因，包括焦虑（白大衣综合征）、运动、膀胱充盈和吸烟，血压会发生波动。建议助产士多做几次测量，两次测量之间应注意休息以排除引起高血压的生理性原因，而且他们应该注意不要"解释"高血压仅仅是由焦虑或运动引起的，而是要获得一个客观准确的评估。自动血压测量装置是可用的，因为它们提供更客观的测量并且便于血压的连续测量以便观察变化趋势。然而，它们测得的血压可能会偏低，特别是在子痫前期中，因此需要定期校正。经常维护孕期使用的血压测量设备是至关重要的。

反思活动 54.1

你的测血压技术与本书所描述的方法相比如何？

你将如何提高你的技术以提高测量准确性？

（二）尿液分析

在临床工作中，使用尿液"试纸"测试是方便的。它可以提供尿液中蛋白质的估计，1+ 及以上的发现被认为有临床意义。肉眼判读是使用最广泛和最经济的方法，但使用自动化读数可以提高准确性。尿中的蛋白质可能表明肾小球内皮细胞受损，这使得蛋白质从毛细血管渗漏到尿液中，这是子痫前期和其他肾脏疾病的一个特征。蛋白尿的其他原因可能是样品污染或存在尿路感染（UTI）。为了减少污染，应使用干净的容器，用一些湿纸巾擦净阴道周围的分泌物，收集中段尿。UTI 的存在可能伴或不伴有膀胱炎的症状（参见章节后面的肾脏疾病）。因此，当尿液"试纸"测试为阳性时，应该进一步进行实验室检验。24 小时尿液收集仍然是蛋白质定量的"金标准"，24 小时内尿蛋白超过 300mg 的水平被认为是异常的。但是，此测试耗时且收集可能不完整。蛋白质肌酐比值（PCR）有助于诊断显著蛋白尿。在单胎妊娠中，$\geq$ 30mg/mmol 的 PCR 水平被认为是显著的蛋白尿（NICE，2011a）。

（三）水肿

虽然有 85% 的子痫前期妇女出现水肿，但它不再被视为重要体征，因为它可同时在血压正常的妊娠和高血压妊娠中出现。与子痫前期相关的病理性水肿发生在胫前区、手部、面部和腹部，

并且不能通过休息和抬高患肢来解决。体重增加过多可能是因为隐匿性水肿。作为 PET 评估的一部分,助产士应该询问该女士或她的伴侣是否注意到水肿的显著或体重快速增加。

三、既往(慢性)高血压

既往(慢性)高血压是妊娠前已经存在的高血压。它指妊娠 20 周前出现高血压或者血压正常,但在妊娠前一直服用降压药物。

通常称既往高血压为原发性高血压。因为没能发现导致血压升高的确切病因,而是由遗传和环境因素的综合作用引起的。它在黑种人女性中更为常见(表明遗传易感性),并且发病率随着年龄的增长、BMI 的增加、盐摄入量的增加和缺乏体力活动而增加。继发性高血压是由于肾病(参见章节后面部分)、心脏病、甲状腺或肾上腺异常等疾病而引起的高血压。任何在妊娠早期患有高血压的女性都需要转诊进行医学检查以明确高血压原因并进行治疗(Nelson-Piercy,2015)。

管理

在妊娠前,患有慢性高血压的女性需要重新评估自身使用中的药物,因为某些类型的降压药物不适合妊娠时服用。她们应该注意保持低盐摄入(NICE,2011a)。建议女性在妊娠前尽量保持标准体重,并建议戒烟。

患有慢性高血压的妇女的孕前保健需要咨询产科医师、内科医师和助产士。如果血压超过 150/100mmHg,可以开具降压药物(NICE,2011a)。尽管许多患有慢性高血压的女性拥有相对正常的妊娠,但也可能会出现许多并发症。有高血压病史的女性,无论何种原因,都有增加子痫前期叠加的风险,因此需更频繁地进行产前检查以发现 PET(参见下文),其本人及家人应当熟悉 PET 的症状。重度高血压的并发症是肾衰竭、心力衰竭和脑出血(脑卒中)。定期血压监测和使用降压药物以使血压保持在安全的水平。

由于胎盘血流灌注不足,可能发生胎儿缺氧、胎儿生长受限(IUGR)和(或)胎盘早剥。建议加强对胎儿的监测,一旦确定胎儿窘迫或母亲的健康受到威胁,建议引产(IOL)。在分娩期间经常监测母亲血压和持续胎心监护。如果病情危急

或在妊娠早期出现,建议剖宫产(CS)。

产后,产妇需要监测她们的血压,在产后的最初 2 周继续接受产前药物治疗。并在产后 6 周进行进一步随访,以对长期使用降压药物进行评估(NICE,2011a)。

四、妊娠期高血压

妊娠期高血压(pregnancy induced hypertension,PIH)简称为妊高征,是新发的高血压,在妊娠 20 周后出现,没有显著的蛋白尿或 PET 的任何其他特征(NICE,2011a)。在妊娠后半期患上高血压的女性可能会继续发展成子痫前期。1/3 的孕 34 周前患妊娠期高血压的女性在接下来的 5 周内继续发展为 PET(Magee et al,2015),而在妊娠最后几周里首次发生高血压的患者中只有 7% 的妊娠妇女出现 PET 的特征。与妊娠期高血压患者相比 PET 患者母儿结局更差,因此助产士对任何高血压妇女的孕期评估都将关注到早期发现、转诊和对妇女进行有关 PET 的教育(参见 PET 部分)。

患有妊娠期高血压的妇女将被转诊进行内科和产科评估,通常是日间评估单元。他们将评估 PET 的危险因素(专栏 54.3),定期测量血压,检测尿蛋白,监测胎心并进行一系列血液检查(专栏 54.4)。如果血压超过 160/110mmHg,则建议住院。可以给予降压药物以控制血压在安全范围。适时终止妊娠可能有助于改善母儿结局。

专栏 54.3 子痫前期的高危因素

- 首次妊娠
- 子痫前期病史
- 妊娠间隔时间 ≥ 10 年
- 年龄 40 岁或以上
- 体重指数(BMI)≥ 35kg/m²
- 子痫前期的家族史(母亲或姐妹)
- 孕早期舒张压 ≥ 80mmHg
- 不止一次蛋白尿 1+ 或更多,或在没有感染的情况下尿蛋白定量 > 0.3g/24h
- 多胎妊娠
- 孕前基础疾病,如糖尿病,高血压、肾病、存在抗磷脂抗体

(来源:Milne et al,2005;NICE,2011a.)

专栏 54.4　子痫前期的血液检测

- 全血细胞计数（FBC）
- 肾功能测试：PET 出现肾功能损害时肾脏对于代谢产物的清除率下降，导致血液中尿酸

和（或）血清肌酐升高。低蛋白血症反映了血浆蛋白自肾小球"漏出"

- 肝功能测试（LFT）：动态监测肝酶，特别是丙氨酸氨基转移酶（ALT）或天冬氨酸氨基转移酶（AST）。转氨酶浓度升高出现在肝损伤中且是 HELLP 综合征（子痫前期的并发症）的特征
- 凝血功能：当血小板计数 < 100×10^9 /L 时可能发展为弥散性血管内凝血（DIC），应查凝血功能

分娩后，产妇应该继续使用处方药，最初应每天至少测量血压一次，根据需要增加测量次数。应该制订转诊到社区的护理计划，其中包括谁、何时提供后续护理，血压的监测和减量或停止治疗的时机（NICE，2011a）。

五、子痫前期

国际妊娠期高血压研究学会（ISSHP）于 2014 年修订了子痫前期的定义。他们将子痫前期定义为妊娠 20 周后出现高血压，并出现以下一种或多种情况，如蛋白尿，其他母体器官功能障碍（肾、肝、神经、血液系统并发症）或子宫胎盘功能障碍（胎儿生长受限）（Tranquilli et al，2014）。

这一修订的国际定义承认 PET 是一种多系统疾病。虽然高血压和蛋白尿是 PET 的常见特征，但它们并不是唯一的。助产士需要熟悉 PET 的症状，并在有或没有高血压或蛋白尿的女性中识别这些症状。进一步的体格检查，以及血液和尿液检验将帮助确定 PET 的存在的情况。专栏 54.5 列出了与 PET 相关的症状和体征。

专栏 54.5　PET 的相关症状和体征

症状

- 头痛：严重、持久，轻度的镇痛药物不能缓解
- 视觉障碍：可能包括昏暗或模糊的视觉，阅读困难，光斑或闪光
- 恶心和（或）呕吐
- 面部、手部和脚部肿胀迅速增加
- 肋下方严重疼痛

体征

- 高血压
- 蛋白尿
- 迅速进展的水肿
- 肝脏受累[肝功能异常和（或）上腹部、右上腹压痛]
- 神经系统并发症，包括子痫、精神状态改变、脑卒中、反射亢进、严重头痛
- 视力障碍：视野丧失，失明
- 肾功能不全（肌酐 > 90μmol/L）
- 少尿（< 30ml/h）
- 血液系统并发症（血小板减少症、DIC、溶血）
- 胎儿生长受限
- 胎盘早剥

注意：并非所有重度子痫前期患者都有这些症状和体征。实际上，任何一种症状，无论有无高血压和蛋白尿，都足以表明病情正在恶化

（来源：Tranquilli et al，2014；Nelson-Piercy，2015.）

（一）病理生理学

PET 是一种多系统疾病，病因复杂，是妊娠所特有的并发症。PET 中出现的变化似乎是由遗传因素、免疫和胎盘因素的复杂相互作用引起的。尽管进行了大量研究，但子痫前期和 HELLP 综合征的原因尚不明确，近期的研究致力于如何早期预测，以便对高危人群加强监护。早期胎盘着床于子宫出现异常是 PET 发展的一个强烈的诱发因素，但它是母体内皮系统的一般反应，导致广泛的炎症、血小板聚集和血管收缩，这是多器官功能障碍的基础（图 54.1）。

（二）PET 的鉴别和诊断

助产士将在每次产前检查时筛查 PET。这包括筛查 PET 的任何一种高危因素、获取准确的血压读数、检测尿液中的蛋白质、评估显著的非依

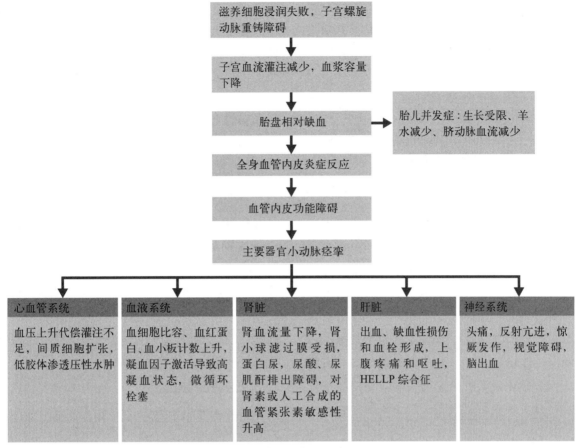

图 54.1　子病前期的病理变化和临床表现

（引自 Bothamley J，Boyle M：Medical conditions affecting pregnancy and childbirth. Oxford，Radcliffe，2009.）

赖性水肿、测量宫底高度和评估任何其他症状。有头痛、视力障碍、上腹痛或一般感觉不适等其他症状的女性必须测量血压并检测尿液中的蛋白质。即使血压没有显著升高，也应将其转诊进行进一步评估和医学检查。加强评估通常在日间评估单元（DAU）进行，在那里妇女可以进行一系列检查，并由产科医师进行观察，从而可以确定诊断，开始治疗并制订护理计划（专栏 54.6）。如果妇女患有中重度高血压和（或）有特征性症状，建议当天转诊。重度高血压和（或）有 PET 的典型症状，则需社区安排救护车转诊。孕妇通常希望得到产前检查中任何异常发现的详细解释，并提供书面信息。患有 PET 的孕妇通常感觉良好，如果对 PET 疾病不够了解，则无法对其治疗做出恰当的选择。可以说，这对孕妇和她的家人来说是一个焦虑的时刻；因此，清晰、准确的信息和积极参与决策及回答问题的机会对于心理健康至关重要。

专栏 54.6　可在 DAU 中进行的评估

血压资料：每隔至少 10 分钟记录 3 次血压

尿液分析：用试纸测尿。可以使用自动阅读器。送检尿液样本进行 PCR（可能是 24 小时收集的尿液）（见尿液分析讨论）

临床评估：与 PET 相关的母体症状

胎儿大小和健康的临床评估：测量宫底高度，询问胎动情况，听诊胎心和 CTG

超声检查：评估胎儿生长，测量羊水量和脐动脉多普勒

PET 血（专栏 54.4）

资深医师的医学检查

根据指示将该妇女分配到会诊医师，遵循医师主导的治疗方案

根据 DAU 评估的结果，孕妇可能会被转回社区做常规产前保健或建议在 DAU 进行更严密的评估或被送往医院。那些未被收入院的孕妇将需要告知 PET 相关症状的详细信息，了解 PET 的

潜在风险，最重要的是如果她自己出现相关症状，如何联系 DAU。后续的随诊应告知清楚，并提供有关如何获得检查结果的信息。

> **反思活动 54.2**
>
> 访问产妇日间评估单元，了解进行哪些测试以评估子痫前期的进展。列出正常测试结果应该是什么，并将其保存在您的个人记录或产检手册中。

（三）重度子痫前期的管理

患有重度 PET 的妇女具有高病死率，因此需要高度依赖单元的管理和多学科团队（multidisciplinary team，MDT）的合作，该团队包括高级产科医师、新生儿科医师、产科麻醉师、助产士、血液科医师甚至重症监护室团队。表 54.1 列出了重度 PET 的并发症。终止妊娠是阻止 PET 进展的唯一有效方法，但是终止妊娠的决定需要以"期待"治疗为胎儿进一步生长留出时间并给予有助于胎儿肺

成熟的皮质类固醇。管理的重点将包括频繁地对孕妇和胎儿进行评估、控制血压、使用硫酸镁降低子痫发作的风险、限制液体入量和监测出入液平衡、预防血栓栓塞和确定分娩时间。虽然助产士需要重视对孕妇生理状况的护理，但对孕妇及其家属的心理支持同样不容低估。

（四）孕妇和胎儿评估

患有重度 PET 的女性需要经常（每 5 分钟 1 次）对生命体征进行观察，需特别注意血压、呼吸、氧饱和度、脉搏和意识水平。推荐利用改良早期产科预警系统（MEOWS）评分表和高依赖性病房表格来记录临床表现、液体平衡、药物和检查结果。可以使用自动血压测量仪连续动态监测血压。胎儿健康的评估可包括持续胎心监护。应注意观察任何病情恶化的特征，如头痛、上腹痛和神经功能损害，并需要及时转诊。

（五）控制血压

无论 PET 的其他症状和体征如何，血压明显

表 54.1　重度 PET 的并发症

并发症	特征	关键要点
子痫	与 PET 特征相关的不受控制的抽搐发作 可能发生在分娩之前、期间或之后	麻醉、产科和重症监护紧急会诊 参见癫痫部分强直 - 阵挛发作的管理指南 建议使用硫酸镁治疗子痫发作
肺水肿	表现为呼吸功能恶化。呼吸频率增加，氧饱和度降低和"喘息" 由液体超负荷引起	麻醉、产科和重症监护紧急会诊。氧疗 液体限制，严格监控液体平衡。支持呼吸功能
弥散性血管内凝血（DIC）	通过凝血功能测试和（或）不受控制的出血来识别	麻醉、产科、血液科和重症监护紧急会诊 输血
胎盘早剥	参见第 53 章	
HELLP 综合征 溶血 肝酶升高 血小板降低	与实验室检查结果的组合 通过上腹部的临床症状和体征诊断 （右上象限）疼痛、恶心、不适 PET 的其他功能	麻醉、产科、血液科重症监护紧急会诊 同重度 PET 的管理 处理潜在的出血
脑出血 / 脑卒中 高血压，子痫前期和子痫是脑卒中的重要危险因素	严重的头痛、意识障碍和收缩压增高，常伴随神经功能障碍	麻醉、神经科、产科、重症监护紧急会诊
急性肾衰竭	见肾脏疾病一节	
妊娠急性脂肪肝（AFLP）；罕见但可能致命	呕吐、腹痛、黄疸 肝功能检查异常、低血糖、肾功能损伤、凝血功能障碍	麻醉、产科、血液学、重症监护紧急会诊 肝脏专科医师治疗

（来源：Crovetto et al, 2013）

升高都必须加以治疗，以降低母体颅内出血的风险。当孕妇收缩压大于 140 ～ 170mmHg 或舒张压大于 90 ～ 110mmHg 时，大多数医师会开具降压药物。当孕妇血压超过 170/110mmHg 时，必须进行降压治疗。需要注意的是不要将血压降得太低或太快，因为这可能会导致胎盘灌注不足，将危及胎儿。患有重度 PET 的孕妇有效循环血量下降，这使得她们对可能导致血压突然下降的相对小剂量的降压药物也非常敏感。同样要注意的是，即使血压得到控制，也不能阻止疾病的进展，只有终止妊娠，但它可以减少并发症，如脑出血。

（六）液体限制和出入液平衡

患有重度 PET 的女性对体液超负荷非常敏感，有肺水肿的风险。准确监测液体摄入量（通常包括限制液体至约 80ml/h）和每小时尿量是至关重要的。

（七）硫酸镁

硫酸镁被推荐作为重度 PET 患者治疗的一部分，因为它具有降压作用，也可以减少子痫的发生率（Duley et al，2010）。助产士应遵循药物使用说明。硫酸镁的并发症包括突然低血压。如果肾功能损害导致药物清除减少，则可能出现硫酸镁中毒。硫酸镁中毒的症状和体征包括腱反射消失、呼吸频率降低、复视、言语不清、面色潮红、肌无力、嗜睡或尿量减少。硫酸镁中毒可以用葡萄糖酸钙进行解毒治疗，助产士应该确保随时可用葡萄糖酸钙。

（八）产时监护

与其他分娩孕妇一样，需要对孕妇和胎儿的状况进行持续评估，但重度 PET 孕妇的评估需更密切。有时需要引产或行剖宫产。建议硬膜外麻醉，因为它在降低血压方面具有益处，但通常麻醉前不要补液。凝血功能检查对于硬膜外导管的置入和拔除及任何外科手术都很重要。由于麦角新碱会导致血压升高，因此第三产程应给予缩宫素。分娩时必须有儿科医师或熟练新生儿复苏的医师在场。

（九）情绪护理

孕妇必须了解并参与护理的各个方面，信息

应易于获取且有证据可循。如果可能的话，还应包括访问新生儿科（NNU）。妇女及其家属可能会极度焦虑，信息、情感沟通和充分参与决策对她们来说至关重要。

（十）产后护理

尽管终止妊娠有助于缓解 PET，但症状和并发症仍将持续到产后初期，因此产后对产妇的健康状况仍需要频繁的连续监护。之前叙述的重度 PET 的管理将继续。建议预防静脉血栓栓塞（参见第 41 章）。婴儿可能出现早产和（或）有胎儿生长受限相关的并发症。助产士面临的挑战是如何支持不健康的母婴之间的相互适应。在婴儿转诊到新生儿科之前，母亲和婴儿应尽可能地进行皮肤接触。

助产士应促进新生儿科医师与父母之间进行良好的沟通，确保他们随时了解婴儿的治疗和状况。拍一张母亲与新生儿的合照会很有帮助。初乳和母乳喂养是母亲可以为婴儿的健康做出贡献的有效方法。

（十一）随访

当血压得到控制，症状得到缓解，血液检查在正常范围内时，妇女可能会转入社区治疗。她们可能需要继续使用降压药物，并且治疗计划应该包括她们需要多久测量一次血压及何时进行药物调整。妇女应了解当她们再次出现症状时需要联系医师和（或）助产士。妊娠期间患有高血压的女性再次妊娠患高血压和(或)PET 的风险增加。孕期出现严重的 PET 并发症且在孕 34 周前终止妊娠时孕妇风险增加（高达 1/4）。对于妊娠 28 周前有严重 PET 且终止妊娠的女性，复发的风险更大（高达 1/2）。在以后的生活中患高血压的风险同样也增加。建议其将体重控制在正常的 BMI 范围内。再次妊娠从孕 12 周开始每日口服 75mg 阿司匹林，被证明可以降低 PET 的发生率（Bujold et al，2010；NICE，2011a）。

六、贫血

贫血是红细胞（red blood cell，RBC）数量或质量的缺乏。据估计，全世界有 40% 的孕妇患有贫血（WHO，2008）。血红蛋白（Hb）是红细胞中负责将氧气运送到整个身体细胞中的一种蛋白。如果一名女性在早孕期时 Hb 低于 110g/L，则被认为是贫血，不过在中孕期由于生理性的血液稀释，通常人们认为 Hb 低于 105g/L 才诊断贫血。产后贫血定义为 Hb 水平低于 100g/L（Pavord et al，2011）。缺铁是妊娠期贫血最常见的原因，但其他营养的缺乏也会影响红细胞生成，包括叶酸和维生素 B_{12}。过多的失血，特别是与第三产程相关的失血，可能使女性在分娩后易遭受贫血的影响。专栏 54.7 列出了贫血的症状和体征。贫血对孕产妇及其婴儿的影响可能很大，导致一系列并发症（专栏 54.8），影响孕产妇的幸福感和适应父母身份的能力。贫血的其他原因包括影响 Hb 合成、红细胞生成或红细胞存活的遗传性或

专栏 54.7　贫血的症状和体征

- 疲劳
- 黏膜苍白
- 头痛
- 易怒
- 头晕、昏迷和乏力
- 气短
- 心悸
- 消化不良、食欲缺乏
- 畏寒
- 异食癖：渴望非食物，如冰和泥土

专栏 54.8　贫血对妊娠的影响

对孕妇的影响
- 早产
- 胎盘早剥
- 产后出血量增加（继发于子宫平滑肌功能受损）
- 对失血的耐受性降低
- 增加对感染的易感性
- 工作能力和表现不佳
- 产后认知和情绪的紊乱

对胎儿的影响
- 低出生体重
- 生命最初 3 个月缺铁
- 精神运动和（或）智力发育受损

（来源：Pavord，2011）

后天性疾病（Bothamley，Boyle，2009）。镰状细胞病是一种遗传性疾病，会影响 Hb 的结构。疟疾和钩虫感染是资源匮乏地区贫血的常见原因（Goonewardene et al，2012）。

（一）调查

贫血的评估和调查应旨在确定贫血的潜在原因和指导治疗。助产士应收集一般健康、饮食、失血、存在的感染及与贫血相关的任何其他既往病史等信息。在英国，建议建卡时和孕 28 周时检验 Hb 含量及全血细胞计数（FBC）（NICE，2014）。Hb 含量不是诊断中唯一要考虑的因素。调查将包括测量平均细胞体积（MCV）、平均红细胞血红蛋白含量（MCH）及最重要的是反映女性铁储备的血清铁蛋白水平。血红蛋白病的筛查应该同时进行。估计失血量超过 500ml、产前贫血（未纠正）和出现任何贫血症状的产妇应在分娩后 48 小时内检查血红蛋白含量。

（二）缺铁性贫血

妊娠期间对铁的需求显著增加，尽管胃肠道的铁吸收有所提高，但女性可能无法仅从日常饮食获取足够的铁。妊娠前铁含量低与妊娠后半期贫血风险增加有关，而此时对铁的需求最大（Goonewardene et al，2012）。铁储备不足的主要风险因素包括铁摄入不足、铁吸收不良及月经频繁和产后大量失血。改善铁储备的饮食包括摄入含血红素铁（来自红肉、鱼和家禽的铁），增加维生素 C（已知有助于铁吸收）和避免进餐时饮用茶和咖啡（已知会干扰铁的吸收）。有关铁膳食来源的信息应以口头形式及恰当的文字形式告知。然而，尽管采取了这些措施及依赖于孕前的铁储备，许多女性仍需要口服铁剂补铁。在英国不建议常规补充铁剂，但是在资源匮乏的环境中需要提倡，那里的女性可能会有较差的铁储备（Goonewardene et al，2012）。

管理

确诊缺铁性贫血后，建议每日口服铁剂，通常是硫酸亚铁。建议女性空腹服用含铁药片，同时喝橙汁，以最大限度地吸收铁。应注意将药物放在幼儿接触不到的地方。经常有女性反映口服含铁药片会造成一些不适，如胃部不适、黑粪和

便秘。如果在晚上服用，可能会更好地耐受。逐渐增加剂量或推荐含有较少量铁的片剂可改善症状。应该给出关于如何避免便秘的建议（Jordan，2010）。应考虑调查其他导致贫血的原因，包括血红蛋白病，助产士应注意所有出现明显贫血症状的、妊娠晚期严重贫血（Hb 低于 70g/L）或口服铁剂治疗后贫血无法改善的病例。如果口服铁治疗不能耐受，可以肌内注射以补铁，虽然这种情况很少见，因为注射非常疼痛并且可能使皮肤变色（Jordan，2010）。对于那些口服药物治疗没有反应的女性，可以从妊娠中期开始考虑静脉注射铁剂。然而，这种途径容易出现过敏反应等并发症，因此需要有经验的人员给予治疗（Pavord，2011）。输血也用于治疗严重贫血，特别是在严重的产后出血后。

（三）叶酸缺乏性贫血

叶酸对于 DNA 合成和细胞复制至关重要。妊娠期间叶酸需求增加 3 倍。由饮食不良或乳糜泻等导致的胃肠道营养吸收不良的疾病（Bothamley，Boyle，2009）患者可能会出现叶酸缺乏。叶酸缺乏引起巨幼红细胞性贫血，其红细胞体积较大，畸形并且在血流中存活时间变短。膳食来源的叶酸包括轻微煮熟的绿叶蔬菜，如西兰花和菠菜，以及水果和坚果。在发现神经管缺陷与叶酸摄入之间存在联系之后，建议所有孕妇和备孕的妇女每天服用 400μg 叶酸（NICE，2014）。有高危因素的女性建议更高的剂量（Jordan，2010）。

七、血红蛋白病

血红蛋白病是一种遗传性疾病，其中一种或多种异常珠蛋白完全或部分取代正常人血红蛋白（HbA）。产前筛查旨在识别患有血红蛋白病的女性，她们需要在妊娠期间接受专科护理，并为携带遗传变异的夫妇提供胎儿筛查的选择。导致妊娠并发症的主要血红蛋白病是镰状细胞病和地中海贫血。

（一）镰状细胞病

在回顾镰状细胞病的遗传方式时，异常等位基因被称为 S（镰状血红蛋白），健康等位基因被称为 A（成人血红蛋白）。每个个体从父母中分别遗传一个等位基因。与妊娠有关的最严重的组合是镰状细胞病（HbSS），但镰状细胞等位基因可以与其他血红蛋白变体结合（参见第 26 章）。当一个镰状细胞（HbAS）时，个体是健康的，但可以将异常基因传递给他们的后代。专栏 54.9 列出了一些可能的组合。镰状细胞变种起源于撒哈拉以南的非洲和中东。镰状细胞的特性被认为可以产生一些抗疟疾的保护作用。由于人口迁移，这种变异在欧洲人口中越来越多地被发现。

专栏 54.9	镰状细胞病血红蛋白遗传组合
HbAA	正常成人血红蛋白
HbAS	镰状细胞性状：通常是健康的，需要避免显著的脱水，尿路感染的发生率增高和妊娠期血栓的风险略高，可能会将异常等位基因传递给后代，建议配偶行相关检查
HbSS	镰状细胞性贫血：慢性，疼痛危象，并发症和贫血症
HbSC	血红蛋白 SC 疾病
Hb β Thal	镰状 β 地中海贫血

（来源：Bothamley，Boyle，2009）

镰状细胞病导致的并发症伴随终身，其与红细胞过早破坏和镰状细胞危象有关。分娩过程中出现镰状细胞危象风险增加。专栏 54.10 列出了镰状细胞病的长期及妊娠相关并发症。专栏 54.11 列出了与妊娠有关的镰状细胞危象的诱发因素。

专栏 54.10	镰状细胞病的并发症

长期并发症（孕妇可能在妊娠前即存在，建议在妊娠前进行评估）

- 慢性贫血
- 脾脏受损，增加易感性
- 感染
- 胆结石形成
- 关节损伤
- 肾脏、肝脏、心脏和呼吸系统疾病
- 脑血管意外（脑卒中）

与妊娠相关并发症

- 增加血管并发症的风险，包括镰状细胞危象

- 尿路感染
- 急性胸痛综合征
- 输血
- 进入重症监护病房
- 胎盘早剥和前置胎盘的发生率较高
- 高血压和子痫前期的发病率更高
- 静脉血栓栓塞的发生率更高
- 母亲贫血，导致胎儿/新生儿贫血
- 导致胎盘循环灌注不足
- 导致胎儿缺氧和 IUGR
- 更有可能发生早产和手术分娩

（来源：Oteng-Ntim et al，2015；Howard and Oteng-Ntim，2012）

专栏 54.11　妊娠和分娩相关镰状细胞危象的诱发因素

- 感染
- 温度的突然变化，如冷或热
- 脱水：与妊娠早期和分娩的恶心和呕吐相关
- 体力消耗
- 缺氧：与疾病和贫血相关
- 心理压力

管理

1. 孕前和产前保健　镰状细胞病妇女要获得最佳的预后需要一个专业的多学科团队，包括血液科专家、血红蛋白病专科护士、产科医师和助产士以提供有效的治疗。专栏 54.12 列出了在妊娠前期和产前保健期间应考虑的一些关键点。助产士将参与救治病情复杂的孕妇，帮助监测孕产妇和胎儿的健康状况，并及时应对严重疾病的发生。专栏 54.13 确定了镰状细胞危象期间的护理要点。

专栏 54.12　妊娠前期和产前保健期间应考虑的关键因素

- 向妇女提供有关妊娠对其自身健康和胎儿健康的挑战的建议
- 对她的子代的遗传影响——建议伴侣行相关检查

- 需要了解肾脏、肝脏、心脏和呼吸系统现有或正在发生的器官损伤
- 子痫前期筛查
- 视网膜筛查
- 胎儿生长和健康的监测
- 回顾补充叶酸和贫血治疗，避免铁过载
- 血液检测红细胞抗体，必要时交叉配血
- 评估是否需要换血
- 血栓预防的风险评估
- 审查任何药物以确保适合妊娠和哺乳
- 抗生素预防和筛选，用于常见的感染，包括尿路感染、呼吸道感染
- 接种疫苗，避免妊娠期间使用减毒活疫苗
- 心理支持

[来源：Royal College of Obstetricians and Gynaecologists（RCOG），2011a；Oteng-Ntim et al，2012]

专栏 54.13　镰状细胞危象期间的护理要点

- 及时的多学科团队（MDT）介入
- 即时疼痛管理
- 评估和治疗危象的任何基础原因或并发症
- 经常监测孕妇和胎儿的健康状况
- 经常使用 MEOWS 评分表，包括疼痛评估
- 根据需要，行氧饱和度监测和面部吸氧
- 注意液体平衡，避免脱水
- 确保温度稳定
- 预防血栓

反思活动 54.3

思考当一名患有镰状细胞的妇女在妊娠期间出现镰状细胞危象而住院时，助产士的职责是什么？试想对患者给予治疗和心理支持后的即时反应是什么？

---

2. 产时和产后护理　产时护理的原则围绕着需要良好的心理支持和最大限度地避免诱发镰状细胞危象。这包括鼓励适当饮水、鼓励活动，注意无菌操作，以避免感染，防止过多的失血和促进阴道分娩。

产后血栓形成的风险较高，因此早期活动、有效镇痛、补充水分和预防血栓是很重要的。患

者出现并发症的风险很高，助产士需要密切观察并及时转诊。应鼓励母乳喂养。可以为夫妇提供新生儿早期血红蛋白电泳检测，尽管新生儿血液斑点样本也会提供有关婴儿血红蛋白状态的信息。应该讨论避孕问题。

（二）地中海贫血

地中海贫血是指一系列遗传因素导致的贫血情况，在地中海和亚洲人群中很常见。导致异常的血红蛋白发育。α珠蛋白链（α地中海贫血）或β珠蛋白链（β地中海贫血）的缺陷导致红细胞寿命变短，经常有异常的形态和血红蛋白的缺陷导致贫血。在英国，所有的女性在预约时都要接受地中海贫血的检查，对那些被发现携带异常血红蛋白变异体的女性的伴侣也应进行检查。

对于具有α地中海贫血特征的孕妇来说，正常的产前护理通常就足够了，而β地中海贫血患者如果缺铁，可能需要给予额外的铁补充。建议密切监测胎儿生长和健康状况。重型β地中海贫血是一种慢性疾病，需要反复输血、定期药物治疗，患此病的妇女需要特殊的专科护理（RCOG，2014）。

八、心脏疾病

心脏病仍然是导致孕产妇死亡的最主要的单一原因，在2012～2014年，有51名孕产妇死于心脏病（Nair，Knight，2016）。

心脏病通常被分为先天性（出生时就存在）心脏病和获得性（继发于感染或肥胖等并发症）心脏病，不同类型的心脏病对于心功能的影响可能是轻度、中度或重度。一些患有严重心脏病的妇女建议避孕。妊娠期的生理变化包括血容量增加、心排血量增加、每搏输出量增加、心率增快和血液高凝，这些对患有严重心脏病的女性构成相当大的威胁。然而，许多在儿童期被治愈的先天性心脏病的女性现在已经成功生育，特别是当她们由心脏科和产科的专家联合管理时。最近，在一些妊娠期心脏病相关的死亡病例中涉及心脏结构正常但死于心肌梗死和缺血性心脏病的女性，这与生活方式如母亲高龄、肥胖和吸烟等因素有关。表54.2列出了妊娠合并心脏病的种类。

助产士需要注意可能会遇到一些事先未诊断的心脏病。在妊娠期间，某种程度上的呼吸困难可能是正常的，但也可能是心脏病的表现。专栏54.14列出了可能提示心脏病的症状和体征。妊娠合并心脏病建议转诊治疗。

专栏54.14　可能提示心脏疾病的症状和体征

- 突然发作的呼吸困难
- 与胸痛相关的呼吸困难
- 躺下或夜间呼吸困难
- 呼吸频率增加
- 不明原因心动过速
- 低血压
- 胸痛
- 与症状相关的心悸，如崩溃或晕倒

（来源：Vause, et al, 2016；Bothamley and Boyle, 2009b）

（一）孕前评估

所有已知患有心脏病的女性都建议孕前由心脏专科及产科组成的团队进行评估。对于一部分女性，评估的结果可能是不宜妊娠。孕前的处理可包括手术矫正和瓣膜置换（Windram et al, 2014）。孕前可能需要调整用药，避免使用对胎儿发育有害的药物，如华法林（Mohan and Nelson-Piercy，2014a）。

（二）产前保健

孕期的多学科团队应由心脏专科、产科、麻醉科、胎儿医学、血液科、新生儿科的医师及专业的助产士和心脏专科护士组成。如果孕妇没有进行孕前咨询，助产士需要及时安排转诊到专科。该团队应制订明确的诊疗计划，因为不同心脏病诊疗规范会有所不同。

心功能的评估应包括定期评估心律、听诊心音、听诊肺底部、监测心肌酶（肌钙蛋白），以及进行超声心动图、肺动脉CT（CTPA）或心电图（ECG）检查等。

多学科团队将在整个孕期评估药物治疗方案。妊娠期心脏病患者的静脉栓塞风险增加，孕期需要考虑预防血栓。

助产士应在每次产前检查时测量血压、心率、呼吸频率、体温和血氧饱和度。必要时增加测量

表 54.2　妊娠合并心脏病的种类

风湿性心脏病（RHD）	可能影响在英国以外出生的妇女 损坏心脏瓣膜
瓣膜疾病 二尖瓣狭窄	先天性或继发性 RHD
主动脉瓣关闭不全 主动脉瓣狭窄 二尖瓣脱垂	人工瓣膜：孕期容易形成血栓
感染性心内膜炎	既往有心脏手术病史者易出现
马方综合征	遗传性结缔组织疾病，容易发生二尖瓣脱垂，二尖瓣或主动脉瓣关闭不全及主动脉夹层 / 破裂
先天性心脏病 • 房间隔缺损 • 室间隔缺损 • 动脉导管未闭 • 法洛四联症 • 主动脉缩窄 • 肺动脉狭窄 • 大动脉错位	许多患者在儿童期已治愈 孕前需要评估 具有遗传倾向；建议对胎儿进行评估
艾森门格综合征和肺动脉高压	由未经治疗的先天性缺陷导致高死亡率；不宜妊娠
心肌病 • 心室功能障碍 • 围生期心肌病	可能是心室壁肥厚或扩张引起的 妊娠期罕见而严重的一种并发症
缺血性心脏病 • 冠状动脉疾病 • 心肌梗死	与糖尿病、肥胖、吸烟、高胆固醇、高龄及家族史有关

的频率，尤其是住院期间。大多数妊娠合并心脏病患者子痫前期和 IUGR 的风险增加（Windram et al，2014），因此需要助产士进行定期产前评估。如果助产士发现心功能恶化的任何症状或体征，如呼吸困难、咳嗽或胸痛，则需要及时转诊给高级医务人员。

助产士提供基本心理支持包括关于此次妊娠正常的情况及孕产妇和丈夫对父母角色的期待。孕妇和丈夫需要帮助、信息和提供便利的服务来度过这一段可能特别焦虑的时期。控制体重很重要，因为过多的增重会给心脏带来额外的负担。及时发现感染并使用抗生素治疗以降低细菌性心内膜炎的风险；牙齿问题可能是一种潜在的感染源，对牙齿的治疗应该在早孕期进行。

应该与孕妇商讨胎儿心脏畸形的筛查。因为妊娠合并心脏病有遗传子代的风险，并且妊娠合并心脏病妇女服用的一些药物也具有致畸的可能

性。筛查的项目可包含胎儿颈项透明层厚度检查、胎儿超声心动图检查、胎儿宫内生长的定期评估和多普勒检查（Swan，2014）。

（三）分娩期处理

大多数患有心脏病的女性都能够经阴道分娩，但由于产时心脏负荷增加，强烈建议由产科医师指导分娩计划（Windram et al，2014）。病情较复杂的孕妇可能需要计划终止妊娠时间或择期剖宫产。对于接受抗凝治疗的孕妇，用药时间需要密切监测（McLintock，2014）。建议给予硬膜外镇痛，但有低血压和抗凝治疗时要谨慎。表 54.3 列出了妊娠合并心脏病产时处理的一些关键要素。

婴儿娩出时血流动力学最不稳定。尽管产时会失血，但胎儿娩出时心排血量也会达峰值，且产后 1 ～ 2 小时心排血量仍高于妊娠期水平（Blackburn，2013）。产后出血、潜在的血容量丢失可能会损害心脏功能。缩宫素对血流动力学影

表 54.3　妊娠合并心脏病产时处理的关键要素

镇痛和麻醉	建议局部麻醉以减轻产时疼痛和疲劳 注意：体液重新分布，抗凝
体位	避免压迫主动脉 左侧卧位最好
液体平衡	保持严格的液体平衡至关重要 使用输液泵提高准确度
监测产妇的健康状况	定期监测血压、脉搏、呼吸频率和血氧饱和度，可能需要监测中心静脉压（CVP）、有创动脉血压（血压和血气）和心电图
胎儿监测	连续胎心监护
缩短第二产程	避免做屏气动作，必要时选择器械助产
谨慎使用缩宫素 在场的医疗团队应该规范第三产程的用药	建议缓慢输注稀释的缩宫素。禁用麦角新碱和卡前列素（Mohan and elson-Piercy，2014a）
严格的无菌技术	
抗生素使用评估	根据抗生素使用规定并结合心内膜炎的风险
抗血栓弹力袜	

响较大，应谨慎使用（Mohan and Nelson-Piercy，2014a）。患有子痫前期和（或）体液超负荷的女性可出现肺水肿。产后应在 HDU 继续密切监护，助产士应该鼓励产妇通过喂养婴儿进行早接触。对母亲的生理护理应包括保留其养育子女的快乐体验。

（四）产后护理

继续密切观察生命体征，因为产后数天内仍可能会出现并发症。预防血栓栓塞的措施，包括有效的镇痛，以确保尽早活动，充足的水分摄入和药物预防血栓是产后护理的重要方面。

婴儿患先天性心脏病的风险增加，因此仔细检查婴儿和早期儿科转诊至关重要。

转回社区时应制订详细的方案。产妇需要一些实用的指导，既能满足婴儿的需求，又使自身得到休息。产后 4～6 周与心脏病专家预约以评估心脏功能。复方口服避孕药增加心脏病患者深静脉血栓和高血压风险，因此需要就避孕、生育计划和孕前咨询的受益展开讨论（Mohan and Nelson-Piercy，2014a）。

九、甲状腺疾病

至少有 2%～3% 的女性存在甲状腺功能异常，因此助产士很可能会遇到妊娠期甲状腺疾病的女性（Girling et al，2013）。甲状腺激素三碘甲状腺原氨酸（T_3）和甲状腺素（T_4）控制代谢并在生长发育中起关键作用。妊娠 4～6 周，甲状腺激素的合成增加。甲状腺增大，碘需求增加 3 倍。未经治疗的甲状腺疾病与不孕、早期妊娠丢失和不良妊娠结局有关。胎儿神经系统发育在妊娠的前 12 周依赖于足够的甲状腺激素（Jefferys et al，2015）。

甲状腺疾病的病因很多，而甲状腺疾病又被分为低水平的甲状腺激素（甲状腺功能减退）和高水平的甲状腺激素（甲状腺功能亢进）。表 54.4 列出了一些甲状腺疾病的特征及未经治疗的甲状腺疾病可能的症状和体征。

（一）甲状腺功能亢进症

妊娠期甲状腺毒症是早孕期甲状腺功能亢进最常见的原因，呈一过性，与高水平的 HCG 有关，常见于妊娠剧吐和多胎妊娠的女性。治疗方式以补液、止吐至孕 12 周左右，使 HCG 水平下降、症状缓解（Pearce，2015）。

Graves 病通常孕前就存在，但可能在早孕期或中孕早期首次被发现。如果不治疗，出现并发症的风险增加（表 54.4）。对于病情控制不佳的女性，存在甲状腺危象的风险，出现高热、心悸、胸痛和心动过速，并有可能导致心力衰竭（Sullivan，et al，2013）。

内分泌科医师应指导抗甲状腺药物治疗，如卡比马唑或丙硫氧嘧啶（PTU）。两种药物都能透过胎盘屏障（PTU 较少）并导致胎儿甲状腺功能

表 54.4　甲状腺疾病的表现

	甲状腺功能亢进（↑ T_3 和 T_4）基础代谢率增加	甲状腺功能减退症（↓ T_3 和 T_4）代谢率下降
原因	自身免疫：Graves 病（最常见） 妊娠期一过性甲状腺功能亢进 毒性甲状腺腺瘤 医源性：由甲状腺素药物治疗引起	自身免疫：桥本病（最常见） 碘缺乏症 既往甲状腺切除术 手术或放射性碘治疗甲状腺功能亢进症后
体征和症状	食欲亢进但体重下降。疲劳、焦虑、不安、紧张 情绪激动 脱发 脉搏快，心悸，气促，怕热，温暖，多汗的皮肤 腹泻 Graves 病中的眼球突出（眼球突出） 月经过少或闭经	食欲缺乏但体重增加，疲劳 精神萎靡，抑郁，嗜睡，精神错乱，皮肤干燥，头发脆弱，脉搏微弱，冷的皮肤，畏寒，手足肿胀，便秘 排卵障碍
治疗	硫代酰胺类化合物（抗甲状腺药物） 放射性碘：孕期禁用 手术：孕期不做常规	甲状腺素
孕期并发症	流产 胎儿生长受限 早产 子痫前期 胎儿甲状腺亢进 甲状腺危象和心力衰竭	流产 高血压 早产 死胎 儿童智力下降

（来源：Blackburn，2013；Bothamley and Boyle，2009；Girling and Sykes，2013）

减退和（或）甲状腺肿。治疗的目标是以最低剂量的抗甲状腺药物控制母体的症状。专家应该和患者讨论药物对胎儿发育的影响及如果不控制母体甲状腺功能亢进会对胎儿产生的影响。在妊娠前、确认妊娠后、整个妊娠期及产后至少应每个月检查甲状腺功能。约 1/3 的 Graves 女性在妊娠期间病情进入缓解期，并且可以停用抗甲状腺药物（Pearce，2015）。

孕期应监测孕妇心率、体重的增加及是否有恶心呕吐。胎儿的临床评估包括听胎心、监测IUGR、用超声动态监测胎儿生长和检测甲状腺肿（Pearce，2015）。通常建议母乳喂养，但如果是药物治疗，则需评估哺乳期用药的安全性。建议监测婴儿的生长发育和甲状腺功能（Jordan，2010）。

（二）甲状腺功能减退症

约 3% 的妊娠合并甲状腺功能减退，最常见的原因是桥本甲状腺炎的自身免疫疾病。有症状和（或）未接受治疗的女性有不良妊娠结局的风险（表 54.4）。通过补充甲状腺素进行治疗，如果控制得当，对妊娠没有不良影响。在妊娠的前 12 周，药物治疗尤其重要，这是胎儿神经发育的关键时期。甲状腺功能的检查通常在孕妇建卡时进行，并在妊娠 28 周时应常规复查。妊娠期间通常不需要改变药物剂量，并且可以在母乳喂养期间继续服药。有些女性，如那些接受过甲状腺癌甲状腺切除术的女性，可能需要在妊娠期间调整剂量。

铁和钙会降低甲状腺素的吸收，因此应与该类药物分开服用（Girling，et al，2013）。

十、肾脏疾病

为了满足妊娠的生理需求，妊娠期泌尿系统的生理学和解剖学发生了显著的变化（专栏54.15）。泌尿系统最常见的并发症是尿路感染（UTI）和肾结石。导致高达 90% 的 UTI 由大肠杆菌（直肠的正常共生微生物）引起。早产和败血症是妊娠期 UTI 的严重并发症，但可以预防。表 54.5 列出了 UTI 的类型及这些感染和肾结石对妊娠的影响及推荐的管理。专栏 54.16 列出了慢性肾病。患有慢性肾病的女性能否成功妊娠取决于孕前肾功能。常见的并发症包括高血压、子痫前期、早产和肾功能恶化（专栏 54.17）。专栏

表 54.5　尿路感染和肾结石

	特征	对妊娠的影响	管理
无症状菌尿（ASB） 实验室检查提示菌尿，但没有临床症状，影响 4%～7% 的妊娠，发生率为 4%～7%	没有症状 仅通过常规筛查确定	肾盂肾炎的风险增加 早产	取中段尿行显微镜检、细菌培养和药敏测试（MC & S） 如果确诊，给予抗生素治疗 5～7 天。确保充足的液体摄入 定期复查尿液以确保治愈并监测复发
膀胱炎 有症状的显著菌尿 发生率为 1%	症状：排尿困难，尿频，尿急，血尿	肾盂肾炎的风险增加 早产	取中段尿用于 MC & S 以确认诊断，若尿试纸提示存在硝酸盐和白细胞，并伴有典型症状，就可以开始治疗 抗生素治疗，确保充足的液体摄入 定期复查尿液以确保治愈并监测复发
肾盂肾炎 显著的菌尿，伴有全身症状	症状：腹部或肾区疼痛，泌尿系统症状	早产风险增加 胎膜早破 低出生体重 脓毒血症 急性呼吸综合征	在留取尿液和血液做细菌培养后 1 小时内接受静脉抗生素治疗 脓毒症集束化治疗 对乙酰氨基酚 超声检查任何潜在原因 定期复查尿液以确保治愈并监测复发 复发率为 10%～18%
尿石症（肾结石） 发生率为 1/250	体征和症状： 肾区绞痛和血尿 其他症状：发热、恶心、呕吐和 UTI 的迹象	早产 可能导致 UTI、肾盂肾炎和肾功能减退	高达 80% 的肾结石通过镇痛后自行排出 出现感染性并发症时给予大量饮水和抗生素治疗 尿液试纸和尿培养可用于分析结石并发感染，但不能诊断结石 泌尿科专家介入

（资料来源：Cox and Reid，2015）

54.18 讨论了肾病患者助产护理的一些关键原则。

专栏 54.15　妊娠期泌尿系统的变化

- 输尿管和肾盏明显扩张，残余尿增加
- 增大的子宫压迫膀胱并造成移位
- 肾小球滤过率（GFR）增加
- 肾小管功能的改变
- 膀胱损伤和尿路感染的可能性增加

专栏 54.16　可能引起慢性肾病的疾病

- 肾小球肾炎（急性或慢性）
- 多囊肾疾病
- 慢性肾盂肾炎
- 糖尿病肾病
- 系统性红斑狼疮
- 先天性下尿路异常
- 孤立肾
- 肾病综合征

（来源：Piccoli et al，2015）

专栏 54.17　妊娠期肾脏疾病的并发症

孕产妇

- 肾功能不全
- 血栓形成增加
- 上尿路感染风险增加，导致肾盂肾炎和败血症
- 高血压
- 子痫前期

胎儿 / 新生儿

- 早产
- 胎儿 IUGR
- 母体肾病遗传
- 母亲用药 / 治疗的副作用

（资料来源：Piccoli et al，2015；Hall and Brunskill，2013）

（一）慢性肾障碍

对于患有肾病的妇女，妊娠可能有损她们的健康，导致其肾功能恶化和出现不良妊娠结局（专

691

专栏 54.18　肾病妇女的助产护理

- 告知如何准确留取中断尿和 24 小时尿液

- 在适当的情况下，家中使用监测蛋白质的设备，尽管通常使用的是蛋白质 - 肌酐比率

- 提供有关健康饮食和生活方式的信息，以提高免疫力、避免感染和预防贫血

- 卫生指导：如厕后要由前向后擦拭，防止粪便污染尿道

- 保持足够的水分摄入，建议在某种情况下限制液体摄入，包括子痫前期

- 在特定的情况下保持准确的出入量平衡

- 确保妇女掌握有关子痫前期的症状和早产征兆的信息，以及出现任何问题应联系谁

- 避免导尿，如果有则需要无可挑剔的技术

- 关于预防血栓栓塞的风险评估和建议

- 对她妊娠的正常方面和父母角色的期待给予认可与心理支持

- 关于随访、未来妊娠计划、避孕和需要孕前咨询的建议与转诊等内容

（资料来源：Bothamley 和 Boyle，2009）

栏 54.17）。那些孕前有肾功能受损（由血清肌酐水平定义）、高血压和蛋白尿的女性风险更大。与所有慢性病一样，孕前保健应确保这些妇女在妊娠前进行充分的病情评估并及时调整用药，以达到妊娠前的最佳健康状态。

1. *产前监护*　女性需要在具有多学科的专科诊所进行定期评估，应定期进行血液和尿液检查来密切监测肾功能。尿液检测可能涉及 24 小时尿液收集，尽管这已经在很大程度上被单次尿样的蛋白质，如肌酐比（PCR）的检测所取代。可以指导妇女在两次产检之间测试自己的尿液。

助产士作为孕妇心理支持及提供有关妊娠各个方面的建议的重要来源，应持续参与到孕妇的护理中。助产士将定期进行尿路感染筛查、血压监测，尽早发现子痫前期的症状和体征及胎儿评估。子痫前期的经典特征：高血压和蛋白尿可能在孕前就存在于患有肾病的女性中，使得我们更难以察觉在此基础上发展的子痫前期（Piccoli et al，2015）。助产士可以向妇女提供有关子痫前期的识别信息和早产征兆的信息，以及在出现问题

时与谁联系。

由于肾脏系统负责合成促红细胞生成素（血红蛋白生成所必需），因此需定期筛查贫血。

可能需要开具的药物包括降压药、预防性的抗生素、低剂量阿司匹林和低分子肝素（Lightstone，2011）。

需要增加胎儿监测，包括定期生长发育监测和多普勒检查。

如果肾功能下降到需要透析的阶段，可能会建议终止妊娠，但终止妊娠后，肾功能也可能会继续下降。孕期透析是可行的，但这是一个风险非常高的过程（Hall et al，2013）。

2. *分娩期照护*　由于肾功能受损，肾病患者可随时发生液体超负荷，尤其是在分娩过程中，因为分娩过程中通常会使用静脉输液。这可能会加重高血压并最终导致肺水肿。应注意观察呼吸系统出现的症状和体征(呼吸急促、呼吸频率升高、氧饱和度降低、泡沫样痰和肺部听诊时听到啰音)。必须严格控制出入量平衡并清楚地记录下来。必要时限制液体输入。

使用 MEOWS 评分表来动态评估是有必要的。根据产妇的病情，分娩期间可以进行心电监护，如果心电监护出现高血钾的表现则需要快速处理。动脉血气分析可以提示代谢性酸中毒，这也需要及时治疗。

3. *产后护理*　与其他所有妊娠合并症一样，母乳喂养都是被鼓励的，但必须应对所有正在服用药物进行评估，这应该在孕期进行，以便在分娩后立即开始喂养。

必要时产后将继续进行肾功能评估，助产士应安排好后续的随访。应该讨论避孕问题。

（二）肾移植

越来越多的女性在器官移植后开始妊娠（Bramham et al，2013b）。移植成功后，生育能力得到改善，但刚开始会建议采用避孕措施。建议移植后 1 ～ 2 年再考虑妊娠，此时她们的健康状况最佳，血压正常，免疫抑制药物处于维持量的水平且没有移植物排斥的迹象。关于妊娠可能对健康、移植器官及后代产生的影响的问题需要与患者及其家人进行详细沟通。近期一篇关于肾移植术后合并妊娠的综述表明，大多数妊娠是成

功的，但孕产妇和新生儿并发症的比例相对较高，77%（$n = 81$）的妇女有良好的预后，其为孕 32 周后的活产。剩余的 23%（$n = 24$）妊娠结局不佳，包括早期或中期的流产、新生儿死亡和先天性畸形（Bramham et al, 2013b）。专栏 54.19 列出了基于这项研究的母亲及其后代的并发症。不良结局发生在既往一次以上移植、孕早期血清肌酐 > 125μmol/L 和舒张压升高的女性中。

专栏 54.19　肾移植后妊娠并发症

根据 UKOSS 的研究，母亲及其后代肾移植后的妊娠并发症如下：

- 早产（50%）
- 剖宫产（72%）
- 子痫前期（24%）
- 妊娠期新发高血压（16%）
- 进入 HDU/ITU（20%）
- 小于胎龄儿（24%）

（资料来源：Bramham et al, 2013b）

由一名肾病专家、一名产科医师和一名移植团队的成员共同指导肾移植术后妊娠妇女的治疗；当然，这名孕妇仍然需要助产士的护理和支持。关于护理的细节同妊娠合并慢性肾病的女性的护理相类似（如"慢性肾脏疾病"一节所述），其额外的关注与风险增加（专栏 54.19）、免疫抑制药物相关的问题及移植物排斥反应的监测有关。

免疫抑制药物会增加感染风险，也可能会加快妊娠期糖尿病的进展（Deshpande et al, 2011）。助产士应对妇女进行评估，并通过洗手、严格的无菌操作、定期评估和临床评估任何相关体征和症状来预防所有类型的感染。应考虑给予预防性抗生素。

尽管剖宫产的比例很高，但经阴道分娩是可行的。由于移植的输尿管的原因，子宫下段剖宫产可能会更加困难（Hall et al, 2013）。

新生儿问题包括与早产有关的问题。在免疫抑制药物治疗期间母乳喂养的安全性尚不清楚，需要对该药物进行个体化评估并与产妇讨论（Lightstone，2011）。

（三）急性肾衰竭

急性肾衰竭（acute renal failure，ARF）是肾功能的突然恶化，通常与持续性的、每小时低于 30ml、每天低于 400ml 的低尿量有关。它可以出现于已知患有肾功能不全的或严重疾病的女性，或有妊娠并发症，如产后出血和子痫前期，或者是肾脏系统的梗阻/损伤的女性。监测尿量是常规治疗的一部分，特别是对于有不适症状或手术后的患者，尽早发现尿量的异常并进行适当的转诊（Bothamley et al，2009）。如果怀疑有梗阻，进行血清筛查（电解质和肾功能检查）和肾脏超声检查可以确诊。急性肾衰竭的管理取决于病因，包括肾前性（如低血容量）的或肾性的（肾小管或皮质坏死）。重点是避免和（或）处理血液中的尿素及其他代谢废物的升高、酸中毒、高钾血症和体液超负荷。中心静脉压（CVP）可用来监测液体平衡并防止体液超负荷。必要时需肾透析。

十一、糖尿病

糖尿病是一种葡萄糖代谢紊乱。在糖尿病中，胰岛素的缺乏或胰岛素抵抗的增加意味着机体细胞不能利用葡萄糖，从而剥夺了它们的能量并导致血糖水平升高。在英国，5% 的妊娠合并糖尿病者有 3 种主要类型影响育龄期妇女（专栏 54.20）（NICE，2015）。女性可能在原有的 1 型或 2 型糖尿病的基础上妊娠，但妊娠期大多数糖尿病（87.5%）是妊娠期糖尿病（NICE，2015）。这是因为有糖尿病的潜在倾向的女性在妊娠期间会出现一定程度的碳水化合物不耐受和（或）糖尿病特征。妊娠期间，由胎盘激素引起的碳水化合物代谢发生了相当大的变化。这些变化帮助妇女为分娩和哺乳做准备，如在妊娠的前 3 个月储存脂肪，并在妊娠的中晚期帮助胎儿生长。

从本质上讲，妊娠就像糖尿病的"压力测试"。大多数女性适应这些变化，但部分女性在口服葡萄糖耐量试验（OGTT）中表现为一定程度的碳水化合物不耐受，血糖值升高。这些生理变化也将对那些原有糖尿病的女性构成挑战，影响她们的饮食、活动和药物治疗。生活方式的因素包括饮食的变化和活动的减少，导致人群中肥胖者的数量增加，并导致育龄妇女患 2 型糖尿病和妊娠期糖尿病的人数增加。糖尿病可能会导致母亲和胎儿 / 新生儿出现并发症（专栏 54.21），尽管这些影响可以通过孕前和孕期优化血糖控制及专科护理达到最小。

专栏 54.20　糖尿病的分类

1 型糖尿病（T_1DM）

T_1DM 主要发生在青年，起病急。胰岛素的绝对缺乏，被认为是由于自身免疫破坏了胰腺中产生胰岛素的 B 细胞所致。胰岛素缺乏会导致高血糖症（高血糖）。未治疗的 T_1DM 的典型症状包括糖尿（尿中葡萄糖）、多尿（尿量增加）、多饮（口渴增加）、饥饿增加、酮症和体重减轻。未经治疗或控制不当的 T_1DM 可导致代谢性酸中毒、昏迷和死亡。由高血糖引起的长期、多系统、微血管并发症包括高血压、视网膜病变（导致视力问题）、肾病（导致肾功能恶化）和神经病变

2 型糖尿病（T_2DM）

T_2DM 的特征是在胰岛素抵抗和胰岛素相对缺乏的情况下的高血糖症（高血糖）。在过去，它主要发生于老年人，但最近也出现在年轻肥胖的人群中。一些族群（如南亚、非洲、非洲裔加勒比地区）更可能发展为 T_2DM，表明其具有遗传倾向。症状可能是口渴、饥饿和尿频，因为病情发展缓慢，因此诊断经常延迟。饮食调整、减轻体重和增加运动量可能足以控制血糖水平在正常范围内。患有 2 型糖尿病的妇女应定期检查血糖，可能需要口服降糖药，如二甲双胍，如果进一步恶化，可能需要注射胰岛素

妊娠糖尿病

妊娠糖尿病是妊娠期首次发现的高血糖症。发生妊娠期糖尿病的危险因素与 2 型糖尿病相同，包括体重指数升高、糖尿病家族史、某些族群和既往巨大儿分娩史。建议进行筛查以确定患有妊娠期糖尿病的妇女（参见"（二）妊娠糖尿病的筛查"）

（一）妊娠糖尿病的筛查

口服葡萄糖耐量试验（OGTT）包括指导妇女一夜禁食（允许饮水），早上进行一次血液测试以测量空腹血糖。在摄取 75g 葡萄糖饮料或食物

专栏 54.21　妊娠期糖尿病的并发症

母体并发症

- 流产
- 母体低血糖（妊娠早期 T_1DM）
- 感染
- 糖尿病酮症酸中毒（DKA）
- 子痫前期
- 羊水过多
- 早产
- 糖尿病视网膜病变、肾病的恶化
- 手术产

胎儿 / 新生儿并发症

- 先天性畸形
- 死胎
- 巨大儿
- 早产相关并发症
- 出生损伤（与肩难产有关）
- 新生儿低血糖症
- 红细胞增多症
- 呼吸窘迫综合征
- 围生期死亡率增加

（资料来源：McCance, 2015；Hawthorne, 2011）

后，在 2 小时后进行第二次血液测试。专栏 54.22 列出了 OGTT 的适应证。该测试可在建卡后立即进行和（或）在孕 24～28 周时重复进行。此时，妊娠相关变化的影响更大。

专栏 54.22　OGTT 的适应证

- 既往分娩巨大儿，体重 4.5kg 以上
- 一级亲属，即母亲、父亲或兄弟姐妹糖尿病史
- 体重指数（BMI）为 30kg/m² 或以上
- 既往妊娠糖尿病（建卡后需要尽快进行检测，并在孕 24～28 周重复检测）
- 高风险地区（加勒比海地区、南亚、中东及任何其他高风险地区）
- 糖尿阳性（+）两次或两次以上或糖尿阳性（++）一次

（资料来源：NICE, 2015）

如果该孕妇的空腹血糖水平为 5.6mmol/L 或

以上或 2 小时血糖水平为 7.8mmol/L 或以上，则确认为妊娠糖尿病（NICE，2015）。被诊断患有妊娠糖尿病的孕妇需要在 1 周内转诊到糖尿病门诊，还需要被转介至营养师处，以指导其测量血糖、增加锻炼及评估是否需要药物治疗。

（二）糖尿病的管理

1. 孕前保健　理想情况下，包括产科医师、内分泌科医师、糖尿病专科护士、助产士和营养师在内的多学科团队将在孕前和孕期参与糖尿病孕妇的管理。虽然长期以来被认为是成功妊娠的重要组成部分，但只有约 1/3 的糖尿病女性接受过孕前咨询（CEMACH，2007；Murphy et al，2011）。

孕前保健的目的包括帮助调整血糖水平，目的是使 HbA1c（糖基化血红蛋白）低于 6.5%（NICE，2015），尽管低于 7% 可能对接受胰岛素治疗患者更为现实（国际糖尿病联盟）（IDF，2009）。HbA1c 是一种血液检测，可以反映红细胞在过去 2 个月内接触葡萄糖的水平，因此它可以反映降糖措施的有效性。研究表明，受孕时 HbA1c 水平偏高与妊娠结局不良有关，包括流产、先天性畸形、死产和新生儿死亡的风险增加（McCance，2015；Bell et al，2012）。与血糖相关的胎儿发育的敏感期似乎是从受孕到妊娠 7 周的时期，专栏 54.23 列出了孕前保健的其他关键要素。

全科医师、产后助产士（计划未来妊娠）、专业护士和内分泌学家需要为建议和推荐育龄妇女及时寻求产前护理提供机会。使用多媒体和互联网资源可能有助于传播这些信息（英国糖尿病协会，2015；Spence et al，2013）。NICE（2015）提供了详细的基于循证医学的孕前保健指导。

2. 产前监护　最好由糖尿病专科诊所提供监护，孕妇可以访问多学科团队的成员，包括助产士。对于新诊断的患者和既往患有糖尿病的患者来说，妊娠将是一个充满挑战的时期。助产士应该致力于提供支持性的、持续性的访问及关于此次妊娠正常的一面和对父母角色的期待信息。该女性需要支持、鼓励和认可以适应监测血糖、给予药物和控制饮食的需求。妊娠的变化使这更加困难。目标血糖如下：空腹为 5.3mmol/L；餐后 1 小时为 7.8mmol/L；餐后 2 小时为 6.4mmol/L（NICE，

> **专栏 54.23　孕前保健的关键要素**
>
> - 讨论计划妊娠的重要性，并考虑采取适当的避孕措施，直至达到理想的血糖控制
> - 关于妊娠期糖尿病的宣教
> - 孕前控制 HbA1c < 6.5%
> - 增加监测血糖频率以达到目标水平而没有低血糖风险
> - 由于低血糖风险增加，孕妇应携带糖块，家人应会使用胰高血糖素
> - 讨论妊娠糖尿病相关的母儿并发症的风险，并提供信息和给予支持
> - 促进生活方式的改变，如减肥（在 2 型糖尿病中非常重要）、戒烟和戒酒
> - 从孕前到孕 12 周开始补充叶酸（5mg/d），这需要开处方药
> - 评估用药
> - 孕前进行视网膜和肾脏评估，以确定基线并回顾任何高血压的治疗
> - 提供 1 型糖尿病血酮试纸和测量仪，如血糖升高或有不适，需要测试酮症

（资料来源：Patel et al，2014；McCance，2015；NICE，2015）

2015）。严格控制血糖会导致低血糖，特别是在妊娠早期，由于对胰岛素的敏感性增加和其他因素如恶心和呕吐影响了碳水化合物的代谢。随着孕周的增加，1 型糖尿病孕妇维持正常血糖的胰岛素剂量可能在妊娠期间增加 3 倍，先前通过饮食、运动或口服降糖药控制血糖的 2 型糖尿病孕妇可能需要胰岛素降糖治疗（McCance，2015）。

除了产前保健的常规要求外，糖尿病妇女还需要更频繁的就诊和评估。NICE（2015）妊娠期糖尿病指南规定了产前保健的详细计划，建议读者查阅这些指南。专栏 54.24 总结了这些指南的一些主要建议。指南认为对于高 BMI 女性的管理应该同患有妊娠糖尿病和 T_2DM 女性的管理（CMACE/RCOG，2010；NICE，2010）。

> **反思活动 54.4**
>
> 前往孕妇糖尿病诊所，并借此机会与妇女谈论她们在妊娠期间患糖尿病的经历。

专栏 54.24 妊娠期糖尿病护理指南主要建议摘要（NICE，2015）

产前

- 与助产士和多学科团队提前"预约"，增加就诊频率
- 继续参阅专栏 54.23 中列出的相关要素，理想情况下这些要素最好已经开始成为观念
- 筛查糖尿病相关并发症，包括定期视网膜评估、肾脏评估和血压监测
- 对子痫前期体征和症状进行宣教与评估
- 发现和治疗任何感染，如 UTI
- 如果女性高血糖或身体不适，检查酮症酸中毒的症状
- 考虑预防药物，包括低剂量阿司匹林（预防子痫前期）和血栓预防（预防静脉血栓）
- 胎儿评估包括对结构性先天性畸形（包括胎儿心脏）的评估，以及对胎儿生长、羊水量和健康状况的定期评估。助产士将通过每次就诊时测量底部高度、监测胎动和听诊胎心来评估胎儿的健康状况

产时照护

建议在可获得高级产科支持和新生儿护理的产房分娩。T_1DM 和 T_2DM 妇女将在妊娠 38 周左右提供引产 / 剖宫产（NICE，2015）。无并发症妊娠糖尿病患者可等待自然分娩，但不建议妊娠超过 40 周

在分娩过程中，每小时进行一次毛细血管血糖检测，可能需要静脉注射葡萄糖和胰岛素来维持血糖在 4 ～ 7mmol/L（NICE，2015）。由于胎儿在分娩过程中缺氧的风险增加，因此需提供连续电子胎儿监护

BMI 指数偏高的女性需要根据个体情况进行护理，考虑的因素包括行动能力、专业设备、麻醉评估、肩难产风险、产后出血风险和血栓预防需要（CMACE/RCOG，2010）

新生儿护理

新生儿期的护理目标将是保持母婴同处，以便于获得高级新生儿支持和新生儿科医师的早期评估。这些婴儿特别容易出现呼吸窘迫综合征、黄疸和低血糖，因此需要密切观察。在宫内时，胎儿的胰岛细胞对母体高血糖水平产生反应，在正常情况下会产生更多的胰岛素。出生后，胰腺最初会继续产生过多的胰岛素，但通过胎盘的持续葡萄糖供应被切断，因此婴儿会出现低血糖。为了防止这种情况的发生，必须在新生儿出生后 30 分钟内进行早期喂养，然后每小时 2 ～ 3 次在出生后 2 ～ 4 小时测量婴儿的血糖水平，如果出现低血糖症状，则应更早进行（NICE，2015）

产后护理

随着胎盘的排出，妊娠期碳水化合物代谢的生理变化恢复正常。接受胰岛素治疗的糖尿病妇女应立即减少出生后注射的胰岛素量。通常恢复到孕前的剂量，但应监测血糖，以达到合适的血糖水平（Bothamley et al，2009）。妊娠糖尿病妇女应在出生后停止用药，并接受有关体重控制、运动、饮食和如何识别高血糖的信息。助产士应确保患有妊娠糖尿病的妇女产后行 OGTT。需要定期随访，因为它们会增加患 T_2DM 的风险。有妊娠糖尿病的妇女也有可能患有以前未确诊的 T_2DM

鼓励母乳喂养，尽管患有 T_2DM 的妇女在喂养时可能需要额外的零食或食物以避免低血糖。患有 2 型糖尿病的妇女可以恢复口服降糖药，但如果是母乳喂养，只能用二甲双胍和格列本脲（NICE，2015）

建议采取预防血栓栓塞的措施，伤口愈合不良可能影响产后恢复（Bothamley et al，2009）

十二、呼吸系统疾病

（一）哮喘

哮喘是呼吸系统的慢性炎症性疾病，其特征是间歇性呼吸困难、喘息、呼吸急促、黏液分泌过多、咳嗽和胸闷。夜间症状往往更严重。

急性加重（哮喘发作）是由一系列因素引起的（专栏 54.25），并引起炎症、气道狭窄和气道壁平滑肌收缩（支气管痉挛）。这是一种可预防的孕产妇死亡原因，与吸烟和缺乏妊娠期间需要继续常规药物治疗的教育有关（Nelson-Piercy et al，2014）。妊娠和哮喘之间有着复杂的联系。一些孕妇哮喘发作较少，这可能是由于妊娠糖皮质激素的增加，一些可能保持不变，但少数可能有更频繁的恶化，特别是那些在妊娠前有严重哮喘的。研究表明，哮喘控制不力与早产儿、子痫前期和低出生体重等不良妊娠状况有关（Nelson-Piercy，2015）。呼吸道病毒感染是妊娠期哮喘加重的最常见原因，但吸入皮质类固醇治疗依从性差也被确认为严重哮喘发作的常见原因。如果哮喘得到很好的控制，并发症就不太可能发生（Nelson-Piercy，2015）。因此，鼓励女性坚持药物治疗是很重要的，戒烟也很重要。定期评估最大呼气流速（PEFR）和检查吸入器功能是一个很好的做法。

专栏 54.25　已知的诱发哮喘的因素

- 过敏原，如花粉、动物、屋尘螨等
- 吸烟
- 某些食物 / 药物、坚果、牛奶和鸡蛋过敏
- 酒精、防腐剂、着色剂
- 换气过度
- 环境因素，如灰尘、污染、化学物质
- 运动
- 寒冷或干燥的空气
- 上呼吸道病毒感染
- 省略常规的哮喘药物

药物治疗是通过吸入抗感染药物、β 受体激动剂（缓解剂）或类固醇（预防剂）。这些药物在妊娠期间是安全的，助产士应该向妇女保证这一点。正如 Goldie 和 Brightling（2013）所指出的，

和用于治疗的药物相比，哮喘控制不良的风险对胎儿的风险更大。

控制哮喘和治疗严重哮喘急性发作的药物在妊娠期与非妊娠期相同，建议临床医师遵循公认的指南[英国胸科协会（BTS）联合苏格兰校际指南网络（SIGN），2014]。处理将包括紧急入院、支气管扩张剂雾化、高流量吸氧、静脉注射和口服皮质类固醇、根据指南进行的其他药物治疗、加强对妇女的监测、胎儿的连续胎心电子监护及资深医师和重症监护团队的参与（Nelson-Piercy，2015）。

分娩时很少出现病情恶化，妇女应继续定期服药。分娩病房应备有沙丁胺醇吸入器，以防妇女把自己的吸入器留在家中（Jordan，2010）。正常口服类固醇的孕妇分娩时需要氢化可的松（BTS/SIGN，2014）。

应在产前记录适当的分娩药物计划。应谨慎使用引起支气管痉挛的药物，如欣母沛和麦角新碱（Nelson-Piercy，2015），在某些情况下，非甾体抗炎药物（NSAID），如阿司匹林和双氯芬酸，是禁忌的（Goldie，Brightling，2013）。应谨慎使用阿片类药物来缓解疼痛（Nelson-Piercy，2015）。

推荐母乳喂养，并可能保护婴儿免于发展为特应性哮喘（Nelson-Piercy，2015）。妇女应在产后继续定期服药（BTS/SIGN，2014）。

（二）结核

结核病是由结核分枝杆菌引起的传染病。它是全世界发病和死亡的主要原因。结核病通过咳嗽传播，因此在过度拥挤、自然光线不足和通风不良的地方更容易传播（PHE，2013；Bothamley，2012）。婴儿和幼儿最容易罹患结核病的严重并发症，包括结核脑膜炎，而助产士可能参与新生儿卡介苗接种项目（NICE，2011b；Bothamley，2006）。

助产士在确定孕妇结核病的特征方面发挥了作用，尽管妊娠的症状，如疲劳，可能掩盖了结核病的一些特征，并可能延误诊断。

专栏 54.26 列出了高患病率国家，专栏 54.27 列出结核病的常见症状。约 50% 的结核病孕妇患有肺外结核病（淋巴结结核、肾脏结核、脊柱结

核），这些结核将呈现非典型症状（Knight et al，2009；Kothari et al，2006）。

专栏 54.26　结核病高发地区

- 撒哈拉以南非洲
- 印度次大陆
- 南亚
- 东欧和波罗的海国家
- 俄罗斯及其周围国家

（资料来源：WHO，2013）

专栏 54.27　活动性肺结核的症状

- 发热：通常在晚上，会导致盗汗
- 妊娠期间不明原因的体重下降或体重增加不足
- 食欲缺乏
- 异常疲劳

肺结核患者

- 持续地咳嗽，在数周内逐渐加重
- 咯血

结核病的诊断测试包括显微镜下痰涂片检查和痰培养、胸部 X 线检查（如果子宫受到保护，在孕期是安全的）和皮肤结核菌素测试。现在有一种新的血液测试方法（QuantiFERON-TB Gold；T-SPOT，TB）可以获得更快的结果。

呼吸内科医师将在结核病护士的支持下指导治疗。如果遵循抗结核治疗方案，母亲和婴儿可能会有良好的结果（Bothamley，2006；Bothamley，Boyle，2015）。

有可靠的证据表明，最常用的 TB 治疗药物 - 利福平、异烟肼、吡嗪酰胺和乙胺丁醇 - 适合用于妊娠期和母乳喂养时（Bothamley，2001）。治疗可能会出现一些并发症，建议密切监测肝功能和补充吡哆嗪（维生素 B_6）。结核病的常规治疗需要 6 个月的疗程，完成整个疗程的药物治疗是母婴获得最佳治疗结果的关键。以妇女为中心、不受歧视、由积极的卫生专业人员，包括结核病护士和持续的助产士护理的支持，将建立起支持妇女完成治疗所需的信任和理解（Bothamley，2006；Bothamley，Boyle，2015）。

多重耐药结核病（MDR TB）和广泛耐药结核病使抗结核治疗的有效性复杂化，对结核病的传播和治疗能力构成相当大的威胁。HIV 感染增加了结核病的风险和严重性。相反，结核病加速了艾滋病的进展（Pratt，2007）。

（三）孕妇肺结核护理总结

1. 孕前保健　在妇女接受结核病治疗期间，应避免妊娠。然而，对于那些接受标准药物治疗的人来说，妊娠并不是禁忌，妇女应该继续服药。口服避孕药可能受到结核病药物的影响，建议采用屏障避孕方法。应提供 HIV 检测（Bothamley et al，2015）。

2. 产前保健　需要一个协调的多学科团队服务，包括一名呼吸内科医师、一名结核病护士及感染控制小组、产科保健小组。女性可能易受伤害，对卫生专业人员持谨慎态度，在产前保健方面面临语言和社会障碍（Bothamley，2006；Bothamley et al，2015）。在追踪接触者、坚持治疗、监测治疗副作用和开展教育以减少结核病传播方面与更广泛的多学科团队保持联系是至关重要的。新生儿有通过其他家庭接触者感染结核病的危险，这些接触者可能患有结核病，但尚未得到治疗。如果孕妇刚刚开始接受治疗，对治疗的依从性有问题，或者患有 MDR TB（Bothamley et al，2015），那么产前护理最好远离其他孕妇。

3. 产时保健　大多数患有结核病的妇女将通过产前诊断，并完成至少两周的治疗，使她们不具传染性。然而，分娩是通过飞沫（气溶胶）扩散的高风险时期，因此如果有负压室可用，应使用负压室；否则，建议在开着窗户的单人房间里进行护理。应向医院感染控制小组寻求建议（Bothamley et al，2015）。

4. 产后护理　母婴分离通常不需要，应避免人为因素造成母婴分离。

母乳喂养对那些服用标准结核病药物的人是安全的，推荐母乳喂养。

呼吸内科医师和结核病科护士应了解婴儿的出生情况，并与新生儿医师协商，对新生儿的预防治疗提供专业意见（Bothamley et al，2015）。

十三、癫痫

癫痫是一种相对常见的神经系统疾病，约有 1/200 的妇女在产前诊所就诊时被发现（Mohan et al，2014b）。"癫痫"一词指大脑神经元突然异常放电，导致癫痫发作。对于大多数人来说，癫痫的病因尚不清楚，但可能是遗传倾向导致癫痫发作的阈值较低或存在有脑损伤。癫痫对每一位妇女的影响各不相同，症状和原因各异，严重程度也各不相同。重要的是，助产士要记录每位妇女癫痫发作的具体特征和诱因。专栏 54.28 列出了癫痫发作的一些触发因素。从这个列表可以看出，癫痫发作的诱因与常见的妊娠症状相对应，包括疲劳、便秘和焦虑。

专栏 54.28　触发癫痫发作的活动

- 压力（包括情绪压力）
- 睡眠不足
- 不服药
- 激素变化
- 酒精
- 灯光、噪声和模式（光敏性癫痫）
- 剧烈运动
- 换气过度
- 饮食因素
- 药物治疗，包括止咳药和抗抑郁药
- 脱水
- 便秘

（资料来源：Crawford，Marshall，2013）

尽管癫痫患者一般预后良好，但这并不意味着她的妊娠没有风险，有报道显示多达 1/3 的女性癫痫发作增加。2010～2013 年，7 名孕产妇死于癫痫（Nair et al，2015）。与妊娠期癫痫相关的孕产妇死亡通常被归类为癫痫猝死（unexpected death in epilepsy，SUDEP）（Knight et al，2014）。这表明，母亲因担心抗癫痫治疗对婴儿产生影响而停止服药，因此使她们处于癫痫发作和 SUDEP

的重大风险之中。要强调的是有机会进行必要的孕前护理，并将一名癫痫联络护士纳入产前护理，作为 MDT 的一部分继续提供支持（Kelso et al，2014）。

（一）癫痫发作

癫痫发作不同于短暂的注意力不集中 [失神发作（以前称为小发作）]，它可以是未被注意到的发作直至全身严重的、持续的抽搐（强直阵挛发作）。肌阵挛发作包括全身、手臂或腿部突然的剧烈运动，局灶性发作的症状各不相同，这取决于受影响的大脑网络。癫痫发作的频率从每年少于一次到每天几次不等（Mohan et al，2014b）。

强直阵挛发作（以前称为大发作）包括身体初始发生僵硬（强直期），妇女会跌倒在地上，她的下腭肌肉收缩，使她可能会咬到自己的舌。呼吸出现暂停时可能有明显的发绀。可能会出现大小便失禁。这种强直期可能持续 1 分钟或更长时间。阵挛期随后立即开始，包括有节奏的抽搐运动，持续数秒到数分钟。阵挛期过后，出现一个恢复阶段，称为发作后阶段，意识逐渐恢复。这名妇女可能会在一段时间内感到困倦和迷失方向感，通常感到肌肉疼痛、头痛和舌酸痛。这种癫痫发作可导致不同程度的胎儿缺氧，并使妇女处于发生 SUDEP 的最大风险中。也可能发生严重的伤害和溺水（取决于孕妇在哪里）。心理上的影响是显著的。高达 4% 的癫痫妇女在分娩期间或产后 24 小时内会出现强直性阵发性癫痫（NICE，2012）。专栏 54.29 总结了对癫痫发作的护理。

（二）抗癫痫药物

抗癫痫药物（AED）通过作用于突触膜上的神经元或调节神经递质来减缓动作电位的趋势，从而抑制引起癫痫发作的爆发性电活动。AED 将控制高达 80% 的癫痫患者的癫痫发作，大多数患者只需要一种药物（单药疗法）。妊娠期间发生的生理变化影响 AED 的分布、有效性和代谢（Adab，et al，2006）。重要的是，在妊娠前需将妇女转诊至神经病学专家处进行治疗，以评估其用药情况。其目的是实现良好的癫痫控制，

专栏 54.29　癫痫发作期间的基本护理

除前四项措施外，根据情况和可用的帮助，这些措施可按任何顺序执行

- 打电话/找人帮忙，并待在患者身边
- 保持安全（如确保妇女头部不受撞击等，但不可限制她或将任何东西放入她口中）
- 保持气道通畅
- 尽快恢复原位
- 给氧
- 开放静脉通路并按指示采血（包括 PET 血、AED 水平）
- 按处方静脉注射药物，通常为苯二氮䓬类药物（如氯拉西泮、地西泮）及抗惊厥药物（如苯妥英钠），如有需要，亦可使用地西泮灌肠。这些通常只在长时间或反复发作的情况下才需要
- 如果妊娠，做胎心监护（CTG）
- 记录观察到的特征、每个阶段持续的时间和采取的措施

（资料来源：Bothamley and Boyle，2009）

最好是在妊娠期间使用一种安全性更好的单一药物，并尽可能降低剂量。一项分析了 59 项研究数据的系统性综述估计，先天性畸形的最高发生率与丙戊酸钠的使用和（或）需要一种以上药物来控制癫痫发作有关（Meador et al，2008）。一项对国际注册的妊娠期使用的 AED 数据分析发现，单次治疗、低剂量的拉莫三嗪和卡马西平的畸形发生率最低（Tomson et al，2011）。关于 AED 的全面讨论将以平衡不受控制的惊厥发作的风险与服药和不服药对胎儿可能造成的风险为基础。一些 AED 会干扰复合口服避孕药的作用，其他副作用包括增加患抑郁症的风险（Jordan，2010）。

1. 孕前保健　孕前护理的主要目的是优化药物治疗方案对癫痫的控制，鼓励妇女继续服药。应审查 SUDEP 的风险和对安全的实际考虑。建议在妊娠前 3 个月开始服用 5mg 叶酸，并在整个妊娠期间继续服用。还可以讨论癫痫的遗传风险（Mohan et al，2014b）。癫痫患者获得孕前服务的记录不佳，卫生专业人员需要探索创新的方式为患有癫痫的育龄妇女提供信息。

2. 产前保健　MDT 护理将包括一名产科医师、一名神经科医师、一名癫痫专科护士和一名助产士。除了常规的产前护理模式，将特别注意药物的依从性、恶心和呕吐，这些可能会影响药物的血药水平并引发睡眠不足和焦虑。监测某些类型的 AED 的血药水平可能是有意义的，并需根据妊娠进展调整药物（Mohan et al，2014b）。

加强对胎儿的筛查将包括 18 ～ 20 周详细的畸形扫描和胎儿超声心动图检查（NICE，2012）。服用特定 AED 的妇女需要从妊娠 36 周开始口服维生素 K（Mohan et al，2014b）。持续的助产护理将为女性妊娠经历的正常化提供必要的支持。

3. 产时保健　尽管建议在由顾问医师主导的单位分娩，但大多数患有癫痫的女性都会有正常的阴道分娩，在分娩期间和分娩后 24 小时内癫痫发作的风险增加 4%（Thomas et al，2012）。应继续进行 AED 治疗，如果不能耐受，应通过静脉或直肠途径用药。一对一的助产士护理是必不可少的，不应让妇女独自一人，应采取预防措施，如不锁厕所门。大多数形式的镇痛是可以接受的，但应该避免使用哌替啶。在水中分娩会特别危险，一般不推荐（Epilepsy Action，2014）。但是，对于长期未发作且不需要 AED 的妇女，其个人可以选择在水中分娩（RCOG，2016）。起重设备应在手边。硬膜外麻醉能有效缓解疼痛，减少疲劳、疼痛和过度通气等诱因来帮助预防癫痫发作。新生儿应接受标准的 1mg 肌内注射剂量的维生素 K（Mohan et al，2014b）。

4. 产后护理　产后睡眠不足和偶然的忘记服用 AED 可能会增加产后癫痫发作的风险。推荐母乳喂养，AED 确实会混入母乳中（尽管多数情况下是少量的），因此需要对母乳喂养中的药物和安全性进行单独评估（Mohan et al，2014b）。专栏 54.30 列出了母婴安全措施。癫痫行动等慈善组织为癫痫患者提供了详细的信息、指导和支持（Epilepsy Action，2014）。药物治疗可能需要复查并逐渐恢复到孕前方案。对未来妊娠和有效避孕计划的建议需要讨论（NICE，2012）。患有癫痫的妇女在产后抑郁的风险增加。支持和教育旨在使妇女在养育子女的许多积极方面获得权力，并

及时向专家求助，这将改善妇女为人父母的心理社会体验。

专栏 54.30　癫痫母亲安全信息的一些示例

- 母亲在分娩后的前几天不应被单独留下，因为她有更高的癫痫发作风险
- 需要保证睡眠，所以她在晚上需要帮助。白天母乳喂养，在夜间提供婴儿其他食物（译者注：建议白天挤母乳备晚上用）
- 母亲洗澡时周围应有人陪伴，或在浅水中洗澡或淋浴
- 婴儿可以在地板上换衣服
- 婴儿车 / 折叠式婴儿车上可以安装一个刹车，如果母亲没有抓住婴儿车，刹车会自动的起作用
- 当母亲舒服地坐在靠墙壁的地板上时，可以喂养和拥抱婴儿
- 婴儿可以在别人在场时洗澡，也可以用布擦拭身体代替洗澡
- 热饮应远离婴儿

（资料来源：Epilepsy Action，2014；Bothamley and Boyle，2009）

反思活动 54.6

参观你所在单位的诊室。回顾一下转诊到该诊所的妇女的一些情况。和妇女们谈谈她们妊娠的经历。

十四、妊娠期肝内胆汁淤积综合征

妊娠期肝内胆汁淤积症（intrahepatic cholestasis of pregnancy，ICP）（也称为产科胆汁淤积症）是一种在妊娠晚期出现的疾病，通常表现为严重的瘙痒症（发痒），没有皮疹（通常是手掌、足底），肝功能检查（LFTS）异常和母体胆汁酸水平升高。血清胆汁酸水平大于 $40\mu mol/L$ 与早产率（医源性和自发的）、入住 NNU 率及死胎率升高密切相关（Geenes et al，2014）。其他并发症包括胎粪污染与凝血功能障碍，维生素 K（脂溶性维生素）吸收不良，因此增加了 PPH 的风险（RCOG，2011b）。

ICP 的病因尚不清楚，但可能与遗传、女性激素或环境因素相关。女性的母亲或姐妹如有 ICP，她就很可能也会有 ICP，且很可能在以后的妊娠中复发，多胎妊娠常见。

在多民族人群中，发病率为 0.7%，亚裔中印度裔或巴基斯坦裔女性（RCOG，2011b）的发病率更高（1.2% ～ 1.5%）。

出现严重或特征性瘙痒的妇女应该交给产科医师检查和诊断。既往的研究显示孕 37 周后死胎率升高，因此许多产科医师将在这段时间提供 IOL，尽管这种方法需要考虑早产的并发症。胎儿评估在预测胎儿死亡方面的价值有限，但却是为了让人放心（geenes et al，2015）。

熊去氧胆酸（UDCA）药物已被证明可以缓解瘙痒，但不是对所有的妇女有用，尽管其在降低死胎率方面的益处是不确定的（Gurung et al，2013）。治疗瘙痒的其他方法包括炉甘石洗剂或水性乳膏的局部应用。也可能会使用抗组胺药，因为它们可能有助于促进睡眠（Chambers et al，2012）。

这种情况下的心理影响不应该被低估。强烈的身体不适、睡眠不足和担心会对婴儿产生影响，焦虑情绪还会对健康产生相当大的影响（Steele，2012；Chambers et al，2012）。建议助产士提供额外支持、提供信息和转介组织，如"ICP 支持"（Tuson 和 Chambers，2013）提供额外的支持。由于这种情况与雌激素有关，妇女应避免口服含有雌激素的避孕药（Nelson Piercy，2015）。

十五、结论

助产士在日常的服务中会遇到患有复杂疾病的妇女。这些妇女将从助产士的支持中受益。助产士了解她们的医疗状况，并能够在妊娠、分娩和产后期间对妇女及胎儿 / 婴儿的评估保持警惕。

虽然我们强烈建议对患有疾病的妇女进行孕前规划和评估，但助产士会遇到许多在妊娠初期没有得到有效帮助的妇女，因此需要迅速和有效地转诊给相关的医疗 / 产科医师。

采取多学科的方法定期进行评估，并辅之以明确的沟通和文件记录，应使患有疾病的妇女能够获得最佳护理和丰富的分娩经验。

要点
• 建议对有高血压和健康问题的女性进行孕前评估，以优化健康、调整用药和制订护理计划为目标。
• 最初的"预约"评估为助产士提供了一个记录关键特征、进行准确的基础评估及安排适当检查的机会，确保将患者转诊到多学科团队，并制订了一个个性化的护理计划，以最好地满足妊娠期有高血压和健康问题的妇女的需要。
• 助产士应在分娩过程的每个阶段都准确评估母儿的健康状况。该评估应考虑各种风险因素，并包括对潜在健康状况的了解。及早确认并及时、适当的转诊至关重要。
• 多学科协作的良好团队是必不可少的，辅以清晰的书面和口头沟通。
• 护理的重点不应仅仅包括孕妇身体状况的医疗方面，而应努力鼓励妇女及其家庭在他们期望成为父母的时候走上积极的旅程。

（翻译：李　凯　审校：王　彦）

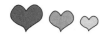

第 *55* 章

性传播疾病

Jo Bates

学习目标

通过阅读本章，你将能够：

- 识别常见性传播疾病的症状和体征，并能够识别其与妊娠和新生儿有关的风险。
- 清楚理解助产士在妊娠期筛查感染 HIV、梅毒、乙型肝炎病毒（HBV）中的角色。
- 讨论助产士在妊娠和新生儿感染 STI、HIV 和 HBV 管理中的作用。
- 将以助产实践为基础的伦理原则运用于感染 STI、HIV 和 HBV 妇女的管理中。

一、引言

本章讲述最常见的性传播疾病（sexually transmitted diseases，STI）及乙型肝炎病毒（hepatitis B virus，HBV）和人类免疫缺陷病毒（HIV）感染性疾病，包括传播方式、症状和体征、妇女和新生儿的筛查与治疗，概述助产士在治疗和管理中的作用。指导将以助产士实践为基础的伦理原则应用于助产士角色中的重要性。

英国公共卫生部（Public Health England，PHE）报道称，2013 年英国有 45 万性传播疾病患者（PHE，2014a）。2013 年，苏格兰的衣原体感染病例略有减少，但生殖器疱疹病例有所增加，并且新增 354 例 AIDS 患者（Health Protection Scotland，2014）。威尔士公共卫生（2015）也报道了感染衣原体、疣、疱疹、淋病、HIV 和梅毒的患者增多。2013 年北爱尔兰报道感染衣原体、淋病、生殖器疱疹和梅毒的患者增加，但生殖器疣病例减少，而感染 HIV 新增病例 6000 例（HSC Public Health Agency，2014a，2014b）。

2013 年，英国所有新确诊 HIV 感染的男女总数为 6000 人。携带 HIV 的人数为 133 767 人（PHE，2014a）。总的来说，这些疾病正在稳步增加，一方面可能是因为越来越多的人接受了筛查，筛查率不断提高；另一方面也因为这些疾病越来越普遍。

性传播疾病好发于青年人到 60 岁甚至 60 岁以上的所有人。年轻人更容易受到性传播疾病感染（PHE，2014a）。许多性传播感染发生在育龄妇女中，其中大部分育龄妇女将是助产士的服务对象。这突出了助产士在识别高危人群、提供性传播感染疾病筛查和 HIV 筛查等方面的关键作用。此外，助产士还可以运用健康促进的技巧和知识教育男女积极主动地保持性健康。

性传播疾病是通过插入性的性行为、口交、与受感染者的密切性接触或共用感染者的性用品而感染。性传播疾病可根据其病原体进行分类，包括细菌、病毒和寄生虫。至少有 25 种性传播疾病已经得到了确认（除了 HIV 和 AIDS）。最常见的性传播疾病包括衣原体感染、淋病、生殖器疣 [人乳头状瘤病毒（HPV）]、生殖器单纯疱疹病毒（genital herpes simplex virus，HSV）感染、梅毒、HIV 感染、HBV 感染及滴虫病。不过，还有一些感染与性行为有关但不一定是性传播的，如阴道念珠菌病和细菌性阴道病（bacterial vaginosis，BV）。此外，疥疮和阴虱可以不通过性接触而只是密切的身体接触即可传播感染（Woodward et al，2011）。除接受过辅助生殖技术（assisted reproductive technology，ART）或可能是同性关系的其他所有妊娠孕妇都有插入性的性行为，因此都有机会感染性病或 HIV。对一些女性来说风险相对低一点，因为他们很可能是长期一夫一妻制关系。然而，对其他不这样的人来说风险可能比较高。这可能是由于妇女与不止一个可能患有性病的性伴侣发生无保护措施的性行为，或者妇女的性伴侣与可能感染 STI 和 HIV 的其他人发生性行为。助产士在帮助妇女确定其风险水平、提供信息、筛查、治疗及避孕和性健康服务（contraceptive and sexual health service，CASH 服务）方面发挥了重要作用（专栏 55.1）。

专栏 55.1 一些性传播疾病的症状和体征

许多性传播疾病都有类似的症状和体征，如排出分泌物、腹痛和刺激性不适等

- 性传播疾病在妇女中容易被忽视，这突出了助产士帮助妇女识别自身风险的重要性
- 妇女可能会有阴道分泌物和月经的不规则出血
- 男性可能出现尿道分泌物、阴茎皮疹或溃疡、睾丸不适等症状和体征

助产士有责任识别新生儿感染的潜在风险，并向儿科医学团队报告（NMC，2012）。然后助产士必须作为多学科小组的一部分以确保新生儿得到及时和适当的治疗。助产士是最有可能与母亲(及其伴侣)建立牢固信任关系的健康专业人员，因此助产士是确保多学科团队与母亲之间保持良好沟通以促进母亲和新生儿取得积极成果的关键（NMC，2012；NMC，2015）。

反思活动 55.1

在进一步阅读之前，先回顾一下你目前对性传播疾病的知识，找出你的知识差距。

二、衣原体

最常见的性传播疾病是衣原体感染，尤其是 15 ～ 24 岁的人群（PHE 2015a；National Chlamydia Screening Programme，NCSP，2013）。它是由细菌沙眼衣原体引起的，如果不加以诊断和治疗，会导致长期的健康问题，如盆腔炎（pelvic inflammatory disease，PID）、异位妊娠和输卵管性不孕症（NCSP，2013）。对于男性，感染可引起尿道炎、附睾炎或附睾睾丸炎，随着时间的推移，会影响生育（Richens，2011；NHS Choices，2015）。70% 的女性、50% ～ 70% 的男性生殖器衣原体感染无症状。女性最常见的症状和体征包括排尿困难、阴道异常分泌物、性交中或性交后出血、下腹疼痛或不适感、经间出血、月经量变多（Family Planning Association，FPA，2015a；NHS Choices，2015）。在妊娠期间，衣原体感染可以从下生殖道传播到子宫，可能引起绒毛膜羊膜炎导致胎膜早破（premature rupture of the membranes，PROM）、早产和产后感染（Wilson，2011）。

衣原体通过性接触传播，尽管个体不需要通过性接触传播。细菌可以从一层黏膜感染到另一层，如眼睛、喉咙、肛门、阴道、宫颈或尿道。女性衣原体感染的潜伏期未知（Richens，2011），但至少离上次接触后 2 周（British Association for Sexual Health and HIV，BASHH，2008）。男性潜伏期少于 4 周。

关键一点，妊娠期性传播感染可能是无症状的。因此，完成性传播疾病感染的风险评估应作为产前常规检查的一部分。

妊娠期及新生儿期衣原体感染

妊娠期衣原体感染可导致 PROM、早产、绒毛膜羊膜炎和产后感染（子宫内膜炎）（Wilson，2011）。根据 Wilson（2011）研究，如果母亲的感染未经治疗，对新生儿的感染传播率可高达 50% ～ 70%。尽管子宫内传播可能发生，但最危险的感染时间是阴道分娩期间，当胎儿通过受感染的下生殖道和子宫颈时（Medforth et al，2011）。新生儿的主要症状是 5 ～ 12 天时出现结膜炎（Wilson，2011），尽管也有人报道新生儿的潜伏期为 10 ～ 14 天（Medforth et al，2011）。这种感染被称为新生儿衣原体，30% ～ 40% 的新生儿会发展成这种疾病。另有 10% ～ 20% 的新生儿会患上肺炎，这在早产儿中尤为严重，有可能导致呼吸窘迫和窒息。如果感染得不到治疗，就

会导致慢性肺病和哮喘（Pellowe et al, 2006；Medforth et al, 2011）。大多数性传播感染是可以治疗的，尤其是在早期发现并治疗的情况下可以预防对新生儿的伤害。

新生儿结膜炎多发于一只眼，2～7天后影响另一只眼。眼睑水肿和有红斑，常伴眼睛有分泌物出现，最初是水样的，然后变成化脓性的（Pellowe et al, 2006），通常被称为"黏液眼"。应用拭子取样送至实验室进行培养和敏感测定，并用抗生素滴眼液治疗。

鼻咽炎和肺炎可能在4～12周发展成为中耳炎。因此，必须诊断出有衣原体感染的新生儿并及时全身使用抗生素治疗（Medforth et al, 2011）。女性婴儿也可能发生阴道感染（Wilson, 2011）（参见第48章）。

三、淋病

淋病是由淋病奈瑟菌引起的，是由受感染者的分泌物从一个黏膜传播到另一个黏膜引起的。淋病可传播至尿道、子宫内膜、直肠、咽部和结膜（Bash, 2015）。它是英国第二常见的细菌性传播疾病，仅次于衣原体（NHS Wales, 2014）。它的潜伏期为2～5天。然而，多达50%的女性和10%的男性可能无症状。女性最常见的症状是阴道分泌物增多或者改变。下腹部疼痛可能是感染的一个特征，如排尿困难，但排尿频率不变。多达50%的妇女宫颈内感染无症状。在男性中，尿道分泌物和排尿困难是最常见的症状（Bignell et al, 2011）。未经治疗的淋病有潜在的严重后果，如女性盆腔炎（PID）和男性附睾睾丸炎、前列腺炎。

近年来，淋病对抗生素的耐药性越来越强。2011年，改为头孢曲松和阿奇霉素的双重联合治疗，这对减缓耐药性有一定效果。2013年，检测到对这两种抗生素的耐药性（PHE, 2014b）。这突出了治疗细菌感染的抗生素耐药性问题日益严重。此外，在性传播感染的情况下，助产士作为公共卫生角色的一部分在传授安全性行为信息方面发挥着重要作用。助产士应记住，STI经常共存，如淋病可以与衣原体和（或）阴道毛滴虫和（或）白色念珠菌一起检测到（Bignell et al, 2011）。

妊娠期及新生儿期淋病

妊娠期淋病可以是无症状的。但是，感染可能上升到子宫腔并引起绒毛膜羊膜炎、胎膜早破、早产、新生儿低出生体重和产后子宫内膜炎（Wilson, 2011）。根据当地或国家的指导方针，妊娠期间可以使用抗生素治疗。

如果母亲未经治疗，新生儿的传播率约为40%（Wilson, 2011）。本病的主要特征是结膜炎，在出生后2～5天表现为"黏液眼"。通常会有脓性分泌物和眼睑肿胀，如果不进行治疗，可能会导致角膜溃疡和穿孔，对眼睛造成永久性损害，从而导致失明（Wilson, 2011）。应从每个受影响的眼睛上取标本拭子送至实验室进行培养和敏感测定。治疗通常使用抗生素滴眼液（参见第48章）。

四、梅毒

梅毒是由螺旋体细菌——梅毒螺旋体引起的细菌感染。它可以通过性传播，也可以在妊娠期间通过母婴传播（French, 2011）。梅毒是一种严重的传染病，如果未被发现和治疗，可能造成致命后果（但在发达国家很少）。梅毒有几个发展阶段：一期、二期、早期潜伏和晚期潜伏（有时称为三期）。

梅毒通过直接接触具有硬下疳感染病变的人而传播。硬下疳通常是一个单一的（也可以是多个）无痛、坚实、边缘模糊的圆形溃疡。这是梅毒的第一个阶段，症状通常出现在9～90天，大多数病例出现在最初感染后的14～21天（French, 2011）。由于硬下疳通常发生在身体难以看到的地方，如阴道，而且病变是无痛的，所以这一阶段的感染经常被忽略。硬下疳通常出现在感染后3～6周（有时长达10周），在此期间，硬下疳病变充满螺旋体，具有高度传染性。

二期梅毒的症状通常在最初感染后4～8周出现。有很多不痒的皮疹出现在躯干、手臂、腿、手掌、足底，有时出现在脸上（French, 2011）。患者还可能有腺体肿胀、喉咙痛、头痛、体重减轻、肌肉酸痛和疲劳（Centres for Disease Control and Prevention, CDC, 2014）。无论是否治疗，这些症状都将消失。然而，如果不治疗，感染将发展到下一阶段。

早期潜伏期是指感染时间少于 2 年，晚期潜伏期是指感染时间超过 2 年（French，2011）。尽管人没有感染的迹象，但梅毒仍然留在他们的体内，并且在很多年后（10 ～ 20 年）在一些患者中会出现症状（CDC，2014）。感染可以影响身体的许多系统，包括神经和心血管系统、大脑、骨骼、软组织和眼睛。如果不治疗，可导致死亡。

妊娠期及新生儿期梅毒

尽管英国孕妇的梅毒感染率仍然很低，但 PHE（2014b）指出被诊断为感染性梅毒的育龄妇女人数逐渐增加。PHE（2013）报道称，大多数先天性梅毒患者是因各种原因无法获得医疗服务的孕妇的胎儿。这些孕妇包括有文化障碍经历、社会经济匮乏或生活方式混乱的妇女。这突出了感染风险的妇女的确诊和促进产前诊所就诊的重要性，这需要多部门、多专业的合作（PHE，2013）。

梅毒在妊娠期间有潜在的严重后果，因为它会导致自然流产、宫内生长受限、宫内死亡、死产、先天性梅毒和围生儿死亡（Medforth et al，2011）。在整个妊娠期间，它可以通过胎盘转移到胎儿身上。但是，先天性梅毒的风险取决于母亲感染的阶段（Wilson，2011）。在英国，梅毒的产前筛查已经建立起来，通常在助产士第一次预约探访时，孕妇都会接受筛查。PHE（2014b）报道称，英格兰的筛查覆盖率为 96%。然而，由于英国仍有先天性梅毒病例报告，在筛查、治疗和干预策略方面显然仍存在一些差距。助产士在向妇女及其伴侣提供筛查、信息和教育方面发挥着关键作用，必要时可向卫生专业人员求助（NMC，2012）。

孕妇的梅毒可以治疗，越早治疗预防先天性梅毒的效果就越明显。通常肌内注射 1 个疗程的普鲁卡因青霉素。

先天性梅毒被定义为早期先天性梅毒，发生在婴儿 2 岁之前，晚期先天性梅毒发生在婴儿 2 岁之后。

出生时，许多婴儿无症状，但早期先天性梅毒的症状是铜色皮疹、肝脾大、带血或黏液脓性鼻分泌物。还可以出现骨软骨炎，特别是在长骨和肋骨。一些婴儿可能会出现脑膜炎、脑积水和癫痫（Caserta，2013）。

晚期先天性梅毒表现为鼻、硬腭的梅毒瘤病变和骨膜损伤。眼睛可能受到影响，也可能发生耳聋和神经梅毒（Caserta，2013）（参见第 48 章）。在新生儿出生前对其母亲进行治疗是最有效的，因为这也可以治疗胎儿。青霉素可以给婴儿或儿童使用，以清除感染，但已经发生的损害无法逆转。性伴侣告知是防止性感染疾病传播的关键部分。泌尿生殖内科诊所（Genitourinary medicine clinics，GUM）和 CASH 诊所的工作人员都接受过性伴通报培训，他们可以提供这项服务。

> **反思活动 55.2**
>
> 检查你的工作领域是否为妇女提供性传播疾病和避孕方面的资源，如书面信息和宣传单。

五、疱疹

疱疹是由单纯疱疹病毒（HSV）引起的，是英国获得性生殖器溃疡最常见的原因（Patel et al，2011）。病毒有两种亚型：

单纯疱疹病毒 1 型（HSV1）引起唇疱疹，但可引起生殖器感染。

单纯疱疹病毒 2 型（HSV2）历来与生殖器感染有关。这种类型更容易引起反复的肛门生殖器症状。

在过去，大多数 HSV1 感染发生在儿童身上，表现为口腔水泡和疼痛的溃疡，通常称为"唇疱疹"。儿童期感染 HSV1 可减少成年期因性接触而感染 HSV2 的症状。目前，感染 HSV1 的儿童越来越少，因此当他们开始性生活时更容易受到感染。在英国 HSV1 是生殖器疱疹最常见的病因（Patel et al，2014）。

单纯疱疹病毒通过与感染者发生性接触而传播。它也可以通过和患有唇疱疹的人口交而传播，或者通过分享性用品，以及在性交过程中通过皮肤之间的紧密接触传播，也可以通过手传播。有些感染病毒的人即使没有症状也能传播感染；这就是所谓的无症状脱落。以这种方式传播的风险很低，但在最初感染病毒后的第一年是最高的。随着疫情的减少，无症状脱落的风险降低（FPA2014B）。HSV 感染的潜伏期在 5 ～ 14 天。然而，根据 Patel 和 Gupta（2011）的研究，感染

HSV 的人中只有不到一半在首次感染时出现症状或体征。第一次感染的特征，可能发生在最初感染后一段时间，包括在肛门生殖区的黏膜上形成水疱。这些会发展成疼痛性溃疡。个人也会感到不适乏力、疲劳、肌肉疼痛和头痛。

当个体从最初的感染中恢复后，病毒在局部感觉神经节中进入休眠状态。当个体暴露在某些触发因素下，如压力、身体不适、紫外线下（如来自太阳和太阳灯浴床）、饮酒过量和免疫抑制（如妊娠时发生的情况）时，可能会在一生中反复发作疱疹。复发往往在最初感染后的第一年内频繁发生，而且随着时间的推移，复发的频率越来越低，程度也越来越轻。

妊娠期与新生儿期疱疹

如果孕妇在妊娠 27^{+6} 周内第一次获得疱疹病毒，应根据当地的政策和指导方针，将其交给 GUM 进行诊断和治疗。通常阿昔洛韦是首选药物，可口服或静脉注射（BASHH，2015；RCOG，2014）。产科检查也是必需的。如果该妇女在 6 周内没有早产，她可以继续选择正常的阴道分娩。如果最初感染发生在妊娠 28 周或之后，应尽快开始治疗，根据临床表现，可口服或静脉注射阿昔洛韦。在预期分娩 6 周内初次感染时通常建议剖宫产，因为这种情况下新生儿传播的风险高达 41%（BASHH，RCOG，2014）。先天性疱疹是一种严重的感染，病毒在子宫内传播。然而，这是罕见的（BASHH，RCOG，2014）。

如果妇女在妊娠期间或在出生时有单纯疱疹病毒复发，传染给新生儿的风险很低。这意味着在没有其他因素的情况下，这些妇女可以选择预期的阴道分娩。从 36 周开始推荐口服阿昔洛韦治疗，这样可以减少无症状脱落的风险，因此在这种情况下需要剖宫产。然而，Patel 和 Gupta（2011）指出，应避免侵入性监测，如胎儿头皮电极和胎儿血液取样，因为这可能增加传播给新生儿病毒的风险。BASSH 和 RCOG（2014）指出，血清 HSV 阳性的妇女，出现先天性异常、胎膜早破、早产和胎儿生长受限的风险并没有增加。

胎儿感染的最大风险是母亲在妊娠晚期第一次感染 HSV，尤其是在分娩前的 6 周内。这是因为新生儿很可能是在母体内产生被动免疫之前出生的。在这些情况下，建议剖宫产以减少胎儿或新生儿感染的风险。

对于在分娩时有 HSV 反复发作的妇女，向新生儿传播的风险较低，阴道分娩的风险约为 0 ～ 3%（BASHH and RCOG，2014）。如果存在其他危险因素，可以考虑剖宫产。

英国新生儿 HSV1 和 HSV2 感染率较低（1 ∶ 60 000 活产）（Wilson，2011）。然而，新生儿 HSV 感染程度严重甚至致命。通常是通过直接接触母体分泌物而感染。然而，BASHH 和 RCOG（2014）指出，在 25% 的病例中发生了产后感染。口腔疱疹可以传播给新生儿，助产士需要教育父母如何保护他们的婴儿免受感染。对于同时感染 HSV 和 HIV 的妇女来说，HSV 的反复发作可能更频繁、更严重。他们也更可能出现无症状的 HSV 脱落。

HSV 感染是按感染地点分类的（Wilson，2011；BASHH 和 RCOG，2014）。

- 皮肤、眼睛或嘴巴。
- 中枢神经系统，表现为脑炎。
- 累及多个器官的播散性感染。预后最差，早产儿较常见。

新生儿感染的诊断和治疗工作开展得越早，预后越好。

六、生殖器疣（人乳头状瘤病毒）

生殖器疣是最常见的病毒性传播感染，是由人乳头状瘤病毒（HPV）引起的，仅在 2014 年英国诊断出 70 612 例（PHE，2015b）。目前已鉴定出 100 多种 HPV 基因型，其中 40 种感染生殖器。其中一些被归类为低风险或高风险，这取决于它们引起或促成宫颈癌的风险程度。大多数生殖器疣是由低风险类型 HSV6 和 HSV11 引起的；HPV16 和 HPV18 是更高风险的基因型，已经导致至少 70% 的宫颈癌（WHO，2015）。生殖器疣是通过皮肤直接接触传播的；不必发生插入性性行为，无论是否使用避孕套，都可以传播，因为避孕套并不总能覆盖生殖器疣可能存在的区域（皮肤）。潜伏期为 2 周至 9 个月。一旦被感染，患者将终身携带病毒。然而，许多人可能永远不会发展出可见的疣，但他们仍然可以传播病毒（Woodward et al，2011）。疣通常表现为光滑的、无痛的单一肿块或成团簇集在生殖器区域。有多种治疗方法，包括局部理疗、冷冻疗法、激光和切除术。重要的是尽早准确诊断，以便能够开始适当的治疗。因此，建议转诊到泌尿生殖内科诊所（GUM）。然而，治疗并不能根除病毒，未来可能会复发，也可能不复发。有些人只出现过一次可见的疣，其他人可能出现很多次。HPV 感染对一些人来说是非常痛苦的，这些人可能需要咨询和持续的支持。

妊娠期及新生儿期生殖器疣

在妊娠期间，生殖器疣可能第一次出现，也可能是很长一段时间没有发作后复发。这是因为妊娠的免疫抑制作用。疣有时可以在妊娠期间治疗，但是需要进行医学审查，以确保制定最安全的治疗方案，治疗通常要推迟到分娩后（Medforth et al, 2011）。如果疣阻碍了阴道出口，可以切除疣。有时可能需要剖宫产，这较少见。HPV 可在阴道分娩时传播给新生儿，但风险很小。新生儿感染可导致结膜炎或喉乳头状瘤病，即喉部出现疣，这种风险也很小。助产士在确保妇女意识到定期宫颈筛查的重要性方面发挥着重要作用。2008 年英国实施了一项国家免疫计划，以保护 11 ～ 14 岁的女孩免受 HPV16 和 HPV18 感染。因此，预计宫颈癌的发病率在未来将显著降低（Cancer Research UK，2014）。

反思活动 55.3

考虑一下，作为一名助产士，你如何与你护理的妇女讨论性健康问题？

七、乙型肝炎病毒

乙型肝炎病毒（HBV）在肝脏复制，受感染者的血液广泛存在，也存在于其他体液中，如阴道液、精液和唾液（PHE，2014c）。HBV 能够在体外存活至少 1 周，仅需要感染者血液中的少量病毒就可以传染给他人 [British Liver Trust(BLT)，2012]。HBV 可通过性行为、共用受污染的针头(吸毒或文身)、母婴传播（MTCT）、针扎伤、身体刺穿或在不检测献血者血液的国家输入受感染的血液制品而传播（PHE，2014c）。HBV 的潜伏期为 40 ～ 160 天，感染可为急性或慢性。急性感染

可引起类流感病，症状包括疲劳、关节痛、腹痛、恶心呕吐和食欲缺乏。更严重的症状是腹泻、浅色大便、深色尿液和黄疸。急性感染通常持续不到 6 个月，是自限性疾病。大多数人的病毒能够清除，这意味着它们不再具有传染性。然而，血液测试将显示乙肝抗体（BLT，2012）。成年后出现急性感染的人中 10% 会变为慢性感染。大多数人在儿童时期便出现了 HBV 的慢性感染。慢性感染的人通常没有症状，但会传染给他人。慢性感染被确定为感染持续时间超过 6 个月。约 25% 的慢性感染者会发展为慢性肝病，其中一些可能会发展为肝癌（BLT，2012；PHE，2014c）。

2014 年，英国急性肝炎的发病率为 0.91/10 万人（488 例）。虽然在男性和女性中都有异性传播的记录，但患这种病的男性比女性多，这在一定程度上归因于男男同性恋（MSM）的性接触（PHE，2014c）。在英格兰和威尔士，急性传染性肝炎是一种法定传染病。

妊娠期与新生儿期乙型肝炎

妊娠早期筛查乙肝表面抗原（HBsAg）。如果 HBsAg 呈阳性，则需获得进一步的血样进行重复检测以确认诊断。被列为高度传染性的妇女有将病毒传染给她们婴儿的风险，为 70% ～ 90%。在被归类为感染但感染程度不高的妇女中，传染给婴儿的风险为 10%。在被感染的婴儿中，约 90% 会发展为慢性感染，并有可能在以后的生活中发展为肝病。然而，免疫接种可预防 90% 的病例 [Department of Health (DH)，2011]。NICE (2013) 表示，HBsAg 检测呈阳性的妇女应在收到结果后 6 周内转介给肝脏病学家或胃肠病学家。可在妊娠晚期为妇女提供治疗，以降低 HBV 传播给婴儿的风险。

婴儿应根据 DH 指南 (2011) 接种疫苗，如下所示：

- 出生时 1 剂。
- 第一次注射后 1 个月。
- 第一次注射后 2 个月。
- 第一次注射后 12 个月加上血液测试，以检查儿童的免疫状态。

必须完成整个疫苗接种过程，因为即使完全遵守整个疫苗接种计划，10% 的人仍会发展为慢

性感染(DH，2011)。对于处于持续危险中的儿童，在 5 岁左右给予进一步的强化剂量。

八、人类免疫缺陷病毒

人类免疫缺陷病毒（HIV）是一种逆转录酶病毒，意味着 HIV 的基因组中含有逆转录酶。这种酶允许病毒将 RNA 转录到宿主细胞（如 CD4 辅助淋巴细胞）内的 DNA 中进行自我复制。HIV 的 DNA 结合到宿主细胞的基因组中（Williams et al，2011）。这意味着 HIV 能够在免疫系统的宿主细胞内进行自我复制。HIV 有不同的株、型、群和亚群，所以这种病毒容易变异。有两种类型的 HIV，HIV1 和 HIV2。这两种类型都可以通过性、血液和母婴传播（AVERT，2015）。HIV1 是世界上主要的病毒。HIV2 不易传播，从最初感染到患病的时间间隔较长（AVERT，2015）。

HIV 可通过无保护的性行为、与感染者共用针头、妊娠期间母婴传播及母乳喂养和输注受感染的血液制品传播。HIV 也可以通过口交传播，尽管这会降低感染的风险。

感染有四个不同的阶段：初级阶段、临床无症状阶段、HIV 的症状期阶段和从 HIV 感染到 AIDS 的进展阶段。初级阶段发生在最初感染时，持续数周。患者可能会出现轻微的流感样症状，包括发热（96%）、腺体肿胀（74%）、咽炎（70%）和红疹（70%）(Tenant Flowers and Mindel，2012)。然而，由于人们认为症状可能是由感冒或流感引起的，与 HIV 感染无关，因此这个阶段的感染容易被忽略。临床无症状阶段平均持续 10 年，在此期间，患者没有症状，但有时可能有腺体肿胀。尽管他们血液中的病毒水平很低，但他们对其他人有传染性。HIV 在这一阶段的复制速度很慢，但从未停止。HIV 的症状期阶段，症状开始以机会性感染的形式出现。当免疫系统受到损害时，身体处理感染的能力就降低了。可能发生的感染包括反复肺炎，支气管、气管、肺部或食管的念珠菌病，单纯疱疹伴溃疡 1 个月以上，带状疱疹，巨细胞病毒和肺结核。宫颈发育不良、浸润性宫颈癌可能发生，也可发生淋巴瘤和卡波西肉瘤（AVERT，2015）。当免疫系统进一步损害时，从 HIV 感染发展到 AIDS。有些人可能共同感染几种疾病。例如，9% 的 HIV 阳性者也感染了丙型肝炎 [National Aids Trust（NAT），2012]，乙型肝炎和肺结核患者也可能共同感染 HIV。

在全球范围内，有 3500 万 HIV 携带者。然而，自 AIDS 开始流行以来，约有 7800 万人感染了这种病毒。3900 万人死于 AIDS 相关疾病(UNAIDS，2014)。在英国，2013 年估计有 107 800 名 HIV 携带者，其中约 1/4 的人不知道自己感染了 HIV，因此如果他们在没有安全套保护的情况下发生性行为，会使其他人处于危险之中。2013 年，英国有 6000 人被诊断为 HIV 携带者，另有 320 人被诊断为艾滋病（PHE，2014d）。2012 年，67.58 万名（98%）妇女在妊娠期间接受了 HIV 筛查。其中 0.19%（1310 例）为阳性，0.04%（2500 例中出现 1 例的比例）为新诊断。已知母亲感染 HIV 的母婴传播率低于 1%（PHE，2014d）。

妊娠期与新生儿期 HIV 感染

目前，英国已经建立了艾滋病产前筛查制度，并在选择退出（opt-out）而非选择加入（opt-in）的基础上开展工作，换句话说，除非妇女声明她们想选择退出，否则她们都会接受 HIV 筛查。妇女在妊娠期间感染 HIV 的可能性很小，因此高危妇女或出现血清转换症状的妇女应在妊娠期间重新检测。在没有干预措施的情况下，母乳喂养妇女中 HIV 的母婴传播率（MTCT）为 20% ～ 30%。然而，通过干预，MTCT 可降低到 1% 左右（Wilkinson et al，2012）。妊娠期间发现 HIV 呈阳性的妇女必须转介到多学科小组，包括 HIV 防治的专家、专业助产士、产科医师和儿科医师。另外，其他卫生和社会护理工作者也需要参与进来，如社会工作小组、卫生访视员、全科医师和其他人员（NMC，2012 ；Wilkinson et al，2012）。

九、妊娠期干预

如果该妇女的健康状况良好，并且在妊娠期间不需要治疗，她有两种选择：

（1）如果病毒载量（血液中可检测到多少病毒）持续较低，则采用齐多夫定单一用药联合剖宫产。

（2）从妊娠早期开始，短疗程的联合治疗，如果病毒载量无法检测到，可以选择阴道分娩。

一些 HIV 呈阳性的妇女为了自己的健康需

要药物治疗。在这些情况下，妇女应尽快开始联合抗逆转录病毒疗法（cART）（Wilkinson et al，2012）。

HIV 呈阳性的妇女在妊娠期间更容易感染其他疾病，这是助产士应该知晓的。HIV 感染增加了 CIN 和宫颈癌的风险。因此，在过去 12 个月内未进行宫颈检查的 25 岁以上妇女应接受此项检查，此后每年进行一次。生殖器感染，如疱疹或生殖器疣（HPV），可能在妊娠期间再次发生，可能比没有 HIV 阳性的妇女更严重和更持久。在某些情况下，可能需要转诊并进行预防性治疗（Wilkinson et al，2012）。

因为母乳会传播 HIV，因此不建议母乳喂养（BHIVA，2014；BHIVA and Children's HIV Association，CHIVA，2010）。但是，因为文化传统或个人选择，一些妇女可能会选择母乳喂养。妇女必须充分了解母乳喂养的风险，并能够在充分知情的情况下做出不使用奶瓶喂养的决定。如果存在语言障碍，则可能需要一名翻译员，如果妇女选择母乳喂养，则助产士必须通知儿科医师、健康访客、社会工作者和助产士主管。BHIVA 和 CHIVA（2010）不赞成当一位正在接受有效药物治疗且病毒载量反复检测不到的母亲选择母乳喂养时，将其自动转诊给保障团队。但是，强烈建议密切监测母亲的药物治疗，该治疗应持续到母乳喂养结束后 1 周。

助产士指导母亲在母乳喂养时确保乳房附着良好，预防乳头损伤及乳腺炎的发展，从而帮助降低 HIV 传播的风险。建议在 6 个月前提前停止纯母乳喂养并给予婴儿配方奶粉或固体食品（BHIVA 和 CHIVA，2010）。

HIV 阳性母亲所生的婴儿在其血液中可检测到母体 HIV 抗体长达 18 个月。婴儿出生后不久将开始接受抗逆转录病毒治疗。BHIVA 在 2014 年发布的指南指出，婴儿应在出生后的 48 小时内和出院前接受 HIV 检测。在预防性药物停用后 2 周，分别在 6 周龄和 12 周龄进行检测。如果婴儿有其他风险，则应在 18 月龄时再一次重复测试。避免母乳喂养，HIV 的 MTCT 几乎被消除（McMaster et al，2012）。但是，对于那些在 1 岁以下检测呈阳性的婴儿，应尽快开始治疗。

十、与性传播感染和 HIV 筛查与治疗有关的助产士伦理原则

在助产实践中，保密是最重要的，在性健康中亦是如此。在英国，性健康记录是单独保存的，不与他人共享（如共享的 NHS 记录）。这意味着，性传播感染检测和治疗不包括在共享记录中，除非获得参加性健康诊所或服务的人同意（Bash，2015）。助产士每天在保密规则的范围内工作并受 NMC 规范（2015）的约束。

非伤害原则是许多人都熟悉的一个术语，因为它意味着：首先，一个人不应该伤害另一个人（Beauchamp et al，2013）。这意味着既有直接伤害（如不造成痛苦或痛苦），也有无意伤害（如疏忽或遗漏）。事实上，一个人不仅不能伤害他人，而且要积极预防伤害（Foster et al，2011）。在助产实践中，这适用于性健康和 HIV 筛查，因为没有及时确诊感染的后果是严重的，并导致长期疾病和发病率，甚至导致感染者死亡。此外，未确诊的感染人群可在妊娠或分娩期间传染给亲密伴侣及胎儿或婴儿，从而对他人造成痛苦和伤害。助产士也可以对妇女进行治疗，并将她们介绍给性健康专家、HIV 防治专家和其他适当的专业人员，如社会工作者或咨询师，确保感染得到适当的管理，并确保妇女得到尽可能好的照顾，以满足生理和情感需要。这不仅是履行了非伤害伦理原则，而且也是专业要求，如 NMC 规则（2012）所述（参见第 8 章）。

善行是一种伦理原则，意味着一个人有道德义务为他人的利益而行动（Foster et al, 2011）。然而，Beauchamp 和 Childress（2013）认为，尽管不伤害是个人的道德义务，但没有一直为他人做好事或对他人做善行的义务。但是，助产士不仅为照顾母亲，也为照顾胎儿和新生儿的良好结果而努力，从而为他人谋福利。这同样适用于性健康教育和 HIV 筛查，如前所述，及时诊断、转诊和治疗对于母婴的最佳结果至关重要。

助产实践中的公正原则适用于获得不平等服务时，是个人得到公平待遇的权利。此外，每个人都应该有同样的机会（如治疗），受到同等尊重（Foster et al, 2011）。在服务和资源的分配方面，也可以使用这一原则。在助产实践中将这一原则应用于性健康教育和 HIV 防治时，意味着不论其年龄、社会地位或居住地，确保向所有妇女提供 HIV 筛查并确保向所有被认定具有性传播感染危险因素的妇女提供筛查和治疗。

自主是个人持有自己观点的权利，能够根据自己的价值观和信仰做出选择和决定（Beauchamp et al, 2013）。更广泛地说，这也与尊重他人和维护他人尊严有关（Foster et al, 2011）。在助产实践中，这与知情同意和妇女在充分了解筛查、治疗、管理和酌情转诊方面的风险及益处的基础上做出她认为对她和她的婴儿是正确的决定的权利有关。

十一、结论

本章讨论了性传播疾病和 HIV，并将其与助产士在照顾母亲、胎儿和新生儿方面的作用联系起来。在助产士为妇女和婴儿提供筛查、管理和治疗时，伦理原则也与助产士的性健康角色有关。性传播感染和 HIV 会给母亲、胎儿和婴儿带来严重的健康问题。大多数性传播感染很容易诊断，治疗对大多数人都非常有效，从而改善了母婴的短期和长期预后。助产士在性健康方面可以发挥关键作用，不仅可以为妇女提供筛查，而且还可以开展正确的治疗并进行适当的转诊。至关重要的是，助产士在这方面的主要作用是为这些妇女及护理他们的伙伴进行健康教育。

要点

- 妊娠期性传播疾病可能无症状。因此，性传播疾病的风险评估应作为产前常规护理的一部分。
- 大多数性传播感染可以得到治疗，对新生儿的伤害是可以预防的，尤其是疾病被尽早发现和治疗时。
- 性传播疾病经常共存。因此，重要的一点是如果存在一个性传播疾病，那么也可能存在其他性传播疾病。
- 性传播疾病的存在可促进 HIV 的传播。
- 性伴侣告知是防止性感染疾病继续传播的关键部分。泌尿生殖内科诊所（GUM）和 CASH 诊所都有接受过性伴侣告知培训的员工，他们可以提供这项服务。

（翻译：陈　燕　伊焕英　审校：张宏玉）

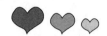

第 *56* 章

生殖器官畸形

Lindsey Rose

学习目标

通过阅读本章，你将能够：

• 描述主要的女性生殖器官畸形及其原因。
• 理解生殖道畸形对受孕、妊娠和分娩及产褥期的影响。
• 描述三种最主要的子宫畸形及对分娩的影响。
• 了解女性外阴切割的含义。
• 能够明确助产士在照顾有生殖道畸形的妇女中的责任和任务。

一、引言

生殖器官畸形的发生率并不明确。他们对分娩的影响也并不清楚（Saravelos et al, 2008；Shulman, 2008）。尽管一些结构性的异常，如子宫的异常，在妊娠和分娩过程中会引起关注，其他的一些情况，如子宫的肌腺瘤位置异常时也会导致分娩的困难。女性外阴的切割，有时称为女性的环切，会对母亲和胎儿造成危险。助产士必须能够明确生殖道畸形对妊娠的影响，给予孕产妇恰当的照顾和护理。

二、发育异常

大多数的女性生殖系统异常是从米勒管的发生导致的（参见第 29 章）。这大概是从胚胎期孕12 周时开始的，子宫中间的间隔要消失，这样就形成了单个的子宫。如果这一过程发生了异常，就会形成所谓的双子宫。有时会有双宫颈和双阴

道（图 56.1）（Narayan，2015）。成为完全的双子宫和不完全性双子宫。因为米勒管（Müllerian duct）和沃尔夫管（Wolffian duct）几乎是同时发育的，生殖道的畸形经常会同时合并肾脏和子宫的畸形。因此,必须同时评估泌尿系统（Edmunds，2011）。

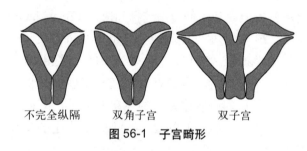

不完全纵隔　　双角子宫　　双子宫

图 56-1 子宫畸形

（一）己烯雌酚

己烯雌酚（diethylstilbestrol, DES）是一种合成的非甾体类雌激素。在 1948 ~ 1971 年，其是治疗各种分娩期并发症的一种药物，如复发性流产和先兆流产（Goodman et al, 2011）。那些暴露于己烯雌酚的女性，其胎儿有非常高的异常的发生率，这些异常如下：

• 宫颈的异常。
• 子宫畸形，如扁形和 T 形的子宫。
• 宫颈癌。

患者的生殖器官的功能也会受到影响，导致受孕、受精和妊娠困难，宫外妊娠、早产和自发的流产 [Royal College of Obstetricians and Gynaecologists（RCOG），2002；Jurkovic，2011]。

（二）单角子宫

单角子宫的发生率为 2.4% ～ 13%。在所有的米勒管的发育异常中（Caserta et al，2014），这种异常是由某一侧米勒管的发育异常导致的，导致子宫只有一个角。这会导致很高的自发性流产的发生及胎儿生长受限和早产（Caserta et al，2014）。由于子宫腔空间的限制，剖宫产率也会更高。如果受孕发生在残余的子宫角处，妊娠的结果通常是自发性流产，或子宫纤维迅速地被拉伸而导致残留的宫角破裂。

（三）双子宫

米勒管中隔完全没有分离，会导致双子宫和双宫颈（Bhattacharya，2010；Narayan，2015）。这有时候会伴有双阴道和阴道的纵隔（Tahlan et al，2014），发生率不明确。通常会没有临床症状。有这种情况的产妇，通常需要治疗不孕症。在妊娠的过程中，助产士要注意到子宫的形状不正常，通常会感觉其很宽。在妊娠子宫激素的影响下，另一个没有妊娠的子宫也会增大。然后占据一定的空间，会导致分娩受阻。这种情况很少会发生多胎妊娠（Bhattacharya，2010），但是也有报道（Nanda et al，2009）。但是臀位就很常见（Arulkumaran，2011）。

（四）部分性和双角子宫

这是由于米勒管部分性的发育异常、中隔没有完全吸收导致的。一个完全没有分开的中隔到达子宫颈口，子宫腔有两个空间。部分性的分开就没有延伸到宫颈口。从腹部看起来似乎是正常的。这有不同类型的双角子宫。一个是完全性的双角子宫，有两个完全分开、独立的子宫腔和一个子宫颈。另一个是部分性的双角子宫。纵隔只发生在宫底部。腹部触诊时，会触到宫底像心脏一样的形状，从而能够分辨出来。这些异常通常不影响受孕和对早期的妊娠产生影响。但是它会导致横位和臀位的增多，因为异常的子宫形状妨碍孕 30 ～ 34 周的胎儿正常的自动转位。可能需要进行胎儿的外倒转，但通常是不容易成功。助产士应该认识到这种结构的异常，在那些反复发生胎方位异常的妇女中，要想到有这种结构性子宫异常的可能。第一产程和第二产程通常是正常的，在第三产程经常会发生胎盘的滞留，因为子宫形状的异常、先天性子宫畸形（如双角子宫）也是发生子宫内翻的一个危险因素（Francoi et al，2012；Kroll et al，2006）。

（五）阴道隔

阴道隔是阴道内的分隔（图 56.2），有纵隔或横隔。有完全性的和部分性的。其常会导致性交疼痛、原发性痛经和不孕症。阴道的纵隔经常伴有子宫的异常，如双角子宫或双子宫。在放置月经棉条时会引起困难，即使放置了月经棉后仍然有持续性的阴道流血及性交痛。有的也可以是没有症状的（Neto et al，2014）。

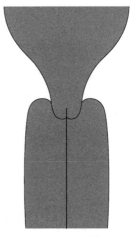

图 56-2　阴道纵隔

（六）相关的问题

与子宫异常相关的问题包括增加复发性的流产和早产（Mackay et al，2008；Narayan，2015）。

助产士要将产妇转诊给产科医师以做进一步的处理。因为这可能在分娩时需要手术或其他措施。应充分的告知妇女可能存在的产科问题，包括胎位的异常、宫内生长迟缓、脐带脱垂和子宫破裂、产后出血及剖宫产的危险增加（Narayan，2015）。

反思活动 56.1

思考当遇到一个双子宫的妇女时，她可能的需求有哪些？你会与她讨论哪些事宜？哪些会列为她的管理计划？

三、子宫的位置异常

（一）重力导致子宫后位

子宫后位也就是妊娠子宫落回到骶骨凹陷处（彩图82）。通常没有临床表现（Mackay et al, 2008）。在妊娠的过程中，这种情况通常会自动的好转，在孕12周左右时当子宫长大并升高到达腹部，这种情况会自动的好转（Mukhopadhyay et al, 2010）。

在罕见的情况下，这个后位子宫没有正常的复位，子宫被挤到盆腔骶骨隆突和耻骨之间。在孕12～16周时，妊娠的子宫将充满盆腔。子宫颈将升高朝向骨盆的边缘。阴道的前壁和尿道被拉伸，尿道被挤压变狭窄，妇女将会发生排尿困难（Kent et al, 2006）。

1. 诊断　妇女通常会表现为盆腔内有压力感，不能正常地排便，最后完全不能排尿。如果没有及时缓解，膀胱会继续增大，最终会导致膀胱的张力性尿失禁。产妇将出现严重的腹痛。腹部检查时会在耻骨上触到一个软的胀大的膀胱。通常会一直胀大到脐部，可能会被误认为是增大的子宫。在耻骨上不能触及子宫底。利用盆腔B超检查有助于诊断（Mukhopadhyay et al, 2010）。

2. 治疗　通过插尿管来排空膀胱，并保持膀胱空虚，直到膀胱的张力恢复。当膀胱排空后，子宫通常会自动地恢复至正常位置。如果母亲采取前倾的侧卧位和夸张的SIM姿势会有帮助。通常不会再复发，因为子宫在数天内就会变得更大，而不能重新回到盆腔去。持续性的子宫后位也有报道，但是非常少见（Hamoda et al, 2002）。

3. 风险

• 有尿道感染的风险，因为尿道排出不畅，过度的膨胀会导致尿路感染。要进行中段尿检测，以便治疗可能存在的感染。

• 膀胱的松弛，可能导致膀胱破裂。

• 自发性流产。

• 持续性的子宫后位盆腔内嵌顿会导致子宫前壁的过度拉伸、膨大，上升至腹部，从而在腹部能够触到子宫。这会导致误诊。必须经过剖宫产分娩。

（二）重力导致子宫前倾（悬垂腹）

这是一种少见的情况（彩图83），其可能发生于多产妇。产妇的腹部肌肉由于反复的妊娠而变得薄弱，或者有腹中线的缺损，或者有陈旧的瘢痕（Gupta，2011；Saha et al，2006）。在极端的案例中，子宫中线肌肉的分离使子宫因为重力作用而前倾。子宫底会低于耻骨联合。当子宫变得越来越沉重，产妇将会感觉到腰痛和腹痛。因为子宫的长轴和盆骨的位置形成一个角度，胎儿的先露部将不能很好地衔接进入骨盆，会导致难产。用一个腹部的绷带向上托起子宫会缓解症状（Gupta，2011；Saha et al，2006）。这应该在分娩过程中一直佩戴以帮助胎儿的入盆和下降。在这种情况下应该避免"四脚着地"的姿势。

（三）子宫的脱垂

在妊娠期发生子宫脱垂是少见的（彩图84）。子宫阴道的支持组织的松弛导致子宫下降，宫颈出现在阴道口。这种情况主要影响妊娠的早期，因为子宫的形状和重量增加，子宫的韧带通常是松弛的。可以用一个宫颈托来帮助固定子宫，其会改善这种脱垂的症状，当子宫进一步增长到腹部，这种情况会得到改善。在后期这种情况可能需要剖宫产，来避免对子宫和阴道支持组织的进一步损伤（Mukhopadhyay et al，2010）。

反思活动 56.2

思考当遇到一个孕8周妇女有子宫后位时，你会给予她哪些信息和建议？

四、盆腔肿块

（一）子宫肌瘤

子宫肌瘤（leiomyomas）是盆腔内最多见的肿瘤。生育期妇女的发生率为20%～40%。在年长的妇女、西印第安和西部非洲妇女中更多见。纤维瘤的存在增加了妊娠并发症，如先兆流产、产前的出血、臀位和剖宫产的发生率（Mukhopadhyay and Arulkumaran，2010）。

在触诊子宫时，可以感觉到子宫有一个或更多的突起（彩图85）。在子宫壁上持续存在一个大的纤维瘤，可能会被误诊为胎头。在妊娠中，肿瘤会因为血液供应而增大和水肿，使肿瘤变得更大和更软。

红色变性或者是肌瘤的梗阻通常会发生在孕中期。可以导致急性的腹痛和妊娠呕吐。症状通常在数天内缓解而不需要手术（Monga et al，2011）。如果一个有蒂的肿瘤扭转发生了坏死，就需要手术切除，但是这种情况很少见。通常给予观察性的治疗，包括卧床休息、液体疗法和给予镇静剂。当失败后则需手术治疗（Simms-Stewart et al，2012；Narayan，2015）。大部分的纤维瘤长在子宫体，通常不影响分娩过程。少见的情况如肌瘤在子宫的下段，位于先露前方时，会妨碍胎先露入盆，造成梗阻性难产。第三产程还会有产后出血的危险（Simms-Stewart et al，2012）。

妊娠合并纤维瘤认为是高危的，应当在医院内分娩避免难产的发生。通常产后纤维瘤会回缩变小，因为纤维组织的自我降解（自溶作用）而使肿块体积变小（Mukhopadhyay et al，2010）。

助产士要对那些合并纤维瘤的妇女，在妊娠期就转介进行 B 超检查以评估肿瘤位置大小和数量（Narayan，2015）。纤维瘤的切除会有瘢痕破裂的危险。子宫介入栓塞治疗是推荐的治疗。但是此治疗方式在妊娠时不能进行，也不适合于那些想继续妊娠的妇女（Narayan，2015）。

（二）卵巢囊肿

卵巢囊肿也比较常见。通常可能是单纯性的，可能没有疼痛。黄体囊肿（corpus luteum cyst）发生在排卵后，如果出现出血或破裂时会导致疼痛。卵囊黄素囊肿（theca luteal cyst）在妊娠期更常见，特别在多胎妊娠时。通常经过 B 超诊断时发现，能够自动恢复而没有症状（Monga et al，2011）。肿瘤可能会在腹部触到或位于盆腔内（彩图 86）。有恶变和扭转的危险。随年龄的增长，恶变的概率上升。扭转通常发生在孕中期和产后（Mukhopadhyay et al，2010）。单纯的良性囊肿能够在妊娠时完整的切除，但通常会采取非手术治疗（Siew-Fei et al，2014）。

五、女性生殖道阉割

女性生殖道阉割（female genital mutilation，FGM）是切除了部分或全部的女性外生殖器，导致女性外生殖器非医学原因的损伤（WHO，2014）。这个风俗在某些部落，特别是在尼日利亚、埃塞俄比亚、苏丹、埃及还存在着 FGM。在当地的种族社区被认为是成年的一个仪式。通常在 15 岁时进行（WHO，2014）。

WHO（2008 和 2014）将其分为四类。

- 第一类：阴蒂切除（clitoridectomy），部分性或全部地切除阴蒂和阴蒂周围的皮肤褶皱（彩图 87）。
- 第二类：部分或全部切除阴蒂和小阴唇，切除或没有切除大阴唇（图 56.8）。
- 第三类：阴道口闭合（infibulation），把阴道口闭合。切除部分或全部的外生殖器，闭合或缩窄阴道口（也称为法老的环切）（彩图 87 和彩图 88）。
- 第四类：其他有害的非医学原因的操作，包括对女性外生殖器官的刺穿伤、穿孔、刮擦、切除、烧灼（Department of Health，DH，2015；RCOG，2015）。

FGM 在英国和许多国家都是非法的，认为是对女性权利的粗暴侵犯（RCN，2015；Female Genital Mutilation Act，2003）。女性生殖道阉割导致并发症的明显升高，包括出血和子宫感染、盆腔感染、子宫内膜感染和泌尿系损伤，甚至导致终身性的疾病。

生殖器和阴道闭合切割（infibulation）在分娩时导致了特殊的困难。在妊娠期，泌尿系统的感染很常见，导致剖宫产、产后出血及围生期的死亡增加（WHO，2014）。阴道开放恢复手术（deinfibulation）最好在孕 20 周时进行，从而避免在分娩时要切除瘢痕导致更多的损伤（RCN，2015）。当在分娩时遇到此类妇女时，助产士应该准备进行阴道口前部的切开，分离大小阴唇（彩图 89）。会阴部需要进行损伤修复手术来恢复生殖器的解剖及生理功能（RCOG，2015）。

如果分娩是女婴，助产士应该意识到，这类家庭可能会给婴儿做生殖道的切除。在这种情况下，助产士应该意识到，在英国和其他国家，在反对恐怖主义的规则下，这种情况是非法的（amended by the Serious Crime Act，2015 Part 5）。

助产士应该按照当地安全法规来报告，如果感觉到这一个女婴有危险的情况下（DH，2014）。

在初次产前访谈时，助产士应该识别出妇女是否存在着生殖器阉割的情况。良好的沟通技巧是非常重要的。要仔细地选择使用的语言，不要做评论和带有感情色彩。如果一个妇女和她的助产士不是说同一种语言，就需要有翻译在场。这名翻译不应当是家庭成员。要详细地询问过去史，包括详细的以前分娩的情况，并进行记录；还要包括任何外科手术的措施、婴儿的情况和产妇的健康情况。需要进行身体的检查，并得到妇女的同意。轻度的生殖器阉割可能不需要特殊的关注，只要理解和尊重产妇对分娩的期望即可。

在 2003 行动计划的 5B 章节（2015 系列犯罪行动）中强调了法定强制性报告的责任，要求所有在英格兰和威尔士的健康工作者及社会公职人员、教师在发现了有关生殖器阉割的案例，特别是在年龄小于 18 岁的女孩，有法定义务报警。英国皇家妇产科学院（RCOG）也发布了关于对有关生殖器阉割的妇女或有类似危险的妇女的照顾临床指南（RCOG，2015）。健康管理机构和其他专业机构都为涉及此类敏感问题的家庭提供了支持的资源与信息，以及如何应对这类情况（DH，2015）。

然而对这类妇女进行阴道会阴的修复手术可能会遇到问题。了解妇女前次妊娠和分娩的详细情况会对此次的处理有帮助。必须了解妇女自身的信仰和知识，她对阉割手术的影响的理解，妊娠和分娩过程的期待。但是有一点助产士必须解释清楚，就是在本次分娩之后，按照法律的要求，不能够再次进行阴道口的闭合缝合（reinfibulation）。要告知妇女，分娩时可能要进行会阴的侧切术。要告知如何保持外阴的清洁以预防感染，特别是预防泌尿系统的感染。

如果妇女有要求，可进行外阴松解修复手术（defibulation），最合适的手术时间是在妊娠的 20 周左右进行（RCOG，2015）。助产士应当将该妇女转诊给产科医师处理。在与妇女交流的全过程中，助产士必须关注到自身的建议和行动的社会影响。在妇女健康科研和发展基金（FORWARD）组织的网站中有关于 FGM 的详细信息，包括后续的可能的治疗处理如产科瘘管的形成等。

反思活动 56.3

复习一下你的工作单位里，关于女性外生殖器阉割第三型的处理原则。如果没有这类原则，你准备如何制定一个这样的规定，要包括哪些内容？

六、结论

真正的外生殖系统异常的发生率不明确。只有对生殖系统疾病进行详细的调查时才能发现，如反复发生的流产、疼痛和不孕症。评估病史时要特别注意到保护尊严和隐私，了解详细的信息。

助产士要评估产妇的一般健康，了解有没有其他的健康工作者给予建议和咨询信息。下腹部和脐周围的瘢痕可能提示曾做过妇科的手术。如果有任何的妇科手术和其他的问题，需要转介妇女到产科医师进行孕期管理。精神的支持是非常重要的。助产士在给予妇女妊娠期建议和照顾时，需要对妇女的过去病史保持敏感。和产妇保持良好的伙伴关系，更多地关注到正常性，对有效地解决某些精神问题可能有利。如果妇女能够得到充分的告知和感觉到被平等的对待，她的焦虑会减轻，感到更有控制力和对服务更满意。

助产士可能是妇女接触的第一个健康保健人员，可能不仅仅影响此次妊娠，对整个医疗服务系统内其他的工作人员都会有影响。一个敏感的、充分尊重的和关怀的态度会让妇女感到安全和满意。

要点

- 异常的真实发生率尚不清楚，但可能对生育有重要影响。
- 助产士必须能够识别妇女的相关问题风险并实施适当的护理。
- 助产士应了解其所在领域的不同文化习俗，并了解这些习俗对妇女及其婴儿的生殖健康的影响。
- 在保持对他人观点和信仰的尊重与敏感性的同时，必须考虑这一领域可能出现的法律和伦理困难。

（翻译：陈　燕　伊焕英　审校：张宏玉）

第 57 章

多 胎 妊 娠

Jane Denton，Wendy O'Brien

学习目标

通过阅读本章，你将能够：

- 多胎的发生率。
- 双胞胎是如何产生的，以及绒毛膜性和接合性测定的重要性。
- 妇女在照顾两个或两个以上的婴儿时，所需的额外信息及支持。
- 妊娠及分娩管理。
- 产后护理。
- 如何支持和关心失去孩子的父母。

一、多胎的发生率

多胎的发生率正在持续上升，主要原因是治疗不孕症的方法越来越多（Kurinczuk，2006），以及延迟生育（Cleary-Goldman et al，2005）。在英国，2014 年的多胎出生率为 15.9‰（图 57.1），共有 12 049 对双胞胎和 163 对三胞胎出生（图 57.2 和图 57.3）。

多胎妊娠给母亲和婴儿带来了更高的风险 [National Institute for Health and Care Excellence (NICE)，2011]，并可能在生活、经济上和情感上给父母带来更大的负担（Jenkins et al，2010；Botting et al，1990）；持续增多的多胎妊娠还会增加新生儿养育的负担（Ledger，2006；Collins et al，2000）。

几乎能够肯定，多胎妊娠率比数据统计得来的数字要高。早期的超声波扫描显示，在最初的

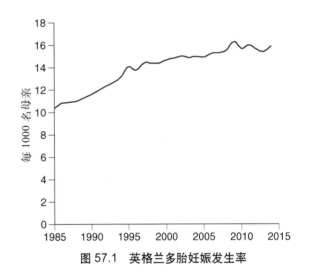

图 57.1 英格兰多胎妊娠发生率

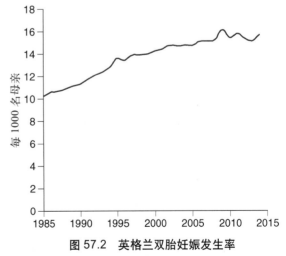

图 57.2 英格兰双胎妊娠发生率

几周内可能有两个或更多的胎儿囊，其中一些胎儿囊会在早期妊娠过程中死亡，这种现象被称为"消失的双胞胎综合征"（Bryan，2005；Landy et al，2005）。如果多胎在妊娠 24 周之前出生，包括活胎和死胎，则不登记为胎儿死亡。如果一

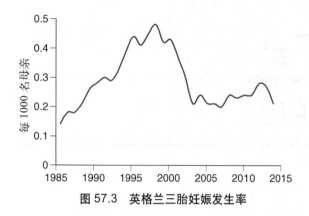

图 57.3 英格兰三胎妊娠发生率

个死胎在妊娠 24 周后与一个活胎同时出生，即使死亡发生在妊娠早期，也应将其登记为死胎 [Royal College of Obstetricians 和 Gynaecologists (RCOG)，2005]。

二、关于多胎妊娠的几个事实

（一）孪生是如何产生的

有两种类型的双胞胎：单卵双胎和异卵双胎。

• 单卵双胎（同卵、MZ、单合子）：受精卵（合子）在受精后的 14 天内分裂成两个完全相同的两半时就产生了单卵双胎。除了罕见的 XO/XY 染色体异常（Perlman et al，1990），他们将具有相同的基因组成，因此单卵双胎具有相同的性别。

• 异卵双胎（DZ、双合子、异卵或双卵双生）：双胞胎是由两个不同的卵子与两个不同的精子受精而产生的。他们可能是同性的，也可能是异性的，且不具有相同的基因组成。

（二）孪生发生的相关因素

单卵双胎的相关因素尚不清楚，但最近的报道显示，在使用药物刺激排卵和辅助受孕程序后，单卵双胎的数量略有增加。单卵双胎的发生率在最近的小幅上升之前，全球发生率为每 1000 人 3.5～4 人，该发生率可能与辅助生育治疗有关（Nakasuji et al，2014）。对于异卵双胎，目前已知的相关因素（Chitayat et al，2006）包括母亲年龄、胎次、种族、母亲身高和体重及不孕的治疗。

三、合子性检测

接合性检测是指对双胞胎、三胞胎等多胎进行异卵、同卵的判定。助产士需认识到合子性检测对临床的重要性。如果婴儿是同性别和双绒毛膜的，就不会错误地假设他们是异卵双胎（图 57.4）。一旦诊断确定了多胎妊娠，就应该尽快提供关于合子性的相关信息（Cutler et al，2015）。图 57.5 提供了合子性检测的流程图。

（一）胎盘

绒毛膜性（chorionicity）是指在多胎妊娠中环绕婴儿的绒毛膜（外膜）的数量。

羊膜性（amnionicity）是指在多胎妊娠中围绕婴儿的羊膜（内膜）的数量。

双绒毛膜双羊膜（dichorionic diamniotic，DCDA）胎盘：双绒毛膜和双羊膜。这些双胞胎（三胞胎、更多）可以是异卵的，也可能是同卵的。所有的异卵双胎都有双绒毛膜和双羊膜的胎盘。约 1/3 的同卵双胎也有 DCDA 胎盘，如果胚胎在受精后的前 3 天或 4 天内分裂，则在植入子宫前就会发生这种情况。

单绒毛膜双羊膜（monochorionic diamniotic，MCDA）胎盘：单卵双胎会出现这种情况，

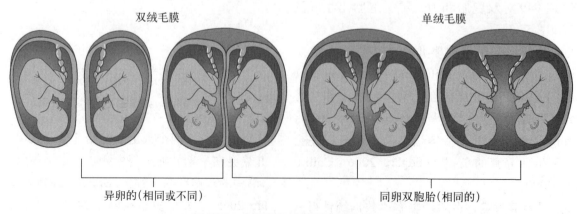

图 57.4 合子性与绒毛膜性的关系

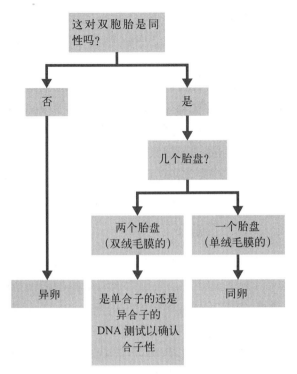

图 57.5　测定合子性的流程图

MCDA 胎盘的发生概率约为 2/3。若胚胎的分裂发生在受精后的 4 ~ 8 天，将形成 MCDA 胎盘。

单绒毛膜单羊膜（monochorionic monoamniotic，MCMA）胎盘 - 单卵双胎会出现这种情况，发生概率约为 1%。若胚胎的分裂发生在受精后的 9 ~ 12 天，将形成 MCMA 胎盘。

图 57.6 显示了这些不同类型的胎盘。

使用方向来给双胎做标记是很重要的，并且要在病历中清楚地记录标记。不应该根据离子宫颈的距离来给胎儿贴上类似"双胞胎 1 号"和"双胞胎 2 号"这样的标签，因为这可能会引起混淆。Dias 等（2011）指出，这种方法只有在 10% 的情况下是准确的，而对于 90% 的左 / 右（垂直）方

向妊娠的情况，胎儿的方向是会改变的。并且，这种标记方法不适用于单羊膜双胞胎的情况，因为双胞胎之间没有胎膜。

（二）绒毛膜性的重要性

当通过超声扫描诊断为双胎妊娠时，应通过测量分隔膜的厚度来评估绒毛膜的厚度（NICE，2011）（最好是在妊娠的前 3 个月）。几乎所有单绒毛膜胎盘都有连接胎盘的血管。只要血液可以双向流动，就不会有问题。然而，如果动脉和静脉发生吻合，导致血液只向一个方向流动，就可能发生孪生输血综合征。这种情况在 MCDA 双胞胎中约占 15%（RCOG，2016）。

（三）出生后的合子检测

DNA 检测

目前，最准确的出生后的合子检测方法是 DNA 比较。

反思活动 57.1

找出在你单位中对合子性和 DNA 测定的信息。

四、多胎的诊断

（一）超声检查

建议在妊娠早期进行超声检查，以尽早完成多胎妊娠的早期检测发现。Bricker（2014）和 NICE（2011）建议在妊娠期约 11^{+0} 周至 13^{+6} 周进行超声检查，该建议的主要依据有以下几点：首先，它允许准确的绒毛膜性（chorionicity）测定，该测定可支撑制定合理的护理计划，筛查是否存

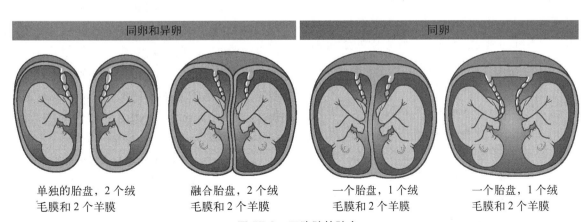

图 57.6　双胞胎的胎盘

在非整倍体（aneuploidy），以及双胎（twin-to-twin）输血综合征和胎儿生长受限等胎儿并发症；其次，它允许对每个胎儿进行标记，以便在进行超声扫描和筛选诊断时能够针对每一个胎儿进行一致的评估。最后，唯有完成绒毛膜性测定才能够讨论判定多胎妊娠的风险及减胎的可行性（Bricker，2014）。

（二）腹部检查

1. 视诊　在超声扫描未进行或不可用的情况下，助产士必须时刻关注双胞胎的可能性，需要关注的症状包括子宫看起来大于预期；在 20 周后，胎儿运动的范围大于预期；双胞胎的家族史等。

2. 触诊　需关注的症状包括腹部触诊时，子宫底的高度可能大于该妊娠期的预期；在子宫底可摸到两个胎极（头位或臀位）或可摸到胎儿的多个肢体；若可摸到一个相较于子宫大小时，且小于预期的胎儿头部，则有可能是多胎妊娠；若经触诊确认有三个胎极，则至少两个胎儿。

3. 听诊　听到两个胎心率并不能确诊双胎妊娠，因为一个胎心率可以在很广的范围内听到。"Sonicaid"具备检测多个胎儿心率的能力，对多个胎心率，必须同时听至少 1 分钟。如果两颗心脏每分钟跳动差异超过 10 次，几乎可以肯定双胞胎婴儿的存在。

（三）产前筛查

目前，英国国家筛查委员会（National Screening Committee，NSC）对多胎妊娠前 3 个月的标准筛查标准是联合筛查，包括测量颈后透明带（nuchal translucency，NT）和母体血清生化测量。不能单独使用生化筛选。在妊娠中期，血清筛查的结果只能用于孕妇而不能用于婴儿。妊娠中期生化筛查不能应用于三胞胎妊娠（NICE，2011）。

非侵入性产前检测（NIPT）也被称为游离胎儿细胞 DNA（cell-free DNA）检查的潜力巨大，但它在双胞胎妊娠中的应用仍处于发展初期。多胎妊娠的非整倍体筛查是一项复杂的工作，其原因有非整倍体的风险较高，筛查的敏感性较低，假阳性率较高，需要进行侵入性诊断测试的可能性更高，并发症的风险也更高。如果检

查的过程中有一个受影响的胎儿，选择性终止妊娠可能会影响其他正常的胎儿个体（Bricker，2014）。

绒毛膜绒毛取样（chorionic villus sampling，CVS）可在妊娠第 11 周进行，在多胎妊娠中，CVS 有 3% ～ 4% 的风险造成流产。羊膜穿刺术也可以在双胞胎妊娠时进行，通常在 15 ～ 20 周，流产的风险约为 2.5%。这两项测试都应该在胎儿医学中心进行。

五、产前准备

尽早进行多胎妊娠和绒毛膜性的诊断非常重要，只有完成诊断，父母才能够获得他们所需的额外专家支持（Bryan et al，1997）。

当然，无论在妊娠的哪个阶段，一旦父母得知了多胎妊娠的消息，都应尽快意识到这个消息可能带来的影响。通常，多胎的来临对于父母是意外的惊喜，但偶尔父母也会出现震惊和怀疑的反应。在这个时候，产科医师或助产士回答问题并提供适当的咨询是很重要的（NICE 2011）。对于因多胎而焦虑的母亲，帮助她们与其他心态健康的双胞胎父母相互交流十分有益，可为其提供本地双胞胎团体的联系电话和其他相关支持组织的信息。

（一）家长教育

多胎妊娠的消息对一些家庭是一个相当大的冲击，若条件允许，孕妇应由具备多胎妊娠助产工作经验的助产士来进行护理，并确保产科医师能够持续给予其多胎妊娠相关问题的解答（Leonard et al，2006）。

一旦诊断为多胎妊娠，应为妊娠家庭提供相关书面信息，其中应包括专业助产士、当地医院的父母教育部门及全国双胞胎组织的联系电话，如多胎基金会（Multiple Births Foundation，MBF）、双胞胎及多胎协会（Twins and Multiple Births Association，TAMBA）及当地的双胞胎俱乐部。

家长教育课程应尽早预约，若条件允许，女性应该在妊娠 24 周时开始课程学习，这比单胎妊娠课程，以及第 28 周的多胎妊娠专业课程要早。专业课应该包括饮食；早产的风险、征兆和症状；

生产的时间和方式；母乳喂养；双胞胎及多胎的喂养（NICE，2011）。

在课程准备过程中，与本地的双胞胎俱乐部联系往往可以获取实用的信息。双胞胎俱乐部的妈妈们通常很乐意参与进来，并提供关于喂养、婴幼儿用品等相关信息（Leonard et al，2006）。

助产士应持续关注孕妇的产前和产后抑郁症状，多胎妊娠的孕妇患抑郁风险较高（Fisher，2006；Thorpe，1991）。

助产士必须认识到父亲在照顾多胎方面的作用，从一开始就应寻求父亲在照顾母亲方面的合作。

反思活动 57.2

了解在你所在地区针对多胞胎的父母提供了哪些信息和教育。

（二）母乳喂养准备

准双胞胎或三胞胎的母亲们将不可避免地要考虑如何喂养孩子，她们会考虑如何保证婴儿们的营养，母乳是否足够；也会考虑自己是否具备充足的时间来同时母乳喂养多个婴儿。应向母亲们保证，母乳喂养不仅适用于两个婴儿，在某些情况下也适用于 3 个婴儿（MBF，2011），母乳喂养对每一个婴儿都是有益的。母乳是所有婴儿的理想选择，对于多胎来说更是如此，因为双胞胎和三胞胎往往早产，出生体重较轻。

在妊娠早期，应向母亲提供有关母乳喂养的本地培训组织及母乳喂养组织的联系电话。确保父母双方关于母乳喂养的问题都能得到有效的反馈；可建议并帮助他们去与具备母乳喂养双胞胎经验的母亲进行交流。

六、多胎妊娠的并发症

在多胎妊娠情况下，轻微的不适症状可能会被夸大。孕吐会变得更加严重,持续时间也会变长。胃灼热可能会持续存在。腹部压力升高可能会导致踝关节水肿和下肢静脉曲张。随着孕期的发展，呼吸困难、腰酸和精疲力竭等都是常见的并发症。

贫血：多胎妊娠的产妇对铁和叶酸的需求更高。多胎妊娠孕妇的饮食、生活方式和营养补充方面的建议应与单胎妊娠孕妇保持一致；但是，由于多胎妊娠的贫血发生率较高，因此应在 20 ～ 24 周进行全血细胞计数（FBC），并在妊娠 28 周时再进行一次计数。在必要情况下，应开具铁和叶酸的相关处方（NICE，2011）。

更严重的并发症

多胎妊娠孕妇在妊娠期间发生高血压疾病的风险较单胎妊娠孕妇要高出 2 ～ 3 倍（参见第 54 章），且发生时间及严重程度都要高于单胎妊娠，因此应在每次产前接触时进行尿液分析和血压监测。如果孕妇存在其他中度高血压危险因素（多胎妊娠作为一种），则应从妊娠 12 周开始考虑使用低剂量阿司匹林（75mg）（Bricker，2014；NICE，2010）。

几乎所有的妊娠并发症在多胎妊娠情况下风险都有所增加，如肝内胆汁淤积（ICP）和产前出血（由于胎盘部位较大，类似前置胎盘）。这些并发症的处置方法与单胎妊娠情况相同。

- 急性羊水过多（acute polyhydramnios）最早可在第 16 周发生。它可能与胎儿畸形有关，但在单绒毛膜双胎妊娠中，它更可能归因于双胎输血综合征（见下文讨论）。助产士应该时刻警惕那些在妊娠中期腹围迅速增大或子宫持续疼痛的孕妇。这是羊水（羊水过多）快速增加的结果。在急性羊水过多情况下，为防止早产和胎儿死亡，需要进行紧急产科干预。

- 双胎输血综合征（twin-to-twin transfusion syndrome，TTTS）可急性或慢性发生，约 15% 的单绒毛膜双胎妊娠都会出现 TTTS（RCOG，2016）。TTTS 发生的原因是经胎盘至两个胎儿间的血供不均。供体双胞胎通过胎盘的动静脉吻合向受体双胞胎输血。这将导致供体双胞胎生长受限、羊水过少和贫血，而受体双胞胎则出现高灌注、高血容量和充血性心力衰竭。它可能在妊娠的任何时候发生，但在妊娠 16 ～ 24 周时风险最高。D'antonio 和 Bhide（2014）和 NICE（2011）建议不应在妊娠早期开始监测胎儿输血（feto-fetal transfusion），而应使用超声监测，并识别胎膜折叠（identification of membrane folding），每两周进行一次，直至 24 周。单绒毛膜双胞胎的这些并发症是导致早期胎儿高流产率的原因（Diasand

Akolekar，2014）。激光凝固连接胎盘血管可延长妊娠，直至胎儿存活。

• 早产是多胎妊娠的主要风险。超过 50% 的双胞胎和几乎所有的三胞胎都是在 37 周之前出生的，15% ～ 20% 的新生儿病房使用（NNU）与早产和三胞胎妊娠有关，多胎妊娠胎儿在第 28 周之前出生也经常发生（NICE，2011）。若发生早产且胎儿存活概率较低时，母亲可能会被给予药物抑制子宫活动以终止妊娠。口服硝苯地平和静脉注射阿托西班是治疗早产常用的抗宫缩药物，首选硝苯地平（NICE，2015）（参见第 58 章）。然而，在肺水肿情况下，阿托西班可能优于硝苯地平（RCOG，2011）。NICE（2015）建议使用硫酸镁对婴儿进行神经保护，该药适用于妊娠 24 ～ 29^{+6} 周的、从事固定工作的或计划在 24 小时内生育的孕妇。NICE 还建议根据相同的标准考虑在妊娠 30 ～ 33^{+6} 周使用它。多种因素可诱发早产，早产的预测和预防的最佳方法仍在论证研究过程中（Bricker，2014）。

众所周知，产前应用皮质类固醇可减少早产儿的新生儿并发症，这些激素在多胎妊娠中疗效较单胎妊娠来说较差（Bricker，2014），NICE（2011）建议多胎妊娠的孕妇应被告知靶向皮质类固醇的好处，因为多胎妊娠增加早产的风险。

七、单卵双胎相关的胎儿异常

连体双胎：受精卵在妊娠 12 天后不完全单卵分裂可导致连体双胎，两婴儿的融合程度因分裂情况而不同。连体双胎情况极为罕见，每 10 万名新生儿中有 1.47 人患有此病（Mutchinick et al，2011）。在这种情况下必须通过剖宫产分娩。分离连体婴儿在某些情况下是可行的，取决于连体婴儿的内部器官情况。

无心畸形双胞胎（twin reversed arterial perfusion，TRAP）：双胞胎个体都没有明确的心脏结构，只能通过胎盘与健康双胎的循环系统吻合而存活（RCOG，2016）。需要早期诊断，以便在妊娠 16 周之前进行胎儿内激光治疗，以降低不良结局的风险（D'antonio and Bhide，2014）。

八、产前护理

产前监测主要针对早期并发症，如双胎输血综合征（TTTS）引起的并发症。由于单绒毛膜双羊膜（MCDA）双胞胎的特殊性，其生长受限和早产率更高，因此相对简单的 MCDA 双胎妊娠需要进行密切的产前随访，以及根据详细的分娩计划选择一个合适的分娩时间（Nair et al，2009）。NICE（2011）建议以具备双胎、三胎妊娠临床经验的妇产科医师、助产士和超声检查师为核心组成一个专门的多学科团队，为多胎妊娠孕妇提供临床护理。NICE 还建议成立一个转诊小组，其中应包括一名围生期心理健康专业人员、一名妇女的健康物理治疗师（health physiotherapist）、一名婴儿喂养专家和一名营养师。根据孕妇妊娠需求，团队可适当扩充相关学科人员。产前保健应包括非整倍性筛查；结构异常筛查，尤其是心脏异常，这些异常在双胞胎和多胎妊娠中更为常见（Bricker，2014）；以及持续监视胎儿输血综合征、子宫内生长受限、产妇并发症和早产相关症状。

九、产时护理

多胎妊娠的母亲都希望在一家具备专业多胎妊娠护理的机构进行分娩。理想情况下，如果是三胞胎和更多胎的分娩，这应该是一家可以提供密集新生儿护理设施的医院，如区域转诊单位。

（一）出生时间

单胎妊娠 42 周的死胎率等于双胎妊娠 38 周的死胎率。因此，Dias 和 Akolekar（2014）建议对妊娠 38 周以内的无并发症的双绒毛膜双胞胎进行预期管理。对单绒毛膜双胞胎的建议是，从妊娠 36 周起为妇女提供引产，有相关并发症导致引产时则需要提前进行（RCOG，2016）。

（二）分娩时的并发症

在多胎妊娠中，分娩风险要大得多。除早产外，其他并发症发生概率也有所提高，具体如下。

胎儿位置异常：多胎妊娠比单胎妊娠更容易发生胎儿位置异常，当双胎妊娠发生率约为 50% 时，两个婴儿都可能发生异常；在 3/4 的情况下，第一个婴儿是由正常的头位分娩的。

脐带脱垂：在胎膜早破、畸形和羊水过多的情况下，在第一胎和第二胎出生的间隔期间可能会发生脐带脱垂。

延长分娩：多胎妊娠的第一产程的长度通常

大于单胎妊娠。然而，由于子宫和腹肌的过度膨胀，一些妇女可能会出现子宫乏力。

单羊膜双胞胎：因为单羊膜双胞胎共用一个卵囊，所以有脐带缠结的风险。建议在妊娠 32～34 周时通过剖宫产分娩（RCOG，2016）。

推迟第二例双胞胎的分娩：在过去的几年里，有报道说第一个双胞胎出生了，通常是早产，然后分娩就停止了。在某些情况下，两个胎儿分娩时间间隔会达到 30 天或更长（van Eyck et al，2005）。这可能对第二个双胞胎有益，因为皮质类固醇可以用来帮助肺部发育成熟。在这期间，母亲需要助产士的悉心照护，且需要密切监测感染的迹象。

（三）分娩发动

二胎、三胎和四胎多胎妊娠的平均妊娠期如下：

- 双胞胎：37 周。
- 三胞胎：34 周。
- 四胞胎：32 周。

（四）分娩照护

当多胎妊娠孕妇分娩时，除助产士和妇产科医师外，麻醉师和新生儿科医师也应在场，应将所有在场人员介绍给夫妇，并说明他们各自的专业及作用。如果包括学生及观察员，必须征得产妇的同意；条件允许的情况下，以上工作需在分娩开始之前完成，为了维护产妇隐私和尊严，观察员的数量应保持在最低限度。

1. 第一产程　尽管多胎妊娠被认为是高风险，但分娩的第一阶段是针对单胎的。因此，详尽的交接工作是必不可少的，必须确保有经验的人员参与护理，并且在关键的护理点（如硬膜外定位和急产）设置两名助产士。另外，须确保静脉通路安全、全血细胞计数采血、配血备血。

若条件允许，必须使用双胞胎监护仪对每个婴儿进行连续的电子胎儿监护，以便同时监护两个胎儿的心脏状况。两个外部传感器可以实现此目的。若分娩遇到困难，在胎膜破裂后可以将头皮电极放在娩出的胎儿上，将外部监视器放在另一个胎儿上。子宫活动的监视也必须同步开展。当使用双胞胎监视器时，对监视器发出的任何一

个警告都要重视。关键是要保证每个胎儿的心率都被监测和记录，三向检查（3-way check）和重复检查是必要的，在下列情况下，如进行了硬膜外麻醉后、产妇体位改变后或探头的位置调整以后，都要重复三向检查确认。一定要确认监视传感器与胎儿的对应关系，在多胎妊娠中经常会出现错将母亲心率当作胎儿心率的情况（Hanson，2010）。若对监视胎儿心率的正确性有所怀疑，应立即上报给产科医师，若条件允许应进行便携式超声扫描。

三向检查：

- 产妇脉搏与胎儿 1 相比。
- 产妇脉搏与胎儿 2 相比。
- 胎儿 1 与胎儿 2。

硬膜外麻醉作为多胎妊娠孕妇的镇痛方法有诸多优势，若需要进行内翻复位，产钳分娩（forceps delivery）、腹膜抽出和急诊剖宫产等操作可以适当地镇痛。

人们普遍认为，双胞胎的第二胎分娩风险更高（Smith et al，2002）。

如果在分娩的第一阶段出现双胞胎任意一个胎儿出现胎儿窘迫迹象，则必须进行紧急剖宫产。

2. 第二产程　因为该阶段存在发生并发症的风险，产科医师、麻醉师和新生儿科医师应与助产士一起参与该产程。产房应紧邻手术室布置，并有足够的空间容纳两套复苏设备和运输培养箱。运送推车应能够支持羊膜切开术和辅助运送需要，并配备额外的脐带夹。为了应对第一胎出生后出现子宫乏力的情况，需具备缩宫素注射条件（Dodd et al，2005）。

若一切正常，则第二产程的分娩过程应与单胎妊娠一致。脐带需要用两个脐带夹夹住，并在两个脐带夹之间剪断。如果要采集脐带血，可能需要额外的脐带夹；脐带血的采集应遵守当地的政策法规。如果产妇状态不稳定，则在单绒毛膜双胞胎的情况下，第二个婴儿可能会遭受失血（suffer exsanguination）。当第一个胎儿出生时，必须注明分娩时间。第一个婴儿的脐带应清楚地标记为"双胞胎 1"，或父母给他们起的名字。如果情况允许，应保证婴儿在孕妇视野范围内，若婴儿需要复苏，则应持续向父母通告婴儿状况。

哺乳会刺激子宫活动。

　　第二胎的胎产式和胎方位必须通过腹部触诊确定，并通过阴道检查确认。如果是横向的或倾斜的，则必须将其调整为纵向产式，如果不可行，则需要进行紧急剖宫产。每次手术后必须检查胎儿心率和母亲的脉搏；条件允许则建议通过便携式超声扫描来确认。在第一个胎儿娩出后，当确认没有脐带先露时，等第二个胎儿入盆后，在宫缩开始时可以给第二个胎儿进行人工破膜。再次检查胎儿心率；如果有任何问题，请使用头皮电极并进行进一步检查，以确保脐带没有脱垂。如果在第一个双胞胎出生后没有恢复宫缩，则可能需要使用缩宫素。分娩完成后，注意记录时间并给婴儿及脐带贴上"双胞胎2"的标签。两胎分娩之间的时间间隔差异很大，研究建议最长时间间隔应不高于30分钟（Barrett，2006）。根据妊娠和个人情况，可以考虑双胎第二个胎儿延迟分娩，但注意这种做法是非常规的。如果预期有两个以上的婴儿，则通常按剖宫产分娩（请参阅以下讨论）。

意料之外的双胞胎

　　在经济发达国家中，分娩时仍无法诊断多胎妊娠是非常少见的，但是在无法提供超声检查或无法常规使用超声检查的情况下，以及孕妇孕期未经机构建档管理，这种情况仍会发生，对于新近移民至该国且不了解该国产前护理机构及机制的孕妇，该问题尤其突出。在这种情况下，应用于第三产程的宫缩制剂应在第二个婴儿出生后使用，以避免双胞胎发生严重缺氧，缺氧可致死亡或致婴儿脑部损伤。另一潜在风险是子宫破裂。如果已经使用宫缩制剂，则第二个婴儿需要立即分娩。在这种情况下，需要考虑到有可能存在第二个胎儿的可能，助产士应当明确这一点。

　　3. 第三产程　出生后，由于胎盘的面积较大且子宫肌肉过度扩张导致产后出血的风险增加，腹部肌肉松弛也可能增加出血风险。第三产程的管理在不同机构中存在着不同的做法，如有的机构会在第二个胎儿娩出后，在脐带结扎和剪断之前给予10IU的缩宫素肌内注射（NICE，2014），或肌内注射联合缩宫素1ml。子宫开始收缩后会同时牵拉全部两根脐带协助胎盘

娩出。

　　4. 胎盘和胎膜检查　助产士必须进行常规检查。如果婴儿的性别不同，则他们必须是异卵双胞胎，有两个单独的胎盘或一个融合在一起的胎盘，但每个胎盘都有自己的一组膜，即羊膜和绒毛膜。当婴儿同性别时，它们可能是同卵或异卵。应对胎盘进行组织学检查。

（五）三胞胎及多胎分娩

　　三胞胎和多胎分娩的最大风险是早产；三胞胎妊娠有75%的概率会在妊娠35周前自然分娩（NICE，2011）。三胞胎和多胎分娩推荐使用剖宫产。推荐在妊娠35周后经过给予地塞米松制剂后选择性剖宫产。应向父母提供尽可能多的信息，告知他们进入特殊护理婴儿病房的风险（NICE，2011）。父母应被告知产科分娩中心的程序和各人员的专业。应在分娩之前向新生儿团队介绍情况，并且每个婴儿都有自己的指定医疗团队。

　　婴儿出生后，应尽快向父母展示其婴儿。在需将婴儿转移到NNU的情况下，应为婴儿拍照并将照片交给产妇。应拍摄所有婴儿的合影，若条件不允许，则应在各婴儿单独图片上清楚标明婴儿的出生顺序。

十、产后护理

　　多胎妊娠母亲的产后护理方式与单胎妊娠母亲相同，但要特别注意她的失血和子宫恢复情况。由于婴儿可能较小且早产，很难维持体温，因此必须保证婴儿的保暖。在多胎妊娠情况下，剖宫产更为普遍，妇女可能会因未正常分娩而感到悲伤和失望（Fisher，2006）。

　　分娩后，母亲通常会非常疲劳。她可能已遭受几个月的睡眠不足之苦，而分娩或剖宫产过后她可能已筋疲力尽，在分娩后的前几天，恶露情况通常比单胎分娩后情况要严重，且母亲更容易有产后痛。

　　如果婴儿是早产儿，母亲的焦虑可能会增加。进入新生儿重症监护室（NICU）的多胎父母比单胎父母承受更大的压力（Pector et al，2002）。如果母亲在产后病房里有一个婴儿，而在NNU中又有一个，则母亲将需要更多的支持和帮助。她可能会更愿意与健康的婴儿待在病房中。但是，

如果患病婴儿情况不稳定，应鼓励她花尽可能多的时间陪伴患病的婴儿。

一些机构建立了过渡护理病房，在这些病房中，婴儿可以在受过专门训练的助产士或护士的陪伴下为母亲提供婴儿护理及喂养方面的支持、帮助和建议。

有时因情况紧急，重症婴儿未经母亲的陪伴，就被转移到可以重症护理区域，这给婴儿的父母造成了极大的痛苦，助产士必须在婴儿状况允许的情况下尽快实现母婴团聚。分离期间实时向父母通告婴儿情况至关重要。

（一）多胎喂养

在最初的几周内，多胎妊娠的母亲需要大量额外支持和建议，以帮助她进行母乳喂养（MBF，2011）。应告知父母，至少需要 4～6 周的时间才能开始例行的喂养和照顾婴儿。双胞胎可以单独或一起母乳喂养；如果一起喂食，喂食的时间只会比一个婴儿多一点。母乳喂养的母亲会享有更多与婴儿陪伴的时光，因为她无须进行奶瓶消毒或准备婴儿食品（参见第 44 章）。

在医院期间，每次婴儿进食都应为母亲提供帮助，直到母亲感到自信为止。建议在前几天让母亲分开喂养婴儿，这使她有机会认识每个婴儿，并能够培养母乳喂养时母亲的自信心。从一开始就同时喂养两个婴儿可能会让母亲不知所措。在母亲习惯母乳喂养后，一些母亲更喜欢将两个婴儿一起喂养，从而节省了时间，其他人则喜欢单独喂食，且习惯喂养完一个后立刻唤醒喂养另一个，以保证两婴儿饥饿时间基本一致。两种方式没有优劣，可根据母亲的喜好及家庭因素自由选择。在哺乳两个婴儿时乳房位置不正确及错误的坐姿可导致乳头酸痛和腰酸，应尽早教导母亲如何使用大枕头来支撑背部，减轻婴儿的喂养负担。枕头还可以垫在婴儿下方，保证婴儿头部高度与母亲乳房一致，进而保持母亲背部直立，无须向前倾斜，由于婴儿的体重靠枕头承担，母亲可以腾出手来拥抱婴儿、调整婴儿位置等。母亲怀抱婴儿哺乳的方式有许多种，应用于新生儿的最常见的一种方式是腋下抱橄榄球式（图57.7）。

一些母亲会选择使用配方奶，以便于伴侣、家人和朋友可以帮助进行日常喂养。无论母亲选择哪种喂养方式，助产士都应在选择中支持她们。

（二）出院

多胎妊娠的早产率较高，若早产，则母亲出院时间可能会比婴儿要早。如果婴儿早产并被NNU 护理，若条件允许，应尽量实现所有婴儿一齐出院。若一个孩子出院，另一个孩子需继续住院，父母必须在家里照顾一个婴儿，同时还要抽出时间去医院探望患病的婴儿，压力陡增。早产双胞胎的母亲可能觉得自己对出院回家的准备不足，作为母亲的能力也较差（Boivin et al, 2005），需要更多的外界支持，安排母亲留在 NNU 会增强她在出院前照顾婴儿的自信心。

帮助来源

在英国，双胞胎，三胞胎或多胎的母亲没有

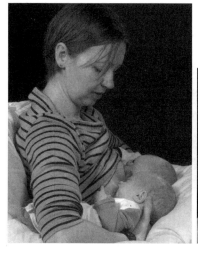
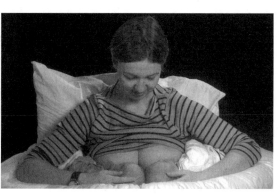

图 57-7　双胎母亲正确的姿势和成功的母乳喂养

法定帮助来源。如果担心家庭状况和父母的承受能力，则应在婴儿出生之前联系社会服务。有时候，父母可能不愿接受，而是寻求家人和朋友的帮助，应积极鼓励他们寻求这种外界帮助（Beck，2002）。

（三）家庭关系

母亲在一开始时可能很难同时处理与两个／所有婴儿间的关系。

在喂养早期，母亲可能会特别偏爱多胎中的某一个婴儿。应及时告知多胎父母，这种情况非常常见。随着时间的流逝，母亲会渐渐与所有婴儿建立起亲密关系。助产士应始终警惕母亲因这种想法产生抑郁的征兆，因多胎母亲的抑郁发生概率更高。

因照料双胞胎的工作繁重，父母可能会变得不知所措。家庭中的其他孩子，尤其是学步儿童与多胎婴儿之间的关系也可能会发生问题。接受一个新的婴儿对于幼儿已经很难，更别提多胎。单独的大孩子可能会把父母当成一对，而双胞胎则当成一对，自己则是独自一人，所以父母安排一个特殊的朋友陪伴大孩子非常有益。大孩子分别为每个双胞胎选择不同的小礼物是个好主意。给双胞胎送第一份礼物会使他们感到非常特别。

（四）个性与识别

父母通常十分重视孩子的个性培养，建议在产前教育中对此进行学习研讨，应鼓励双胞胎父母将两个双胞胎当作独立的孩子对待，从而给他们与单胞胎一样的机会。应该在家长教育课上讨论如何确立双胞胎个性的方法，包括为孩子们起听起来不一样的、不押韵的名字，给孩子们穿上不同颜色的衣服等（Bryan et al，2001）。

（五）产后抑郁

面临并发症风险增加、手术干预风险及其他各种各样的压力，多胎妊娠的孕妇患产后抑郁的风险较单胎妊娠孕妇有所提高（Choi，2009；Thorpe et al，1991）。

照顾母亲的人员应及时发现抑郁症迹象，若能够专人同时负责母亲的产前及产后护理，保持护理人员不变，对抑郁症的早期发现很有帮助。

如果婴儿仍在医院里，助产士和保健员时常去产妇家中拜访，通告婴儿信息，保持交流是十分有益的。

（六）丧亲之痛

多胎妊娠的胎儿死亡率较单胎妊娠要高得多，双胞胎约是单胎死亡率的 3 倍，三胞胎的死亡率约是单胎死亡率的 3 倍（图 57.8）。

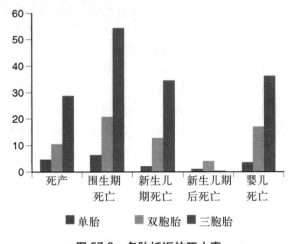

图 57.8　多胎妊娠的死亡率

早产的高发生率和相关并发症是死亡率增加的主要原因。对于多胎妊娠，一个健康的孩子的降临并不会减少一个婴儿不幸死亡的痛苦。父母需要一边照顾降临的婴儿，一边承受婴儿死亡的苦难。应持续为不幸丧亲的多胎父母进行心理辅导，帮助他们渡过难关。不应因一个双胞胎婴儿死亡就将他们视作单胎父母，应始终视其为双胞胎／三胞胎／多胎父母（Bryan，2005）。

应该鼓励父母谈论他们困惑的、矛盾的内心感受，思考和谈论死去的婴儿，因为这是必经的哀悼之路，只有谈论思考才能平复痛苦（Hayes et al，2015；Lewis et al，1988）（参见第 68 章）。

如果婴儿是双绒毛膜（dichorionic）、同性双胞胎（或三胞胎），且婴儿不幸死亡，则应为父母提供 DNA 检测的选择，以便他们了解婴儿是同卵还是异卵。

根据婴儿死亡的时间，所需的信息和护理是有差异的，必须结合实际情况进行治疗。《MBF 专业人员指南》中关于丧亲的章节详细介绍了照顾这些家庭的不同情况和建议（Bryan et al，1997）。

反思活动 57.3

调研国内公立的及本地的针对丧婴父母的辅导支持机构（参见第 68 章）。

（七）残疾

多胎妊娠时婴儿残疾的风险更大。与单胎妊娠相比，三胎妊娠导致婴儿患脑瘫的机会要大 47 倍，而双胎妊娠则要比单胎妊娠要大 8 倍（Petterson et al，1990）。同时照料一个残疾儿童和一个健康儿童会带来很多挑战，若这两个孩子是双胞胎，情况将更加复杂。健康的孩子可能会觉得是他导致了兄弟 / 姐妹的不幸，也可能会不满父母对残疾孩子的持续关注。如果家庭能够得到相关的支持和建议，可以避免许多双胞胎的潜在情绪和行为问题。

（八）多胎妊娠的减胎

多胎妊娠的父母可能会考虑减胎，因为减少至两胎甚至一个胎儿可为婴儿的健康生存提供更好的条件。该程序通常在妊娠的第 10 周到第 12 周进行；最常见的方法是将氯化钾注入胎儿的胸腔。当父母面临这个极其困难的决定时，必须向他们提供有关手术风险和后果的相关信息，并提供咨询服务，以便他们在做出最终选择之前充分考虑其影响（参见第 28 章）。

（九）选择性堕胎

如果多胎妊娠中的一名婴儿有严重异常，则可以使用与多胎妊娠减胎相同的临床程序。同样，父母在做出最终决定之前需要被明确告知有关风险和相关信息。因为死去的婴儿将一直留在子宫中直到分娩，因此堕胎后母亲可能有相关心理问题，需要助产士的持续心理建设支持。

（十）提前制订分娩计划

帮助多胎妊娠家庭制订详细的分娩计划十分重要。对于失去婴儿的家庭，可能会进行基因方面的咨询，尤其是存活的婴儿是单合子婴儿或者婴儿有并发症的情况下。

要点

- 多胎妊娠家庭有特殊需要，助产士应针对多胎妊娠家庭制订专项管理计划，提供额外的信息和支持，帮助家庭做出最好的决策，获得最好的分娩结果。
- 由于不孕不育的治疗越来越广泛和孕妇高龄化，多胎的发生率正在增加。
- 准确判定绒毛膜性和接合性非常重要。
- 风险管理是多胎妊娠护理的重要组成部分。
- 在整个分娩期及分娩后，家庭能够获得持续的、充足的支持至关重要。
- 针对多胎家庭的民间机构、社交网络是多胎家庭获得帮助的重要来源。

（翻译：陈　燕　伊焕英　审校：张宏玉）

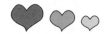

第 *58* 章

早　产

Sima Hay

学习目标

通过阅读本章，你将能够：

• 识别早产的危险因素，如胎膜破裂和早产。

• 批判性地讨论早产的预防措施，以减少早产和分娩。

• 审查推荐的早产药物（宫缩抑制剂）。

• 批判性地探讨早产管理和分娩。

• 讨论早产和早产对婴儿及家庭的影响。

一、引言

自发性早产（preterm labour，PTL）的定义是指在妊娠 37 周前和妊娠 24 周后导致早产（preterm birth，PTB）的分娩，由有规律的子宫收缩开始，伴随子宫颈管消退和宫颈逐渐扩张。可能伴或不伴胎膜破裂，某些病例可能只伴有腹痛或腰痛。

根据胎龄，PTB 分为三大类（WHO，2012）。

• 极早早产（低于妊娠 28 周；在英国，极早早产的妊娠期是妊娠 24 周）。

• 极早产（妊娠 28 ～ 32 周）。

• 中晚期早产（妊娠 32 ～ 37 周）。

早产是新生儿发病和死亡的主要原因，并对健康产生长期不良影响。长期发病率包括脑瘫、神经发育迟缓和慢性肺部疾病。新生儿结局取决于出生时的胎龄和相关特征，如感染。胎龄越低，死亡率和发病率越高（Platt，2014）。

二、流行病学

在大多数发达国家，早产（PTB）的估计发病率在 5% ～ 12%，在发展中国家为 25%。2012 年，英格兰和威尔士 7% 的活产是早产。在这 7% 中，几乎 5% 是极早早产（妊娠 24 ～ 27 周），11% 是极早产（妊娠 28 ～ 31 周），84% 为中晚期早产（妊娠 32 ～ 36 周）（ONS，2012）。

尽管人们对早产（PTL）相关危险因素有了进一步的了解，并采取了许多公共卫生和医疗干预措施，如推迟早产的抗宫缩药物的应用，但这一比例并未改变。一些发展中国家的早产率正在上升，可能是由于孕产妇年龄的增长及糖尿病和高血压等潜在疾病（Steer，2005）。

在 50% 的早产病例中，胎膜是完整的。未足月胎膜早破合并早产（PPROM）的病例约占总病例的 20%，人们认为它具有不同的病理生理学，认为其主要与感染有关（Goldenberg et al，2000）。

早产的确切病因尚不明确，常找不到病因。有学者认为它是一种综合征，是一种多因素疾病，有许多原因。根据临床表现，早产的分类如下：

1. 自发性早产，当早产自然发生时，占所有早产的 45%。

2. 未足月胎膜早破早产，占所有早产的 15%。

3. 医源性早产，当与母体疾病有关的妊娠并发症如高血压或肾脏疾病，或发生胎儿窘迫危及母亲和胎儿的健康时，采取医疗措施提早进行分娩（选择性 / 紧急），占所有早产的 30%。

危险因素

自发性早产可能起源于不同的病理过程，这些病理过程激活了分娩的发生，从而导致早产（Voltolini et al，2013）。尽管在大多数情况下无法确定确切的原因，但是存在许多相关的易感因素，这些因素也可能是相互关联的。自发性早产的危险因素可分为母亲特征、妊娠并发症和产科生育史（Hamilton et al，2013）（表 58.1）。

不同种族人群的 PTL 发生率受遗传因素的影响。黑种人女性患 PTL 的可能性是其他种族女性的 3 倍（Goldenberg et al，2000）。这种差异没有改变，也无法解释。

母亲特征如吸烟、物质 / 药物滥用，特别是可卡因的使用和饮酒；营养不良；低体重指数（BMI）；低社会经济地位；低龄或高龄妊娠；压力和抑郁都与早产风险增加有关。

促肾上腺皮质激素释放激素（CRH）可能与母亲的心理压力和早产有关（Vendittelli et al，2002）。众所周知，CRH 可以决定妊娠的持续时间，分娩前激素水平会上升。在早产中，CRH 水平可能因压力而升高（Piso et al，2014）。

尿路和生殖道的局部感染及疟疾等全身感染与早产密切相关（Goldenberg et al，2000；Steer，2005）。

子宫内感染可导致自发性早产，与先天免疫系统被激活有关。最常见的微生物是生殖道支原体，它与细菌性阴道病（BV）有关。

细菌性阴道病的特点是阴道内厌氧细菌的过度生长，这会使妇女易于早产。这一机制尚不完全清楚，但人们认为它是通过妊娠前或妊娠早期的上行感染来实现的（Hay et al，1994）。对于有早产病史或妊娠中晚期流产史的妇女，在妊娠早期检测和治疗细菌性阴道病可预防其中一部分妇女进一步发生自发性早产（Ugwumadu et al，2003）。性传播感染包括沙眼衣原体和淋病奈瑟菌，也应该被认为是自发性早产中可能的感染原因。其他与妊娠相关的危险因素包括子宫过度膨胀或受损，如多胎妊娠、羊水过多和子宫畸形。

既往有自发性早产和分娩史的妇女的复发风险在 3% ～ 40%，这取决于既往自发性早产的次数和胎龄。妊娠 18 ～ 24 周时阴道超声测量宫颈管缩短是早产风险增加的一致预测因素（Hibbard et al，2000）。

表 58.1　早产的高危因素

母亲特征	妊娠并发症	产科生育史
种族	多胎妊娠	宫颈管缩短
低体重指数（< 19kg/m²）	羊水过多	宫颈手术史
营养状况差	高血压疾病	自发性早产史
牙周疾病	感染：尿路感染、肾盂肾炎、生殖道感染（如细菌性阴道病，B 组链球菌病）	1 次：3% ～ 21% 风险 2 次：42% 风险
心理应激		
抑郁	< 妊娠 24 周的阴道出血	晚期流产史
吸烟		反复人工流产史
药物 / 酒精滥用		
低社会经济状态		
年龄 < 18 岁或 > 40 岁		

资料来源：引自 Hamilton and Tower，2013.

三、预测和预防早产（PTL）

目前，还没有一种单一的试验能够可靠地识别和预测可能早产的妇女。目前用于鉴别高危妇女的两种最有希望的标志物是经阴道超声评估宫颈长度和测量胎儿纤维连接蛋白水平（Iams，2014）。

（一）宫颈阴道胎儿纤维连结蛋白

胎儿纤维连结蛋白（fFn）是一种蛋白质，存在于羊水、胎盘组织和蜕膜基底的细胞外物质中，位于绒毛间隙旁边。妊娠 22 周，在绒毛膜和蜕膜融合后，fFn 的分泌停止。临产前，绒毛膜与蜕膜分离释放出 fFn，可在阴道分泌物中检测到 fFn（Lockwood et al，1999）。因此，如果检测结果为阳性，则是一种强有力的预测早产的生化因子。

（二）经阴道超声检查

经阴道超声测量宫颈长度和漏斗已被研究作为自发性早产的筛查试验。已证明它是安全和易于接受的（Iams et al，1996）。妊娠 24 周宫颈长度的正常平均值为 35.2mm±8.3mm。在正常低危妊娠中，子宫颈的长度在妊娠晚期之前保持不变。Iams 等（1996）的研究表明，宫颈长度与自发性早产的发生率成反比。宫颈长度 < 15mm 是早产的敏感预测因子，与妊娠 32 周前 50% 的自发性早产风险相关。

（三）社会经济状况

社会经济地位低下与早产风险显著增加有关（Messer et al，2010）。越来越多的证据表明，社会政策可能会对降低早产的风险产生影响。2012年，WHO 委托撰写了一份题为《过早出生》的关于早产的报告。这份全球行动报告概述了全面的预防措施。该措施建议从孕前开始并持续整个孕期。孕前保健计划包括戒烟教育、更好的生育计划和生育间隔、减轻贫困的经济授权计划、基于社区的干预措施（如青少年接种 HPV 疫苗）、补充微量营养素的食物和开展伙伴教育以减少家庭暴力（Messer et al，2010）。戒烟是一项预防措施，已得到了令人鼓舞的效果，而其他许多措施尚未在全球范围内付诸实施。然而，在 2013 年，英国启动了"1001 个关键日"［父母与婴儿伙伴关系（PIP），2013］项目，作为一项国家倡议，强调了从妊娠到 2 岁之间无缝提供服务的重要性，目的是提高所有儿童的结局。助产士们赞同这一宣言，并在提供所述服务方面发挥了关键作用。

（四）预防性治疗

阴道黄体酮和宫颈环扎是两种预防性治疗，应该被考虑，并作为一种选择提供给妇女，以减少其早产的风险（NICE，2015）。

（五）阴道黄体酮

孕激素抑制子宫收缩和宫颈成熟，促进妊娠（Meis et al，2003）。几项研究表明，预防性使用孕激素可降低单胎妊娠和有自发性早产病史妇女早产的发病率（Fonseca et al，2003；Meis et al，2003），或在妊娠 19～25 周经阴道超声发现子宫颈缩短（Fonseca et al，2007；Hassan et al，2011）。

一项 Cochrane 评价（Dodd et al，2013）了基于 11 项早产的随机对照试验研究总结了孕激素对既往有早产史女性的影响，其中包括 1899 名妇女。结果显示，孕激素可降低妊娠 34 周以下早产风险（RR 0.31，95% CI 0.14～0.69）和围生儿死亡率（RR 0.50，95% CI 0.33～0.75）；出生体重低于 2500g、坏死性小肠结肠炎、入住新生儿重症监护病房和新生儿死亡的婴儿比例也有所下降。阴道黄体酮对有宫颈管缩短或漏斗状症状的妇女有益处，可减少她们早产的发生风险。

（六）宫颈环扎术

宫颈环扎术是一种在妊娠前或妊娠期间围绕宫颈进行的环形缝合术，目的是纠正宫颈的结构薄弱或缺陷，此一直是治疗宫颈缩短的一种有争议的治疗方法（Iams，2014）。预防性宫颈环扎术在降低自发性早产风险方面具有最大的益处，其临床表现为：第一，母亲有早产病史或妊娠 16～34 周的流产史；第二，在妊娠 16～24 周有未足月胎膜早破或有过宫颈手术或外伤史的妇女，经阴道超声检查可以确定宫颈较短（即小于 25mm）（NICE，2015）。

一项关于宫颈环扎术有效性的荟萃分析表明，对有 3 次早产分娩的妇女施行环扎术后可看到真正的益处。对于有过两次或两次以下早产分娩的妇女，宫颈环扎术没有明显的益处（Berghella et al，2010）。然而，对多胎妊娠的妇女，即使在宫颈较短的情况下，似乎也不会从环扎术中受益。而且有证据表明，环扎术甚至可能通过增加早产和流产而使围生期死亡率升高（Rafael et al，2014）。

四、未足月胎膜早破

未足月胎膜早破（P-PROM）的定义是指妊娠小于 37 周的妇女在分娩发动前胎膜破裂。它只发生在 2% 的妊娠中，但与 40% 的早产和子宫内感染有关，几乎总是导致早产。未足月胎膜早破是子宫内感染 / 绒毛膜羊膜炎的主要危险因素，引起孕产妇败血症，是孕产妇死亡的主要直接原因，也是新生儿发病率（如肺炎）和新生儿死亡率的主要因素（Merenstein et al，1996）。

已经确认来自下生殖道的上行感染与未足月胎膜早破之间的联系。越来越多的证据表明，感染和炎症是 P-PROM 病例的主要原因，进一步的证据表明细菌有能力穿过完整的胎膜（Hay et al，1994）。导致明显新生儿败血症的细菌感染最常见于 B 组链球菌（GBS）（Heath et al，2007）（参见第 48 章）。GBS 感染的主要来源是母体泌尿生殖系统或胃肠道定植的 GBS 垂直传播。破膜到分娩之间的时间是新生儿 GBS 败血症风险增加的已知危险因素。

未足月胎膜早破的危险因素与自发性早产相似，可分为母体危险因素和子宫胎盘危险因素（表 58.2）。

（一）未足月胎膜早破的诊断

临床上通常可以通过孕妇的病史、临床检查和实验室评估来确诊。最常见的症状是阴道漏液或大量水样液体从阴道流出，或阴道持续有少量流液。

在没有子宫收缩的情况下，用无菌扩阴器对子宫颈进行目视检查会发现阴道后穹有液体池形成。

如果观察到羊水池，NICE（2015）的建议是不需对 P-PROM 确认而进行任何进一步的诊断测试，如广泛使用的硝嗪试验、检测阴道漏液中的 pH 值变化。Amnicator 是硝嗪试验的一个品牌，

其灵敏度为 90%，但会出现由于尿液、血液或精液等液体污染而导致假阳性结果。

然而，为了诊断潜在感染的可能来源，在扩阴器检查中，应考虑在阴道下段用拭子采样进行检查，如 BV、沙眼衣原体和淋病、GBS。

应避免行阴道指检，因为这可以缩短潜伏期（破膜至分娩的时间），在一些研究中已表明会增加感染风险（Alexander et al，2000）。只有在目测子宫颈有明显扩张和（或）规律性宫缩的迹象时，才能对子宫颈进行指检。

如果在镜检过程中没有羊水聚集的证据或者不明确，为了帮助诊断，NICE（2015）建议使用以下两种微创检查中的任何一种，即胎膜破裂试纸和阴道拭子检查。两个测试都被证明在 P-PROM 诊断方面是合适的，测试可以取阴道下部拭子检查，不用无菌扩阴器。借助一台机器在 10 分钟内能诊断 P-PROM，据估计其灵敏度为 99%（Caughey，2008；Khooshideh，2015）。两个测试如下：

检测方案 1：检测胰岛素样生长因子结合蛋白 -1（IGBP-1），这是一种羊膜破裂时高浓度聚集的蛋白。

检测方案 2：检测胎盘 α- 微球蛋白 -1（PAMG-1），这是一种胎盘糖蛋白，在羊水中含量丰富，在

表 58.2　未足月胎膜早破的危险因素

母体风险因素	子宫 - 胎盘风险因素
分娩前阴道出血	子宫异常（如子宫隔）
直接的腹部创伤	胎盘早剥（占 P-PROM 的 10%～15%）
先前的早产史	宫颈进行性扩张（宫颈功能不全）
吸烟或非法使用成瘾性药物（如可卡因使血压升高）	宫颈手术史
铜和维生素 C 缺乏导致的贫血与营养不良	妊娠中期宫颈管缩短（< 2.5cm）
低体重指数（< 19.8kg/m²）	子宫过度膨胀（羊水过多、多胎妊娠）
低社会经济状态	羊膜腔感染（绒毛膜羊膜炎）
单身状态	多次阴道检查（不包括无菌扩阴器或阴道超声检查）

血液和阴道分泌物中很少发现（Caughey，2008）。

早期和准确诊断 P-PROM 对于妊娠期特定产科干预措施至关重要，这些干预措施旨在优化围生期结局并将严重并发症如脐带脱垂和感染性发病率（绒毛膜羊膜炎、新生儿败血症）降到最低。

NICE（2015）针对可能出现 P-PROM 的女性提出了明确的管理建议，具体取决于孕周和前面描述 P-PROM 测试的结果。

如果 P-PROM 试验阴性，且没有观察到进一步的羊水，不推荐产前预防性使用抗生素，应该向孕妇提供她不太可能有 P-PROM 的信息。但如果任何进一步的迹象暗示 P-PROM 或自发性早产发展，孕妇应该回到病房待产。建议该妇女继续注意胎儿的活动，有任何变化立即报告。

如果 P-PROM 试验结果为阳性，则对该孕妇的临床状况、医疗和产科病史及孕龄的评估都应成为对她提供护理决策的一部分。

极早早产（妊娠不足 23 周）需要一个艰难的决定，必须与孕妇、她的家庭和新生儿团队共同协商决定。有关可能结果的清晰信息在决策过程中至关重要。其围生期存活率估计为 13%（如果 P-PROM 发生在妊娠的 24～26 周，存活率为 50%），且存在肺部发育不全的风险（如果 P-PROM 发生在妊娠 19 周时，肺部发育不全率约为 50%；P-PROM 发生于妊娠 25 周时，肺部发育不全率降至 10%）。

如果孕周为 23～24 周，建议在破膜的 7 天内入住三级医疗机构，包括与新生儿团队联系。孕妇的评估内容包括观察生命体征、腹部检查、确定孕周和阴道流出物的观察。由于 P-PROM 中通常存在来自下生殖道的上行感染，助产士必须观察孕妇是否有绒毛膜羊膜炎的临床症状或发热、胎儿 / 母亲心动过速、胎动减少、阴道流液变色和子宫压痛的迹象。没有必要每周做阴道上段拭子检查，全血细胞计数（FBC）或 C 反应蛋白检查，因为这些检查在宫内感染检测中的敏感性很低（NICE，2015）。

其他产前检查包括胎儿电子监护，这可能是有用的，因为胎儿心动过速有助于诊断临床绒毛膜羊膜炎。还可进行生物物理评分和多普勒测速，这些测试在预测胎儿感染方面价值有限，但在评估胎儿生长方面很有用。

诊断为 P-PROM 后，选择的抗生素是红霉素 250mg，每天 4 次，最多用 10 天，或直到孕妇分娩，以较早者为准（NICE，2015）。Kenyon 等（2013）在对 222 项共 6000 多名孕 37 周前发生胎膜早破妇女的研究中发现，P-PROM 后使用抗生素可显著减少绒毛膜羊膜炎和新生儿感染的发生。如果已知该妇女 GBS 阳性，保守治疗是给予青霉素钠 3g，静脉注射，之后每 6 小时给予 1.5g，持续 5 天，如果仍未分娩，5 周后重复一次。

产前皮质类固醇应作为常规药物应用于妊娠 24～34 周的 P-PROM 孕妇中，因强有力的证据表明在有早产危险的孕妇中，产前单疗程使用糖皮质激素可加速胎儿的肺成熟。关于破膜至分娩应用激素的最佳剂量、最佳的药物及糖皮质激素对多胎妊娠的效果还需要更多的研究（Murphy et al，2009）（参见"五、早产的管理"）。

如果妊娠已达 34～36 周，且已排除绒毛膜羊膜炎，则应考虑在使用抗生素预防感染的同时引产。

对于妊娠 34～37 周 P-PROM 孕妇的最佳分娩时间的探讨，胎儿医学似乎没有达成共识。在考虑最佳时机时，重要的是要认识到与 P-PROM 相关的新生儿死亡的三个重要原因，即早产、败血症和肺部发育不全。合并败血症患儿的死亡率是未合并败血症患儿的 4 倍。此外，还存在与绒毛膜羊膜炎相关的母体风险（Goldenberg et al，2000）。

对准妈妈及其家人进行照顾的重要部分是提供适当水平的信息支持（NICE，2015）（有关早产风险增加的女性的信息和支持，请参见以下部分）。

对于 P-PROM 患者，没有足够的证据来支持家庭与门诊监测，而不是继续住院。建议住院至少 5～7 天，然后再决定是否允许孕妇回家。由于亚临床宫内感染者比未感染者分娩更早，因此应对每 4～8 小时在家自我监测脉搏和体温提供明确的书面与口头建议。应提供有关分娩的症状和体征或有关阴道分泌物任何改变的信息，以及避免性交的进一步建议，无论是否受到保护。建议每周两次在日间病房进行随访。

（二）早产的诊断标准

自发性早产可能很难识别，但如果出现至少

每 10 分钟一次的正常子宫收缩伴随下列情况之一：胎膜破裂、由同一检查者重复阴道检查发现宫颈进行性改变的证据（如果有的话）就应予以考虑。对于初产妇，可接受的诊断早产的发现是宫颈扩张 2cm 或以上，或宫颈管部分消除（长度为 1cm 或以下）。

诊断的重要组成部分仍然是临床仔细的病史询问和扩阴器检查。如果有任何 P-PROM 的考虑，应避免阴道指检（表 58.3）。

表 58.3　对早产的初步调查

调查	基本原理
尿液分析	蛋白和肾功能检测
中段尿	培养
阴道上段拭子检查	培养、衣原体，细菌性阴道病
静脉血	全血细胞计数、尿素和电解质、血糖
超声评估	胎儿体重评估（尤其妊娠 < 32 周时）、羊水量、脐血流多普勒
考虑：	
抗酸染色法	Rh 阴性的母亲
尿液	药物筛选
血液	李斯特菌培养、C 反应蛋白

五、早产的管理

在妊娠 34～37 周分娩的婴儿结局一般良好，通常允许在这个妊娠期分娩。然而，对该妇女及其家庭的沟通和支持仍然是最重要的，助产士和其他团队成员的通力合作也必不可少。产妇和她的家人可能会感到焦虑，因此在给予无论是书面的还是口头的解释与信息时都要安慰和同情产妇，以支持她们（NICE，2015）。考虑到早产的可能性和生产状况，信息应尽可能早地提供给她们。重要的是提供机会让产妇与新生儿团队和专家讨论婴儿存活的可能性及其他结果，包括婴儿的远期发病率和风险，使孕妇为早产婴儿的护理做好充分的准备，包括安排地点和参观（如果可能），并解释早产儿可能立即出现的问题，这是至关重要的。

如果极早早产是可以预测的，强烈建议给予机会让孕妇谈论和陈述她们的复苏愿望，并参观

新生儿病房。应及早考虑子宫内转运的需要，如果不是三级医疗单位或不能接收早产儿，子宫内转运比婴儿出生后转运对妇女和新生儿有更好的临床结局（Fowlie et al，2008）。

六、早产的治疗

（一）宫缩抑制剂

在约 80% 的病例中，抑制宫缩治疗可延长妊娠长达 48 小时，这有利于给糖皮质激素和子宫内转运提供时间，可能会改善新生儿结局（Voltolini et al，2013）。

在开始抑制宫缩之前，应该考虑几个因素来确定孕妇是否会受益于药物治疗，如新生儿护理方面的可行性、需要转移到另一个单位、妇女的偏好和禁忌抑制宫缩治疗的其他临床症状（如感染或出血）（NICE，2015）。

主要使用的宫缩抑制剂是钙通道阻滞剂，如硝苯地平，它抑制钙离子通过细胞膜回流，从而降低平滑肌张力（Sanborn，1995）。硝苯地平是首选的第一线药物。它与母亲的副作用有关，如脸红、头痛、心悸和低血压。特别是心脏病孕妇应避免使用硝苯地平，糖尿病或多胎妊娠妇女应慎用，因为有报道称会引起肺水肿（Voltolini et al，2013）。

硝苯地平的优点是它可以口服，一般首次 20mg，之后每次 10～20mg，一天 3～4 次，持续 48 小时。可以根据观察到的子宫活动进行调整。总剂量超过 60mg，副作用发生的风险明显增加。

硝苯地平可提供给妊娠 24～25 周胎膜完整且怀疑为自发性早产的孕妇，或妊娠 26～33 周胎膜完整且怀疑或诊断为自发性早产的孕妇。如果禁用硝苯地平，可以考虑提供催产素受体拮抗剂如阿托西班。这是唯一被许可用于治疗早产的药物。初始给药量为 6.75mg 静脉注射超过 1 分钟，然后以 18mg/h 速度静脉滴注，持续 3 小时，最后减少到 6mg/h 维持 45 小时。与硝苯地平类似，它只能持续 48 小时（NICE，2015）。

（二）紧急宫颈缝合（救援缝合）

紧急宫颈缝合是指在妊娠 26 周之前，宫颈是客观开放的，胎膜位于或低于外口（Hamilton et

al，2013）。宫颈环扎术可降低有复发性早产风险的女性早产的发生率，但在降低围生期死亡率或新生儿发病率方面没有统计学意义（Alfirevic et al，2012）。

与非手术治疗相比，紧急缝合可延长妊娠4～5周。不良预后的指标包括胎膜突出于外口4cm以下、宫颈扩张超过4cm、感染迹象（C反应蛋白升高或白细胞计数升高）和阴道持续出血。缝合失败与出生后绒毛膜羊膜炎密切相关。紧急缝合必须根据临床表现、宫颈扩张和子宫活动而定，不应向有任何感染迹象、有阴道出血或子宫收缩症状的妇女提供（NICE，2015）。

（三）抗生素

极早早产通常与感染有关，最常见的是阴道上行感染，一些研究评估了抗生素在预防自发性早产中的作用。迄今为止规模最大的研究是ORACLE Ⅱ 研究（Kenyon et al，2008），该研究调查了胎膜完整但出现自发性早产症状的孕妇。主要结果是使用抗生素减少了新生儿死亡。自发性早产的孕妇常规给予抗生素没有减少新生儿死亡，但它确实降低了母亲感染的风险。随访7年的 ORACLE Ⅱ 研究参与者发现，接受抗生素治疗的儿童患脑瘫的风险增加（红霉素：OR 1.93，95% CI 1.21～3.09；阿莫西林克拉维酸钾：OR 1.69，95% CI 1.07～2.67）。当联合使用抗生素时，风险仍然高于单用红霉素（4.55% vs.2.29%）。有学者认为，抗生素的使用可以掩盖亚临床感染，使婴儿在恶劣环境中停留更长时间，从而增加患脑瘫的风险。因此，不建议在膜完整的情况下常规使用抗生素，应仅限于特定的临床适应证，如绒毛膜羊膜炎、GBS 和 P-PROM（Kenyon et al，2013）。

（四）皮质类固醇

在自发性早产中使用皮质类固醇可增加胎儿表面活性剂，从而加速胎儿肺成熟。它已被证明在减少新生儿死亡、呼吸窘迫综合征（RDS）、坏死性小肠结肠炎、脑血管出血的发生和降低新生儿重症监护室入住率方面有优势。从使用皮质类固醇到分娩的最佳时间是 24 小时至 7 天，尽管 7 天之后也有获益的趋势（Roberts et al，2006）。

通常给予单疗程的皮质类固醇，间隔 24 小时肌内注射 12mg 倍他米松。应尽一切努力让所有妊娠 24～36 周有 PTL 风险的女性服用类固醇。

对于 7 天内未分娩且仍有分娩风险的孕妇，重复使用皮质激素的有效性存在争议（Hamilton et al，2013）。不应常规对孕妇提供皮质激素重复疗程，但应考虑自上一疗程结束后的间隔、胎龄和 48 小时内分娩的可能性（NICE，2015）。

（五）硫酸镁的神经保护作用

早产儿脑瘫的发病率很高，据报道，脑瘫发病率在妊娠不足 28 周时为 14.6%，在妊娠 28～31 周时为 6.2%（Hamilton et al，2013）。硫酸镁（MgSO$_4$）是一种广泛应用于预防子痫前期和子痫抽搐发作的药物（解痉药）。虽然不推荐使用硫酸镁紧急抑制宫缩，但有证据表明，孕妇使用硫酸镁可能降低早产新生儿患脑瘫的风险（Hamilton et al，2013）。一项 Cochrane 评价报道（Doyle et al，2009），硫酸镁与较低的脑瘫和较少的大运动功能障碍相关。推荐给药方案（NICE，2015）如下：

妊娠 30～33 周，首次剂量硫酸镁 4g 静脉注射，缓慢静脉注射超过 15 分钟用完，然后以每小时 1g 剂量静脉滴注，直到分娩或超过 24 小时，以较早者为准。用药过程中必须仔细监测镁中毒的临床症状，最低每 4 小时监测一次，包括记录和密切观察孕妇的生命体征——脉搏、血压、呼吸频率，以及深肌腱和髌骨反射。此外，应定期监测尿量，以观察有无少尿或其他肾衰竭的迹象。

在待产和分娩过程中，胎儿监护的方法取决于孕周，应与孕妇讨论，并考虑到她的意愿（NICE，2015）。助产士在与孕妇讨论持续监测与间断听诊的选择时起着重要作用。对于除了早产以外没有其他危险因素的女性来说，目前没有证据表明一种胎儿评估方法比另一种方法更能改善胎儿的预后。虽然一个正常的胎儿监护图是可靠的，并表明胎儿可能会很好地应对分娩，一个异常的胎儿监护图并不总是表明胎儿缺氧或有酸中毒的存在。如果孕周少于 34 周，不建议使用胎儿头皮电极来监测胎儿心率，除非好处大于潜在风险（NICE，2015）。由于同样的原因，不建议在妊娠 34 周以下的妇女中进行胎儿血抽样，但在妊娠 34～36

周可以考虑进行。

应该与孕妇和其家属讨论分娩方式及顺产与剖宫产的风险与好处。阴道分娩应小心控制和避免创伤，由有经验的助产士和产科医师协助。应避免人工破膜，因为这会导致子宫颈缩小和混合先露。可以考虑会阴切开术，它可以防止早产儿的瘀伤。新生儿医师应随时了解分娩的进展情况，如果需要复苏，应与新生儿团队一起到场（NICE，2015）。

助产士在照顾妇女方面的作用对于促进妇女优化她的经验非常重要。助产士能够确保妇女参与团队之间的决策也是至关重要的（Hodnett et al，2011）。

（六）延迟脐带结扎

早产后延迟脐带结扎可能与新生儿预后改善有关。延迟结扎 30 ～ 120 秒可改善胎盘灌注，并可使婴儿出生时的血容量增加约 30%。在一项 Cochrane 综述中，Rabe 等（2012）认为它减少了输血的需要，降低了坏死性小肠结肠炎和脑室出血的风险。

经阴道或剖宫产分娩的早产婴儿，建议脐带结扎时间为 1 ～ 3 分钟（脐带搏动消失），在夹紧脐带前将婴儿置于胎盘水平或低于胎盘水平（前提是母婴稳定）。如果婴儿需要紧急复苏或母亲有明显出血，助产士应考虑向胎儿方向挤压脐带和尽快结扎（NICE，2015）。

七、对早产后家庭的影响和社区助产士的作用

早产儿的出生无疑给父母双方都带来了巨大的压力。出生后，母亲在婴儿住院期间经历了显著的心理压力（Singer et al，1999）。同时，婴儿的分离导致期望落空或预期角色的丧失是压力的主要来源。

尽管重症监护病房的开放程度有所提高，沟通也有所改善，但早产婴儿的母亲很可能会感受到巨大的压力。有证据表明，父母的一些压力来源包括婴儿脆弱的外表，对婴儿生存的恐惧，父母角色的改变，新生儿入院后与婴儿的分离（Davis et al，2003）。在母亲适应新角色的同时，早产所带来的压力和不确定性增加了对支持的需求。支持性护理能减少母亲的抑郁和增强父母的能力（Davis et al，2003）。

妇女通常在婴儿之前出院回家，因此在产后这一时期，助产士和社区助产士的角色是多方面的。助产士至关重要的角色是提供适当的产后护理、准备和支持母亲及其家庭应付照顾早产婴儿的情感和身体需求，以及与婴儿建立积极的联系。助产士还提供有关母乳喂养的指导和进一步支持，鼓励尽早喂哺初乳，以及维持哺乳的指导，这对早产儿和母亲都有重大益处（Menon et al，2013）。交流和提供信息是支持母亲适应为人父母这一过渡阶段的重要内容。

八、结论

由于目前对无症状的早产妇女（包括孕酮和宫颈环扎术）的预防，早产管理取得了重大进展。随着产前硫酸镁和皮质类固醇的使用，产前治疗的重点已经转移到减少新生儿入住重症监护室和预防早产相关的长期残疾，从而减轻妇女及其家庭的情绪后果。助产士在整个妊娠期间提供支持和适当的照顾对于确保妇女及其家庭保持积极的体验意义重大。

要点

- 在英国，早产的发生率约为 7%。
- 自发性早产的病因是多样化的，自发性早产导致早产分娩，早产分娩对新生儿的发病率和死亡率有很大的影响。
- 对有早产风险的妇女预防性进行宫颈环扎和使用孕激素可能会延长妊娠。
- 产前糖皮质激素是唯一被证明可以改善自发性早产新生儿结局的药物。
- 延迟脐带结扎有可能改善一些新生儿预后。
- 硫酸镁的使用可能会延迟自发性早产，以使皮质类固醇发挥作用并为宫内转运赢得一些时间。
- 在自发性早产的管理中，向妇女及其家庭提供适当的信息和支持是至关重要的。

（翻译：李　静　审校：张宏玉）

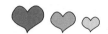

第 *59* 章

产科干预措施

Sam Bassett

通过阅读本章，你将能够：

- 回顾你自己的实践，评估任何可能影响手术产率的方面。
- 探索当地可能会降低日益增长的手术产率的协议、政策和指导方针。
- 检查提供给妇女的关于她们在分娩方式选择方面的信息。
- 确保为经历器械分娩和手术分娩的妇女提供适当和有效的护理。
- 确保为母亲和婴儿提供最合适及相关的产后护理。
- 考虑需要进行干预的分娩对情绪和身体的影响，确保对妇女及其家庭采取富有同情心和同理心的态度。

一、引言

尽管人们普遍认为婴儿出生的最佳方式是阴道分娩，但正常的出生率却在持续下降。2012～2013 年,英格兰国家医疗服务体系（NHS）中医院分娩 646 904 例，其中只有 60.9% 是阴道自然分娩，26.2% 为剖宫产，12.9% 为阴道助产 [Health and Social Care Information（HSIC），2015]。

本章探讨了这一趋势增加的可能原因，以及助产士在这一趋势中的作用，从阴道助产开始，以剖宫产结束。讨论内容包括手术适应证、禁忌证、可能的并发症及助产士在手术中的作用。

二、阴道助产术

（一）产钳和胎头吸引术历史

关于产钳的起源，人们提出了许多神话和见解，从公元前 250 年康翁波神庙的壁上雕刻到公元前 400 年希波克拉底的作品。然而，最初的使用可能是作为牺牲或破坏性目的的工具。直到 16 世纪张伯伦家族投资并使用这些工具来帮助分娩，产钳才成形，尽管当时并不一定意味着可以实现活产（图 59.1）（另见第 2 章）。当时帮助分娩对医师来说是一项有利可图且引人注目的事业，这个家庭本能地将他们的发明视作一个秘密，保护了将近一个世纪。随着时间的推移，人们关于产钳的知识在不断增长，进一步发展产钳的主要是产科医师，包括辛普森、巴恩斯和凯兰。尽管后来发展了胎头吸引术分娩，并越来越多地使用剖宫产处理难产，产钳仍是产科实践中不可或缺的一部分。

胎头吸引术是在 18 世纪发展起来的，最初来

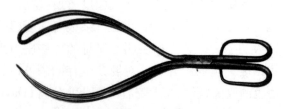

图 59.1 张伯伦产钳的原形，1680
Courtesy of Wellcome Library，London

源于一种被称为"拔火罐"的技术，即将玻璃杯连接到气泵上。然而，由于很难获得和维护密封，设计今天使用的基于真空的仪器更是困难，1956年马尔姆斯特罗姆推出了他革命性的不锈钢杯，胎头吸引术才变得越来越流行。20 世纪 80 年代初，软真空杯首次出现，随后出现了今天我们使用的一次性软杯吸引器和手持式真空泵。胎头吸引术曾经是产科医师的唯一职责，现在有一些助产士通过进一步的培训，也成了胎头吸引术操作者。依据目前的不完全数据，初步的研究表明，助产士助产结果甚至可与产科医师相媲美（Alexander et al，2002；Murray et al，2014）。

（二）胎头吸引术与产钳的比较

一项 Cochrane 系统评价回顾了 32 项研究（6597 名妇女），比较了各种可供选择的分娩器械后得出结论：尽管产钳是一种更好的阴道分娩工具，但使用产钳会增加剖宫产的风险，更多的会阴三度、四度撕裂风险（无论是否有会阴切开术），增加疼痛、肠胃胀气、尿失禁及婴儿面部损伤。胎头吸引术分娩在短期和长期内与较少的会阴 / 生殖器损伤和较少的会阴疼痛相关，但在婴儿中更多见头部血肿和视网膜出血（O'Mahony et al，2010）。然而，一项为期 5 年的随机对照试验（RCT）的随访结果显示，无论是对母亲还是对儿童，两种阴道助产方法的长期结果均无显著差异（Johanson et al，1999）。皇家妇产科学院（RCOG，2011）声明两种分娩器械都是安全的，并且对它们的选择必须基于产科医师对当时临床情况的评以及产科医师的技术水平。

（三）器械分娩能避免吗？

一项 Cochrane 系统评价审查了广泛产科环境下的 23 项试验（超过 15 000 名女性），发现持续的分娩支持增加了自发性阴道分娩的可能性（Hodnett et al，2013）。这种支持包括对情感需要和生理需要的支持、知情的选择和倡导，所有这些都已证明能增加妇女的控制感和能力，从而加强生理分娩过程和减少产科干预。此外，妇女需要镇痛的情况减少，她们的满意度更高，而且分娩时间略缩短，她们的婴儿在 5 分钟的阿普加（Apgar）评分也更高。如果护理妇女的人是她认

识和信任的助产士，这种支持的效果会进一步增强（Sandall et al，2015）。

电子胎心监护（EFM）的适当使用是一个需要考虑的重要问题，持续的胎儿监护与阴道手术分娩和剖宫产数量的增加有显著的关联（Alfirevic et al，2013）。母亲在分娩中取直立位或侧卧位，尤其是在第二产程，与仰卧位或截石位相比，也与阴道器械分娩的减少有显著的相关性（Gupta et al，2012）。硬膜外镇痛的使用也会增加阴道助产的风险（Anim-Somuah et al，2011）（参见第 38 章）。然而，没有支持停止硬膜外麻醉可降低这一发生率的假设的证据，相反，它可导致对妇女疼痛的缓解不足（Torvaldsen et al，2004）。另外，有更多的证据支持硬膜外镇痛时延迟用力。最近 Cochrane 对 13 项试验（287 名妇女）的审查得出结论，虽然这可能会导致第二产程增加约 54 分钟，但它减少了产妇用力 20 分钟，自然阴道分娩率稍有提高（Lemos et al，2015）。

反思活动 59.1

你所在单位的阴道手术产率如何？这个产率与国家标准比较如何？你认为哪些因素会影响该手术率？

（四）器械分娩的适应证

以下简短列表并非绝对，但旨在概述在第二产程期间使用产钳或胎头吸引术的最常见指征：

- 由于产妇精疲力竭、硬膜外镇痛、会阴软组织阻力或胎儿枕后位而使第二产程延长。
- 胎儿窘迫，需要立即分娩。
- 不容乐观的胎心监护图。
- 因医学原因需要限制用力以避免母体心排血量过度增加，如患有心肺或血管疾病。

（五）器械分娩的禁忌证

- 先露异常。
- 头先露未入盆。
- 宫颈口未开全。
- 胎位摸不清（不确定）。
- 怀疑头盆不称。
- 助产者经验缺乏。
- 胎头吸引术应避免用于 34 周以下的早产儿，

在妊娠 34 ～ 36 周中谨慎使用。

（六）分娩地点

任何有高失败风险的阴道器械分娩都应被视为试验，理想情况下应在手术室进行，以便在必要时通过剖宫产及时取出胎儿，并应由一名高级产科医师进行。较高的失败率与以下因素有关：

- 母亲体重指数（BMI）超过 30。
- 估计胎儿体重超过 4000g 或大于胎龄儿。
- 枕后位。
- 高位产钳或在腹部可触及头部的 1/5。

（七）如果器械分娩是必需的

一旦需要阴道助产，产妇和她的家人通常会非常担心。当助产士召集了合适的人员（最好包括一名高级产科医师、一名新生儿专科医师和另一名可以协助组装设备的人员）时，房间内可能会有几名陌生人。助产士必须优先考虑她们提供的护理，并在可能的情况下，让团队的其他成员参与进来帮助医师或操作者，而不是离开产妇身边。助产士必须记住，她们仍然是产妇的支持者，必须在场解释所有的程序，提供支持和鼓励，并确保产房内有一个尊重产妇的环境。在房间内不要讨论和产妇无关的其他问题。

1. 操作步骤　手术前，必须征得产妇的同意。需要向产妇提供一个全面而简单的解释，说明操作的基本原理，这可能需要一名翻译在场。

腹部检查胎产势、胎先露和位置，确保子宫收缩是满意的。

必须考虑适当的镇痛 / 麻醉。

分娩前，产妇通常取截石位。如果产妇有耻骨联合功能障碍（SPD）病史，必须小心抬起双腿，保持在髋关节运动的无痛范围内。助产士必须确保产妇的身体尽可能多地用床单覆盖，以保护她的尊严和隐私。双腿同时轻轻弯曲到腹部，双脚移到支架外侧，放在腿的休息处或马镫上，以避免骶髂韧带拉伤。为防止静脉回流受阻和可能的血栓形成，应注意确保双腿完全外展。一旦产妇的位置正确，将床尾部分降低，将产妇的臀部抬到床边。操作者现在可以继续。

必须导尿排空膀胱。如果已经留置导尿管，

应将其拔出或抽出气囊中的气，以防止对尿道潜在的损伤。

进行阴道检查，以确保宫颈口完全扩张并已破膜。确定胎位和先露高低，以及胎头变形程度，最后检查排除头盆不称。

检查阴道助产所需的设备是否齐全、正确、状态良好，然后可以实施助产术。

也可以进行会阴切开术，尽管它对于胎头吸引术不是必需的（参见第 40 章）。

2. 产钳助产　产钳的使用方法有两种：一种是不旋转牵引，另一种是纠正错位，如枕后位，在牵引前旋转。由于产妇和婴儿会有创伤，现在很少进行旋转（彩图 90 和彩图 91）。一些明确的文章概述了产钳分娩的程序，但是在这里我们仅针对性地讨论所有类型分娩的某些原则。

（八）胎头吸引术

吸引器或吸杯由金属或软材料（如硅橡胶）制成的杯子、牵引力装置和负压真空系统组成，通过该真空系统，杯子附着在胎儿头皮上。设备和程序见彩图 92。这些吸杯原本是金属的，但从 20 世纪 80 年代初就开始销售的质地较软的吸杯现在越来越受欢迎。以前，金属杯会形成一个"发髻"，但现在软杯依靠覆盖更大的表面积来产生足够的牵引力，使胎儿头皮创伤减少。

新生儿医师 / 儿科医师可能会参与分娩，如果不参与，必须有新生儿复苏技术娴熟的人员在场。检查新生儿复苏设备是否可用，是否清洁，是否处于良好的工作状态（参见第 46 章）。复苏器，包括辐射台应打开预热，并连接好设备。

反思活动 59.2

回想上一次你在场的阴道器械分娩——你是在帮助还是在支持产妇及其家人。想想以下这些问题：

- 设备、资源和人员是否都恰当和准备充分？
- 产妇和家人是否有充分的准备和支持？
- 如果在同样的情况下，你会怎么做？

（九）新生儿并发症

根据器械分娩的原因，婴儿可能会缺氧，

Apgar 评分较低，需要适当的复苏。面部或头皮瘀伤也很常见。由于吸杯的抽吸，在胎头吸引术后可能发生头颅血肿。如果血肿很大，可能导致由胆红素过量引起的黄疸，胆红素是血肿溶解时血液分解产生的一种物质（参见第 30 章、第 42 章和第 47 章）。

总之，幸运的是现在使用胎头吸引术和（或）产钳造成分娩创伤的风险相对较少，通常与操作人员缺乏经验、使用器械的持续时间、分娩开始时胎头的位置、手术操作前分娩的难度和胎儿的状况有关。

如前所述，视网膜出血在胎头吸引术中更为常见，但这些出血往往是表面上的，而且很快就会消失。使用产钳时，由于产钳钳叶压迫耳朵前方延伸的面神经，可能会导致面神经麻痹，但这通常是暂时的。可能发生的罕见并发症包括头皮撕裂、吸引部位颅内出血和产钳造成的颅骨骨折。可能发生的最严重的并发症是帽状腱膜下出血，在胎头吸引术和中位产钳中更常见（参见第 30 章）（Swanson et al，2012）。

到目前为止，在器械分娩这方面医疗事故诉讼最主要的原因是没有在适当的时候放弃助产操作，因此，应避免在没有进展时长期、反复或过度的牵引。如果同时使用胎头吸引术和产钳，对婴儿的风险也会急剧增加，必须由经验丰富的产科医师负责操作。但总体而言，这些风险需要与产后大出血风险的增加、住院时间增加，以及与第二产程剖宫产相关的新生儿入住特殊护理单位的风险进行平衡（Murphy et al，2001）。同样值得注意的是，器械分娩中新生儿严重并发症的发生率实际上与宫口完全扩张时剖宫产的发生率相当（Walsh et al，2013）。

（十）母亲并发症

器械分娩最常见的产妇损伤是在生殖道，包括宫颈、阴道和会阴撕裂；血肿、直肠撕裂（参见第 40 章），以及出血的风险增加。也可能发生膀胱或尿道损伤，引起尿潴留，在极少数情况下，可能会形成瘘。会阴疼痛是由挫伤、水肿、撕裂和会阴切开术引起的常见疼痛，可引起短期和长期的疼痛和不适，影响婴儿的喂养和性生活。盆底功能障碍和远期盆底疾病发病率也与器械分娩

密切相关（Handa et al，2012）。器械分娩对心理的影响不可低估，阴道助产术与心理创伤和创伤后应激障碍呈正相关（Gamble et al，2005）。

（十一）产后护理

在分娩时，如果婴儿的情况允许，应立即将其交给母亲。如果需要复苏，一旦情况稳定也应立即将婴儿交给母亲，并对所采取的任何必要程序作出相关解释。如果婴儿被转到新生儿重症监护病房，父母应能随时了解婴儿的情况并尽快安排探视。一旦医师离开，助产士应确保父母有一段安静和受保护的时间来恢复和发展与孩子的关系（参见第 42 章）。

产后观察适用于任何分娩，但应特别注意会阴外伤引起的疼痛、膀胱损伤时的排尿量，以及子宫松弛和外伤造成的产后出血症状。由于不适，特殊要求可能包括镇痛和协助进食。同样重要的是，要观察新生儿是否有任何创伤的迹象，并确保进行彻底、仔细的检查，如果发现任何异常情况，应适当转诊。

由于前面讨论的可能与急性创伤症状和创伤后应激障碍有关，助产士必须有机会回顾该产妇与她的经历，并与父母讨论任何有关干预和程序的问题。这也是确保产妇确信她在出生过程中没有以任何方式"失败"的适当时机。助产士此时可确定是否需要进一步的咨询和（或）支持，并在产妇需要时提供这些服务。

三、剖宫产

剖宫产术（CS）是通过在腹壁和子宫内的外科切口娩出胎儿、胎盘和胎膜。剖宫产术分为下段剖宫产术和古典式剖宫产术。

下段剖宫产术（LSCS）是传统上通过普芬南施蒂尔横向切口（Pfannenstiel incision）在耻骨联合上方 2cm 进行弧形切开，但现在建议通过乔尔·科恩（Joel-Cohen）横切口在耻骨联合上方 3cm 取直切口（图 59.2），有证据表明这种类型的切口与更短的手术时间和降低术后发热有关（NICE，2011）。

古典式剖宫产术是在腹部和子宫的中线上做一个长长的垂直切口，由于在随后的妊娠中发生瘢痕破裂的风险较高（发生率为 2%～9%），

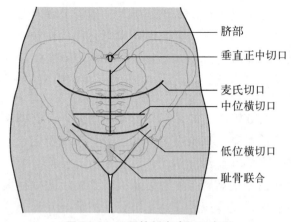

脐部
垂直正中切口
麦氏切口
中位横切口
低位横切口
耻骨联合

图 59.2　不同的剖宫产切口类型

目前已很少使用 (Guise et al, 2010)。它也可用于前置胎盘、宫颈癌或子宫下段肌瘤，以及在子宫下段未完全形成的孕 28 周之前分娩的早产儿。

（一）剖宫产术的分类

目前剖宫产术根据其紧急程度分为四类 (NICE，2011)：

（1）直接威胁产妇或胎儿的生命。

（2）母亲或胎儿窘迫不会立即危及生命。

（3）没有母亲或胎儿窘迫，但需要早日分娩。

（4）分娩时间适合产妇或工作人员。

尽管产科有操作规范，要求第一类胎儿监护图及第二类胎儿监护图从决定手术到分娩的间隔时间分别为 30 分钟及 75 分钟，但在及时分娩与可能因操之过急而造成母亲或胎儿受伤之间，一直存在两难的选择。因此，无论是第一类胎儿监护图还是第二类胎儿监护图，对决定手术到分娩的间隔时间的建议是"尽快"。

1. 剖宫产指征　剖宫产在医学上用于母亲或胎儿有明显不良后果的风险时。一般而言，这些适应证通常可分为两类：①由于事先知道问题结果而进行的计划性剖宫产；②由于在产前或产时突然出现的意外并发症而进行的剖宫产，可归入计划外（表 59.1）。

尽管没有医学指征，媒体对于产妇是否有权选择剖宫产一直存在争议。尽管媒体描述产妇们选择剖宫产是为了在社交日程中安排分娩，但事实往往远非如此。许多产妇选择剖宫产是因为害怕分娩（生育恐惧）或是因为之前的创伤性分娩经历（继发性生育恐惧）(Nama et al, 2011)。因此，因分娩焦虑而要求剖宫产的产妇应咨询具有围生期心理健康支持专业知识的医疗保健人员 (NICE，2011)。

如果在这些干预措施之后，产妇仍然要求进行剖宫产，产科医师有责任探索、讨论和记录这一要求的具体原因，并确保充分了解产妇最终的决定，与产妇讨论和记录剖宫产与阴道分娩的所有风险和好处。在这之后，产科医师仍然可以拒绝产妇的要求，但必须将她转介给愿意为其做手术的产科医师。

2. 剖宫产对产妇的风险　剖宫产是一项重要的外科手术，无疑可以在少数病例中挽救新生儿和产妇的生命。然而，近年来剖宫产的发生率明显上升，2014 年的数据为 26.2%（HSIC，

表 59.1　剖宫产手术指征

计划性剖宫产	紧急剖宫产
头盆不称，如臀位、额先露或肩先露（当然，如无可疑头盆不称或其他医疗禁忌，臀位也可经阴道分娩）	胎儿窘迫 / 不容乐观的胎儿监护图形
双胎，第一个胎儿不是头位	在第一产程发生的脐带脱垂
前置胎盘 / 已知胎盘严重粘连	胎盘早剥
未接受抗病毒治疗的 HIV 阳性妇女，病毒载量很高的＋丙型肝炎妇女	已采取加速产程的措施，产程仍进展缓慢
在妊娠晚期暴发的原发性生殖道疱疹病毒感染	母亲并发症如子痫前期、子痫
因医疗条件可能需要进行重复剖宫产的情况如肩难产、三度或四度会阴裂伤，头盆不称，子宫肌瘤，已行重复剖宫产（2 次）	肩难产纠正失败（参见第 64 章）
严重的胎儿窘迫，如严重的宫内生长受限或血型不合	
胎儿异常，如脑水肿、腹裂或巨大儿	

2015）；相比之下，孕产妇和新生儿死亡率似乎没有下降。

在短期内，尽管剖宫产可以降低出生时和产后前 3 天内会阴和腹痛的风险，减少阴道损伤、早期产后出血和产科休克，但也会延长住院时间，并可能增加由于产后出血和心脏骤停导致的子宫切除术的风险。有证据表明，剖宫产与深静脉血栓形成（DVT）、子宫切除、麻醉损伤、输血、感染甚至孕产妇死亡有关（NICE，2011）。

3. 剖宫产对胎儿的风险　由于母亲的心血管变化，剖宫产出生的婴儿更有可能出现 Apgar 评分较低，因此，在实施剖宫产时，应始终有熟练的新生儿复苏人员在场。

随后，新生儿可能会出现呼吸窘迫，这通常是由新生儿的短暂性呼吸急促所致（参见第 42 章和第 46 章）。与那些阴道分娩时由于母亲产生的儿茶酚胺不足的婴儿相比较，短暂性呼吸急促在选择性剖宫产（ELCS）分娩的婴儿中更为明显，这是由于儿茶酚胺这类激素通常会穿过胎盘，"关闭"胎儿肺细胞产生肺液，从而为婴儿的出生和宫外生活做好准备。妊娠 39 周后这种风险明显降低，因此，选择性剖宫产不应常规在妊娠 39 周之前进行。虽然罕见，但也有 2% 的概率在手术过程中外科医师的刀会划伤胎儿（NICE，2011）。

（二）剖宫产能否避免？

前面讨论的关于减少器械分娩的许多要点也同样适用于减少剖宫产。在分娩过程中提供持续支持和适当使用胎心电子监护仍然是助产实践的关键。其他与助产实践有关的、被认为对减少剖宫产率有影响的因素包括确定已经临产再入院、入住单独的、由助产士主导的分娩中心及在分娩中不受限制地进食，尽管还需要更多的随机对照试验来充分证实这些因素。已发现可以减少剖宫产可能性的因素包括高级产科医师参与决策过程、妊娠 41 周后引产以及在确定临产后使用 4 小时行动线的产程图。

已经发现对剖宫产的可能性没有影响的因素（尽管它们可能影响其他结果）包括在分娩过程中行走、在第二产程中非平卧位分娩、水中分娩、分娩过程中使用硬膜外镇痛及使用覆盆子叶。

补充疗法的使用也存在争议，没有经过适当评估的试验来证实其使用。也不再建议积极的管理产程和早期人工破膜来预防产程进展缓慢导致的剖宫产。

手术前助产士的角色　大多数医院都会有一份术前检查清单，供助产士在手术前完成，通常包括这里讨论的要点。无论剖宫产是计划内的还是计划外的，助产士都需要确保产妇了解手术原因，并在手术前签署知情同意书。

如果目前正在服用预防血栓的低分子量肝素（LMWH）并计划进行局部麻醉，理想情况下，最后一剂应在手术前至少 12 小时使用（RCOG，2015a）。如果由于剖宫产的性质做不到这一点，则确保麻醉师和产科医师已经被告知。由于剖宫产会增加静脉血栓栓塞事件（VTE）的风险，抗栓塞袜通常适用于所有术前或术后妇女。

需要注意去除可能覆盖潜在切口部位的阴毛。如果在手术当天进行，应使用一次性头的电剪刀来剪除毛发。使用普通剃须刀会增加手术部位感染的风险。使用普通剃刀会增加手术部位感染的风险（Tanner et al，2011）。产妇如果愿意，可以选择入院前在家使用脱毛膏。

至少应收集静脉血样本进行血红蛋白评估，并取得结果。根据产妇疾病的严重程度，可能还包括分组保存 / 交叉配型和凝血功能检测。

记录产妇最后一次进食和饮水的时间，并确认已给予雷尼替丁等任何处方抗酸治疗。

应采集和记录呼吸、体温、脉搏、血压等生命体征，有无水肿及进行尿液分析；进行一次完整的腹部检查，以及胎儿心脏听诊以确定胎儿的健康状况。通常不需要胎心电子监护，除非事先说明。

产妇应穿着住院服，并佩戴适当的身份识别标签。

为了确保麻醉师能观察到肤色，通常建议产妇不要化妆，不要戴假指甲和（或）涂指甲油。理想情况下，由于在手术过程中使用透热疗法，所有首饰都应该出于安全原因被移除，如果不能取出应使用手术胶带覆盖。

由于膀胱的位置，手术之前需要导尿。一些产妇愿意在进入手术室之前导尿，以便保持更大程度的隐私。由于导尿可能引起不适，一些产妇会选择麻醉成功后才插入导尿管。为了让产妇做出明智的选择，两种方法的利弊都需要同产妇进行讨论。

助产士也将在支持产妇的伴侣方面发挥重要作用，因为除非是第一类剖宫产，否则产妇的伴侣可以选择参加。手术室可能是个使人害怕的地方，尤其是在进行紧急剖宫产的情况下。

（三）麻醉的选择

1. 全身麻醉　全身麻醉（GA）对于孕产妇来说充满困难。因此，它通常只用于需要争分夺秒的第一类剖宫产手术，或者在讨论了所有危险因素后，在产妇的要求下进行。对于孕妇来说，迄今为止最大的风险是气道并发症，因为晚期妊娠会减少孕妇的功能残气量，即正常被动呼气结束时肺部的空气量，可高达 500ml。这意味着如果不自发呼吸，孕妇缺氧的速度会更快，因为她的肺里储备的氧气很少。实际上，这相当于麻醉师有约 30 秒的时间成功插管。虽然这个时间范围在一般成人中通常没有问题，但孕妇容易因体重增加和喉部周围液体滞留，使气管插管更加复杂化。

另一个可能发生的并发症是胃酸吸入综合征（Mendelson 综合征），孕妇更容易因胃排空延迟和腹内及胃内压力增加而加重，当与使用麻醉剂和（或）全身麻醉有关时，情况会进一步加重。然而，这种情况可以通过在插管期间进行环状软骨加压来减少，推荐在全身麻醉剖宫产之前使用。

2. 区域麻醉——脊椎麻醉和硬膜外麻醉　如前所述，剖宫产通常选择硬膜外麻醉或脊椎麻醉而非全身麻醉。通常选择硬膜外麻醉的方法，一旦插管成功很容易"补充"其他作用更强的局部麻醉剂。或者，也可以使用脊椎麻醉，因为这种方法给药快，只需要相对较短的时间，只需要少量的麻醉药。

虽然两种方法都使产妇腰部以下麻木，但在婴儿出生时，她是清醒的，能够看到并抱到自己的婴儿，从而促进早期母婴关系的建立。产妇的伴侣也可能在场支持母亲并分享经验。

对于硬膜外麻醉或脊椎麻醉的全面讨论超出了本章的范围，建议读者查阅其他资源以进一步探讨其技术细节。

3. 在手术室　手术室的性质创造了繁忙的环境，对于一个分娩的妇女来说对比非常明显，因为在此之前她身边可能只有一个助产士。因此，助产士需要告诉产妇和她的伴侣手术时通常有哪些人在场。一般包括一位施行手术的产科医师及其助理，一位麻醉师，巡回护士，洗手护士/助产士，一名或两名手术室护士和两名助产士，一名照顾产妇和她的伴侣，另一名照顾婴儿。如为第一类或第二类剖宫产，还需要新生儿医师/儿科医师。

如果采用区域麻醉，在平躺之前，产妇通常会在手术台上取侧卧位或坐位以便穿刺。孕妇仰卧位时间过长易发生主动脉闭塞，手术台会向侧面倾斜直到胎儿娩出，以尽量降低仰卧低血压综合征的发生风险。当产妇在手术台上时，也可以使用间歇气压加压靴，以降低静脉血栓形成的风险。此外，预防性抗生素（不是复合阿莫西林克拉维酸钾/奥格门汀）通常在皮肤切开前使用，因为与切开后提供预防相比，产妇感染的风险降低得更多，而对婴儿没有观察到任何影响。

4. 在手术室照看婴儿　一旦从母亲的腹部分娩出来，如果不需要复苏措施，那么对于每一例阴道分娩婴儿来说，如果在分娩超过 1 分钟后才夹紧脐带，那是最理想的（NICE，2014）。如果母亲清醒，婴儿情况良好，应立即将婴儿交给母亲；在可能的情况下，应积极进行皮肤接触和鼓励早期母乳喂养。

然而，最重要的是，助产士要考虑到手术室的温度。手术室往往很冷，因此建议采取一些措施来保持婴儿的温度，如擦干，用热毛巾包住婴儿，给婴儿戴上帽子（参见第 43 章）。

早产或患病的婴儿极有可能被收治到新生儿病房接受特殊护理或重症监护。在这种情况下，采集脐动脉血进行 pH 测定用来评估婴儿的健康状况很重要，并指导任何正在进行的婴儿的护理。婴儿父母自然会很着急，应该鼓励他们尽快到 NICU 探望宝宝。但是，如果由于母亲病情严重而无法做到这一点，则应确保新生儿室的工作人员拍摄婴儿照片给母亲看。

虽然目前还没有强有力的证据支持，但人们

对于人类微生物群的作用及剖宫产如何影响这一过程产生了兴趣。微生物群落是由数以万亿计的共生微生物群组成的，它们分布在人体的皮肤、肠道和黏膜表面。它们曾经被认为是无关紧要的，现在却被认为在人类免疫系统中发挥重要的作用。当婴儿通过产道分娩时，母体阴道和粪便中的有益菌如乳酸菌、普雷沃菌和斯奈西亚菌会在产道内繁殖。与此相反，剖宫产出生的婴儿被在医院环境和母体皮肤（主要是葡萄球菌和不同梭状芽孢杆菌）中的细菌定植。这种微生物群"播种"的差异被认为是剖宫产出生的婴儿更容易罹患特定疾病的一个可能原因（Azad et al, 2013）。因此，一些女性可能想要进行阴道菌群接种，将纱布浸泡在生理盐水中，像卫生棉条一样折叠起来，插入母亲的阴道至少 1 小时。手术前取出，置于无菌容器内；一旦婴儿出生，将拭子涂在婴儿的嘴、脸和身体的其他部位。在得到更有力的证据支持之前，助产士在这一过程中的作用可能是微乎其微的。但助产士需要知道这一点，以防母亲想遵循这一程序。

（四）手术后护理

术后立即恢复期间，无论采用何种麻醉方法，均需根据医院指南记录呼吸、脉搏、血压、氧饱和度、意识水平、阴道脱落、创面敷料及（如适用）任何创面引流系统。准确的液体平衡图也很重要，任何静脉治疗输入和输出（如通过尿管）的记录。现在许多医院通过患者自控镇痛（PCA）泵为妇女镇痛，但如果没有，则需要密切监测疼痛水平，并在适当情况下给予镇痛。当产妇的术后情况满意时，麻醉师会准许她出院，由产后病房的医护人员照顾。手术和麻醉的指导器具和详细情况应记录在附注中，并将附注准确地交给收治助产士。

产后病房的观察 产妇术后出血的风险很高，增加了手术中的失血量。子宫可能无法有效收缩，手术后腹腔内意外持续出血是非常严重的并发症。以下的观察和护理程序仅供参考，但它们代表安全和最佳实践：

- 呼吸、心率、血压、镇静和疼痛：麻醉恢复后，每半小时监测一次，持续 2 小时，此后每小时监测一次，直到稳定或满意。在实践中，观察的频率可在 6 小时后减少，但应至少每 4 小时一次直至 48 小时。

- 鞘内（脊髓）使用阿片类药物的产妇应至少每小时监测呼吸、镇静和疼痛评分，海洛因至少观察 12 小时，吗啡至少观察 24 小时。

- 对于使用患者自控镇痛泵或硬膜外阿片类药物的产妇，应在整个治疗期间每小时监测呼吸频率、镇静和疼痛评分，并持续至停用自控镇痛泵后 2 小时。

- 体温：至少每 4 小时监测一次，直至 48 小时。与此同时，助产士应时刻警惕任何可能感染的体征或症状，如呼吸加快、心动过速、发热、呕吐、恶臭的恶露、腹痛和腹胀。

- 静脉输液管道：检查这些产品是否具有专利，是否符合规定——这些输液管通常在产妇进食和饮水后停止使用。

- 出血：检查伤口敷料和卫生垫，每次观察时记录出血量。

- 剖宫产伤口：通常在手术 24 小时后取出伤口敷料。定期评估伤口是否有感染迹象（如疼痛增加、红肿或分泌物）、是否裂开。如果需要，通常在第 5 天左右拆除缝合线或夹子。

- 缓解疼痛：确保医师开了足够的镇痛药，并给产妇服用。最初，如前所述，可以 PCA 泵的形式或肌内注射阿片类药物的形式进行。如果没有禁忌证，通常也会提供非甾体消炎药，因为它们可以减少对阿片类药物的需求。

- 营养摄入：产妇一旦感到饥饿或口渴，就可以吃或喝。偶尔，如果外科医师担心在手术过程中肠道被过度处理，他可能会要求在听到肠道声音之前不要进食。这就避免了发生麻痹性肠梗阻的严重情况。麻痹性肠梗阻是因肠道肌肉麻痹而造成的肠梗阻。

- 导尿管：通常在产妇可以活动时被移除，并进行无导管排尿试验（TWOC），以确保产妇可以排尿并清空膀胱。但是，如果使用了硬膜外注射并"关闭"，应在"关闭"后 12 小时后取出导尿管。

- 血栓预防：剖宫产增加了深静脉血栓形成的风险，因此鼓励所有产妇穿抗栓塞袜、补水、早期活动以及进行主动和被动的腿部运动。如果产妇产前已经在预防性使用低分子肝素和区域麻醉，那么她的下一剂量不应在脊椎麻醉后或硬膜外导管被移除后 4 小时之内使用，导管不应在最近一次注射后 12 小时内被移除（RCOG，2015b）。如果剖宫产是在全身麻醉下进行的，则应在手术后尽快给予低分子肝素，前提条件是没有产后出血的证据。虽然少见，但仍有产妇发生肺栓塞的可能，因此，任何无法解释的呼吸短促和（或）胸痛都需要紧急调查。

- 卫生：对于剖宫产后的妇女，不应低估床浴和上厕所带来的心理益处，至少，所有的产妇都应该有机会在剖宫产后的几个小时内洗脸、刷牙、换上干净衣服。如果可以活动，建议产妇每天淋浴，保持伤口清洁和干燥。

- 体位：由于腹部伤口疼痛，产妇最初可能会觉得很难从躺着的姿势变换到坐或站的姿势，因此，缓慢移动，托起（支持）腹部和镇痛（如果需要的话）都是有益的。产妇可能还需要帮助她找到一个舒适的哺乳体位以母乳喂养她的孩子，建议侧卧位哺乳，或采取橄榄球式哺乳，避免让孩子横躺在她的腹部。

- 出院回家：剖宫产后，如果恢复良好且无发热，产妇可以在 24 小时后提前出院回家（NICE，2011）。然而，大多数产妇倾向于住院 2 ～ 3 天再出院。在可能的情况下，建议她们在家中得到支持。

- 避孕：产妇可以在任何她们觉得适合的时候恢复性生活，她们需要和其他产后妇女一样的避孕建议（参见第 27 章）。

- 驾驶：通常建议至少 6 周不要开车，并在恢复驾驶前咨询保险公司。

- 心理支持：尽管剖宫产不会增加女性患抑郁症或创伤后应激障碍的风险，但每一个病例都需要仔细考虑，助产士必须警惕任何可能出现的迹象和症状。建议助产士和产科医师就手术原因和手术程序进行讨论。

（五）剖宫产术后阴道分娩

随着剖宫产率的上升，妇女的咨询和剖宫产后的管理仍然是一项重要问题。许多妇女在剖宫产后会要求阴道分娩（VBAC），她们可以放心的是，计划的 VBAC 成功率在 72% ～ 75%，如果之前有过阴道分娩经历，成功率会上升到 85% ～ 95%（RCOG，2015c）。与重复剖宫产相比，

VBAC 有好处也有风险，这需要详细解释。

一个成功的 VBAC 带来的并发症是最少的，因此通常推荐采取 VBAC。需要回顾以前剖宫产的适应证和目前妊娠的情况来确定任何可能的禁忌，包括以前的子宫破裂，经典剖宫产的瘢痕和其他绝对禁忌证，如完全性前置胎盘。

由于子宫的完整性被削弱，VBAC 可能有一个较低的（0.5%）发生子宫破裂的风险（Guise et al，2010）。从历史上看，剖宫产次数越多，子宫破裂的风险越高，但是国家儿童健康和人类发展研究所（NICHD）的一项研究已经证明，以前的一次、两次或多次剖宫产之间没有任何区别（Landon et al，2006）。然而，值得注意的是，间隔过短（少于 12 个月）可能会增加这种风险。与子宫破裂相关的临床特征包括以下方面：

- 不正常的胎心监护图 / 胎儿心律异常，尤其是严重的心动过缓。
- 严重的腹痛，通常在两次宫缩间持续存在。
- 急性发作的瘢痕部位压痛。
- 不正常的阴道出血。
- 血尿。
- 正常收缩的子宫突然发生收缩停止。
- 母亲出现休克迹象，如呼吸频率加快、心动过速、低血压和意识丧失。
- 胎先露部升高。
- 母亲子宫形状改变和不能在相同 / 预期的位置听到胎心音。

产妇可以放心，她们经历 VBAC 的不良后果的风险与未生育的女性相似。由于受精卵更倾向于植入无瘢痕组织，重复选择性剖宫产可能会增加下一次妊娠前置胎盘和（或）胎盘植入的风险，在未来的任何腹部 / 盆腔手术中，重复剖宫产导致的盆腔粘连都可能成为问题。

要求采用 VBAC 的妇女通常建议在产科病房住院分娩，以便能够获得持续的胎儿监护、静脉注射通道及立即进行剖宫产和高级新生儿复苏的设备设施。VBAC 的妇女应尽量避免引产或催产，因为与自然的临产相比，引产或催产将使子宫破裂的风险增加 2 ～ 3 倍。如果确实需要引产，则需要一位高年资产科医师的参与，与传统的前列腺素相比，人工破膜术是首选的引产方法。

四、结论

在英国，正常生理分娩的数量是递减的，而剖宫产和器械分娩的数量在上升。尽管这可能与助产士在生理分娩中的正常角色存在分歧，但助产士必须为每一位产妇提供适合的和相关的护理，不论其生产方式如何。助产士需要知道通过一些干预措施可能不需要手术分娩。然而，如果产妇确实需要手术分娩，她们可能比平常更需要助产士的独特技能和理解，以使潜在的过度医疗事件在一定程度上恢复正常。

要点

- 任何手术分娩对产妇和新生儿带来的潜在的发病率和死亡率风险都需要与使用这些方法带来的安全方面的价值相平衡。
- 助产士及其同事提供的护理有几个方面，可以减少干预和催产的需要，如体位、营养和全面的支持。
- 重要的是，助产士必须熟悉与手术分娩有关的证据和程序，以便在产前、产时和产后期为产妇及其伴侣提供最佳护理，从而确保产妇始终感到积极、有能力和得到支持。

（翻译：李　静　审校：张宏玉）

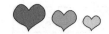

第 *60* 章

引产与过期妊娠

Alison Brodrick

学习目标

通过阅读本章，你将能够：
- 讨论引产的适应证、禁忌证和影响。
- 评估可能需要引产的常见原因 / 妊娠状况。
- 回顾常用引产方法的有效性。
- 评估过期妊娠的处理。

一、引产术

引产术是一个通用术语，用于在自发性分娩发作之前人工诱发分娩。引产的形成过程和使用的方法取决于临床情况。在英国，引产的发生率在过去十年中稳步上升，据报道，2013～2014年为 25%（HSCIS，2015）。尽管目前的指南建议，引产术应该只用于继续妊娠的风险大于干预的情况下（NICE，2008），但多达 50% 的分娩是在没有医学适应证的情况下被诱导的（Stock et al，2012）。与等待自然分娩相比，引产的风险和时机引发了越来越多的争论。

目前，对于引产是否会增加剖宫产的风险存在相当大的争议。与自然分娩的样本组直接比较，诱导分娩组的剖宫产率更高（Jonsson et al，2013；Ehrenthal et al，2010）。然而，当引产被讨论时，另一种选择是期待管理（等待自然分娩发生）。在孕妇群体中，有些妇女不会自然分娩，有些可能会出现问题，需要引产。使用这两组作为比较对象的研究表明，引产组的剖宫产率不受影响或会降低（Stock et al，2012；Gülmezoglu，2012）。

二、评估引产的必要性

决定引产基于对临床情况的评估，应与妇女充分讨论并尊重其意愿。妇女需要充分的信息来了解引产的风险、继续妊娠的风险、引产的方法以及对分娩期护理的影响。引产对胎儿和婴儿的健康有显著的影响，并且与较长时间、较痛苦的分娩和负面的分娩体验有关（Shetty et al，2005）。当然，也存在引产失败的风险，最终需要剖宫产。

引产术的医学适应证主要与分娩延迟时胎儿和（或）产妇窘迫的风险增加有关。引产对母亲和（或）胎儿有益应该有明确的证据。

（一）母亲的适应证

高血压：高血压疾病是引产的主要适应证之一，可能需要及时干预，以避免严重的孕产妇发病率和围生期损害（参见第 54 章）。

糖尿病：患有 1 型或 2 型糖尿病且无其他并发症的妇女，建议在妊娠 37～38^{+6} 周引产，必要时行剖宫产。对于妊娠期糖尿病的妇女，如果未自然临产，建议在 40^{+6} 之前考虑引产（NICE，2015）。

胆汁淤积：对于有胆汁淤积的妇女，如果继续妊娠，密切监测血生化通常可以确定何时需要引产以避免死产的风险。如在 37 周之后引产应与妇女充分讨论（RCOG，2011）。

高龄产妇：不明原因的产前和产时死产随着产妇年龄的增长而增加。建议在 39～40 周提供引产，认为这样会减少死胎的发生率，但是这种处理的长期后果还有待评估（RCOG，2013）。

产妇要求：妇女可能出于社会或情感原因要求引产，例如，配偶被派往国外服役，或与妊娠可能直接相关或不直接相关的焦虑或压力增加。不应常规提供引产，但在特殊情况下，可在 40 周或 40 周后考虑（NICE，2008）。

不良的产科病史：有时进行引产是为了减轻先前不良分娩结局相关的后续妊娠的焦虑和压力，尽管这些焦虑和压力可能与当前妊娠没有临床相关性。

（二）胎儿的适应证

胎儿生长受限：有证据表明子宫胎盘发育不全导致胎儿生活质量下降，常表现为宫内生长受限、胎儿运动异常和（或）多普勒超声检测胎儿脐血流值异常。如果胎儿的生长受到严重限制，剖宫产是首选的选择性分娩方法，因为分娩过程中胎儿有进一步窘迫的风险（NICE，2008）。

巨大儿：许多妇女担心她们的孩子太大，在过去，怀疑巨大儿是一种引产的指征，试图通过引产避免分娩困难，特别是肩难产。然而，对估计胎儿体重进行准确诊断目前仍存在问题，随机对照试验（RCT）显示，与期待管理相比，对那些怀疑是巨大儿孕妇的计划性引产并没有改善母儿结局，剖宫产、阴道助产或自然分娩率没有统计学差异。怀疑巨大儿但不伴有糖尿病不是引产的指征（NICE，2008）。

胎儿死亡：当发生胎儿死亡时，应与父母就引产的时机和方法制订计划。如果胎膜破裂或有感染／出血的迹象，应立即引产（NICE，2008）。这种情况下建议采用国家指南（Draper et al，2015）。

恒河猴同种免疫：恒河猴同种免疫仍然是胎儿贫血的最常见原因。妊娠期间的定期监测将决定何时需要子宫内胎儿输血及引产的最佳时间（Santiago et al，2010）。

胎儿畸形：如果胎儿有致命的异常或可能导致严重障碍的畸形，可以引产终止妊娠。这也可能表明，婴儿将受益于计划的早期手术。

（三）禁忌证

引产的绝对禁忌证与阴道分娩相同，包括：

- 前置胎盘：当胎盘部分或完全覆盖宫颈内口时，可能发生大出血。
- 斜位或横位：这些体位有脐带脱垂的危险。
- 臀位：目前的指南规定，对于仔细筛选的臀位可考虑引产（RCOG，2006）。然而在英国，对臀位引产普遍持谨慎态度，一般不建议引产；但可用于产程中加强宫缩。在一些欧洲国家，引产可能更容易被接受。
- 严重的胎儿窘迫：在这种情况下，胎儿不太可能承受分娩的压力，需要剖宫产。

（四）特殊情况下的引产

既往剖宫产：古典式剖宫产（如子宫中线纵向切口）或既往剖宫产时子宫切口有撕裂／延伸禁忌引产。除非有其他的医疗／产科并发症，以前有过一次子宫下段横切口剖宫产的妇女应充分了解期待管理的风险与好处并与引产进行比较，获得支持。对于两次或两次以上剖宫产的妇女，由于存在子宫破裂的风险，一般不建议引产。

过快的分娩史（急产）：妇女会认为过快的分娩非常可怕，然而，没有证据表明引产是有益的，它实际上可能会招致不必要的风险（NICE，2008）（参见第 61 章）。在可能的情况下，应该讨论其他解决妇女恐惧的方法，包括在适当的情况下提供家庭分娩的计划。

巨大儿：在没有糖尿病和其他并发症的情况下，引产预防妊娠延长并没有益处（NICE，2014a）。

母亲要求：在许多情况下，妇女可能要求引产。通常情况下，女性在生理或心理上感到困难，并将引产作为结束妊娠的一种方式。有些妇女可能根据个人情况提出要求，例如，是否有伴侣或家庭提供支持和帮助。妇女需要适当的信息来了解引产的过程及其危害。引产只能用于医疗需要。然而，这类要求是按个别情况处理的，可能会注明 40 周或以上的引产授权书（NICE，2008）。如果阴道分娩不安全，不应考虑引产。

（五）引产的方法

引产的时间通常在接近自然临产的时候最易成功。但如前所述，在某些情况下，有必要在足月前进行干预，以降低胎儿和（或）母亲窘迫的风险。引产方法和首选药物受宫颈、胎膜状态、产次和医师偏好的影响。当考虑引产时，重要的是要完成宫颈的评估，以决定引产的时间和方法。引产成功与否以及随后的产程长短主要取决于引产时子宫颈的条件。

（六）宫颈评估

使用 Bishop 评分进行宫颈评估，这种方法自从 1964 年开始在临床应用。宫颈评分基于对 5 方面的评估得出的分值（表 60.1）。

- 宫颈扩张。
- 宫颈容受。
- 宫颈管长度。
- 宫颈位置。
- 先露位置。

当 Bishop 评分总分大于 8 分时，子宫颈被认为是成熟的或有利的，更有可能对引产做出积极的反应（NICE，2008）。如果子宫颈的条件不利，则引产失败的概率更高。

（七）剥离胎膜

在进行宫颈评分和正式引产前，所有妇女应进行人工剥膜术。清扫或剥离子宫下段的胎膜需要医师进行阴道检查，然后将手指放在宫颈内，做一个圆形的清扫动作，将胎膜从宫颈中分离出来。这种方法的理论依据是，局部分泌的前列腺素会增加（Mitchell et al，1977）。

一项 Cochrane 系统综述结果证实，剥离胎膜可以增加自发分娩和减少引产（Boulvain et al，2005），且不会增加产妇和新生儿感染或胎膜早破。但另一项研究（Boulvain et al，1998）报道操作期间和操作后孕妇都有不适感，在干预后的 24 小

时内，阴道出血和有痛性的宫缩均不能诱发分娩。值得注意的是，剥离胎膜的试验规模较小，还需要进行更多的研究，包括重复剥膜的好处，但没有得到充分的评价。剥膜的过程对女性来说可能非常不舒服，在此之前必须得到充分的解释和同意。

（八）药物方法引产

1. 前列腺素类　在英国，引产首选阴道前列腺素 E_2（PGE_2），除非有临床原因不能使用。PGE_2 有凝胶、片剂、缓释栓剂 3 种剂型，所有制剂具有相似的功效。PGE_2 用于促宫颈成熟，这是引产的第一步，除非目的是终止妊娠，否则不应尝试。本品应置于阴道后穹窿，避免进入宫颈管，以免引起过度刺激（彩图 93）。

阴道 PGE_2 能改善宫颈状况和减少缩宫素的使用。推荐的用法（NICE，2008）如下：

- 一个周期阴道 PGE_2 片剂或凝胶：首次 1 片（支），如未临产，6 小时后给予第二片（支），最多 2 片（支）。
- 一个周期缓释 PGE_2 栓剂：1 枚，超过 24 小时。

PGE_2 的禁忌证见表 60.2。

放入前列腺素前，必须先进行腹部检查确认胎先露、胎位和胎儿的状况，并进行胎心监护以确认胎儿状况良好。放置完毕，孕妇应平卧至少 30 分钟并继续监护胎心，便于评估胎儿的反应。之后，孕妇可以正常活动。一旦规律宫缩开始，应继续行胎心监护。

前列腺素引产的主要并发症是子宫过度刺激，伴或不伴胎心异常（Enkin et al，2000），因此，禁用于部分妇女（表 60.2）。在宫颈成熟期，医源性子宫过度刺激和胎儿心率异常可导致急诊剖宫产及其相关的并发症。引产后宫颈未产生任何显

表 60.1　Bishop 评分系统（修改版）

功能评估	分数			
	0	1	2	3
宫颈扩张（cm）	<1	$1\sim2$	$2\sim4$	>4
宫颈的容受性	硬	中	软	—
宫颈长度（cm）	4	$2\sim4$	$1\sim2$	<1
子宫颈的位置	后	中	前	—
（胎先露）相对于坐骨棘的位置	-3	-2	$-1/0$	$+1/+2$

表 60-2 阴道 PGE$_2$ 应用的禁忌证

胎儿	孕妇	母体
严重的 IUGR	前置胎盘	前次子宫切开、古典式剖宫产、宫颈撕裂
多普勒脐血流缺失或反向	前置血管	子宫肌瘤手术或其他子宫全层切开
不正常的胎心宫缩图	未诊断的孕期阴道出血	骨盆结构异常
胎头未衔接	先前使用过宫颈扩张球囊或阴道凝胶	心脏、肺部、肾脏或肝脏疾病活动期
头盆不称	引产的其他禁忌证	生殖器疱疹活动期
横产式		侵蚀性宫颈癌
斜产式		未治疗的严重高血压
		前列腺素过敏

著变化也可能导致剖宫产分娩。其他不太常见的影响包括：

- 母体胃肠道副作用。
- 受大脑体温调节中心的影响导致的母体发热。
- 子宫内感染。

2. 缩宫素 人工缩宫素通常以辛托西农（Syntocinon）的形式，经生理盐水稀释后通过静脉注射来增加或诱导分娩，在宫颈成熟后和胎膜破裂的情况下使用。

通常使用输液泵来控制滴速并逐渐缓慢增加滴速直到有规律的宫缩出现，以避免子宫过度刺激或子宫收缩过强（张力过高），这可能导致胎盘循环受阻而引起胎儿缺氧。过度刺激也会导致子宫破裂（参见第 63 章），而不当使用缩宫素的后果在最近的 MBRRACE 报告（Knight et al，2014）中得到了强调。缩宫素的半衰期很短，如果出现过度刺激，只要停止注射即可，个别情况也可能需要使用宫缩抑制剂（NICE，2008）。

人工缩宫素的使用需要持续的胎儿监护和密切的观察；如果怀疑有胎儿窘迫，需停止缩宫素输注。根据对胎儿健康状况的评估，输注可以重新开始，通常使用半剂量。如果需要剖宫产，必须停止注射。

缩宫素的抗利尿作用可导致水潴留和低钠血症，并伴有严重的产妇后遗症，尽管这种情况很罕见，但通过严格的液体管理和最小的输注量是可以预防的。因此，必须保持对液体平衡的仔细评估，并将其记录在产程图和分娩记录上。

3. 米非司酮 在英国，米非司酮仅在胎儿死亡时使用，在使用前列腺素 E$_1$- 米索前列醇（PGE$_1$）之前用作启动剂，经阴道给药。PGE$_1$ 会导致非常强烈的宫缩，与使用 PGE$_2$ 相比，分娩可能会更快。它也与过度刺激密切相关，因此，它只在不用考虑胎儿健康的情况下使用。

4. 机械方法引产

（1）人工破膜：应仅在宫颈已经成熟或 PGE$_2$ 有禁忌证时才考虑（表 60.2）。

在与引产妇女讨论并征得其同意后，医师必须首先进行腹部触诊以确保胎儿是头位并已入盆。之后阴道检查进行宫颈评分和检查胎膜。采用特殊设计的塑料羊膜钩（EMS Medical Group）将前羊水穿破。不太常用的是手术用钢钳或胎儿头皮电极。如果胎头位置高，则脐带脱垂的风险增加。在这种情况下，可能需要另一只手臂来帮助控制，这通常是在手术室进行的，在进行破膜时由助手在腹部固定胎头。

人工破膜后应开始持续胎心监测，以确保胎儿健康。如果胎心宫缩图是可靠的，通常建议孕妇活动。对于一些女性，尤其是多胞胎女性，这种手术足以刺激分娩。如果宫缩不发生，则开始注射缩宫素。人工破膜术的潜在危险包括：

- 宫内感染率上升，包括母婴垂直传播 HIV 感染。
- 早期胎儿心率减慢。
- 脐带脱垂。
- 子宫颈出血，胎膜血管或胎盘部位出血。

（2）宫颈扩张球囊：宫颈球囊可以通过对子

宫颈施加压力来诱导分娩,它可以是单气囊或双气囊导管。通常认为双气囊导管是更有益的,因为它对宫颈内口和外口均施加压力。一些研究表明宫颈扩张球囊和阴道前列腺素相比较,阴道分娩率增加(Cromi et al, 2012)。然而,其他研究表明,其阴道分娩率没有差别,只是过度刺激的风险有所下降(Du et al, 2015)。尽管 NICE(2008)并不推荐这种有效的方法,但英国的一些产科在为有剖宫产病史的女性进行引产时,还是倾向于使用这种方法,因为子宫过度刺激和子宫破裂的风险会更低。

5. 其他引产方法 自然的宫颈成熟和引产方法可使妇女更好地控制引产过程,这两种方法价格低廉,而且被认为不那么具有医疗价值。有证据表明,刺激乳房/乳头,导致缩宫素产生,可以刺激子宫收缩,这种方法有诱导分娩的作用(Kavanagh et al, 2005)。同样,性交可能会刺激子宫收缩,而精液(据说含有前列腺素浓缩物)的添加可能也有一定的作用(Kavanagh et al, 2001)。然而,还需要进一步有力的研究来证明其有效性。

关于针刺诱导宫颈成熟和缩宫素释放的研究已经取得了一些成功(Smith et al, 2008),但还需要进一步的研究。也有证据表明反射区疗法在刺激分娩方面具有治疗价值(Tiran, 2009)。此外,某些精油所含的成分会增加子宫收缩,通过按摩,它们可以减少妇女焦虑和平衡缩宫素水平(Evans, 2009)。指压按摩疗法和芳香疗法已在一些产科单独使用,以增加自然分娩的妇女数量,并取得了一定成功(Ingram et al, 2005;Tillett & Ames, 2010)。

尽管研究还不能证明使用一种辅助疗法在引产方面的效果,但提供一系列辅助疗法可能会有好处。因此,英国的一些产科设立了一个"过期妊娠诊所",包括芳香疗法、反射区域疗法和剥离胎膜。这种类型的诊所只适合健康、低风险的过期妊娠女性。当地官方数据显示这些疗法有一些积极的效果,包括减少过期妊娠引产率(Weston et al, 2013),但需要更大样本的数据支持。在建议或支持妇女使用这些辅助疗法时,助产士需要记住它们的局限性和保持自身的责任感(参见第18章)。

6. 引产地点和时间 由于产妇满意度的提高(Dodd et al, 2006)和住院时间的缩短(NICE, 2008),建议在住院患者中实施计划的人工引产术。最近,在发达国家出现了一种趋势,即在门诊中为没有合并症的低危孕妇提供简单的人工引产方法。国家指南支持门诊引产,前提是有安全的支持程序和持续的结果审核(NICE, 2008)。越来越多的证据表明,这项服务为女性带来了很大的满足感(Reid et al, 2011;O'S Brien et al, 2013)且不影响安全。Oster 等(2011)报道称接受门诊宫颈刺激并返回家中的妇女更容易放松,对分娩也有更好的准备。

7. 引产过程中的护理 实施引产前,必须仔细地与产妇及其伴侣讨论引产的原因和后续的计划,还包括对风险和收益的讨论,以及引产可能持续的时间。同样重要的是,产妇必须了解,引产可能比自然分娩更痛苦。然而,助产士不应该认为仅仅因为宫缩是被诱导的产妇就必须使用药物镇痛。每一名产妇都应被视为具有与自然分娩产妇同样的非药物镇痛和活动机会的个人(参见第38章)。同样重要的是,助产士要支持那些对自己的生育能力有信心的产妇。

引产过程包括以下步骤:
- 了解病史,包括评估胎动的情况。
- 评估和记录母亲的体温、脉搏、血压和呼吸。
- 腹部触诊确定胎产势、胎先露和位置,以及进行胎儿生长评估。
- 通过 20 分钟的胎心监护评估胎儿健康状况。
- 知情同意后,阴道检查评估宫颈成熟度。
- 如果需要,给予前列腺素制剂,建议产妇平躺 30～60 分钟帮助吸收。在此期间,通常会继续进行胎心监护。之后,产妇可以自由活动,并应报告何时开始宫缩。

当宫缩开始时,应通过持续的胎儿电子监护来评估胎儿的健康状况。一旦 CTG 被确认为正常,根据引产的原因可以间歇听诊(参见 NICE, 2014b 分娩期护理:分娩期间健康妇女及其婴儿的护理指南)。

如经阴道给予 PGE_2 后胎心率异常,建议参照分娩期护理指南(NICE, 2014b)中的胎儿窘迫处理。

阴道 PGE_2 片剂或凝胶置入 6 小时后复查 Bishop 评分，或置入阴道 PGE_2 缓释栓剂 24 小时后复查 Bishop 评分，以监测产程的进展。

如果产妇在置入阴道 PGE_2 片剂或凝胶后返回家中，应要求她在下列情况下与产科医师 / 助产士联系：①开始宫缩时；② 6 小时后仍然没有宫缩。

一旦确定进入产程活跃期，应按照分娩期护理的要求对孕产妇和胎儿进行监测（NICE，2014b）。

如果没有临产，可以提供更多的前列腺素；如果子宫颈已经成熟，可行人工破膜，这通常在产房进行，必要时还会增加输注缩宫素。

重要的是助产士要意识到一些产妇在这个时候可能会感到害怕和焦虑，助产士应该确保产妇及其伴侣知道如何与助产士联系；助产士应强调她们能得到情感和实际的支持 [NICE，2014b；Care Quality Commission（CQC），2015]。

三、国际视野

在美国和澳大利亚等高收入国家，引产很常见，与英国的比率相当。但在整个欧洲则有更多的变化。根据《欧洲围生期健康报告》（European Perinbirth Health Report，Euro-peristat，2013），2010 年立陶宛的婴儿引产率为 6.8%，布鲁塞尔、马耳他和北爱尔兰的引产率超过 27%。并且，各国对引产的定义也存在差异，在一些国家引产包括人工破膜在内，而其他国家只把使用宫颈成熟剂和缩宫素定义为引产。

在发展中国家，有权使用引产术对实现千年发展目标具有重要作用（参见第 1 章）。非洲围生期死亡率最高，每 1000 个活产婴儿中有 56 人死亡，引产率最低，为 4.4%（Vogel，2013）。据 2004 年和 2005 年世界卫生组织《孕产妇和新生儿健康全球调查》的二次分析显示：在非洲，引产和非引产妇女的围生期死亡率差异非常明显，为 31.7/1000 vs 87.7/1000（Bukola et al，2012）。在许多低收入国家，由于药物供应、卫生保健人员的可及性、胎儿监测设施和获得安全剖宫产方面的挑战，做出引产的决定更加复杂（Vogel et

al，2013）。

有趣的是，这场辩论并不仅仅局限于发展中国家；在一些高收入国家，在比较公立医疗保健和私人保健服务的可及性方面，引产率和新生儿 / 产妇结局的差异也很明显，公立医院的不良围生期结局更高（Robson et al，2009）。

四、过期妊娠

过期妊娠、足月后妊娠和后期妊娠这三个术语通常可以互换使用，意指妊娠持续超过被认为是正常的持续时间。过期妊娠被广泛接受的定义是妊娠期超过 42 周或超过 294 天 [International Federation of Gynaelology and Obstetrics（FIGO），1980]。术语"过成熟"指的是新生儿和一系列临床特征，这些特征在妊娠已经病态变长时表现出来。这种情况不仅限于长时间妊娠，也可以在 39 ～ 40 周出生的新生儿中出现。在发达国家，引产程序通常在孕 41 ～ 42 周后开始，以预防与过期妊娠有关的风险。

据报道，过期妊娠（超过 42 周）的发生率在 5% ～ 10%（Olesen et al，2003）。最常见的原因是月经不准确。与单用末次月经期（LMP）计算或根据 14 天、10 天或 7 天的调整的"规则"相比，单用超声波扫描测定日期更能准确地预测出生日期（Mongelli et al，1996）。随着超声更准确地评估胎龄，并结合后期妊娠的引产政策，过期妊娠的发生率正在下降，一些国家报告的预测值低至 0.4%（Simpson et al，2011）。目前的指南建议早期超声扫描评估胎龄，以确保方法的一致性，并减少预期的引产分娩的数量（NICE，2008）。有过一次过期妊娠的妇女，有 20% 的风险再次发生过期妊娠；如果是不同的伴侣，这个比例将下降到 15%（Simpson et al，2011）。过期妊娠被认为与初产和母体肥胖有关。众所周知，胎儿在分娩中起着重要作用，任何激素失衡都会导致过期妊娠（参见第 35 章）。影响胎儿中枢神经系统或内分泌系统的主要异常，如无脑儿和肾上腺发育不全，也与过期妊娠有关，男性胎儿被认为有更高的过期妊娠发生率。

（一）过期妊娠的风险

1. **胎儿** 流行病学研究表明，妊娠超过 40 周围生期风险将增加（Gulmezoglu et al，2006）。在对先天性异常进行调整后，41 周引产分娩的围生儿死亡率低于预期管理；当然，总体风险仍然很小，在 2/1000 ～ 3/1000（NICE，2008）。

研究表明，胎盘功能在 40 周后逐渐退化，慢性进行性子宫胎盘供血不足的风险增加（Battaglia et al，1995）。在过期妊娠中，子宫胎盘供血不足是胎儿风险增加的一个原因，因为它与胎儿生长受限、羊水过少、胎粪排出、窒息及最终的死产有关。然而，有些胎盘功能可正常。因此，在没有子宫胎盘供血不足的情况下，胎儿仍在继续生长，尽管在妊娠 38 周后其生长速度有所下降（Boyd et al，1988）。在这一群体中，42 周出生的婴儿体重超过 4000g 的可能性是 41 周之前出生婴儿的 3 ～ 7 倍（Fabre et al，1998）。巨大儿增加了难产、肩难产、臂丛神经损伤和锁骨骨折的风险。

其他围生期风险包括：
- 胎粪吸入综合征。
- 新生儿窒息。
- 入住新生儿重症监护室（NNU）。

2. 母亲　母亲的主要危险是产程延长和手术分娩，这在引产和自然分娩中都很常见。其他风险还包括产后出血、生殖道损伤、绒毛膜羊膜炎。

3. 过度成熟综合征　Gibb（1985）首次描述了过度成熟婴儿的特征。这些婴儿很警觉，看起来很成熟，但他们的软组织量减少，尤其是皮下脂肪；他们的体长相对于体重增加了；四肢皮肤可能松散并经常干燥和脱皮。他们通常有丰富的头皮毛发，但缺乏胎脂和胎毛。指（趾）甲很长。指甲和脐带可能被子宫内排出的胎粪染色。

过度成熟综合征也与羊水过少有关（Clement et al，1987），其特征与生长受限婴儿相似。Knox Ritchie（1992）将该综合征描述为一种慢性胎儿营养不良的表现，与过期妊娠无关。只有 10% 的过期妊娠会合并这种综合征（Resnik，1994）。

（二）过期妊娠的管理

在大多数发达国家，相关的管理从预产期后开始，目的是防止过期妊娠；通常于 40 周开始剥离胎膜，NICE（2008）认为这是预防的一个组成部分。然后在 41 ～ 42 周安排选择性引产。然而，重要的是，同意选择性引产涉及适当的信息交流和助产士和妇女之间的讨论，包括风险、益处和引产的替代方案。在一项研究中，多达 48% 的女性希望获得更多关于引产的信息（Singh et al，2000）。

经过充分的讨论，一些妇女可能决定等待自然分娩（期待管理）。对于这些妇女来说，了解胎儿活动的意义并报告任何变化是很重要的。此外，提醒女性报告阴道流出液或感觉不适也是一种更为谨慎的做法。超声对最大羊水池深度的估计被认为是有用的，NICE（2008）也建议每周两次胎心监护，尽管这在确定胎儿健康方面的准确性有限，并有假阴性的倾向（Pattison et al，1999）。与决定期待管理的女性保持积极的联系是很重要的。妇女需要确保，如果有任何细微的变化，她们可以寻求建议，并确信她们的助产士将是她们明智选择的倡导者。

女性及其伴侣在面对引产时可能会经历一系列的情绪变化，但让女性及其伴侣参与决策可能会增加他们对所发生事情的控制力。接下来可以制订个人护理计划，并记录在妇女的病历中。对于选择期待管理的正常、健康的妇女来说，通常在 42 周时由产科医师担任主要角色，需要就选择合适的分娩地点进行进一步的知情讨论。

（三）经济分析

Gülmezoglu 等（2006）的研究结论是 41 周后常规引产可降低正常出生婴儿围生儿死亡和胎粪吸入综合征的风险。一项关于引产与期待管理成本效益分析的研究表明，从 41 周开始提供引产是最具成本效益和有利的策略（NICE，2008），超过任何相关成本 / 风险。在发达国家，在 41 ～ 42 周提供选择性引产目前已成常态。也有证据表明，当妊娠时间延长时，妇女更喜欢引产而不是期待治疗（Roberts et al，1991；Westfall et al，2004）。Redshaw 等（2007）发现，尽管 30% 的女性认为她们在分娩过程中没有发言权，但她们认为这对她们自己和婴儿的健康和幸福是必要的。这种预防过期妊娠的选择性引产的正常化可能解释了为什么有些妇女对此持积极态度。

五、结论

重要的是，助产士应具有丰富的知识和技能，在为妇女及其家庭准备引产时提供平衡的和基于证据的信息，并确保有足够的时间提问和讨论。许多妇女在心理上已经为正常分娩做好了准备，她们需要敏感的照顾，通过经验来支持她们，并让她们感到自己的意见和愿望得到尊重。这可以得到妇女、助产士和多学科团队其他成员的协助，共同设计和商定一项个性化、文化敏感且适合妇女及其家庭需要的护理计划。

要点

- 准确的妊娠日期对于避免不必要的引产和随之而来的母亲及婴儿的风险至关重要。
- 妇女需要有关引产的适当信息和支持，必须参与决策。
- 期待管理和引产都是管理足月后妊娠的有效方法。
- 妊娠40周以后，所有产妇都应该接受胎膜剥离。
- 药理学引产的方法需要仔细的管理，以确保胎儿和母亲的健康。
- 在分娩期间，产妇需要感受到支持，保持一定的活动，并得到应对疼痛策略的支持。

（翻译：李　静　审校：张宏玉）

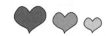

第61章

分娩的节律

Sarah Church, Tracey Barnfather

一、引言

本章节将探讨子宫收缩的不同类型。包括预防、诊断、管理及相关的问题。为了更好地理解本章节内容，希望读者能够了解有关分娩的生理的和病理的相关知识，以及助产士如何积极主动地支持正常分娩中的妇女。

正常分娩中，子宫收缩持续时间越来越长，宫缩的频率逐渐增加。在第一产程，宫颈逐渐展平，宫口扩张，在第二产程，子宫收缩帮助娩出胎儿，并娩出胎盘和胎膜，在第三产程，子宫良好的收缩可控制产后出血。

子宫收缩的节律的变化可以发生在产程的任何时期，通常会和一个不正常的子宫收缩有关，导致产程的减慢，或者是过快。助产士应当具有敏锐的观察能力和评估能力，及时地发现和诊断子宫的收缩节律可能出现的各种变化，这是非常重要的。然而，目前还没有一个准确的可以预测

产程进展的方法（宫口扩张和下降）。目前没有一个准确的公式，可以根据收缩的节律预测到产程的进展。况且，子宫收缩的强弱，对于具体每个分娩的个体而言，意义并不确切。换言之，子宫收缩的强弱和分娩的结果之间并没有必然的联系。在帮助妇女分娩的过程中，要重视产前教育的价值。同时，也要接受和正确地认知所谓不完美的分娩。对于产程的活跃期和不活跃期的诊断区分是非常重要的，因为这将直接关系到产程是否正常的诊断和是否需要采取措施（行动线），因为异常的子宫收缩可以是无效的，或者是过强的，所以经常会用一个产程图工具来评估产程的进展。

关于产程图

产程图是一个观察工具，用来帮助评估产程的进展情况，包括产妇和胎儿的健康状况（参见第36章）。

从历史上看，产程进展是通过沿着规定的时间尺度的线性进展来衡量的，即在以时间为横坐标（以小时为单位），以宫口开大为纵坐标（以厘米为单位）所绘制的宫颈扩张线形图。后来加入了胎头的下降曲线，反映宫口扩张与先露下降的关系（Fridman，1955）。多年来，人们对产程图进行了一些改进，引进了警示线和行动线（图61.1）。一旦确定产程进入活跃期，宫口扩张的正常速度应当为至少4小时内扩张2cm（NICE，2014）。某些国家，比如德国和巴西，并不常规使用产程图。有研究表明，使用行动线的做法增加了干预措施的使用率。与之相反的结果是，世界

卫生组织在印度引进产程图，结果发现对于改善母亲和胎儿的情况有明显的促进作用。显然，产程图只是一个工具。关于产程进展的评估，应当根据宫口的扩张和容受性，并且，评估胎头的下降是否正常，以及产妇的精神状况是否良好，观察产妇的行为，或者看到紫色的线（宫口接近开全时，在产妇臀裂处逐渐升高的紫色血管线，第一次由 Hobbs 在 1998 年所描述），都能够帮助我们评估产程的进展（Shepherd et al，2010）。McDonald（2010）认为在低危产妇不需要常规应用产程图，他强调说，听从产妇的心声是非常重要的。这些观点表明产程图可以成为一个有用的助手，也可以成为阻碍者。它的价值受到了质疑。一项系统评价的研究报告结果表明（Lavender et al，2012），不支持常规应用产程图。报告指出，要把这一个应用了 70 多年的医学实践从临床中去除，这是富有挑战性的。目前来说，是否应用产程图应根据当地医院的决定。

二、产程延长

最重要的问题是，对于产程延长的诊断是根据活跃期的时间长度来判断的（活跃期才算是临产，译者注）。这决定于产程是从什么时间开始的（什么时候临产）。准确地回顾此次分娩过程是非常重要的。因为，如果这个产妇在潜伏期就被送进了产房，就会阻止这个产妇按照自己正常的分娩节律进展，增加干预的概率，并导致过多的医源性损伤。

产程延长是指临床上分娩的时间超过了预期的时间限制。这通常是由于子宫的收缩节律发生了改变，影响了正常的产程进展。当活跃期的产程超过了行动线时，即诊断为产程延长。NICE 在 2014 年重新修订的围生期指南中。尽管对产程延

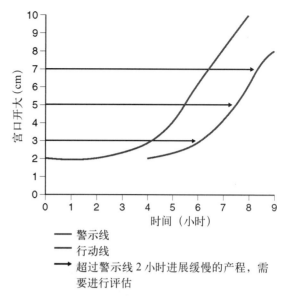

图 61-1　正常产程进展示意图

引自 Studd J：Parto-grams and normo-grams of cervical dilatation in management of primigravid labour，Br Med J 4（5890）：451-455，1973，with per-mission from BMJ Publishing Group Ltd.

长的管理原则没有改变，但是他们强调，对于产妇本身及其精神状态应该给予特别的关注。同时要评估子宫的收缩，宫颈的容受性和宫颈的扩张，胎头下降和旋转，以及胎头的位置变化。

产妇疲劳可以直接影响到子宫收缩的有效性，富有同理心的关爱、给予营养支持，是预防此类事情发生的关键。初产妇出现产程延长的较多，因为第一次分娩胎儿通过产道时要发生很多的改变。经产妇通常会更容易些。另外，如果第一次分娩是正常的，产妇就会有更多的有益的经验和更自信，相信自己的能力。

作为助产士应该有充分的技巧、技能来评估产妇的生理状态和精神心理状况，然而，助产士必须同时注意文化差异的影响。例如，在巴基斯坦的一项研究表明，根据她们的信仰，产程延长了，如果这是阿拉的愿望，他们接受这一个事实，产妇认为这种延长是正常的。显然，如果医务人员坚持要给予干涉，认为这些措施能够改善母体和胎儿的情况，就会引起冲突。在巴勒斯坦，初次分娩的产妇被认为是高度危险的，不管她的医疗和社会的背景如何。当她们移民到英国后，通过接受产前的教育和指引，对这些产妇对分娩的认知和分娩的经历，能够产生积极的影响（认识到分娩的正常性）。

（一）产程延长的原因

产程延长的原因包括以下方面：

- 宫缩乏力。
- 头盆不称。
- 枕后位。
- 倾斜不均。
- 胎先露异常。
- 巨大儿。
- 宫颈坚韧，难产史，手术产史。
- 产妇肥胖。
- 分娩的场所及环境对产妇精神状态的影响。
- 被强奸的受害者认知经历的影响，能够导致产程延长（Nerum et al，2009）。

恰当的助产服务，对于早期的认知发现潜在的问题是至关重要的，如果没有及时发现，这些问题会对母亲和胎儿健康造成潜在的危险。助产服务应该关注到以下几个方面：

- 防止产妇脱水，防止酮症和过度疲劳（Hall Moran and Dykes，2006）。
- 及时排空膀胱和（或）直肠，膀胱和（或）直肠充盈可通过延迟下降来阻碍产程进展，并对母体结构造成潜在损害。
- 产妇的姿势可以最大限度地增加重力作用，增加产妇的舒适度，可以对子宫活动和胎儿健康产生积极的影响（Gizzo et al，2014）。

（二）对母亲潜在的危险

对母亲潜在的危险包括以下几种。

- 子宫内感染的风险。
- 梗阻性难产。
- 子宫破裂。
- 增加手术分娩风险、麻醉及产后出血的风险。
- 造成产妇心理的创伤。感觉对分娩过程失去控制力的，不断增多的干预措施导致不断增加的恐惧。
- 初产妇增加 7 倍肛肠肌脱出的风险，盆底肌肉与耻骨或骨盆侧壁上撕裂导致尿失禁（Gartland et al，2012）。

不管分娩的结果如何，如果产程发生了延长，最重要的是要让产妇理解和感觉到，她们可以参与到决定的过程中。这可能会对产妇的终身健康造成影响。

（三）对胎儿的影响

产程的延长会导致胎儿酸中毒，子宫内缺氧和感染（参见第 46 章和第 48 章）。其他风险包括手术助产导致的风险，母亲负面的分娩经历会影响到母子的关系建立及母亲角色的转换。

（四）助产管理原则

通过认真细致谨慎敏锐的观察，助产士应该对产程的延长保持敏感性，从而能够给予产妇持续性的关怀及支持。以下是特别重要的关键点。

仔细地评估产妇的生理和心理状况。在整个产程中，当发现任何异常时，及时报告、转诊给产科医师，并做好记录（NMC，2012）。

如果应用缩宫素引产，应当使用持续性胎心监护（NICE，2014）。然而，如果只是进行了人工破膜，就可以应用间断性的听诊，能够保证产妇可以自由活动。

连续性的一对一的支持对于产妇及其家人是非常重要的，能够提供高质量的护理（NICE，2015）；能够保证及时评估产程的进展，提供良好的环境设施，及时告知产妇及家人并征得知情同意。

助产士应该对产妇及其家人给予持续性的关爱和照顾。关心他们的精神需求，保持同理心和关爱的态度。

提供适当的和正确的减轻疼痛的方法，应当和产妇及她的家人共同讨论。这是助产士一个重要的角色任务。非药物的镇痛方法配合适应的策略，包括呼吸和放松。应当鼓励产妇并协助她们采用应用不同的体位，必要时应用水来减轻疼痛（Harper，2014）。

防止母亲疲劳，鼓励产妇进食和饮水。防止产妇处于饥饿状态（Singata et al，2013）。避免预先应用医疗措施来处理实际上并不存在的难产。

提供精神支持能够减轻母亲的焦虑。高度的焦虑会干扰子宫收缩的状态，助产士应该成为产妇的支持者，并与其他多学科专家团队成员共同合作（NMC，2015b）。

（五）积极的（激进的）分娩管理原则

以下一系列措施被认为是主动的分娩管理（积极的管理，激进的措施，AML）。它由 O'Driscoll (1968)提出。作为促进连续的有效的宫缩的措施，AML 包括以下主要内容：一对一的持续性支持；对产程、临产的严格定义；早期人工破膜；每2小时阴道检查一次；如果单胎足月初产妇出现了产程延长，应用缩宫素加强宫缩。其目的是缩短产程，降低剖宫率。尽管有一些研究试图评价上述措施的有效性，但研究证据并没有显示剖宫产率降低。因此，NICE 围生期护理指南（2014）不提倡常规地使用上述所谓主动性分娩管理措施，而是建议提供更多的更具体的评估方法，来帮助决定是否需要应用干预措施，包括人工破膜和应用缩宫素。

1. 人工破膜 人工破膜是指使用人工方法刺破胎膜的行为。尽管人工破膜被认为是能够加速产程的一种常见的措施，但必须认识到，人工破膜不是自然生理过程的必需部分。在最近的一个包含15项研究5583名产妇的系统评价中，史密斯发现，应用人工破膜没有缩短第一产程的时间，并且有增加剖宫率的可能。这对人工破膜能够加速产程提出了质疑。从这个方面来看，人工破膜增加子宫收缩的有效性并不明确。因此，NICE 提出，在正常分娩中，当产程进展正常时，不应当进行常规的人工破膜。有证据表明，当进入活跃期的产妇发生了产程延长，并且胎膜完整时，进行人工破膜并在2小时后给予阴道检查是恰当的处理（NICE，2014）。

尽管史密斯研究中没有提到人工破膜是否会增加产妇的疼痛。NICE 指南指出，产妇经常被告知，如果进行了人工破膜，产程会缩短1小时，宫缩会变得更强和更痛。助产士应该和产妇讨论这个问题，从而使产妇能够正确地做出有选择的决定，对自己的分娩保持控制力。反之，疼痛程度的增加会使产妇难以适应，导致产妇失败的感觉，不满意的分娩经历和自我信念的降低。对是否真正临产的准确判断和正确地实施人工破膜，必须给予特别的关注和准确记录。

在某些情况下，需要评估胎儿状态是否良好时，可能需要进行人工破膜来评估羊水的颜色。可通过放置内置性探头进行持续性胎儿监护，来评估胎儿情况。如果胎儿情况良好，保持胎膜的完整性是非常重要的。完整的胎膜会使胎头受到持续的水囊的保护，减少感染和缺氧的危险。

2. 应用缩宫素加强宫缩 当产程延长时，应用人工合成的缩宫素加强子宫收缩已运用了很多年。在做出应用缩宫素的决定之前，必须对分娩进行完整的评估，并进行详细的记录。记录内容包括评估宫颈扩张，胎头下降、旋转和胎方位的改变。此外，子宫收缩的时间、间隔时间和频率都应该加以评估。

一项对8项研究、涉及1338名低风险产妇的系统评价中指出，对产程延长的产妇，分别给予缩宫素、不用缩宫素和延迟给予缩宫素三种处理方法，结果发现，尽管应用缩宫素可以缩短产程2小时，但各组在剖宫产率上没有差别。如果需要应用缩宫素加强宫缩，谨慎的助产照顾是非常重要的。足月健康的胎儿能够很好地适应正常的生理性的子宫收缩。然而，当输入缩宫素时，可能会增加子宫过度刺激，导致胎儿宫内缺氧。尽管初产妇发生子宫破裂的概率很小。在经产妇缩宫素必须非常谨慎的应用，首先要排除梗阻性难产的可能性。必须首先排除。在梗阻性难产的情况下，需要一个多中心专家团队来共同决策。Jonsson 在关于产科多专家团队行为的研究中发现，在那些产科不良事件中，不恰当的应用缩宫素是最多见的原因，可达33%。

缩宫素的应用

- 在应用缩宫素之前，一定要与产妇及家人进行详细的讨论，获得知情同意，是否真正需要缩宫素加强宫缩。

- 产妇和家人应该明确在应用缩宫素后，子宫收缩的频率和强度会增加。因此可能需要同时给予硬膜外麻醉镇痛。

- 缩宫素应该由产科医师下医嘱，经静脉输注，应用输液泵输入。并且按照医院的政策给予严格的监护。

- 助产士应根据当地的药物管理制度，准备缩宫素静脉滴注。助产士必须在输液袋上贴上完整的输液标签，并在病历中记录。在产妇的病历中要有输液的医嘱，并且要在专门的静脉输液单上记录。NICE（2014）指南强调缩宫素增加速率要间隔至少 30 分钟，直到宫缩达到每 10 分钟 4～5 次的程度。

- 静脉滴注缩宫素时要有一个详细的管理计划，明确下次评估的时间，评估结果应准确地记录在产妇的病历中。助产士要测量产妇血压和脉搏，每小时一次，或者按照当地医院的管理计划进行，每 4 小时 1 次评估和记录产妇的出入量。

- 应用缩宫素期间要进行持续性的胎心监护，评估胎儿情况。

- 助产士要认真地观察子宫收缩情况，通过腹部触诊感知宫缩情况。同时要注意观察产妇对宫缩的反应。助产士不能单纯依赖于持续胎心监护上显示的图像数据，据此来判断子宫收缩的强度和有效性。助产士实际地观察评估，确保子宫有恰当的间歇放松期，没有发生子宫收缩过强的情况或胎儿缺氧情况。

- 如果出现子宫过度收缩或胎儿缺氧情况，应立刻停止缩宫素静脉滴注，同时报告产科医师。应该使产妇左侧卧位，并且谨慎地评估胎儿的心率。不提倡把给产妇进行面罩吸氧作为抢救胎儿宫内窘迫的措施，因为母亲过高的氧分压反而会导致胎儿宫内缺氧（NICE，2014）。

- 如果产妇出现任何其他的危险因素，有增加剖宫产的危险，或应用了阿片类药物，要给予多巴胺受体（H₂）抑制剂或其他抗酸中毒药物。

- 分娩后缩宫素静脉滴注不应当突然停止，而应该逐渐停止，以减少产后出血的危险。特别强调的是，子宫收缩的状态和失血量必须给予准确及时的评估和记录。

反思活动 61.2
- 找到五个产程中应用缩宫素的产妇记录。
- 评估应用合成缩宫素的指征是否恰当。
- 分析在产程中的照顾和管理原则。

（六）第二产程延长的管理

必须认识到产程延长可以发生在分娩过程的任何时期。第一产程的进展会影响到第二产程和第三产程的管理（表 61.1）。传统的临床管理原则中，对第二产程的给予了时间的限制，最近的

NICE（2014）指南对第二产程延长的定义是，第二产程的主动期初产妇超过 2 小时，经产妇超过 1 小时。助产士必须准确的判断和充分的评估，区分产妇是处于主动期还是被动期，以避免不恰当的干预。在整个产程中，助产士必须保持高度的警觉，对每一个产妇给予个体化的评估关注。如果母亲或胎儿发现出现了异常表现。要及时转介，寻求帮助。

表 61.1　第二产程延长的可能原因

母亲因素	胎儿因素
子宫收缩无力	持续性的枕后位
母亲肥胖	活跃期停滞
膀胱或直肠充盈	异常胎先露
会阴体过紧	巨大胎儿
骨盆腔径线过小	胎儿畸形

如果第二产程进展缓慢，鼓励母亲采用直立的体位。有研究表明，直立体位能够增加胎头先露部位对阴道后壁的压力，可以刺激产生缩宫素，引发向下用力的感觉。在初产妇如果第二产程的主动期持续 1 小时没有进展而胎膜仍然是完整的情况下，应当给予人工破膜。对于经产妇，当主动期超过 30 分钟后，如果胎膜完整，也给予人工破膜。确诊第二产程延长，应该报告产科医师，应当与产妇讨论决定分娩的计划。

（七）第三产程延长的管理

对第三产程延长的定义，有两种不同的管理原则：①如果应用期待性的管理原则，定义为超过 60 分钟；②如果应用主动性的管理原则，定义为超过 30 分钟。如果分娩过程不顺利，有难产异常情况时，建议应用主动性的分娩管理原则来处理，因为可能有相关的危险存在（如子宫收缩乏力）。那些有异常情况的产妇，如在产程早期就出现宫缩乏力的产妇，有病理收缩环的产妇，产妇膀胱充盈或有其他异常如胎盘粘连等情况时，第三产程出现并发症的危险性增加，要给予更多的关注。

对上述异常情况的产妇，除外要实施主动性的第三产程管理原则，包括产程给予缩宫素药物等处理措施，助产士仔细的评估观察也是非常重要的。要注意观察休克和出血的风险。必须保证

膀胱排空，避免增大的膀胱压迫子宫而影响收缩。第三产程也鼓励产妇采用直立体位，最大程度地应用重力作用。鼓励母子皮肤接触，刺激子宫收缩，增加缩宫素的释放。在某些情况下，可能需要经静脉应用缩宫素静脉滴注，如出现宫缩乏力时，或以前的干预措施无效或处理不恰当时。

（八）产程延长对产妇精神心理的影响

对于经历了产程延长或需要加强宫缩的产妇，要关注疼痛的感受对其精神和情绪的影响。通常这使产妇感觉到失去控制，感到恐惧和无助。因为不断增加的干预措施和对于可能需要进行的紧急剖宫产术、助产手术等的知识准备不足，产妇可能会对分娩的经历产生负面的情绪。助产士应当提供清楚的交流方案，进行一对一的分娩支持。避免过度焦虑，增加产妇对自己所经受的干预措施的理解，从而帮助她们做出知情同意的选择。

提供机会让助产士和产妇能够讨论她们的分娩经历是非常重要的一个环节，在一个恰当的时间，通常应当在产妇出院前进行。对于分娩过程进行理性冷静的探讨，包括对于产妇生理状态和情绪精神及社会适应情况进行详细的评估。这能够帮助产妇产后恢复和保持良好的状态。适当的帮助和支持将有助于产妇生理功能的恢复和迅速、良好地适应母亲的角色。对于经历了产程延长的产妇，相当于从一个急性的和突发事件中康复（Nystedt et al，2008）。这是一个很好地识别那些可能需要特别关注的产妇的机会，可供助产士参考。

三、子宫活动过度（急产）

急产通常定义为产程进展迅速，在 2 小时内完成分娩。产妇在第一产程通常没有疼痛感觉，直到子宫完全扩张，分娩马上要开始时，产妇才意识到分娩的过程。另外一种类型有可能是子宫收缩是持续性的，有非常剧烈的疼痛。急产分娩可能导致胎盘早期剥离，增加宫颈的裂伤和会阴的裂伤，有产后出血的危险和胎盘滞留的风险。其他并发症包括因为过度强烈的宫缩导致胎儿缺氧，因为胎头快速下降通过产道导致颅内出血。其他的风险包括分娩可能发生在其他不恰当的地方，或直接掉到地上，造成其他的伤害。尽管资料有限，急产更多发生在经产妇，可能与经产妇会阴软组织阻力更少有关。

如果产妇有急产分娩史，助产士应告知其可能的风险，提供信息和支持，如把一个分娩包提前放在产妇家。在这个社区内工作的助产士应该明确产妇的历史和地址。当开始有宫缩时，产妇应迅速地寻求医疗帮助。侧卧位在一个安全的地方，要减少用力的愿望（不要用力，张口哈气，减慢胎儿娩出速度，译者注），这样可以减少母亲和胎儿的损伤，避免过快的分娩。

四、宫缩过强

（一）定义

宫缩过强又称为子宫收缩过强，定义为子宫收缩持续时间超过 2 分钟。这种情况是很少见的，当分娩遇到阻碍时子宫收缩非常有力以克服障碍。通常母亲会有急性的疼痛和迅速恶化的情况，会导致脐带过度受压和胎盘剥离，导致胎儿缺氧，发生宫内死胎。

（二）助产管理

助产士的任务是通知召集紧急医疗救护。助产士要协助进行产妇的复苏抢救，因为这种情况下，需要迅速地结束分娩来预防子宫破裂。对于这种宫缩过强的情况，通常会进行剖宫产分娩。必须非常小心地鉴别，不要把子宫收缩过强（tonic uterine action）与强制性子宫收缩（tetanic uterine action）相混淆，后者是由子宫受到过度刺激造成的，通常是因不恰当的应用缩宫素导致。如果产妇在经静脉应用缩宫素，必须马上停止用药，鼓励产妇左侧卧位以增加子宫胎盘血供，同时报告产科医师。

五、宫颈难产

在发生宫颈难产时，子宫收缩是正常的，但宫颈扩张困难。这种情况发生的概率是很低的，但及时的诊断是非常重要的，可以避免母亲疲劳和胎儿缺氧。宫颈可能已经完全展平(100% 容受)，但是不扩张。产妇可能有宫颈手术史、先天性的异常。非常重要的是，在决定应用缩宫素之前必须排除这种情况的存在。因为这可能导致子宫破裂。如果经阴道分娩不可能，可选择剖宫产。

六、结论

　　高质量的助产服务，包括对于临产的正确的诊断，保持正面的良好的外部环境，预防母亲脱水和疲劳，能够有效地预防产程延长的发生，有助于迅速的诊断和良好地管理产程。提高产妇的自信心是非常重要的，应由具有良好沟通技巧和富有同理心的助产人员给予产妇充分的支持和关爱。然而，当出现产程延长时，助产士必须牢记，要进行动态的、准确的病历记录。助产士要注意保持与产妇良好的伙伴关系，与相关的健康服务人员保持合作及沟通。

　　富有同理心和敏捷快速的助产服务会帮助产妇对即将开始的这次分娩有良好的体验，并有助于产妇对于未来的分娩的正确选择。总之，助产士要认识到与产妇讨论她的分娩经历是有帮助的。

要点
• 对于分娩起始点的诊断是非常重要的。避免过早的诊断导致应用不恰当的干预措施。 • 产妇与助产士和产科医师之间的合作与协调是非常关键的。 • 助产士在整个产程中应保持高度的谨慎，及时发现产程的延长，因为在分娩过程的任何时期都有可能发生产程延长。

（翻译：张宏玉　审校：熊永芳）

第 *62* 章

异常胎方位和异常胎先露

Terri Coates

学习目标

通过阅读本章，你将能够：
- 了解导致异常胎方位和异常胎先露的因素。
- 发现异常胎方位和异常胎先露的征象，在必要时给予恰当的处理。
- 描述并理解分娩机制。
- 理解在异常胎方位和异常胎先露管理中知识的复杂性、不确定性和矛盾性。
- 运用恰当的证据资源，支持安全、有效、以孕产妇为中心的临床实践。
- 讨论助产照护如何满足产妇和胎儿/婴儿获得安全、良好体验的需求。
- 运用专业知识来做出恰当的临床判断，并在产妇进行照护选择时给予恰当的建议和支持。

一、引言

本章讲述当胎方位或胎先露有异常，如枕后位、臀位、面先露或额先露、斜产式或横位、肩先露等，或其他一些复杂的胎先露如复合先露时，如何及时地识别和管理并照顾产妇和胎儿。

异常的胎方位和胎先露可以在妊娠期出现，也可以在分娩期发生。助产士在识别和处理这些异常中起关键作用。应用恰当的证据，来告知产妇并支持他们应用有效的措施进行安全的管理和照顾。因为异常胎方位和异常胎先露会导致更高的母亲和胎儿的患病率，增加死亡率，所以。必须给予高度的关注，及时诊断异常胎方位和胎

先露，以求获得最好的胎儿结果（Akmal et al，2009；Gardberg et al，2011；Simkin，2010）。

助产士的主要工作职责是服务于正常产妇。助产士必须能够识别异常的胎方位和胎先露，并对此有深刻的理解。当此类问题出现时，助产士要发挥最大的潜能来解决和处理问题，助产士自身的能力，是否能够获得产妇的信任，如何与其他健康服务人员进行有效的和更广泛的合作，对于获得最好的母儿结果是关键的。在处理此类情况时，助产士应当了解最新的知识证据，或者缺少哪些知识证据，要给予足够的耐心和时间，为产妇提供正确的信息和可用的选择，让产妇能够对自身情况有正确的理解，帮助她做出正确的决定，[Evans，2007；Munro et al，2012；Nursing et al，2015]。

尽管有各种证据，有些产妇还是会根据他个人的文化的或宗教的原因来做出自己的选择。这些选择可能与目前倡导的证据不相适应，且不被助产士的服务机构所接纳。然而不管怎样，产妇有权利决定自己的选择。助产士在这种情况下应该给予保证，产妇将持续地接收相关的信息和劝告，得到必要的支持。为了达到这个目标，助产士应该与助产督导管理者进行讨论，分享照顾计划。与她的产科医师一起讨论预定的计划（NMC，2015）。所有的相关讨论必须清楚地记录在产妇的病历中，并及时给予反馈，记录给予的建议，可供选择的方法和可行性，以便产妇能够做出自己的选择和进一步的行动计划。

二、异常胎方位和异常胎先露的识别

助产士必须具有异常胎方位和异常胎先露的识别、评估、发现能力，这包括以下几个方面：

- 异常胎方位
  - 异常胎方位是指头先露除枕前位以外的其他胎方位异常。
- 异常胎先露（除了头先露以外的其他先露）
  - 面先露。
  - 额先露。
  - 臀先露。
  - 肩先露/斜产式。

三、异常胎方位和胎先露的发生率

在不同的孕周、产次和不同的母亲胎儿情况时，异常胎方位和胎先露的发生率有所不同。助产士在评估、诊断和给予产妇照顾时，应该想到可能导致这些异常的原因及可能性，作为照顾计划的一部分。

异常胎方位通常会导致初产妇足月胎头不衔接，也是导致产程延长的最常见原因，会影响分娩机转的完成，导致难产。但应当告知产妇，76%的枕后位最终会自然地完成分娩（Desbriere et al，2013）。

四、临床评估

为了发现异常胎方位和胎先露，助产士必须关注孕周、产次和其他可能与异常胎方位有关的病史。通过腹部和阴道检查来发现问题是最基本的临床评估技能，助产士在产前检查、产时的检查评估中，要明确先露部位、是否衔接、胎产式和胎方位是否正常。

为了正确的认知胎方位、胎先露，必须了解母亲骨盆的解剖结构，胎先露的衔接径线，产程进展中可能的并发症。总之，助产士必须把这些发现综合考虑做出正确的诊断，与产妇讨论做出正确的临床决策。

没有及时地发现异常胎方位和胎先露将会影响助产士的能力，不能做出正确的判断和提供正确的助产服务与照顾。必要时可应用 B 超做出更准确的胎先露的诊断（Peregrine et al，2007；Munro et al，2012）。

反思活动 62.1

用一个娃娃和骨盆模型，检查你对骨盆解剖知识和胎儿颅骨在正常分娩中的机转的掌握情况。

五、头位异常

当头先露的胎儿枕部朝向母亲的骶关节时，称为枕后位（OPP）。胎儿枕部可处于母亲骨盆的左后方或右后，胎儿额部朝着骨盆前方。

枕后位的发生率在产程的早期为 10%～25%，在活跃期的发生率为 10%～15%。大部分这类情况能够正常分娩（Gardberg et al，1994a；Desbriere et al，2013）。

导致 OPP 的原因如下：

- 类人猿骨盆：骨盆前部狭窄，迫使胎儿调整枕骨朝向骨盆后方，以前后径进入骨盆入口，类人猿骨盆有可能导致持续性 OPP。
- 悬垂腹，扁平骨盆。
- 前置胎盘通常会增加接近足月的胎儿处于 OPP 的概率（Gardberg et al，1994b）。
- 母亲高体重指数，也和异常胎先露相关（Desbriere et al，2013），但这需要更多的研究证据支持。
- 枕前位旋转不良导致 OPP，因旋转不良导致的 OPP 约占 OPP 分娩的 2/3（Gardberg et al，1998；Peregrine et al，2007）。

（一）胎方位

近年来，人们对各种不同的胎方位产生了浓厚的兴趣。一些人认为，现代生活方式中不良姿势和缺少体育活动，可能增加 OPP 的风险。因此，改变母亲的姿势和增加运动可能帮助胎儿改变胎方位。在妊娠期和分娩过程中，助产士应当对母亲的体位进行指导，并说明此举对胎方位的影响。助产士应当明确目前有关母体体位与胎方位的关系尚缺少可靠的研究结果支持，更多的是依赖个人的信念和实践经验（Stremler et al，2005；Hunter et al，2007；Simkin，2010；Desbriere et al，2013）。

这些改变体位的做法本身是无害的。如果产妇在妊娠期或者在分娩时感觉到自己的姿势体位是舒适的，不要劝告母亲改变体位。但也有些助产士提出了停止这些改变体位的做法，因为发现改变体位会增加产妇焦虑，当她们被告知经过改变体位而没有正常旋转时，会有不愉快的感受（Walmsley，2000）。

OPP（彩图94）分娩时，助产士责任重大。当产程进展令人满意时，这个结果通常是胎头自然旋转到枕前位而正常分娩，尽管这个过程可能很长且很疲劳。在照顾产程延长的产妇时，助产士必须密切关注产程的进展，提供生理的照顾，给予产妇鼓励、安慰和精神支持。

尽管异常胎方位通常能够正常分娩，助产士应该意识到潜在的延迟和可能出现的不利结果，如产程延长或缓慢或持续性 OPP。助产士必须对异常分娩的可能性保持警惕，必须迅速识别任何并发症，并及时寻求帮助。

良好的支持性的助产服务，可帮助产妇满足她们的需要，在应对可能的难产过程中保持正面态度。增加舒适的措施如呼吸和放松技巧，鼓励保持主观能动性，都对顺利分娩有帮助。在整个分娩过程中，随着产妇舒适程度的改变，可以根据疼痛的程度选择不同的减轻疼痛的方法（减轻产痛的方法参见第 38 章）。

选择硬膜外麻醉镇痛不会造成第一产程的延长，也不会增加剖宫产的概率。但是硬膜麻醉会导致第二产程延长，增加阴道助产手术分娩机会，不管胎儿是正常胎方位还是异常胎方位。产妇应当与麻醉师讨论她的选择。如果在潜伏期发生了严重的疼痛，也可以应用硬膜外麻醉（NICE，2014）。

助产士需要了解枕后位的胎儿不同的旋转机制。这种情况下。胎儿是处于俯屈不良位置，胎儿的前额穿过宫颈的内口，胎儿脊柱朝向母亲的脊柱腰弯，因此导致胎儿下降困难。当胎儿躯干伸直时，胎儿的肩部趋向横向，使胎儿的面颊更加远离胸部，不能采取恰当的俯屈体位，处于"战士体位"（图 62.1）。这会导致胎头与骨盆的入口平面关系不良，胎头更难进入骨盆入口，位于骨盆入口平面以上位于衔接不良的位置，因为这种位置让胎头的径线更大。这种异常的不良位置也可以由于胎膜早破导致，并有导致脐带脱出的危险性。

这种不良位置会导致胎儿轴线对宫颈的压力消失，导致子宫收缩乏力和胎儿下降延迟，从而引发缓慢的不均衡的宫颈扩张，导致产程的延长。随着产程的进展，当胎头位于良好的位置时，胎先露部分会适应骨盆而缩小径线。在枕后位时，胎先露在不良的位置受压，会产生方糖状的变形，会对胎儿颅内血管造成不良压迫，有发生颅内出血的危险（参见第 30 章）。当出现持续性枕后位时，增大的胎儿径线也增加了母体软产道损伤的风险。

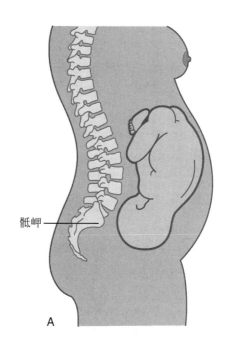

骶岬

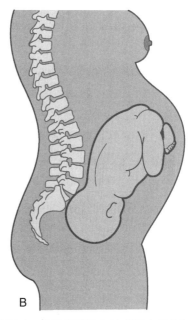

图 62.1 枕后位的胎儿的"战士体位"

A. 俯屈良好的胎儿；B. 正枕后位（OP），胎儿俯屈不良，脊柱直立，以更宽大的胎头径线入盆

（二）枕后位的诊断

1. 妊娠期　妊娠期枕后位的诊断通常通过腹部触诊手法。在腹部视诊时，腹部呈现平坦状或稍有下陷，脐部以下显得平坦（图 62.2）。这个观察方法的可靠性根据产妇情况不同而不同，通常比较消瘦和羊水量正常的产妇容易被观察到。在触诊时胎头位置通常较高。如果胎头接近于枕后位，可以被助产士感知到比较大，因为俯屈不良，枕额径能够被触及。

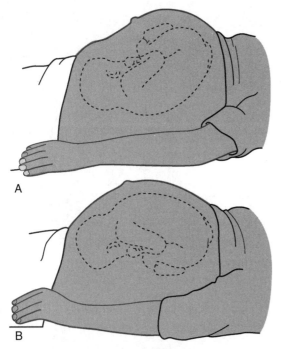

图 62.2　腹部轮廓

A. 当胎儿处于枕后位时的腹型；B. 胎儿处于枕前位时的腹型，更圆更饱满

在骨盆入口平面能够同时触及枕骨和额部，同时胎儿的背部能够在躯体部位被感知。如果完全为枕后位（正枕后位），触诊会感觉到胎头比较小。因为此时触到的是胎儿的双顶径。胎儿的肢体活动在腹部更容易被感知也容易被触到，而胎儿背部不容易触到（彩图 94）。胎心可以在腹中线脐部以下的位置听到。如果胎心的位置在某个象限容易被听到，这提示胎儿的背部朝向这边。然而，胎心的位置并不是决定胎先露的准确指标（Simkin，2010）。

助产士必须根据最新的可获得的理论依据和实践经验来提供建议。如果有困难可以应用更准确的腹部 B 超检查，结合阴道检查来判断胎方位（Peregrine et al，2007；Munro et al，2012）。

2. 分娩期　可以通过腹部触诊来做出诊断。随着产程进展，胎头可能变得俯屈和衔接良好，在耻骨联合上可以触到胎儿的前顶骨突起（sinciput），在与之相对的方向触到胎儿的背部。当胎儿的前顶骨和背部在同一方向被触及时，助产士必须提高警惕，因为有面先露或额先露的可能性。要采取更进一步检查排除这种情况。在衔接之前俯屈不良的胎头，可以继续变化成额先露或更进一步发展成为面先露。在枕后位可以看到"宫缩偶联现象"。助产士可以通过腹部的触诊或胎心电子监护发现这个现象（两个宫缩间隔很短时间，连续发生，下一个间隔较长）。

在阴道检查中，根据胎头俯屈程度的不同可以有不同的发现。对前囟门的触诊通常用来诊断枕后位（当胎头处于枕后位时），如果胎头处于部分性或完全俯屈，会摸到前囟门朝向骨盆前方，而后囟门可以在相反的方向被触到；如果胎头俯屈不良，前囟门通常位于阴道中央，能够清楚地感知到形状和大小，除非因胎头水肿变形而不易摸到。

阴道超声的内置探头可用来更准确地诊断异常胎方位和胎先露。因为比腹部触诊和阴道检查更加准确和客观。

（三）产程进展

产程进展是否顺利取决于宫缩的强度和频率，以及胎头的俯屈程度。母亲骨盆的形状和母亲的体位将对胎儿通过骨盆的入口、骨盆腔和出口造成影响。

1. 胎头俯屈　如果胎头能够良好的俯屈，产程通常会完全正常。胎头以枕下前囟径衔接进入骨盆（10cm），当枕骨到达盆底时，胎头向前方旋转 3/8 圈，胎儿可以枕前位分娩（彩图 95）。

如果胎头俯屈不良，胎头将持续在高位，衔接延迟，产程变慢，宫缩乏力，子宫收缩变得无规律性。但是一旦得到改善，当胎头俯屈良好后，产程通常会加速，并继续保持正常进展，经历一个较长时间的内旋转，胎儿最终以枕前位分娩（彩图 95A）。

2. 胎头俯屈不良　助产士必须对持续性 OPP 的分娩机转有深刻的了解。这种情况会如何影响产妇的分娩经历。如果胎头俯屈不良，产程会延长，产痛更加明显。尽管背痛是一个常见的表现，但是不能根据背痛来诊断OPP。没有背痛，也不表示一定是枕前位（Simkin，2010）。分娩的结局与骨盆的形状大小和径线，与胎头颅骨的关系，以及子宫收缩的有效性相关联。

3. 持续性枕后位 持续性枕后位（persistent occipitoposterior position，POP）的分娩机转是，胎儿是纵产式，以头先露进入骨盆，但胎儿处于俯屈不良的状态，以枕额径（11.5cm）衔接入盆，可以是左或右枕后位，以胎头右侧额骨（枕右后，ROP）或左侧（枕左后，LOP）入盆衔接。胎儿以俯屈不良的状态下降，胎头的双顶径适应骨盆的骶髂径线（参见第24章），胎儿的前顶部成为先露部分，当前顶下降到达盆底时，将向前旋转1/8圈（彩图95C）。前顶经耻骨弓后方下降，枕骨进入骨盆后弯。当宫缩良好时，胎儿将自然娩出。胎头保持在俯屈状态，胎儿的枕部首先从会阴滑出，然后，当眉间在会阴部可见时，胎头开始仰伸使面颊和前额依次娩出。随后的躯体部分按照与枕前位同样的分娩机转娩出（参见第37章）。此即持续性枕后位的分娩机转，或称为"面向耻骨"的分娩机转，通常发生在类人猿骨盆（彩图95C）。

4. 深横部停滞 如果胎头俯屈不良，可能发生深横部的停滞（deep transverse arrest，DTA）（彩图95B）。胎头试图通过长时间的旋转来完成分娩，但是因为胎头宽的径线和坐骨棘的突起，而停滞在骨盆出口径线和坐骨棘间径之间。

助产士应该向产妇解释这种情况，获得产妇的知情同意，来进行必要的处理（NMC，2015）。

如果在第二产程出现产程延长或任何情况下出现胎儿窘迫时，应该考虑到深横位停滞的可能，应迅速寻求帮助（NMC，2012）。

阴道检查时。可以在骨盆的横径上摸到矢状缝，前囟门会偏向一侧，接近坐骨结节。

这种情况下，可以考虑手指的或徒手的方法协助枕后位旋转来处理这种情况，纠正胎儿位置。这是两种不同的技术，可以由产科医师实施或者由经过培训的有经验的助产士实施。这两种方法都需要经过产妇的知情同意并进行良好的麻醉，排空膀胱和宫颈管完全扩张为前提。当用手指旋转胎头时，示指和中指放置在矢状缝的两边，特

别是当颅骨有重叠时。压力通过手指传递给颅骨，旋转小囟门朝向耻骨。或者是操作者整个手插入阴道，拇指和其他手指分别放置在胎头前部和后部（Phipps et al，2014）。可以在宫缩时进行或宫缩的间隔进行旋转，可以经过2～3次宫缩期间完成旋转。胎头要保持在此位置，再等待一两个宫缩，当产妇用力时胎头进一步下降，以保证胎头保持在旋转后的正确位置。

人工旋转能够降低手术助产的概率，减少产科和新生儿的并发症，在低收入国家有更重要的作用。因为这些地区产妇的患病率和死亡率非常高（Lumbiganon et al，2010；Graham et al，2014；Phipps et al，2014）。

必要时可以应用负压胎头吸引来帮助完成分娩（参见第59章）。运用一个向后位的吸引器，吸引器放置好后，向下牵拉胎头，胎头自动地向前旋转到达枕前位。记住永远不要试图用吸引器来直接旋转胎头，因为这会增加剪切力，损伤胎头。有经验的产科医师应用可旋转的产钳，也可以达到同样的阴道助产分娩的结果。这种阴道助产手术已被证明可以减少严重的产后出血，比紧急剖宫产有更少的严重产后出血发生率（Aitken et al，2015）。有时需要通过剖宫产来完成枕后位的分娩，如出现并发症，脐带脱出或胎儿发生缺氧时，或者是存在真正的头盆不称时。

5. 胎头仰伸 胎头入盆时处于轻度仰伸的姿势。或因为适应骨盆而导致了这个姿势，在产程中最终导致额先露（彩图95D）。这种情况下，只有当胎儿很小或早产儿时，才有可能经阴道分娩。完全仰伸的胎头，最终会导致面先露。除非面前位（颏前位，同时胎儿较小时）有可能阴道分娩（彩图95E）。否则，将需要剖宫产分娩。

（四）OPP的并发症

助产士应该认识到枕后位会增加母儿并发症发生率（表62.1）。应当明确哪些措施是正确的。仔细慎重的助产服务可以减少并发症。

因为脐带脱出的风险，产程延长，阴道助产，感染和颅内出血、胎儿缺氧和分娩的创伤，导致围生期母儿死亡率增加

（五）产程照顾

良好的，富于同情心的，以产妇为中心的助

表 62.1　枕后位的并发症

并发症	原因
潜伏期延长，超过 8 小时	先露部的径线过大，对宫颈的刺激不足，没有发动临产
胎膜早破	胎儿先露部与宫颈的贴合不紧密，导致胎膜早破，自然阴道分娩的机会下降
脐带脱垂	如胎膜早破的原因，可能同时发生脐带脱出
产程延长	与胎头径线过大，与宫颈没有良好的容受贴合。胎儿轴线偏斜，导致子宫收缩乏力，母亲焦虑增加，可能需要进行麻醉镇痛，产后出血风险增加
尿潴留	径线较大的先露部压迫膀胱导致
产妇过早出现用力的愿望	枕后位较宽的径线导致骶神经受压，产妇在宫口开全之前就出现较强烈的向下用力排便的感觉。这会导致宫颈水肿和损伤。可出现肛门松弛现象而胎头位置仍然较高
感染的风险	因为胎膜早破，产程延长，并且，过多的阴道检查次数会增加感染的机会
产妇软组织的水肿损伤	因为枕后位胎头的径线过大导致产妇软产道过度扩张受损，手术助产的机会增加
产后精神障碍和产后抑郁症	产程过长，难产和疼痛都会影响产妇的精神心理状态，当产妇失去自控力和没有让产妇参与到分娩计划过程时，这种影响就更大。产妇精疲力竭和新生儿情况的不稳定，都会加重病情，导致母子联系不能正常建立
产妇精疲力竭	因为产程过长
新生儿情况不稳定或不能顺利实施母乳喂养	产程过长，阴道手术助产会导致母子的不适，疼痛妨碍早期母乳喂养的愿望，要给予更多的支持
新生儿颅内出血	胎头变形过大会导致胎儿颅内血管的断裂出血，导致新生儿颅内出血和损伤
围生期死亡率和发病率增加	这可能是由于脐带脱垂、长时间分娩、工具分娩、感染和颅内出血、缺氧和出生创伤增加

产服务。应当始终贯穿在每一个分娩过程中。对于胎儿枕后位的产妇，要注意以下几个方面：

- 良好的交流、沟通和支持照顾。
- 一对一的助产服务。
- 增加舒适和减轻疼痛的措施。
- 鼓励产妇保持不断的走动。
- 运用恰当的手段来评估产程进展。
- 有效地评估母亲和胎儿情况。
- 警惕可能的梗阻性难产现象。
- 与产妇共同制订计划，做出恰当的尊重隐私的临床决定。
- 必要时及时转诊。
- 保持详细的、准确的病历记录。
- 留出足够的时间，在产后与产妇讨论分娩的经历，必要时转介到心理专科。

六、异常胎先露

异常胎先露指胎儿先露部位的异常。可以在妊娠期或分娩期发现。任何非直立头位的胎先露都称为异常胎先露，如臀位，面、额先露和肩先露。

当遇到异常胎先露时，助产士要运用到很多处理枕后位时应用的照顾和管理方法。

在所有的异常胎先露中，通常都没有一个良好衔接的先露部分。经常与胎膜早破有关。因为胎先露与宫颈的贴合不良，使羊膜囊受到的压力不均匀。这会增加脐带脱垂的概率。一个没有良好衔接的先露也会导致宫缩乏力，宫颈扩张缓慢，从而导致产程延长，增加感染及手术助产的机会。

（一）臀先露

当胎儿的臀部位于母亲子宫的下部时，胎头位于子宫底部，这称为臀先露。这时胎产式为纵产式。先露部的指示点是胎儿的骶骨。衔接的径线是大转子间径，宽度 10cm。

在 37 孕周前，臀位是常见的。在 29～32 孕周时发生率在 15%。足月时减少到 3%～4%（Hannah et al, 2000）。有 1/4 的胎儿在妊娠的某个时期会处于臀位。早产中臀先露的比例很高，在臀先露中早产占到约 1/4。到孕 34 周时大部分的臀先露会转为头先露。

1.臀先露分型　臀先露可分为四个类型（图 62.3）。主要根据胎儿的腿是屈曲的还是伸展的。这会对分娩造成影响。

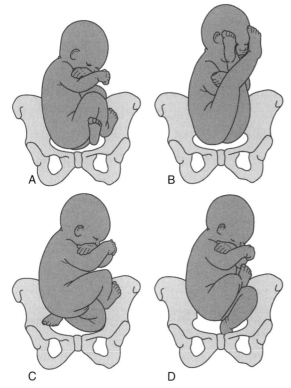

图 62.3　臀先露的分型

A.俯屈良好的（全臀）；B.伸展的（单臀）；C.膝先露；D.足先露

• 全臀位：大腿屈曲的臀位称为全臀位。胎儿坐在自己大腿上，膝关节弯曲，脚盘坐在臀部以下。这在经产妇很常见。

• 单臀位：大腿伸展的或称为单臀位。胎儿的大腿是伸直的，腿部和膝关节均处于伸展状态，平行于躯干，足跟接近胎儿的头部。这是一种最多见的臀先露类型，多见于初产妇。接近足月时。这是为了适应子宫的形状和腹部的肌肉对胎儿活动的限制。胎儿因此不能盘曲大腿，也不能再转成头先露。

• 足先露：单足或双足位于臀部的下方，膝部和大腿伸展。这是少见的臀先露类型。通常在早产儿时更多见。胎儿足部有时候会在臀部水平触摸到，这会与足先露相混淆，但当产程继续进展。足通常会进一步屈曲滑到臀部形成单臀先露。

• 膝先露：当单侧或双侧膝关节位于胎儿大转子下方，单侧或双侧的髋关节伸展而膝关节屈曲时，称为膝先露。这是最少见的一种类型。

臀先露有更高的围生期患病率和病死率。这主要是因为早产和先天性异常导致。分娩时缺氧和分娩创伤（Hannah et al，2000）。对于产程延长的反应延迟和缺少临床经验，会导致不良的结果（Kotaska et al，2009）。

在提供助产服务时，助产士应该熟悉关于臀位的最新知识和最恰当的分娩方式。英国皇家助产学院关于"足月臀位试产"的指南对于临床臀位分娩的方式和管理原则有很强的影响力（Hannah et al，2000），但是必须认知到，有关臀位的分娩方式与分娩结果的关系是不明确的、矛盾的和有争议的（Glezerman，2006；Goffinet et al，2006；Hofmeyr et al，2015a；Kotaska，2004；Kotaska et al，2009；Van Idderkinge，2007；Waites，2003）。对于臀位经阴道分娩仍然存在很大的争议，最新的证据表明，对于臀位分娩绝对的危险概率性是很低的（Berhan et al，2015）。

助产服务在臀位分娩是必需的，不能消失或被忽略。所有的助产服务人员都应当意识到产妇有突然出现臀位阴道分娩的可能性，必须掌握臀位分娩的助产操作知识与技能。有些产妇入院太晚，来到产房时已是臀位。尽管可选择剖宫产，仍然有些产妇因为个人文化或宗教的原因拒绝选择剖宫产，选择在医院内或家庭中进行臀位的阴道分娩。

2.臀位的原因　臀位的真正原因并不明确，在大部分案例，通常没有明确的原因。它是随机发生的，最多见的情况，是因为胎儿转动受到限制，由于不明确的原因，或者其他明显的异常。导致臀位的可能原因如下：

• 骨盆的形状和大小异常。

• 子宫的结构异常。

• 胎盘前置或纤维瘤位于子宫的下段。

• 羊水量的异常。

• 多胎。

• 母亲的情况异常或胎儿异常导致活动无力。

• 先天性异常：据报道，发育异常的胎儿发生臀先露的概率较正常胎儿增加 2～3 倍（表 62.2）。

3. 妊娠期诊断　妊娠期检查时助产士要关注到臀位是否发生。但是在 36 孕周前不应当过度关注。有臀先露史的产妇要给予关注。如果臀先露持续存在，要转介给产科医师并寻找导致臀位的可能原因。

产妇会描述肋骨下感觉不适，因为胎儿硬的胎头，和胎足在子宫下部的活动导致不适。产妇描述胎儿的活动和母亲的感受，会成为诊断臀位中非常有价值的信息。

腹部检查有时会难以区分臀和头先露，保持临床的警觉是保证正确诊断的有效措施。经腹部的触诊的技术存在很大的不确定性，约有 25% 的臀先露被误诊，在妊娠晚期没有发现，导致 1% 的产妇妊娠期没有发现臀先露，在产程时才被发现（Walker et al, 2014）。

腹部检查时，主要是根据在子宫底部感知到硬而圆的胎头而诊断臀位，有时在腹部检查时并没有发现是臀位，在子宫下端会发现胎儿较活跃的运动。在触诊时，胎儿的臀部的感觉是硬的，但不像胎头那么坚硬，那么圆。

近年来，进行腹部检查传统的 Leopold 手法有了改变。强调首先确定胎产式，然后行腹部触诊判断胎先露。特别是在足月时子宫变得很敏感，肌张力很高，甚至导致子宫收缩，这时不容易触到明显的圆而硬的胎头，不容易感受到胎头的漂浮感，可能会误诊臀先露。

初产妇单臀先露时，很容易与头先露相混淆。因为产妇的腹部肌肉比较强劲，而胎儿延伸的大腿和臀会更深地进入骨盆。这时先露部可能超出了助产士在腹部助诊时的范围，手指不能触及，可能被误认为很深的衔接的胎头。而胎儿的足部位于胎儿面颊的旁边，使得感知胎头的漂浮感更困难。如果同时胎盘位于子宫前壁，则寻找胎头就更加困难。

胎心：典型的臀先露胎心听诊位置是位于脐部之上。但在单臀时，当胎儿腿伸展时，听诊的最清楚的部位几乎和头先露听诊的部位相同，位于髂前上棘和脐部之间。

超声影像有助于下述判断：
- 确定胎先露。
- 确定胎产势。
- 评估胎儿体重和羊水量。
- 确认或排除胎儿异常。
- 在孕 36 周后确诊的臀先露，需同时报告胎儿颅骨的外周径线（external cephalic version, ECV）（RCOG, 2006b）。

表 62.2　导致臀先露的可能原因

初产妇	因为腹肌和子宫的肌肉力量过强，妨碍了胎儿大腿的屈曲活动，导致臀先露
子宫畸形	双角子宫可能限制了胎儿的活动
前次臀位分娩史	可能与子宫的畸形有关
羊水过少	羊水量过少，胎儿在宫内活动受限，羊水过少也与胎儿畸形和生长受限有关
胎盘的位置	前置胎盘会妨碍胎儿的头部与子宫下段的关系，妨碍胎头正常入盆；胎盘位于一侧子宫的角部也会减小宫底部的容积，导致臀先露
子宫纤维瘤	会干预胎儿的宫内活动，如果位于子宫下段也会妨碍胎先露入盆
骨盆狭窄	导致胎儿头部不能正常进入骨盆
胎儿的畸形如 21 三体或脑积水	会导致胎儿活动无力，妨碍胎儿正常的转动；脑积水的胎儿不能进入骨盆衔接
多胎	超过 2 个或更多的胎儿，导致胎儿不能正常转动
产妇酗酒或药物成瘾	将导致胎儿活动无力，宫内活动减少
经产妇（多次妊娠分娩史）	腹部肌肉松弛，胎儿活动度过大，胎位不稳定
羊水过多	导致胎儿活动度过大
早产	早产儿的臀先露概率高于足月儿，因为胎儿较小，活动度增加
胎儿生长受限，脐带过短，宫内死胎	胎儿宫内生长受限，活动度小，脐带过短限制胎儿活动

阴道检查：可以由助产士或产科医师实施。以排除衔接入盆很深的胎头，确诊臀先露。如果是胎头衔接入盆很深，胎儿的肩部可以在耻骨上触到，有时和胎儿臀位相混淆。在阴道检查时，单臀位会表现为硬的被压缩的先露部位，类似头先露的感觉，而臀缝（the cleft of the buttocks）容易与颅骨的矢状缝相混淆。

助产士应该意识到这些容易出错的内容，需要非常谨慎地进行判断。如果有怀疑或者是在36周以后，评估臀位是否已经转正，可利用B超检查。并告知产妇检查的结果。如果臀位在36周后持续存在，助产士应当告知现有的有关臀位分娩的证据和可能的并发症。并转诊给更高级的产科同事。

4. 在分娩过程中诊断　在分娩过程中，臀先露位置通常比较高。在阴道检查时，臀位感觉是软的不规则的开关，坚硬的骶骨和肛门能够被感觉到，这是区分臀位与面先露的关键点。

在阴道助产中，助产士要注意到，臀先露时，胎儿的坐骨结节位于胎儿肛门的两侧，三者形成一条直线。这与面先露不同。在面先露时，胎儿的嘴巴和面颊的下颌突起形成一个三角形。

臀先露时，可以在阴道检查时发现新鲜的牙膏状的黏稠的胎粪（这是正常现象，被挤压出现，不是胎儿缺氧表现，译者注）。胎儿的生殖器是软的不容易被触摸到，并且在分娩时可能会变的水肿而更不容易识别。

在全臀位，可以在臀部的两侧摸到胎足，但通常会在臀部的后方触到。在阴道检查时，胎足与胎手的区别是，足趾比手指短，大足趾形状更大但是活动度小，触及足踝可以帮助诊断。

5. 相关的危险性　臀先露会增加母亲和胎儿的危险。因为阴道分娩并发症或剖宫产原因（Kotaska et al，2009；Van Idderkinge，2007）。臀位分娩不良的结局可能主要与导致臀位的原因有关，而不是因为臀位本身引起（Hofmeyr et al，2015b）。在分娩的时候损伤。一项英国关于足月臀位分娩的研究中，对臀位阴道分娩和剖宫产的新生儿进行长期跟踪，结果发现，婴儿患病率和病死率之间没有差别（Whyte et al，2004；Rielberg et al，2005）。

6. 臀先露妊娠期的照顾与管理　助产士在进行臀位的诊断时要注意关注产妇自己的愿望。可

以转介到上级产科医师或者与高级助产士进行讨论。助产士应该告知产妇，结合产妇自己的选择，做出关于分娩照顾的计划和建议。这些计划和讨论结果应当清楚地记录在产妇病历中。

有四种方式可供选择：

- 按计划进行臀位外倒转术（external cephalic version，ECV）。
- 自然的臀位阴道分娩或臀位阴道助产。
- 按计划引产。
- 按计划剖宫产。

7. 臀位的自发倒转　在足月时，尽管大部分的臀位将自动转为头先露。但随着妊娠时间的进展，自然转位的概率逐渐变小。

可考虑应用替代的方法和技术，促进臀位的倒转。尽管有很多的研究报道，但是这些方法的有效性还有待证实，应用母亲的体位管理对臀位转位的有效性，尚无充足的证据支持，需要进一步研究（Hofmeyr et al，2012）。中医的艾灸能够促进胎动，帮助臀位倒转。一项系统评估的证据（Coyle et al，2012）支持应用艾灸来纠正枕后位，但证据并不充分，还需要更多的研究来评估艾灸在臀位倒转中的作用和安全性。

臀位外倒转术（ECV）：是RCOG强烈推荐的措施（RCOG，2006a），被认为是安全有效的，能够减少分娩时臀位的概率和减少剖宫产率（Collins et al，2007；Hofmeyr et al，2015b；Hutton et al，2015）。宫缩抑制剂的使用会减少臀位外倒转的失败率（Hofmeyr et al，2012）。应该给所有接近足月的臀位产妇提供ECV（Hofmeyr et al，2015a）。这项措施应该由经过训练和获得批准授权的助产士或产科医师来实施，能够明显地减少臀位的概率（Walker et al，2014）。

8. 臀位阴道分娩机制　尽管越来越多的人支持选择剖宫产进行臀位分娩（Hannah et al，2000），很多产妇仍然选择臀位阴道分娩。有时会在产程进展很晚时入院，导致臀位被忽略。助产士必须认识到，如何管理和照顾臀位分娩的产妇，能够及时识别臀位，帮助产妇完成分娩。

臀先露有六种不同的姿势（图62.4）。指示点是骶骨，胎方位是根据骶骨与母亲骨盆的关系来决定的，与头先露相似。胎儿骶骨相当于头位时的枕骨（图62.4）。

（1）左骶前（LSA）（图 62.4A）：骶骨指向左侧髂耻隆起，腹部和腿部指向右侧骶髂关节。左臀位于前，粗隆部位于左斜径。臀裂位于右斜径。头与左臀和生殖器方向一致。

（2）左骶横（LSL）（图 62.4B）：骶骨朝向骨盆左侧。

（3）左骶后（LSP）（图 62.4C）：骶骨指向左侧骶髂关节，腹部指向右侧髂耻隆起。

（4）右骶前位（RSA）（图 62.4D）：骶骨指向右侧髂耻隆起，腹部指向左侧骶髂关节。右臀位于前，粗隆部位于右斜径。臀裂在左侧斜径处。头与左臀和生殖器方向一致。

（5）右骶横位（RSL）（图 62.4E）：骶骨朝向骨盆右侧。

（6）右骶后（RSP）（图 62.4F）：骶骨指向右侧骶髂关节，腹部指向左侧髂耻隆起。

胎儿可能处于骶前位或者骶后位。

当臀位处于左或右骶前位时，子宫收缩通常良好，胎儿会正常下降。右骶前位的分娩机转见图 62.5。胎儿的坐骨结节径线位于骨盆右斜径线上，下降到骨盆腔。

当子宫继续收缩，大转子径线下降到达盆底，遇到盆底的阻力，使骶骨向前旋转 1/8（45°），骶骨位于耻骨弓的后方（图 62.6）。大转子间径线在位于骨盆出口的前后径，胎儿的躯体会发生侧向弯曲，使臀部适应产道轴的弯曲继续下降，前方的坐骨结节正常通过耻骨弓，胎臀拨露在阴道口显现，然后是后方的坐骨结节从会阴部滑出。

当胎儿臀部通过产道时，胎儿的肩部下降到骨盆的入口。以双肩峰径线 11 cm 进入骨盆入口的右斜径，经过 1/8 圈的内旋转使前肩位于耻骨联合后方。胎儿右（前）肩和上臂从耻骨联合下娩出后，左侧（后）肩从会阴部娩出（图 62.7）。

俯屈的胎头现在以枕下前囟(正中)径(9.5cm)或者枕下前囟径线（10cm），位于骨盆入口的右侧斜径或横径上，通过内旋转胎头枕骨转到耻骨联合后方，胎儿的面部现在朝向骶弯，因为胎头的内旋转引起胎儿臀部和胎肩部的外旋转，胎儿头部的后面和胎背现在都朝向母亲腹部。胎儿的背部转向母亲的腹部是重要的步骤，如果胎儿没有自动完成这个旋转，给予轻柔的手法帮助胎儿

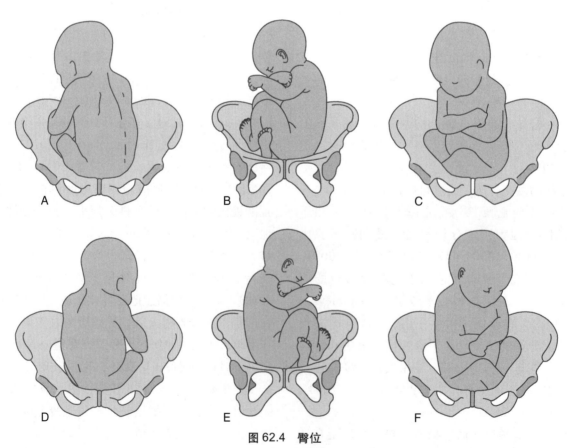

图 62.4　臀位

A. 左骶前（LSA）；B. 左骶横（LSL）；C. 左骶后（LSP）；D. 右骶前（RSA）；E. 右骶横（RSL）；F. 右骶后（RSP）

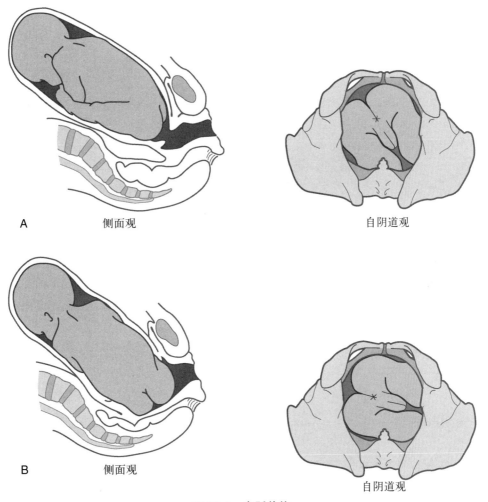

图 62.5　右骶前位
A. 分娩开始时；B. 胎臀下降和内旋转

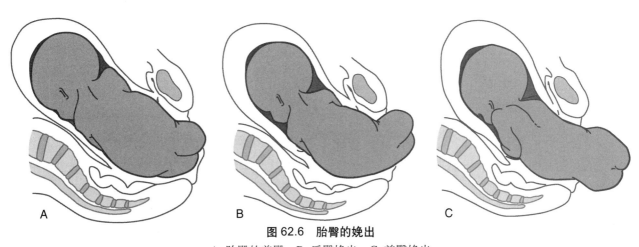

图 62.6　胎臀的娩出
A. 胎臀的着臀；B. 后臀娩出；C. 前臀娩出

完成这个旋转，面颊、面部、前额和枕骨依次从会阴部仰伸娩出（图 62.8）。

9. 臀位分娩的管理　当产妇选择臀位阴道分娩时，助产士需要确保她是在知情的情况下进行的。要经过严格的医学评估，排除不能阴道分娩的禁忌情况，评估胎儿与母亲的情况都处于良好健康状态。

如果有条件，要进行一个详细的 B 超检查，理由如下：

• 确定是否是单个胎儿。

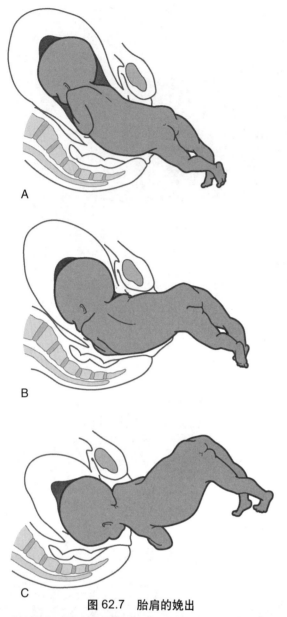

图 62.7 胎肩的娩出

A.胎足娩出，胎肩入盆衔接；B.胎肩下降和内旋转；C.后肩娩出，胎头入盆

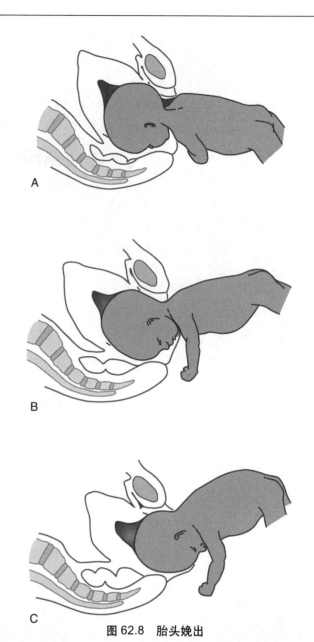

图 62.8 胎头娩出

A.胎儿前肩娩出，胎头下降；B.胎头内旋转和胎头开始俯屈；C.胎头俯屈完成

- 排除明显的胎儿畸形。
- 估计胎儿的体重，确定胎产式。
- 确认胎盘的位置。
- 评估羊水量。

同时，应该对产妇的骨盆情况进行详细全面的临床评估。目前，已经不再提倡通过测量骨盆径线来评估胎儿是否能够顺利分娩，如果产程能够顺利进展，这提示胎儿与骨盆的关系良好（胎儿是骨盆最好的测量器，译者注）（Kotaska et al, 2009）。

尽管已经进入临产，仍然有可能通过进行外倒转使臀位转为头位而顺利分娩。臀位分娩最好

在医院内进行，由富有经验的产科医师或助产士帮助完成分娩，但不能保证所有的臀位都有这样良好的条件。有时由于母亲自身的原因，或由于产程过于迅速，来不及转诊到有条件的医院。助产督导管理人员有责任帮助臀位的产妇及时转诊到医院，并帮助助产士完成臀位阴道分娩，提供必要的知识和操作技能来应对可能意外出现的臀位分娩（NMC，2012 和 2015）。

10. 臀位第一产程管理 臀位的第一产程过程与头位分娩基本相同。如果臀部没有衔接，当单臀或足先露时，会导致胎膜早破，有脐带脱出的危险。当胎膜破裂时，助产士必须迅速地进行阴

道检查,排除脐带脱出的可能。当臀部衔接入盆后,胎儿大腿充分延伸扩充骨盆腔,脐带脱出的风险变小。

在臀位分娩中,和头位分娩一样,也倡导应用自由体位,鼓励产妇取直立体位,保持自由活动,给予支持性照顾。助产士要提供连续性的支持性助产服务,认真细致地评估产程的情况和母亲及胎儿情况。并与助产团队保持良好的合作沟通。有经验的和经过培训(授权的)助产士可以进行臀位阴道分娩的接产操作。同时,如果有条件,应有一个高级的产科医师在场给予必要的帮助。

因为臀位分娩的可能的危险性,在臀位分娩过程中要给予持续性的胎心监护(RCOG,2006b)。有些选择阴道分娩的产妇会拒绝应用此项措施,愿意选择间断性的胎心评估,这种情况下,要按照 NICE(2014)关于间断性评估胎心的操作原则,对臀位分娩的产妇进行胎心监测,并评估母亲情况和观察产程进展。

在大多数臀位分娩的产妇,第一产程的进展通常很顺利。如果出现了子宫收缩乏力,可以应用加强宫缩的措施。但这必须非常谨慎地进行。在某些医疗机构,臀位分娩时禁止使用加强宫缩的措施。没有证据支持在臀位分娩中应用硬膜外麻醉分娩,是否应用麻醉镇痛要根据产妇的意愿和需求。

有时,在宫口还没有完全扩张之前,臀部已经滑出宫颈口,下降到达盆底,这会引发产妇用力的愿望。尽管这种情况并不多见,但有时臀部更容易下降,而硬而圆的胎头则不能顺利地通过没有完全扩张的宫颈口。这会造成一个危险的延误的时间差。实施了硬膜外麻醉会减缓产妇用力的愿望,在这种情况下是有帮助的。

11. 臀位第二产程的管理　当宫颈口完全扩张后,鼓励产妇取半坐位,四肢着床位,直立或支持下的蹲位,有助于胎儿下降和用力排出胎儿。

取站立位分娩要注意,避免胎盘早期剥离的危险性。进行臀位接产操作的助产士常鼓励产妇取跪趴的体位娩出胎儿躯体部分,取直立前倾体位来娩出胎儿的头部(Cronk,2005;Evans,2005)。

当有产科医师在现场进行臀位分娩时,通常会取截石位操作。产妇可以在宫口开全之前仍然

尽可能地保持直立体位和活动,来帮助胎儿下降,直到胎儿臀位拨露可见后,再(根据医师的意愿)取截石位。

助产士要注意在臀位接产时有富有经验的支持团队的帮助,儿科医师、高级产科医师在现场或随时待命,当有需要紧急手术的情况时,麻醉医师能够很快到达。

如果胎儿臀部和身体下降顺利,提示有可能臀位自然分娩,不需要助产士和产科医师的协助。这在经产妇臀位、胎儿较小时或早产儿时多见。

12. 臀位助产分娩　在臀位阴道分娩的医学管理措施中,通常会让产妇取截石位,排空膀胱。当胎臀后部下降到会阴体时,进行会阴体局部阻滞麻醉(除非已经使用硬膜外麻醉或阴部阻滞麻醉),可能进行会阴侧切。当胎臀后部显现时,臀位分娩开始。

当臀位分娩时,随胎体的下降,胎儿的背部将转向前方,使胎肩沿骨盆的横径和斜径进入骨盆入口。在英国的实践操作指南中,不允许牵拉胎体,因为这个操作有可能导致胎头的仰伸和胎儿上肢位置的异常。这种情况下,最好不要给予任何干预!越来越多的产科医师,开始应用和助产士同样的操作原则,不给予牵拉,应用无干预的臀位接产原则,避免不必要的人工干预措施。

当胎儿的脐部可见时,按照原来的操作规程,要轻轻地牵拉松解脐带来缓解对脐带的压力。但是,目前的操作原则不再要求进行此操作。在这个阶段中,脐带的受压是必然存在的现象,而时间是紧急的。

在胎儿的臀部娩出后,有的业内人士提出要在 15 分钟内完成分娩。有的学者认为迅速完成分娩会降低胎儿酸中毒的危险。但是,同时要考虑到,过快的分娩有造成胎儿损伤的危险,并且,需要强调的是,过快的协助娩出胎儿的操作并没有可靠的研究证据支持(Hofmeyr et al,2015c)。

如果胎儿的大腿没有自动娩出,操作者可以用手指放在大腿后方弯曲的膝部并让大腿外展,通常会帮助大腿娩出。但如果操作者耐心等待,通常随着胎儿身体的进一步下降,大腿会自动娩出。

通常在下一个宫缩,胎儿的肩胛会显露,胎

儿的上肢，正常情况下通常会屈曲于胸前，会自然滑出阴道口，胎儿肩部以前后径通过骨盆的出口径线娩出。此时，胎头沿骨盆入口的横径或斜径进入。有学者提出，从胎儿的躯体娩出，到胎头的娩出，不要超过 5 分钟。

在这个时期，可能会需要进行一些人工操作手法，来帮助娩出胎头。如果产程进展良好，当胎头到达骨盆出口时，可能需要一些自然的、可控制的方法帮助娩出胎头。助产士会协助产妇，从基督教的前倾的祈祷体位，转到（头更向前，位置更低的）穆斯林（MUSLIM）祈祷体位，因为此体位可帮助胎头顺利娩出。胎头处于俯屈位，如果产妇按照如前所述的方法改变体位，骨盆将旋转滑过胎儿的头部，使胎头自然地从产道娩出。同时，其他手法如 Mauriceau-Smellie-Veit 或者 Burns-Marshall manoeuvre 操作手法也可以在这个时期协助胎头的娩出。

Mauriceau-Smellie-Veit 手法是一个协助臀位阴道分娩时胎头娩出的有效的手法。其原则是"让胎头先俯屈再进行牵拉"（彩图 96）。这个方法可以很好地控制胎头，胎头下降延迟时也可以促进胎头在骨盆内下降。

此手法的操作要点是，综合的方法让胎儿的下颌关节保持俯屈位置，同时牵拉胎肩。此手法可以在所有的臀位分娩中应用，特别是胎头俯屈不良而产钳牵拉有困难时更有应用价值。

操作者让胎儿大腿分开骑跨在操作者的左前臂上（彩图 96）。操作者的左手三个手指滑进阴道，触到胎儿的下颏弓部位。传统的操作中，将中指伸进胎儿的嘴巴里，进行最大程度的牵拉。但是现在这种操作方法已经不再提倡，因为可能导致下颌关节脱位。目前用其他方法来代替此操作，操作者的环指和示指放在胎儿的下颏上，中指按在面颊上给予牵拉。

操作者右手的示指和环指钩在胎儿的肩膀上，中指按压胎儿的枕部协助胎头保持在俯屈位置，来进行牵拉。同时，一个协助者可以在耻骨上按压胎头协助胎儿保持在良好的俯屈位置（注意，不是按压子宫底，译者注）。

用尽可能小的力量协助胎头保持在俯屈的位置，通过骨盆出口娩出，然后，提起胎儿的躯干帮助胎儿面部嘴巴娩出。然后清理呼吸道，完成臀位分娩的过程。

Burns-Marshall manoeuvre 手法被当作一项医疗干预措施。当胎儿躯干娩出后，允许胎儿身体悬空，稍微等待片刻时间，以胎儿自身的重量帮助胎儿的下降和胎头的俯屈。当胎儿颈部和发际线可见时，再协助娩出胎头（彩图 97）。操作者可抓起胎儿足踝部，轻轻牵拉，牵引胎儿躯干向前方形成一个很大的弓形弧度，到母亲的腹部上方。

这时，在会阴体部轻轻按压协助胎儿嘴巴娩出，清理呼吸道分泌物，使新生儿正常呼吸。

娩出胎头的过程应当是非常小心、慢慢地进行，避免任何突然的压力改变，以免引发新生儿颅内出血。为了减少颅内出血的危险，也可考虑使用 Wrigley's 或 Neville–Barnes forceps 产钳来协助娩出胎头，这样可以以可控的速度慢慢地娩出胎头。

反思活动 62.2

用一个教学模型或玩具娃娃和骨盆模型，模拟臀位分娩机转的操作，演练不同的操作手法（Mauriceau-Smellie-Veit 和 Lövset's manoeuvres）。

13. 臀位阴道分娩的并发症

（1）上肢过度外展损伤：如果胎儿的上肢没有在胸前保持屈曲状态，有可能沿胎头的两侧向上伸展。这样会导致胎头不能顺利进入骨盆。这时，必须先娩出胎儿上肢，然后再娩出胎头。这时，最好应用 Lövset 操作方法（彩图 98）。当胎儿在右骶横位时，胎儿的后肩位于骶骨岬突起以下，前肩处于耻骨联合上。

操作者双手握住胎儿的大腿，两大拇指放在胎儿的骶骨部位，注意操作者的手指不能超过胎儿的骨盆边缘（不能按压在胎儿的腹部），避免对胎儿腹腔脏器造成损伤。轻轻向下牵引胎体，同时轻轻转动胎体向后，转半圈（180°）。原来的胎儿后肩这时候变成前肩，自耻骨联合下娩出，同时，另一侧肩也滑进骨盆入口进入盆腔。然后，向相反的方向转动胎体半圈，娩出另一侧上肢。

上述操作手法不需要进行麻醉。可以由助产士独立完成，要保证按照正规的操作规程进行，是安全有效的方法，即使胎儿的上肢交叉，一侧在前一侧在后的位置时，仍然可以有效娩出双上肢（肢体交叉）。

（2）胎头仰伸：在胎肩娩出后，将胎儿悬空置于母亲两腿间，让重力作用协助胎儿下降和胎头俯屈。稍等片刻时间（几秒钟），如果胎儿颈部和发际线没有出现在阴道口，最可能的原因就是胎头处于仰伸的位置。这时可以应用前文描述的 Mauriceau-Smellie Veit 手法来娩出胎头。

（3）后出头困难：是非常少见的，但是危险性很高，多见于足月臀位分娩时。它发生在臀部分娩后，而宫颈没有完全扩张时，导致胎头不能从阴道顺利娩出。在这种情况下，助产士必须寻求紧急的医疗救助。产科医师将尝试娩出胎头，但是病死率和患病率都非常高。

屈大腿（McRobert's manoeuvre）手法虽然更常应用到肩难产，其也会用于臀位分娩中，用来加速胎头的娩出。当胎儿的枕骨位于耻骨联合以上而不能顺利娩出时，应尝试各种可能的方法。助产士应当时刻做好应对措施，以便能够正确处理不期而遇的紧急的臀位分娩。在社区实践中，助产士要迅速获得产妇的知情同意，尽快把产妇转到医院。如果分娩不是很快发生，这通常有时间进行；如果产程进展迅速，分娩马上就会发生，要考虑转介过程可能导致的危险性。如果宫缩很强且有效，臀位通常会很顺利分娩。然而助产士仍然要寻求帮助，因为不可预知的并发症仍然可能发生。在社区遇到臀位分娩时，助产士要按照以上描述的操作规程进行处理。

（二）面先露

当胎头和颈部高度仰伸，而肢体处于屈曲状态时，将导致面先露。面先露时，胎儿在宫内呈过度仰伸的"S 形"姿势。胎儿的枕骨接近胎儿的肩胛骨，而面部正对着宫颈口（彩图 99）。先露部分是胎儿的面颊边缘和下颏部。下颏部是最先进入骨盆的部分（Marino，2016）。面先露不常见，发生率为 1/800～1/600，约占活产分娩的0.2%。

原发性的面先露是在临产之前发生。相应的发生原因和导致其他先露异常的常见原因类似。凡是阻止胎头良好俯屈的因素，或者会让胎头更容易处于仰伸位置的因素，都有可能导致面先露（Marino，2016）：

- 胎儿体重超过 4000g（Tapisiz et al，2014）。
- 类人猿骨盆。胎儿顶骨没有进入骨盆。
- 在胎儿的颈部有肿瘤，阻止胎头俯屈。
- 胎儿的肌肉张力过高，造成胎儿在宫内处于过度后仰的姿势，导致面先露。这种姿势会在分娩后的几天内持续存在。

继发性的面先露发生在产程过程中，导致的原因包括如下：

- 俯屈不良的枕后位：当胎儿双顶径不能正常通过母亲的骨盆，前侧颞骨下降得更快导致胎头仰伸，最终导致面先露。
- 子宫倾斜：子宫向一侧倾斜。子宫收缩的力量将使胎头前部受压，导致面先露。
- 更多见于扁平骨盆。
- 子宫过于松弛。
- 早产。
- 羊水过多。
- 多胎妊娠。
- 原因不明的面先露。

当胎儿以面先露入盆时，胎头进入骨盆的径线并没有增大，但是，胎儿以前额部位入盆，以及胎儿面部的骨头不容易变形，这些因素都对胎儿有危险（表 62.3）。

1. 妊娠期识别　在妊娠期，面先露并不容易被发现。当在腹部检查时，感觉到胎头和胎背之间有一个很深的凹陷，同时，触到胎头前额部和胎背位于同一个方向时，要高度怀疑有面先露的可能。在胎心听诊时，当胎儿处于额前位时，从胎儿的前胸通常会听到一个非常响亮和清晰的胎心，而在同一侧很容易摸到胎儿的肢体。当胎头处于额后位时，通常胎心不容易被听到。当怀疑有面先露时，应当运用 B 超协助诊断。

分娩时，先露胎头位置通常较高，通过阴道检查能够帮助诊断。当进行的阴道内触诊时，可以摸到下颌骨，在口腔中时触到牙龈。偶然情况下，触诊者会感觉到胎儿吸吮手指的动作。

当发现面先露时，首先要确定下颏的位置是朝向前方还是后方。当胎儿处于面后位时，除非它旋转到面前位，有可能会完成分娩，否则将会导致梗阻性难产。当助产士发现面先露后，要迅

表 62.3　面先露可能导致的并发症

并发症	原因
脐带脱垂	与先露不能良好衔接和胎膜早破有关
梗阻性难产	因为面部不能良好地变形适应骨盆下降而导致难产；持续性的面后位将导致胎儿不能从阴道娩出
需要紧急手术分娩	因为梗阻性难产
严重的外阴创伤	胎先露径线过大，尽管衔接时的径线并不宽，但是娩出时会以更宽的枕颏径（submentovertical of 11.5cm）通过会阴部，增加裂伤，手术助产也会增加会阴损伤
颅内出血	因为胎儿缺氧和异常的胎头变形导致
面部的擦伤和水肿	面部不能很好地变形，增加了软组织损伤的机会

速通知高级产科医师。如果下颏处于横位和后位，要意识到情况非常紧急。

反思活动 62.3

用一个人体的解剖模型或胎儿颅骨和骨盆模型，来演示面先露的时候阴道检查时的感觉。当面先露由前方转向后方的时候，重新检查，描述有什么不同。

2. **面先露的分娩机制**　胎儿仍然处于纵产式，先露部位是面部，最先进入骨盆的部分是下颏。

胎儿是处于过度仰伸状态的。衔接的径线是颏下前囟径。面先露可分为六种类型（图 62.9）。

（1）右颏后位（left mentoposterior，LMP）是左枕前位（LOA）的胎头过度仰伸时的胎方位。胎儿下颏朝向右侧骶髂关节。

（2）左颏后位（left mentoposterior，LMP）是右枕前位（ROA）的胎头过度仰伸时的胎方位。胎儿下颏朝向左侧骶髂关节。

（3）右颏横位（right mentolateral，RML）是左枕横位（LOL）的胎头过度仰伸时的胎方位。胎儿下颏朝向骨盆右侧。

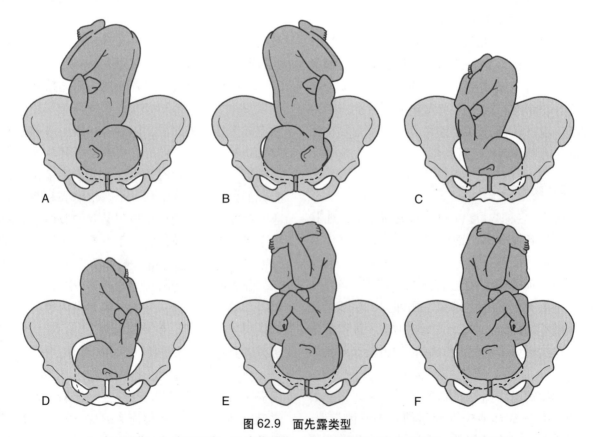

图 62.9　面先露类型

A. 右面后位；B. 右面后位；C. 右面前位；D. 左面横位；E. 右面前位；F. 左面后位

（4）左颏横位（left mentolateral，LML）是右枕横位（ROL）的胎头过度仰伸时的胎方位。胎儿下颏朝向骨盆左侧。

（5）右颏前位（right mentoposterior，RMA）是左枕后位（LOP）的胎头过度仰伸时的胎方位。胎儿下颏朝向右髂耻隆起。

（6）左颏前位（left mentoanterior，LMA）是右枕后位（ROP）的胎头过度仰伸时的胎方位。胎儿下颏朝向左侧髂耻隆起。

面先露发生在胎头衔接入盆之前。60% ～ 80% 为颏前位，颏横位占 10% ～ 12%，颏后位为 20% ～ 25%。大多数颏后位会转到颏前位。

在颏前位，过度仰伸的胎头以面先露进入骨盆，下颏的部位朝向髂耻隆起。前顶部朝向相反方向的骶髂关节（图 62.10）。

胎儿以颏下前囟径（submentobregmatic 9.5cm）为衔接的径线。下颏是进入骨盆内最低的部分，当遇到盆底肌的阻力时，使胎儿下颏向前旋转 1/8 圈，通过耻骨弓，在会阴口可见（图 62.11）。

再次的子宫收缩，将使胎儿顶骨和枕骨部分通过会阴体。然后，经过俯屈的动作，胎头完全娩出，然后经过复位和外旋转，随后胎体完全娩出。只有当胎儿处于颏前位的时候。才有可能经阴道自然分娩。当胎儿下颏冲向后方骶骨时，不可能经阴道分娩，处于颏后位时胎儿的颈部太短，不能适应骶骨弯的长度，尽管颈部作了最大限度的延伸，也不能通过产道娩出，从而会导致梗阻性难产（图 62.12）。除非转为颏前位，否则颏后位和颏横位都不能经阴道自然分娩。

在面先露时，当下颏冲向骨盆的前方，骨盆的大小适合，胎儿是正常的健康状态，宫缩良好，通常会顺利完成分娩，阴道正常分娩的概率为 60% ～ 70%。然而，在 21 世纪的发达国家中，遇到面先露时趋向于放宽剖宫产的指征。

3. 面先露的管理　在面先露时，分娩通常是顺利的，也同其他异常胎位一样，通常会发生胎膜早破，增加脐带脱出的风险，发生产程的延长。当进入第二产程时，通常会给予会阴侧切，因为尽管在面先露时衔接的径线是颏下前囟径（9.5cm），却是以枕颏径（Submentovertical 11.5cm）扩张通过会阴体的。

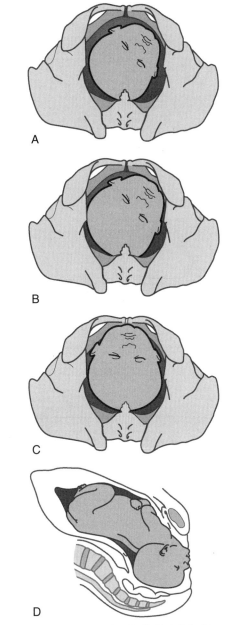

图 62.10　面先露颏前位分娩机制

A.LMA 分娩开始时；B. 仰伸和下降；C. 阴道观；D. 侧面观

如果第二产程延长，产科医师会使用产钳助产。牵拉前顶部保持胎头处于仰伸的位置，直到下颏在耻骨联合下可见，然后使胎头俯屈，顶部和枕骨通过会阴体娩出。

新生儿通常情况良好，但眼皮和口唇会发生水肿擦伤，面部有受压的表现。这种擦伤会导致产妇及其家人焦虑和紧张。助产士最好提前告知她们胎儿会是什么样子的，解释发生的原因。要向产妇解释这种损伤是轻微的，水肿会在几天内消退。新生儿吸吮可能在最初的时间段内非常困难，但通常会在 48 小时内恢复正常。

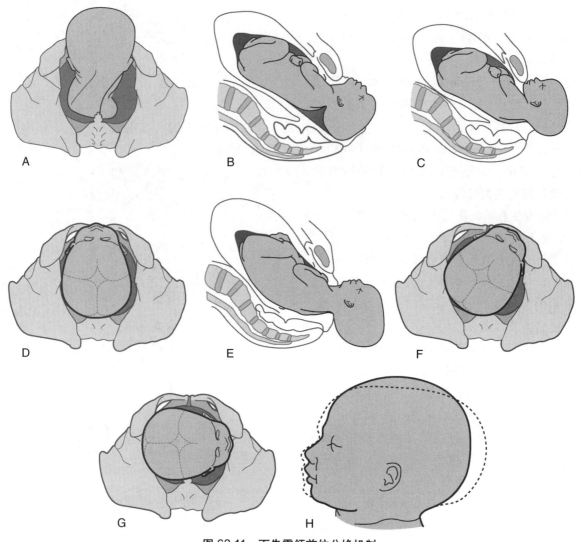

图 62.11 面先露颌前位分娩机制

A. 仰伸；B. 仰伸开始；C. 仰伸完成；D. 自阴道观；E. 侧面观；F. 复位，MA-LMA；G. 外旋转，LMA-LMT；H. 胎头变形恢复

（三）额先露

额先露（图 62.13）是异常胎先露中最少见的类型。胎头处于俯屈和仰伸之间的中间位置。以枕额径（13.5cm）试图入盆，通常不能顺利进入骨盆，只有胎头比较小时才可能入盆，但是在骨盆腔的中间也会发生下降停滞。额先露的发生率为 1/1400 ～ 1/500。额先露可能在产程的早期出现，当胎儿颈部充分俯屈，最终会转化为正常的枕先露顺产。有时通过更进一步的仰伸成为面先露。

导致额先露的原因除了脑积水、胎儿畸形等，与发生面先露的原因基本相似（Marino，2016），包括以下几点：头盆不称、早产儿、经产妇，约占额先露的 60%。如果额先露没有及时发现和给

予处理，将导致梗阻性难产和子宫破裂。增加围生期母儿患病率和死亡率。

1. 如何确诊 在腹部检查时，会发现胎头的位置较高。衔接的径线通常比较大。类似于面先露，腹部触诊时，可能在胎儿的枕部和胎背部之间摸到一个凹陷。额部的突起和胎儿的背部处于同一个方向。在阴道检查时先露部可能很高，难以触到。如果能够摸到前额部。可以感觉到眉弓的边缘，在另一边摸到前囟门。对额先露的最终确诊需要经过 B 超来确认。

2. 额先露的管理 当胎儿处于额先露时。会有三个临床结局：①额部可能有如下改变（进一步俯屈），变成正常的枕先露。②变成面先露。③持续性额先露。如果怀疑产妇是额先露或已经

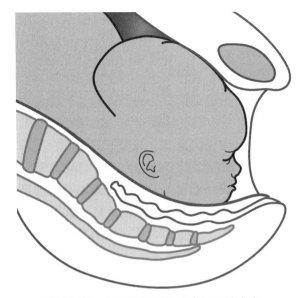

图 62-12 面先露颏后位造成梗阻性难产

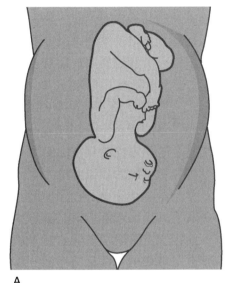

A

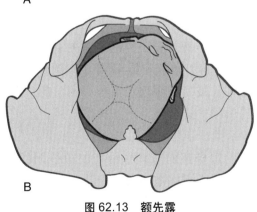

B

图 62.13 额先露
A. 腹部观；B. 阴道观

如同在所有的异常胎先露的并发症一样，额先露通常会导致胎膜早破，以及有脐带脱垂的危险。因此，必须进行阴道检查来排除这种可能性。如果在产程的早期发现额先露，注意有可能胎头进一步的仰伸转变成面先露，或者胎头通过俯屈变成枕先露而正常分娩。如果额先露持续存在，而胎儿是正常大小，将不会通过阴道分娩，需要进行剖宫产。很少有额先露能够经过阴道正常分娩（Hakmi，2008）。

（四）斜产式或横位最终导致肩先露

肩先露是因为胎儿在横位或斜产式造成的（图62.14）。肩先露并不多见。只有当胎儿超过 36 周以后，才会造成临床问题。在足月胎儿，一个不稳定的斜产式或横产式对于母亲和胎儿都有危险，脐带脱垂更多见。如果没有经过纠正，肩先露最终会导致梗阻性难产，除非胎产式得到纠正成为枕先露而正常分娩，否则必须剖宫产完成分娩。导致不稳定胎产式和肩先露的原因由如下几点：子宫松弛，腹部肌肉的松弛，多见于经产妇；胎盘前置，如果产妇出现持续的斜产式，即使没有出现无痛性的出血，也要考虑到前置胎盘的可能；其他的可能的相关因素有多次妊娠分娩、羊水过多、子宫畸形、骨盆腔狭窄。偶然情况下，大的子宫纤维瘤可能会让先露的部位异常，造成暂时性斜产式。

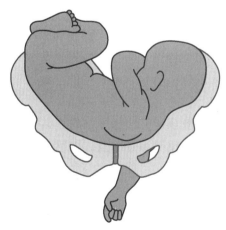

图 62.14 肩先露，一只手臂脱出阴道口

1. 如何识别肩先露 在腹部检查时，对于斜产式和横位或不稳定的胎位，要保持检查和观察的连续性，这是至关重要的。异常的胎产式是容易被诊断的，通过观察子宫的形状容易识别。子

确定为额先露时，助产士必须迅速通知产科医师。家里分娩的产妇，应该告知产妇这种情况，准备转介到医院。

宫的形状看起来很宽，胎头部可在腹部的一侧触摸到，子宫底通常比较低，而胎儿的臀部在腹部的另一侧。盆腔内没有先露部位。

当胎儿处于斜产式时，胎儿的头部或臀部位于耻骨的一侧。如果在 36 周和 37 周后发现非纵产式，要通知产科医师。需要进行 B 超检查来确诊，明确胎先露，并发现可能的原因。

2. 肩先露的管理　随着妊娠月份的增加，非纵产式可以转化成纵产式而稳定下来，但是如果在 36 周妊娠以后还没有转为纵产式，产科医师将试图通过外倒转胎儿到纵产式。在足月后，当胎儿仍然处于纵产式和枕先露的情况下，可能会进行引产。

胎儿重新变成斜产式或横产式的可能性是很高的。可能导致胎膜早破和脐带脱出的危险；或者在胎产式纠正之前，分娩已经发动。产妇需要迅速转介到医院进行观察。

要进行 B 超的检查来排除前置胎盘的可能性，发现是否存在胎儿或子宫的异常。要进行一次阴道检查，发现可能存在的盆腔异常，如漏斗型骨盆。在分娩过程中，要认真评估胎产式。如果有必要，可以在子宫的两侧给予平行的压力（如腹带帮助固定胎位，译者注），来帮助维持胎儿保持在纵产式。

在产程开始后，当胎儿头部进入骨盆，而胎膜已经破裂，产程可能会正常进行。如果产妇有不良的产科病史。或者在分娩中出现了并发症。有可能在产程早期进行剖宫产术。如果没有及时发现或观察不认真，一个不稳定的胎产式会导致严重的梗阻性难产。胎儿的肩部随宫缩的推动将更加深入地进入骨盆，胎膜可能已经破裂，脐带和胎儿的上肢可能会从阴道脱出。

助产士应该能够经过腹部检查认识到肩先露的可能。首先排除前置胎盘，之后可以进行一次阴道检查。检查时可能会感知到胎儿的肋骨，或胎儿的手。在发现不稳定的胎产式和肩先露时，助产士必须迅速报告给产科医师。如果是在社区服务中心，需要迅速转介产妇。这种情况下，应当让产妇处于四肢着床位，是一个夸张的开放式俯卧位，或者采取膝胸卧位，这是一种正确的处理方法，这种姿势会减少母亲用力的愿望，并有可能使肩部发生移位。当胎儿的手臂或者脐带脱出时，这个姿势应当首先应用（参见第 65 章）。

如果没有得到纠正，将需要进行剖宫产。有时，即使胎儿已经死亡，也要进行手术，保证母亲安全。

（五）复合性先露

复合性先露是指胎儿的手或脚位于胎儿头部的一侧。非常少见的情况是手和足同时位于胎头两侧。当出现任何情况，妨碍了胎头顺利下降进入骨盆时，或胎儿比较小，而骨盆比较大时更容易出现。产妇会出现下腰部的疼痛，并经常出现下腹部疼痛。通过非药物方法，由产妇的陪伴者或助产士在产妇下腹部轻柔地以圆圈按摩，有助于缓解疼痛。

复合先露只有在产程的晚期，当胎膜破裂以后，才会被关注到。通常情况下，随着先露部位的下降，胎儿的手可以自动缩回。当助产士阴道检查的手碰触到胎儿的手时，胎手会有自动缩回的动作。如果复合先露持续存在。分娩通常会正常完成，或通过一个低位的阴道助产来完成。这会增加母亲阴道出血和围手术期创伤的机会。

七、产后和新生儿的并发症

当出现异常的胎方位或异常的胎先露时。母亲的分娩计划和对分娩的期望会发生改变，在产后的短时间内，要与产妇讨论重新规划。

每一个新手妈妈都希望得到温暖的富有同理心的照顾。助产士应该给予足够的时间，尽可能在产后早期，了解产妇个体化的需要，做出个体化的产后照顾计划。当书写产后照顾计划时，要给产妇机会来讲出她们的需求和期望值。给予适当地关怀与照顾。要认真记录。关于产后照顾计划的相关内容，可以在第 41 章中找到。做一个书面的计划，按时间序列记录产妇的情况。助产士可以提供相关资源帮助产妇理解产后的生理情况改变，帮助母亲和新生儿均处于良好状态。

产后对母亲的照顾：恰当的镇静剂的使用，将有利于母亲更好地保持稳定状态和照顾她的新生儿，防止平卧在床以避免更多的风险。

分娩经历复杂且困难时，会增加产后母儿并发症的危险。如果新生儿需要特殊的照顾，必须与新生儿特殊照顾单位保持密切的联系。给予父母恰当的支持（参见第 46 章）。

助产士应当与母亲讨论她的产后计划。记录

明显的患病症状，特别是感染的症状和栓塞的症状（参见第 66 章）。困难分娩后，特别是存在母儿分离的情况时，助产士必须保证父母能够认知新生儿喂养的知识，以及如何判断新生儿处于良好的喂养状态（参见第 44 章）。助产士必须提供口头的和书面的照顾计划来帮助父母学习新生儿照顾的知识，以及如何观察新生儿的症状（参见第 42 章）。

一个复杂的困难的分娩常是意料之外的，很少能够提前预测到。必须给予产妇足够的时间来讨论和描述自己分娩的经历。当她做好心理准备后，助产士要提供适当的有帮助的资源。

八、结论

助产士必须具有解决和管理异常胎方位和异常胎先露的相关知识，能够迅速发现此类情况，给产妇提供清晰的、可靠的和可获得的处理措施，为分娩做好充分的准备，针对具体情况给予相应的管理策略。如果可能，最好在分娩前与产妇进行讨论，制订一个分娩计划并提供书面记录，由所有可能参与产妇管理的服务团队成员共同制订服务计划。

助产士的首要的角色是监护、支持和促进正面的分娩经历。当产程出现异常时，给予迅速和恰当的转诊。助产士应该熟悉异常胎方位和异常胎先露的分娩机转，以及相关的操作手法。恰当的应用有效的措施来加速产程的进展，促进分娩。重要的是，要激发产妇的自信心，但助产士必须保证自身具有自信，有足够的能力和知识储备，能够支持产妇做出恰当的知情同意选择，进行有

效的管理。当发现异常胎方位和异常胎先露时，给予恰当的处理。异常胎方位和异常的胎先露会增加母儿患病率和病死率。

助产士应该具备识别产妇和胎儿处于异常的胎方位和异常胎先露的能力，及时给予识别，进行有效的临床评估，和恰当的及时的行动。助产士应该使产妇和她的分娩陪伴者感到分娩是有准备的，得到支持的，能够做出恰当的知情同意选择。良好的沟通和团队合作是提供安全有效的助产服务的关键因素。对于保证母儿健康有重要的意义。操作规程等要根据正常的解剖结构、生理功能和有证据的实践操作规程来进行。助产士需定期进行基本技能的训练，以保证母儿的安全。

要点

- 胎位异常和胎先露异常会增加母儿患病率和死亡率。
- 助产士应当具备识别母儿处于异常胎位和异常胎先露的能力，通过有效的临床观察评估以采取恰当及时的处理。
- 助产士应当让产妇和她的家人感到她是得到良好支持的，能够做出正确的知情同意选择。
- 良好的沟通交流和团队合作是对产妇和胎儿提供安全恰当的照顾的关键。
- 操作方法等应当遵循解剖学、生理学基础，按照有证据的实践方式，操作人员必须遵行这些基本原则，来提供准确的操作方式。

（翻译：张宏玉　审校：熊永芳）

第 *63* 章

梗阻性难产和子宫破裂

Alison Brodrick

学习目标

通过阅读本章，你将能够：

- 理解梗阻性难产可能导致的后果。
- 描述导致子宫破裂的危险因素。
- 能够识别梗阻性难产的征象。
- 认知不同类型的子宫破裂。
- 认知子宫破裂的发生率。

一、引言

子宫收缩良好但胎儿不能正常通过产道娩出时，称为梗阻性难产。在发达国家，有良好的产前和围生期保健，能够及时得到医疗服务人员的照顾，通常梗阻性难产会被及时发现，得到及时恰当的处理。在发展中国家，情况则不同，由于缺少健康服务资源、营养不良、贫困，梗阻性难产发生率很高，导致产妇患病率和死亡率高（Oyston et al，2014），同时，也可导致婴儿患病率和死亡率增高。

区分梗阻性难产和进展缓慢或产程延长是非常重要的。宫颈扩张和胎儿下降缓慢常见的原因是子宫收缩的乏力，当子宫收缩改善后，通常宫口会迅速扩张和下降。在梗阻性难产，虽然子宫收缩良好，但胎儿仍不能通过产道，阴道分娩从机制上是不能实现的。

与梗阻性难产相关的患病率和病死率

估计产程延长的发生率和由此引发的并发症

是困难的，因为不同的国家和地区对于产程延长有不同的定义，完整的连续的流行病学资料难以获得。同时，由于没有得到及时的医疗救护，梗阻性难产的妇女可能死于大出血、感染或子宫破裂，所有这些原因都可能被认为是产妇的死亡原因。因此，实际上的因为难产而导致的产妇死亡的发生率应当比目前已知的要高（Oyston et al，2014）。

在 2013 年，因为难产而导致的死亡报道为 18 789 人，不同国家之间的差别巨大。62% 的死亡产妇发生在非洲西部（7099 人）和南亚（4521人），而在澳大利亚，据报道只有 2 人死于梗阻性难产（Kassebaum et al，2014）。

当发生梗阻性难产时，随产程的不断延长，胎儿先露部持续压迫盆底的软组织，导致组织缺血坏死损伤，甚至出现生殖道瘘。

生殖道瘘是位于直肠和阴道之间（阴道直肠瘘）的，或膀胱与阴道之间（泌尿道阴道瘘）的异常通道。根据联合国人口基金会（the United Nations Population Fund，UNFPA）的报告，每年估计有 3 000 000 妇女患生殖道瘘，另外在非洲每年还会有 30 000 ～ 130 000 例新增病例（Wall，2006）。

患生殖道瘘的妇女生活艰难，得不到有效的治疗或根本没有治疗，甚至还会遭遇社会歧视，被家庭抛弃或被隔离在社交活动之外（WHO，2005）。

及时诊断和处理梗阻性难产，能够预防和减少母亲死亡和生殖道瘘的发生率，这需要及时的紧急的医疗救护，但这在许多不发达地区仍然是无法提供的（Paxton et al，2006）。

二、梗阻性难产

（一）病因

当胎头与母亲骨盆不能相互适应时会发生头盆不称。这可能因为骨盆过小，或形状异常，或胎儿的异常，胎儿过大而不能正常通过骨盆。

胎头是胎儿最大的部分，当胎头能够顺利通过骨盆入口进入骨盆时，身体其他部分通常可顺利娩出。这要求骨盆腔和骨盆出口也是正常的，能够容许胎儿通过，然而，实际情况是，头盆不称也会发生在胎儿入盆后和在出口时。对骨盆不同形状的认知是重要的，这有助于理解胎儿是如何适应骨盆通过骨产道的。

然而，真正的骨盆解剖结构异常是很少见的。当出现以下症状时，要注意可能存在骨盆异常：

• 骨关节病或佝偻病等疾病，可能会严重影响骨盆的形态和大小。

• 脊柱畸形如脊柱侧凸。

• 骨盆骨折或受伤，导致骨盆腔和径线改变。

如果病史中有儿童时期营养不良或随后导致的生长发育迟缓，将有可能影响骨盆的径线，增加头盆不称的发生率（Kirk，2011）。这种情况有可能存在于从贫困国家移民到英国的人群中，这个问题还没有得到重视。

胎儿的大小也会影响头盆关系。一个超过正常标准第97百分位数的胎儿有可能就太大了，不容易顺利通过产道，这种情况可见于高龄产妇、过期妊娠或糖尿病患者。超重或肥胖的产妇也容易出现胎儿过大（Heslehurst，2008）。

母亲体重指数过高应当引起高度关注，因为世界范围内肥胖人群的数量在增加。在肥胖妇女，子宫的收缩力下降，常导致产程延长，骨盆内堆积了过多的脂肪有可能造成生殖道的阻塞从而导致梗阻性难产（Zhang et al，2007）。

不要把头盆不称与异常胎位相混淆，后者是由于胎头俯屈不良和倾斜不均导致胎头以一个较大的径线进入骨盆（如枕后位）。后一种情况时，应用合成缩宫素改善子宫收缩常可纠正异常胎位，因为子宫收缩可使胎儿发生俯屈和旋转。

当一个头位的胎儿处于枕前位而不能很好地下降时，要认真细致地进行专业评估，判断是否存在真正的头盆不称，还是由于胎头俯屈不良和胎位异常导致的相对性头盆不称。

其他比较少见的导致梗阻性难产的原因如下：

• 异常的胎先露，如肩先露、额先露，或持续性的颏后位面先露。

• 产道内肿瘤如纤维瘤或卵巢囊肿。

• 一个异常大的胎儿或畸形的胎儿，如葡萄胎时。

（二）梗阻性难产的识别

在正常分娩中，良好的子宫收缩可帮助先露部下降和宫口扩张，胎先露的下降是正常产程进展最重要的特征。在梗阻性难产，胎先露持续地处于高位，或先有下降，然后停滞不再下降。这会造成先露部与宫颈不能良好贴合，宫口扩张缓慢或先有扩张然后扩张停止（表63.1）。

如果这种情况持续，宫缩会变得持续时间更长、更强和更频繁，试图克服阻力。最终，将出现宫缩过强（TONIC）。如果这种状态持续发展，特别在初产妇，当子宫收缩停滞一段时间，重新变得有力时，有可能出现子宫耗竭（uterine exhaustion）。

表 63.1　梗阻性难产的临床表现

产妇的表现	心率增快，发热，少尿，血尿，疲乏无力，严重的持续性腹痛
腹部检查	胎先露持续性高浮位，羊水少或无，子宫紧紧包裹胎儿，子宫触诊很硬
阴道检查	阴道发热和干燥，胎先露产瘤持续增大，变形逐渐加重，宫颈水肿，宫口扩张缓慢或没有扩张
胎儿的表现	胎心早期减速或可变减速，提示胎头受压

（资料来源：El-Hamamy et al，2005）

梗阻性难产继续发展，有可能在腹部出现一个模糊的收缩环，称为Bandl收缩环，表示子宫的上部和下段之间肌层的厚度出现了明显的差别，子宫下段变得非常薄、非常危险（彩图100）。持续性的子宫收缩会切断胎儿的氧气供应，导致胎儿缺氧。这个时期如果不及时给予恰当的医疗救护措施，很容易发生子宫破裂，导致母亲死亡。

（三）管理措施

大部分梗阻性难产发生在第一产程，需要剖宫产。在第二产程，早期发现深横停滞（deep transverse arrest）是非常重要的，这样有可能通过帮助胎儿旋转而完成阴道分娩。

在发展中国家，产妇可能持续几天处于梗阻性难产，这会导致败血症和母亲疲乏无力。耻骨切开手术（symphysiotomy）在这些地区仍然有实用的价值，可在紧急情况下挽救母亲的生命（Wykes et al，2003）。如果能够实施，耻骨切开手术比剖宫产手术的危险性更低。如果胎儿已经死亡，可以采取毁胎术，如穿颅术（craniotomy）和断锁骨术（cleidotomy），来拯救母亲生命（Maharaj et al，2002）。

（四）预防措施

分娩是一个动态的过程。有很多原因会导致产程进展缓慢或停滞，包括环境因素和母亲的精神心理因素（Walsh et al，2012；参见第36章）。

如前所述，真正意义上的绝对性梗阻性难产是少见的。在初产妇，产程还没有开始之前很难预测。最可靠的评估骨盆的方法是，前次没有并发症的正常分娩的经历，以及分娩一个同样大小的胎儿。

多年以来，人们为评估产妇梗阻性难产的危险性进行了很多努力，包括评估母亲的身高和脚的大小（Mahmood et al，1988），胎儿体重和母亲的年龄（Dahan et al，2005），以及运用放射技术测量母亲骨盆的径线（Pattinson，2000）。这些方法都不是很令人满意。在预测梗阻性难产和骨盆的大小方面都不太准确，因此诊断头盆不称最可靠的方法,是回顾性评估分娩的结果（Korhonen et al，2015）。

应用产程图在某些资源匮乏的国家显示出了很重要的作用，能够帮助助产士早期识别梗阻性难产，并及时地转运到三级医院。目的在于预防漏诊、误诊的梗阻性难产导致继发的并发症。尽管产程图由WHO于1988年提出，并在世界范围内被接受，认为是整体性围生照顾的一部分。但在发达国家，产程图预防梗阻性难产的初衷被质疑（Lavender et al，2008）。

在发展中国家期望实现千年发展目标，减少梗阻性难产导致的母亲和新生儿患病率和死亡率，这是一项困难的工作，因为缺乏基础设施和仪器设备，知识缺乏，以及地理因素、社会文化和政策层面的障碍。

> **反思活动 63.1**
>
> Marie 是一名 36 岁的初产妇，BMI39kg/m^2。你刚刚接手照顾她，你注意到 Marie 疲乏无力，并且痛哭流涕。她非常担心，因为所有的人都告诉他，她的宝宝很大。他的妈妈做了 3 次剖宫产。在触诊时你发现胎头没有下降与骨盆衔接。在检查中。宫颈是松弛的。宫口扩张持续在 8 cm。你需要观察哪些方面？你首先要进行的处理措施是什么？

三、子宫破裂

子宫破裂是分娩期严重的并发症，胎儿和母亲死亡的危险性很高。在发展中国家更多见和更严重。在这些国家大多数子宫破裂是由于梗阻性难产导致的（Hofmeyr et al，2005）。非瘢痕子宫的破裂占全部子宫破裂的75%。在发达国家，子宫破裂是罕见的，通常与子宫瘢痕的裂开和延伸有关。

（一）子宫破裂的分型

理解和区分不同类型的子宫破裂是非常重要的。

完全性子宫破裂：包括子宫的全层和腹膜裂开，胎儿和羊膜囊突出到腹膜腔（Ofir et al，2004）。

不完全性子宫破裂:子宫黏膜层裂开,但盆腔、腹膜完整，又称为隐性的，或沉默的破裂。不完全性子宫破裂比完全性子宫破裂更多见。通常与前次子宫下段剖宫产瘢痕有关。通常表现为温和的、没有休克的征象和表现。可能与子宫瘢痕缺乏血供有关。

子宫破裂的发生率和危险因素很难确切判断。因为在不同研究中的诊断标准不同，有些只包括完全性子宫破裂，还有一些研究会区分完全性和不完全性子宫破裂。

在英格兰运用产科调查系统（Obstetric Surveillance System，UKOSS）的一个大规模的全国范围的病例对照研究中，排除隐性的不完全性子宫破裂病例，在全部产妇中完全性子宫破裂的概率为 0.2/1000。前次剖宫产阴道分娩的产妇子宫破裂的风险是 2.1/1000，而前次剖宫产再次剖宫产者，子宫破裂的发生率是 0.3/1000（Fitzpatrick et al，2012）。在英格兰 2009-2012MBRRACE 孕产妇死亡率报告中，有 4 名孕产妇死于子宫破裂，但都不是瘢痕子宫患者。其中有 3 例应用了缩宫素引产或加强宫缩（Knight et al，2014）。

（二）危险因素

在发达国家，子宫破裂的最主要危险因素仍然是瘢痕子宫。特别是因为全球性的初次剖宫产率的升高。瘢痕子宫再次妊娠发生子宫破裂的风险和多种因素有关，包括下次妊娠的间隔时间和子宫缝合技术（Roberge et al，2011）。

（三）瘢痕子宫的破裂

最常见的瘢痕子宫的破裂，发生在前次子宫下段剖宫产的瘢痕。然而，其他的子宫手术或干预措施如宫腔镜手术（hysteroscopy）也可能对子宫造成损伤。有时在上述过程中会发生创伤或穿孔而不被发现。可以导致子宫瘢痕，导致再次妊娠的子宫破裂，通常发生在宫底部。

尽管 UK 很少见，古典式剖宫产的子宫破裂（子宫体的纵行切口）发生率在增加。这类妇女再次妊娠时，通常告知其在孕 38 周时进行再次剖宫产。在两次和更多的剖宫术后，子宫破裂的概率是矛盾的。这主要是因为这类产妇的数目较少。在西方国家，没有更大的样本来评估这类疾病的发生概率。

达成共识的是，随着剖宫产次数的增多，破裂的机会增加。在 UK，如果产妇选择在两次或更多次剖宫产后再次行阴道分娩，应当尊重她的选择。并确认，她已经被告知子宫破裂的风险，子宫切除和输血的风险增加 [Royal College of Obstetricians and Gynaecologists（RCOG），2015]。知情同意做到双向选择在这种情况下尤其重要，要认真评估所有的临床情况，关注产妇的临床表现，并倾听产妇本人的愿望。

（四）没有瘢痕的子宫的破裂

没有瘢痕的子宫破裂通常表现更严重，母婴死亡率更高。一个严重的破裂通常由以下原因导致：

- 滥用缩宫素和前列腺素。
- 器械助产。
- 子宫内的人工操作。

缩宫素和子宫激动剂的应用，是子宫破裂的首要的前瞻性因素。必须对缩宫素的应用，包括用于引产和产程中加强宫缩给予高度的关注。特别是在经产妇，因为通常更容易发生强制性的子宫收缩。

宫内死胎的产妇，子宫破裂的危险性也增加。因为不再关注胎儿的安危，会应用更大剂量的缩宫素药物。通常死胎需要进行引产，可能比活胎给予的关注更少。

子宫破裂和头盆不称、异常的胎位和巨大儿也有关联（Ofir et al，2004；Miller et al，1997；Sweeten et al，1995）。

没有瘢痕的子宫少见发生自发性破裂。这可能由于过强的宫缩引起，不是由于使用缩宫素导致的，可能与多胎妊娠有关。胎盘早剥会增加子宫破裂的风险，因为子宫壁的损伤和扩张。关于发生在非瘢痕子宫的初产妇的自发性子宫破裂也有报道（Shreya et al，2014），但是很少发生。

子宫破裂的危险因素有时并不明确，与其他因素也有关联，如高龄。因为子宫破裂并不经常发生。有时很难找到确切的原因。

当一个没有瘢痕的子宫发生破裂时，通常发生纵行的裂开。在文献回顾中，描述了子宫颈的撕裂，纵行延伸到子宫的下段，可以在前壁或者后壁，会导致严重的出血。因为子宫下段的缩复不良（Eden et al，1986；Golan et al，1980），有时撕裂会进一步延伸到富含血管的子宫体上部，增加母亲的患病率和死亡率。有一些病例，子宫破裂只发生在子宫体的上部。

（五）症状和体征

完全性子宫破裂常表现为急性的休克和昏迷。而不完全性子宫破裂通常没有这么严重，经常很难诊断。有时需要在剖宫产以后才能确诊。

表 63.2 列举了常见的子宫破裂的临床症状，并不是所有的患者都会出现下述症状，产妇常有不同的表现和症状。

表 63.2　子宫破裂的体征和临床表现

完全性破裂	不完全性破裂
持续性腹痛	瘢痕部位变软[*]
宫缩减弱或消失	宫缩减弱或消失
胎儿宫内窘迫	孕产妇心动过速
胎儿可在腹部触及（不在子宫内）	阴道出血
母亲昏迷	孕产妇肩痛、焦虑、不安、头晕
	胎儿窘迫
	孕产妇昏迷

[*] 尽管腹痛和腹肌紧张被认为是典型的症状，但是也不是所有的病例都会出现这种情况

诊断梗阻性难产最明显的一个突出的表现是胎心率的不稳定。常表现为明显的变异性减速或胎心减慢（bradycardia）（Fitzpatrick et al，2012）。因此在前次有子宫瘢痕的产妇再次阴道分娩时，推荐持续性的胎心监护。

（六）管理措施

要根据母亲和胎儿的情况确定哪些措施是需要首先实施的。如果母亲已经出现了昏迷，要迅速评估其呼吸道、呼吸和循环功能，进行液体复苏。迅速地准备手术，进行剖宫产，或者如果产妇已经分娩，应做腹腔镜手术。在胎儿分娩后，产科医师确定破裂的类型、破裂的部位和延长的程度后，通常需要进行下列手术步骤：

• 简单地缝合伤口。在情况允许时，简单地修补裂伤（Lim et al，2005；Mesleh et al，1999）。

• 结扎子宫动脉和髂内动脉来控制出血。

• 必要时行子宫切除术。

（七）术后处理

重要的是，妇女及其家属得到了明确的解释，关于子宫破裂的并发症及未来妊娠的有关信息，根据病情的严重程度，可能需要在不同时间段进行多次沟通，注意子宫破裂对母亲及其家属的精神影响。Souza 等（2009）在评估有"濒临死亡"经历的妇女时，发现很多人会经常感觉到恐惧、

哀伤、死亡临近的感觉。要注意及时发现精神心理疾病，因为它可能会长期影响母亲的健康。在产科服务和初级母婴服务之间要有良好的沟通衔接，保证服务的延续性。

反思活动 63.2

对于有既往剖宫产史的妇女，要决定分娩的方式和分娩的地点，你如何给出证据，以便产妇能够做到知情同意。

四、结论

全球范围内许多产妇因为梗阻性难产而死亡。因为缺乏必要的及时的急救照顾。在发达国家，与梗阻性难产相关疾病的患病率和病死率，可以经过及时的干预而降低。完全性子宫破裂常由于梗阻性难产引起，在 UK 这种情况很少见。对于有前次剖宫产史的产妇，要提供恰当的和准确的信息，使妇女及其家属能够对下次妊娠时的分娩方式做出恰当的选择。

要点

• 梗阻性难产，需要早期的识别和管理。在发展中国家，这是导致母亲患病和死亡的重要因素。

• 在发展中国家，应用产程图对识别梗阻性难产有帮助，而在发达国家，广泛使用的产程图，没有显示这种帮助效果。

• 在妊娠期，诊断和预测头盆不称没有可靠的技术可以使用。

• 在分娩中恰当地评估胎儿的下降和进展，能够及时诊断头盆不称。

• 在英国，前次剖宫产后，发生完全性子宫破裂的概率是 1：500。

• 子宫上的任何瘢痕，在分娩过程中都有可能破裂。使用缩宫素和前列腺制剂可增加破裂的概率。

• 在分娩中经历了意外创伤的产妇需要精神心理的支持。

（翻译：张宏玉　审校：熊永芳）

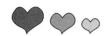

第64章

肩　难　产

Terri Coates

学习目标

通过阅读本章，你将能够：

- 认知导致肩难产的危险因素。
- 描述肩难产的概念。
- 认识有可能发生肩难产的征象。
- 能够演示在发生肩难产紧急情况下的处理手法，哪些手法可能有效，哪些有可能是无效的。
- 讲述在应用肩难产处理手法时，哪些手法有可能会引发母儿的损伤。
- 按照当地的操作程序来进行肩难产培训或实际操作。
- 能够预知肩难产可能引起的母儿并发症。
- 描述相关新生儿损伤的长期影响。
- 在处理肩难产时和发生后为产妇及其家人提供信息和支持。

一、引言

肩难产是产科急症，常导致灾难性后果。肩难产指轻柔的沿胎儿轴线进行的牵拉不能帮助胎肩娩出，必须应用其他措施协助胎儿前肩娩出的情况 [Resnik，1980；RCOG，2012]（轴线牵拉指与脊柱保持同一直线的牵拉，不是侧向的牵拉）（RCOG，2012）。

二、机制

在正常分娩中，胎肩从骨盆入口的斜径或横径进入骨盆（完整的分娩机制参见第37章）。当

发生肩难产时，胎肩试图从最短的骨盆前后径进入骨盆从而导致下降受阻。胎儿双肩径（又称双肩峰径）为12.4cm，双肩应当从最宽大的径线（斜径）轻松入盆，肩部有良好的变形能力适应骨盆的形状以顺利通过骨盆腔。因此，肩难产是指在胎头娩出后，胎肩部不能自动地顺利地通过骨盆娩出。

下列征象提示有可能发生肩难产：

- 胎头着冠娩出过程非常缓慢。
- 在娩出胎儿面部和下颌时非常困难。
- 胎头娩出后紧紧贴在会阴部甚至有缩回阴道的现象（乌龟症）。
- 复位没有出现。
- 肩部没有下降。
- 胎头到胎肩娩出的时间超过60秒，经过轻柔的沿胎儿轴线的牵拉没有娩出胎儿（RCOG，2012）。

乌龟症是由于胎肩向内的牵拉导致的。胎儿前肩卡在耻骨联合后方，而后肩甚至高于耻骨弓（彩图101）。轻柔的沿胎儿轴线的牵拉，指与胎儿脊柱保持在一条直线上的牵拉，不能协助完成分娩时，对协助诊断肩难产是有意义的。其他向任何方向的牵拉或牵引以试图娩出胎儿前肩的动作都有可能导致肩卡在耻骨联合后更紧，有导致臂丛神经损失的危险（彩图102）。

首先采取的措施

助产士应当认识到发生肩难产的危险，迅速召集助产士、产科医师、儿科医师及麻醉师组

成抢救团队，因为肩难产对母儿的结局都是非常危险的。助产士应当在其他人员到来前立即采取最有效的措施帮助胎儿顺利娩出（Spain et al，2015）。在家庭分娩中，社区助产士应当能够认知到肩难产发生的可能，以准备抢救母亲和胎儿。分娩开始后，应当提前准备好复苏抢救的设备。

产妇应当被告知立即停止用力，因为继续用力会导致胎肩更紧地卡在耻骨联合后方。

助产士应当保持冷静，对现场保持控制力。与产妇及其家属保持良好的交流沟通。焦虑会传染给产妇，尽管助产士可能并没有说话。

当救助人员到达后，要给出肩难产的准确诊断。

三、发生概率和危险性

足月妊娠时肩难产发生率约是0.58%，42周妊娠时可达1.3%（Johnstone et al，1998；RCOG，2012）。但是，因为对于肩难产的定义和诊断上存在着很大的争议，会影响到发生率统计结果的准确性（Johnstone et al，1998）。

随胎儿出生体重的增加和妊娠时限的延长，分娩次数的增加及母亲年龄的增长，发生肩难产的风险增加（Acker et al，1986；Gross et al，1987；Johnstone 等，1998；Overland et al，2012）。Johnstone 等（1998）指出，发生肩难产的胎儿中有50%胎儿的出生体重小于4.0kg，而在巨大儿中，也只有4%发生肩难产。

总之，任何情况下，应用常用的接产方法不能顺利娩出胎肩，需要采用其他方法来协助胎肩娩出时，都称为肩难产（Resnik，1980；RCOG，2012）。

（一）识别危险因素

理想化的情况是，所有可能发生肩难产的危险因素在分娩前就得到确认，从而可以预防随后有可能发生的母儿并发症。但是，独立的敏感的预测肩难产的指标尚不明确。目前而言，助产士和产科医师都只能评估可能的危险因素，识别高度可疑的案例。

母亲肥胖是一个与肩难产发生有关的因素（母亲体重指数超过30kg/m²，或者分娩时体重超过90kg）。母亲体重越重，发生肩难产的危险性越大（Athukorala et al，2007）。

母亲患糖尿病会导致胎儿生长失衡。胎儿身体特别是胎肩会比非糖尿病母亲的胎儿大得多（Acker et al，1985；RCOG，2012）。

Spellacy 等（1985）的研究数据，收集了33 545例应用胰岛素或妊娠期糖尿病妇女，发现其分娩巨大儿的概率增加，从而导致肩难产的危险性增加。

巨大儿是与发生肩难产最密切的危险因素（Athukorala et al，2007）。非糖尿病的妇女分娩的胎儿体重为4000～4449g，有10%发生肩难产的风险，而那些同样体重但是患糖尿病母亲分娩的胎儿，其发生肩难产的风险增加到31%，这是因为胎儿增长的不均衡（肩可能更宽，译者注）导致的（Acker et al，1985；Spellacy et al，1985）。同时，助产士要清醒地认识到，约有48%的发生肩难产的案例中，胎儿的体重小于4000g（RCOG，2012）。

前次分娩发生肩难产也是本次肩难产的危险因素，再次发生肩难产的概率为10%（Olugbile et al，2000；Smith et al，1994；Usta et al，2008）。但是这个概率可能低于实际，因为很多产妇再次分娩时采用了剖宫产手术。

（二）应用B超来预测巨大儿

应用B超来估计胎儿体重被广泛地应用在临床中，B超预测的胎儿体重被认为是一个客观的指标，且B超能够反复检查（Combs et al，1993）。然而，Chauhan 等（1992）指出，对于巨大儿的估计，应用B超技术并不比临床人为的评估更准确，如果产妇曾经分娩过一个巨大儿，她自己对于胎儿体重的估计可能和B超估计得一样可靠。B超对体重的估计对于足月的胎儿最准确，但仍然有10%左右的误差（Francis et al，2011）。对于经过B超检查估计胎儿是巨大儿的产妇进行选择性的引产增加了剖宫产的风险，并且没有降低肩难产的概率（Hall，1996；RCOG，2012）。

因此，B超检查评估胎儿体重的结果，应当结合临床的评估，来做出对于分娩方式正确的判断，尤其对于过期妊娠、大于妊娠月份或怀疑为巨大儿的产妇。

（三）肩难产的风险预测

大多数的肩难产发生在正常分娩中（McFarland et al，1995）。某些肩难产中，首先提示助产士关注有可能发生肩难产的迹象是胎头仰伸缓慢，面部及下颌娩出困难，胎头娩出后向后退缩紧贴阴道口（乌龟征）（Coates，1995），尽管有现代的医疗技术，肩难产在目前仍然是不可预测的（RCOG，2012）。

助产士必须认识到的一个重要问题是，尽管产前评估可能是正常的，没有发现已知的危险因素，仍然会有发生肩难产的可能性。因此，助产士要充分地理解有关分娩机转和处理肩难产的有效手段，以便能够及时有效地给予恰当的处理。这是保障新生儿和母亲安全的重要保障。所有在产科工作的医务人员都需要了解肩难产的处理规范，进行肩难产的周期性培训 [Draycott et al，2008；Maternal et al，1998]。

四、肩难产的处理策略

下文是有关肩难产的处理手法。最简单的方法是，让母亲移动变换体位，复杂的方法有直接协助胎儿娩出的手法。这些方法不可能通过阅读文字就真正的掌握，建议学习者应用胎儿模型和骨盆模型进行学习，或进行实际的培训演练（RCOG，2012）。实践证明最有效的手法应当被首先使用（Spain et al，2015）。

（一）McRoberts 法（屈大腿法）

McRoberts 法在大部分案例中被首先使用，证明是安全有效的（图 64.1），该手法要求母亲平卧在床（或用一个侧枕帮助产妇稍侧向一边防止平卧位低血压综合征），然后协助母亲夸张地抱起大腿至膝盖贴近胸部（Gonik et al，1983）。

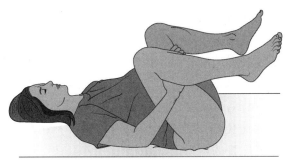

图 64.1　McRoberts（屈大腿）法

当母亲在这个体位时，助产士通常能够完成正常分娩过程。Smeltzer（1986）指出，这个体位有以下作用：

（1）抬高耻骨联合向上约 8cm。

（2）抬高胎儿前肩。

（3）推动胎儿后肩进入骶骨弯。

（4）让胎儿脊柱弯曲。

（5）伸直母亲腰弯。

（6）增大骨盆的入口平面到最大径线。

（7）让骨盆入口与地面几乎垂直从而产生最大的排出力量。

（8）解除胎儿对母亲骶骨的压力。

（9）解除骶骨突起对于胎儿娩出的阻力（图64.2，图 64.3）。

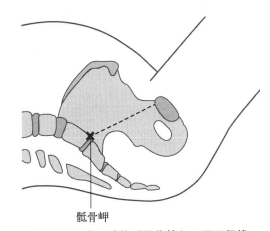

骶骨岬

图 64.2　在平卧位时骨盆的入口平面径线

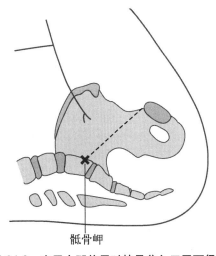

骶骨岬

图 64.3　在屈大腿位置时的骨盆入口平面径线

这些观点被后来的放射学研究所证实（Gherman et al，2000）。

Gonik 等（1989）在产妇和胎儿模型上进行了不同方法下娩肩的试验，结果发现，与截石位相比较，应用 McRoberts 法更容易娩出胎肩，且需要更少的力量。

RCOG（2012）建议把 McRoberts 法作为处理肩难产时首先采用的方法。如果第一次应用没有成功，建议再试一次，然后考虑采用其他方法。

（二）四肢着地姿势

当肩难产的情况比较轻微时，只需要协助母亲改变体位就有可能解除胎肩的阻碍，滑入骨盆正常娩出。协助母亲到四肢着床位可帮助胎肩娩出。彩图 102 的姿势也经常被助产士应用，来帮助充分利用骨盆骶骨弯的空间，协助胎儿下降和旋转。通常情况下，这个姿势就像上述的 McRoberts 法的翻版，换到母亲面向下的方向，从而也起到类似的作用，让后肩滑入骨盆并娩出（Macdonald et al，1995）。

如果产妇已经在四肢着床位分娩，而发生了肩难产，助产士可以协助产妇转为 McRoberts 法分娩，如果产妇不能移动身体，也可以直接在四肢着床位进行其他肩难产的操作方法。

四肢着床位只能应用在同意采用这个体位的产妇，产妇愿意并且能够保持在手膝着地姿势。应用了大剂量硬膜外麻醉的产妇不能保持在这个体位。这个体位的缺点是，助产士不能与产妇进行目光的交流。助产士应当注意与产妇保持清晰的语言交流。这个姿势特别适合于体型过大或肥胖的产妇，因为在这些产妇很难完成屈大腿的动作（McRoberts 法）。

反思活动 64.1

与同事一起进行角色扮演，一人扮演产妇，一人扮演助产士，进行如下的情景模拟：

- 协助产妇从截石位转到 McRoberts 法屈大腿位。
- 协助产妇到四肢着床位。
- 协助产妇从半坐位到 McRoberts 法屈大腿位。
- 在诊断为肩难产后，协助产妇从分娩水池中出来。
- 给予产妇必要的指导帮助其完成上述的姿势变换，考虑到完成这些姿势变化可能遇到的困难，在孕期做哪些准备可以应对这些可能出现的情况。

（三）耻骨上加压

在耻骨上加压的目的是让胎儿前肩移动位置进入骨盆入口的斜径（彩图 103）。可以由助产士或其助手进行（应用双手交叉扣紧，肘部伸直，如同做心脏按压动作），在产妇的下腹部按压到胎儿的背部，向胎儿面部的方向用力。

耻骨上加压可以单独使用或与其他伤害性措施一起使用，如屈大腿法。也可以和本章后面描述的旋转胎儿的其他手法结合一起使用。

据报道，这些非侵入性方法的有效率可达 91%（69/76）（Luria et al，1994）。如果这类措施无效，应当使用直接旋转胎儿的手法。在这种情况下，可能需要进行深度的镇静或麻醉，同时，助产士应当随时准备好迅速娩出胎儿。

（四）会阴侧切

肩难产是由于骨产道原因导致的难产，不是由于软产道问题引起的。会阴侧切有可能会减少母亲盆底组织和会阴体在实施旋转胎儿的操作时的损伤。当胎儿的面颊紧贴会阴体时，要施行会阴侧切是非常困难的。

（五）旋转胎儿的手法

1. **外展和内收旋转**　为了使胎儿的肩部旋转，助产士要将手插入阴道，置于胎儿的背部或胸部，向任何一个方向旋转胎儿。

外展动作：助产士的手置于胎儿的胸部锁骨下水平进行旋转，使胎肩和上肢远离胸部而发生移动。

内收动作：助产士的手置于胎儿的背部，在胎儿后肩上施加压力，让后肩向胸部转动。

胎儿可能只向某个方向旋转，因此，上述方法都需要掌握。下文对旋转手法进行了更详细的描述。

要实施旋转手法时，助产士要协助产妇取屈大腿位，或在截石位移动臀部悬空超过床边，从而保证在实施旋转时不会受到骶骨或尾骨的阻碍。如果是在家庭接产，屈大腿或四肢着床位都可以使用，二者都可以再应用其他旋转解除肩部的手法，要避免产妇处于平卧位或半坐位，这会增加骶骨或尾骨的阻力。

2. **WOODS 手法**　WOODS（1943）手法是

助产士将手尽可能地伸入阴道内，置于后肩的前部（锁骨部位）。将肩部向胎背方向旋转180°（图64.5），此操作实际上可让胎肩外展娩出。

这个动作会解除前肩的阻碍，从而让后肩进入骨盆入口。后肩变成前肩旋转娩出，按照正常的分娩机转完成分娩。还有一个相反方向的旋转动作称为反WOODS手法，这时助产士的手是放在胎儿背部，向相反的方向旋转（Hinshaw，2003）。

3. Rubin 手法 Rubin（1964）提出让胎儿的肩部都内收的重要性，并进行了测量，当应用这个方法时让双肩内收，胎儿的周径是缩小的。要实施Rubin手法，操作者的手必须尽可能深地进入阴道内摸到肩部，将肩推向骨盆斜径，可以同时进行耻骨上施压协助完成。当肩进入骨盆斜径离开耻骨联合时，可以顺利娩出（图64.4）。

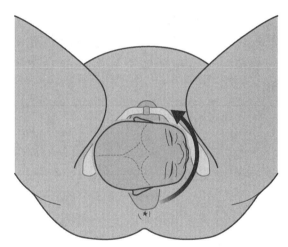

图 64.4 Rubin 手法将胎肩转向耻骨方向

O'Leary（2009）建议不管是WOODS手法还是Rubin手法，都可以同时在耻骨上进行轻柔的加压协助旋转完成分娩（彩图103）。

4. 娩出后臂 这个手法是操作者将手沿骨盆后弯进入阴道，摸到胎儿后侧上肢或手。将后侧上肢滑过胎儿胸部从而娩出（彩图104）。

如果当胎儿后侧上肢娩出后，胎肩仍未娩出，可尝试应用WOODS或Rubinrt手法使已经娩出的后侧肢体向前旋转，解除阻碍而娩出（这类似第62章中描述的Burns-Marshall方法）。

5. Zavanelli 手法 Zavanelli手法是破坏性的方法（Sandberg，1985）。与上述方法不同，它是与整个分娩机转完全相反的步骤。即在发生肩难产时首先将胎头重新推回到阴道，然后进行剖宫产。尽管助产士可能从来都不会应用这个方法，但在某些边远地区，缺少医疗资源的情况下或者是最后可用的方法。

为了完成这个操作，胎儿的头部要回到胎头复位之前的位置，正枕前位或正枕后位。然后，通过人为的俯屈胎头使其返回阴道内（Sandberg，1985）（彩图105）。然后通过剖宫产完成分娩。

助产士在这种情况下担当的角色是支持和帮助母亲，监测并记录母亲和胎儿的情况，并保证所有需要参与的人员都通知到位，来处理此类产科紧急情况。

Sandberg（1985：482）提出，Zavanelli手法必须作为最后采用的一种措施，直到确实需要使用的情况下才能应用。但是，这也是一种挽救生命的方法，助产士应当对此方法的机制有所了解。

> **反思活动 64.2**
>
> 当你相信自己已经熟悉上述手法时，用一个胎儿模型和骨盆模型进行练习。练习在四肢着床位进行直接的旋转胎儿的方法。让同事协助握住骨盆保持在一个正确的产妇体位，尝试进行不同的手法，注意调整力度使用外展或内收的动作来转动胎肩。
>
> 如果你发现助记符对你有帮助，可以使用助记符（如本章后面的专栏64.3），或者自己编一个助记符来记住动作的顺序。

五、其他方法

（一）耻骨切开术

耻骨切开术是手术分离耻骨来增大骨盆的径线，对于实施胎头再复位是有效的，但是对产妇的损伤是严重的。尽管耻骨联合切开术被用来处理肩难产，在有限的应用报道中显示了很高的母亲并发症发生率（Broekman et al，1994）。

（二）断锁骨术

在正常分娩中正常体重新生儿也可能发生锁

骨的骨折，肩难产时也会出现。人为的折断锁骨操作困难，特别是在大的足月的胎儿，O'Leary（2009：78）指出，尽管锁骨骨折经常会出现，但是应用折断锁骨的方法并不能真正地解决肩难产。

（三）宫底加压

宫底加压同时牵拉胎儿会导致最严重的臂丛神经损伤的恶果（Gross et al, 1987）。宫底加压将会导致肩更紧地嵌顿，妨碍娩出，导致臂丛神经的损伤，子宫破裂甚至母亲死亡（O'Leary, 2009）。因此，不能应用宫底加压的方法（RCOG, 2012）。

六、母亲结局

肩难产对产妇和胎儿的危险性均增加，包括生理的和精神方面的并发症：

- 对母亲潜在的生理和精神创伤。
- 宫底加压有造成子宫破裂的风险。
- 产后出血或休克。
- 软产道损伤：宫颈、阴道和会阴的裂伤。
- 感染。
- 产后抑郁。
- 创伤后应对反应失常。
- 对于完美分娩和完美婴儿期望的落空感。
- 母婴互动可能存在问题。

（一）子宫破裂

有报道因为在处理肩难产时应用了宫底加压造成子宫破裂和产时、产后出血，最终导致产妇死亡（RCOG, 2012）。

（二）产后出血和休克

Benedetti 等（1978）在研究中描述了有关肩难产导致的产妇并发症，68% 的产妇失血大于1000ml，还有的发生了严重的阴道、宫颈和会阴裂伤；子宫破裂、阴道血肿等继发损伤（Gross et al, 1987；RCOG, 2012）。

在处理肩难产时，要预先考虑到产后出血的风险。

（三）软产道损伤——宫颈和阴道裂伤

软产道损伤包括外阴血肿和大、小阴唇的裂

伤。因为这会引起失血过多，助产士应当在产后仔细地检查宫颈、阴道和外阴，评估有无损伤，并及时修复（参见第 40 章）。

（四）感染

过多的阴道检查和阴道操作手法有可能增加感染的机会。如果同时有会阴损伤和失血过多会加重感染。

（五）对于完美的分娩经历和完美婴儿期望的落空感

产妇对于分娩过程和婴儿有美好的期待。对于遭遇肩难产及并发症的现实会让产妇难以接受。在经历了任何类型的灾难性分娩过程后，产妇及家人可能希望能够得到对事件的发生解释并理解到底发生了什么事情。助产士应当对于创伤后应对反应失常的现象有所警惕，这将在第 69 章重点讨论。

助产士、产科医师和其他工作人员在经历了灾难性的分娩后，也容易出现应对反应失常的现象，也希望能够得到相应的心理调整帮助。

七、产伤和新生儿结局

肩难产后发生的最早期和最明显的新生儿损伤是新生儿窒息（MCHRC, 1998；RCOG, 2012）。

新生儿窒息会导致呼吸反射的降低，助产士需要准备抢救新生儿窒息，呼叫儿科医师到场（专栏64.1）。要准备采集脐血的血气标本（新生儿窒息的抢救见第 46 章）。

对于新生儿的详细检查评估是重要的，肩难产后出生的新生儿需要格外的细致的检查（参见第 42 章）。肩难产后最多见的新生儿损伤是臂丛神经的损伤，因此，新生儿必须由一个有经验的高级人员进行检查评估。

专栏 64.1　呼救

- 资深助产士同事
- 高级产科医师
- 高级儿科医师 / 新生儿学家

（一）臂丛神经损伤

臂丛神经损伤(congenital brachial palsy，CBP)在全部活产中的发生率报道为 1 ：2300；60% 的 CBP 与肩难产的发生有关，与正常人群相比危险性为 0.2% ～ 1%{ 皇家儿科健康委员会 [Royal College of Paediatrics and Child Health（RCPCH），2000]}。尽管很多的臂丛神经损伤案例报道与肩难产、出生体重过重和阴道助产分娩有关，也有 7.5% 的案例没有明确的危险因素存在（RCPCH，2000）。目前没有一个可靠的方法可以预测肩难产和臂丛神经损伤的发生（Evans Jones et al，2003）。

Erb 麻痹是最常见的由于肩难产导致的臂丛神经损伤类型。尽管某些情况下也有可能在宫内已经发生损伤。这是由于颈神经 C_5 ～ C_6 的损伤导致的（图 64.5）。受损伤侧的上肢呈现典型的服务生手的姿势（彩图 106）。

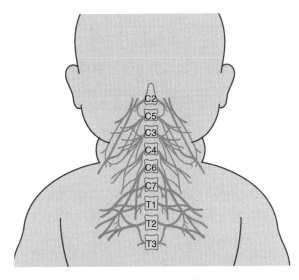

图 64.5　胎儿臂丛神经

Klumpke 麻痹是由于更低的神经丛损伤，导致上肢和手的瘫痪，形成爪形手（CLAW），患侧掌心向上，手腕和手指过度伸展。Klumpke 麻痹会导致 Horner 综合征。

在分娩后，如果新生儿出现上肢肌肉无力或不对称的运动反射（参见第 42 章），助产士应当考虑到臂丛神经损伤的可能性，要及时报告给高级儿科医师。伴随着臂丛神经损伤会有一些严重的并发症，如颈神经损伤、脊柱损伤等，需要紧急处理。

臂丛神经的损伤分为四度：

（1）牵拉性损伤：损伤的程度取决于牵拉力度的大小。因为组织水肿和损伤会导致神经进一步受压出现相应症状。这是最轻的损伤，在 6 ～ 18 个月内会完全恢复。

（2）神经断裂：神经出现了断裂，可发生在几个不同的部位，可能需要外科手术修复功能。

（3）神经瘤：因为损伤后瘢痕形成导致的继发损伤。

（4）神经撕脱：神经被牵拉或从脊神经上撕脱。这是最严重的损伤，可能需要多次的手术来修复神经，可能还需要肌肉和肌腱移植。

对于神经损伤的诊断是复杂的，因为损伤类型可能是混合多种情况的。

（二）对于臂丛神经损伤的治疗

新生儿应当转诊到儿科物理治疗师接受治疗，要教会父母如何保持受伤的肢体在自然功能体位直到损伤和水肿消退。物理治疗师在水肿消退后开始指导如何进行受伤侧的功能锻炼。

物理治疗的方法被用于最大程度地进行患侧肢体的活动来预防肌肉的挛缩。圆周运动可加强肌肉的力量和灵活性。抚触刺激（tactile stimulation）改善神经的感觉灵敏度。保证关节的灵活性是重要的，以达到最好的康复结果。但是，这些康复训练需要大量的时间，要给予父母更多的支持和鼓励，有关婴儿康复的信息支持要尽可能多。

有些臂丛神经可能在几个月内恢复，有些病例需要进行手术修复改善功能。助产士不负责评估康复的程度，不要给予任何有关康复过程的具体的时间信息。

（三）骨折

肩难产和胎儿体重过大是发生锁骨骨折的危险因素。锁骨骨折也是不可预测的，很难预计。在正常分娩中的发生率是 0.4% ～ 4%（Roberts et al，1995；Paul et al，2013；Lurie et al，2011）。新生儿会出现剧烈的疼痛，在骨折部位或可触及不规则的骨移动，然而，如果骨折没有发生移位，有可能只能在生后几天，在损伤部位触及膨大的骨痂形状。这个骨痂会在几个月内消退。当助产士怀疑有锁骨骨折发生时，应通知儿科医师检查评估，有可能要通过 X 线检查来诊断和排除是否有骨折发生。必要时，当新生儿有疼痛不适症状时，应用镇静剂如对乙酰氨基酚，按儿科剂量给药。

肩难产时肱骨也有可能发生骨折。特别是应用取后臂的操作时。双上肢都要认真检查，在产后 1 周内要细致地观察排除损伤的可能，评估臂丛神经损伤的程度。

总之，每次分娩后都要仔细地评估检查新生儿，在难产后更应当注意，以排除任何可能的损伤（专栏 64.2）。

专栏 64.2　与肩难产相关的损伤

- 胸锁乳突肌内肿瘤
- 先天性臂丛神经麻痹（CBP）
- Horner 综合征
- 半膈肌麻痹
- 面部麻痹
- 膈神经麻痹
- 锁骨骨折
- 肱骨骨折
- 肩膀脱臼
- 瘀伤
- 脑瘫

八、记录保存资料

助产士会经常遇到紧急事件需要快速反应（NMC，2015），在这种情况下不能做到同步的记录事件。对于所有的分娩尤其是在紧急情况下，准确的记录是至关重要的。当抢救团队到达后，要安排一个专门的人员负责现场的记录，谁在现场，每一步手法实施的具体时间，每个手法达到的结果，都需按时间顺序记录。在肩难产中记录的主要事项如下所述：

- 胎头娩出的时间。
- 产妇分娩前和分娩时的体位。
- 呼叫帮助团队的时间。
- 帮助团队到达的时间。
- 每一步手法开始的时间，结束的时间。
- 沿胎儿脊柱方向轻轻牵拉的开始的时间、结束的时间。
- 每一步手法达到的结果。

- 是否实施会阴侧切，实施的具体时间。
- 胎头在复位后面部的位置朝向。
- 胎儿背部的朝向。
- 娩出胎儿的时间。
- 新生儿评分，新生儿抢救的过程。
- 新生儿脐带血的血气标本结果。
- 新生儿查体的结果。
- 分娩时和分娩后与父母交流的内容。
- 风险管理的过程（RCM，2000）。

九、职业培训教育发展

对于肩难产应有定期的培训或演练课程。在实施 PROMPT 课程进行定期培训的医院都显示了员工操作水平的提高和临床结果的改善，比常见的记忆性课程更有效（图 64.6）。

高级生命支持课程（advanced life support in obstetrics，ALSO）在进行多学科团队的紧急情况集体培训中也很有效，当记忆性的口诀如 HELPERR 被用来进行培训时，必须注意一定要有一个明确的特定的情景，确定每一位在现场的人员能够理解具体的培训内容（专栏 64.3）。

专栏 64.3　HELPERR 助记符

H　Help——请求帮助

E　外阴切开术

L　屈大腿（McRoberts 体位）

P　耻骨联合上加压

E　进入阴道（旋转胎儿）

R　娩出后臂

R　翻转为手膝位

资料来源：ALSO，2000

肩难产作为一种少见的意外紧急情况，部分从业人员可能从来没有见过真正的肩难产发生。因此，在发生每一种紧急情况后，最好有一个专门的讨论会来分析和反思事件的过程，进行系统的回顾分析。这有助于每一位学员都能学习到好的实践方式，发现不足并不断完善知识。这种讨论会应有多学科团队参加，其核心要点是要做到不指责和发展性的原则（言者无罪，以事论事的态度，不归罪于某人）（Department of Health，2000；Draycott et al，2008）。

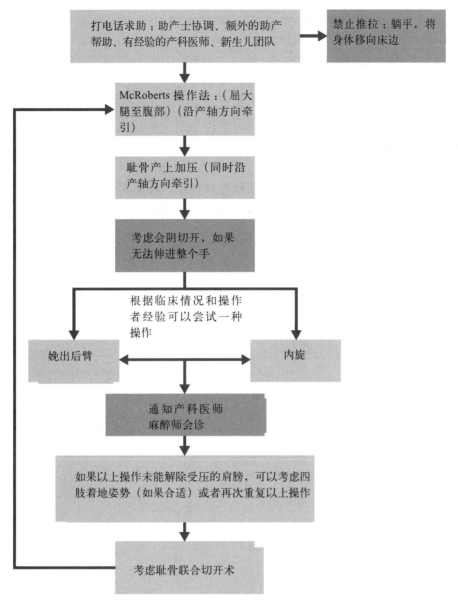

图 64.6　肩难产的处理方法

（引自 Winter C，Crofts J，Laxton C，Barnfield S，Draycott T，editors：PROMPT：PRactical Obstetric Multi-Professional Training. Practical locally based training for obstetric emergencies. Course Manual，2nd edn，Cambridge，2012，Cambridge University Press，pp 169-178.）

> **反思活动 64.3**
>
> 复习当地的实践规范和临床指南。这些是最新的吗，有证据支持吗？是否进行了定期的肩难产的培训和演练？如果没有，你可能希望和同事一起进行定期的练习操作，按 CESDI和 RCOG 倡导的做法，与同事一起进行培训。确保在每次培训后有机会一起学习讨论。

十、结论

肩难产是少见的但是会导致严重分娩并发症的事件，助产士要求掌握系列的方法，明确哪些方法是有效的，哪些是效果不好的，哪些是危险的方法。所有的产科工作人员都需要掌握基本的原则方法，都需要参加有关的紧急演练和培训课程。

永久性的损伤是少见的。有臂丛神经损伤的新生儿要迅速转诊到专门的治疗中心进行处理，评估是否需要外科手术，要给予父母适合的支持帮助她们照顾新生儿。要关注到此类事件可能导致的心理精神创伤影响，要给予其交流谈话的机会，缓解压力和进行进一步的咨询。

要点
• 肩难产是紧急事件,助产士要随时准备应对,以防不期而遇的急症,参加医院组织的定期培训和演练。 • 当肩难产发生时,要迅速地召集团队帮助处理。 • 应首先应用最简单的,没有伤害性的方法。然后在必要时,再应用直接的和旋转的手法。 • 在肩难产发生后细致地检查、评估新生儿情况,及时发现损伤,任何异常的表现都要高度关注,及时转诊。确保父母得到完整的信息告知。 • 保存完整的准确的现场处理过程的资料记录。 • 在事后及时进行回顾反思,与孩子的父母和其他所有在现场的人员一起讨论处理的过程。

(翻译:张宏玉 审校:熊永芳)

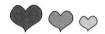

第 *65* 章

脐带先露与脱垂

Lyn Jones

学习目标

通过阅读本章，你将能够：

• 区分脐带先露和脐带脱垂。

• 明确脐带先露或脐带脱垂的诱发因素。

• 认知脐带先露和脐带脱垂在助产方面的管理。

• 认知脐带脱垂对母亲和胎儿／新生儿造成的可能结局。

• 了解助产士在急救护理方面的法定责任。

一、引言

脐带脱垂是一种产科急症，具有围生期死亡的高风险，并且一直是围生期死亡率调查的特征性内容（RCOG，2014）。

在紧急情况下，助产士必须在其知识和能力范围内行事，确保她们具有安全有效的知识和实践技能（NMC，2015）。《临床管理指南》建议所有员工接受产科急诊管理培训，其中包括脐带脱垂（RCOG，2014）。

脐带脱垂定义为当胎膜破裂时，脐带在子宫颈和胎先露一起下降（隐性）或在胎先露之前下降（显性）（RCO，2014）（彩图 107）。

脐带先露可以定义为胎儿先露部分和子宫颈之间存在脐带，不管是否破膜（RCOG，2014）。

脐带下降至先露部分以下的发生率为 0.1% ~ 0.6%，若为臀先露则增加至 1%。

任何类型的脐带脱垂都可能危及胎儿循环，因为阴道和阴道内口温度相对较低，这会导致脱垂的脐带或是血管发生间歇性痉挛或长期压迫和机械性闭塞，致使围生期缺氧（Goonwardene，2012）。

二、原因

任何能够阻止胎儿先露部很好地下降到子宫下段或衔接到骨盆中的因素，都可增大脐带沿着或越过先露部形成脐带脱垂的可能性。

三、诱发因素

诱发因素可以细分为不同的类别，这可能有助于助产士重视处于危险中的女性。

（一）一般原因

• 过长的脐带。

• 先天性异常，如无脑畸形或脑积水。

• 早产或婴儿出生体重 < 2500g。

• 臀先露。

• 多胎产。

• 横向，倾斜和不稳定的体位，特别是在妊娠 37 周后。

• 羊水过多。

• 子宫肌瘤。

• 低置胎盘或前置胎盘。

• 双胞胎中第二个。

• 收缩或盆腔异常。

• 在先露部分衔接之前胎膜过早破裂。

（二）临床医师——医源性

• 人工破膜（ARM），尤其是高位破膜。

- 阴道操作造成胎膜破裂。
- 头部外倒转术（手术期间）。
- 内部胎足倒转术。
- 人工破膜前引产。
- 子宫内插入压力传感器来引产。
- 大型球囊导管引产。

（Cox et al，2009；Hinshaw et al，2010；Yamada et al，2013；RCOG，2014）

四、诊断

对妇女的情况进行彻底、详细的了解和评估很重要，可提醒助产士警惕任何已存在的风险因素（Hinshaw et al，2010）。脐带先露和脐带脱垂可能在没有外在体征和胎儿心率正常的情况下发生，也可能在分娩时进行常规阴道检查时被诊断出来（RCOG，2014）。因此，在每次阴道检查中排除脐带脱垂至关重要（RCOG，2014）。如果助产士面临无法解释的胎儿窘迫的情况时，应考虑是否为脐带压迫因素所导致（Chakravarti et al，2004）。

在大多数情况下，助产士可以通过三种方式发现脐带脱垂：

1."看见它"　在胎膜破裂时，可能会出现明显的脱垂脐带；因此，在胎膜破裂时进行阴道检查必须十分谨慎，特别是在存在危险因素的情况下（RCOG，2014）。

2."听见它"　隐性脐带脱垂（彩图107）通常被怀疑与胎儿心率变化相关。这可能非常微妙，在解释胎心宫缩监护（CTG）时更明显一些，因此这强调助产士在监测孕产妇和胎儿的健康状况时需要保持警惕，特别是在使用间歇性听诊时（NMC，2015；NMC，2012）。除了遵循关于胎儿心率监测的指南外，同时建议在阴道检查后和自发性胎膜破裂后对胎儿心脏进行听诊（RCOG，2014）。

3."感受它"　在进行阴道检查时可以触诊脐带。检查者的手指会感觉到脐带的脉动，并且会与胎心率同步。相反，阴道穹窿处可能感觉到子宫动脉搏动，但与母亲心率是同步的。这提醒了助产士必须同时进行胎儿心率听诊与产妇脉搏听诊以区分两者（RCOG，2014）。

五、脐带脱垂的管理

如果怀疑脐带先露，助产士必须减少对胎膜的刺激，减轻任何可能使母亲感到潜在性压迫的操作并呼救医疗援助（NMC，2012和2015）。采用左侧卧位，使用枕头或楔子抬高母亲的半侧臀部或整个臀部。这被称为夸张的Sims体位（臀高侧俯卧体位）。

这在医疗援助难以到达的家庭环境中特别实用。该体位用于提升母体骨盆，可以促使脐带移动；但是，如果该体位不发生作用，也可以通过剖宫产分娩。

六、脐带脱垂的处理

过度的脐带脱垂需要快速紧急处理（专栏65.1）。运送和治疗应同时进行。在家庭环境中，还需要"蓝光"辅助医疗救护车。如何进行处理将取决于分娩情况，以及胎儿是否存活。

> **专栏65.1　脐带脱垂的管理**
>
> - 紧急情况下呼救医疗援助
> - 陪伴孕妇
> - 减轻对脐带的压迫
> - 改善胎儿的血氧供应
> - 适当监测胎心率
> - 尽快分娩
> - 保证清晰的、准确的和实时的记录

在医院内的环境中，助产士能够及时拉紧急呼叫铃，呼叫进行处理。但是在医院外处理脐带脱垂更具挑战性。Tchabo（1988）认为，高达25%的脐带脱垂是在医院环境之外发生的。这不仅突出了对所有助产从业人员在产科紧急情况下处理方面的要求，也要求她们在应对紧急情况时需要保持冷静和专业的态度（RCOG，2014；NMC，2012；NMC，2015）。

没有脐带搏动和胎儿心率提示胎儿死亡，但是这必须通过超声检查来证实。如果胎儿死亡得到确认，产程可能会在没有干预的情况下继续。对于父母和其他家属来说，这可能是非常痛苦的，他们通常无法理解不进行剖宫产手术的理由。如果胎儿已知或怀疑存活，则产科管理层人员应立即指导产妇进行分娩。助产士必须尝试使胎儿保持良好的状态，直到分娩结束为止（Goonwardene，2012；RCOG，2014）。

建议尽量减少任何可能导致脐带打结的处理，以减少血管痉挛和紧随其后的胎儿缺氧性酸中毒的风险（RCOG，2014）。然而，没有足够的证据建议在治疗脐带脱垂时采用脐带置换术（RCOG，2014）。

助产士应评估宫颈扩张和先露部分的下降。如果发现子宫颈完全扩张且先露部分较低，阴道或器械分娩可能是合适的；然而，助产士应该预见到需要进行新生儿复苏的情况（Goonwardene，2012）。在某些情形下，最紧急的干预措施是将先露部分抬高到骨盆入口上方以缓解脐带压迫。传统做法是，膝胸卧位与指压法相结合的方法，在医院环境中推荐使用（Hinshaw et al，2010）。但这种方法在从家庭环境转移到救护车和运送过程中应用是不切实际且不安全的（Hinshaw et al，2010）。而 Sims 体位图 65.1 和将救护车上的床位头端降低使骨盆高于产妇头部的方式是优选的（Hinshaw et al，2010）。

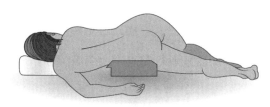

图 65.1　夸张的 Sim's 臂高侧俯卧体位（Squire，2002）

可通过将戴手套的手插入阴道并强行向上推动，将先露部分从骨盆中抬起以保护脐带免于闭塞（彩图 108），使用指压法可缓解脐带压迫。指压法应保持到直到救护车转移或在手术室剖宫产。

（一）膀胱充盈

指压法的替代方案已被证明是有益的，特别是如果预计分娩延迟，应考虑是膀胱充盈（Caspi et al，1983；Chetty et al，1980；Houghton，2006；RCOG，2014）。这会使得胎儿先露部分抬高一段时间。插入 16 号（Foley）导管，通过给药装置滴注无菌盐水（0.9%），将其连接到导管上并夹住导管以保留流体 500～750ml 已被证明可以抬高先露部分以消除对指压法的需求（Goonwardene，2012；RCOG，2014）（彩图

109），该方法应快速完成，特别是在家庭分娩时很有用（Hinshaw et al，2010）。助产士应该注意确保在分娩之前使产妇排空膀胱（RCOG，2014）。

反思活动 65.1

学习你的医院 / 单位的关于脐带脱垂的管理指南，并思考如何在实践中应用这些指南。考虑在你所在地区进行紧急培训。

与反思活动相关的要点 65.1

- 你单位指导方针反映目前的证据？
- 您所在单位的培训是否可以有效地帮助从业人员在各种情况下应对紧急情况？
- 如果没有，您能做些什么来改善呢？
- 您所信任的社区助产士是否有给膀胱注水的设备？

（二）心理护理

助产士应该认识到，任何产科紧急情况都可能对父母和助产士造成心理创伤，并对知情同意产生影响。良好的沟通技巧不仅可以帮助助产士得到产妇的配合，还可以帮助她获得选择感和控制感（NMC，2012；NMC，2015）。因为即使整个结局良好，产妇也可能有愤怒或怨恨的感觉。所以在孩子出生后，必须安排时间与父母讨论这些事情，以确保他们提出的任何问题都能得到解决。助产士也不应低估紧急情况对助产人员及其团队的影响，尤其是在结局不佳的情况下。应注意确保所有团队成员都有机会进行报告，包括助产士学生，要结合她们的培训水平，因为她们可能对刚刚发生的事情理解得较少。

1. 结局对于母亲的长期的可能影响

- 由于介入的侵入性，可能有败血症。
- 手术过程的并发症，如 Mendleson 综合征，特别是在使用全身麻醉的情况下。
- 产后出血。
- 创伤后应激障碍。
- 如果胎儿 / 新生儿死亡或遭受缺氧性脑损伤，则要经历丧亲痛苦。
- 分离，建立亲密关系和喂养问题，特别是婴儿入住新生儿重症监护病房（NICU）的情况。

2. 结局对于胎儿 / 新生儿的影响 脐带 pH 每分钟下降 0.04 (Cox et al, 2009)；因此，及时识别和处理将对胎儿结果产生直接影响，其中可能包括：

- 与父母分离。
- 入住 NICU——由于侵入性程序而导致的相关感染风险。
- 缺氧性脑损伤 [缺氧缺血性脑病（HIE）]。
- 产时或围生期死亡。

七、结论

脐带脱垂是可能危及胎儿生命的紧急情况，并伴随有新生儿并发症发病率升高的重大风险。助产士是一名重要的专业人士，需要警惕风险因素，并在怀疑或确认脐带脱垂时立即采取紧急行动。

妇女及其家属需要的心理支持是产后护理的一个重要方面，也是为今后怀孕做好准备的一个方面。这需要助产士和其他护理人员使用恰当的沟通技巧。

助产士需要培养处理脐带脱垂的技能和能力，了解紧急情况可能对参与护理的个人造成的潜在心理困扰，并寻求适当的帮助和支持。

对这种紧急情况的安全管理需要高水平的临床知识和良好的人际交往能力。

反思活动 65.2

你是一名社区助产士，早上 6 点，你被安排到一个计划要生产的家庭，她叫马里恩，她有 3 个孩子。

这将是她第 3 次在家分娩，她的妊娠期是 $38^{+1}/40$。你到的时候，她正要分娩。在昨天的最后一次产前检查中，胎先露的部分是触手可及的 1/5 脐带。

马里昂的丈夫，杰夫，让你进去，你发现马里恩靠在厨房水槽上，在 10 分钟内有 4 次宫缩。当你向她打招呼时，马里恩想要向下用力，她的胎膜破裂了。大量清澈的羊水流出来，她告诉你，她的阴道里有一些温暖的东西在晃来晃去。检查时，脐带清晰可见。

这时你会怎么做？

与反思活动有关的要点

- 请考虑助产士的职业责任和工作问责制，你的首要任务是什么？
- 其丈夫可以提供任何方式的协助吗？
- 你会向紧急服务救助人员提供哪些信息？
- 如果你一个人，你会进行膀胱充盈吗？

要点

- 脐带脱垂和先露是相对罕见的事件。
- 这对胎儿来说是危及生命的紧急情况。
- 通常需要助产士做出诊断。
- 必须优先寻求帮助。
- 及时识别和采取行动可以改善围生期结局。
- 良好的记录保存至关重要，特别是事件发生的时间（NMC，2015）。
- 助产士需要警惕可能导致脐带脱垂或先露的危险因素。
- 建议在所有分娩机构定期进行常规多学科培训。
- 孕产妇夫妻双方需要和医务人员保持沟通。

（翻译：翟巾帼 审校：柳韦华）

第66章

产后并发症

Mary Steen

学习目标

通过阅读本章，你将能够：
- 对妊娠和产后妇女的身体健康问题有一定的了解。
- 确定产妇产后易患病的危险因素。
- 当产妇的身体恢复到非妊娠状态时，理解助产士在识别和矫正任何异常情况时所起的作用。
- 认识到如果对一些问题不了解或没有管理将对妇女的身体、情绪和心理健康产生的可能影响。

一、引言

在全球范围内，人们将产后40天左右的恢复期视为产褥期，并期望妇女的身体得到充分恢复，恢复到健康的非妊娠状态（Waugh，2011）。产后护理旨在帮助母亲、婴儿和家庭达到最佳健康状态（Steen et al，2014）。然而，产妇的产褥期疾病发病率是产后护理中需要考虑的一个重要方面。世界卫生组织（WTO，2010）报道，由于许多新妈妈可能会遇到健康方面的问题，恢复至非妊娠状态可能需要更长的时间。Wray等（2012）强调，对于一些产妇来说，产后恢复健康可能需要长达一年的时间。

产褥期被定义为"分娩期结束后的一段时间。在这段时间内，助产士需要为妇女和婴儿提供服务，时间不少于10天，并且在助产士认为必要的情况下，可以适当延长"[NMC，2012]。为产妇和婴儿提供的个性化产后护理得到NMC（2012）

助产士法律和规定的支持，护理的专业性得到NMC Code（2015）的支持。美国国家健康与护理卓越研究所（NICE，2006；NICE，2014）推荐了一种产后护理的路径，并确定了在分娩后的几天和几周内依照此路径为母亲和婴儿提供核心护理。

NICE（2006；2014）将产后护理分为三个时期：
- 产后24小时内。
- 产后前2～7天。
- 产后第8天到6周或8周左右的时期。

在产后期，经受过心理和情绪过渡期转化的母亲也会受文化、社会因素的影响。在英国，大部分的产后护理都在产妇自己家中或其亲属家中进行。有时，产妇也会在宾馆或母婴之家。助产士需要提供满足不同群体需要的有效的个性化的产后护理。专为满足个体化需求而设计的，以妇女为中心的护理能够提高护理水平（NICE，2006；NICE，2014）。产妇需要不同程度的支持和照顾。例如，很有可能一名初产妇比一位已经历一次顺产的经产妇更需要得到额外的支持。

这种吸引产妇家庭和社区参与的，灵活的母婴护理模式能帮助满足个体化的健康需要，并最终获得许多益处（Redshaw et al，2010；Steen et al，2014）。这种为产后数周内的母亲、婴儿和家人提供的高质量的产后护理模式能够对母婴产生积极的作用。在母亲和其家人过渡到为人父母的过程中为其提供帮助[NCT，2012]。针对产后护理所建立的以发展信任关系为基础的产后护理伙伴关系模式已经被推广至全国（Wary et al，

2012)。这种方法可以使产妇愿意敞开心扉谈她的生理和情绪方面的真实感受。

二、助产士的角色

助产士在判断产妇产后是否如期康复时，熟悉产妇的既往史和心理状况是非常重要的（Redshaw et al，2007）。在产褥期，助产士需要给产妇提供一些有关如何识别健康问题的危险信号及特征的建议（NICE，2006；NICE，2014）。同时，需要向产妇说明她应该在产褥期做什么，什么是正常的，什么是可能存在争议的。关于产妇如何寻求建议和帮助，需要和产妇、丈夫及其家庭成员进行讨论。如果产妇感觉很差或者存在其他顾虑时，需要定期的电话联系和提醒，告知其寻求帮助是很重要的。

当有迹象表明产妇需要寻求帮助时，助产士应具备充足的知识和技能去判断并决定应何时采取前瞻性的观察。因此，助产士需要了解产后正常的预期结果并且能够识别不正常的征兆，判断何时开始治疗、检查和寻求其他医疗专业人员的支持（NICE，2006，2014）。

为了帮助助产士评估紧急程度，NICE 制定了一套紧急程度评估标准，分别为"危急"，"紧急"和"非紧急"（2006；2014）。

- 危急情况定义：当确认发生危及生命的或潜在危及生命的情况时。
- 紧急情况定义：可能出现严重情况时，需要采取适当行动时。
- 非紧急情况定义：需要继续监测和评估的情况。

当妊娠或分娩合并医疗或产科并发症时，此产妇的护理可能和妊娠期和产后没有并发症的产妇的护理不同。有学者强调指出，这样的产妇需要接受医师生理上的检查，而忽略了助产士也可以在随访和反馈中获得其身体是否康复的信息（Wray，2011）。

并发症也可以发生在产妇与婴儿分开后。

为减少孕产妇发生产后疾病的风险，需要加强产后护理，并应针对公共卫生目标，促进产妇养成健康的生活方式。在这一护理过程中，产妇的伴侣和家属起着重要作用。再者，在产妇与其他人员在一起时，服务机构和当地社区应该帮助满足易感染产妇的个体化需要。

三、识别产后并发症

助产士应当着重关注产妇的健康状况并做出正确的评估。一个完整的健康评估报告将会在产后护理的全面管理方面起到支持作用，并将会对是否需要进一步观察或转诊的决定起指导性作用。总的来说，一些临床经验的累积将会帮助助产士判断并发症是否存在及发生的可能性。另外，助产士也必须考虑到产妇易患一般疾病的可能性，如普通的感冒和胃病。产妇也容易患流感，有证据表明，每 11 名产妇中就有 1 人因流感死亡（CMACE，2011）。提高孕期季节性流感的免疫接种率在产后将会对产妇有保护性作用。

（一）危及生命的健康问题

在医疗设施完备的国家，如果没有产前并发症或有严重的病史，刚刚分娩的产妇的死亡率很低（Lewis，2007；Knight et al，2014；UNICEF，2015）。

UNICEF（2015）声明，"在工业化国家，孕产妇死亡的风险为 1/4000，与之相比，在'最不发达'的国家中，该比例为 1/50"。

在发达国家，一些产妇在产后死亡的原因主要为出血、血栓栓塞、感染和子痫。据报道，2006 ～ 2008 年三年期间直接造成产妇死亡的主要原因是感染（CMACE，2011）。表 66.1 表明了潜在的生命危险状况和紧急状况。

在紧急情况下进行口头交流是非常重要的，尤其当产妇仍然能听到声音时，这样做也能帮助在场的她的伴侣和亲属保持冷静。

值得注意的是，被儿童基金会列为"最不发达"国家中的大多数产妇的死亡是可以避免的。众所周知，大多数孕产妇死亡发生在产后第 1 个月，其中近 50% 发生在最初 24 小时或 2 小时左右，1/3 发生在第 1 周（Renfrew et al，2014；ten Hoope Bender，2014；Nour，2008）。

WHO（2010）建议，低资源到中等资源国家应在最初 24 小时内向所有产妇提供产后护理，并应在出生后 1 小时内进行临床检查。如果是在家中分娩，则应在这段时间内尽早进行第一次产后检查。如果可能，最好在 24 ～ 48 小时进行再次

表66.1 可能危及生命的情况和紧急状况

症状/体征	评估	采取行动
突然大量失血，或者出现失血和休克的信号/症状，包括心动过速、低血压、灌注不足、意识改变	**出血** 产后出血	危急情况
过度的阴道不适感，腹部发软或发热。如果没有产科原因，应考虑其他原因	产后出血，败血症／其他病理情况	紧急情况
小腿单侧疼痛、红肿或肿胀	**血栓栓塞** 深静脉血栓形成（DVT）	危急情况
气短或胸痛	肺栓塞（PE）	危急情况
发热、寒战、僵硬、腹痛和（或）阴道不适 如果温度超过38℃，在4～6小时内重复 如温度仍高或有其他症状及可测量的体征，应进一步评估	**感染** 感染——生殖器感染	危急情况
严重的或持续的头痛	**子痫**	危急情况
舒张压大于90mmHg，并伴有另一种子痫前期的征兆／症状	子痫前期 子痫	危急情况
舒张压大于90mmHg，没有其他症状 4小时内重复测量血压。若4天后仍高于90mmHg，需要进一步评估	子痫前期 子痫	危急情况

[资料来源：改编自NICE准则（NICE，2006）]

检查。此外，产妇与卫生机构之间基于手机的产后护理联络网有助于在两次来访之间保持联系。理想情况下，建议进行4次产后访视。

改善营养状况，预防贫血（产后出血的一个主要风险因素），增加清洁度（注意洗手的重要性），以防止感染发展，获得卫生保健，包括计划生育服务，熟练的接生员帮助分娩，可获得的紧急产科保健都有助于在发展中国家降低孕产妇的死亡率（联合国，2013；WHO，2014）。

增强对女孩的教育对于改善资源匮乏国家的孕产妇健康和福祉至关重要。人们充分认识到，没有受过教育的产妇的死亡率较高，而且与接受过12年教育的妇女相比，和接受过1～6年教育的妇女相比，都较高（联合国，2013）。

（二）出血

原发性产后出血（Primary Postpartum haemorrhage，PPH）是一种潜在的威胁生命的疾病，可在出生后立即发生，或在胎盘和胎膜娩出后24小时内发生。这种情况表现为阴道突然大量失血。在产后24小时和产后6周发生最多，还可能发生继发性PPH，产妇出现长期过度的阴道出血（Cunningham et al，2005a；Steen et al，2012）。通常，胎盘是原发性或继发性PPH的来源。残留的妊娠组织和胎盘组织可以防止子宫复旧，然而这可能导致感染，即脓毒症（Lewis，2007），使病情复杂化。有时，生殖道创伤也可能是产后原发性PPH的原因，需要尽快识别和修复（Steen，2010）。引起PPH的因素通常有四个：机体状态、创伤、残留组织和凝血酶（Anderson et al，2007）。

NICE（2006，2014）报道，没有足够的证据建议产后评估时要常规测量宫底的高度，因为每个女性的复旧过程都是个体化的。然而，如果产妇感到不适，有腹痛，阴道分泌物明显增多或有异常臭味，或突然排出组织块，就需要进行腹部触诊。检查子宫复旧情况，结合其他症状，如高温或低温，脉搏加速或任何腹部压痛和突发性恶露，都可以帮助识别产妇PPH（Lewis，2011）。

如果子宫没有按照预期的大小逐渐缩小，要怀疑子宫复旧不全。触诊时，产妇的子宫可能会感觉到"松软膨大"，这可能表明有感染，或者有时可能是残留的妊娠物。医师可能会开抗生素和缩宫素类的药物；在某些情况下，医师还会建议患者行清宫术（通常在全身麻醉下），即清除宫腔内容物（evacuation of retained products of conception，ERPC）。

（三）血栓栓塞

许多产妇在产后会出现足踝和足的水肿，但随着正常活动水平的恢复，在出生后的几天内，这种水肿会逐渐消失。水肿应该是双侧的，不伴有疼痛和炎症。如果产妇抱怨有局部疼痛，并且一侧小腿有明显的炎症迹象，这可能意味着深静脉血栓形成（deep vein thrombosis，DVT），需要紧急转诊。深静脉血栓形成是指在腿部深静脉形成血凝块，通常是小腿。如局限于局部，可能会导致血流阻塞。危险的是，血栓可能会分离，并可能转移到另一个区域，如肺部并造成堵塞。

如果产妇晕倒，没有明显出血迹象，则需要考虑其他原因，如血栓栓塞。助产士需要确保其尽快获得紧急援助，确保母亲安全，保持呼吸道畅通，满足基本的循环需要。还应该给产妇吸氧。如专栏66.1所述，助产士需要警惕有较高血栓栓塞风险的妇女。

对于接受选择性或紧急剖宫产手术的妇女，根据NICE（2006；2014）和RCOG（RCOG，2015a，2015b）的推荐，预防措施包括使用血栓栓塞丝袜和肝素。早期步行也很有帮助。

专栏66.1	深静脉血栓形成／血栓栓塞的危险因素

- 肥胖
- 吸烟
- 年龄（35岁以上）
- 有血栓形成史
- 既往静脉血栓栓塞和血栓形成
- 长时间卧床休息
- 静脉曲张
- 多胎
- 截瘫
- 剖宫产和器械助产
- 死胎
- 早产
- 脱水
- 长途飞行

（资料来源：RCOG，2015a）。

（四）感染

如果一位产妇的身体状况良好，没有必要常规测量体温，但如果一位产妇抱怨感觉不舒服，出现了类似流感的症状，或者有感染的迹象或症状，助产士需要读取并记录体温。如果体温上升超过38℃，这通常被认为是明显偏离正常（NICE，2006和2014）。评估母亲的脉率，助产士还需要观察呼吸频率和其他迹象，如一般状况、脸色、皮肤和体温，以及异常体味。仔细倾听产妇主诉，都是至关重要的。任何偏离正常的行为必须予以处理，任何转诊或治疗都必须清楚记录。

（五）子痫／惊厥

如果血压基线记录在正常范围内（NICE，2006和2014），则不需要对产妇的血压进行任何常规观察。如有高血压或子痫前期病史，则根据产妇的个体化护理需求评估其血压及治疗情况。虽然罕见，但也有一些产前没有病史的母亲会发展为先兆子痫和产后子痫。助产士要意识到子痫前期发生的可能性，注意体征和症状。例如，如果母亲抱怨头痛、视力障碍和（或）胃痛，应该测量血压、尿样，并在住院期间将其转诊给产科医师，如果产妇已经回家，则应转诊给家庭医师。家庭医师需要随访观察产妇的血压并进行抗高血压治疗（NICE，2010）。

四、常见的健康问题

（一）乳房问题

助产士对常见的乳房和哺乳问题提供支持和建议是至关重要的。有时适当的体温升高可能与母乳产量增加有联系（Stables et al，2010）。一些生理现象，如乳腺肿大，乳头破裂或出血，乳腺炎和白色念珠菌感染（鹅口疮）的体征是母亲可能遇到的一些常见问题。产后第3天和第4天的乳房充盈是所有女性的共同问题（Stables et al，2010）。如果母亲正在母乳喂养或配方奶喂养，需建议她戴一个合身的胸罩，可能需要镇痛。如果母亲是母乳喂养，其可能发生生理性乳胀，需要保证按需哺乳，知道如何采用缓解肿胀的方法，如掌握乳房按摩的方法（从腋窝下到乳头方向的按摩），知道如何使用热冷敷和如何通过手法挤奶。如果不是母乳喂养，她应该避免触摸乳房，服用镇痛药，并确信充盈会消退（参见第44章）。

（二）阴道失血

大多数产妇可以清楚地记得阴道排出物的颜色和性状，并能够描述排出物的异常变化（Marchant et al，2002）。对于助产士来说，直接询问产妇阴道的情况很重要——阴道排出物是多是少，是浅是深，以及产妇是否有任何担忧。特别重要的是，要记录任何血栓的通过和发生的时间。凝块可能与产后过度或长期出血的发作有关。

助产士可通过试图量化排出物或评估血块大小来发现问题。使用产妇和助产士都能理解的描述方式可以提高这些评估的准确性。例如，询问母亲多长时间更换一次产褥，让她自己描述她的失血情况。

（三）排尿

分娩后不久，产妇的身体必须重新吸收多余的液体，然后排出大量的尿液（Cunningham et al，2005b，参见第 35 章）。产妇应在分娩后几天内排尿。膀胱护理是很重要的，有时，触诊表明膀胱是满的。母亲将被要求排尿，然后再次触诊。如果产妇在排尿方面有困难，那么在温水中排尿和（或）开水龙头和（或）听到流水声可能有助于排尿，特别当其有外阴肿胀时（Steen，2013）。如果产妇不能在出生后 6 小时内排尿，则必须考虑尿潴留（NICE，2013）。由于创伤和可能的感觉丧失，在硬膜外镇痛、长期分娩和器械分娩后更容易发生尿潴留（Stables et al，2010）。在这些情况下，可能会使用膀胱导管插入术。

助产士认识到尿潴留是很重要的，因为膀胱过满会导致去神经支配、失弛缓性膀胱，以及逼尿肌和副交感神经不可逆损伤的风险。膀胱损伤会使母亲易患尿失禁，以及造成短期和长期的感染（Steen，2013）。

压力性尿失禁、急迫性尿失禁、子宫阴道脱垂和膀胱突出症与盆腔积液有关（Stable et al，2010）。NICE（2006；2014）建议将骨盆底肌运动作为泌尿系失禁的第一个治疗方法进行系统回顾，证实孕期和产后进行盆底锻炼可以防止尿失禁（Mørkved et al，2014）。产妇意识到尿失禁需要干预是很重要的，因为这通常是一个禁忌话题，许多产妇不会透露（Steen，2013）。如果尿失禁不能解决，必须转诊专家（Gerrard et al，2013）。

（四）肠道问题

肠道问题，如便秘和痔疮，是产妇的常见问题。一些女性在妊娠期间会有肠道问题，长时间的分娩或难产会加剧这一问题。产程过长和个体差异及顺产也会使一些母亲易患这些疾病。据报道，约 44% 的产妇患有便秘（Derbyshire et al，2007）。据估计，约 20% 的产妇会患痔疮，这会非常痛苦，但通常在分娩几天后就会好转（Abramowitz et al，2002）。然而，这些肠道疾病的发病率可能被低估，许多产妇很难向健康专家倾诉，而且往往会感到尴尬（Steen，2013）。便秘和肠蠕动时紧张可能导致肛裂，这是特别痛苦且难以愈合的。

便失禁有时会发生，这可能涉及粪便的无意识排出，但也可能包括粪便紧迫感和尿失禁（Bick et al，2009）。据报道，3%～10% 的产妇会经历粪便问题，而有尿失禁问题的产妇似乎风险更高（Meschia et al，2002）。便失禁与三度、四度会阴撕裂和器械助产有关（RCOG，2015c）。预防性应用抗生素有助于预防感染和会阴三、四度撕裂的缝合处破裂，并降低粪便失禁的风险（Duggal et al，2008）。

推荐高流质和高纤维的饮食，并且可以使用对肠道无刺激性的预防性泻药和纤维补充剂来缓解便秘（Eogan et al，2007）。为了减轻痔疮的疼痛，推荐高纤维饮食和饮用大量液体，有时建议用泻药软化大便。局部使用氢化可的松软膏可以减轻炎症和疼痛（NICE，2007）。有会阴缝合线的女性可能需要额外的保证，以保证当她们需要排便时，任何缝合线都不会断开（Steen，2012）。

（五）会阴问题

自然的会阴部损伤或麻醉下会阴切开术的相关并发症发病率一直是主要的女性健康问题（Steen，2012）。据报道，产科肛门括约肌损伤（OASIS）发病率有所增加（RCOG，2015c）。建议对肛门括约肌损伤的妇女进行随访，以确定是否有任何后续问题，接受物理治疗并咨询产科医师（参见第 40 章）。

会阴外伤可造成短期和长期的健康问题，也可导致社会问题（RCOG，2004）。会阴疼痛和不适在一定程度上影响了大多数妇女，而会阴创伤导致的相关充血加剧了其严重性（East et al，2012）。减轻会阴疼痛和不适是产后的首要任务。Bick 等（2013）建议询问所有产妇是否有会阴疼痛或不适。如果一名产妇报告说她没有会阴疼痛或不适，那么助产士就没有必要检查她的会阴。然而，如果助产士担心她会因为尴尬或害怕而拒绝助产士，助产士可能需要察觉到这种担心并消除其疑虑，告知产妇会阴疼痛和不适影响许多女性，会阴的愈合需要评估（Steen，2007a）。缓解会阴疼痛和不适时，可能需要系统和局部治疗，以达到足够的疼痛缓解，以满足个别妇女的需要（Steen et al，2011）。联合口服镇痛、沐浴、双氯芬酸栓剂（第 24 小时）和局部冷却可以帮助缓解会阴疼痛和不适。

（六）剖宫产手术刀口

剖宫产是一个大的手术，要切开腹部的主要肌肉、软组织和皮肤。在术后的前几天时进行腹部的触诊检查可能会导致产妇出现疼痛。在术后第 3～4 天时，产妇的腹部不再像术后早期那样紧张，如果有医学指征需要进行检查，可通过腹部的触诊来判断子宫的复旧情况。需要观察剖宫产伤口的愈合情况和任何感染迹象。剖宫产术前，产妇常规预防性服用抗生素，因为有证据表明，这会使术后的刀口感染和子宫内膜炎的发生率大大降低（Smaill et al，2000）。刀口的敷料包扎持续至术后 24 小时，然后去除，暴露伤口不再用任何敷料，有证据支持这样会减少刀口的感染和促进愈合。助产士应当告知产妇如何护理自己的伤口，包括观察有无感染的现象。

肥胖的产妇容易发生感染，因为腹部的皮肤皱褶会形成有利于细菌生长的温柔潮湿的局部环境。对这类产妇要使用干的敷料，或负压伤口敷料装置可能更适合。必须关注到，经历了剖宫产的产妇需要时间从手术中恢复，要注意到伤口愈合，同时也要关注到产妇的精神和心理适应情况（Mander，2007）。

如果刀口出现了炎症表现和触痛，或同时伴有发热，提示刀口可能存在感染，需要在腹部伤口处行取样做细菌培养。必须报告医师进行处理，可能需要抗生素治疗。助产士同时要注意到，在刀口深部有可能存在血肿或脓肿。因此，要注意

询问患者伤口是否有疼痛并持续加重，伤口周围组织是否紧张。

（七）肌肉骨骼系统

在产后，很多产妇仍然存在肌肉骨骼系统的问题。在产后的前 6 个月，孕酮和松弛素的作用仍然持续存在，需逐渐恢复到非孕期状态（Steen，2007b）。背部疼痛是常见的问题，很多产妇感觉疼痛并影响到日常生活。骨盆带和耻骨联合疼痛也可能在产后持续存在。有此类问题的产妇要转介给物理治疗师进行恢复治疗（Aslan et al，2007）。

（八）贫血

贫血是产后常见的问题。很多产妇在妊娠期患有缺铁性贫血，尽管在妊娠期已经确诊并且也补充了铁剂，有些产妇产后可能仍然存在贫血（Wray et al，2014）。如果看起来很正常的产妇出现脉搏过快，可能提示存在贫血。产后失血过多或产后出血病例，都需要进行血常规检查，行血细胞比容、血红蛋白和铁蛋白水平（ferritin levels）检测，以帮助诊断和制订治疗措施，是否需要给予铁剂、输液或输全血治疗（Bhandal et al，2006）。

（九）疲乏无力

很多产妇在产后会感觉疲劳和衰弱无力，特别是在产后的前几周内，妊娠晚期可能有睡眠不足，分娩过程和产后哺乳都可能和此类情况有关。因此，对于每一个分娩后的母亲都要给予关注，使其有充分的时间休息和睡眠。例如，应当告诉她，白天也需要休息，当她的宝宝睡了，她也要一起休息，不要不好意思或感到难为情。助产士还应当告知产妇不要太注意家务活动如清洁，一些无关紧要的事情可以"放一放"，她需要时间适应照顾自己和宝宝，疲劳无力会对母亲的健康状态造成负面影响。最终会影响到母亲照顾新生儿的能力（Troy et al，2003）。疲乏无力最终可能导致精疲力竭，导致出现产后抑郁（Taylor et al，2010）。缺乏足够的影响也会导致同样的状况（King，2003）。要鼓励和支持产妇保持健康的平衡饮食，足够量的饮水（DH，2007；Steen，2007a，参见第 17 章）。助产士在帮助产妇正常地适应产后生活时，对产后恢复有正确的认知和期

（十）头痛

在产后，有些妇女会出现头痛，同时伴有疲劳和紧张。助产士应当注意评估头痛的程度，持续时间和频率，是否需要服用药物，药物是否能够减轻疼痛。并且要评估液体的摄入、饮食情况、睡眠，任何的心理压力都应当给予关注，因为这可能成为头痛的诱因。

必须测量妇女的血压，排除高血压疾病或子痫。有时，在进行了硬膜外麻醉镇痛后也会有头痛现象，有时会很严重，特别是在直立的情况下。这可能由于硬脑膜穿刺引起，导致脑脊液少量的外漏（参见第 38 章）。对于这类头痛，可以在原注射部位重新穿刺进入硬膜外腔，注入 10～20ml 的自体新鲜血液，会起到治疗效果（NICE，2006，2014）。

监测母亲的血压以排除高血压或子痫前期是很重要的。有时在硬膜外麻醉后，母亲会报告严重头痛，尤其是站立时，这是由于硬膜穿刺和少量脑脊液漏引起的（参见第 38 章）。为了解决头痛，需要将 10～20ml 的血液注入硬膜外腔（NICE，2006，2014）。

五、长期影响

产后护理通常被称为产科服务的"灰姑娘"（Steen et al，2014；Lewis，2007）。一些产妇常感到缺乏支持，对她们的照顾者感到失望（Wray，2006，2010）。Bhavnani 等（2010）强调一些进行了器械助产或剖宫产的母亲对她们的产后护理最不满意。在提供产后护理时，需要考虑这一信息，而且进行过生育干预的母亲更有可能需要额外的支持和照顾。

促进健康是重要的，如果有机会，应向母亲及其他家庭成员提供关于健康生活方式的建议。有大量的证据表明，产后积极锻炼身体是有益的（Goodwin et al，2000；Clapp et al，2002；Berk，2004；Steen，2007b）。探索产妇的活动水平，锻炼动机，饮食，她能休息多久，她的睡眠模式如何，将有助于助产士了解母亲的整体状况。产妇健康和恢复力是需要考虑的重要方面，因为这将减少产妇发病率和患病的风险。身体与心理健康上存在联系是公认的（Drake，2013）。焦虑和压力与认知、行为和自主症状有关，这些症状包括头痛、头晕、触诊、不安、失眠、胃病、肌肉疼痛和（或）泌尿系统频率（Woods，2012）。

人们也认识到，母亲的心理健康问题可能会对婴儿的健康和幸福产生负面影响，从而导致亲子关系和依恋出现问题（Steen et al，2013）；进而会对儿童和青少年的情绪、行为、认知和社交技能产生长期影响（Halligan，2007）。因此，助产士必须考虑是否存在与身体症状相关的潜在心理健康问题（Steen et al，2014）。

六、文化和语言的不同考虑

来自文化和语言多样性背景的产妇的精神健康问题风险更高（Steen et al，2015；Steen et al，2016）。如果新出生的母亲是最近移民或难民，助产士需要意识到心理健康问题和沟通的困难。澳大利亚的一份报告指出，在照顾这些母亲时，沟通是最重要的挑战 [每份社会和社区健康报告（EACH），2011]。有充分的证据表明，职业认证口译员可以改善英语水平有限的移民妇女的临床结果（Karliner et al，2007）。提供口译服务，并在产后的接触访问中使用口译员，将改善沟通，帮助打破语言界限。这将确保妇女得到通知和支持，并能够报告偏离正常或问题的情况，以便适当地处理这些问题，从而降低发病率。

研究表明，结交朋友可以帮助新妈妈在成为母亲的过程中调整和发展应对和适应能力（Darcy et al，2011；Johnson et al，2000；Molloy，2007；Steen，2007b）。心理疗法也帮助一些母亲减轻了焦虑和压力，并解决了创伤后应激障碍在创伤后分娩和抑郁后的症状（Steen et al，2013）。

提供生育和避孕建议也属于助产士的工作范围。助产士需要了解最新的证据，并了解产妇的性健康需求（参见第 13 章，第 27 章）。

家庭和社区的影响

提供以妇女为中心和以家庭为中心的助产士护理有许多好处，如实现最佳的结合，增强母婴依恋，以及增强自尊和信心。

有证据表明，许多父亲感到被排斥、不确定

和恐惧（Steen et al，2012）。2011 年，英国皇家助产士学院（RCM）强调，父亲需要得到支持、参与和准备，使他们能够支持母亲和婴儿。因此，把父亲和其他家庭成员包括在产后护理和支持中是很重要的。

"抚养一个孩子需要全国之力"的观点最近得到了 FIGA 的支持。同样重要的是，考虑到一些母亲可能处于虐待关系中，需要额外的支持和建议来帮助她们（Steen et al，2012）。

此外，建议在出生后几天和几周内为母亲和婴儿提供产后护理路径和核心护理。重要的是，产妇和她的孩子在任何可能的情况下都能得到持续的照顾，与助产士建立信任关系。与家庭和当地社区的接触也将帮助助产士在产后支持和帮助母亲，减少她们的患病危险，并协助其过渡到母亲的角色。

反思活动 66.1

一名年轻的初产母亲因产程进展缓慢而接受了紧急剖宫产手术，她来自 CALD 家庭，生活在贫困、社会支持有限的城市地区，目前产后 4 天，总体感觉不适，并伴有低热。

- 助产士需要立即观察产妇的哪些表现和采取什么行动？
- 助产士将为这位弱势年轻母亲提供哪些后续护理？
- 助产士能为这位脆弱的年轻母亲的健康和幸福提供什么样的支持和建议？
- 当地和社区有哪些措施可以帮助这位年轻的母亲保持健康？

七、结论

越来越多的人认识到，在全世界促进新出生的母亲和婴儿的健康和福祉是很重要的，因为这涉及人口健康和保健费用。产后护理的目的是帮助母亲、婴儿和家庭达到最佳的健康状态。考虑向不同需要的母亲提供产后护理。建议在产后几天和几周的第一时间为母亲和婴儿提供产后护理途径和核心护理。重要的是，助产士要向母亲提供一些建议，告诉她可能会出现的健康问题，以及如何识别体征和症状。最重要的是，在有任何值得关注的症状出现时，应及早查明产褥期疾病并转诊医疗援助。当出现异常和疾病迹象时，助产士观察妇女的生命体征是很重要的。此外，确定助产士在评估产妇产褥期发病时需要采取哪些行动时，区分危急、紧急和非紧急的紧急状态级别也很有帮助。在资源丰富的国家，没有产前并发症的历史或以前严重的医疗或产科问题，产妇的死亡率非常低。然而，也有产妇可能在产后死亡。出血、血栓栓塞、感染和子痫是孕产妇死亡的主要原因。其中，感染是造成产妇直接死亡的主要原因。

要点

- 产褥期发病率是产后护理中需要认真考虑的一个重要方面。
- 建议采用产后护理路径，在最初几天和出生后几周对母亲和婴儿进行核心护理。
- 要向母亲们提供关于她们可能面临的健康问题，以及如何识别疾病的体征和症状的建议。
- 至关重要的是，助产士在提供产后护理时要意识沟通和其他文化差异带来的问题。
- 当出现异常或疾病迹象时，助产士需要检查妇女的生命体征。
- 紧急状况等级"危急""紧急""非紧急"有助于确定助产士在评估产妇发病率时需要采取哪些行动。

（翻译：翟巾帼　审校：柳韦华）

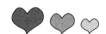

第 *67* 章

第三产程相关并发症

Luisa Acosta，Andrea Aras-Payne

学习目标

通过阅读本章，你将能够：
- 明白为什么在第三产程期间和分娩后，胎儿/新生儿可能出现并发症，这对产妇及其家庭有什么影响。
- 识别风险因素，体征和症状。
- 基于证据，认识助产士在这一紧急情况发生时，该怎样处理。
- 概述多学科小组如何在必要时进一步处理紧急情况。

一、引言

尽管第三产程通常是平安无事的，但由于此时生理学的快速变化，可能会出现明显的并发症。这些并发症和相关风险可能在胎盘分娩后持续一段时间。与第三产程相关的最常见的并发症是产后出血（PPH）。本章将主要研究 PPH 和与第三产程相关的其他并发症。本章还讨论了分娩后立即发生的并发症，但这些并发症可能与第三产程无关。

二、产后出血

PPH 是一种常见的急症，可能在没有任何预警的情况下迅速发生。

对于大多数分娩来说，助产士可能是唯一在场的专业保健人员，因此，她们必须全面了解并发症。助产士的及时判断和行动可能帮助妇女免于失血的危险，并且挽救产妇的生命。

产科出血包括产前、产中和产后的异常出血，是孕产妇死亡和发病的重要原因。在世界范围内，它导致了 27% 的孕产妇死亡，是孕产妇死亡的主要原因。在北非和亚洲一些地区，报告的数字超过了 50%（Say et al，2014）。原发性 PPH 是最常见的产科出血类型，占 2/3。在收入较高的国家，这一比例明显较低。在英国，产后出血是导致孕产妇直接死亡的第三大原因。Paterson-Brown 等（代表 MBRRACE-UK 出血写作小组，2014）报告，2009～2012 年，有 14 人死于 PPH。

虽然不同统计结果 PPH 的发生率差异很大，且取决于所使用的定义，但其发生率似乎呈上升趋势（Knight et al，2009；Lutomski et al，2012；Kramer et al，2013）。在英国，这一比例在过去十年中从 7% 上升到 13%（卫生和社会保健信息中心，2015）。

在高收入国家，许多孕产妇死于出血的原因与不称职的护理有关（Paterson-Brown et al，2014）。根据英国皇家妇产科学院（RCOG，2009）的《英国妇幼保健咨询中心（2011）报告》和《英国皇家妇产科学院（RCOG，2009）指南》的建议，所有的产科服务现在都应有一个指南来管理出血和进行标准化的技能训练和仿真培训，使多学科团队的所有成员能够有效地一起工作，从而改善产妇护理的结果。

（一）定义

PPH 的定义是，从胎儿出生到产褥期结束的任何时间，阴道发生的过度出血。

（1）原发性 PPH 是指出生后 24 小时内出血过多。

（2）继发性 PPH 是在出生后 24 小时至 12 周发生异常或过度出血。它是发展中国家孕产妇死亡的重要原因，影响发达国家约 2% 的分娩（Alexander et al，2009；Dossou et al，2015）。大多数研究报告了出生后 1～2 周为发病高峰期（Dossou et al，2015）。最常见的原因是子宫异常，继发于残留的妊娠产物和（或）感染。

（二）原发性 PPH

原发性 PPH 通常通过使用估计的失血量（estimated blood loss，EBL）来定义，并且传统上，500ml 或更多的失血被认为是 PPH（WHO，1990）。对于接受剖宫产手术的女性，PPH 定义为大于 1000 ml 的失血量（Mukherjee et al，2009）。然而，这个量也可以被认为是健康女性的正常生理性失血。然而，对于贫血或体重指数低的女性，这个出血量或更少即可能导致严重的损害（Moore et al，2010）。

使用 EBL 来定义 PPH 是非常困难的。失血除了可能对个别女性产生不同的临床影响外，它也可能是不准确的（Bose et al，2006；Lilley et al，2015），错误记录（Briley et al，2014）或出血量被隐瞒所导致。《RCOG（2009）指南》主张，在估计 PPH 值时，如果估计的失血量为 500～1000ml，且没有临床表现，仍应提醒工作人员对该产妇进行监测，并为可能采取的措施做好准备。这被归类为次要 PPH，需要采取某些基本措施。如果 EBL 超过 1000ml 或者女性出现任何失代偿的迹象，无论失血多少，它都被归类为主要 PPH，并且必须启动完整的方案，并迅速采取行动来复苏和止血。

主要 PPH 可进一步细分为中度失血（1000～2000ml）和严重失血（超过 2000ml）。

（三）原因

PPH 可能来自胎盘部位或软产道裂伤，通常分为四类，称为"4Ts"（表 67.1）。

（四）风险因素

下文列出了 PPH 的风险因素。然而，助产士必须注意，PPH 可能发生在没有任何风险因素的

表 67.1　PPH 的原因——"4Ts"

Tone	子宫收缩乏力：子宫不能适当地、正确的收缩和反应时，胎盘部位出血过多。由于足月胎盘循环血流量 500～600ml/min（Blackburn，2013），如果子宫动脉没有被周围的肌肉纤维连接，失血可能会很迅速，且很危险 70%～90% 的 PPH 病例由自子宫收缩乏力（Winter et al，2012）
Tissue	任何阻碍子宫收缩的组织（如上）：胎盘滞留或胎盘植入，胎盘/胎膜部分残留和血块
Trauma	外伤，生殖道撕裂，会阴切开术，血肿，破裂或倒置子宫
Thrombin	凝血功能障碍：包括已存在的疾病，如血友病、Willebrand 综合征、弥散性血管内凝血、HELLP 综合征及抗凝治疗

妇女。

- 既往 PPH 或胎盘滞留。

- 多胎妊娠、羊水过多、胎儿巨大，均可引起子宫过度膨胀，导致收缩不良。在多胎妊娠中，胎盘较大，更有可能侵犯难以伸缩的下段子宫，从而增加出血的风险。

- 贫血影响耐受出血的能力。

- 产前胎盘出血、胎盘早剥或任何未分级的产前出血均可导致 PPH。胎盘前置的孕妇，子宫下段的牵张能力较差，因此对胎盘部位出血的控制力较差。在严重的胎盘早剥时，可能会发生子宫破裂，受损的肌纤维不能有效地收缩和复原（图 67.1）。产前出血的妇女也可能贫血，加重 PPH 的危害。

- 分娩时间过长：如果在分娩过程中子宫收缩无力或不协调，则可持续到第三产程。子宫不能有效地收缩和复原。有时，分娩时间过长，由于机械性的收缩困难，可能会导致子宫肌肉水肿或渗血。

- 再次剖宫产和多次剖宫产：手术和子宫瘢痕是胎盘早熟和增生的危险因素（见后文）。

- 妊娠期子痫前期/高血压病：两者都会增加引产和手术分娩的风险。凝血功能障碍也是高血压的潜在并发症。一些用来防止癫痫发作的药物也可能会导致子宫收缩乏力。

- 全身麻醉：如果麻醉时间过长，可能会发生子宫收缩乏力。

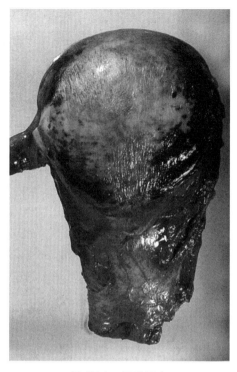

图 67.1 柯氏子宫

（引自 Beischer N，Mackay E，and Colditz P：Obstetrics and the newborn，London，Baillière Tindall，London，Copyright Elsevier，1997）

• 子宫肌瘤：妨碍有效的收缩和复原。

• 分娩第三产程管理不当：不必要的按摩、挤压或以其他方式"摆弄"子宫会扰乱子宫肌层活动的节奏，导致胎盘部分分离。

• 残留的胎盘和血块：除非子宫是完全排空的，否则不能完全收缩。

• 抗宫缩药物：如果发生早产，在第三产程给予抑制子宫活动的药物可能会引起子宫收缩乏力。

• 引产或负重劳动：子宫收缩无效时，缩宫素的使用可能导致 PPH。

• 子宫内翻：任何程度的子宫内翻都会干扰子宫的有效收缩和复原。

• 绒毛膜羊膜炎：将影响子宫收缩。绒毛膜羊膜炎会影响分娩时的宫缩，导致分娩时间延长，进一步加重 PPH 的风险。

• 弥散性血管内凝血可继发于其他主要问题（后文讨论）。

• 特发性血小板减少症和遗传性凝血病等疾病会增加 PPH 的风险。

（五）预防

1. 妊娠期 预防 PPH 从最初的"预约"访视开始，助产士应该能够识别出高危妇女。任何病史中有危险因素的妇女都应预约到医院分娩，以便提供及时有效的治疗。贫血等孕产妇应补充铁和叶酸。严重贫血的患者，可能需要肌内注射铁甚至输血来提高分娩前的血红蛋白水平（RCOG，2015）。对于准备进行选择性剖宫产、出血风险增加或拒绝血液制品的妇女，应准备术中血细胞以便急救（RCOG，2015）。

2. 分娩 在分娩过程中，仔细的管理可能会减少类似的 PPH，一些预防措施可以尽量降低出血的严重程度。

对于有风险的女性：

• 插入大口径静脉插管（16G 或更大）。

• 取血样测定血红蛋白水平，并确认血型。

• 如有需要，确保保存血清，从而加快供者血液交叉配型的过程。

• 监测分娩过程，避免脱水、酮症酸中毒和疲惫。

• 如有分娩时间过长的迹象，应立即转介产科医师。

• 如需要注射缩宫素，应在第三产程结束后至少维持 1 小时。

• 膀胱应保持空的状态，因为膀胱充满可能妨碍有效的子宫收缩。

3. 第三产程 正确的管理是必不可少的。助产士应与妇女讨论第三产程的管理，最好在分娩开始之前。积极管理第三产程，使用常规的缩宫素预防性给药（Begley et al，2011，参见第 39 章）和控制性牵拉脐带能降低 PPH 的发生率和严重程度（WHO，2012）。一旦胎盘娩出，必须触诊子宫以确保其收缩良好。如果子宫收缩乏力，则应该用一只手托住子宫底部进行宫底按摩，并以旋转动作用力按摩，直至子宫开始变硬（Crafter，2016）（彩图 110）。母乳喂养或乳头刺激也有助于子宫收缩，但它不是一种有效的治疗 PPH 的手段。

4. 准确估计出血量 对失血量的评估很重要。有很多方法可以估计失血的情况，如目测估计、棉垫和敷料的称重或使用布类收集失血。失血量通常会被低估（Bose et al，2006；Al-Kadri et al，2014），尽管最近也有高估的报道（Lilley et al，2015）。其趋势是失血越多，失血量估计准确率越高。定期的临床模拟和培训可以提高失血量估计的准确性（Al-Kadri et al，2014）。

失血容量的检测不准确可能延误 PPH 的治疗；因此，尽管估计失血量是诊断 PPH 的重要方法，但从业者应该更加重视基于女性失血风险、血流速度和观察结果的临床决策（Weeks，2015）。这将使早期发现和及时治疗成为可能。

（六）管理 PPH

1. 管理原则　在管理的每个阶段，多学科管理都至关重要。必须指出的是，不同医疗机构在产妇 PPH 的管理方面各不相同，特别是在药理学方案方面。助产士应酌情遵循其所在医院的指南。胎盘娩出前出血、轻微 PPH、严重 PPH 应分开检查（专栏 67.1）。

专栏 67.1　管理原则
• 逐级上报
• 产妇的复苏
• 止血
• 液体管理
• 监控和观察
• 文档记录

2. 胎盘娩出前出血　在胎盘娩出前，当胎盘部分脱落或完全脱落但未娩出时，胎盘部位可能有过多出血。出血时应提醒助产士采取行动，立即召集有经验的医疗援助人员，而助产士必须留在妇女身边以提供支持并开始治疗。胎盘必须尽快娩出，如果是在家里，如果情况允许助产士应在将妇女转运到医院之前就采取措施。

如果产妇在第三产程没有使用缩宫素等药物，此时就需要使用。药物使用通常是肌内注射缩宫素 5～10U，使子宫在 2.5 分钟内收缩。胎盘随后通过控制脐带牵引娩出。如果子宫仍然是柔软的，可以再次给同样剂量。如果使用联合缩宫素（缩宫素 5U 和麦角新碱 500μg/ml）进行第三产程管理，胎盘需要在麦角新碱生效之前娩出，因为这可能会导致胎盘滞留（Belfort et al，2011）和出血加重。且必须避免刺激宫底，因为这也会导致胎盘不易娩出。

在尝试再次控制性牵引胎盘之前，需要排空

膀胱。一旦胎盘娩出，建议静脉注射联合缩宫素（缩宫素 5U 和麦角新碱 500μg/ml），并检查阴道以排除创伤性出血（后文将讨论）。

如果胎盘不能娩出，准备好让产科医师在麻醉下手工取出胎盘和胎膜。助产士也可以在紧急情况下执行此程序（NMC，2012）。胎盘滞留将在本章后文讨论。

3. 轻度 PPH 的管理　当诊断为轻度 PPH 时，应采取以下措施。措施的次序可有所不同。但在可能的情况下，应同时采取行动。

• 寻求帮助：呼叫高级助产士、产科医师和麻醉师。如果是在产房，请另一位助产士帮忙或要求另一名助产士立即到产妇家中协助，同时等候急救车到达。不要把产妇单独留在房间。

• 宫底按摩：必须尽快完成。按摩子宫通常会刺激收缩并排出一些血块（彩图 110）。

• 建立静脉通路：留置 2 个大号静脉留置针，为了抽取血样，给药、液体替换与晶体输注。

• 确定原因（Paterson-Brown et al，2014）：

　○ 检查子宫是否收缩良好。

　○ 确保胎盘已经娩出。

　○ 检查宫颈、阴道和外阴有无撕裂。如发现有撕裂伤，应加压缝合。

　○ 观察凝血障碍的迹象，如血液不正常凝血或伤口和插管部位渗出血液。应及时查阅病史，以确定是否有凝血障碍病史或易感因素。

• 对子宫收缩乏力者提供一线子宫收缩药物：药物使用原则虽各不相同，但应注意以下事项：

　○ 肌内注射（缩宫素 5U 和麦角新碱 500μg/ml）。如果尚未进行第三产程的管理，2～4 小时后可重复一次（Belfort et al，2011）。

　○ 如果已经给予缩宫素，第二剂量的缩宫素 5～10U 可以通过肌内注射或 5U 缓慢静脉注射给予。需要注意的是，大剂量的缩宫素可能会加剧产妇低血压。

　○ 之后是麦角新碱 250～500μg。在没有高血压的情况下，可以肌内注射或谨慎静脉注射厄格美汀（联合处方委员会，2015）。

• 静脉注射 40U 缩宫素 +500ml 生理盐水，超过 4 小时应停止。这是为了保持子宫的收缩基调。

• 通过留置导尿管来确保膀胱是排空的，因为膀胱充盈会阻碍子宫缩复。

- 母体情况评估：呼吸、脉搏、血压、氧饱和度每 15 分钟进行一次，体温每小时进行一次。

- 可以通过观察、称量棉垫和隔尿垫来估计失血量。直到妇女的病情稳定，才能估计失血量。

重要的是，一旦助产士怀疑子宫没有收缩，产妇有危险的征象，或者出血异常严重，就必须采取这些步骤。在大多数情况下，如果使用得当，这些方法是有效的。延误将导致进一步失血，妇女的情况将迅速恶化，在这种情况下必须启动一项全面的紧急协作。

如果胎盘和胎膜不完整，则由产科医师在麻醉下对子宫进行探查和排空。

助产士应确保文书记录完整，并建议使用产科早期预警评分（MEOWS）和液体平衡图。与多学科团队和产妇进行清晰和适当的沟通，这在任何时候都是必不可少的。

反思活动 67.1

查看您所在地区如何将孕产妇从家中紧急转移到医院。

（七）大量的产科出血

这是一种危及生命的情况，可能发生在产前、产中或产后，其特点是产妇情况紧急。发病率约为每 1000 例产妇 5.8 例（Lennox and Marr，2014）。大量 PPH 占大多数的病例，尽管其原因通常与产前和产中出现的问题有关（Weeks，2015）。据估计，每 1000 例分娩中大量 PPH 的发生率为 1.8‰～4.2‰（Carroli et al，2008；Kramer et al，2013）。

1. 管理严重 PPH　严重 PPH 是失血 1000ml 或更多，或较小的量但导致产妇情况危险（RCOG，2009）。除了上述为医师采取的措施外，一旦发现紧急情况，应立即采取下列措施，情况允许时要同时采取所有行动。

- 拨打求助电话：在家中拨打紧急电话或拨打 999。必须启动管理大规模产科出血的全面多学科协作。小组成员应包括照顾该名妇女的助产士及其他主要成员（专栏 67.2），措施如下。

- 宫底按摩：如前所述继续。

- 职责分配：由一名员工牵头，可能是助产士，一旦涉及多学科团队，通常是麻醉师或产科医师。同时，需要一名记录员来记录所有事件、采取的行动和所给予的处理。

- 母体复苏：平躺床上，评估产妇的气道、呼吸和循环。氧气治疗初始流量为 10～15L/min。应确保气道保持通畅，以保证足够的通气和肺扩张，必要时需要插管。同时，尽早发现发绀的迹象。

- 静脉通路：如果还没有完成，应置入两根大口径留置针（14 号或按照当地指南）。

- 血样化验：全血细胞计数、交叉配型和凝血测试（必须要求 4～6 个单位交叉配型的血液）。一些产科病房要求对尿素和电解质进行筛查。

- 液体管理：最初可能需要注入 2L 晶体液，可快速扩充血容量（Schorn et al，2014）。如果没有血液制品，可在此基础上添加 1.5L 胶体液。胶体液在扩大血管容量方面更有效（Paterson-Brown et al，2014）。然而，液体量需要谨慎，因为对于使用晶体的数量、时间和性质存在争议，大量会干扰凝血，但胶体可能会引起过敏反应（Karri et al，2009）。应加热液体以防止体温过低（RCOG，2009）。

- 输血：必要时应尽快输血。所有产科医院在血库中应至少保存两个应急 O 型 RH 阴性血单位。在等待交叉匹配时使用。血液应通过一个加热装置和一个压力袋，以确保它被尽快输入。不需要使用过滤器，因为过滤器会减慢注射速度。其他血液制品将在血液学专家的指导下使用，包括新鲜冷冻血浆、血小板和低温沉淀。

- 二线药物：除了缩宫素和麦角新碱（在轻症 PPH 部分管理中有描述），如果子宫仍然无张力，可以考虑应用以下药物（在医师的指导下）：

　　○ 卡前列素 250μg 可深部肌内注射，可每 15 分钟重复，8U 剂量（2015 年联合规定委员会）。也可以由产科医师直接注射到子宫肌层，但不能静脉注射。

　　○ 米索前列醇（1000 mgc）可一次性直肠给药。

- 双手挤压子宫：如果上述措施不能止血，应采取彩图 111 和专栏 67.3 的措施。腹主动脉压迫也可以进行。这些步骤见下文（彩图 112），专栏

67.4。

专栏 67.2　呼叫帮助的对象

- 高级助产士及负责助产士
- 高级产科医师（兼顾问产科医师）
- 高级麻醉师
- 增加支持人员
- 提醒血液科医师、血库和其他工作人员
- 运输队人员应准备好将标本转移到实验室进行分析

专栏 67.3　双手经阴道加压

- 用锥形手指将一只手轻轻插入阴道前穹窿
- 握紧拳头，按压子宫前壁
- 另一只手在子宫后向下倾，将其向前拉至耻骨联合部位。双手合拢，压迫子宫和胎盘
- 持续施压，直到出血得到控制
- 这是一种高度侵入性和痛苦极大的技术，应该谨慎使用
- 产妇和她的伴侣在开始之前应该被告知要做什么。外部的双手加压也可以通过在两手之间挤压子宫来进行

专栏 67.4　腹主动脉受压

腹主动脉受压已被用作一项短期紧急处理措施，以控制严重出血，同时等待紧急援助。助产士将一只拳头放在宫底和脐部上方，向下挤压主动脉压迫脊柱，减少血液流向子宫。通过检查股动脉搏动是否存在，可以评估压迫是否充分

(Winter et al, 2012 ; Keogh et al, 1997)

- 对产妇病情和失血情况的持续评估：呼吸、脉搏、血压和氧饱和度应持续监测，每15分钟测一次体温，因为产妇可能出现体温过低；因此，需要采取措施来保持体温。
- 每小时测量尿量：在留置导尿管上安装一个带有计尿量器的引流袋。这是用来评估肾功能的。
- 为提前转送做好准备。
- 记录：所有的观察结果必须准确地记录在MEOWS的图表上。还应该提醒工作人员注意异

常变化趋势，促使他们立即采取行动。除此之外，还需要记录出入量的平衡。需要做出明确的同期记录，注意工作人员的出勤情况、事件的时间和顺序、药物、血液和液体给药的细节，以及产妇的情况。大多数产科使用一种有组织的形式来帮助准确记录。除此之外，还必须填写事件报告表。

- 沟通：与多学科团队进行持续沟通，在适当的时候与产妇及其伴侣就事件、就敏感情况进行讨论和解释。

2. 大量产科出血的其他管理　在产妇等待外科手术期间，抗休克服可能有助于将血液从四肢分流到重要器官（WHO，2012）。这在低资源环境中特别有用。女性的腿可被抬高以减轻休克症状（Winter et al，2012）。但这些方法应该小心使用，因为这可能导致血液在子宫腔内聚集，从而阻碍子宫收缩。中心静脉导管可用于更密切地监测体液管理和避免体液过载，并采动脉血测量血气。

助产士必须仔细观察任何恶化和休克的迹象。

休克和快速输液可能导致体温过低，可能进一步加剧休克和凝血病变（Hess，2007）。产妇身体必须保持温暖和干燥。

反思活动 67.2

访问您当地的产科病房和医院，找出产后出血和休克所需的药物和静脉补液的位置。

---

3. 外科手术

- 子宫填塞：在剖宫产术前尝试。液体静压气囊导管现在被认为比子宫填充物更有效、更安全、更容易插入（2015）。气球用无菌生理盐水充气，形成子宫的形状，对胎盘部位施加压力。
- 压缩缝合线：可吸收缝线，穿过子宫壁以压迫子宫，如B-Lynch缝合（B-Lynch et al，1997）（图67.2）。
- 骨盆血管结扎：如果其他方法失败，动脉结扎是必要的，可能涉及髂内动脉、卵巢动脉或子宫动脉。
- 子宫切除术：将尽一切努力保护子宫，但如果这些措施不能控制出血，有必要进行子宫切除术以挽救妇女的生命。

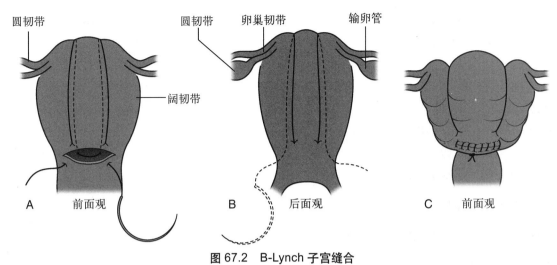

图 67.2　B-Lynch 子宫缝合

A. 前面观；B. 后面观显示缝合的应用；C. 完成操作后的解剖外观

（引自 B-Lynch C，Coker A，Lawal A，et al：The B-Lynch surgical technique for the control of massive postpartum haemorrhage：an alternative to hysterectomy？ Five cases reported，Br J Obstet Gynaecol 104（3）：372–375，1997. Illustrations by Mr Philip Wilson FMAA RMIP.）

4. 相关程序

• 子宫动脉栓塞：在剖宫产手术前，如果产妇情况足够稳定，并且有介入放射学设备，可以进行栓塞。该过程通过股动脉穿刺完成，将导管引导至该部位，并用明胶海绵栓塞血管。

• 髂内气囊导管：高危女性可经股动脉置入。如果发生出血，气球可以充气以控制出血。

（八）创伤性 PPH

虽然子宫复旧不良是引起 PPH 最常见的原因，但当子宫收缩良好却观察到阴道出血时，需要考虑创伤性 PPH（Winter et al，2012；RCOG，2009）。约 10% 的 PPH 病例来自生殖道撕裂，英国和爱尔兰最近的一份《机密询问报告》（Paterson-Brown et al，2014）中报告了 7 例孕产妇死于与生殖道创伤相关的出血。

创伤包括外阴撕裂[阴唇、阴蒂和会阴（会阴切开术或撕裂）]，通常会自由出血；阴道壁、子宫颈和下段更深的撕裂，将导致严重出血。创伤性 PPH 可能会使难产或分娩复杂化，或可能伴随快速分娩。梗阻性分娩或瘢痕破裂时，可发生子宫破裂出血。

浅表出血点很容易被发现，并可以通过直接按压治疗。为了进一步查明出血点，产妇需要在直接光源下取截石位。如果出血在分娩后立即开始并持续，则怀疑宫颈撕裂，尽管子宫收缩良好。

内镜检查有助于直视创伤，出血可能暂时控制，数字压力或使用海绵或动脉压钳之前缝合撕裂伤。必须尽快请来产科医师，缝合撕裂伤。处理出血延误将会造成更大的失血。在麻醉下缝合阴道上部、子宫颈或子宫的撕裂。如果子宫破裂导致严重出血，可能需要进行子宫切除术。

外阴血肿可引起 PPH。当外阴静脉曲张受损或无明显外伤且会阴完整时，止血不足的会阴修复后可发生外阴血肿。它表现为局部肿胀，通常是单侧的，看起来紧张而有光泽。疼痛可能很严重，产妇可能有休克的迹象，还可能会有大量的出血。由于可能需要补充液体，助产士必须请求医疗援助，并务必确保静脉通路畅通。血肿应在麻醉下引流，手术后可能仍有留置引流管。由于感染的风险，注意会阴卫生。疼痛的缓解是必不可少的。

与其他类型 PPH 一样，创伤性 PPH 需要及时识别和早期干预，以尽量减少失血和随之而来的并发症。

（九）PPH 的护理

PPH 产妇需要得到照顾，或者可能被转移到重症监护病房。对该妇女的一般情况进行持续评估，反复触诊宫底以确保其收缩良好，并观察失血的数量和性质至关重要。产妇的呼吸、脉搏、血压和氧饱和度必须每 15 分钟记录一次，直到其生命体征稳定为止，并保持生命体征稳定和液体平衡。为避免过度输血，需要大量输液时应测量中心静脉压。

产妇可能需要镇静，应保持干燥、温暖和舒适。

SBAR（Situation-Background-Assessment-Recommendation）工具（NHS Institute for Innovation and Improvement，2008）的使用有助于在医护人员之间和病房之间交接护理时进行沟通。

（十）PPH 的并发症

PPH 产妇有血栓栓塞的危险，因为她不能动，需要输液和输血。因此，必须穿合身的防栓塞袜。一旦凝血参数恢复正常，即能开始血栓预防（Nama and chandraharan，2013）。

除非在产褥期进行适当的治疗，否则产妇很可能患慢性缺铁性贫血。产妇还容易发展为产后脓毒症，在严重和长期的休克中，她可能因为肾小管坏死发展为无尿。

更罕见但更严重的并发症是希恩综合征。妊娠期垂体较大，易因低血容量而发生梗死。由于泌乳素分泌不足、闭经、甲状腺功能减退和肾上腺皮质功能衰竭，可能导致不能哺乳。乳房和生殖器官最终也会萎缩（Belfort，2015）。这种症状可能在产后立即出现，也可能在以后的生活中出现。

三、低血容量休克

休克是循环系统无法维持对重要器官的充分灌注的一种情况（WHO，2003）。细胞的氧气和营养需求不能得到满足，代谢废物不能被清除。随之而来的低血压和组织灌注减少将导致细胞"饥饿"，导致细胞死亡和不可逆转的器官损伤或死亡。

低血容量休克发生时，血循环容量降低，以满足组织的要求。低血容量休克还伴有严重的产科出血，可能继发凝血病，如与羊水栓塞有关的凝血病。它也可能由于血管扩张而发生，如硬膜外麻醉（Paterson- Brown 和 Howell，2014）。

（一）识别低血容量休克及其恶化的征象

大多数孕妇都很健康，只要失血量不超过妊娠期生理容量的扩大，就不太可能出现恶化的征象。女性可以在不表现出休克症状的情况下减少多

达 15% 的血容量（Paterson-Brown et al，2014）。

在此之后，低血容量的临床症状开始出现。这些症状一开始很难发现，因此，助产士必须警惕在其护理中产妇的任何细微变化。

• 心率：在休克早期，脉搏将保持正常。随着心率的加快，体力逐渐变弱，直到心跳加速。心动过速反映心脏对重要器官灌注不足的反应。心率每分钟超过 100 次被认为是不正常的。然而，尽管大多数女性会出现心动过速，但也会出现矛盾的心动过缓，这可能会产生误导（Paterson Brown　et al，2014）。

• 血压：虽然产妇在失血，但在一段时间内，她身体中的代偿机制会使她的血压保持正常。外周、内脏和肾血管收缩可确保心脏和大脑等重要器官继续灌注。一旦失去 30% ～ 40% 的血量，血压就会下降（Cockings et al，2006）。如果收缩压低于 90mmHg 或下降 30mmHg 以上，就应引起注意，此时产妇已经处于休克晚期。

• 皮肤苍白增加：皮肤变得更白、寒冷和出汗。嘴唇变蓝，黏膜变白。皮肤灌注减少（Baskett et al，2007）。毛细管再填充时间延长。

• 体温：降至低于正常水平。

• 呼吸：起初会出现呼吸急促，但随着呼吸频率的增加，呼吸频率会降低。但随着休克加深，呼吸会变得深沉，甚至叹气样。

• 排尿量：排尿量减少，甚至无尿。

• 精神状态改变：休克早期时，可能会出现躁动和焦虑。产妇可能会感到口渴、恶心或头晕。之后，随着脑灌注的减少，产妇可能感到混乱，最终在失去 50% 的血容量后失去意识（Baskett et al，2007）。

• 代谢性酸中毒：细胞代谢紊乱，组织灌注减少，是细胞缺氧后出现的晚期症状。细胞死亡是不可逆转的，产妇在这个阶段将濒临死亡（Baskett et al，2007）。

（二）识别休克的辅助工具

通过按压指甲 5 秒来评估毛细血管再充盈时间。颜色应该在 2 秒内恢复。

30 法则（Nama et al，2013）：脉搏加快大于 30 次 / 分，收缩压下降 30mmHg，呼吸速率增加大于 30 次 / 分；至少 30% 的失血量（血细胞比

容下降 30%）。

休克指数（shock index，SI）：是一个简单的工具，可以预测不良的临床结局。SI 等于心率除以收缩压。正常值为 0.5 ~ 0.7 （Mukherjee et al，2009）。SI 值大于 0.9 表示需要干预或转介到更高级别的单元；SI 值为 1.7 表示需要采取紧急措施（Nathan et al，2015）。

（三）弥散性血管内凝血

弥散性血管内凝血（DIC）是一种凝血功能障碍，尽管子宫收缩和缩复良好，也会导致血流持续渗出。血液不凝，静脉穿刺部位可渗出血液，口鼻出血明显，可出现血尿和瘀点。DIC 从来不是一种首发现象，而是循环纤维蛋白原和其他凝血因子供给不足，凝血系统失效时的次生现象。伴随大出血的缺氧可能导致受损组织局部释放凝血活酶，触发全身微血栓的形成。这进一步耗尽了循环中的凝血因子。血栓将阻断毛细血管，从而导致更多的组织损伤和血栓活蛋白的释放。

随着病情恶化，血液中纤维蛋白降解产物（fibrin degradation product，FDP）水平升高。FDP 对子宫肌纤维是有害的，会干扰子宫的有效收缩，从而加剧出血。因此，如果 DIC 继续发展，病情将无法控制，产妇可能死亡。

每次分娩时，助产士应注意血液是否凝固，凝块是否牢固或易碎。无凝块或不稳定的凝块形成以及凝血检查结果是 DIC 的迹象。治疗必须及时，助产士应立即寻求医疗援助和请血液科医师。需要经常和准确地观察产妇的生命体征、失血量和体液平衡。可能需要监测中心静脉压和（或）动脉导管。

一旦潜在原因和低血容量得到治疗，将输注血液制品如红细胞、新鲜冷冻血浆和血小板来取代凝血因子。在某些情况下，使用冷沉淀。NICE（2014）建议在凝血因子正常的情况下，静脉注射氨甲环酸，很少使用重组凝血因子Ⅶa，这些只能在血液学家的指导下使用。

四、第三产程延长和胎盘滞留

第三产程积极管理超过 30 分钟，生理管理超过 1 小时（NICE，2014）被认为是第三产程延长。

PPH 的风险与第三产程的延长有关，并随时间的延长显著增加。第三产程超过 30 分钟的女性患 PPH 的可能性高 6 倍（Magann et al，2005）。

胎盘滞留的发生率约为 3%（Cheung et al，2011）。滞留的胎盘可能完全分离，但嵌在子宫颈或下段，部分分离，或完全粘连而根本没有分离。可见胎盘出血的征象，然而，如果胎盘完全黏附于子宫壁，则可能没有明显的出血。

（一）原因

以下情况可能导致第三产程的延迟，干扰分离胎盘的下降和排出：

- 膀胱充盈（胎盘分娩延迟时应立即排空膀胱）。
- 缩复环（子宫肌下段上方的局部痉挛）和重组。

保留胎盘的其他相关部分：

- 子宫弛缓。
- 子宫异常（如子宫肌瘤、双角状或隔膜状子宫）或子宫瘢痕（既往子宫手术或剖宫产）。
- 高龄产妇。
- 诱发产程紧张。
- 早产。
- 以前保留的胎盘。
- 既往流产史。
- 子痫前期、胎龄小、死胎（胎盘缺陷）。
- 第三产程管理不善。

（Belachew et al，2014；Endler et al，2014；Endler et al，2012；Nikolajsen et al，2013；Magann et al，2008；Weeks，2008；Adelusi et al，1997）

滞留胎盘的处理取决于临床情况和出血量。如果胎盘没有分娩，助产士需要在确定的时间内适当的转诊；如果发现出血过多，则需要更早转诊。如果该妇女不在产科，则需要组织转移。需要插入留置导尿管，确保静脉通路安全，并取血进行交叉匹配。母乳喂养或乳头刺激被认为有助于缩宫素的释放。任何阴道检查前均应给予足够的镇痛，任何子宫探查或人工摘除胎盘都需要麻醉。静脉注射催产药物不应常规给予滞留胎盘；然而，如果产妇出血过多，可以考虑使用这种方法（NICE，2014）。研究表明，脐静脉用缩宫素几乎没有作用，因此不推荐使用（NICE，2014；Nardin et al，2011）。前列腺素的常规使用需要进一步研究（Grillo-Ardila et al，2014）。舌下含服硝酸甘油是有效的，但还需要进一步的研究来确定溶栓药物在滞留胎盘管理中的作用，以及超声扫描帮助识别滞留胎盘的类型（Abel-Aleem et al，2011）。该妇女需要尽快转移到手术室，并应在麻醉前进行进一步检查，看看胎盘是否已分离。应该做好大量失血的准备（Paterson-Brown et al，2014）。虽然助产士的工作包括在紧急情况下徒手剥离胎盘（NMC，2012）（彩图113），但在高收入国家，助产士不太可能被要求这样做。助产士必须仔细监测妇女在产后的情况，如果出现子宫感染的迹象，就必须转诊就医。术后推荐单剂量抗生素（Chongsomchai et al，2014；Chongsomchai et al，2009）。由于复发的风险很高，建议妇女将来在医院分娩。

（二）胎盘病态粘连

当胎盘绒毛在基底膜外比正常情况下穿透更深时，就会发生这种情况。胎盘粘连的发病率在上升，这是由于剖宫产率的增加。以往的剖宫产和此次妊娠胎盘前置是滋养层穿透异常的高危因素，剖宫产越多，就越有可能出现这种情况（Silver et al，2015）。这种情况会增加产科大出血和相关并发症的风险，包括子宫切除术，在某些情况下还会导致死亡（Patterson-Brown et al，2014）。胎盘病态粘连有三种类型（专栏67.5）：

Fitzpatrick 等（2015）在英国的研究中报道，在被诊断为胎盘粘连、植入和穿透的女性（1.7/10万）中，有一半的人在产前被发现。尽管彩色多普勒超声和（或）磁共振成像已证明有助于识别一些潜在的病例（Fitzpatrick et al，2015；D'Antonio et al，2013）建议，高危妇女，如既往剖宫产，现又有胎盘前置者，应做好产前准备（Fitzpatrick et al，2015；RCOG，2009）。准备工作，如大出血和输血的需要可以帮助改善预后，减少并发症。这些妇女有很高的风险，需要做子宫切除术准备，可以安排提前分娩，分娩和管理的时间取决于临床需要。黏附的区域可以是局部的，或是全部的。当胎盘未分离且未受干扰时，可能有机会采取非手术治疗（将胎盘留在原位重

新吸收）或选择性子宫切除术，这两种方法都能减少失血。如果胎盘是部分分离的，黏附的部分可以留在原地，而那些部分分离的部分需要娩出。在这些情况下，可能会出现大量失血和子宫切除术的风险增高（Paterson-Brown et al，2014；RCOG，2011a）。

专栏67.5	胎盘粘连的类型
胎盘粘连	底蜕膜缺失，绒毛附着于肌层
胎盘植入	绒毛深入侵犯肌层
穿透性胎盘	绒毛已经深入到子宫的浆膜层，可能累及相邻组织，这种类型非常罕见

五、急性子宫内翻

这是一种罕见但严重的第三产程并发症，子宫部分或全部内翻（彩图114）。这种情况与严重的休克有关，如果胎盘与子宫分离，可能与出血有关。据报道，子宫内翻的发生率为每20 000个新生儿中有1个（Witteveen et al，2013）。

子宫内翻的发生时间：急性子宫内翻发生在出生24小时内，亚急性发生在30天内，慢性发生在30天后，这种情况很少见。

（一）病因

• 第三产程分娩管理不当，或者是由于子宫底压力过大，或者是由于在子宫处于松弛状态时对脐带的牵引力过大。尤其当胎盘位于子宫底部时更容易发生。

• 脐带过短。

• 人工取出胎盘时，如果操作者的手迅速从子宫中抽出，而另一只手仍在施加底部压力，则可能发生子宫内翻。

• 急产，尤其是产妇直立时。

• 巨大胎儿。

• 胎盘粘连不良。

• 自发性子宫内翻，偶见，原因是未知的。它可能是由于子宫收缩乏力和腹内压力突然增加，如发生在咳嗽或紧张时。

• 先天性子宫畸形。

然而，子宫内翻是不可预测的，在约50%的病例中，都没有第三产程危险因素或处理不当的

情况（Bhalla et al，2009）。

（二）诊断

如果只宫底有轻微的凹陷，可能无法识别子宫翻出的程度（专栏 67.6）。产妇可表现出疼痛，恶露可能很严重。

如果内翻进行性加重，产妇将出现严重疼痛，触诊时，会感到子宫底部有空洞。当胎盘分离时，就会发生出血。

如果是完全翻出，则腹部不易触及子宫，外阴可见翻出的子宫体。产妇有严重的下腹疼痛，脐带脱垂或有"有东西掉下来"的感觉。最初发生神经源性休克，由于对肾盂底和圆韧带的牵引和卵巢的压迫。随着失血加重，将发展至低血容量休克（Sena-nayake et al，2013）。

> **专栏 67.6 子宫内翻**
>
> 一度内翻：宫底内翻，但不通过宫颈
>
> 二度内翻：内翻的宫底通过宫颈突出，位于阴道内
>
> 三度内翻：子宫完全翻出，宫底出现在阴道口外
>
> 四度内翻：子宫和阴道都是翻出的，在阴道的入口之外是可见的，称为完全内翻

（三）管理

必须迅速召集多学科小组的紧急援助。补液和休克治疗需要同时进行。如果正在进行子宫药物治疗，必须在重新治疗前停止，以便放松子宫，并在可能的情况下，应立即将子宫复位。子宫复位越早，抢救成功的可能性越大；随着时间的推移，母亲休克将加重，并可能成为不可逆转的。如果延迟，也可能发生子宫血管充血和水肿，使复位更加困难。如果不能立即复位，且子宫位于外阴外，应将其轻轻放回阴道内。粗暴或时间过长的阴道操作将加重母体神经性休克。应抬高床脚，减少对骨盆漏斗韧带的牵引，以减轻休克。全血细胞计数、交叉配型和凝血研究建立需要静脉通路，需要开始静脉补液及静脉给药。应启动氧疗，严密监测生命体征，需要导尿并给予适当的镇痛。如果胎盘仍然附着在子宫上，尚未剥离，不应强行分离胎盘，因为可能导致大量出血，必须立即

转诊（Paterson-Brown et al，2014）。

在手术中，子宫可以用人工或液体静力法进行复位，但最好是在全身麻醉的情况下进行。为了辅助子宫的复位，可以给药来放松宫颈环。在人工复位手术中，子宫最后翻出的部分先被复位，也就是说子宫底是最后复位的。在进行复位的过程中，操作者的另一只手应放在腹部给予反压力，以避免把子宫底过度地推高。在静脉缩宫素注射和子宫收缩之前，这只在子宫内的手是不离开子宫的。只有完成复位后，才能进行人工剥离胎盘的操作。

如果不成功，可以采用 O'Sullivan（1945）所述的流体静力学方法；然而，在此术前需要排除子宫破裂。产科医师首先将子宫置入阴道，然后通过一根橡皮管将温的生理盐水注入阴道。此法可保持子宫在适当的位置，阴道入口由另一只手密封。连接到一个设定装置上的一个 ventouse 杯也可以进行密封。然而，这种技术被证明可能是困难和不切实际的（Belfor et al，2011）。当产妇双腿并拢仰卧时，密封效果更好。液体所施加的压力会使阴道膨胀，并在不加重休克的情况下影响子宫的置换。最近，使用 Bakri 产后气囊不仅可以减少子宫翻出，而且可以防止其复发（Ida et al，2015）。如果其他干预措施失败，可通过腹腔镜手术矫正。

之后可能需要进一步治疗休克和出血；在高依赖病房进行护理是可取的。由于产褥期脓毒症的风险很高，所以需要使用抗生素。

在恢复期，助产士应鼓励产妇进行产后盆底运动；如果腹肌和盆底肌肉张力特别差，转诊给产科物理治疗师可能会有所帮助。产妇应在分娩 6～8 周后由产科医师检查以排除慢性子宫翻出。由于这种情况可能再次发生，所以应建议产妇在再次妊娠时在医院分娩（Winter et al，2012）。

六、羊水栓塞

羊水栓塞（AFE）是妊娠期特有的一种罕见疾病，但仍然是孕产妇死亡的主要原因（Harper et al，2014；McDonnell et al，2013）。AFE 的报告发生率各不相同，由于定义、数据收集和报告机制的差异，国家之间的比较可能会很困难（Tuffnell et al，2014）。在英国，所有 AFE 病例

都向 UKOSS 报告。

据估计，英国孕妇 AFE 的总发病率为 1.7/10 万，死亡率为 0.3/10 万（占报告病例的 19%）。在 AFE 存活的女性中，7% 患有永久性神经损伤，另有 17% 患有其他疾病。对于经历过 AFE 的妇女，围生期死亡率和疾病发病率也明显较高（Fitzpatrick et al，2015）。

AFE 表现为产妇或胎儿状况的突然和剧烈变化，如果仍在妊娠，则可能接近足月，往往发生在分娩期间、分娩或分娩后不久（通常在 30 分钟内），但也可能发生在羊膜穿刺术或子宫排空之后（Tuffnell et al，2014）。

AFE 的病理生理学基础尚不清楚。AFE 被认为是一种急性过敏反应，为羊水、胎儿毛发、胎粪和（或）碎片进入母体循环，而不是液体本身，造成阻塞。在一些女性中，羊水在母体循环系统中的含量似乎会引发涉及呼吸系统、心血管系统和血液系统的破坏性系统性功能障碍（Tuffnell et al，2014）。这可以分为两个阶段，最初被认为是过敏性反应，其症状是低血压、呼吸困难、胸痛、精神状态改变、胎儿损害和产妇虚脱。第二阶段包括严重出血和凝血障碍（Tuffnell et al，2013）。

危险因素包括 35 岁以上、多胎妊娠、巨大儿、人工破膜、增胎诱导、胎粪、胎盘早剥、胎盘早剥、子宫破裂、仪器分娩和剖宫产（Fitzpatrick et al，2015；O'Connor et al，2015；McDonnell et al，2013；Conde-Agudelo et al，2009）。羊水要进入母体循环，需要打破母体循环系统与羊水之间的物理屏障。有学者提出，在分娩过程中，子宫下段和宫颈内静脉的小裂口可能会有羊水进入，其渗透性梯度有助于液体的转移（Tuffnell et al，2014）。当遇上述风险因素时，子宫 - 胎盘屏障可能发生破裂，羊膜内压力增加，羊水可能被迫进入母体循环（McDonnell et al，2013）。

诊断可能是困难的，但英国公认的建议是，病例诊断必须具备以下标准（Fitzpatrick et al，2015），参见专栏 67.7。

如果以前健康无症状的产妇在分娩期间、剖宫产或胎儿出生后立即出现心脏或呼吸衰竭，应高度怀疑是否存在 AFE（Boyle，2016）。

AFE 的治疗将取决于临床情况，重点是氧合、循环系统支持和凝血障碍的纠正情况（Tuffnell

et al，2014）。助产士必须立即呼救并开始心肺复苏。应给予高浓度的氧气，可能需要插管和机械通气。需要开放静脉通路，开始输液并插入导尿管；为了达到治疗目的，需要仔细掌控液体平衡，防止过量。脉搏血氧仪和心电图有助于监测产妇情况；可能还需要考虑肺动脉导管。有时，可能需要子宫切除术（Boyle，2016；Patterson-Brown et al，2014；Tuffnell et al，2014）。如果产妇继续妊娠，则需要进行持续性 CTG 监护。如果心搏骤停，需要尽快（在 5 分钟内）进行剖宫产。虽然缩短从分娩到手术的时间胎儿会有更好的预后，但进行剖宫产主要是为了孕妇的利益，因为当子宫内空虚的时候，能够更好地实现充分有效的复苏（RCOG，2011b）。一旦决定实施剖宫产，就需要启动大规模产科出血协议（Harper et al，2014）。

专栏 67.7　AFE 诊断标准

急性母体衰竭（在没有任何其他明确原因的情况下），具有下列一项或多项特征：

- 心搏骤停
- 心律失常
- 急性低血压
- 急性缺氧
- 凝血功能障碍 / 出血（不包括有凝血功能障碍的妇女），没有早期凝血病或心肺功能损害的证据的妇女，大出血是第一个表现
- 先兆症状，如躁动、麻木、刺痛
- 癫痫
- 呼吸急促
- 急性胎儿受损

或者

死后诊断：母体肺中存在胎儿有形物质（细胞碎片或毛发），然而，并非所有病例都存在这种情况，循环系统中含有胎儿物质的妇女不一定都患 AFE

反思活动 67.3

如果孕妇在第三产程中出现严重并发症后再去探望产妇，请事后与她谈谈她对此经历的看法。

七、心理因素

突发事件通常导致发生时给出的解释是简短而匆忙的。参与护理的助产士和产科医师应找到适当的时间与产妇及其伴侣讨论该事件。产妇必须有机会提出问题，且产士需要提供关于发生了什么、为什么会发生这种情况、潜在风险，以及如何管理未来生育的信息（Thompson et al，2011）。情感后遗症必须得到重视，因为难产的女性更容易患上创伤后应激障碍和产后抑郁症（Hallewell，2016）。产妇可能会感到更脆弱，因为在生产中和生产后与婴儿分离。她也可能会有哺乳困难，因此，助产士需要提供哺乳支持，并确保母亲有足够的机会与婴儿建立联系。同时应该提供有关她的身体恢复和日常应对新婴儿的策略的信息和建议。产妇出院后需要进行产后随访。

八、结论

第三阶段是分娩过程中最危险的阶段。并发症可能在没有任何征兆的情况下出现。作为英国大多数分娩的高级专业人员，通常是助产士负责识别并发症并开始紧急治疗。通常助产士必须了解危险因素，观察病情恶化的迹象，并知道如何做出适当的反应。迅速转诊、良好的沟通和准确的记录对产妇的安全至关重要。第三阶段并发症的长期后果可能是生理上的，也可能是心理上的。

要点
• PPH 是全球孕产妇死亡和发病的主要原因。
• 并发症可能在没有征兆的情况下发生，产妇的病情可能迅速恶化。
• 及时识别和处理失血和休克至关重要。
• 助产士需要时刻监控产妇的病情，适当地进行转诊和协作，以确保及时、安全有效的护理。

（翻译：翟巾帼　审校：柳韦华）

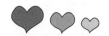

第68章

流产和胎儿死亡：哀伤与丧亲护理

Cheryl Titherly

学习目标

通过阅读本章，你将能够：

- 确定悲伤对流产和胎儿死亡的独特影响，以及悲伤过程的复杂性。
- 经历流产或婴儿死亡的女性及其伴侣和家庭的个人需求包括怀有对失去孩子的回忆。
- 了解与丧亲者进行谨慎和有效沟通的关键因素。
- 认识到持续支持丧亲者的重要性，以及丧亲对后续妊娠的潜在影响。
- 确定医疗专业人员对丧亲者的影响。探索并确定自己的需求，并了解如何在当地寻求社会支持。

一、引言

1/4 的女性在分娩前、分娩中或分娩后不久经历过妊娠失败或胎儿死亡 (Tommy's Charity，2015)。

英国 2013 年数据：

- 据估计，1/5 孕妇会发生流产 (Tomm's Charity，2015)。

- 有 2732 例因胎儿畸形而终止妊娠（英国卫生部，2014 年）。

- 每 216 个新生儿中就有 1 个是死产，约等同于每天 10 个婴儿（英国国家统计局，2015）。

- 每 370 名婴儿中就有一个在新生儿期（出生 28 天内）死亡（英国国家统计局办公室，2015）（参见第 16 章）。

妊娠前、分娩中或出生后不久后死亡的情况比大多数人预料到的更为常见。丧亲护理和对丧亲者的支持是助产学的重要组成部分，如果做得好，可以对父母产生持久的积极影响。本章主要讨论助产士在婴儿死亡后对产妇及家庭的支持作用，包括为失去孩子的父母发展技能、提供资源和服务的策略。

"我觉得我们在整个过程中都得到了很好的照顾。这是我们一生中最糟糕的时刻，但所有照顾我们的员工都非常专业，非常棒"——家长 (Redshaw et al，2014)。

当悲伤的过程因冷漠的照顾而变得复杂时，会对丧亲者产生短期和终身的影响 (Lewis et al，1989)。适当的丧亲护理和支持是必不可少的。细致的、支持性的护理不能带走疼痛，它甚至不能减轻悲伤，但是它改变了人们感受丧失的方式，它可以让悲伤变得更容易接受 (Henley et al，2001)。认识并回应丧亲者的感受，了解他们的个人需求，支持他们做出明智的选择，这些都是专业人员在产前、产时、产后对丧亲者提供良好照顾的关键要素 (Schott et al，2007；NMC，2015)。

悲伤或经历流产或婴儿死亡的方式没有对错之分。每个父母的背景和需求有个体差异，对胎儿的死亡的体验也各不相同 [CBUK，2013A]。

良好护理的关键要素将帮助许多丧亲者，但助产士需要根据丧亲者的具体情况，为他们提供细致、共情和个体化的护理。

婴儿在出生前、出生时或出生后不久因流产、胎儿畸形而终止妊娠、死胎或新生儿死亡等原因而死亡，往往是意料之外的，并且让人感到违背了事物的自然规律。它是独一无二的，难以理解的，不同于其他任何死亡。当一个成年人或一个孩子去世时，家庭成员还拥有回忆，但当一个婴儿去世时，情况却有所不同，父母会为他们的孩子没有被生产下来而感到悲伤。当确定妊娠后，许多父母会将他们所期待的足月健康宝宝具体化。许多人将开始计划他们与这个婴儿的未来，希望和梦想着自己成为父母或形成更大的家庭。人们通常会为婴儿房、产假、孩子的名字，以及未来的共同生活制订计划。无论是胎儿畸形、流产、死胎还是新生儿死亡时，一旦被确诊，所有希望都会破灭。

对大多数父母来说，无论其死因或胎龄如何，婴儿的死亡是一个非常重大而痛苦的经历。父母们依赖医疗专业人员（包括助产士），对他们进行精心的护理，并提供相关和准确的信息，以支持他们在这个艰难的时刻做出选择。

二、理解丧失与哀伤

"如果你遭遇的是丧亲之痛，那么你的感受就是悲伤，你所做的就是哀悼。"（Dr Richard Wilson，Consultant Paediatrician）

有很多理论可以解释哀伤过程，包括 Bowlby（1980）的依恋理论；Kubler-Ross 的哀伤的五个阶段（否认、愤怒、讨价还价、抑郁、接受），发展于 20 世纪 60 年代后期（Kubler-Ross，2014）；Parkes（1972）《悲伤阶段》；Worden（2009）在1991 年提出的"哀悼的过程"，我们将在本章中进一步探讨。对这些理论的主要批评是，它们让人感觉过于简单化和线性化。悲伤并不是条理分明的，悲伤可以是混乱和不可预知的。双程模型（Stroebe et al，1999）强调了哀伤的复杂性和可变性。它描述了一个悲伤的人如何在丧失取向和恢复取向之间摆动，来回往复于应对和回避丧失的经验之间（图 68.1）。

悲伤会让人身心俱疲，会让人感到孤独。

"失去亲人的一个奇怪的副产品是，我意识到我遇到的每一个人都会感到尴尬。在工作中，在俱乐部里，在大街上，当人们走近我的时候，我看到他们都在试图下定决心是否要对我说些什么。我讨厌他们这样做，如果他们不这样做……R 已经躲我一个星期了。"（C.S. Lewis，1961）

Worden 关于哀悼过程的四项内容（专栏68.1）提示悲伤的各个阶段具有灵活性和个体差异，希望这些阶段能够改变个人与逝者的关系，使他们能够在保持联结的同时继续前进。

这个理论可能看起来很线性，但 Worden 确实认识到，悲伤可能在这些阶段之间移动，随着时间的推移人们会重新审视那些已经"完成"的阶段。这些阶段有助于识别你在实践中可能看到的情绪和反应。

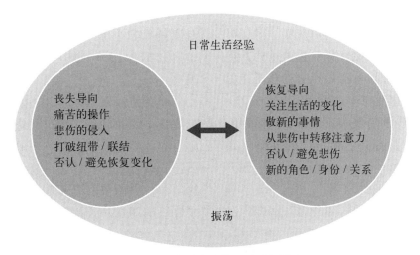

图 68.1　应对丧失的双重过程模型

［引自 Stroebe MS，Schut H：The dual process model of coping with bereavement：rationale and descriptions，Death Studies 23（3）：197–224，1999.］

专栏 68.1　Worden 关于哀悼的过程

哀悼包括四个关键阶段

- 接受丧失的现实
- 努力克服哀伤的痛苦
- 适应逝者已经不复存在的环境
- 在新生活中找到一个对逝者永恒的情感寄托（最初是对逝者的情感重新定位）

(Worden, 2009)

（一）Worden 哀悼的过程

1. 接受丧失的现实　起初，父母可能不相信这个坏消息，也可能处于震惊和否认的状态，即使是可以预见的死亡。一些失去亲人的父母会失控地哭泣，变得歇斯底里或崩溃，而另一些则会感到虚弱或麻木，几乎看不到任何情绪的迹象，显得非常克制、冷静和超然。最初的冲击可能持续数小时或数天。这种自然的反应是一种情感保护的形式，当父母逐渐接受事件的全部影响时，这种情感保护就消失了。每一次悲痛的经历都是独一无二的，多次流产可能会使人们对当前的丧子之痛的反应变得复杂。

父母最初可能无法接受发生了什么，可能会暂时否认现实。这些父母需要时间和帮助去做对他们来说正确的事情。对于专业人士来说，让父母否认和脱离真实是没有帮助的。例如，避免谈论已经死亡的婴儿，以某种方式使婴儿的死亡显得不那么重要或没有完全承认其重要性。

助产士可以帮助父母逐步面对现实。对父母的需要保持敏感，讨论其他父母看重的东西，提供一些选择，如看看和抱着他们死去的孩子，尽可能多地参与葬礼的准备工作，遵守仪式和传统，这些都有助于接受丧失的现实。来自不同信仰的家庭可能需要与他们的文化相适应的哀悼仪式（Thomas，2001；Schott et al，2007），有关这方面的更多内容，请参见其他章节。

2. 努力克服哀伤的痛苦　随着否认和麻木逐渐消退，失去亲人的父母会逐渐接受所有事情。但是最开始丧亲时，当他们思考过去可能发生的事情，以及未来会发生什么时，他们往往不知所措。极度痛苦的感觉可能持续数周或是几个月。丧子之痛的父母往往无法去想任何事情或任何人，只会想着自己的孩子、自己和自己的感受。痛苦的回忆无处不在。无辜的言论可能会被曲解，造成痛苦。Susan Hill（1990）是一位作家，也是一位失去孩子的母亲。她生动地描述了自己在婴儿 Imogen 去世后的极度敏感，称其"就像少了一层皮肤"，并对那些温柔对待她的医务人员表示赞赏。

感到极度悲伤、内疚、愤怒和怨恨是正常的。许多父母都为孩子的死亡感到内疚。父母可能会认为他们的行为是导致孩子死亡的罪魁祸首，这些惩罚性的想法会侵入他们生活的方方面面。

愤怒的情绪往往出人意料，难以控制。父母可能会对死亡带来的失控感到愤怒。他们的愤怒可以指向医疗团队，因为他们没有及早发现问题，没有让他们的孩子活下来，也可能指向他们的孩子没有活下来的医院。有时，对家庭成员或伴侣意想不到的怨恨会增加这段令人疲惫和痛苦的时间。

悲伤是对失去的正常反应。悲伤不是一种精神疾病，尽管失眠、焦虑、恐惧、愤怒和对自我的关注都能让人产生"发疯"的感觉。这些感觉是正常的，当经历和表达过，会慢慢变得不那么困扰。与感兴趣并愿意倾听的人谈论或写下艰难的经历是表达悲伤的一种治愈方法。试图缩短这些情绪的做法从长远来看几乎没有帮助，并可能会在未来几年造成根深蒂固的问题。排除其他的感觉，如果过度抑制悲伤，或者愤怒和内疚持续几个月，可能需要治疗顾问或心理健康团队专家的帮助。重要的是，要认识到围生期死亡是已知的导致孕产妇心理健康状况不佳的危险因素。

3. 适应逝者已经不复存在的环境　无论父母了解孩子的时间有多短，无论是在妊娠期间还是出生后，面对一个没有孩子的未来是一个艰难而痛苦的过程。没有什么可以填补他们的孩子留下的空白，空荡荡的婴儿房，没有开封的婴儿衣服或妊娠的朋友每天都能让他们想起他们孩子已经不在了。未来似乎既不确定又令人恐惧。

特别是母亲，可能需要好几个月的时间才能少关注孩子死亡的悲伤事件，重拾对生活的一些兴趣。父母也可能在孩子生命中重要的里程碑时刻重新感受到失去的痛苦，如预期的出生日期、周年纪念日和生日。

4. 在新生活中找到一个对逝者永恒的情感寄托　这需要学会接受已经发生的事情。父母们会逐渐接受一种没有孩子的不同的新生活方式，同时也会记住并保留珍贵的记忆。帮助那些选择在与孩子相处的短暂时间内创造记忆的父母至关重要。当知道他们的孩子不会被遗忘后，才可能进入重新投入生活的过程。这常常让人觉得是一种背叛，而且可能比人们通常认为的更难接受。

当父母能够在回忆孩子时展望未来，他们可能会在这些记忆中找到安慰和快乐。这是一种让生活重新变得有意义的做法，重新获得对生活的希望，这样失去亲人的父母就不会不断被死亡的记忆和痛苦的感觉所困扰。

反思活动 68.1

思考不同类型的生育丧失和个体差异，包括死亡原因、妊娠情况和父母的个人情况。

思考：

- 这会如何影响父母获得的支持和照顾。
- 根据妊娠或死因的不同，你的单位提供的照顾是否有改变。
  - 如果有，为什么？
- 这会对父母的丧亲关怀和悲伤过程产生怎样的影响？

写下对你来说什么是好的丧亲关怀。

（二）丧失的重要性

当一个婴儿由于流产、胎儿异常或死胎而终止妊娠或在出生后不久死亡时，可以认为这种损失不像成人死亡那样严重。妊娠是一个充满期待的时期，很多父母在孩子出生之前就和他们建立了牢固的关系。Lisa 和 Shelly 带着他们的宝宝 Leo，由于严重的子痫前期，在 25^{+1} 周时胎死腹中（基于对照片提供者的尊重，不再刊出图片）。

当一个婴儿死去时，父母为他们所希望的一切，以及他们共同规划的未来失去养育孩子的机会而感到悲伤。

死产和新生儿死亡协会的注释粘贴在死亡婴儿母亲写的便条上（征得她的同意），以此提醒所有专业人员，父母需要迫切和长期的细致的、共情的护理。在初次预约时，助产士要确定母亲以前有过流产、终止妊娠、死产或新生儿死亡的情况，并讨论对当前妊娠的影响。这可能意味着开启一场潜在的痛苦对话。助产士也必须意识到，父母可能想要谈论他们死去的孩子。也许已经很久没有人跟父母谈论过孩子的事了。朋友和家人可能会感到不舒服，避免谈论死去的婴儿，他们不理解一些父母需要交谈，或者不认为父母的悲伤与其他丧失一样合理（Crawley et al，2013）。一些父母在再次妊娠时可能不希望讨论之前的丧失，因为害怕同样的事情再次发生。

助产士可以帮助父母为他们在妊娠和随后的婴儿出生期间可能经历的反应和感受做好准备，这些反应和感受可能包括复杂的感觉和对婴儿健康和生存的高度焦虑（Caelli et al，1999；Hunfeld et al，1997）。医疗团队可以对母亲的需求保持警惕，并确保在妊娠期和产褥期提供支持系统（Thomas，2001；Schott et al，2007）。

三、父母对丧亲之痛的不同反应

当一方悲伤的时候，双方都会感到孤独，正常的关系模式可能会被打乱。作为一个母亲和伴侣的需求是不同的，他们可能会发现他们无法相互沟通，无法表达他们复杂的感情。每个人都会有不同的妊娠和生育经历。因此，他们可能会从不同的角度、以不同的方式悲伤，这很正常。

母亲可能更加关注她们正在经历的情感。她可能需要强烈的回忆，经常回忆，被提醒，谈论她死去的孩子。男方通常是恢复取向，希望一切恢复正常，更愿意展望未来。虽然他们也感到丧失的痛苦，但是却不承认（Puddifoot et al，1997），这种反应可能会被他们的伴侣和其他人解读为不关心和对他们的孩子不感兴趣。然而，重要的是要记住，悲伤受到许多因素的影响和调节，男性和女性可能会以不同的方式作做出反应。永远不要认为一个母亲或父亲会因为性别而以某种方式思考或反应。

助产士可以帮助夫妇理解不同的观点和方式，以开放的沟通来处理他们的悲伤，使他们能互相支持。

四、支持父母

"医院和社区的专业人员只有一次机会提供护理，以促进经历过死产的父母临床的、情感的、实践的和心理健康。通过确保父母接受护理临床技能、情感、一致和真正的关怀，这是最佳的机会，即使在困境中，他们将有最健康的经验，以及在将来实现幸福的最佳机会"（Downe et al，2013）。

沟通和倾听

良好的沟通是丧亲关怀的基本要素。怎样进行良好的沟通将取决于家长和他们的需要。然而，大多数父母喜欢被倾听，被给予时间，接收清楚和真实的信息，接受细致、同情和个性化的照顾。

虽然父母需要支持和获得信息，但应该记住，痛苦的父母很难吸收和理解他们在这个时候得到的所有信息。检查具是否理解并温和地让孩子的父母向你解释他们对所听到的内容的理解，以及向他们提供适当的书面资料是很有用的。助产士应该记住，在接下来的几天或几周内，父母很可能不得不重复告知伴侣、家人和朋友许多事情。可能需要少量多次地提供信息。父母可能不想要你提供给他们的信息，他们可能想知道更多关于孩子情况或死亡的原因的信息。助产士在获取这些信息方面提供的任何帮助都是受欢迎的（Schott et al，2007）。可能你无法给出任何答案或进一步的解释，对此最好实话实说。承认自己的局限性并解释你不知道但你会在可能和适当的情况下安排他们去见可能会提供帮助的人，如遗传学顾问或产科顾问。

父母们欣赏能感同身受，给予他们理解，能够表现出他们的关心，而且不怕表达自己情感的医疗专业人员。在表达情感时，专业人员是一个榜样，如果是真诚地感受，掉眼泪也不会被认为不好。然而，父母需要支持，不应该担心助产士的感受或悲伤的经历。

父母会记得当你提到他们孩子的名字，并承认他们的孩子死亡。然而，并不是所有的父母都会如此，所以对父母的引导是很重要的。

父母需要有机会和他们信任的人谈谈他们的感受，如果可能的话，能够公开地表达他们的情感。尽管只有他们知道，有时这些对他们没有帮助。

"虽然医疗条件很好，但我们确实感到缺乏情感支持。没有人可以说话。我非常想，也非常需要和专业人士谈谈我们正在经历的事情，以及我们必须做出的决定"（失去孩子的母亲）（Redshaw et al，2014：17）。

助产士可以花时间和一对夫妇谈论日常。助产士应该提供给父母正常交谈的机会，同时也要有保持安静的时间，让父母认识到身边有人陪伴。助产士应该允许丧亲父母的沉默。助产士在与父母交流时，可以凭直觉，相信自己的直觉；助产士的仔细倾听是关键。积极倾听包括来自父母和医护人员的语言和非语言交流，意识到可能有一些行为举止，如看手表或跺脚，会被解读为你没有时间或赶时间，这有碍于你同父母之间的交流。

触摸是最基本的舒适的交流方式。可以是单手挽着手臂，也可以是单手揽着父母的肩膀。并不是所有的家长都想这样，所以医务人员需要运用他们的沟通技巧并进行判断。

与父母双方交谈并理解他们的悲伤。为那些想要一起做实际的事情的父母提供信息是很有帮助的。

医院和社区的所有工作人员都需要采取团队合作的方式，让每个人都了解死亡发生时应遵循的程序。良好的多学科团队关系对于为失去亲人的父母提供最好的照顾至关重要。

五、告知坏消息

"对我来说，最糟糕的是我知道有些地方出了问题,但实际上没有人告诉我。"（失去孩子的母亲）

无论孩子的死亡是预料之中的还是意外发生的，父母都很重视有爱心的专业人员的支持。通常在收到坏消息的时候，父母就会开始为他们原本希望和计划的健康宝宝感到悲伤。父母记得他们被告知坏消息的方式，以及相关专业人士的言行和态度。这给那些有责任告诉父母这一消息的专业人士带来了沉重的负担。解释坏消息需要父母双方尽可能地在一起，并且应该在一个私密的房间里进行。在这种情况下，父母感激专业人士的诚实和真诚的关怀。清晰、明确的信息需要使用父母能理解的语言进行细致的交流。当父母不会说或不懂英语时，需要一名翻译在场。儿童和其他家庭成员不应担当翻译或向父母传达信息。

信息可能需要重复多次。应尽可能诚实地回答问题，并允许父母在他们自己的时间内做出答复。给他们时间，积极倾听他们的想法，避免父母留下困惑的信息。

当告知坏消息时，让父母做好准备是很重要的。以"对不起"或"我怕"开头的句子可以让父母知道接下来会发生什么。给自己一点时间，承认自己的一切情绪，包括震惊。然后，家长需要知道三个关键信息：①诊断是什么；②诊断结果对妊娠和母亲意味着什么；③接下来会发生什么。一定要确保父母有机会当场提出问题，并指定一名医疗专业人员，他们可以在以后有任何问题时联系该专业人员。

六、扫描 – 诊断

不管是出于对妊娠的担忧，许多父母都把超声检查看作是与孩子见面、与朋友和家人分享照片的机会。然而，超声医师通常是第一个提出或确认出问题的人。预约超声检查时，父母需要被清楚地告知，并理解超声是为了发现他们的孩子是否有任何异常，如果发现了任何情况，他们会被告知。此时，伴侣或朋友可以陪伴母亲。

当扫描显示出异常情况或婴儿死亡时，需要承认的是，这对父母来说可能是一个巨大的打击。超声医师需要沟通并遵循上述坏消息的披露原则。在这些情况下，需要医师尽快给出可能的诊断，并讨论接下来会发生什么。母亲和伴侣应该有机会看到他们的孩子的图像，而医师应诚实和谨慎地解释扫描中看到了什么。所有工作人员都需要熟悉在这种情况下需要遵循的护理途径和单位政策。当需要进一步检测时，需要得到家长的同意并尽快进行，同时让家长有时间考虑他们的选择。这些检测的可靠性和涉及的任何风险都必须仔细地向家长解释。

父母们可能会感到震惊，需要独处和时间来消化他们被告知的事情，并考虑他们的选择。重要的是，父母在这个时候不会感到被遗弃。如果父母拒绝保留孩子，问他们是否想要一张扫描图像保存在一个密封的、有清晰标签的信封里，清楚地标记在母亲的笔记，以防他们改变主意，以后想要图像。照顾这些父母的助产士有责任告知他们接下来会发生什么，社区团队和他们的全科医师将收到所有相关信息。这种医院和社区之间的联系对于父母离开医院后是至关重要的。

七、流产

流产是指在妊娠 24 周之前终止。对许多人来说，在妊娠的任何阶段流产都是一种毁灭性的经历。妊娠和成为父母的感觉是独一无二的。由于流产，对孩子未来的期望、希望和梦想，连同孩子，以及未来父母的自我形象，都消失了。

没有宣布妊娠的妇女可能会在流产后感到孤独和悲伤，她们可能会挣扎着谈论自己的流产并寻求支持（Higson，2015）。

"一些女性会得到足够的支持，允许为自己的孩子哀悼，而其他女性可能受到亲属或其他人的责罚，因为她们试图哀悼那些被视为不存在的人，因此得不到支持和同情"（Kenworthy et al，2011）。

在这个时候，照顾所有的女性没有一种标准的方式；助产士需要了解并回应父母的各种感受，努力理解每个人的需要。如果这个问题不清楚，有能力去问是很重要的。至关重要的是要记住，流产时父母可能缺乏支持，可能是因为她周围没有人知道她妊娠，也可能是因为她周围许多人在谈论流产和婴儿死亡时感到痛苦。

助产士应该告知家长通过医院和诸如流产协会、死产与新生儿死亡协会等支持团体获得支持。

父母可以找到专业人士使用的医学术语，如"萎缩卵""稽留流产""胎儿无法存活"，这些术语毫无帮助、毫无意义，而且有害。助产士需要使用具体的语言与父母进行有效的沟通和支持，同时避免使用医学术语，保持语言清晰和坦诚。

当婴儿出生时没有任何生命迹象，死产与新生儿死亡协会可提供一份确认婴儿在妊娠 24 周之前出生的标准证明。这份证明承认孩子的出生，应该提供给父母。有些家长会想把这个作为纪念。

认证证书可以适用于每家医院，可以从死产与新生儿死亡协会网站下载。

八、因胎儿畸形终止妊娠

Jane Fisher 是产前检查结果与选择机构的主任，这是一个支持性机构，帮助女性通过产前筛查及产前诊断结果作出决定，包括艰难决定结束意愿妊娠时，"说什么也不能带走痛苦和悲伤，但在这个痛苦的经历中，丧亲妇女和伴侣都认为同情心和非评判性的照顾可以让痛苦有所缓解。在他们康复的过程中，他们可以回顾过去，并记住自己受到了有能力的员工对他们的细心对待。"(Fisher，2015)。

那些做出艰难决定终止意愿妊娠的父母通常希望照顾他们的医疗专业人员承认因胎儿异常致妊娠终止的现实。使用医学术语，如"妊娠产物"来描述死去的婴儿可能会对父母造成伤害，因为好像这个婴儿是无效的。

父母需要明确的、不带偏见的信息，使用可理解的语言提供关于他们孩子的诊断和可供选择的方案，包括选择终止妊娠的信息。在做出任何决定之前提供书面信息是至关重要的。产前检查结果与选择机构提供胎儿异常致妊娠终止的宣传册、妊娠产前诊断。

"在危急时刻，信息给人力量，而被剥夺信息则会让父母感到毫无存在感，并增加了他们的痛苦。"他们需要知道关于可能发生的，正在发生的，或者已经发生在他们和他们的孩子身上的事情的信息。他们需要知道他们有什么选择，以及如何做出这些选择。他们需要有关实际问题、规程和安排的信息 (Kohner et al，1995)。

认识到选择的重要性是至关重要的。"大多数女性非常看重被给予的选择，包括是否终止妊娠、终止的方法、镇痛的类型和程度、是否与婴儿待在一起，以及如何处理婴儿的遗体"(Fisher et al，2014)。家长需要在决策过程中得到支持，因为在这种情况下，选择会带来很多责任和负担。

有些人决定继续妊娠，需要人们支持来做对他们有利的事情。无论做出怎样的决定，他们的选择都包括为他们一直期待的健康宝宝哀悼。

当父母决定终止妊娠时，他们可能无法体验或表达对孩子的任何依恋。这些父母的悲伤可能

会因为内疚而变得复杂，因为他们不得不做出一个没有人希望做出的决定。至关重要的是，医疗专业人员不要做评判，并提供所需的尽可能多的情感支持。对于面对胎儿异常致妊娠终止的家长来说，害怕被人评头论足是一个巨大的问题。父母们非常感激并珍视医疗专业人士和其他人的无偏见的关怀。

"在女性经历中，可能最重要的因素是医疗专业人员以同理心的方式照顾他们的能力……女性最感激医疗专业人士的善良"(Fisher et al，2014)。

在将妇女转到三级医院或独立的部门进行护理时，必须确保无缝衔接。因胎儿异常致终止妊娠之后持续的丧亲关怀必须提供给父母 (Lyus et al，2013)。家长也应该被告知提供持续丧亲支持的支持组织，如产前检查结果与选择机构和死产与新生儿死亡协会。

多胎妊娠的妇女，或其中一个或多个婴儿被诊断出胎儿畸形时，可以通过减少胎儿数量来降低妊娠的总体风险。应该支持父母做出对他们来说最容易的决定。必须给予他们时间、准确的信息和细致的照顾 (Fraser，2010)。

九、分娩时婴儿死于流产或因胎儿异常致终止妊娠

医院可能是没有人情味的、可怕的地方，所以助产士体贴的护理是至关重要的。有一个合适的、舒适的和私人的丧亲房间，可提升父母对专业人士的信任感，整个团队需要知道失去亲人的父母什么时候进入护理单元。

在会见这些父母时，助产士需要了解父母的情况，花时间倾听父母的意见，建立一种关系，回应他们各种各样的需求和感受。并不是所有的父母都意识到他们孩子的生产和分娩在生理上的需要和生下一个活的孩子一样。这种认识可能难以理解，并可能引起愤怒和怀疑。

"发现自己怀着一个死胎，更糟糕的是，被告知必须要生下死胎，这是最可怕的场景。"(失去孩子的母亲)

十、出生时的死亡

"产房里的鸦雀无声震耳欲聋。这就是现

实——这就是出生时的死亡"。（失去孩子的母亲）

一个即将面临死产、胎儿死亡或晚期流产的母亲需要极大的精神支持。死产与新生儿死亡协会（Sands, 2014a）可提供产科有用的资源，它规定每个妇女在分娩和分娩期间都应该有一位经验丰富的助产士来照顾她。分娩环境适合母亲也很重要。理想情况下，应该提供一间单独的丧亲室或套房，远离哭闹的婴儿，提供私人设施和空间，供配偶或支持者与母亲待在一起（图 68.2）。如果这是不可能的，那么在分娩时应该尊重母亲的偏好，在产房或妇科病房进行，这取决于母亲的具体情况。

这名妇女在分娩期间的护理原则与待产的妇女类似（专栏 68.2）。医疗专业人士与女性讨论缓解疼痛的问题是很重要的。阿片类镇痛药可用于分娩中死亡婴儿的妇女。女性可能需要仔细考虑强力镇痛药的副作用。一些女性会感到恶心、头晕和不自在的感觉。那些想要在孩子出生时就知道并想记住这些时刻的女性，可能会减少阿片类镇痛药的使用。

专栏 68.2　丧亲护理——最佳实践要点
1. 积极倾听，提供真实和清晰的信息，并仔细检查理解，尽可能包括合作伙伴。 　2. 在适当的环境中照顾失去亲人的父母，应该有专门的丧亲之家或套房。 　3. 尽可能提供书面信息，包括带有联系方式和支持资料的指定联系人。 　4. 支持父母的个人选择，包括制造回忆。 　5. 确保工作人员能够获得丧亲助产士的支持和丧亲护理培训。

在父母感到无能为力的情况下，讨论生育偏好并加以控制，或许是有价值的方法。为了避免日后对分娩管理和经历感到后悔，"父母应该有时间做出对自己有利的决定"（Boden et al, 2015）。这些选择可能会提供重要的记忆，可以在悲伤的过程中集中精力。

"我完全无法控制局面，直到很久之后我想我们俩都不知道发生了什么。"（失去孩子的母亲）。

女性可能会处于一种震惊的状态，因此，最好提供良好的连续性护理，助产士提供护理时应

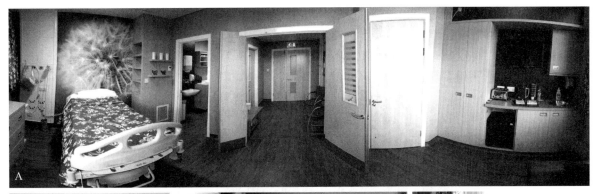

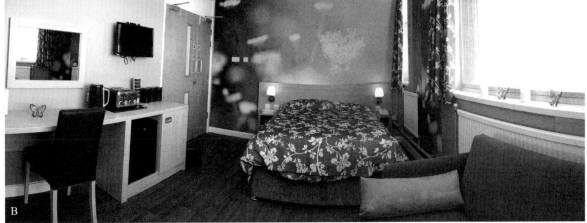

图 68.2　莱斯特皇家学院两间丧亲房间 / 套房

该注意提供的信息可能不容易理解，这些信息需要简单化并有可行性，可能需要重复。

助产士需要意识到，妇女常常沉浸在悲伤之中，可能很少注意到自己的身体状况。母亲应该充分了解正在发生的事情，助产士应将所有选择清楚而谨慎地传达给她。如果在分娩过程中必须做出决定，那么母亲了解正在发生的事情和可能发生的事情是很重要的。有些决定可能会有时间压力，这需要向母亲解释清楚。

"我觉得我本可以更好地了解发生了什么，以及为什么……。"（失去孩子的父母）（Redshaw et al，2014：29）

如果医疗保健专业人员进入母亲的房间，而母亲不知道，需要有人介绍他们，并解释他们进入的原因。

"我觉得房间里有太多专业人士，我无法理解他们对我说的话。"（失去孩子的母亲）（Redshaw et al，2014：16）

同样重要的是，要伴侣或周围亲戚承认他们正在目睹或经历什么。85%经历过死胎的父亲或伴侣对他们在分娩过程中受到的对待持肯定态度。然而，37%的人觉得自己没有得到倾听或只是"在一定程度上"得到倾听，33%的人觉得自己的担忧没有得到重视，39%的人觉得自己的需求没有得到承认。在决策方面，36%的父亲或伴侣表示，他们觉得自己没有获得充足的信息（Redshaw et al，2014）。

（一）尊重父母

在他们的孩子去世后，资深医师和助产士应尽快来探望对父母，这是对宝宝死亡意义的肯定。他们需要时间与指定人员一起帮助他们进行实际安排，了解采取什么步骤、法律要求，医院能够和不能安排的内容，以及对尸检和葬礼的选择。提供书面信息，以支持口头解释非常有用，这是为与家人协商设计的，这样父母在医院和家里都可以根据需要查阅相关内容。

（二）制造回忆

如果父母决定要看孩子，应该支持他们抱抱孩子。不是所有的父母都想看到他们的孩子，这个决定必须得到尊重和支持。对于想看孩子的父母，这给他们提供了一个和他们的孩子一起留下珍贵回忆的机会。有些父母在看到孩子之前，需要你告诉他们孩子长什么样，或者描述一下孩子外貌。对一些父母来说，这将是他们第一次经历死亡，他们可能会害怕知道他们的孩子会是什么样子。对于助产士来说，向这些父母解释其他父母所做的和发现的事情，是很有用的，因为这可以使他们的感觉正常化，也可以一种温和的方式提出建议。重要的是，家长在这个关键时刻准备和被支持做出明智的选择，并认识到所作的决定将因人而异。

出生后的这几个小时非常有价值。生活中没有什么可以让父母为这样的悲剧做好准备，父母看到的工作人员的温柔和与孩子的互动可以伴随父母一辈子。

记忆的重要性：

助产士和新生儿科的工作人员帮助父母在他们在一起的短暂时间内了解和照顾他们的孩子，这提供了宝贵的回忆来源，这在未来几个月中非常重要（Sands，2014b）。许多机构都为父母提供了一个记忆盒，可以用来存放婴儿纪念品，这些可以由死产与新生儿死亡协会，Simpsons Memory Box Appeal（SIMBA）；4 Louis；LilyMae 基金会等组织提供（图68.3）。记忆盒可以包括照片，他们的宝宝的腕带、足印和手印，一缕头发，一页由任何认识父母和婴儿的人书写的文字，一张祝福或命名卡，一封信以及婴儿穿的衣服，包裹婴儿的毯子，以及人们选择收集和保存的周年纪念卡片和礼物。与其他人分享这些记忆已被证明对死产后的产妇心理健康有积极影响（Crawley et al，2013）。

（三）精神需求

不同的文化对于死亡有不同的仪式和传统，可以提供一个机会来尊重已经发生的事件，并帮助他们面对现实。当宗教和文化与我们自己所属的宗教和文化不同时，缺乏对特定精神需求的知识和理解可能会使专业人员感到无助和家庭感到不满（Arshad et al，2003）。询问父母他们想要什么，给他们时间去探索对他们来说什么是重要的，这些都是非常宝贵的。重要的是，不要根据父母的文化或宗教背景来推测他们想要什么。来自同

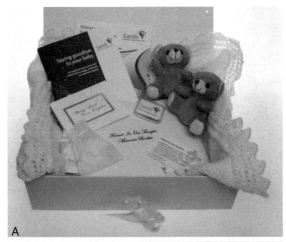

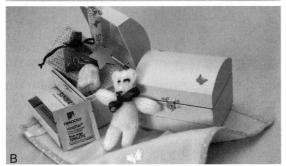

图 68.3　死产与新生儿死亡协会记忆盒（A）；BSIMBA 记忆盒（B）

一宗教或种族群体的个人可能会做出不同的选择。每个人都必须有他们的选择。如果父母希望根据他们的宗教与精神领袖谈论孩子葬礼的要求，这应该予以支持。应尽可能满足父母的个人、文化或宗教需求（HTA，2014）。

许多医院都有一本纪念册，父母可以在孩子出生后不久或晚些时候在其中做记录。

助产士和其他人最好不要与死者家属谈论他们的个人信仰，而要对可能适合他们的事情持开放态度。这说明了助产士需要了解不同的文化、宗教及其仪式，但绝对不要对某个特定群体的父母在失去孩子后希望做什么做出假设（Schott et al，2007；Child Bereavement UK，2013a）。

（四）给死后的婴儿洗澡穿衣

这可能是父母为孩子选择衣服的唯一机会，也可能是父母养育孩子的少数机会之一。工作人员可以通过提供信息，使家长做出选择来发挥作用，包括：

• 父母愿意自己给孩子洗澡和穿衣服吗？

• 他们是否更愿意看到工作人员帮孩子洗澡、穿衣服？

• 他们想要给孩子穿衣服吗？

助产士此时温柔陪伴在旁是很重要的，这样，如果父母感到焦虑，他们就可以得到帮助。

应该有一个场所让父母选择新的婴儿衣服，父母可以从中选择衣服给他们的孩子穿，在他们回家后衣服留下。这些衣服和其他任何与婴儿有关的东西，如果能被带回家，都可以被家人珍藏。孩子穿过的衣服最好不要洗，因为一开始衣服上的婴儿气味会让父母真切地想起他们的孩子。父母可能会选择不去看、不去抱孩子，不给孩子洗澡，不给孩子穿衣服，这个决定需要得到尊重和支持。

（五）照片的价值

对许多人来说，孩子的扫描照片和相机或手机中的照片非常重要。有些父母会对他们的孩子长什么样很感兴趣，他们会很珍惜那些能清楚地显示出他们孩子的外形、手和脚的照片，也许还会很细心地拍孩子没穿衣服的照片。这些照片可以给父母带来安慰，并有助于验证他们在孩子没有回家的情况下的悲伤感。助产士不应想当然地认为，如果孩子的外貌恶化或出现明显异常，父母就不会想要孩子的照片。有时候看到这种反常现象可以帮助家长们接受已经发生的事情。父母可能愿意拥有一张自己抱着孩子的照片，一张与其他孩子的全家福照片，一张与父母一方的照片，或者是祖父母或照顾他们的助产士的照片。有些父母可能更喜欢孩子的脚或手的特写照片，或者是用泰迪熊或毯子给孩子拍的照片，这样他们就可以留下更多的回忆。当一对双胞胎死去时，父母们可能不会考虑到照顾并花时间给活着的双胞胎和死去的双胞胎拍照，但在未来的岁月里，这可能是一个复杂的悲伤过程。

在以后的生活中，幸存的双胞胎可能会有兴趣了解死去的兄弟姐妹，并知道他或她的双胞胎得到了承认和哀悼——在多胞胎出生和死亡情况下，父母有很多事情要处理，可以找到这个照片是非常有用的。有些家长可能觉得现在没办法看他们孩子的超声图像或照片。经父母同意后，可以把拍下的照片放入一个密封、贴着清晰标签的信封中，以防父母改变主意。

一些医疗专业人员可以参加纪念摄影培训班，

如果助产士能够掌握拍出好照片的技能，这将是非常有用的。"Gifts of Remembrance"为助产士举办了纪念摄影实践培训（图68.4）。

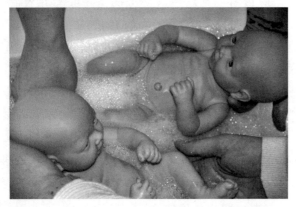

图68.4 与助产士合作的"纪念礼物"工作坊的纪念摄影训练图片

十一、兄弟姐妹

当婴儿死亡时，父母可能不愿意让其他孩子参与其中。他们自己也很悲伤，感到无助和不知所措，他们可能不确定自己是否有能力处理孩子的悲伤。对他们来说，想要保护他们的孩子免受痛苦是很自然的，如果他们被告知这是一种正常的反应，这可能会有所帮助。然而，这可能会让兄弟姐妹感到害怕，无法从自己对所发生的事情的想象中得到保护，也无法从自己的感觉中得到支持。

在可能的情况下，如果父母在他们的小弟弟或妹妹不能活下来的时候为其他的孩子做好准备，提供适合孩子年龄的真实信息，这是很有帮助的（Sands，2014c）。孩子们需要明白的是，大多数在医院里生病的婴儿会好转，然后回家，但不幸的是，有时婴儿会死去。重要的是不要让孩子们被信息湮没，而是要在他们的指导下，诚实而清晰地回答他们的问题，不要使用可能会被误解的委婉语。

大多数经过精心准备并选择去看他们死去的弟弟或妹妹的孩子并不害怕，他们通常会对死亡和发生的事情有所了解。孩子们经常会幻想不知道或没有被告知的事情，他们的幻想可能比现实更糟糕。

有时他们会感到内疚，特别是当他们不希望有一个新的兄弟姐妹的时候。他们需要确认小

婴儿的死与他们的思想或行为无关，他们的父母也爱他们。在可能的情况下，向孩子们保证他们和他们的父母都很好也是很重要的（ARC，2004）。

父母可能会担心，一个死去婴儿的可怕记忆会给他们的孩子留下令人不安的画面——这是不太可能的，尤其是当孩子们已经准备好面对可能发生的事情时。孩子们对死亡事实解释的反应很好，并且接受诸如"当人们死亡时，意味着他们的身体不再工作了"这样的信息。婴儿可能触摸起来是冷的，皮肤可能会出现斑点，婴儿的嘴唇或皮肤可能是蓝色的，这些是有用的解释。把死亡比作睡眠是没有帮助的，因为睡着的人并没有死，他们的身体工作得很好（CBUK，2013b；CBUK，2013c；CBUK，2016），他们的兄弟姐妹也可能会因此害怕入睡。

对员工来说，直接向家庭提供帮助很重要，并确保有时间讨论父母的担忧和焦虑。然而，父母都有个体差异，并不是所有的父母都能直接让孩子参与其中，或者直接告诉孩子死亡的消息。不同的文化会有不同的处理死亡的方式，在向父母提供信息以便他们可以做出明智的选择时，如带一张照片回家给死去孩子的兄弟姐妹，工作人员向父母解释他们可能会遇到阻力是有帮助的，他们可能会遇到祖父母和其他几年前没有得到这种照顾的人的抵制。

专业人士可以建议孩子们为自己准备一些特别的东西——也许是他们选择的彩纸上的脚印，或者是他们和小弟弟或小妹妹的合影。如果允许孩子们分享和创造记忆，他们可以得到帮助。

与兄弟姐妹沟通：是否与孩子沟通不重要，重要的是谁来与孩子沟通，何时沟通，如何沟通，因为父母不可能不与孩子沟通。孩子们阅读肢体语言，偷听谈话，注意到日常生活中的变化。当发生严重的事情时，孩子们很快就能感觉到。他们要求对已经发生的事情和可能发生的事情做出清楚、简单、真实和经常重复的简短解释。

孩子们不需要保护他们的情感，而是需要支持他们。年幼的兄弟姐妹不会像大一点的孩子那样伤心，他们通常会通过玩耍、画画或与朋友交流来表达自己。

儿童的反应和理解：儿童的注意力集中时间

比成年人短，不能长期承受强烈的情绪。这并不意味着他们有时不会感到沮丧和悲伤。5 岁以下的孩子很少能理解死亡的永恒性。他们只会从字面上、具体的术语来思考问题，因此，诸如"迷失"或"离开"之类的隐喻或委婉语令人困惑。孩子们需要大人说"已经死了"或"死了"。到 6 岁时，大多数孩子开始理解死亡是永久性的，而且死亡可能发生在他们身上。

十二、家庭与朋友

婴儿死亡也会影响祖父母、其他的家庭成员和朋友。他们常常为孙子 / 侄女 / 侄子及父母的悲伤而悲伤。他们可能是未来几个月中悲伤父母的主要支持来源，他们自己也可能需要支持。

亲朋好友的参与也会起到支持作用，特别是当单亲父母独自面对丧亲之痛时。对于父母来说，有一个支持他们的人来分享他们孩子的记忆和经历，并帮助他们做出决定，如葬礼安排，这是很重要的。并不是所有的父母都想为他们的孩子举行葬礼，但是一些这样做的父母会邀请照顾他们和孩子的助产士。

十三、器官捐献

父母不一定会考虑心脏瓣膜或其他组织、器官捐赠。他们将依靠并感谢照顾他们的专业人员向他们提供信息，以便做出明智的选择。因此，在可能捐赠器官的情况下，考虑到每一位父母的具体情况，提供信息是很重要的。没有被问及的父母可能会想知道为什么没有得到相关信息，以后他们甚至可能会抱怨这种信息的缺乏。

父母需要从其特定区域的捐赠团队那里得到明确的信息和解释，心脏瓣膜捐赠（通常称为组织捐赠）在婴儿死亡后的 48 小时内进行，可能很大一部分心脏会被保留下来。如果要使用婴儿捐赠的血液，需要从母亲、父亲和婴儿身上采集血液样本，以检测 AIDS、乙型肝炎、丙型肝炎和梅毒。

十四、尸检（尸体解剖）

所有工作人员都应该接受适当的培训，学习如何与父母讨论并使其同意在医院验尸的问题。尽管医师可能会要求并提供信息以获得尸检同意，但父母往往会向助产士寻求进一步的信息、澄清

和支持，所有助产士都必须理解所涉及的伦理、法律和情感责任（HTA，2006，2014；CBUK，2016b）。获得父母同意应被视为一个持续的过程，而不仅仅是签署一个表。死产与新生儿死亡协会提供医疗专业人员使用的尸检同意书，可以在死产与新生儿死亡协会和 HTA 网站（Sands，2014b）上查阅。

尸检可以提供的有用的信息（Sands，2014b）：
- 可能证实婴儿死亡的原因。
- 可以证实或改变现有的临床诊断。
- 可能识别出其他可能未被诊断出来的情况。
- 可以排除一些死亡原因或可能的因素，如感染。
- 可以帮助评估后续妊娠中复发的可能性。
- 对于一些家庭来说，可以帮助他们解决部分问题，可能会帮助他们接受所发生的事情并促进情感的结束（Heazell et al，2012）。
- 从遗传角度考虑，尸体解剖也可能表明需要对家庭其他成员进行调查。

如果孩子的性别是未知的，尸检也可以告知父母他们孩子的性别。一些家长不想知道这些信息，但是有些父母会觉得这些信息在悲伤的过程中会有所帮助。

父母们会想要了解关于尸体解剖的细节（死产与新生儿死亡协会有一本对父母来说很有用的小册子）。对于一些家长来说，尸体解剖的细节可能过于复杂，他们需要有机会选择他们想要的信息量，并有时间考虑自己的决定和提出问题。在这种情形下，细心和体贴的沟通是至关重要的，确保过程知情同意。重要的是，父母要有掌控感，理解他们同意什么（如果有的话），并且对尸检期间和验尸之后发生了什么有发言权。

许多父母想知道他们的孩子将会在哪里尸检（孩子可能被转移到另一家医院进行尸检），而且在整个过程中他们将会得到充分的尊重。同样重要的是，要告知父母，如果他们愿意，他们可以在尸检后再次见到婴儿。

如果父母同意尸检，在婴儿死亡后有关的顾问应与父母会面，并尽快讨论尸检结果是很重要的。许多家长很重视在检查前或检查后与病理学家交谈的机会。选择尸检并不能排除父母选择将婴儿带回家或带出医院的可能性。

验尸官的验尸报告

验尸官或者检察官可以决定是否进行尸检以确定死因。

如果突然或不明原因死亡，法律上要求验尸官进行尸检，在这种情况下，不需要得到父母的许可。父母需要时间、信息和体贴的支持。验尸官有责任告知家长是否保留了器官和（或）组织以确定死因。器官被保留的时间长短，以及在埋葬或火化前归还尸体的时间，都应加以讨论。要告知家长，在征得他们的同意的情况下，组织块和切片可以作为病历的一部分。家长必须明白，在调查婴儿死因的过程中，无法进行死亡登记，因此无法安排葬礼。然而，通常情况下，当需要进行尸检时，会在死者死后不久进行，也不必推迟葬礼。有关法医的验尸报告及是否需要调查的信息应当以书面形式提供给家长。

十五、尊重处置

在妊娠 24 周前死亡的婴儿，他们的父母选择为自己的孩子安排土葬或火葬，可能需要帮助他们策划一场葬礼，可以在医院、教堂、火葬场或墓地或父母选择的其他地点举行。家长一般不知道如何处理这个问题，并且可能会希望获得信息和支持（RCN，2015）。有些家长可能不愿意自己参与到这些安排中，但他们可能在未来的几个月里想知道代表他们所做出的决定，因此做好记录至关重要。

所有的父母都需要关于可供他们选择的信息，并且会有地区和国家的差异，如在苏格兰不能选择火葬（RCN，2015）。信息表清楚地说明所有选项、相关费用（如果有的话）及注意事项可能是有价值的。父母必须知道他们有时间作出这些决定并讨论其中的限制，确保父母不会匆忙作决定，并能够作出明智的选择（RCN，2015）。

十六、带婴儿回家

有些父母选择把孩子带回家或带离医院，到一个对他们来说有特殊意义的地方。除非死者已送交尸检官或检察官，否则没有任何法律理由不能这样做。如果可能，父母需要关于带孩子回家或出院的选择的信息（CBUK，2016c）。一些父母会想要脱离临床治疗环境花时间来陪孩子。有些人会借此机会把宝宝介绍给家人，包括兄弟姐妹、祖父母、阿姨和叔叔，也可以邀请朋友去看宝宝。这段时间是宝贵的，可以用来在家庭环境中制造许多回忆。

如果孩子被带回家，必须向父母提供支持，特别是有精神病史的父母。父母必须被告知在家如何照顾孩子的身体，特别是尸检结束后。这时婴儿床会很有帮助。如果父母觉得不能把孩子带回家，他们应该延长住院时间，与孩子一起住在丧亲病房或套房里。虽然在法律上不是必需的，但为了避免误解，死产与新生儿死亡协会可以为医院提供一份证明文件，以证明婴儿的尸体已经交给了父母。这是父母带着孩子的尸体离开医院时要带的。带回验尸报告必须取得验尸官的许可（Sands，2014b）。

离开医院

当父母离开医院时，如果可能的话，工作人员应陪他们一起走到他们的车或出租车。社区工作人员要知道婴儿的死亡情况，父母要知道在家里应该联系谁是至关重要的。医院的政策必须明确，并加强医院与家庭服务之间的联系，以便为失去孩子的父母提供持续的护理。

为父母再次预约咨询师或是照顾他们的助产士进行后续的丧亲访问是有用的。父母可以再次分享孩子死亡时发生的事情，或者向他们解释当时他们不明白的事情。这也可能是一个讨论婴儿死亡后进行尸检或其他调查结果的机会。这段时间可能是找出父母拥有支持或可能需要什么支持的时间。

十七、死亡登记

从法律上讲，当一个婴儿在妊娠 24 周前死亡时，法律不要求登记。然而，如果父母选择将孩子埋葬或火化，他们将需要医师或助产士出具的书面证明。有些单位会出具一份表格，来记录父母带走婴儿，这是官方推荐的最佳做法。这种证明还可以用来确认婴儿的出生，并且可以成为一个重要的纪念品。

妊娠 24 周后，当婴儿胎死腹中时，接产的医师或助产士为其父母提供死产医学证明，并应该向父母解释，在英国和威尔士，死产婴儿必须在42天内，在苏格兰内21天之内，在北爱尔兰为1年内，由父母一方或双方在登记处登记。

如婴儿平安降生，无论其胎龄如何，在出生28天内死亡的，根据法律，医师必须提供死亡医学证明，以便出生和死亡均能在死亡后5天内登记。

如果父母已婚，一方或双方都可以登记，但是当父母未婚时，登记需要由母亲完成。如果母亲的伴侣希望自己的名字出现在婴儿的证明材料上，那么他应该陪同母亲。

预约产后随访

母亲需要高标准的产后护理，包括情感支持、身体评估和信息，确保她了解产褥期的正常生理过程，以及包括疼痛、出血和哺乳在内的正常情况。

无论妇女在何处得到照顾，环境都必须适合于她们的处境。护理的连续性必须是一个目标，并且应该保持信息简单易行的原则。失去孩子的母亲在涨奶时尤其困难，这是一个没有婴儿可以喂养的实实在在的提醒。有些妇女想要抑制泌乳，有些则决定捐献母乳。所有的选择都应该和母亲商量。在产后，母亲仍然需要助产士护理，以确保她的产后身体恢复，各项身体创伤正在愈合。这也是助产士评估妇女心理的机会，并提供其他有用的服务和支持信息及指导。

十八、回医院复查

有些父母想回到产房去看产前门诊的助产士，或者去看照顾他们和孩子的人。有机会谈谈孩子死亡时发生的事情，特别是母亲全身麻醉的情况，这个谈话是非常宝贵的。理想的情况是，安排一个时间，当父母来到医院时有人接待他们，他们也清楚工作人员可以陪他们多久。家长可能希望谈一谈检查结果。这些信息必须清晰，并以书面形式提供给家长，以便他们带回家消化。当父母回家后，如果遇到任何问题，他们可以选择联系一位知名的医疗专家。一些父母希望在产科护理机构外会面，应该在可能的情况下予以便利。

十九、今后几个月的护理

父母在孩子去世回到家后，应该得到照顾。

当父母离开医院时，他们应该得到医疗专业人员的名字和联系方式，最好是已知的丧亲助产士。还应该在最适合的时间，向父母提供医疗保健专业人士的电话和家访服务。并不是每个人都希望在孩子死后有助产士上门探视，但那些接受现实的人很可能会珍惜这个机会，讲述所发生的事情，提问题和检查自己的身体状况。同样重要的是，丧亲妇女必须接受同等水平的产后检查和护理。

一些家长可能最初会拒绝建议，而一旦他们回到家就意识到，他们确实需要支持。应该告诉他们可以改变主意，接受或拒绝善后照顾。助产士所在单位提供哪些服务也应告知产妇，并确保所有经历过婴儿死亡的妇女都获得同样的支持，至少提供电话或家访、指定的联系人（助产士）和书面信息，说明如果需要，她们可以获得进一步的支持，如通过当地的像死产与新生儿死亡协会一样的支持团体。

在婴儿死亡后的几个月内需要提供适当的护理。不管他们的孩子已经去世多久，父母都需要知道如何获得支持（Jennings，2001）。

在一个繁忙的病房里，医护人员不可能在孩子死亡前后都给予父母所需要的足够的时间。指定的丧亲助产士可以在父母回家后为他们提供适当的、持续的支持，还可以作为医院和社区卫生保健人士之间的纽带，确保每个需要知道发生了什么情况的人了解情况。这有助于确保父母得到最好的照顾。父母们说，只要知道有支持就可以帮助他们管理自己的感情和关系。

婴儿的死亡可能是一个非常孤独的经历，许多父母说，当他们回到家时，他们的医疗团队不再联系他们，他们感到孤立无援，必须向社区助产士、卫生访视员和全科医生通报婴儿的死亡情况（除非父母另有要求）。

二十、专业人士如何提供帮助

虽然一些助产士觉得他们在帮助失去亲人的父母方面几乎无能为力，但仅仅是倾听往往已经是非常有帮助的。重要的是，助产士能够以开放的态度、不采取防御立场，积极地倾听父母的故事（Kenworth et al，2011）。倾听是非常困难的，尤其是当父母生气或将孩子的死亡归咎于医疗专业人员时。如果接生孩子或照顾父母的助产士能够倾听父母的意见，回答他们的问题，并在可能的情况下帮助他们回忆所发生的事情，那将是有益的（Redshaw et al，2014；Kenworth et al，2011）。这可以帮助父母了解发生的事情和原因。

在父母经历婴儿死亡时给予他们时间，对父母在短期和长期恢复都有许多潜在的好处（Crawley et al，2013；Kenworth et al，2011；Swanson，1999；Moulder，1998：222）。工作人员应该给父母尽可能多的时间。给予父母时间，在他们的决定过程中提供个性化的照顾和支持，诚实地承认婴儿死亡的影响，将使很多父母在他们的婴儿去世时，以及接下来的几周、几个月里受益。

所有工作人员，包括辅助人员，在提供丧亲关怀和沟通技能方面都需要充分培训。

二十一、自我治疗

当婴儿死亡时，父母的悲伤、悲哀和痛苦可能会让助产士想起他们自己以前的丧亲之痛（Thomas et al，2005）。助产士自身在妊娠过程中可能经历过流产或不孕，这可能会影响她们照顾同样经历的妇女和家庭的感受（Bewley，2010）。

帮助的过程是积极的，需要愿意参与并表现同情，但需要保持独立，从而能够提供细致和充满同情的关怀。这需要高度的自我意识和对自己感情的认知。作为照顾者，如果你能够承认并适当地表达自己的愤怒、恐惧、悲伤和尴尬，别人的情绪就更容易被接受。

与极度痛苦的人交流会产生一种无能为力的感觉，这与帮助"让人们感觉更好，消除痛苦"的正常医疗保健作用形成鲜明的对比。在丧亲之痛时，人们不可能变得更好，但他们可以得到很好的照顾来帮助他们走出悲伤，在艰难的时候提供积极的回忆。

在照顾失去亲人的家庭时，照顾者的感受常常反映家庭的感受——愤怒、悲伤、困惑、失败感。管理者认识到并承认员工在工作中所做贡献的价值以及员工对支持的需要，有助于员工在面临压力时建立个人的自尊心。在医院获得专业的支持或咨询，对员工和家长来说都是有价值的。助产士必须接受适当的丧亲护理培训。

以专业人士的身份照顾自己

情绪可以在身体的不同部位感受到——肩膀的肌肉可以感觉到紧张，脖子、心脏和胃的肌肉可能感受到悲伤和悲哀。知道在压力下我们身体的哪些部位会受到影响，就能找出释放这些被困情绪的方法。放松、锻炼、听音乐或看喜欢的电视节目以及寻求支持都是可以选择的治疗途径。

当人们感到无法控制自己的情绪时，他们可以制定保护策略，如远离别人的情绪，表现得不受影响和超然，或者相反地变得非常忙碌，以避免情绪上的痛苦。他们可能会对自己和工作产生消极的感觉，认为自己是失败者，可能表现为愤怒或怨恨，这会影响家庭和职业关系。感到疲惫的警告信号包括长期筋疲力尽；经常感到沮丧；吃饭、睡觉或与人交往困难；出现头痛或背痛；做噩梦；感觉无用和悲观；避免与他人接触；上班迟到、早退。对于医疗专业人员来说，花时间照顾自己并了解什么对他们也有帮助是很重要的。

二十二、为与家庭合作的助产士提供支持和培训

照顾陷入困境的父母可能是困难的，需要员工在一个考虑到他们的需要并将他们视为个体的环境中工作。应酌情设立支持机制，并应提供丧亲护理方面的培训。失去孩子的父母对良好的丧亲护理深表感激，余生都会铭记他们所得到的关爱。助产士们自己会发现，只要她们能够提供这种程度的照顾，她们自己也能够得到充实。

何种情况下，丧亲护理培训和支持都应该是产科护理的一个内在组成部分（Schott et al，2007）。使用咨询和倾听技巧是专业人员角色的重要组成部分，需要对助产士进行培训，使她们在婴儿死亡时能够有效地护理（Thomas et al，2005，专栏68.3）。

助产士必须了解以下知识：
- 与损失和丧亲有关的法律。
- 不同护理领域相关的政策。
- 为父母提供不同的选择。
- 地方和国家对父母的支持和相关信息。

专栏 68.3　死产与新生儿死亡协会的丧亲护理原则（Sands，2016）

父母的观点和与医疗保健专业人员的合作，已经使丧亲护理原则成为可能。

1. 护理应个性化，以便由父母领导并迎合他们的个人、文化或宗教需求。父母应该永远受到尊重和尊严。细心、善解人意的照顾至关重要，可能需要花时间和父母在一起。管理人员和工作人员都应该承认这一点。

2. 与父母清晰的沟通是关键，应该是详细、诚实的和有针对性的，以满足父母的个人需求。生育损失涉及的时期可能不确定，工作人员应避免做出可能被证明是错误的保证。应向需要的父母提供训练有素的口译员和志愿者。

3. 在任何需要做出选择的情况下，应该倾听父母的意见，并向他们提供必要的信息和支持，让他们自己决定自己和孩子会发生什么。

4. 不应该对父母将经历的悲伤的强度和持续时间做出任何假设。重要的是，工作人员要接受并承认父母个人的感受。

5. 妇女及其配偶应始终由受过专门丧亲护理培训的工作人员，并在父母认为适合的环境下接受照顾。除了良好的情感支持外，女性也应该在失去亲人期间和之后得到良好的身体护理。

6. 伴侣的悲伤可以和母亲一样深刻，应该承认和满足他们对支持的需求。

7. 所有在婴儿死亡之前、期间或之后照顾丧亲父母的工作人员都应有机会发展和更新他们的知识和技能。此外，他们应该获得良好的支持。

8. 所有失去孩子的父母都应该得到创造回忆的机会。他们的个人愿望和需要应该得到尊重。

9. 在任何时候都应该尊重婴儿和胎儿的遗体。应该讨论关于敏感问题的处理办法，并提供尊重的葬礼。

10. 助产士和医疗团队之间的良好沟通对于确保助产士了解父母的喜好和决定至关重要；因此，父母不需要反复解释他们的情况。这包括将护理工作由医院移交给基层医护人员，应确保对父母的支持和照顾是无缝衔接的。持续的支持是护理的重要组成部分，应该向所有需要的人提供，并且在再次妊娠和另一个婴儿出生期间，应该继续向所有妇女及其伴侣提供支持。

- 支持和发展实习助产士和初级助产士的丧亲技能。
- 需要不同的工作人员参与到丧亲护理的过程（包括其他专业工作人员和辅助人员）。
- 自身和同事的心理和专业需要。
- 汇报/回顾会议可作为支持、发展和分享良好实践过程的有价值资料。
- 对助产士的支持。

当医疗专业人员确实花时间谈论他们的需要、感受和对情况的反应，并了解他们的长处和局限性时，那么与失去亲人的家庭一起工作可能是特别的和有益的。

支持机构

有一些支持组织为失去亲人的家庭提供持续的支持。支持形式有热线服务电话、面对面的支持小组、在线论坛和支持手册和移动"应用程序"。

大多数家长都希望得到有关地方和国家支持组织的信息，如死产与新生儿死亡协会、产前检查结果与选择机构及流产协会等国家机构可为父母提供信息和支持，并提供文献和资源以帮助和支持卫生保健专业人员。

二十三、结论

与失去亲人的家庭一起工作的助产士必须给予细心的、充满同情的照顾；无论父母的愿望和感受是什么，都要尊重他们；给他们足够的时间来谈论已经发生的事情；积极倾听他们要说的话；确保他们拥有尽可能多的可用信息，并且理解这些信息；诚实回答父母的问题；给父母一些时间，确保他们有一个指定的保健专业人员，在将来给予支持。

MBRRACE-UK 报告（Draper et al，2015）和 Homer 等在《柳叶刀》（2016）中强调，在婴

儿死亡时提供良好的丧亲护理的必要性，也强调了进行丧亲护理培训和专业丧亲助产士的必要性。死产与新生儿死亡协会开发了一个产科服务审计工具，用于监测和评估他们的丧亲服务（Sands, 2014a），可以在死产与新生儿死亡协会网站上找到。

助产士必须在照顾母亲和她的家庭的复杂需求中取得平衡，在高敏感和熟练照顾的需求的同时，还必须考虑到包括身体、社会、心理和精神方面的需求（Thomas, 2001）。这种平衡需要显著的自我认知意识和能力，真正与父母一起感受他们的痛苦和悲伤，以支持和引导他们度过这段时期。了解他们自己和医疗保健同事的需求，对于确保一个强大的支持团队是至关重要的。

和失去亲人的父母一起工作可能会很困难，也会让人身心俱疲，但如果你知道失去亲人的父

母在你的悉心照顾下度过了他们一生中最艰难的时期，你会有极大的成就感。

反思活动 68.3

收集你所在单位为婴儿死亡或面临丧亲之痛的女性及其家庭提供的设施、规程、信息传单和小册子的信息。如果有丧亲专科助产士，你可以与她预约，进一步了解情况。回顾材料，以便你了解其中的内容，以及从何处获取进一步信息。

- 为你所在地区的丧亲父母提供当地支持团体。
- 关注丧亲支持的联系电话。
- 提供给父母的资料——同事、牧师、传单、网站等。
- 审查当地的支持团体，并确保你的个人资料档案中有详细的联系方式。

要点

- 悲伤是对特殊事件的正常反应，助产士的作用是识别并持续评估父母的需求，帮助他们做出明智的选择。
- 助产士管理自己情绪的方式直接影响到她们如何帮助他人表达自己；这需要有效的支持系统来支持他们与悲伤的父母进行互动。
- 看到死去的孩子并花时间陪伴他们，可以帮助父母面对已经发生的事实，创造珍贵的回忆。大多数选择去看望他们死去的兄弟姐妹的孩子并不害怕，他们对所发生的事情有更好的理解。
- 尸检工作人员必须认识到同意过程的重要性，并始终获得父母的书面知情同意，以便对其婴儿进行尸检和保留任何组织、团块或切片。
- 丧亲助产士是女性、家庭和专业人员的重要资源。
- 助产士必须明确有关死亡和丧亲的法律法规。
- 有效的支持需要从医院延伸到社区和后续妊娠。

（翻译：张媛媛 审校：张宏玉）

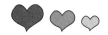

第 *69* 章

妇女心理健康和心理问题

Kathryn Gutteridge

学习目标

通过阅读本章，你将能够：

- 了解全球文化和经济背景下妇女的心理健康知识。
- 了解妊娠和分娩期间出现的一系列心理健康问题。
- 了解心理健康问题对母亲、婴儿和家庭的影响。
- 认识到妊娠、分娩和养育孩子对妇女心理和精神健康的影响。
- 了解早期发现精神疾病的重要性，并能有效地帮助治疗和管理轻微或严重的精神疾病。
- 认识到在每个专业领域内广泛、多学科团队协作的价值。
- 自信地向妇女提供建议和支持，并了解全国和当地可获得帮助与支持的来源。

一、引言

本章全面概述了妊娠期和分娩期妇女所遇到的精神和心理问题。妊娠被认为是与快乐、幸福和满足有关的一段时间。然而，现实情况是，对许多妇女来说，妊娠实际上会导致心理问题的出现，增加本可以控制的焦虑问题，或成为原发疾病的诱因（Raphael-Leff，1993）。在临床中，妊娠更常被描述为一种生活危机，是女性生活中情感和心理平衡发生巨大变化的时期。在某种程度上，情绪的低潮和波动掩盖了妇女试图应对的现实问题，而社会往往将这些情感变化视为妊娠的常态。

人们认识到，尽管在理解、发现和治疗妊娠相关精神卫生疾病方面取得了进展，但许多妇女没有寻求相关治疗，反而向她们的照护者和家人隐瞒她们的不幸（Association for Postnatal Illness，2015）。她们仍然担心，如果她们暴露出情绪失衡或精神疾病，就会受到歧视和长期影响。心理健康慈善机构发现，英国各地的"服务"令人震惊（MIND，2015），这让这个问题雪上加霜。多达 50% 的妇女被认为在她们的一生中遭受过某种形式的情感困扰，而在被社会排斥的妇女中，这种风险要高得多（Hogg，2013；MIND，2014）。

同样重要的是，要意识到精神疾病可能会对母亲和婴儿产生重大的短期和长期影响（SIGN，2012；Murray et al，1997；Teixeira et al，1999）。为了进一步说明这一点，精神卫生中心委托撰写的一份报告（Bob et al，2014）发现，由于围生期提供的精神卫生疾病的服务不足，导致英国每年损失约 81 亿英镑。为了解决这个问题，由专业支持组织和家庭组成的联盟——孕产妇心理健康联盟（MMHA）已经联合起来游说改善服务、教育和支持（Hogg，2013；MMHA，NSPCC，RCM，2014）。

二、全球妇女的心理健康

在西方社会，人们对心理健康和疾病有了更多的认识；然而，由于卫生专业人员在教育中接受的相关培训很少，这仍然是医疗保健的一个知之甚少的方面。

抑郁症是一个严重的公共卫生问题，据 WHO 估计，到 2020 年，抑郁症将成为全世界最大的疾病负担及导致过早死亡的原因（WHO，2000）。WHO 在一份权威报告中指出，妇女被诊断为抑郁症的可能性是男性的 2 倍，暴力和自我伤害也将成为妇女心理不健康的一个特征。

Saltman（1991）指出，妇女精神心理问题发病率高的原因之一是对死亡率的关注。虽然总体死亡率降低了，但在了解和纠正导致精神疾病的因素方面几乎没有进展。妇女心理健康的另一个主要关注点是自杀及其决定因素（MOHC，1999；MOHC，2003）。在对 15 ～ 44 岁生育高峰期的妇女进行的全球研究中显示，自杀是仅次于结核病的第二大死因（WHO，2000）。Murray 等（1996）发现，1990 年，中国有 18 万女性自杀，印度有 8.7 万女性自杀。

从国际角度来看，在美国的少数民族，如黑色人种和西班牙裔母亲，较非西班牙裔白种人母亲的抑郁症状发生率更高（Deron Williams，2010）。而瑞典研究表明，孕妇的抑郁症发生率为 13.7% ～ 29.2%（Melville et al，2010）。 其他国际研究表明，巴西、巴基斯坦、印度和日本的妇女遇到产前或产后抑郁症的可能性是相等的（Rich-Edwards et al，2006；Tannous et al，2008；Klainin et al，2009）。2011 年 5 月，澳大利亚国家健康与医疗研究委员会（NHMRC）发布了一系列报告，概述了孕产妇精神疾病的程度，显示了其对妇女和家庭的影响，特别是对儿童的影响（Austin et al，2011）。

进一步研究表明，贫困、社会地位、种族背景、婚姻支持和获得医疗保健之间存在强烈的负相关（Shrivastava et al，2015；Bartley et al，1996）。在妊娠和备孕期间，参与有关医疗保健和决策对妇女心理健康有重大影响，而控制感对健康至关重要。

健康和社会行为可能对健康产生影响，因为烟草和药物 / 酒精滥用在患有焦虑和抑郁障碍的妇女中很常见（DH，2003）。了解这些行为产生的依赖性对于助产士至关重要。

西方国家公众普遍存在一种误解是，西方压力更高，因此，精神疾病患者的比例相对较高；

然而，有大量证据表明，发展中国家也面临此风险。发展中国家最常见的原因是不稳定的政府和社会结构，导致的冲突和暴力。鉴于目前难民和寻求庇护行为的状况，以及全球易受伤害的妇女和儿童的流动，在过去十年里，欧洲各地贩卖人口和寻求庇护的妇女和儿童的数量发生了巨大变化。Kelly（2000）指出，"现在最强大的人口流动发生在欧洲——与过去几十年的情况不同，在过去的几十年里，妇女主要来自亚洲和南美"。当然，自欧洲边境开放和移民流动以来，与性产业相关的年轻妇女的移民数量显著上升，她们寻求安全的场所，并声称自己被诱捕（Home Office and Immigration，2011）。

三、针对妇女的暴力行为

无论是她们的亲密伴侣，还是她们不认识的女性 / 男性，暴力可能是导致妇女抑郁最普遍的，当然也是最具代表性的性别原因。在对受战争蹂躏的妇女的研究中发现，强奸、酷刑和谋杀是迄今为止困扰妇女及其子女的最常见的罪行（WHO，2000）。这些罪行导致一系列妇女儿童的心理健康疾病：抑郁症、自残和精神创伤。对妇女的暴力和虐待始终是身心疾病的主要原因。虐待，特别是在亲密关系中，对妇女产生的影响尤为持久；恐惧、缺乏自由、羞辱和威胁伤害都是剥夺妇女人权的原因（WHO，1997）。

英国内政部 2013 年发布的一份关于性暴力的联合官方统计公报再次证实，女性遭遇性犯罪的可能性是同龄男性的 16 倍。在 16 ～ 59 岁的女性中，约每 20 名就有 1 人曾遭受严重的性暴力，如果包括违背本人意愿的性接触等犯罪，那么这一数字就会增加到每 5 名女性中就有 1 人（Ministry of Justice et al，2013）。

在人的一生中，女性比男性更容易遭受虐待，尤其是强奸、性侵犯和儿童性虐待（Itzin et al，2010）。研究显示，20% ～ 30% 的女性在儿童时期曾遭受过性虐待，而男性儿童的这一比例为 10%（DH，2003）。2013 年英国卫生部后来的一份出版物提到，英国女性每年向警方报案的性暴力发生率略低于 5.5 万，介于卒中（6 万）和冠心病（4.6 万）之间（DH，2013）。这份报告指出，1/10 的女性遭受过某种形式的性侵害，包括强奸，而"陌生人"只占强奸案的 8%。性虐待,特别是在儿童时期经历的性虐待,对育龄妇女在分娩时的生理,以及分娩和养育期间的心理具有相当重要的影响(Gutteridge,2001,2009)。

在过去几年中,有报道的性虐待案件数量激增。那些曾经被法律当局驳回的案件现在得到了重新审视。英国内政大臣 Theresa May 任命新西兰法官 Lowell Goddard 主持一项针对有关知名人士、公众人物和历史性性虐待指控的调查。除此之外,警方和英国防止虐待儿童协会(NSPCC)联合对已故的知名罪犯 Jimmy Savile 展开公开调查,2013 年 1 月 11 日发表《让受害者说话》(Gray et al,2013)。据报道,Savill 在 50 年期间对 8 ~ 60 岁的受害者实施了多起性侵行为,其中大部分发生在全国保健服务机构(NHS)和皇家机构内。

社会媒体对名人虐待行为曝光,通过法律程序对历史案件受害者做出更积极的回应。

看来,以性别为主的社会因素对妇女的心理 / 精神健康有消极影响,特别是在政治和地位等占主导地位的地方。然而,很明显,心理健康不能仅仅通过生物医学因素来解释,也不能仅仅从生殖的角度来看待妇女的心理健康问题。

四、妊娠、分娩和心理健康

与分娩有关的精神疾病患病风险的增加,主要发生在产后,但问题也可能出现在妊娠前或妊娠期间。许多与产后精神疾病相关的因素都在妊娠期间出现,如缺乏信任的关系,缺乏支持,婚姻紧张,社会经济问题和既往精神病史(O'Hara et al,1988;Romito,1989;O'Hara,2009),因此,抑郁可能发生在妊娠期和产后(Evans et al,2001;Green et al,1994;Watson et al,1984;SIGN,2012)。缺乏积极乐观的母亲榜样与妇女在妊娠和产后出现焦虑型抑郁症似乎存在相关性(Gutteridge,1998)。

随着人们对产后抑郁症和产后精神病的认识的不断加深,最近发表的有关产前抑郁症的发生率和发病率的著作越来越多。妊娠期间明显的抑郁情绪与产前门诊出勤率低、药物滥用、低出生体重和早产有关(Hedegaard et al,1993;Pagel et al,1990)。Watson 等(1984)曾认为,妊娠对妇女有保护作用,使其免于抑郁,但他们发现,

24% 的产后抑郁患者症状出现在妊娠期间。

现有明确的证据表明,妊娠期的精神病理学症状会对胎儿产生生理影响(Teixeira et al,1999)。一项关于妊娠期和产后抑郁情绪的队列研究得出结论,改进识别和治疗产前抑郁的方式需要临床医务人员不断努力(Evans et al,2001)。《孕产妇死亡调查报告》(Lewis,2004)建议,在产前更好地发现和管理精神疾病,可以降低孕妇死亡率。医疗服务必须满足妇女的所有需要,最关键的是,应满足妇女的精神卫生需要。自此,后续涉及精神病的死亡报告中,死亡率大大下降(Lewis,2007;Oates et al,2011)。

五、谁处于危险中?

许多妇女对妊娠的反应不一,有短暂的焦虑和恐惧;助产士应该告知她们这是正常的反应,并鼓励她们公开讨论这些感受(Musters et al,2008)(参见第 12 章)。据估计,在妊娠最初 3 个月精神疾病的发生率高达 15%,其中只有 5% 的妇女曾有过精神疾病的发作史。在妊娠的第 2 个和第 3 个月,新发精神疾病的发生率较低,只有 5% 左右(Redshaw et al,2013)。

妊娠期间出现的大多数精神疾病都是轻微症状或神经症,最常见的情况是伴有焦虑的抑郁性神经症,或者出现恐惧性焦虑状态和强迫症。在大多数情况下,这些神经精神疾病在妊娠中期就会消失,而且这些妇女似乎没有患上产后抑郁症的风险。对于那些患有慢性神经症的孕妇来说,情况就不一样了,她们的疾病很可能在整个妊娠期间持续,并可能在妊娠晚期到产褥期恶化。

轻微精神疾病更容易在妊娠前 3 个月出现,这些妇女在发病前的个性中有明显的神经质特征。它也容易发生在有精神病病史的妇女和有相关诱因如婚姻紧张的妊娠妇女中。其他诱因包括既往流产史(Wilson et al,1996)。有不良产科史的妇女或接受过大量不孕治疗的妇女在妊娠早期也可能表现出焦虑加重的迹象。

在妊娠后期,通常是在妊娠的最后 3 个月,出现轻微精神疾病的情况比妊娠前 3 个月要少。然而,当它发生在妊娠阶段时,妇女发展为产后抑郁症的风险增加(Forman et al,2000)。

妇女所患主要的精神疾病包括双相情感障碍、严重抑郁和精神分裂症。妇女在妊娠期间患上精神疾病的风险比她生命中的其他时期要低。当有严重精神疾病病史的妇女妊娠时，如果她们的病情稳定，病情得到缓解，那么妊娠期间复发的风险可能不会增加。虽然绝大多数妇女在妊娠期间患重大精神疾病的风险降低，但在分娩后的前 3 个月这种风险却大大增加（NICE，2014a）。

六、助产士在产前阶段的角色

英国卫生部越来越重视助产士在公共卫生方面的作用，促进精神健康是助产士可以做出宝贵贡献的领域（DH，2007）。助产士有责任提供整体护理，满足所有妇女的生理、心理和情感需求。理想的情况是，所有妇女在妊娠期间都应接受治疗，并在与助产士会面时能够讨论任何可能使她们精神健康受损的问题。

助产士在妇女的一生中与妇女有特殊的关系；她/他有特殊的地位，她/他能够直接和侵入性地询问一个女人的生育能力和性生活史。这是一种信任和坦诚的关系，在这种关系中，助产士开始在妇女的生活史中扮演重要的角色（参见第 12 章），妇女将她的身体托付给助产士，并允许助产士照顾她发育中的胎儿。

Kirkham（2000）承认了这种关系的排他性，以及在这种动态环境中的信任、友谊、目标和自我定位等主题的统一性（参见第 12 章）。没有一种职业关系比助产士和育龄妇女之间的关系更具有影响力。在《助产士 2020》（Midwifery，2020）中，英格兰威尔士、苏格兰和北爱尔兰首席护士的一份报告称，助产士将承担更重要的公共卫生角色（DH，2010）。

有些妇女生活在一种对轻微抑郁症或焦虑状态没有认识的文化环境中（Wilson et al，1996）。任何试图询问该妇女是否有症状的尝试都可能受到将精神疾病与耻辱联系在一起的家庭成员的限制（Oates，2001）。助产士应该认识到，表现出持续的轻微身体障碍和对妊娠的担忧可能是妇女表达情感的唯一方式。为了确保所有妇女都能得到足够的支持和帮助，应为母语不是英语的妇女提供独立、训练有素的口译员，并应尽一切努力帮助她们。

总的来说，助产士应该成为团队的组成部分，提供支持、建议和持续护理。转诊给其他卫生专业人员不应终止助产人员的投入，而应加强护理。

评估

在妊娠初期，全面了解病史对于评估风险、回顾和计划任何精神和心理健康恶化的护理是至关重要的。妊娠期间情绪不稳定，但是助产士和产科护理团队应该在整个过程中不断进行评估（NICE，2014a，专栏 69.1），以及 SIGN（2012）和 RCOG（2011）都建议对那些面临重大精神疾病风险的妇女使用详细的计划。

专栏 69.1　心理健康评估

初次健康接触访问

孕产妇初次与医疗专业人员（包括助产士、产科医师、卫生访视员和全科医师）接触时应当询问以下问题：

- 过去或现在是否有严重精神疾病史，包括精神分裂症、双相情感障碍、产后精神病和严重抑郁症
- 既往是否接受过精神病医师/心理健康专家团队的治疗，包括住院治疗的围生期精神疾病家族史
- 其他特殊的预测因素，如与伴侣关系不佳，不应用于精神疾病发展的常规预测

筛选

对第一次接触初级保健的妇女，在"预约"访问或首次访问和产后（通常是 4～6 周和 3～4 个月），医疗专业人员（包括助产士、产科医师、卫生访视员和全科医师）应该问 2 个问题以鉴别抑郁

也可以考虑使用 2 项广泛性焦虑障碍量表（GAD-2）来询问焦虑：

- 在过去 2 周内，你是否经常感到紧张、焦虑或处于边缘状态？
- 在过去 2 周内，你有多少次因为不能控制焦虑而烦恼？

（资料来源：NICE，2014a.）

评估工具只能作为后续评估的一部分，用于定期监测结果，并且只能由经过适当培训的卫生专业人员使用（NICE，2014a；CG192，2014；

Buist et al，2002）。

要有准确的病史，并充分调查和评估任何报告的当前或过去的精神疾病。应该以其他方式来消除妇女对被歧视的任何恐惧（Robinson，2002）。如果妇女正在接受全科医师、精神科医师、社区精神科护士或心理学家的治疗，应努力与团队进行合作，以确保妇女的整体需求得到满足。

大多数轻微症状会在妊娠后期自行消失。妇女需要支持、咨询、安慰和以一种关心的、易懂的方式交流信息。在妊娠阶段很少需要或开具精神药物；相反，帮助妇女放松和减少焦虑的疗法似乎是有效的。助产士可以为这些妇女提供咨询和支持，并传授放松技巧。有时，社会工作者也需要帮助解决可能导致问题的社会问题。

过去曾有过严重精神疾病单次发作史，但在一段时间内身体状况良好的妇女，通常她们的精神科医师建议在妊娠前停止用药，尤其是在妊娠的前 3 个月不要用药（NICE，2014a）。然而，在停止任何精神药物治疗之前，应由专家服务团队进行评估，通常包括围生期精神病学家和专业助产士 / 精神科护士，因为停药可能对妇女健康状况有害。

反思活动 69.1

你正在会见一名 16 岁的年轻女性，她和你一起进行妊娠登记，她看起来紧张不安。你开始问她一些常规的问题，你感觉到她感到不舒服。她的回答包含一段易被忽略的病史。但是当你问她是否有伴侣时，她变得闪烁其词。你注意到她的肢体语言是封闭式的，她不愿意和你有眼神交流。

你的想法是什么？你觉得这个年轻的女性在妊娠期间遇到了什么挑战？

虽然这些妇女在妊娠期间没有明显复发的风险，但在分娩后的前 3 个月内有明显的发展为产褥期精神病的风险（Cox，1986）。应采取措施监测和评估产后病情恶化（Bick et al，2002）并与精神科专家合作。

七、自杀风险

《孕产妇死亡调查报告》（Lewis，2004；Lewis，2007；Knight et al，2016）利用英国国家统计局（ONS）数据进行研究，自杀仍然是导致

孕产妇死亡的主要原因（间接）。有一种误解认为，生活在社会地位被剥夺的情况下的妇女有精神健康问题的风险更大，相比之下，母婴健康调查机构（CEMACH）强调下述各项是风险指标：

- 白种人，老年女性。
- 已婚，生活舒适。
- 第二次或随后的妊娠。
- 通常受过良好教育。
- 在护理或卫生行业工作。
- 有精神病史。
- 有 3 个月以下的婴儿。
- 接触或接受精神病治疗。
- 可能死于暴力。

因此，育龄女性的自杀倾向与非妊娠人口存在显著差异。在妊娠的最后 3 个月和产后的前 12 周，恶化的风险显著增加，应该警惕自杀和杀婴的风险。虽然很少见，但大多数证据表明，母亲患有严重精神疾病的杀婴案件都与自杀未遂或成功自杀有关（Marks et al，1993）。相比之下，因滥用药物而死亡的女性通常是年轻、没有支持、独自生活且经常失业的人（Oates et al，2011）。

通过审计和保密调查协作降低母婴风险计划 - 英国（MBRRACE-UK）（前身是母婴健康调查机构）建议有严重抑郁症或精神障碍史的妇女应转诊给围生期心理健康专家小组，并制订适当的护理计划，旨在支持妇女度过妊娠期并尽量将严重的产后疾病的风险降到最低（Royal College of Psychiatrists，2000；Knight et al，2016）。如果一名妇女妊娠时接受精神科医师的治疗，产科医师、助产士和心理健康小组之间应该密切联系，以确保该妇女的护理是无缝和全面的，并制订适当的管理计划，以最大限度地改善母婴结局。这一点在决定妇女目前和未来的药物治疗方案时尤其重要。此外，Oates（Royal College of Psychiatrists，2001）中建议，最好在远程指导下提供最好的护理，以便复发风险最大的妇女从专业人员那里获得护理。

八、常见的母亲心理健康障碍

（一）广泛性焦虑障碍

广泛性焦虑障碍（generalized anxiety disorder,

GAD）指在大多数情况下都存在过度焦虑的症状。症状包括心跳加速、恶心、颤抖、出汗、口干、胸痛、头痛、恶心和呼吸急促。每 50 人中就有 1 人在一生中会出现广泛性焦虑障碍，女性略多于男性，通常在 20 岁出头时首次发病，最有效的治疗方法是认知行为疗法（CBT）[CG192, 2014a]。

建议和护理

• 如果焦虑影响日常生活，请至全科医师或心理健康服务机构就诊。

• 可停止药物治疗并转诊，开始认知行为疗法。

• 如果决定继续用药，可能需要更换一种更安全的药物。

（二）惊恐障碍

惊恐障碍是一种焦虑障碍，其特征是没有任何预警，突然爆发和反复发作的强烈恐惧，可能伴随胸痛、心悸、呼吸急促、头晕或腹部不适等症状。

建议和护理

• 咨询全科医师或心理健康服务。

• 如果之前症状通过药物控制，可以停止药物治疗，开始认知行为治疗。

• 如果决定继续用药，可以改用更安全的药物。

（三）强迫症

强迫症（obsessive–compulsive disorder, OCD）是一种常见的心理健康问题，影响 2% 人群。它的特征是产生焦虑的强迫性想法，导致"例行公事"（反复执行某些程序）或重复的行为。强迫行为包括过度洗手、清洁、计数、检查、触摸、安排、囤积、测量、过度整洁和重复的任务或动作（NICE CG31, 2005）。

1. 强迫症的主要特征

• 有频繁、令人不安的想法，导致恐惧和强迫。

• 为应对由强迫症引起的恐惧而采取的行为或仪式。

2. 建议和护理

• 向心理健康专家咨询症状管理。

• 如果单独服用药物，可以停止用药，开始心理治疗。

• 如果不服药，在药物治疗前应考虑心理治疗。

（四）创伤后应激障碍

创伤后应激障碍（PTSD），是对一个特殊事件的正常反应，多表现为个人经历了强烈的恐惧和对他/她的生活的恐惧和担心（NICE CG 26, 2006）。根据报告，道路/航空事故、战争、肉体、情感和性虐待、恐怖主义袭击、人质事件的幸存者，以及被诊断患有危及生命的疾病的患者都会出现这种状况。现认为，分娩是一种可能引发创伤后应激障碍的情况，这可能在既往妊娠时没有被发现，但可能在随后的妊娠中出现。创伤后应激障碍的症状包括浮躁、噩梦、逃避、情绪麻木和过度兴奋。

建议和护理

• 认识到分娩有可能引发创伤后应激障碍症状。

• 对于任何创伤后应激障碍患者，没有令人信服的药物治疗证据，因此心理治疗是首选。在这种情况下，最受欢迎的治疗方法是神经语言程序学（neuro-linguistic programming, NLP）和眼动脱敏处理法（eye movement desensitization and reprocessing, EMDR）。

（五）双相情感障碍（NICE CG192, 2014a）

妊娠初期双相情感障碍患病率与未妊娠人群相似，仅比未妊娠人群高 4%（Sharma et al, 2012）。据估计，约每 1000 名孕妇中就有 2 名患有慢性精神分裂症，而既往患有双相情感障碍的妇女患病率也大致相同。这些妇女可能接触过二级精神科服务（Wilson et al, 1996）。

越来越多既往患有精神和情感障碍的妇女在妊娠期间或妊娠后病情会复发。据估计，每 1000 个活产婴儿中有 2 个的母亲属于这一类（Wilson et al, 1996）。

建议和护理

• 尽早转诊到专业围生期精神卫生服务中心。

• 如果患有双相情感障碍的女性意外妊娠，应停止服用预防性药物锂，提供抗精神病药物。

• 如果患有双相情感障碍的孕妇服用抗精神

病药物后病情稳定，并且若不服药可能复发，她应该继续服用抗精神病药物，并监测体重和血糖。

• 如果孕妇没有服药且出现急性躁狂，需要考虑药物治疗。剂量应尽量控制在低水平，并仔细监控。

• 如果双相情感障碍孕妇出现中度至重度抑郁症状，应考虑心理行为治疗。

• 对严重抑郁症状采用联合用药和结构化心理治疗。

• 应采用多学科方法来管理复杂的症状、治疗方案，可取得最佳效果。

• 胎儿医学、产科服务和新生儿医学应参与胎儿筛查和婴儿出生后的管理。

（六）精神分裂症

目前还没有关于育龄妇女精神分裂症患病率的数据。一般数据显示，每100人中就有1人患病。它对男性和女性的影响是一样的，在城市地区和一些少数民族地区似乎更为常见。精神分裂症在15岁之前很少见，但在15岁之后的任何时候都有可能发生，通常在15～35岁。据估计，每1000名妊娠妇女中就有2名患有慢性精神分裂症。精神分裂症的特征是幻觉、幻听、妄想、丧失洞察力和抑郁。自杀在精神分裂症患者中很常见。

建议和护理

• 尽早转诊到专业围生期精神卫生服务中心。

• 使用详细的计划（SIGN，2012）。

• 计划妊娠或已妊娠的精神分裂症患者应根据《精神分裂症临床指南》（NICE CG 178，2014b）进行治疗。

• 如果女性正在服用非典型抗精神病药物，应考虑改用低剂量的抗精神病药物。

• 如果母乳喂养，则应根据精神分裂症相关临床指南进行治疗，但应告知接受药物治疗的妇女，她们的婴儿可能在药物治疗后几个月出现锥体外系症状。

• 应该使用多专业的方法来管理这些复杂的症状、治疗方案，并取得最佳效果。

• 胎儿医学、产科服务和新生儿医学应参与胎儿筛查和婴儿出生后的管理。

• 可能需要儿童保护和社会服务支持来支持养育子女。

（七）自残（NICE CG113，2014c）

自残，又称自伤，是一种常见的行为，年轻女性比男性更常见；在14～16岁的青少年中，有多达10%的人曾自残。在年轻的少数民族妇女和其他受歧视群体中普遍存在。自残是一种应对极端情绪困扰的方式，而且表现得非常隐秘。自残的表现包括割伤、凿伤、烧伤、抓伤、清洗、饮食失调和拔头发。

建议和护理

• 转介到专业心理健康服务中心。

• 自我伤害类型的识别和自我伤害行为当前频率的风险评估。

• 在妊娠期间提供支持。

• 如果自残升级，考虑儿童保护和社会服务支持。

（八）饮食失调

疾病的特征是害怕肥胖和对食物失去控制，这最终会对个人健康造成有害影响。女性患厌食症或暴食症的概率是男性的10倍。据估计，每150名女孩中就有1人患病。患有神经性贪食症的女性容易意外妊娠，一部分原因是呕吐降低了口服避孕药的有效性。饮食失调的影响如下：

• 胃容量减少。

• 疲劳、虚弱和体温变化。

• 新陈代谢减慢。

• 便秘。

• 身高发育不良。

• 骨骼脆弱（容易骨折）。

• 不孕。

• 肝脏损伤。

• 牙齿问题，尤其是贪食症。

• 脱发。

• 死亡——神经性厌食症是所有心理疾病中死亡率最高的。

建议和护理

• 患有神经性厌食症的女性，如果她计划妊娠或计划外妊娠或正在母乳喂养，应参照相关指南进行治疗（NICE CG 9，2004）。

• 如果正在服用神经性厌食症药物的女性计

划妊娠或已妊娠，医疗专业人员应考虑逐步停止用药。

- 应考虑转介给专家进行后续治疗。
- 应在妊娠期提供助产支持和饮食教育。
- 如果体重指数低于 19kg/m²，请咨询产科医师。
- 推荐营养学家或营养师参与治疗。

（九）毒品滥用

自从全球社会毒品消费增长和药物滥用的发生，人们的总体心理健康受到了日益明显的损害。双相情感障碍和人格障碍等精神疾病的诊断越来越多；理论表明，吸毒是主要原因之一，因此，这一因素将增加妊娠期间出现精神疾病的妇女数（NICE，CG110，2010）。

有充分的证据表明，在产后时期，所有妇女产后患精神疾病的风险增加，对于已经被诊断患有严重精神疾病的妇女，复发率明显更高，因此，她们将需要专家服务（Lewis，2007）。

建议和护理

- 初次"预约"应评估、记录、询问所有药物和酒精的使用情况。
- 如果有非法药物使用，请咨询专业的药物和酒精戒瘾机构。
- 参考社会服务并考虑儿童保护支助方案。
- 和多学科团队保持密切联系。
- 如果药物使用得到控制，应与团队共享分娩护理计划和产后即时护理。
- 如果药物使用不受控制并被停用，则应启动儿童保护计划，需要观察新生儿戒断综合征。
- 不一定放弃母乳喂养，它可能是管理新生儿戒断计划的最佳方式。

这些情况并非排他性的，构成了妇女妊娠时可能出现的一系列问题。助产士必须认识到这些问题，并对妇女目前的心理健康状况进行风险评估，并向适当的卫生专业人员咨询。助产士必须继续在多学科小组内工作，同时继续向妇女提供支持和指导，以便她在整个分娩经历中得到正常的助产士护理。

反思活动 69.2

当一个双相情感障碍的妇女，在妊娠早期预约产前诊所时，你会作何反应。

九、分娩过程中的恐惧和创伤

一些妇女认为分娩是一种令人满足的经历，但对另一些人来说，这是她们一生中最痛苦的经历（Niven，1992）。对分娩的期望和分娩的不可预测性可能会引起妇女的焦虑，在某些情况下还会导致极度的痛苦。在大多数情况下，恐惧是正常的，然而，如果担心是耗费体力精力的，而女人被这些情绪压倒，她更有可能经历高度的疼痛和不适。据估计，目前对分娩感到恐惧的女性比例为 24%～31%，而未生产的妇女的比例更高（Toohill et al，2014；Storkse et al，2012）。

对于那些长期害怕医院和相关操作（如针头恐惧症）的妇女来说，分娩和生产可能更加困难。在这种情况下，助产士理解并帮助妇女围绕焦虑制订护理计划以避免进一步的创伤是很重要的。

经历过创伤性生活事件的女性更容易出现控制和疼痛方面的问题，如儿童时期遭受虐待的妇女、强奸／性虐待的幸存者，以及经历过暴力关系的妇女（Gutteridge，2001，2009）。

那些声称对分娩的某些方面感到担心或害怕的妇女与那些对妊娠和分娩有病态恐惧的妇女之间有着显著的差异，这种症状称为"婴儿出生恐惧症"。2000年，Hofberg 和 Brockington 在 2000 年首次记录了"婴儿出生恐惧症"，他们发现这些妇女具有下列共同特征：

- 恐惧源自青春期。
- 避孕，包括绝育，用于避免／推迟妊娠。
- 避免孕妇或与妊娠有关的情况。
- 继发性"婴儿出生恐惧症"是由于前次不满意的或创伤性生产造成的。
- 在妊娠期间可能感到抑郁和焦虑。
- 异常分娩。

越来越多的人意识到，出生前后的不好经历会严重影响女性的心理和精神健康（Storksen et al，2012；Laing，2001；Pantlen et al，2001）。据报道，妇女在回忆她们的分娩经历时会经历恐惧、无助和失控。一项研究发现，有过不良分娩经历的女性很可能会出现创伤后应激障碍相关的创伤症状（Creedy et al，2000），而且被描述为"遭受创伤和威胁经历后的极度心理痛苦"（Lyons，

1998）。

助产士的角色

应详细记录所有妇女的病史并查明与先前存在的心理健康问题和心理障碍有关的风险。通过使用英国国家健康与照顾研究院（2014a）推荐的问题，可以监测妊娠期的情绪和焦虑水平。应与该名妇女进行讨论，确定她所关心的问题的根源，并为她制订一项她能接受的分娩计划。这必须传达给产科团队，并清楚地记录下来，这样当妇女入院时，就能得到全面照料（Bloom，2002）。如果妇女同意或拒绝治疗应由助产士介入，并应寻求适当的法律咨询（参见第 9 章）。助产士首要目标应该始终是为妇女的最大利益而行动，并在必要时作为妇女的代言人。

分娩期间的支持至关重要，可以是妇女的分娩伴侣，但也应包括持续的助产士的建议和支持。那些在分娩过程中暴露出对某些操作的恐惧的妇女，助产士应该有明确的计划来帮助被照顾者，并减轻妇女的焦虑。

在整个分娩过程中，妇女要了解并被告知情况，助产士在任何操作之前，都应该征求她的同意。分娩后，重要的是要考虑到产妇对事件的反应，以及观察和记录的任何迹象。一般不鼓励在"艰难"分娩后进行产后汇报（NICE，2014a）。然而，越来越多的人认为，妇女将受益于产后汇报，可减少许多妇女在妊娠和分娩后所患的心理疾病（Lavender et al，1998；Pantlen et al，2001）。

如果女性的反应和焦虑很严重，她应该被转到专业的精神服务机构进行评估和治疗。助产士在康复期间要与其他卫生专业人员一起工作，帮助妇女和她的婴儿（Tuohy et al，2008）。

> **反思活动 69.3**
>
> 一名 39 岁的初产妇在妊娠 38 周时因怀疑胎膜早破进入产房。她得到了伴侣和助产士的帮助，但看起来很激动。助产士进行正常的体格检查，然后，她被询问是否同意进行内镜检查，以确定是否可以看到液体。这名妇女立即拒绝了，并说她希望离开，因为她计划在家分娩。
>
> 你会如何处理这种情况？她的焦虑和行为的可能原因是什么？

十、产后

据报道，妇女产后抑郁发生率为 10% ～ 15%（Cox et al，1993；Kumar et al，1984）。但在实际中，许多助产士和妇女报告的发病率更高。产后抑郁症的实际病因尚不清楚，但被认为是多因素的，包括生物、心理和社会因素。生物学因素包括遗传等问题（Stein et al，1989）、胎次和产妇年龄、产褥早期发生的激素变化，以及婴儿的外貌和行为。如果婴儿死亡或有先天性畸形，特别是之前没有诊断时，母亲可能会经历反应性抑郁症。心理因素可能包括妇女早年与父母的关系、个性特点、对胎儿性别的要求等（Raphael-Leff，2005；Cox，1986）。在个性上表现出焦虑或强迫性特征，或表现出控制欲和顺从的妇女，患上产后抑郁症的风险更大。这些母亲还常常觉得她们不爱或不能爱她们的孩子，这是一种无法体验爱或快乐的痛苦感觉。

（一）检测和诊断

在许多情况下，该妇女及其家人以前的精神病史已被发现是一个危险因素。迄今为止的流行病学研究一致认为，心理社会因素是主要病因（Murray et al，1997）。一直以来，人们发现压力性生活事件的发生，以及缺乏来自家庭、伴侣或朋友的个人支持会增加产后抑郁症的风险（Levy et al，1994；Stein et al，1989）。

助产士在产前就应该评估产妇情绪变化和对为人父母的适应能力。助产士的信息往往是发现问题的第一步。有一些工具可以帮助助产士确认是否存在抑郁和焦虑症状，可以用来确认相关危险因素。在每次对产妇进行访视时使用 NICE（2014a）推荐的评估表格，如果助产士对自己使用其他评估工具的技能有信心，可以使用其他常用的评估工具。

（二）爱丁堡产后抑郁量表

爱丁堡产后抑郁量表（EDPS）被开发用于产后抑郁症的诊断（Cox et al，1994）。这是一种简单的自评量表，包括 10 项内容，用于产后 6 周左右，但也可用于其他时间，包括高危妇女的产前评估（Clement，1995）。每个项目的得分根据严重程度从 0 到 3 分不等，项目得分的总和为总分。

总分在 12 分以上的妇女很可能患有抑郁症。然后应提供进一步评估和治疗的转诊。助产士的责任是发现症状，并使妇女及早治疗。

由于在其他文化中发现产后抑郁比较困难，还开发了升级版 EPDS，这在迄今为止的试验中被证明是成功的（Clifford et al，1999）。

如果助产士接受培训，根据妇女对症状的描述，提供循证的产后建议和支持，产后抑郁症的发病率可以降低（MacArthur et al，2002）。有产后抑郁症风险的妇女在产后需要助产士特别密切的观察。

（三）7 项广泛性焦虑量表（GAD-7）

这种筛选工具是一种简单的自评量表，在医疗机构中广泛使用。它是由 Spitzer 等于 2006 年开发的，在检测焦虑情绪变化方面简单有效。

（四）患者健康问卷（PHQ-9）

该筛查工具主要用于检测广泛性抑郁症，灵敏度达 90% 以上，使用方便。许多初级保健医师使用这种评估工具检测抑郁症。

（五）分娩期望 / 经验问卷（W-DEQ）

这个工具是 Wijma 在 1998 年开发的，用于识别那些表示害怕分娩的妇女。以前，很难发现这些妇女，更具体地说，很难评估她们分娩的恐惧程度；然而，这个问卷经过研究和试验后得到了验证。W-DEQ 在意大利、英国和澳大利亚妇女中进行的试验也证实了它的信效度。

（六）产后状况

1. 分娩时的情绪变化　妊娠是妇女情绪不稳定的时期。妊娠早期和产后激素水平的变化让人情绪起伏。然而，某种程度的情绪不稳定是正常的，应该向妇女及其家属解释。通常这种情况进行相关治疗可以得到解决。

建议和护理：
- 确保充足的休息和良好的营养。
- 通过家人和朋友或外部措施（如家庭支持工作部或其他新的支持团体）来获得帮助和支持。
- 寻求来自父母教育、国家分娩信托基金和当地妇女支持团体的产前帮助。
- 提供关于女性区域内不同服务和支持网络

的信息。

2. 产后"抑郁"或"婴儿恐惧症"　区分产后正常的情绪和情绪变化是很重要的，这被称为"婴儿恐惧症"，这是一个充满泪水和情绪不稳定的时期。这种转变持续几天，影响到 50% ～ 80% 以上的女性，特别是初产妇（Romito，1989）。这种情况通常出现在产后 2 ～ 4 天，症状包括流泪、易怒、情绪不稳定、头痛、疲倦和过度敏感（Hannah et al，1992）。妇女有机会谈论她的感觉和身体（如乳房不适）会缓解她的症状。在大多数情况下，这种情况是可以自愈的，但研究发现，有这种状况的妇女更有可能继续发展为产后抑郁症（Beck et al，1992；O'Hara et al，1988；O'Hara et al，1991）。

建议和护理：
- 休息和寻求他人的帮助。
- 通常不需要治疗，只需要安慰和支持。
- 与其他新妈妈见面通常很有帮助。
- 区分短暂的情绪变化和产后精神病的临床症状。

3. 产后抑郁症　产后抑郁症是产后一年内任何轻至中度的严重的非精神病性抑郁症。患病率为 10% ～ 28%，对各个民族、文化，不同经济社会地位的妇女都有影响。对高达 75% 的妇女来说，她们的抑郁开始于产前，而且没有被发现。产后抑郁的原因包括既往有精神病史和妊娠期心理障碍，伙伴关系不良或缺乏，缺乏社会支持，父母对自己养育的看法，可能缺乏父母的榜样作用，产前父母的压力，失业等压力，意外妊娠或延迟妊娠，如试管婴儿（参见第 28 章），母乳喂养困难，父亲抑郁，有两个以上的孩子都会导致疾病发生（SIGN，2012）。

产后抑郁症的特征是情绪低落、睡眠质量差、食欲不振、流泪、焦虑、失败感、内疚、羞耻感和孤独感。最常出现在产后 4 ～ 6 周（Cox et al，1993）。早期识别对于有效的干预和降低发病率至关重要（Hatloy，2013）。如果及早发现，治疗和预后效果良好。

建议和护理：
- 治疗包括药物治疗，如抗抑郁药，取决于症状和其他药物。
- 其他形式的心理治疗，如认知行为治疗、人际心理治疗、自我调整和在妇女家中的非指导性咨询。

- 锻炼和其他积极的自我培养方式，如瑜伽和放松，也有帮助。

- 如果病情严重，危及产妇和宝宝，可能需要社会服务干预和儿童保护。

（七）创伤后应激障碍

创伤后应激障碍（PTSD）是一种创伤事件后作为受害者或目击者(真实或感知的)的一种调整、焦虑或分离性障碍。虽然创伤后应激障碍在普通人群中会产生持久影响，但对产妇来说，分娩是否会引发应急障碍还有待于进一步验证。

虽然分娩被称为正常的生活事件，但是不同的妇女看法不同。一些可能引发创伤后应激障碍的因素如下：

- 阴道检查。
- 导管插入。
- 产钳或抬头吸引助产。
- 剖宫产分娩。
- 母婴分离——婴儿被带到 NICU。
- 母乳喂养。
- 不友善或缺乏同情心的看护者。

分娩过程中经历的创伤有许多致病因素，这些因素对女性个体来说是完全感性的；然而，Kendall-Tackett 等（1993）的研究发现，这些因素会加剧妇女的不良反应。

- 身体创伤：会阴切开术或其他侵入性手术可能导致身体创伤，因此，妇女的感觉可能是肢体残缺的感觉。

- 耻辱感：由于分娩的经历，妇女感到自己有某种缺陷或标记——可能是某种瘢痕或留置导管。

- 背叛：妇女觉得自己被与分娩有关的卫生专业人员漠视或虐待。

- 无能为力：产妇对缺乏控制或失去控制的感觉，这往往是与分娩有关的创伤的核心。

《精神和行为障碍类别目录(ICD-10)》(WHO，1992) 规定，创伤症状应包括通过闪现和（或）噩梦不断重现情景。个体患者也可能过度警惕，经历身体和情感上的"麻木"，避免触发可能引起痛苦的诱因是很常见的。症状通常在 6～12 周后变得明显，并可能持续数年，如果没有被发现和

治疗，会出现抑郁症和自杀企图。

建议和护理

- 产后早期识别症状和行为。
- 允许女性谈论她的分娩经历。
- 如果症状具有侵入性和限制性，请咨询专家。
- 信息支持——分娩创伤协会，当地支持团体。
- 提供持续的多学科支持。
- 如果病情严重，危及自身和宝宝，可能需要社会服务干预和儿童保护。

（八）产后精神病

产后精神病被认为是围生期一种严重的精神疾病，一直影响着 2‰ 的女性。这是一种精神疾病，需要立即进行精神干预和专家介入。"婴儿抑郁症"严重发作可能导致产后抑郁，如果不治疗，抑郁症可能发展成重度抑郁精神病（Cox，1986）。

该病的特征是起病迅速(通常在产后 1 周内)、幻觉、情绪波动、与现实失去联系、侵入性思维和丧失情绪控制（Kendall et al，1987）。

对产后精神病发生的一种解释是此时类固醇激素水平的主要变化，尤其是雌激素水平的下降（Wieck，1989）。据认为，高危患者会出现中枢 D2 受体的超敏反应，可能与雌激素水平下降对多巴胺系统的影响有关。另一种理论认为这种情况与分娩后孕激素水平的下降有关（Dalton，1985）。

心理社会因素和医疗因素也被认为是产后精神病可能的病因。高危人群包括：

- 一级和二级亲属有产后精神病病史。
- 有严重产科问题的初产妇，包括剖宫产。
- 来自较高社会经济阶层的女性。
- 第一个孩子出生时妇女超过平均年龄，已婚，从结婚到生第一个孩子的时间间隔相对较长。
- 在孩子出生前不久或之后经历过重大生活事件的人，如失去亲人。

建议和护理

- 产前风险评估至关重要；任何有围生期精神疾病家族史的人患病的风险都会增加。

- 自杀和杀害婴儿的风险很高，因此谨慎及时的应对措施是治疗成功的关键。

- 需要排除器质性疾病，如败血症（可能导致女性发热和昏迷）。
- 转介到专业围生期心理健康服务中心立即评估（确诊后 4 小时内）。
- 治疗包括药物治疗，和婴儿一起到专业的母亲和婴儿服务机构住院治疗，有时进行电休克治疗，尽管现在很少。
- 预后一般良好，完全康复；再妊娠时复发风险增加。
- 如果疾病严重并对自我和婴儿造成危险，可能需要社会服务干预和儿童保护转介。
- 出院后，可能需要持续的专家服务支持，以监测健康状况。

反思活动 69.4

1 名产后 14 天的妇女到你的诊所就诊；她于 3 天前出院。这名妇女在第二产程因胎儿窘迫进行了胎头吸引术，婴儿需要进行复苏抢救。产后短暂的住院后，妇女和婴儿都出院回家接受社区护理。她回到丈夫身边，她丈夫是一名巡警，工作时间很长，6 个月前丈夫升职后这对夫妇搬到了这个地区。这个女人泪流满面，显然很痛苦；她告诉你她无法应付，担心她孩子的哺乳。

你现在的想法是什么？你对这个女人和她的孩子有什么计划？

十一、妊娠期和哺乳期用药

为了将危害胎儿或婴儿的风险降到最低，对备孕、孕妇或哺乳的妇女开具所有药物处方都要慎重。因此，非药物治疗，特别是心理治疗的阈值可能低于 NICE 关于《精神障碍的临床指南》中规定的临界值，如果要使治疗受益，应确保及时获得治疗。

妊娠或哺乳期精神障碍妇女的治疗方案应包括：

- 评估症状复发或恶化的风险，以及妇女处理未经治疗或亚阈值症状的能力。
- 了解前几次发作的严重程度，对治疗的反应，以及妇女的用药习惯。
- 妊娠后停用已知致畸风险的药物的可能性已被证实，但可能无法消除畸形的风险。

- 突然停止用药的风险是显而易见的。
- 由于未经治疗的精神障碍对妇女和（或）胎儿或婴儿有潜在影响，需要及时治疗。
- 妊娠期和产后药物治疗相关的伤害风险增加，包括过量用药的风险。
- 如果妇女愿意，可以选择母乳喂养的治疗方法，而不是建议她不要进行母乳喂养。

当为备孕、孕妇或哺乳期的精神障碍妇女开处方药时，处方医师应：

- 为妇女、胎儿或婴儿选择风险较低的药物。
- 从最低有效剂量开始，并缓慢增加；这在可能与剂量有关的风险方面尤其重要。
- 使用单一疗法优于联合药物治疗。
- 考虑对早产儿、低出生体重儿或患病婴儿采取其他预防措施。

停止为精神疾病患者开任何药物的决定必须由医师作出，最好是围生期精神科医师；妇女的风险可能超过腹中胎儿。若急性戒断和迅速恶化可能会带来悲惨的后果（NICE，2014）。

十二、协调产科护理

在过去 10 年中，人们对妇女生育期间的心理健康有了更多的认识和关注；这在很大程度上是由于认识到它不仅有害于妇女及其家庭，而且造成了广泛的社会影响。健康助产士等工作岗位已经形成，这些从业人员可以作为团队的专业知识来源，并为女性及其家庭提供额外支持（Maternal Mental Health Alliance et al，2014）。在产后患有精神疾病的女性，在她们预期的时间重返工作岗位的可能性更小，并且不太可能进行持续的药物和治疗性干预（Tsivos et al，2015）。在研究低收入国家时，围生期精神健康疾病的影响似乎对妇女和她的婴儿以及她的家庭都造成了更严重的后果（Lund et al，2010）。

其他研究表明，抑郁的女性在照顾婴儿时会产生更深远的影响，这可能导致：

- 母婴失调。
- 婴儿认知发育迟缓。
- 婴儿语言发育迟缓。
- 婴儿营养不良。
- 心理社会功能较差。

虽然这些决定因素很重要，但重要的是要了

解这些异常可能发生在哪里。例如，如果一个妇女生活在一个低收入国家，她自身营养不良，而且她对婴儿护理的知识有限，那么她的婴儿很可能会面临更高的生长发育迟缓的风险。

Gerhardt 在《为什么爱很重要》一书中，概述了如果女人的情绪低沉，那么她和孩子的互动就会很少。她进一步描述说，与宝宝的需求和情绪不协调的女性会促进皮质醇的产生，长时间会导致宝宝在成年后应对压力的能力下降（Gerhardt，2015）。

围生期精神疾病的后果是显而易见的，因此，国家必须提供协调、全面的服务和干预措施。NICE 建议为围生期精神卫生服务建立临床网络，由保健专业人员、专员、管理人员、服务用户和护理人员组成协调委员会（NICE，2014a）。

这些组织应在每个地区提供多学科的专业围生期服务，为产妇服务，为其他精神卫生服务及社区服务提供直接服务、咨询和建议；在发病率高的地区，这些服务可由单独的围生期专家小组提供，以便获得有关妊娠和哺乳期间服用精神药物的风险和益处的专家意见。

在现有精神卫生问题的所有级别上，都应该为服务制定明确的转诊和管理协议，以确保有效地为服务使用者传递信息和提供持续的护理，并为所涉及的专业团体规定工作内容和角色。

为了这些建议在未来施行，NICE 发布相关标准，以帮助医院和社区建立服务和相关护理途径。对助产士来说，与所有服务提供者合作，使妇女及其婴儿获得高质量护理，减少围生期心理健康影响，这一点至关重要。

十三、结论

必须谨慎地照顾所有妇女，并鼓励她们以舒适的方式说出自己的感受。她们应该了解，医务人员对她们不会有任何偏见，也不会披露以前的精神疾病史。助产士必须提供足够的帮助，以确保妇女得到符合其需要的照顾。助产士应越来越认识到自我的价值。助产士照顾有严重情绪障碍的妇女时可以向医师寻求多方面帮助。

有关部门应鼓励助产士与其助产士主管讨论任何有困惑的问题，只有在助产士自身情绪良好时，她们才能提供以妇女为中心的全面护理（参见第 12 章）。雇主必须认识到助产士在照顾有严重精神问题的妇女时可能面临相关压力，他们应理解助产士并提供足够的支持来帮助他们进行治疗（Hammett，1997）。

要点

- 助产士在妇女妊娠和分娩期间评估和监测其心理健康是很重要的。
- 心理健康问题可能在妊娠和分娩的生理和社会心理影响之前、期间或之后出现。
- 助产士可以在妇女遇到轻微或严重的心理健康问题时提供支持和帮助。
- 协作工作和有效的转诊对于患有心理健康疾病的妇女及其家庭至关重要。
- 助产士需要意识到妇女的心理健康问题对家庭和社会可产生广泛持久的影响。

（翻译：张媛媛　审校：瞿巾帼）

第70章

助产专业的未来

Gail Johnson，Sue Macdonald

学习目标

通过阅读本章，你将能够：

- 对助产士未来的发展有所思考，能够适应不断改变的社会环境，有自信且有能力为产妇和她们的胎儿提供最好的助产服务。
- 在提供助产服务时能够综合地运用现有资源，保证助产服务需要的知识、技能和实践能够适应社会文化和政策的环境的改变，保持动态的发展。
- 对助产服务的质量改进和保障体系保持高度的关注，以保证助产服务的安全性和有效性，满足产妇和她们的胎儿及家庭需要。
- 认识到助产士对促进全球妇女及其家庭的健康，提高全民健康素质方面所起的重要作用。
- 认识到在健康服务体系的多专家团队中，助产士应当如何有效地与其他健康服务人员合作沟通，保证助产服务的有效性和自主性。
- 从自己的角度来思考助产士的现状与未来发展。

一、引言

助产专业的发展经过了上千年的历史。在知识、技能和专业操作和专业定义方面都有了很多变化。21世纪助产士的专业角色的重要性是1902年助产士运动时所没有预想到的。但是。助产服务的核心理念仍然保持不变，即为产妇提供从妊娠期、分娩期和围生期的连续性服务，保证安全的分娩，帮助产妇顺利地过渡到母亲的角色。最

基本的概念是，助产学必须包含助产研究，助产教育和管理，以及助产临床实践，它们都对助产专业的发展有重要的作用，保证能够为产妇和他们的胎儿及家庭提供恰当的服务。

从本书第14版出版以来，内容涵盖了大量的科学研究结果，相关的专业实践指南和政策法规，有关助产服务的结果报告。这些都对助产和母婴服务起了重要的影响，有些研究报告的结果对目前的专业服务提出了不同的观点，对目前的专业服务提出了质疑，并指出大部分产妇和他们的家庭，对他们接受的助产服务表示满意（House of Commons Committee of Public Accounts，2014；CQC，2015），认为从助产士那里得到了正确的信息和支持关怀（Redshaw et al，2007，2015）。

Francis在2013年关于mid staffordshire医院的调查报告，为NHS中的母婴服务提供了重要的信息。调查结果发现，现有的健康服务体系更多的是以系统自身为中心的，而不是以产妇和患者为中心的。整个系统中的领导不力，患者对医院的服务结果表示不满，发生了许多本来可以避免的死亡案例。另外一个在Morecambe Bay医院（Kirkup，2015）进行的专门针对母婴服务质量的调查报告，结果同样不容乐观，系统内各专业人员之间的不协调，系统性的崩溃，导致了大量可以避免的孕产妇和胎儿死亡。这些令人沮丧的报告和服务质量差的调查结果表明，助产服务质量需要继续不断的改进。需要定期对相关的专业政策和它们的影响进行评估，明确是否是沿着正确的方向在发展。其他的研究也指出，由于缺少关注，

或者没有在提供相应的助产服务时（包括产后的服务）给予足够的时间，这都影响到服务质量（Bhavnani et al, 2010；Redshaw et al, 2015）。很显然，助产服务需要具有更大的灵活性，更强的适应能力，提供开放、容易获得、诚信和安全的、有证据的和富有同理心的高质量助产服务，更加关注以产妇和她的胎儿、新生儿本身为中心的服务模式。

本章强调了助产服务的复杂性和挑战（图70.1）。21 世纪的助产专业需要与社会各个方面多层次沟通联合，增加助产专业与其他专业间的联合，共同面对越来越富有知识的产妇和他们的家人，满足她们对服务提出的更高的期望。另外，国际国内政策环境的不断变化，导致人群特征的复杂化，以及对服务需求的多样性，这都对助产服务提出了更高的要求。本章将讨论助产专业在21 世纪将面临的挑战，以及如何保持助产专业的角色和任务。

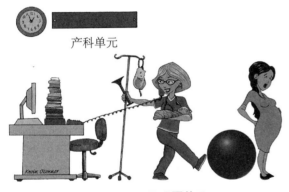

图 70-1　母婴照顾单元

二、未来发展

助产专业的未来发展，万变不离其宗，是提供以产妇和她们的胎儿、新生儿及其家庭为核心的助产服务 [National Maternity Review, NHSE (England), 2016；Lancet Series, 2014；Renfrew et al, 2014]。产妇的真正需要是在不断改变的和富有挑战性的。产妇本身如何看待助产的服务，如果他们感到支持力度不足，他们会对服务提出不满，这将影响到她们顺利地过渡到母亲角色（Bhavnani et al, 2010；CQC, 2015）。

然而，面对许多的研究报告，有关产科服务能力的减弱，服务规则的改变，督导监察制度的更改等，助产士在目前和将来都需要更多的知识储备，使其富有竞争力，富有自信心和能够在一个合作的团队中称职的工作，非常重要的是，一定要具有极强的适应能力（Hunter et al, 2014）。

如果助产士想让自身的角色能够被正确的认知，她们首先应该清楚她们的角色是什么，以及助产专业的服务领域。在一个多中心多专业合作完成的服务体系中，要实现共同承担责任，必然有明确的临床路径指引和明确的角色责任分工，让不同的专业角色能够正确的发挥作用。理想的情况下，产妇自己应当能够做出正确的选择，明确什么是最好的实践，和谁能够建立最良好的关系。最重要的因素是要保证良好的沟通交流的渠道，使系统内所有的健康服务者保持良好的沟通。大多数的案例都显示了，助产士是提供孕产期连续性服务的最好角色。

面对产妇及家人对健康服务需求的不断增加和日益复杂，以及社会和公共的对于助产服务期待值的变化，助产专业需要扩展自身服务领域，与公共卫生管理、健康服务各领域合作来满足日益增长的社会需求，和经济环境的变化需要（DH/PHE, 2013；DH/PHE/RCM/NHSE, 2016），提供新的富有效率的同质化的助产健康服务，提供更多的帮助与支持。

在已经建立了良好助产服务体系的国家，产妇将有良好的机会更好的分娩，以及得到适合的服务。在还没有建立完善的助产服务体系的国家，其奋斗的目标就是要建立和完善助产服务体系。正如大量研究和证据提供的信息，在具备了完善的助产教育和助产服务规则的服务体系中，孕产妇及胎儿、新生儿的患病率和病死率就更低。必须为全世界范围内的孕产妇提供足够的受过良好正规助产教育的助产士，让产妇及家人能够接受高质量的助产服务，这是降低孕产妇围生期患病率和死亡率的有效手段，这就是我们奋斗的目标（WHO, 2014）。

（一）临床照护

本书对于助产士在临床助产实践中的层次和范畴进行了详细的描述。新的技术，服务形式和更多可供选择的方法的不断涌现，意味着助产士需要适应在不同的工作场所和不断变化的股权持有者的网络环境中工作（不同的医疗费用给付形式，译者注）。产妇和他们的家人同样接受了更多的信息，更加明确哪些才是他们真正需要的，能够更加自信地提出自身的需求。对于那些缺乏自信的产妇，助产士应该提供可获得性的、公平诚信的信息，鼓励他们主动参与自己分娩过程中的决策，有足够的知识支持，能够做出正确的知情同意选择。

助产服务与社会的变化是互相平衡的，世界各国联系越来越紧密，越来越多的非英国籍的妇女来到英国接受助产服务。非英国籍的产妇来接受英国的助产服务是有一定难度的，她们可能会感觉到无能为力，与世隔绝和更强的脆弱感。对于这些产妇，助产士应该保证她们的心声能够被听到，她们特殊的愿望和需要能够得到尊重和满足。

未来的助产士将会发现，他们将在不同的工作场合提供助产服务，在提供急诊的综合医院中，或以助产士为主导的分娩中心、社区服务中心，以及在产妇的家庭中提供服务。随着妇女社会地位的改变，她们可能需要更多类型的服务来达到更高的生活要求，如更多在夜间的和周末的服务，产妇还可以通过不同的媒介形式获得信息，包括视频、邮件和短信的服务。这就需要助产士具备更加快速的反应能力，更加富有自信和竞争力，从而满足产妇能够通过接触到不同的媒介获得信息支持。已有明确的证据支持助产士要学会应用不同的媒体形式，如应用"宝宝树"类的APP，为产妇及其家人提供服务。

让产妇和家人能够有信心、有能力做出自己的正确的选择，是服务的重要内容。最近的文献回顾分析指出，助产服务是多样化的。在英国，妇女接受的母婴健康服务是多样性的，但是报告指出，助产士在母婴健康服务中起了决定性的作用（CQC，2015；Jomeen et al，2013）。产妇的意见在整个妊娠期，分娩期和产后各个时期，应该及时给予关注。提供一个安全的没有伤害的医疗大环境，并能够及时提供紧急情况下的援助。在很多服务领域，提供了更加用户友好型的环境和装饰，这同时要考虑到人力资源的成本和其他资源的提供，以保证一个更加温馨的服务环境（专栏70.1）。

专栏70.1　助产实践的环境

- 提供没有偏见的、公平的、详细的信息以满足个体的需要
- 有充足的时间和人力资源来提供恰当的、适合的检查，有足够的时间来讨论并做出合适的决定
- 与产妇和她的家人充分地沟通交流，保证能够做到充分的知情同意，做出自己的选择
- 与产妇合作共同创造正向的分娩经历，获得更好的分娩经历，不管情况是否复杂多变（RCM Better Births Initiative，2016）
- 产妇和工作人员都能够很容易地获取信息和证据
- 多学科团队中保持直接的良好的沟通和转诊渠道
- 有获得急诊救护的恰当途径，得到医疗救助和其他的必要的措施
- 有针对所有助产士的领导力的发展计划，满足产妇个体化的照顾需求
- 针对助产士的教育和培训项目，促进其知识和技能的提高，使其能够自主的工作，并在需要的时候及时联系其他工作人员（NMC，2015）

（二）与妇女合作

20世纪60年代到70年代，分娩从家庭转移到医院内，从而使分娩的权利由产妇自己为主体转变为更多地依赖于专业医务人员。越来越医疗程序化的分娩使产妇处于一个被动的顾客的角色。21世纪的产妇期待自己能够主宰自己的分娩过程，作分娩的主体，能够有更多的自主选择权。英国NHSE 2016母婴健康报告清楚地指出，助产服务的连续性是关键的因素，这是有大量的研究和证据支持的（Sandall et al，2016；Renfrew et al，2014；Devane et al，2010）。这个报告不仅是对"分娩的改变"（DH，1993）及重新修订，更重要的是，报告提出了母婴的服务从安全的没有伤害性，转变到更符合产妇个体化的需要，产妇拥有更多权利，能够对自身的助产服务提出正确的要求。

产妇需要清楚的、公正的、没有欺骗性的专

业建议。用简单明了的非专业性的语言，这些观点不是医务人员的观点，而是产妇个体化的需求。这并不是一项容易的工作。因为每一个专业人员都会有自己的观点和倾向。这需要克服自身专业的观点和偏见。Darzi 的研究报告指出（DH，2007b），专业人员必须提供个体化的服务，同时让产妇和家人有更多的自主性和选择权。

与产妇和他们自己的组织建立良好的关系，如母婴质量改进联盟（AIMS）和国家生育咨询顾问（NCT），以及基层的妇女互助组织，有利于更好地满足产妇的需求。

由合格的高质量的助产士参加的分娩服务，能够降低孕产妇的死亡率和病死率，保护母儿健康（WHO，2014；挽救儿童，2015）。21 世纪的目标是，要在全球范围内建立完善的助产专业教育培训和助产士执业注册系统。需要预先有所准备的是，如果培训合格的助产费用昂贵，会让目前的健康服务提供者和政策制定者感到压力，可能会寻求雇佣其他的工作人员，如育婴师、护士或其他辅助人员来从事那些本来应由专业人员提供的服务。

必须对助产服务有清楚的数据和明确的专业范畴，给产妇提供明确的信息，认识到助产士是在整个妊娠期和分娩过程中提供专业的连续性服务。助产士要明确自己的责任，是保证具备专业的知识技能，清楚的专业的服务界限，如何在专业的多专家团队中获得帮助，来保证安全的分娩。要完成这个目标，减少不安全的分娩，需要持续性的培训和终身的继续教育，包括不断的知识更新和对于正常分娩的认识。是时候改变行为和态度，不管多么微小的变化，都值得关注。

（三）连续性照护

传统意义上，在英格兰，助产士的被认为是提供妊娠期、分娩期服务最恰当的专业人员。这让他们成为这一服务领域中的专家。对于低危妊娠和有某些危险的产妇，帮助他们更好地过渡到母亲的角色。随着服务费用的上升和出生率的上升，以及助产士的短缺（RCM，2015a，b，c），已有一些其他类型的人员进入到这个行业来提供母婴服务，特别是在产后阶段。这里有两个重要的问题需要被关注，首先，这些任务和角色是不

是应当从助产服务的范畴中去除掉；其次，要保证提供此类服务的人员是恰当的。一个明显例子是，产后助产士服务的缺失，有人认为这是不重要的工作，助产士应该回应这一挑战，显示助产士在产后服务中的作用，这一角色对妇女和她的婴儿，以及助产士本身都很重要，对近期和远期都有深远的影响，

（四）一个多元化的社会

在 2013 年，约 26.5% 的英国籍的妇女选择在英国以外的地方分娩（ONS，2014）。世界性的经济危机，国内国际政策的不稳定性导致更多的家庭出国避难。英国的多元文化对母婴的服务提出了现实的挑战。那些母语不是英语的妇女，在英国可能在寻求助产服务时存在困难，或根本不接受她们。可能存在的种族歧视和对这些妇女真实的需求缺乏理解，可能导致有些产妇处于困难中。助产士应该保持文化的敏感性和竞争能力，能够为妇女提供多元的文化支持。在英国一些大城市，有很多其他国家来的产妇，如在伦敦有 310 万妇女是非英国籍的（NPI，2015）。在 2011 年的统计中（The Migration Observatory，2013），约有 100 种不同的语言在使用，同时，有大量的人群来自一些特殊的团体。当产妇处在一个庞大的特殊团体时，助产服务相对容易获得，但是如果是处于比较小的种族和团体，产妇通常会感觉被隔绝，没有被理解和没有接受恰当的支持。

但不可避免的是，因为不同的生活方式和社会家庭结构、经济状态和不同的文化背景，在我们的社会中同时存在，对于专业人员的适应能力和管理能力都提出了很高的要求。需要满足多元化的需求，保证公平的机会来提供高质量的服务（DH，2008）。

尽管旅行古已有之，但是在今天，旅行变得更加容易，能够穿越不同的国家。不同的人群和社会形态相互的融合。有些是如人所愿的，当然，有些是被迫的，如政治避难。这会导致一个紧急的情况。造成一个多元化的文化社会有不同的文化背景。对于因各种原因迁移的这些人，需要提供更高水平的医疗救助，可能需要语言的支持和其他多方面支持。第一个健康服务提供者及我们说的首诊负责人要注意评估他们自身的健康需要。助

产士很可能成为这些人群中孕产妇的首诊负责人（专栏70.2）。

专栏 70.2　需要特殊照顾的妇女

- 青少年和弱势群体妇女，缺乏支持的个体
- 准爸爸年纪很小
- 过继的孩子，接受不孕症治疗者
- 寻求在保健系统之外分娩的妇女，想自由分娩的产妇
- 有残疾人的家庭
- 难民
- 无家可归者
- 有非常规的生活方式的妇女，或被剥夺社会权利的人群
- 有精神心理问题的妇女
- 药物成瘾者，酒精成瘾者，吸烟人群
- 以非常规手段妊娠的妇女，或经过特殊复杂医疗手段妊娠的妇女

助产士在提供母婴服务时，要善于识别不同类型的人群，评估他们的危险和需求，从而满足更广泛的健康需要，助产士要有能力识别个体化的健康需求，克服语言障碍提供咨询服务，并采取恰当的行为。助产士在各种不同的健康服务提供者中承担了中介和枢纽的作用，来提供更加富有弹性和连续性的助产服务。

（五）管理

关于助产临床的管理及其结构在本书第4章有明确的阐释，助产士有责任决定自己的管理体系来满足产妇的需求，包括与产妇共同协商，做出有关他们自己需要接受的服务的决定和与其他人员的合作。共同制定有关母婴健康的政策性问题，明确每个人在服务中承担角色。特别重要的是，助产士应该在当地的助产服务中承担为国家层面有关母婴健康政策制定提供研究的证据。并在当地的助产实践中加以实施。例如，参与国家层面的多专家合作政策制定和沟通协商。在实施之前，在整个服务机构和社区中进行讨论。在英国，对于多中心多专业的合作有关的母婴健康国家政策的制定，由护士和助产管理协会（NMC）负责组织管理，在当地建立政策制度，设立教育标准并管理助产士的注册。另外，助产士的临床实践由

高级助产督导来提供支持。这有助于保持助产士在正常分娩中的中心角色，要保证公众接受符合标准的母婴服务，是高质量的、安全的。新的助产服务的临床督导监察系统的建立与实施，意味着从国家层面来说，原来的护士协会主导的助产督导体系已经不是法律要求的必需步骤（从协会督导形式到临床督导管理的改变，译者注）。

从2016年4月份开始，助产士和护士需要通过以下步骤达到NMC的要求，进行执业注册，重复注册系统revelation和以前的PRP系统没有明显的区别，但是这个重复注册系统需要书写实践的反思，执业实践的反馈，来表示自我知识的更新。这一过程更加正规并且需要助产士从过去3年的临床实践中收集证据，而达到重复注册。当这些证据被收集后，必须能够满足职业同事的评价是否能够满足注册的需求，然后确认、签字，来完成再注册的过程。

（六）满足妇女需求的管理框架

在医疗服务单位，必须有一个管理系统来保持服务的有效性和高质量。能够满足产妇和她们的胎儿、新生儿的需求。提供的服务必须能够可获得，并且是公平的，根据纳入的标准和质量标准来评估，也可以通过其他的途径，如从接受服务的顾客中收集。管理政策的发展制定是建立服务质量评估系统。多中心服务团队的行为必须是团队合作的结果。另外，产妇本身要参与到助产服务中。政策制定过程中要创造一个以产妇为中心的服务环境。非常重要的是，助产士本人和产妇本人都要充分地参与到管理服务的过程中，能够适应和不断发展，提供具有富有弹性的有责任感的和以产妇为中心的服务，能够满足产妇和她的家庭的需求。

（七）助产士的引领作用

引领者的含义是能够促进职业的发展。从国家层面和基层机构中起到引领作用。这是有关助产士和助产服务的责任，但是每一个助产士都需要保持自身的领导能力。这些能力需要助产士能够理解助产服务的核心竞争力，助产服务是如何运行的和管理的，他们在这个系统中所处的地位，能够运用恰当的工具来影响到助产的服务，提供可持续发展。

领导力意味着能够使各个水平的服务保持整体性和能够影响到服务的水平，同时人力资源保持良好的结构状态，包括制定合理的财政预算。保证公平和避免种族歧视，有利于助产的职业发展。

同样重要的是，母婴服务系统的高级职位上要有高级的助产士的参与，在领导岗位上要有助产士的位置。助产士需要抓住领导的机会，团结各个阶层的助产士共同工作。提供服务支持和职业帮助（Divall，2015）（参见第 7 章）。

助产士需要有自信心：

• 要为学生和其他服务人员树立榜样。

• 在不断变化的环境中实践，认识到什么时候应该灵活地满足服务需求，并为改变自己做出贡献。

• 有效评估和确定，然后阐明妇女和家庭的需求，从而影响更广泛的妇女健康行为。

• 确保一个健康和支持性的工作氛围。

• 挑战不良行为、破坏或欺凌行为。

• 积极参与组织的标准制定、政策制定和指导方针的制定。

• 适当地获取、使用和推广最佳证据，使其适合于妇女和家庭的个人需要。

• 在促进为产妇、她们的婴儿和家庭提供高质量助产护理的关键活动中发挥引领作用。

如何从一个缺乏领导力的服务（Francis，2013；Kirkup，2015）转变到一个高质量有引领领导力的健康服务系统，需要不断地学习。

三、理想的助产士职业形象

助产士要非常关注自身的公众形象。要关注到助产士如何才能提供正能量的真实的形象。在公众心中，有些助产士形象是正面的（Sanghani，2014），有些不是正面的，如在美国有些肥皂剧中和戏剧中可以看到（Kline，2007），产妇并不理解什么是助产士。

公众通常对助产士是如何工作的非常感兴趣。并且越来越多助产士在电视中、广播和报纸中表达自己，提供了非常多的机会来促进助产服务的质量，来表明助产士的职业角色，告知产妇及其家人助产士的工作内涵。然而，很重要的是，助产士要经过培训。在表达的技巧上和在交谈的过程中如何提供正确的信息，让助产士能够有良好的表现和富有自信心。这里也有一些有关此类内容的指南（Walker，2013）。如果你是在接受一个机构的采访，或者是政府官员的访谈，有一些可以借鉴的指南和支持资源可以利用。

（一）教育和持续的专业发展

助产士注册前的教育，在英国属于高等教育系统。最近有一些改变，但是还不明确这些改变对助产职业发展的影响，对助产人力资源和招收新生的影响。

通常助产士要负担自身的继续教育费用，尽管有些机构会负担这些教育费用，包括强制性的培训，以及一些视频和转运复苏课程。这对于很多助产士有不利的一方面，因为他们不具有支持他们学习的经费，不能离开家庭，或者没有时间来参加此类培训。这表明这些培训系统是强制性的，是为满足机构的需要，而不是根据助产士自身的职业需求来设置的。

职业发展需要创造一个继续学习的环境，负责顾客自身的个体化的发展，提供正面的支持和多专家的教育系统和培训课程。有一个有效的评估系统和培训的课程，能够有效地反映顾客自身的需求。这种课程主要是从辩证思维角度包含产妇和助产士本身的学习过程（参见第 5 章）。

助产士应该：

• 从发生的不良事件中学习。同时。也要从那些良好的案例中学习（DH，2000）。

• 不被责备的人文环境能够自由的反思。允许职工发现自身的缺点。

• 定期的教育系统和培训发展，进行主动的反思实践。

• 运用恰当的技术培训，能够达到知识共享。

• 应当对服务机构提出要求。创造新的途径来为产妇提供更好的服务。

• 鼓励创新，保持一个动态的和恰当的母婴服务系统。

（二）沟通与人际关系

助产士作为一个具有自主性的独立健康服务者，在国家层面和实践中已经得到了证实。然而，由于产妇和母婴健康服务系统本身的多样性和复杂性，要求助产工作不能与外界隔绝。许多研究包括 CEMACH（2007）和皇家基金（2008）等报告都强调了母婴健康服务系统内部各成员相互交流沟通的重要性。

最近 Kickup（2015）研究报告指出，当助产士与外界隔绝时可能发生的严重情况，助产士的职业关系缺少支持将导致职业伤害，从而导致不良的母儿围生结局。不幸的是，在许多的母婴健康服务系统中，存在着助产士和医师互相指责的现象，霸权行为和相互贬低的现象经常会有报道。当良好的职业合作关系被破坏时，会出现霸权文化，服务人员感到被忽视和被贬低，价值没有得到很好的体现，这将导致伤害性的后果，影响母婴结局。当系统内建立良好的合作性关系时，才会有一个相互尊重和相互理解的良好沟通的环境，从而为产妇和她们的胎儿、新生儿提供良好的、连续的和持续性的母婴服务，对母婴结局有良好的作用。

助产士提供的连续的助产服务，有助于满足产妇多方面的需要，对改善母婴结局有益。

为了解决系统内部相互关系的问题，创造一个良好的合作的文化环境，工作人员之间需要明确自身的角色和任务。所有的工作人员进行统一的培训被认为有利于建立合作性的工作环境。所有系统内的职工都要认识到，产妇才是服务的中心，这是问题的关键。

（三）质量改善框架

母婴服务质量的最重要的目标是要保证母婴安全。分娩对于家庭的影响很少有研究关注，特别是母婴健康照顾对于家庭长期的影响和家庭关系的建立，需要进一步给予关注。医疗分娩中医疗措施的长期影响，以及分娩中的创伤，对于母子关系和家庭关系的动态影响都需要进一步的研究。降低任何并发症的危险在提供服务时都是非常重要的。服务系统必须对有可能随时发生的紧急情况有所准备。

减少服务过程的延迟和提高服务的有效性是关键因素。这需要助产士能够明确自己的职责范围和限制。对环境有本能的敏感性。因此，需要建立一个合作性的母婴健康服务政策，建立内核服务系统来降低风险，降低母婴的死亡率。对于风险的管理包括通过减少风险，随时分析报告和利用统计学分析患者的结局来提出建议。系统内各个专业专家之间良好的沟通合作是保证系统良好运转的关键因素。

具体某个服务机构的结果可以与国家平均水平进行比较。但是对于单个的助产士本人的工作能力的评估，需要持续性地进行实践的反思和自我评价。是否满足能够降低母婴的风险来不断地改善实践水平，需要在产妇的选择和职业人员评估到的风险之间保持平衡。因为不同的人对同一件事情会有不同的观点，不同的人对于所谓的危险的认知是不同的。尽管关于用来评估系统的安全的危险的概念，每一个个体会有不同的观点。同时在系统内必须有足够的知识用于解决问题，特别是用于调解纠纷，需要诚实地真诚地道歉，正确地引导产妇和她的家人。

四、技术与健康

新技术和计算机的小型化意味着技术成本的降低和可及性的增加。通常产妇会寻找那些能够帮助他们保持健康的信息，这些信息可以让他们对分娩有更好的准备，但是如果接受不权威的，或者是不正确的信息，也会增加焦虑且可能受到伤害的。

手持式扫描仪和多普勒让产妇能够在远离急诊环境的情况下获得服务，如可以让产妇在农村的家里待得更久。但是对于所有新技术都必须采取非常谨慎的态度，它们的价值必须经过认真的、恰当的评估，并且所有机器必须经过仔细的校准并保持良好的功能状态。

助产士必须认识到，越来越多的技术的应用只是服务的手段，而不是主宰。必须保证这些技术的恰当应用和不断更新，并向产妇和其家人说明这些机器和技术的局限性。

反思活动 70.1

什么样的技术是你希望在产后被看重的？
什么样的技术将对母婴结局产生影响？

五、助产士的全球化视野

在本书的第 14 版，千年发展目标（MDGs）是解决世界卫生问题的主要目标，在再版的第 1 章强调了新的可持续发展目标（SDG），即妇女、儿童和青少年健康的全球战略（GS2），改善全球范围健康水平，达成千年发展目标（WHO，

2015a，b；Women and Children First UK，2016；Ki-moon，2010）。

助产照护对于国家健康的影响鲜为人知。要认识到世界所有国家的助产士的工作就是实现 WHO 倡导的"母亲安全、儿童优先"的目标（Women and Children First UK，2016；WHO，2004）。并意识到，在助产服务系统能够良好的建立和运行的地方，母儿的患病率和死亡率会有明显的降低。现在有机会能够在全球范围内相互学习助产知识，并发现不同国家助产士是如何在不同社会体系中满足妇女健康需求的，如通过国际助产联盟（ICM，2016）和 RCM 的全球孪生项目来实现降低母婴发病率和死亡率的关键性目标（RCM，2016）。除非降低目前的死亡率，产妇和他们的家人将继续处于危险之中，在所有国家，减少与分娩相关的死亡率都具有非常重要的意义。

每个人对环境的变化都有责任，促进正常分娩是保护社会自然的一种方式。对影响许多社会脆弱人群生活的气候变化，采取一种积极的办法，需要所有产科单元以新的思维方式来节约和减少能源消耗。千年发展目标（MDGs）是令人振奋的，但并没有达成目标。尽管如此，在改善全球妇女及其婴儿和家庭的生活方面已经做了很多工作（UN，2008；UN，2015）。

> **反思活动 70.2**
> 思考助产照护的一个方面，你可以采取什么措施来节约和减少能源消耗，保护环境。

六、结论

助产专业的未来就掌握在助产士的手中。他们将为自己和妇女向决策者阐明他们的观点。助产士需要倾听妇女的意见，并与代表妇女的妇女组织和文化团体合作。社会复杂多变，存在穷富差别，这要求助产士必须磨炼自己，有足够的专业能力识别真正处于危险的产妇，对有可能导致生命危险的情况采用恰当的预防措施来化解风险。

随着全球信息技术和数字技术的日益进步，经济全球化意味着新的工作模式和与国际妇女交流的方式的改变，特别是在建立证据方面的不断改变。助产学应当始终保持将专业基础知识、基本实践技能与最新的照护模式联系起来，保持知识结构与实践技术的不断更新，保持专业的领先。因此，在 21 世纪，世界不同地区的助产士将通过自身的专业发展而变得越来越熟练。为了保持自身专业的独立性，同时又能与其他专业人员保持密切良好的合作，并利用技术上的优势来支持助产实践，力量、远见、正直和灵活性将是所有人面向未来所必须具备的基本素质。

> **要点**
> - 助产士需要与产妇一起，建立自己的角色和助产服务的愿景。
> - 每一个助产士都需要培养领导能力，来为妇女发声，并确保助产教育、科研和助产实践能够满足社会的需要。
> - 助产士需要在社会层面和文化层面的多方面知识结构，来应对妇女、她们的婴儿和家庭的心理、社会和生理的个性化需求。
> - 助产士必须明确政策法规和专业的责任，在进行助产服务时遵循专业的规范和要求。
> - 必须与产妇、其他专业人员保持密切的合作关系，对于提供复杂的母婴健康服务，明确专业的优势是非常重要的。
> - 技术和数字化的应用正在改变世界各方面的交流方式，也改变了助产士的实践模式，这些应纳入到正常的助产照护之中且为高危者提供更好的服务。
> - 可持续发展目标（SDGs）、全球妇女、儿童和青少年健康战略（GS2）涉及世界所有国家，因此助产士有责任认识到其在照顾妇女和儿童方面的所具有的国际层面的意义（WHO，2015c）。

（翻译：张宏玉　审校：熊永芳）